Juchli
Krankenpflege

Krankenpflege

Praxis und Theorie der Gesundheitsförderung und Pflege Kranker

Schwester Liliane Juchli

6., überarbeitete und erweiterte Auflage

663 Abbildungen in 958 Einzeldarstellungen, 140 Tabellen

Georg Thieme Verlag Stuttgart · New York 1991

Schwester Liliane Juchli
Lehrerin für Krankenpflege und Erwachsenenbildung
Kloster Ingenbohl, CH-6440 Ingenbohl (Schweiz)

1.–5. Auflage unter didaktischer Mitwirkung von
Prof. Dr. A. Vogel, D-7801 Stegen-Wittental

Zeichnungen: Barbara Gay, Stuttgart
bis 4. Aufl. Atelier Gay + Benz, Stuttgart

CIP-Titelaufnahme der Deutschen Bibliothek

Juchli, Liliane
Krankenpflege: Praxis und Theorie der Gesundheitsförderung
und Pflege Kranker / von Liliane Juchli. – 6., überarb. u. erw. Aufl. –
Stuttgart; New York: Thieme, 1991

Wichtiger Hinweis: Wie jede Wissenschaft ist die Medizin ständigen Entwicklungen unterworfen. Forschung und klinische Erfahrung erweitern unsere Erkenntnisse, insbesondere was Behandlung und medikamentöse Therapie anbelangt. Soweit in diesem Werk eine Dosierung oder eine Applikation erwähnt wird, darf der Leser zwar darauf vertrauen, daß Autoren, Herausgeber und Verlag große Sorgfalt darauf verwandt haben, daß diese Angabe dem Wissensstand bei Fertigstellung des Werkes entspricht.

Für Angaben über Dosierungsanweisungen und Applikationsformen kann vom Verlag jedoch keine Gewähr übernommen werden. Jeder Benutzer ist angehalten, durch sorgfältige Prüfung der Beipackzettel der verwendeten Präparate und gegebenenfalls nach Konsultation eines Spezialisten festzustellen, ob die dort gegebene Empfehlung für Dosierungen oder die Beachtung von Kontraindikationen gegenüber der Angabe in diesem Buch abweicht. Eine solche Prüfung ist besonders wichtig bei selten verwendeten Präparaten oder solchen, die neu auf den Markt gebracht worden sind. Jede Dosierung oder Applikation erfolgt auf eigene Gefahr des Benutzers. Autoren und Verlag appellieren an jeden Benutzer, ihm etwa auffallende Ungenauigkeiten dem Verlag mitzuteilen.

1. Auflage 1973
2. Auflage 1976
3. Auflage 1979
4. Auflage 1983
5. Auflage 1987

1. italienische Auflage 1979
2. italienische Auflage 1985
1. holländische Auflage 1980/81
2. holländische Auflage 1981/82
3. holländische Auflage 1982/83

Die 1.–3. Auflage der deutschen Ausgabe erschien unter dem Titel „Allgemeine und spezielle Krankenpflege“.

Geschützte Warennamen (Warenzeichen) werden *nicht* besonders kenntlich gemacht. Aus dem Fehlen eines solchen Hinweises kann also nicht geschlossen werden, daß es sich um einen freien Warennamen handle.

Printed in Germany
Satz: Gulde-Druck GmbH, D-7400 Tübingen (Linotype System 4/300)
Druck: Appl, D-8853 Wemding

ISBN 3-13-500006-0

3 4 5 6

Vorwort zur 6. Auflage

Schon vor Erscheinen der 6. Auflage dieses Buches ist die magische Grenze der halben Million Exemplare überschritten. Hinter dieser Zahl steht mehr als eine gute Verkaufsziffer; sie beinhaltet auch

- die *Treue seiner Leserinnen und Leser* bzw. der Träger von Schulen und Institutionen, die sich dem geforderten Um- und Weiterdenken, das ihnen von Auflage zu Auflage abverlangt wurde, nicht entzogen und die sich stets neu mit diesem Buch auf den Weg gemacht haben;
- die *ständige Weiterentwicklung eines Berufsstandes,* dessen Suchen nach mehr Berufsbewußtsein und mehr Professionalisierung in bezug auf ein eigenständiges Pflegeverständnis spiegelbildlich in diesem Buch sichtbar wird;
- *mein eigenes Ringen* innerhalb der Dynamik eines Prozesses sowohl meiner selbst als Mensch wie auch der Krankenpflege als Ganzem, die nach ganzheitlichen und zukunftsgerechten Ansätzen sucht;
- die *verständnisvolle Zusammenarbeit* mit dem Verlag, dessen Verantwortliche das Risiko des Neuen nicht scheuten und mit mir zusammen von Auflage zu Auflage die notwendigen Veränderungen in Angriff nahmen, eine Dynamik, die nun zum sechsten Mal ein fast neues Buch entstehen läßt.

Am 1. Juli 1969 schrieb Sr. Fabiola Jung, die damalige Schulleiterin der Schwesternschule am Theodosianum in Zürich (jetzt am Spital Limmattal Schlieren, ZH) im Vorwort zum Vorläufer dieses Buches:

„Innerhalb von neun Jahren erscheint unser ‚Praktikumsheft' in dritter, verbesserter und erweiterter Auflage. Seine Anfänge nahm es in den Fünfzigerjahren mit vervielfältigten Einzelskripten. Jetzt ist es zum Buch geworden, dessen Inhalt in der umfassenden Krankenpflege besteht.
In der ganzheitlichen Pflege ist das Kennen und Verstehen des Krankheitsbildes Voraussetzung. Darum wird es immer kurz miteinbezogen. Meines Erachtens sind diese theoretischen Grundlagen in dem Rahmen gehalten, der für angehende Krankenschwestern angemessen ist. Mögliche Überschneidungen mit medizinischen und chirurgischen Kapiteln unserer Lehrer werden sich für die Lernschwestern nur vorteilhaft auswirken.
Nebst verschiedenen ergänzenden Kapiteln wurde das große Gebiet der Intensivpflege neu aufgenommen. Das Kennen von Vitalzeichen, der Äußerungen eines Atem- und Herzstillstandes und der entsprechenden Sofortmaßnahmen sowie die Betreuung von Patienten an Überwachungs- und Beatmungsgeräten gehört heute in den Rahmen der Ausbildung in allgemeiner Krankenpflege. Wenn gute Grundkentnisse vorhanden sind, ist die diplomierte Schwester fähig, Aufgaben und Verantwortung auf verschiedenen Gebieten der umfassenden Krankenpflege zu übernehmen.
Nur durch gut fundiertes berufliches Wissen und fachliches Können ist der Krankenschwester das ganzheitliche Erfassen des Patienten und wahre Einfühlung möglich. Die Schwester wird so seine gesamte Krankheitssituation miterleben.
Schon heute, und sicher in der nahen Zukunft, zählt der Computer den Puls, mißt Fieber und Blutdruck, zeigt Änderungen im Befinden des Patienten an, alarmiert bei Gefahr und schaltet die rettenden Apparaturen ein. Dadurch bleibt der Schwester mehr Zeit für die menschlichen und seelischen Bedürfnisse des Kranken sowie für pädagogische und betriebspsychologische Aufgaben. Krankenpflege ist und bleibt im Letzten echte Hilfe am leidenden Menschen. Möge dieses Buch etwas zur ganzheitlichen und fachgerechten Hilfe am kranken Menschen beitragen."

Wenn ich heute diese Zeilen lese, spüre ich ein Zweifaches:

1. das Engagement unserer ordenseigenen Krankenpflegeschule bzw. des damaligen noch sehr kleinen Schulteams für die Entwicklung der Krankenpflege bzw. von Unterrichtsinhalten in einer Zeit, in der keine aktuellen Lehrbücher zur Verfügung standen, an denen wir uns hätten orientieren können. Sr. Fabiola Jung, der weitblickenden Schulleiterin, und Sr. Beda Högger, meiner damaligen Mitarbeiterin, gilt an dieser Stelle ein Dankeschön. Ohne sie gäbe es wohl auch diese 6. Auflage nicht;
2. die Sichtweise der Krankenpflege der 60er Jahre in ihrer Ausrichtung am medizinischen Denken und an Arzt- bzw. Betriebsorientierung wie aber auch in ihren ersten

Schritten auf dem Weg, ein eigenständiger Beruf zu werden. Interessant dabei ist der Schlußsatz: „Möge dieses Buch etwas zur ganzheitlichen und fachgerechten Hilfe am kranken Menschen beitragen.“ Und in diesem Satz, so meine ich, ist auch heute, mehr als 20 Jahre später, die Zielsetzung der Krankenpflege ausgesagt:

- die *Orientierung der Pflege* am Wesentlichen, nämlich am Menschen, an seinen Bedürfnissen und an seinem Befinden;
- die *Fachkompetenz:* die Erlernung und Einübung eines umfassenden Fachwissens und -könnens als Grundlage für eine professionelle Berufsausübung.

Wir stehen heute in einer schnellebigen Zeit wie nie zuvor. Davon ist auch die Krankenpflege betroffen. Die Auseinandersetzung mit den Theorien und Modellen der Krankenpflege hat seit dem Erscheinen der 5. Auflage (1987) noch zugenommen. Das gleiche gilt für die Eigenständigkeit im Denken, die Besinnung auf die Inhalte und Elemente der Pflege und deren Wirksamkeit sowie für die Entwicklung der Pflegeforschung durch die Berufsangehörigen selbst. Es ist nicht länger zu übersehen, daß es dem Berufsstand der Krankenschwestern und Krankenpfleger* mit der Professionalisierung und Autonomie ernst ist, auch wenn noch viele Schritte zu tun sind. So ist z.B. nicht zu leugnen, daß die Bedingungen in einem auf Leistung und Prestige ausgerichteten System (z.B. im Krankenhaus), in dem viele Pflegende arbeiten, alles andere als günstig bzw. „menschenfreundlich“ sind. Hier gilt es an Veränderungen mitzuarbeiten, so z.B. durch Öffentlichkeitsarbeit der Berufsverbände, die mehr als bisher sich organisatorisch solidarisieren müssen, damit Mißstände behoben und pflegefeindliche Strukturen verändert werden können.

Diese berufspolitische und berufsstrategische Aufgabe ist Voraussetzung dafür, daß ganzheitliche Pflegemodelle überhaupt in die Praxis umgesetzt werden können. Das gilt natürlich auch für die Ansätze in diesem Buch! Wo Pflegende unter ungünstigen Bedingungen arbeiten, werden sie Behandlungen „erledigen“ und minimale, an der Grenze der Sicherheit sich bewegende Pflege durchführen müssen. Sie werden aber nicht dem Menschen – weder sich selbst noch dem Patienten – gerecht werden können. In dieser Situation wird dann auch der Anspruch dieses Buches wie überhaupt der Wunsch nach ganzheitlicher Pflege zu einer Belastung (weil unmöglich).

Professionelle und eigenständige Pflege der Zukunft bedarf deshalb eines Zweifachen:

- der *Schaffung von Bedingungen,* also von strukturellen und organisatorischen Veränderungen. Hier müssen wir berufspolitisch aktiv werden. Nicht im Alleingang, sondern zusammen mit allen davon Betroffenen, sei dies nun innerhalb der Gesundheitsberufe (inkl. Ärzte) oder der Gesellschaft als Ganzem (gesellschaftspolitische Dimension).
  Dafür Anleitung oder gar Hilfe zu bieten, ist nicht Aufgabe dieses Buches, seine Umsetzbarkeit hingegen ist davon abhängig;
- der *Förderung von Bewußtsein für die Inhalte und die Ausrichtung der Pflege* (als Beruf). Hier möchte das Buch die Bestrebungen hin zu einem professionell orientierten Bildungskonzept unterstützen, wie auch jenen Pflegenden Hilfe bieten, die im (auch ungünstigen) Pflegealltag den Blick aufs Ganze nicht verlieren möchten.

Im übrigen bleibt das Buch seinem ursprünglichen Auftrag verpflichtet, den Lernenden Fachwissen zu vermitteln und den Berufsausübenden ein Nachschlagewerk zu sein.

Neues in dieser Auflage

- Die Grundlagen für ein differenziertes (ganzheitliches) Verständnis der Pflege sind in Kap. 1–4 unter dem Titel *Modell für die Gesundheits- und Krankenpflege* zusammengefaßt. Die Pflege steht nie im luftleeren Raum, sondern ist abhängig von äußeren Bedingungen (Strukturen, Organisationen) wie von Einstellung und Haltung. Sie finden in diesem ersten Teil des Buches deshalb Informationen zum Stichwort Vernetzung sowie zu soziokulturellen Zusammenhängen (Welt und Gesellschaft), Menschenbild, Auffassungen von Medizin und Pflege, Gesundheit und Krankheit.
- Inhalt und Aufbau des Buches orientieren sich mehr als bisher an den Elementen bzw. *Funktionen der Pflege* in ihrer Gewichtung

---

* Es ist mir durchaus bewußt, daß auch die Sprache bzw. deren Veränderung für ein professionelles Berufsverständnis von Bedeutung ist. Ein konsequentes Einhalten der maskulinen *und* femininen Schreibweise (Patient/Patientin, Arzt/Ärztin, Begleiter/Begleiterin usw.) würde aber die Lesbarkeit des Textes erheblich erschweren.

1. Unterstützung und/oder stellvertretende Übernahme der Aktivitäten des täglichen Lebens (Kap. 5–16);
2. Begleiten in Krankheit (Kap. 17–31) sowie in Lebens- und Krisensituationen (Kap. 32–39);
3. Mithilfe bei diagnostischen und therapeutischen Maßnahmen (Kap. 40–47).

Die Funktionen 4 und 5 (sich an Programmen der Krankheits- und Unfallverhütung, der Gesundheitsförderung und Wiedereingliederung beteiligen [4] sowie bei der Verbesserung der Pflegequalität und an der Entwicklung des Berufes mitarbeiten [5]) sind, insbesondere im Blick auf mehr Professionalität, zunehmend von Bedeutung. Sie sind in den Kap. 5–39 integriert und dort implizit oder explizit immer mit angesprochen.

- Die ATL (Aktivitäten des täglichen Lebens) Kap. 5–16 sind in einem breiteren Rahmen als bisher erarbeitet worden. Die Inhalte stehen jeweils in einem relativ gleichbleibenden Konzept:
  - Das *Impulsfoto* zu Beginn des Kapitels möchte Anstoß geben zum Nachdenken über den ganzheitlichen Aspekt der jeweiligen ATL in ihrer Vernetzung zum Lebensganzen.
  - Die *beeinflussenden Faktoren* sind wie folgt aufgeschlüsselt: biophysiologische, seelisch-geistige, soziokulturelle und Umgebungsfaktoren.
  - Die *Beobachtung* umfaßt sowohl den gesunden wie den kranken Menschen in bezug auf die Lebenswelt.
  - Die *Sorge* für die Gesunderhaltung beinhaltet Themenbereiche der Hygiene, der Selbstpflege, der Gesundheitssorge usw.
  - Die *Pflegeplanung* wird durch die Vorstellung des Pflegeprozeßdenkens eingeführt bzw. grundgelegt.
  - Die *Pflegemaßnahmen* umfassen insbesondere den eigenständigen Bereich der Pflege. Neue Aspekte wurden aufgenommen, wie die Übergangspflege, Copingstrategien, Pflege AIDS-Kranker u. a.
  - Die *Überprüfung von Wissen und Können* möchte das Weiterdenken und Experimentieren anregen.
- *Pflege bei Störungen der normalen Funktion* (Kap. 17–31). Hier wurde der traditionelle Ansatz (nach Organsystemen) beibehalten. Dies ist zwar ein Zugeständnis an den heute noch weitgehend vom medizinischen Denken und Handeln geprägten Krankenhausalltag. Es wird deshalb versucht, das pflegerische Denken und Handeln in den Mittelpunkt zu stellen, so z. B. durch
  - die Sichtbarmachung des Pflegeprozesses in seiner Dynamik, die sich eben nicht am Organ (Befund), sondern am Menschen (Befinden, Befindlichkeit) orientiert;
  - den Verweis auf die Elemente bzw. die Funktionen der Pflege.
- *Begleiten in Lebens- und Krisensituationen* (Kap. 32–39). Die *Einleitung* ist ein wesentlicher Bestandteil zur Arbeit mit diesen Kapiteln. Sie weist hin auf jene Aspekte, die der besonderen Beachtung bedürfen: Umgehen mit Leiden, Hilflosigkeit, Abhängigkeit, Angst und Trauer. Es sind dies Inhalte, die sowohl im Unterricht wie in der Praxis mehr als bisher konzeptual mit Inhalt gefüllt werden müssen. Neu ist das Kapitel *Pflege von chronisch und Langzeitkranken.*
- *Mithilfe bei diagnostischen und therapeutischen Maßnahmen* (Kap. 40–47). Es handelt sich hier in erster Linie um die weisungsabhängigen (medizinischen) Bereiche. Wo diese unkritisch, auf Kosten der eigentlichen Pflege übernommen werden, können sie den Pflegealltag beträchtlich belasten. Daß sie an den Schluß des Buches verwiesen wurden (bisher im zweiten Teil und als diagnostische Maßnahmen bei den Organsystemen), könnte Anlaß geben zu Diskussionen über die Gewichtung der Handlungsbereiche der Pflege.

  Die einzelnen Kapitel wurden auf Aktualität und Richtigkeit überprüft; neu aufgenommen ist das Kapitel *Laboratoriumsmedizin und Funktionsdiagnostik.* Es ist bearbeitet im Blick auf die Aufgaben der Pflegegruppe innerhalb der interdisziplinären Zusammenarbeit.

Zürich/Ingenbohl,
im Februar 1991

Schwester
Liliane Juchli

Dank

Mein Dank gilt zunächst all jenen, die mich durch all die Jahre begleitet haben, sei es, daß ich von ihnen lernen durfte oder daß sie mir beratend oder unterstützend zur Seite standen. Es sind ihrer zu viele, als daß ich sie hier namentlich nennen könnte. Mögen Vorwort und Dank der 1.–5. Auflage nicht in Vergessenheit geraten.
Auch mit der Vollendung der 6. Auflage bleibt mir noch das Danken. Es ist schwierig, ja fast unmöglich, allen danke zu sagen. Wo soll ich anfangen, wo aufhören? Das Spektrum ist so breit wie Vielschichtigkeit und Vielzahl der Benützer(innen) und Leser(innen) des Buches es sind.

- So gilt mein Dank zuerst den Leserinnen und Lesern wie auch den Rezensenten. Ihnen möchte ich sagen, daß ich alle Hinweise, die mich seit dem Erscheinen der 5. Auflage erreichten, nach Möglichkeit verarbeitet habe. Sie waren mir eine große Hilfe.
- Zu danken habe ich auch meinen Kolleginnen und Kollegen, die aktiv an der Entwicklung unseres Berufes (in Praxis, Lehre und Forschung) mitarbeiten. Und danken möchte ich auch allen Mitgliedern der verschiedenen Arbeitsgruppen des Schweizerischen Berufsverbandes für Krankenschwestern und Krankenpfleger (SBK) bzw. des Schweizerischen Roten Kreuzes (SRK), von deren Arbeit auch ich – und dieses Buch – profitieren konnten, so den Arbeitsgruppen für die „Richtlinienrevision", für die „Erarbeitung ethischer Grundsätze" und für die „Erstellung von Pflegestandards" usw.
- Mein Dank gilt auch den Verantwortlichen des Ordens, dem ich angehöre (Barmherzige Schwestern vom Heiligen Kreuz, Ingenbohl, Schweiz). Einmal mehr haben sie mir Zeit und Mittel zur Verfügung gestellt, damit die Realisierung der Neuauflage in Angriff genommen werden konnte.

Mein besonderer Dank gilt selbstverständlich all jenen Personen, die bei der Erstellung der einzelnen Kapitel beratend und unterstützend mitwirkten. In erster Linie ist es

- Frau Marielouise Dudli, Leiterin der innerbetrieblichen Schulung am Kantonsspital St. Gallen. Sie hat sich nicht nur durch das ganze Manuskript hindurchgelesen, sie stand mir auch unermüdlich zur Seite, sowohl bei der Informationssammlung wie bei der Mobilisierung von Kolleginnen und Fachpersonen, die mit mir die einzelnen Kapitel auf die sachliche Richtigkeit prüften. Marielouise, ich danke Dir! Daß das Buch fertig wurde, ist auch Dein Verdienst. Ohne Dich – ohne Deine Mithilfe und Deine moralische Unterstützung – hätte ich es nicht geschafft!
  Mein Dank gilt auch Deinen engeren Mitarbeiterinnen. Namentlich sind es:
  - Frau Ida Kraner-Bürge,
  - Frau Cornelia Schmidli-Bless sowie
  - Frau Anna-Christine Vögele.
- Mein Dank gehört weiterhin den vielen aus dem Praxisfeld der Pflege am Kantonsspital St. Gallen:
  - den Krankenschwestern und -pflegern: Brigitte Akeret, Ursula Baumgartner, Ulrike Biendarra, Jutta Cobbioni, Heidi Elsener, Doris Fend, Agnes Glaus, Madeleine Holenstein, Silvia Keel, Rita Kohler, Liliane Kraljevic, Walter Marzenetter, Anni Niedermann, Esther Nyffenegger, Zita Oesch, Martin Ruprecht, Günther Schatz, Claudia Scheiwiler, Annemarie Stark, Vreni Votteler, Susanne Wicki-Frei, Hedy Züger;
  - sowie den Ärzten: Dr. med. W.F. Jungi, Leitender Arzt der medizinischen Abteilung für Onkologie (Kap. 36), Dr. med. U.R. Hug, Oberarzt der chirurgischen Abteilung (Kap. 19), Dr. med. A. Kilchhofer, Oberarzt Augenklinik (Kap. 31), Dr. med. A. Knoblauch, Leitender Arzt Medizinische Klinik A (Kap. 17), Prof. Dr. med. P. Speiser, Chefarzt Augenklinik (Kap. 31), Dr. med. M. Schmidli, Oberarzt Medizinische Klinik B (Kap. 25) und Herrn Urs Wichmann, Chefradiologieassistent (Kap. 45 Medizindiagnostik).

- Im weiteren bleibt zu danken:

Kapitel 5–16
- Michael Fries, Unterrichtspfleger, Nürnberg (Erfahrungen zu fast allen ATL).
- Erich Lustig, Lehrer für Krankenpflege, Kaderschule für Krankenpflege Aarau (Dekubitusprophylaxe).
- Cathrin Mundschin und Arbeitsgruppe Übergangspflege, Waidspital Zürich (Erfahrungen mit der Übergangspflege).
- Margrith Bühler, Universitätsspital Zürich, und Sr. Fausta Collet, St. Claraspital Basel (Krankenhaushygiene), Josy Holdener, Triemlispital Zürich (Zentralsterilisation).
- Hardy-Thorsten Panknin, München (Katheterpflege).
- Dr. phil. R. Andenmatten, Kantons- und Spitalapotheker des Thurgaus, Münsterlingen (Umgang mit Medikamenten).
- Irene Strapp, M. A., Sprach- und Stimmtherapie, Winterthur (Sprachstörungen).

Kapitel 17–31
- Rosmarie Roth-Rüfenacht, Inselspital Bern (Stomapflege).
- Christine Scherer, Diabetes-Gesellschaft Basel, für die Arbeitsgruppe Diabetesschwestern der Deutschen Schweiz (Pflege des Patienten mit Diabetes).
- Dora Dörries und Pflegeteam, Schulthess-Klinik Zürich (orthopädische Pflege).
- Eva Frei, Physiotherapeutin, Bad Ragaz (Bobath-Therapie).
- Gerhard Kammerlander, Universitätsspital Zürich (dermatologische Pflege).
- Dr. med. P. Bischof, Chefarzt Innere Medizin, Spital Rorschach (Magen-Darm-Trakt und endokrine Drüsen).

Kapitel 32–39
- Hanny Willimann und Dora Rentsch, Zieglerspital Bern (Pflege Betagter).
- Andreas Rohrer-Bürgi, Oetwil am See (Pflege psychisch Kranker).
- Dr. med. E. Meier, Anästhesist, Bern (prä- und postoperative Pflege).

Kapitel 40–47
- Sr. Fausta Collet, St. Claraspital Basel (Wundbehandlung, Wundpflege).
- Raimond Bandle, Elektroingenieur, Universität Zürich (Saugsysteme).
- Dr. phil. P. Hagemann, Zentrallaboratorium Kantonsspital Frauenfeld (Laboratoriumsmedizin).
- Prof. Dr. med. H. Schild und Dr. med. W. Weber, Institut für Strahlenkunde der Universität Mainz; Prof. Dr. Hedy Fritz-Niggli, Strahlenbiolgisches Institut Universität Zürich (Strahlen- und Strahlenschutz, bildgebende Verfahren und Strahlenthcrapic).

Für die Fotos
- Frau Veronika Steiner, Kantonsspital St. Gallen, für alle neu erstellten Fotos im fachlichen Bereich und die Impulsfotos Kap. 38 und 39.
- Fernand Rausser, Bolligen-Bern, für die Impulsfotos Kap. 10, 12, 13, 14, 35 und Abb. 14.8.
- Ursula Markus, Zürich, für die Impulsfotos Kap. 5, 6, 15 und 32.
- Marianne Abel, Hildesheim, für die Impulsfotos Kap. 8, 9, 11 und Abb. 40, 12d–g.
- Schweizerische Paraplegiker-Stiftung, Basel, für die Überlassung von acht Fotos in Kap. 6, 28 und Impulsfoto Kap. 34.
- Edition du Centurion, Paris, für die Impulsfotos Kap. 7, 16, 33, 36 und 37.
- Priv.-Doz. Dr. med. W. O. Seiler, Kantonsspital Basel, für die Abb. 6.19 und 6.20.
- Arbeitsgruppe Übergangspflege, Stadtspital Waid, Zürich, für vier Fotos in Kap. 13 und 34.
- Schweizerischer Berufsverband für Krankenschwestern und Krankenpfleger, Redaktion der Zeitschrift, für die Abb. 15.**9**.

Für die Unterstützung beim Fertigstellen des Manuskriptes: Sr. Martha Weber, Institut Ingenbohl. Sie hat Hunderte von Seiten getippt und fast ebensoviele Bücher von der Bibliothek angeschleppt.

Für die redaktionelle Bearbeitung:
- Frau Barbara Gay, Stuttgart, für die kreative Bearbeitung der Zeichnungen und Skizzen;
- den Mitarbeitern des Georg Thieme Verlags, insbesondere Herrn Dr. D. Bremkamp, Herrn R. Zepf, Frau S. Goppelsröder und Herrn W. Tannert, für die Realisierung dieser Neuauflage.

Schwester
Liliane Juchli

Inhaltsverzeichnis

II. Unterstützung und stellvertretende Übernahme der Aktivitäten des täglichen Lebens (ATL) 121

I. Modell für die Gesundheits- und Krankenpflege

1. Pflege als Spiegelbild der Entwicklung von Welt und Gesellschaft

Jede Auffassung – und damit auch jede *Theorie* und *Praxis* der Krankenpflege – wird bestimmt, verändert und neu geprägt von zeit- und kulturabhängigen Bedingungen, unter deren Gesetzmäßigkeit auch die Welt und die Gesellschaft sich formen und verändern.

Es entstehen *Strukturen*, und es verändern sich *Werte*, wobei zu sagen ist, daß sich eigentlich nicht die Werte selbst verändern, sondern die Wertträger (die Menschen), die ihrerseits eine veränderte Einstellung gegenüber diesen Werten entwickeln. Das gilt natürlich auch für die Strukturen, in denen Krankenpflege angeboten, und für die Träger(innen) dieses Berufes bzw. deren Werteinschätzung und Werteinstufung („Was sind die Inhalte der Pflege? Wie sollen wir uns selbst und unseren Beruf verstehen?"). Nicht die Pflege verändert sich; was sich verändert, sind die Bedingungen (Strukturen, Erwartungen), in denen gepflegt werden muß – und es verändern sich die Pflegenden selbst, die diese Bedingungen ihrerseits befragen, annehmen oder verändern wollen.

Auch aus diesem Grund sollen in diesem ersten Kapitel vorerst einige Zusammenhänge aufgezeigt werden, die als Beeinflussungsfaktoren die Pflege (als Teil der Lebenswelt) in ihrer *Entwicklung* und *Veränderung* mit betreffen. Es sind dies:

1.1. Zeitgeist und Zeitströmungen
1.2. Bewußtsein und Lebensformen
1.3. Menschenbilder im Wandel
1.4. Medizin und Pflege

1.1. Zeitgeist und Zeitströmungen

Veränderung der Krankenpflege im Verlaufe der Zeit ist im wesentlichen auf eine Veränderung der *Wahrnehmung* zurückzuführen. Sie ist deshalb immer auch mit einer viel umfassenderen Welt- und damit Gesellschafts- und Kulturveränderung verbunden. Heute mehr als zuvor erfahren wir die Veränderungen in der Welt, sei es, daß wir mehr darüber wissen (Massenmedien), sei es, daß wir die Problematik dieser Veränderungen mehr als bisher an uns selbst erleben: Umweltprobleme, politische Unruhen, Arbeitslosigkeit, drohende Nuklearmacht usw. Im positiven Sinne sind es neue Möglichkeiten, die das Leben bereichern: mehr Information, mehr Wissen, mehr Bewegungsfreiheit (Reisen in ferne Länder und Kulturen). Viele sprechen von einer Wendezeit. „Was wir brauchen, ist eine neue Wirklichkeitsschau, eine umwälzende Veränderung unserer Gedanken, Wahrnehmungen und Werte" (Capra 1983).

Die *medizinische Praxis* z.B., von der die Krankenpflege des vergangenen Jahrhunderts beeinflußt und geprägt wurde, steht noch fest im technischen und naturwissenschaftlichen Denken, dessen Fortschritt nicht nur *Hoffnung* und *Erfolg* (mehr und bessere Diagnose- und Therapiemöglichkeiten), sondern zunehmend auch *Unbehagen* (fortschreitende Spezialisierung und Unpersönlichkeit) mit sich gebracht hat.

Diese ganz kurzen Hinweise sollen genügen, um aufzuzeigen, daß sowohl die Medizin als auch die Pflege nicht statische Werte sind, sondern *Prozesse in Raum und Zeit*. Sie sind also nicht isoliertes Geschehen, das sich von der Welt der Gesunden abspalten kann, sondern Teil dieser Welt als Ganzes.

1.1.1. Wandel der Zeit

„Es wird behauptet, daß in unserer Zeit alle zehn Jahre ein neues Jahrhundert beginnt. Ich wäre geneigt, dem zuzustimmen. Es ist dies eine unbequeme Situation, denn es ist natürlich nicht so leicht, heutzutage mit Zeitgenossen aus zwei oder drei verschiedenen Jahrhunderten zu leben." Dieses Wort des belgischen Kardinals Léon Suenens könnte in ganz besonderer Weise in die Situation unserer Krankenhäuser bzw. Pflegegruppen hineingesprochen sein. Es macht uns drei Dinge deutlich:

- Die *Welt* und die *Menschheit* stehen in einem Entwicklungsprozeß, der linear abläuft: von Jahrhundert zu Jahrhundert.
- Der *Mensch als einzelner* steht individuell in

diesem Entwicklungsprozeß; das bedeutet, daß wir niemals alle gleichzeitig die gleiche Entwicklungsstufe wahrnehmen und realisieren.

- *Berufsgruppen* und *Berufsverständnis* sind von diesen beiden Tatsachen abhängig und beeinflußt.

Zwar ist die Entwicklung unseres Berufes in die allgemeine Entwicklung eingebunden (Tab. 1.**1**), aber gleichzeitig hat es immer Menschen gegeben, und es wird sie notwendigerweise immer geben, die weit vorausdenken und weit vorausschauen. Andere gibt es, die, wenn vielleicht auch mit Zögern, das Vorausgedachte in die Realität hineinholen. Und es gibt schließlich eine dritte Gruppe, die dort verharren möchte, wo sie gerade steht.

So gibt es auch angesichts einer Wandlung der Werte in der Pflege heute drei grundsätzliche *Einstellungen*:

- nämlich jene der *Hoffnungsvollen, mutig nach vorne Offenen* und *Forschenden*,
- jene, die den Schwierigkeiten zum Trotz im Pflegealltag *ausharren*,
- sowie jene der *Unberührten* und *Resignierten*. Für diese letzte Gruppe besteht die Notwendigkeit des Umdenkens nicht. Sie wollen in eingefahrenen Gleisen und in der bisherigen Denk- und Handlungsweise verharren, sind „allergisch" gegenüber jeder Einstellung, die Althergebrachtes in Frage stellt. Diese Haltung hat es neuen Ansätzen schon immer schwer gemacht, zum Durchbruch zu gelangen.

Trotz dieser nicht zu übersehenden Tendenzen des Festhaltenwollens sind heute viele Berufsangehörige grundsätzlich getragen von dem *Wissen*, daß Krankenpflege ein Prozeß und damit etwas dynamisch Fließendes ist, und von der *Hoffnung*, daß wir an einer fruchtbaren Wende stehen zu einer Neubesinnung auf *Ganzheitlichkeit* und *Integration* hin.

Damit stehen wir mit in der Auseinandersetzung und in einem Umschwung, von dem letztlich die ganze Welt – auch die Medizin – betroffen ist. Stehenbleiben in diesem *Prozeß* ist nicht möglich. Sowohl unser persönliches Leben als auch die Menschheitsgeschichte und deren Spiegelbild – die Geschichte der Krankenpflege – stehen in diesem Geschehen in einer nach vorne offenen Entwicklung. Sichtbar wird diese Geschichte aber erst, wenn wir in großen Zeiträumen denken. Davon gibt Tab. 1.**1** einen Eindruck.

1.2. Bewußtsein und Lebensformen

1.2.1. Wandel von Bewußtsein und Welt

Es ist hier nicht der Ort, eine „Entwicklung der Menschheitsgeschichte" vorzustellen. Tab. 1.**1** soll einen kurzen Überblick und Interessierten einen Impuls zum Weiterstudium und Selbstentdecken geben. Insbesondere verweise ich auf die ergänzenden Folien (Juchli u. Lesser 1991) sowie auf das erste Kapitel meines Buches „Heilen durch Wiederentdecken der Ganzheit", wo auch weiterführende Literatur zum Thema zu finden ist.

Mit der Menschheits- und Bewußtseinsentwicklung verändern sich auch *Strukturen* und *Normen*. Denn der Jäger und Sammler der Frühzeit sieht und erlebt Welt und Menschen anders als der seßhafte Ackerbauer und Viehhirte des frühen Mittelalters; der Städter wieder anders als der Landbewohner. Der Industriearbeiter und der Wissenschaftler des 19. Jahrhunderts hatten eine andere Sicht der Wirklichkeit als der moderne Mensch des auslaufenden 20. Jahrhunderts.

So entstanden und entstehen stets neue unterschiedliche Sichtweisen und Weltbilder:

- Nach *soziokultureller und gesellschaftlicher Betrachtungsweise* sind Menschen in bestimmte *Schichten* hineingeboren, aus denen sie nicht oder nur schwer ausbrechen können. Sie gehören bestimmten *Ständen* an und werden in *Klassen* eingeteilt (Arme, Reiche – Unterprivilegierte, Mittelstand, gehobene Gesellschaftsklassen usw.) oder nach ihrer *Tätigkeit* bestimmten Kategorien zugeordnet: Arbeiter, Angestellte, Führungskräfte.
- Nach *wissenschaftlichem Standort*: Die Naturwissenschaften sehen den Menschen und die Welt unter anderen Fragestellungen als die Geisteswissenschaften; die Humanwissenschaften wieder anders als die Sozial- und Wirtschaftswissenschaften (als Handlungswissenschaften). So beschreibt die *Biologie* den Menschen als „lebendigen Organismus"; die *Psychologie* entwirft ein Bild vom Menschen, das vom „Bewußtsein" des einzelnen ausgeht; die *Medizin* geht vom „wohlfunktionierenden Organismus" aus, handelt vom gesunden Menschen und behandelt den kranken; die *Religion* spricht den Menschen unter dem Gesichtspunkt seines Heils und seiner

Tabelle 1.**1** Bewußtsein, Welt- und Pflegeverständnis im Wandel der Zeit (S. 14ff.)

Zeitepochen	Bewußtseinsstrukturen	Ausdrucksformen des Menschen	Pflege als Beruf
Vorzeit bis Frühzeit	archaisch und magisch Jäger und Sammler	• Götter- und Dämonenorientierung • Raumlosigkeit • Ichlosigkeit • Zeitlosigkeit	• Zauberer, Medizinmann und weise Frauen beschwören Götter und Dämonen • noch kein(e) Beruf/Pflege in unserem Sinn
Frühzeit bis Mittelalter *Agrarzeitalter*	mythisch und intuitiv seßhafte Ackerbauern und Städtebauer	• Naturorientierung Harmonie und Einbettung gläubig und beseelt • geozentrisches Universum: Einheit von Mensch und Gott Innenorientierung • Kollektiv mit partizipativer Beziehungsform (Verbundenheit von Ich und Du, „Wir-Gefühl") • Zeitgefühl: zyklisch, rhythmisch, ungebunden	• intuitives Denken und Tun • christliche Motivation: Berufung, Nächstenliebe, religiöser Dienst • Entwicklung des diätetischen Modells: Sorge für das Gesunde und die Harmonie des Lebens • *Pflege* als mütterliche Tätigkeit: heilen und bewahren Pflegekunst
Wende: Die wissenschaftliche Revolution im 17. Jahrhundert stürzt dieses Weltgefüge und fragt nach • Wahrheit→Nützlichkeit und Wirtschaftlichkeit • Erkenntnis→Entwicklung der Wissenschaft und Technik			
Neuzeit *Maschinen- und Industriezeitalter*	mental rational analytisch Wissenschaftler und Industriearbeiter	• Technik und Wissenschaftsorientierung: pragmatisch, abstrakt, theoretisch • heliozentrisches Universum: unendlich, ohne Gott, dafür: – materiell, zweckhaft – zerstückelnd, analysierend Außenorientierung • Individualität ohne großen Bezug zum Kollektiv, dafür um so mehr zu Materie und Technik • Zeitgefühl: linear, abhängig, zeithaft	• Rationalisierung und Technik bestimmen den Beruf • belohnte Dienstleistung/Job • medizinische Ausrichtung → medizinischer Hilfsberuf (Zunahme der Abhängigkeit) • *Pflege* wird aufgeteilt in „Gebiete" = lineares Denken: – Grundpflege – Behandlungspflege – spezielle Pflege Pflegetechnik
Wende: Das auslaufende 20. Jahrhundert bringt eine erneute Umpolung. Schwerpunkte sind • die Informatik und damit eine neue technische Entwicklung • die ganzheitliche Betrachtungsweise des Menschen – personale Entwicklung			
Neue Zeit *Informationszeitalter* (kybernetisches oder Beziehungszeitalter)	integral (verbindend, komplementär) ganzheitlich Weltraum-Mensch personaler Mensch	• ganzheitliche Orientierung • Außen *und* Innenorientierung: Integration • personaler Bezug zum Ganzen: ethische und ökologische Verantwortlichkeit • Zeitgefühl: freiheitlich ohne „linearen Druck", dafür mehr Bewußtheit für Rhythmen und dynamische Prozesse	• ganzheitliche Betrachtungsweise (komplementär) • Alternativen werden mit einbezogen (additiv) – entscheidungsaktiv – professionell, ganzheitlich • Neugewichtung der Funktionen der Pflege Neuausrichtung auf den eigenständigen Bereich • *Pflege* als Problemlösungs- und Beziehungsprozeß Pflegekunde

Erlösung an usw. So lassen sich für alle anderen Wissenschaften – die Soziologie, die Geschichte, die Sozialpsychologie, die Psychiatrie und Psychoanalyse, die Philosophie, die Astronomie und die Astrophysik – bestimmte Sichtweisen zum Thema „Welt und Mensch" beschreiben.

- Nach *zeitgeschichtlichen Epochen*: Aus Tab. 1.**1** ist ersichtlich, wie sehr die Merkmale der jeweiligen Zeitepochen die Bewußtseinsstrukturen und Ausdrucksformen des Menschen beeinflussen. Jede Zeit hat ihren eigenen Stil und ihre eigenen Auffassungen (Paradigmen).
  - Die *Frühzeit* bis hinein ins *Mittelalter* ist geprägt von einem Weltbild der Geschlossenheit und des Lebens in und mit der Natur. Der Mensch erfährt sich als Zentrum des Universums (geozentrisch), das letztlich nur von Gott begrenzt wird. Alles bewegt sich und lebt in Übereinstimmung mit dem natürlichen und göttlichen Gesetz.
  - Im Unterschied zum mittelalterlichen Menschen, dessen Beziehung zur Natur auf Gegenseitigkeit beruhte, sieht sich der *neuzeitliche Mensch* im Besitz der Fähigkeit, die Natur zu kontrollieren, zu beherrschen und für seine Zwecke zu benutzen. So wird die Natur – einschließlich des Menschen selbst – zum Material, an dem experimentiert und manipuliert wird. Es entsteht eine materialistische Weltsicht (Materialismus, oder eine Welt ohne Gott – heliozentrisch), in der wirtschaftliches Denken vorherrschend ist, und damit Zweckausgerichtetheit (was ist machbar?), Funktionalität (funktioniert es?) und Geldwirtschaft (was bringt es?).
    Natürlich ist dieses Denksystem des *Materialismus* nur *eine* Auswirkung der Entwicklung menschlichen Denkens (es gibt auch den Idealismus und andere Erkenntnistheorien). Nichtsdestoweniger hat die rational-materielle Ausrichtung unsere abendländische Kultur und Gesellschaft am nachhaltigsten beeinflußt und dem naturwissenschaftlichen Denken einen bis in die neueste Zeit hinein fast unangetasteten Höhenflug des unterdessen schon fast unkontrollierbaren Fortschritts ermöglicht – bis hin zur Genforschung und -manipulation.
  - In unserem *auslaufenden 20. Jahrhundert*, dem sog. *Informationszeitalter*, bahnt sich wiederum ein neues Verständnis der Wirklichkeit (neues Paradigma) an. Vester beschreibt in seinem Buch „Neuland des Denkens" (1984) die Problematik der im Zuge der Zeit entstandenen Spezialisierung, Rationalisierung und damit der Entwicklung von Einzelbereichen (die innerhalb der Medizin zu „enthumanisierender Spezialisierungstendenz" geführt hat). Er propagiert statt dessen ein *Weltbild, dessen Realität ein vernetztes System* ist, und er meint damit, daß Vernetzung überall dort notwendig ist, wo die Einheit und die Ganzheit gestört wurden.

Dazu sind im folgenden einige Begriffe zu klären:

1.2.2. System – Ganzheit – Vernetzung

Ein **System** ist durch den Zusammenhang aller dazugehörigen Teile gekennzeichnet. In der Wechselwirkung dieser Teile untereinander entsteht ein „organisiertes Ganzes". Davon abgeleitet kann man sagen:

- Ein System ist ein dynamisches Ganzes.
- Die Elemente eines Systems beeinflussen sich gegenseitig und stehen miteinander im Austausch.

Es gilt auch dieses:

- Was wir als System und was wir als Teil betrachten, hängt auch von unserer Wahrnehmung ab (Abb. 1.**1**).
- Durch bewußtes Wechseln der Betrachtungsebene (vom linken Bild zum rechten in Abb. 1.**1**) können wir das System analysieren. Entscheidend ist unsere Sichtweise: Sehen wir nur Teile (z.B. eine isolierte ATL [Aktivität des täglichen Lebens] *oder* ein größeres Ganzes, ein Zusammenhängendes (alle ATL als Gesamt des menschlichen Lebensvollzugs)?
- Die Grenzen des Systems sind nach außen hin nicht etwas Vorgegebenes, sondern etwas gedanklich Strukturiertes, so auch die Grenze dessen, was eine ATL umfaßt. Sie ist ein Gedankengebäude; der Übergang der einen ATL in die andere ist fließend.

Der Ausdruck System wird heute häufig verwendet. Wir unterscheiden:

- *physikalische* und *technische* Systeme: Computersysteme, Organisationssysteme, chemi-

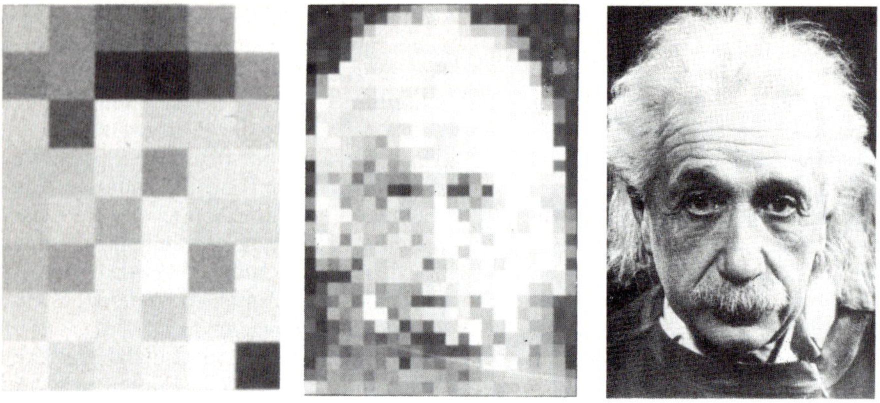

Abb. 1.**1** Wahrnehmung des Ganzen und der Teile. Der Computer zerlegt das Bild von Albert Einstein in Teile (Mitte). Die Analyse einzelner Teile läßt das Ganze nicht verstehen (links). Erst wenn wir alle Teile zusammen in ihrer Verbundenheit sehen, erkennen wir das Bild (rechts) (aus Ulrich, A., G. Probst: Anleitung zum ganzheitlichen Denken und Handeln – ein Brevier für Führungskräfte. Haupt, Bern-Stuttgart, 1988).

sche Reaktionsketten sind ebenfalls Systeme;

- *biologische* Systeme: Gewebe, Organsysteme, Stoffwechselabläufe, Regelkreise und Rhythmen aller Art;
- *soziale* Systeme: Gesellschaftssysteme, Beziehungssysteme wie Familie, Vereine, Arbeitsteam.
- *weltanschauliche* und *philosophische* Systeme: Wertsysteme wie die gesamte Ethik, die in alle Lebensbereiche hineinwirkt, so auch in die Krankenpflege.

Das *Systemdenken* umfaßt das gesamte Gebiet der Steuerung, Regelung und Nachrichtenübermittlung sowohl bei Lebewesen wie bei Maschinen. Solche Abläufe, auch „Ordnungssysteme" genannt, kennen wir im technischen, biologischen, sozialen und astronomischen (Raumfahrt) Bereich. In diesem Zusammenhang taucht der Begriff der Kybernetik auf.

Kybernetik (griech.: kybernetik*e* = Steuermannskunst) befaßt sich mit der Dynamik der Regelkreise, wie diese, verflochten untereinander, im Grunde jeden Organismus aufrechterhalten; sie untersucht diese Vorgänge in Technik, Biologie, Soziologie und Psychologie. Am bekanntesten ist ihr Beitrag in den Bereichen der Informatik.

Regelkreis. Das Grundlegende kybernetischen bzw. systemischen Denkens ist der Regelkreis bzw. das Modell der Rückkoppelung oder des Feedbackkreises (Thermostatprinzip). Es kommt überall dort zur Anwendung, wo Prozesse ablaufen; so auch beim Pflegeprozeß (S. 70f.), Copingprozeß (S. 102ff.) sowie in der Regelung sozialer Systeme. Die dabei zur Wirkung kommenden ordnenden Mechanismen werden *negative Rückkoppelung* oder *positive Rückkoppelung* genannt.

Ganzheit – Gestalt – Struktur sind Begriffe, mit denen etwas Ganzes, etwas Gesamthaftes oder etwas Zusammenhängendes ausgesagt wird. Ihnen allen ist gemeinsam, daß sie sich an einem Übergreifenden, ganzheitlich Zusammenhängenden orientieren:

- Ganzheit des Menschen (S. 26),
- menschliche Gestalt (S. 30)
- Strukturen des Lebendigen (S. 26).

Gerade bei diesen drei „Ganzheiten" wird sichtbar, daß ein Ganzes mehr ist als die Summe seiner Teile und daß

- *Ganzheit* nicht zu verwechseln ist mit etwas Abgeschlossenem, Homogenem, einheitlich Wahrnehmbarem. Der gesamtheitliche Charakter zeigt sich vielmehr darin, daß er Eigenschaften enthält, die an keinem der isolierten Teile vorzufinden sind (der Ausdruck des Gesichts, Abb. 1.**1**).
- Die *Gestalt* stellt die innerhalb des Ganzen herrschende Ordnung in den Mittelpunkt ihrer Betrachtung und beschreibt die in der Dynamik der Ganzheit sich ergebenden Eigenschaften, z.B. die Einfachheit der Ge-

stalt, die regelmäßige Formung. Eine Psychologie, die sich damit befaßt, nennt man Gestaltpsychologie.

- *Strukturen* beschreiben hingegen den Aufbau und die Anordnung der Teile und Glieder eines Ganzen, einschließlich deren Verhältnis zueinander: die Struktur eines Moleküls, eines Kristalls, eines Knochens oder die Strukturen des Aufbaus einer Person, schließlich die Strukturen einer Gesellschaft usw.

Es gilt, was schon beim System gesagt wurde: Auch bei Gestalt, Struktur und Ganzheit ist unser *Wahrnehmen* dafür entscheidend, was wir „ein Ganzes" nennen. Wo ich den Teil als Ganzes bezeichne (z.B. den Magen), kann ich das Ganze nie begreifen. Erst wo ich die Teile in ihrer Verbundenheit sehe (der Mensch mit Magenproblemen), erkenne ich die Wirklichkeit des Ganzen. Das gilt auch für die Pflege an sich: Wo es mir nicht gelingt, im Prozeß des Denkens die Handlungsabläufe und Funktionen als Teil des Ganzen zu sehen und an dieses zurückzubinden, werde ich nie begreifen, was ganzheitliche Pflege ist.

Holismus wird als „Theorie von der Ganzheit" definiert (griech. holos = ganz, unversehrt, heil). Analog zum Gestalt- und Strukturbegriff wird hier Ganzheit beschrieben im Sinne einer einzigartigen Struktur, die, bezogen auf den Menschen, nicht auf die Summe anatomisch-physiologischer Teile reduziert werden kann. Eine holistische Auffassung orientiert sich

- am Denken in übergreifenden Zusammenhängen,
- an der Integration der Vielfalt und
- an der Einheit in der Mannigfaltigkeit.

Eine holistische Pflegeauffassung (holistische Pflege) möchte den Menschen ganzheitlich sehen, d.h., sie stellt den Menschen in seinen Wechselbeziehungen sowohl als Leib-Seele-Geist-Einheit (S. 27) wie auch bezogen auf Mitwelt und Umwelt in den Mittelpunkt ihres Denkens und Handelns. Wo es um Wechselbeziehungen geht, muß auch der Begriff der Vernetzung geklärt werden.

Vernetzung. Das Zusammenwirken der Teile untereinander ist nur möglich, wenn auch *Verbindungen* bestehen. Meist stellt man sich diese Verbindungen als lineare Kausalketten vor (Ursache–Wirkung–Denken = Kausaldenken), als eine Linie gleichsam, die von der Ursache zur Wirkung führt (z.B. die Kausalkette: Diagnose → Symptome → Therapie → Pflege). Die Ursache (scheinbar ein körperliches Geschehen) ist aber immer auch verquickt mit der Reaktion des Menschen auf Umwelteinflüsse, d.h., es kommen eigentlich viele Ursachen zusammen. Wo wir von dieser Wechselbeziehung ausgehen (multifaktorielles Denken), kann eine lineare Denkweise nicht mehr befriedigen. Anstelle einer linearen Kausalkette muß das Netzwerk treten.

Netzwerk. Ihm liegt das Kreismodell zugrunde. Im Kreis gibt es keinen Anfang und kein Ende wie beim linearen Modell, weil bei einem kreisförmigen Prozeß die Veränderung eines Elementes auf das nächste einwirkt (dieses wiederum auf das folgende). Beispiele kreisförmiger Prozesse finden wir in der Kommunikation (Beziehungsprozeß) und in der Problemlösung (Problemlösungsprozeß; Abb. 4.**8**).

Regelkreise. Die Wirkungsabläufe dieser kreisförmigen Prozesse bezeichnet man als Regelkreise, weil in ihnen stets ein „Feedback" oder eine Rückkoppelung stattfindet, womit wir wieder bei der *Kybernetik* angekommen sind (s. dort); damit ist auch hier ein Regelkreis geschlossen.

Der Begriff der Vernetzung wird auch in der *Ökologie* gebraucht, im Sinne der natürlichen Zusammenhänge, Verbindungen und Wechselwirkungen verschiedener Systeme untereinander. Wo der Mensch – im Zuge des kausalen Denkens – diese Wirklichkeit nicht mehr versteht, verliert er mehr und mehr das Gefühl für das Ganze; er sieht nur noch vereinzelte Teilbereiche (die er dann auf Kosten anderer einseitig gewichtet). Dieses Denken wird durch unser Schulsystem, das sich dem linearen Denken und der Auseinandersetzung mit Einzelmechanismen verpflichtet hat, unterstützt. Dazu Abb. 1.**2** und Frederic Vester (1984):

„Die Realität, in der sich alles Leben abspielt, ist jedoch nicht das, als was sie uns die Schulen und Universitäten präsentieren: ein Sammelsurium von getrennten Einzelbereichen wie Agrarwirtschaft, Verkehrswesen, Chemie, Geographie, Betriebswissenschaft, Abfallbeseitigung und Bauwesen – alles schön geordnet nach Ressorts und Fachbereichen und damit zu Bruchstücken auseinandergerissen, sondern diese Realität ist ein vernetztes System, in dem es oft weniger auf jene Einzelbereiche ankommt als auf die Beziehungen zwischen ihnen. Doch gerade dieses Netz [auf der Abb. 1.**2** ausgedrückt durch die Pfeile] ist bei unserer angelernten Betrachtungsweise zerstört, der Systemcharakter entschlüpft unserer Betrachtung, er findet in keinem Lehrplan Platz."

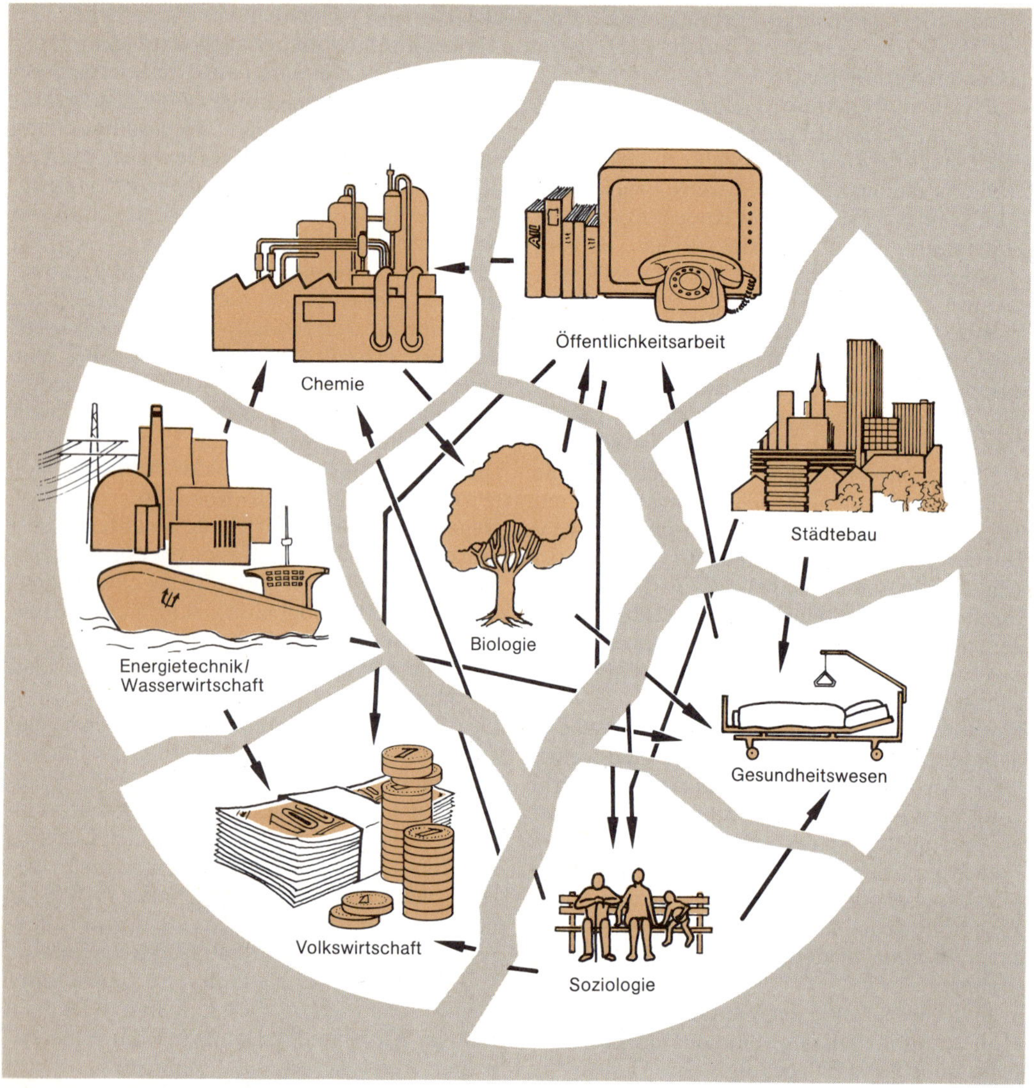

Abb. 1.2 Die natürlichen Zusammenhänge und Wechselbeziehungen eines Systems werden durch künstliche Einteilung in Fachressorts durchtrennt. Wir erfahren nichts mehr über die Wirklichkeit, nur noch über ihre Teile (aus Vester, F.: Neuland des Denkens. Deutscher Taschenbuch Verlag, München 1984).

Wo dies geschieht, geschehen logischerweise auch Fehler. Es sind dies Fehler, von denen viele verhindert werden könnten, wenn man mehr über das Netzwerk und seine Verbindungen wüßte. Denn, so Vester, „ohne diese Verbindung ergibt sich ein falsches Bild und daraus wiederum ein falsches Handeln".

1.2.3. Vernetzung der Systeme

Wo es uns gelingt, diese Zusammenhänge wiederherzustellen, kann der System- und dadurch der Ganzheitscharakter wiedergefunden werden.

Das gilt in besonderer Weise auch für das Gesundheitswesen und darin für die Gesundheits- und Krankenpflege. Eine *ganzheitliche Anschauung von Pflege* bedeutet zu erkennen, daß sie integraler Bestandteil umfassender Systeme ist, was wiederum heißt, daß das Individuum (der Kranke, die Pflegenden usw.) sich in ständiger Wechselwirkung mit seiner natürlichen, kulturell-gesellschaftlichen und politischen Umwelt befindet:

- Wir werden vom Umfeld beeinflußt, und
- wir beeinflussen umgekehrt auch selbst das Umfeld.

Vieles wirkt auf uns ein, aber wir können auch vieles bewirken.

Nur wer Zusammenhänge sieht, kann etwas verändern. Hier kommt das Gesetz der positiven Rückkoppelung zur Wirkung: Unser Einfluß hebt die Stabilität (Starrheit) des Systems auf und führt zu einer Veränderung seiner Strukturen, schließlich zu einer neuen, annehmbareren Wirklichkeit. Vernetztes und systemisches Denken bewahrt uns vor Resignation und Stagnation („man kann doch nichts machen"), weil es seiner Natur nach beweglich ist.

Menschliche und soziale Systeme (Krankenhaus/Pflegebereich) zeichnen sich aus durch die Fähigkeit ihrer Mitglieder, Entscheidungen zu fällen, Ziele zu formulieren und zwischen verschiedenen Zielen zu wählen. „Soziale Systeme bestehen nicht, sondern werden von Personen definiert" (Buddenberg). Und „Strukturen sind nicht gottgegeben, sondern von Menschen gemacht" (Welter). Personen, Menschen, können sie verändern!

Vernetzung und Pflegen. In Wechselbeziehung und Wechselwirkung zueinander stehen auch die Elemente der Pflege (Abb. 1.**3**); insbesondere

- *Sein* (Haltung) und *Handeln*, die wiederum die *Planung* und Organisation der Pflege bestimmen. Das gleiche gilt für
- *Befund* (des Arztes) und *Befinden/Befindlichkeit* (des Patienten), die in Wechselwirkung stehen zu den *Bedürfnissen* (wie sie von den Pflegenden wahrgenommen werden).
- Die *Bedürfnisse* – als Ausdruck von intakten oder gestörten Lebensfunktionen – stehen in Relation zueinander (Komplexität der

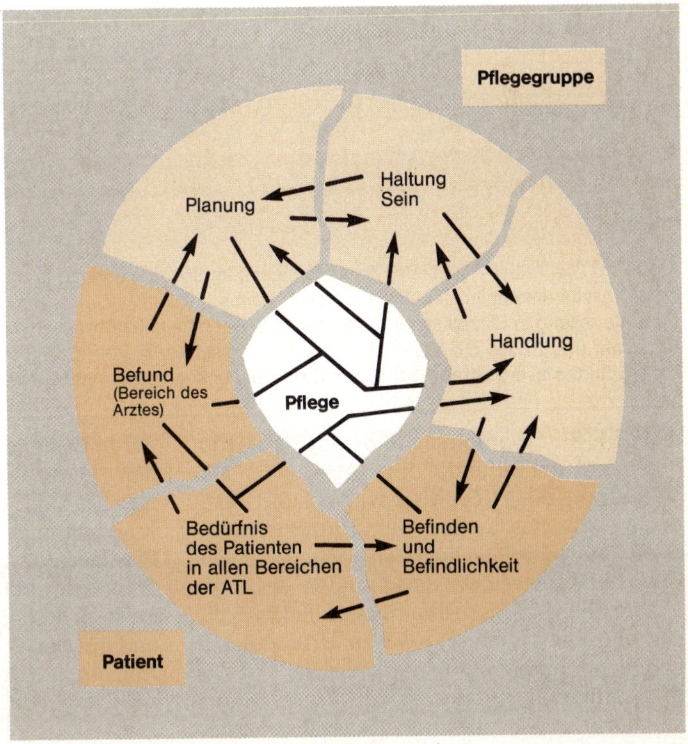

Abb. 1.**3** Elemente der Pflege. Haltung/Sein, Planung und Handeln sind in Beziehung untereinander und werden beeinflußt/bestimmt durch die Bedürfnisse des Patienten, sein Befinden und den Befund (Bereich der Medizin). Alle diese Bereiche sind untereinander in Beziehung und Austausch.

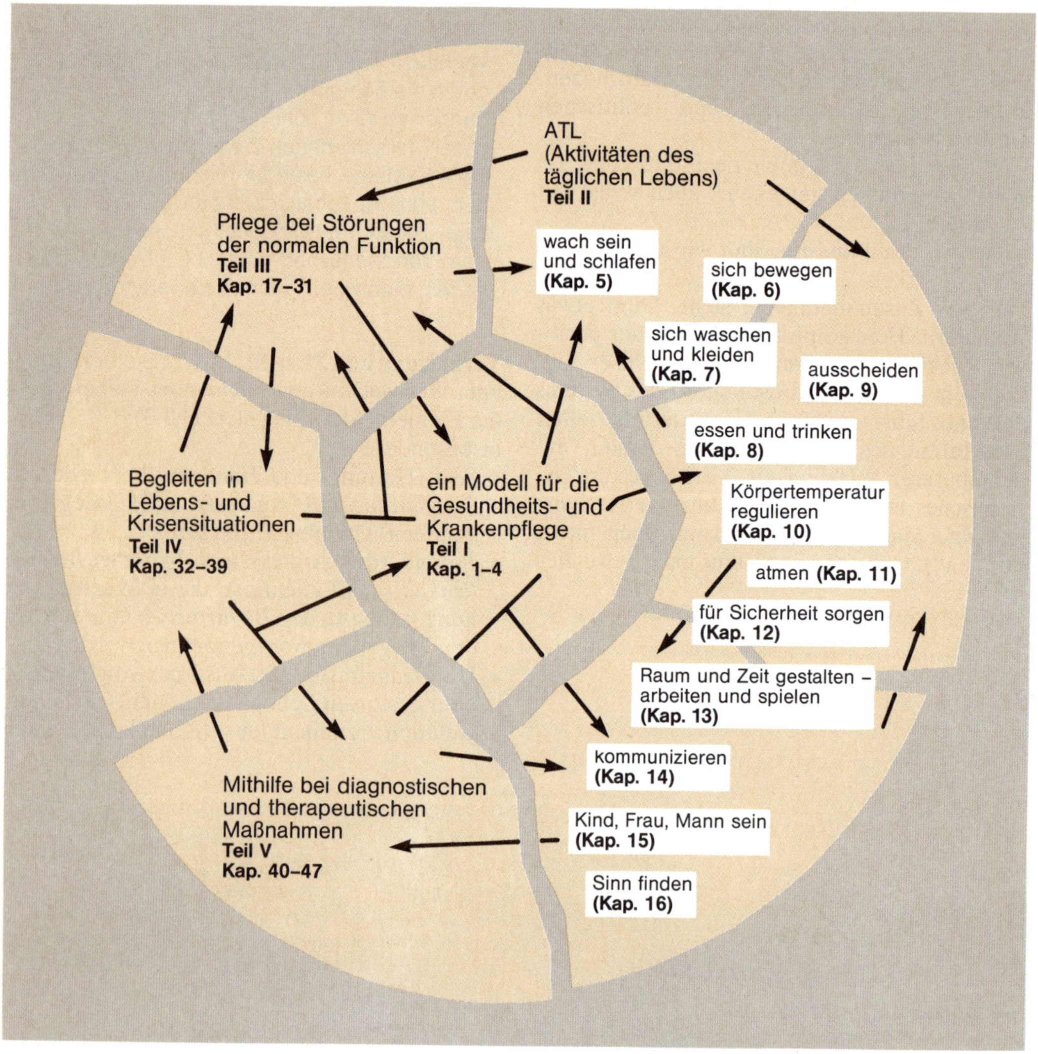

Abb. 1.4 Die Teile I–IV (dieses Buches) stehen im Zusammenhang und in Wechselwirkung untereinander. Das gleiche gilt für die Kapitel der einzelnen Teilbereiche.
Die Unterteilung in Einzelkapitel (Einzelbereiche) ist eine künstliche, vom Medium Buch aufgezwungen. Es gilt, in Unterricht und Praxis die Verbindung wiederherzustellen = Vernetzung der einzelnen Teile zu einem Ganzen. Dieses Ganze ist die Voraussetzung für eine situationsgerechte, individuelle Pflege.

ATL). Sie beeinflussen ihrerseits das Befinden und den Befund.

Vernetzung des Pflegewissens. Auch die Inhalte dieses Buches, aufgereiht in Einzelteile (Kapitel) und geordnet nach Themen und Fach- bzw. Lebensbereichen (Aktivitäten des täglichen Lebens, Krisensituationen, Erkrankungen einzelner Organe) sind zu Bruchstücken auseinandergerissen. In der Wirklichkeit der Pflegesituation kommt es jedoch aufs Ganze an, und es müssen die Teile wieder untereinander in Beziehung gesetzt – eben vernetzt – werden. Ohne diese Verbindung ergibt sich ein falsches Bild, ein falsches Denken und daraus, folgerichtig, auch ein falsches Handeln.

Das Buch als typisch lineares Instrument kann diese Verbindung nicht leisten. Die Einzelteile müssen deshalb in Unterricht und Praxis mit und aus der Wirklichkeit vernetzt werden. Die Einzelteile (Kapitel im Buch) in ihrer Vernetzung zeigt Abb. 1.4.

1.3. Menschenbilder im Wandel

„Ich bin ein Sucher
Eines Weges
Zu allem was mehr ist
Als
Stoffwechsel
Blutkreislauf
Nahrungsaufnahme
Zellenzerfall.

Ich bin ein Sucher
Eines Weges
Der breiter ist
Als ich.
Nicht zu schmal.
Kein Ein-Mann-Weg.
Aber auch keine
Staubige, tausendmal
Überlaufene Bahn.

Ich bin ein Sucher
Eines Weges.
Sucher eines Weges
Für mehr als mich."

„In diesem Gedicht von Günter Kunert kommt das Paradox des Menschseins zum Ausdruck: Der Mensch ist das Wesen eines ‚Mehrwerts'. Er ist mehr als seine biologische Verfaßtheit, er ist mehr als Stoffwechsel, Blutkreislauf, Nahrungsaufnahme und Zellenzerfall. Diese biologischen Grunddaten sind freilich nicht zu übersehen oder zu übergehen. Wehe, wenn sie gestört sind! Dann sinken oft alle idealistischen Definitionen des Menschen in sich zusammen. Der Mensch existiert in diesen biologischen Zusammenhängen: die Medizin hat sich für diesen Bereich hochspezialisiert. Sie leistet dadurch die Voraussetzung für gelingendes Menschsein. Freilich ist der gesunde Mensch noch nicht automatisch der gelungene. Der Mensch ist das Wesen der Transzendenz: er sucht mehr als nur sich selber" (Garhammer 1989).

Er sucht das Letztgültige. Doch gibt es heute überhaupt noch gültige Menschenbilder? Was macht das Menschsein aus? *Wer ist der Mensch?* Fragen, wie sie seit Bestehen der Menschheit immer schon und immer neu gestellt wurden und werden. Je nach der Grundsicht, die der einzelne von der Welt, von sich selbst und von anderen hat, werden die Antworten auf diese Fragen verschieden ausfallen. Der Nihilist antwortet anders als der Humanist, der Naturwissenschaftler anders als der Theologe, eine Mutter anders als ein Politiker, der Moslem anders als der Christ.
Wandelbarkeit und Veränderbarkeit im Bild des Menschen erkennen wir auch, wenn wir die Tab. 1.**1.** betrachten.

- Der *Frühmensch*, der durch Anpassung an die Natur sein Leben sichern muß, ist ein naturbezogener, intuitiv-religiöser Mensch.
- Mit dem Heraufkommen der *neuzeitlichen Wissenschaften* und des Materialismus entwickelt sich der Mensch des Maschinenzeitalters: rational, technisch und abstrakt in seinem Denken und Handeln.
- Mit der Veränderung in der Besinnung auf die Werte in der *heutigen Zeit* ist die Frage – brennend wie nie zuvor – mit der Ethik und mit der bleibenden Verantwortlichkeit des Menschseins verbunden.

Die Frage bleibt: *Woher nehmen wir die Maßstäbe?* Je nach Schule und weltanschaulicher Ausrichtung erhalten wir die unterschiedlichsten Antworten: philosophische, theologische, psychologische, soziologische usw. Ein bezeichnendes Beispiel für das Bemühen, den Menschen zu erfassen, liefert die griechische Mythologie mit der Sage vom Riesen Prokrustes:

„Der hatte an einer engen, aber belebten Straße ein Haus gebaut und draußen am Hohlweg ein Bett aufgeschlagen, das genau die Größe hatte, die seiner Meinung nach dem Maß des Menschen entsprach... Er packte jeden, der des Weges daherkam, und steckte ihn in sein Bett hinein, um zu sehen, ob er auch [genau] hineinpasse. Waren die Menschen zu kurz, zog er seine Opfer etwas in die Länge, bis sie seinem Maß entsprachen. Deshalb hieß er auch bei den Leuten des Landes Prokrustes, d.h. der Ausstrecker. Die aber, die zu lang waren, kurierte Prokrustes auf eine andere Weise, er schlug ihnen einfach die Füße ab. – Nun hatten sie alle das Maß des Menschen, das *ihm* das richtige zu sein schien. Bloß, kein Mensch konnte mehr laufen... Die Menschen, die ihm in die Hände geraten [waren], waren hinterher alle Pflegefälle, wenn sie überhaupt überlebten. Theseus, der Held, soll – von Eleusis nach Hermos gehend – diesem Spuk ein Ende bereitet haben" (so erzählt Plutarch).

Diese Geschichte ist in dreierlei Hinsicht aufschlußreich:

- Sie zeigt erstens, da ist ein Mensch, der sich ein *Bild* davon macht, wie der andere sein soll (statt ihn zu nehmen, wie er ist). Er setzt das Maß für den anderen und handelt danach (wenn auch hier negativ).
- Zweitens sehen wir, wie ein Mensch – an diesem Maß gemessen – sein *Opfer* wird (bzw. werden kann); nach solcher Maß-Nahme wird er, falls er überhaupt überlebt, zum Behinderten und Abhängigen gemacht.
- Drittens wird hier offenbar, daß das *subjekti-*

ve Menschenbild, das ein einzelner sich macht, notwendigerweise den Begrenztheiten des Subjekts unterworfen ist: Es kann unzulänglich, auch willkürlich sein und folglich fehlerhaft, gefährlich und gefährdend – vielleicht sogar tödlich. Falsche Einstellung und Fehler im Denken über den Menschen können diesen an seine geistige und körperliche Grenze führen.

Die Folgerung aus dieser Erkenntnis hat konkrete Auswirkungen auf die *Pflege* und auf die Abhängigkeit/Unabhängigkeit unserer Patienten – auf das Bild der Psychiatrie wie auf das Bild unserer geriatrischen Stationen. Wo Menschen abhängig gehalten und „ruhiggestellt" werden, wiederholt sich die Prokrustes-Sage. Das Instrument des *Pflegeprozesses* ist, richtig angewandt, hingegen ein brauchbares Instrument, den *Menschen ganzheitlich zu erfassen*, doch nur dann, wenn *wir selbst* uns um ein ganzheitliches Bild vom Menschen bemühen.

Zusammenfassend gilt: Alle Aussagen des Menschen über den Menschen haben eines gemeinsam: Es ist der Mensch selbst, der sich ein Bild macht und darüber spricht. Er hat gleichsam einen Ort inne oder, gemessen an der Welt als Ganzes, seinen kleinen Standpunkt, von dem aus er die Welt, das Leben und die Menschheit betrachtet. Dieser Punkt, die kleinstmögliche noch sichtbare Einheit, ist immer auch Mittelpunkt dessen, was ihn umgibt. Als zeitlicher Begriff – als Augenblick – ist er rasch wechselnd, kurzlebig, vorübergehend.

Der Stand-Punkt wird im Räumlichen statisch und als Fixierung erlebt, im Zeitlichen selektiv (auswählend) und veränderbar. Diese beiden Gegenpole sind zu beachten, wenn wir Ansichten und Aussagen, Stand-Punkte, begreifen wollen. Unser raum-zeitlicher Standpunkt prägt durch die Art unseres Schauens auch unser Leben und damit auch unsere Aussagen über das, was wir als Leben erfahren und wahrnehmen oder nicht wahrnehmen.

Diesem Gesetz ist der einzelne Mensch wissentlich oder unwissentlich ebenso unterworfen wie ganze Gesellschaftsgruppen. Unter seinem Einfluß entstehen, halten und verändern sich Auffassungen, Grundsätze, Verhaltensweisen; wo eine Gruppe gleiche oder ähnliche Strömungen integriert, erwachsen allgemeingültige Normen und Werte, aus deren Beachtung und Pflege schließlich Kultur erwächst als Ausdruck der Gesamtheit der geistigen und künstlerischen Lebensäußerungen einer Gesellschaft oder eines Volkes.

In diesem Rahmen steht der Mensch, in ihm ist das Menschenbild zu sehen. So ist also *jedes Menschenbild* immer schon geschichtlichen und kulturellen Ausprägungen verpflichtet, es entsteht in der Auseinandersetzung mit dem jeweiligen Selbst- und Wertverständnis. In diesen Rahmen fügt sich auch die *christliche Anthropologie*, das christliche Menschenbild (S. 22f.).

Das Bleibende, in aller Wandelbarkeit Gültige ist dies: Der Mensch ist (war schon immer) ein dialogisches Wesen. Er antwortet auch auf den Wandel von Zeit, Bewußtsein und Lebensformen aus seiner in ihm angelegten dialogischen Existenz heraus.

Dialogische Existenz. Ohne das Du ist das Ich nicht möglich. Wir sind Menschen nur dadurch, daß wir in Beziehung stehen zu andern, und zwar in verantwortlicher Beziehung zu anderen. Das Du ist immer eher als das Ich, oder richtiger gesagt: ich bin durch dich (dialogischer Regelkreis bzw. Netzwerk!). Denn erst dann, wenn ich mich dem Du verantwortlich weiß, erst dann weiß ich, was das heißt: Ich.
Freiheit realisiert sich nur in der Freiheit mit anderen, Humanität nur in der Sozietät. Das notwendige Korrelat der Vernunft ist die Liebe. Menschlich vernünftiges Leben ist dialogisches Leben, oder es ist krankes Leben. Das philosophische Grundaxiom Descartes': ich denke, darum bin ich, braucht die Ergänzung des älteren augustinischen: ich liebe, darum bin ich.

1.4. Medizin und Pflege

Lange Zeit war Krankenpflege ein typisch weiblicher Hilfsberuf, der einerseits im Dienste der *Kirche* stand, die sich um das *Heil* der Menschen bemühte, und andererseits im Dienste der *Medizin*, deren Anliegen die *Heilung* kranker Menschen war. Im Zuge dieser Entwicklung wurde die Krankenpflege mehr und mehr zu einem von außen bestimmten (fremdbestimmten) Beruf. Andere haben für uns definiert, was Pflege sein soll und was nicht, eine Tatsache, die sowohl in der Entwicklung des

Tabelle 1.2 Pflegeverständnis der vergangenen Jahrzehnte → Zukunft

Pflegekunst	bis in die 50er Jahre	• sehr intuitive und unreflektiert-individuelle Pflege • noch wenig Eigenbewußtsein
Pflegetechnik	60er und 70er	• Entwicklung von Techniken, Vereinheitlichung von Pflegestandards und Methoden • Arzt- und Medizinorientierung
Pflegekunde	nach 1980 → Zukunft	• neue Bewußtheit für Werte wie Eigenständigkeit, Ganzheitlichkeit, Interdisziplinarität, Professionalisierung, Gesundheit

Berufsverständnisses als auch des Selbstbewußtseins der Pflegenden selbst eine nachhaltige Rolle spielte (und immer noch spielt).
Der Weg vom kollektivgeprägten, z.T. kirchlich-religiös oder/und arztabhängigen bzw. medizin-orientierten Hilfsberuf zur *eigenständigen Beruflichkeit* und zu einem selbstbewußten Pflegeverständnis ist lang. Prägungen verändern sich nur langsam – aber sie verändern sich, und sie werden sich weiter verändern.
In Anlehnung an Tab. 1.**1** kann gesagt werden, daß die dort gezeigte Entwicklung von der Pflegekunst zur Pflegekunde sich gleichsam in den letzten 30–40 Jahren abgespielt hat (Tab. 1.**2**).

1.4.1. Entwicklung von Medizin und Pflege im Vergleich

Krankwerden und Sterben sind Urerfahrungen des Menschen aller Völker und Zeiten.
Der *kranke Mensch in den Ur- und Frühkulturen* wird in der jüngsten Zeit zunehmend erforscht. Unser Wissen über die frühesten Stufen der Menschheit (Tab. 1.**1**) läßt uns vermuten, daß der Mensch zur Befriedigung seiner Grundbedürfnisse wie auch bei Störungen seines Körperbefindens in ähnlicher Weise vorgegangen ist wie das Tier, nämlich instinktgebunden und triebhaft. Dazu Schipperges (1985):

„Ursache und Wirkung waren grobsinnlich faßbar: Der Mensch schützt sich vor den Unbilden der Witterung und der Jahreszeiten, er findet Räume und Rhythmen für Schlafen und Wachen, für Bewegung und Ruhe, für Arbeit und Erholung. Er sucht und findet instinktiv diejenige Nahrung, die ihm bekommt, und es unterliegt auch keinem Zweifel, daß er auf gleiche Weise pflanzliche, tierische und mineralische Nahrungsstoffe fand, die seinem Körper zur Überwindung von Störungen von Nutzen waren. Erbrechen und Abführen wurden ihm dadurch ebenso zu natürlichen Lebensäußerungen wie das Bluten und Schwitzen, das Gebären und Sterben mit all ihren körperlichen Nöten.
Die beiden eindrücklichsten Modelle für solches Primärverhalten sind gleichzeitig diejenigen, die in der Geschichte der Menschheit und der Heilkunde die nachhaltigsten Prägungen hinterlassen haben: die Geburtshilfe und die Unfallhilfe. Die Alltagserscheinung des Gebärens zwang zu Erfahrungen, die die Natur selbst vorgab: Reale Eingriffe beim Geburtsakt wie Ziehen, Drücken, Schneiden entstanden auch hier zunächst als eher reflektorische Hilfeleistungen.
Ähnliches gilt für die Unfallhilfe. Man sah beim Tier, wie Wunden ausgesaugt und angefeuchtet wurden; Fremdkörper wurden herausgezogen oder herausgebissen, schmerzhafte Stellen geknetet oder gekühlt. Ein beim Sturz gebrochener Arm, ein abgehackter Finger, eine zerquetschte Zehe rufen nicht nur Reflexe zur Ruhigstellung oder Blutstillung hervor, sondern lehren auch den hilfreichen Gebrauch der Schiene und des Stockes, und das alles vor jeder rationalen Begründung.
Rechnet man noch hinzu die natürliche Schwäche des Kranken, des Kindes, des Greises, so entsteht auch hieraus ein vorrationales *Schon- und Pflegeverhalten*, das einfach über die leibhaftigen Sinne läuft. Das Stillen von Hunger und Durst, die Erfahrung der wohltuenden Wirkung von Wärme, Licht, Wasser oder auch nur Ruhe, von physischer und psychischer Unterstützung und Kontakt, all dies wird durch die Sinneserfahrung des Menschen gleichsam bereitgestellt für die spätere Einarbeitung in rationale, natürliche und allgemeine Konzepte."

Kranksein in der Antike und im Mittelalter. Hier ist in erster Linie zu denken an die Entwicklung der *abendländischen Medizin*, deren Beginn vor allem mit dem Namen *Hippokrates von Kos* (460–370 v. Chr.) verbunden ist. Es ist bemerkenswert, daß bei ihm ein hochmodernes Wort erscheint, nämlich *kybernetes* (steuern): Der Arzt war für Hippokrates ein Mensch, der „um den Kurs weiß und der mit mäßiger Hand das Steuer führt" – eben steuert.

Es sind uns u. a. folgende Leitsätze hippokratischen Denkens überliefert (nach Schipperges):

1. Nie ohne Grund eingreifen, d. h., erst dann therapieren, wenn man eine Indikation gestellt hat.
2. Möglichst sichere, möglichst einfache und möglichst rasch wirkende Mittel wählen, um die akute Not zu wenden.
3. Die heiltechnischen Eingriffe immer wieder unterbrechen, um der „Natur" Zeit zu lassen, spontan zu wirken (natura sanat – medicus curat).
4. Nur ja keinen Schaden zufügen (nil nocere), d. h., keinen Eingriff wagen, der nicht wieder gutzumachen wäre! Immer daran denken, daß dicht neben dem Nutzen auch die Noxen (Schädigungen) stehen.

Von großer Bedeutung ist sowohl in der Antike wie im Mittelalter der *Naturbegriff* bzw. die Bedeutung der Natur in bezug auf gesund und krank wie auch auf das Verständnis der Welt überhaupt.

„In der hippokratischen Schrift ‚Über die Diät' heißt es ganz schlicht und einfach: ‚Alles im Körper ist Nachahmung der Welt im Ganzen.' Ohne diesen Zusammenhang mit dem Weltganzen, dem Universum, ohne diesen Ort im All, werden wir nichts von der Natur des Menschen und seiner Bestimmung verstehen. Der Grundbegriff für diese Weltordnung, die zugleich Lebensordnung sein soll, ist ‚kosmos', was zunächst nichts anderes meint als die ‚Rechtsgemeinschaft der Dinge', aller Dinge in der großen und der kleinen Welt, damit auch die Harmonie ihrer Elemente, den Rhythmus ihrer Aktionen, die Lebensordnung in einer durch und durch geordneten Welt, mehr noch einer ständig zu ordnenden Welt!
Die Natur selbst, schreibt Plinius in seiner ‚Naturgeschichte', hat gewissermaßen schon immer als solche die Heilkunde ausgeübt ... Die praktische Erfahrung, sie ist und sie war immer die Lehrmeisterin aller Dinge und so auch der Heilkunde." (Schipperges 1985).

So wird einsehbar, warum die alte Heilkunde spricht:

- vom Wesen und Walten der Elemente,
- von den vier Säften des Körpers, den vier Temperamenten usw.,
- von der Diätetik = der Lehre von der Lebensregel und vom Lebensstil.

Medizin und Pflege sind noch eine Einheit und stehen im Dienst des *Lebens* und darin im Dienst der Gesundheit. Sie sind (was modern anmuten kann) natur- und umweltorientiert, d. h. ökologisch und ganzheitlich.

So betrachtet ist Diätetik im Grunde eine *Kultur*, ein Lebensstil: die *Kunst*, so vernünftig und so gesund wie möglich zu leben. Wo gesundes Leben als Kunst betrachtet wird, erstaunt es nicht, daß F. Nightingale (1820–1910) parallel dazu auch die *Krankenpflege als Kunst* bezeichnet, nämlich als die kreative Fähigkeit, die Kunst des Lebens zu ermöglichen, und dies in erster Linie, indem sie die Bedingungen schafft, damit die Natur walten kann (S. 75).
In Kapitel 3 wird dieser Ansatz noch eingehend beschrieben, weil darin eine Chance liegt für die Krankenpflege, die damals wie heute dem Leben zu dienen hatte und hat.
Die *Rolle* und *Funktion* der Krankenpflege der Zukunft wird diesem nach wie vor gleichbleibenden Anspruch gerecht werden müssen. Es gilt Antwort auf die menschlichen Grundbedürfnisse zu geben, und dies im Dienst am möglichst gesunden Leben, entsprechend der jeweiligen Situation des betreffenden Menschen und der vorgegebenen gesellschaftlichen Lebensform.

Zusammenfassend gilt für die Entwicklung von Medizin und Pflege etwa folgendes:

Medizin	**Krankenpflege**
Vor unserer Zeitrechnung	
Hippokrates von Kos um 460–370 v. Chr. Er verstand den Menschen in seiner Ganzheit als Teil der Gesamtnatur. Sein Kampf galt den beeinträchtigenden Kräften von innen und von außen – *Medicus curat.*	Arzt und „Schüler" dienten der Unterstützung oder der Lenkung der „physis". Die Aufgabe des Schülers war in erster Linie die Beobachtung und die Unterstützung der großen Heilerin Natur, d. h., die *Natur* bestimmte die „Pflege" – *Natura sanat.*

Medizin	Krankenpflege
1. Jahrhundert	
Christus und seine Nachfolger prägten die „Geschichte der Barmherzigkeit und der Nächstenliebe“ bis in die Neuzeit.	Frauen und Männer übernahmen den Dienst am Notleidenden. *Pflege ist Berufung,* situationsbezogen – *heilend – helfend – unterstützend* (Caritas, Diakonie) = religiöser Dienst.
Frühes Mittelalter	
Die Medizin entwickelt ein gegenständliches Krankheitsdenken.	Die Ursprungswerte gehen dort, wo sie nicht bewußt gepflegt werden, unter. Krankenpflege wird losgelöst vom ursprünglichen oder religiösen Dienst zu sinnentleertem, untergeordnetem „Mägdedienst“.
Mittelalter (Schwelle Neuzeit)	
Paracelsus (1493–1541) Er ist seiner Zeit weit voraus und weiß sich einem Krankheitsbegriff verpflichtet, der vom „Menschen als Werdendem“ geprägt ist. Ärztliche Tätigkeit sieht er als Auftrag, „den Kranken in seinem Werde- und Stufengang zu einem metaphysischen Ende zu begleiten“.	„Weise Frauen“ üben Heilkunde und Hebammendienste aus (Paracelsus hat, wie er selber sagte, von ihnen gelernt). Viele dieser Frauen wurden als Hexen verbrannt. Die Krankenpflege bleibt von deren Wissen unberührt und entwickelt sich mehr und mehr zu einem dem herrschenden System dienenden Hilfsberuf.
17.–18. Jahrhundert	
Zeit der Aufklärung und Gegenaufklärung = medizinischer Materialismus oder Anfang der Körpermedizin. Krankheit wird als reparativ betrachtet.	Das neue Wissen beeinflußt die Krankenpflege zunehmend. Der Arzt organisiert, verordnet, ordnet an: Die Pflegerin wird zur ausführenden Person. Beginn der *tätigkeitsorientierten Pflege.*
19. Jahrhundert	**19.–20. Jahrhundert**
Zeit der Grundlegung der modernen Medizin, die Ursachenforschung bestimmt zunehmend die Therapie. Bekannte Namen dieser Zeit sind: *Lister, Semmelweis, Koch, Pasteur, Billroth, Virchow* u.v.a. **20. Jahrhundert** Die *seelisch-geistige Wirklichkeit* wird zunehmend wiederentdeckt, das soziale Umfeld ge-	Jahrhundert der *Berufskrankenpflege.* *Florence Nightingale* (1820–1910) setzt es durch, daß Krankenpflege zu einem öffentlich anerkannten Beruf wird, der gelehrt und gelernt werden muß. Es werden Krankenpflegeschulen gegründet. Vorerst ist die Ausbildung geprägt von der Entwicklung der Medizin. Die Orientierung ist eine medizinische. Die Schwerpunkte sind Fächer wie Medizin, Chirurgie, Anatomie, Physiologie sowie Assistenz des Arztes bei Verrichtungen und Beobach-

Medizin

winnt an Bedeutung. Einige der wichtigsten Meilensteine sind:

- *Grundlegung der Tiefenpsychologie* durch *S. Freud* und deren Weiterführung zu immer neuen Dimensionen bis in die neueste Zeit durch Männer wie *C. G. Jung, A. Adler, A. Maslow, E. Fromm,* um nur einige zu nennen.
- *Neuformulierung des Krankheitsbegriffes* durch Forscher der Natur-, Medizin- und Humanwissenschaft. Bahnbrechend wurden:
  - *W. Cannon.* Er entdeckte die Steuermechanismen des menschlichen Organismus. In seinem Werk „Die Weisheit des Körpers“ stellt er die These auf, daß es dem Organismus in allen Belangen darum gehe, sein inneres Milieu (Homöostase) im Gleichgewicht zu halten bzw. sich anzupassen, wenn es von physischer oder psychischer Seite her bedroht ist.
  - *Ludolf v. Krehl,* Heidelberg, wird als Begründer der „personalen Medizin“ betrachtet. Von ihm stammt die Aussage: „Das Objekt der ärztlichen Tätigkeit ist der Mensch als Mensch“. Er fordert die Einbeziehung des Seelischen einerseits und die Wertschätzung der Persönlichkeit andererseits.
  - *Viktor v. Weizsäcker* greift diese Einheit auf. Er gilt als Begründer der „anthropologischen Medizin“ und der Psychosomatik. Er sagt: „Das kranke Individuum muß als Gewordenes betrachtet werden, d.h. als Ergebnis seiner ganz spezifischen Lebensgeschichte.“ Mit seiner Lehre, der sog. *Gestaltkreislehre,* prägt er ein neues Bild vom Menschen, insbesondere vom kranken Menschen, das für das

Krankenpflege

tung von Funktionen usw. Pflege ist *medizin-* und *krankheitsorientiert.*

Das theoretische Fundament des Berufs verharrt lange Zeit auf dieser Ebene. Im Gegensatz zur Dynamik der Medizin fehlen der Krankenpflege die forschenden Impulse und die reflektierenden Einfälle bis weit ins 20. Jahrhundert hinein.

- *Das Berufsbild der Krankenpflege verändert sich.* Die Impulse gehen von den angelsächsischen Ländern aus und beeinflussen den deutschen Sprachraum, langsam zwar, aber stetig. *Grundsatzdiskussionen* über das Selbstverständnis der Schwester, über die *Definition* der Krankenpflege, über theoretische Grundlagen und die Stellung des Berufes im veränderten Welt- und Menschenbild nehmen an Bedeutung zu:
  - *Hildegard Peplau* (1952) veröffentlicht ihr Buch „Zwischenmenschliche Beziehung in der Pflege“ und beschreibt damit zum erstenmal *Pflege als Beziehungsprozeß.*
  - *Virginia Henderson* (1955) benennt den Menschen als ganzheitliches, unabhängiges Wesen mit Grundbedürfnissen, die er als Gesunder selber erfüllen kann. Krank ist derjenige, der die Kraft, den Willen und das Wissen nicht hat, um seine Bedürfnisse zu erfüllen.

Bis 1960 gab es bereits etwa *sechs verschiedene Modelle der Pflege,* und in den Jahren danach vergrößerte sich diese Zahl ständig.

späte 20. Jahrhundert

von ausschlaggebender Bedeutung wurde. Diese personal-ganzheitlichen Aspekte setzen sich in der Medizinwissenschaft jedoch nur zögernd durch, im Gegensatz zur immer rasanteren Entwicklung der *Spitzenmedizin und Hochtechnologie* bis hin zum „enthumanisierten Gesundheitswesen“ unserer modernen Zeit. Gleichzeitig wird von anderer Seite die Verflechtung von Soma (Körper), Seele, Geist und so-

Es werden heute drei Richtungen von *Pflegetheorien* unterschieden (Tab. 1.**3**):

Die Zusammenhänge der Entwicklung der Natur-, Human- und Geisteswissenschaften mit der Veränderung der Auffassung von Pflege sind offensichtlich. Ganzheitliches Denken ist im Kommen.

Die Umsetzung solcher ganzheitlicher Modelle in die Praxis entwickelt sich jedoch nur langsam. Gründe sind:

Medizin

zialem Umfeld erforscht = Entwicklung der *Psychosomatik.*
- *A. Mitscherlich* zeigt mit seinen Studien zur psychosomatischen Medizin „Krankheit als Konflikt“ die Vielschichtigkeit sozialer Einflüsse auf Gesundheit und Krankheit auf.
- *C. R. Rogers* bemüht sich um den Menschen als Persönlichkeit. Er möchte alles, was der Hilfesuchende ist, die Persönlichkeit, die er ist, mit allen vorhandenen Möglichkeiten verstärken. Um ihm die dafür notwendige hilfreiche Beziehung zu gewähren, muß der Berater, so Rogers, „die notwendigen und hinreichenden Bedingungen“ erfüllen, nämlich positive Wertschätzung, empathisches Verstehen und Echtheit. Rogers und seine Schule prägen das Beziehungsverhalten des „therapeutischen Menschen“ weltweit.
- *A. Jores* betrachtet die psychosomatischen Erkrankungen als eine Leistung der Person, die einen *Sinn* hat. In der Krankheit liege ein Stück mißlungener Selbstverwirklichung, ein Stück ungelebtes Leben. Jores betrachtet Krankheit als ein Signal dafür, daß der Kranke in seiner Persönlichkeitsentfaltung gehemmt ist (*V. Frankl* sieht darin einen Auftrag zur Sinnfindung), womit neue Dimensionen der Gesundheit aufgezeigt werden.
- *A. H. Maslow,* ein Mitbegründer der „Dritte-Kraft“-Gruppen (das sind all jene Forscher, die sich an der Ganzheit der menschlichen Person orientieren), ist einer Weltanschauung verpflichtet, die Gesundheit mit Wachstum, Reife und Liebesfähigkeit in Zusammenhang bringt: „Gesund ist der reife, im Sein und Werden verwurzelte Mensch.“
- *E. Fromm* fällt das Verdienst zu, die Psychoanalyse mit dem gesellschaftlichen Denken verbunden zu haben. Für ihn ist die Gesundheit gleichbedeutend mit produktiver Orientierung an Welt und Gesellschaft.

Der Weg durch die Jahrhunderte führt uns heute an einen erneuten Übergang.

Man spricht vom Weg zur **integralen Medizin,** die mehr als bisher sich wieder der Sorge für die Gesundheit zuwenden müsse.

Krankenpflege

- Mangel an ausgebildeten Pflegepersonen,
- Abhängigkeitsverhältnis Schwester – Arzt,
- einseitige Ausrichtung auf das gegenständliche Tun.

Die Bezeichnungen „praktische Pflege“ und „ärztlicher Hilfsberuf“ sind typisch für diese Zeit. Dort, wo die Technik vorherrscht, z.B. im Akutkrankenhaus, könnte man auch von einer *technisch-* bzw. *medizinisch-orientierten Pflege* sprechen. Die *Funktionspflege* beherrscht das berufliche Denken und Handeln. Die *Ausbildung* bleibt – analog zur wissenschaftlich-pragmatischen Entwicklung der Medizin – noch lange dieser Haltung verhaftet. Das *medizinische Modell:* Symptome → Diagnose → Therapie → Pflege wird mit dem Zusatz „psychische Betreuung“ angereichert. Begriffe wie „umfassende Pflege“, „patientenorientierte Pflege“ tauchen auf, aber verändern vorerst wenig, weder in der Schule noch in der Praxis.

- Die Entwicklung des *Krankenpflegeprozesses* (der Teil aller modernen Krankenpflegetheorien ist) bringt schließlich eine breitere Entwicklung in Gang. Die Umsetzung in die Praxis hat begonnen, wodurch die *Pflegeplanung* und die *Pflegedokumentation* an Bedeutung zunehmen.
- Eigenständigkeit und Berufsbewußtsein der Pflegenden festigen sich, das bewußtere Denken fördert eine *ganzheitliche, personorientierte Pflege* einerseits und eine engagierte, kritischere Auseinandersetzung mit der Berufsrolle andererseits (Forschung, Lehre).

Wie jeder Prozeß, so macht auch der Veränderungsprozeß in der Krankenpflege nur langsame Fortschritte und löst vorerst Unruhe, Unbehagen und Ablehnung aus. Diese Situation zwingt uns heute, eine neue *Identifikation* bezüglich Berufsrolle und Berufsbewußtsein herbeizuführen, eine Tatsache, die nicht mehr zu übersehen ist.

Gleichzeitig gilt es, die Bedingungen und den *strukturellen Rahmen* zu schaffen als Voraussetzung für ein zukunftsgerechtes Pflegeverständnis und ein ganzheitliches Pflegehandeln.

Der Weg zur **Gesundheits- und Krankenpflege,** die sich an der Ganzheit des Menschen (personal, biographisch, als Bezogener zum Gesamt der Lebenswelt) orientiert, bahnt sich an.

Tabelle 1.3 Drei inhaltliche Richtungen von Pflegetheorien (nach Mileis und Steppe)

• *Bedürfnismodelle*	
– V. Henderson	1955
– F. Abdellah	1960
– D. Orem	1959
• *Interaktionsmodelle*	
– J. King	1968
– I. J. Orlando	1962
– E. Wiedenbach	1964
– H. Peplau	1952
• *Pflegeergebnismodelle*	
– D. Johnson	1958
– M. Levine	1966
– M. Rogers	1970
– C. Roy	1970

Nicht berücksichtigt ist in dieser Übersicht das Modell N. Roper, das seit den 80er Jahren im deutschen Sprachraum die weiteste Verbreitung gefunden hat

1.4.2. Medizin und Pflege im Wandel

Zur **Medizin** im Wandel sei auf zwei Publikationen hingewiesen:

- F. Nager (1984) beschreibt die hoffnungsvollen Anzeichen konkreter Wende wie folgt:
  - vermehrte Offenheit für Integration und ganzheitliche Betrachtungsweise,
  - Neubesinnung auf die ärztliche Grundversorgung und damit auf den Hausarzt,
  - Bemühungen um Humanisierung der Krankenhäuser,
  - Forderung der präventiven Medizin sowie der Geriatrie und Rehabilitation.
- H. Schipperges (1981) nimmt Bezug auf die internationale Konferenz der WHO über primäre Gesundheitserziehung (1978) und weist hin auf die proklamierte Verlagerung des Schwergewichts von der kurativen Heiltechnik zu einer prävenierenden Heilkunde, womit

  „der Medizin als ‚Krankenversorgung' eine Medizin der ‚Gesundheitssicherung' entgegengestellt wurde. In dieser ‚Deklaration von Alma-Ata' wurden nicht nur die Prinzipien einer primären Gesundheitsversorgung aufgestellt, sondern auch Empfehlungen zur Entwicklung primärer Gesundheitssicherungen formuliert. Gesundheitsschutz, Gesundheitsfürsorge, Gesundheitssicherung stehen zunächst als bloße Alternative gegen die ausschließliche Krankenversorgung, Behindertenfürsorge, Sozialversicherung, die uns so vertraut ist, während die neuen Wege vielfach erst erprobt und durchaus als Übergang gedacht werden sollten, als ein Weg, der mir freilich nach all den utopischen Entwürfen einer zweiten, einer dritten, einer endgültigen Aufklärung durchaus gangbar erscheint, als ein Übergang eben zu einer beide Bereiche umgreifenden Heilkunde, die ich für die Medizin der Zukunft halte."

Zur **Pflege** im Wandel wird Bezug genommen auf die obengenannte *Deklaration von Alma-Ata* und auf die Ziele der WHO in „Gesundheit für alle bis zum Jahr 2000"; hier definiert der beratende Ausschuß der Kommission der Europäischen Gemeinschaft (1980) Krankenpflege wie folgt:

„Krankenpflege umfaßt eine spezifische und individuelle Verantwortung gegenüber den Kranken/Ratsuchenden und der Familie, die sich erstreckt auf
- *die Pflegeleistung,*
- *die Förderung der Gesundheit, einschließlich der Gesundheitserziehung,*
- *die Verhütung von Krankheiten,*
- *die Feststellung... der Bedürfnisse von Einzelpersonen und Gruppen sowie die Bereitstellung angemessener Hilfeleistung unter Berücksichtigung pflegerischer, psychologischer, sozialer und ethischer Aspekte im Krankenhaus und im weiteren Bereich."*

In der *Wiener Erklärung* (erarbeitet von der Europäischen Pflegekonferenz der WHO 1988) heißt es weiterführend:

„Die Pflegenden sollen ihrer neuen Rolle dadurch gerecht werden, daß sie sich als Partner an der Entscheidungsfindung im Rahmen der Planung und Leitung der Gesundheitsdienste auf nationaler, regionaler und lokaler Ebene beteiligen, daß sie in stärkerem Maße dazu beitragen, daß Einzelpersonen, Familien und Gemeinwesen selbständiger werden und ihre Gesundheit selbst in die Hand nehmen."

Krankenpflege wie sie hier – und für die Zukunft – deklariert wird, zeigt eine eindeutige Entwicklung hin zur **kurativen** und **präventiven** Pflege.

Entsprechende Veränderungsprozesse sind sichtbar, z. B.

- in der größeren Offenheit und Bewußtheit für eine *ganzheitliche* Betrachtungsweise und Integration der gesamten Lebenswelt (Eigenwelt, Umwelt, Mitwelt, Überwelt; S. 50ff.);
- in Modellen *gesundheitsorientierter Humanökologie*, die sich auf den Bereichen der klassischen Diätetik aufbauen (S. 49 u. 74f.);

Tabelle 1.4 Pflegeverständnis im Wandel der Auffassungen

Beispiele für eine medizinisch orientierte Auffassung	Beispiele für eine ganzheitliche Auffassung
Der Mensch	
• Körper, Seele, Geist werden als voneinander getrennt gesehen. Der Körper und seine Funktionen stehen im Vordergrund der Betrachtung, Seele–Geist sind von sekundärer Bedeutung	• Körper, Seele, Geist werden in ihrer Zusammengehörigkeit verstanden. Der Mensch wird als Person und als Individuum mit je eigener Biographie und Situation in bezug auf seine ganze Lebenswelt betrachtet
Krankheit und Heilung	
• Krankheit wird als Störung angesehen	• Krankheit wird als Teil des Lebens und auch als Antwort auf Erfahrungen im persönlichen Leben gesehen
• Störungen werden zugeordnet: dem Körper, der Seele oder dem Geist	• Es wird anerkannt, daß Störungen alle Bereiche betreffen, auch wenn sie vorwiegend in einem Bereich ausgedrückt werden, also Körper, Seele, Geist
• Die Betonung liegt auf dem Bekämpfen und Ausschalten von Störungen und Symptomen	• Die Betonung liegt auf dem Verstehen von Signalen, der Lösung von Blockierungen, der Förderung von gesundem Leben und von Abwehrkräften sowie der Unterstützung von Selbstverantwortung und Selbstsorge (Selbstpflege, Gesundheitsbildung)
Pflegeverständnis	
• Die Pflege orientiert sich an Diagnose (Befund), Behandlung und Erfolg in der Beseitigung von Störungen	• Die Pflege orientiert sich an dem, was die Krankheit für den Betroffenen bedeutet: Befinden, Befindlichkeit
• Das Pflegekonzept ist linear: Diagnose → Symptome → Therapie → Pflege	• Das Pflegekonzept ist ganzheitlich und personorientiert. Der Pflegeprozeß durchläuft den Regelkreis: Situation → Probleme, Ressourcen → Ziele → Maßnahmen → Beurteilung der Pflegewirkung
• Die Pflegenden sind, ähnlich wie Ärzte, gefühlsmäßig eher neutral, im Wissen überlegen und im Handeln möglichst fehlerlos	• Die Pflegenden sind Teil des Beziehungsnetzes um den Patienten. Sie sind fachlich kompetent, ohne überhöhte Selbstansprüche. Gefühle der Hilflosigkeit haben eine legitime Daseinsberechtigung
• Informationen werden in schwer verständlicher Sprache vermittelt	• Informationen werden so gegeben, daß sie verständlich und nachvollziehbar werden
• Der Helferwille ist sehr groß und stößt oft an die Grenze. Hilflosigkeit wird als Versagen erfahren	• Hilflosigkeit wird nicht als persönliches Versagen erfahren, sondern als Signal, die eigene Denk- und Handlungsfähigkeit immer neu zu hinterfragen

Humanökologie = Lehre von der gesamten Beziehung des Organismus zu seiner Umwelt, bezogen auf den *Menschen* (das Humane). Ökologie (griech.: oikos = Haus, Wohnung) = Lehre von der Beziehung zwischen Menschen, Tieren, Pflanzen. Die Ökologie geht davon aus, daß die Beziehungen zwischen Lebensgemeinschaften des lebenden Organismus und ihrem Lebensraum (Biotop), d.h. die Beziehungen in einem abgegrenzten Ökosystem, vernetzt und durch Rückkoppelung, Querbeziehungen und Mehrfachwirkungen gekennzeichnet sind (Pschyrembel).

- in der Rückbesinnung auf die primäre Gesundheitsversorgung: *präventive* Maßnahmen unterstützen die heutige Gesundheits- und Krankenpflege;
- in einem klareren Selbstbewußtsein und Selbstverständnis der Pflegenden: Reflexion und *Forschung* nehmen an Bedeutung zu.

Damit ist auch schon der **Auftrag der Krankenpflege des 21. Jahrhunderts** angesprochen: die *ganzheitliche und professionelle Gesundheits- und Krankenpflege*. Das heißt, daß wir mehr als bisher

- die krankenhausexterne und -interne Krankenpflege als gleichwertige, sich ergänzende Partner sehen müssen;

- dem Gesamtziel des Modells Gesundheit 2000 „besser, länger, gesünder leben" mehr Platz in der Ausbildung einräumen müssen (es sprechen z.B. die Ziele 13–17 den Lebensstil, die Ziele 18–25 die Umwelt an);
- die Pflege nicht am Befund (medizinische Auffassung), sondern am Befinden des Menschen orientieren müssen.

Tab. 1.**4** zeigt den Versuch einer Gegenüberstellung von medizinisch orientierten Thesen und solchen, die einer ganzheitlichen, pflegeorientierten Auffassung eher gerecht werden, die es also anzustreben gilt.

Weiterführende Literatur

Capra, F.: Wendezeit. Bausteine für ein neues Weltbild. Scherz, München 1983

Garhammer, E.: Menschenbilder. Impulse für helfende Berufe. Pustet, Regensburg 1989

Gesundheit für alle „2000". Ziele der „Gesundheit für alle". Weltgesundheitsorganisation, Genf 1986

Juchli, L.: Sein und Handeln. Ein ABC für Schwestern und Pfleger, 3. Aufl. Recom, Basel 1988

Juchli, L.: Heilen und Wiederentdecken der Ganzheit, 3. Aufl. Kreuz, Stuttgart 1988

Juchli, L.: Ganzheitliche Pflege. Vision oder Wirklichkeit. Recom, Basel 1990

Juchli, L., E. Lesser: Krankenpflege. Folien undArbeitsblätter. Recom, Basel 1991

Nager, F.: Zwiespalt und Wandlung des Arztes. Schweiz. Ärztetag 65 (1984) H. 3

Schipperges, H.: Homo patiens. Zur Geschichte des kranken Menschen. Piper, München 1985

Schipperges, H.: Der Arzt von morgen. Severin & Siedler, Berlin 1981

Vester, F.: Neuland des Denkens. Deutscher Taschenbuch Verlag, München 1984

2. Der Mensch in dieser Welt – ein Lebens- und Beziehungsmodell

2.1. Ein Modell des Lebens

Das in diesem Buch entwickelte Modell orientiert sich am Menschen
- in seiner *Ganzheit* als Individuum und Person = **personale** Ebene,
- in der Vielschichtigkeit und Komplexität seiner Beziehung zur Lebenswelt und seiner Einbettung in diese, wie er darin lebt und an ihr teilhat; in bezug auf seine Mitmenschen sind diese **sozialer** Natur;
- in bezug auf seinen natürlichen und kulturellen Lebensbereich, seine Umwelt, sind sie **ökologischer** Natur.
- Im Aspekt des Menschen als Schöpfungswesen muß auch der **transpersonale** (finale, transzendente) Bezug mit gesehen werden.

Berücksichtigt sind in diesem Ansatz (Abb. 2.**1**):
- Die *Beziehung des Menschen zu sich selbst*, zu seinem ureigenen Wesen, zu seinen eigenen inneren Kräften (Ressourcen) sowie zu seiner Fähigkeit, sein Leben und seinen Alltag zu gestalten und einer gesunden Lebensordnung zu entsprechen. – Er ist **Homo sapiens**.
- Die *Einbettung des Menschen in das Beziehungs- und Sozialgefüge* der Mitwelt, in der seine individuelle Wirklichkeit entsteht: Familie, Quartier- oder Dorfgemeinschaft, Arbeits- und Interessengemeinschaft usw. – Er ist **Homo socialis**.
- Die *Vernetzung des Menschen in und mit der Natur und Umwelt als Lebensraum*. Hier steht er in steter Wechselbeziehung und Wechselwirkung zu den Umweltfaktoren: Natur, andere Lebewesen, Bodenschätze usw. einerseits, Kultur/Zivilisation und individueller Lebensbereich andererseits. – Er ist **Homo oecologicus**.

Diese drei Ebenen entsprechen dem Bereich der Humanökologie (S. 19), einem Modell, das uns erlaubt, den Menschen in der Gesamtheit seiner Lebensvollzüge, die für seine Gesundheit/Gesunderhaltung und für sein Leben mit Krankheit von Bedeutung sind, systematisch zu erfassen. Vor allem aber in Hinblick darauf, daß wir in der Pflege des Menschen auch an die

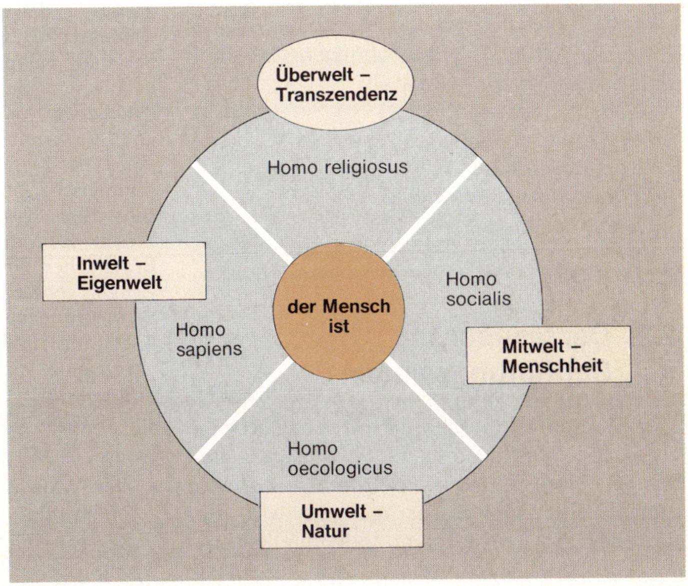

Abb. 2.1 Der Mensch in seinen Beziehungen und Bezügen.

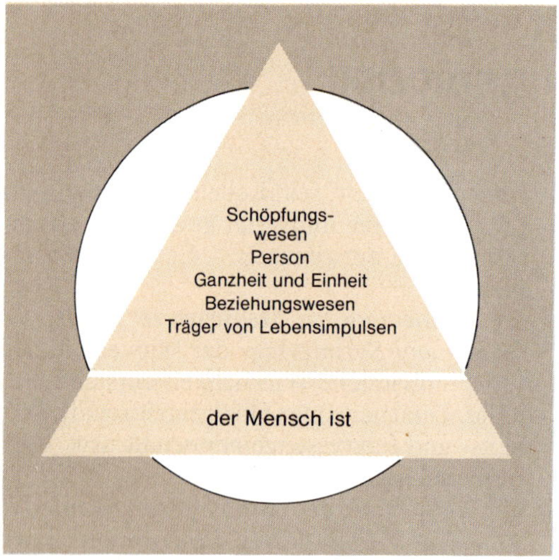

Abb. 2.**2** Merkmale des Menschen.

„letzten Dinge" (Tod und Sterben) gelangen, muß dies berücksichtigt werden:

- Der *Mensch – als Schöpfungswesen – ist ein auf ein Göttliches als seinem Seins- und Sinngrund Verwiesener*. In diesem Angewiesensein ist er „Bürger zweier Welten": Er kann seine weltliche Bezogenheit immer auch transzendieren (übersteigen). – Er ist **Homo religiosus**.

Wenn wir unter diesen Gesichtspunkten den Menschen zu beschreiben versuchen, ergeben sich *fünf Merkmale* (Abb. 2.**2**):

Der Mensch ist als Träger von Innenwelt und als Bezogener zur Außenwelt
- Schöpfungswesen → 2.2.
- Ganzheit und Einheit → 2.3.
- Person → 2.4.
- Träger von Lebensimpulsen → 2.5.
- Beziehungswesen → 2.6.

2.2. Der Mensch ist Schöpfungswesen

Der Mensch als Geschöpf Gottes erfährt eine zweifache Wirklichkeit: Er ist *abhängig und endlich* einerseits und *teilhaftig am Unendlichen* andererseits. Mit dieser Aussage wird der Mensch noch vor seinem individuellen und weltbezogenen Personsein in eine das Soziale und Ökologische (die Humanökologie) übersteigende, absolute Dimension gestellt.

Damit ist der religiöse – und in ihm der christliche – Gesichtspunkt des Menschenbildes umschrieben. Ich meine, daß dieser Ansatz im christlichen Abendland, in dem wir leben und pflegen, zumindest eine kulturhistorische Berechtigung hat. Hinsichtlich der Einbindung des Menschen in seine Lebenswelt wirkt sich die religiöse Beziehung als *Glaube* aus. Der Glaube ist in unserer institutionalisierten Welt getragen von Kirche und/oder Gemeinde und wird gelebt in den Ausprägungen der Konfessionen. Ein Phänomen moderner Religiosität ist die Zunahme von unterschiedlichen Formen „säkularisierten" Glaubens und von kleinen Basisgruppen, die sich oft losgelöst von den traditionellen Kirchen entwickeln (S. 511 ff.).

2.2.1. Biblisches Menschenbild

Das christliche Menschenbild ist ein *biblisches* Menschenbild. Wenn wir die Bibel befragen, finden wir die ersten Aussagen über den Menschen im Buch Genesis. In *Geschichten des Werdens*, im Bilddrama, in Bildern im weitesten Sinne werden Aussagen gemacht, geschieht die Ausfaltung der Geschichte Gottes mit dem Menschen. A. Deissler (1985) beschreibt diese Geschichte wie folgt:

„Nach Gen. 2,4 ist der Mensch ein durch göttliche Einhauchung des Lebensodems in spezifischer Art gottbezogenes ‚lebendes Wesen' mit der geradezu ‚säkularen' Aufgabe betraut, ‚den Ackerboden zu bestellen' (Gen. 2,5) und den Garten Gottes ‚zu bebauen und zu behüten' (Gen. 2,15). Zur Erde und damit zum Erdendienst ist also der ‚adam', der ‚Erdling', von seinem Schöpfer gerufen... Die nächste ‚Welt' des Menschen ist allerdings nach Gen. 2 der Mitmensch. Sonst fühlte er sich selbst auf einer des Bios vollen Erde allein. Die wesenhafte, d.h. dem Wesen des Menschen eingestiftete mitmenschliche Bezogenheit wird in Gen. 2 zum beeindruckenden Zeugnis gebracht durch die engste Partnerschaft, die sich auf Erden denken läßt, durch die Liebes- und Lebensgemeinschaft von Mann und Frau. Sie erfahren einander als ein ranggleiches ‚Gegenüber'...; sie sind wechselseitig ‚Ich' und ‚Du', sind ein in ‚Fleisch' und Herz geeintes ‚Wir'."

Davon ist abzuleiten:

- Der Mensch, geschaffen als Abbild und Ebenbild Gottes (Gen. 1,26), ist ein *auf Gott Bezogener*. Alle Religionen lassen den Menschen zum Göttlichen hin „Du" sprechen.

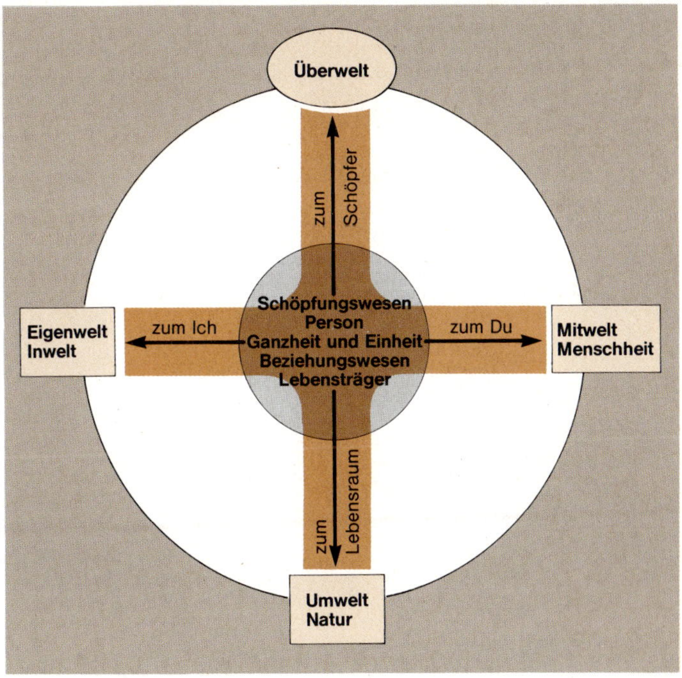

Abb. 2.**3** Die Lebenswelt des Menschen. Der Mensch ist ein dialogisches Wesen: Träger von Innenwelt, bezogen zur Außenwelt, eingebettet in die Lebenswelt als Ganzes.

„Gott ist des Menschen erstes und ewiges Du", sagt Martin Buber.

- Da er aber für diese Erde geschaffen ist, weitet sich die Bezogenheit auf Gott aus: einmal *auf die Erde*, die er bebauen und gestalten soll; zum andern *auf den Mitmenschen*, mit dem er zu leben hat.

In all diesen Ebenen ist der Mensch ein *dialogisches Wesen* (Abb. 2.**3**). Er ist und bleibt zwar als Ich in seiner individuellen Personalität ein Würdewesen von höchstem Rang, aber als dieses Ich hat er als Gegenüber ein Du, das zu verstehen ist als *Welt*, als *Mitmensch* und als *Gott*. Und so ist er eingebettet in das Wir des Lebens als Gemeinschaft (Lebenswelt).

Dreifache Bezogenheit des Menschen

Menschliche Ganzheit verweist immer auf diese *drei* – in der Schöpfungsgeschichte zugrundegelegten – Dimensionen der Bezogenheit (Abb. 2.**4**):

1. Der Mensch ist *Geschöpf Gottes*, braucht aber als geschaffenes und bedürftiges Wesen
2. die Beziehung zum *anderen Menschen*, denn nur in ihr kann er sich selbst verwirklichen; schrankenloser Individualismus ist inhuman, weil er nicht lebensfördernd ist. Leben ist ausgerichtet auf ein Gegenüber. Martin Buber sagt: „Ich werde am Du" und „Ich werdend spreche ich Du – alles wirkliche Leben ist Begegnung". In dieser Bezogenheit findet der Mensch

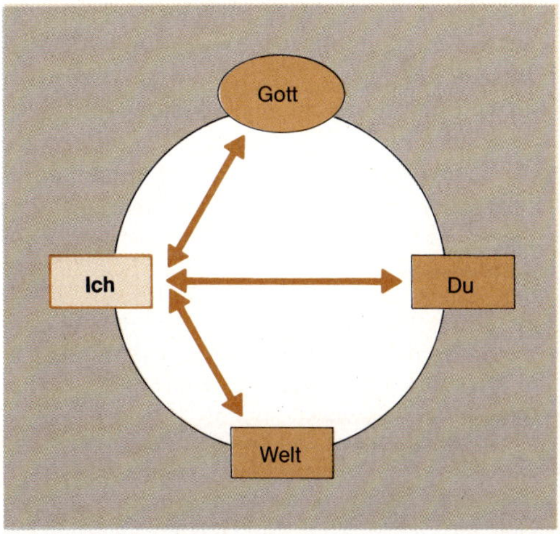

Abb. 2.**4** Die dreifache Bezogenheit des Menschen. Ich stehe in dialogischer Beziehung zum Du. Du verstanden als Welt, Mitmensch, Gott.

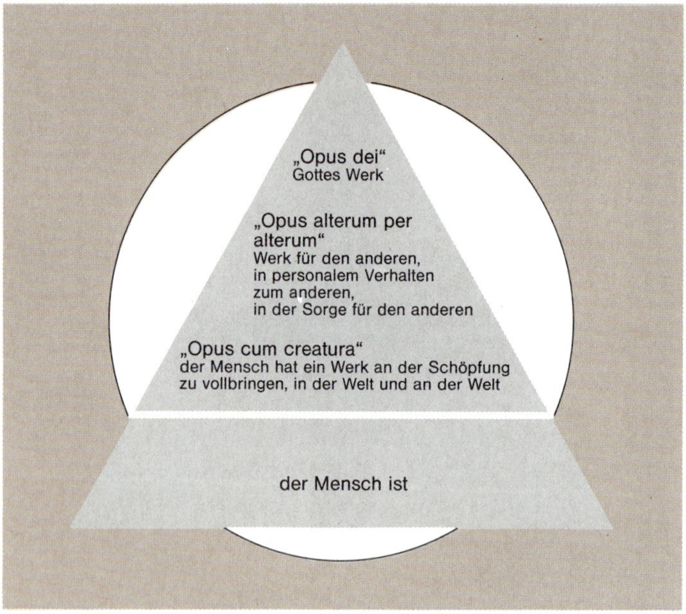
„Opus dei“
Gottes Werk
„Opus alterum per alterum“
Werk für den anderen, in personalem Verhalten zum anderen, in der Sorge für den anderen
„Opus cum creatura“
der Mensch hat ein Werk an der Schöpfung zu vollbringen, in der Welt und an der Welt
der Mensch ist

Abb. 2.**5** Das Menschenbild nach Hildegard von Bingen.

3. seine Aufgabe in und an der *Welt*. Hier liegt sein humaner, kultureller und ökologischer Auftrag.

Schon *Hildegard von Bingen* sieht den Menschen in dieser dreifachen Bezogenheit (Abb. 2.**5**). Sie beschreibt ihn

- als *Opus dei*, d.h. als Werk Gottes, von Gott geschaffen;
- als *Opus alterum per alterum*, d.h. als ein anderes, nicht mein eigenes Werk, das durch die anderen in der Sozialität lebt;
- als *Opus cum creatura* und darin als ein geschwisterlich mit der Natur verbundenes Wesen.

Von diesem dreifach gegliederten Bild vom Menschen leitet Hildegard *drei Leitbilder* ab, nach denen der Mensch in der Welt leben müßte. Sie schildert diese folgendermaßen:

- *Der Mensch ist „Homo constitutus“*, d.h., er ist nur zu verstehen von seinem ursprünglichen Zustand her, einem „physiologischen Wohlstand“, wie er als Gottes Abbild gedacht und geschaffen war.
- *Der Mensch ist aber auch „Homo destitutus“*, d.h. in seinem Hier und Jetzt als endliches Wesen immer auch vergänglich und darum in Not und Elend, in Krankheit und Leiden.
- *Der Mensch ist aber letztlich „Homo restitutus“*, d.h., er ist nur zu verstehen in seiner Anlage auf Heil und Ganzheit hin. Auf Heil und Ganzheit hin ist auch seine Hilfe- und Heilssuche ausgerichtet. Erfüllung findet er letztendlich in seiner Rückkehr zum Ewigen.

Mit anderen Worten: ohne *Gott*, die *anderen Menschen* und die *Natur* kann der Mensch nicht wirklich leben. Das Gottesbild der Hildegard von Bingen, ihr Bild vom Menschen und ihr Bild von der Welt stehen in unauflöslicher Beziehung zueinander, beeinflussen sich gegenseitig. Störungen betreffen immer das gesamte Beziehungsfeld (Vernetzung S. 7f. und S. 51). Daraus folgt: Gesundheit und Gesundbleiben bzw. Wiedergesundwerden müssen ebenfalls von dieser ganzheitlichen Beziehungsordnung her gesehen werden.

In Hildegards „Heilkunde“ (ihrem medizinischen Hauptwerk „Causae et Curae“) geht es deshalb weniger um therapeutische oder reparative Angaben, auch nicht um Heilmittel und Rezepte, sondern vielmehr um die *Heilkräfte* im Sinne einer geistigen Haltung in der Sorge für das Leben, für die Gesundheit und für den kranken Menschen, der, wie sie schreibt, über allem anderen einer harmonischen, der Schöpfung entsprechenden *Lebensordnung* und *Lebensführung* bedarf.

Vor diesem Hintergrund entwickelt Hildegard *sechs Regeln zu gesunder Lebensführung* als klassische Muster einer Lebensregel, die in vielem der alten *Diätetik* entspricht (S. 74f.).

1. Regel: Umgang mit der Natur da draußen.
2. Regel: Maß und Ordnung in Speis und Trank.

3. Regel: Bewegung und Ruhe im Gleichgewicht.
4. Regel: Kultivierung von Wachen und Schlafen.
5. Regel: Umgang mit dem eigenen Körper und dem anderen Geschlecht.
6. Regel: Vom gebildeten Umgang mit anderen.

Hildegard von Bingens Lebensregel zeigt nicht nur eine unmittelbare Nähe zur altgriechischen *Diätetik*, sondern auch zu den viel später von A. Maslow formulierten *Grundbedürfnissen des Menschen* sowie zu den in diesem Buch beschriebenen *Aktivitäten des täglichen Lebens*.

Zusammenfassend kann gesagt werden:
Als *Geschöpf Gottes* steht der Mensch in der Geschöpflichkeit und Abhängigkeit des Geschaffenen. Als *handelnder Bewohner* dieser Erde ist er zugleich Erhalter und Mitgestalter (heute ebensosehr Verunstalter, weil „Macher" und Mißbraucher) dieser Schöpfung. So ist der Mensch als Lebewesen eingebettet in „welthafte Bezüge", d.h., man kann den Menschen nicht denken, ohne mit zu bedenken, daß er als *Geschöpf* – unter *Mitmenschen* – auf der *Erde* – im Angesicht *Gottes* steht. Hier wird deutlich, daß Menschsein in einem ganzheitlichen Spannungsbogen gesehen werden muß. Dieses größere Sinn- und Seinsganze kann beschrieben werden als Einbindung des Menschen in einen *senkrechten* Bereich als *Existenzachse*, und in einen *waagrechten* Bereich als *Beziehungsachse*, In der Mitte dieser *Schnittachsen*, die ein Kreuz bilden, steht der ganzheitlich angelegte Mensch in seiner personalen individuellen Existenz (S. 50ff.).

Wenn der aufrecht stehende Mensch seine Arme ausbreitet, bildet sein Schatten immer ein Kreuz. Die *vier Pole* des so entstehenden Kreuzbildes (Abb. 2.**6**) werden im folgenden bezeichnet als: Eigenwelt, Mitwelt, Umwelt und transzendente Überwelt (Abb. 2.**21** u. 2.**22**). In der Beziehung zu allen vier Polen geschieht Wechselwirkung, Austausch, Leben und Ganzheit.

Von diesem Bild kann sich auch die Krankenpflege ableiten, und zwar dann, wenn wir uns lösen von einem nur krankheits- oder pa-

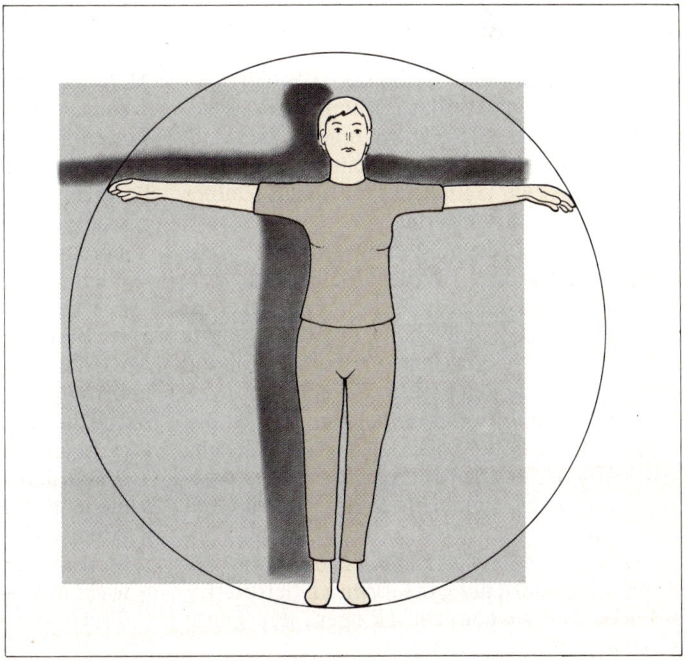

Abb. 2.**6** Der aufrecht stehende Mensch, der seine Arme ausbreitet, bildet in seinem Schatten ein Kreuz.

tientenorientierten Verständnis der Pflege. Ausgehend vom **Beziehungsprozeß**, der alle vier Ebenen umfaßt, gestaltet sich Pflege als Sorge:

- Sorge für sich selbst – *Selbstsorge/Selbstpflege*;
- Sorge für den anderen – soziales Engagement in der *Gesunden- und Krankenpflege*;
- Sorge für die Umwelt, also für die Erhaltung gesundheitsfördernder und die Ausschaltung krankmachender Faktoren – *Sorge für gesunderhaltende Lebensbedingungen*;
- Sorge für die Aufrechterhaltung oder Wiederherstellung des überraumzeitlichen Bezuges – *Seelsorge*.

Gesundheits- und Krankenpflege ist in dieser Entsprechung nie nur einseitiger Dienst am Patienten. Auch hier kann man sagen: „Pflege deinen Nächsten wie dich selbst". Der Sorge für eine gute *Pflegequalität* muß gleichrangig gegenüberstehen die Sorge für das Gesamt der *Lebensqualität*; der Sorge für die anderen, die Sorge für sich selbst.

2.3. Der Mensch ist Ganzheit und Einheit

2.3.1. Ganzheit des Menschen

Der Mensch und sein Menschsein können nicht als „Summe" oder als das Ergebnis einer Addition seiner „Bestandteile" zu einem „Gesamt" verstanden werden. Von seinem Wesen her ist der Mensch eine Ganzheit. Ganzheit ist immer ein lebendig Strukturiertes.

Im Unterschied dazu ist *das Ganze* ein leblos Strukturiertes. Der Unterschied liegt im Verhältnis der Glieder zueinander. Wenn an einer Maschine ein Glied in seiner Funktion gestört ist, steht zwar die Maschine als Ganzes still, die übrigen Teile jedoch bleiben unverändert.

Bei der *lebendig strukturierten Ganzheit* ist das anders: Hier gilt der Satz, daß die Veränderung eines Gliedes der Ganzheit nicht auf dieses beschränkt bleibt, sondern sich auf andere Glieder auswirkt:

- Wenn ich Zahnweh habe, ist nicht nur der Zahn, sondern der ganze Mensch betroffen.
- Nicht der Magen hat Hunger, der ganze Mensch fühlt sich hungrig.

Es kommt hinzu, daß wir erst dann im eigentlichen Sinn von Ganzheit sprechen können, wenn wir auch **Integration** meinen: also nicht nur wechselseitige Abhängigkeit der Glieder, sondern auch gegenseitige Durchdringung ihrer Funktionen, denn erst darin liegt *lebendige Ganzheit*.

Ganzheit bewirkt ein bestimmtes geordnetes Verhältnis der *Teile zum Ganzen*. Dafür gelten die wichtigsten „Ganzheitsgesetze":

- Das Ganze ist mehr als die Summe seiner Teile.
- Das Ganze dominiert über die Teile.
- Das Ganze ist früher als die Teile.

Die Ganzheit des Menschen kann weder chemisch oder physikalisch bestimmt noch gemessen oder gezählt werden, sie kann vielmehr nur als *beseelte Gestalt* gedeutet und beschrieben werden.

So gesehen gibt es in der Ganzheit keine Vereinzelung oder vom Ganzen losgelöste Betrachtung der Teile (der Magen, die Gallenblase).

Die unaufhebbare Zugehörigkeit von Einzelnem (z.B. Organ, Gefühl) zum Ganzheitsgefüge (z.B. Organismus, Gestimmtheit) nennt man *Einheit*.

Fragen wir beim Menschen nach den Teilen bezüglich einer möglichen Über- oder Unterordnung, so nennen wir dieses Verhältnis der Teile zum Ganzen **Struktur**.

Die Aufrechterhaltung sowohl der Strukturen als auch der Einheit geschieht durch ein dem Menschen innewohnendes Selbstregulierungssystem bzw. durch **Regelkreise**, deren Fehlsteuerung zur Störung der Ganzheit – zu Krankheit – führt.

Präzisieren wir den Satz „der Mensch ist mehr als die Summe seiner Teile", so ergibt sich die übergeordnete Gesamtheit der Teile und ihrer Einheit: *der ganze Mensch, die Ganzheitlichkeit*. Diese im letzten *unteilbare Ganzheit* ist bei allen Beschreibungen des Menschen – auch in den einzelnen Funktionen (die nur in ihrer **Vernetzung** gesehen werden dürfen) – mit zu berücksichtigen:

- nicht um die Atmung geht es dann (Kap. 11), sondern um den atmenden Menschen;
- nicht um Erkrankungen von Lunge und Atemwegen (Kap. 17), sondern um den Menschen mit Störungen oder Ungleichgewicht in eben diesem Teilbereich, die sich auf das Ganze auswirken.

2.3.2. Einheit von Leib – Seele – Geist

Aufbau des Menschen

Der Mensch ist ein vielschichtiges Wesen. Trotzdem kann man ihn weder in Schichten aufteilen, noch einzelne Bereiche voneinander trennen oder abgrenzen. Wenn wir – der Einfachheit halber – dennoch vom *Aufbau des Menschen* sprechen, meinen wir damit eine Systematisierung der Betrachtung, die uns dazu dienen soll, die ineinandergreifenden Schichten oder Stufen als solche wie in ihrem Zusammenwirken zu verstehen. H. U. v. Balthasar formuliert das so:

„Wie ist ein Mensch gebaut? Descartes' Schema des Menschen: ein rein als Maschine funktionierender Körper, der sich punkthaft mit einer reingeistigen Seele berührt, ist ganz sicher falsch. Das Lebensprinzip des Menschen, das sich in seinen höchsten Akten – im Selbstbewußtsein, in der Welterkenntnis, im Gewissen und in der freien Entscheidung – über die materiellen Determinationen erhebt, senkt sich stufenweise in den lebenden Körper ein, in jener unlöslichen Interdependenz, von der die psychosomatische Medizin insbesondere weiß, und von der sie ausgeht. Der Mensch ist so (wie schon die Alten sahen) eine Art Kompendium der kosmischen Stufen: materielles Sein, pflanzliches, tierisches Leben, um aber darüber ins Selbstbewußtsein und in eine gewisse Freiheit aufzutauchen, was ihm als einzigem Wesen in der Welt erlaubt, die Frage nach dem Sinn des eigenen und allen Daseins zu stellen und seinen ganzen stofflichen und organischen Unterbau in den Dienst des von ihm eingesehenen oder entworfenen Sinnes zu nehmen."

In Abb. 2.**7** ist dieser Aufbau in Beziehung gesetzt zu den verschiedenen Bereichen (Kategorien) menschlichen Werdens und Seins.

Der **menschliche Leib** in seiner Gestalt (Gestaltleib) trägt alle Bereiche in sich und übersteigt sie ganzheitlich. Das heißt: jeder Bereich steht in Entsprechung zu den anderen und durchdringt sie, wie auch er selbst durchdrungen wird (Abb. 2.**8**).

Die *Unterscheidung* von Leib – Seele – Geist oder gar ihre Trennung oder Hierarchisierung (Leib unten, Geist oben) muß als willkürlich und künstlich betrachtet werden. Der Mensch übersteigt in sich solche Abgrenzungen und Einteilungen: er ist **Leib-Seele-Geist-Ganzheit** und **-Einheit**.

„Erst die *geistige Person* macht die Ganzheit und Einheit des Menschen aus", sagt Viktor Frankl, der Begründer der Logotherapie (an

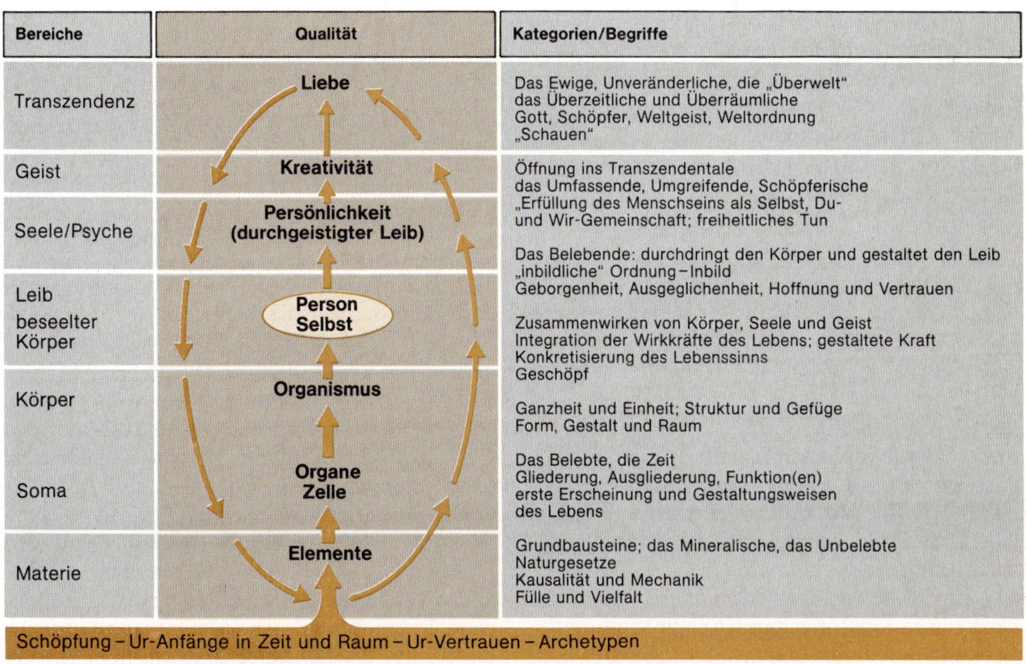

Abb. 2.7 Aufbau und Beziehungssystem des Menschen (nach A. Vogel).

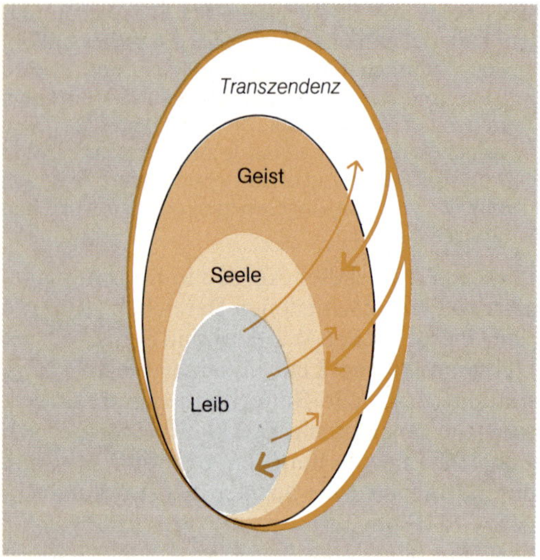

Abb. 2.**8** Wechselbezug von Leib–Seele–Geist (nach A. Vogel).

der Frage nach dem Sinn orientierte Therapie, die sich insbesondere der verdrängten und verlorengegangenen geistigen Existenz des Menschen zuwendet, um sie bewußt zu machen und sie in lebendiges Leben zu integrieren). Er möchte die Seele wie den Geist dem Bewußtsein des modernen Menschen wieder nahebringen.

Aus diesen Betrachtungen resultiert nicht nur eine Sichtweise des Menschen als einer *Leib-Seele-Geist-Einheit*, sondern auch ein *leib-seelisch-geistiges Gesundheitsverständnis*. Nur von einem „Psychophysikum" oder von einem „biopsychosozialen Wesen" zu sprechen, bedeutet den Geist auszuklammern. Dazu Viktor Frankl:

„Leib und Seele vermögen eine Einheit zu bilden – das ‚einheitliche' Psychophysikum etwa – aber nie und nimmer wäre diese Einheit imstande, menschliche Ganzheit – und damit ganzheitliche Gesundheit – darzustellen. Zu ihr gehört immer auch das Geistige dazu."

Die Psychosomatik, die das von Frankl definierte Psychophysikum umfaßt, ist folglich auch ein reduzierendes Gesundheitsverständnis, da sie die *geistige Wirklichkeit* außer acht läßt. Erst das Insgesamt der Lebenskräfte – die natürlichen Triebe *und* die geistigen Wirkkräfte – macht den ganzen Menschen aus. In der heutigen rational-mechanistischen Welt, in der Leistung und damit Quantität an oberster Stelle steht, muß zuviel Geistig-Seelisches und damit *Lebensqualität* unterdrückt werden. Diese Verhinderung ganzheitlicher Verwirklichung ist die Ursache dafür, daß Menschen hinter einer der Welt zugewandten mehr oder weniger heiteren Fassade krank werden. Sie verlieren den Kontakt zu sich selbst, aber gleichzeitig verlieren sie auf die Dauer auch den Kontakt zu den Mitmenschen, denn „man muß bei sich selbst gewesen sein, um zum anderen ausgehen zu können" (Buber).

2.3.3. Bereiche und Begriffe

Obwohl Leib–Seele–Geist als Einheit untrennbar sind und der Mensch um diese Ganzheit weiß, kann er nicht darauf verzichten, die Teile im einzelnen zu beschreiben. Dazu folgende Definitionen:

Strukturen, Systeme

Materie

Materie ist nichts eindeutig Bestimmbares, denn die Atomphysik lehrt uns, daß sie sowohl *Teilchen* als auch *Welle* ist. Das Wesen der Materie ist *Bewegung* (in ihrer Schwingung), und diese Bewegung ist unaufhörliche Verwandlung und unaufhörliche Änderung ihrer Schwingungsfrequenz. So betrachtet ist Materie nicht

„ein für allemal Da-Seiendes oder So-Seiendes, denn, wenn ich z. B. denke, verwandeln sich Teilchen meiner Gehirnsubstanz, also Materie, in Energie, und diese Energie arbeitet als Bewußtsein, und Bewußtsein ist Geist. Ich sende Geist-Wellen aus, und sie können eine Veränderung der Materie in den Gehirnen meiner Leser bewirken. Längst ist mir klar, daß Materie Manifestation von Geist ist und sich unaufhörlich in unseren denkenden Gehirnen zu einer neuen Art des Seins verwandelt. Und was wird nach dem Sterben des Menschen aus dem Menschen? In der Atomphysik spricht man davon, daß Materie-Teilchen sowohl zerstörbar wie unzerstörbar sind" (Luise Rinser).

Materie an sich ist sterblich. Aber da Materie in sich auch Verwandlung ist, wird „materieller Leib" zum *Geistleib*. So betrachtet bedeutet der Tod des Leibes *Verwandlung*. Mit anderen Worten: Tod bedeutet Befreiung unseres Geistleibes aus dem materiellen Leib, Aufwachen in ein anderes Bewußtsein. In der christlichen Terminologie spricht man dann von Auferstehung. Das ist der Punkt, an dem wir die Ebene des materiell Faßbaren verlassen und in die geistige Welt des Glaubens (oder eben des Nichtglaubens) eintreten.

Zellen und Gewebe

Die *Zelle* ist die grundlegende Einheit des Lebens. Sie ist die kleinste Ansammlung von Materie, von der gesagt werden kann, daß sie lebt. Jede Zelle baut sich aus vier verschiedenen Elementen auf: dem Kern, der Kernmembran, dem Zytoplasma und der Zellmembran. In den Zellen herrscht eine hochwirksame chemische Aktivität, die dem Stoffwechsel (Metabolismus) dient. Zellen (einzellige Organismen) vermehren sich durch Teilung, Mitose genannt. *Gewebe* entstehen durch Differenzierung und Spezialisierung von Zellen. Der menschliche Körper schließlich ist eine hochkomplizierte Organisation aus Millionen von Zellen, die sich zu Zellverbänden (Gewebe) zusammengeschlossen haben. Je nach Funktion unterscheiden wir verschiedene Gewebearten:

- Das *Epithelgewebe* erfüllt Schutzfunktion; es bedeckt die innere und äußere Körperoberfläche.
- Das *Muskelgewebe* ermöglicht Bewegung und Koordination einzelner Bewegungsabläufe.
- Das *Nervensystem* leitet Informationen (Impulse) von einem Körperteil zum anderen.
- Das *Bindegewebe* verbindet die verschiedenen Strukturen oder übt Schutzfunktion aus.

Organe und Organsysteme

Organe sind Funktionseinheiten, die in gegenseitiger Abhängigkeit funktionieren. Jene Organe, die zusammenwirken, bilden ein System, das *Organsystem*. Die Organsysteme übernehmen die entsprechenden lebenserhaltenden Funktionen und Aktivitäten. Man spricht hier von Lebensaktivitäten oder von *Aktivitäten des täglichen Lebens* (ATL) bzw. von *Regelkreisen*.

- Das *Atmungssystem* ermöglicht in seiner Funktion des Atmens den Sauerstoff- und Kohlensäureausgleich.
- Das *Herz-Kreislauf-System* ermöglicht die konstante Blutverteilung und Zirkulation.
- Das *Verdauungssystem* dient der Nährstoffaufnahme, der Assimilation und der Ausscheidung der Schlacken.
- Das *Urogenitalsystem* ist ein Ausscheidungssystem, das u. a. der Regulierung des Flüssigkeits- und Elektrolythaushaltes dient.
- Das *endokrine System* besteht aus mehreren Drüsen zur Bildung und Regulierung der Hormone, chemischer Wirkstoffe, die für den Aufbau des Organismus (Wachstumshormone), die Fortpflanzung (Geschlechtshormone) und die Lebenserhaltung (Regulatoren) verantwortlich sind.

Körper, Leib

Der Körper

Der Körper (lat. corpus) ist der als *Gesamtheit gefügte Organismus*. Körper ist die Bezeichnung für ein Gebilde von *räumlicher* Ausdehnung. Nach Karl Jaspers ist der Körper „der einzige Teil der Welt, der zugleich von innen empfunden und von außen wahrgenommen wird. Er ist Gegenstand für mich, und ich bin dieser Körper selber“. Der Körper ist auch Gefäß und Instrument der Geistseele. Dies bewahrheitet sich in der Speicherung von Erlebtem im Gedächtnis und im un- und unterbewußten Seelenleben, das in unserer Körperhaltung zum Ausdruck kommt (165 ff.). Hier ist der Übergang fließend vom „Körper, den wir haben“, zum „Leib, der wir sind“ (v. Dürckheim).

Einen Körper haben bedeutet:

- Der Körper ist eine Sache, *ein Objekt*, ein Ding wie jeder andere Körper (Heizkörper, Baukörper) auch. Er hat Gewicht, das in Kilogramm gemessen wird, und verdrängt Luft und Wasser.
- Einen Körper haben heißt auch *Raum im Raum* sein – Raumkörper. Wir nehmen Raum ein und gestalten ihn gleichzeitig mit. Auf diese Weise sind wir in der Welt anwesend. Als Körper können wir einen Standpunkt einnehmen und sind so selbst ein Ortungspunkt im Raum. Von hier aus bewegen wir uns und treten in Beziehung zu anderen Körpern im Raum wie zum Raum selbst.
- Einen Körper haben bedeutet weiter Erfahren und Wahrnehmen seiner Lebensbedürfnisse wie Hunger und Durst, Schlafen und Wachen, Förderung und Erhaltung des biologischen Wohlbefindens, das in Wechselwirkung zum geistigen Wohlbefinden steht.
- In einzelnen Bereichen funktioniert der Körper als Instrument unseres Willens; in anderen arbeitet er ohne willkürliche Einwirkung; also „unwillkürlich“, steuert selbst die Vorgänge, die für sein Bestehen von Bedeutung sind.

Körperliche Prozesse sind physikalisch-chemischer Natur und laufen somit auf der Stufe des *„ersten Seinsverständnisses"* (Staehelin) ab, wobei der Mensch durchaus zweckbestimmt und leistungsgerichtet verstanden werden kann. Der Körper ist jedoch grundsätzlich mehr. Er ist auch somatische Gestimmtheit, **Befinden** und **Befindlichkeit**, d. h., daß die körperlichen Lebensvorgänge „wesentlich" auch von der Emotionalität mitgesteuert sind. Darin liegt eine weitere Funktion, nämlich die der *Stimmungsausstrahlung* und *Mitteilung*. Ein Körper bekundet uns über Mimik, Gestik, Gang usw. seine Gestimmtheit als Ausdruck der *„zweiten Seinsebene"* (Staehelin) (Körpersprache S. 453f.): Alles Erleben, alle Glücksempfindung und Leidensfähigkeit sind vom Körper und seiner Befindlichkeit nicht zu trennen. Auch hier ist der Übergang vom Körper zum **Leib, der wir sind,** nicht exakt zu bestimmen. Wir empfinden die Vorgänge unserer Körperlichkeit nicht selbstverständlich als identisch mit unserem Ich. Die Nahtstelle zwischen dem Körper, den ich habe, und dem Leib, der ich bin, kann jedoch z. B. in der therapeutischen Körperarbeit wie Eutonie, Rolfing, Bioenergetik usw. (Körpererleben S. 160f.) in der Weise erlebbar gemacht werden, daß die Pflege des Körpers und die Sorgfalt für die Gesamtheit der Körperlichkeit wieder mehr mit uns selbst in Beziehung stehen.

Körperpflege ist ein Grundbedürfnis des Menschen, und zwar nicht nur im äußerlichen Sinne (z.B. der Körperhygiene), sondern als Ausdruck einer inneren geistigen Haltung. Denn die Gestaltung der Körperlichkeit verläuft nach zwei Richtungen: Einmal gleicht sie sich den biologischen Gesetzen des Körpers an (er bedarf der Pflege und Sorge), zum anderen überschreitet sie die biologische Grenze in der Kultivierung des Körpers und der körperlichen Verhaltensweisen (Tanz, Gymnastik, Bewegungsästhetik). Hier liegt der Ansatzpunkt für das Wissen, daß Techniken der Körperkultur auch auf die geistige Befindlichkeit einwirken. Und hier treffen sich Gesundheitsvorsorge und geistige Motivation und führen gemeinsam zur dynamischen und harmonischen Anpassung an die Forderungen einer „Kultur des Leibes" als gleichzeitige *Bildung* des ganzen Menschen. Bildung ist nicht zu verwechseln mit einem *Körperkult*, in dem die Arbeit am Körper nicht mehr der Würde des Menschen dient, sondern zum Selbstzweck erniedrigt wird und sich nicht mehr einfügt in den auch geistig bestimmten ganzheitlichen Zusammenhang des Lebens.

Der Leib

Der Leib (altgerm. lib = Leben) meint etwas „dem Leben Zugehöriges". Diese Bedeutung finden wir noch in Wendungen wie *leibeigen* (mit dem libe eigen" = dem Leben zugehörig) oder *Leibgedinge* (auf Lebenszeit ausbedungenes Einkommen).

Auf die Verwendung des Wortes im Sinne des Körperlichen beziehen sich z.B. *leibhaftig* (wirklich selbst) oder *leiblich* (blutsverwandt). Bezeichnenderweise wird „Leib" auch gebraucht, wenn es um den Unterbauch des Menschen geht: *Leibschmerzen, Leibesfrucht*. Schon in frühester Zeit wurde der Bauch mit dem Leben an sich in Beziehung gebracht. Die *Leibwache* war typischerweise für das Leben von Fürsten oder sonstigen Würdenträgern verantwortlich.

In diesen Wortbedeutungen wird offenbar, daß mit Leib *der beseelte bzw. der mit Leben erfüllte Körper* gemeint ist.

Wer dem Leib dient, dient dem Leben. Denn der Leib ist in sich auch Ausdruck des Lebens in seinem Werden. Wir sind **Leib in der Zeit**, und das bedeutet: Wir sind Werdende im Kontinuum von Geburt und Tod. Der Leib erzählt die Geschichte (Biographie) des Menschen, er zeigt an, daß ich nicht eine Geschichte habe, sondern *daß ich diese Geschichte bin*. Meine Haltung, meine Bewegung, mein Ausdruck – jede Falte, jede Narbe und jede körperliche Fehlhaltung – sind Zeugen meines Gewordenseins: Ich bin Säugling, Kind, Jugendliche(r), Erwachsene(r), Betagte(r). Immer bin ich einverleibte Geschichte; Wachsen und Werden, meine Lebenszeit sind im Körper sichtbar: Als Leib in der Zeit *bin ich der beste Zeitmesser*.

Der Leib wird zum Ausdruck unseres *Gestaltwandels im Ablauf* von der Zeugung bis zum Tode. Dieses Werden und Vergehen zeigt sich als

- Gestaltentfaltung in der Embryonalperiode,
- Gestaltreifung bis zur Lebenshöhe,
- Gestaltwelkung im Alter.

Im Leibe wird sichtbar, was dem Körper widerfährt:

- Jugend und Gesundheit,
- Freude und Lebenszugewandtheit,
- Alter und Behinderung,
- Krankheit und Abhängigkeit.

Der Leib wird zum Ausdruck der *Lebensart* und Lebensweise wie auch der *gelebten Zeit* überhaupt. Darum sind wir auch **Leib als Leben**. Wir sind kein toter, sondern ein lebendiger Körper und als solcher Teil des Lebens an sich. Wir sind eingebettet in die Welt und in das Systembild des Lebens (Capra), sind Teil des Weltleibes (des Universums) oder, in den Worten von Paulus, Teil des mystischen Leibes: „Keiner von uns lebt für sich selbst, genauso stirbt auch keiner für sich selbst“ (Römer 14,7). „Wir sind ein Leib“ heißt, wir sind Lebensgenossen, und wir sind es in der Leiblichkeit unserer Körper. Deshalb könnten wir ebensogut von *zwischenleiblicher* wie von zwischenmenschlicher Beziehung sprechen. Vor diesem Hintergrund kann die Ursehnsucht des Menschen und sein Suchen nach „All-Einheit“ oder dem Eins-Sein mit Gott verstanden werden, was ein wesentlicher Bestandteil aller Hochreligionen ist.

Anthropologisch gesehen und gewertet ist unser Leib auch der unentbehrliche Mittler von Seele zu Seele, von Geist zu Geist, ist also die grundlegende Voraussetzung für jede **personale Begegnung**. Nur „durch unsere Sinnessphäre vermögen Seele und Geist eines Du auf uns zu wirken, nur durch die Ausdrucksbewegungen unseres Leibes, durch Gebärde, Blick, Laut und Schrift vermögen wir ein Du zu erreichen“. Noch mehr: „In höchsten Augenblicken unseres Lebens vermögen wir unseren Leib als Ganzes, als *reiches Offensein* oder als *reinen Ausdruck* an ein Du zu leben“. Dies zeigt sich etwa „im sportlichen Wettkampf, im Tanz, im Kunstschaffen, in der Liebeseinigung, im Kult. In solchen Augenblicken erleben wir uns mit unmittelbarer Gewißheit als eine Einheit von Körper und Geist-Seele“, als Leib.

Der Leib ist Körper insofern, als er sich nur langsam dem Gesetz des Geistes fügt und zum Ausdruck des Persönlichen *wird*: Leib *ist* etwas, was erst *werden* soll, Person *wird* zur Persönlichkeit (S. 35).

Das Werden enthält zugleich auch die **Vergänglichkeit**. Die Grundlage für das Leibgefüge des Menschen bilden die körperlichen Vorgänge bis hin zum körperlichen Zerfall.

Von den *körperlichen Vorgängen* und deren Funktionsfähigkeit ist auch unser geistiges Leben mitbestimmt, wie umgekehrt die *seelisch-geistige Gestimmtheit* die körperliche Funktionstüchtigkeit zu beeinflussen vermag. Wir sprechen davon, daß z.B. uns Angst, Sorgen und Nöte

- wie ein Kloß im Halse stecken,
- den Magen zusammenziehen,

oder daß Freude und Glück

- das Herz hüpfen,
- die Stimme erheben (jubeln) läßt.

Im *körperlichen Zerfall* kündigt sich die Unausweichlichkeit des Todes an. Im Tod wird der Leib zum *Leichnam*. In ihm ist das Leben erloschen, die Prozesse des Stoffwechsels sind zum Stillstand gekommen, der Energieumbau ist beendet. Im Leichnam verwest der stoffliche Bestand des Körpers und zerfällt das Strukturgefüge des Leibes. Als Überrest des Verstorbenen ist der Leichnam bei uns Gegenstand besonderer Ehrfurcht.

> Im **Einüben des Leibbewußtseins** für die Pflege kann sich uns eine neue Dimension eigenständiger Beruflichkeit eröffnen (S. 116f.).
> Es gilt immer: „Wo der Leib gesehen wird, meint man den ganzen Menschen als Person in der Weise, in der er sich nicht nur erlebt, sondern darlebt, das heißt dann auch darleibt“ (v. Dürckheim).

Psyche, Seele, Geist

Diese drei Bereiche sind nur sehr schwer auseinanderzuhalten und begrifflich zu fassen; dennoch sind sie reale Gegebenheiten, die menschliches Leben wesentlich bestimmen. Hinzu kommt die weitere Schwierigkeit, daß alle drei Begriffe oft synonym gebraucht, d.h. bedeutungsgleich angewandt werden.

Psyche

Das Wort Psyche ist aus dem Griechischen entlehnt: „psȳchē“ = Hauch, Atem; auch: Seele als Träger bewußter Erlebnisse. *Psychisch* bedeutet deshalb „zur Seele gehörig“; also Psychose = seelische Störung; Psychiater = Facharzt für seelische Krankheiten; Psychologie = Lehre von den Erscheinungen und Zuständen der Seele usw.

In der sprachlichen Bedeutung steht Psyche für die Gesamtheit jener Vorgänge und Funktionen, die im Gegensatz zum Seelischen *objektiviert* und *naturwissenschaftlich* erfaßt werden können. Zu diesen psychischen Funktionen gehören:

- Vorgänge des Erlebens (z. B. wahrnehmen, erinnern, denken, fühlen),
- äußerlich erkennbare Beweggründe des Verhaltens,
- Ausdruck von Persönlichkeitsmerkmalen.

Hier setzt die Psychodiagnostik an. Sie ist ein Instrument, um typische psychologische Charakteristika eines Individuums zu erfassen, ggf. zu messen: psychologische Tests.

Seele

Das altgermanische Wort „sēle" ist wahrscheinlich eine Ableitung vom viel älteren Wort *See* (sēlo), mit der Bedeutung „die zum See gehörende". Darin kommt die alte Vorstellung zum Ausdruck, daß sowohl die Ungeborenen wie die Toten im Wasser wohnen. In der Symbolsprache ist das Wasser auch heute noch Ausdruck für das *Unbewußte*, wie auch für die eigentliche *Tiefe* des Menschen. Im übertragenen Sinne meint Seele das „Innerste eines Dings".

Der heutige Sinngehalt des Wortes Seele ist stark vom Christentum geprägt worden und meint etwas geistig Bleibendes und Unsterbliches. Im Gegensatz zum Wort „beseelt" steht das „entseelt" für tot. Im übrigen gilt Seele als der weder rational noch objektiv faßbare Anteil der zerebralen (an die Hirnzellen gebundenen) Funktionen. Sie gehört in den Bereich der *Geisteswissenschaften* und ist nur *subjektiv* „meßbar", da es sich um innere, von anderen Menschen nicht nachvollziehbare Erlebnisqualitäten handelt.

Wenn man von Seele spricht, unterscheidet man sie auch vom Leib, dem sie verbunden ist. Seele ist ein Teilchen des Unbedingten, gefaßt in die individuell bedingte Form.

Geist

Das Wort Geist meint in seiner alten und ursprünglichen Bedeutung „Erregung" und „Ergriffenheit". Daraus entwickelte sich die Bedeutung „Geist, Seele, Gemüt" und auch „überirdisches Wesen" und „Gespenst".

Im Rahmen der Christianisierung kristallisierte sich zunehmend die transzendente Bedeutung heraus, die in Anlehnung an die Worte *Spiritus* (lat.) und *Pneuma* (griech.) etwas Herausragendes, vom Körper Unterschiedenes, eben Geistiges kennzeichnen sollte, z. B. Spiritus sanctus = Heiliger Geist; oder: begeistern = mit Geist erfüllen.

Geist wird als das „lebenschaffende Prinzip" beschrieben, das *aktive Impulse* setzt wie Erleben, Gefühl und Gemüt, Wille und Verstand, Stimmungen und Gestimmtheit. Außerdem zählen Bereiche des *freiheitlichen Tuns* wie Verstand, Vernunft, Erkennen und Verstehen, Freiheit und Tat dazu.

Als Geist wird sodann auch derjenige Teil der menschlichen Erlebniswelt bezeichnet, der *weder rational noch objektiv* erfaßbar ist.

Geistige Qualitäten des Erlebens sind

- das *Erkennen* von Farben, Tönen und Gerüchen, von Gefühlen, Phantasien, Visionen;
- Vertrauen, Liebe, Hoffnung, Glauben – hier ist die Nähe zum Seelischen offensichtlich; deshalb wird auch von Geist-Seele gesprochen.

Das auffallendste Merkmal der *geistigen Qualitäten* ist ihre große Variationsbreite, z. B. die Spannung zwischen absolutem Musikgehör und völliger Amusikalität oder einem tiefen religiösen Erleben und der Unfähigkeit zu glauben.

Bei „Geist" wird häufig „Kopf" gedacht, und bei „Kopf" „Verstand, Denken, Erkenntnis". Aber Denken ist immer auch Denk-Erlebnis, Glauben auch Glaubenserlebnis. Im Glaubenserlebnis z. B. öffnet sich der Geist für die *Transzendenz*, schafft die Verbindung zur Überwelt und holt sie so aus der abstrakten Vorstellung herein in das lebendige Leben. Darin zeigt sich die Ganzheitlichkeit des Denkens (Glaubens u. a.) *und* Erlebens.

Davon ausgehend seien im folgenden noch einige Begriffe beschrieben:

Der **Verstand** als geistiges Vermögen des Menschen kann – im Zusammenwirken mit seinen Sinnen – Begriffe, Urteile und Regeln bilden und damit sinnliche Anschauungen als Gegenstände in ihrer Bedeutung und ihren Beziehungen herstellen. Der Verstand baut auf der Grundlage des analysierten Sachverhaltes Kategorien auf und gelangt zu Kenntnissen und Erkenntnissen (Kant: „Anschauungen ohne Begriffe sind blind, Begriffe ohne Anschauung sind leer").

Die **Vernunft** hingegen meint das gesamte geistige Vermögen, also Intelligenz, Einsicht, Besonnenheit einschließlich Verstand. Sie ist die oberste Vollzugsbehörde des menschlichen Geistes, nämlich das Vermögen der Zusammenschau übergreifender Seinsordnungen und Sinnzusammenhänge (Kant: Theoretische/reine Vernunft und praktische Vernunft). Denken, Wille und Handeln müssen so koordiniert werden, daß sie in einem höheren Sinne „vernünftig“ sind.

Denken. Das Denken ist ein Informationsverarbeitungsprozeß. Es stellt Zusammenhänge her, setzt Dinge untereinander in Beziehung, löst Probleme. Denken kann also definiert werden als *verinnerlichtes Handeln*, aber auch als Erkennen von Gesetzmäßigkeiten. Am Denkprozeß sind alle geistigen Fähigkeiten beteiligt: Erkennen und Verstehen, Vorstellen und Ordnen, Vergleichen und Unterscheiden, Analysieren und Synthetisieren, Abstrahieren und Generalisieren, Deduzieren und Induzieren, Beurteilen und Einordnen, Erinnern und Planen usw. (kognitive Kräfte S. 38).

Wo Denken zielgerichtet ist, nennen wir es *logisch*. Wo es verinnerlicht bleibt (beim Kind, beim Frühmenschen), nennt man es *magisch* (Tab. 1.**1**).

Intelligenz. Die Intelligenz bezeichnet den Grad der *Leistungsfähigkeit der geistigen Funktionen*. Sie äußert sich im Handeln oder im Verhalten. So sprechen wir z. B. bei sinnvoll angepaßter Reaktion von „intelligentem Handeln“. Intelligenz ist kein feststehender Wert. Alle Intelligenztests (die mit bestimmen, was Intelligenz ist!) sind z. B. orientiert an der Sprache, am Erfahrungs- und Handlungsspielraum und an den Normen der jeweiligen Gesellschaft.

Sprache. Die Sprache ist – in diesem Zusammenhang gesehen – das Ausdrucksmittel des Geistes. Über die Sprache äußert sich der Mensch *logisch* und abstrakt oder *bildlich* umschreibend (Kommunizieren S. 447 ff.).

2.4. Der Mensch ist Person

Mit dem Begriff *Person* nähern wir uns der philosophischen Ebene anthropologischen Denkens (Philosophie = Streben nach Erkenntnissen des Zusammenhangs der Dinge in der Welt; Denk- und Grundwissenschaft).

Das Wesen der Person wurde von alters her als individuelle Substanz (Personkern und dessen Differenzierung) einer vernunftbegabten Natur erkannt. Diese *Seinsmitte* ist

- Ausgangspunkt der *personalen Begegnung*: Der Mensch ist auf Beziehung angelegt (Buber: Das dialogische Urprinzip), nur darin kommt sein Menschsein voll zum Ausdruck;
- die Grundlage des *Entwicklungs-* und *Entfaltungsprozesses* der individuellen Persönlichkeit.

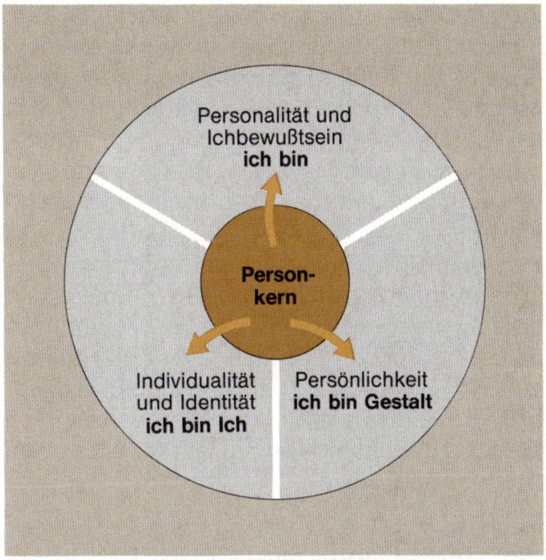

Abb. 2.**9** Der Personkern (das, was ich im tiefsten bin) wirkt nach außen und wird gelebt in den Ausdrucksformen.

Schon in diesen kurzen Aussagen wird deutlich, daß die menschliche Person einerseits *von innen* geprägt ist – in-sich-stehend und (relativ) selbstbestimmend –, andererseits nach *außen* gerichtet ist – weltoffen und welt- bzw. fremdbestimmend (Abb. 2.**9**). Es ergeben sich *Bezugsmöglichkeiten* sowohl zur materiellen und sozialen Welt als auch zum Geistig-Transzendierenden.

Diese vom Grundwissen des Menschen ausgehenden **Bezogenheiten** sind immer etwas von ihm *persönlich* Bestimmtes, etwas nur ihm Eigenes, Einmaliges. Kein anderer steht so „wie er selbst“ in Beziehung zur Welt. Buber sagt dies etwa so: Die Grundworte Ich, Du, Es werden mit dem Wesen (Personkern) gesprochen, und Beziehung nach außen (zur Welt, zum anderen Menschen, zu Gott) „kann nie *ohne mich* geschehen. Ich werde am Du; ich sprechend werde ich Du. Alles wirkliche Leben ist Begegnung“.

Die Wechselwirkung „in sich selbst sein“ (in sich geschlossen sein) und „in der Welt sein“ (Weltoffenheit) wird von dieser Grundanlage des Menschen her bestimmt. Auch der Zusammenhang von *Persona* und *Maske* deutet darauf hin:

Das Wort *Person* kommt aus dem griechischen, „prosopon“. Gemeint ist damit die Maske, die

die Schauspieler sich vor das Gesicht hielten. Für das Gelingen des Spiels war jedoch nicht die Maske, sondern der dahinter sprechende Mensch ausschlaggebend. Ähnlich deutet auch das lateinische Wort „personare“ = hindurchtönen die Person als das, was von ihrem Wesenskern hindurchtönt, d.h. nach außen sichtbar wird.

Personsein bedeutet also eine unteilbare Einheit im menschlichen Sein, die einmalig und deshalb unwiederholbar ist. Es bedeutet sodann eine lebendige Einheit, die eine Geschlossenheit verkörpert... und es bedeutet schließlich die individuelle, lebendige ganzheitlich körperlich-seelische Grundlage des Menschen (Leib-Seele-Einheit).

Personale Pflege meint demnach eine Pflege auf den Grundlagen der
- *Respektierung* der Person in ihrer Würde: die ethische Haltung und Einstellung.
- *Beziehung:* die Interaktion von Pflegeperson zu Patient und umgekehrt.
- *Individualität:* die Anerkennung der Einzigartigkeit der Persönlichkeit mit eigenem Selbstausdruck (Selbstkonzept).

2.4.1. Ausdrucksformen der Person

Im *Ausdruck der Person* (Abb. 2.**10**) spiegelt sich das individuelle Selbstkonzept des einzelnen Menschen, seine
- *Personalität*, sein Ichbewußtsein und sein Selbstwert;
- *Einzigartigkeit* und eigene Identität;
- *Persönlichkeit* sowohl in seiner Gestalt (Leiblichkeit, Körperbild) wie in seiner sozialen Geltung (Rolle und Rollenausübung).

Personsein als unteilbare Einheit bedeutet:
- ich bin = Personalität und Ichbewußtsein;
- ich bin ich = Individualität und Identität;
- ich bin jemand (somebody S. 166) = Persönlichkeit im körperlichen und sozialen Ausdruck.

Personalität

In der Aussage „ich bin Person“ ist sowohl Äußeres als auch Inneres angesprochen, ja, man könnte dem Menschen – in Anlehnung an Theodor Litt – mit dieser Umschreibung eine Einheitlichkeit und Geschlossenheit des Seins zusprechen, die es sonst in der Welt nicht mehr gibt, die einmalig und einzigartig ist.

Sie findet eben darin ihren prägnantesten Ausdruck, daß es dem Menschen gegeben ist, zu sich selbst „ich“ zu sagen. *Ich bin* – das ist nicht nur ein Nachdenken über sich selbst, Refle-

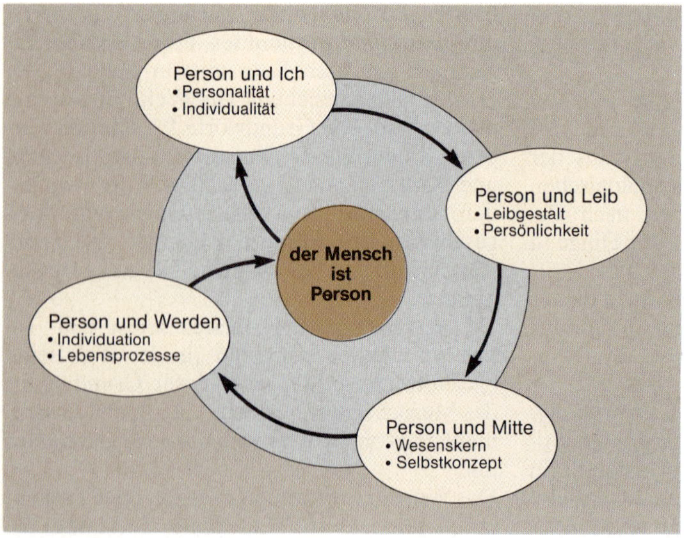

Abb. 2.**10** Die Person als Grundlage menschlichen Werdens und Seins. Der Mensch ist Person in seiner Anlage. Als Ich formt er seinen Leib, baut sich eine Mitte auf, wächst und reift heran als der, der er werden muß: ureigene, einmalige Person.

xion, Selbstbewußtsein, sondern es ist jene Fähigkeit, alles, was an ihm und in ihm vor sich geht, nicht nur geschehen zu lassen oder es abzuwehren, was auch das Tier könnte, sondern er kann alles auf den inneren Mittelpunkt zurückbeziehen und von daher werten und einordnen.
Nicht jede Person besitzt dieses **Ichbewußtsein**, denn auch der Mensch im Embryonalzustand und geistig Umnachtete oder Gestörte sind Personen. Wie immer sich die menschliche Person entwickelt, es ist und bleibt wahr, daß dieser Entwicklungsprozeß ein personaler (im Personkern gründender) ist. Davon ist abzuleiten, daß es weder „Unpersonen" noch „lebensunwertes Leben" gibt.

Personalität und Pflege. Das „ich bin" fließt ein in das Sein und Handeln: Ich pflege als die Person, die ich bin (geworden bin und noch werden kann). Tun ebenso wie Nichttun wird zum Spiegelbild dessen, was ich als Mensch bin, und hat seine Wirkung in der Welt und auf die Welt.

Individualität

„Ich-Sein" heißt ferner *Einmaligkeit*. Einmalig mit seiner Welt und Geschichte, nicht teilbar, im Tiefsten nicht einmal mitteilbar (individuus = unteilbar, untrennbar). Die Einheit der Person ist nie ein bloß Gegebenes, sondern auch und erst recht ein immerfort Aufgegebenes. Person als Gabe und Aufgabe kann und muß infolgedessen immer auch individuell, d.h. vom einzelnen geleistet werden. Kierkegaard sagt: „Vor Gott gilt nur die Kategorie des einzelnen."
Jeder Mensch kann nur sich selbst „ich" nennen. Es ist unmöglich, daß der Name „Ich", der *mich* meint, von außen an mein Ohr dringt. Nur von innen heraus, nur durch sich selbst, kann der Mensch sich als „Ich" bezeichnen. Das „Ich" lebt im Leib und in der Seele; der Geist aber lebt im „Ich". Je mehr das „Ich" in Beziehung steht zu Seele und Leib, desto mannigfaltiger und farbenreicher ist seine Ausstrahlung. Das „Ich" selbst ist unsichtbar, doch es ist wirklich: Der Mensch, der um diese Wirklichkeit weiß, erfährt und spricht: *„Ich bin ich!"*
Darin findet er seine ihm zugemessene Identität (S. 476).

Individualität und Pflege. „Ich bin ich" meint nicht nur Einzigartigkeit und Einmaligkeit für mich selbst, sondern auch für den anderen (Partner, Mitarbeiter, Patient); darin gründet auch das individuelle Selbstkonzept (S. 36) mit den eigentypischen Strategien und Lebensgewohnheiten des einzelnen Menschen:

- Jeder Mensch muß essen – die *Eßgewohnheiten* (was, wann, wieviel) sind individuell und von vielen Faktoren (kulturellen, persönlichen, jahreszeitlichen) abhängig.
- Jeder Mensch muß schlafen – die *Schlafgewohnheiten* (wo, wie lange, wann) sind sehr verschieden, weil von Umgebungsfaktoren beeinflußt. Betrachten wir dazu noch den biologisch-psychologischen Aspekt, so erkennen wir mit Leichtigkeit noch zusätzliche Einflußfaktoren (Alter, Stimmung usw.).

Sie können für alle ATL entsprechende Beispiele finden.

Persönlichkeit

Personsein ist untrennbar mit der **Leibgestalt** verbunden. In der Einübung und Bewußtwerdung dieses Leibbewußtseins eröffnet sich uns die Chance, auch Seele und Geist in diesem Leben zu verwirklichen. *Personsein* und *Leibsein* sind gleichwertige Komponenten. Indem sie in gelebtes Leben umgesetzt werden, formt sich *Persönlichkeit*.
Mit anderen Worten: Die geglückte Ausfaltung und Einbindung aller menschlichen Kräfte und Wirkweisen des Erlebens, Strebens, Fühlens, Denkens, Wollens und Liebens hin auf eine geistige Gestaltung wird als Persönlichkeit bezeichnet.
Ein solcher Mensch wird (relativ!) unabhängig von biologischen und psychischen Gesetzmäßigkeiten (von Trieben, Streben, Gefühlen, Stimmungen) und lernt, auf die Signale seines Körpers und seiner Psyche sinnvoll zu reagieren = **psychosomatische Ebene** (Körpererleben und Körperbild S. 160f.) als *Gesamt der körperlichen Anlage*. In der **sozialen Geltung** wird die Persönlichkeit auch gemessen am Eindruck, den man auf andere macht: die starke Persönlichkeit, die bezaubernde, die schillernde Persönlichkeit. Solche Bezeichnungen sind eng verknüpft mit der Rolle bzw. der Art und Weise, wie der einzelne Mensch seine Rollen lebt, wie er sich der Umwelt anpaßt, wie er „ankommt", wie er wahrgenommen wird usw.

In der Persönlichkeitstheorie spricht man von Charakter oder von Persönlichkeitsmerkmalen = *Gesamt der psychischen Anlagen*.

Persönlichkeit und Pflege. Persönlichkeit – wo sie entwickelt ist – nimmt Eigenständigkeit, Selbstverantwortlichkeit und Differenzierung wahr: Hier sind grundgelegt:
- die Handlungskompetenz, Eigenständigkeit und Professionalität;
- die Maßstäbe für das beruflich-ethische Entscheiden und Handeln: das Umgehen mit Rechten, Menschenwürde und Verantwortlichkeit.

2.4.2. Selbstkonzept

Die individuelle Anlage (Personkern, Wesenskern) zusammen mit der Entwicklung und Entfaltung der Ausdrucksformen bestimmen schließlich die individuelle Differenzierung der einzelnen Person.
Es entstehen sowohl das *Selbstideal* („so möchte ich sein") wie das *Muster* des Wahrnehmens und Bewertens: „So nehme ich wahr, so sehe und bewerte ich (mich und die anderen)".
Das Insgesamt der so entstehenden Einstellungen, Urteile und Werthaltungen eines Individuums bezüglich seines Verhaltens (Reagieren), seiner Fähigkeiten und Eigenschaften wird als Selbstkonzept bezeichnet (Abb. 2.**11**). Dieses Selbstkonzept dient (so die humanistische Psychologie)
- der *Aufrechterhaltung der physischen und psychischen Integrität*; diese ist abhängig von der Befriedigung der Grundbedürfnisse, deren höchste Ziele der Selbstwerdung und der Selbstaktualisierung dienen (Bedürfnishierarchie nach Maslow S. 41 ff.),
- der Anpassung des Individuums an Notwendigkeiten, Situationen und Bedingungen und damit der *Wirklichkeitsbewältigung*.

Selbstkonzept und Lebensvollzüge. Das Selbstkonzept als Ausdruck des Personseins beeinflußt alle Lebensbereiche, so z. B.
- die Einstellung zum Leben und zu Lebenswerten wie Gesundheit und Krankheit;
- die Lebens- und Krankheitsbewältigung (es kommt zu positiven oder negativen Krisenverläufen und Bewältigungskonzepten);
- die Wertung der einzelnen Aktivitäten des täglichen Lebens („was ist wichtig, unwichtig").

Im weiteren beeinflußt das Selbstkonzept auch die **Interaktionen** (vom Ich zum Du und vom Du zum Ich). In der Entwicklungsphase wird der Mensch geprägt von Bezugspersonen (im positiven Fall von solchen, die ein Ideal-Selbst verkörpern), umgekehrt prägt jeder natürlich auch jeden anderen. Praktisch heißt das, daß auch jede Kommunikation (verbal und averbal) von diesem „personalen Selbst" beeinflußt

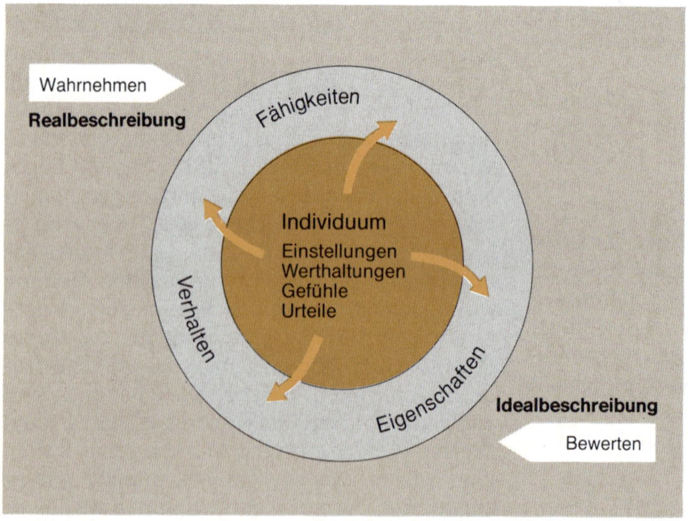

Abb. 2.**11** Das Selbstkonzept ist das Insgesamt der Einstellungen, Urteile, Werthaltungen und Gefühle eines Individuums, die sein Verhalten und die Art und Weise, wie es seine Fähigkeiten einsetzt, bestimmen. Das Selbstkonzept beinhaltet auch das Wahrnehmen und Bewerten der Ideal- oder Realbeschreibung seiner selbst.

ist. Das *Aufeinandertreffen* von verschiedenen Selbstkonzepten ist im Zusammenleben unausweichlich. Es bestimmt auch die Interaktion: Pflegeperson – Patient.

Selbstkonzept und Pflege. In bezug auf die *Pflegeperson* ist zu sagen, daß die Heranbildung eines gesunden Selbstkonzeptes für sie von größter Bedeutung ist; denn es bestimmt ihr Wahrnehmen und infolgedessen ihr Handeln (Prokrustes-Sage S. 11). So beeinflußt es z.B.

- den *Denk- und Wahrnehmungsprozeß*: es resultiert ein einseitiges (z.B. krankheitsorientiertes) oder ein ganzheitliches Wahrnehmen;
- die *Verhaltensmuster* und die Art und Weise der Antwort auf Bedürfnisse und Forderungen anderer, entsprechend oder unreflektiert-überstülpend;
- die *Rollenbilder*, sowohl das Verständnis der eigenen Berufsrolle wie das Umgehen und Einordnen anderer: Wird der Patient abhängig gehalten oder zur größtmöglichen Unabhängigkeit geführt? Sind Mitarbeiter gleichberechtigte Partner oder „Subjekte innerhalb einer Hackordnung"? usw.

In bezug auf den *Patienten* gilt es, insbesondere im Zusammenhang mit der Pflegeeinschätzung, ein gesundes Selbstkonzept von einem gestörten zu unterscheiden.

Störungen des Selbstkonzepts können zwar auf beiden Seiten vorliegen, z.B. infolge Erziehungsfehlern oder Fehlentwicklungen. Unabhängig davon ist beim Patienten immer auch an schädigende Einflüsse durch Krankheit, Unfall oder soziale Probleme zu denken. Sie äußern sich je nach Art und Ort der Störung

- im Körperbild (body image),
- in der Rollenausübung (role performance),
- im Selbstwertgefühl (self esteem),
- in der persönlichen Identität (personal identity).

> Im Mittelpunkt einer personalen Pflege steht das „ich bin" der Pflegeperson, d.h. ihr Selbstverständnis (Selbstideal), wie immer sich dieses aufgrund von Erziehung und Lebenserfahrung entwickelt hat und sich weiter entwikkelt. Die Auswirkung ist – bewußt oder unbewußt – immer Teil des *Interaktionsgeschehens* zwischen Patient und Pflegeperson sowie Pflegeperson und Mitarbeiter. Die Fähigkeit sowohl zur Einschätzung des individuellen Pflegebedarfs des Patienten als auch zur Wahrnehmung und Aktivierung von Ressourcen in Mitwelt und Umwelt ist davon geprägt und wirkt sich entsprechend sowohl auf den Pflegeprozeß (S. 103ff.) als auch auf die Bewältigungsstrategien (S. 70f.) aus.

2.5. Der Mensch ist Träger von Lebensimpulsen

Lebensimpulse dienen dem Leben und sind selbst Teil des Lebendigen.

2.5.1. Lebensgesetze

Menschliche Existenz ist in ihrer Beziehung zur Welt eingebunden in Lebensformen und Lebensbezüge, die über sie selbst hinausreichen. Das innere Wesen des Lebens bleibt dabei Geheimnis, denn der Mensch vermag sich nicht selbst auszudeuten. Das heißt aber nicht, daß er über sich selbst nichts auszusagen vermag. Wir nehmen vieles an uns selbst und an anderen Menschen wahr, vieles davon tritt uns nicht klar ins Bewußtsein, anderes bleibt modellhaft, allgemein. Wo wir diese z.T. unreflektierten Wahrnehmungen über den Menschen in die Zusammenhänge hineinstellen, in Begriffen formulieren, gelingt es uns, das *Ganzheitliche der Dynamik und Organisation des Lebens* wahrzunehmen. Derartige Organisationsgruppen begegnen uns überall:

- im Energiefluß und in den Lebensrhythmen,
- im Wachstum und in der Entwicklung,
- in Kreisläufen und in Prozessen.

Sie dienen der

- Selbsterhaltung und Regeneration,
- Steuerung physiologischer Vorgänge,
- Aufrechterhaltung des psychischen Gleichgewichts,
- geistigen Entwicklung und dem Wohlbefinden.

Regelkreise, positive und negative Rückkoppelung S. 7f.

2.5.2. Wirkkräfte und Ressourcen

Die durch die verschiedenen Regelkreise wirksam werdenden Kräfte (Fähigkeiten, Möglichkeiten) dienen als selbsterhaltende und/oder selbstheilende *Regulative*. Es sind Wirkkräfte oder Ressourcen, die der Aufrechterhaltung des Ganzen und darin der Gesundheit dienen. Man spricht deshalb auch von *Gesundheitsressourcen*.

Die *Selbstinstandhaltung* (Regulation) wird auf verschiedenen Wegen erreicht, so z. B. durch

- Homöostase: Stoffausgleich,
- Adaptation: Anpassung an eine neue Situation,
- Kompensation: Entwicklung von Ersatzfunktionen.

Neben den physiologischen Reglern kommen *im* Menschen *vier Gruppen von Wirkkräften* zum Tragen:

- *Kognitive Kräfte* sind einerseits die *Verstandeskräfte* – Bewußtsein, Intelligenz, Wahrnehmung, Denken, Gedächtnis – und andererseits die *Kräfte der Vernunft* – Einsicht, Besonnenheit, Sinn für Ordnung. Das Gesamt der kognitiven Kräfte dient dem Erkennen, Denken und Urteilen. Es sind dies Fähigkeiten, die dem Menschen helfen, sich zweckmäßig und einsichtig zu verhalten. Sie sind nicht nur der Gesundheit dienlich, ohne sie ist auch keine Krankheitsbewältigung möglich.
- *Gemütskräfte*. Sie umfassen die Gesamtheit der Grundstimmungen, Antriebserlebnisse und des inneren Lebensgefühls. In diesen Kräften gründet die Fähigkeit des Menschen zur *Anteilnahme* und zum *Erleben* (Erlebniswelt). Was hier zur Wirkung kommt, das weiß der Volksmund, der das Gemüt – im Gegensatz zum Kopf – als *Herz* bezeichnet: das herzliche Lachen, das Lächeln, das aus der Liebe schöpft, das Vertrauen und die Hoffnung, die dem „kindlichen" (nicht kindischen!) Gemüt entwachsen, kurz, die Kräfte der Innerlichkeit.
- *Schöpferische Kräfte*. Sie sind eng verknüpft mit den *musischen* Kräften, jenen lebensfördernden Impulsen, die dem Spiel innewohnen (der Mensch ist auch ein Homo ludens), der Freude am Schönen, an Literatur und Kunst, an der Naturbetrachtung, überhaupt der Freude am Sein und am Sinnenhaften: am Musizieren, Tanzen, Singen, Gestalten. Zu den schöpferischen Kräften gehören auch die *Kräfte der Tiefe*, die Bilder der Seele, die Welt der Träume, das Potential der Künstler. „Träumen lernen ist daher der Weisheit erste Stufe" – ob in der Imagination, in der Traumarbeit, im Bilderleben (Malen und Meditieren), es kann uns „ein Licht aufgehen", es können Energien freigesetzt oder bis dahin unbewußte Kräfte in den Dienst des Gesundbleibens oder der Heilung genommen werden.
- *Transzendente Kräfte*, die, obwohl sie den Bereich des Bewußtseins übersteigen, dank ihrer sinnlichen Erfahrbarkeit dem Menschen zugänglich werden können, sind die Wirkkraft des Glaubens, des Gebets und der Gnade, im letzten der Seins- und Gotteserfahrung. Transzendente Kräfte sind der willentlichen Verfügung entzogen, sie sind nicht im „Machen", wohl aber im schauenden Offensein erfahrbar. Man kann nur spüren (nie wissen), ob man mit ihnen in Verbindung ist oder nicht. Diese Wirkkräfte des Geistigen sind vor allem in der Sterbebegleitung von Bedeutung, wo es gilt, die entsprechenden Bedürfnisse wahrzunehmen und in den Dienst der Heilung bzw. der Annahme der Unausweichlichkeit des Sterbens zu stellen (religiöse Bedürfnisse S. 43 u. 510ff.).

Wo immer wir versuchen, Wirkkräfte aufzuzählen, stoßen wir an die Grenze des nicht Zählbaren. Sie sind, wie das Leben selbst, im letzten nicht zu messen. Wirkkräfte sind *Lebenskräfte* – sie stehen uns demnach überall und jederzeit zur Verfügung. Nur müssen sie von uns gesehen und sinnvoll zur Wirkung gebracht werden.

Gesundheitsressourcen sind Teil des Gesamt der Lebenswelt. Neben den inneren und individuellen Ressourcen (Bereich der *Inwelt* und *Eigenwelt*) stehen dem Menschen noch eine Reihe weiterer Kanäle zur Verfügung, durch die ihm Kräfte zufließen. Es sind von der *Mitwelt* getragene zwischenmenschliche und politische Aktivitäten: soziale, kulturelle, ökonomische sowie die Ressourcen aus der natürlichen und technischen *Umwelt* (S. 61).

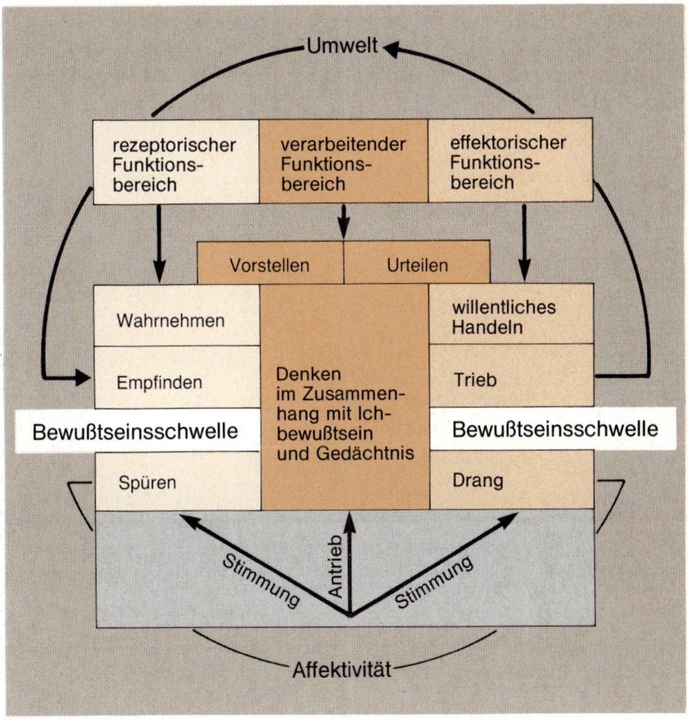

Abb. 2.**12** Psychische Grundfunktionen nach einem Unterrichtsschema von Selbach. Die Affektlage (Stimmung und Antrieb) beeinflußt Denken, Empfinden und Handeln. Diese wiederum sind bestimmt von den drei (äußeren) Funktionsbereichen: den Rezeptoren, die das Wahrnehmen und Empfinden ermöglichen, den Effektoren, d.h. den Organen, die auf diese Reize reagieren können (willentlich oder instinktiv-triebhaft) sowie von den kognitiven Verarbeitungskräften (Vorstellen, Urteilen) → Denken.

2.5.3. Grundfunktionen und Einstellungen

Die individuelle Wirklichkeit des einzelnen Menschen wird zum einen von *außen* bestimmt – vom Beziehungsgeflecht mit anderen Menschen, Dingen und Einrichtungen (S. 49ff.) –, aber auch von *innen*, anlagebedingt und abhängig. Sämtliche möglichen psychischen Funktionen sind dabei mit beteiligt. Das Zusammenspiel dieser Grundfunktionen ist in Abb. 2.**12** abzulesen.

C. G. Jung unterscheidet *vier Grundfunktionen* (Grundkräfte, Bewußtseinsfunktionen) und *zwei Einstellungsvariable*, die im Individuum angelegt sind und sein Erleben und Handeln bestimmen. Ich beschränke mich im folgenden auf diesen Ansatz.

Die vier Grundfunktionen nach C. G. Jung

Als Hauptfunktion der Psyche definiert Jung „eine unter verschiedenen Umständen sich gleichbleibende Tätigkeit, die von den jeweiligen Inhalten völlig unabhängig ist". Er benennt deren vier, und zwar *Denken, Intuieren* (Erschauen), *Fühlen* und *Empfinden*. Davon gelten Denken und Fühlen als *rationale* Funktionen, weil beide sich mit *Werten* befassen. Intuition und Empfinden werden als *irrationale* Funktionen bezeichnet, weil sie vom *Wahrnehmen* ausgehen.

In Abb. 2.**13a** sind sie den vier Polen zugeordnet:

- Die *senkrechte Achse* verbindet *Denken* und *Fühlen* – rationale Funktionen,
- die *waagrechte Achse* verbindet *Empfinden* und *Intuition* – irrationale Funktionen.

Jung sieht diese Gegensatzpaare im Dienste des Ausgleichs und der Ergänzung: „Die Psyche ist ein System der Selbstregulierung... und es gibt kein Gleichgewicht und kein System mit Selbstregulierung *ohne diese Gegensätze*".

Denken – Fühlen

Im *Denken* ordnet der Mensch die Welt geistigerweise. Denken ist daher die Funktion, welche durch *Erkenntnis* – d.h. durch begriffliche Zusammenhänge und logische Folgerungen – zum *Verstehen* der Gegebenheiten der Welt und zur *Einsicht* dessen führt, was zu tun ist.

Im *Fühlen* erfaßt der Mensch aufgrund einer

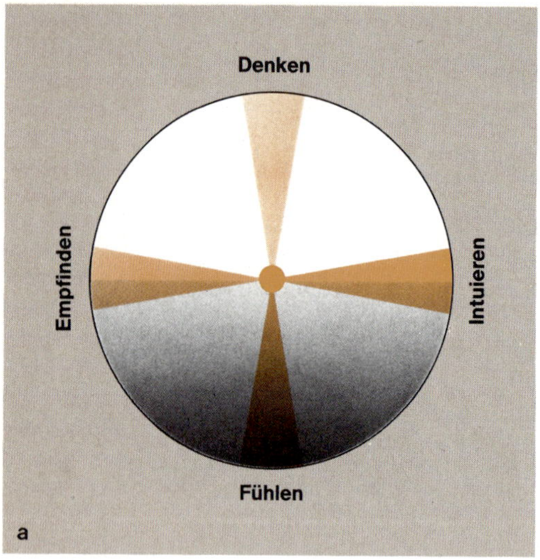

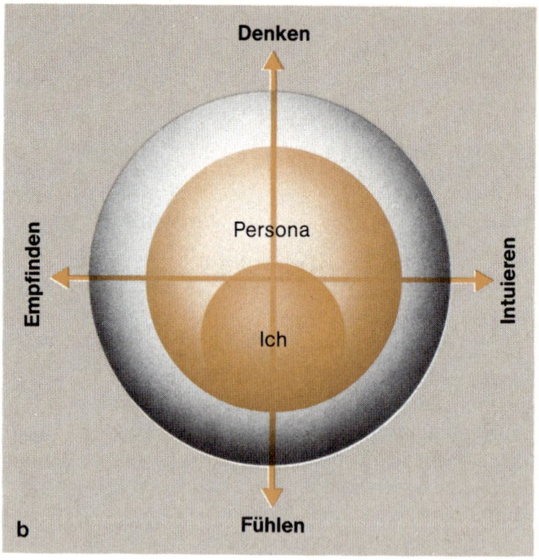

Abb. 2.**13a** Die vier Grundfunktionen des Menschen in ihrer Beziehung zueinander.

b Ich und Persona mit den vier Funktionstypen als seelisch-geistiges Beziehungsnetz (nach Jacobi).

gefühlsmäßigen Einordnung, daß Ereignisse „angenehm oder unangenehm" sind, bzw. ob er sie „annehmen oder abwehren" soll. *Gefühle, Affekte, Emotionen* machen sich geltend als Wirkungen der Außenwelt auf das Innere. Die *Gefühlswelt* ist eine innere Welt, die von der äußeren ganz verschieden sein kann *(subjektive Komponente des Erlebens)*.

Beide Funktionen – Denken wie Fühlen – sind wertende und wertabhängige Funktionen:

- Das *Denken* wertet durch Vermittlung der Erkenntnis (richtig, falsch) = objektive Wertung;
- das *Fühlen* wertet durch Vermittlung von Emotionen (Lust, Unlust) = subjektive Wertung.

Empfinden – Intuition

Im *Empfinden* nimmt der Mensch die Dinge wahr, wie sie sind; nichts wird daran verfälscht oder wertend verändert. Im Empfinden liegt der Realitätssinn in seiner stärksten Ausfaltung: *Wahrnehmen* der Außenwelt mit anschließender innerer *Verarbeitung*.

Empfinden ist immer subjektiv und individuell. Wenn mehrere Menschen die gleiche blaue Blume sehen, kann keiner die Empfindung des anderen nachvollziehen, die dieser Anblick in ihm auslöst; jeder setzt *seine* blaue Blume in der individuellen Empfindung in sein individuelles Erlebnis um.

In der *Intuition* nehmen wir auch wahr, aber weniger durch den bewußten Sinnesapparat als durch die Fähigkeit zu einer mehr oder weniger unbewußten *inneren Wahrnehmung*. Hier besteht die Möglichkeit, nicht nur den objektiven gegenwärtigen Status zu erfassen, sondern auch die potentiellen Möglichkeiten, die im Wahrgenommenen liegen. Intuition ist die beste Verbündete, um die Signale versteckter Ressourcen wahrzunehmen.

Beide Funktionen – Empfinden wie Intuition – sind irrationale Funktionen, weil sie nicht über Ratio und Wertung, sondern über die bloße Wahrnehmung arbeiten:

- Das *Empfinden* nimmt Einzelheiten wahr und übersieht oft den Gesamtzusammenhang;
- die *Intuition* kann Einzelheiten achtlos übersehen, erfaßt aber den inneren Sinn bzw. den Sinnzusammenhang und seine möglichen Auswirkungen.

Zusammenwirken der Funktionen

Anlagemäßig hat der Mensch an allen vier Bewußtseins- bzw. Erlebnisfunktionen teil. Das Individuum bedient sich aber vorwiegend nur *einer* dieser Funktionen, um sich im Leben zu orientieren, Realität zu verarbeiten und Verhalten anzupassen. Jung nennt dies die *Hauptfunktion*. Im Laufe des Lebens kann der einzelne aber lernen, diese Einschränkung auf eine Hauptfunktion abzubauen und sich, mehr oder weniger, auch der anderen Erlebnisformen zu bedienen. Durch Integration all seiner in ihm angelegten Erlebnismöglichkeiten kann er seinen Erlebnisradius erweitern und dadurch *Ganzsein* erreichen im Wahrnehmen und Handeln. Abb. 2.**13b** zeigt das seelisch-geistige Beziehungsnetz, durch welches der Mensch mit dem Du – Mitmensch, Welt, Gott – in Beziehung tritt. Gleichzeitig wird ersichtlich, wie das Ich gegen außen wie mit einer Hülle (Persona = Rolle) umschlossen und abgeschirmt ist. Der Kreis muß als Kugel gesehen werden, damit deutlich wird, wie die Ich-Hülle (Persona) je nach ihrer Lage mehr oder weniger an der nach außen gerichteten bewußten Funktion teilhat.

Die zwei Einstellungstypen

Die psychische Energie kann sich (nach Jung) in ihrer Zielrichtung entweder nach *außen* – Extraversion – oder nach *innen* – Introversion – wenden. Daraus resultieren *zwei gegensätzliche Reaktionstypen*, welche die Art des Erlebens und Handelns bestimmen. Diese Reaktionsweisen sind im Menschen verankert und nur schwer zu verändern.

- Merkmale der *Introversion* – der Mensch ist subjektorientiert, zögernd-zurückgezogen, reflexiv, nach innen gewandt. Jung nennt ihn ein *Entscheidungsnaturell*.
- Merkmale der *Extraversion* – der Mensch ist objektorientiert, entgegenkommend-aktiv, nach außen gewandt (weltzugewandt). Dies ist das *Handlungsnaturell*.

Es ist menschliche Aufgabe, sich selbst in seiner Anlage anzunehmen, ohne die weniger ausgeprägte Seite ganz zu vernachlässigen, aber auch den Mitmenschen in seinem So-Sein zu verstehen und anzunehmen.
Hier kommt es natürlich auch auf den *Willen* an. Er kann entscheidend beitragen zur Weichenstellung und Richtungsänderung in der Auseinandersetzung mit Anlage und Aufgabe einerseits und Wunsch und Widerstand andererseits.

2.5.4. Motivation und Bedürfnisse

Die *Motivation* ist ein Antriebsfaktor, der das menschliche Verhalten beeinflußt. Man unterscheidet zwei Pole, je nachdem, ob sie sich auf den internen (Antrieb und Streben des Individuums) oder den externen Pol des motivationellen Vorgangs bezieht.
Zur ersten Gruppe gehören Begriffe wie Bedürfnis, Neigung, Wunsch, Wille, Vorsatz, Plan usw. Unter der zweiten Gruppe sind es u. a. die Wertsetzung und das Interesse.
Es ist das *Bedürfnis*, das im allgemeinen den grundlegenden Begriff im Bereich der Motivation darstellt, während „das Motiv" oder „eine Motivation" eher dem Vorgang zuzuordnen ist, also auf das, was das Individuum auf ein konkretes Objekt hinlenkt.
Bedürfnis bedeutet vorerst ein Mangel, wird aber gleichzeitig auch als treibende Kraft bzw. als Antrieb zum Handeln erlebt. Mit anderen Worten: Es wird ein Prozeß in Gang gesetzt, der zur angemessenen Realisierung des Bedürfnisziels führt. Unterstützt wird dieser Vorgang durch Fähigkeiten und Kräfte (Ressourcen) wie ausreichende Gesundheit, Wissen, Sachverstand, Entschlußkraft usw.
Wir alle kennen die Bedürfnisse aus der alltäglichen Erfahrung: das Bedürfnis nach Schlaf (physiologisch), das Bedürfnis, sich wohlzufühlen (psychologisch), das Bedürfnis, gefährlichen Situationen zu entgehen (Sicherheit), das Bedürfnis nach intellektueller Betätigung (geistig), das Bedürfnis zu gefallen, jemand zu sein, sinnvoll zu leben usw.
A. Maslow (Mitbegründer der humanistischen Psychologie) hat diese Grundbedürfnisse des Menschen in „niedere" und „höhere" Bedürfnisse unterteilt, womit er auf eine Hierarchie hinweist, die, wie er sagt, vom Organismus selbst bestimmt wird.

Hierarchie der Bedürfnisse nach Maslow

Die menschlichen Bedürfnisse sind in einer hierarchischen und entwicklungsgemäßen Weise aufeinander bezogen, in einer Reihenfolge der Stärke und Priorität. Alle Bedürfnisstufen sind Schritte zur Selbstfindung und Selbstentfaltung (hier wurzelt der Begriff der Selbstverwirklichung! – Abb. 2.**14**); Maslows Einteilung der Bedürfnisse ist nicht willkürlich, er sieht sie im Organismus begründet, von dem her sich

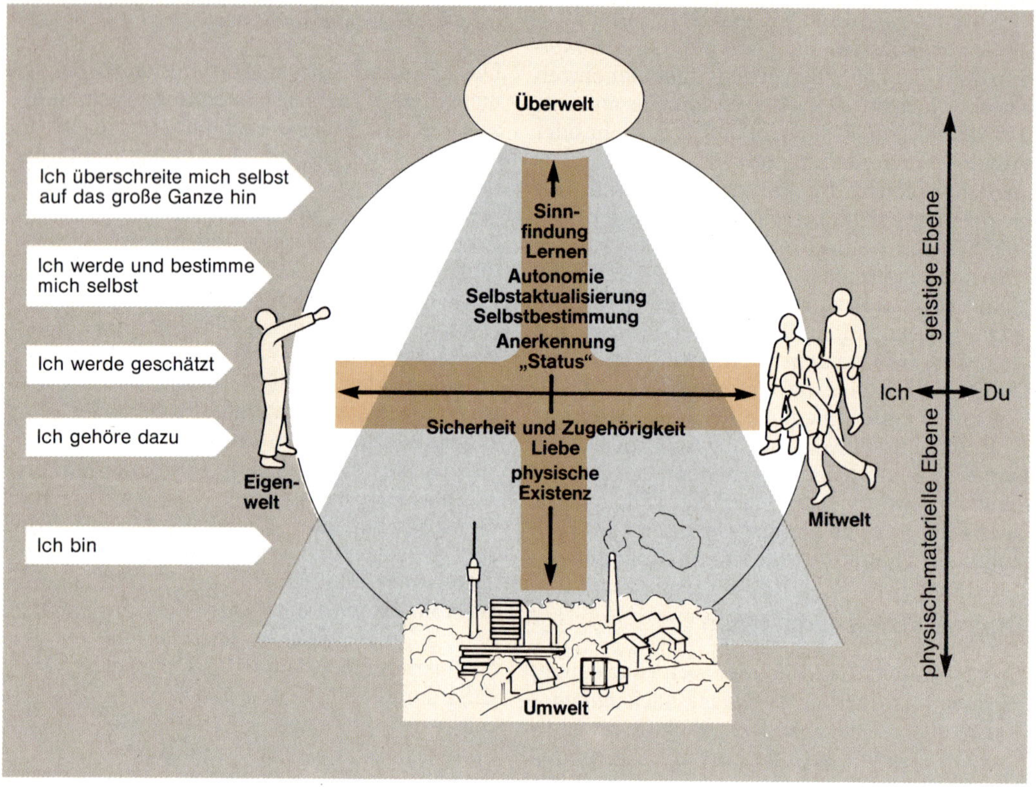

Abb. 2.**14** Hierarchie der Bedürfnisse nach Maslow und ihre Beziehung zur Person in ihrem Werden.

eine Wertordnung aufdrängt = holistisches (ganzheitliches) Prinzip.

Der Begriff „Hierarchie der Bedürfnisse“ deutet an, daß sich die Motivationen eines Menschen beständig ändern können. Ein Bedürfnis, das gestern noch wichtig war, kann heute anders empfunden werden oder unwichtig erscheinen. Das gleiche Bedürfnis kann für den einen wichtig, für den anderen unwichtig sein. Beim gesunden Menschen treten neue Bedürfnisse auf, wenn Forderungen befriedigt sind. Maslow stellte fest, daß man ungefähr vorhersagen kann, in welcher Folge verschiedene Bedürfnisse wichtig werden, da es in den Bedürfnisklassen eine gewisse innere Ordnung gibt:

1. *Physiologische Bedürfnisse.* Es sind die Bedürfnisse, die am dringlichsten der Befriedigung bedürfen. Sie beziehen sich auf physiologische Prozesse, die dem Überleben bzw. der Homöostase des menschlichen Organismus dienen. Physiologische Bedürfnisse sind angeboren und erlernt. Sie beeinflussen die Bestrebungen und Reaktionen des Gesamtorganismus, weshalb sie nicht isoliert betrachtet werden können. Die physiologischen Bedürfnisse sind die „vorherrschenden“ Bedürfnisse. Viele davon werden automatisch befriedigt, so daß das Alltagsverhalten des Menschen selten direkt von ihnen bestimmt wird. Im allgemeinen trifft der Mensch Vorkehrungen, um die physiologischen Bedürfnisse zu befriedigen, bevor diese sich akut bemerkbar machen; z.B. Einhalten eines Alltagsrhythmus zur Befriedigung der Bedürfnisse nach Nahrung, Bewegung, Schlaf, Ruhe, Entspannung, nach Wärme und Erfrischung, nach Schmerzverminderung und Reizsteigerung. Dort, wo physiologische Bedürfnisse akut in Erscheinung treten, können sie zum Hauptanliegen und zum dominierenden Wert werden, so daß vorübergehend die ganze Lebensphilosophie eines Menschen von ihnen geprägt werden kann.
2. *Bedürfnis nach Sicherheit.* Es ist das Bedürfnis, Bedrohung oder Gefahr zu vermeiden.

Es drückt das Verlangen nach Zuverlässigkeit, Vertrauen oder nach Abhängigkeit aus. Wo Ordnung und Sicherheit im Leben fehlen, wird die Befriedigung des Sicherheitsbedürfnisses an erster Stelle stehen. Wer die Elementarbedürfnisse und das Sicherheitsbedürfnis befriedigt hat, fühlt sich frei für ein neues Streben und Wagen.

3. *Bedürfnis nach Zugehörigkeit und Liebe.* Es ist das Bedürfnis, zu lieben und geliebt zu werden. Es drückt das Verlangen nach Anschluß und Geselligkeit aus sowie den Wunsch, Menschen um sich zu haben, Freundschaften zu schließen, Verbindungen herzustellen und aufrechtzuerhalten.
4. *Bedürfnis nach Wertschätzung.* Hier geht es um zwei getrennte Bedürfnisarten. Zur *ersten* gehören Bedürfnisse, die mit Selbstachtung und Selbstschätzung zu tun haben. Sie drücken den Wunsch nach Stärke, nach Leistung und Kompetenz aus, nach Vertrauen in die Umwelt und Unabhängigkeit von der Meinung der Umwelt. Die *andere* Bedürfnisart stellt das Verlangen nach Respekt von anderen Menschen dar, nach Status oder Prestige innerhalb seiner sozialen Gruppe. Für Maslow ist das Bedürfnis nach Selbstschätzung wichtiger für die erfolgreiche Entwicklung eines Individuums als das Bedürfnis nach Fremdschätzung.
5. *Bedürfnis nach Selbstaktualisierung.* Es ist das Bedürfnis, das zu tun, was der einzelne tun muß; ein Forscher *muß* forschen, ein Maler *muß* malen, wer ein guter Arzt/Schwester/Pfleger sein will, *muß* ein guter Arzt/Schwester/Pfleger sein, wenn er/sie zur inneren Ruhe kommen will. Der Begriff Selbstverwirklichung verbindet die Vorstellung, daß sich alle Motivationen auf die Selbstentfaltung hin ausrichten, d.h. auf das Bedürfnis, sich zu erhalten und etwas zu gestalten: Seiender und Werdender zu sein.

Die folgenden Bedürfnisse zählt Maslow nicht mehr zu den Grundbedürfnissen, sondern bezeichnet sie als **höhere, geistige Werte,** die mit dem Selbstverwirklichungsstreben einhergehen können, aber nicht müssen.

6. *Bedürfnis, zu wissen und zu verstehen.* Es tritt auf, wenn die Grundbedürfnisse befriedigt sind oder Aussicht auf ihre Befriedigung besteht. Dann wird der Mensch neugierig und beginnt, seine Umwelt zu erkunden. Er verlangt nach größerer Erkenntnis und beginnt zu forschen, selbst unter schwierigen Bedingungen. Das gleiche gilt für die *ästhetischen Bedürfnisse.* Ob diese universal sind, scheint nicht eindeutig sicher zu sein. Sie können beobachtet werden bei Menschen, die nach Schönheit oder Harmonie geradezu dürsten. Diese Menschen können nicht anders, als nach Schönheit streben, so stark manifestiert sich ihr Verlangen danach.
7. *Bedürfnis nach Transzendenz.* Es meint des Menschen Sehnsucht nach *letzter Sinnfindung,* nach religiösen, mystischen Werten, das Bedürfnis nach Verehrung von etwas, was jenseits seiner sinnlichen Wahrnehmung und Vorstellung steht. Damit übersteigt der Mensch die personale Ebene und vermag zu seinem Gott „du" zu sagen: transpersonaler Bezug und Selbsttranszendenz. Transzendenz ermöglicht die Teilnahme am Kosmos, am Göttlichen.

Bezug zur Krankenpflege

Von den von Maslow formulierten Grundbedürfnissen ergeben sich direkte Verbindungen zu den *Aktivitäten des täglichen Lebens* (ATL). Die ATL sind, entsprechend den Grundbedürfnissen, Ausdruck des Lebens, weshalb man von einem *Modell des Lebens* sprechen kann (S. 76ff.).

2.5.5. Wachsen und Reifen

„Das Leben ist der Fluß des Werdens" (Heraklit), es hat *Werde- und Prozeßcharakter.* Menschsein ist immer ein Prozeß des *Sich-Einlassens auf dieses Leben.* In diesem Einlassen geschieht Gestaltung und Zielausrichtung. Die darin – bewußt oder unbewußt – zum Tragen kommenden Leitlinien werden als *Lebensplan* (Adler) oder als *Lebensskript* (Berne) bezeichnet.

Leben als Wachstums- und Werdeprozeß ist Entwicklung und bewegt sich zwischen Herkunft und Zukunft, zwischen Aufbruch nach vorn und Rückkehr zum Ursprung. Der Mensch ist ein auf das Kommende hin Offener und bleibt doch rückgebunden an seinen geistigen Ursprung (Abb. 2.**15**).

Darin ist das Leben auch eine Geschichte des individuellen Menschen; er hat eine nur ihm eigene **Biographie.**

Die *Erforschung der Biographie* als Grundlage für eine aktivierende Pflege wurde von

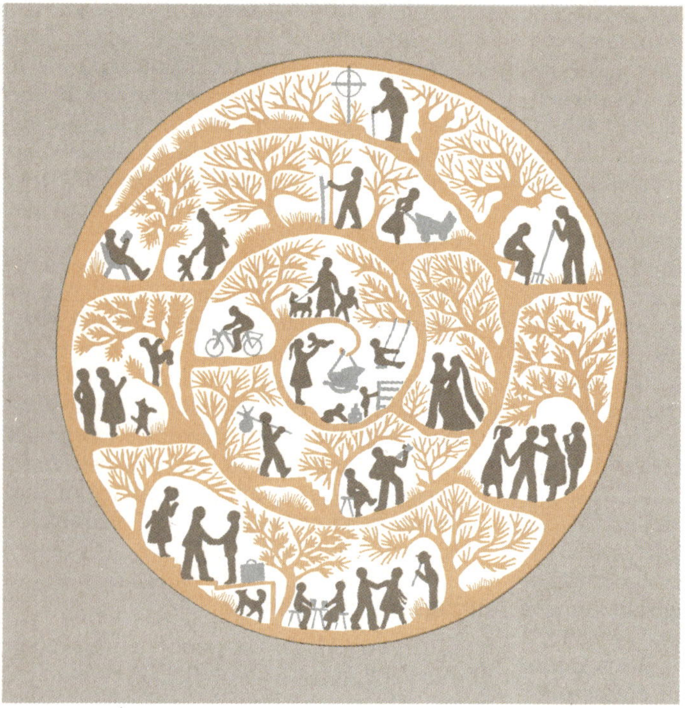

Abb. 2.**15** Das Leben ist als individuelle Geschichte für den Menschen prägend und bleibend.

E. Böhm (Wien) wiederentdeckt. Denn der Abhängigkeit des Menschen in den Phasen von der Geburt bis zur Spätpubertät entspricht die spiegelbildliche Situation des alternden Menschen. „Er ist das Kind ohne Zukunft" (Gathmann) in *dieser* Welt.
Böhm leitet ab:

- Betreuung von alten Menschen ist die Aufarbeitung ihres Lebens, das sie durch Lernen und Erfahren schon durchlebt haben. Wir können ihr Verhalten nicht entscheidend beeinflussen. Sie sind geprägt. Wir können nur versuchen:
  - den Patienten zu lehren, daß er selbst sich versteht, und
  - uns auf seine Eigenarten einzustellen.
- Erfolgreiche Aktivierung ist nur unter Einbeziehung der individuellen Geschichte des einzelnen möglich. Nur so können ihre Prägungen – Lebenserfahrungen und Vorschäden – festgestellt und eine sinnvolle Pflege geplant werden.

Kontinuum des Lebens

Des Menschen Lebensbogen spannt sich von der Zeugung und Geburt über Kindheit, Jugend, Erwachsensein, Reife und Alter bis hin zu Sterben und Tod. Als Lebewesen ist er eingebunden zunächst in den Prozeß des Entstehens und Vergehens wie alles Lebendige auch. Als geistiges Wesen lebt er aber in der Möglichkeit, diesen Lebensstufen einen Sinn zu geben, darin eine Aufgabe zu erblicken, und am Aufbau seiner Person mitzuwirken. Vom *biologischen Gesichtspunkt* könnte man den Lebenslauf eines Menschen vergleichen mit dem Lauf der Sonne, die aufgeht, mittags im Zenit steht und am Abend untergeht. So gesehen wäre das menschliche Leben nicht mehr als die Addition von Jahren, also eine *quantitative* Größe, die davon ausgeht, daß Kindheit, Jugend und Lebensmitte den Aufstieg und die stärkste Ausfaltung des Lebens darstellte, während nach Erreichen des Höhepunkts eine Abwärtsbewegung eintritt, die zum allmählichen Erlöschen des Menschen führt. Wer aber nach dem Sinn des Lebens, also vom geistigen Gesichtspunkt her, fragt, wird zunächst anerkennen, daß jeder Lebensabschnitt seinen Sinn in sich trägt und dazu beiträgt, daß der Mensch sein Selbst *suchen, finden* und *erfüllen* kann, und dies auf *jeder Lebensstufe*.

C. G. Jung hat einmal darauf hingewiesen, daß es so etwas wie eine Schule für Vierzigjährige geben sollte. Darin müßte aufgezeigt werden, daß Leben immer ein Kontinuum ist, das einen Sinnzusammenhang sowohl der einzelnen Lebensstufen als auch deren Sinnfülle ergibt. Auf Jugend und Alter bezogen müßte also deutlich werden: „Was die Jugend *außen* fand und finden mußte, soll der Mensch des Nachmittags *innen finden*." Mit anderen Worten: Der Nachmittag des menschlichen Lebens ist ebenso sinnvoll wie der Vormittag; nur hat er eine andere Ausrichtung und Absicht. „Der Mensch hat *zweierlei Zwecke*: der erste ist der *Naturzweck*, die Erzeugung von Nachkommenschaft und alle Geschäfte des Brutschutzes, wozu Gelderwerb und soziale Stellung gehören. Wenn dieser Zweck erschöpft ist, beginnt die andere Phase: der *Kulturzweck*. Zur Erreichung des ersten Zieles hilft die Natur und überdies die Erziehung." Die Erfüllung des zweiten Zieles ist Lebensaufgabe des reifenden Menschen: er selbst zu werden; nicht abgewandt von der Welt, sondern im Ausgleich von „Welt und Selbst"; darin findet er Erfüllung, Ganzwerdung und Sinn – Individuation.

In der Bewegung dieses Kontinuums gibt es keine bessere oder weniger gute Stufe, und der Lebensbogen ist nicht gleichzusetzen mit Anfang, Höhepunkt und Abstieg. Leben *und* Tod haben einen *gemeinsamen Sinn*. v. Dürckheim sagt: „Der Sinn des Lebens ist der Tod – der Sinn des Todes ist das Leben." Sterben und Tod stellen nur ein biologisch-zeitlich-weltliches Ende dar, und es ist Voraussetzung, dies zu durchlaufen, um zur Liebe und zur Erfüllung in der Auferstehung zu gelangen. Wo diese letzte Konsequenz nicht vollzogen werden kann, trägt der Tod das Gesicht eines verschlingenden Endes.

Modelle des Werdens

Je nach Wertsetzung kann man verschiedene Denkmodelle unterscheiden:

- Das *lineare Modell* der Zeit zeigt eine Gerade von der Empfängnis/Geburt bis zum Tode (Abb. 2.**16**).
- Das *Bogenmodell* der Zeit beschreibt die Möglichkeit der Sinnfindung in der Rückbindung an die Geschöpflichkeit, indem der *somatische Bogen* – Werden und Vergehen – verbunden wird mit dem *pneumatischen* (geistigen) *Bogen*. So wird die Einbindung in ein höheres Leben möglich (Abb. 2.**17**).

Im Zeitkontinuum als Modell des Werdens liegt *Bewegung* und *Dynamik*. Leben ist dynamisch. Aus der Bewegung erwächst *Begegnung*, aber auch *Anpassung* (Adaptation), Entfernung und *Wiederanpassung*.

Lebenszeit ist mehr als ein Zeitmaß, und **Lebensqualität** ist von größerer Bedeutung als die Quantität der Jahre. Es geht nicht darum, „dem Leben Jahre, sondern den Jahren Leben zu geben".

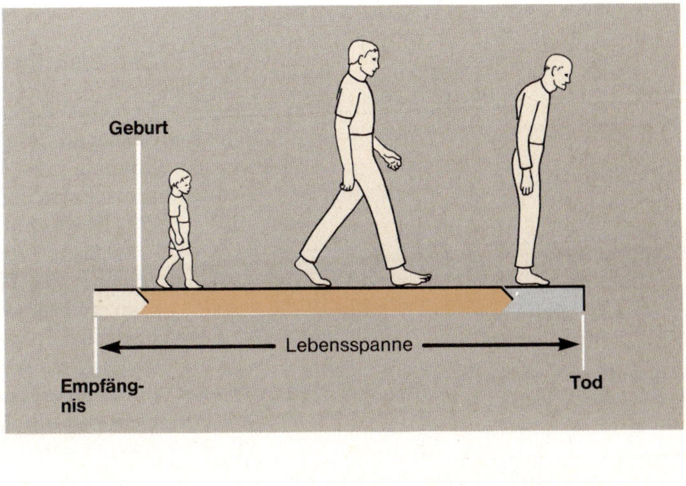

Abb. 2.**16** Im Diagramm wird die Lebensspanne dargestellt, der farbige Pfeil zeigt die Bewegungsrichtung.

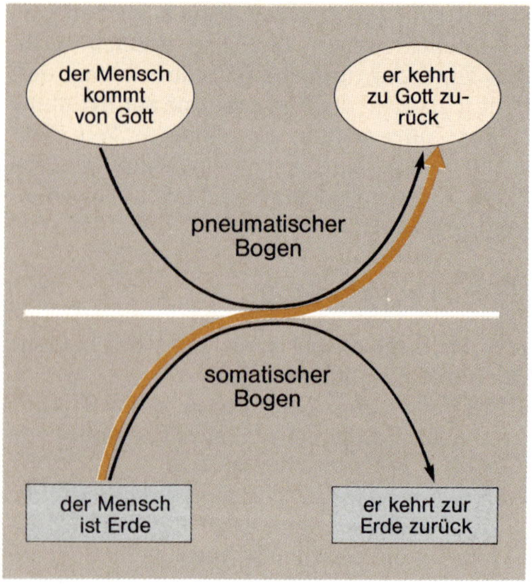

Abb. 2.**17** Bogenmodell. Im Verbinden der beiden Bogenlinien (transzendieren des somatischen Bogens) bekommt das Leben einen überweltlichen Bezug, ohne dabei diese Welt (Endlichkeit) zu verleugnen.

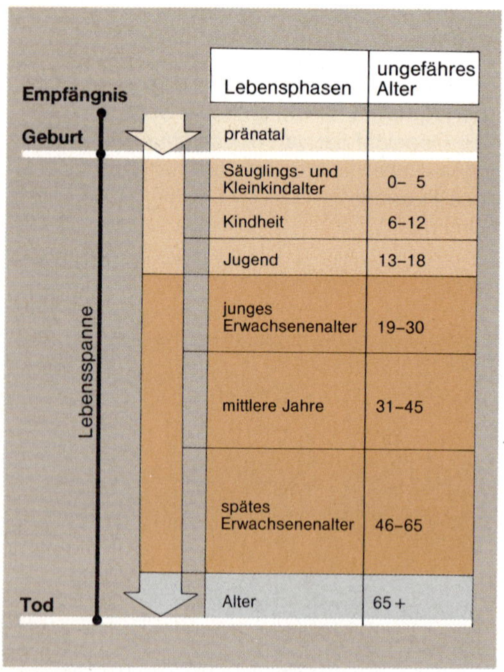

Abb. 2.**18** Die Stufen der Lebensphase (aus Roper, N. u.a.: Elemente der Krankenpflege. Recom, Basel 1986).

Entwicklungsaspekte des Lebens

Die im Entwicklungsbegriff steckende Bedeutung der Entfaltung von innen heraus führte zum Modell der *Entwicklung als Wachstum und Reifung*. Dieses Modell beschreibt Entwicklungsphasen: Säugling – Kleinkind – Jugendlicher – Erwachsener – spätes Erwachsenenalter – Alter.

Wo soziale und kulturelle Gliederungsmomente im Vordergrund stehen, haben vor allem die *Phasen des Übergangs* Bedeutung: Trotzalter – Pubertät – Adoleszenz – Klimakterium – Leistungsknick (Pensionierung).

Lebensvorgänge laufen in vorgegebener Folge und kontinuierlich ab. Es wird deshalb von *Stufen der Lebensspanne* (Abb. 2.**18**) oder vom *Kontinuum des Lebens* gesprochen. Die Unterteilung dieser Stufen wird je nach Autor (Bühler, Freud, Jung, Piaget u. v. a.) unterschiedlich beschrieben.

Für die Pflege gilt es, die praktischen Konsequenzen zu beachten: Ob diese Phasen gesund oder gestört verlaufen, ob auf allen Ebenen – der körperlichen, sozialen, psychischen, geistigen Ebene – gleich oder unterschiedlich im Entwicklungsgrad.

Probleme können in allen Bereichen (ATL) auftreten. Sie sind je nach Lebensalter und Lebensstufen verschieden (Kap. 5–16).

Abhängigkeit/Unabhängigkeit ist zunächst ein physiologisches Phänomen, d.h., es gibt Lebensabschnitte, während derer ein Mensch *noch nicht* (Kleinkind) oder *nicht mehr* (hohes Alter) bestimmte Lebensaktivitäten unabhängig ausführen kann. Dieses Abhängigkeit-Unabhängigkeit-Kontinuum kann *zusätzlich* beeinflußt werden durch Krankheit oder Störung der einzelnen Lebensfunktionen.

Lebenskrisen

Leben ist *Eigengesetzlichkeit* (Autonomie) und *Selbstgestaltung*. Durch Selbstorganisation können *Gleichgewichtszustände* und Strukturen erhalten und/oder die *Anpassungsfähigkeit* erhöht werden. Diese „dynamischen Systeme" – auch als kybernetische Prozesse (S. 6f.) bezeichnet – werden oft auch als „spannungsvolle Ganzheiten" beschrieben. Die unaufhörlich erforderlichen passiv-konformen und aktiv-verändernden Anpassungsleistungen sind uns in ihrer schnellen Abfolge und Vielfalt meist gar nicht bewußt. Erst wo ein Mißverhältnis (Konflikt) entsteht zwischen den Anforderungen und den der Person zur Verfügung stehenden Ressourcen – Kräfte und Möglichkeiten der Problemlösung und Anpassung –, wird der gewohnte Ablauf gestört oder gerät aus den Fugen. Dieser Ausnahmezustand wird als *Krise* erlebt. E. Meueler (1987) dazu:

„Krise bezeichnet im klassischen Sinne, nach dem Verständnis des griechischen Arztes Hippokrates (5. Jahrhundert vor Chr.), den Höhepunkt und gleichzeitig die Wende eines krankhaften Geschehens zum Guten. Der neuzeitliche Krisen-Begriff dient in fast allen Verwendungssituationen zur Beschreibung eines Vorgangs, bei dem es in einem Prozeß langsamer und ruhiger Entfaltung (des Lebens, der Wirtschaft, politischer Machtkonstellationen) plötzlich innerhalb kurzer Zeit zu einem entscheidenden Moment kommt, in dem im extremen Fall die Entscheidung über Sieg oder Niederlage, Leben oder Tod, Gewinn oder Verlust fällt, ohne daß das erhoffte oder befürchtete Ergebnis schon eingetreten wäre. In dieser Phase muß es sich erweisen, ob die Selbsterhaltungskräfte des Organismus oder des sozialen Systems zur Wiederherstellung der Gesundheit beziehungsweise der Stabilität ausreichen."

Krisen sind *Gefährdung*, wenn die Kräfte nicht ausreichen; sie sind eine *Chance* dann, wenn der Mensch durch die Krise hindurch eine neue und bessere Möglichkeit des Lebenkönnens findet, was insbesondere in Phasen des Übergangs bedeutungsvoll ist:

„In der jüngsten Forschung gerät mehr und mehr der Umstand in den Blick, daß sich die in der Krise leidvoll erlebte emotionale oder soziale Überforderung zumeist aus der Auseinandersetzung mit einem kritischen Lebensereignis ergibt. Kritische Lebensereignisse (‚life events') sind Vorfälle, Erlebnisse und Situationen, die dem einzelnen als ‚günstige oder ungünstige Bündel sozialer Umstände' begegnen, ‚die psychologisch bedeutsam sind und sich in vielen Fällen durch ihre Effekte (zum Beispiel psychiatrische Krankheiten, Streß) nachweisen lassen'... Diese Ereignisse muten dem Betroffenen in der Regel Leiderfahrungen und Veränderungen des Rollenverhaltens zu."

Typische krisenhafte Ereignisse

„Amerikanische Ärzte stellten fest, daß Patienten mit den unterschiedlichsten Erkrankungen bei Krankheitsbeginn mit überfordernden Lebensereignissen konfrontiert waren. Man vermutete daher, daß solche krisenhaft erlebten Ereignisse einen Einfluß auf den Entstehungsprozeß von Krankheiten haben könnten, und begann, diese Zusammenhänge zu erforschen. Es kristallisierten sich vor allem zwei Typen von kritischen Lebensereignissen heraus, die das Gleichgewicht zwischen dem einzelnen und seiner Umwelt durcheinanderbringen und überfordernde Anpassungsleistungen abverlangen:
Der Alterungsprozeß zwingt zur Übernahme neuer, wenn auch vorhersehbarer und zumutbarer Rollen (zum Beispiel die einer Schwiegermutter, dann oft die einer Großmutter). Viele erleben das Wechseln von einer Altersgruppe zur nächsten als Periode krisenhaften Übergangs *(normative Krisen)*.
Davon werden unerwartete, *scheinbar zufällige ‚nicht-normative' Krisen* unterschieden, die zum Beispiel durch den Bruch einer Freundschaft, durch eine Scheidung, den Tod eines Familienmitglieds, das Erreichen der Lebensmitte, vorübergehende Arbeitslosigkeit, eine Kränkung, spezifische Erlebnisse mit Vorgesetzten und Kollegen, durch beruflichen Auf- oder Abstieg ausgelöst werden" (Meueler 1987).

Phasen der Krisen

Von vielen Autoren wurden Versuche unternommen, Krisenverläufe zu strukturieren (S. 510 V. Kast, S. 545f. E. Kübler-Ross, S. 853ff. E. Schuchardt). Der Amerikaner Gerard Caplan hat im Zusammenhang mit dem Streßcoping/Bewältigungsmodell (S. 70f.) *vier Phasen* beschrieben. Danach reagiert der Mensch im Normalfall in jeder Krisensituation vorerst angepaßt und routiniert *(1. Phase)*. Wo es hingegen zu einer drastischen Veränderung der Lebenssituation kommt, und wo die Anforderungen größer und komplizierter sind als gewohnt, stellen sich Gefühle der Unsicherheit und Überforderung ein *(2. Phase)*. Hält das Problem an, setzt der Betroffene vorerst alle ihm verfügbaren Mittel ein *(3. Phase)*. Wo sie nicht helfen, folgt die *4. Phase*: Erschöpfung, Rat- und Hilflosigkeit – **negativer Krisenverlauf**.
In dieser Phase braucht der Betroffene rasche (meist professionelle) Hilfe, damit die Krise abgewehrt und Bewältigung angepeilt werden kann (hier setzt der Copingprozeß ein). Die Entwicklung und Erprobung von neuen Handlungskonzepten bewirken, wo sie gelingen, immer auch persönliches Wachstum und Weiterentwicklung – **positiver Krisenverlauf**.
Nicht in jedem Fall kann ein positiver Verlauf erwartet werden. Es gibt Krisen mit tödlichem Ausgang. Und es gibt das „Hängenbleiben in der Krise".

Die Krise ist immer eine existentielle Lebenssituation, ist Gefährdung und Chance zugleich.

Kategorien von Lebenskrisen

1. Geburt – Werden. Geburt als Durchgang des werdenden Menschen zum Leben in dieser Welt ist die erste einschneidende Krise im menschlichen Leben. Zu bedenken sind heute auch die Gefahren, die durch die Möglichkeiten der *medizinischen Intervention* (Schwangerschaftsabbruch, Sterilisation, künstliche Insemination, In-vitro-Fertilisation und Geschlechtsbestimmung) das werdende Leben belasten bzw. verhindern.

2. Lebenskrisen – Wachstum. *Pubertät – Klimakterium – Leistungsknick:* Wachstumskrisen sind Übergänge zwischen den drei wichtigsten Lebensstufen, die das Leben in drei große Abschnitte unterteilen:

- das *erste* Drittel verbringt der Mensch als Kind, Schüler und Student – er ist *Lernender*.
- Das *zweite* Drittel ist er *Werktätiger* – Arbeiter, Angestellter, Lehrer.
- Das *dritte* Drittel verbringt er als *Rentner* – er ist dem Arbeitsleben entwachsen.

Unmittelbar damit verknüpft ist heute die rasante Änderung der Altersstruktur unserer Bevölkerung. Dazu Schipperges (1985):

„Eine wachsende Anzahl immer älter werdender Menschen wird es sein, die von einer immer kleiner werdenden Anzahl von Erwerbstätigen versorgt werden muß, von Erwerbstätigen, die überdies noch die immer kostspieliger werdenden Ausbildungsjahre mit zu versorgen haben, und die dann noch immer radikaler eine Verkürzung ihrer Lebensarbeitszeit fordert!
Wir werden uns auch und gerade hier auf einige ganz harte Daten einstellen müssen, die wir heute schon im Blick, wenn auch keineswegs im Griff haben: Im Jahre 2000 wird der Anteil der über 60jährigen – so glaubt man – von heute 20% auf über 25% gestiegen sein, im Jahre 2030 auf 35–40%.

Die *Konsequenzen* sind aus den folgenden Zahlen zu ersehen:

Im Jahr	älter als 55 Jahre
2000	30% der Bevölkerung
2030	42,1% der Bevölkerung
	Es sorgen
1990	42% der Bevölkerung für 28%
2020	40% der Bevölkerung für 38,1%
2030	37% der Bevölkerung für 42,1%

„Man spricht heute schon von der ‚Sandwich-Generation', wo das Butterbrot nach beiden Seiten belegt werden muß, da die etwa 50jährigen Großeltern dann für Kinder und Kindeskinder wie auch für ihre Eltern und Großeltern zu sorgen haben. Fünf-Generationen-Familien dieser Art sind heute schon keine Seltenheit mehr.
Am schwerwiegendsten dürfte sich die so rasante Veränderung der Altersstrukturierung wohl im Gesundheitswesen auswirken. In den Krankenhäusern werden heute bereits Einrichtungen geriatrischer Abteilungen geplant. In der Ambulanz wird die externe Pflege bisher noch unvorstellbare Ausmaße annehmen. Man wird an die Umwandlung von Krankenhäusern zu Altersheimen und Pflegeheimen denken müssen. Die Koordinierung von Selbsthilfe-Maßnahmen wird selbstverständlich werden."

3. Krankheit – Verfall. Wo Leben Wachstum bedeutet, ist auch der Verfall unausweichlich. Altwerden, Krankheit und Sterben sind „Schicksal", das vom Menschen angenommen werden muß. Dann allerdings sind sie nicht mehr Gegenspieler des Lebens, sondern Teil des Lebens selbst, eines Lebens, das wächst und vergeht, reift und verkümmert und das einmal endgültig abnimmt im Alter, in zunehmender Gebrechlichkeit und im Sterben. Wo Tod und Sterben nicht als Erfüllung erlebt werden können, sind sie krisenhaft belastet mit den Problemen der Verweigerung, des Suizids, der Reanimation um jeden Preis oder der aktiven Euthanasie.

Im **Begleiten** (Pflege) bei kritischen Lebenssituationen (Abb. 2.**19**) gilt es zu beachten:

- die Grundbedürfnisse des gesunden und kranken Menschen;
- seine Erfahrungen im Umgehen mit Krisen und darin seine Deutung des Sinns von Leiden, Verlust und Schmerz (Biographie!);
- die ethischen Konsequenzen eines immer weiter verstärkten medizinischen Handelns bereits am Lebensbeginn wie auch am Lebensende. Dazwischen liegen kritische Grenzsituationen, insbesondere im Bereich der Organtransplantation, Drogenabhängigkeit, Immunschwächekrankheit AIDS, Altersleiden usw.

Die *Aufgaben in der Langzeitpflege* (Kap. 37) werden uns in Zukunft mehr als bisher herausfordern. Es ist dies aber eine Herausforderung, die Kräfte freisetzen kann: neue, noch unbewußte Ressourcen für neue und kreative Lösungsversuche (Kap. 32–37).

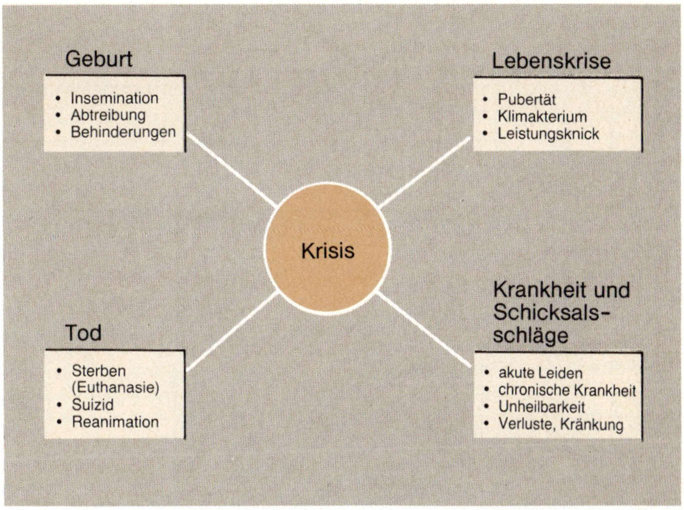

Abb. 2.**19** Kategorien der Lebenskrisen (nach Schipperges).

2.6. Der Mensch ist Beziehungswesen

Der Mensch ist in seinem Wesen auf ein Du ausgerichtet – Du verstanden als *Mitmensch, Welt* und *Gott*.

2.6.1. Humanökologischer Bereich

Der Mensch ist wesentlich umweltbezogen; eine individuelle Persönlichkeit wird er jedoch nur in seiner Beziehung zum anderen Menschen. Sowohl *Umwelt* wie *Mitwelt* sind Teile der *Lebenswelt des Menschen*.

Der humanökologische Bereich (S. 19) umschließt folglich
- die *natürliche Lebenswelt*, das ökologische Netz, sowie
- das *menschliche Sozialgefüge*, das Humane und die *institutionelle Welt* (Infrastruktur, Sozialeinrichtungen).

In diesen Bereichen lebt der Mensch, in ihnen bleibt er gesund oder wird er krank. Gesundheit und Krankheit stehen in unmittelbarer Wechselbeziehung zur Lebenswelt des Menschen. Das gleiche ist zu sagen zu den *Ressourcen* in der Gesundheits- und Krankenpflege dann, wenn wir Ressourcen auch in Beziehung bringen

- zur *Mitwelt*
  - als *Beziehungsnetz*: Familienkreis, Freunde, Bekannte, Nachbarn. Hier liegt das natürliche „Auffangnetz“ (Beziehungsgefüge) für den abhängigen/hilfsbedürftigen Menschen: Säugling, Kleinkind, Kranker, Behinderter, alter Mensch;
  - als *Sozialsystem* = vom Menschen geschaffene Dienstleistungssysteme: ambulante oder institutionelle Einrichtungen und deren Dienste;
- zur *Umwelt*
  - als *Kräfte der Natur* stehen uns eine Fülle von sog. Naturheilmitteln zur Verfügung (Kräuter, Mineralstoffe, Licht, Wärme, Wasser usw.);
  - als *Lebensraum* und *Wohnraum* bietet sie uns Schutz, Geborgenheit und Heimat.

  In der heutigen prekären Umweltsituation (Luft- und Wasserverschmutzung, Ausbeutung des Bodens usw.) gewinnt die alte Diätetik wieder neue Aktualität. Hier wird unter den Stichworten *Licht* und *Luft*, *Wasser* und *Boden* der Natur als Lebensraum der höchste Stellenwert für ein gesundes Leben zugemessen. Die Schätze und Ressourcen dieser Lebenswelt gilt es in einer *gesamtheitlichen Gesundheitsbildung* wieder bewußter in unser Denken und Handeln zurückzuholen. In allen diesen Punkten ist bewußte Verantwortung zu übernehmen (private und öffentliche Gesundheits- und Umweltpolitik).
- zum *spirituellen Bereich*. Wo wir den Menschen als Schöpfungswesen betrachten, gilt

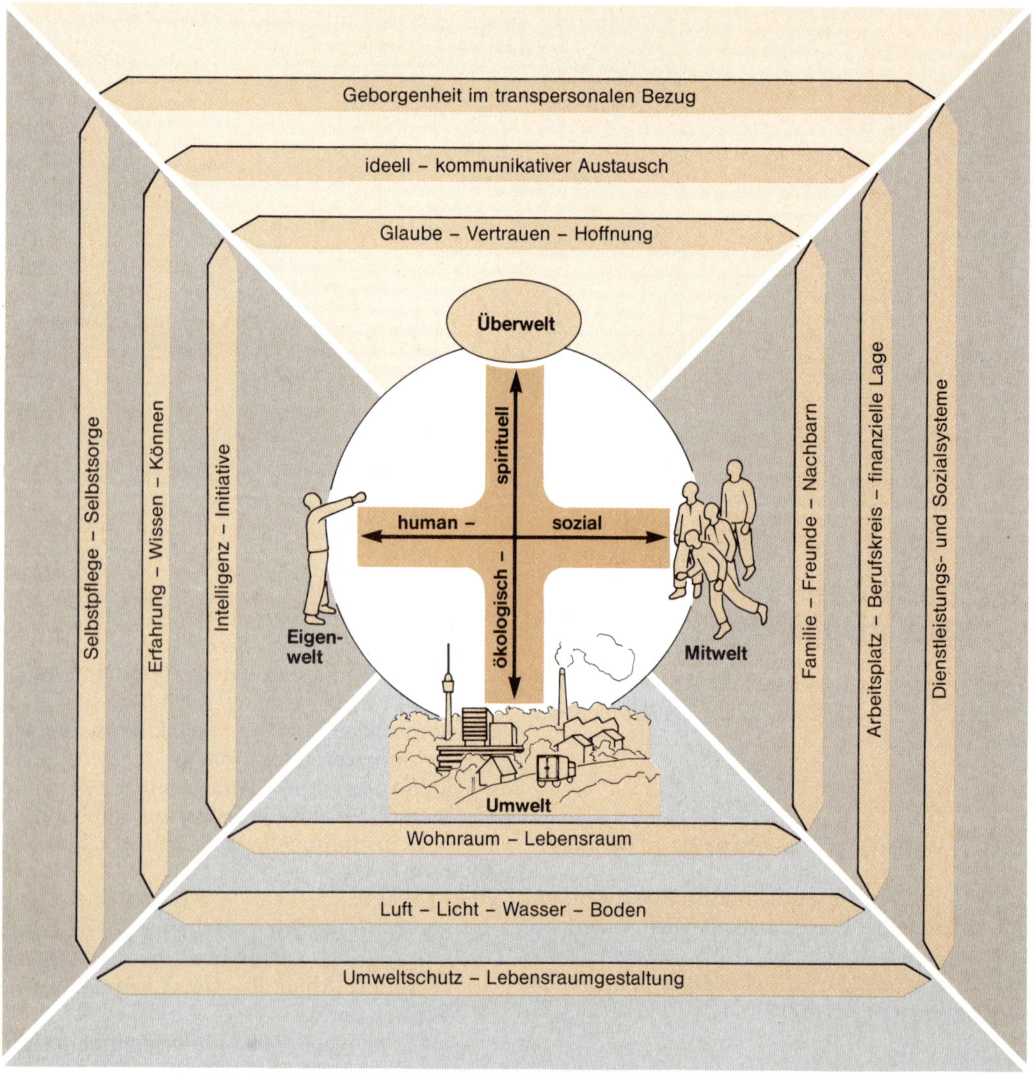

Abb. 2.**20** Humanökologische und spirituelle Einbindung des Menschen. Es ergeben sich vier Beziehungsbereiche mit jeweils eigenen Ressourcen und Gestaltungsmöglichkeiten.

es auch die Beziehung zum größeren Ganzen mitzusehen (Kosmos, Gott), also die spirituelle, die geistige Welt (Überwelt). Der Mensch erfährt diese Einbindung als *Glauben*. Glaube im Sinn von innerweltlicher Abhängigkeit und Zugehörigkeit zu einem Schöpfer: Der Mensch weiß sich im letzten getragen und geborgen. Hier erweist sich die religiöse Welt – im Sinn von *Vertrauen* und *Hoffnung* – auch als Kraftquelle (Ressource) zur Bewältigung des Lebens.

Zusammenfassend dazu Abb. 2.**20**.

2.6.2. Die vier Beziehungsebenen

Der Mensch als Beziehungswesen steht im *Austausch* zu allen vier Polen (Abb. 2.**21**) seiner Lebenswelt:

- zu sich selbst – Eigenwelt,
- zu den anderen – Mitwelt,
- zur Natur und den Dingen – Umwelt,
- zum Schöpfer/Kosmos – Überwelt.

Dieser Austausch ist nun aber keineswegs eine einfache Struktur von Verbindungen untereinander, etwa gradlinig vom Ich zum Du. Die

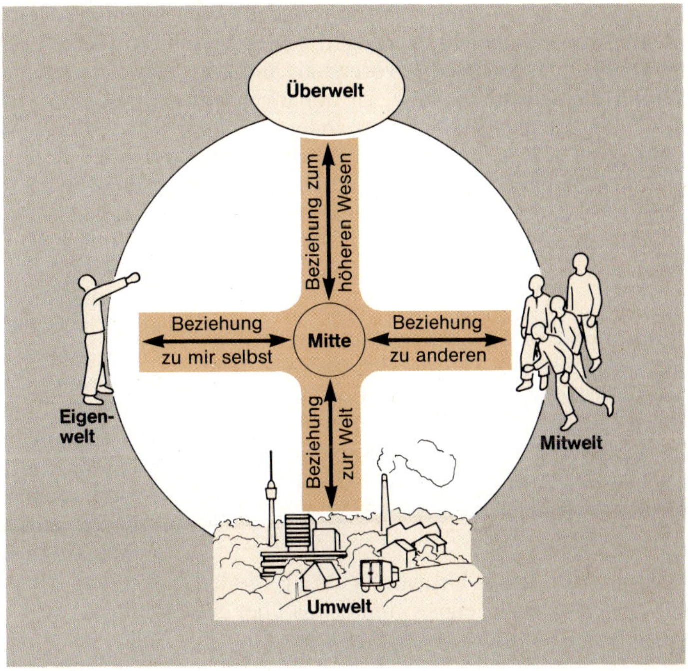

Abb. 2.**21** Die vier Existenzweisen menschlicher Beziehung: zu sich selbst (Eigenwelt), zu den anderen (Mitwelt), zur Natur und den Dingen (Umwelt), zu Gott, dem Schöpfer und zum Kosmos (Überwelt).

Vernetzung der Beziehungspole (Teile) ist weit komplizierter, und man muß schon das **Netzwerkdenken** heranziehen (Abb. 1.**2**), um in etwa die Differenziertheit des Beziehungsgeflechts, in das der einzelne eingebunden ist, zu verstehen. Die folgenden Merksätze könnten dabei behilflich sein:

- Jeder Teil (Beziehungspol) ist eine „dynamische Ganzheit", ist als solche mit den anderen Teilen (Polen) zu einem vielfältigen Netzwerk verbunden.
- Nicht jeder Teil ist mit jedem anderen direkt verbunden und wirkt unmittelbar auf diese anderen ein, wohl aber indirekt.
  Beispiel: Ich spreche zu einem anderen Menschen, gleichzeitig wirken aber auch Umweltbedingungen auf uns ein (ob wir das wollen oder nicht).
- Durch die Verbindung mehrerer Teile entstehen, wie schon S. 6f. beschrieben, Regelkreise, deren positive oder negative Rückkoppelung dem Ganzen förderlich oder hinderlich sein kann.
  Beispiel: Ich (Pflegeperson) bestärke einen anderen Menschen (den Patienten) in seinen Bemühungen, das Rauchen zu lassen, und es gelingt ihm. Damit findet eine **positive Rückkoppelung** statt:
  - auf mich selbst, das Erfolgserlebnis stärkt mein Selbstwertgefühl;
  - auf die Umwelt, sie bekommt weniger Schadstoffe;
  - auf das Gesamt des Gesundheitswesens: Es erhält einen Mehrwert.

  Ein Beispiel **negativer Rückkoppelung**: Weil ich selber RaucherIn bin, belächle ich die Bemühungen des Patienten, ich wirke also abschwächend auf seinen Bewältigungsprozeß, er wird gestört. Auch hier laufen die Regelkreise ab, diesmal aber mit umgekehrten Vorzeichen.

Es ist nun aber nicht so, daß *negative Regelkreise* in sich schon negativ (im Sinne von destruktiv) sind, sie sind u. U. sogar notwendig. Sie bewirken nämlich auch, daß „die Bäume nicht in den Himmel wachsen", so daß ein Gleichgewicht eintreten kann zwischen viel und wenig. In diesem Fall wirken die negativen Regelkreise stabilisierend und klärend, so, daß *neues Wachstum* (neue Zielrichtung, neue Gewichtung) überhaupt erst erfolgen kann (positiver Krisenverlauf S. 47). Der Punkt, an dem solche Richtungskorrekturen stattfinden, kann auch als *Konflikt* bezeichnet werden.

Konflikte sind somit etwas wie Schaltstellen an Wirkungs- bzw. Beziehungsabläufen. Sie wirken als Herausforderung, sind aber in sich (wie die Krise auch) nicht einfach negativ. Nichtsdestoweniger erfahren wir sie vorerst als *Störung*. Wohin diese Störung führt, ist abhängig von der Fähigkeit des Individuums (oder der Natur), damit umzugehen, ob wachstumsfördernd oder beschädigend oder ganz einfach stabilisierend (wie der Ausbruch eines Gewitters eine überladene Atmosphäre wieder stabilisieren kann).

Störungen und Konflikte dürfen nicht nur negativ gesehen werden. Sie sind Teil des Lebens und unausweichlicher Bestandteil von Netzwerken auch innerhalb von Beziehungsnetzen und Sozialnetzen. Sie sollen vom Menschen akzeptiert und in Lernen (positives Wachstum) umgesetzt werden.

Obwohl das lineare (Ursache-Wirkung)Modell (S. 7) sich schlecht eignet, um etwas über die einzelnen Beziehungspole, denen man nur in ihrer Beziehung zum Ganzen gerecht werden kann, auszusagen, muß es zur Beschreibung herangezogen werden. Es liegt am Leser, den Blick aufs Ganze nicht zu verlieren, wenn im folgenden Aussagen zu den einzelnen Bereichen gemacht werden, zu ihrem *Wesen*, ihrer *Entstehung* und zu *Störungen und Fehlformen*.

Eigenwelt – individueller personaler Bereich

Eigenwelt ist individuelle, personale und eigene Welt; Erbgut und Anlage gehören dazu. Als *Erlebniswelt* ist sie zugleich in Verbindung zur viel größeren Welt, in und aus der der Mensch gründet; sie ist wesentlich auch *Innenwelt*. Aus Erleben (außen) und Rückgebundenheit (innen) erwächst allmählich das individuelle *Weltbild*, das in seinen Inhalten und Strukturen im letzten immer bezogen bleibt auf dieses individuell erlebende und werdende Selbst (Selbstkonzept S. 36), das sich einen *Standpunkt* und *Standort in der Welt* erschafft. Hier geschieht Austausch und Wechselwirkung zwischen Eigenwelt und Lebenswelt.

Entsprechungen zur Eigenwelt

Der Aufbau einer geglückten Eigenwelt bewirkt, daß das Selbst „erfüllt" wird. Das bedeutet, *ohne Schuldgefühle* Positives und Negatives an sich selbst wahrzunehmen, also Selbstkritik zu üben nicht im Sinne der Selbstverurteilung, sondern mit dem Ziel der Selbstannahme und Selbstbejahung: So bin ich, und so oder so will ich mich weiterentwickeln.
In dieser *Selbstannahme* liegt die Substanz, die uns vor dem Ausbrennen bewahrt. Sie setzt das richtige Maß sowohl im Geben und Nehmen wie vom Ich zum Du. Das heißt dann z.B.: pfleglich mit sich selbst umgehen; zur Selbstliebe finden als Grundlage für die Einschätzung der Pflege als Beruf, die einerseits losgelöst ist vom unreflektierten Anspruch „ich tue alles für euch", andererseits auch nicht den Beruf auf einen Job reduziert. In dieser Gestaltung der Eigenwelt wächst uns der Ausgleich zu zwischen

- Sicherheit und Gefährdung,
- Unabhängigkeit und Abhängigkeit,
- Geborgenheit und Einsamkeit,
- Geben und Nehmen,
- Selbstsorge und Sorge für andere.

Wo dem Menschen die dynamische Harmonie gelingt, wo er ein – labiles – Gleichgewicht herzustellen vermag, da gelingt das Leben, und es gelingt auch sich selbst und dem anderen entsprechendes Handeln.
Solches Handeln, getragen von einer Gesinnung und Haltung, aus der das gute und richtige Handeln erfolgt, ist aus sich selbst heraus humanes Handeln: menschengerecht und menschenwürdig, und deshalb immer auch *ethisches Handeln*.

Störungen und Fehlformen

Wo es dem Menschen nicht gelingt, eine ihm angemessene Position einzunehmen, kommt es zu Krisen, Störungen und/oder Fehlverhalten, die immer auch Auswirkungen haben auf die Beziehungen zum Du und zur Welt.
Fehlformen auf der Ich-Seite sind:

- *Das zu große Ich*. Der egozentrische (egoistische) Mensch lebt aus seinem Ich (außen) ohne Bezug zum Selbst (innen). Was er als Anspruch auf „Selbstverwirklichung" deklariert, hat deshalb zu seinem innersten Wesen keine Beziehung, ist *bloße Ich-Aufblähung* und *Ich-Bezogenheit*. In dieser Egozentrik kann er weder sich selbst begegnen noch Kontakte nach außen pflegen. Er gerät mehr und mehr in die Isolation, in Abwehr- und Verteidigungshaltung.
- *Das zu kleine Ich*. Der unter Minderwertigkeitsgefühlen Leidende kann sein zu schwaches Ich nicht abgrenzen, fühlt sich der Welt

und den Unbilden preisgegeben und schwankt infolgedessen zwischen *Anpassung* (in deren Folge die Resignation nicht ausbleiben kann) und *Abwehr*, die je nach Situation als *Defensive* (Rückzug) oder *Aggression* durchbricht.

Die Entsprechung des Menschen auf seine Eigenwelt und damit auf sich selbst ermöglicht *freiheitliches Leben und Verhalten*.
Darin wurzeln die Fähigkeiten
- der aufbauenden Selbstkritik und Selbstannahme,
- des rechten Maßes im Geben und Nehmen,
- der bewußten und entschiedenen Gesinnung und Haltung,
- der gesunden Selbstliebe und verantwortlichen Selbstpflege.

Mitwelt – sozialer Bereich

Der Mensch ist „wesentlich" auf den anderen Menschen, auf das Du hin geordnet. Er lebt diese Beziehung aber nicht als isoliertes „Ich-Du", sondern ist hineingeboren in Gemeinschaft(en): Familie, Sippe, Nachbarschaft, Volk, Nation. Durch Erziehung wächst er aber auch in die ihn umgebende *Kultur* hinein („Enkulturation") und wird für das Zusammenleben in der Gesellschaft vorbereitet („Sozialisation"). Dies geschieht sowohl im Zusammenleben mit Menschen (Gruppen, Kollektiv) als auch in der Auswahl bestimmter Bräuche und Verhaltensweisen. Der Mensch baut dabei Kontakte und Bindungen auf, hält sich an Formen der Höflichkeit und beachtet Spielregeln, er setzt seinen „sozialen Raum" durch Annäherung und Distanzierung fest, wobei Personalität und Menschenwürde eine große Rolle spielen.

Entsprechungen zur Mitwelt

Auch hier gilt es, den Ausgleich zu finden, das Maß zu setzen zwischen
- Ich und Du,
- Distanz und Nähe,
- Zulassen und Ausgrenzen,
- Selbstliebe und Nächstenliebe,
- individuellen Wünschen und kollektiven Normen.

Das „Du" ist immer der andere. Nicht immer ist dieser andere „mir entsprechend" – hier muß *professionelle Zuwendung* eingeübt und gelernt werden. Diese Zuwendung darf jedoch nicht verwechselt werden mit Zuneigung und primärer Sympathie.
Auch dem mir unbekannten „Fremden" muß ich so begegnen, daß er „selbst sein" kann und sich in seinem Anderssein angenommen fühlt. Als „Fremde" sind nicht nur Angehörige anderer Kulturen, Völker, Religionen und Sprachen zu verstehen, sondern auch das *uns* Fremde anderer Sozialschichten oder Generationen. A. Kesselring unterscheidet zwei Dimensionen: „Fremd ist das mir persönlich Unbekannte, Unvertraute, und fremd ist das von außen Kommende, das entfernt von mir ist, nicht zu meinem Milieu gehört."
So liegt die Entsprechung (und damit die Antwort auf jede Frage nach der Ethik in der Krankenpflege) in der Anerkennung des anderen, der uns auf das absolut andere – Gott – hinweist.

Störungen und Fehlformen

Sie erwachsen aus einer gestörten, falsch oder nicht gelebten Beziehung; *Beziehungslosigkeit*, die schließlich zu Begegnungs- und Bindungsscheu führt, ist die eine Konsequenz, die andere ist *Verhaftung* und *Besitzenwollen*.
Beides – Beziehungslosigkeit wie Beziehungsverhaftung – ist immer ein zwischenmenschliches Problem, das konstruktives Zusammenleben verhindert. In der Pflege sind die Folgen u. U. sehr nachteilig.
- *Routine*, nicht im Sinne einer gekonnten Übung, sondern als ein Routinismus, in dem seelenlos mit Menschen umgegangen wird, als seien sie Sachen/Objekte.
- *Bemutterung, Bevormundung*, deren Ursache oft ein unkontrolliertes Helferbedürfnis ist oder aber eigene Hilflosigkeit, die nur ausgehalten werden kann, weil und indem man am Leidenden tätig wird, auch wenn es nutzlos ist oder er selbst das Notwendige tun könnte.
- *Mißachtung der Würde der Person* fängt schon dort an, wo ältere Menschen routinemäßig mit „Opa" oder „Oma" angeredet oder gar geduzt werden.
- *Manipulation*. Das vom Lateinischen abgeleitete Wort bedeutet ursprünglich „etwas in die Hand nehmen". Im positiven Sinne liegt darin für den einzelnen die große Chance, daß er, sich selbst in die Hand nehmend, heranwächst zur Selbstwerdung und echten

Selbstverwirklichung. Geläufiger ist das Wort im Sinne von

- *Macht/Machtausübung* über andere Menschen. Dies kann auf sehr subtile Art geschehen – auch in der Krankenpflege –, z.B. durch Zurückhalten von Informationen, durch Abhängighalten, Vermitteln von Überlegenheit usw. Immer nehmen wir dadurch dem anderen Menschen die Freiheit, die Selbstverantwortung und die Fähigkeit zu lernen.

Die Entsprechung des Menschen auf die Mitwelt und damit auf die Beziehung vom Ich zum Du liegt in der Fähigkeit der Beziehung und Begegnung sowie im ethisch richtigen Entscheiden. Entsprechendes Verhalten ist getragen von Respekt und Ehrfurcht, Menschlichkeit und Menschenwürde. Darin wurzeln die Dimensionen

- des In-Beziehung-Tretens,
- der Kommunikation und Interaktion,
- des sinnvollen Helfens,
- der beruflichen *Nächstenliebe*.

Umwelt – materieller ökologischer Bereich

Der Mensch steht in der Welt, hat teil an ihr und kann sich auch von ihr abheben, distanzieren. Unabdingbar ist, daß er die *Naturgesetze* zu beachten hat und damit auch den Auftrag, die Erde zu erhalten und zu gestalten = *Kulturauftrag*. Hier liegt die ökologische Perspektive, in der es darum geht, ein Leben *mit* der Natur und nicht auf ihre Kosten oder gar gegen sie zu leben.
Umwelt umgreift auch die *Sachwelt* (Technik, Gegenstände), die der Mensch sich sinnvoll dienstbar machen kann und soll.

Entsprechungen zur Umwelt

Die Natur als Umwelt und Zuhause des Menschen muß von diesem auch erhalten und gestaltet werden. Im Leben in und mit ihr gilt es, das rechte Maß zu finden zwischen

- Nutzen und Ausbeuten,
- Bewahren und Zerstören,
- Fördern und Fordern,
- Sinn und Zweck.

Die Umwelt, das ist unsere natürliche, künstliche und technische Lebenswelt; das ist die Welt, in die wir eingebettet sind und von deren „Wohl“ und „Wehe“ auch unser eigenes Wohlbefinden abhängt. Wir sprechen von *Lebenswelt*. Ob aber Leben in Zukunft gedeihen kann, hängt auch vom Menschen ab, davon, ob er wieder mehr „in Entsprechung“ zu leben gewillt ist:

- Die *natürliche* Lebenswelt braucht unseren Schutz, die Verantwortlichkeit von Kollektiv und Individuum für Bereiche wie Umweltschutz, Landschaftsgestaltung, Luftreinhaltemaßnahmen.
- Die *künstliche* Lebenswelt sind die Verkehrsstrukturen, die Wohnbereiche (Städte, Siedlungen) usw., die eine immer größere Rückwirkung auf Mensch und Natur haben. Hier gilt es, das Gewordene kritisch zu hinterfragen und wo nötig, neue Wege der Lebensgestaltung zu suchen.
- Die *technische* Umwelt umfaßt Sachen, Maschinen; dazu gehören alle Pflegehilfsmittel und technischen Apparaturen, mit denen wir tagtäglich umgehen. All diese Dinge bedürfen der Pflege und der Wartung. Die Entsprechung in Sachgerechtigkeit verlangt, daß wir schonend mit ihnen umgehen.

Störungen und Fehlformen

Sie liegen in der Beziehungslosigkeit des modernen Menschen zur belebten Natur und zum Wert der unbelebten Dinge, im einzelnen in

- Ausbeutung und Raubbau an der Natur und am gesamten Lebensraum;
- Mißbrauch von Tieren zu Forschungszwekken über das unvermeidliche Maß hinaus;
- Ausschöpfung der Ressourcen von Bodenschätzen und Wasser ohne Rücksicht auf die Möglichkeiten zur Regeneration;
- Konsumverhalten auf weitester Ebene, das zu einer Verbrauchs- und Wegwerfmentalität geführt hat;
- unsachgerechtem und seelenlosem Umgehen mit den Dingen, die uns zum verantwortungsvollen Gebrauch zur Verfügung stehen.

Die Entsprechung des Menschen auf die Umwelt liegt im Kulturauftrag und damit im verantwortlichen Verhalten in der Welt und für die Welt, die Fähigkeit des Erhaltens und Gestaltens und damit die Wertsetzung:

- Gerechtigkeit und Bewahren der Schöpfung,
- Sorgfalt mit den Dingen, Sachgerechtigkeit,
- Maß und Verzicht,
- Liebe zu den Dingen.

Überwelt – transzendenter Bereich

Hier stoßen wir an jenen Bereich der Wirklichkeit, der die Natur übersteigt (transzendiert), also auch an die Grenzen von Verstand und Vernunft, des menschlich Faßbaren überhaupt. Wir berühren die Sphäre des Jenseitigen, Ewigen, Absoluten, dem die Menschen den Namen Gott gegeben haben. Es geht hier nicht mehr um das Wissen: Annäherung geschieht allenfalls im „Schauen", Glauben und Vertrauen.

Hier liegt denn auch die Dimension von Seele und Geist, die Dimension des Religiösen und des religiösen Erlebens, das nie ein abgetrenntes ist, sondern den ganzen Menschen einbezieht, ihn prägt und bestimmt.

Die religiöse Haltung ist eng mit der Persönlichkeitsstruktur verbunden: Das Religiössein des Menschen ist zwar getragen und geformt von der Glaubensrichtung, der er angehört; immer ist es aber auch individuell gefärbt und wird individuell gelebt.

Die Transzendenz meint das Transpersonale, jene Wirklichkeit also, die jenseits des menschlichen Verstehens liegt, aber nichtsdestoweniger *wirklich* ist auf der Grundlage des Geistig-Göttlichen. Der Geist ist auch die eigentliche Klammer zwischen Oben und Unten, zwischen Menschlichem und Göttlichem, zwischen Endlichem und Unendlichem. Im Geiste ist der Mensch von „oben umgriffen". Als irdisches Wesen umgreift und strebt er immer auch „von unten nach oben".

Entsprechung zur Überwelt

Das sprachliche Bild „von unten hinauf" und „von oben herab" läßt auch auf das Verhältnis von Mensch und Gott schließen:

- das „Herab" entspricht dem Bereich der *Gnade* und des Beschenktwerdens,
- dem „Hinauf" entspricht die Demut (diemout = Mut zur dienenden Gesinnung).

Der Mensch als Träger von Geist-Seele ist immer auch hineingestellt in dieses Spannungsfeld von Annehmendürfen und Geben/Dienenmüssen (Dienen verstanden als Dienst am Leben, nicht als „jemandem dienen"). Die Frage, ob der Mensch sich dieser Forderung zu stellen hat oder ob er sie (weil er nicht an eine geistige Welt glaubt) verleugnen kann, wird dann zur unausweichlichen Konfrontation, wenn existentielle Lebensfragen anstehen: die Sinnfindung im Leiden, die Grenzerfahrung im Sterben, in den Fragen um das „Wohin" und „Wozu" menschlichen Lebens. Hier wird die transzendente Dimension ungemein konkret und im letzten unausweichlich.

Störungen und Fehlformen

Sie liegen nicht nur in den Folgen der Verdrängung und Verleugnung der transzendenten Ebene und in einer Sinnverschiebung auf das bloß Vergängliche, das letztlich in eine Enttäuschung führt, sondern auch

- in der Realitätsflucht, die durch Haltlosigkeit und Auflösung nur noch tiefer in die existentielle Leere führt;
- in der Sucht (Alkohol, Drogen, Medikamente), die auch nur eine Flucht in eine Scheinwelt bedeutet;
- in der Manipulation von Leben und Tod, sei es durch aktive Euthanasie oder sinnentleerte Lebensverlängerung auf der einen Seite, durch Gen- und Zeugungsmanipulation auf der anderen.

Die Entsprechung des Menschen auf die transzendente Dimension (Überwelt) liegt in der Annahme seiner Geschöpflichkeit, Begrenztheit und Vergänglichkeit, und damit in einem ehrfurchtsvollen Verhalten gegenüber Leben und Tod. Darin wächst und erfüllt sich

- bewußtes, sinnerfülltes Menschsein,
- die Ehrfurcht vor dem Leben,
- die Hoffnung und das Vertrauen,
- die Gottesliebe und der Gottesdienst.

2.6.3. Die vier Existenzweisen

Menschliche Existenz ist innerhalb der vier Beziehungsbereiche vorgegeben als das *Werden*, das *Handeln*, das *Haben* und das *Sein*. Diese Existenzweisen sind – wie andere Bereiche auch – Gegenstand der verschiedenen Wissenschaften (Abb. 2.**22**):

- die Humanwissenschaften befassen sich mit dem Menschen, hier liegt die Dynamik des *Werdens*;
- die Sozial- oder Handlungswissenschaften sind der Gesellschaft verpflichtet und fragen nach dem *Handeln* und dessen Ergebnissen;
- die Naturwissenschaften sind der Materie verpflichtet, der Dimension des *Habens*;
- die Geisteswissenschaften fragen nach dem Geist und dem Geistigen, dem *Sein*.

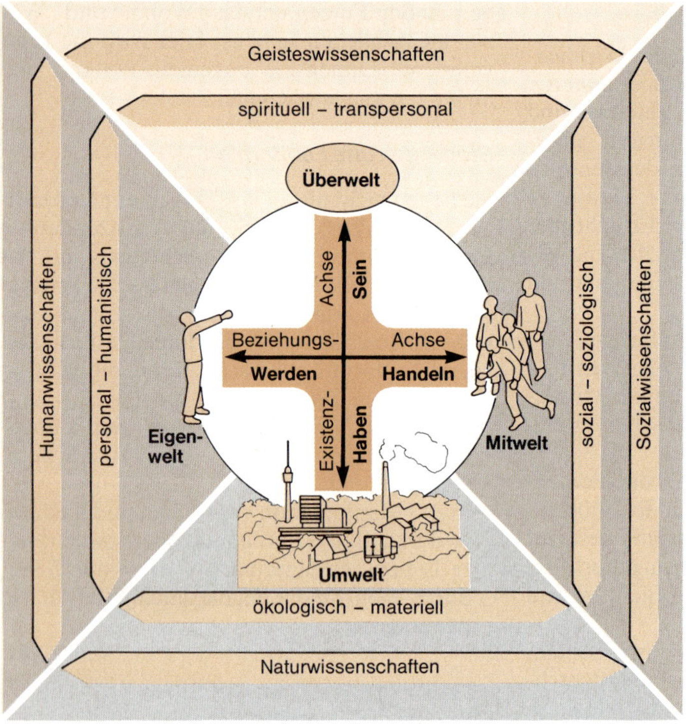

Abb. 2.**22** Die Beziehungsachse (waagrecht) verbindet Werden und Handeln, die Existenzachse (senkrecht) Sein und Haben. In dieser Entsprechung stehen auch die Wissenschaften.

In der Zuordnung des Werdens zur Eigenwelt, des Handelns zur Mitwelt, des Habens zur Umwelt und des Seins zur Überwelt – bzw. in der Integration der Entsprechungen – entstehen zwei Achsen, die sich in der Mitte kreuzen: Die waagrechte Achse verbindet Werden und Handeln = die *Beziehungsachse*; die senkrechte Achse verbindet Sein und Haben = die *Existenzachse*. Die Beziehungsachse ist person- und sozialbezogen, die Existenzachse verbindet spirituelle und materielle bzw. ökologische Aspekte.

- Auf der *(waagrechten) Beziehungsachse* geschieht im *Werden* des Menschen die Begegnung mit sich selbst (Identitätsfindung) und mit der Welt (Sozialisierung). Zugleich eröffnet sich ihm im *Handeln* durch Berufsausübung und soziales Tun die Ausrichtung vom Ich auf das Du und das Wir.
- Auf der *(senkrechten) Existenzachse* stehen sich unten und oben die materielle/ökologische und die spirituelle Dimension gegenüber. Staehelin spricht hier von der ersten *(Haben)* und der zweiten Wirklichkeit *(Sein)*.

Werden und Handeln – Beziehungsachse

Alles Leben untersteht dem Gesetz des *Werdens* und Vergehens und erfüllt sich im *Handeln* des Menschen, sei es als Tätigwerdender oder als Handlungsempfänger. In beiden geschieht Beziehung; deshalb wird von der Beziehungsachse gesprochen (Abb. 2.**23**).

Werden

Der Mensch *wird* sein Leben lang. Sein irdisches Leben ist ein *Weg*, hin auf Erfüllung seiner selbst. Darin erfüllt sich sein Lebensauftrag, geschieht geglücktes Menschsein in der eigenen Identitätsfindung (Selbstfindung, Selbstentfaltung). Im Werden wird menschliche Geschichte (Biographie) zu einem Prozeß, in dem ein „Woher“ (Vergangenheit) und ein „Wohin“ (Zukunft) das Jetzt und damit die mögliche Entwicklung bestimmen.
Es ist bedeutsam für den Menschen zu erkennen, daß im Jetzt sowohl seine Vergangenheit enthalten ist als auch die Möglichkeit einer irgendwie gearteten Zukunft. Menschliches Le-

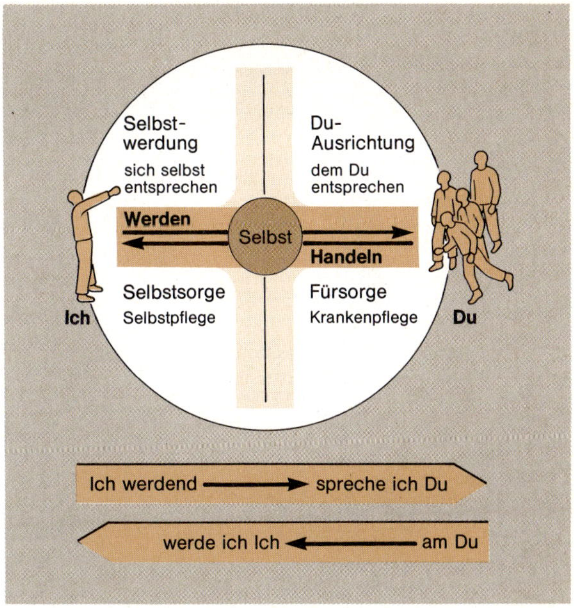

Abb. 2.**23** Beziehungsachse. Personal-sozialer Bezug. Vom Ich zum Du als Werden und Handeln in der Welt – horizontale Achse.
Die vertikale Achse trennt die Ich-und-Du-Seite und zeigt die Felder, wo und wie die Sorge (cure, care, core) gelebt werden kann und soll.

ben als Gewordenes im Jetzt ist immer die Summe der vorher erlebten, gelebten Lebenssituationen und Stufen des Lebens.

Es ist dabei zu erkennen und anzunehmen, daß zu jedem Menschenleben

- Erfolg und Mißerfolg,
- Wünsche und Sehnsüchte,
- Hoffnungen und Enttäuschungen,
- Realisiertes und Nichtgelebtes

gleicherweise gehören.

Der „Schatten", wie C. G. Jung ihn versteht und beschreibt, verkörpert das nichterfüllte, „ungelebte Leben". Gemeint ist die Entsprechung zu dem, was aktiv und bewußt gelebt wird bzw. gelebt werden kann. Wo dieser Schatten ignoriert oder gar verleugnet bzw. verdrängt wird, treibt er im Unbewußten sein Unwesen und kommt häufig als Projektion (Ablehnung oder Faszination, unkontrollierte Gefühle, emotionsgeladenes Verhalten usw.) zum Ausdruck.

Im Werden und im Aushalten der Werdeprozesse entwickelt der Mensch seine ihm eigene Struktur (Persönlichkeit S. 35), seine persönliche *Haltung* und *Einstellung* zum Leben, dem Menschen und den Dingen gegenüber.

Handeln

Die Hand tut etwas: handeln, greifen, ergreifen, begreifen, und darin wird sichtbar, daß in der Hand und ihrem Tun der ganze Mensch anwesend ist. Denn Tun und Denken, Handeln und Begreifen, Hand und Herz gehören untrennbar zueinander. Solches Handeln bewirkt *Weltorientierung* (nach außen) und *Weltinnewerdung* (nach innen). So kann sich der Mensch die Welt erschließen.

Das Ergebnis des Handelns ist das *Werk*, das getragen wird vom *Können*. Im Können liegt die Möglichkeit der Kunst, und das weist darauf hin, daß das Können nicht nur eine Leistung des äußeren Menschen ist, sondern daß auch das gefordert ist, was den inneren Menschen ausmacht: die rechte Einstellung und Gesinnung, der feste Wille, die Ausdauer, der Mut und die Fähigkeit, seine Begabungen zu entfalten. Der Mensch wird, was er sein soll, nicht von selbst. Er wird es nur, wenn er sich gleichsam selbst in die Hand nimmt, an sich arbeitet und zu einem *Übenden* wird. Das wichtigste Werk seines Lebens ist er selbst, als rechter Mensch. Der Mensch *wird*, indem er in die Welt hinausgreift. Als Bewirkter wird er zum Bewirker. Als immer schon Umgriffener wird er zum Umgreifenden (Jaspers).

Krankenpflege und Beziehungsachse. Pflegen als *Beziehungsprozeß* wird wesentlich beeinflußt und getragen von der im Wer-

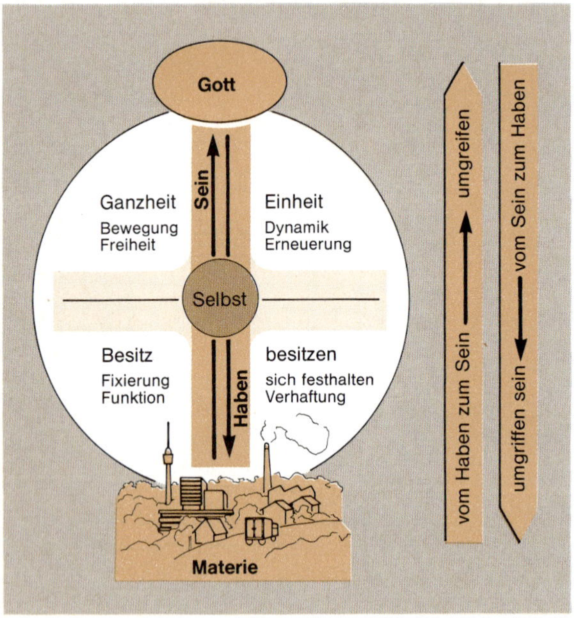

Abb. 2.**24** Existenzachse: materiell-geistiger Bezug. Von der Welt unten (Haben) zur Welt oben (Sein) – vertikale Achse.
Die Ebenen sind getrennt durch die horizontale Achse. Sie grenzt die Möglichkeiten der Lebensgestaltung im Sein oder Haben voneinander ab.

den wachsenden *Haltung* und vom Ergebnis des *Handelns*. Sie bestimmen weitgehend das Maß und die Qualität der Pflege. Darin eingeschlossen ist die *Planung*, die Pflegeeinschätzung, die Pflegeorganisation und die Pflegedurchführung.

Haben und Sein – Existenzachse

Haben und Sein bilden die fundamentale Existenzachse, die in die Mitte einmündet (Abb. 2.**24**).
Ob wir uns auf der Ebene des Seins oder auf der des Habens aufhalten, verraten wir häufig unabsichtlich schon durch unsere Sprache.

ich bin = Befinden	ich habe = Befund
– ich bin fähig	– ich habe die Fähigkeit
– ich bin mutig	– ich habe Mut
– ich bin glücklich	– ich habe Glück
– ich bin hungrig	– ich habe Hunger
– ich bin verschnupft	– ich habe Schnupfen.

Haben

Im Haben liegt die Dimension des Besitzes und des Besitzens, und dies auf mehreren Ebenen:

- *Besitz von Dingen.* Jeder Mensch *hat* Dinge: Er hat seine Kleidung, seine Wohnung, sein Auto usw.; er hat auch seinen Körper (Unterscheidung „den Körper haben – Leib sein“ S. 30f.).
- *Besitz von Menschen.* Die Tendenz zum Besitzdenken weitet sich sehr rasch aus auf Menschen: Wir haben einen Freund, eine Freundin, wir haben einen Partner, eine Familie; man hat seinen Arzt, Anwalt usw. im Sinne einer Verfügbarkeit.
- *Besitz von Werten.* Hier erfahren wir Werte wie Gesundheit, Freude, Jugend, Alter, Krankheit, Sinn, Sinnlosigkeit usw. als Konsumgut, und wir glauben, dieses nach dem Grade seiner Erwünschtheit beanspruchen oder abschaffen zu können. Wir haben eine gute oder schlechte Gesundheit, eine leichte oder schwere Erkrankung.
- Das *Besitzenwollen* erstreckt sich sogar über dieses Leben hinaus, indem wir uns durch den Erwerb einer Grabstätte oder einer Lebensversicherung absichern und durch einen „letzten Willen“ weiter über unseren Besitz verfügen. Auch der Wunsch nach dauerndem Ruhm oder Unsterblichkeit ist hier zu sehen.

Haben trägt in sich die Tendenz zum Festhalten, zum Absichern des Besitzstandes. Man kann ihn nicht lassen, nicht loslassen, ist dem Besitz verhaftet, so daß nicht man selbst den Besitz hat, sondern der Besitz hat einen. Vom „haben, als hätte man nicht“, wie Meister Eckehart das

Haben ohne Verlust der Freiheit umschreibt, sind wir dann weit entfernt. Wie jede Verhaftung aber ist das Haften am Besitz verbunden mit einem Verlust an Risikobereitschaft, Lebendigkeit, Beweglichkeit und Wandlungsbereitschaft; es schränkt den freien Willen ein und führt zu einer Eingrenzung des Lebens auf bestimmte fest umrissene Teilbereiche.

Sein

Im Sein liegt das *Ich selbst*; das Sein ist Teil meiner selbst: ich *bin* gemeint, ich in meiner Person, Personalität und Ganzheit.

Personales Sein – mein Selbst-Sein, Leib-Sein – reicht hinab zu meinem Wesensgrund und ist gegründet im *großen Sein*. In diesem *Sein* ist das *Ich-bin aufgehoben* (im doppelten Wortsinn), aus *ihm* bezieht es Lebenskraft, erlebt es Geborgenheit, Getragensein und Ausgeglichenheit. In diesem *Seinsvertrauen* glückt das Leben. Hebt sich das Ich jedoch ab von diesem großen Sein, stellt es sich aus der Ordnung heraus und verleugnet seine Einbindung, dann lebt es in „Seinsvergessenheit" (Heidegger). So kommt es zum „Selbstverlust" und dadurch zur Entfremdung und zum Verfehlen des Lebenssinns. Angst und Verzweiflung schaffen sich Raum, Krankheit bricht ein; schon Meister Ekkehart sagte: „Krankheit ist Abfall vom Sein".

So wird deutlich, wie sehr das Sein im Dasein wirkt, und wie stark es in diesem „Ich bin" den Alltag beeinflußt und den Beruf gestaltet.

„Ich pflege als der Mensch, der ich bin": In der Erfüllung des menschlichen Auftrags wird Pflege entweder zur sinnerfüllten Gestalt, zum kreativen, helfend-heilenden Dasein oder sie mißrät zur sinnentleerten, weil seinsentleerenden Technik. Es ist dieses bewußte „ich bin", das die Verwandlung der Pflegetechnik in Pflegekönnen (Pflegekunst, Pflegekunde) bewirkt.

Krankenpflege und Existenzachse. Pflegen als Antwort auf die *existentielle Situation* eines Kranken wird von beiden Ebenen beeinflußt:

- Haben – *Befund*: Optik der Diagnose und der Symptome;
- Sein – *Befinden* und *Befindlichkeit*: Blickwinkel des Menschen in seiner Krankheit. Nur in dieser Blickrichtung sind die *Bedürfnisse* im richtigen Maß wahrnehmbar.

Alle drei, Bedürfnis, Befinden/Befindlichkeit und Befund, sind Ausgangslagen für die Pflegesituation, die es zu meistern gilt.

2.7. Zusammenfassung – konzeptueller Rahmen

Vor dem Hintergrund des hier beschriebenen *Modells vom Menschen* und seiner Lebenswelt werden die Grundlagen für eine ganzheitliche Gesundheits- und Krankenpflege ableitbar. Es sind im wesentlichen die folgenden Komponenten von Bedeutung:

Kontext der Berufsausübung. Gesundheits- und Krankenpflege sind geprägt von geschichtlichen, philosophischen und gesellschaftlichen Einflüssen. Immer stehen sich auch scheinbar gegensätzliche Wirklichkeiten gegenüber (z.B. Technik – Mensch, Person – Institution), deren Wechselwirkungen in der Berufsausbildung und in der Gestaltung des Berufs große Bedeutung zukommt (Abb. 2.**25**).

Gesundheits- und Krankheitsverständnis. Gesundheit und Krankheit stehen in direkter Beziehung zu der Fähigkeit oder Unfähigkeit zur Aufrechterhaltung eines naturgemäß labilen Gleichgewichtes im humanökologischen System.

Störungen und *lebensverändernde Einbrüche* können hier wie dort liegen:

- beim *Individuum selbst* (Eigenwelt):
  - entwicklungsbedingte Störungen/Veränderungen,
  - Störung der Integrität der Lebensfunktionen und Lebensaktivitäten;
- in bezug zu *anderen Menschen* (Mitwelt):
  - Konflikte und Beziehungsprobleme,
  - Arbeits- und Berufsprobleme;
- in der *Umwelt*:
  - gestörte Lebensbedingungen/Umweltverschmutzung,
  - Schäden durch Unsachgemäßheit und Maßlosigkeit;
- im *Sinnverlust – geistige Krisen*:
  - Verlust von Geborgenheit,
  - Sinnlosigkeitsgefühle.

Gesundheitsförderung und gesunde Lebensführung. In allen Bereichen der Lebenswelt stehen dem Menschen *natürliche Reserven* = *Ressourcen* zur Verfügung. In erster Linie dienen diese der Selbstorganisation (Selbstpflege, primäre Pflege). In zweiter Linie (sekundär) stehen sie im Dienste der Sozialhilfe und der Krankenpflege und können für das Individuum nutzbar gemacht werden.

Es sind Kräfte und Ressourcen aus allen vier Beziehungsbereichen:

- die dem Menschen selbst innewohnenden Ei-

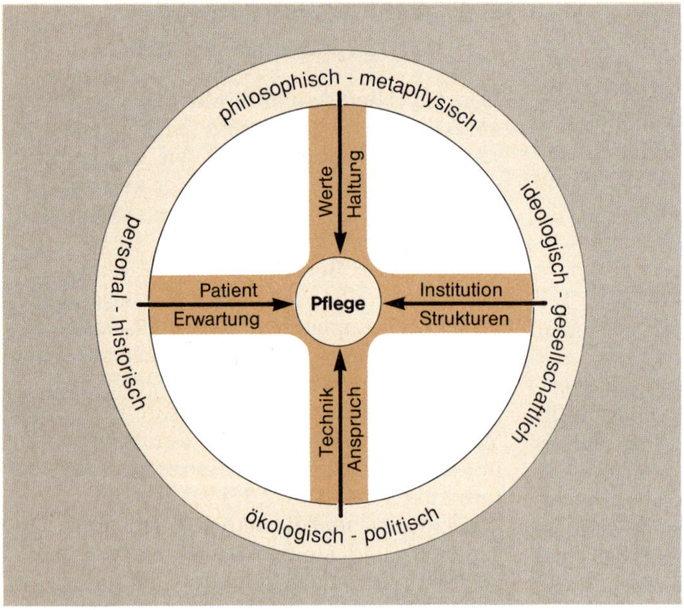

Abb. 2.**25** Kontext, der die Pflege beeinflußt.

gentätigkeiten und Wirkkräfte = *Kräfte der Eigenwelt*;

- ein Gefüge von Mitmenschen = Beziehungsnetz: Familie, Lebensgemeinschaften, Nachbarschaft, soziale Institutionen = *Kräfte der Mitwelt*;
- die Welt, die uns umgibt: Gaben der Natur (Luft, Licht, Wärme usw.) sowie der individuelle Lebensrahmen (Wohnort, Haus, Zimmer) = *Kräfte der Umwelt*;
- die geistige Zugehörigkeit: ideelle Gruppen (Kirche und Religionsgemeinschaften, Gottbezogenheit im wörtlichen oder inneren Gebet usw.) = *Kräfte der Überwelt*.

Abb. 2.**26** zeigt zusammenfassend die dem Menschen – und der Pflege – zur Verfügung stehenden Möglichkeiten = *Gesundheitsressourcen*

- zur gesunden Lebensführung und Gesunderhaltung,
- zum Wiedererreichen von Gesundheit (bei Erkrankung).

Dem bewußten Gesundheitsverhalten stehen die *Gesundheitsrisiken* gegenüber (Tab. 3.**1**).

Aufgaben der Gesundheits- und Krankenpflege. Parallel zum Modell des Menschen in seiner Lebenswelt ist das *Krankenpflegemodell* zu sehen. Das eine ist vom anderen abhängig. Tab. 2.**1** zeigt die wesentlichen Merkmale.

Für die Umsetzung des Pflegeprozesses gilt, was Martin Buber für den Lebensprozeß sagt:
„Leben in Beziehung ist nicht eins, in dem man viel mit Menschen zu tun hat,
sondern eins, in dem man mit den Menschen, mit denen man zu tun hat, wirklich zu tun hat…
Freilich muß man, um zum anderen ausgehen zu können,
den Ausgangsort innehaben,
man muß bei sich gewesen sein."
Das heißt, die Pflege des Nächsten steht und fällt mit der Pflege seiner selbst (Selbstpflege).

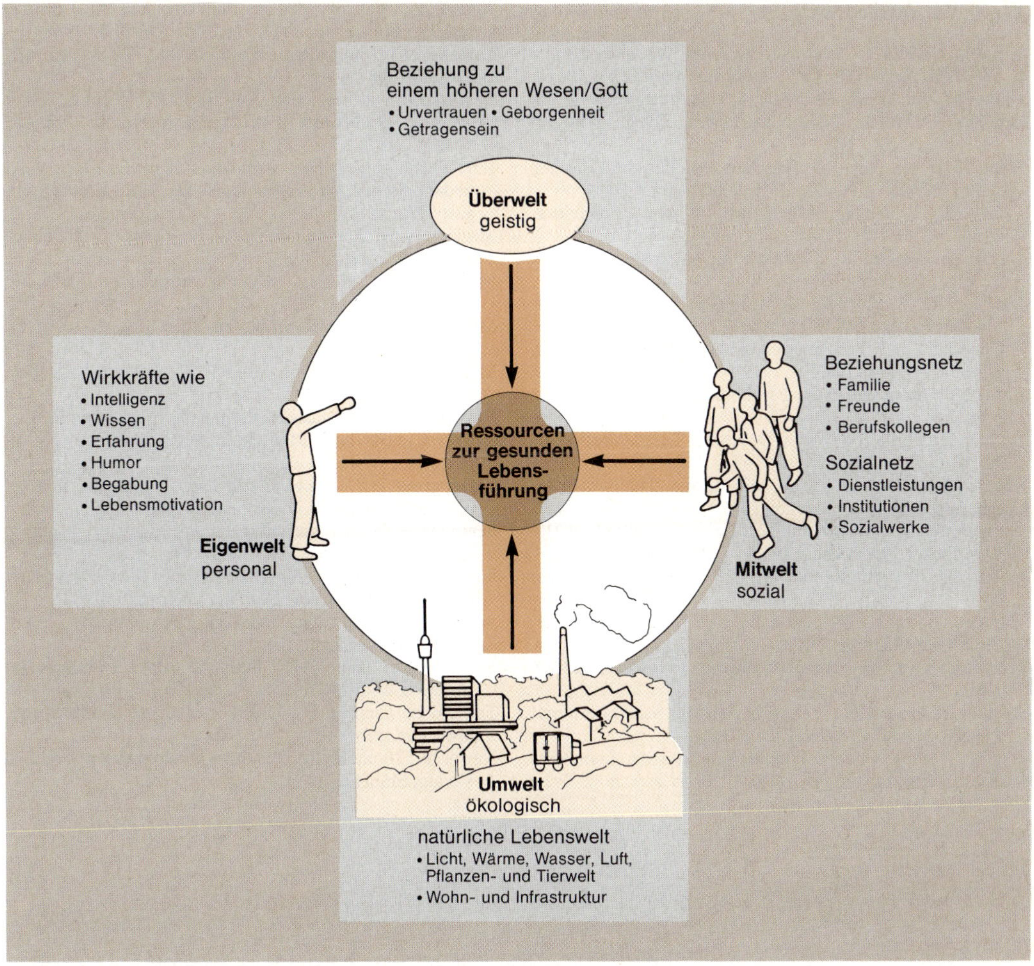

Abb. 2.**26** Die dem Menschen zur Verfügung stehenden Gesundheitsressourcen.

Tabelle 2.**1** Das Modell vom Menschen in bezug zum Krankenpflegemodell

Der Mensch ist	Krankenpflege ist
• Person, als solche Einheit und Ganzheit – ein Individuum	• individuell und ganzheitlich
• Beziehungswesen	• auf Beziehung basierend, in erster Linie ein Beziehungsprozeß
• Träger von Lebensmotivation und Lebensaktivitäten sowie von Wirkkräften (Ressourcen)	• Unterstützung und stellvertretende Übernahme der Aktivitäten des täglichen Lebens unter Einbeziehung aller Ressourcen
• Werdender im Kontinuum des Lebens zwischen Geburt und Tod	• Begleitung in Lebens- und Krisensituationen und Antwort auf Abhängigkeit (Kleinkind, alter Mensch) und Hilfsbedürftigkeit in physischen und psychischen Belangen
• eingebunden in die Mitverantwortlichkeit für die Lebenswelt	• Stützung der gesunden Lebensführung in der Sorge für die eigene Gesundheit und die Mitarbeit in der öffentlichen Gesundheitspflege

Weiterführende Literatur

v. Balthasar, H. U.: Gesundheit zwischen Wissenschaft und Weisheit. Arzt u. Christ 32 (1986) Nr. 4

Barz, H.: Vom Wesen der Seele. Kreuz, Stuttgart 1979

Brocher, T.: Stufen des Lebens, 2. Aufl. Kreuz, Stuttgart 1977

Buber, M.: Der Weg des Menschen nach der chassidischen Lehre, 6. Aufl. Schneider, Heidelberg 1972

Buber, M.: Das dialogische Prinzip, 5. Aufl. Schneider, Heidelberg 1984

Capra, F.: Wendezeit. Bausteine für ein neues Weltbild. Scherz, München 1983

Deissler, A.: Wer bist du, Mensch? Die Antwort der Bibel. Herder, Freiburg 1985

v. Dürckheim, K.: Vom doppelten Ursprung des Menschen. Herder, Freiburg 1983

Frankl, V.: Sinnfrage in der Psychotherapie, 2. Aufl. Piper, München 1985

Fromm, E.: Haben oder Sein. Deutscher Taschenbuch Verlag, München 1979

Fromm, E.: Über die Liebe zum Leben. Deutscher Taschenbuch Verlag, München 1985

Garhammer, E.: Menschenbilder. Impulse für helfende Berufe. Pustet, Regensburg 1989

Gebser, J.: Gesamtausgabe, Bd. II, Novalis, Schaffhausen 1978

Hampden-Turner, Chr.: Modelle des Menschen. Beltz, Weinheim 1983

Jacobi, J.: Der Weg zur Individuation. Rascher, Zürich 1965

Juchli, L.: Sein und Handeln. Ein ABC für Schwestern und Pfleger, 3. Aufl. Recom, Basel 1988

Juchli, L.: Heilen durch Wiederentdecken der Ganzheit, 3. Aufl. Kreuz, Stuttgart 1988

Jung, C. G.: Vom Werden der Persönlichkeit. In: Entwicklung der Persönlichkeit, 5. Aufl. Walter, Olten 1985

Lassalle, H.: Am Morgen einer besseren Welt. Herder, Freiburg 1984

Lexikon der Psychologie, 6. Aufl. Herder, Freiburg 1988

Lissner, A., R. Süssmut: Frauenlexikon. Herder, Freiburg 1988

Litt, T.: Führen oder Wachsenlassen. Eine Erörterung des pädagogischen Grundproblems, 15. Aufl. Klett, Stuttgart 1976

Maslow, A. H.: Psychologie des Seins. Fischer Taschenbuch Verlag, Frankfurt 1978

Maslow, A. H.: Motivation und Persönlichkeit. Rowohlt, Reinbek 1981

Meueler, E.: Wie aus Schwäche Stärke wird. Rowohlt, Reinbek 1987

Moltmann, J.: Wer ist der Mensch? Benzinger, Einsiedeln 1975

Rattner, J.: Der Weg des Menschen. Europa, Wien 1981

Rogers, C.: Der neue Mensch, 2. Aufl. Klett-Cotta, Stuttgart 1983

Schipperges, H.: Hildegard von Bingen. Ein Zeichen für unsere Zeit. Knecht, Frankfurt/M. 1981

Schipperges, H.: Homo patiens. Zur Geschichte des kranken Menschen. Piper, München 1985

Sölle, D.: O Grün des Fingers Gottes. Die Meditationen der Hildegard von Bingen. Hammer, Wuppertal 1989

Splett, J.: Lernziel Menschlichkeit. Philosophische Grundperspektiven Knecht, Frankfurt/M. 1976

Staehelin, B.: Haben und Sein, 11. Aufl. Theologischer Verlag, Zürich 1981

Teihard de Chardin, P.: Das Tor in die Zukunft. Kösel, München 1984

Vester, F.: Neuland des Denkens. Deutscher Taschenbuch Verlag, München 1984

3. Lebensmodelle – Gesundheitsmodelle

3.1. Gesundheit und Krankheit

„Ein vielbeschäftigter Arzt fragt einen Patienten, der seine Praxis betritt: ‚Wegen welcher Krankheit kommen Sie?' Der Patient erwidert: ‚Ich komme wegen keiner Krankheit – ich komme wegen meiner Gesundheit.' Ich kann mir das überraschte Gesicht des Mediziners gut vorstellen.
Ein Gesunder, der sich seine Gesundheit erhalten möchte, im ärztlichen Sprechzimmer – eine solche Szene ist beinahe utopisch in unserer Zeit, in der sich alles um Krankheiten und Kranksein dreht. Über nichts sprechen die Menschen mehr als über ihre Krankheiten. Der Begriff ‚Gesundheit' kommt dagegen nur selten vor. Es scheint so, als hätten wir die Hoffnung, gesund bleiben zu können, längst aufgegeben.
Dabei ist die Gesundheit unser höchstes Gut. Das, was die Menschen am meisten ersehnen" (M. Köhnlechner).

3.1.1. Spiegel der Geschichte

Das Umgehen mit der Erfahrung von „gesund" und „krank" gehört zum ältesten Erfahrungsgut des Menschen, denn beide Erfahrungsebenen sind Merkmale des Lebens und deshalb jedem Lebewesen – ob Pflanze, Tier oder Mensch – zugemessen. So betrachtet sind „gesund" und „krank" in erster Linie *subjektive Werte* = Erfahrungswerte, Seinswerte.
Erst in der Konfrontation mit ihren Auswirkungen und in der Thematisierung des Umgehens mit Kranksein werden sie zu Gegenständen, die abhängig sind von der jeweiligen Zeitepoche, Gesellschaft und Kultur = *objektive Ebene*. „Gesund" und „krank" werden zu Gesund*heit* und Krank*heit*. *Heilen* und *Pflegen* sind immer auch Antwort auf diese Gegenüberstellung.
Wenn wir die Grunderfahrungen „gesund" und „krank" im Spiegel der Geschichte betrachten (Tab. 1.**1**), werden die Zusammenhänge von Erleben (Not) und Antwort darauf (Hilfe, Bewältigung) offensichtlich:

- Der *primitive Mensch* sah hinter den Krankheiten böse Geister. Heilung und Hilfe wurde in Entsprechung dazu vom *Zauberer* (Medizinmann, weise Frau) erwartet.
- Die *alten Kulturvölker* (Ägypter, Griechen, Römer, Inder und Chinesen) schrieben sie höheren Mächten und Göttern zu. Dementsprechend nahmen *Priester* und *Magier* die Rolle der Heiler wahr.
- Im *frühen Christentum* bestimmte die Lehre Christi alle Lebenslagen, auch Stellung und Pflege der Kranken. Dieser Dienst wurde den *Diakonen* übergeben, später den Orden.
- Mit der *wissenschaftlichen Revolution* in der Mitte des 19. Jahrhunderts veränderten sich sowohl Erkenntnisse wie Handlungsansätze. Maßgebend waren u. a. Pasteur, Lister, Semmelweis, Billroth. Es begann die Ära der modernen Medizin: wissenschaftlich und beweisbar, aber auch pragmatisch und funktional → *Spezialistentum* und in deren Folge die *Funktionspflege*.
- In den letzten Jahrzehnten der *neuesten Zeit* wird die Ursache von Krankheit zunehmend multifaktoriell betrachtet, d. h., es wächst die Erkenntnis, daß viele Faktoren in verschiedenen Kombinationen zusammenwirken, sowohl beim Individuum selbst wie von außen kommend, so z. B.:

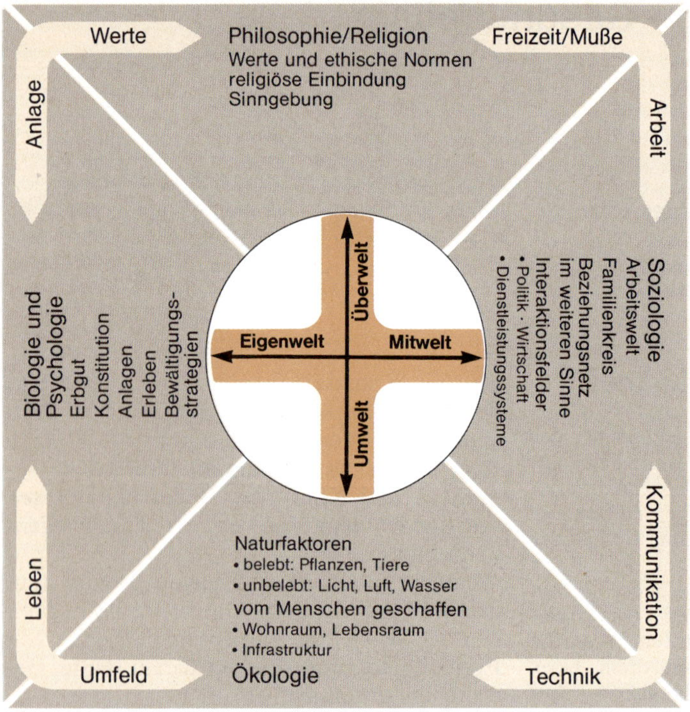

Abb. 3.**1** Wechselwirkung der Faktoren der Lebenswelt, die Gesundheit und Krankheit beeinflussen.

- individuelles Alter und Altersstruktur einer Gesellschaft,
- Erbgut und Umwelt,
- Lebenseinstellung und Lebensbedingungen.

In Entsprechung dazu müßte sich ein neues, ebenso multifaktorielles wie umfassend-übergreifendes Gesundheitssystem der Gesundheit und Krankheit annehmen. Entsprechende Modelle nehmen denn auch an Bedeutung zu; die beiden Hauptkriterien sind die Ansätze der *Humanökologie* und der *Interdisziplinarität* → ganzheitliches, integratives Denken.

3.1.2. Werte und Definitionen

Heilkunst, Medizin und Pflege haben nie nur objektiv mit „Kranksein und Helfen" zu tun, sie stehen in einem weiträumigen Beziehungsnetz – geschehen „in Beziehung" – und werden beeinflußt von

- der Person, die Krankheit subjektiv erlebt;
- der Lebenswelt des Kranken in ihrem ganzen Spektrum (Mitwelt, Umwelt, Überwelt);
- der Zeit mit ihren Strömungen: Politik, Wirtschaft, Kultur, Religion.

Die Komplexität der Erlebnis- und Lebenswelt, in der Krankheit sich abspielt (Abb. 3.**1**), beeinflußt demnach die

- Rolle des *Kranken*: das individuelle und subjektive Krankheitserleben;
- Rolle des *Helfers*: die Art und Weise, wie er auf Not und Krankheit antwortet;
- Rolle der *Gesellschaft* und deren Verständnis für die Umweltgestaltung: gesundheitsbewußt oder krankheitsfördernd.

Menschenbild und Gesundheitsbegriff

Gesundheit und Krankheit sind verknüpft mit der Frage, wer oder was der Mensch als solcher ist, woher er kommt und was Sinn und Ziel seines Lebens sind. Wo wir den Menschen als *vielschichtiges Wesen* betrachten (Kap. 2), wird deutlich, daß auch der Begriff der Gesundheit nicht eindimensional sein kann, sondern daß – je nachdem, ob er auf diese oder jene, auf eine mehr außenliegende oder eine tiefere Schicht des Menschen bezogen wird – er allenfalls ein analoger Begriff sein kann.
Andererseits ist der Mensch eine Einheit; folglich kann man die verschiedenen Weisen des Gesundseins nicht voneinander trennen oder

abgrenzen. Hans Urs v. Balthasar schlägt vor, der Einfachheit halber *drei Sphären* zu unterscheiden, die dann ihrerseits zu drei verschiedenen Definitionen von Gesundheit und Krankheit führen:

„Von der untersten Sphäre, in der der Organismus mehr oder weniger wie eine Maschine funktioniert und die Chirurgie, die Pharmakologie und viele Sektoren der Medizin ebenfalls mit wissenschaftlicher Präzision funktionieren, steigt man zunächst in eine Sphäre auf, in der die Interaktion von Leib und Seele dominiert und man zwar versuchen kann, nach dem Modell der ‚exakten Wissenschaft' zu wirken, aber doch... [mit der personalen Ebene zu rechnen hat]: der Spontaneität und Freiheit des Individuums. Von hier aus erhebt man sich in die eigentlich geistige Sphäre, die von den vorgenannten nicht einfach unabhängig ist, ... in der aber doch, bei genügender Klarheit des Bewußtseins, die auf das Sein im Ganzen blickende Sinnfrage gestellt zu werden vermag, von der her ein Mensch auch sein eigenes leibliches und physiologisches Befinden ganz verschieden bewerten und verwenden kann.

Damit würden sich nun auch drei relativ unterschiedliche Bestimmungen der Gesundheit ergeben, je nachdem, wohin man das Zentrum des Interesses am menschlichen Leben verlegt; das heißt, daß die verschiedenen Definitionen, falls man ihnen einen absoluten Wert beilegen würde, auch ganz verschiedenen Weltanschauungen entsprächen.

- Die *erste* [Definition] wäre das fehlerfreie Funktionieren der gesamten leiblichen Sphäre, vorwiegend als ein Mechanismus aufgefaßt, ein Funktionieren, das wiederum vorwiegend mit exakt-wissenschaftlichen Mitteln (chemischen, chirurgischen) erreicht und unterhalten wird. Wie ein Auto dann intakt ist, wenn es meinem Willen zur Geschwindigkeit keinerlei Hindernisse in den Weg setzt (obschon ich als Laie seine Maschinenteile nicht zu kennen brauche), so wäre der Mensch gesund, der in seinem Körper keinerlei Hindernis seinem Lebenswillen und Tatendrang gegenüber spürt.
- Die *zweite Definition* wäre das vitale Gleichgewicht: im Menschen selbst zwischen seinem leiblichen und seinem geistigen Leben, aber auch zwischen dem Menschen und seiner Umwelt. Ein solches Gleichgewicht muß immer von beiden Polen her angestrebt werden, hierin liegt der Unterschied zum ersten Definitionsversuch. Ich darf nicht geistig so viel arbeiten wollen, daß der leibliche Pol des Gleichgewichts zu streiken anfängt, ich darf mir nicht so viel Streit mit meinem Nachbarn leisten, daß ich darob schlaflose Nächte bekomme. Ein Moment der Selbstdisziplin, der Aszese, kurz jener seelischen Tugend, von der Platon sprach, spielt hinein, ein weisheitliches Moment, auf das mich wahrscheinlich auch mein Arzt aufmerksam machen wird. Hier spielen die Entscheidungen meiner eigenen Freiheit bereits eine erhebliche Rolle.
- Die *dritte Definition* verlegt das Schwergewicht in den menschlichen Geist. Dieser entscheidet über die Frage, welcher Sinn dem menschlichen Dasein und seinem persönlichen Leben zugebilligt werden kann. Je nach der Lösung, für die er eintritt, wird er seinem körperlichen Wohlbefinden und seinem vitalen Gleichgewicht einen verschiedenen Stellenwert einräumen: vielleicht sieht er darin den höchsten und zentralen Wert, vielleicht einen ganz relativen, der in seiner Relativität in eine höhere Synthese seines gewählten Lebenssinnes aufgenommen und darin aufgehoben werden kann. Für einen solchen könnte auch ein bestimmtes vorübergehendes oder dauerndes, körperliches oder seelisches Leiden sinnvoll, ja förderlich sein für seine geistige, gesamtpersönliche Gesundheit, es könnte genau das Stimulans sein, das ihn vor einem heimlichen geistigen Fäulnisprozeß, seiner Verspießerung bewahrt."

Gesellschaft und Gesundheit

Wilhelm Jacob stellt die Frage, ob der moderne Kranke nicht doch ein Produkt und ein verdrängtes Problem unserer Gesellschaft sei. Unsere hochindustrialisierte Leistungs- und Konsumgesellschaft mußte ja, um ihres Bestandes willen, den Lebensstandard immer höher schrauben, Bedürfnisse wecken, Wünsche steigern, um das Absatzgebiet für die geschaffenen Produkte zu erhalten. Gleichzeitig wurden im Arbeitsleben neue Probleme geschaffen: Monotonie, Streß und Hektik im Berufsleben einerseits, Arbeitslosigkeit, Verlust von sozialer Einbettung andererseits. Die Anfälligkeit für Krankheiten, depressive Störungen und Suchtverhalten nehmen zu. Die sog. Zivilisationskrankheiten werden schon beinahe als unausweichliches Schicksal hingenommen. Die Medizin ihrerseits entwickelt ein immer noch breiteres und besseres Therapieangebot, ohne daß dadurch das „Unbehagen an der Kultur" (Freud) bzw. an der Gesellschaft bewältigt würde.

Bezogen auf die Begrifflichkeit zeichnet sich noch ein weiteres Phänomen ab, das Erich Fromm unter den Oberbegriffen „Haben oder Sein" beschrieben hat. Er führt folgendes typische Beispiel an:

„Nehmen wir an, eine Frau eröffnet das Gespräch mit einem Arzt folgendermaßen:

‚Herr Doktor, ich *habe* ein Problem.' Einige Jahrzehnte früher hätte die Patientin anstelle von ‚Ich habe ein Problem' sehr wahrscheinlich gesagt: ‚Ich bin besorgt.' Der moderne Sprachstil ist ein Indiz für die heutige Entfremdung. Wenn ich sage: ‚Ich *habe* ein Problem' anstelle von ‚Ich bin besorgt', dann wird die subjektive Erfahrung ausgeschlossen. Das *Ich*, das die Erfahrung macht, wird ersetzt durch das *Es*, das man besitzt. Ich habe meine Gefühle in etwas verwandelt, das ich besitze: das Problem."

Und so besitze ich auch die Krankheit. Ich *habe* eine Krankheit, und das u. U. als Gegenstand von Rivalität (wer hat die schlimmere?).
Von hier ausgehend möchte ich auf die folgende sprachliche Unterscheidung hinführen:

Gesundheit – Gesundsein

Der Unterschied zwischen Gesundheit und Gesundsein wird deutlich, wenn wir an die Stelle des Wortes „gesund" einmal „heil" setzen. Hier gibt es nur das Hauptwort „Heilsein"; Heilheit als einen der Gesundheit entsprechenden Begriff gibt es nicht. *Heilsein* und Heilwerden – damit Gesundsein im weitesten Sinne – ist auch dort möglich, wo Gesundheit im medizinischen Begriff nicht mehr erreicht werden kann und Krankheit bestehen bleibt. Kurz zusammengefaßt könnte man *Gesundheit* und *Gesundsein* wie folgt definieren:
Gesundheit ist die „zufällige" Abwesenheit von Krankheit, ist Funktionstüchtigkeit der Körperorgane und -funktionen sowie aller psychisch-geistigen Strukturen. Gesundheit meint aber auch die Fähigkeiten, mit vorgegebenen Möglichkeiten und Grenzen umzugehen und eine individuell mögliche Ganzheit (Anpassung an die Realität) zu finden.
Gesundsein ist ein Befinden, eine Befindlichkeit und eine Gestimmtheit, die unabhängig von äußeren Symptomen ist. Symptomlosigkeit ist mit dem Leben ohnehin unvereinbar. Leben heißt am Wachstumsprozeß teilnehmen. Wachstum untersteht dem Gesetz der Dynamik (Abb. 3.**2**) und des Stirb und Werde, folglich auch der Unumgänglichkeit, Wachstumsschmerzen und Krisen zu erfahren. Wo sie angenommen und verarbeitet werden können, bergen sie auch die Chance der Veränderung und des Wachstums an Reife.
Das ist gemeint, wenn in immer neuen Begriffen von der menschlichen Erfüllung gesprochen wird. C. G. Jung spricht von „Individuation", Fromm von „positiver Produktivität", Maslow von „Selbstverwirklichung", v. Dürckheim von dem Weg, der „von der Initiation zur Reife" führt.

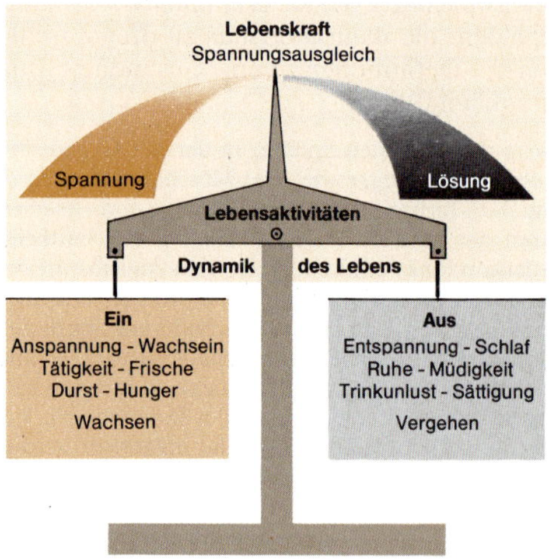

Abb. 3.**2** Gesundes Leben im dynamischen Gleichgewicht von Auf und Ab. Bei der Situationseinschätzung geht es darum, beides zu betrachten. Die Probleme können auf beiden Seiten liegen. Pflege hat die bestmögliche Balance zum Ziel.

Gesundheit als Ausdruck menschlichen Reifens müßte dann neu definiert werden, z. B. Gesundsein ist die Kraft, mit der Realität zu leben.

Krankheit – Kranksein

Krankheit ist in erster Linie Störung der Ganzheit, der Strukturen, der Integrität und der Anpassungsfähigkeit des Menschen, und zwar
- auf der Organebene (Körper/Leib),
- in der inneren Natur (Seele/Geist),
- im Zusammenhang mit den äußeren Umgebungsstrukturen (Umwelt/Mitwelt).

Schädigende Einflüsse (Risikofaktoren) sind teils unausweichliche Begleiter des Lebens, teils verhütbare, selbstverursachte Folgezustände, die gleicherweise zu Störungen führen. Keine einzelne Störung bleibt isoliert, wenn nicht rasch eine Regulation bzw. eine Anpassung geschieht. Denn jede Ebene beeinflußt die andere, weshalb Krankheit nicht nur mit der Homöostase (inneres Gleichgewicht), sondern auch mit der Homöodynamik (gegenseitige Beeinflussung) etwas zu tun hat.

Homöostase (homoios = gleich, stasis = Stand, Position) meint die Fähigkeit des Körpers, trotz aller äußeren Veränderungen das Gleichgewicht seiner Funktionen aufrechtzuerhalten; *Homöodynamik* meint eine dynamische physiologische Stabilität (werden – vergehen – werden).

Kranksein ist, wie Gesundsein, in erster Linie Ausdruck der Befindlichkeit. Objektiv Meßbares und subjektiv Erfahrbares müssen keineswegs identisch sein. Der Mensch fühlt sich dann krank, wenn ihm etwas fehlt. Dieses Mangelgefühl hängt sehr stark mit der inneren Natur des Menschen zusammen. „Alles, was einen Mangel hat, ist Abfall vom Sein", sagt schon Meister Eckehart. Diesem inneren Defizit wird heute ein wesentlicher Teil des Krankseins des modernen Menschen angelastet. Staehelin nennt es „Verlust des Urvertrauens", v. Dürckheim „Verstellung des Wesens", Frankl „Verdrängung des Geistes" und Maslow „Versehrtheit des inneren Kerns".

Bezugsebenen und Dynamik

Aus der Vielzahl der heutigen Definitionsversuche lassen sich nach v. Troschke drei verschiedene *Bezugsebenen* (oder Bezugssysteme innerhalb der Lebenswelt) erkennen. Die Krankheit kann alle drei, nur zwei oder nur ein System betreffen:

- *Individuum = sich krank fühlen.* Das Maß kann dabei zwischen „fast nicht" (vorübergehend, unbedeutend) und „sehr stark" (ernsthaft, bedrohend) alle Übergänge annehmen.
- *Organismus = in den Funktionen und Strukturen gestört.* Erfaßbare, meßbare, vergleichbare Störung der Homöostase bzw. deren Regelmechanismen. Die Untersuchungsbefunde sind in der Skala zwischen „leicht von der Norm abweichend" und „höchst pathologisch" einstufbar.
- *Gesellschaft = leistungsunfähig sein.* Auch hier liegt die Streuung in allen Schattierungen zwischen „leicht abweichendem Verhalten" (die Normen nur geringfügig verletzend) und „überhaupt nicht angepaßt" (der Betroffene wird u. U. zwangsweise interniert).

An diesen drei Bezugsebenen orientiert sich die psychosomatische Medizin. Die folgende Formulierung stammt von E. Stern: „Von Erkrankung kann man in all den Fällen sprechen, in denen

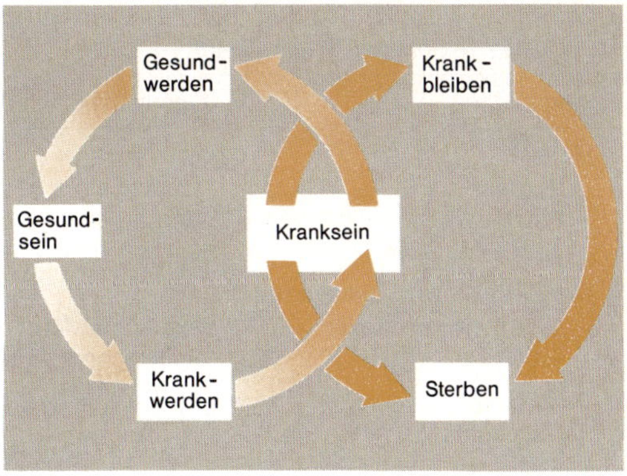

Abb. 3.**3** Die beiden Kreisläufe im Kontinuum von Gesund und Krank (nach Troschke).

- die Selbsterhaltung des Organismus gefährdet ist;
- ein Organ seine Funktion nicht erfüllen kann;
- die Arbeitsfähigkeit herabgesetzt ist;
- das normale Lebensgefühl gestört ist und die Unlustgefühle stärker als die Lustgefühle werden;
- das Individuum nicht in der Lage ist, sich den Regeln der Gesellschaft zu unterwerfen."

Gesundheit und Krankheit sind auch *dynamische* Größen ohne scharfe Trennlinie, d. h., der Mensch bewegt sich im *Kontinuum von gesund und krank*, er ist Erkrankender, Kranker, wie er Gesundender und Gesunder ist. v. Troschke hat diese Dynamik in einer Grafik, die zwei Kreisläufe darstellt, herausgearbeitet (Abb. 3.**3**): Der erste Verlauf nimmt einen positiven Ausgang: Gesundheit → Krankwerden → Kranksein → Gesundwerden → Gesundsein.

Die einschränkende, gefährdende und Leben bedrohende Verlaufsform spiegelt der andere Verlauf wider: Gesundsein → Krankwerden → Kranksein → Krankbleiben (mehr oder weniger lang) → Sterben.

3.1.3. Krankheitsbewältigung

Krankwerden

Krankheit kann plötzlich aus einem Zustand scheinbarer Gesundheit heraus auftreten. Inwieweit (und wie rasch) der Kranke Hilfe (Arzt oder alternative Praktiken) in Anspruch

Tabelle 3.**1** Überblick über Gesundheitsressourcen und -risiken (Beispiele) (aus Heim, E., J. Willi: Psychosoziale Medizin, Bd. II. Springer, Berlin 1986)

Systemebene	Gesundheitsressourcen	Gesundheitsrisiken
• Mensch – Körper – Psyche – ganzer Mensch	gesundheitliche Handlungskompetenz, allgemeine Leistungsfähigkeit	Mangelernährung, ungenügendes Gesundheitswissen, allgemeine Vulnerabilität (Verwundbarkeit)
• Mensch – Umwelt – Interaktion – Lebensgewohnheiten – Arbeit – Erholung	gesundheitsfördernder Lebensstil, befriedigende Arbeit, ausreichende Erholung	Rauchen, Mangelernährung, Bewegungsmangel, Arbeitsstreß, Schlafmangel
• Soziale/kulturelle/ökonomische Umwelt – Gesundheitskultur – soziales Netz – Arbeitsverhältnisse – Gesundheits-, Bildungs- und Sozialwesen – sozioökonomische Verhältnisse	positive gesundheitsbezogene Werte und Normen, soziale Interpretation und Unterstützung, angemessene soziale Dienste, soziale Sicherheit und Gerechtigkeit	instabile oder negative gesundheitsbezogene Werte und Normen, soziale Isolierung, Arbeitslosigkeit, unzureichende soziale Dienste, Mangel an oder ungleiche Verteilung von sozialen Gütern
• Natürliche/technische Umwelt – materielle Güter/Ressourcen – Mikroumwelt – Makroumwelt	ausreichende Versorgung mit Wasser und Nahrungsmitteln, angemessene Wohn- und Verkehrsverhältnisse sowie Kommunikationsmittel, Umweltschutz	Mangel an Wasser und Nahrungsmitteln, gefährliche Waren und Produkte, Wohn- und Verkehrsprobleme, Umweltverschmutzung, Plünderung der Natur

nimmt, hängt nach Feststellung der Medizinsoziologie von folgenden Faktoren ab:

- *Wahrnehmen der Krankheit*: Einschätzen der Ernsthaftigkeit, Vorstellungen (innere Bilder) bezüglich der Abkömmlichkeit (Mütter sind weniger krank als andere Frauen, Schüler[innen] mehr als ihre Stationsleitende etwa) sowie vom Stellenwert der Gesundheit (wichtig, unwichtig);
- *Merkmale der Person*: erlernte Strategien im Umgehen mit Belastungssituationen (S. 93);
- *demographische Faktoren*: Alter, Zivilstand, Geschlecht (Frauen haben mehr Interesse an Gesundheitsproblemen als Männer); die Gesundheit von Ledigen, Getrennten, Geschiedenen ist oftmals schlechter als bei Menschen in intakten Familienstrukturen;
- *soziokulturelle Bedingungen*: Schichtzugehörigkeit (privilegierte Schichten sind besser ausgebildet bezüglich Prävention, Gesundheitsangeboten usw.). Unterschichtpatienten haben oft kein soziales Auffangnetz. Menschen der Dritten Welt verhalten sich anders als Angehörige von Industriestaaten;
- *medizinisches Hilfsangebot*, soweit der Patient damit vertraut ist und er gelernt hat, adäquate Hilfe in Anspruch zu nehmen.

Risikoverhalten

Krankwerden hängt weitgehend mit der Art zu leben zusammen. Hier gilt all das, was in den Kapiteln 5–16 im Bereich der Aktivitäten des täglichen Lebens nachzulesen ist. Mit betrachtet werden müssen:

- das *Gesundheitspotential* des einzelnen: seine angeborenen oder/und erworbenen Fähigkeiten, mit denen er Belastungen des Gesundheitsgleichgewichts auffangen oder überwinden kann = *primäre Gesundheitsressourcen*;
- das *Gesundheits-* bzw. *Risikoverhalten*: das, was der einzelne selber beiträgt, um seine Gesundheit zu erhalten und Risiken auszuschließen = *Gesundheitsbildung*.

Tab. 3.**1** gibt einen Überblick über *Gesundheits*ressourcen und -risiken. Sie zeigt, wie die verschiedenen, das Gesundheitsverhalten beeinflussenden Systeme potentiell im günstigen (Ressourcen) oder ungünstigen (Risiken) Sinn wirken können.

Krankenrolle

Sie hängt sowohl mit dem Persönlichkeitsprofil als auch mit dem sozialen Umfeld zusammen (es gelten eigentlich alle unter „Krankwerden" beschriebenen Faktoren). Der Medizinsoziologe Parsons geht von der Annahme aus, daß Kranksein nicht eine vorsätzliche oder bewußte Handlung ist, sondern eine Erfahrung, die einem mehr oder weniger ungefragt auferlegt wird. Gleichzeitig bejaht er jedoch die Eigenverantwortlichkeit, er weist auch darauf hin, daß gewisse Kranke Privilegien mißbrauchen, die ihnen aus der *Krankenrolle* entstehen. Er kennzeichnet deshalb Krankheit, wie seither in der Medizinsoziologie üblich, „als von der Norm abweichendes Verhalten".
Wir alle können diese Aussage aus den praktisch-alltäglichen Erfahrungen im Umgehen mit Patienten bestätigen: Der Kranke ist vorübergehend von seinen Verpflichtungen befreit, gleichzeitig besteht die Tendenz, Verpflichtungen abzugeben. Im Spannungsfeld zwischen den zwei Polen:

- der Kranke ist für seinen Zustand verantwortlich und
- der Kranke darf sich pflegen lassen

spielt sich die Krankheitsbewältigung ab. Darin wird sichtbar, weshalb man auch von der Kranken*rolle* spricht. Dabei ist mit zu berücksichtigen, wie sehr das Rollenverhalten auch ein Spiegel der vorherrschenden Gesellschaft ist, d.h., daß *alle Abweichungen von der Norm* (auch Krankheit weicht von der Norm Gesundheit ab) nicht nur individuell, sondern auch gesellschaftlich zu werten sind.

Krankheitsverarbeitung

Während viele Krankheiten lange Zeit stumm verlaufen, bis sie schließlich manifest werden, ist der Krankheits*ausbruch* meist nicht zufällig, sondern von einem vordergründigen akuten *Belastungsfaktor* ausgelöst. Diese Belastungsfaktoren sind unter dem Begriff *Streß* zusammengefaßt. Viele Patienten nehmen das sehr bewußt wahr und erzählen auch von Situationen, die sie vor dem Ausbruch der Krankheit belastet haben (hoher Arbeitsdruck, Einschränkung der Lebensgewohnheiten, Verlusterlebnisse usw.). Einige gebrauchen dabei auch den Ausdruck „Streß", womit sie die nachteilige Auswirkung belastender Ereignisse auf ihre Gesundheit meinen. *Streß* meint aber mehr und etwas anderes (*Streß, Stressoren* und *Streßreaktion* S. 427 u. 429f.). Die *Verarbeitung* von Stressoren (Krankheit) erfolgt durch sog. Bewältigungsformen oder Strategien (coping models).

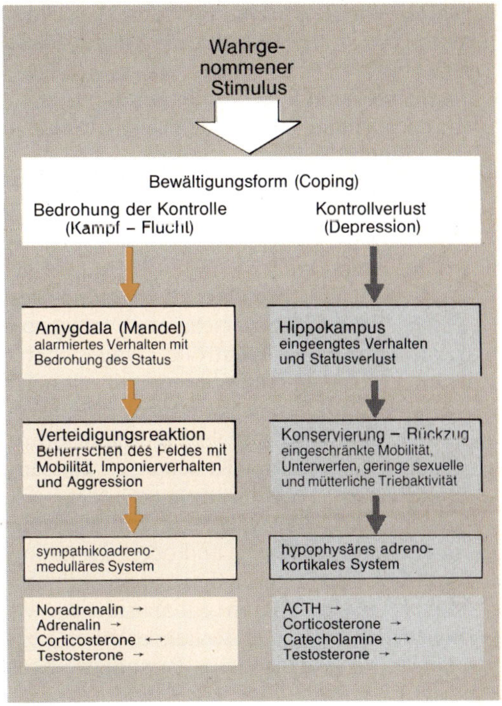

Abb. 3.**4** Abhängigkeit der neuroendokrinen Reaktion von sozialer Kontrolle bzw. Kontrollverlust (nach Henry u. Stephens).

Reaktionsformen

Die *Streßforschung* hat im wesentlichen zwei Reaktionsformen psychosozialer Art feststellen können:

- das *aktive Meistern* im Sinne einer sozialen Herausforderung = Kampf-Flucht-Muster,
- das *passive Unterziehen* im Sinne des Rückzugs = Konservierung-Rückzug-Muster.

Diese Muster sind im Menschen angelegt, d.h., der bedrohte Organismus reagiert immer mit typischen Reaktionsmustern (Abb. 3.**4**).
Ob die Krankheit bewältigt werden kann/will, hängt nicht nur ab vom

- *Befund* – medizinische und objektive Diagnose (des Arztes), sondern in hohem Maße auch von
- *Befinden/Befindlichkeit* des Kranken, d.h. von der Art und Weise, wie er die Krankheit empfindet bezüglich
  - *Wohlbefinden/Mißempfinden*: Schmerzen, Unwohlsein, Krankheitsgefühl;
  - *Körperintegrität*: Verletzung, Behinderung, Amputation;
  - *Selbstkonzept*: primäres und verändertes Selbstbild und Körperschema, Verlust von Autonomie und Kontrolle, Ungesichertheit und Zukunftsängste;
  - *emotionalem Gleichgewicht*: Störungen durch Gefühlsausbrüche, belastete Stimmungslage, Ängste (Krisenangst, existentielle Angst, Todesängste);
  - *Rolle* und *Verhalten*: Verunsicherung durch Abhängigkeit und/oder Trennung von der Familie, von Freunden, Arbeitsfeld (z.B. durch Krankenhauseintritt), wo zusätzlich ein neues Rollenverhalten verlangt wird (Fachsprache, Personalwechsel usw.).

Wenn diese Faktoren gebündelt auf uns, die Pflegenden, zukommen, sprechen wir von *Bedürfnissen*, auf die der Kranke nicht mehr aus sich selbst reagieren kann = *Dimension der Pflege, als Antwort auf die Grundbedürfnisse.*

Bewältigung, Coping

Heim u. Willi (1986) definieren „reagieren" immer auch als das Bestreben, mit den Problemen und Belastungen der Krankheit fertigzuwerden. Die psychosoziale Forschung der letzten Jahre hat sich diesem Aspekt besonders zugewandt. Sie hat dabei festgestellt, daß Belastungen durch Krankheit zu ähnlichen Reaktionen führen wie beim Streß. Entsprechend sind auch die psychophysiologischen Auswirkungen auf den Organismus denen der übrigen Stressoren vergleichbar; dies wiederum beeinflußt indirekt den Krankheitsverlauf (Abb. 13.**2**).
Die *Fähigkeit*, Stressoren bzw. Krankheit zu bewältigen, wird mit dem Ausdruck *Coping* oder Krankheitsbewältigung umschrieben. Sie ist wesentlich bestimmt von den *inneren Ressourcen* einer Person bzw. davon, wie diese Ressourcen aktiviert und genutzt werden.

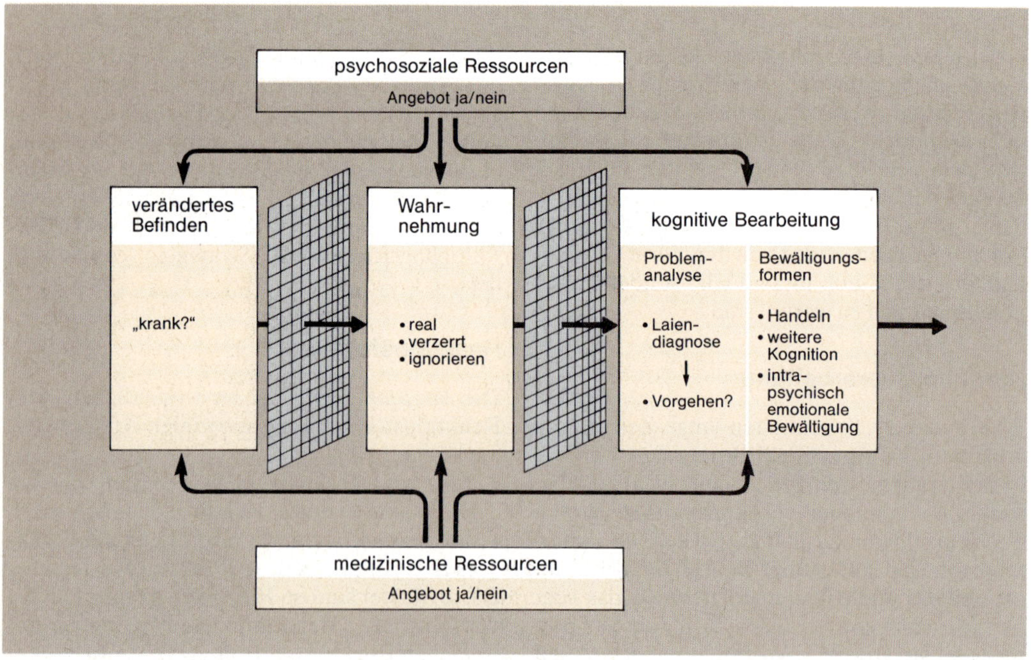

Abb. 3.**5** Detaillierte Darstellung des Bewältigungsvorgangs (aus Heim, E., J. Willi: Psychosoziale Medizin, Bd. II. Springer, Berlin 1986).

Nach Heim ist die Krankheitsbewältigung (Coping) das Bemühen, bereits bestehende oder erwartete *Belastungen* durch die Krankheit innerpsychisch (emotional/kognitiv) oder durch zielgerichtetes Handeln aufzufangen, auszugleichen, zu meistern oder zu verarbeiten.

Der Ausdruck *Belastung* weist darauf hin, daß es sich um Veränderungen handelt, die vom Betroffenen (in der Regel bewußt) als ausreichend bedeutsam eingeschätzt werden, um darauf zu reagieren. Wichtig ist, daß Belastungen nicht erst dann beantwortet werden müssen, wenn sie schon eingetreten sind, sondern u. U. schon präventiv/prophylaktisch.
Die *Verarbeitung* kann innerpsychisch durch *Abwehrmechanismen* (Verdrängung, Rationalisieren, Projektion) oder durch *gedankliche Problemlösung* erfolgen (unproduktiver oder positiver Verlauf). Das *Ziel des Bewältigungsvorgangs* wird erreicht durch Prozesse wie Auffangen, Ausgleichen, Meistern und Verarbeiten (Copingprozesse, Copingstrategien).

Bewältigungsprozeß

Jeder Bewältigungsversuch entspricht dem innerseelischen Vorgang, der einem *Problemlösungsverfahren* verglichen werden kann. Der Mensch versucht aus sich den bestmöglichen Weg zu finden, das anstehende Problem zu klären und zu verarbeiten.
Die Schritte dieses Prozesses sind grundsätzlich die gleichen, wie sie im Problemlösungsverfahren (S. 102f.) beschrieben werden; den Ablauf zeigt Abb. 3.**5**.

1. *Situation*, Problem = verändertes Befinden, Krankheit/Krise.
2. *Wahrnehmen/Bewerten* (real, verzerrt oder als Ausblenden), beeinflußt von erlernten Mustern, alten Bewältigungserfahrungen usw. sowie von den Möglichkeiten vorhandener Hilfe (psychosoziale und medizinische Ressourcen).
3. *kognitive Verarbeitung* durch innerpsychische Denk-, Urteils-, Entscheidungs-, Erinnerungs- und Gedächtnisspeicherungsvorgänge. Diese sind sehr eng miteinander verbunden und beeinflussen sich wechselseitig. Grundsätzlich, so Heim u. Willi, muß sich jeder Kranke früher oder später diesen Fragen stellen:

   „Ist die Bedrohung schweren Grades, muß etwas dagegen unternommen werden, in welcher Zeit? Ist sie allgemeiner oder mehr persönlicher Art, welches sind ihre Folgen (minimal und maximal)? Was für Ressourcen stehen mir zur Verfügung, um der Bedrohung zu begegnen? Welches sind deren Vor- und Nachteile? Welche Konsequenzen muß ich jetzt, welche eventuell später ziehen? Mit welchen minimalen resp. maximalen Verlusten muß ich in jedem Fall rechnen?"
4. Solches Fragen fordert vom Betroffenen ein Zweifaches, nämlich die Fähigkeit und Bereitschaft zur *Beurteilung* und zur *Entschlußfassung* (Verändern der Situation), d. h., er muß

- die Situation einschätzen, die Bedrohung abwägen,
- alternative Wege suchen,
- Alternativen abschätzen und gewichten,
- Vorgehen festlegen = handeln.

Der Bezug von *Bewerten/Bewältigen* zu Streß und Streßbewältigung ist auf S. 429f. nachzulesen.

Bezug zum Pflegeprozeß

Der Pflegeprozeß (S. 102ff.) darf, wird er in diesem Zusammenhang betrachtet, nicht unabhängig von diesen Bewältigungsvorgängen gesehen werden. In der *Situationseinschätzung* nehmen wir auch die Art und Weise der Bewältigung von Krankheit wahr.
Die **Einschätzung** dessen, was eine geeignete bzw. ungeeignete Bewältigungsstrategie sei, ist nicht nur *situationsbezogen* (Patient), sondern ebensosehr *urteilsbezogen* (Pflegepersonal). Diese Bezogenheit wiederum ist bestimmt von der individuellen **Haltung**, die geprägt ist vom *Selbstbild* (Selbstkonzept S. 36) sowohl des Patienten wie der Pflegenden. Sie bestimmen weitgehend

- *Interaktion* und *Kommunikation*;
- *Wahrnehmung* – was ist wichtig/unwichtig;
- *Beurteilung* von Störungen, Bedürfnissen, Zielsetzungen, sei es in bezug zum Körperschema oder zur Rolle, zur Selbstbestimmung, zur persönlichen Identität und Integrität (das was *ich* darunter verstehe [*ich* der Patient und *ich* die Pflegeperson]).

Davon abhängig ist die **Planung** und **Durchführung der Pflege**:

- *aktivierend*, Ressourcen fördernd, den Pa-

tienten in die Entscheidungs- und Bewältigungsprozesse mit einbeziehen: der Kranke in der *Rolle der Kooperation und Compliance* (S. 470);
- *passiv*-umsorgend, mit dem (unausgesprochenen) Ziel, einen angepaßten, verfügbaren Patienten zu haben: der Patient in der Rolle des passiv Duldenden und Abhängigen, weil *wir für ihn* die Probleme lösen wollen.

Eine große Bedeutung innerhalb dieses Prozesses haben die **Ressourcen**. Sie sind für eine erfolgreiche Krankheits- und Lebensbewältigung unabdingbar. Zu suchen sind sie:
- im *Kranken selbst*, in seinem (noch) vorhandenen Gesundheitspotential. Es sind dies
  - *physiologische Bewältigungsstrategien* und *Anpassungsreaktionen*, wie sie vom Immunsystem, vom Hormonhaushalt und von den Regelkräften zur Herstellung der Homöostase geleistet werden;
  - *geistige Fähigkeiten* wie Intelligenz, Fähigkeit zur Problemlösung, Wissen bezüglich Gesundheit, Krankheit, Strategien der Prävention sowie *Mechanismen*, die vom Organismus automatisch in Gang gesetzt werden, wenn die Streßtoleranzgrenze überschritten ist (S. 427);
- im *sozialen Umfeld* ist es das natürliche und institutionelle Auffangnetz;
  - die Stabilität der Familienstrukturen, das primäre Beziehungsnetz sowie
  - die Tragfähigkeit des engeren und weiteren Sozialnetzes (Auffangnetz S. 49, Sozialnetz S. 466; Abb. 2.**26**).

Die Fähigkeit, Gesundheitsressourcen in die Pflege mit einzubeziehen, ist die beste Voraussetzung zur Unterstützung von *Bewältigungs-* bzw. *Copingstrategien* beim Patienten. Diese kommen in allen Situationen des Umgehenmüssens mit neuen Bedingungen und Einschränkungen oder beim Einüben neuen Verhaltens zum Tragen. Beispiele dazu S. 260, 264 u. 430.

3.1.4. Situation des heutigen Gesundheitswesens

Es gibt heute viele Situationsanalysen, die alle hinweisen auf
- die *demographische Entwicklung*, derzufolge die Situation (Betreuung, Begleitung, Pflege) alter Menschen immer vordringlicher wird;
- die dramatische *Veränderung des Krankheitsszenariums* in den Industrieländern, hervorgerufen durch die Zunahme von chronisch Kranken, Mehrfachkranken und Langzeitpatienten. Dadurch wird ein Maß von Pflege gefordert, das nur noch geleistet werden kann, wenn Berufs- und Laienpflege Hand in Hand arbeiten;
- die Fortschritte der immer weiter *spezialisierten Medizin*, die einhergehen mit entsprechend beschleunigter *Kostenexplosion* einerseits und mit immer *anspruchsvollerer Pflege* andererseits (komplexere Behandlungspflege, immer kürzere Verweildauer, vermehrte Notwendigkeit interdisziplinärer Behandlungspläne). Dazu H. Schipperges (1981):

„Im Jahre 2000 werden wir weit mehr Greise über 65 Jahre als Kinder unter 15 Jahren zählen. Heute haben wir noch 23 Prozent Kinder, die an der Jahrhundertwende in der Blüte ihrer Jahre stehen. Für das dritte Jahrtausend werden es nur noch 18 Prozent sein. Jahr für Jahr werden bei uns über 1000 Kinder im Verkehr tödlich verletzt, an die 70000 verkrüppelt... Nahezu jeder vierte Bundesbürger ist gesundheitlich schwer getroffen. Bei stetig wachsenden Kosten aller Gesundheitsdienste, die man ehrlicher ‚Krankendienste' nennen müßte, und bei sinkender Lebenserwartung und abnehmender Lebensqualität bleibt die Frage nach der heilen Zukunft verzweifelt offen."

Dazu kommt, daß der Mensch der modernen Zivilisationsgesellschaft nichts mehr ertragen und erdulden kann/will.
Dies alles hat natürlich auch Auswirkungen auf unser Gesundheitswesen: Es kollabiert an den Kosten.

Die folgenden Zahlen sprechen für sich:
- 50% des Volksvermögens werden für Krankheit und Invalidität ausgegeben. Ein Intensivpflegetag kostet heute schon weit über 1000 Fr/DM.
- Die Pharmaindustrie hält 50000 synthetische Präparate auf dem Markt; laut WHO sind nur 200 erforderlich, um den Bedarf abzudecken.
- Die Schädigungen durch Nebenwirkungen von Medikamenten (bis hin zum Todesfall – Pharmakotoxikosen) sind entsprechend hoch.
  Die alarmierenden Zahlen werden nur hinter vorgehaltener Hand weitergegeben.

Sowohl Gesundheitskonzepte als auch Angebote der Krankenpflege müssen sich diesen Wirklichkeiten – auch wenn sie nur schwer zu präzisieren und greifbar zu machen sind – anpassen. Es wird unverzichtbar sein, alle im Gesundheitswesen Tätigen unter Einbeziehung dieser Aspekte auszubilden und weiterzubilden und die Laien wieder mehr als Selbstverantwortliche bezüglich Gesundheit und Gesundheitsförderung zu betrachten. Das fordert von uns ein hohes Maß an Flexibilität, Bereitschaft und Fähigkeit, Zusammenarbeit zu praktizieren, zu ermöglichen und fördern.

3.1.5. Prävention, Grundlage moderner Gesundheitsbildung

Im Zusammenhang mit dem Modell „Gesundheit 2000" haben die Mitgliedsstaaten der WHO (Weltgesundheitsorganisation) im Jahre 1978 das Konzept der *primären Gesundheitsversorgung* angenommen (S. 18).

Das Konzept der ganzheitlichen *präventiven Neuorientierung* soll die folgenden Kriterien erfüllen:

- Es muß zweckmäßig, wissenschaftlich fundiert, den sozialen Verhältnissen angepaßt und allgemein anwendbar und zugänglich sein.
- Es soll alle drei Stufen der Gesundheitsversorgung umfassen: die primäre, die sekundäre und die tertiäre:
  - primäre = Gesunderhaltung,
  - sekundäre = Reaktion auf Risikofaktoren (verringern und ausschließen),
  - tertiäre = Behandlung und Rehabilitation.

In den Diskussionen um die Umsetzbarkeit und Realisierung dieses Konzepts fordert der *Weltbund für Krankenpflege* (JCN) im Arbeitspapier der Landesvertreter 1985:

„... ein gut koordiniertes Bezugssystem zwischen diesen drei Stufen, aktive Mitarbeit der Gemeinschaft und politisches Engagement für die Schaffung einer größeren sozialen Gerechtigkeit im Gesundheitswesen. Die Verwirklichung des Konzepts der primären Gesundheitsversorgung macht weitere Veränderungen im Gesundheitssystem notwendig. Für eine leichtere Zugänglichkeit muß die Versorgung erweitert und, über die ambulante Pflege, stärker auf die Gemeinschaft ausgerichtet werden. Die Verlagerung von kurativen auf präventive und gesundheitsfördernde Maßnahmen setzt die Ermittlung von Risikogruppen voraus. In manchen Staaten sollte die Mitarbeit der Angehörigen herkömmlicher Gesundheitsberufe und der Gesundheitsschwestern vermehrt gefördert werden."

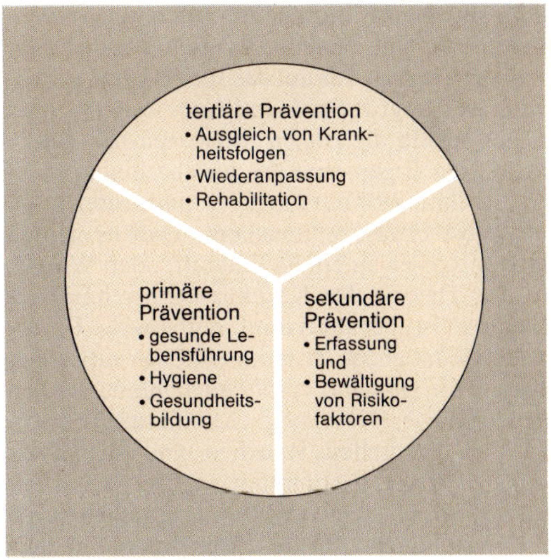

Abb. 3.6 Maßnahmen der Prävention.

Die drei Stufen der Prävention

Zur Beschreibung der drei Stufen (Abb. 3.6) im folgenden die Definitionen von Schipperges (1988):

Tertiäre Prävention. Beginnen wir mit der tertiären Prävention, weil sie am ehesten noch den heiltechnischen Maßnahmen verwandt ist. Vor allem im herannahenden Zeitalter der chronisch Kranken werden wir uns mehr und mehr mit dem Phänomen einer eingeschränkten Gesundheit vertraut machen müssen und demzufolge auch mit jenen strategischen Konzepten, die uns zeigen, wie man mit Krankheit auf Dauer zu leben vermag.

Für diese therapeutisch begleitenden oder auch rehabilitierenden Maßnahmen stehen uns neuerdings die *Coping*-Verfahren zur Verfügung, die Ärzte [, Pflegepersonal] wie Patienten mit dem ‚Umgang mit Kranksein' vertraut machen, einer ganz besonderen Kunst, die Art und Grade des Krankseins deutlicher macht, die alle Komplikationen, Remissionen und auch die sozialen Verwicklungen um das Krankgewordensein analysiert, um daraus folgernd therapeutische Konzepte und nicht zuletzt auch präventierende Maßnahmen abzuleiten.

Sekundäre Prävention. Am sorgfältigsten ausgebaut wurden bisher die Bereiche der *sekundären Prävention*, die sich mit der Beherrschung und Beseitigung der Risikofaktoren befassen. Als *Risikofaktoren* verstehen wir dabei alle diejenigen krankheitsauslösenden *Faktoren*, die im Körper selbst wirksam werden oder von der Umwelt aus auf das Individuum einwirken. Der Begriff *Risikoindikator* kennzeichnet dagegen alle diejenigen meßbaren und beobachtbaren Eigenschaften, welche einen anderen Risikofaktor nur anzeigen (indizieren), ohne selbst etwas zu ‚machen'. Daß es in den letzten Jahren zu einem tiefgreifenden Wandel in der Theorie der Krankheitsentstehung gekommen ist, beruht darauf, daß uns die Epidemiologie mögliche Zusammenhänge aufgezeigt hat, an die niemand vorher auch nur zu denken gewagt hätte. Diese möglichen Zusammenhänge (z. B. zwischen Rauchen und Bronchitis oder zwischen bestimmten sozialen Faktoren und Blutdrucksteigerung) sind zusätzlich durch die Forschungen der neueren Physiologie verständlich gemacht worden.

Primäre Prävention. Unter Primärprävention verstehen wir alle diejenigen Maßnahmen im Vorfeld der Krankheit, die sich auf den gesunden Menschen und seine tagtäglichen Lebensbedürfnisse richten, auf jenen Zustand also, in dem Krankheiten oder auch Risikofaktoren noch *nicht* in Erscheinung getreten sind, wo also alles darauf ankommt, die Gesundheit zu erhalten und zu fördern. Diese Kunst der gesunden Lebensführung umfaßt die Diätetik des einzelnen wie auch die Hygiene größerer Verbände und Gemeinschaften. Aus dem Begriff der Diätetik als einer alle Therapie begründenden und begleitenden Maßnahme ergibt sich, daß primäre, sekundäre und tertiäre Prävention inhaltlich als eine Einheit gesehen werden müssen. Prävention in diesem Sinne bedeutet nichts Geringeres als ein Programm für den modernen Lebensstil.

3.2. Diätetisches Modell gesunder Lebensführung

3.2.1. Krankheitsbegriff

Nach dem alten medizinischen Modell der *Humoralpathologie* und *Diätetik* wurden Krankheiten im wesentlichen erkannt als der Zustand eines Menschen, dessen vier Körpersäfte – gelbe Galle, schwarze Galle, Schleim und Blut – ihre ausgewogene Mischung verloren hatten.

Humoralpathologie = Lehre, die den kranken und gesunden Zustand des Menschen aus der falschen oder richtigen Mischung der Körpersäfte (lat. humores) versteht; Diätetik, griech. diaita = Lehre von der gesunden Lebensführung.

Krankheit wurde als Ungleichgewicht betrachtet und demzufolge der kranke Mensch so behandelt, daß er das Gleichgewicht wiedererlange. Dies konnte erreicht werden durch eine *ausgeglichene Lebensführung*. Hier lag schon immer der Bereich der Pflege, und hier liegt auch heute die große Chance einer Gesundheits- und Krankenpflege der Zukunft, die nicht mehr das naturwissenschaftlich-medizinische Modell (in dem es um Organe geht) in den Mittelpunkt stellt, um sich statt dessen wieder der Ganzheit und der Gesundheit des Menschen zuzuwenden.

3.2.2. Diätetikmodell

Seidler (1980) beschreibt das „Modell der sechs Dinge" als Aufgabenbereich der alten Diätetik, wie sie im *Corpus Hippocraticum* formuliert und den Ärzten als elementare Lebensbedingung zur Sorge in gesunden und kranken Tagen aufgetragen wurde.

„Sex res non naturalis" meint die sechs Dinge, die nicht fertig von der Natur vorgesehen sind, sondern individuell ausbalanciert werden müssen. Dieses „6-Punkte-Programm" bezieht sich auf Licht und Luft, Speise und Trank, Arbeit und Ruhe, Schlaf und Wachen, Ausscheidung und Absonderung sowie auf seelische Affekte. Damit sind die alltäglichen Lebenskreise des Menschen angesprochen, die, wenn sie im Gleichgewicht sind, der Gesundheit dienlich sind. Die Sorge für die Gesundheit wurde gleichsam als Lebenskunst verstanden: Kunst im Sinne von „kundig-sein", „kundig des heilsamen Maßes". Das Maß diente auch als Heilmittel, dort, wo die Maßlosigkeit (zu viel Arbeit, zu wenig Ruhe, zu viel oder falsche Nahrung, ungenügende Ausscheidung usw.) zu Krankheit geführt hatte.

Dieses diätetische Modell der Gesundheitssorge ist im Verlauf der Geschichte auf mannigfaltige Weise aufgegriffen worden. Zwei Beispiele:

- *Hildegard von Bingen*. Auf S. 24f. wurden ihre sechs Regeln zur gesunden Lebensführung als klassisches Muster einer Lebensregel schon erwähnt. Der Inhalt dieser Regeln entspricht im wesentlichen denjenigen des Diätetikmodells. Zur Kunst des Maßhaltens sagt sie, daß der Mensch gerade darin Lust

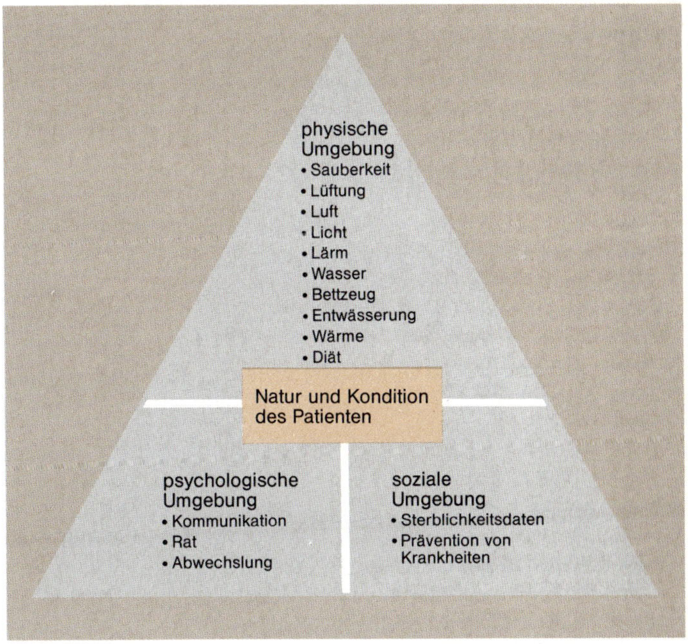

Abb. 3.**7** Die Pflegetheorie Florence Nightingales (nach Steppe).

und Freude finden könnte. „Die Lebensregel soll als Halt dienen, nicht aber zur Last werden.“ Sie versteht Maß als die Kunst mit den Dingen/dem Leben in Harmonie zu sein.

- *Florence Nightingale* stellt schließlich die Krankenpflege in diese Tradition. Auch bei ihr finden wir die Kunst wieder: die Kunst, „die Umgebung so zu gestalten, daß die natürlichen Kräfte des Patienten zur Heilung wirksam werden können“. In Abb. 3.**7** ist ersichtlich, wie auch bei ihr diese grundlegenden Regelkreise Bedeutung haben.

In neuester Zeit ist es Heinrich Schipperges, der in seinen Veröffentlichungen auf dieses Modell verweist. Es ist auch heute ein brauchbares Raster, eine Checkliste gleichsam, die für die Aufgaben *moderner Gesundheitssorge* herangezogen werden kann (Tab. 3.**2**).

Tabelle 3.**2** Programme der Diätetik und gesunder Lebensführung im Vergleich (aus Schipperges, H.: Die Regelkreise der Lebensführung. Deutscher Ärzte-Verlag, Köln 1988)

Licht und Luft	Umweltschutz (Umgang mit den natürlichen Lebensbedingungen von Luft, Licht, Wasser, Wärme, Boden, Klima, Landschaft, Wohnbereichen, Erholungszonen)
Speise und Trank	Ernährungskultur (Lebensmittelkunde, Ernährungswandel, Fehlernährung, Abusus in Speise, Trank, Drogenszenerie, Medikamentenkonsum, Lebensmittelhygiene)
Arbeit und Ruhe	Humanisierung der Arbeitswelt (Arbeitsplatzphysiologie und Leistungspathologie, Streß und Feierabend, Probleme der Freizeitgesellschaft, Gleichgewicht von Arbeit und Muße)
Schlafen und Wachen	Schlafkultur (Probleme der zirkadianen Rhythmik [Rund-um-die-Uhr-Forschung], Schlafqualität, Wachheitsgrade, Lärmstörungen und Lärmschäden)
Ausscheidungen und Absonderungen	innersekretorischer Stoffhaushalt (Bedeutung der Ausscheidung, Absonderungen, Hormone; biologisch informierte Badekultur; anthropologisch orientierte Sexualhygiene; alters- und berufsspezifisch bedingte Zivilisierung der innersekretorischen Gleichgewichte)
Anregungen des Gemüts	Regulation des Affekthaushalts (Bedeutung animalischer Affekte und humaner Leidenschaften; Regulationsstörungen der emotionalen Haushalte; Aufbau einer anthropologisch orientierten Psychohygiene)

Stellenwert des diätetischen Modells:

- Es will und kann nicht die Methoden der Schulmedizin ersetzen. Seine Bedeutung liegt in der flankierenden Unterstützung. Im Zusammenwirken beider Möglichkeiten ist es ein Weg zur *integralen Medizin*.
- Es ist geeignet, als eigenständiger Bereich der Pflege wahrgenommen und entwickelt zu werden. Es kann eine Hilfe sein, die Elemente der Pflege zu definieren und als berufseigene Handlungskompetenz aufzuwerten (Funktion 1 und 2 der Pflege S. 100f.). Seine Integration und Umsetzung in einem Pflegemodell ist ein Weg zur *ganzheitlichen Pflege*.

3.2.3. Die ATL als Lebensmodell

Das ATL-Modell kann mit seinen 12 Aktivitäten des täglichen Lebens als eine Weiterführung des diätetischen Modells betrachtet werden. In Tab. 3.**3** sind sie in direkten Bezug zueinander gebracht.

Der Beruf der Krankenpflege steht – aus dieser Tradition betrachtet – im Dienste der Gesundheit, auch dann, wenn sie sich um die Krankheit bzw. um den Kranken kümmert. Davon ist abzuleiten:

- Die Pflege hat mit den Grundkräften des Lebens (Grundbedürfnisse, Lebenskreise) in der alltäglichen Wirklichkeit zu tun.

Deshalb der Begriff Aktivitäten des täglichen Lebens (ATL).

- Diese ATL stehen in der Beschreibung vereinzelt da. Sie kommen aber in Wirklichkeit nur im Ineinandergreifen zur Wirkung als Regelkreise, wie sie schon auf S. 6f. und in Abb. 1.**4** u. 3.**8** beschrieben wurden.

Die ATL sind ineinandergreifende Regelkreise, die als solche aber auch von außen beeinflußt werden.

- Konzeptuell dienen die ATL als Instrument zur Erfassung der Prinzipien gesunden Lebens. Diese stehen in unmittelbarem Zusammenhang zum Menschen (Kap. 2 u. Abb. 3.**9**):
  - zum *Lebenwerden* in seinem Wachsen, Sein, Vergehen bzw. zu seinem Standort im *Lebenskontinuum*: jung-alt, noch abhängig (Kleinkind) – unabhängig – wieder abhängig (sehr alter Mensch);
  - zu allen *Aspekten der Lebenswelt* mit ihren *Einflußfaktoren*, mit denen der Mensch in Beziehung steht, sowohl körperlicher als auch psychologisch-geistiger, soziokultureller und politischer Natur.

Tabelle 3.**3** Programme der Diätetik und der ATL im Vergleich

Diätetik	Aktivitäten des täglichen Lebens
Licht und Luft	• *Atmen:* gesundes Atmen in gesunder Luft und Umwelt • *Für Sicherheit sorgen:* Umgang mit den Lebensbedingungen und der Umwelt • *Körpertemperatur regulieren:* Wärmeausgleich
Speise und Trank	• *Essen und trinken:* Ernährungskultur, Verhütung von Ernährungsproblemen
Arbeit und Ruhe	• *Raum und Zeit gestalten:* Arbeit und Spiel • *Sich bewegen:* Gleichgewicht finden
Schlafen und Wachen	• *Wach sein und schlafen:* bewußtes Gestalten von Tagesbewußtsein und Schlafkultur
Ausscheidungen und Absonderungen	• *Ausscheiden* • Regulierung des innersekretorischen Stoffhaushalts und darin Sexualhygiene und Geschlechtlichkeit: *als Mann oder Frau leben* • *Sich waschen und kleiden:* Körperpflege
Anregen des Gemüts	• *Kommunizieren:* in Beziehung leben • *Sinn finden:* Psychohygiene, Wertbewußtsein (Ethik, Religion)

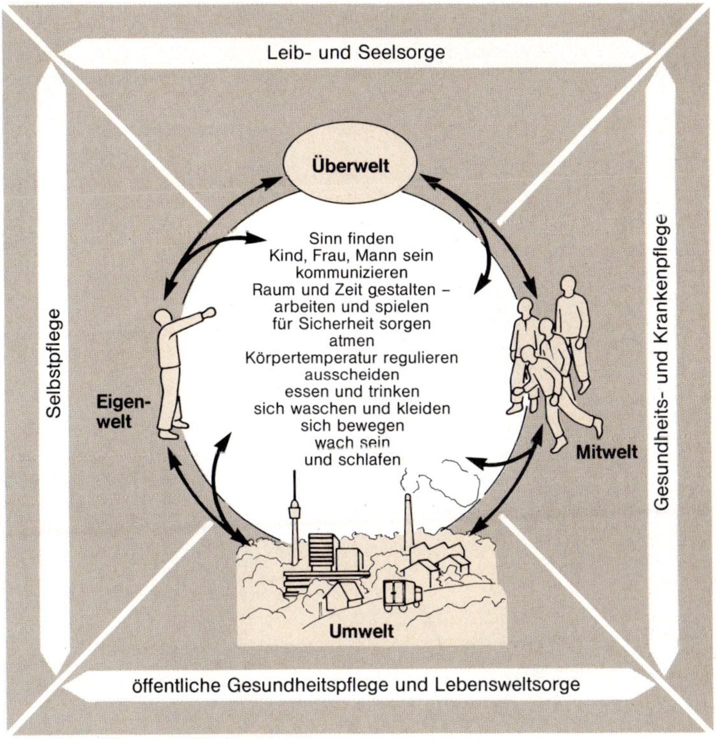

Abb. 3.**8** Die Aktivitäten des täglichen Lebens stehen in Beziehung untereinander (Vernetzung). Sie werden von allen äußeren Systemen mit beeinflußt.

Die ATL haben eine Entsprechung zu den Ausführungen in Kap. 1 und 2. Sie sind Teil des Lebens, weshalb ich von einem Modell des Lebens spreche.

- Für die Umsetzung des Modells in praktisches Tun eignet sich das Instrument des Pflegeprozesses (S. 102ff.). Die ATL dienen dabei als Checkliste. Diese muß in Beziehung gesetzt werden zum *Selbstkonzept* (sowohl bezüglich des eigenen wie des Patienten); denn dieses, getragen von Wahrnehmung und Haltung, bestimmt weitgehend die *Wertung der ATL*, die Einschätzung von *Befinden* und *Befindlichkeit* sowie die Antwort (oder Nicht-Antwort: Fehlinterpretation, Verleugnung) auf die *Bedürfnisse* des Kranken. In Abb. 3.**10** ist diese Wechselwirkung dargestellt.

Das Konzept der ATL steht zwar im Mittelpunkt des Modells, aber es muß immer in Beziehung zur gesamtheitlichen Lebenswelt, zur Biographie des Kranken und im Zusammenhang mit dem Selbstkonzept (Haltung) der Pflegenden gesehen werden.

3.2.4. Zwei Krankenpflegemodelle im Vergleich

Virginia Henderson

Virginia Henderson geht in ihrem Krankenpflegekonzept davon aus, daß Pflege in den *fundamentalen menschlichen Bedürfnissen* wurzelt. „Ob die Person, der man hilft, gesund oder krank ist, immer sollte die Schwester das unerläßliche menschliche Bedürfnis nach Nahrung, Unterkunft, Kleidung, nach Liebe und Anerkennung, nach einem Gefühl des Gebrauchtwerdens und des gegenseitigen Aufeinanderangewiesenseins im Auge behalten" (Grundregeln der Krankenpflege). Sie nennt diese Bedürfnisse dann Verrichtungen, die dem Leben dienen bzw. „die zur Gesundheit oder Genesung (oder zu einem friedlichen Tod) beitragen."

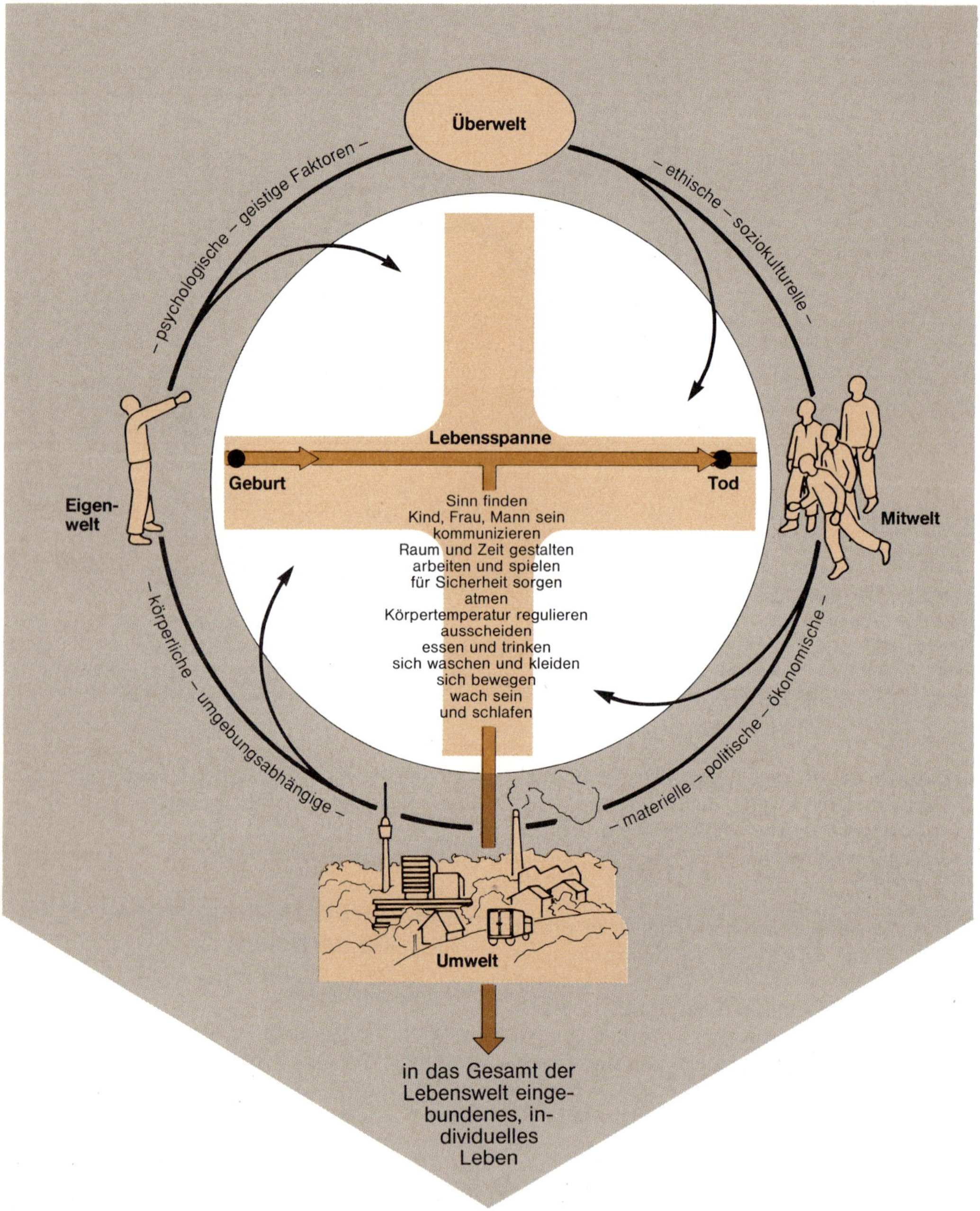

Abb. 3.**9** Die Aktivitäten des täglichen Lebens stehen innerhalb der Lebensspanne in einem Abhängigkeits-Unabhängigkeits-Kontinuum von der Geburt bis zum Tode bzw. von völliger Unabhängigkeit bis zu völliger Abhängigkeit. Sie sind beeinflußt von vielen Faktoren.

Nancy Roper

Nancy Roper greift ihrerseits diese als Handlungen formulierten Grundbedürfnisse auf und nennt sie Lebensaktivitäten (LA) im übergreifenden Sinn. Eine jede Aktivität, so sagt sie, hat viele Dimensionen und ist komplex in ihren Wechselwirkungen. Man kann sie nur zum Zwecke der Beschreibung auseinanderhalten. Jeder führt sie aus, aber jeder auf seine Weise.

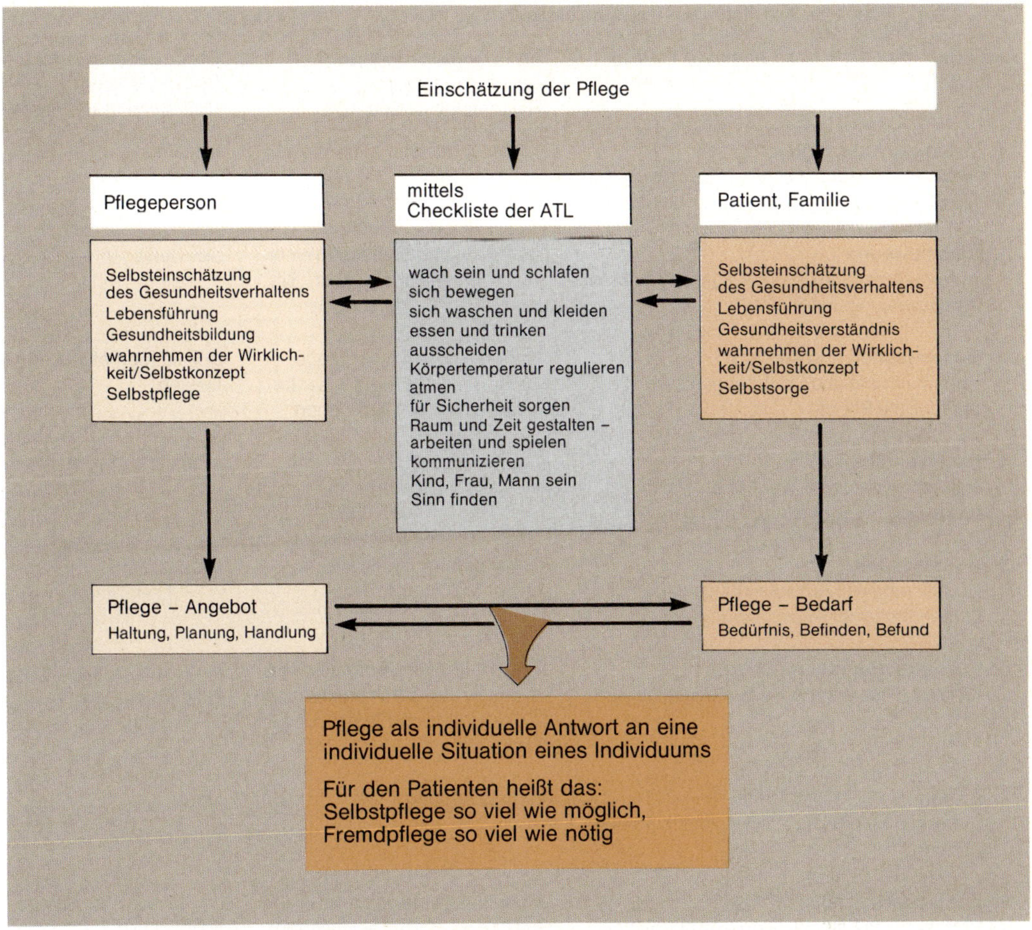

Abb. 3.**10** Ob Pflegeangebot und Pflegebedarf sich decken, hängt im wesentlichen von der individuellen Wertung der ATL in bezug auf Wahrnehmen und Umsetzen in gelebtes Leben ab.

Sie sind individuell lebenssituations-, gewohnheits- und wie die Grundbedürfnisse prioritätsabhängig.

Vergleich der Auffassungen

Den *14 Grundbedürfnissen* bei V. Henderson stehen *12 Lebensaktivitäten* bei N. Roper gegenüber. Sie entsprechen sich fast ausnahmslos, mit dem vielleicht weltanschaulichen Unterschied, daß bei N. Roper der religiöse Aspekt und bei V. Henderson die Dimension der Geschlechtlichkeit nicht ausformuliert sind.

In beiden Modellen wird Krankenpflege als „aktives Tun" und als „Hilfe zur Selbsthilfe und Selbstpflege" beschrieben. Die *Grundbedürfnisse* (als eher passive Formulierung bei Henderson) werden bei Roper durch den Begriff der *Lebensaktivitäten* ersetzt. Ich selbst fühle mich eher dieser aktiven Formulierung verpflichtet und habe mich im Pflegemodell dieses Buches für den Begriff *Aktivitäten des täglichen Lebens* (ATL) entschieden.

Wird die *Henderson-Bedürfnisskala* mit der *Roper-Lebensaktivitätenliste* zusammengelegt, so entsteht ein Modell, das alle von Maslow formulierten Stufen des Menschseins – von der biologisch-physiologischen Ebene unten bis zur Ebene der Transzendenz oben – einschließt (Tab. 3.**4** u. Abb. 3.**11**).

Tabelle 3.4 Modell der Aktivitäten des täglichen Lebens (ATL) im Vergleich zu Henderson und Roper

Aktivitäten des täglichen Lebens (ATL) von L. Juchli	Die 14 Grundbedürfnisse bei Virgina Henderson (Reihenfolge verändert)	Die 12 Lebensaktivitäten bei Nancy Roper (Reihenfolge verändert)
1. **Wach sein und schlafen** Anpassung an den 24-Stunden-Rhythmus im Gleichgewicht von Wachen und Schlafen	Ruhe und Schlaf	schlafen
2. **Sich bewegen** Aufrechterhaltung des Tonusgleichgewichts von Bewegung und Statik	Bewegung und Einhaltung einer gewünschten Lage (Gehen, Sitzen, Liegen, Lagewechsel)	sich bewegen
3. **Sich waschen und kleiden** Verantwortung und Unabhängigkeit für die persönliche Pflege	Sauberkeit und Körperpflege, Schutz des Äußeren, passende Kleidung, An- und Ausziehen	sich sauberhalten und kleiden
4. **Essen und trinken** Aufrechterhaltung von genügender Nahrungs- und Flüssigkeitsaufnahme	angemessene Nahrungs- und Flüssigkeitsaufnahme	essen und trinken
5. **Ausscheiden** Regulierung des Ausscheidungsvorgangs und Kontrolle der Ausscheidung	Ausscheidung mittels aller Ausscheidungsorgane	ausscheiden
6. **Körpertemperatur regulieren** Erhaltung der Wärme-Kälte-Regulation	Aufrechterhaltung normaler Körpertemperatur durch entsprechende Bekleidung und Anpassung an die Umgebung	die Körpertemperatur regulieren
7. **Atmen** Aufrechterhaltung des Lebens durch normale Atmung	normale Atmung	atmen
8. **Für Sicherheit sorgen** Verhüten von Risiken, Gefahren und Schäden – Sorge für die Lebenswelt	Vermeidung von Gefahren in seiner Umgebung und einer Gefährdung anderer	für Sicherheit der Umgebung sorgen
9. **Raum und Zeit gestalten – arbeiten und spielen** Aufrechterhaltung des Gleichgewichts zwischen Aktivität und Passivität, zwischen Arbeit und Muße, Beziehung zur Umwelt	befriedigende Beschäftigungen Spiel oder Teilnahme an verschiedenen Unterhaltungsformen	sich beschäftigen
10. **Kommunizieren** Gleichgewicht zwischen Individualität und Sozialität, Rückzug und Interaktion	Zum-Ausdruck-Bringen von Empfindungen, Nöten, Furcht oder „Gefühlen" im Umgang mit anderen	kommunizieren
11. **Kind, Frau, Mann sein** Aufrechterhaltung der menschlichen Fortpflanzung und des Gleichgewichts zwischen männlichen und weiblichen Lebensbezügen		sich als Mann oder Frau fühlen und verhalten
12. **Sinn finden im Werden, Sein, Vergehen** Bewältigung von Lebens- und Entwicklungsprozessen, Bezug zu Religion und Ethik, zu Lebensfragen und Sterben	Lernen, Entdecken oder Befriedigung der Wißbegier, die zu „normaler" Entwicklung der Gesundheit führt Gott dienen, entsprechend dem persönlichen Glauben	sterben

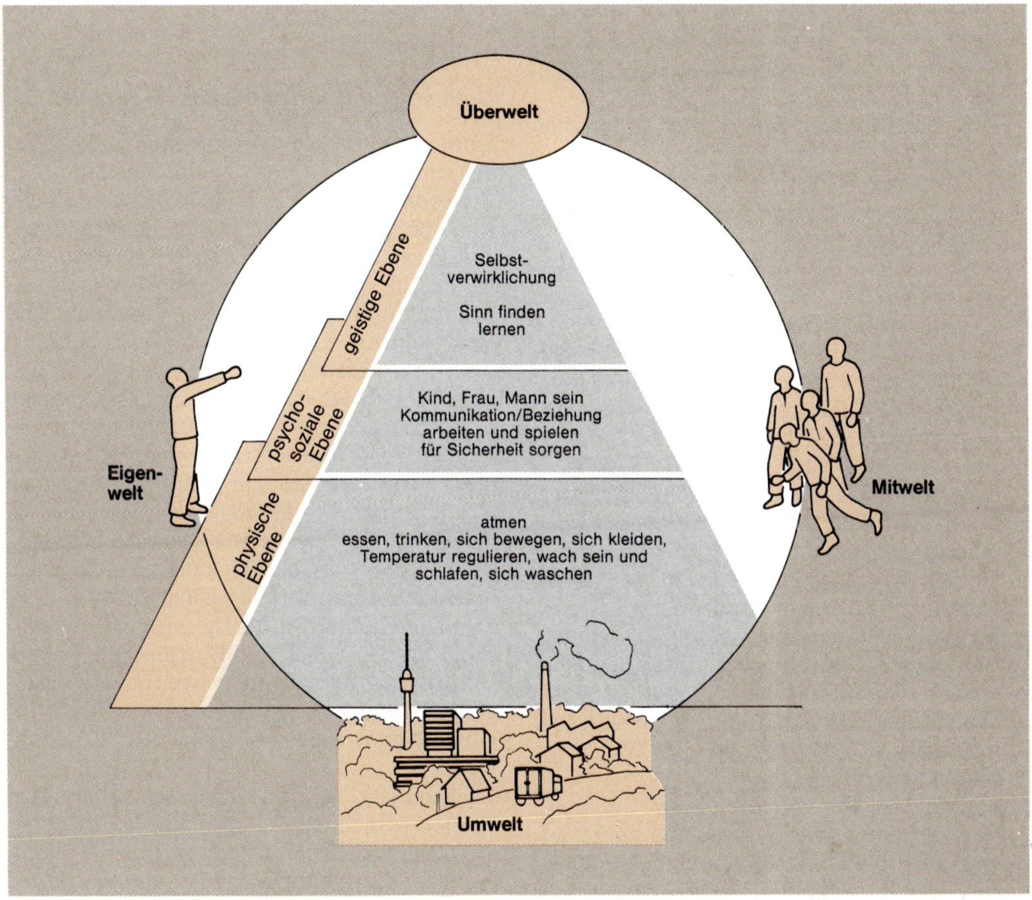

Abb. 3.**11** Bedürfnishierarchie nach Maslow (Abb. 2.**14**) und Bezug zu den ATL.

3.3. Aktivitäten des täglichen Lebens

Im folgenden werden die Aktivitäten des täglichen Lebens (ATL) kurz charakterisiert in bezug auf

- ihr Wesen und
- die Unterstützung sowohl beim Gesunden wie beim Kranken.

Es wird hier lediglich eine kurze Übersicht und Einführung angeboten. Ausführliche Angaben, insbesondere auch für die eigene Auseinandersetzung mit den ATL sowie deren Bezug zur Bedürfnishierarchie (Abb. 3.**11**), entnehmen Sie den Kapiteln 5–16.

Wach sein und schlafen

Wachsein und Schlafen sind ebenso elementare Lebensvorgänge wie Atmen, Sichbewegen, Essen und Trinken.

- Wachsein heißt auch *Bewußtsein*. Bewußtsein ist bewußtes Sein, wissend um sich selbst und die Welt (Scharfetter 1985). Der wache Mensch hat nicht Bewußtsein, sondern *ist* bewußt Seiender, ist selbst unterschiedlich waches, empfindendes, erlebendes, fühlendes, gestimmtes, rational-wissendes, tätiges Bewußtsein. Bewußtsein ist immer ein Bezogenes auf etwas, im Wissen um etwas. Damit ist die *psychische* und *soziale Dimension* des Bewußtseins sichtbar. Ausgehend von der Maslow-Pyramide, handelt es sich primär um eine physiologische Aktivität (niedere Bedürfnisse), gehört aber gleichzeitig zu den höheren – *geistigen* – Aktivitäten im weitesten Sinn des Mitseins mit Menschen und Dingen und des Bezogenseins auf ein Höheres.

Drei Funktionsbereiche werden unterschieden:
- Wachsein (Vigilanz),
- Bewußtseinshelligkeit (Luzidität) oder Bewußtseinsklarheit,
- Selbst-(Ich-)Bewußtsein, zu dem auch Erfahrungs- und Realitätsbewußtsein sowie Zeiterleben gehören.

Ohne Wachsein gibt es keine Bewußtseinsklarheit, ohne diese kein klares Ichbewußtsein, Erfahrungsbewußtsein, Realitätsbewußtsein und Zeiterleben.

Zu erwähnen wäre in diesem Zusammenhang auch das *Unbewußte* (Freud, Jung). Man nimmt an, daß sich im menschlichen Alltag nur ein kleiner Teil des Erlebens und Verhaltens in voller Bewußtseinsklarheit vollzieht. Vieles läuft automatisch, gewohnheitsmäßig ab (Gehen, Schreiben, Mimik). Bei solchen Automatismen ist das Ich nicht bewußt aktiv. Trotzdem schlafen wir nicht, denn wir reagieren absolut realitätsgerecht (psychische Grundfunktionen S. 39), d.h., wir sind grundsätzlich *wach*.

- Schlafen ist der *Ausgleich zum Wachsein*. Der Weg vom Wachsein bis hin zum Tiefschlaf führt über Stufen (Abb. 5.**1**); Schlaf dient der Regeneration des Körpers, seiner Kräfte und Regelkreise.

Der Schlaf ist die Brücke zum Unbewußten, das sich in *Träumen* ausdrückt. Außer den „gewöhnlichen" Träumen, in denen wir Tagesreste verarbeiten, spricht man von „großen" Träumen. Sie bringen uns in Beziehung mit unserer Seele, unseren energetisch-regenerierenden Kräften der Tiefe. Freud nannte den Traum den „Königsweg der Seele", Jung verstand ihn als „geheimnisvolle und erregende (Kräfte und Energien anregende) Botschaft des schöpferischen Urgrundes eines Menschen", andere Aussagen (Hark, Sanford) sprechen von „Gottes vergessener Sprache". Träume sind lebenswichtig für die geistige Gesundheit, sie sind gleichsam ein „ordnungsschaffendes" und regulierendes System. Daher wohnt den von Generation zu Generation weitergegebenen Aussagen „über etwas schlafen" oder „den Seinen gibt's der Herr im Schlaf" eine große Weisheit inne. Träume bergen Ressourcen, die für eine kreative Lebensgestaltung genutzt werden können.

Unterstützung bei Wachsein und Schlafen

Unterstützung heißt hier in erster Linie *gesundes und geregeltes Leben*, heißt Rhythmus und Zeitordnung (Kap. 13). Niemand kann ungestraft über längere Zeit sich diesem Rhythmus von wach sein und schlafen widersetzen. Wo wir es tun, reagiert sehr rasch die Signal- und Informationsrhythmik des Nervensystems: Das Wahrnehmen wird getrübt, die Reaktionen sind verlangsamt, die Entscheidungs- und Handlungsfähigkeit ist herabgesetzt. Es sind dies Störungen, die wir uns in einem Aufmerksamkeit fordernden Berufs- und Verkehrsleben eigentlich überhaupt nicht leisten können (Unfallgefahr, Fehleranfälligkeit). Wir sind daher gut beraten, uns immer wieder auf die physiologischen Gesetzmäßigkeiten zu besinnen und uns entsprechend zu verhalten.

Der *Kranke* braucht häufig unsere Unterstützung, um Störungen und Entgleisungen seiner Biorhythmik zu bewältigen bzw. neue Bewältigungsstrategien zu finden bezüglich
- Verständnis seiner begrenzten Leistungsfähigkeit,
- Gestaltung des individuell-sinnvollen Tag-Nacht-Rhythmus,
- ökonomischem Umgehen mit den Kräften, auch in Beziehung zum Maß, das die aktuell zu lebende Lebensphase ihm vielleicht als Grenze auferlegt.

Sich bewegen

Bewegung beinhaltet schon im Wort selber Aspekte wie gehen, laufen, fahren, den Ort verändern, unterwegs sein usw. = körperlicher Ausdruck. In Bewegung ist aber auch der Geist des Menschen und drückt sich aus als Gebärde, Geste, Zeichen. Die Bewegung ist gleichbedeutend mit Prozeß, Dynamik, Werden.
- Die *Körperbewegung* ist in erster Linie Ausdruck der Strukturen des menschlichen Organismus (Gewebe, Bänder, Sehnen, Muskeln, Knorpel, Knochen). Das Zusammenspiel ist äußerst komplex und undenkbar ohne ordnendes Zentrum (Impulsempfänger, Befehlsgeber) im Zentralnervensystem (ZNS).
- Der *Mensch als Individuum* mit Seele und Geist ist mehr als ein Bewegungsroboter. Ein Roboter ist zwar auch gesteuert und in Bewe-

gung gesetzt; das, was er ausführt, ist aber programmiert, statisch und u. U. sehr unangepaßt. Der Mensch ist auch ein „Wunder der Technik", er vermag aber noch viel mehr, nämlich seine Bewegungen zu intelligenten Handlungen und sein Sich-vorwärts-Bewegen zu zielgerichtetem Gehen zu gestalten. Indem seine Abläufe beseelt und vergeistigt werden, sind seine Bewegungen Akte, die etwas im anderen Menschen in Bewegung setzen können. Er kann heilen, hegen, pflegen, helfen und behüten (er kann aber auch verletzen, verwunden).

Unterstützung beim Sichbewegen

Die Unterstützung muß alle oben genannten Dimensionen berücksichtigen und mit einbeziehen.

- Der *gesunde Mensch* lernt im Verlaufe seines Lebens immer besser, wie groß bzw. beschränkt sein Radius ist. Er kann seine Kräfte schulen, Fähigkeiten einüben, Fertigkeiten erreichen. Der Mensch lebt in seiner Jugend voll auf Entfaltung hin, und das ist gut so. Er nimmt die Welt mit ihren Möglichkeiten gleichsam in Besitz, vermag sie auch zu beseelen (wenn er sich dessen bewußt ist!). Es gehört zur Kernfrage des Menschen, daß die Welt nur soweit existiert, als sie von ihm erfahren und durchschritten wird. Die Welt wäre tot, würde sie nicht von Menschen belebt, und wir entdecken die Welt, indem wir etwas davon (Dinge, Lebewesen, den Beruf usw.) in Gebrauch nehmen. Dadurch nehmen wir gleichsam teil an der Schöpfung, an der Entwicklung der Welt – wir halten sie in Bewegung und verändern sie (so verstanden ist Evolution nicht ein bloßes Phantasiegewebe, sondern Teil unseres Lebens).
- Der *Kranke* muß lernen, mit eingeschränkten, verlorengegangenen oder u. U. nie gewußten (angeborene Behinderung) Bewegungsmöglichkeiten zu leben. Unsere Hilfe ist eine zweifache: die Unterstützung und Förderung (therapeutisch und begleitend) der Strukturen und Funktionen sowie die Hilfe an den inneren Menschen. Sich bewegen heißt ja nicht, im Vollbesitz aller Kräfte zu sein und diese um jeden Preis zu mehren, sondern meint u. U. lernen mit Behinderungen zu leben, Behinderung in den Alltag zu integrieren, Ressourcen freizusetzen (denn auch Behinderung unterliegt der Dynamik der Gegensätze: ein Minus schafft ein Plus). Es geht dann darum, dieses „Plus" (die Ressourcen) zu finden, zu fördern und gerade *dadurch* ein sinnerfülltes, schöpferisches Leben führen zu können. Ein solcher Mensch übersteigt seine Behinderung und lernt, mit Grenzen zu leben.

Sich waschen und kleiden

Sichwaschen und -kleiden sind Teile der Körperkultur, d. h., daß man an sich „arbeitet". Es gibt keine *Körperkultur* ohne Bildung des ganzen Menschen. So gesehen werden die scheinbaren „Gewöhnlichkeiten des Alltags" zu wichtigsten Werde- und Seinsprozessen.

- *Körperpflege und Kleidung dienen der Körperlichkeit*, unterstützen und fördern unser Körper- und Organempfinden. In der Körperpflege und in der Bekleidung gestaltet der Mensch (mehr oder weniger bewußt) seine Leiblichkeit. Sie dienen dem Äußeren und unterstützen die Gesetze des Organismus (Schutz, Ausgleich).
- *Körperpflege und Bekleidung überschreiten diese Gesetze aber auch*, indem sie sich in das geistige Sinngefüge des menschlichen Lebens einfügen. Die „Schönheit des Körpers" meint mehr als Schönheit der Formen, der Figur, des Gesichts usw., denn sie hat mit dem Charakter, dem Stil und somit mit dem *Bild des Menschen* etwas zu tun.

Unterstützung beim Sichwaschen und -kleiden

Die Unterstützung kann, wenn man von obigen Überlegungen ausgeht, nicht gegenständlich sein. Sie ist „Arbeit am Menschen" und somit im übertragenen Sinn Teilhabe an der Evolution.

- Der *gesunde Mensch* muß verhindern, daß seine Individualpflege zu einem bloßen *Körperkult* ausartet. Die Beschäftigung mit dem Körper, der Kleidung, dem Sichschmücken usw. soll gesteuert werden können und nicht willkürlich den Modeströmungen überlassen werden. Die echte Körperkultur, wie ja die Bildung überhaupt, kann nur bewußtgemacht und mit Geduld eingeübt werden. Der Mensch lernt dann zu unterscheiden: *Er hat nicht einen Körper, sondern er ist Leib.*
- Der *Kranke* braucht in ganz unterschiedlichem Ausmaß Unterstützung, sowohl in bezug auf die Quantität als auch auf die Quali-

tät. Unsere Hilfe muß so sein, daß alle seine Selbstaktivitäten zum Zuge kommen können. Wenn man davon ausgeht, daß „der Mensch sich selbst besitzt", daß sein Körper etwas ganz Individuelles, nur ihm gehörend und einzig in seinem Ausdruck ist, wird uns bewußt, wie groß die Ehrfurcht sein müßte, die allein die Berührung des Körpers eines anderen Menschen rechtfertigt. Unsere Unterstützung darf nie nur den Gegenstand „Körper" meinen (Körperpflege im reduzierten Sinn), sondern muß den „Menschen" sehen. Dann aber ist es Mitarbeit an der Bildung des Menschen (und somit Teil der übergreifenden Bildungsarbeit). Die Hilfeleistung in der Körperpflege umfaßt außer den technisch-manuellen Tätigkeiten eine große Fülle geistiger Werte, die man nur mit zunehmender Reife erfassen kann.

Essen und trinken

Die Eßkultur hat eine vielfältige Geschichte. Sie zeigt uns, wie sehr das Essen und Trinken die nur biologische Ebene übersteigt.

- *Essen und Trinken dienen der Erhaltung der Kräfte (Energiehaushalt), der Strukturen (Zellen, Gewebe) und Funktionen des Organismus.* Die Nahrungs- und Flüssigkeitsaufnahme ist der Regulator des Stoffwechsels, dieser aber ist in sich ein wichtiger Anteil der Homöostase (zusammen mit Herz- und Atemtätigkeit). Der lebensnotwendige Wasser- und Salzhaushalt (Elektrolyte) wird beim gesunden Menschen, ohne daß er daran denken muß, reguliert und im Gleichgewicht gehalten.
- *Essen und Trinken* (Hunger, Durst) sind aber nicht nur Ausdruck der somatischen Gestimmtheit, sondern offensichtlich auch ein *Bedürfnis der ganzen Person.*
  Wir wissen aus der Motivationsforschung (Maslow), wie sehr ein Einzelverlangen (z. B. nach Nahrung) das Verlangen des einzelnen, individuellen *Menschen* und nicht das Verlangen eines Organs ist. Man weiß auch, wie sehr die Bedürftigkeiten ineinander übergehen bzw. sich gegenseitig beeinflussen. *Liebe* hat mit Hunger viel zu tun (Begriffe aus der Psychoanalyse: orale Phase, orale Persönlichkeitsstruktur usw.). Liebesprobleme führen häufig zu Ernährungsproblemen.

Unterstützung beim Essen und Trinken

- Der *gesunde Mensch* hat es in der heutigen Zeit nicht so leicht, gesund zu leben. Das Angebot entspricht der sich stets höher entwickelnden Produktionsspirale (Produktion → Werbung → Konsum → Produktion usw.) und nicht dem eigentlichen Bedarf. Der Mensch muß daher lernen, mit den Wirkungen der Werbung (vor allem den unbewußten) umzugehen und sich eigenständig zu verhalten. Die Gesundheitserziehung müßte mit der „Gesundheitsdestruktion" Schritt halten. Adipositas z. B. sollte nicht behandelt, sondern durch gesunde Ernährung *verhütet* werden. Die „modernen Armen" (z. B. die Schlüsselkinder) brauchen in der Phase der Entwicklung (als Werdende) Zuwendung, Liebe und Geborgenheit, um nicht krankheitsanfällige oder lebensuntüchtige Erwachsene zu werden.
- Der *Kranke* bedarf dann der Unterstützung, wenn er, aus welchen Gründen auch immer, nicht essen/trinken will, kann oder darf. Die Pflegeprobleme sind deshalb sehr verschieden und müssen nach jeweils eigenen Gesichtspunkten angegangen werden. Ein Patient in der postoperativen Phase (mit Nahrungskarenz zur Entlastung des Magen-Darm-Traktes) braucht ganz andere Unterstützung als der Kranke mit Störungen (z. B. infolge Passagehindernis, Entzündung) am Organsystem. Die Hilfeleistung muß daher situativ, zweckmäßig und gezielt sein. Bei nicht organisch bedingten Störungen haben die Aspekte der Lebensgestaltung und Lebensbewältigung oft eine höhere Bedeutung als die Art der Kostform. Das Ineinandergreifen beider machen die Krankheit aus, und *nur* das Ineinandergreifen beider kann Gesundheit ermöglichen (ein Gesetz, das exemplarisch für alle Bereiche gilt!).

Ausscheiden

Die Ausscheidung scheint auf den ersten Blick eine rein körperliche Funktion zu sein. Als *Funktion* ist sie es auch, aber die Mechanismen, die dabei einwirken, kommen aus *allen Bereichen des Menschseins.*

- *Die Ausscheidungsfunktion ist in erster Linie an intakte Körperorgane* gebunden. Die Sammelorgane, Ausführungswege und Ausscheidungspforten müssen intakt sein. Diese wiederum sind auf eine Fülle von Steuerfunktionen angewiesen (ZNS, Enzym- und Hormonhaushalt usw.). Die Ausscheidung dient der Entschlackung, Entwässerung sowie der Entgiftung und ist somit ein wichtiger Anteil des inneren Balancegeschehens.

- *Die Ausscheidung beeinflußt den ganzen Menschen.* Wie sehr die Ausscheidungstätigkeit das Kind für das ganze Leben prägt, hat Freud entdeckt. Von ihm stammt (analog zum oralen) der Begriff der analen Phase, des analen Charakters, der analen Persönlichkeitsstruktur. Frühkindliche Prägungen können dem Menschen ein positives oder negatives Lebensmuster mit auf den Weg geben. Die Erziehung hat zugleich einen wesentlichen Einfluß auf die Art und Weise des Schamverhaltens und auf das Ausmaß des Schamgefühls des Menschen.

Unterstützung beim Ausscheiden

- Der *gesunde Mensch* sieht sich den gleichen Problemen gegenüber, wie sie schon bei der Ernährung aufgezeigt wurden. Das Nahrungsangebot, aus dem der moderne Mensch auszuwählen hat, steht unter dem Gesetz des „Super", d.h., es berücksichtigt nur die feinen Elemente der Nährstoffe und eliminiert die groben. So wird das Brot als Weißbrot (feines Nahrungsmittel) angeboten, und die Weizenkleie (Hülsen) muß zusätzlich als Opstipationsprophylaxemittel erstanden werden. Dieses Beispiel zeigt, wie sehr der Mensch darauf angewiesen ist, die notwendigen Informationen zur Verfügung zu haben, Zusammenhänge zu sehen und sie reflektieren zu können. Hier liegt ein weites Gebiet der Gesundheitsvorsorge in allen Lebensaltern.
- Der *Kranke*, welcher der Unterstützung bei den Ausscheidungen bedarf, fühlt sich in seiner Integrität verletzt. Es ist schwerer, Hilfe bei den Ausscheidungsfunktionen in Anspruch zu nehmen als für irgend eine andere Aktivität des täglichen Lebens. Es ist sehr wichtig, daß wir uns als Pflegende dieser Gesetzmäßigkeiten bewußt sind. Unsere Aufgabe ist eine dreifache, denn es geht darum, die *organischen Funktionen* zu unterstützen, zu fördern, zu ersetzen usw., *und* auch darum, den *Menschen in seiner Würde* zu respektieren und zu erhalten, sowie auch darum, sich nur mit *Ehrfurcht* dem „Ort der Scham" zu nähern (entblößen, eindringen usw.).

Körpertemperatur regulieren

Die Temperaturregulierung untersteht den Gesetzen der inneren Regulation sowie den Einwirkungen des äußeren Klimas.

- Die *Temperaturregulationszentren* liegen im ZNS. An der Aufrechterhaltung des normalen Wärmehaushalts sind aber z.B. die Durchblutung der Haut, die Wärmestrahlung und die Wärmeleitung durch die Haut und Lungen maßgeblich beteiligt. Die Temperaturregulierung ist deshalb eng mit der Fähigkeit des Körpers, trotz aller äußerer Veränderungen das Gleichgewicht seiner Funktionen aufrechtzuerhalten, verbunden. Temperaturwerte geben somit Auskunft über Störungen der Homöostase.
- Die *Temperatur* ist aber nicht nur eine objektiv meßbare Größe, sondern auch ein *subjektiv erfahrbarer Bereich.* Wärme und Kälte fühlt, empfindet, spürt man. Sie beeinflussen das Wohlbefinden als Ganzes sowie den Ablauf der einzelnen Aktivität des täglichen Lebens. Wer schon einmal versucht hat, in einem bitterkalten Winter in einem ungeheizten, schlecht isolierten Raum bzw. Bett einzuschlafen, weiß, was gemeint ist. Neben dem äußeren Wärme-Kälte-Faktor spielt auch der innere eine Rolle. Die „Nestwärme", die ein Vogelei braucht, damit es ausgebrütet werden kann, ist ein Symbol für die innere Wärme, ohne die ein Mensch nicht auskommen kann. Menschliche Entwicklung untersteht den Gesetzen des Werdens – Seins – Vergehens, sie alle bedürfen der begleitenden Wärme.

Unterstützung der Temperaturregulierung

- Der *gesunde Mensch* bedarf des Wissens über die Zusammenhänge der inneren und äußeren Wärme-Kälte-Gesetze. Die Gesundheitserziehung erstreckt sich aber auch auf die Bekleidungshygiene. Die sog. pflegeleichten Kleidungsstücke entsprechen häufig nicht den Ansprüchen der Gesundheitserhaltung. Synthetische Stoffe bewirken, wenn sie direkt auf der Haut getragen werden, einen Wärmestau, bzw. sie machen die normale Atmung der Haut und damit die Wasserverdunstung unmöglich.
- Der *Kranke* bedarf der Überwachung bezüglich der Temperaturwerte. Die Meßresultate können auf wichtige Krankheitsprozesse im Organismus hinweisen. Patienten mit ge-

störter Wärme- und Kälteregulation (Fieber, Hypothermie) brauchen neben der Beobachtung und Überwachung eine ganzheitliche, situationsgerechte Pflege, die sich nicht in erster Linie am *Befund* (z.B. 39° Fieber oder kein Fieber = krank oder nicht krank), sondern am *Befinden* und an der *Befindlichkeit* orientiert, eine Pflege also, die von der individuellen Wirklichkeit ausgeht.

Atmen

Atmen = Leben = Ausdruck des Lebens schlechthin. Die Lebenskraft (Lebensenergie) ist von der biologischen Atmung ebensosehr abhängig wie von der geistig-pneumatischen.

- Die *Atemfunktion* ist physiologisch überaus komplex. Man unterscheidet eine äußere (sichtbare) und eine innere (Gewebeatmung). Jede menschliche Zelle ist von dem intakten Atemvorgang abhängig, d.h., daß Störungen der Atmung nie nur Störungen der Atemorgane sind, sondern alle Gewebe beeinträchtigen und schädigen. Die Atmung ist zusammen mit der *Herz-Kreislauf-Tätigkeit* eine übergeordnete Vitalkraft und ein wesentlicher Bestandteil der Homöostase, d.h., sie ist einer der wichtigsten Regler der physiologischen Stabilität.
- *Atmen ist auch eine geistige Tätigkeit.* Der Geist wird Pneuma (Hauch, Atem) genannt, und es heißt von ihm, daß „er weht, wo er will". Die geistigen Kräfte des Menschen (Gemüt, Gefühl, Intuition, Erleben usw.) sind wie das Atmen einem steten Wechsel von Ein und Aus unterworfen, d.h., sie bewegen sich in der Polarität von Spannung und Entspannung.

Unterstützung beim Atmen

- Der *gesunde Mensch* soll in erster Linie eine gesunde Luft zum Einatmen zur Verfügung haben. Die ganze Problematik der bloß produktiven Nutzung der Natur ist damit angesprochen, die, so wie sie in unserem Jahrhundert gehandhabt wird, Umweltverschmutzung, Tod der Gewässer und Ausbeutung des Bodens zur Folge hat. Gesunderhaltung ist demnach ein Postulat, das alle angeht und auf der Stufe des Individuums (Rauchen, Energieverbrauch usw.) ebensosehr verwirklicht werden muß wie auf politischer Ebene (sinnvolle Nutzung der Natur).
- Der *Kranke*, welcher der Unterstützung bei der Atmung bedarf, ist sehr krank. Atemstörungen treffen den Menschen vital (Vitalfunktion) und existentiell. Atembehinderung ist, wie es der Name für die schwerste Störungsform aussagt, eine *Not. Atemnot* ist daher immer von existentieller Angst (Todesangst) begleitet. Es handelt sich dabei um eine Angst, die nicht wegdiskutiert oder weggenommen werden kann. Atemunterstützende Maßnahmen (Behandlung) wie Sauerstoffzufuhr, Oberkörperhochlagerung, Luftbefeuchtung usw.) sind nur ein Bruchteil der Not-wendenden Maßnahmen. Betreuung und Begleitung sind ebenso wichtig. Der Atembehinderte braucht Luft (Sauerstoff, frische Luft = gelüftetes Zimmer), Licht (Helle, Weite) und Liebe (Zuwendung), eine tragende Beziehung und eine gute Atmosphäre.

Für Sicherheit sorgen

Von der Motivationstheorie ausgehend taucht das Sicherheitsbedürfnis unmittelbar nach den physiologischen Bedürfnissen auf. Es handelt sich um ein Bedürfnisbündel, das auf allen Ebenen einwirkt, an dem der Mensch selber aber auch aktiv-gestaltend mitwirken muß.

- Der *Organismus* bedarf der Ordnung der Zellen, der Struktur der Gewebe und der Stabilität der Abläufe, um im physiologischen Gleichgewicht (Homöostase) zu bleiben.
- Die *menschliche Person* bedarf der Gesetze von Raum und Zeit, der geordneten Freiräume und Grenzen sowie des Schutzes (Schutzräume, Schutzzonen, Schutzmaßnahmen), um in der Welt und im Leben bestehen zu können.
- Die *Umwelt*, in der wir leben, bedarf der Sorge und des Schutzes, damit sie uns als Lebensraum erhalten bleibt.

Unterstützung der Sicherheit

- Der *gesunde Mensch* ist Teil eines großen Ordnungsgefüges und für sich selbst und für andere Gesetzen und Ordnungen verpflichtet. Die Erhaltung der Sicherheit hängt weitgehend mit dem Wissen um Zusammenhänge, Wechselwirkungen und Auswirkungen einzelner Handlungen zusammen. Gesundheitserziehung bzw. Gesunderhaltung wäre demnach vor allem Gewissensbildung. Denn Gewissen ist ja nichts anderes als *Wissen um die Werte der Tiefe*. In diesem Sinn ist „Gewissen haben" gleichzusetzen mit *Bewußtsein haben* bzw. mit der Bereitschaft für Änderungen, die die Prozesse des Lebens und der Lebensgestaltung mit sich bringen.

- Der *Kranke* kann u.U. in der Sorge um Sicherheit eingeschränkt sein, oder er ist aus mangelnder Achtsamkeit (infolge Unwissen, Unkenntnis, Unvorsichtigkeit usw.) krank geworden. Die Unterstützung hat dort einzusetzen, wo Mangel besteht, und es ist an alle Ebenen des Menschseins zu denken, an die biologisch-physische ebensosehr wie an die psychisch-geistige. Schäden sind zu beheben = Behandlung, die Wirkungen der Schäden zu tragen (durch- oder auszutragen; denn Unfallfolgen können u.U. lebenslange Behinderung bedeuten) = Betreuung, Begleitung.

Raum und Zeit gestalten – arbeiten und spielen

Der Mensch ist eingebettet in Raum und Zeit, d.h., er *hat* einen Körper, der als Raum im Raum steht, und er *ist* Leib, indem er im Ablauf der linearen Zeit mannigfachen Veränderungen (Geburt, Jugend, Alter, Tod) unterworfen ist.

Im subjektiven Zeiterleben kann die objektiv meßbare Zeit als Sinnzentrum der Lebensgestaltung erfahren werden. Lebensgestaltung greift dann über auf die Gestaltung des Raumes (Lebensumfeldes), der durch sinnvoll angewandte Zeit den Bedürfnissen des Menschen entsprechend verändert werden kann; der Raum aber bestimmt durch die Bedingungen, die er dem Menschen für sein Zeiterleben vorgibt, wiederum seine Zeitempfindung und seine Zeitanwendung mit. Die harmonische Wechselwirkung dieser Bezüge ist nicht selbstverständlich, sondern kann Störungen erfahren.

Das Umgehen mit der *Zeit* wie die Gestaltung des *Raumes* sind ein wesentlicher Teil menschlichen Lebens – auch im Ablauf der Krankheits- und Gesundheitsphasen. Fördernde Pflege ist hier in erster Linie *Hilfe zur Selbsthilfe* und Schaffen eines Klimas, in dem *Erlebnis-* und *Lebensqualität* sich entwickeln kann bzw. erhalten bleibt.

- Die *physiologische Stabilität* ist vom rhythmischen Wechsel des Auf und Ab, des Werdens und Vergehens bestimmt. Alles im menschlichen Organismus ist im Fluß und in der Bewegung. Das „Ein" (Einatmung, Essen, Bewegen) ist das Gegenstück vom „Aus" (Ausatmung, Ausscheidung, Ruhen). Das eine ist ohne das andere nicht möglich. Der Gegenspieler ist naturnotwendig.
- Die *psychologisch-geistige Stabilität* untersteht den gleichen Bedingungen, ja mehr: Die *ganze Welt* ist in diesen rhythmischen Wechsel integriert. Das haben vor weit mehr als viertausend Jahren asiatische Denker schon gewußt. Sie nannten die beiden Seiten oder Kräfte „Yang und Yin" und das überwölbende Ganze „Tao". Im Tao sein meint dann nichts anderes, als im Gleichgewicht sein, im Lot sein. Dem muß dieser rhythmische Wechsel von *Anspannung* und *Entspannung* dienen.

Unterstützung beim Gestalten von Raum und Zeit, Arbeiten und Spielen

- Der *gesunde Mensch* bedarf des Wissens um die Gesetze der Polarität, damit er verständnisvoll auf die Umwelt einzuwirken bzw. seinen eigenen Lebensrhythmus zu finden vermag. Das Arbeits- und Freizeitverhalten des Menschen im „Computer-Zeitalter" ist zu einem großen Teil naturwidrig geworden und fordert seinen Tribut. Die sog. Managerkrankheiten nehmen zu. Die Gesundheitserziehung muß die *Lebensqualität* des Menschen neu definieren. Das einseitige „Haben" muß zugunsten des „Seins" relativiert (Fromm, Staehelin), auf Distreß zugunsten eines Wohlbefinden schaffenden Eustreß (Selye) verzichtet werden. Wie sehr Gesundheitserziehung eine einschneidende, veränderungsfördernde Aufgabe ist, ist an dieser ATL ablesbar.
- Der *Kranke* ist auf einer oder auf mehreren Ebenen im Gleichgewicht gestört. Der ganze Organismus ist davon betroffen und reagiert mit Anpassungssymptomen (Streß). Je mehr die Pflegenden um die Anpassungs- und Bewältigungsmechanismen wissen, sie verstehen und bei der Pflege berücksichtigen *(für sich selbst und für den Patienten)*, um so besser kann die Wiederherstellung und Wiederzurückführung ins „gesunde Leben" geschehen.

Kommunizieren

Kommunikation ist ein komplexes Geschehen und spielt sich auf allen Stufen des Menschseins ab.

- Die *physiologischen* „Werkzeuge", die der Sprache dienen, sind vielfältig, ja der ganze Körper dient der Sprache und dem Ausdruck; „er drückt sich aus", „lebt sich dar" = *Körpersprache*. Die *Sinnesorgane* ermöglichen einen umfassenden Informationsempfang, die eigentlichen *Sprechorgane* (Stimmapparat) dienen der Formgebung und die *Sprachzentren* im ZNS der Sprachsteuerung.
- Die *Quelle der Sprache ist der Geist*. Der Geist ist es, der sich des Organismus – mit all seinen Möglichkeiten – bedient und der sich ausspricht. Die Sprache/Kommunikation steht deshalb in enger Wechselwirkung nicht nur mit den Sinnesorganen, sondern auch mit dem Bewußtsein des Menschen. Zusammen bewirken sie das *Wahrnehmen* (biologisches und psychologisches Zusammenwirken). Der *Bewußtlose* hat keine Sprache; der Bewußtseinsgestörte spricht sich unkontrolliert aus. Solch unkontrollierte Ausdrucksweisen werden von uns als fremd und furchterregend empfunden. Sie sind das aber nur deshalb, weil wir in einer anderen Bewußtseinsebene leben und archaische, primitive (im ursprünglichen Wortsinn) Ausdrucksweisen nicht oder nur schwer verstehen können. Hier ist uns das Verstehenkönnen der ursprünglicheren (deshalb hier wichtigen!) Körpersprache eine große Hilfe.

Unterstützung beim Kommunizieren

- Der *gesunde Mensch* bedarf der Möglichkeiten des Einübens der Sprache. Das Kind und der Jugendliche lernen durch Imitieren. Das Vorbild hat eine prägende Wirkung auf den Charakter und die werdende Persönlichkeit. Das gilt in ganz besonderem Ausmaß für die Sprache. Nur eine gepflegte Sprache (Sprachkultur) vermag diese unverfälscht und unentleert zu erhalten. Neue Worte sind meist nichts anderes als ein halber Ersatz für verlorengegangene Sinninhalte. Es wäre häufig richtiger, den Wert eines alten Wortes wieder zu entdecken (z. B. des Wortes „Pflege"), als daß neue Attribute (wie umfassende, patientenorientierte) gesucht werden.
- Der *Kranke* muß Gelegenheit haben, sich auszudrücken. Es liegt in der Natur des Menschen, daß Störungen sich selbst zu regulieren versuchen. Das Kranke löst einen Gegenspieler aus, eine Kraft. Diese Kraft nennen wir *Ressource* (innere Hilfsquelle). Sie ist häufig verborgen und dem betreffenden Menschen u. U. noch nicht oder nicht mehr bewußt. Trotzdem vermag diese verborgene Lebenskraft sich auszudrücken, *Signale zu setzen*. Werden solche Signale vom Betreuer aufgefangen, entgegengenommen und beantwortet, können oft ungeahnte Kräfte freigesetzt, aktiviert und „in den Dienst genommen" werden. Ressourcen sind Teil des Gesunden und echte Quellen von Energien, die *bewußt* gemacht werden können. Deshalb haben sie eine solch große wirkende Kraft. Beispiel: Ein Foto eines Angehörigen (oder ein Buch, die Bibel z. B.), das auf den Nachttisch gelegt wird (scheinbar absichtslos), hat u. U. *Signalcharakter*. Es signalisiert die Zugehörigkeit zu anderen, die Heilung fördernden Menschen (oder zu einem höheren heilenden Wesen). Wenn wir den Kranken auf dieses Signal ansprechen, kann es sein, daß in ihm etwas frei wird, bewußt wird und in Bewegung kommt. Plötzlich kann er sich öffnen, sich aussprechen und die bis dahin ungenutzten Kräfte einsetzen. Es wird neue (verdeckte, vergessene) Lebensenergie frei. Ressourcen sind die realen Chancen und „inneren Heiler", die in einer tragenden Beziehung freigelegt werden können = therapeutische Pflege (dem tiefsten Wortsinn entsprechend). Ressourcen sind mehr bzw. etwas anderes als „voll intakte Funktionen". Ressourcen sind latent vorhandene Kräftepotentiale im Kranken oder in der Um- und Mitwelt.

Kind, Frau, Mann sein

Menschliche Existenz ist immer auch geschlechtliche Existenz. Sie beeinflußt das Bestreben, eine eigene Position zu finden und bestimmt weitgehend mit, was wir als „persönliche und individuelle Identität" bezeichnen: *Frausein, Mannsein* geschlechtsspezifisch (Frauenrolle, Männerrolle), weltanschaulich (Lebensphilosophie) und beruflich. Das Leben – Lebenslauf und Lebensbiographie – ist mit geprägt von der Art und Weise, wie die geschlechtstypische eigene Rolle gelebt wird. Der Weg vom *Kind* zum reifen Menschen ist von *Übergängen* bestimmt: Schuleintritt, Studium,

Beruf, Elternschaft, Pensionierung. Diese Übergänge sind, wo sie angenommen und bewältigt werden, Anstoß zu Entwicklungsprozessen, die immer auch begleitet sind von der Anforderung, sich in neue Beziehungs- und Bezugssysteme einzulassen: Kind sein in der Familie, Partnerschaft, Stellung im Beruf, das Alter – allein oder in Gemeinschaft. *Geschlechtsidentität* und *Geschlechtsrolle* beeinflussen dabei das geschlechtsgebundene Verhalten, ohne im letzten bestimmend zu sein. Frauen wie Männer können heute nahezu das gleiche tun, selbst wenn sie es in mancher Hinsicht auf verschiedene Weise tun.

Unterstützung bei der Rollenbewältigung und Geschlechtlichkeit

- Der *gesunde Mensch:* Die Rollenfindung ist eine Aktivität des sich entwickelnden Menschen. Sie vollzieht sich langsam und prägt sich entsprechend tief ein. Die Gesundheitserziehung sollte demnach auch die Aspekte des werdenden Menschen (Kind-Sein) berücksichtigen, um auf ein reifes Frau- bzw. Mann-Sein hinzuwirken.
  Der gesunde Mensch, das bin auch *ich selbst* als Pflegeperson. Lebensinhalte wie Sexualität, Erotik und Leiblichkeit sind ganz zuerst mir selbst zur Bewältigung aufgetragen. Es gilt, eine gesunde Beziehung zu diesen Lebensäußerungen zu finden. Sie ist die Grundlage für einen entkrampften und angstfreien Umgang mit gegengeschlechtlichen Patienten/Mitarbeitern oder mit tabuisierten Problemen (Homosexualität, AIDS usw.).
- Der *kranke Mensch* braucht in erster Linie ein Klima, in dem Frau-Sein/Mann-Sein eine selbstverständliche Akzeptanz erfährt, wo Probleme nicht unausgesprochen bleiben und Geschlechtlichkeit kein Tabu ist bzw. wo behutsam den Tabus Rechnung getragen wird. Das ist ein weites Feld:
  - die Pflege des Körpers, die Berührung und die Intimpflege,
  - die Art des Sprechens, ohne auszuweichen in Fachjargon, der mehr umschreibt als daß er anspricht;
  - das Miteinander-Umgehen. Geschlechtsneutralität ist keine Lösung – auch nicht die geschlechtsneutrale Krankenpflege. Viel mehr müßten wir uns um eine „erotische Kultur“ bemühen, in der auch die Zärtlichkeit ihren Platz hat. Wir haben schon fast vergessen, welch tiefgreifend-heilende Kraft in der zärtlichen Berührung liegt. Sie vermag auch bei einem kranken Menschen Schichten des inneren Erfahrens in Schwingung zu versetzen, die etwas in ihm anrühren und „verklären“. Der Mensch spürt für einen Augenblick, daß es „das Heilende“ gibt.
  - Das *kranke Kind* ist über allem auf diese zärtliche Berührung angewiesen. Vielleicht liegt darin das Wichtigste überhaupt, was wir dem kranken Kind zu geben vermögen.

Sinn finden im Werden, Sein, Vergehen

Im Sinn liegt der Selbstwert jenes Seienden, das keiner äußeren Sinngebung mehr bedarf. Die Frage nach dem Sinn des Lebens richtet sich hierher, und hierher weist auch die Ursehnsucht des Menschen und seine Fähigkeit zur Selbsttranszendierung. Hier fragt der Mensch – weil er sich selbst bejaht hat – *über sich selbst hinaus* und richtet sich aus auf Werte und Aufgaben, die für ihn stimmen. Sinn umfaßt als Lebensausdruck die Bereiche der *Kunst* – der Sinn für das Schöne –, der *Ethik* – der Sinn für das Wahre und Gute (Richtige) – sowie der *Religion* – der Sinn für das Höhere, für das im Menschen angelegte Bedürfnis nach Selbstüberschreitung (transpersonale Erfüllung). In der Sinnfrage kreist der Mensch (ein Leben lang!) um das „Wozu“ und das „Wohin“ seiner Existenz, sie ist der treibende Faktor auch in der letzten Reifungsphase seines Lebens, im *Sterben* (Stufen des Reifeprozesses S. 22ff.). Der Auseinandersetzung damit kommt deshalb größte präventive und therapeutische Bedeutung zu.

Unterstützung bei der Sinnfindung

- Der *gesunde Mensch* ist der sinnerfüllte Mensch. Er weiß, wozu er lebt, und vermag eine Aufgabe (wenn auch eine kleine) in der Welt zu erfüllen. Sein eigenes sinnerfülltes Leben trägt zur Sinnerfüllung des Weltganzen bei.
- Der *Kranke* bedarf u. U. der Unterstützung und Hilfe. Sei es, daß er infolge eines lähmenden oder wuchernden Sinnlosigkeitsgefühls krank geworden ist, sei es daß Behinderung und unausweichliches Lebensschicksal oder der Tod akzeptiert und integriert werden müssen. Hilfe zur Sinnfindung vermag

nur der reife Mensch zu geben, weshalb alle unsere Bemühungen in erster Linie unserer eigenen Bewußtwerdung und der reifen, echten Selbstwerdung zu gelten haben.

Alle diese beschriebenen *Aktivitäten des täglichen Lebens* sind im Menschen aufeinander bezogene Regelkreise. Sie beeinflussen sich gegenseitig und sind – auch hier müßte man von Vernetzung sprechen – nur in einer ganzheitlichen Sichtweise vom Menschen zu sehen (S. 26).

3.4. Selbsteinschätzung und Selbstpflege

Die Begriffspaare *Krankheit* und *Gesundheit, Pflegeperson – Patient* und *Streß – Anpassung* (Coping) stehen in engem Zusammenhang zu

- Selbstkonzept – wie nehme ich mich wahr?
- Selbstentsprechung – wie gehe ich mit mir um?
- Selbstpflege – wie sorge ich für mich selbst?

Es folgen deshalb einige praktische Fragen zum Thema: Wie gesund lebe ich?

1. Wie geht es mir?
2. Wie ist mein körperliches emotionales und geistiges Wohlbefinden?
3. Wie steht es mit der aktiven Sorge für meine eigene Gesundheit, wie hoch ist die Gewichtung des „Selbstservice“ – tue ich etwa für mein Auto mehr als für mich selbst?
4. Wie groß ist meine Bereitschaft, etwas für mich selbst zu verändern – kurzfristig oder langfristig?

3.4.1. Selbsteinschätzung nach den ATL

Der folgende *Selbsteinschätzungskatalog* beruht auf den 12 ATL. Er kann gebraucht werden

- zur Einschätzung der eigenen Gesundheit,
- als Grundlage zur Selbstpflege bzw. zur Veränderung ungesunder Lebensführung und falschen Gesundheitsverhaltens.

Beachte: Die Liste dient als Impuls und kann nicht den Anspruch auf Vollständigkeit erheben.

Eine mutige und ehrliche Selbsteinschätzung ist der erste Schritt zur Selbstpflege bzw. Selbstpflegeplanung. (Kreuzen Sie die richtigen Antworten an.)

1. Wach sein und schlafen

☐ Ich fühle mich meist ausgeruht und frisch.
☐ Ich schlafe normalerweise genug; bei Schlafproblemen behelfe ich mich mit natürlichen Mitteln.
☐ Ich sorge für ein mir entsprechendes Schlafritual (Einstimmung in die Nacht).
☐ Ich nehme mir täglich eine Spanne Zeit, um mich zu zentrieren (Meditation, Entspannung usw.).
☐ Ich erlaube mir immer wieder einmal, nichts zu tun.
☐ Ich interessiere mich für meine Träume und für das, was sie mir sagen.

2. Sich bewegen

☐ Ich achte auf meine Haltung (Gehen, Stehen, Sitzen, rückenschonende Arbeitsweise).
☐ Ich sorge für ausreichende Bewegung (z. B. täglich mindestens 2 km zu Fuß).
☐ Ich steige häufig Treppen, anstatt den Aufzug zu benutzen.
☐ Ich mache regelmäßig Gymnastik (täglich kurz oder 1–2mal pro Woche 20–30 Minuten).
☐ Ich unternehme regelmäßig eine größere Anstrengung (Gartenarbeit, Radfahren, Wandern usw.).
☐ Ich bin geistig beweglich – ich bin meist konfliktfähig und wische Spannungen nicht unter den Tisch.

3. Sich waschen und kleiden

☐ Ich dusche regelmäßig.
☐ Ich reinige meine Zähne nach jedem Essen.
☐ Ich tue täglich etwas Gutes für meine Haut.
☐ Ich gönne mir von Zeit zu Zeit eine Gesichtsmassage (Schönheitspflege).
☐ Ich weiß, welche Kleider mir gut stehen und kleide mich entsprechend.
☐ Ich trage fußgerechte Schuhe und wechsle sie regelmäßig.

4. Essen und trinken

☐ Ich esse regelmäßig und nehme mir mindestens 1mal täglich viel Zeit dafür.
☐ Ich trinke mäßig koffeinhaltige Getränke (weniger als 3 Tassen Kaffee, Schwarztee bzw. Cola).
☐ Mein Alkoholkonsum ist niedrig (normaler-

weise nicht mehr als 500 ml Bier oder 250 ml Wein).
- ☐ Ich meide raffinierten Zucker oder beschränke mich bei Süßigkeiten.
- ☐ Mein Körpergewicht ist normal (bis 15% über/unter Normalgewicht).

5. *Ausscheiden*
- ☐ Meine Darmentleerung funktioniert normalerweise gut und regelmäßig.
- ☐ Bei Neigung zu Verstopfung behelfe ich mich mit natürlichen Mitteln.
- ☐ Ich unterstütze eine gute Nierenfunktion, indem ich genug trinke (mindestens 1½ l täglich).
- ☐ Ich sorge dafür, daß ich mindestens 1mal pro Woche ins Schwitzen komme (Sauna, Sport, körperliche Arbeit).
- ☐ Ich nehme Änderungen in meinen Ausscheidungsgewohnheiten bewußt wahr und konsultiere bei Auffälligkeiten den Arzt.
- ☐ Geben und Nehmen sind im Einklang (Beruf, Privatleben, Arbeit, Freizeit usw.).

6. *Körpertemperatur regulieren*
- ☐ Ich habe eine gute Durchblutung (Hände und Füße sind normalerweise nicht kalt).
- ☐ Ich bin abgehärtet.
- ☐ Ich kleide mich der Witterung entsprechend.
- ☐ Ich heize meine Räume nicht zu sehr (versuche, Energie zu sparen durch Tragen von Pullovern, Jacken usw.).
- ☐ Ich trage hautfreundliche, durchlässige Leibwäsche (keine Synthetics).
- ☐ Ich gönne mir genug innere Wärme, sorge für warme Atmosphäre in meinen Wohn- und Arbeitsräumen.

7. *Atmen*
- ☐ Ich nehme mindestens 1mal täglich meinen Atem bewußt wahr.
- ☐ Ich beginne den Tag mit einigen Atemübungen (möglichst am offenen Fenster).
- ☐ Ich benutze keine giftigen Reinigungsmittel und strapaziere meine Lunge nicht unnötig (durch Abgase, chemische Dämpfe, Sprays usw.).
- ☐ Ich nehme aktiv teil an der Sorge für reine Luft/ich bin Nichtraucher(in).
- ☐ Ich gönne mir genügend Atempausen (körperlich wie seelisch-geistig).
- ☐ Ich habe normalerweise einen „langen Atem" – nutze entsprechende Ressourcen.

8. *Für Sicherheit sorgen*
- ☐ Ich verhalte mich verkehrssicher (als Fußgänger oder Autofahrer).
- ☐ Ich lasse Defekte in Geschäft und Haushalt sofort reparieren und benutze keine defekten Werkzeuge und Geräte.
- ☐ Ich informiere mich regelmäßig über aktuelle Risiken und Sicherheitsmaßnahmen.
- ☐ Ich kenne die Alarmsignale, kann Sirenenzeichen unterscheiden, weiß, wo der Feuerlöscher ist und kann mich entsprechend verhalten.
- ☐ Ich gehe sorgfältig und sparsam mit Medikamenten um (keine gewohnheitsmäßige Selbstmedikation, kein Drogenkonsum usw.), gebrauche möglichst natürliche Heilmittel und Tee.
- ☐ Ich gehe verantwortlich um mit Risiken (Infektionsprophylaxe, Impfungen, Fremd- und Selbstschutz).

9. *Raum und Zeit gestalten – arbeiten und spielen*
- ☐ Ich bin mit meiner Wohnsituation zufrieden: Wohnung, Grünflächen, Ruhe, Infrastruktur.
- ☐ Ich beteilige mich aktiv am Umweltschutz und an der sachgerechten Entsorgung.
- ☐ Meine Arbeitsbedingungen sind richtig für mich (Arbeitsweg, Arbeitsart, soziale Sicherheit, Atmosphäre im Arbeitsteam).
- ☐ Ich kann mit meiner Zeit umgehen – weder Langeweile noch übermäßige Anspannung.
- ☐ Ich habe Zeit für Hobbies, lasse mich aber nicht von Freizeitindustrie und Massenmedien vereinnahmen.
- ☐ Ich fühle mich selten überfordert/unterfordert; meine Pausen stimmen für mich.

10. *Kommunizieren*
- ☐ Ich informiere mich über lokale und (inter-)nationale Ereignisse.
- ☐ Ich interessiere mich für kulturelle, politische, wirtschaftliche, gesellschaftliche und ökologische Probleme.
- ☐ Ich nehme an Wahlgängen und Volksabstimmungen teil.
- ☐ Ich habe Freude daran, mich durch Malen, Tanzen, Singen, Spielen auszudrücken und tue dies auch gemeinsam mit anderen.
- ☐ Ich nehme mir täglich Zeit, Beziehungen zu pflegen – Briefe zu schreiben, zu telefonieren, Besuche zu machen und zu empfangen.
- ☐ Ich bemühe mich, meine nächsten Nach-

barn zu kennen oder nehme am Leben des Stadtteils/Dorfes/Quartiers teil.

11. Frau, Mann sein

- ☐ Ich bin gern Frau/Mann, verdränge meine geschlechtsspezifische Anlage nicht.
- ☐ Ich bin sensibilisiert auf Probleme, die infolge geschlechtsspezifischer Werthaltungen entstehen (Erziehung, Sachzwänge, Sprache, Sexismus).
- ☐ Ich kann Gefühle zulassen, kann anderen verständlich machen, was ich empfinde.
- ☐ Ich freue mich über Zuwendung, Anerkennung und Lob von anderen.
- ☐ Ich praktiziere eine gesunde Sexualhygiene.
- ☐ Ich kann körperliche Nähe akzeptieren und genießen (Erotik, Leiblichkeit, Zärtlichkeit, Intimität).

12. Sinn finden

- ☐ Mein persönliches Dasein erscheint mir sinnvoll.
- ☐ Ich finde immer wieder Freude und Befriedigung in meinem Alltag.
- ☐ Ich freue mich, daß ich lebe, und habe Lust, mein Leben zu gestalten, Zukunftspläne zu machen.
- ☐ In Krisen und schweren Zeiten suche ich Hilfe, um deren Sinn und Bedeutung für mich herauszufinden, ich lasse mich in Zeiten des Leidens nicht niederdrücken.
- ☐ Ich kann Gedanken an Tod und Sterben zulassen.
- ☐ Ich habe meine persönliche religiöse/ethisch-weltanschauliche Orientierung und finde darin Kraft.

Auswertung

Zählen Sie bei jeder ATL die jeweiligen angekreuzten *Pluspunkte* zusammen (sie variieren von 1–6), und kreuzen Sie diese in der untenstehenden Skala an.

Selbsteinschätzung: Da bei jeder ATL sechs Fragen zu beantworten waren, ergeben

6 Punkte – sehr gutes Gesundheitsverhalten

5 Punkte – gutes Gesundheitsverhalten

4 Punkte – befriedigendes Gesundheitsverhalten

3 Punkte – ab hier gilt es, einiges zu verändern!

Selbstpflegeplanung. Zur Veränderung des festgestellten Gesundheitsverhaltens gilt es, eine Selbstpflegeplanung vorzunehmen. Es gelten dafür die gleichen Schritte wie für die Pflegeplanung (S. 103):

- Konsequenzen ableiten; dementsprechend
  - Ziele setzen: Das will ich erreichen!
  - Ressourcen suchen: Das hilft mir!
  - Probleme angehen: Das will ich verändern!
- Überprüfen der getroffenen Entscheidung
  - für sich selbst (schwierig),
  - mit einem Gegenüber (verstärkt die Motivation).

ATL	Einschätzung meines Gesundheitsverhaltens						
	1	2	3	4	5	6	Bemerkung
1. Wachsein und schlafen							
2. Sich bewegen							
3. Sich waschen und kleiden							
4. Essen und trinken							
5. Ausscheiden							
6. Körpertemperatur regulieren							
7. Atmen							
8. Für Sicherheit sorgen							
9. Raum und Zeit gestalten							
10. Kommunizieren – soziale Interessen							
11. Frau, Mann sein							
12. Sinn finden							

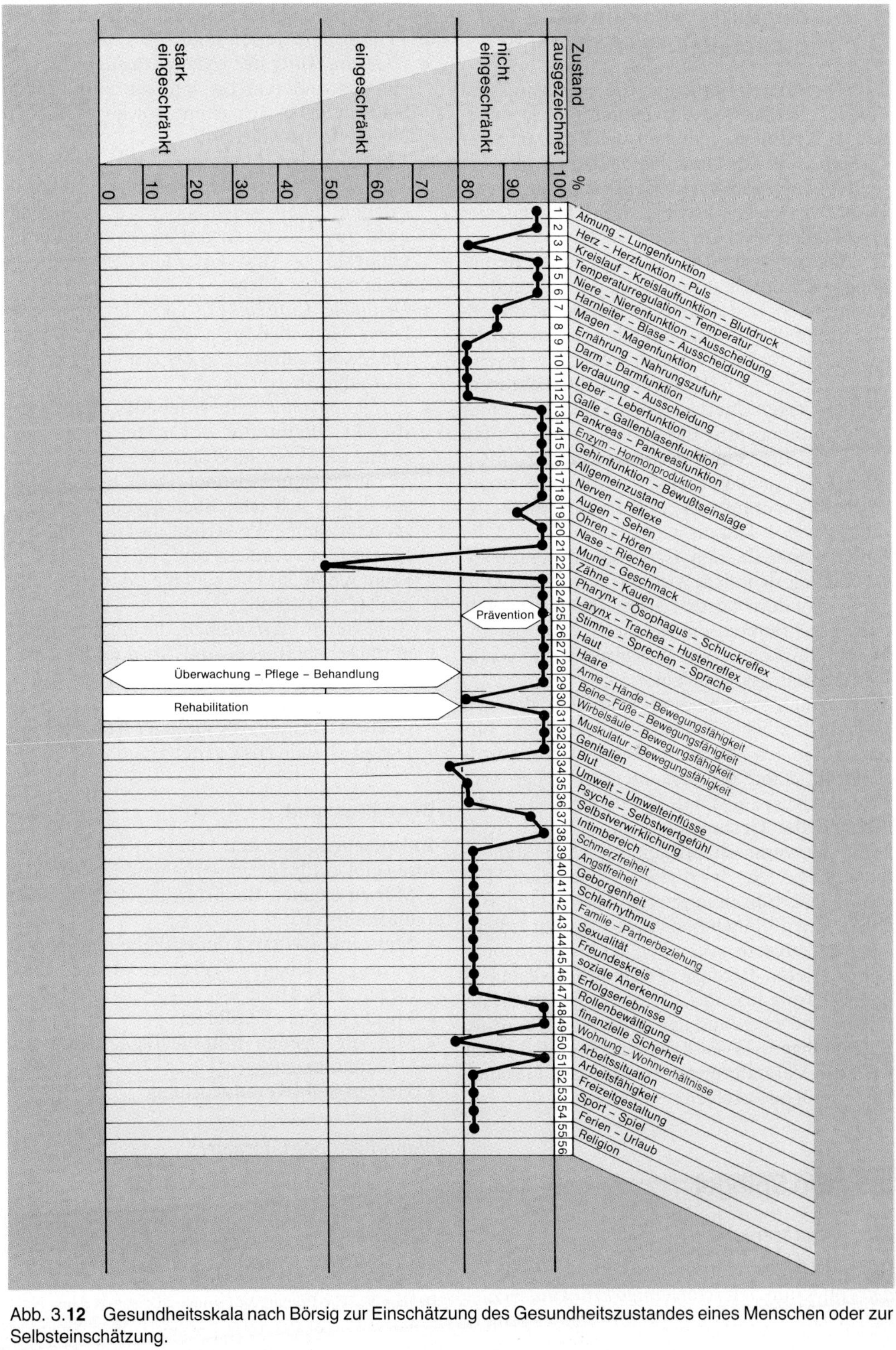

Abb. 3.**12** Gesundheitsskala nach Börsig zur Einschätzung des Gesundheitszustandes eines Menschen oder zur Selbsteinschätzung.

3.4.2. Gesundheitsskala als Einschätzungsinstrument

Von A. Börsig (Berlin) wurde ein Instrument entwickelt, das von der Definition „Gesundheit" (WHO) ausgeht und die Erfassung der Pflegebedürfnisse (nach Henderson) eines Patienten aufgrund einer Meßskala ermöglicht. Dieses Modell geht von einem geschätzten oder errechneten Wert aus (Abb. 3.**12**).

In der graphischen Darstellung sind die Bedingungen und die Faktoren, die die Gesundheit beeinflussen, in der oberen Querspalte aufgelistet. Im linken Bereich befinden sich die physischen, im rechten Bereich mehr die psychischen und sozialen Bedingungen und Faktoren. Seitlich zugeordnet ist eine Skala mit einer Gradeinteilung von 100 bis 0 Prozent und den Bewertungen „ausgezeichnet", „nicht eingeschränkt", „eingeschränkt" und „stark eingeschränkt", woraus sich der Name Gesundheitsskala ableitet. Daraus wird erkennbar, daß die Orientierung für den Grad der Gesundheitsschädigung sich nicht wie gewohnt an der Diagnose, sondern an den eingeschränkten oder uneingeschränkten physischen und psychischen Fähigkeiten oder psychischen und sozialen Bedingungen vollzieht.

Würde man verschiedene Personen, die sich nicht in ärztlicher Behandlung befinden, bitten, sich in den einzelnen Punkten selbst einzuschätzen, käme bei den meisten sicher eine ähnliche Kurve zustande wie in der Abb. 3.**12**.

Anhand der Gesundheitsskala läßt sich auch recht gut veranschaulichen, welchen Stellenwert und welche Wertigkeit alle an dem Heilungs- und Betreuungsprozeß beteiligten Berufsgruppen einnehmen. Es ist gut zu erkennen, daß unsere Aufgaben mehr im rechten und mittleren Bereich der Bedürfnisskala liegen, die Aufgaben des Arztes dagegen mehr im linken und ebenfalls mittleren Bereich. Eine regelmäßige Erfassung der einzelnen Faktoren wird die Veränderungen in Richtung Gesundheit oder Tod anzeigen.

3.5. Ein Spiegel

Das macht krank

Dem uns bekannten *pathophysiologischen Modell* von Krankheit seien einige *krankmachende psychosoziale Belastungsfaktoren* hinzugefügt, die auch bei Angehörigen von helfenden Berufen häufig anzutreffen sind:

- *Unterdrückung der eigenen Bedürfnisse* (zugunsten anderer) bis hin zur unkritischen Selbstaufgabe. Ich nenne solche Menschen die „Selbstverweigerer".
- *Übersteigertes Harmoniestreben:* Weil sie – buchstäblich um jeden Preis – mit allen in Frieden leben möchten, werden Gefühle nicht zugelassen, Aggressionen hinuntergeschluckt. Das sind die „Fassadenkletterer", sie leben gefährlich.
- *Deutliche Unfähigkeit, Gefühle zu zeigen:* Diese Menschen igeln sich ein, sind berührungsscheu, abwartend bis zum Verklemmtsein – die „Panzerfahrer".
- *Perfektionismus:* übertriebenes Leistungsstreben. Bleibt der erwartete Erfolg aus, zwingt die Frustration diese Menschen zu immer noch mehr Leistung. Der Circulus vitiosus richtet sich schließlich gegen das eigene Immunsystem. Wo Arbeit im Übermaß und Frustration verquickt sind, ist Krankheit im Keim schon da. Das sind die „Arbeitssüchtigen" („Workaholics").
- *Anpassungsmechanismen*, die auf einseitigen moralischen Regeln und Normen basieren: Hier vergewaltigt der Mensch sich selbst, lebt nicht sein eigenes inneres Bild, sondern kopiert ein von außen bestimmtes fremdes Bild. Das ist „Leben aus zweiter Hand".

Das hält gesund

Entsprechend den fünf krankmachenden Faktoren gibt es fünf gesunderhaltende.

- Mut zu eigenen Bedürfnissen: wahrnehmen und zulassen.
- Mut zum Streiten: Friedensliebe und Durchsetzungswillen in beweglicher Balance halten (Spiel der Kräfte).
- Mut zu eigenen Gefühlen.
- Mut zur eigenen Mittelmäßigkeit und zur Unvollkommenheit.
- Mut zur Selbstverantwortung.

Weiterführende Literatur

Auer, F., S. Burri: Geplante Gesundheit. Recom, Basel 1988

Balint, M.: Der Arzt, sein Patient und die Krankheit, 6. Aufl. Klett-Cotta, Stuttgart 1983

v. Balthasar, H. U.: Gesundheit zwischen Wissenschaft und Weisheit. Arzt u. Christ 32 (1986) H. 4

Benner, P.: The Primary of Caring. Addison-Wesley, New York 1989

Blome, G.: Bewährung in der Krankheit. Bauer, Freiburg 1986

Börsig, A.: Gesundheitsskala und ihre Bedeutung. Modell für eine Didaktik der Krankenpflege. Dtsch. Krankenpfl.-Z. 1978, 3. Beihefter

Das Buch der ganzheitlichen Gesundheit. Scherz, München 1982

Gesundsein 2000. Wege und Vorschläge. Übertragung der Regionalstrategie „Gesundheit für alle bis zum Jahr 2000" der WHO auf die BRD. Verl.-Ges. Gesundheit, Berlin 1984

Gründel, J.: Gesundheit und Krankheit als Gabe und Aufgabe. Kyrios, Freiburg 1984

Heim, E., J. Willi: Psychosoziale Medizin, Bd. II. Springer, Berlin 1986

Henderson, V.: Grundregeln der Krankenpflege. Deutsche Schwesterngemeinschaft, Frankfurt/M. 1963

Hildegard von Bingen: Das große Gesundheitsbuch. Ratschläge und Rezepte. Pattloch, München 1983

Jacob, W.: Die gesellschaftliche Situation des Kranken. In Görres, A.: Der Kranke – Ärgernis der Leistungsgesellschaft. Düsseldorf 1971

Meueler, E.: Wie aus Schwäche Stärke wird. Vom Umgang mit Lebenskrisen. Rowohlt, Reinbek 1989

Mitscherlich, A.: Krankheit als Konflikt. Studium zur psychosomatischen Medizin, Bd. I/II. Suhrkamp, Frankfurt/M. 1974/1975

Navarro, F.: Die sieben Stufen der Gesundheit, Bd. I/II. Eine psychosomatische Sicht der Krankheit. Nexus, Frankfurt 1988

Piper, H. Chr.: Kranksein: erleben und lernen, 4. Aufl. Kaiser, München 1988

Roper, N., u. a.: Die Elemente der Krankenpflege. Recom, Basel 1987

Scharfetter, Ch.: Allgemeine Psychopathologie, 2. Aufl. Thieme, Stuttgart 1985

Schipperges, H.: Der Arzt von morgen. Von der Heiltechnik zur Heilkunde. Severin & Siedler, Berlin 1981

Schipperges, H.: Homo patiens. Zur Geschichte des kranken Menschen. Piper, München 1985

Schipperges, H.: Die Regelkreise der Lebensführung. Deutscher Ärzte-Verlag, Köln 1988

Seidler, E.: Geschichte des kranken Menschen, 5. Aufl. Kohlhammer, Stuttgart 1980

Stern, E.: Lebenskonflikte als Krankheitsursachen. Kindler, München 1968

Teegen, F.: Ganzheitliche Gesundheit. Rowohlt, Reinbek 1983

v. Troschke, J.: Psychosoziale Aspekte von Gesundheit und Krankheit. Themen der Krankenpflege 4. Urban & Schwarzenberg, München 1974

Weinreb, F.: Vom Sinn des Erkrankens. Gesundsein und Krankwerden, 2. Aufl. Origo, Bern 1979

v. Weizsäcker, V.: Der kranke Mensch. Eine Einführung in die medizinische Anthropologie. Koehler, Stuttgart 1951

Ziegler, A. J.: Morbismus. Von der besten aller Gesundheiten. Schweizer Spiegel, Zürich 1979

4. Gesundheits- und Krankenpflege

Die Krankenschwester hat vier grundlegende Aufgaben:

- Gesundheit zu fördern,
- Krankheit zu verhüten,
- Gesundheit wiederherzustellen,
- Leiden zu lindern (ICN 1965).

4.1. Pflegeerfahrung und Pflegewissen

Die Inhalte der Pflege gehen zurück auf die „Erfahrung der Frau in der häuslichen Pflege". Hier setzt F. Nightingale (1859) an, wenn sie schreibt: „Es wurde schon unzählige Male gesagt oder geschrieben, daß jede Frau eine gute Krankenschwester ist. Ich glaube im Gegenteil, daß die Elemente der Pflege nahezu unbekannt sind."

Unterdessen wurde viel über die Krankenpflege nachgedacht. Das vorwiegend *private Wissen* von Krankenschwestern, das sich zusammensetzt aus Erfahrungshintergrund, Alltagstheorien und aus der Tradition gewachsener Handlungskonzepte, entwickelt sich mehr und mehr zu einem *Orientierungsrahmen*, der nicht mehr nur der *Bewältigung des Alltags* dient, sondern auch als Grundlage für die *Pflegeforschung*.

In der konkreten Auseinandersetzung und Überprüfung gewordener Strategien und Alltagsnormen entwickeln sich

- *Pflegekonzepte* – Elemente und Funktionen der Pflege,
- *Pflegetheorien* und -modelle – wissenschaftlicher Bezugsrahmen der Pflege,
- *Pflegestandards* – Richtmaß für die Qualität der Pflege.

4.1.1. Pflegetheorien und Pflegekonzepte

Pflegetheorien können sich aus rein theoretischen Annahmen entwickeln, oder sie erwachsen aus praktischen Erfahrungen. Alle modernen Pflegetheorien beziehen Inhalte anderer Wissenschaften mit ein, indem sie Erkenntnisse nicht mehr nur aus dem Bereich der Naturwissenschaften, sondern auch aus denjenigen der Human-, Geistes- und Sozialwissenschaften auf die berufliche Pflegesituation übertragen. Je umfassender diese Sichtweise ist, um so größer ist die Chance ihrer Nützlichkeit und Umsetzbarkeit für eine *ganzheitliche* und *individuelle*, d.h. *menschen-* bzw. *persongerechte Pflege*. (Mit „persongerecht" meine ich die Person des Patienten *wie* diejenige der Pflegenden, weshalb ich nicht von „patientenorientierter" Pflege spreche.)

Die *Pflegetheorien* beeinflussen die Pflegepraxis, die Pflegeausbildung und die Pflegephilosophie (Pflegeleitbilder).

So unterschiedlich die *modernen Pflegetheorien* bzw. Pflegemodelle auch sind (V. Henderson, D. Orem, N. Roper, J. King, C. Roy, um nur einige zu nennen; S. 18), so kann man bei allen doch einige typische *Kriterien* finden:

- Es sind *keine* naturwissenschaftlich-medizinischen Modelle. Diese sind für eine *ganzheitliche* Pflege nicht geeignet, da sie sich am „kranken Organ" und an der medizinischen Diagnose – dem Befund – orientieren.
- Sie basieren auf der Grundlage eines *Menschenbildes*, das den Menschen sowohl als Ganzheit und Einheit sieht wie auch als Eingebetteter in die Komplexität und Wechselwirkung seiner Lebenswelt (Kap. 1 und 2). Einige Theorien definieren den Menschen als „biopsychosoziales Wesen". Zur Ganzheit des Menschen gehört aber auch „das

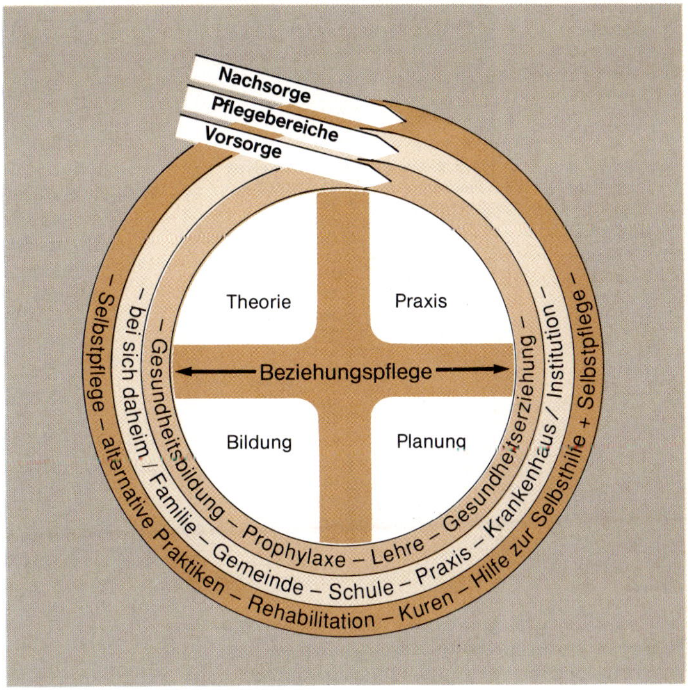

Abb. 4.**1** Pflege ist Beziehungspflege in allen Bereichen des Lebens, sowohl beim Gesunden (Vorsorge + primäre Prävention) als auch beim Kranken (Pflege + sekundäre + tertiäre Prävention + Rehabilitation).

Geistige“, weshalb m. E. die „biopsychosoziale“ Sichtweise eine verkürzte ist und entsprechend ergänzt werden sollte.

- Entsprechend befaßt sich Pflege mit dem Menschen als Person und Individuum, ob gesund oder krank. Sie ist ihrem Wesen gemäß auf Beziehung ausgerichtet und nie losgelöst von der Wechselwirkung der *Lebenswelt*, die gleichsam der Boden ist, auf dem der Patient seine individuelle Wirklichkeit erfährt. Solche Pflege steht überall dort zur Verfügung, wo und wie sie gebraucht wird: privates und öffentliches Gesundheitswesen in Theorie und Praxis, Planung und Ausführung (Abb. 4.**1**). Die Komplexität dieses Arbeitsfeldes ist in Abb. 4.**2** und 4.**3** sichtbar.
- Professionelle Pflege unterscheidet sich von Laienpflege durch *Ausbildung* und *Lehre/Forschung*, die dieser mehrdimensionalen Sichtweise (wie oben beschrieben) entspricht.
  Die Grundlagen sind in Abb. 4.**4** zu sehen.
- Das Praxisfeld der Pflege untersteht einer *berufseigenen, qualifizierten Leitung* (Pflegedienstleitung und Pflegeadministration), welche die Umsetzung des Pflegeleitbildes in die Praxis überwacht und garantiert.

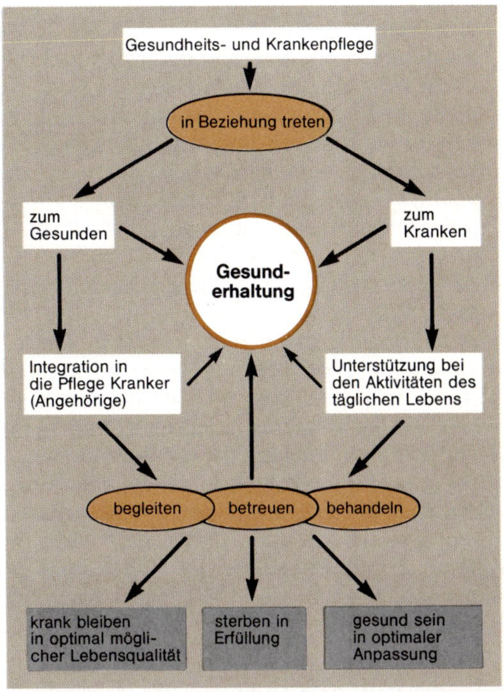

Abb. 4.**2** Pflege in ihrer Wechselwirkung und Zielsetzung.

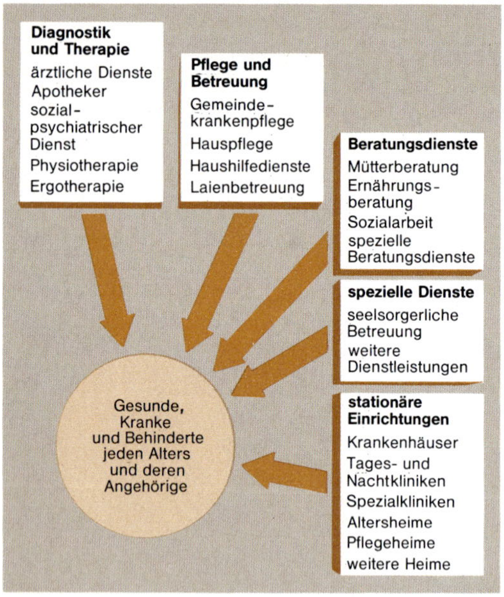

Abb. 4.**3** Einrichtungen des Gesundheitsdienstes (stationär und ambulant), in denen die Dienste der Gesundheits- und Krankenpflege gebraucht werden.

- Pflege als *Sein* (Haltung) und *Handeln* hat eine eigene und daher eigenständige Entscheidungs- und Handlungskompetenz (Abb. 4.**5**). Sie orientiert sich an den *Bedürfnissen* und am *Befinden* des Patienten (ohne den Befund auszuklammern). Die pflegerische Arbeit wird als Prozeß gesehen. Sie ist *planbar*, systematisch und zielorientiert durchführbar sowie überprüfbar = Pflegeprozeß.
- Als letztes Merkmal sei die *Eigenständigkeit* in der Pflege genannt.

Was aber ist Eigenständigkeit wirklich? Fiechter u. Meier (1981) beschreiben Eigenständigkeit als „Selbständigkeit im Übernehmen von Aufgaben, im Treffen von Entscheidungen, in Zielsetzung und Planung, Übernahme der Verantwortung für die Folgen der getroffenen Entscheidungen, Rechenschaftspflicht gegenüber Klient (Patient), Behörde und Gesetz". Sie definieren für die Pflege drei Bereiche, nämlich den unabhängigen, den abhängigen und den interdisziplinären.

- Der *unabhängige Handlungsbereich* deckt sich weitgehend mit dem Bereich der „Antwort auf die *Grundbedürfnisse*" sowie des kompetenten Erfassens und Handelns bezüglich *Befinden* des Patienten (im Bereich der ATL, in bezug auf Abhängigkeit, Hilflosigkeit, Lebensqualität usw.).
- Der *abhängige Handlungsbereich* liegt auf der Ebene des *Befundes* (Diagnose) und der *Behandlung*. Der Arzt bestimmt die Anordnungen betreffs Diagnostik, Therapie und Überwachung. Die Pflegeperson ist weisungsgebunden.
- Der *gemeinsame, interdisziplinäre Bereich* umfaßt alle Maßnahmen der Prävention und Rehabilitation, die auf einer breiten Basis von vielen mitgetragen werden müssen: Ärzte, Pflegepersonen, Therapeuten, Sozialarbeiter, Seelsorger, Mitbetreuer, Angehörige und nicht zuletzt vom Kranken selber (Beispiel: Rehabilitation eines Hemiplegiepatienten S. 763ff.).

Das Schwergewicht der Handlungsbereiche ist aus Abb. 4.**6** ersichtlich.

4.2. Berufsbild und Qualifikation

Es gibt internationale Berufsbeschreibungen (ICN-Richtlinien), verbindlich sind sie aber nicht. Dafür sind die einzelnen Länder und deren Gesetzgeber zuständig, weshalb die *Diplome* nur nationale Anerkennung genießen und bei Berufsausübung in einem anderen Land der Anerkennung und Registrierung des Gastlandes bedürfen (meist werden eine längere Berufspraxis, entsprechende Sprachkenntnisse und eine Prüfung verlangt).

Berufsbeschreibungen und davon abgeleitet *Ausbildungsrichtlinien* variieren deshalb von Land zu Land. Sie werden vom Gesetzgeber selbst aufgestellt und überwacht (z.B. BRD) oder einer Instanz übergeben (z.B. Schweizerisches Rotes Kreuz = SRK).

Die Ausbildungs- und Prüfungsordnung für die Berufe in der Krankenpflege, BRD 1985, formuliert die folgenden Ausbildungsziele:

Die Ausbildung für Krankenschwestern und Krankenpfleger und für Kinderkrankenschwestern und Kinderkrankenpfleger soll die Kenntnisse, Fähigkeiten und Fertigkeiten zur verantwortlichen Mitwirkung bei der Verhütung, Erkennung und Heilung von Krankheiten vermitteln (Ausbildungsziel). Die Ausbildung soll insbesondere gerichtet sein auf

- die sach- und fachkundige, umfassende, geplante Pflege des Patienten,
- die gewissenhafte Vorbereitung, Assistenz und Nachbereitung bei Maßnahmen der Diagnostik und Therapie,
- die Anregung und Anleitung zu gesundheitsförderndem Verhalten,
- die Beobachtung des körperlichen und seelischen

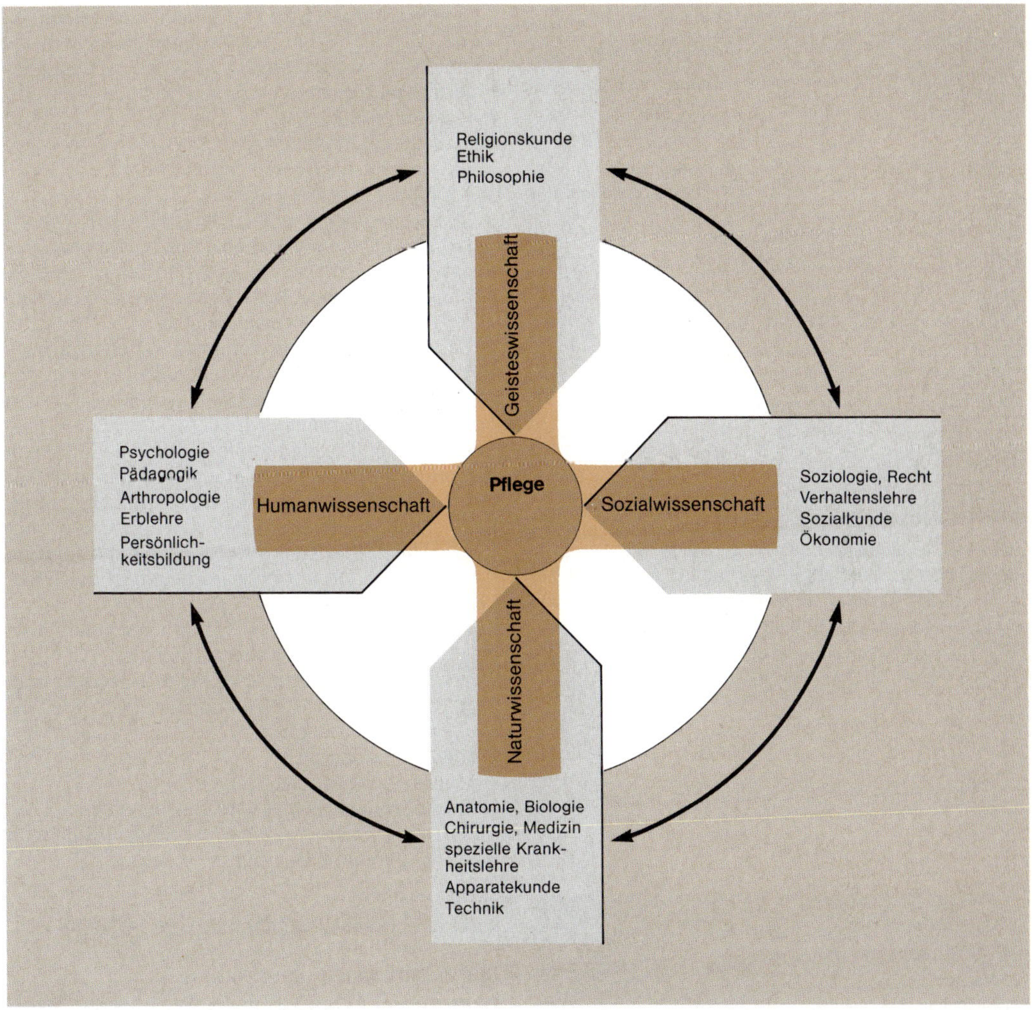

Abb. 4.4 Pflegewissen und Handlungskompetenz bedürfen zu ihrer Ausbildung der Erkenntnisse aus allen Wissensbereichen.

Zustandes des Patienten und der Umstände, die seine Gesundheit beeinflussen, sowie die Weitergabe dieser Beobachtungen an die an der Diagnostik, Therapie und Pflege Beteiligten,

- die Einleitung lebensnotwendiger Sofortmaßnahmen bis zum Eintreffen der Ärztin oder des Arztes,
- die Erledigung von Verwaltungsaufgaben, soweit sie in unmittelbarem Zusammenhang mit den Pflegemaßnahmen stehen.

Der Berufsverband für Krankenpflege der Schweiz (SBK) formuliert den *Zuständigkeits-* und *Aufgabenbereich* der Krankenschwester/des Krankenpflegers so:

Aufgabenbereich. Um ihren Aufgaben am Patienten oder an Personengruppen entsprechen zu können, verwendet die Krankenschwester eine systematische Vorgehensweise, den Pflegeprozeß.

Zu dieser Vorgehensweise gehört das Aufbauen und Aufrechterhalten eines Vertrauensverhältnisses zum Patienten und seinen Angehörigen. Sie beinhaltet das Sammeln und Analysieren von Informationen, welche die Situation des Patienten betreffen, das Planen und Durchführen von Pflegemaßnahmen sowie die Beurteilung von Qualität und Wirksamkeit der Pflege.

Allgemeiner Zuständigkeitsbereich. Die diplomierte Krankenschwester arbeitet in verschiedenen Institutionen des Gesundheitswesens und betreut Men-

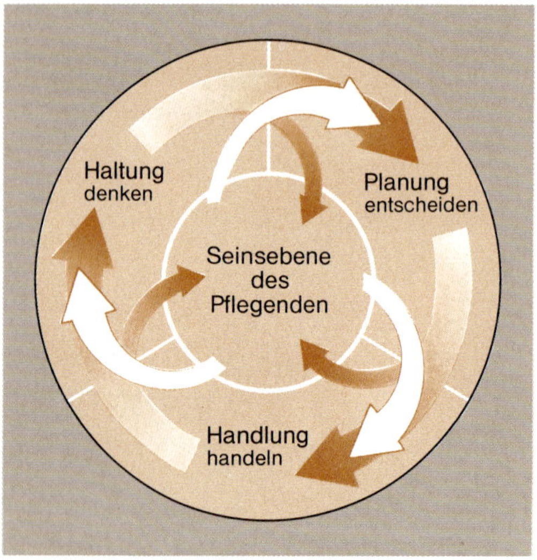

Abb. 4.**5** Wechselwirkung der Seins- und Handlungsebene in der Pflege. Das menschliche Sein bewirkt unsere Haltung, die ihrerseits das Planen und Handeln beeinflussen und umgekehrt.

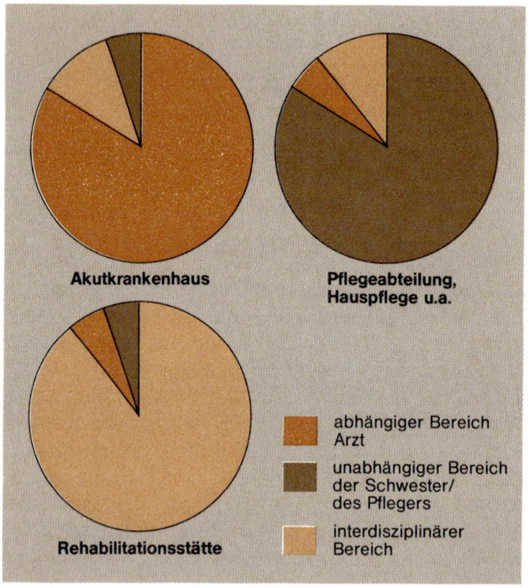

Abb. 4.**6** Pflegebereiche mit ihrem jeweiligen Anteil an eigenständiger Entscheidungs- und Handlungskompetenz.

schen jeden Alters und in jedem Gesundheitszustand. Für die Pflege von kranken Menschen mit besonderen Anforderungen benötigt sie zusätzlich eine fachspezifische Ausbildung und/oder eine spezielle Weiterbildung.

Ziel ihrer Arbeit ist es:
- Gesundheit zu erhalten und zu fördern,
- Krankheiten vorzubeugen,
- Kranke zu pflegen und Leiden zu lindern,
- Lebensqualität zu erhalten und zu verbessern,
- den Patienten und seine Angehörigen anzuleiten,
- Langzeitpatienten, Behinderte, Sterbende und ihre Angehörigen zu begleiten,
- Berufliches Wissen und Können weiterzugeben.

Für die Berufsausübung braucht die Krankenschwester fundiertes Fachwissen und -können sowie ein beruflich kompetentes Verhalten, welches sich auf ethische Grundregeln abstützt. Sie kann Hilfspersonen und Schüler fachgerecht anleiten und ist bereit, ihre fachliche Kompetenz durch Fortbildung zu erhalten und zu erweitern. Sie beteiligt sich an der Entwicklung des Fachwissens der Krankenpflege durch Mithilfe an Forschungsarbeiten in der Krankenpflege.

Für die Ausübung von Kaderfunktionen benötigt sie eine höhere Fach- und Kaderausbildung.

Der Handlungsbereich der Krankenschwester umfaßt
- eigenständige Aufgaben,
- abhängige Aufgaben,
- gegenseitig abhängige Aufgaben.

Je nach Tätigkeitsgebiet der Krankenschwester befindet sich das Schwergewicht ihrer Aufgabe mehr im einen oder anderen Handlungsbereich.

4.2.1. Die Funktionen der Pflege

Die Krankenpflegeausbildung in der Schweiz ist in einer Übergangsphase, *weg vom* medizinischen und krankheitsorientierten Ansatz *hin zu* einem **pflegeorientierten**. Die Arbeitsgruppe der Richtlinienrevision des SRK (1989) hat die verschiedenen pflegerischen Bedürfnisse der Gesunden (einzelne und Gruppen), Risikogruppen, der Akut- und Langzeitpatienten im Detail aufgelistet und daraus die entsprechenden Einzelangebote der Krankenpflege abgeleitet. Diese Einzelangebote konnten in fünf Gruppen zusammengefaßt und so das Gesamtangebot der Krankenpflege (Rolle der Krankenpflege) *in fünf Funktionen* bzw. Tätigkeitsbereiche umschrieben werden (Tab. 4.**1**).

In diesen **fünf Funktionen** werden die oben beschriebenen *eigenständigen* und *weisungsabhängigen Handlungsbereiche* klar sichtbar.
- Funktionen 1 und 2: Hier geht es um das *Unterstützen, stellvertretende Übernehmen*

Tabelle 4.**1** Die fünf Funktionen nach dem Schweizer Modell

Empfänger der Krankenpflege
- Individuen und Gruppen
- Neugeborene, Kinder, Jugendliche, Erwachsene und Betagte
- Gesunde, Menschen mit erhöhtem Risiko, Akut- und Langzeitpatienten
- Personen in ihrer angestammten Umgebung und in Institutionen des Gesundheits-, Sozial- und Erziehungswesens

Jedes Tun und Sein in den fünf Funktionen der Krankenpflege
- ist bestimmt durch die Bedürfnisse der Person/Gruppe
- setzt das dazu notwendige Grundlagenwissen voraus
- erfordert die Beherrschung von Techniken und Methoden

unter Einbezug des entsprechenden Umfeldes
und unter Anwendung einer systematischen Arbeitsmethode

Die *fünf Funktionen/Tätigkeitsbereiche*

Funktion 1
Aktivitäten des täglichen Lebens **unterstützen** oder **stellvertretend übernehmen**

Funktion 2
In Krisensituationen und während des Sterbens **Begleitung anbieten**

Funktion 3
Bei diagnostischen, therapeutischen und präventiven Maßnahmen **mithelfen**

Funktion 4
Sich an Programmen der Krankheits- und der Unfallverhütung, der Gesundheitserhaltung und -förderung sowie an (Wieder-)Eingliederungsmaßnahmen **beteiligen**

Funktion 5
Bei der Verbesserung der Qualität und der Wirksamkeit der Krankenpflege und an der Entwicklung des Berufs der Krankenpflege **mitwirken** sowie an Forschungsprogrammen im Gesundheitswesen **mitarbeiten**

Diese fünf Funktionen stellen das Gesamtangebot der Krankenpflege dar

und um die *Begleitung* = eigenständiger Handlungsbereich.

- Funktionen 3–5: Hier werden die Verben *mithelfen, beteiligen, mitwirken* und *mitarbeiten* gebraucht = z.T. nichteigenständiger und z.T. nicht allein zu bewältigender Bereich: weisungsabhängig und/oder interdisziplinäre Zusammenarbeit fordernd.

Wie die fünf Funktionen im Krankenpflegebuch zum Tragen kommen, können Sie exemplarisch in den Kapiteln 17–30 nachlesen. Ein Beispiel finden Sie S. 121f.

Schlüsselqualifikation

„Ich pflege als die, die ich bin" bedeutet, daß das „ich bin", also der Seinsaspekt bzw. die *Haltung* der Pflegeperson, das Handeln in der Pflege wesentlich beeinflußt (Abb. 4.**5**).

Dieses *Tun und Sein* in der Krankenpflege wird durch die Arbeitsgruppe der Richtlinienrevision als Schlüsselqualifikation beschrieben.

Die Berufsausbildung soll diese Schlüsselqualifikation fördern, indem im Lernenden die folgenden Fähigkeiten eingeübt und gefestigt werden:

- Pflegesituationen im Gesamten und in ihren Elementen wahrzunehmen und zu beurteilen;
- Ressourcen bei sich und anderen wahrzunehmen, zu erhalten und zu entwickeln und Grenzen zu akzeptieren;
- Veränderungen einer Situation zu erkennen sowie mittel- und langfristige Entwicklungen vorauszusehen;
- Prioritäten zu setzen, Entscheidungen zu treffen und Initiativen zu ergreifen;
- aufgrund von Prinzipien ein breites Repertoire an Methoden und Techniken einzusetzen;
- Pflegeverrichtungen geschickt und sicher auszuführen;
- sich situationsgerecht, verständlich und differenziert auszudrücken;
- die Wirkungen des eigenen Handelns zu beurteilen und daraus zu lernen;
- ethische Grundhaltungen zu entwickeln und danach zu leben;
- aus einer Grundhaltung der Wertschätzung heraus mit anderen zusammenzuarbeiten;
- im Wechselspiel zwischen Anteilnahme, Engagement und Distanz Beziehungen aufzunehmen, zu erhalten und abzulösen;
- Konflikte anzugehen, zu lösen oder auszuhalten.

4.3. Pflegeprozeß

Die systematische Beschreibung der Krankenpflege als berufliche Tätigkeit hat sich unter

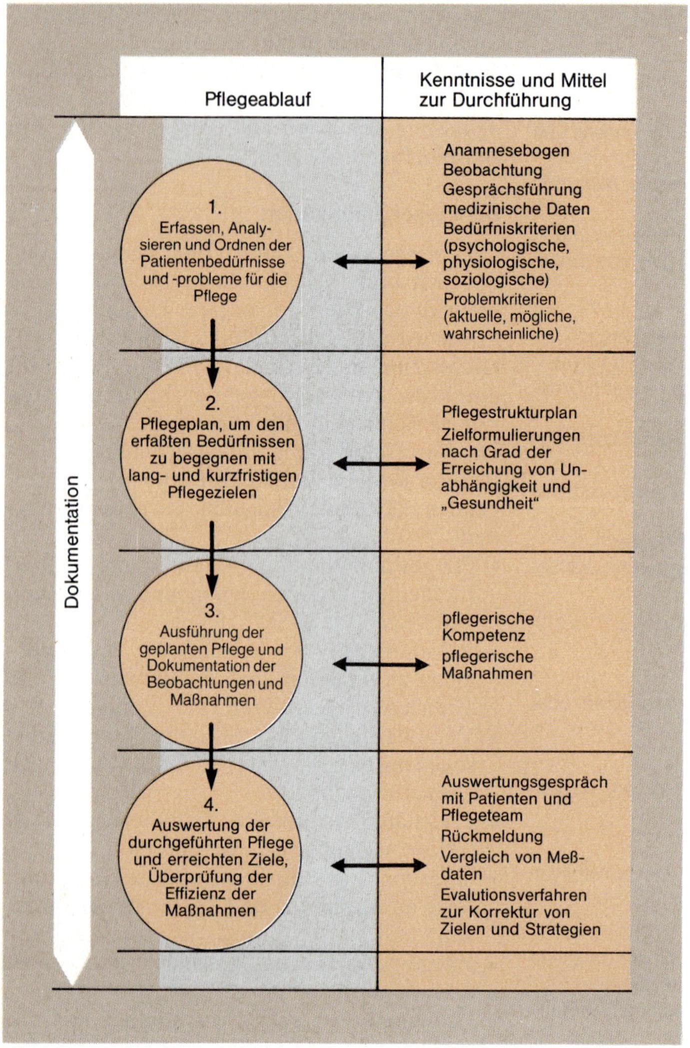

Abb. 4.**7** Pflegeprozeßmodell (übersetzt und ergänzt von R. Schwarz-Goraer, nach WHO 1977).

dem Begriff „Pflegeprozeß" eingebürgert. Das Konzept des "nursing process" erschien in der amerikanischen Literatur zuerst in den 60er Jahren. Die Weltgesundheitsorganisation (WHO) hat dieses Konzept zur Beschreibung der Pflege aufgegriffen und den Pflegeablauf in Stufen beschrieben (Abb. 4.**7**).
Die folgende Definition stammt von Fiechter u. Meier (1981). Auf das Pflegekonzept der WHO gestützt, haben sie eine eigenständige Pflegeplanungsstrategie entwickelt.

„Der Krankenpflegeprozeß hat zum Ziel, auf systematische Art und Weise dem Bedürfnis des Patienten nach pflegerischer Betreuung zu entsprechen. Der Krankenpflegeprozeß besteht aus einer Reihe von logischen, voneinander abhängigen *Überlegungs-*, *Entscheidungs-* und *Handlungsschritten*, die auf eine Problemlösung, also auf ein Ziel hin, ausgerichtet sind und im Sinne eines Regelkreises einen Rückkoppelungseffekt (Feedback) in Form von Beurteilung und Neuanpassung enthalten.
[Der Krankenpflegeprozeß kann als Regelkreis dargestellt werden, Abb. 4.**8**.]

Das Resultat der Pflege wird am Pflegeziel gemessen. Wenn das Ziel erreicht wird, ist der Vorgang beendet. Wenn aber Abweichungen vom gesetzten Ziel vorkommen oder neue Probleme auftreten, beginnt der ganze Prozeß von neuem. Es müssen zusätzliche Informationen gesammelt werden, Pro-

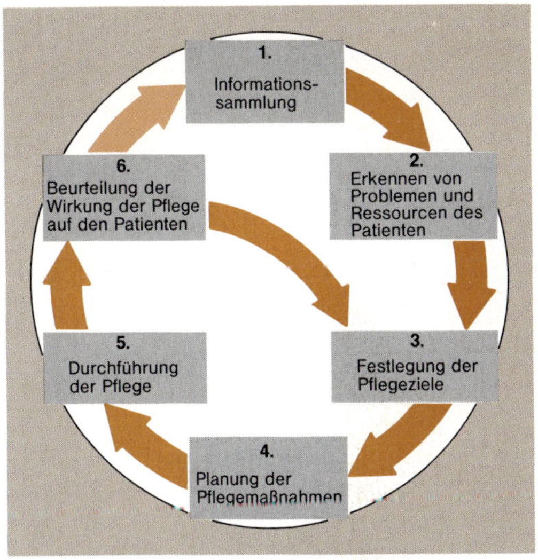

Abb. 4.**8** Regelkreis Krankenpflegeprozeß.

bleme und Ziele neu formuliert und die Maßnahmen entsprechend angepaßt werden."

Diese sog. entscheidungstheoretische Sichtweise ist den Wirtschaftswissenschaften entnommen. Der dort beschriebene *Entscheidungsprozeß* wird auf den Pflegeprozeß übertragen und beschrieben mit den Begriffen:

- Sammeln von Informationen,
- Definition des Problems,
- Planung der Pflege einschließlich Zielsetzung,
- Durchführung der Pflege,
- Beurteilung der Pflege,
- Modifikation bzw. Neuformulierung.

An diesem Prozeß sind beteiligt:
- *Beziehungsebene:* interpersonelle und kommunikative Fähigkeiten;
- *Problemlösungsebene:* kritisches, selbständiges Denken, Überlegungs- und Entscheidungsfähigkeit.

Durch die Anwendung dieses Denkens im *Problemlösungs-* und *Beziehungsprozeß* (Pflegeplanung) besteht eine echte Chance, die Pflege den einzelnen Patienten bestmöglichst anzupassen. Die konkreten Schritte sind in etwa so zu beschreiben:

1. Informationssammlung über den Patienten durch Beobachtung und Informationsauswahl.
2. Erkennung und Einordnung der Bedürfnisse, Probleme und Ressourcen des Patienten (und seiner Angehörigen).
3. Zielsetzung für die Pflege zusammen mit dem Patienten und Planung der Pflege zur Gesunderhaltung und Gesundheitsförderung.
4. Durchführung der geplanten Pflege mit laufender Kontrolle.
5. Bewertung der Wirkung der Pflege auf den Patienten und Kontrolle der optimalen Strategien.
6. Neue Beurteilung der Pflegebedürfnisse und Modifikation des Pflegeplans durch fachliches Wissen über die gesunden und gestörten Funktionen, sensibilisiertes Zuhören und einfühlende Beobachtung.

Es würde den Rahmen dieses Buches sprengen, eine ausführliche Anleitung zur Pflegeplanung anzubieten. Dafür sei auf das Buch von Fiechter u. Meier (1981) hingewiesen. Hier nur einige kurze Informationen zu den *einzelnen Schritten der Pflegeplanung*:

1. Schritt: Informationssammlung

Das Sammeln von Informationen (Pflegeanamnese, Erstgespräch) ist eine wichtige Voraussetzung, um einen individuellen und situationsgerechten Pflegeplan aufstellen zu können. Die Informationssammlung soll nur jene Daten erfassen, die die Pflege beeinflussen, und nicht die medizinische Therapie. Sie soll auch der realen Situation entsprechen, d.h., wir benötigen nicht für alle Patienten gleich viele Daten (z.B. brauchen wir für einen Langzeitpatienten mehr und andere Informationen als für einen Patienten mit einem kleinen chirurgischen Eingriff).

Was ist wichtig? Der Patient ist der Informationsträger; d.h., *er weiß, was er braucht*; er kann es uns sagen – sofern er nicht verwirrt oder bewußtlos ist. *Er weiß, was er will/kann* und welche Bewältigungsmöglichkeiten für ihn akzeptabel sind (Copingprozesse S. 70f.).

Dazu folgende Gedankenstütze (nach Little u. Carnevali), Punkte, nach denen gefragt werden kann:

- Bedürfnis der Orientierung im Krankenhaus und Einstellung zur Krankenpflege, basierend auf früheren Erfahrungen.

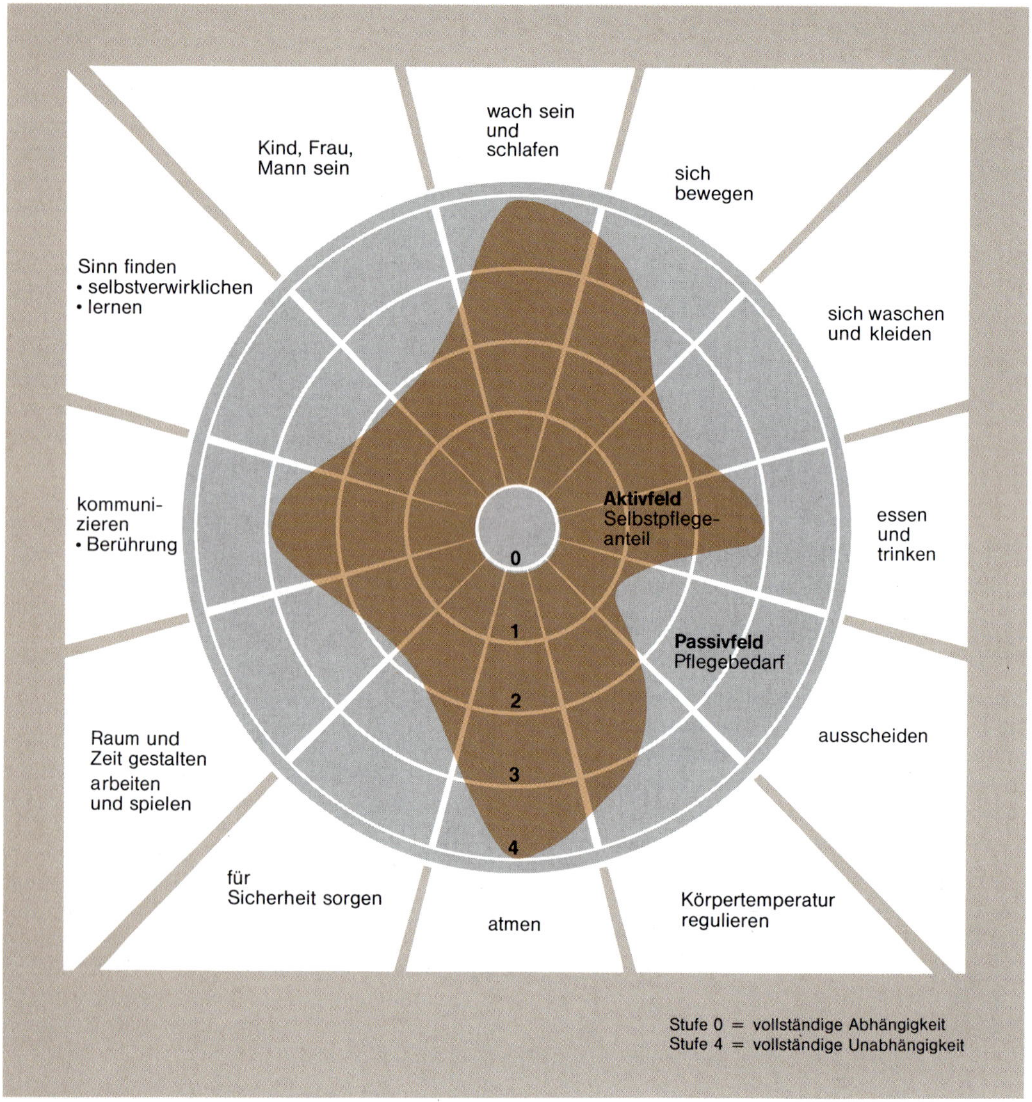

Abb. 4.**9** 5-Punkte-System zur Feststellung des Abhängigkeitsgrades im Bereich der ATL. Beispiel: individuell notwendige Pflege eines Patienten nach Stufen (als Code siehe z. B. Abb. 37.**6a**). Der Zustand (Befindlichkeit) ergibt den Punkt in der Linie. Die Verbindung der Linien untereinander ergibt das Aktiv-passiv-Potential.

- Erwartung an Betreuung und Begegnung mit dem Gesundheitsteam und mit dem Familien- und Bekanntenkreis im Krankenhaus.
- Lebensgewohnheiten wie Essen, Schlafen, Hygiene, Ausscheidung u. a.
- Spezielle und sofortige Bedürfnisse, die sich aus dem besonderen physischen und psychischen Zustand des Patienten ergeben.

2. Schritt: Erfassen und Einschätzen der Probleme und Ressourcen

Der systematischen Erfassung der Pflegeprobleme dienen spezielle Formulare (z. B. Gesundheitsskala nach Börsig S. 94) und *Checklisten*. Ein guter Zugang ist die *Liste der Aktivitäten des täglichen Lebens* (Checkliste S. 105). Es

Checkliste zur Informationssammlung (Eintrittsgespräch)

Bereiche, in welchen Probleme und daraus Pflegebedürftigkeit entstehen können. Die Einschätzung geschieht nach folgenden Kriterien

- *Grad der Selbständigkeit:* 1 = selbständig, 2 = teilweise hilfsbedürftig, 3 = vollständig hilfsbedürftig oder nach Stufen (Abb. 4.**10** oder Code S. 952)
- *Bisherige Lebensgewohnheiten:* vorhandene Fähigkeiten, Kräfte, Möglichkeiten (vorhandene intakte Funktionen und Ressourcen) von Patient und Angehörigen
- *Bedeutung des Zustandes* für den Patienten selber und seine Angehörigen in der jetzigen Situation

(Zutreffendes anstreichen bzw. Stufe der Pflegebedürftigkeit einsetzen)

☐ Schlaf, Ruhe	☐ Nacht ☐ Tag ☐ Störfaktoren
☐ Bewußtsein	☐ ansprechbar ☐ benommen ☐ somnolet ☐ soporös ☐ Koma
☐ Mobilität/Motorik	☐ im Bett ☐ im Raum ☐ im Freien
☐ Körperpflege/Kleidung	☐ Haut ☐ Haare ☐ Nase ☐ Ohren ☐ Nägel ☐ Intimbereich ☐ Bekleidung ☐ Make-up
☐ Ernährung	☐ Essen ☐ Trinken ☐ Eßgewohnheiten
☐ Ausscheidung	☐ Stuhl ☐ Urin ☐ andere
☐ Wärme- und Kältegefühl	☐ Temperatur ☐ Schwitzen ☐ Hautempfindungen ☐ Sensibilität
☐ Atmung/Kreislauf	☐ Atmung ☐ Puls ☐ Blutdruck ☐ Hautdurchblutung
☐ Selbstwert-, Sicherheitsgefühl	☐ Selbstbewußtsein ☐ Selbstvertrauen ☐ Selbstwert
☐ Gestaltung von Zeit/Raum	☐ Beschäftigung ☐ Ergotherapie
☐ Kommunikation	☐ Muttersprache ☐ Fremdsprache
– Sinnesfähigkeit	☐ Hören ☐ Sehen ☐ Riechen ☐ Tasten
– seelisch-geistige Tätigkeit	☐ Denken ☐ Erkennen ☐ Verstehen ☐ Motivation ☐ Kooperation
– Interaktionsfähigkeit	☐ Sprechen ☐ Schreiben ☐ averbale Signale ☐ Medien
– Beziehungsfelder/Umwelt	☐ Familie ☐ Freunde ☐ Mitpatienten ☐ Risikofaktoren ☐ Sozialarbeiter
☐ Religion, Glaube/Sinnfrage	☐ Ängste ☐ Trauer ☐ Leid/Schmerz ☐ Freuden ☐ Ressourcen ☐ religiöse Bräuche, Gebet ☐ Seelsorge
☐ Sexualität (Geschlechtsrolle)	☐ Rolle ☐ Geschlechtlichkeit
☐ Andere:	
☐	

genügt natürlich nicht, anhand einer Checkliste Daten zu erheben; diese müssen anschließend bezüglich der Bedürfnisse und in Berücksichtigung von Befinden und Befindlichkeit des Patienten analysiert und Defizite ermittelt werden. Dabei kann der *Grad der Pflegebedürftigkeit* bzw. der Grad der Einschränkung oder Abhängigkeit festgestellt und bei jeder ATL das Pflegeproblem (oder die Pflegeprobleme) abgeleitet werden.

Der *Abhängigkeitsgrad* – vollständig unabhängig, teilweise abhängig, vollständig abhängig – kann in allen Bereichen der ATL auch mittels Punktesystem eingestuft werden. Die Verbindung der Punkte (Vernetzung der ATL untereinander) ergibt den effektiven Abhängigkeitsgrad; Abhängigkeit/Unabhängigkeit werden so sichtbar (Abb. 4.**9**).

Das *Ziel der Pflege* liegt nun darin, zum Unabhängigkeitsgrad jeder ATL (in Abb. 4.**9** Stufe 4) zu gelangen, soweit dies möglich und sinnvoll ist.

Gewichten der Pflegeprobleme. Zur besseren Prioritätensetzung ist es zweckmäßig, die Pflegeprobleme zu unterteilen in gewöhnlich auftretende und ungewöhnliche Probleme.

- Die *gewöhnlich auftretenden Probleme* sind häufig auf dem Pflege-Erfassungsblatt als Standard abgedruckt (Abb. 4.**11**). Auf dem individuellen Pflegeplan erscheinen nur noch die
- *ungewöhnlichen Probleme*, mit denen der Patient nicht allein fertig wird oder bei denen der Kranke individuelle Hilfe braucht. Dabei ist es vorteilhaft, auch hier eine Unterteilung vorzunehmen in aktuelle, wahrscheinliche und mögliche Probleme, da die Intervention der Pflege jeweils unterschiedlich ist:
  - *aktuelle* Probleme bedürfen der therapeutischen,
  - *wahrscheinliche* der prophylaktischen,
  - *mögliche* der stabilisierenden Intervention.

  Nach Crow (in Nursing Process Workbook 1976) werden die aktuellen durch die Anamnese erfaßt, die wahrscheinlichen sind durch das Wissen um Gefährdungen aus der Anamnese abzuleiten, und die möglichen sind durch die laufende Beobachtung und durch Informationen erfahrbar.

Zur *Unterteilung der Pflegeprobleme nach Prioritäten* eignet sich natürlich auch die Hierarchie der menschlichen Bedürfnisse nach Maslow (Abb. 3.**11**). Hier wird klar, daß die grundlegenden physiologischen Bedürfnisse zuerst beachtet werden müssen, ohne daß dabei diejenigen nach Sicherheit, Zuwendung und Selbstwert vernachlässigt werden dürfen. Sichtbar wird aber auch, daß wir um so mehr Informationen benötigen, je höher diese in der Pyramide angesiedelt sind. So fordert z. B. das Bedürfnis nach Wertschätzung oder Selbstbestimmung/Sinnfindung ein differenzierteres Zuhören und Einfühlen, als dies beim Bedürfnis nach Schlafen oder Essen der Fall ist. Um die Quantität und Differenziertheit der Informationen (und deren Beantwortung) aufzuzeigen, könnte die Pyramide auf den Kopf gestellt werden (Abb. 3.**11** u. 4.**10**). *In der Praxis* ist es jedoch so, daß die Bedürfnisebenen untereinander verknüpft sind.

Beispiel: Für die Pflege eines Hemiplegiepatienten bedeutet das, daß z. B. die Ernährung aufrechterhalten werden muß (physiologische Bedeutung), aber beim Eingeben der flüssigen Nahrung durch die Magensonde die Aspirationsgefahr vermieden (Sicherheit), dem Patienten die Angst vor dem Vorgang genommen wird (Zuwendung) und Erklärungen und Hilfestellungen gegeben werden, wann und wie der Patient wieder selbst essen und trinken kann (Selbstwert und Selbstverwirklichung).

Einschätzen der Pflegeprobleme. Sowohl für den Abhängigkeitsgrad wie für die Gewichtung ist in erster Linie der Patient maßgebend (*er* setzt das Maß, *nicht wir* setzen es [Prokrustes-Sage S. 11]). Das heißt:
- Was will/möchte er? was nicht?
- Wie ist er motiviert?
- Wie sieht *er* die Probleme?
- Ist das, was *wir* als Problem sehen (z. B. Übergewicht) auch für ihn ein Problem?
- Will/kann er es ändern?

Integration von Ressourcen. Für eine optimale Problemlösung sind auch die Ressourcen zu erfassen, die dem Kranken zur Förderung seines Heilungsprozesses oder zur Bewältigung seiner Lebenssituation zur Verfügung stehen. Grundsätzlich handelt es sich um
- *äußere* Ressourcen, z. B. positive Beziehungen zu Menschen, Interesse an Geschehnissen, Zugehörigkeit zu einem Ort usw. = es sind Ressourcen seiner *Lebenswelt*;
- *innere* Ressourcen, also Lebenskräfte, Lebensmotivationen und Lebensenergien, die zusammen mit Werten wie Hoffnung, Freude, Humor, Kreativität und Sinn die lebenserhaltenden und heilungsfördernden Kraftquellen des menschlichen Lebens sind = es sind Ressourcen seiner *Eigenwelt*.

Siehe dazu auch die Kap. 1 und 2, insbesondere Abb. 2.**26** und S. 37f, sowie Ressourcen in L. Juchli: Sein und Handeln (1988).

Die **Ressourcen** sind oft der wichtigste und einzige Motor zur Bewältigung eines Gesundheitsproblems. Hier gilt es besonders an Werte wie *Motivation, Einsicht* und *Erkenntnis* zu denken. So kann z. B. das Problem „Rau-

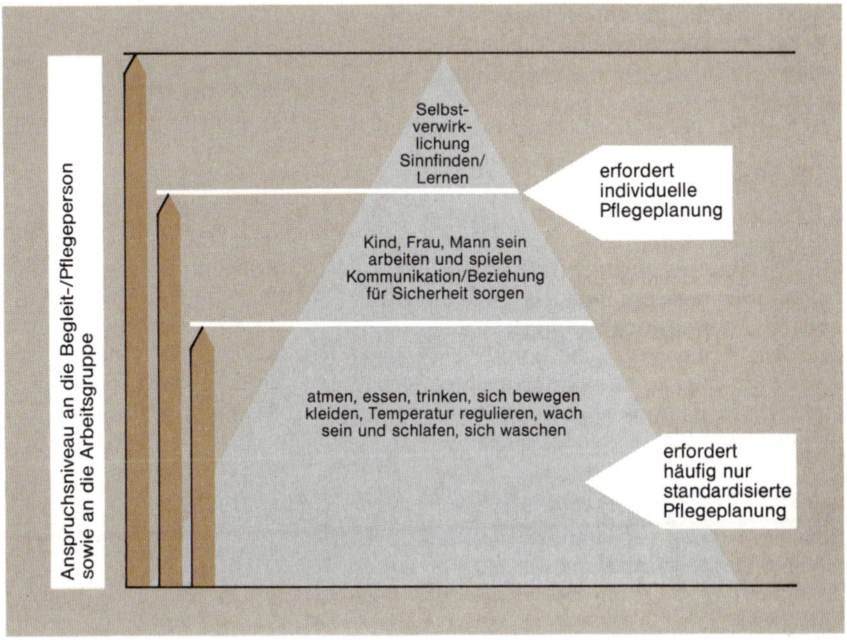

Abb. 4.**10** Verschiedenartigkeit/Quantität der Informationen in bezug auf die Aktivitäten des täglichen Lebens (nach Wittensöldner). Individuelle Pflegeplanung überschneidet sich natürlich auch mit standardisierter Pflegeplanung.

chen" vielleicht nur über die Aktivierung der Motivation und der Einsicht angegangen werden. Hier helfen dem Patienten Fragen wie diese:

- Was hilft mir zur Zielerreichung?
- Was gibt es mir, wenn ich das Rauchen lasse?
- Was bleibt mir an seiner Stelle?
- Was tut mir gut?
- Was möchte ich eigentlich?

3. Schritt: Pflegeziele

Pflegeziele müssen realistisch, erreichbar und überprüfbar sein. Sie werden unterteilt in Fernziele und Nahziele.

Das **Fernziel** (Langzeitziel, Gesamtziel) ist ziemlich weit gesteckt und bezieht sich meist auf die Rehabilitation oder die Entlassung des Patienten bzw. auf die bestmögliche Wiederanpassung an die Umwelt. Es beinhaltet oft Lebenshilfestrategien (oder seelsorgerliche Sterbehilfe), z. B.:

- optimale Rehabilitation unter Einbeziehung der Angehörigen in die Pflege,
- optimal mögliche Lebensqualität,
- größtmögliche Unabhängigkeit in bestimmten Lebensbereichen,
- Neuorientierung im Leben,
- Aufrechterhaltung der familiären Beziehungen.

In der Pflegeprozeßliteratur (z. B. Mayers 1972) werden diese Gesamtziele auf *vier Hauptkategorien* abgestützt. Sie betreffen Fähigkeiten des Patienten

- mit seiner Situation verbundene Gefühle zu verbalisieren;
- mit der veränderten Situation und Rolle fertigzuwerden;
- sich mit Krankheitsprozeß und emotionalen Störungen auseinanderzusetzen;
- seine Umgebung in seinen Krankheitsprozeß und seine Situation angemessen zu integrieren.

Die **Nahziele** (Teilziele, Kurzzeitziele) bezeichnen kürzere Zeitintervalle; dabei kann sich das Ziel auf die nächsten 10 Stunden, den nächsten Tag oder die nächste Woche beziehen. Teilziele sind z. B.: Der Kranke

- kann über seine Angst reden (Verhalten),
- hat intakte Haut (Zustand),
- trinkt 2000 ml Flüssigkeit pro 24 Stunden (Tun),

- weiß über sein Insulin Bescheid (Wissen),
- kann sein Insulin selbständig spritzen (Können).

Nicht immer können Ziele so eindeutig formuliert werden. Oft ist der *Weg zum Ziel* schon als Teilziel zu sehen und entsprechend zu formulieren; z. B.: Der Patient

- gewinnt sein Selbstvertrauen zurück,
- findet neue, ihm angepaßte Beschäftigung,
- lernt mit seiner Behinderung umzugehen.

An der *Datumgrenze* muß das Ziel *kontrolliert* werden. Ist es erreicht, kann es abgehakt werden. Ist es nicht erreicht, muß die Planung überprüft, müssen die Probleme neu erfaßt und/oder die Ziele neu formuliert werden (Modifikation der Pflege = 6. Schritt).

4. Schritt: Planung der Pflegeaktivitäten

Pflegeaktivitäten geben an, mit welchen Maßnahmen das Ziel erreicht werden kann. Die *Formulierung* soll knapp und präzise sein. Hilfreich sind die sog. *W-Fragen:* wer, was, wie, wieviel, wie oft. Beispiel:

- Schwester X nimmt mit dem Patienten das Gespräch über ... auf.
- 2mal täglich Bauchlagerung für je 30 Minuten.
- Ein Glas Wasser trinken vor dem Frühstück.

5. Schritt: Ausführung der geplanten Pflege

Die ausgeführte Pflege muß im *Pflegebericht* festgehalten werden. Dort werden auch die während der Pflege beobachteten Veränderungen und neu auftretende Probleme des Patienten (und natürlich auch Ressourcen) und Schwierigkeiten bei der Pflege protokolliert. Diese Angaben dienen dem 6. Schritt.

6. Schritt: Beurteilung der Pflege

Der Pflegebericht ist die Grundlage für die Auswertung und Korrektur des Pflegeplans. Die Modifikation des Pflegeplans ist immer dann angezeigt, wenn

- neue Daten, Erkenntnisse und Einsichten gefunden werden;
- das Befinden des Patienten sich verändert hat, d. h., wenn er eine neue Ebene der Anpassung – physisch oder psychisch – erreicht hat,
- eine neue Situation eingetreten ist: Verlegung des Patienten, Operation usw.

4.3.1. Pflegedokumentation

In modernen Pflegedokumentationsmappen (die Teil der Gesamtpatientendokumentation sind) haben wir *zwei* Teile zur Verfügung (Abb. 4.**11**):

- den *Planungsteil*, der uns eine Übersicht gibt über den Zustand des Patienten (Situation, Pflegebedarf) sowie über die bestehenden Probleme (Pflegeprobleme) und deren Lösung (Ziele und Maßnahmen);
- den *Pflegeberichtsteil*, der eine laufende Dokumentation über die gegebene Pflege und den Pflegeprozeßverlauf gewährleisten soll (ausgeführte Maßnahmen, Beobachtungen usw.).

Planungsteil

Er gliedert sich in zwei Teile:

- *Standardisierte Pflegeplanung.* Festgehalten werden all jene Aspekte, die genereller Natur sind. Dieser Teil der Pflegedokumentation wird sinnvollerweise als *Checkliste* gestaltet, in der alle wichtigen Lebensaktivitäten und Pflegeaktivitäten sichtbar sind. Er soll eine rasche, klare und präzise *Übersicht* über die momentane *Pflegebedürftigkeit* bzw. den Pflegebedarf und die Pflegesituation geben: Ist-Zustand, laufender Rapport usw. Zweckmäßigerweise kann dieser Teil mit Bleistift geschrieben werden = Plan, der jeden Tag angepaßt werden muß und für jeden (z. B. nach freien Tagen, bei Schichtwechsel) eine rasche Übersicht gibt.
- *Individuelle Pflegeplanung.* Hier werden all jene Probleme festgehalten, die *nicht* generell gelöst werden können. Die individuelle Planung orientiert sich am *Ziel*, das erreicht werden will bzw. kann (für und mit dem Patienten), und enthält all jene *Maßnahmen*, die zur Erreichung dieses Ziels geplant werden.

Berichterstattungsteil (Pflegebericht)

Er ist gleichsam ein Spiegel der gegebenen Pflege. Dokumentiert wird das, was wichtig ist. Voraussetzung für eine gültige Dokumentation ist ein klares Selbstverständnis *über das, was wir als Pflege verstehen* und demzufolge dokumentieren.

Der Pflegebericht soll knapp und präzise formuliert werden. Telegrammstil genügt. Die standardisierter Pflegeplan

Name	Grad der Pflegebedürftigkeit	Selbständig	Teilweise hilfsbedürftig	Vollständig hilfsbedürftig	Kontrolle	Häufigkeit	Limiten
Fr. XY							
Alter	Mobilisation		X Bettruhe		Gewicht		
72 J.	Körperpflege		X s. Plan		X Diurese	tgl.	
Konfession	Ankleiden				X BD	Mi + Fr	
rö.k.	Nahrungsaufnahme			X Sonde	Respiration		
	Ausscheidung			X DK	X Puls		
Angehörige (Tel.-Nr.)					X Temperatur		
	Beschäftigung		X Ergotherapie				
	Kommunikation		X s. Plan				
Versicherung	Prophylaxen						
	Dekubitus		X	X umlagern			
	Pneumonie		X	n. Plan			

individueller Pflegeplan

Datum	**P**robleme und **R**essourcen des Patienten	Stopp	Datum	**Pflegeziele**	Stopp	Datum	**Pflegeplan**	Stopp
10.1.	P Pat. kann nur „ja", „nein", „so" sagen		10.1.	Pat. kann sich verständlich machen	12.1.		Sätze so formulieren, daß mit „ja"/„nein" geantwortet werden kann	
13.1.	P Sprachdefizit unverändert R Körpersprache ist ausgeprägt		13.1.	Pat. wird auch bei schwierigen Anliegen verstanden		13.1.	Wie bisher. Dazu: -Körpersprache bewußt wahrnehmen -averbale Ausdrucksfähigkeit unterstützen	

a

Datum	**Pflegebericht**	Initiale	Datum	**Pflegebericht**	Initiale
12.1.	Pat. hatte Bauchschmerzen	MW			
13.1.	hat signalisiert, daß sie Probleme habe mit der Zimmernachbarin (sehr eindrucksvolle Gesten). Wurde dann ruhiger, weil wir sie verstanden haben. Sie schien sehr glücklich zu sein darüber.	MW			

b

Abb. 4.**11** Pflegeteil einer Patientendokumentation (Blatt 1 und 2 im Kardex).

Eintragungen werden laufend gemacht, d.h. sofort nach einer verabreichten Pflege (Handlung, Gespräch usw.), oder im Zusammenhang mit Beobachtungen, die gemacht werden.
Solche Dokumentationssysteme sind nach Firmen oder Urhebern benannt, z.B. Kardex, Standard, Wagner, Stocker usw.
Beispiel für eine Pflegedokumentation ist Abb. 4.**11**.

4.4. Pflegequalität und Pflegestandards

4.4.1. Messung der Pflegequalität

Die Messung der Pflegequalität ist – wie jede Qualitätsbestimmung – nur schwer faßbar, da sie von vielen Faktoren beeinflußt ist: allgemeine Standards, Organisation des Pflegedienstes, Personalschlüssel, bauliche Strukturen usw. Inzwischen wurden von verschiedenen Autoren verschiedene Meßinstrumente entwickelt:

- *Kriterien* zur Messung der Pflegequalität sind als *Stufenmodelle* bekannt geworden.
- Die *Merkmale* der vier Stufen von Pflegequalität beziehen sich auf:
  - *gefährliche Pflege* – Stufe 0: der Patient erleidet Schaden;
  - *sichere Pflege* – Stufe 1: Minimal- und Routineversorgung, wo gerade noch die Sicherheit gewährleistet ist, aber das Sicherheitsbedürfnis des Patienten kaum berücksichtigt wird (der Begriff führt zu einem falschen Sicherheitsgefühl!);
  - *angemessene Pflege* – Stufe 2: dem Patienten und seiner Situation angepaßt;
  - *optimale Pflege* – Stufe 3: es werden alle Ressourcen mit einbezogen.

  In Tab. 4.**2** werden die Stufen der Pflegequalität für die Bereiche der Pflege dargestellt.

Maßnahmen zur Qualitätsmessung

Man kann grundsätzlich unterscheiden zwischen direkten und indirekten Maßnahmen.
Direkte Maßnahmen sind

- Fragebogenaktionen an Patienten/Angehörigen während des Krankenhausaufenthalts;
- Teilnahme am Arbeitsprozeß, z.B. innerhalb der Praxisberatung;
- Pflegevisiten durch die Leiterin des Pflegedienstes oder durch eine Pflegeexpertin.

Indirekte Maßnahmen dienen in erster Linie der Überprüfung und Kontrolle von *Pflegekriterien* und *Pflegestandards*:

- Patientenbefragung nach dem Austritt,
- Pflegegespräche.

4.4.2. Pflegestandards

Standards sind Normen, Richtmaße; sie dienen der Qualitätssicherung. Pflegestandards sind Basisinstrumente zur Erfassung der Pflegequalität, indem sie festgelegte bzw. formulierte und allgemeingültige Maßstäbe für das pflegerische Handeln setzen. So definierte die WHO (1983) Standards als „vereinbartes Maß an für einen bestimmten Zweck benötigter pflegerischer Betreuung". Mittels Standards wird eine bestimmte Pflegequalität (Norm) festgesetzt, die überprüft werden kann.
Voraussetzung sind gültige **Grundlagen**, auf die sie sich abstützen können. Von oben nach unten:

- ein (hauseigenes) Pflegeleitbild = Philosophie bzw. Auffassung von Pflege;
- Stationsziele = einheitliche Zielsetzung für eine Arbeitsgruppe (Stellen- und Tätigkeitsbeschreibungen).

Pflegestandards können einen sehr unterschiedlichen **Abstraktionsgrad** haben, so z.B. als

1 = allgemeine Standards = grobe Richtlinien;
2 = Standards für spezialisierte Bereiche: Intensivpflege, Kinderkrankenpflege usw.;
3 = Standards für pflegerische Maßnahmen, die im Pflegealltag häufig wiederkehren.

Im folgenden einige Beispiele:

Allgemeine, umfassende Standards

Sie haben ein hohes Abstraktionsniveau, d.h., sie sind weit gefaßt. Sie dienen als Leitfaden zur Zielsetzung oder Überprüfung der Pflegequalität im weitesten Sinne. Sowohl Gruppen (Stationsteam) wie einzelne Pflegepersonen können solche Richtlinien wegweisend benutzen, um die Qualität ihrer eigenen Pflegetätigkeit zu überprüfen und zu überdenken.
So hat z.B. die Arbeitsgruppe des Schweizer Berufsverbandes „*Qualitätsnormen* zur Ausübung der Gesundheits- und Krankenpflege" (Pflegestandards) für verschiedene Bereiche erarbeitet.
Im Kasten S. 112 ein Beispiel.

Tabelle 4.2 Merkmale verschiedener Stufen der Pflegequalität (Schema der Kaderschule für Krankenpflege, Aarau 1981)

Stufe / Bereich	Stufe 3 **Optimale Pflege** Miteinbeziehung des Patienten	Stufe 2 **Angemessene Pflege** dem Patienten angepaßt	Stufe 1 **Sichere Pflege (minimal)** Routineversorgung	Stufe 0 **Gefährliche Pflege** Patient erleidet Schaden
Aktivitäten des täglichen Lebens	Patient ist aktiviert, trägt Mitverantwortung an seiner Rehabilitation. Er und seine Angehörigen erhalten sinnvolle Gesundheitserziehung	Patient erfährt Berücksichtigung seiner individuellen Bedürfnisse	Patient mit dem Nötigsten versorgt. Er erleidet keinen Schaden	Patient erleidet physische Schäden (Dekubiti, Kontraktionen, Unfälle usw.). Sein Äußeres ist ungepflegt
Behandlungspflege therapeutische Pflege	Patient kennt Sinn und Zweck der Behandlung, ist damit einverstanden, kooperiert, kann die Behandlung später selbst weiterführen (oder seine Angehörigen)	Patient ist über die Behandlung informiert, ist während und nach der Behandlung adäquat unterstützt und überwacht (patientenbezogene Behandlungspflege)	Patient erhält korrekte, jedoch krankenhausbezogene Behandlungspflege. Er erleidet keinen Schaden	Patient erhält fehlerhafte Behandlungspflege und erleidet (vermeidbare) Komplikationen
Eingehen auf psychische und soziale Bedürfnisse	Patient ist so in die Pflege miteinbezogen, daß er eine angepaßte Lebensweise lernt und Lebenshilfe über die Krankenhausentlassung hinaus erfährt (bzw. seelsorgerliche Sterbehilfe)	Patient erfährt ein Klima, in dem er seine Bedürfnisse ausdrükken kann und sich verstanden und akzeptiert fühlt. Er kann Kontakte nach außen aufrechterhalten	Patient muß sich in allem den Krankenhausregeln anpassen. Er bekommt keine Hilfe in der Auseinandersetzung mit Fragen über Leben und Tod	Patient erleidet psychische Schäden (Angst, Streß, Regression, Isolation)
Beziehung	Patient erfährt gezielte Beratung, die ihm weiterhilft (therapeutische Beziehung)	Patient erfährt eine echte zwischenmenschliche Beziehung, in der Gespräche und Meinungsaustausch möglich sind	Patient erfährt stereotype krankenhausbezogene Kommunikation	Patient ist nicht informiert. Er kann seine Meinungen nicht anbringen
Pflegeplanung und Informationsübermittlung	Patient (inkl. Angehörige) werden in die Pflegeplanung miteinbezogen. Die interdisziplinäre Zusammenarbeit ist krankenhausintern und -extern gewährleistet	Es ist ein individueller Pflegeplan vorhanden, der nach Bedarf modifiziert wird. Es finden regelmäßige Gespräche im Pflegeteam statt	Sichere Übergaberapporte sind gewährleistet	Das Rapportwesen ist mangelhaft

Richtlinienstandards für spezielle Bereiche

Es handelt sich um Standards, die für einen bestimmten Bereich Gültigkeit haben; Beispiel: Intensivpflege.
Sie können bezogen sein auf

- *Strukturen* (Strukturqualität): Es sind Standards, die z.B. die Lage/Örtlichkeit von Apparaten sowie deren Wartung bestimmen, die Qualifikation des Personals (das Verhältnis von Pflegepersonen mit Intensivpflegeausbildung zum übrigen Pflegepersonal), Protokollierungsabläufe usw.;
- *Pflege* (Handlungsqualität): Sie betreffen sowohl
  - Standards zu typischen Patientensituationen wie Herzstillstand und Reanimation, Verlegung usw.,
  - Standards für spezielle Pflegesituationen, z.B. für das intratracheale Absaugen, die Beatmungsüberwachung,
  - Standards zum Verhalten gegenüber bestimmten Patientengruppen: Intubierte, Bewußtlose usw.

Standards für die tägliche Pflegepraxis

Die sich ständig wiederholenden Tätigkeiten und Pflegehandlungen wurden immer schon „standardmäßig" erfaßt. Man könnte sagen: Standards sind krankenhaus- oder stationsindividuelle pflegerische Dienstanweisungen (Pflegekartei). Sie haben als solche verbindlichen Charakter: „So wird es gemacht – von allen!" Solche Weisungen gibt es sowohl für Einzelhandlungen (Pflegestandards) wie auch für pflegerische Abläufe (Standardpläne).

Für die **Pflegeplanung** sind die Standards eine große Erleichterung. Doch nur dann, wenn die Einschätzung der Patientensituation gezeigt hat, daß

- die Standardplanung ausreicht, oder wenn
- die Standardplanung mit der notwendigen individuellen Planung (bei besonderen Pflegeproblemen) kombiniert wird bzw. wenn
- die gesamte Pflege grundsätzlich individuell geplant wird und eine klare Entscheidung *für* bestimmte Standards (die für *diesen* Patienten in *dieser* Situation richtig sind) vorliegt.

Standard 1: Die Patienten erhalten auf den Grundlagen des Pflegeprozesses eine individuelle, ihrer Situation entsprechende, zielgerichtete Pflege
(Berufsverband für Krankenpflege der Schweiz – SBK)

Die Pflegeperson begleitet den Patienten und seine Bezugspersonen durch Krankheit und/oder Krise und unterstützt sie auf den Grundlagen des Pflegeprozesses und ihres pflegerisch-praktischen Könnens. Sie schöpft alle Möglichkeiten aus, um den Patienten in seiner Eigenständigkeit zu stützen.

Kriterien

Die Pflegeperson
- pflegt mit dem Patienten und seinen Bezugspersonen eine vertrauensfördernde Beziehung. Sie gibt die notwendigen Informationen an die Beteiligten weiter und setzt sich dafür ein, daß sich alle Betroffenen am Pflegeprozeß beteiligen;
- stellt sicher, daß der Patient und seine Bezugspersonen ihnen angepaßt informiert und angeleitet werden. Dies betrifft die Bereiche Gesundheitsförderung, Krankheit, Pflege und Behandlung sowie prophylaktische Maßnahmen;
- erstellt eine schriftliche Pflegedokumentation von der Übernahme des Patienten bis zum Abschluß der Pflege;
- stellt bei Beginn der Pflege systematisch die Bedürfnisse, Einschränkungen und Möglichkeiten (Ressourcen) des Patienten fest (Pflegeanamnese). Sie wertet die dabei gewonnenen Daten laufend aus, ergänzt sie und zieht sie in die Pflegeplanung mit ein;
- stellt mit dem Patienten und/oder seinen Bezugspersonen Pflegeziele auf. Sie berücksichtigt dabei die gesammelten Daten sowie die verordneten diagnostisch-therapeutischen Maßnahmen. Die Ziele sind realistisch und meßbar;
- legt unter Einbezug der Betroffenen die Pflegemaßnahmen fest. Diese ergeben sich aus den Pflegezielen, den ärztlichen Verordnungen sowie aus sämtlichen Faktoren physiologischer, psychosozialer und umgebungsbedingter Art;
- legt bei der Durchführung der Pflegemaßnahmen den Schwerpunkt auf das Wohlbefinden und die Sicherheit des Patienten. Sie handelt kreativ, effizient und wirtschaftlich;
- stellt sicher, daß alle Beobachtungen über den Zustand des Patienten und das Resultat der Pflege dokumentiert und weitergeleitet werden;
- beurteilt unter Einbezug der Beteiligten, inwieweit die Pflegeziele erreicht worden sind, und paßt den Pflegeplan entsprechend den erhaltenen Daten an;
- übermittelt bei einer Verlegung des Patienten eine schriftliche Zusammenfassung der Pflegedokumentation und den Pflegeplan an die für die Kontinuität der Pflege verantwortliche Person;
- stellt sicher, daß der Patient bei Austritt die für seine Pflege notwendigen schriftlichen Unterlagen erhält;
- überprüft regelmäßig die Pflegequalität und ist für die Behebung auftretender Qualitätsmängel besorgt;
- läßt Resultate von Forschungsarbeiten in die Pflege einfließen oder verwirklicht selber Untersuchungen, die die Verbesserung der Pflegequalität zum Ziele haben.

Damit wird sichtbar, daß die Anwendung von Pflegestandards nicht verwechselt werden darf mit bloßer Routine, in der man „immer schon weiß, was zu tun ist". Im Gegenteil, es bedarf dazu einer qualifizierten Beruflichkeit, gilt es doch zu erkennen, wessen der Patient (je nach Bedürfnissen, Befinden und Befindlichkeit) bedarf.
Eine Auswahl von Standards bietet auch dieses Buch an:
- *Pflegestandards* für Einzelhandlungen, z.B. Injektionen (Kap. 40), Verbandwechsel (Kap. 42) usw.
- *Standardpläne* z.B. für die Dekubitusprophylaxe (S. 177f.), die Thromboseprophylaxe (S. 188), die Kontrakturenprophylaxe (S. 170).
- *Standardpflegepläne* für die postoperative Pflege z.B. nach Gefäßoperationen (S. 605), nach urologischen Operationen (S. 716f.) oder bei typischen (immer wiederkehrenden) Situationen wie z.B. Rehabilitationspläne für Patienten nach Herzinfarkt (S. 585ff.).

Im *Umgehen mit Standards* und standardisierten Pflegeplänen gilt das Wort „ich pflege als der Mensch, der ich bin“ in ganz besonderem Maße. Die *Haltung* beeinflußt die Entscheidung und die Wahl der Pflege, die wir geben. Es gilt das Wort von Voltaire auch von uns, wenn er sagt: „Wir sind nicht nur verantwortlich für das, was wir tun, sondern auch für das, was wir *nicht* tun.“
Eine Ergänzung dazu möchte ich anfügen:
... und wir sind auch verantwortlich für das *Wie* unseres Tuns, denn Patienten lassen sich nicht und niemals standardisieren.

Zusammenfassend lassen sich folgende Aussagen machen: Pflegestandards sind brauchbare Instrumente im Rahmen der Pflege:
- Standardpflege*maßnahmen* dienen der Vereinheitlichung pflegerischer Einzeltätigkeiten.
- Standardpflege*pläne* liefern die Vorgaben für die einzelnen Stufen des Pflegeprozesses.

Da jedoch immer nur die Maßnahmen oder der Arbeitsablauf, nicht aber der Patient standardisiert werden können, sollen Standards nur angewendet werden, *wenn eine eindeutige Pflegeauffassung vorgegeben ist.* Wo dies der Fall ist, können Pflegestandards beitragen
- zur konkreten Umsetzung des Pflegeprozesses (Verbindung von individueller und standardisierter Planung);
- zur einheitlichen Durchführung von Pflegemaßnahmen;
- zur Qualitätssicherung in der Pflege (sie fordern ein Mindestmaß, ohne die Erweiterung und Anpassung an die individuellen Patientenbedürfnisse einzuschränken);
- zur grundlegenden theoretischen und praktischen Ausbildung.

Die Anwendung des *Pflegeprozesses* (Pflegeplanung und Standards) kann die Pflegequalität deutlich verbessern und eine nicht durchdachte Alltagsroutine in eine effiziente und situationsgerechte Pflege verwandeln.

4.5. Beobachten des Kranken

Die *Beobachtungspsychologie* definiert Beobachten als aufmerksames, planmäßiges Wahrnehmen mit dem Ziel
- der exakten Feststellung eines Sachverhaltes oder einer Tatsachenfolge,
- neue Erkenntnisse zu gewinnen.

Zur Beobachtung müssen u. U. Hilfsmittel oder Handlungsstrategien (Checklisten, Instrumente, Befragungen) eingesetzt werden.
Als *Fremdbeobachtung* bezeichnet man die Beobachtung eines anderen Menschen. Verhalten und Ausdruck sind dabei die wichtigsten Anhaltspunkte.
Als *Beobachtungsfehler* werden insbesondere die auf der Unzulänglichkeit des menschlichen Sinnesapparates beruhenden Irrtümer angegeben. Weitere wesentliche Faktoren sind Einstellung, Stimmung, Interesse bzw. Desinteresse, Aufmerksamkeitsschwankungen durch Übermüdung, Überforderung, Zeitmangel.
Ganzheitliches Beobachten umschließt intensive Tätigkeiten (Verstehen, Erkennen, Denken, Sprechen), an denen alle *inneren Wirkkräfte* beteiligt sind (Gemüt, Gefühl, Erleben, Wille, Verstand). Es kommt hinzu, daß die Beobachtungsfähigkeit an *intakte Sinne* (Sehen, Hören, Tasten, Riechen, Schmecken) gebunden ist.
Am Beobachten sind demnach alle Dimensionen des Menschseins beteiligt:
- Körper-Leib-Ebene = *Beobachten* als Sehen, Schauen, Hören, Tasten usw.;
- Seele-Geist-Ebene = *betrachten*, wahrnehmen, erkennen, innewerden;
- soziale Ebene = *begegnen*, zugehen, hingehen, an- und aussprechen.

Martin Buber formuliert dies wie folgt:

„Der *Beobachter* ist ganz darauf gespannt, den Beobachteten sich einzuprägen, ihn zu ‚notieren‘. Er sucht ihn ab, zeichnet ihn auf. Und zwar ist er beflissen, so viele ‚Züge‘ als möglich aufzuzeichnen. Er lauert den Zügen auf, daß ihm keiner entgeht... Der *Betrachter* ist nicht gespannt. Er nimmt die Haltung ein, die ihm den Gegenstand frei zu sehen gibt, und erwartet unbefangen, was sich ihm darbieten wird. Nur zu Anfang darf bei ihm Absicht walten, alles andere ist unwillkürlich...
Dem Betrachter und dem Beobachter ist das gemeinsam, daß sie eine *Einstellung* haben, eben den Wunsch, den vor unseren Augen lebenden Menschen wahrzunehmen.“

Das Wahrnehmen ist ein spontaner Prozeß, welcher der Informationsgewinnung dient. Die Informationen werden über die sensorischen Systeme aus der Umwelt und dem Körper aufgenommen. Zur Wahrnehmung gehört die *Hinwendung* der Beobachtung und der Auf-

merksamkeit auf etwas, auf den Wahrnehmungsinhalt. In der beruflichen Beobachtung ist dies der „Informationsträger Patient".
Die Wahrnehmungstheorie unterscheidet zwei Haupteigenschaften innerhalb des Wahrnehmungsprozesses:

- Selektion (Auswahl),
- Strukturierung und Gestaltung.

Selektion. Mit Hilfe des selektiven Wahrnehmens erschaffen wir uns gleichsam ein annehmbares Beobachtungsfeld, d. h., wir blenden aus, was von uns vorab als unwichtig eingestuft wurde, und konzentrieren uns auf das Wesentliche. Diese Wahrnehmungsfilterung ist einerseits ein großer Vorteil – wir können uns ganz dem Beobachtungsgegenstand widmen –, andererseits liegt darin auch die Gefahr, Wichtiges zu übersehen oder Dinge, die wir nicht wahrhaben wollen, auszublenden: Unerwünschtes, Beängstigendes, Tabuisiertes.
Die Strukturierung und Gestaltung des Wahrnehmens hilft uns, „ein Bild zu machen", wobei das Wahrgenommene verglichen wird mit dem im Gedächtnis gespeicherten Wissen und den Erfahrungen. Hier liegt schon der Übergang zur *Interpretation*: Wir geben dem Wahrgenommenen eine Bedeutung, stufen es ein, geben ihm einen Prioritätsgrad. Dadurch unterliegt die Interaktion, d. h. unser Handeln, einer z. T. unbewußten Steuerung.
Das Beobachten ist ein gewollter Prozeß, der das Wahrnehmen einer gezielten Verarbeitung im Sinne der *bewußten* Strukturierung und Gestaltung zuführt. Dieser Prozeß läuft in vier Schritten ab:

1. Schritt: wahrnehmen
Um gezielt, d. h. aufmerksam und planmäßig sowie wirklichkeitsgerecht wahrnehmen zu können, bedarf es der Wachheit gegenüber unseren Selektionsmechanismen, die mitgeprägt sind von unserem Selbstkonzept (S. 36) und davon, wie wir den Menschen sehen (Kap. 2).

2. Schritt: gezielt ins Auge fassen
Grundlage dafür ist unser eigener Maßstab (das, was wir sehen wollen):

- das Kranke, die Symptome, den Befund: die *Probleme*; oder
- *auch* das Gesunde, Befinden/Befindlichkeit: *Probleme* und *Risikobereiche, Ressourcen.*

3. Schritt; überprüfen – Analyse
Dieser Schritt dient der Beurteilung der gesammelten Daten wie auch der Selbstreflexion, der Frage nach der *Wertung* und der Gewichtung der gesammelten Daten ebenso wie der Befragung nach eventuellen Ausblendungen. Wer *nur* Probleme sieht und *keine* Ressourcen, darf sich sehr wohl Fragen stellen, z. B. nach dem Menschenbild, dem Pflegeverständnis, dem Wissensstand.

4. Schritt: verwerten – Synthese
Dieser Schritt führt uns an die Ganzheit des Denkvorgangs heran. Das ist die Verarbeitung, die den Schritten des Pflegeprozesses entspricht (Abb. 4.**12**). Wir beobachten die Situation, analysieren Probleme und leiten die zielgerichtete Pflegehandlung davon ab (Abb. 4.**7**). Dieser differenzierte Vorgang der *beruflichen Beobachtung* darf nicht dem Zufall überlassen bleiben. Er bedarf der Einübung (Unterricht) und der Anleitung und Supervision in der Praxis (Praxisbegleitung).
Als brauchbares Instrument steht uns auch die **Checkliste** zur Verfügung. Sie verhindert ein unbewußtes Ausblenden und führt uns immer wieder ein ganzheitliches Spektrum vor Augen. Die Checkliste entspricht im wesentlichen der *Summe der Aktivitäten des täglichen Lebens*, d. h., daß insbesondere die Kapitel 5–16 Beobachtungsansätze anbieten.
Der Beobachter beeinflußt die Pflege, d. h., die Beobachtungen, welche die Pflegeperson registriert (und protokolliert), bestimmen weitgehend die Pflegeplanung. Ich möchte im folgenden diese Aussage etwas ausfalten:
Pflege ist – in Anlehnung an D. Orem – Antwort auf das Selbstpflegedefizit. Um ein Defizit wahrnehmen zu können, muß ich mich am Ganzen orientieren. Beobachten bedeutet also nicht nur Erkennen von Problemen (Defizit), sondern *auch* den vom Defizit nicht betroffenen Teil (das Gesunde, die Gesundheitsressourcen im weitesten Sinn). Von diesem gesamthaften Beobachten hängt es ab, welche Pflege der Patient bekommt:

- *nur defizitdeckend* im Blick auf Symptome und Probleme oder
- auch *Hilfe zur Selbstpflege* und höchstmögliche Aktivierung des Gesunden/der Ressourcen, damit der Patient selbst (von den gesunden Kräften her) mithelfen kann, die Störung/Krankheit zu bewältigen.

Leitbilder/Prinzipien können richtungweisend sein, z. B. diese:

Beobachten	Probleme und Ressourcen	Pflegeziele	Konkrete Maßnahmen
Beispiel:			
Haut läßt sich in Falten abheben	Problem: Patient ist exsikkotisch trinkt zuwenig hat Schluckbeschwerden	Patient trinkt genügend und ist möglichst beschwerdefrei	1800ml Flüssigkeit verteilt auf 24 Stunden (vgl. Trinkplan auf Nachttisch) Schmerzmedikation vor den Mahlzeiten (vgl. Kardex)
Patient ist apathisch	Ressource: auf Besuche seiner Frau reagiert er mit Freude	die Ehefrau in die Pflege mit einbeziehen	sie kennt die Pflegeziele, hilft mit bei der Erreichung der notwendigen Trinkmenge

Abb. 4.**12** Im gezielten Beobachten werden die Informationen dem Verarbeitungsprozeß der Pflegeplanung zugeführt.

Checkliste zur Beobachtung Kranker

Beobachtung von
- ☐ Schlafen und Wachsein/Bewußtsein (Kap. 5)
- ☐ Haltung und Bewegung (Kap. 6)
- ☐ Haut und Hautanhangsorgane (Kap. 7)
- ☐ Ernährung, Appetit und Eßverhalten (Kap. 8)
- ☐ Ausscheidungen: Urin, Stuhl u. a. (Kap. 9)
- ☐ Temperatur und Schweißsekretion (Kap. 10)
- ☐ Atmung, Puls, Blutdruck (Kap. 11)
- ☐ Sicherheitsaspekte, Gefahrenquellen (Kap. 12)
- ☐ Strukturierung der Zeit, Raumgestaltung, Arbeit und Spiel (Kap. 13)
- ☐ Sprache, Sprech- und Verständigungsprobleme (Kap. 14)
- ☐ Rollenverhalten, Geschlechtsmerkmale, Leiblichkeit, Gefühle (Kap. 15)
- ☐ Schmerz, Trauer, religiöse Dimension (Kap. 16)

Natürlich bieten auch alle anderen Kapitel themenspezifische oder/und übergreifende Beobachtungsaspekte.

Prinzip auf den Menschen als Person bezogen. Jeder Mensch ist Individuum und Person. Er ist geprägt von einem je eigenen Selbstkonzept und ist Träger von Wertgehalten wie Wollen, Bewußtsein, Erlebnisinhalte. Das individuelle subjektive Erleben ist deshalb bei jedem Menschen anders und nicht unbedingt voraussehbar, kalkulierbar und kontrollierbar.

Prinzip auf den Menschen als Organismus bezogen. Der Energie- und Kräftehaushalt, die Körperfunktionen sowie die Strukturen des Organismus unterstehen Veränderungen und Wechselwirkungen, die in einem labilen Gleichgewicht die Balance der Lebenskraft halten müssen (Ausgleich der Gegensätze von Ein – Aus, Auf – Ab usw.). Der Spannungszustand und Spannungsausgleich, das Maß der Vitalkraft und die Unversehrtheit der Strukturen ist bei jedem Menschen anders und innerhalb seiner Lebensbiographie dynamisch, d.h. wechselnd.

Prinzip auf den Menschen in seiner Hinordnung auf Sozialität bezogen. Die Beziehungen erstrecken sich auf die *Umwelt* (Dinge, Lebewesen), die *Mitwelt* (Mitmenschen, Kultur, Gesellschaft) und die *Überwelt* (Kosmos, Gott). Der Ich-Du-Wir-Dialog ist bei allen Menschen angelegt, aber bei jedem verschieden gebildet und unterschiedlich in der Ausdrucksfähigkeit und Kontaktwilligkeit.

4.6. Definition der Pflege

Die ursprüngliche Wortbedeutung von Pflege liegt in der *Sorge für etwas*. Es geht um Werte wie Erhalten, Gestalten, Fördern, Hegen und Schonen. Pflege so betrachtet trägt ihre eigentliche Definition schon in sich: Sie dient der Gesunderhaltung und der Wachstumsorientierung (Maslow S. 41f.), ist *Gesundheits-* und *Krankenpflege*.

Gesundheits- und Krankenpflege dient demnach in erster Linie dem *Leben*, ist Antwort an das Leben (*Modell des Lebens* Kap. 3). Sie ist

- gesunderhaltend und gesundheitsfördernd,
- gesundheits- und lebensbildend,
- Kranke und Sterbende begleitend und in ihren Bedürfnissen und Bewältigungsversuchen unterstützend,
- Gesundheit oder bestmögliche Anpassung an das Leben wiederherstellend.

Die Pflege steht somit im Dienst an *Menschen* (von einzelnen und Gruppen, Gesunden und Kranken), die zur Gesunderhaltung und/oder zum Wachstum der Unterstützung bedürfen. Insbesondere stellt sie ihre Dienstleistungen jenen Menschen zur Verfügung, die in ihrer Gesundheit oder in ihrer Lebensqualität beeinträchtigt oder gestört sind: Kranken, Leidenden, Behinderten, Sterbenden.

In der Orientierung an dem in Kap. 2 entwickelten *Modell vom Menschen* ist sie **Beziehungspflege**, die sich an allen vier Polen orientiert:

- Auf der *personal-sozialen Ebene* (Individuum–Kollektiv) basiert sie auf Wissen und Erkenntnissen der Sozial- und Humanwissenschaften. Dadurch kann sie der individuellen Persönlichkeit (Patient und Pflegende) sowie der Integration von Sozialgeschehen (Sozialnetz) besser gerecht werden.
- Auf der *materiell-ökologischen/ethisch-spirituellen Ebene* (Sachkompetenz–Seinswerte) basiert sie auf den Grundlagen der Naturwissenschaften (insbesondere der Biomedizin), ist aber auch philosophischen Werten (Ethik) verpflichtet. Dadurch leistet sie (auch weiterhin) einen wichtigen Beitrag in der Medizin, weiß sich aber auch dort „gebraucht", wo die Medizin nichts (mehr) tun kann: chronisch Kranke, Therapieresistente, Am-Leben-Leidende, Sterbende.

Die Grundlagen und Elemente **professioneller Pflege** sind infolgedessen:

- *Wissen.* Die Pflege ist eine Wissenschaft, die Erkenntnisse aus allen vier Grundwissenschaften integriert, damit sie der Persönlichkeit und der Lebenssituation (der Pflegeperson und des Patienten) gerecht werden kann.
- *Interaktion.* Die Pflege ist ein Interaktionsprozeß, wobei der Schwerpunkt auf der Beziehung zwischen Patient und Pflegeperson liegt, also zwischen der Person, die Hilfe braucht, und einer anderen, die Hilfe geben kann. In Interaktion stehen auch das Selbstbild des Patienten und jenes der Pflegenden, weshalb Selbsterkenntnis und Persönlichkeitsbildung wichtige Elemente der Berufsqualifikation sind.
- *Integration von Gesundheitsressourcen.* Die Pflege richtet sich (ihrem Wesen gemäß) nie nur auf Gesundheitsdefizite/Krankheit, sondern ebensosehr auf die Förderung der gesunden und selbsterhaltenden Kräfte, seien diese im Menschen selbst liegend (Eigenwelt) oder ihm von außen zukommend (Mitwelt, Lebenswelt).
- *Sein und Handeln.* Die Pflege basiert auf Haltung und Einstellung, die sich in professionellem Handeln umsetzt. Im Umgang mit Menschen, Sachen und Lebenswerten bedarf es einer klaren ethischen Wertsetzung, des fundierten Pflegewissens sowie der Fähigkeit der Umsetzung dieser Werte in qualifiziertes Tun – Handlungskompetenz.

Alle diese Elemente sind Teil eines *ganzheitlichen Pflegekonzeptes* (mehrdimensionales und systemisches Denken), das uns befähigt, neben der Unterstützung der medizinischen Therapie auch jene Aspekte wahrzunehmen, welche die eigentlichen und eigenständigen Bereiche der Pflege sind: Begleitung von Menschen in Lebensprozessen, Hilfe bei (nichtmedizinischen) Problemen wie Abhängigkeit, Kummer, Verlust- und Lebensängste, Trauer, Sterben.

Die **Zielsetzung** dieser Pflege liegt in der Unterstützung und/oder stellvertretenden Übernahme der *Aktivitäten des täglichen Lebens* bzw. in der *Begleitung* von Menschen in Krankheit und in Krisensituationen/im Sterben.

In dieser Definition sind eingebunden die *eigenständigen Elemente* der Pflege:

- *Haltung*/Einstellung zum Menschen und zu den Dingen, das sind Seinswerte: Verstehen, Beziehung, Zuwendung, Nächstenliebe;
- *Handlung*: das qualifizierte Tun (und Lassen) und darin
- *Planung* und Organisation dessen, was in der jeweiligen Pflegesituation notwendig (Notwendend) ist. Zur *ganzheitlichen Einschätzung* sind die W-Fragen (wie sie bereits als Hilfsmittel in der Pflegeplanung S. 108 erwähnt wurden), also „Was, Wieviel, Wo, Wie, Warum, Wann, Wozu", sowie die Anwendung der Erkenntnisse aus der Copingtheorie hilfreich.

Die **Orientierungspunkte** wurden bereits S. 59f., insbesondere in Tab. 2.**1** beschrieben. Bezogen auf die Pflegeeinschätzung sind zudem von Bedeutung (Elemente der Pflege S. 122f.):

- *Bedürfnisse* des Hilfsbedürftigen in bezug auf die ATL, sei es, daß er sie äußert oder wir sie beobachten;
- *Befinden* und *Befindlichkeit* des Kranken als Ausdruck von Krankheit, Krise, Leiden. Hier liegt der eigenständige Bereich der Pflege (Funktionen 1 und 2 S. 100f.);
- *Befund* sowie Mitwirkung bei Diagnose, Therapie und Rehabilitation. Hier stoßen

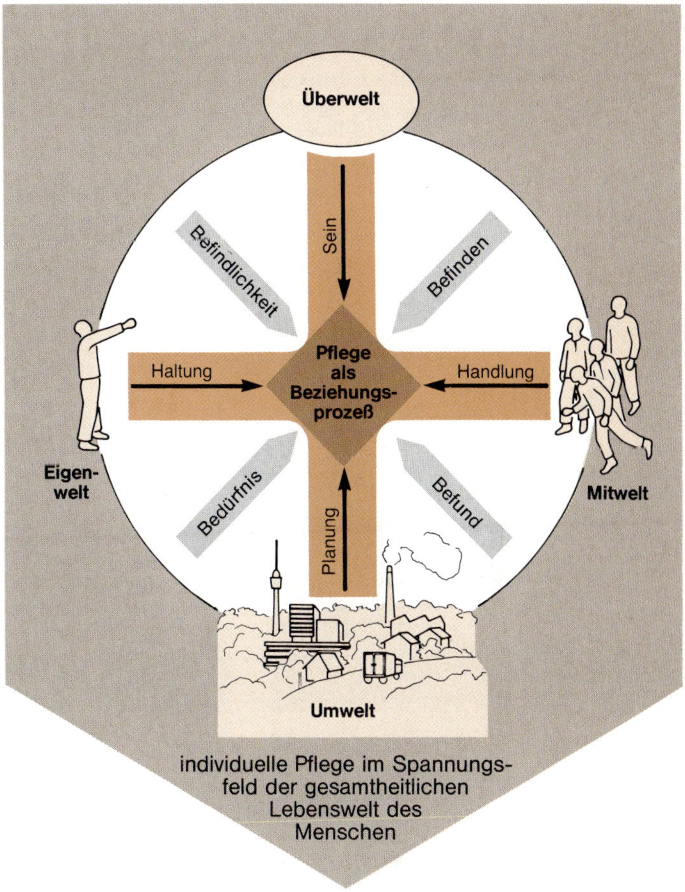

Abb. 4.**13** Pflege als Interaktion im Gesamt der Lebenswelt (Ich – Du – Welt – Gott) als Beziehung zwischen einer Person, die der Hilfe bedarf (Patient – Bedürfnisse, Befinden, Befindlichkeit, Befund), und einer Person, die Hilfe geben kann (Pflegende – Sein/Haltung, Planung, Handlung).

wir an den weisungsabhängigen und interdisziplinären Bereich (Funktion 3–5 S. 101);

- *Helfen*. Dazu s. Kierkegaard: „Wenn es wirklich gelingen soll, einen Menschen zu einem bestimmten Ziele hinzuführen, muß man zunächst darauf achten, daß man ihn da finde, wo er ist, und da anfängt. Das ist das Geheimnis allen Helfens." Das heißt: Pflege muß als Interaktion zwischen Patient und Pflegeperson sowie im Gesamt der Lebenswelt betrachtet werden (Abb. 4.**13**).

Ganzheitliche Pflege als Ausdruck eines umfassenden und integrativen Denkens unterstützt also die medizinische Therapie, wie sie eigenständige Hilfe leistet dort, wo die Medizin nichts (mehr) tun kann: bei Behinderten, chronisch Kranken, Sterbenden. Die Einstufung der Priorität der Pflege läßt sich nicht am Modell der Medizin allein messen (mehr oder weniger akut/lebensbedrohlich krank), sondern bedarf der eigenständigen Auseinandersetzung und Gewichtung im Umgehen mit der kranken Person in all ihren Dimensionen. Entsprechend abzuleiten sind die Bereiche der Pflege (Abb. 4.**14**) als weisungsabhängige und *berufseigene/professionelle Kompetenz*. Grundsätzlich läßt sich sagen:

- Pflege ist Haltung (Sein), die sich in Planung und Handlung (Handeln) ausdrückt.
- Pflege ist bedürfnis- und ressourcenorientiert. Sie berücksichtigt Gesundheitsdefizite/Krankheitsprobleme *und* Gesundheitsressourcen und menschliches Befinden.
- Pflege ist ein lebensnotwendiger Wert; als solcher richtet sie sich an andere: Unterstützung in der Gesundheitssorge und Pflege bei Krankheit = Gesundheits- und Krankenpflege; wie sie Eigenverantwortlichkeit ist: pfleglich mit sich selbst umgehen = Selbstpflege.

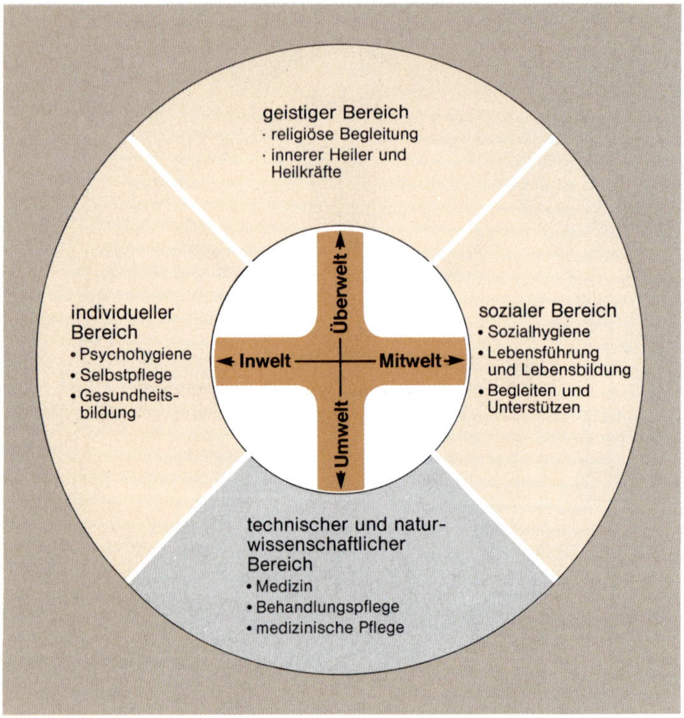

Abb. 4.**14** Bereiche der Pflege: Schulmedizin und weisungsabhängiger Teil der Pflege (grau); integrale Pflege eigenständig und in Zusammenarbeit mit anderen Berufsgruppen (braun). Hier liegen die Bereiche, die noch auszubauen sind.

4.7. Berufsmotivation

Die Entwicklung eines Berufes braucht ein Zweifaches:

- permanente Prüfung und Verifizierung von Fachwissen und Umsetzung neuer Erkenntnisse in der Praxis;
- Stützung und Förderung der Berufsmotivation:
  - Freude am Beruf,
  - Freude, ja Faszination am Pflegen,
  - Freude, an und mit Menschen zu arbeiten.

Es gilt, das Berufsbewußtsein zu fördern und die eigentliche Pflege, d.h. den *eigenständigen* Bereich aufzuwerten, um ihm den ihm zustehenden Platz zu geben.

Es sollen diese Fragen diskutiert werden:

- Was ist uns wichtig?
- Wem dient das, was wir tun?
- Welche Bereiche (weil Fremdbereiche) sollen wir abbauen und welche (weil typische Bereiche der Gesundheits- und Krankenpflege) wollen wir ausbauen (d.h. auch wissenschaftlich erforschen)?

Gesundheits- und Krankenpflege ist ein Beruf mit Zukunft. Denn ohne Pflege gedeiht nichts, ohne Pflege stagnieren das Leben und die Lebensenergien. Kein Brunnen fließt auf Dauer ohne Wartung (Pflege).

Wer „pfleglich" lebt, dient dem Leben:

- sich selbst – Selbstpflege,
- den anderen – Gesundheits- und Krankenpflege,
- der Lebenswelt – ökologische und Sachpflege.

Weiterführende Literatur

Böhm, E.: Krankenpflege – Brücke in den Alltag. Fischer, Stuttgart 1988
Böhm, E.: Pflegediagnose nach Böhm. Recom, Basel 1989
Buber, M.: Das dialogische Prinzip. Schneider, Heidelberg 1973
Dätwiler, B., U. Läderach: Professionalisierung der Krankenpflege. Zur Entwicklung der Berufskrankenpflege in der Schweiz. Recom, Basel 1987
Exchaquet, N.F., L.A. Paillard: Der Pflegeprozeß. Bericht der nationalen Studie über den Pflegeprozeß. Schweizer Berufsverband für Krankenpflege, Bern 1986

Fiechter, V., M. Meier: Pflegeplanung. Eine Anleitung für die Praxis. Recom, Basel 1981

Fischle-Carl, H.: Fühlen was Leben ist, 4. Aufl. Kreuz, Stuttgart 1984

Geissler, U., A. Mauritz: Umwelthygiene. Recom, Basel o. J.

George, J. H.: Nursing Theories. The Base of Professionals Nursing Practise. Prentice-Hall, Englewood Cliffs/N. J. 1980

Gottschalch, W.: Wahrnehmen, Verstehen, Helfen: Grundlagen psychosozialen Handelns. Asanger, Heidelberg 1988

Henderson, V.: Grundregeln der Krankenpflege. Deutsche Schwesterngemeinschaft, Frankfurt 1963

Houts, P., R. A. Scott: Individuelle Pflegeplanung. Pabst, Lengerich 1988

Jecklin, E.: Arbeitsbuch Krankenbeobachtung. Fischer, Stuttgart 1988

Juchli, L.: Pflegen – Begleiten – Leben, 2. Aufl. Recom, Basel 1987

Juchli, L.: Sein und Handeln, 3. Aufl. Recom, Basel 1988

Little, D., D. Carnevali: Nursing eare plans: Let's be practical about them. Nurs. Forum 6 (1967)

Little, D., D. Carnevali: Nursing Care Planning. Lippincott, Philadelphia 1969

Mayers, M. G.: A Systematic Approach to the Nursing Care Plan. Appleton-Century-Crofts, New York 1972

Nightingale, F.: Ratgeber für Gesundheits- und Krankenpflege. Brockhaus, Leipzig 1877

Nursing Process Workbook. WHO Regional Office for Europe, Copenhagen 1976

Poletti, R.: Wege zur ganzheitlichen Krankenpflege. Recom, Basel 1985

Roper, N.: Die Elemente der Krankenpflege. Recom, Basel 1987

Seidler, E.: Geschichte des kranken Menschen, 5. Aufl. Kohlhammer, Stuttgart 1980

II. Unterstützung und stellvertretende Übernahme der Aktivitäten des täglichen Lebens (ATL)

Die Aktivitäten des täglichen Lebens (ATL) bzw. die Grundbedürfnisse des Menschen sind Eigenschaften und Funktionen oder Tätigkeiten des gesunden Menschen, der wachstumsorientiert ist und aus einem inneren Verlangen heraus nach Lebensgestaltung und Lebenserhaltung strebt (S. 41f.).

Pflegen heißt unterstützen und/oder stellvertretende Übernahme dieser ATL dort, wo der Mensch nicht – noch nicht, nicht mehr (Lebenskontinuum) – für sich selbst zu sorgen vermag.

Für alle ATL gelten die folgenden Aspekte:

Vernetzung und Beeinflussung. Die ATL sind aufeinander bezogene Regelkreise, die sich gegenseitig beeinflussen und die den Menschen in seiner Ganzheit betreffen. Die Zuordnung der ATL zum Menschenbild (Kap. 2) zeigt deren gegenseitige Bezogenheit und Wechselwirkung; d.h.,

- jede ATL ist mit allen anderen verknüpft, wodurch eine permanente und gegenseitige Beeinflussung und Abhängigkeit vorgegeben ist (Vernetzung S. 7f.);
- jede ATL ist zusätzlich vielen verschiedenen Einflußfaktoren ausgesetzt, die ebenfalls in gegenseitiger Beziehung und untereinander verknüpft sind: die physiologische, psychologisch-geistige, soziale und ökologische Ebene.

Bezug zu den Funktionen der Krankenpflege. Innerhalb der Krankenpflegefunktionen (S. 100f.) ist die *Unterstützung und stellvertretende Übernahme der Aktivitäten des täglichen Lebens* die wichtigste (1. Funktion). In der realen Pflegesituation werden jedoch im Bereich der einzelnen ATL immer mehrere Funktionen – häufig alle fünf – zum Tragen kommen. Dies sei verdeutlicht *am Beispiel Wachsein und Schlafen*. Es gilt dann entsprechend für alle folgenden ATL.

1. *Funktion: Unterstützen oder stellvertretendes Übernehmen der ATL.* Unterstützung des gesunden Schlafes, Hilfe bei Schlafstörungen und beim Wiederfinden eines gesunden Schlafrhythmus.
2. *Funktion: in Krisensituationen begleiten.* Begleiten in der krisenhaft erfahrenen Schlaflosigkeit, Übernahme der Pflege bei Koma, Bewußtlosigkeit und/oder Sterben.
3. *Funktion: bei diagnostischen, therapeutischen und präventiven Maßnahmen mithelfen.* Mitarbeit bei ärztlichen oder interdisziplinären Maßnahmen wie Erfassung von Schlafstörungen, Programmen für das Wiederfinden eines normalen Schlaf-Wach-Rhythmus, medizinischer Intervention (medikamentös, physiotherapeutisch).
4. *Funktion: sich an Programmen der Krankheitsverhütung und der Gesundheitserhaltung und -förderung sowie an (Wieder-)Eingliederungsmaßnahmen beteiligen.* Mitwirken an Gesundheitsuntersuchungen und Rehabilitationsprogrammen, z.B. Schlafprogrammen, Entspannungsprogrammen, Antistreßprogrammen, Schulung von Gedächtnis- und Bewußtseinsfunktionen.
5. *Funktion: bei der Verbesserung und Wirksamkeit der Krankenpflege und an der Entwicklung unseres Berufes mitwirken.* Verbesserung der Pflegequalität im konkreten Arbeitsfeld, z.B. durch Analysieren und

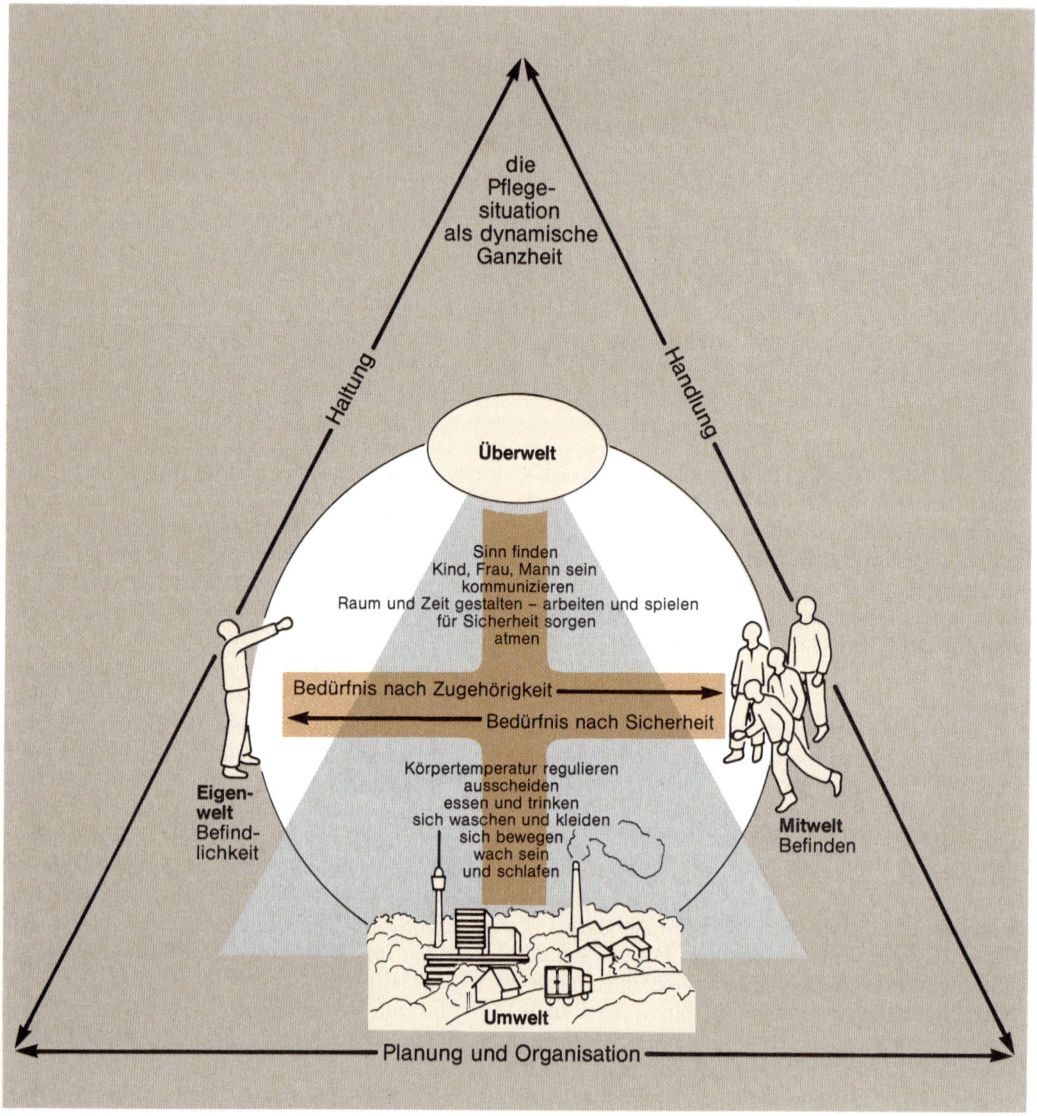

Beeinflussungsfaktoren in ihrer Vernetzung = das Ganze der Pflegesituation. Dieses Ganze wie seine Teile im Bezug zum Ganzen muß bei der Besprechung der einzelnen ATL mit gesehen werden.

Ausschließen von schlaf- und ruhebehindernden Einflußfaktoren; Mitwirken z.B. bei Lebensberatung, Schlafberatung; Beurteilen der Auswirkungen von Schlafmitteln; Kennen und Anwenden neuester Erkenntnisse aus der Schlaf- und Streßforschung. Mitarbeit bei pflegespezifischen Forschungsprogrammen im Bereich dieser ATL.

Bezug zu den Elementen der Krankenpflege. Pflege im Sinne von „Antwort auf die Grundbedürfnisse des Menschen" unter Berücksichtigung seines *Befindens* und seiner *Befindlichkeit* ist ein individuell-ganzheitlicher Pflegeprozeß, in dem Haltung, Planung und Handlung sich gegenseitig beeinflussen (S. 116f.).

- Pflege ist **Haltung**. Es handelt sich hier um all jene Beeinflussungsfaktoren und Werteinstellungen, die in den Kapiteln 1–4 beschrieben worden sind. Bewußt oder unbewußt bestimmen sie unser Tun und Lassen; denn ich pflege als der Mensch, der ich bin: Das *Sein*/die Haltung stehen in ständiger Wechselwirkung zu unserem Denken, Entscheiden, Planen und Handeln. Beispielhaft folgende Einflußfaktoren:

- Leben und Lebensgeschichte (Biographie),
- Menschenbild und Selbstbild (Selbstkonzept),
- Berufsauffassung und Rolle (Profession),
- Einstellung zum Helfen (Bewußtheit),
- Umgehen mit Sachen, Hierarchie und Strukturen (Institutionen).

- Pflege ist **Planung**. Grundlage des Pflegeprozesses sind die Elemente des *Denkens, Entscheidens* und *Planens*. Darin geschieht *Organisation* und bewußtes Tun. Insbesondere wirken mit:
  - Interaktion und Selbstkonzept: *Beziehungsprozeß*;
  - Anwenden von Problemlösungsschritten in bezug auf die einzelnen Pflegesituationen und die Organisation der gesamten Pflege (Einzelner und von Gruppen): *Problemlösungsprozeß*.
- Pflege ist **Handlung**. Hier geht es um das *eigenständige oder/und mitwirkende Tun* in der konkreten Pflegesituation, um
  - die Unterstützung und stellvertretende Übernahme der ATL,
  - die Begleitung in Krankheit und Krise,
  - Mitwirken bei Diagnostik, Behandlung und Rehabilitation.

  Es geht um das qualifizierte, verantwortliche Tun im Bereich aller Funktionen der Gesundheits- und Krankenpflege.

In diesem zweiten Hauptteil werden die ATL systematisch abgehandelt; ausgehend von der *Bedürfnishierarchie* nach Maslow werden sie hierarchisch aufgelistet und von „unten nach oben" gelesen (Abb. 2.**14** u. 3.**11**):

- *auf der physiologischen Ebene:*
  1. wach sein und schlafen – Kap. 5,
  2. sich bewegen – Kap. 6,
  3. sich waschen und kleiden – Kap. 7,
  4. essen und trinken – Kap. 8,
  5. ausscheiden – Kap. 9,
  6. Körpertemperatur regulieren – Kap. 10,
  7. atmen – Kap. 11
- *auf der personal-sozialen Ebene:*
  8. für Sicherheit sorgen – Kap. 12,
  9. Raum und Zeit gestalten, arbeiten und spielen – Kap. 13,
  10. kommunizieren – Kap. 14;
- *die geistige Ebene mitumschließend:*
  11. Kind, Frau, Mann sein – Kap. 15,
  12. Sinn finden im Werden, Sein, Vergehen – Kap. 16.

Zusammenfassung in der Abb. S. 122.

Literaturhinweis. Für alle 12 ATL (Kap. 5–16) habe ich immer wieder das Buch von H. Schipperges: Regelkreise der Lebensführung (Deutscher Ärzte-Verlag, Köln 1988) zu Rate gezogen. Die dort entwickelten Ansätze „gesunde Lebensführung" decken sich weitgehend mit meinem Pflegeverständnis, das sich primär am Gesunden orientiert. Ich habe dabei wertvolle Denkanstöße, Gedankengänge und Impulse gefunden, die mein eigenes Denken bestätigt, unterstützt und bereichert haben. In einigen Zitaten werde ich die Autoren selbst zu Wort kommen lassen.

5. Wach sein und schlafen

Die Nacht ist die Mutter der Gedanken,
der Tag der Motor für das Tun.

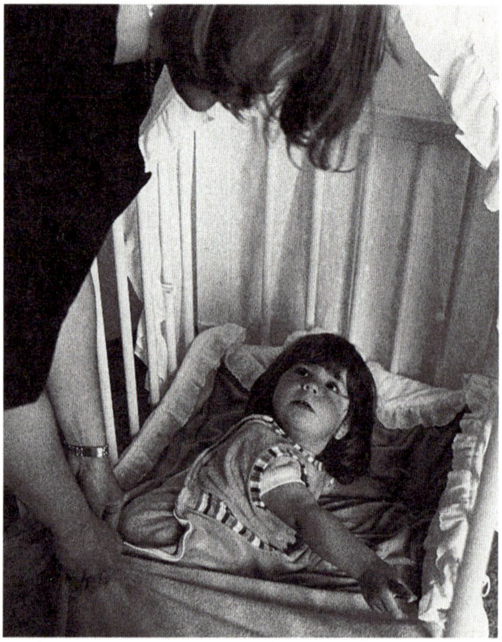

Sequenzziel

Damit Sie einen Patienten in den Bemühungen um die Aufrechterhaltung bzw. Wiederherstellung seines Wach-Schlaf-Rhythmus und seiner Liege- und Ruhegewohnheiten unterstützen können, brauchen Sie grundlegendes Verständnis. Das vorliegende Kapitel und die weiterführende Literatur können Ihnen dazu eine Hilfe sein. Das Ziel liegt darin, daß Sie die Situation eines Patienten bezüglich Schlafgewohnheiten, Lagerungsbedürfnissen und Abhängigkeitsgrad einschätzen, Pflegeprobleme und Ressourcen bezüglich Wach-Schlaf-Rhythmus ableiten sowie die notwendige Unterstützung bei Schlafproblemen und/oder Bettlägerigkeit zu geben vermögen.

Dynamik des Pflegeprozesses

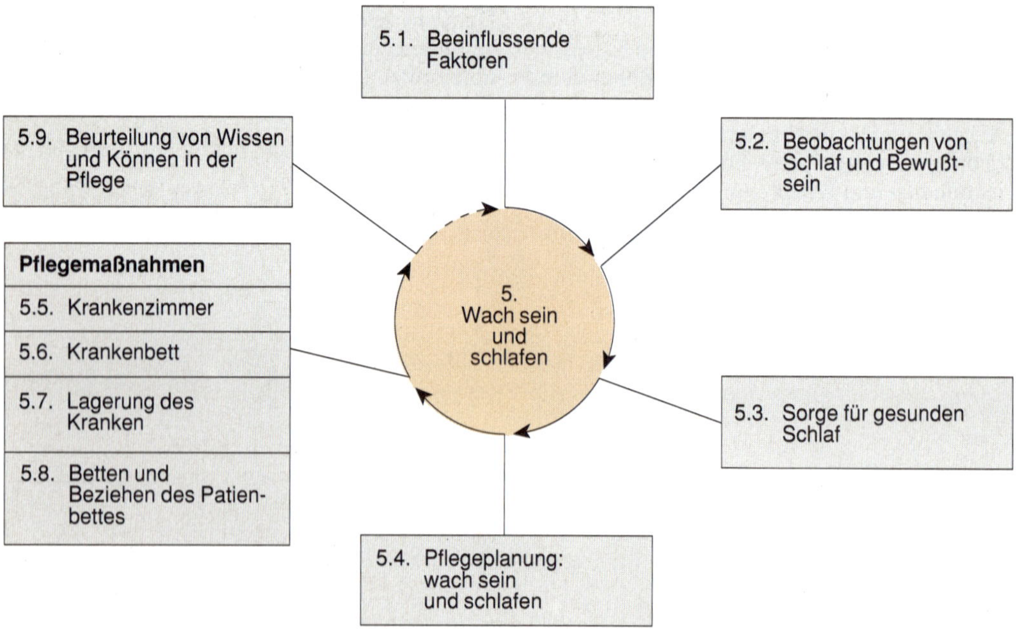

Prinzipien/Impulse

- *Wachsein* und *Bewußtsein* beeinflussen sich gegenseitig. Der Mensch gestaltet sein Leben *bewußt* im Denken, Entscheiden und Handeln. Daneben gibt es eine ganze Reihe von Lebensfunktionen, die autonom, reflexartig und unbewußt ablaufen. Diese sind auch im Schlaf und z.T. auch in der Bewußtlosigkeit aktiv: Atmen, Stoffwechselvorgänge, Regelfunktionen.
- *Schlafbedürfnis* und *Schlafbedarf* sind individuell und u.a. abhängig von den Aktivitäten des Tages. Die Nachtstunden dienen der Erholung, jedoch nicht der Inaktivität. Phasen des Leichtschlafes wechseln mit Phasen des Tiefschlafes. Im sog. REM-Stadium beginnen die Augen lebhafte Bewegungen auszuführen. Weckt man die Menschen in diesem Stadium, berichten sie von Träumen (Bilder der Seele), ein Zeichen, daß das Gehirn sowie die Psyche/Seele nicht einfach ruhen, sondern nur in einer anderen Form als im Wachzustand arbeiten. So geschieht Regeneration und Selbstregulation.
- Der *Schlafraum* ist ein intimer Raum, der normalerweise nur mit vertrauten Menschen geteilt wird. In der Regel dient er nur der Nachtruhe. Einrichtung, Lage und Raumtemperatur entsprechend dem Ruhe-, Schlaf- und Intimitätsbedürfnis des Menschen.

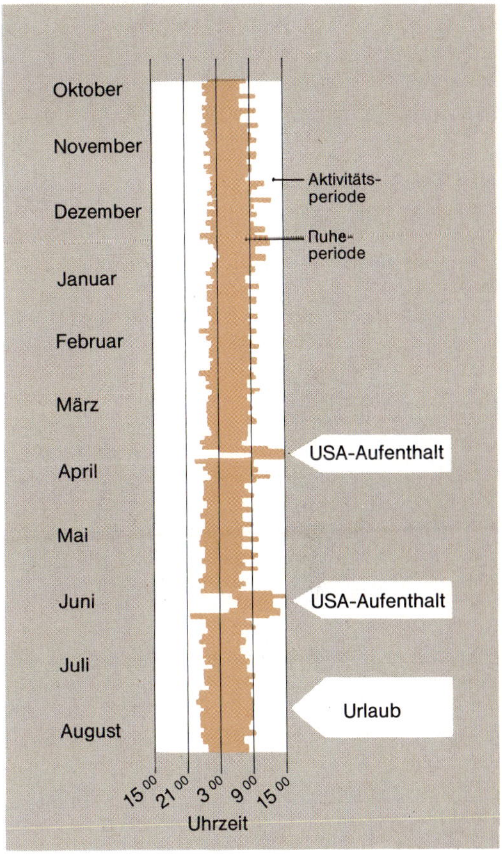

Abb. 5.**1** Aktogramm. Ruhe-Aktivitäten-Rhythmus einer Versuchsperson, die länger als ein Jahr kontinuierlich registriert wurde. Jede waagerechte Linie entspricht einem Tag (von 15 Uhr bis anderntags 15 Uhr). Weiße Felder entsprechen Aktivitätsperioden, braune Zwischenräume Ruheperioden. Die Zeit des Zubettgehens und Aufstehens variiert nur wenig. Zwei USA-Reisen verursachen wegen der Zeitzonenänderung deutliche Rhythmusverschiebungen. Im Sommerurlaub ist die Schlafzeit etwas verlängert. Das spätere Aufstehen an den Wochenenden ist aus den periodischen, braunen Einschnitten am Morgen ersichtlich (aus Borbély, A.: Das Geheimnis des Schlafes. Deutsche Verlags-Anstalt, Stuttgart 1974).

Die meisten Menschen in unseren Breiten gehen jahraus, jahrein ungefähr zur selben Zeit zu Bett und stehen zur selben Zeit auf. Nur an den Wochenenden oder Feiertagen und im Urlaub kommt es zu gewissen Abweichungen der *Schlafzeit*.

Der gesunde Mensch stellt sich verhältnismäßig exakt auf einen 24-Stunden-Rhythmus ein, und die Schlafdauer bleibt einigermaßen konstant. Manche Menschen kommen mit wenig Schlaf aus, andere brauchen mehr.

Wie regelmäßig der *Ruhe-Aktivitäten-Rhythmus* ist, sieht man eindrucksvoll anhand von Langzeitaufzeichnungen. Die Abb. 5.**1** zeigt die Aktivität eines berufstätigen Mannes, die mit einem am Handgelenk getragenen Meßgerät (Aktometer) über ein Jahr aufgezeichnet wurde. Die Ruhezeit betrug ungefähr 6½–7 Stunden und dauerte gewöhnlich von 0.30 bis 7.30 Uhr. Dieser Zeitrhythmus (Zeitstruktur) hängt natürlich von den individuellen Gewohnheiten ab, ist aber auch umweltbestimmt. Dazu A. Borbély:

„*Bettzeit und Aufstehzeit* können wir nur selten frei wählen, meistens sind sie bestimmt durch unser Leben in Familie und Gesellschaft sowie

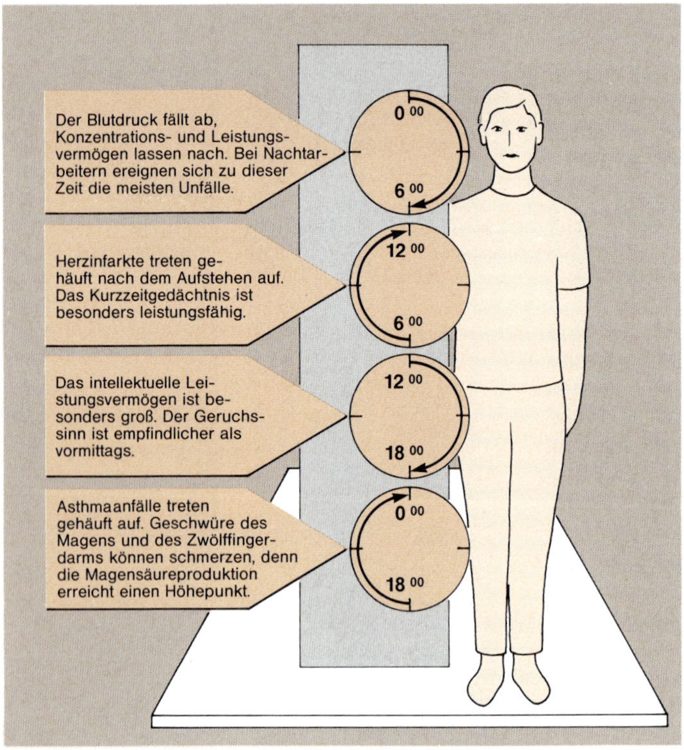

Abb. 5.**2** 24-Stunden-Biorhythmus. Körperliche und geistige Funktionen des Menschen werden durch eine innere Uhr im 24-Stunden-Takt gesteuert.

durch Arbeit oder Schule. Es gibt viele Gründe, warum wir in aller Regel in den Nachtstunden schlafen. Seit jeher zog sich der Mensch zur Nachtzeit in seine Behausung zurück, denn seine Betätigungsmöglichkeiten waren im Dunkeln eingeschränkt, die Risiken und Gefahren groß. Die Stunden nach Sonnenuntergang gehörten denn auch dem Haus und der Familie und dienten der Vorbereitung zur Nachtruhe. Mit der Einführung des künstlichen Lichtes, das nicht nur Häuser, sondern ganze Städte erhellt, wurde es möglich, die Tagesaktivität weit in die Abend- und Nachtstunden hinein zu verlängern."

Viele Schlafprobleme des modernen Menschen sind auf die so entstandene Störung des Schlaf-Wach-Rhythmus zurückzuführen.

Der Mensch braucht den regelmäßigen Schlaf; er dient dem Ausgleich zum Wachzustand.

Im *Wachzustand* ist der Mensch normalerweise aktiv (helle Felder im Aktogramm Abb. 5.**1**). Der Muskeltonus ist in Aktion, Herzschlag und Stoffwechsel sind gegenüber dem Schlafzustand erhöht.

Im *Schlafzustand* ist der Körper auf Ruhe, Erholung und Regeneration eingestellt. Die Augen sind geschlossen, der Muskeltonus herabgesetzt, Herzschlag und Stoffwechsel sind verlangsamt. So sinkt auch die Körpertemperatur nach der ersten Tiefschlafphase langsam ab und steigt erst wieder beim Aufwachen (im Schlaf ist der Mensch kälteempfindlicher!).

Das *Ruhen* steht zwischen Aktivität und Schlaf. Typisch dafür ist die „Siesta" des Südländers, der sich in der höchsten Hitze des Tages zum Ruhen zurückzieht. Ruhezeiten dienen wie der Schlaf der Erholung, sie sind lebensnotwendig (Muße S. 420).

Der *24-Stunden-Rhythmus* ist eingebunden in das Naturgeschehen von Tag und Nacht. In diese *zirkadiane Rhythmik* (dianus = täglich, über den Tag verteilt) sind auch die körperlichen Funktionen mit eingeschlossen (Abb. 5.**2**). Die Wechselwirkung von Zeit und Leben wird durch die Rund-um-die-Uhr-Forschung" (Chronobiologie S. 423) zunehmend auch für die Gesundheit, sowohl für die Prävention wie für die Therapie, genutzt.

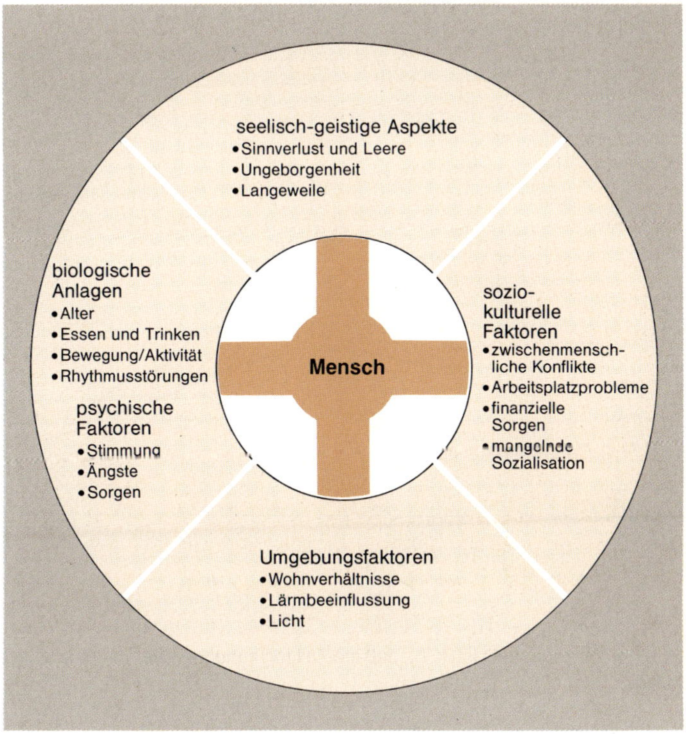

Abb. 5.**3** Einflußfaktoren auf den Schlaf. Sie liegen in allen Bereichen, sowohl in der Innenwelt (Eigenwelt) als auch der Lebenswelt (Umwelt, Mitwelt) und in der geistigen Dimension (Überwelt).

Die ATL wach sein und schlafen ist eng verknüpft mit der ATL Raum und Zeit gestalten. Für das Umgehen mit Zeitstruktur und Zeitrhythmik finden Sie dort (S. 423ff.) weiterführende Informationen, auch für den beruflichen Alltag, denn

Gesundheits- und Krankenpflege ist auch, davon zu träumen, daß man etwas erfinden könnte, was den „seelenlosen Hochleistungsbetrieb *Krank*enhaus" zu einem „Haus der *Gesund*heit und der Erholung" (für Patienten und Personal!) machen würde.

Siehe auch S. 81, 87 u. 121ff.

5.1. Beeinflussende Faktoren

Wachsein und Schlafen werden von sehr vielen Faktoren beeinflußt. Abb. 5.**3** zeigt ihre Zuordnung zu *Innenwelt* (Eigenwelt) und *Lebenswelt* (Mitwelt und Umwelt) sowie zur *geistigen* Dimension (Überwelt).

Tabelle 5.**1** Schlafbedarf in den verschiedenen Lebensabschnitten

	Stunden
Säugling	18–20
Kleinkind	12–14
Schulkind	10–12
Jugendlicher	8– 9
Erwachsener	6– 8
Betagter	um 6*

* bzw. 12–14 Stunden, wenn man alle „Nickerchen" (Zerstückelungen) dazurechnet

5.1.1. Biophysiologische Faktoren

Das Alter beeinflußt den Schlaf: Kinder brauchen mehr Schlaf als Erwachsene (Tab. 5.**1**). Neben der *Schlafdauer* (Schlafbedarf) verändern sich im Verlauf des Lebens auch die Schlaf*tiefe* und die Schlaf*stadien*, wie Abb. 5.**4** sehr eindrücklich zeigt. Ältere Leute verbringen weniger Zeit im Tiefschlaf, der REM-Anteil bleibt hingegen bis ins hohe Alter konstant.

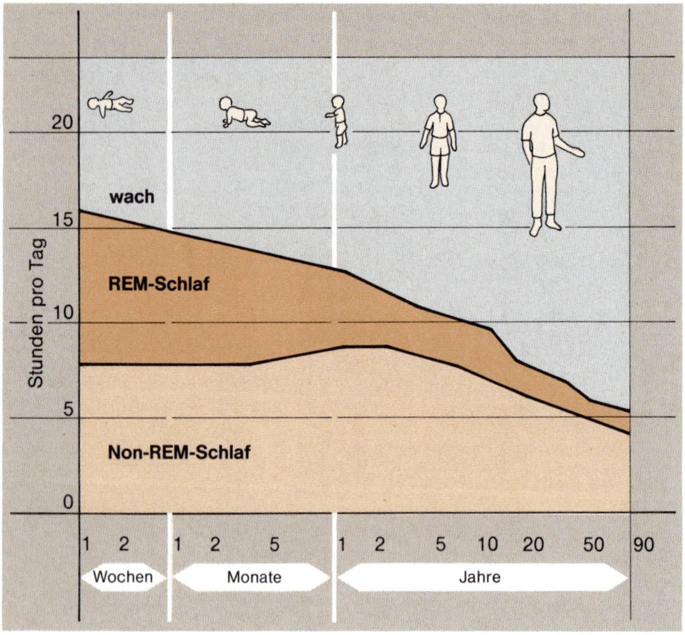

Abb. 5.**4** Verteilung der Schlafphasen, abhängig vom Lebensalter.
Die Verteilung der Schlafstadien ist abhängig vom Lebensalter. Beim Neugeborenen macht der REM-Schlaf die Hälfte des Gesamtschlafes aus. Schon im Verlauf des ersten Lebensjahres verringert sich die REM-Schlafzeit drastisch, während die Non-REM-Schlafzeit praktisch gleich bleibt. Im Erwachsenenalter beträgt der REM-Schlafanteil am Gesamtschlaf bloß noch 20–25%. Da die Abbildung auf Befunden beruht, die im Schlaflabor erhoben wurden, ist im Vergleich zu den aus Umfragen ermittelten Werten die Gesamtschlafdauer im Erwachsenenalter zu kurz. Es ist auch nicht nachgewiesen, daß die Schlafdauer im höheren Alter kürzer ist als im früheren Erwachsenenalter. Ferner ist zu beachten, daß das Lebensalter logarithmisch dargestellt ist, d. h., daß die Zeit mit zunehmendem Alter immer gedrängter erscheint (nach Roffwarg u. Mitarb.).

Was sich verändert, ist das Schlaf*muster* (Abb. 5.**5**). Der früher monophasische (ohne Unterbrechung empfundene) Schlaf wird durch ein biphasisches (zweigeteiltes) Muster abgelöst. Die Wachphasen (beim Einschlafen und in der Nacht) werden dabei oft als unverhältnismäßig lang und qualitätsbestimmend erlebt, bis zum Gefühl hin „nicht geschlafen zu haben"; d.h., die subjektiv empfundene Schlafstörung steht in keinem Verhältnis zur objektiven Wirklichkeit. Hier kann die *Information* eine große Hilfe sein.

Physiologische Einflußfaktoren sind:

- *Essen und Trinken.* Schwere und üppige Mahlzeiten oder Kaffee und Alkohol am späten Abend beeinträchtigen bei vielen Menschen den Schlaf; andere können durch ein „nagendes Hungergefühl" am Schlafen gehindert sein.
- *Bewegung und körperliche Aktivität.* Sie stehen in konstanter Wechselwirkung zum Wachsein und Schlafen. Ein wacher Mensch ist aktiv, ein schläfriger passiv. Und ein Zuviel an abendlicher Aktivität kann ebenso schlafhindernd sein wie ein Zuwenig,
- *Innere Uhr.* Sie steuert den Schlaf-Wach-Rhythmus; wird sie gestört (unangepaßte Lebensweise, Störung der Gewohnheiten usw.), entstehen Rhythmusprobleme. Sie sind im Kap. 13 beschrieben.

5.1.2. Seelisch-geistige Faktoren

Wie sehr die „innere Uhr" und damit Zeitstruktur und Zeitordnung auch von der seelischen Situation und/oder von der geistigen Aktivität (Langeweile, Überforderung) abhängt, zeigen Redewendungen wie:

- „Wie man sich bettet, so liegt man."
- „Ein gutes Gewissen ist ein sanftes Ruhekissen."
- Sorgen lassen uns hingegen „kein Auge schließen".
- „Wer viel schläft, den schläfert viel" oder
- „Wer zu lange schläft, wacht zu spät auf."

Zustände, die bei vielen Menschen zu Schlafstörungen (häufig zu Einschlafstörungen) führen, sind:

- *Stimmungen:* sowohl ausgelassene Fröhlichkeit und Erregung wie Niedergeschlagenheit;
- *psychischer Streß und Emotionen:* Ärger, Sorgen, packender Film, aufregende Fernsehsendung oder harte Diskussionen;
- *Verlust* von Lebensfreude, Lebensinhalt, Sinn und Geborgenheit (Grübelei);
- *Langeweile* und Unerfülltheit.

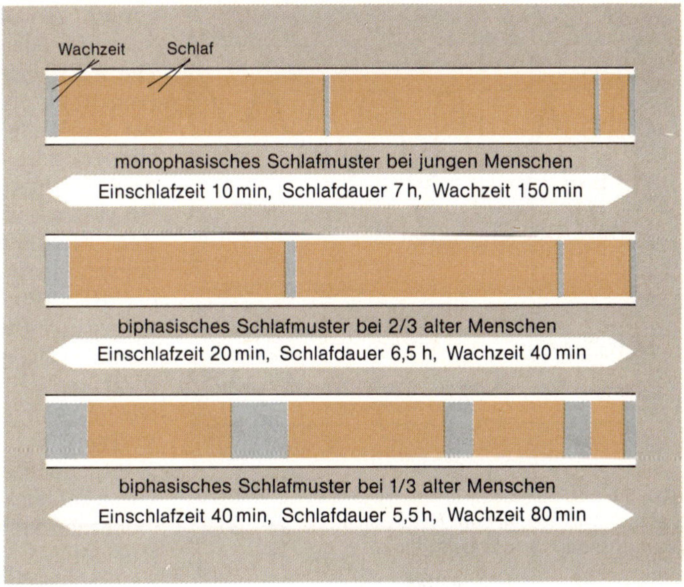

Abb. 5.**5** Diese Schlafmuster zeigen, daß zwei Drittel der älteren Menschen mit längeren Einschlaf- und Wachzeiten während der Nacht zu rechnen haben. Hier gilt es, diese Situation als normal anzunehmen und ins Leben zu integrieren, zu wissen auch, daß es keine krankhafte Störung ist.

5.1.3. Soziokulturelle Faktoren

Sie stehen häufig in Wechselwirkung zu den seelisch-geistigen Faktoren, vor allem dann, wenn Ängste, Sorgen und Probleme die *zwischenmenschlichen Beziehungen* belasten:

- Konflikte in Partnerschaft und Familie;
- Konflikte am Arbeitsplatz;
- finanzielle Sorgen und Ungesichertheit;
- großer Leistungsdruck und großer Leistungswille (oft in Zusammenhang mit überhöhtem Sozialprestige), unklare Rollenverhältnisse usw.;
- mangelnde Sozialisation (Broken-home-Kinder, Arbeitslose, Randgruppe) oder fehlende Integration (Gastarbeiter, „Fremde“ anderer Kulturen und Völker).

5.1.4. Umgebungsfaktoren

Die störenden Faktoren können liegen in der

- *unmittelbaren Umgebung:* ungewohnte oder unbequeme Schlafstätte, extreme Außen- oder Innentemperaturen, schlecht gelüftete oder überheizte Schlafzimmer (ideal 16–18° C), zu hohe oder zu geringe Luftfeuchtigkeit (relativer Wert ca 50%);
- *Lärm:* Fahrgeräusche, startende Motorfahrzeuge, Fluglärm, „laute Nachbarn“ (Türenknallen, Musik, Fernsehen);
- *Licht:* flackernde Leuchtreklame vor dem Fenster, fehlende Abdunkelung,
- *Wetterlage:* viele Menschen werden im Schlaf auch von der Wetterlage beeinflußt. Schlafstörungen treten auf bei Vollmond, bei Föhn und bei Wetterumschlägen.

5.2. Beobachten von Schlaf und Bewußtsein

5.2.1. Schlaf

Der Beobachtung des Schlafes dient heute ein eigener Wissenszweig: die Schlafforschung. Eine Reihe von Laboratorien widmen sich sowohl der Erforschung wie der Therapie des Schlafes*.

* GEBS = Gesellschaft zur Erforschung und Bekämpfung von Schlafstörungen e. V. München. – MCM = Medizinisches Zentrum, Mariastein: Klinisches Zentrum für Diagnose und akute Therapie von Schlafstörungen, Streß, chronobiologischen und psychobiologischen Dysregulationen u. v. a.

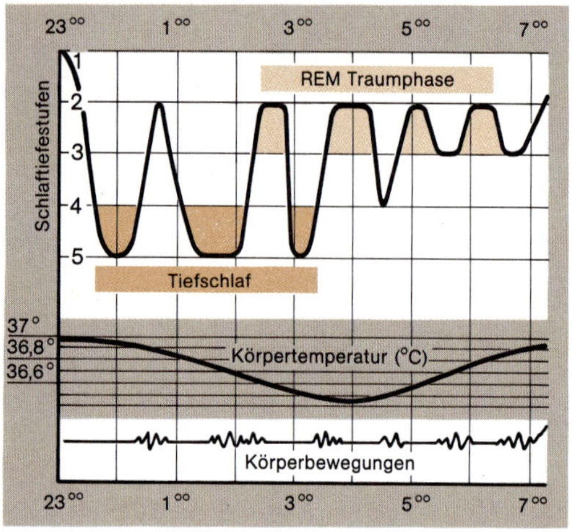

Abb. 5.**6** Schlafmuster beim Gesunden. 1 Wachzustand; 2 Leichtschlaf oder REM-Schlaf, der die Traumphasen enthält; 3, 4, 5 Tiefschlaf.

Die *Schlafqualität* ist ohne Meßgeräte schwer feststellbar, da Schlafen eine höchst subjektive Empfindung ist. „Ich habe die ganze Nacht kein Auge zugetan" ist subjektiv *so* erlebt und erlitten (!), entspricht aber häufig nicht der Wirklichkeit.

Die effektive Schlafdauer und Schlafqualität kann eigentlich nur im *Schlaflabor* ermittelt werden. Der Patient verbringt die Nacht angeschlossen an das

- EEG (Elektroenzephalogramm) zur Registrierung von elektrischen Hirnströmen;
- EMG (Elektromyogramm) zur Messung der Muskelspannung;
- EOG (Elektrookulogramm) zur Messung von elektrischen Strömen, die durch die Augenbewegungen entstehen. Diese Ableitung ist zur Erkennung von REM- und Non-REM-Schlaf (s. unten) besonders wichtig.

Schlaftiefe und *Schlafphasen* werden im *Somnogramm* (Schlafkurve) registriert. In Abb. 5.**6** wird sichtbar, wie Leichtschlaf und Tiefschlaf wechseln und pro Nacht etwa 4- bis 5mal durchlaufen werden. Eine Sonderstellung nimmt dabei das sog. REM-Stadium ein. Es ist charakterisiert durch ein fast vollkommenes Fehlen des Muskeltonus und durch gleichzeitig auftretende rasche Augenbewegungen (rapid eye movements = REM). In diesem Zustand träumt der Mensch = *Traumphase*.

Die erste *Tiefschlafphase* ist in durchschnittlich 35–40 Minuten erreicht, die Tiefschlafdauer variiert von 30 bis 60 Minuten in der ersten Schlafperiode und nimmt dann ab.

Die *REM-Phasen* andererseits werden länger (von 10 bis 50 Minuten). Die *Traumforschung* hat die Wichtigkeit des Träumens bewiesen: Hindert man eine Versuchsperson am Träumen, indem man sie regelmäßig zu Beginn der REM-Phase weckt, so stellen sich nach einiger Zeit Persönlichkeitsstörungen und Gesundheitsprobleme ein. (Da fast alle Schlafmittel die REM-Phase unterdrücken, kann davon ausgegangen werden, daß der durch Medikamente gewonnene Schlaf nicht erholsam wirkt.)

Die *Schlaftypen* werden insbesondere im Volksmund charakterisiert. Da gibt es den „Morgenmuffel" oder den „Abendmuffel". Diese beiden Schlaftypen werden auch von der modernen Schlafforschung bestätigt. Sie unterscheidet den Abend- und den Morgenschläfer. Beim *Abendschläfer* tritt die Müdigkeit schon am frühen Abend ein, er legt sich gern früh schlafen und steht entsprechend früh auf. Der *Morgenschläfer* hingegen wird erst mittags voll aktiv, ist häufig ein Nachtarbeiter und verschläft am liebsten die ersten Morgenstunden.

5.2.2. Schlafstörungen

Schlafstörungen (Hyposomnien) gehören zu den häufigsten Beschwerden des modernen Menschen. Etwa jeder vierte Erwachsene und zunehmend auch Jugendliche leiden darunter.

Bei vielen Menschen läßt sich keine spezifische Ursache feststellen. Es gibt „konstitutionell schlechte Schläfer" = *primäre Hyposomnie*. Für die sog. *sekundäre Hyposomnie* sind Ursachen verantwortlich wie diese:

- *äußere Einflüsse:*
  - Lärm, Licht, Wetterlage,
  - Verschiebung der zirkadianen Rhythmik bei Schichtarbeit, Interkontinentalflügen,
  - Aufputschmittel: Koffein, Alkohol;
- *körperliche Erkrankungen:*
  - Herzkrankheiten, Atemprobleme,
  - Fieberzustände, Schmerzen;
- *psychische Störungen:*
  - Depression, Ängste;
- *Vorstellungen, Erwartungen:*
  - unrealistische Vorstellungen über den gesunden Schlaf bezüglich Tiefe, Dauer und Ungestörtheit,
  - subjektiv verfärbte Beurteilung des eige-

nen Schlafes bezüglich Tiefe, Dauer und Ungestörtheit.

Schlaflosigkeit ist objektiv keine schwere Krankheit, wird aber subjektiv als äußerst qualvoll erfahren, weshalb sie die Lebensqualität ganz erheblich beeinträchtigen kann. Ein gewaltsamer *Schlafentzug* über mehrere Tage führt zu schweren Gefühlsschwankungen und zu Schwächung des Abwehrsystems (längerer Schlafentzug wird als Foltermethode eingesetzt, er zermürbt die Persönlichkeit; Geständnisse können erpreßt werden).

Umgekehrt wird Schlafentzug bei Depression auch therapeutisch genutzt. Die Patienten erleben dabei oft eine vorübergehende deutliche Besserung ihres Zustandes.

Die *Schlafstörungen* werden unterschieden in:

- Einschlafstörungen: Wer länger als eine halbe Stunde zum Einschlafen braucht, sollte gezielt auf eine Verbesserung des Einschlafens hinarbeiten.
- Durchschlafstörungen: Hier schläft der Betroffene zwar ein, wird aber während der Nacht immer wieder wach – man spricht dann von „zerhacktem Schlaf".
- Störungen der Schlaftiefe: Sie äußern sich darin, daß der Schläfer sich herumwälzt, häufig aus dem Schlaf aufschreckt und sich am Morgen wenig erholt, „ganz zerschlagen" fühlt.

Gewöhnlich treten die Störungen in Mischformen dieser Komponenten auf.

5.2.3. Wachsein, Bewußtsein

Die *Beobachtung des Wachzustandes* – Merkfähigkeit, Reaktionsfähigkeit, Denken, Reproduzieren und Reagieren – ist in vielen Situationen (z. B. nach Hirntraumen) lebenswichtig.

Der *gesunde* Mensch ist im Wachzustand bei klarem *Bewußtsein*, d. h., er kann seinen Fähigkeiten und seinem Alter entsprechend auf äußere Reize reagieren. Er ist *orientiert* über sich selbst wie über Zeit und Ort.

Müdigkeit und *Schläfrigkeit* beeinflussen sowohl die physiologischen als auch die geistigen Fähigkeiten: Die Aufmerksamkeit nimmt ab und erlischt schließlich.

Bewußtsein wird als Gesamtheit und Ausdruck aller uns gegenwärtigen – also empfundenen – psychischen Vorgänge definiert. Nach Jaspers ist es „das Ganze des momentanen Seelenlebens". Die Gegenpole des Bewußtseins sind einerseits die *Bewußtlosigkeit*, andererseits das *Unbewußte*.

In der *Bewußtlosigkeit* sind alle unsere seelischen Funktionen erloschen. Zwischen Bewußtsein und Bewußtlosigkeit gibt es jedoch eine Reihe von graduellen Übergängen bzw. Stufen der *Bewußtseinstrübung* (s. unten). Sie sind für den Arzt (Diagnose, Therapie) von großer Bedeutung = *biologisch-neurophysiologischer Aspekt* des Bewußtseins.

Mit dem *Unbewußten* befassen sich die Tiefenpsychologie und die Psychotherapie. Die Tiefenpsychologie faßt das Unbewußte als einen eigenständigen Persönlichkeitsbereich auf, in dem zahlreiche seelische Vorgänge, die, obwohl nicht gegenwärtig, dennoch unser Verhalten tiefgreifend beeinflussen = *philosophisch-psychologischer Aspekt* des Bewußtseins.

Beim *biologisch-neurophysiologischen Aspekt* des Bewußtseins sind die sog. Bewußtseinsstufen mit dem Grad der Wachheit identisch. Zu den normalen Fähigkeiten des Wachseins zählt man die folgenden Funktionen:

- Merkfähigkeit, Reaktionsfähigkeit,
- Denkfähigkeit, Vorstellungskraft,
- Reproduktions- und Handlungsfähigkeit,
- Orientierungs- und Durchhaltevermögen.

5.2.4. Bewußtseinsstörungen

Unter *Bewußtseinsstörungen* verstehen wir alle Abweichungen von der normalen Bewußtseinslage. Es handelt sich um Zustände, bei denen das Bewußtsein *quantitativ* (Somnolenz, Sopor, Koma) oder *qualitativ* (Delirien, Dämmerzustände) verändert ist. Die quantitative Bewußtseinsstörung äußert sich in der Verzögerung im Ablauf der obengenannten Einzelfunktionen, wobei das Ausmaß der Verzögerung dem Grad der Bewußtseinsstörung weitgehend entspricht:

- *Benommenheit:* verlangsamte lückenhafte, unpräzise Reaktionen;
- *Somnolenz:* der Patient ist schläfrig, aber durch äußere Reize jederzeit weckbar;
- *Sopor:* schlafähnlicher Zustand; nur starke Weckreize können den Patienten wecken;
- *Koma:* Zustand, in dem der Patient durch äußere Reize nicht weckbar ist. Unbewußte reflektorische Vorgänge sind jedoch provozierbar. Nicht immer ist das Koma gleich tief. Die graduellen Unterschiede spezifiziert M. Mumenthaler wie folgt:

Tabelle 5.2 Bewußtseinsstadien und Befunde (aus Huber, A., u.a.: Checkliste Krankenpflege, 3. Aufl. Thieme, Stuttgart 1989)

Stadium	Reaktionen des Patienten Sprache	Sensibilität	Motorik
Ansprechbar/ wach	adäquate Antwort, prompt, spontan, normal, Mimik differenziert, Befehle werden sofort ausgeführt	spürt schon leichte Berührung mit den Fingerspitzen	bewegt spontan und seitengleich
Benommen	zeitlich und örtlich desorientiert, sehr gut weckbar, oft schweigend, Befehle werden verzögert ausgeführt, Mimik differenziert, unzusammenhängende Sprache, Verständnisschwierigkeiten, Echolalie	spürt Kneifen, Stechen	bewegt seitenungleich (Spontaneität, Kraft, Widerstand), nicht gezielt auf Befehl
Somnolent	desorientiert, apathisch, antriebslos, schläft ein, keine spontanen Worte, Lallen, Artikulation schlecht, Mimik undifferenziert	spürt Kneifen, Stechen	Abwehrbewegungen, bei Schmerz gezielt
Soporös	völlig desorientiert, kein Schmerzlaut, nur mit Schmerz weckbar, Mimik nur bei Schmerz	spürt Stechen	Abwehrbewegungen bei Schmerz ungezielt
Koma	keine Reaktionen	spürt nichts	keine Reaktionen außer einigen Reflexen

- auf (Schmerz-)Reize gezielte Abwehrbewegungen;
- auf (Schmerz-)Reize reagierend, aber ohne gezielte Abwehrbewegungen;
- keinerlei Reaktionen, auch nicht auf starke Schmerzreize, jedoch erhaltene Reflexe (Lichtreaktion der Pupillen, Korneal-, Würg- und Muskeleigenreflexe);
- keinerlei Reaktionen auf starke Schmerzreize und Erlöschen (aller oder einzelner) der genannten Reflexe bei erhaltener spontaner Atemtätigkeit, Kreislaufregulation und Herzaktion;
- keinerlei Reaktion, keine Reflexe und Sistieren der spontanen Atemtätigkeit (der Kreislaufregulation) bei erhaltener Herzaktion. Der Patient muß beatmet werden (der Kreislauf gestützt). Der Patient befindet sich an der Schwelle des zerebralen Todes.

Weitere Symptome/Zeichen der Bewußtseinstrübung sind:

- Sensibilitätsstörungen,
- motorische Störungen,
- Koordinationsstörungen,
- Sprachstörungen.

Sie sind im Kap. 6 Bewegen (S. 161ff.) und Kap. 14 Kommunizieren (S. 447ff.) nachzulesen.

Erkennen von Bewußtseinstrübungen

Die Übergänge vom Wachzustand bis hin zum Koma sind nicht immer leicht zu erkennen. Ein gutes Hilfsmittel ist z.B. das Glasgow-Schema (Glasgow-Coma-Scale S. 776f.). Tab. 5.**2** bringt eine Grobeinteilung.

5.2.5. Augensymptome

Die Augen sind am Schlaf-, Wach- und Bewußtseinszustand wesentlich mitbeteiligt.
Im *Wachzustand* sind die Augen geöffnet, die Pupillen, je nach Lichteinfall, mehr oder weniger weit. Im *Schlafzustand* sind die Augen geschlossen, die Pupillen sind verengt.
Zur Einschätzung (Diagnose) und Überwachung des *Bewußtseinszustandes*, insbesondere bei Hirnerkrankungen und nach Unfällen, sind die Augenmotorik, die Pupillenmotorik, der Nystagmus und das Gesichtsfeld von sehr großer Wichtigkeit.

Augenmotorik

Wir unterscheiden drei Lähmungstypen:

- Die *Abduzenslähmung* (Lähmung des 6. Hirnnervs) ist die häufigste Augenmuskellähmung. Da der N. abducens den äußeren Augenmuskel innerviert, ist das Auge bei seiner Lähmung einwärts gerichtet, wodurch Doppelbilder entstehen.

- Die vollständige *Okulomotoriuslähmung* (Lähmung des 3. Hirnnervs) führt zu einer Verdrehung des Augapfels nach außen/unten und zur Lähmung des Oberlides, so daß dieses herunterfällt. Gleichzeitig besteht eine innere Augenmuskellähmung.
- Die *innere Augenmuskellähmung* kann auch ohne Bewegungsstörungen des Augapfels auftreten; in diesem Fall sind nur die autonomen Fasern gelähmt. Die Pupille ist weit und lichtstarr. Ursache ist meist eine Druckschädigung des N. oculomotorius (z. B. Hirndruck, Entzündungen oder Tumoren an der Schädelbasis). Eine einseitige Pupillenerweiterung ist ein wichtiges Frühsymptom, z. B. bei epiduralem Hämatom.

Pupillenmotorik

Normalerweise sind die Pupillen auf beiden Seiten gleich und mittelweit und reagieren auf Lichteinfall mit einer Verengung. Diese erfolgt beidseitig, auch wenn nur ein Auge beleuchtet wird. Auch bei Konvergenz (Nahsehen) verengen sich die Pupillen. Bei der *Pupillenstarre* fehlt die Licht- und Konvergenzreaktion. Ursache ist entweder eine schwere Schädigung des Auges (der Lichteinfall wird nicht registriert) oder eine innere Augenmuskellähmung (s. oben).

Prüfung des Pupillenreflexes S. 776f.

Nystagmus (Zitterbewegung der Augäpfel)

Als Nystagmus bezeichnet man unwillkürliche, rhythmische Hin- und Herbewegungen der Bulbi, besonders auffallend, wenn der Patient von einer Seite zur anderen blickt. Nystagmus tritt auf bei multipler Sklerose, bei Erkrankungen des Kleinhirns sowie bei angeborenen und erworbenen Schädigungen des N. vestibularis.

Gesichtsfeld

Das Gesichtsfeld umfaßt den mit dem unbewegten Auge sichtbaren Teil des Raumes. Es wird mittels Perimeter festgestellt.

Gesichtsfeldeinengung (zeitweilige oder dauernde Verkleinerung des Gesichtsfeldes) oder Gesichtsfeldausfall (Skotom) kann bei Netzhautschädigung, Glaukom oder infolge von Druck auf den Sehnerv (Tumor) entstehen.

Checkliste zur Erforschung von Schlafstörungen

- □ –Ich schlafe zu wenig (7 Stunden oder weniger)
- □ +Ich schlafe genug (8 Stunden oder mehr)
- □ +Ich nehme die letzte Hauptmahlzeit spätestens 4 Stunden vor dem Schlafengehen ein
- □ –Ich nehme die letzte Hauptmahlzeit weniger als 4 Stunden vor dem Schlafengehen ein
- □ –Ich esse zwischen Abendessen und Schlafengehen zusätzlich – es ist falsch, den Magen, womit auch immer, zu belasten
- □ +Erlaubt ist allenfalls etwas frisches Obst
- □ –Ich trinke nach dem Abendessen noch Alkohol – von Ausnahmefällen abgesehen, sollte das unterlassen werden
- □ +Ich rauche nicht (Nikotin als Nervenstimulans schadet dem Schlaf)
- □ –Ich rauche; je höher der Nikotinkonsum, desto mehr wird das Schlafzentrum negativ beeinflußt
- □ +Ich unternehme abends einen kurzen, aber kräftigen Fußmarsch (durchatmen, körperliche Beanspruchung, geistiger Abstand vom Tage)
- □ +Das Schlafzimmer ist gut gelüftet und nicht zu warm (unter 18 °C)
- □ +Friedliches Abschließen des Tages und Ausklingen des Abends (Sammlung, Rückblick auf Positiva und Negativa des Tages, Abendgebet)
- □ +Keine aufregende Fernsehsendung vor dem Schlafen

Aus den Feldern, die Sie für sich angekreuzt haben, können Sie ersehen, welche Gewohnheiten Ihrem Schlaf abträglich sind (–) und welche schlaffördernd sind (+). Indem Sie Konsequenzen aus diesen Erkenntnissen ziehen, können Sie Ihrem Schlafzentrum zu Hilfe kommen.

5.3. Sorge für gesunden Schlaf

Was kann man gegen Schlafstörungen unternehmen? Sind Schlafmittel die einzig wirksame Lösung oder gibt es noch andere Möglichkeiten? Führen Schlafstörungen zu gesundheitlichen Schädigungen? Das sind Fragen, die einer Pflegeperson immer wieder gestellt werden. Wenden wir uns zuerst der letztgenannten Frage zu. Dazu A. Borbély:

„Wenn der Schlaf während ein bis zwei Nächten gestört ist, reagieren manche Leute schon mit Sorge und Angst und befürchten nachteilige gesundheitliche Auswirkungen. Diese Befürchtungen sind unbegründet. Kurzdauernde, gelegentlich auftretende Schlafstörungen kommen bei den meisten Menschen vor und bedürfen keiner speziellen Behandlung, da sie gewöhnlich von selbst verschwinden. Auch die sich dadurch ergebende Verkürzung der Schlafdauer hat keine ernsthaften Auswirkungen auf Befinden oder Gesundheit. Stellt man fest, daß Schlafstörungen häufiger werden, sollte man zunächst versuchen, sich über die möglichen Ursachen klar zu werden. Kommt man vielleicht von Problemen nicht los, die einen unaufhörlich beschäftigen? Sind es Spannungen im persönlichen oder beruflichen Bereich, die sich negativ auf den Schlaf auswirken? Füllen anspruchsvolle, anstrengende Tätigkeiten die Abendstunden aus, so daß sich die Probleme auch nachts im Kopf noch ‚weiterdrehen'? Oder ist es vielleicht das übermäßige Rauchen am Abend, das dann den Schlaf beeinträchtigt?"

Um auf diese Frage eine Antwort zu finden, gilt es, die *Selbstwahrnehmung* und *Selbsteinschätzung* (S. 91f. und unten) zu üben.

5.3.1. Selbsteinschätzung

Hier geht es in erster Linie um Fragen wie diese:

- Wie beachte ich meine innere Uhr?
- Wie ist meine Einstellung zu Störfaktoren, die nicht zu beheben sind? Es stört, was innerlich stört!
- Wie schaffe ich mir Abstand und innere Ruhe?
- Habe ich mir ein Schlafritual angewöhnt? Für das Kind ist es z.B. das Märchen, das Vater oder Mutter erzählen, das Nachtgebet oder das Wiegenlied; für den Erwachsenen kann es ein Spaziergang sein oder das Lesen und Meditieren einer Schriftstelle. In immer gleichem Ablauf geschieht meist auch das Entkleiden, Duschen, Herrichten des Bettes usw.

Zur *Erforschung* möglicher Störungsquellen eignet sich z.B. die Checkliste S. 137.

5.3.2. Schlafhygiene

Die Schlafhygiene ist eng verknüpft mit dem *Lebensstil*, betrifft also all jene Bereiche, die anderweitig noch beschrieben werden:

- harmonisches Leben im Alltag, in der Familie, in der Arbeitswelt;
- gesunde Ernährung und maßvolles Umgehen mit Genußmitteln;
- Pflege der musischen Kräfte in der Musik, im Spiel, im kreativen Gestalten; sie sind Heilkräfte, die der Harmonisierung dienen;
- Kultivieren der natürlichen Lebensbedürfnisse überhaupt, um vernünftig *und* sinnvoll leben zu können;
- bewußte Gestaltung der Schlafräume, des Feierabends, des Schlafrituals.

Schlafhygiene ist auch eingebunden in ein gesundes Umgehen mit der individuellen Zeitstruktur und der eigenen Zeitordnung; es gilt, nicht willkürlich (oder unnötig) in die rhythmischen Phasen der eigenen inneren Uhr einzugreifen und sich selbst gemäß zu leben. Das heißt auch: sich selbst erkennen und sich selbst in seinem Sosein annehmen, z.B. auch ein „Morgenmensch" oder ein „Abendmensch" zu sein (S. 130).

Wo es darum geht, *beratend* und *gesundheitsbildend* auf eine **gesunde Schlafkultur** einzuwirken, könnten folgende Regeln (nach Schipperges) gelten:

- Stehen Sie immer zur gleichen Zeit auf, und gehen Sie immer zur gleichen Zeit zu Bett – Sie werden besser schlafen und tagsüber leistungsfähiger sein.
- Regelmäßige Gewohnheiten, Wärme und Befriedigung der elementaren Bedürfnisse werden wesentlich dazu beitragen, daß Sie schneller einschlafen.
- Ein vernünftiges Ausmaß an körperlicher Bewegung wird sich auf Ihren Schlaf und Ihr allgemeines Wohlbefinden sicherlich günstig auswirken.
- Am späten Abend sollten Sie keinesfalls Kaffee, Tee oder Cola trinken. Trinken Sie niemals Alkohol, um leichter einschlafen zu können.

Im folgenden einige Tips, die man Schlafgestörten empfehlen kann:

- Ein „schlafgerechtes" Bett: gute Matratze, leichte, der Jahreszeit und der individuellen Körperlänge angepaßte Decken. Kunststoffe *nur* bei Allergikern; es kann für sie das einzige Material sein, auf das sie nicht allergisch reagieren.
- Ein kaltes Fußbad wirkt gegen hohen Druck im Blutkreislauf und entlastet den Kopf. Eine Minute lang die Füße kniehoch in kaltes Wasser stellen.
- Bei kalten Füßen hilft ein Wechselbad: Je ein Eimer mit kaltem und mit 40° warmem Wasser – zuerst die Füße 3–5 Minuten in das heiße, dann 1 Minute in kaltes Wasser stellen.
- Bei Durchschlafstörungen naßkalte Fußwickel (bei kalten Füßen heiße): Ein Paar wollene (nicht triefend) nasse Kniestrümpfe anzie-

hen, darüber ein Paar trockene, die Beine so in eine (möglichst naturwollene) Decke einschlagen. Die Socken können die ganze Nacht belassen werden, sofern sie nicht von selbst abgestreift werden.

- 1- bis 2mal wöchentlich ein abendliches Bad mit Baldrian-, Hopfen- oder Heublumenextrakt: 15 Minuten bei 33–38° C, je nach Verträglichkeit. Alle Wasseranwendungen bewirken Entlastung des Kopfes und des Nervensystems, indem das Blut vom Kopf in die Beine abgezogen wird.

Alle diese Maßnahmen sind vielleicht wissenschaftlich nicht erwiesen, aber ihr Vorteil liegt zweifellos darin, daß

- keine Nebenwirkungen und Risiken damit verbunden sind,
- Schlafgestörte veranlaßt werden, durch eigene Initiative Störungen zu beheben und nicht nur in „passiver Haltung" Hilfe von außen zu erwarten.

5.3.3. Schlafmedikamente

Die Therapie mit Schlafmedikamenten erfordert vom Patienten sehr wenig eigene Initiative: Er schluckt vor dem Schlafengehen die ihm vom Arzt (oder von sich selbst!) verschriebene Tablette und überläßt alles weitere der chemischen Wirkung des Medikaments. Er nimmt dabei Abend für Abend seine Tablette ein und ist überzeugt, ohne das Schlafmittel nicht mehr schlafen zu können. Durch dieses Verhalten wird er nach und nach die bequeme chemische Krücke als Dauerlösung akzeptieren und nicht versuchen, den Ursachen der Schlafstörung nachzugehen.

Abhängigkeit und **Gewöhnung** sind eine weitere Gefahr. Insbesondere gilt dies für die *Benzodiazepinpräparate*. Neueste Forschungsresultate beweisen: Eine Benzodiazepinabhängigkeit kann sich nicht nur nach Einnahme hoher Dosen entwickeln, sondern auch bei niedriger, noch therapeutischer Dosierung. (Beim Entzug zeigen aber Patienten mit hoher Dosierung schwerere Symptome als jene, die mit niederen Dosen behandelt wurden). Die Entzugssymptome, die unter der Medikation mit Benzodiazepinpräparaten auftreten, sind:

- Schlafstörungen trotz Medikament, was die Patienten dazu bringt, die Dosis zu erhöhen,
- Schweißausbrüche,
- Tremor, Benommenheit,
- Konzentrationsstörungen,
- Gedächtnisstörungen,
- Denkverlangsamung.

Wo Krankenpflege auch als Gesundheitsbildung und Gesundheitserziehung betrachtet wird, gilt es, mit *Gefahren der Schlafmittelmedikation* bewußter und darum verantwortlicher umzugehen.

Die stereotype Frage „Brauchen Sie ein Schlafmittel für die Nacht?" sollte der Vergangenheit angehören. Viele Schlafmittelabhängige haben ihr Problem im Krankenhaus „geholt", wo „Schlafmittel verteilt wurden".

Schlafhygiene im Krankenhaus beinhaltet:

- *Wege zu besserem Schlaf suchen:* alternative Möglichkeiten ausprobieren.
- *Information* über die Schlafmittelgefahren und über die Probleme der Abhängigkeit.
- *Annehmen von Schlaflosigkeit;* sie aushalten können oder mit Sinn füllen. Schlaflose Nachtstunden können für die Krankheitsverarbeitung, die Trauerarbeit oder die Vorbereitung auf das Sterben notwendig sein.
- *Helfende Maßnahmen* sind z.B. ein Gespräch, ein Glas warme Milch oder Tee, das Vorlesen einer kurzen Meditation, eines Gedichts, eines Psalms, ein Gebet usw. *Phantasie* macht unseren Beruf reich und Hilfeleistung zur schöpferischen Kraft, die u.U. einen „Heilschlaf" auslösen kann.

Die **Schlafmittelliste** (Tab. 5.**3**) mit den heute handelsüblichen Benzodiazepinpräparaten ist eine Informationshilfe. Ich möchte jede Pflegeperson dahin sensibilisieren, daß sie bei Schlafstörungen alle anderen Mittel ausschöpft, bevor sie zu Medikamenten aus dieser Gruppe greift (für sich selbst und für andere!) bzw. den Arzt zu einer entsprechenden Medikation veranlaßt.

Die **körpereigenen Schlafstoffe** werden zunehmend erforscht. Es ist zu hoffen, daß sie sich zu einer physiologischen Alternative zu den chemischen Medikamenten entwickeln. Da sie aus körpereigenen Substanzen bestehen, sind sie frei von Nebenwirkungen. Bereits zur Anwendung kommen:

- *Serotoninaktivierende Substanzen* (Serotonin ist ein Neurotransmitter, der u.a. für die Schlafsteuerung wichtig ist. Da Serotonin nicht direkt verabreicht werden kann, bedient man sich jener Stoffe, die die Seroto-

Tabelle 5.3 Benzodiazepine, die z. T. als Schlafmittel verabreicht werden

Freiname	Handelsname	Hersteller	Jahr der Einführung
(Dikalium-)Clorazepat	Tranxilium	Midy	1969
Prazepam	Demetrin	Gödecke	1973
Diazepam	Valium	Roche	1963
	Diazepam	Desitin, ratiopharm, Stada, Woelm	
	Diazemuls	Kabi	
	Lamra	Merckle	
	Neurolytril	Dorsch	
	Tranquase	Azuchemie	
	Tranquo-Puren	Klinge	
	Tranquo-Tablinen	Sanorania	
Chlordiazepoxid	Librium	Roche	1960
	Multum	Chephasaar	
Flunitrazepam*	Rohypnol	Roche	1975
Nitrazepam*	Mogadan	Roche	1965
	Dormo-Puren	Klinge	
	Eatan/Imeson	Desitin	
	Somnibel	UCB	
Bromazepam	Lexotanil	Roche	1974
Lorazepam	Tavor	Wyeth	1971
Lormetazepam*	Noctamid	Schering	1980
Flurazepam*	Dalmadorm	Roche	1970
	Staurodorm Neu	Dolorgiet	
Oxazepam	Adumbran	Thomae	1965
	Durazepam	Durachemie	
	Noctazepam	Brenner	
	Praxiten	Wyeth	
	Sigacalm	Siegfried	
	Uskan	Desitin	
Temazepam*	Planum	Farmitalia	1981
	Remestan	Wyeth	
Clotiazepam	Trecalmo	Tropon	1979
Triazolam*	Halcion	Upjohn	1980
Midazolam*	Dormicum	Roche	1982

ninbildung unterstützen (L-Tryptophan, L-5-Hydroxytryptophan).

- *Schlafsubstanz DSIP* (delta-sleep-inducing peptide); es ist ein aus Aminosäuren bestehendes Peptid, das die Schlaffunktion ohne sedative Wirkung fördert, die Wachaktivität unterstützt, wodurch die mentale Leistung verbessert und die Streßtoleranz erhöht wird. (DSIP wird im Medizinischen Zentrum Mariastein therapeutisch angewendet. Es zeigten sich dort außerordentlich starke Schlafverbesserungen bei 1- bis 2wöchiger Behandlungsdauer.)

5.4. Pflegeplanung: wach sein und schlafen

5.4.1. Situationseinschätzung

Wachsein und Schlafen sind elementare Lebensvorgänge. Sie werden bei vielen Gesundheitsproblemen mit betroffen.

Zur Erfassung der Situation dienen z. B. diese Fragen:

- Welche Ruhe- und Schlafgewohnheiten hat der Patient?
- Wie ist sein Schlaf-Wach-Rhythmus?
- Wie stark stören Krankheit oder Behinderung den Schlaf oder das Bewußtsein?
- Welche Einschränkungen bringen Krankheit oder Krankenhausaufenthalt zusätzlich für

Checkliste: wach sein und schlafen

☐ Schlaf ☐ Ruhe ☐ Bettruhe ☐ Nacht ☐ Tag ☐ Störfaktoren

Das Erspüren und Erfassen einer ATL kann in der Praxis nie für sich allein geschehen. Das Zusammenspiel aller ATL ist komplex. Trotzdem sollen die einzelnen Aktivitäten jeweils für sich betrachtet werden. Dies dient der Sensibilisierung für Probleme und Ressourcen.
Die folgenden Fragen könnten exemplarisch als Hilfe zum Erfassen der Bedürftigkeit bzw. der unterstützenden Hilfeleistung dienen (zu Grad der Pflegebedürftigkeit und Abhängigkeit S. 104 und Übersichtscheckliste S. 105).

Ruhe und Schlaf
☐ Schlafritual und Schlaf-Wach-Rhythmus sind bekannt, Anpassung wird nach Möglichkeit gewährt
☐ Das Gebot der Bettruhe (oder anderer Einschränkungen) ist erklärt und vom Kranken verstanden und akzeptiert worden
☐ Störfaktoren sind bekannt (Schmerzen, Unruhequellen, z. B. durch Schnarchen von Mitpatienten); sie werden aktiv angegangen
☐ Die Nachtruhe wird vorbereitet, alle Sicherheitsmaßnahmen sind getroffen (Bettrahmen, Informationen, Gespräche usw.)
☐ Ruhe vermittelnde Besuche sind für den Abend eingeladen, Unruhe ausströmende abgewiesen (auf den Tag verwiesen)
☐ Gesundheitserziehung bezüglich Schlaf-Wach-Rhythmus ist in die Pflege mit einbezogen
☐ Die Nachtwache hat alle wichtigen Informationen über den Kranken zur Verfügung
☐ Schlaflosigkeit ist bekannt und mit dem Kranken im Sinne des gemeinsamen Suchens von „Wegen zur Bewältigung" besprochen

Bewußtsein
☐ Reaktionsvermögen und Merkfähigkeit sind überprüft
☐ Orientierungsfähigkeit: Person, Zeit, Ort sind bekannt, notwendige Erleichterungen in der Pflegeplanung berücksichtigt
☐

den normalen Ablauf des Wach-Schlaf-Rhythmus?
Eine *Checkliste* kann uns bei der Situationseinschätzung helfen (S. 137).

5.4.2. Standardisierter Pflegeplan

Die **Ziele** sind situationsorientiert; je nach Befund und Befinden des Patienten dienen sie der Unterstützung und/oder Verbesserung von
- Bewußtsein: Wachsein, Merkfähigkeit, Orientierung usw.;
- Schlaf: Nachtschlaf, 24-Stunden-Rhythmus, Ruhegewohnheiten.

Die **Maßnahmen** sind problemorientiert bzw. prophylaktischer Natur:
- Beobachtung und Überwachung des Bewußtseins (Intensivpflege S. 972ff.) und/oder der Schlafgewohnheiten;
- Sorge für eine bewußtseinsgerechte Umgebung zur besseren Orientierung in Zeit und Raum (S. 424f.);
- Sorge für eine schlaffördernde Umgebung: Zimmer, Bett usw. und Verbesserung der inneren Schlafbereitschaft;
- Gesundheitsbildung bezüglich Schlafritual, Schlafhygiene, Umgehen mit Schlafmitteln usw.

Die **Pflege** betrifft Patienten
- mit allgemeinen Gesundheitsproblemen. Fast alle Erkrankungen/Störungen der ATL können Schlafprobleme verursachen;
- in bezug auf Bewußtseinsprobleme sind es vor allem
  - verwirrte (alte) Patienten (Kap. 37),
  - zerebral Erkrankte (Kap. 28).

Die **Bewertung** der Wirksamkeit der Pflege beinhaltet die Beurteilung der gegebenen Pflege (bzw. der gesundheitsbildenden Maßnahmen), die Neueinschätzung der Situation und u. U. die Modifizierung (Neuanpassung) der Ziele und Maßnahmen (S. 102f.).

Pflegemaßnahmen

5.5. Krankenzimmer
5.6. Krankenbett
5.7. Lagerung des Kranken
5.8. Betten und Beziehen des Krankenbetts
5.9. Einsetzen technischer Hilfsmittel

5.5. Krankenzimmer

Kranksein bedeutet immer auch Störung des Schlaf-Wach-Rhythmus, oftmals auch kürzer oder länger dauernde Bettlägrigkeit. Deshalb müssen für das Krankenzimmer wie für das Krankenbett bestmögliche Voraussetzungen geschaffen werden.

5.5.1. Kranksein zu Hause

Bei *kurzfristigem* Kranksein zu Hause sind keine großen Veränderungen nötig; meist bleibt der Kranke in seinem Schlafzimmer und wird von Angehörigen versorgt.

Längeres Kranksein erfordert hingegen ein Krankenzimmer, das den individuellen Bedürfnissen sowie der Situation und dem Befinden des Kranken angepaßt ist; meist dient es als Wohn-, Liege- und Aufenthaltsraum.

Je größer das dem Kranken zur Verfügung stehende Umfeld ist, desto besser. Grundsätzlich sollen *folgende Bedingungen* erfüllt sein:

- Gut zugängliches Bett und/oder Sitzgelegenheit.
- Spezielle Einrichtung und Hilfsmittel müssen vorhanden sein; sie können im sog. Krankenmobiliar-Center bzw. bei der Sozialstation ausgeliehen werden. Das gleiche gilt für Pflegematerialien und Pflegemittel.
- Die notwendige Pflege muß gewährleistet sein. Hier kommt die Zusammenarbeit mit krankenhausexternen Pflegeorganisationen (Spitex, Sozialstation, Laienhelfer und Hilfsorganisationen) zum Tragen (Kap. 34).
- Bestmögliche Atmosphäre: *Licht, Luft, Liebe.* Diese Einflüsse wirken sich auf die Dauer ebenso aus wie die obengenannten Hilfsmittel.

Für Betroffene – Patienten und Angehörige –

Tabelle 5.**4** Farben und ihre Wirkungen (aus: Wie Sie Farbwirkungen nutzen. Besser leben 1989, Nr. 4)

	Rot	Blau	Grün	Gelb
Stimmung	Anregung, Dynamik, Aktivität, Energie	Harmonie, Sympathie, Freundschaft, Freundlichkeit	Ausgeglichenheit, Natürlichkeit, Beruhigung	Optimismus, Lebensfreude, Heiterkeit, Leichtigkeit
Symbolik	Hier regiert der Rotstift (Preisreduktion). Rote Zahlen schreiben. Rote Tinte zur Korrektur. Rote Ampeln und rote Verbotsschilder im Straßenverkehr als Signal für Gefahr. Rotes Kreuz	Ins Blaue fahren. Blau als Farbe der Treue. Blaues Blut haben. Mit einem blauen Auge davonkommen. Blaues Kreuz	Florierende Geschäfte. Farbe der Hoffnung. Jemandem nicht grün sein. Auf der grünen Seite sein = dem Herzen näher sein. Grünschnabel. Noch grün hinter den Ohren sein	Reife, symbolisiert durch goldene Ähren und den goldenen Herbst. Die „gelbe Karte" als Verwarnung im Sport. Warnfarbe: gelb auf schwarzem Grund für leicht entflammbare, explosive Stoffe
Heilwirkung	Kreislauf aktivierend, Atmung fördernd, Rotlichttherapie	Streß abbauend, innere Ruhe und Entspannung fördernd. Blaue Operationswäsche	Ängste abbauend, innere Stabilität und Ausgeglichenheit fördernd	Schnellere Genesung, Steigerung des Selbstwertgefühls
Tradition/ Politik	Rote Fahne der Arbeiterbewegung und des Kommunismus. Rot als Farbe des Unmoralischen – Frauen mit roten Haaren wurden im Mittelalter als Hexen verbrannt	Blau machen: Färber machten im Mittelalter aus Waid mit Hilfe des Urins betrunkener Männer (Alkohol) blaue Farbe, daraus entstand auch der Begriff „blau sein"	Die Grünen und Greenpeace als Verkörperung für Umweltschutz, abgeleitet von grün als Farbe für die Natur. Das grüne „E" als Freiheitsfarbe für Europa (Zoll)	Farbe der Geächteten: im Mittelalter für die Prostituierten, der gelbe Davidstern für die Juden im Dritten Reich. Die „gelbe Gefahr" als Bedrohung durch Asien

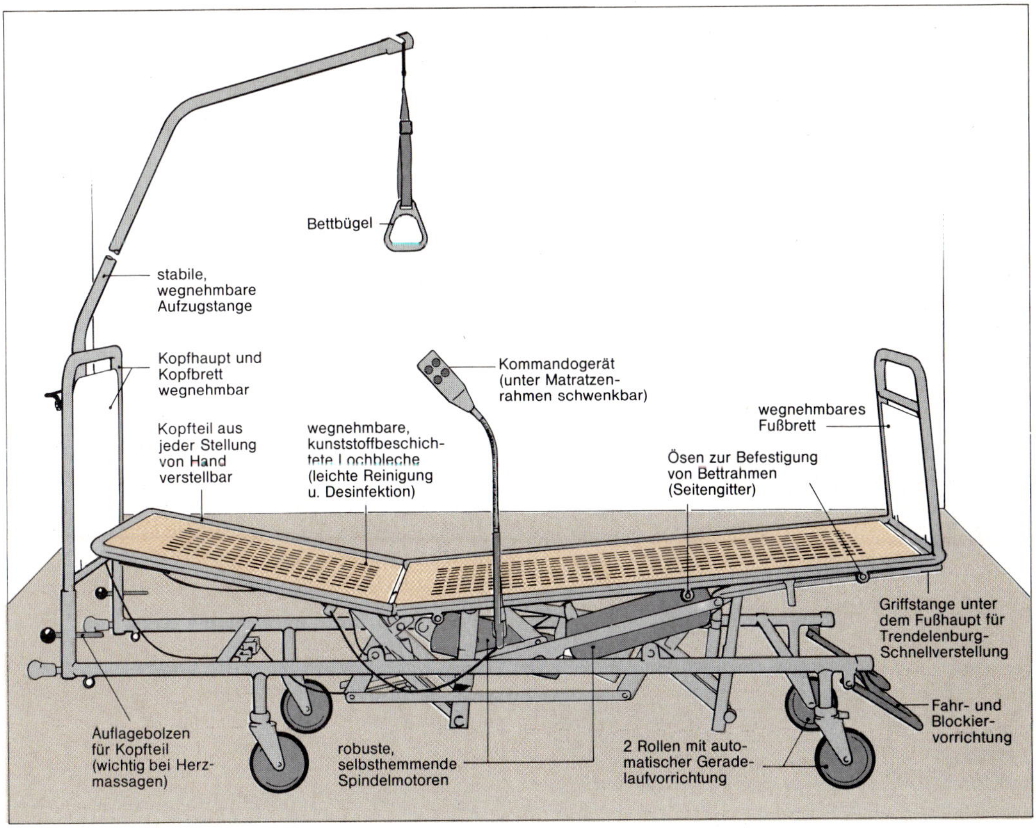

Abb. 5.7 Das Krankenbett und seine Bezeichnungen.

habe ich das Buch „Pflegen, begleiten, leben" (Recom, Basel) geschrieben. Zur *Pflege zu Hause* S. 467.

5.5.2. Krankenhauszimmer

- *Lage* und *Ausbau* sind je nach Größe, Alter und Stil des Krankenhauses verschieden.
- Die *Einrichtungsgegenstände* entsprechen der Zimmergröße und den Gepflogenheiten. Es sind neben dem Krankenbett
  - ein verstellbarer Krankentisch,
  - Patientenschrank,
  - Tisch und Stühle,
  - Sessel oder Lehnstuhl.

  Alle Einrichtungsgegenstände müssen abwaschbar und leicht zu desinfizieren sein. Sie sind heute meist kunststoffbeschichtet und aus leichten Materialien.

Grundeinrichtungen sind auch:

- *Wascheinrichtung* oder *Naßzelle* mit Dusche und Toilette;
- *Signalanlage:* Schwesternruf oder Sprech- und Gegensprechanlage;
- direktes und indirektes *Licht* und zusätzliches Nachtlicht;
- *Anschlüsse* für Sauerstoff, Druckluft usw. je nach Bedarf;
- *Trennwände* zwischen den Betten ermöglichen dem Patienten Schutz der Intimsphäre bei Pflege und Behandlungsmaßnahmen.

5.5.3. Gestaltung des Raumes

Wichtiger als der vorgegebene Ausbau und die Einrichtungsgegenstände (die meist nicht zu verändern sind) ist die *Gestaltung* des Krankenzimmers. Insbesondere dort, wo die Kranken über längere Zeit (Langzeitpflege) oder gar für immer (Pflegeheim) einen Raum „bewohnen", sollte für eine wohnliche und gesundheitsfördernde Atmosphäre Sorge getragen werden, z. B. durch

- Bilder, die dem Patienten entsprechen;

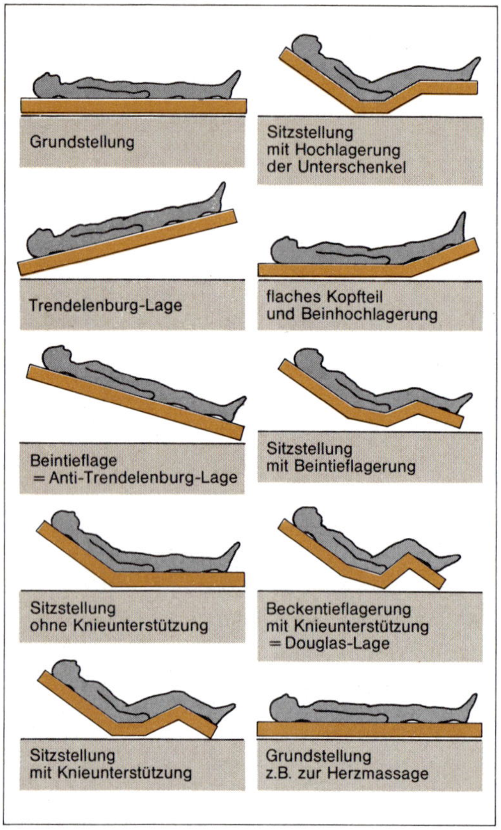

Abb. 5.**8** Verstellbares Krankenbett und mögliche Stellungen der Lagefläche.

- Farben, die positiv stimmen. Weiß gestrichene Wände/Krankenzimmer können durch Farbtafeln (Bilder) aufgelockert werden. (Weiß ist eine Nichtfarbe, wirkt stereotyp, eintönig); zu den Farbwirkungen s. Tab. 5.**4**;
- Nischen und „Wohnecken“ (Raum gestalten S. 425), die sowohl den individuellen wie gemeinschaftsbezogenen Bedürfnissen gerecht werden;
- Gegenstände, die dem Patienten lieb und vertraut sind, sei es, daß sie ihn an die „gute alte Zeit“ erinnern oder mit der „Welt draußen“ verbinden.

5.6. Krankenbett

5.6.1. Kriterien und Anwendung

Das Krankenbett unterscheidet sich vom Privatbett durch

- Höhe der Liegefläche,
- Beweglichkeit,
- Material des Bettgestells,
- Aufziehstange und Bettbügel,
- Bettzubehör.

Die Normalmaße sind: 2 m Länge, 1 m Breite, 60 cm Höhe. Für sehr große Patienten gibt es extralange Betten bzw. die Möglichkeit, das Patientenbett zu verlängern.

Die neueren Elektrobetten (Abb. 5.**7**) werden den Bedürfnissen des Kranken und des Pflegepersonals immer besser gerecht. Bei der Wahl sind folgende *Kriterien* ausschlaggebend:

- bestmöglicher Komfort für den Patienten,
- einfache Handhabung und leichte Rollfähigkeit,
- zweckmäßige Veränderungsmöglichkeit für Lage und Niveau (Abb. 5.**8**). Je nach Bettentyp geschieht die Lageverstellung manuell und/oder hydraulisch oder elektrohydraulisch.

Die *Bedienung* der Betten muß gelernt und geübt werden. Die Konstruktion (Pumpen, Hebel, Knöpfe) ist unterschiedlich; die Firmen geben deshalb Gebrauchsanweisungen ab und bieten Instruktion an.

Bettzubehör

Grundsätzlich gilt das gleiche wie für das Privatbett. Matratze, Kissen und Decken sollen sowohl den individuellen Bedürfnissen als auch den Gesetzen gesunden Liegens entsprechen. Wo das Bett (auch zu Hause) als Krankenbett genutzt wird, braucht es zusätzlich:

- Schutz für die Matratze,
- Unterlage. Die *Stoffunterlage* (auch Spanntuch, Querlaken, Durchzug genannt) wird straff in der Höhe der Matratzenmitte quer über das Leintuch gespannt.
  Wasserundurchlässige Unterlagen sind z. B.
  - Zebatex-Unterlagen – sie sind weicher und schmiegsamer als die Gummiunterlagen;
  - beschichtete Unterlagen (Unterseite gummiert, Oberseite frottiert).

  Bei *Einmalunterlagen* ist die Unterseite leicht gummiert:
  - Einwegspanntuch zum Einschlagen;
  - Unterlagen verschiedener Größe, bestehend aus Vliesschicht und mehreren Zellstoffschichten (z. B. Moltex).

5.6.2. Spezialbetten

Sie dienen der gezielten Lagerung und der Dekubitusprophylaxe. Die heute gebräuchlichsten Spezialbetten sind:

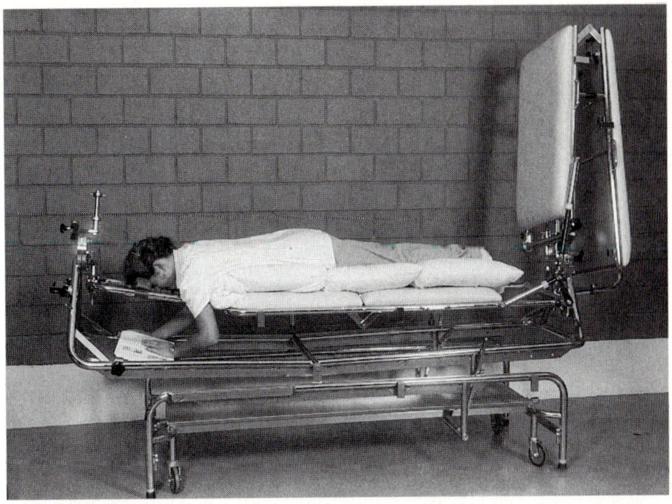

a

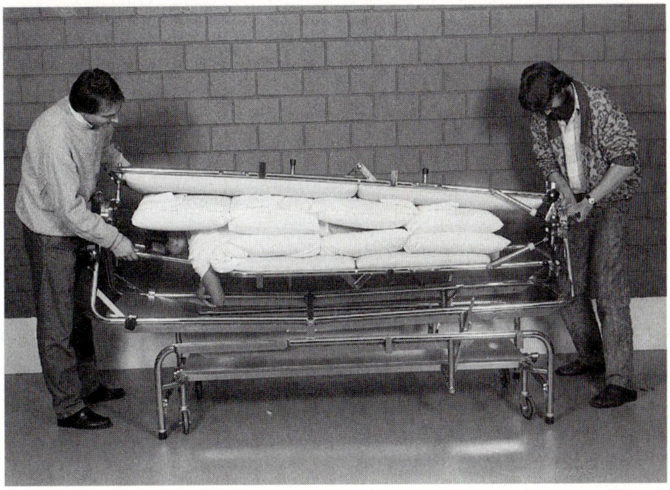

b

Abb. 5.**9** Sandwich-Bett.
a Bauchlage.
b Vorbereitung zum Drehen auf den Rücken (Demonstration)
(Fotos: Paraplegiker-Stiftung, Basel).

Sandwich-Bett. Es besteht aus zwei speziellen Teilen (Liegeflächen) und einer Drehvorrichtung, wodurch das Umlagern für Patient und Personal erleichtert wird (Abb. 5.**9**).
Einsetzen bei schwer traumatisierten Patienten und Querschnittläsionen mit großflächigen Dekubiti; es ermöglicht freies Lagern von Rükken, Gesäßpartie oder Bauch, Thorax.
Roto-Rest-Bett. Beim Roto-Rest-Bett erfolgt die Druckentlastung durch das im 5-Minuten-Rhythmus ablaufende Drehen bis maximal 60° auf die linke und rechte Seite (Abb. 5.**10**).
Einsetzen z. B. bei schwer traumatisierten Patienten (Thoraxtraumen) und bei pulmonalen Problemen.
Clinitron-Bett. Durch ständiges Aufwirbeln von feinem Porzellansand (durch Luftstrom) wird der Auflagedruck im Bereich des Kapillardrucks gehalten (Abb. 5.**11**).
Einsetzen bei der Behandlung von großflächigen Dekubiti und bei Verbrennungen.
Superweiche Matratze. Die gute Druckverteilung ermöglicht dem Patienten, auf dem Rükken zu liegen (Abb. 5.**12**).
Einsetzen z. B. als Dekubitusprophylaxe bei Langzeitpatienten, Betagten und bei Wirbelsäulenverletzungen (in diesem Fall häufig auch als Packbett).

Einbetten: die weiche Seite nach oben; die drei Teile (Abb. 5.**12b**) beim *Umbetten* täglich systematisch verschieben, so daß der Mittelteil (mit dem größten Auflagedruck [Gesäßpartie]) sich wieder erholen kann und die Matratze ihr „Extraweich“ möglichst lange behält. Eine Möglichkeit ist z. B., daß „auto-

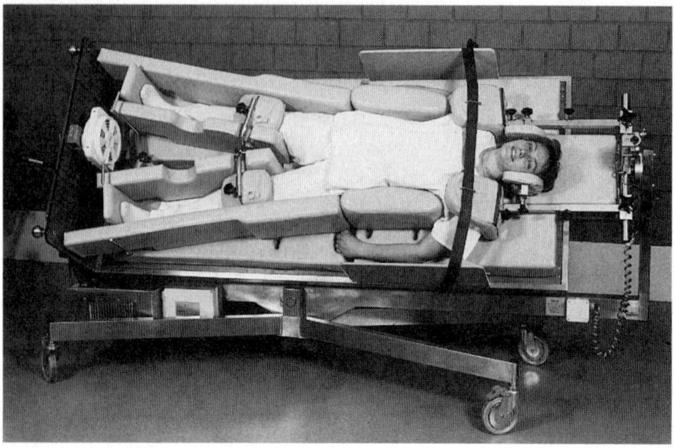

a

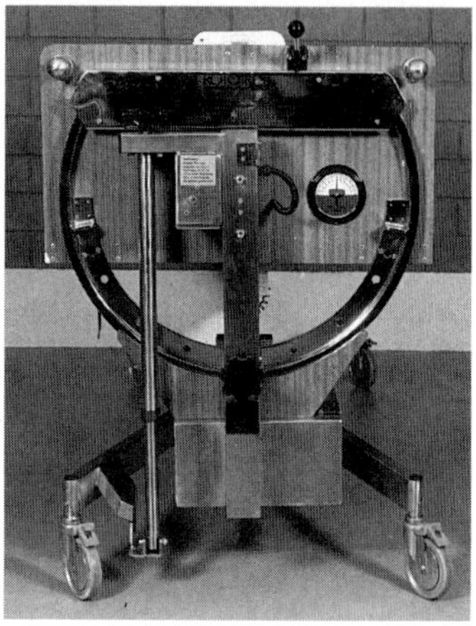

b

Abb. 5.**10** Roto-Rest-Bett. **a** Lage des Patienten. **b** Teil der Mechanik (Fotos: Paraplegiker-Stiftung, Basel).

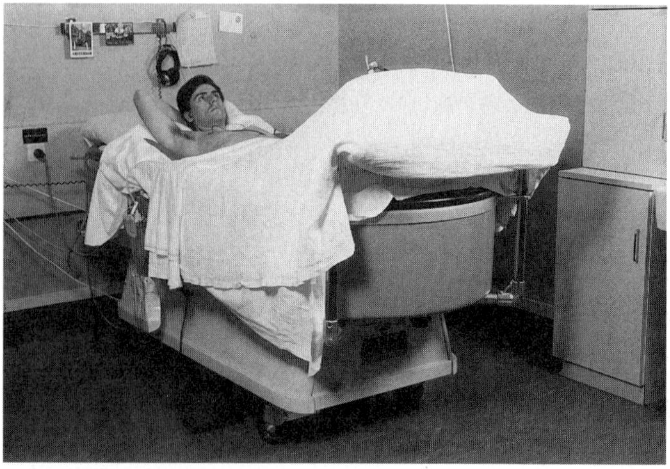

Abb. 5.**11** Clinitron-Bett (Foto: Paraplegiker-Stiftung, Basel).

matisch“ täglich der Fußteil nach oben, zum Kopf, kommt und ebenso „automatisch“ die beiden anderen Teile nach unten verschoben werden.

Packbett. Es besteht aus diversen Schaumgummiquadern (Decubex- oder Superweichkissen), die so zusammengestellt werden können, daß sowohl in Rücken- wie in Seiten- und Bauchlage die Knochenvorsprünge frei bleiben. Kleine Zwischenstücke verhindern ein Verrutschen der Quader und einen Wärmeverlust (Abb. 5.**13**).

Drehbett (Strytzer-Circoectric-Bett) mit spezieller Radkonstruktion (Abb. 5.**14**).

Einsetzen für das Kreislauftraining bei schwerstkranken Patienten.

Zur Auswahl und Anwendung von Spezialbetten

Die hier abgebildeten und beschriebenen Spezialbetten sind nur eine Auswahl aus der Vielfalt der Modelle, die heute auf dem Markt sind. Sie stehen exemplarisch für viele andere.

- Die Anwendung von Spezialbetten entbindet uns nicht von einer individullen Lagerungs- bzw. Umlagerungsplanung, auch nicht von der sorgfältigen Beobachtung des Patienten (Norton-Skala S. 176).
- Wo Spezialbetten im Einsatz sind, müssen die Wirkungsweisen und die Gebrauchsanweisungen gut studiert und genau eingehalten werden.

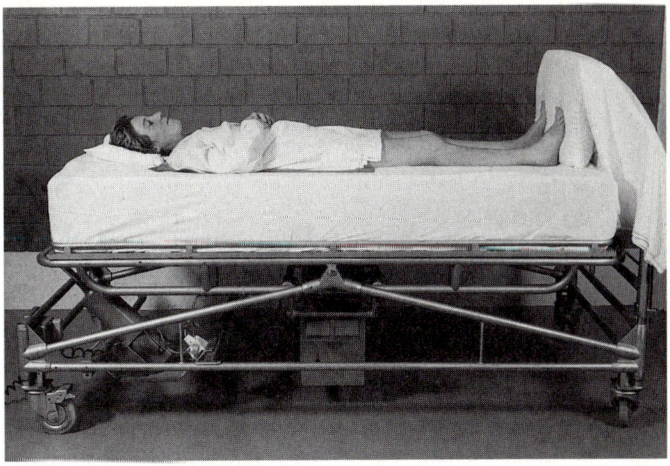

a

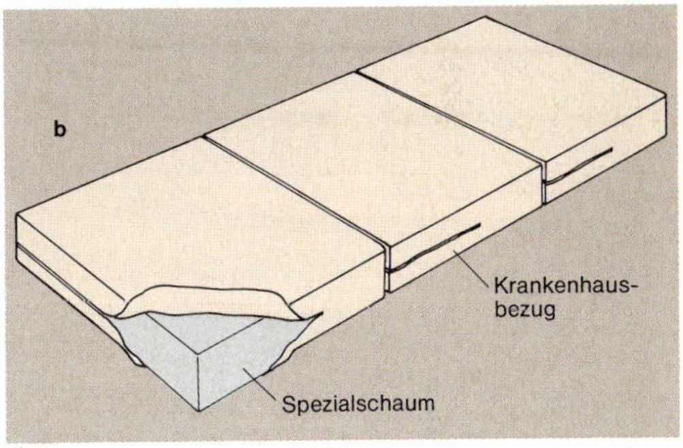

Abb. 5.**12** **a** Superweichbett. Lagerung des Patienten (Foto: Paraplegiker-Stiftung, Basel). **b** Superweichmatratze; sie ist dreiteilig. Superweich: Ein Stab von 1 cm^2 Oberfläche muß unter einem Belastungsdruck von 250 g das Material um 30–45 mm komprimieren können. (Bezug zu den Druckwerten: Tab. 5.**5**, S. 147.)

- Sollen neue Spezialbetten angeschafft werden, holt man sich idealerweise dort Informationen, wo solche Betten bereits im Einsatz sind.

5.6.3. Lagerungsmaterial

Anstelle von Spezialbetten oder/und als Unterstützung der gewünschten (therapeutischen) Lage des Patienten stehen spezielle Lagerungshilfsmittel zur Verfügung.

Die **Auswahl** ist nicht immer leicht. Das entsprechende Angebot, z.B. auf Fachmessen, ist unübersehbar. Immer neue Materialien – mit Gel, Luft, Wasser gefüllte oder zu füllende Kissen jeglicher Form und Größe – werden angeboten. *Gummimaterialien* (Wasserkissen, -matratze oder Luftringe) sind weitgehend durch physiologischere ersetzt worden.

Auch die *Antidekubitusmatratze*, jahrelang als beste Dekubitusprophylaxe propagiert, wird ihrer Nachteile wegen – Luftkammern, die sich zu hart füllen („Besenstiele") oder zu langsam entleeren, teure Anschaffung, schwierige Wartung, geräuschintensiv – kaum mehr angewendet.

Kriterien bei der Auswahl/dem Einkauf von Lagerungshilfsmitteln sind:

- Sicherheit und Wirksamkeit z.B. bezüglich Druckausgleich oder Ruhigstellung;
- Wohlbefinden des Patienten: verträglich, hautgerecht, möglichst natürliche Stoffe;
- Wirtschaftlichkeit: pflegeleicht und möglichst sterilisierbar.

Der **Einsatz** der Lagerungshilfen soll gezielt sein. Insbesondere dort, wo keine Spezialbetten zur Verfügung stehen, kommt den Lagerungsmaterialien größte Bedeutung zu. Wer wenig Erfahrung hat, soll sich beraten lassen.

Die **Wartung** muß den hygienischen Bedingungen entsprechen:

- Soweit möglich, sterilisieren, sonst abwischen z.B. mit Aldosan 0,5%.
- Kunststoffmaterialien nach vorgegebener Gebrauchsanweisung behandeln (keinen Alkohol verwenden, er ist ein Kunststoffweichmacher).
- Aufbewahren: sauber, trocken, vor Staub geschützt, nicht eingepfercht oder zusammengedrückt. Gummi und gummiähnliche Materialien pudern, Kissen leicht aufblasen, nicht knicken.

Im folgenden finden Sie eine kurze Übersicht über die gebräuchlichsten Lagerungsmittel.

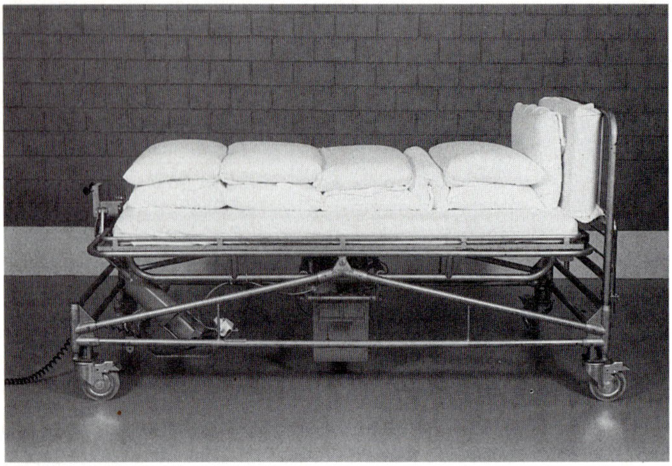

a

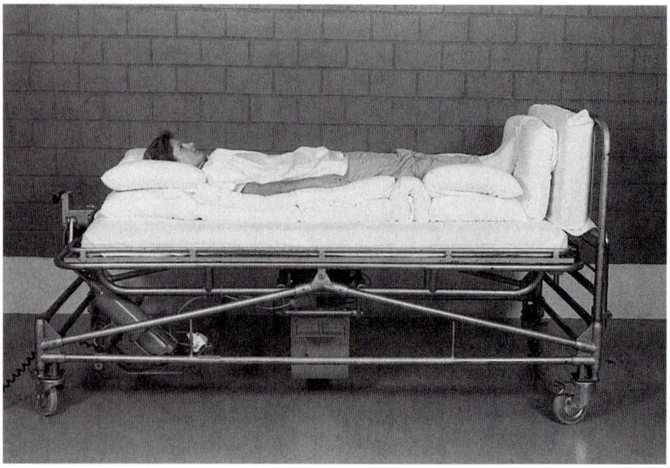

b

Abb. 5.**13** Packbett.
a Besteht aus Superweichkissen.
b Lagerung des Patienten
(Foto: Paraplegiker-Stiftung, Basel).

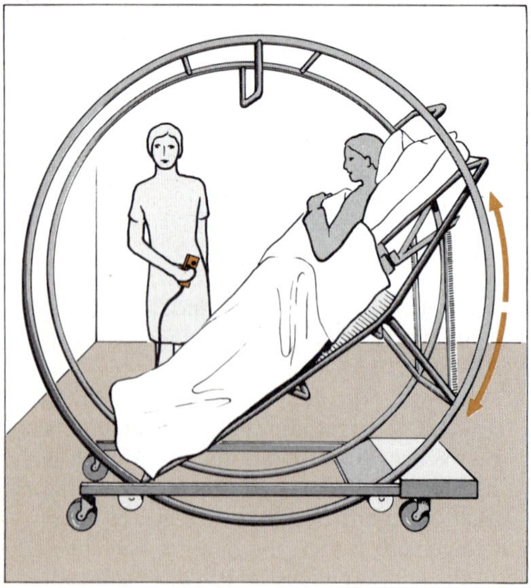

Abb. 5.**14** Drehbett (Strytzer-Circoectric-Bett).

Übersicht über Lagerungshilfsmittel und deren Wirkung

Art des Hilfsmittels	Material	Wirkung	Zu beachten
Naturfelle verschiedene Größen • für Bett-, Rollstuhleinlage • als Schutz für – Ellbogen – Fersen – Knie	• echtes Schaffell – natürliches Wollvlies (das Wollmolekül besteht aus Aminosäuren, die sich ähnlich verhalten wie die menschliche Haut)	• Druckausgleich • Temperaturausgleich • Feuchtigkeitsabsorption • Luftzufuhr • gute Verträglichkeit, da knitterfrei, elastisch, behaglich	• keine luftundurchlässigen Zwischenlagen einbetten • Pflege der Felle: auslüften im Freien, waschen 40 °C, Desinfektion mit Heißluft oder Korsohlin • Anwendung vorteilhaft in der Hauskrankenpflege
Synthetische „Felle“	• fellähnliches Vlies	wie Felle • schlechte Feuchtigkeitsabsorption	• leicht wasch- und desinfizierbar • nicht anwenden bei Patienten, die leicht schwitzen
Spezialkissen • *Decubitex* Polster, Kissen, Matratze • *Rhombo Fill* Kissenprogramm umfaßt 32 Artikel • *Kubivent* belüftete Sitz- und Liegepolster • *Gel-Kissen* • *Superweich*kissen und -matratzen • *Roho-Flotationskissen* • *Dunlop*-Naturalex-Kissen	• mit Polystyrolkügelchen gefüllte Kissen • mit rhombisch geschnittenen Luftzellenstäbchen gefüllte Kissen • Schaumstoffeinsätze, die in ein flexibles Netz eingebaut sind • gallertartig elastisches Material • speziell weich gearbeitetes Material • pneumatisches (aufblasbares) Kissen; • extraweiche Antidekubituskissen	bei allen prinzipiell gleiches Ziel: • Druckentlastung und -verteilung • Weichlagerung • Temperaturausgleich • im weiteren s. entsprechende Prospekte	• spezielle Handhabung und Wartung s. entsprechende Prospekte • Anwendung einzeln und kombiniert • Superweichmatratze, Anwendung und Umgehen damit S. 141 und Abb. 5.**12**
Schaumstoffkissen	• Schaumstoff mit Schutzüberzug	• nur Druckentlastung, kein Temperaturausgleich	• gelochte Seite nach unten • wenig geeignet für Patienten, die leicht schwitzen
Traditionelle Kissen • Spreukissen • Hirsekissen • Roßhaarkissen	• Getreidedreschabfälle, grobkörnig • Hirsekornmahlprodukt, feinkörnig • Roßhaarfüllung	• Stützung • weiche, anschmiegsame Unterlage • Stützung	• Form, Größe und Material zweckmäßig wählen • hygienisch einwandfreies Handhaben
Sand-, Bleisäcke	• Sand oder Blei in Überzug	• Stützung • Kompression • Strahlenschutz	• sorgfältig und genau an- oder auflegen (Verordnung beachten!)

Art des Hilfsmittels	Material	Wirkung
Fixierungsgurte mit verschiedenen Anteilen (vielfältiges Gurtenangebot je nach Bedarf)	• „Segufix“-Gurtsystem mit magnetischen Verschließknöpfen (Abb. 5.**15**). Dieses sog. Magnet-Druckknopf-System ist solide und sicher, ermöglicht flexibles Fixieren	• Fixierung des unruhigen Patienten ohne starre Fesselung und ohne große Einschränkung • Anschnallen im althergebrachten Sinn erübrigt sich dafür: • nur soviel Fixierung wie unbedingt nötig • viele Variationsmöglichkeiten 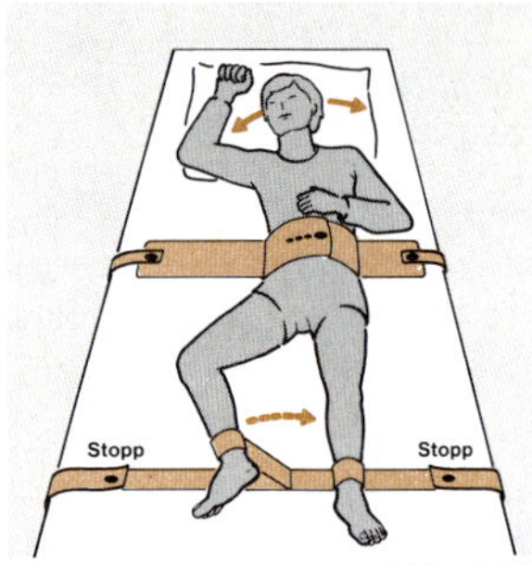 Abb. 5.**15**
Bettbogen, Bettgabel (Deckenheber)	• verschieden in Ausführung und Material (Abb. 5.**16**)	• Entlastung 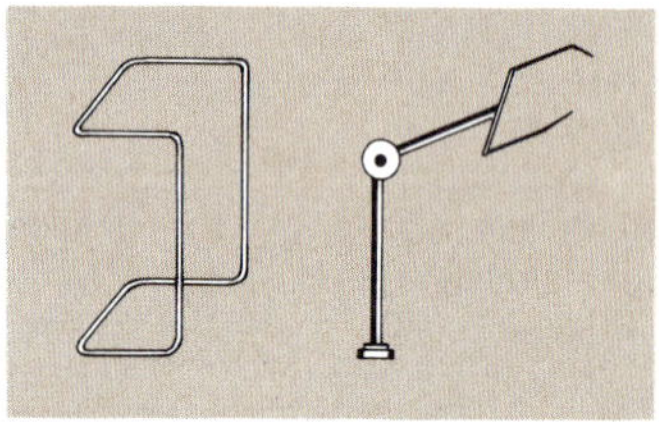 Abb. 5.**16**
Schienen, z. B. nach • Kramer (Abb. 5.**17a**) • Volkmann (Abb. 5.**17b**) • Keel (Abb. 5.**17c**) Bewegungsschienen (S. 746)	unterschiedlich bezüglich: • Konstruktion • Anwendung • Polsterung	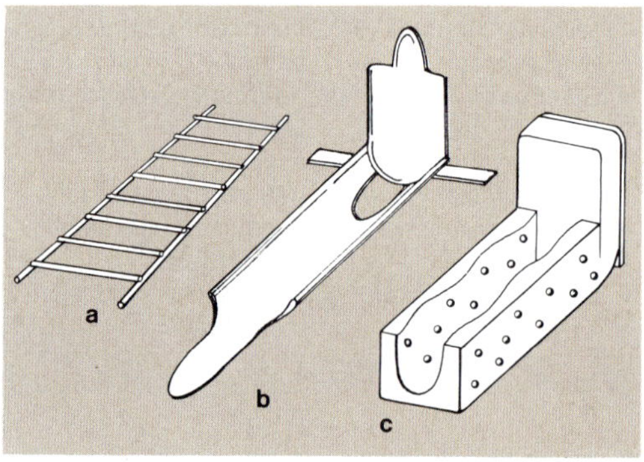 Abb. 5.**17**

5.7. Lagerung des Kranken

Die wichtigste Voraussetzung fachgerechten Lagerns ist

- **der Schritt vom Grundsätzlichen** – man weiß, *wie* eine Lagerung, je nach prophylaktischer und/oder therapeutischer Indikation, zu sein hat = *Pflegestandard* –
- **zum Individuellen**, zur konkreten, diesem Patienten in dieser Situation entsprechenden Lage bzw. zum Lagewechsel = *individuelle Pflegeplanung*.

Es kommen dabei die auf S. 122f. beschriebenen Aspekte der Haltung (Einstellung und Wissen), Planung (Organisation) und Handlung (Anwendung in der individuellen Situation) zum Tragen (Abb. 5.**18**).

Lagerungsziele

Die wichtigsten Lagerungsziele sind die Druckentlastung und die Ruhigstellung.

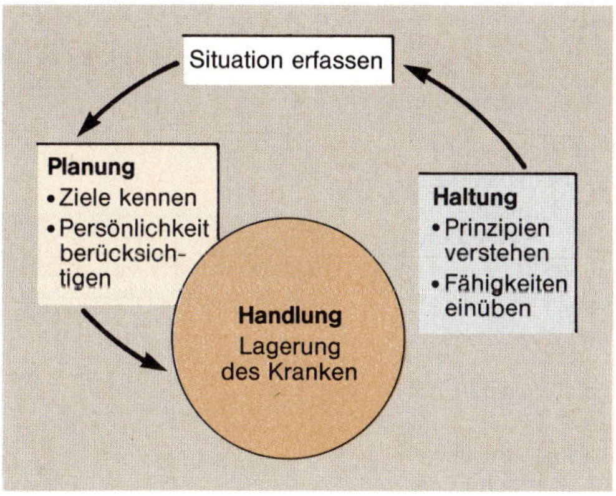

Abb. 5.**18** Vom Pflegestandard zur individuellen Lagerung.

Tabelle 5.**5** Druckeinwirkungen auf das Gewebe

Unterlage	Druck kPa	(mmHg)
Harte Platte	6,7–67,0	(50–500)
Stuhl aus Holz	6,0–53,0	(45–400)
Harte Platte mit 5cm Schaumgummi überzogen	6,7–16,7	(50–125)
Silicon-Gelatine-Kissen	6,7–16,7	(50–125)
Superweichmatratze	4,0– 6,1	(30– 45)
Wasserbett, Sandbett	2,0– 3,3	(15– 25)
Kapillardruck	2,7– 4,0	(20– 30)

Druckentlastung

Druckeinwirkung ist das Hauptproblem beim bettlägerigen Patienten. Wenn nämlich auf einer Hautstelle über *lange Zeit* von außen ein *ununterbrochener Druck* ausgeübt wird, der über dem Druckwert liegt, mit dem die Kapillaren an dieser Hautstelle durchblutet werden, dann wird die Kapillardurchblutung unterbrochen, und die betroffene Hautstelle sowie die darunterliegenden Gewebe werden geschädigt. Druckentlastung ist demnach immer eine *prophylaktische* Maßnahme.

Die *Bestrebungen* gehen dahin, dem Gefährdeten eine Unterlage zu geben, deren Druck kleiner ist als der innen herrschende Kapillardruck = *Druckaufhebung* (z.B. durch Hohl- oder Weichlage). Von ebenso großer Bedeutung ist die *Druckverteilung* bzw. der *Druckausgleich*. Versuche haben gezeigt, daß ein hoher Druck, der nur kurze Zeit einwirkt, keine Schäden hinterläßt, z.B. Sitzen des Gesunden: In dem durch das Sitzen komprimierten Gewebe ist keine Zirkulation und damit kein Stofftransport (O_2, CO_2) möglich. Die liegenbleibenden Abfallstoffe verursachen Schmerzen, die dazu führen, daß der Gesunde diese Stelle entlastet, wodurch die Zirkulation sofort wieder einsetzt. Beim immobilen Patienten geschieht keine Entlastung. Andauernder, schon geringer Druck führt zu Ischämie mit Gewebezerfall (Dekubitus). Einige Beispiele von Druckeinwirkung (ohne Entlastungsbewegungen) sind aus Tab. 5.**5** ersichtlich. Sie zeigt, daß eingebettetes Lagerungsmaterial nicht genügt, wenn die betroffene Hautstelle nicht gleichzeitig durch regelmäßiges Umlagern entlastet wird. Zu Dekubitusprophylaxe S. 173ff.

Ruhigstellung

Die Ruhigstellung ist immer eine *therapeutische* Maßnahme. Sie dient der Fixation (z.B. bei Frakturen) oder der Stützung (z.B. bei Nacken- oder Wirbelsäulenproblemen). Zur Anwendung kommen Schienen, Spreu- und Hirsekissen, Nackenrollen, Sandsäcke.

Fußstützen verhindern gleichzeitig das Hinunterrutschen des Patienten und beugen einer Spitzfußbildung vor (Abb. 5.**19**).

Lagerungsarten

Wenn keine therapeutische Indikation für eine bestimmte Lagerung besteht, bestimmt der Kranke Lage und Lagewechsel selber. Braucht er unsere Unterstützung, so ist es wichtig, daß nicht wir meinen „zu wissen“, wie der Kranke sich wohl fühlt. Wir respektieren seine Wünsche, wenn sie den gesundheitsfördernden Regeln nicht zuwiderlaufen.

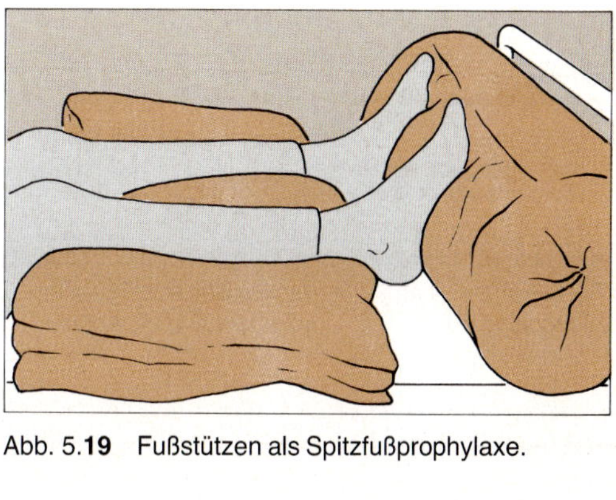

Abb. 5.**19** Fußstützen als Spitzfußprophylaxe.

Bezeichnung der Lagerung	Besonderheiten	Indikation	Lagerung (Abb. 5.**20**)
Flachlagerung „Rückenlage“	• Bett flach • nur kleines Nackenkissen • evtl. Knierolle • Fußstütze	• einfache Entspannungslage • bei Wirbelsäulen-, Beckenfrakturen • nach Rückenoperationen • nach Lumbalpunktionen	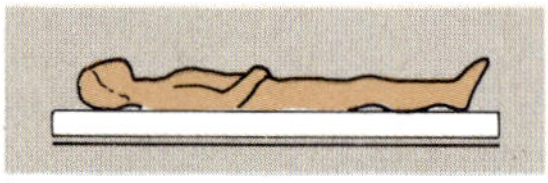
Oberkörperhochlagerung • leicht erhöht • halbsitzend • sitzend als *Entlastungslagerung*	• Kopfteil des Bettes ca. 30° erhöhen • 1–2 Kissen als Rückenstütze • Knierolle oder „Knieknick“ oder Füße abstützen • zusätzlich: Stützen der Arme, Thoraxraum ist frei	• zum Essen und Trinken • bei Herz- und Lungen-Erkrankungen; auch als • atemerleichternde Lage • nach gewissen Operationen, z. B. Strumektomie • nach intrakraniellen Eingriffen und Schädel-Hirn-Traumen	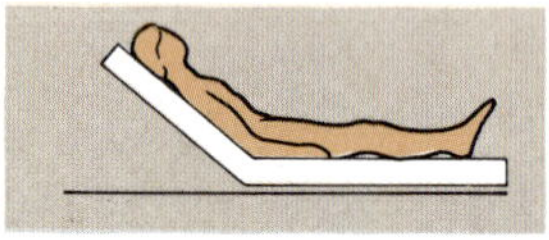
Beintieflagerung „schiefe Ebene“	• ganzes Bett schräg, Fußende tief stellen • Fußstütze • evtl. kleines Kniekissen oder Knieknick	• Förderung der Durchblutung • bei arterieller Durchblutungsstörung • nach Gefäßoperationen im arteriellen System	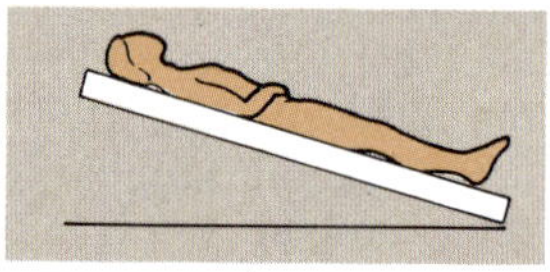
Beinhochlagerung	• Bett schräg bzw. Fußende hoch stellen • erkrankte Extremität auf Schiene • Knickung in der Leiste vermeiden • weiche Fußstütze	• Förderung des venösen Rückflusses • nach Venenoperationen • bei Venenentzündungen • nach gynäkologischen Operationen	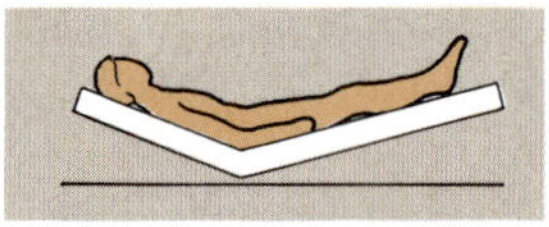
Bauchlagerung	• Kopfteil flach • kleines Kopfkissen • evtl. flaches Bauchkissen • Fußkissen (Entlastung der Zehen!)	• Entlastungslage, z. B. bei Dekubiti • Korrekturlage, z. B. bei Kontrakturen	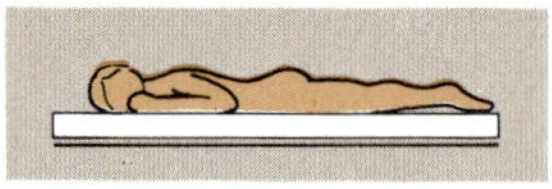
Seitenlage	• Kopfteil flach oder leicht erhöht • Stützkissen nach Bedarf: für Nacken, Rücken, Extremitäten, Füße • 30°- oder 90°-Seitenlage	• nach Lungenoperationen • therapeutische Lage bei Hemiplegie • zur Dekubitusprophylaxe	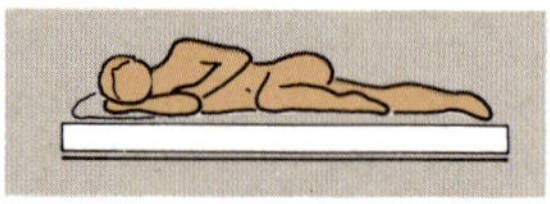
Trendelenburg-Lage „Schocklagerung“	• ganzes Bett schräg stellen = Fußende hoch, Kopf tief	• bei Kreislaufversagen • bei akuten Blutungen • im Schock	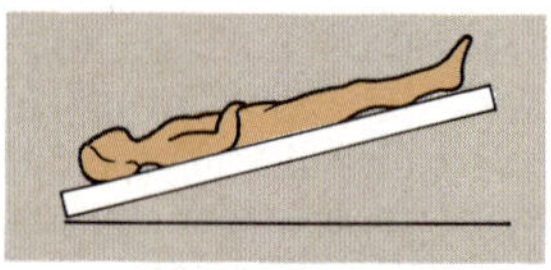

Ruhelage

Sie entspricht derjenigen, die wir selber einnehmen, wenn wir uns ausruhen möchten. (Auf die eigene Lage und Bewegung achten, sich bewußt wahrnehmen = *Erfahrung*, von der wir die Ruhelage des Kranken ableiten können.)

Therapeutische Lage

Die modernen Krankenbetten erleichtern das Lagern von Patienten. Die Möglichkeiten des Bettes sollen voll ausgenutzt und möglichst wenig Kissen gebraucht werden. Zur Stellung des Bettes Abb. 5.**8** und 5.**20**.

5.8. Betten und Beziehen des Patientenbettes

Wenn das *Betten* einmal gelernt ist, wird es zur Routine. Es ist darum wichtig, daß man sich rasch gewisse Handgriffe aneignet und nach zielgerichteten Überlegungen vorgeht:
- Rückenschonende Arbeitsweise.
- Möglichst wenig Schritte tun.
- Gute Zusammenarbeit mit der Hilfe.
- Aufwirbeln von Staub vermeiden.
- Gebrauchtwäsche direkt in den Abwurfsack (Wäschesack) geben.

Um diesen Anforderungen zu entsprechen, bedarf es der Einübung einer möglichst *einheitlichen Arbeitsweise* innerhalb eines Krankenhauses. Abweichungen ergeben sich aus dem vorhandenen Pflegematerial oder aus stationsinternen Gewohnheiten.
Die *Vereinheitlichung der Pflegetechnik* erweist sich insbesondere beim Betten als sehr zweckmäßig. So hat sich z. B. in der Schweiz das System des „Einheitsbettes" seit vielen Jahren bewährt. Es ist dabei jeder Handgriff sinnvoll durchdacht und Rücksicht genommen auf eine rückenschonende Arbeitshaltung.

5.8.1. Vorbereitung

Bett

Für einen neuen Patienten kann das Bett gereinigt, desinfiziert und frisch bezogen von der *Bettenzentrale* angefordert werden. Steht diese Dienstleistung nicht zur Verfügung, obliegt die Verantwortung für saubere und desinfizierte Betten der Station.

Wäsche und Pflegemittel

Vor dem Betten werden vorbereitet bzw. bereitgestellt:
- *Frische Wäsche.* Sie wird auf einem Mehrzweckwagen mitgeführt oder liegt im sog. Pflegeschrank. Frische Wäsche wird nur mit sauberen Händen berührt.
- *Box mit Pflegematerial.* Sie enthält die üblichen Pflegemittel wie Puder, Einreibemittel (gewisse Pflegeverrichtungen lassen sich vorteilhaft mit dem Betten verbinden).
- *Wäschesackrolli für Schmutz- bzw. Gebrauchtwäsche.* Meist als fahrbares Gestell mit 2–3 Abwurfsäcken, damit die Wäsche sofort sortiert werden kann. Die Säcke haben verschiedene Farben oder Farbstreifen, z. B. Grau für große, Blau für kleine Wäschestükke, Rot für Naßwäsche (verunreinigt mit Stuhl, Urin, Erbrochenem) und Gelb für infizierte Wäsche.

Anstand und Höflichkeit verlangen, daß man nur mit *sauberen Händen* auf den Mitmenschen und seine persönliche Sphäre zugeht. Die Notwendigkeit des Händewaschens ist daher eine allgemein gültige Regel. Bei der Krankenpflege ist zusätzlich an die Verhütung der Keimverschleppung zu denken (S. 387ff.), das heißt, **daß vor jeder Pflegeverrichtung am Patientenbett die Hände desinfiziert werden müssen**.

Regel
- Ich wasche meine Hände, wenn sie beschmutzt sind.
- Ich desinfiziere meine Hände vor/nach jeder Pflegeverrichtung (Handpflege S. 394f.).

Patient

Das Betten hat für den teilweise oder ganz bettlägerigen Patienten eine große Bedeutung. Für ihn und für uns, die wir ihn pflegen, kann es die Möglichkeit zur ganzheitlichen Begegnung schaffen. Das heißt, daß wir
- bewußt ans Bett treten und mit dem Patienten Kontakt aufnehmen, in Beziehung treten;
- zu erspüren versuchen, wie es ihm gerade jetzt zumute ist (Stimmung, Befinden usw.). Wir geben ihm Gelegenheit, sich zu äußern (Bedürfnisse, Fragen, Schmerzen, Ängste, Freuden);
- unsere Bewegungen der Situation und dem

Zustand anpassen, das kann langsam-behutsam oder auch fröhlich-beschwingt sein;
- Handgriffe am Patienten bewußt und kompetent ausführen, nicht etwas, sondern *jemanden* berühren, lagern, einreiben usw.;
- ganz da sind, d.h. das, was wir tun, ganz tun, dann erfährt der Kranke unsere Pflege als „heilendes Tun" = therapeutische Pflege.

5.8.2. Technik des Bettens

Leeres Bett

- Zwei Stühle (dem Bett zugekehrt) ans Fußende stellen oder spezielles Gestell aufklappen.
- Bettbügel aufhängen, Nachttisch wegschieben.
- Kopfende des Bettes flachstellen (Niveau auf angepaßte Höhe).
- Decke von oben nach unten in die Hälfte falten und auf die Stühle legen (Patientenseite, d.h. die auf dem Patienten direkt aufliegende Seite, nach innen falten → Verhütung der Keimverschleppung).
- Obere Bettücher unter die Kissen strecken.
- Kissen (wenn zwei, diese miteinander) fassen und umgekehrt auf die Decke legen.
- Alle Bettücher ringsherum lösen (von unten nach oben gehend).
- Oberes Bettuch dritteln und ablegen (bei zusätzlicher Decke gleich vorgehen).
- Unterlage wenig gegen sich ziehen und in die Hälfte falten (gebrauchte Seite nach innen), ablegen – oder in den Wäschesack geben.
- Mit der undurchlässigen Unterlage in gleicher Weise verfahren.
- Unterleintuch dritteln, leicht „ausschütteln" und damit zum Kopfteil des Bettes zurückkehren.
- Unterleintuch möglichst weit unter die Matratze einschieben. Die Ecken in zwei Griffen einschlagen (Abb. 5.**21**).
- Unterleintuch am Fußende des Bettes fixieren, dann in der Mitte strecken.
- Undurchlässige Unterlage fixieren.
- Stoffunterlage darüber (Bruchkante nach unten, da hier weniger Druck aufliegt).
- Oberes Leintuch auf das Bett legen (mit einem zweiten Bettuch würde man gleich verfahren), oben einen zweifachen Umschlag legen.
- Oberleintuch (bzw. obere Bettücher) am Fußende des Bettes fixieren, Falte für die Füße vorsehen (wenn nötig korrigieren, sobald der Patient im Bett ist).
- Kissen leicht mit „Luft füllen" und plazieren.
- Decke auf das Bett legen.

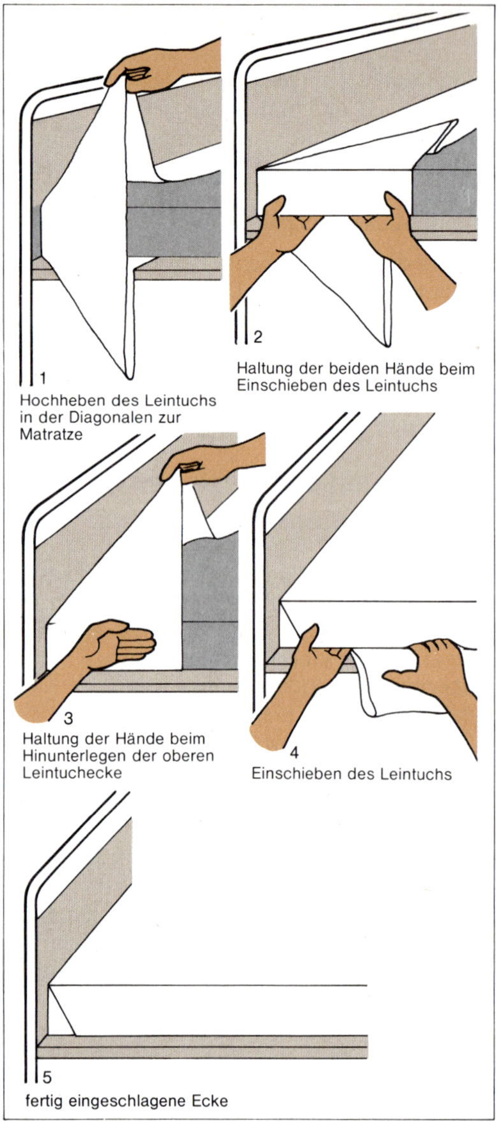

Abb. 5.**21** Einschlagen des Leintuchs an den Ecken.

Betten des bettlägerigen Patienten

Die Wahl der Methode richtet sich nach der Behinderung oder Bewegungseinschränkung des Patienten, je nachdem, ob er *sich auf die Seite drehen oder sich hochheben kann*. Es gibt

keine Methode, die für alle Patienten gilt. Ausschlaggebend sind immer
- Zustand und Situation des Patienten und
- unser Einfühlungsvermögen.

Aus beiden Aspekten resultiert das individuelle Vorgehen, das sich auf den folgenden Methoden abstützen kann.

Vorgehen

- Zwei Stühle (dem Bett zugekehrt) ans Fußende stellen oder Gestell aufklappen.
- Bettbügel aufhängen (wenn der Patient diesen nicht gebrauchen kann), Nachttisch wegstellen, Bett auf Arbeitshöhe.
- Decke von oben nach unten in die Hälfte falten und auf die Stühle legen (wie beim leeren Bett).
- Alle Bettücher ringsherum lösen (von unten nach oben gehend).
- Decktuch auf den Patienten legen.
- Oberes Bettuch (bzw. Bettücher) dritteln und auf die Decke legen (oder wenn nötig in den Wäschewagen geben).
- Kopfende des Bettes möglichst flach stellen.
- Kissen, außer dem Nackenkissen, wegnehmen und umgekehrt ablegen.

Das weitere Vorgehen ist bei Variante 1 und 2 verschieden.

Variante 1 – Der Patient kann sich auf die Seite drehen:
- Den Patienten auf die Seite drehen, Kopf mit Nackenkissen stützen.
- Stoff- und undurchlässige Unterlage einzeln raffen und so weit wie möglich zum Patienten schieben.
- Unterleintuch strecken und fixieren (oben, unten, Mitte)
  oder
  durch ein *frisches* ersetzen (Abb. 5.**22a**).
- Undurchlässige Unterlage darüber strecken und fixieren,
- *frische* Stoffunterlage einstecken und gerafft an den Patienten heranschieben.
- Den Patienten auf die andere Seite drehen, auf gute Lagerung des Kopfes achten.
- Gebrauchte Unterlage (und Unterleintuch) wegnehmen (Abb. 5.**22b**) und in den Wäschewagen geben.
- Unterleintuch und Unterlagen einzeln strekken und fixieren.
- Patient kann sich wieder auf den Rücken drehen.

Variante 2 – Der Patient kann sich hochheben (ohne Unterleintuchwechsel):
- Unterlagen von einer Seite nahe an den Patienten heranschieben.
- Unterleintuch vom Kopfende her strecken und fixieren.
- Undurchlässige Unterlage strecken und einschieben.
- Frische Stoffunterlage einstecken und an den Patienten heranschieben.
- Patient hebt sich hoch: gebrauchte und frische Unterlage werden durchgezogen (Abb. 5.**23**).
- Gebrauchte Bettwäsche in den Wäschewagen geben.
- Unterleintuch und Unterlagen von der anderen Seite einzeln strecken und fixieren.

Das *Beendigen des Bettens* bleibt sich gleich, ob Variante 1 oder 2 gewählt wurde:
- Den Patienten in die gewünschte Lage bringen.
- Die Kissen einbetten, Kopfende in die richtige Position bringen.
- Oberes Bettuch (bzw. Bettücher) auf den Patienten legen und oben einen zweifachen Umschlag legen, gleichzeitig etwas hinaufziehen. Dann
- am Fußende des Bettes fixieren, Falte für die Füße machen.
- Decke auf das Bett legen.

Pflegemaßnahmen beim Betten
- Das *Waschen von Rücken und Gesäß* läßt sich beim Schwerkranken am leichtesten und gründlichsten ausführen, wenn er auf der Seite liegt (z.B. beim Betten). Gesäß und Außenseite der Oberschenkel (inkl. Trochantergegend) bedürfen auf *beiden Seiten* der gründlichen Pflege.
- *Bettgymnastik, Durchatmen* usw. lassen sich mit dem Betten verbinden.
- Die *Häufigkeit* des frisch Bettens, Waschens usw. muß dem Zustand (Befinden, Befindlichkeit) angepaßt werden.

5.8.3. Wechseln der Patienten- und Bettwäsche

Regeln sind gegenüber dem Bedarf zweitrangig. Die Ansprüche und Bedürfnisse an die Hygiene sind beim heutigen Menschen (auch au-

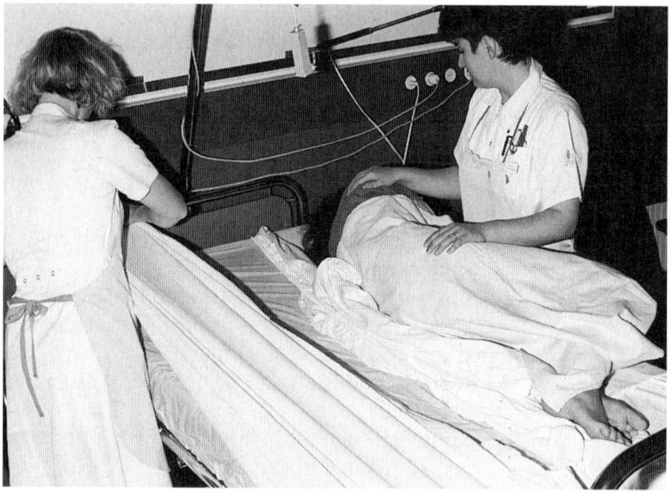

a

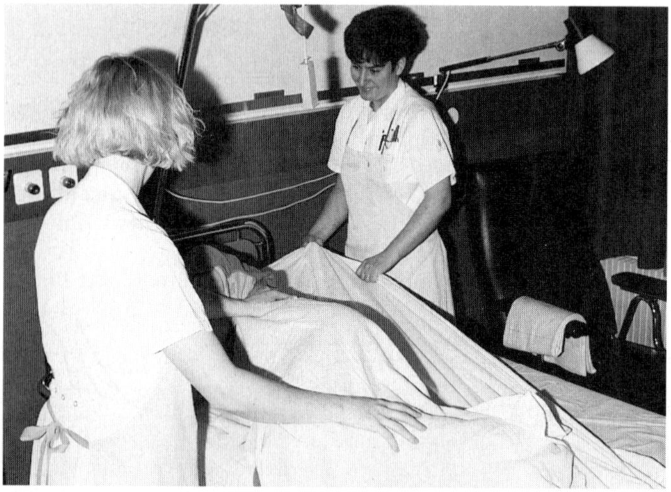

b

Abb. 5.**22** Leintuchwechsel beim liegenden Patienten. **a** Altes Leintuch ist eingerollt, das frische wird eingebettet. **b** Altes Leintuch ist entfernt, das frische wird über die Matratze gezogen.

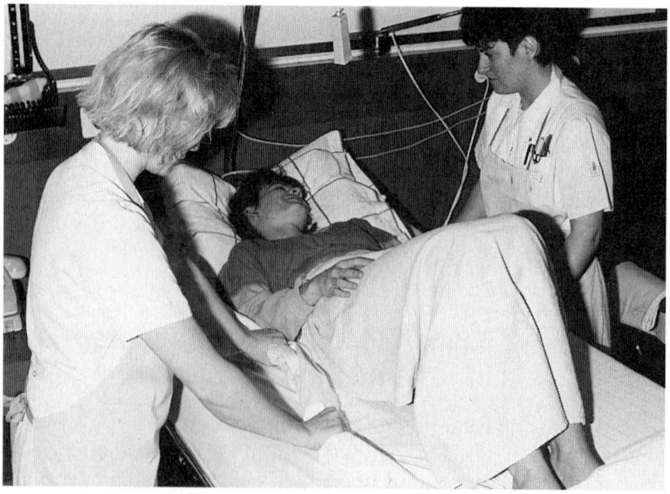

Abb. 5.**23** Einbetten einer frischen Unterlage (Quertuch); der Patient kann beim Hochheben mithelfen. Die alte Unterlage wird gerollt und unter dem Patienten durchgeschoben; die frische Unterlage wird anschließend auf der einen Bettseite eingesteckt und, wiederum gerollt, unter dem Patienten durchgeschoben. Abschließend glattziehen und auch auf der zweiten Bettseite einstecken.

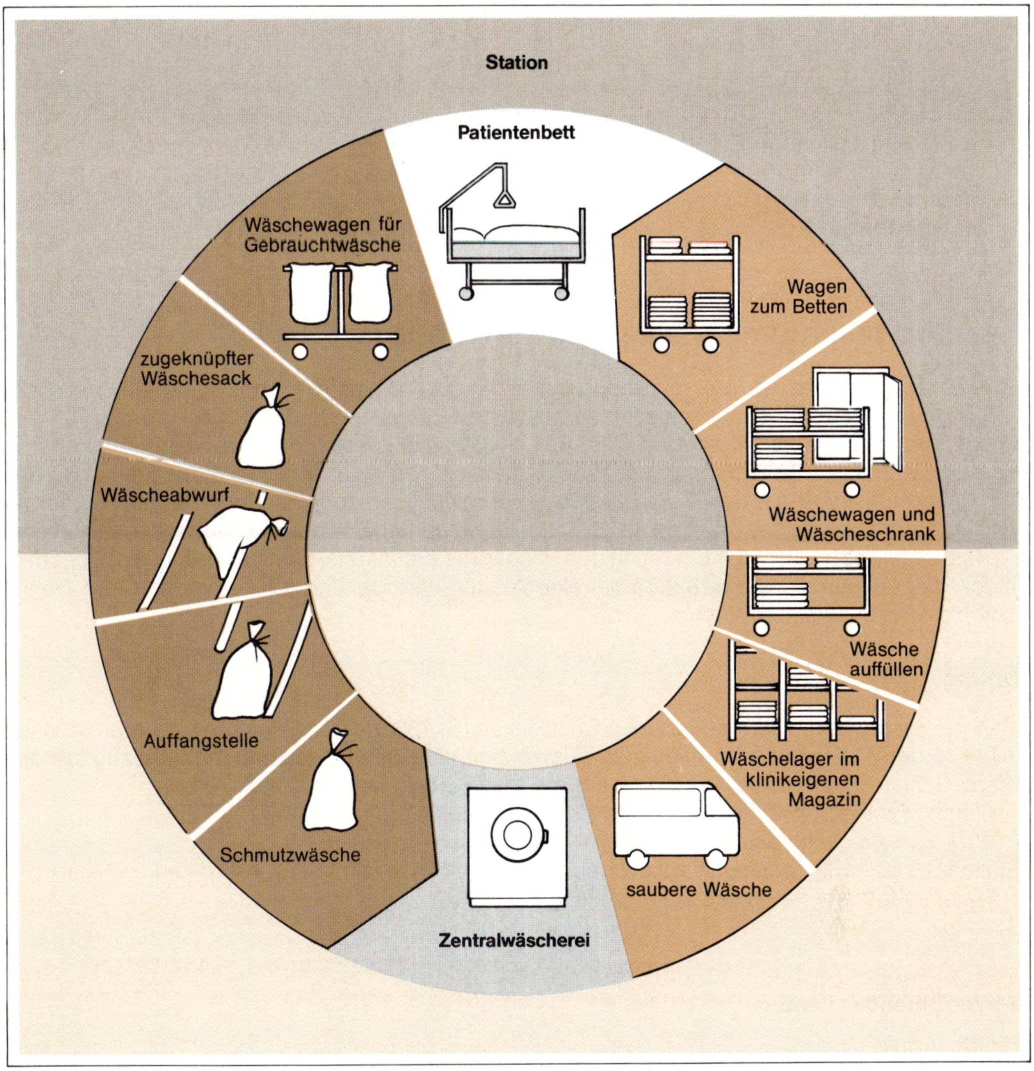

Abb. 5.**24** Kreislauf der Bett- und Patientenwäsche.

ßerhalb des Krankenhauses) sehr groß. Dazu kommt, daß wir „Kinder einer Wegwerfgesellschaft" sind und gebrauchte Dinge (auch Wäsche) rasch durch neue bzw. frische ersetzen. Es geht darum, die Mitte zwischen dem Zuviel und dem Zuwenig zu finden.

Ausschlaggebend für den Wäschewechsel sind:

- Bedarf und Bedürfnis des Patienten,
- unser eigenes gesundes Empfinden für Sauberkeit, Frische und Schönheit,
- krankenhausinterne Möglichkeiten und Grenzen (bezüglich Wäscheangebot, Wäscheumlauf, Kapazität der Wäscherei u. a.).

Der Komplex der Wäschefrage hängt sehr stark vom *Wäschereisystem* eines Krankenhauses ab. Der Anschluß an eine Zentralwäscherei ist rationell, kosten- und personalsparend. Die Einschränkung besteht in der Anpassung an die Normierung (Stoffqualität, Masse u. a.); auch ist der Wäscheverschleiß größer. Sortieren, Verpacken, Abholen und Bringen richten sich nach den Forderungen und Möglichkeiten des Wäschereisystems.

Ein Schema (Abb. 5.**24**) veranschaulicht den Kreislauf der Bett- und Patientenwäsche von der Zentralwäscherei ans Krankenbett (saubere Wäsche) und vom Krankenbett zur Zentralwäscherei (gebrauchte Wäsche).

Beachte

- Bei allen Arbeiten am Bett dieses auf Arbeitshöhe stellen.
- Wäschewechsel so schonend wie möglich, bei Schwerkranken zu zweit.
- Beschmutzte Wäsche so rasch wie möglich wechseln.
- Intimsphäre (Schamgefühl) respektieren.
- Gebrauchte oder schmutzige Wäsche nicht auf den Fußboden, sondern direkt in den Wäschesack.
- Infizierte Wäsche vorschriftsmäßig behandeln.

5.9. Beurteilung von Wissen und Können in der Pflege

Ein Lehrbuch hat, da es nur rein theoretische Angaben machen kann, seine Grenzen. Alle vorgeschlagenen Maßnahmen müssen demnach den Pflegestandards oder der *standardisierten Pflegeplanung* zugeordnet werden. Das, was der Kranke *wirklich* braucht, kann jedoch nur in einer *individuellen Pflegeplanung* (S. 103ff.), die sich den aktuellen Gegebenheiten stets neu anpassen muß, erfaßt werden. Diese *situationsgerechte Anpassung der Pflege* bedarf sowohl der wachen Beobachtung des Kranken als auch der kompetenten Beurteilung der gegebenen Pflege. Die folgende Übung dient der Einübung des Pflegeprozeßdenkens, der Erreichung von Sicherheit in der Pflegeplanung und gleichzeitig der eigentätigen Verarbeitung des Lernstoffes zum Thema bzw. der Umsetzung in die Praxis.

Übung

Machen Sie anhand der vorgegebenen Checklisten (S. 133 u. 137) bei einem Patienten (den Sie mit Hilfe der zuständigen Vorgesetzten auswählen) eine Situationserhebung in bezug auf den Wach-Schlaf-Rhythmus sowie auf seine Ruhe- und Schlafgewohnheiten.

- Welche Probleme/Störungen können sie beobachten?
- Wo liegen mögliche Selbsthilfebereiche (Ressourcen)?

Stellen Sie eine Pflegeplanung auf mit dem Ziel: *Der Kranke kann besser schlafen.*

- Welche *Maßnahmen* wollen Sie ergreifen?

Weiterführende Literatur

Borbély, A.: Das Geheimnis des Schlafes. Deutsche Verlagsanstalt. Stuttgart 1974

Dogs, W.: Der gesteuerte Schlaf. Braun, Duisburg 1977

Dogs, W.: Konzentrative Entspannungstherapie, 16. Aufl. Braun, Duisburg 1989

Farady, A.: Deine Träume, Schlüssel zur Selbsterkenntnis, 10. Aufl. Fischer, Frankfurt 1989

Feyler, G.: Träume, Suchbilder der Seele, 2. Aufl. Bauer, Freiburg 1988

Finke, J., W. Schulte: Schlafstörungen. Ursachen und Behandlung, 2. Aufl. Thieme, Stuttgart 1979

Huber, A., B. Karasek-Kreutzinger, U. Jobin-Howald: Checkliste Krankenpflege, 3. Aufl. Thieme, Stuttgart 1989

Jecklin, E.: Arbeitsbuch Krankenbeobachtung, Fischer, Stuttgart 1988

Juchli, L.: Pflegen begleiten leben, 2. Aufl. Recom, Basel 1987

Kleinsorge, H.: Selbstentspannung, 7. Aufl. Fischer, Stuttgart 1988

Langen, D.: Sprechstunde: Schlafstörungen. Wieder gut schlafen lernen. Gräfe & Unzer, München o. J.

Leibold, G.: Wie pflege ich Kranke zuhause richtig? Hädekke, Weil der Stadt 1982

Lotz, J. B.: Einüben ins Meditieren am Neuen Testament, 2. Aufl. Knecht, Frankfurt 1973

Luban-Plozza, B.: Schlaf dich gesund, 6. Aufl. Trias, Stuttgart 1985

Pirsig, W.: Schnarchen. Hippokrates, Stuttgart 1988

Savanov, J.: Lagerungshilfsmittel in der Krankenpflege. Springer, Berlin 1988

Schultz, J. H.: Das autogene Training, 18. Aufl. Thieme, Stuttgart 1987

Tournier, P.: Geborgenheit – Sehnsucht des Menschen, 11. Aufl. Humata, Bern 1987

6. Sich bewegen

Sequenzziel

Beweglicher als Bewegung ist die Weisheit.

Haltung, Bewegung und Mobilisation sind Schwerpunkte der Krankenpflege. Sie bekommen aber erst dann ihren tiefen Wert, wenn wir dahinter mehr sehen als Technik und Mechanik. Das Sichbewegen dient nicht nur nur dem Bewegungsbedürfnis des Menschen, sondern auch dem Ausgleich der Kräfte. Das Unterstützen des dabei behinderten Patienten durch die Pflegeperson birgt eine Fülle von seelisch-geistigen Aktivitäten, deren wir uns bewußt sein sollten. Je bewußter der Helfer selbst *steht, geht, sich bewegt*, um so wirkungsvoller wird seine *Unterstützung* im Stehen, Gehen, Sichbewegen. Das vorliegende Kapitel gibt Ihnen Informationen zu den Themenkreisen: prophylaktische Maßnahmen, Mobilisation und Krankengymnastik.

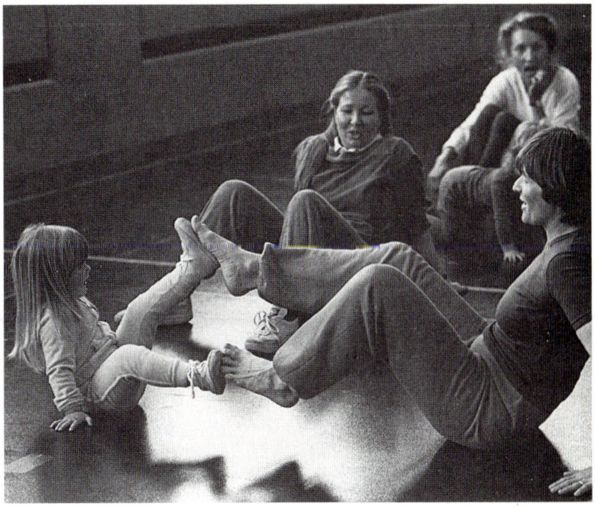

Dynamik des Pflegeprozesses

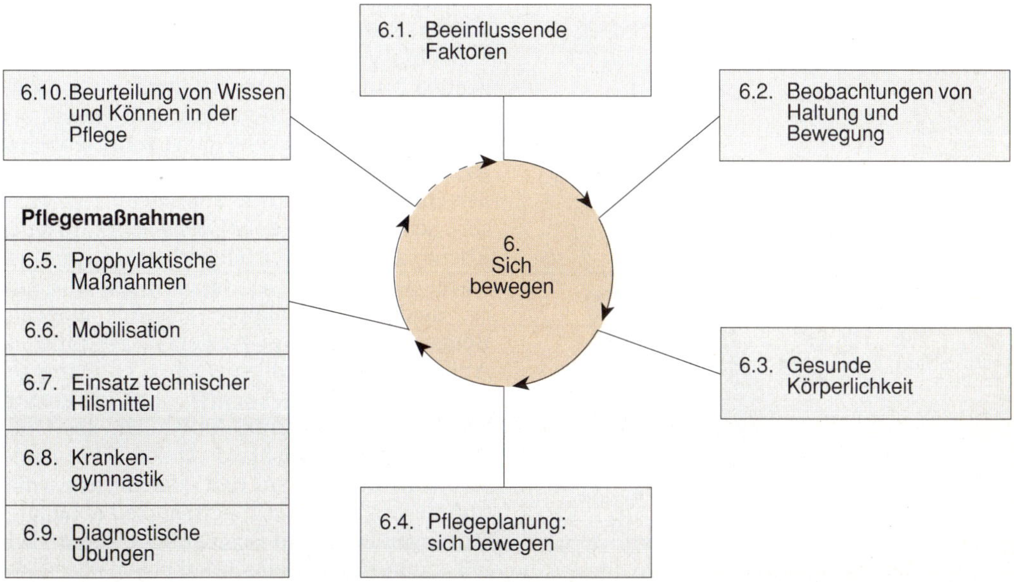

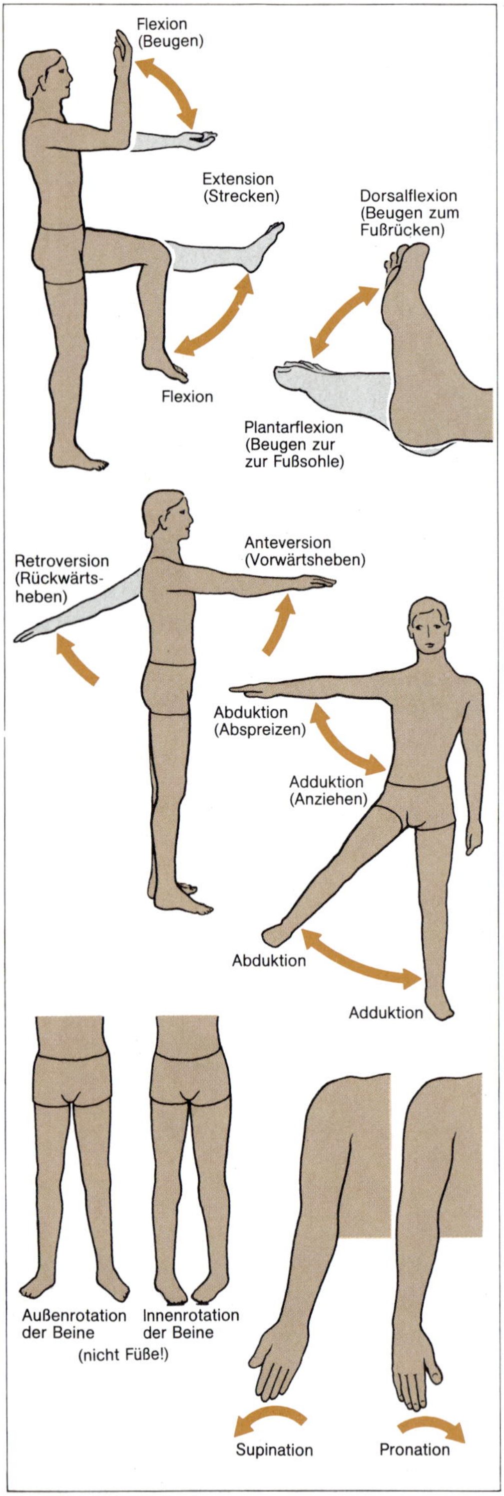

Abb. 6.**1** Grundbewegungen.

Prinzipien/Impulse

- Der *Mensch* vermag einen Standpunkt und einen Standort in der Welt einzunehmen, der ihm entspricht. Er ist einerseits durch die vorgegebenen Strukturen und Bewegungsachsen begrenzt und muß sie akzeptieren, andererseits vermag er sich durch seinen Geist durch die Stofflichkeit hindurch auszuwirken. Seine Freiheit wirkt sich in eben diesem Spielraum aus, der je nach Alter, Befinden und Befindlichkeit vorgegeben ist: Der *Mensch ist Leib.*
- Die *Funktionen* und *Strukturen* sind an intakte Gelenke, Bänder, Sehnen, Knochen und Nerven gebunden. Bewegung dient immer auch dem Zellstoffwechsel, der Blutzirkulation, der Atmung und somit der Homöostase: *Der Mensch hat einen Körper.*
- *Bewegung ist Ausdruck des inneren Spannungszustandes* (der somatischen Gestimmtheit). Sie dient demnach auch der Stimmungsausstrahlung und Mitteilung (Mimik, Gestik, Gang usw.) seiner Gestimmtheit an die *Umwelt* und *Mitwelt.*

Der Bewegungsapparat ist das Instrument, mit dem der Mensch auf die Umwelt zugeht, um einerseits auf sie einzuwirken, andererseits sich selbst in ihr darzustellen.

Muskeln (aktiver Bewegungsapparat), Knorpel, Knochen und Gewebe (passiver Bewegungsapparat) ermöglichen, wenn sie in harmonischer Wechselwirkung sind, all jene Aktivitäten, die unter dem Begriff „sich bewegen“ zusammengefaßt sind. Die die Gelenke bewegenden *Muskeln* (gesteuert durch das zentrale Nervensystem) arbeiten nach dem Gesetz der Mechanik. Ihre Wirkung hängt vom Hebelarm ab, d. h. vom Abstand des Muskelansatzes von der Gelenkachse, sowie vom Gelenktyp (Kugel-, Scharnier-, Ei- oder Drehgelenk). In jeder Ebene können zwei Hauptbewegungen gemacht werden. Da der Raum dreidimensional ist, sind sechs Hauptbewegungen möglich: Beugung, Streckung, Anziehen, Abspreizen, Außen- und Innenrollen (Abb. 6.**1**). Darin geschieht *körperliche Aktivität*, ohne die eigentlich keine der anderen Aktivitäten des täglichen Lebens möglich ist: Atmen, Essen und Trinken, Sichwaschen und -kleiden usw., alle sind sie von der Bewegungsfähigkeit abhängig. Störungen in diesem Bereich ziehen eine Vielfalt anderer Lebenseinschränkungen nach sich.

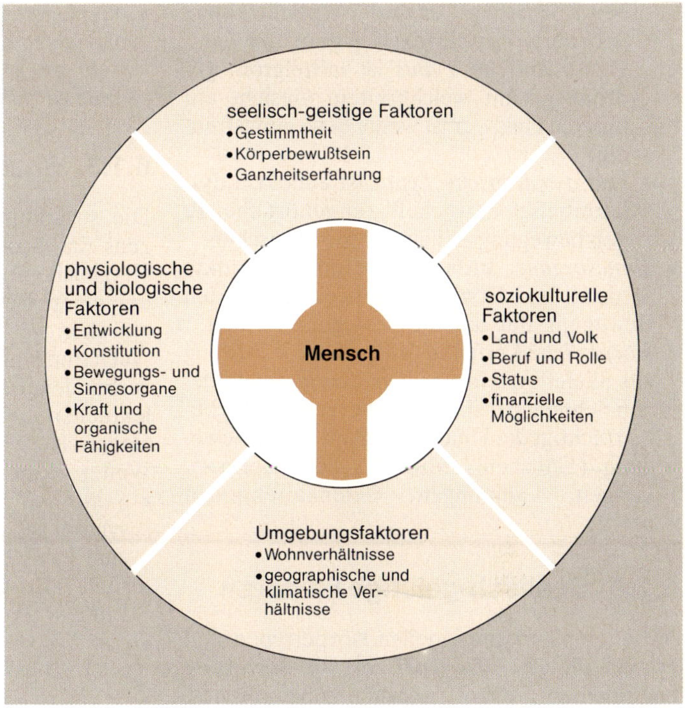

Abb. 6.**2** Einflußfaktoren auf das Bewegen.

Sich bewegen heißt auch, die Lage von etwas oder jemand verändern. Darin ist die *geistige Aktivität* mit enthalten. *Beweglichkeit* und *Flexibilität* sind insbesondere dort verlangt, wo „sich einiges bewegt". Und das, so meine ich, geschieht auch in unserem Beruf. Der *Schritt* vom traditionellen Berufsverständnis des „Dienens rund um die Uhr" hin zu einem beruflichen Sichabgrenzen und Unterscheiden verlangt, wie im Bereich der körperlichen Bewegung, Übung und Ausdauer, denn:

Gesundheits- und Krankenpflege ist auch, fremde Schuhe (Fremdansprüche) eines Tages richtig zu erkennen und in eigenen Schuhen laufen zu lernen.

Siehe auch S. 82f. u. 121ff.

6.1. Beeinflussende Faktoren

Die ATL *Sichbewegen* ist eine vielschichtige und komplizierte Lebensfunktion, die nicht nur alle anderen Funktionen beeinflußt, sondern auch selber von vielem beeinflußt wird (Abb. 6.**2**).

6.1.1. Biophysiologische Faktoren

Entwicklung und Älterwerden bedeuten auch Bewegung. Ein gesundes Kind ist ständig in Bewegung: Sich bewegend erforscht es seine Umwelt und lernt es das Leben kennen. Der Jugendliche, der sich im Vollbesitz seiner Kräfte fühlt, hat oft einen unbändigen Bewegungsdrang. Erwachsene werden gemessener in ihrem Bewegungsausdruck. Der alte Mensch erfährt zunehmend Bewegungseinschränkungen, im Extremfall sogar Verlust der Beweglichkeit. In diesem Zusammenhang hat das *Abhängigkeit-Unabhängigkeit-Potential* eine große Bedeutung (S. 46).

Körperliche Einflußfaktoren sind:

- *Konstitution* (lat. constitutio = Beschaffenheit, Zustand). Es leuchtet ein, daß die körperliche Disposition auch die Beweglichkeit beeinflußt.
  - Der *leptosome, asthenische Typus* ist mager, schmal, aufgeschossen – er bewegt sich leicht und rasch.
  - Der *athletische Typus* ist breit gebaut, hat straffe Formen (Brust, Bauch, Rumpf), ein plastisches Muskelrelief und einen gro-

ben Körperbau – er ist der typische aktive Sportlertyp, er bewegt sich gern und viel.
  - Der *pyknische Typus* ist mittelgroß, gedrungen, mit weichbreitem Gesicht auf kurzem Hals – er ist wenig bewegungsfreudig.
  - Der *dysplastische Typus* ist endokrin dysharmonisch entwickelt – er gehört eher zu den bewegungsgehemmteren Menschen.
- *Sinnesorgane.* Insbesondere eingeschränkte Sehkraft und Hörfähigkeit beeinflussen den Bewegungsfluß und die Bewegungsfreiheit.
- *Körperliche Kraft und Motorik.* Jede Störung am Skelettsystem und der damit verbundenen Sehnen, Muskeln und Nervenbahnen beeinträchtigt die Unabhängigkeit in der Bewegung (Knochen-, Muskel-, Sehnenerkrankungen, Lähmungen, Gelenkaffektionen usw.).

6.1.2. Seelisch-geistige Faktoren

Neben den konstitutionellen Körpertypen sind es auch die *Charaktertypen*, die die Bewegung beeinflussen: Cholerisches, sanguinisches, phlegmatisches oder melancholisches Temperament haben ihr jeweils eigentypisches Haltungs- und Bewegungsmuster: *rasch* und *kräftig* der Choleriker, *leicht* und *schwebend* der Sanguiniker, *langsam* und *bedächtig* der Phlegmatiker, *ruhig* und *abwartend* der Melancholiker. Darin spiegelt sich auch die Ganzheit des Menschen als Leib-Seele-Geist-Einheit.
Die Wechselwirkung von Leib und Seele wurde schon von dem Philosophen L. Klages sehr eindrücklich formuliert: „Der Leib ist die Erscheinung der Seele, die Seele ist der Sinn des Leibes." Man könnte auch sagen: Der Körper, so wie er sich zeigt, bewegt und ausdrückt, ist der Ausdruck von Seele und Geist, und sie sind es letztlich, die den Körper – die Bewegungen – mit Leben erfüllen. Wenn der Theologe K. Rahner sagt: „Der Leib ist die raumzeitliche Gestalt des Geistes", dann, so meine ich, sagt er genau das gleiche aus, nämlich daß jede physische Haltung und Bewegung zugleich etwas Psychisches und Geistiges bedeutet. Innere Harmonie oder Disharmonie des Menschen drückt sich in seiner Bewegung und seinem Verhalten ebensosehr aus wie in seinen Worten. So drückt sich
- *Gestimmtheit* (Befinden und Befindlichkeit) in Haltung und Bewegung aus. Das gleiche gilt für
- das *Leibbewußtsein.* Spüre ich überhaupt, daß *ich* gehe/sitze/stehe, oder geht *es*/sitzt *es*/steht *es* (ohne Bezug zum eigenen Selbst, ohne zu wissen, daß ich bin)?

6.1.3. Soziokulturelle Einflüsse

Die soziokulturellen Aspekte des Sichbewegens sind besonders eindrucksvoll, wenn man Vergleiche anstellt zwischen einem Südländer und einem Bewohner des hohen Nordens oder zwischen westlichen und östlichen Menschen. Auch sind Haltung und Bewegung eines bodenverbundenen Bauern anders als die eines Intellektuellen in der Stadt. Das Kind, die Frau als Gegensätze zum Betagten, zum Mann usw.
Weitere Aspekte sind:
- *Status und Rolle.* Wo das Auto ein Prestigesymbol ist, wird der Mensch mehr und mehr zum Passivbewegten; er geht kaum mehr zu Fuß, fährt und läßt sich fahren, nimmt den Lift usw. Parallel dazu ist
- das *Freizeitverhalten* ein aktives Gestalten oder ein passives Konsumieren. Auch
- der *wirtschaftliche* Aspekt kann darüber entscheiden, ob ein Mensch sich aktiv betätigen *muß* (zu Fuß gehen, handwerkliche Arbeit) oder ob er sich fortbewegen lassen und versorgen lassen *kann.*

6.1.4. Umgebungsfaktoren

Es sind dies in erster Linie die bereits erwähnten
- *geographischen* und *klimatischen* Verhältnisse. Es leuchtet ein, daß der Mensch sich in der Hitze weniger und anders bewegt als bei kühler Witterung (Temperaturregulierung S. 310ff.), in den hohen Bergtälern anders als im flachen Land.
- Auch die *Wohnverhältnisse* spielen eine Rolle, insbesondere im Zusammenhang mit dem Abhängigkeit-Unabhängigkeit-Kontinuum. Zu den möglichen Schwierigkeiten gehören abschüssiges, unebenes Gelände, stark befahrene Straßen, Etagenwohnung ohne Lift usw.

6.2. Beobachten von Haltung und Bewegung

6.2.1. Normale Beweglichkeit

Die Lebens- oder Vitalkraft des Menschen bewegt sich in einem Hin und Her von Spannung und Lösung. Je nach Entwicklungsstand und momentaner Befindlichkeit steht die eine oder andere Seite mehr im Vordergrund. Sind Spannung und Lösung im Gleichgewicht, dann haben wir den Idealzustand des *Spannungsausgleichs*. Die Kräfte zerren dann den Menschen nicht hin und her, er ist ruhig, ausgeglichen.
Wir kennen diesen Zustand unter dem Ausdruck „im Lot sein". Der gesunde Mensch, der zutiefst in seinen ursprünglichen Antriebskräften verankert ist und über einen intakten Bewegungsapparat verfügt, *bewegt* sich harmonisch, mühelos, der Situation angepaßt. Die *Körperhaltung* ist gerade, aufrecht und locker.
Das **Gehen** ist ausgeglichen, beim jungen Menschen leichtfüßiger als beim Betagten. Die Bezeichnung *leichter* oder *schwerer* Gang deutet

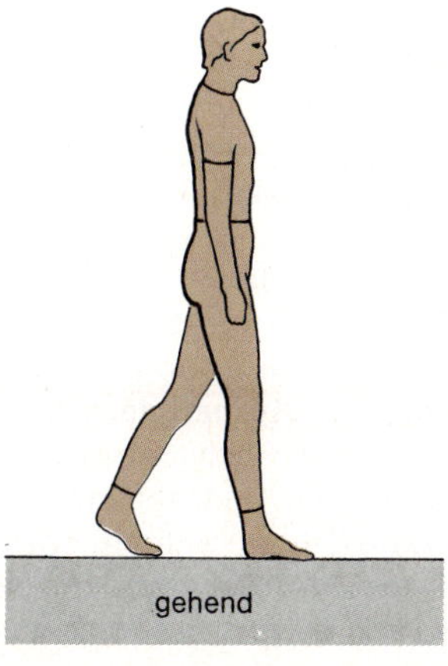

Abb. 6.**3a**

auf seine Beziehung zum Boden, was großen Aufschluß über den Menschen gibt (Abb. 6.**3a**). Die **Gestik** als Ausdruck seelisch-geistigen Geschehens drückt Freude oder Trauer, Weltzugewandtheit oder Rückzug (Regression) aus.
Das **Stehen** geschieht auf „beiden Füßen" aufrecht, den Kopf erhoben, die Schultern leicht abduziert und das Abdomen entspannt. Die Arme sind im Ellbogengelenk leicht gebeugt, die Handgelenke gestreckt und die Finger lose gebeugt. Die Beine sind im Kniegelenk locker gebeugt, die Fußspitzen zeigen gerade nach vorn. Wir erkennen den weltzugewandten Menschen mit aufrechtem Kopf und Rumpf, zurückgenommenen Schultern sowie den Insichgekehrten, dessen Oberkörper vorgeneigt ist. Auch die *Standfläche* hat Aussagekraft. Sie ist entwicklungsphysiologisch und -psychologisch zu verstehen: Das Kleinkind richtet sich vom Kriechen auf und benötigt eine sehr breite Standfläche, auch das Schulkind und vor allem der Pubertierende, der sich in der Welt zu behaupten beginnt, stehen breitbeinig, wie es auch der Betagte tut, der mit seinen schwindenden Kräften umgehen muß. Dazwischen steht der reife Mensch mit schmaler bis mittelbreiter Standfläche (Abb. 6.**3b**).

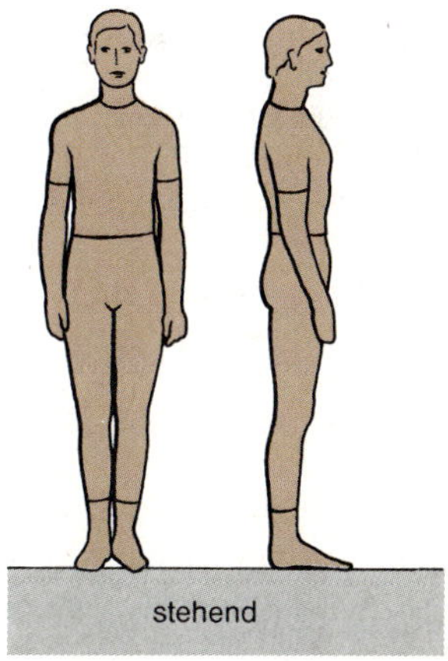

Abb. 6.**3b**

Das **Sitzen**. Der Gesunde sitzt mit aufrechtem Oberkörper und erhobenem Kopf. Die Schultern sind leicht nach vorn geneigt, die Arme und Hände in Ruhestellung. Die Oberschenkel sind (im Hüftgelenk) im rechten Winkel zum Körper gebeugt, ebenso die Knie. Der Unterschenkel ist locker, die Füße werden auf dem

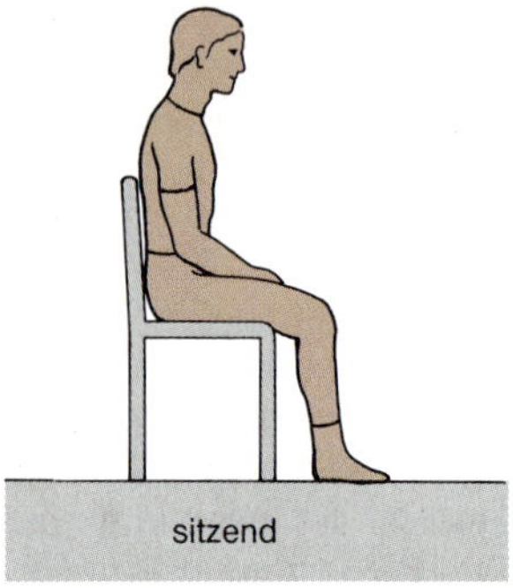

Abb. 6.**3c**

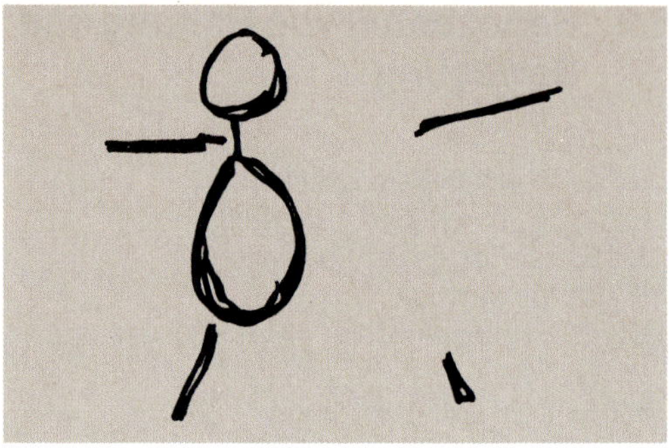

Abb. 6.**4** Zeichnung eines Hemiplegiepatienten mit Verlust des intakten Körperschemas.

Boden oder auf einem Schemel abgestützt (Abb. 6.**3c**).

6.2.2. Körpererleben, Körperbild

Im alltäglichen Leben sind wir uns unseres Körpers kaum bewußt. Erst wenn ich mir eine Zehe anschlage, weiß ich, daß ich eine Zehe habe. Das gleiche gilt für alle anderen Organe/Organsysteme auch. Trotzdem ist unser Körper kein „Torso", sondern ein „objektiv-subjektives Geschehen". Dieses Miteinander wird als Körperschema oder Körperbild umschrieben. E. Heim definiert: „Wir verstehen darunter sowohl die zentrale Repräsentation des Körpers und seiner motorischen Funktionen in einem imaginären Raum als auch körperbezogene gedankliche Vorstellungen und Gefühle." Gemeint ist damit jene Fähigkeit des Menschen, die es ihm ermöglicht, den eigenen Körper *empfindungsmäßig* und *räumlich* richtig zu erfassen.

Der Begriff **Körperschema** (engl. body image) geht auf den Neurologen Head (1861–1940) zurück, der diesen Begriff u.a zur Umschreibung der Phantomempfindlichkeit nach Amputation einsetzte.

In der **Neurologie** sind Körperschemastörungen als krankhafte Verzerrungen wichtig, z.B. Rechts-links-Störungen bei Hemiplegikern. Sie werden aber nicht mehr, wie von Head, als hirnlokale Läsionen interpretiert, sondern als *komplexe neuropsychologische* Symptome verstanden, die auf eine Störung in der Orientierung am eigenen Körper aufmerksam machen. Der Patient erfährt diese Beeinträchtigung bzw. den Verlust der Raumvorstellung und der Körperwahrnehmung sehr existentiell. So „vergißt" z.B. der Hemiplegiker seine gelähmte Seite – sie existiert für ihn einfach nicht mehr. Läßt man diese Patienten ein Strichmännchen zeichnen, fehlt der betroffene Arm, das Bein, oder sie stehen beziehungslos zu Rumpf und Kopf (Abb. 6.**4**).

Körperschemastörungen werden von O. Sacks in „Der Tag, an dem mein Bein fortging" sehr eindrücklich beschrieben. Der Erzähler schildert, was ein Betroffener an Angst, Unsicherheit und Behinderung erfährt, wenn er „sein Bein nicht mehr wahrnehmen kann". Das gleiche erfährt umgekehrt der (Bein-)Amputierte, dessen Körperschema die Amputation nicht nachvollzogen hat. Auch er leidet am Unwirklichen (Phantomschmerz).

Psychologisch wird das Körperschema als „erweitertes Ich" verstanden. Untersuchungen haben gezeigt, daß die Vorstellung von klaren Körpergrenzen auch ein *psychologisches Konzept* ist.

Das im Laufe der frühkindlichen Entwicklung (Erfahrung, Erziehung, kulturelle Einflüsse) entstehende Körperschema hat

- reale Komponenten: die Vorstellung über die Beschaffenheit des eigenen Körpers = *Körper-Ich*;
- psychische Komponenten: Vorstellungen, wie der Körper sein sollte, die „gute Figur" = *Körperideal*.

Typische *psychologische Körperschemastörungen* liegen vor bei Gewichtsproblemen, bei der Adipositas und bei der Anorexia nervosa.

Veränderung des Körperbildes. Sie spielt im Verlauf des Lebens auch eine große Rolle. Sie ist sehr individuell und abhängig von vielen Faktoren (körperlich, seelisch, sozial). Wenn Menschen aufgefordert werden, sich selbst oder Teile ihres Körpers zu zeichnen, so drükken diese Zeichnungen (auch bei Gesunden) ganz unterschiedliche Empfindungen und Gewichtungen aus. Läßt man sie diese Zeichnungen zu einem späteren Zeitpunkt wiederholen, kann es zu großen Überraschungen kommen: Der gleiche Mensch erlebt sich, je nach Stimmung und Lebensgefühl, auch im Körper sehr verschieden (unabhängig von den Jahren, ob jung oder alt). Aber auch das kalendarische Alter verändert das Körperbild (junger Mensch, Erwachsener, Betagter), wie auch Krankheit und Behinderung, insbesondere dann, wenn sie bleibend sind. Annahme und Ablehnung der Wirklichkeit ist gleicherweise sichtbar wie Einseitigkeit und Kompensationsversuche. Auch bestimmte Geisteskrankheiten (z.B. Schizophrenie) können mit verzerrten oder verlorengegangenen Körpervorstellungen (parallel zum Ichbewußtsein) einhergehen.

Das **Bewußtwerden** der Wichtigkeit eines intakten Körperschemas nimmt heute gottseidank zu. Die *neuen Körpertherapien* setzen hier an: Sie wollen „den Körper als etwas erleben lassen, das mit dem ganzen Menschen in Beziehung ist". Die heute wichtigsten Körpertherapien sind S. 167f. nachzulesen. Zu Körperbild und Selbstkonzept S. 36.

6.2.3. Störungen der Beweglichkeit

Störungen können die physiologische, psychologische oder soziale Ebene betreffen. Geht man vom Wissen um die Leib-Seele-Geist-Einheit aus, gibt es selten ein Entweder-Oder. Sich ausdrücken ist immer ganzheitliches Geschehen.

Folgende Redewendungen sind geläufig:

- Wir erzittern vor Zorn.
- Einer schwebt in den Wolken, während der andere mit beiden Beinen auf dem Boden steht.
- Der eine hat kein Rückgrat, der andere weiche Knie und ein dritter ist halsstarrig oder hartnäckig und beißt dazu die Zähne aufeinander.
- Es gibt das gebrochene Kreuz, den geknickten Nacken, und das kann u.U. den Kopf kosten.

Alle Sprachen kennen solche Redensarten, die auf die Wirkung seelischer Vorgänge auf das Körperliche hinweisen.

Von eigentlichen Bewegungseinschränkungen spricht man, wenn der *Gang*, die *Haltung* und/oder die *Koordination der Bewegungsabläufe* gestört sind:

- Gang: Schrittlänge, Beckenkippung, Geschwindigkeit, Schwingung;
- Flexibilität und Stabilität der Bänder und Gelenke;
- Abläufe von Flexion, Extension, Rotation;
- Feinmotorik: Zugriff, Faustgriff, Koordination usw.

Die *Ursachen* der Bewegungseinschränkung sind vielfältig, sie können angeboren oder erworben sein. Bewegungseinschränkung, Funktionseinbuße und -verlust bedeuten immer *Verluste* an *Kommunikation* und *Identität*. Je größer die organische Barriere ist, um so größer wird häufig auch die Kommunikationsbarriere, die der Betroffene aufrichtet. Das zu verstehen und helfend damit umzugehen, ist eine der wichtigsten Problemlösungsmöglichkeiten im Umgang mit diesen Patienten.

Lage

Die Lage, die der Kranke im Bett einnimmt, ist sehr aufschlußreich und gestattet ein Urteil über den Krankheitszustand. Für den Gesunden oder Leichtkranken ist ein mehr oder weniger häufiger Wechsel der Lage charakteristisch. Bei zunehmender Schwäche oder bei Kollaps läßt der Muskeltonus nach; der Kranke liegt in schlaffer Rückenlage zusammengesunken im Bett. Wir können somit zwischen einer *aktiven* und einer *passiven* Lage unterscheiden.

- Die *aktive Lage* ist nur dem Gesunden oder Leichtkranken möglich. In diesem Fall verändert der Mensch seine Lage selbständig – ohne Hilfe und Unterstützung – und ist bei dieser Lageveränderung ganz (oder doch fast) unbehindert. Er kann sich drehen, kann sich aufsetzen, kann sich bewegen.
- Die *passive Lage* ist typisch für bewußtlose oder gelähmte Patienten. Sie sind nicht mehr in der Lage, selber zu bestimmen, wie sie liegen wollen, vor allem können sie selber nichts oder nur sehr wenig daran ändern: *Wie wir sie betten, so bleiben sie liegen.* Bei nicht bewußtlosen Patienten kann dies eine große psychische Belastung bedeuten, auch besteht bei allen Patienten, die passiv liegen, Pneumonie-, Kontrakturen- und Dekubitusgefahr.
- Von *Zwangs-* oder *Schonlage* spricht man, wenn der Patient eine typische Lage einnimmt, um z.B. Schmerzen zu verringern: z.B. *Aufrechtsitzen* bei Atemnot, *angezogene Beine* bei Bauchschmerzen (z.B.

Blinddarmentzündung), *überstreckter Nakken* bei Hirnhautentzündung u.a. Der betroffene Körperteil wird spontan ruhiggestellt → Schmerzlinderung, Heilungsförderung.

Beweglichkeit

Die Beweglichkeit des Kranken kann überschießend, unkoordiniert oder eingeschränkt sein. Sie wirkt sich aus beim Gehen, Handhaben von Dingen, durch Gestik und Mimik.

- *Überschießende Bewegung.* Die Störung liegt zentral und geht von der Steuerzentrale aus. Am häufigsten begegnen wir ihr bei Angst, beim nervösen oder seelisch unerfüllten Menschen. Bei Erkrankungen des Nervensystems ist überschüssige Bewegung meist mit
- *unkoordinierter Bewegung* verbunden. Kleinste Veränderungen sind schon in der Schrift ersichtlich. Dies wird z.B. beim Patienten mit Leberzirrhose berücksichtigt, um den Verlauf der Krankheit zu beurteilen (S. 660).
- *Stereotype Bewegung* = Bewegungsstereotypie. Damit meint man die stets gleichförmige Wiederholung bestimmter zweckloser Bewegungen, z.B. Kopfbewegungen, Schaukelbewegungen. Sie sind u.U. Ausdruck einer psychischen Erkrankung.
- *Eingeschränkte Bewegung.* Sie ist die Folge von Erkrankungen des Bewegungsapparates (Muskeln, Sehnen, Gelenke). Die Muskeln können *lokal* (z.B. Muskelschwund bei langer Immobilität) oder *zentral* (spastische oder schlaffe Lähmung) betroffen sein.
- Von *Bewegungsverarmung* spricht man z.B. bei Patienten mit Parkinson-Syndrom (S. 164). Es sind die Willkür-, Mit- und Ausdrucksbewegungen eingeschränkt oder im schweren Fall sogar *erstarrt.*
  Ein eindrückliches Bild von *Bewegungsverlust* haben wir beim depressiven Patienten. Nichts kann seine starre Trauer durchbrechen und beleben, es geschieht höchstens eine „gemachte" Reaktion, eine leblose Geste.
- *Verspannung* ist eine häufige Erscheinung beim modernen Menschen. Sie kann mehr oder weniger ausgeprägt, u.U. schmerzhaft sein (Rücken-, Schulter-, Nacken-, Kopfschmerzen). Die Persönlichkeitsstruktur des „immer verspannten Menschen" kann geprägt sein von Angst, Mißtrauen, Perfektionismus oder Leistungsdenken. Oft wirken solche Menschen wortkarg, farblos, verbissen, hartnäckig, ruhelos.
- *Krämpfe* sind unwillkürliche Muskelkontraktionen, die nach Ausdehnung und Ablauf verschieden sein können.
- *Schlaffheit* tritt weniger häufig auf als Verspannung. Unsere Erziehung hat da starke Barrieren gesetzt. Erschöpfungszustände, psychische Veränderungen u.a. führen aber auch zu sog. *Auflösungssymptomen.* Der Patient ist dann schlapp, schlaff, zaghaft, passiv, schwankend, unentschlossen, leicht ablenkbar.

Haltung

Einbuße des „Rückgrats" kann organisch (Rückenerkrankungen) oder/und durch psychische Faktoren (Verspannung, Verkrampfung) verursacht sein.

- Das *Stehen* des kranken Menschen kann steif, unharmonisch, unsicher sein. Schwäche (verschiedener Ursache) macht das Aufrechtstehen unmöglich: Der Patient sinkt ein oder zusammen.
- Das *Sitzen* wird durch Erkrankungen der Gelenke beeinträchtigt oder unmöglich, auch Haltungsverlust infolge Rückenerkrankungen, Lähmungen, Depression u.a. wirkt sich rasch auf das Sitzen aus und schafft Probleme.
- *Haltungsschäden.* Unter diesem Begriff werden Veränderungen der Wirbelsäule zusammengefaßt (Kyphose, Lordose, Skoliose S. 744). Schwere Behinderungen wirken sich immer auch ganzheitlich aus. Sie können den Menschen charakterlich verformen oder ihn innerlich frei und unabhängig machen.

6.2.4. Lähmungen

Das typische Symptom einer gestörten Motorik ist die Lähmung. Eine Lähmung kann unvollständig (Parese) oder total (Plegie, Paralyse) sein.

Lähmungen sind jedoch nie nur ein motorisches Problem, sondern auch „lähmender Einbruch" in die Biographie und damit in die Ganzheitsstruktur des betroffenen Menschen.

Je nach *Ausmaß* der noch verbliebenen Bewegungsfähigkeit unterscheidet man folgende Lähmungsgrade (nach Haas u. Martin):

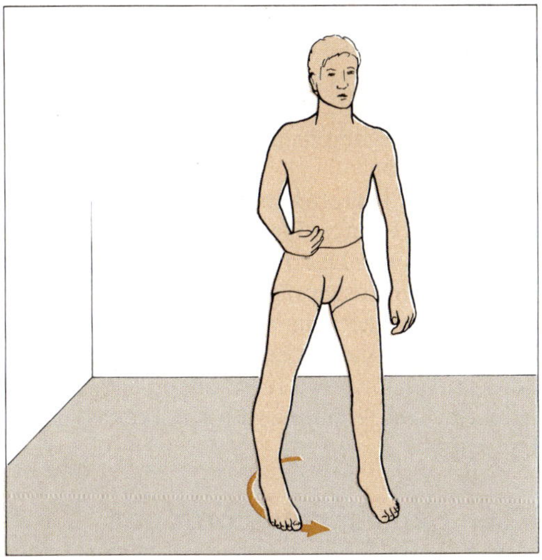

Abb. 6.**5** Typische Haltung eines Hemiplegikers.

6 – normale Kraft,
5 – Bewegung gegen starken Widerstand möglich,
4 – Bewegung nur gegen mäßigen Widerstand möglich,
3 – Bewegung gegen schwache Schwerkraft möglich,
2 – Bewegung nur noch unter Ausschaltung der Schwerkraft möglich,
1 – kein Bewegungseffekt, jedoch noch mit dem Auge wahrnehmbare Muskelkontraktionen,
0 – keinerlei Muskelaktivität.

Nach dieser Einteilung würden die Lähmungsgrade 0 und 1 eine Plegie (Paralyse) bezeichnen, die Lähmungsgrade 2 bis 5 eine Parese.

Je nach *Betroffenheit des Körperteils* unterscheidet man:

- Monoparese bzw. -plegie: eine Extremität (Arm oder Bein) ist betroffen;
- Hemiparese bzw. -plegie: Lähmung einer Körperhälfte (Abb. 6.**5**);
- Tetraparese bzw. -plegie: Lähmung aller vier Extremitäten (Querschnittlähmung);
- Paraparese bzw. -plegie: Lähmung zweier Extremitäten (meist beider Beine; Querschnittlähmung).

Je nach *Lokalisation des Herdes* ist der Lähmungstyp unterschiedlich:

Periphere Lähmung – schlaffe Lähmung

Sie beruht auf einer Läsion im peripheren motorischen Neuron, das seine Nervenzellen im Vorderhorn des *Rückenmarks* hat.

Unterbrechung dieses Neurons an irgendeiner Stelle zwischen der Vorderhornzelle und den Endaufzweigungen der Neuriten führt immer zu *schlaffer Lähmung*.

- Der Muskeltonus ist herabgesetzt *(Hypotonie)*.
- Die Muskelfasern werden *atrophisch*.
- Die grobe Kraft ist vermindert *(Parese)* oder aufgehoben *(Paralyse)*.
- Die Reflexe sind abgeschwächt bis erloschen (keine pathologischen Reflexe).

Zentrale Lähmung, spastische Lähmung

Die Schädigung liegt im Bereich der *Pyramidenbahn*, z. B. durch Traumen, Tumoren, Gehirnblutung, Degenerationserscheinungen.

Das Hauptsymptom der zentralen Lähmung ist die *spastische Bewegungsstörung*. Die Eigenreflexe sind gesteigert, die Fremdreflexe abgeschwächt, es sind pathologische Reflexe auslösbar.

- Die Kraft ist gemindert, die Feinmotorik beeinträchtigt.
- Der Muskeltonus ist spastisch erhöht.
- Keine Muskelatrophie (zu Beginn), da das periphere Neuron noch intakt bleibt.
- Herabsetzung der groben Kraft.

Wegen der Kreuzung der Pyramidenbahn führt eine Läsion rechts im Gehirn zur linksseitigen Lähmung und umgekehrt.

6.2.5. Extrapyramidale Bewegungsstörungen

Extrapyramidales System – im Zwischen- und Mittelhirn gelegene Ansammlung von Zellmassen, sog. Stammganglien. Es handelt sich dabei um ein wichtiges Zentralorgan, das die unwillkürliche Körperhaltung, die Mitbewegungen der Gliedmaßen bei Körperbewegung und vor allem den Muskeltonus beeinflußt und reguliert.

Läsionen in den Stammganglien führen zu verschiedenen Formen von Bewegungsstörungen, z. B. zum *choreatischen Syndrom*, zur *Athetose*, zum *Parkinson-Syndrom*. Da letzteres am häu-

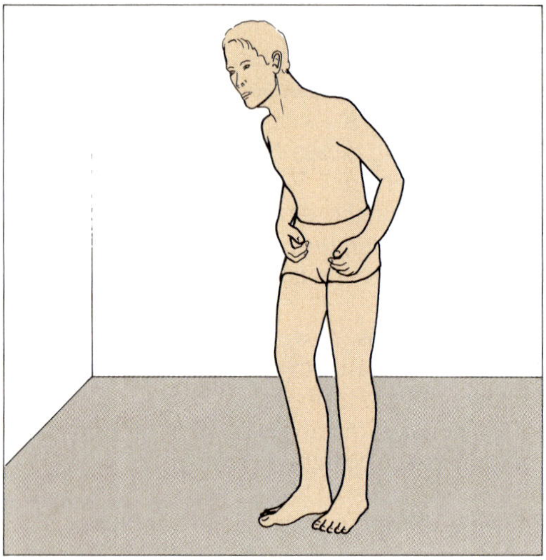

Abb. 6.**6** Typische Haltung eines Patienten mit Parkinson-Syndrom.

figsten auftritt (z.B. auch als Begleiterscheinung bei Neuroleptikabehandlung), soll es kurz beschrieben werden.

Parkinson-Syndrom

Die drei Kardinalsymptome sind die Akinese, der Rigor und der Tremor.

Akinese = Bewegungsarmut und Bewegungshemmung. Die Patienten haben Schwierigkeiten, eine Bewegung in Gang zu bringen oder zu Ende zu führen (Abb. 6.**6**). Verarmung an mimischen und gestischen Ausdrucks- und Mitbewegungen.

- Die Bewegungen werden hölzern und automatenhaft, das Gesicht ist maskenartig.
- Die Sprache wird monoton und leise.
- Jede Bewegung wird gerade so weit ausgeführt, als sie zum Erreichen des Zieles notwendig ist. Später bleiben die Bewegungen auf halbem Wege stehen.
- Die Körperhaltung wird vornübergebeugt und hängend.
- Der Gang wird kleinschrittig und schlurfend.
- In schweren Fällen sind die Kranken nicht mehr in der Lage, eine Bewegung, in der sie sich befinden, abzubremsen. So laufen sie, wenn sie beim Gehen anhalten sollten, noch einige Schritte weiter.

Rigor = wachsender Widerstand, der in jeder Stellung der Gliedmaßen und in jedem Augenblick des Bewegungsablaufs gleich ist. Eine Entspannung der vom Rigor betroffenen Muskeln ist nicht möglich.

Bei passiven Bewegungen tritt das sog. *Zahnradphänomen* auf. Die Muskeln geben unter passiver Bewegung nicht gleichmäßig, sondern ruckartig nach.

Tremor, als Ruhetremor, als Ja- oder Nein-Tremor des Kopfes oder als sog. Pillendrehen an den Händen. Der Tremor ist an den Extremitätenenden ausgeprägter als an den proximalen Gliedmaßenabschnitten.

Psychisch sind die Patienten verlangsamt, Aufmerksamkeit und Interesse engen sich immer mehr ein. Die Stimmung des Kranken ist meist depressiv.

6.2.6. Sensibilitätsstörungen

Sensibilität heißt Empfindung, im eigentlichen Sinn: empfinden mittels der Sinnesorgane, wobei vor allem das Wahrnehmen von Berührungs- und Temperaturreizen gemeint ist.

Verantwortlich dafür sind die *Rezeptoren* an Haut, Schleimhäuten und in Muskeln sowie die *sensiblen Fasern*, die für die Leitung zuständig sind (Schmerz S. 523ff.). Man unterscheidet:

- *Oberflächensensibilität.* Sie wird über Rezeptoren vermittelt, die durch oberflächliche äußere Reize erregt werden: Schmerz, Temperatur- und Berührungsempfinden bzw. Empfindungsstörungen.
- *Tiefensensibilität.* Hier sind es die Rezeptoren, die auf Zustandsänderungen des Bewegungsapparates ansprechen (Propriorezeptoren): Bewegungssinn, Vibrations- und Druckempfinden (für Tiefendruck bzw. Druckschmerz). Bei Störungen verliert der Kranke das normale Bewegungs-, Lage- und Vibrationsempfinden (Hemiplegie). Das Ausmaß ist abhängig vom Ort der Schädigung.

Die Sensibilitätsstörungen werden unterschieden in:

- *Hypo-* oder *Analgesie*: herabgesetzte oder aufgehobene Schmerzempfindung.
- *Hyperalgesie*: erhöhte Schmerzempfindung.
- *Hypo-* oder *Anästhesie*: herabgesetzte oder aufgehobene Berührungs- (und Schmerz-) Empfindung.
- *Parästhesie*: Mißempfindungen wie Kribbeln, Brennen.
- *Dysästhesie*: schmerzhaft empfundene, nicht spontan, sondern durch Berühren hervorgerufene Mißempfindungen.

6.2.7. Koordinationsstörungen

Ataxie (griech. Unordnung). Nur die Koordination von vielen Einzelbewegungen ermöglicht die beabsichtigte Form, Richtung, Kraft und Dauer einer Bewegung. Ist sie gestört, spricht man von Ataxie.

Die einzelnen Bewegungen, insbesondere Zielbewegungen, werden unsicher und ausfahrend; sie schießen über das Ziel hinaus (Hypermetrie), oder sie werden zu kurz bemessen (Hypometrie). Gleichzeitig tritt ein *Intensionstremor* auf. Je nach Lokalisation unterscheidet man:

- *Rumpfataxie.* Der Betroffene kann nicht mehr frei und gerade sitzen, er fällt zur Seite; oder
- *Standataxie.* Er kann nicht gerade stehen.
- *Gangataxie.* Hier ist auch die Koordination der Extremitäten gestört, der Gang wird unsicher und breitbeinig.
- *Zerebelläre Ataxie.* So nennt man Ataxien, die als Folge von Kleinhirnerkrankungen aufgetreten sind (schon kleine Störungen sind mit dem „Finger-Nase-Versuch" zu erkennen).
- *Spinale Ataxie.* Hier kommt es infolge Schädigung der Rückenmarkstränge zu grob ausfahrenden Bewegungen oder zu Verlust jeder gezielten Bewegung.

Im Bereich der oberen Extremitäten macht sich die Ataxie bemerkbar durch

- Veränderung der Schrift: die Buchstaben werden immer größer = *Makrographie*;
- Störungen der Feinkoordination der Hände bei wechselnden Bewegungen = *Dysdiadochokinese*.

6.2.8. Reflexstörungen

Reflexe sind eine unwillkürliche Antwort auf einen Reiz. Sie werden am entspannt liegenden Patienten geprüft. Durch einen Schlag mit dem Reflexhammer auf die Sehne wird der Muskel kurz gedehnt und antwortet reflektorisch mit einer Kontraktion. Bleibt die Kontraktion aus, fehlen die Reflexe (negativer Reflex). Wir unterscheiden Eigen- und Fremdreflexe.

- *Eigenreflexe.* Der Reiz auf den Muskel wird mit der Kontraktion des Muskels beantwortet (Reizort und Erfolgsorgan sind also gleich), Beispiele: Bizepssehnen-, Patellarsehnen-, Achillessehnenreflex.

  Fremdreflexe. Der auslösende Reiz erfolgt als Stimulation der Rezeptoren in der Haut, Erfolgsorgan ist der darunterliegende Muskel (die Muskelkontraktion folgt einem Hautreiz). Beispiel: Bauchdeckenreflex.

Pathologische Reflexe werden ausgelöst, wenn das motorische System zentral (Rückenmark, Gehirn) geschädigt ist. Wichtigstes Beispiel ist der *Babinski-Reflex*, der durch Bestreichen des äußeren Fußsohlenrandes des Patienten ausgelöst wird. Positiv: Großzehe geht langsam nach oben, die übrigen Zehen werden gespreizt und gebeugt. Ein positiver Babinski-Reflex ist ein Zeichen für eine Läsion der Pyramidenbahn, denn diese hemmt normalerweise die positive Reaktion. Da die Pyramidenbahn erst im Laufe des 1. Lebensjahres ausreift, ist ein positiver Babinski-Reflex beim Säugling noch normal.

Behinderung von Haltung und Beweglichkeit wird unterschiedlich erfahren. Ich weiß nur dann, wie sehr ein Mensch behindert ist, wenn *er* es mir sagt. Für die Pflege ist eigentlich nicht das *Kennen* einer Behinderung (medizinischer Aspekt), sondern das *Erkennen* (menschlicher Aspekt) von Bedeutung. Erkennen kann ich nur, wenn ich mich dem Betroffenen zuwende.

6.3. Gesunde Körperlichkeit

6.3.1. Gesunde Körperkultur

„Ich habe einen Körper, aber ich bin Leib." Diese Aussage von Karlfried Graf von Dürckheim konfrontiert uns mit der alten Kardinalfrage: *Bin* ich ein Körper, oder *habe* ich einen Körper? Erst unsere Zeit, die sich vom bloß naturwissenschaftlichen Denken gelöst hat und auch geisteswissenschaftliche Erkenntnisse zulassen kann, vermag diese Frage sinnvoll zu beantworten. Und es gilt, auch in die Gesundheits- und Krankenpflege umzusetzen, „daß der Mensch mit seinem Körper existenziell identisch ist und es ihm gleichzeitig reflektierend zukommt, sich seiner Körperlichkeit in hohem Maße bewußter zu werden." Darin liegt auch die Freiheit des Menschen: Ich bin nicht mein Körper, ich kann mit ihm in Beziehung treten, kann ihn durch Aufmerksamkeit und positives Zusprechen beeinflussen (Körperübungen, Imaginationsübungen wie z. B. die Simonton-Methode S. 925f.). Auch für Karl Jaspers ist der Körper „der einzige Teil der Welt, der zugleich von *innen* empfunden und von *außen* wahrgenommen wird. Er ist ein Gegenstand für mich und ich bin dieser Körper auch selber."

Diese **körperliche Identität** (Körpererleben und Körperschema S. 160) hat in der englischen Sprache ihren Niederschlag gefunden: „somebody" ist *jemand* und „nobody" ist *niemand* („You are nobody, till somebody loves you" [Sam Keen] = Du bist niemand, bis jemand dich liebt [Person S. 33ff.]). Das Körpersein bzw. – da die seelische geistige Komponente mitschwingt – das *Leibsein* und das *Körperhaben* sind in der Vorstellung des Menschen nicht zu trennen.

Zum *Seinsaspekt* gehört die Erfahrung *lebendigen Lebens* und das Sichanpassen in dieser Welt. Es äußert sich im Bereich aller ATL sowie in allen averbalen Ausdrucksformen, die von Gefühl, Stimmung und Schwingung sprechen (S. 30). „Unser Körper ist das spezifische Zuhause unserer Geist-Seele und unseres endlichen Schicksals" (Schipperges 1988). Er bedarf der Sorge und, wo nötig, der Unterstützung in der Vielfältigkeit der geforderten Anpassungs- und Bewältigungsprozesse.

Zum *Aspekt des Habens* gehört die Funktion. „Der Körper funktioniert gleichsam als Instrument unseres Willens und unserer Strebungen, wenngleich er auch ohne bewußte Einwirkung mit einem geschlossenen Regelsystem ‚unwillkürlich' auf Reize seiner Innenwelt und der Umwelt regiert" (Schipperges 1988). Unser gesamtes Leben ist mit dem Körper und der Körperlichkeit verbunden. Er bedarf der bewußten Wahrnehmung, des Berührens und dort des einfühlsamen Stützens und Bewegens, wo Einschränkung ihn behindert.

Kultur und **Kultivierung** der Körperlichkeit meint somit dynamische und harmonische Anpassung von Leib und Leben an die Ansprüche der inneren und äußeren Wirklichkeit. Denn, so eine alte Volksweisheit, „wer nicht an den Körper denkt, der fällt ihm leicht zum Opfer".

Die **Pflege des Körpers** umfaßt
- Gymnastik und Körperübungen, die einerseits der Ausbildung von Schönheit, Kraft und Geschicklichkeit dienen, andererseits die Wiederherstellung gestörter Funktionen bewirken können = *Ressourcen der Körperlichkeit*;
- Reinigung und Pflege, die dem Wohlbefinden dienen = *Ressourcen der Selbstpflege*;
- Sexualität als erotisch-leiblicher Weg zur Harmonie (Kap. 15) = *Ressourcen der Gemütskräfte.*

6.3.2. Spannung und Entspannung

Spannungsausgleich (mittlerer Tonus) ist die Basis der Gesundheit bzw. der Gesunderhaltung des Menschen. „Im Lot sein" heißt nicht, nie verspannt sein oder nie aufgelöst sein, sondern die Fähigkeit haben, immer wieder in die eigene Mitte zurückzukehren (Symbol dafür: Stehaufmännchen), *um bei sich selbst zu sein*.

Der Spannungsausgleich dient gleichzeitig der Ertüchtigung und der Gesunderhaltung der Körperfunktionen.

Entspannungstechniken haben in der heute so hektischen Welt eine zunehmende Bedeutung. Es wird denn auch bei der *Gesunderhaltung* und *Gesundheitsbildung* bei vielen ATL darauf verwiesen. Auch hier gilt, daß die einzelne Technik professionell, d. h. durch entsprechende Kurse, erlernt und eingeübt werden muß.

Die Entspannungstechniken wirken auf
- die Spannung der verschiedenen Muskelsysteme;
- die Wahrnehmung unterschiedlicher Spannungszustände, die Voraussetzung ist für
- die Veränderung der Spannung: Anspannung und Entspannung, Wärme- und Schwereempfinden, wohlige Müdigkeit und anschließend Frische.

Allen Entspannungstechniken gemeinsam ist die *Stimulierung der Entspannungsreaktion*:
- Entspannungsübungen nach Jacobsen,
- Visualisierungsübungen nach Simonton,
- autogenes Training nach Schultz,
- meditative Leibarbeit nach v. Dürckheim,
- und viele andere.

Für alle diese Techniken gelten die gleichen Voraussetzungen:
- einüben (erlernen) und üben (ausüben durch regelmäßige Anwendung),
- Haltung der Ruhe und Passivität, des Geschehenlassens,
- Ungestörtheit: ruhiger Raum, bequeme Position.

Ergonomische Übungen (Ergonomie = Lehre von der Beziehung zwischen Mensch und Ar-

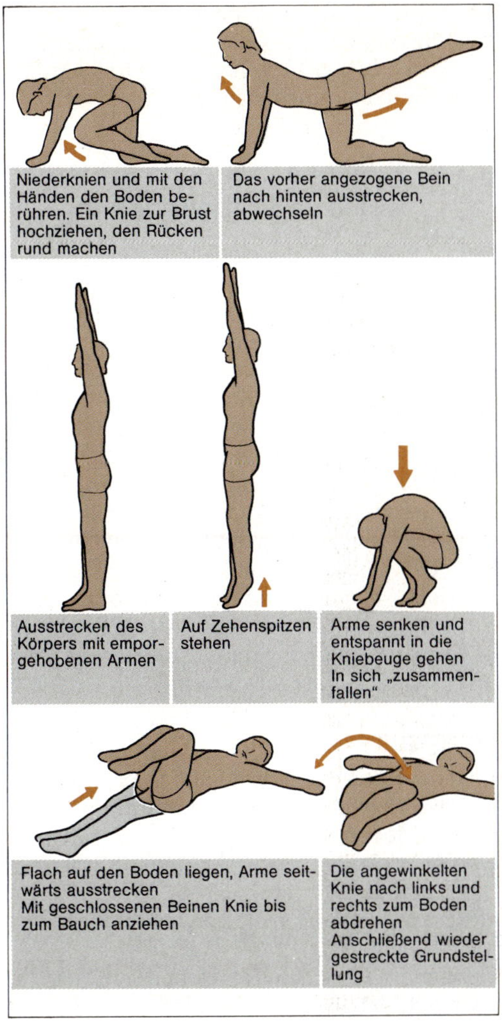

Abb. 6.**7** Rückenturnen.

beitswelt). Hier wird vor allem die Erkenntnis des sog. Brügger-Konzepts eingesetzt. Der Begründer Alois Brügger (Zürich) hat festgestellt, wie sehr *richtige Körperhaltung* und *Wohlbefinden* zusammenhängen bzw. falsche Körperhaltung und Fehlbeanspruchung mit schmerzhaften Bewegungsbehinderungen, Schonhaltung, „rheumatischen" Beschwerden an Rücken, Nacken, Schultern, Armen und Beinen einhergehen. Brügger empfiehlt

- Übungen, wie sie in Abb. 6.**7** gezeigt werden.
- Richtiges Sitzen, Gehen, Stehen, Bücken (Abb. 6.**11**).

6.3.3. Bewegungs- und Körpertherapien

Die moderne Alternativpraxis stellt uns eine Vielzahl von *natürlichen Heilmethoden* zur Gesunderhaltung und Wiederfindung der Gesundheit zur Verfügung. Es handelt sich dabei grundsätzlich um Methoden, welche die Selbstheilungskräfte des Körpers stimulieren, ohne daß ein radikaler chemischer Eingriff in seine Funktionen erfolgt.

Im Bereich von *Haltung* und *Bewegung* gibt es ein sehr großes Angebot von entsprechenden Programmen: Bewegungstechniken, Reflexzonenmassage, die Anwendung von Wickeln, Farbstoffen, Musik usw. Es würde den Rahmen dieses Buches sprengen, vollständige Information oder gar Anleitung dazu zu vermitteln. Es muß auf die entsprechende Fachliteratur bzw. auf Weiterbildungskurse verwiesen werden. Hier eine kurze *Zusammenfassung der Körpertherapien*:

Alexander-Technik. Eine Methode, die nach ihrem Erfinder, F. Matthias Alexander, benannt ist. Sie wird als Haltungskorrektur bezeichnet. Ihre Wirkung geht jedoch weit darüber hinaus und versucht, Geist und Körper wieder miteinander in Einklang zu bringen.

Bioenergetik. Hier geht es um den Umgang mit der Lebenskraft (Bioenergie). Sie geht auf Alexander Lowen zurück, der tiefgreifende Zusammenhänge zwischen unserer Gestimmtheit und äußerem, körperlichem Geschehen entdeckte. Die Bioenergetik will Blockierungen bewußt machen, Fixierungen lösen, indem sie die Arbeit am Bewußtsein mit der Arbeit am Körper verbindet.

Feldenkrais-Methode. Sie wurde vom Physiker und Judomeister Moshe Feldenkrais entwikkelt. Es gibt zwei Möglichkeiten, diese Methode zu erlernen: durch die Gruppenmethode „Bewußtheit durch Bewegung" oder in der Einzelarbeit, der „funktionalen Integration". Feldenkrais beschreibt seine Arbeit als „die Entdeckung des Selbstverständlichen", wodurch das Selbstbild bewußtgemacht und wo nötig verändert werden kann.

Kinesiotherapie. Kinesik = Zweig der Semiotik, der sich mit der Bedeutung der menschlichen Bewegung befaßt; Semiotik = Lehre von den Krankheitszeichen (griech. semeion = Zeichen). Ihr Begründer ist R. L. Birdwhistell. In die Therapie werden verschiedene Bewegungselemente eingebaut: Entspannung, Rhythmik,

Gymnastik, Atmen. Das Ziel ist die Auflockerung und die Gewinnung neuer oder bisher verdrängter somatischer Aspekte der eigenen Person bzw. des Selbstbildes.

Kinästhetik. Die Begründer der Kinästhetik sind Frank Hatch und Lenny Maietta. Sie stellten fest, daß Bewegung das wirksamste Mittel zum Lernen von Veränderungsprozessen ist und bezogen Theorien der Verhaltenskybernetik und der Systemlehre in die Praxis der Präventivmedizin ein. Kinästhetik ist die „Lehre von der Bewegungswahrnehmung" oder, anders übersetzt, „Bewegung in Harmonie". Die Konzepte der Kinästhetik können in der Krankenpflege wirkungsvoll eingesetzt werden, sowohl *prophylaktisch* im Umgehen mit dem eigenen Körper, so daß Anstrengungen vermindert und die Wirksamkeit der Arbeit erhöht werden, wie auch *therapeutisch* zur Verbesserung und Unterstützung der Eigenkontrolle im Heilungsprozeß bewegungsbehinderter Patienten (S. 171).

Manuelle Lymphdrainage. Es handelt sich um eine von D. Vodder entwickelte Massagetechnik, die der Beseitigung von Schwellungen, insbesondere eiweißreichen Flüssigkeitsansammlungen dient. Angewendet wird sie im Gebiet der Unfallchirurgie, bei Stauungen, die nach Operationen auftreten (z. B. nach Brustamputation), sowie bei Spannungen im Muskel- und Narbenbereich (S. 622f.).

Reflexzonenmassage ist ein altes chinesisches und indisches Heilverfahren, bei dem die Fußsohlen, seltener auch die Handinnenflächen massiert werden. Dieses Wissen wurde von dem amerikanischen Arzt William H. Fitzgerald wiederentdeckt und weiterentwickelt. Die Reflexzonentherapie ist insbesondere bei funktionellen Störungen und Verspannungen von Nutzen. Bekannte Techniken für die Fußzonenreflexmassage sind die Handmassage, die Tretmassage, die Anwendung von Fußrollern.

Rolfing wurde von der Amerikanerin Ida Rolf entwickelt. Das Ziel liegt in der Entwicklung einer gesunden und natürlichen Körperhaltung und -bewegung durch Entfernung überflüssigen Gewebes mittels Tiefenmassage.

Yoga. Das Wort Yoga gehört zum indogermanischen Sprachschatz und hat eine direkte Entsprechung im deutschen „Joch" = anjochen, einspannen. Unter dieser Bedeutung entfaltete sich Yoga schon in der vorbuddhistischen Zeit in zwei Blickrichtungen: nach innen und nach (bzw. von) außen. Es handelt sich demnach um ein Selbsthilfesystem (innen) zur Wiederherstellung geschädigter Gesundheit (außen) bzw. zur körperlichen und geistigen Gesunderhaltung und Weiterentwicklung.

6.3.4. Rückenschonende Arbeitsweise und Arbeitshaltung

Bei Rückenbeschwerden (Verspannung, Schmerzen) wie auch bei Bandscheibenschäden (Abb. 6.**8** u. S. 748f.) liegt oft weniger eine Abnutzung als eine *falsche* Benutzung zugrunde, d. h., die physiologischen Gesetzmäßigkeiten werden kaum oder nur ungenügend beachtet.

Falsche Körperhaltung in Beruf und Alltag führen zu Schäden. *Pflegeberufe* gehören zu den Risikoberufen. Das Lernen und Einüben der folgenden Regeln kann das Risiko auf Null senken. Die gleichen Grundsätze gelten für alle *Patienten mit Rückenschmerzen* oder nach *Rückenoperationen*. Aufgabe der Pflegenden ist dann die Anleitung und Überwachung. Der beste Lehrer ist das gute Vorbild.

Arbeitsgrundsätze

- Hebe richtig – schone deinen Rücken.
- Trage richtig – vermeide ermüdende Haltearbeit der Muskeln.
- Stehe richtig – vermeide unnatürliche Arbeitshaltung.
- Sitze richtig – vermeide Verkrampfung und Ermüdung.

Falsches und richtiges Heben werden in Abb. 6.**9**, falsches und richtiges Arbeiten in Abb. 6.**10** gezeigt.

Regeln für eine rückenschonende Arbeitsweise (Abb. 6.11)

Richtige Ausgangsstellung:

- Grätschstellung, Schrittstellung,
- Fußspitzen nach vorne (nicht nach außen),
- ganze Fußsohle am Boden.
  Durch die richtige Schritt- und Grätschstellung wird die Unterstützungsfläche größer, dadurch sind Gleichgewicht und Standfestigkeit verbessert (stabiler Stand, eingeübte Stabilisierungshaltung).
- Krankenbettniveau in Arbeitshöhe.

Richtige Schwerpunktverlagerung. Sie wird durch die richtige Ausgangsstellung ermöglicht.

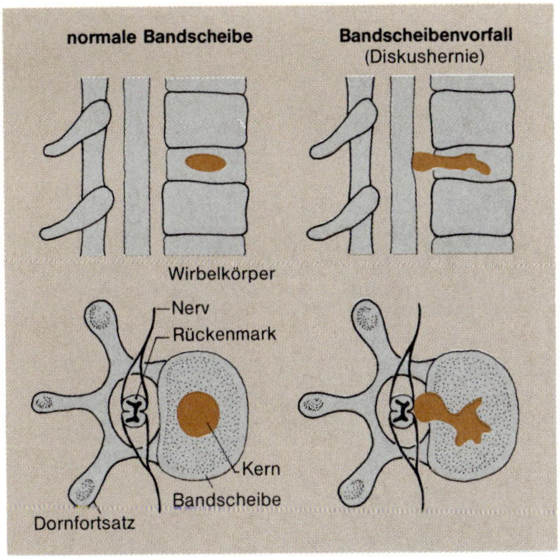

Abb. 6.**8** Anatomie der Bandscheibe.

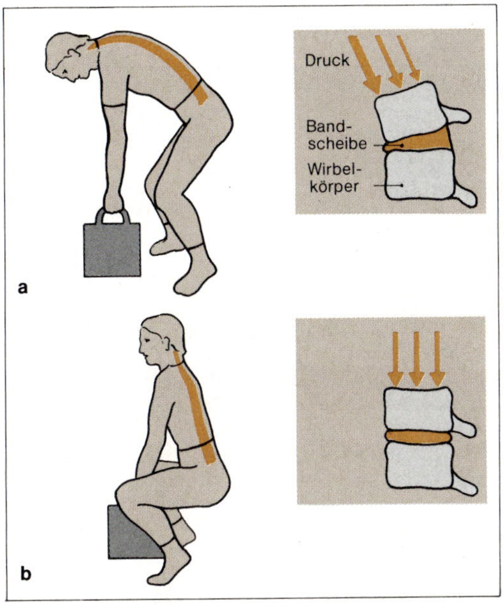

Abb. 6.**9** Falsches und richtiges Heben.
a Beim Heben mit gebeugtem Rücken werden die knorpeligen Bandscheiben keilartig verformt und an den Kanten überlastet, was zu Rückenleiden führen kann. Je stärker der Oberkörper nach vorn geneigt wird, um so größer ist die Belastung der Rückenmuskeln und der Bandscheiben. Mit vorgeneigtem Rumpf besteht schon bei leichten Lasten Gefahr.
b Beim Heben mit flachem Rücken neigt sich der Rumpf im Hüftgelenk; die Bandscheiben werden nicht verformt, sie werden gleichmäßig und nur gering belastet. Mit aufgerichtetem Oberkörper können schwere Lasten gefahrlos gehoben werden.

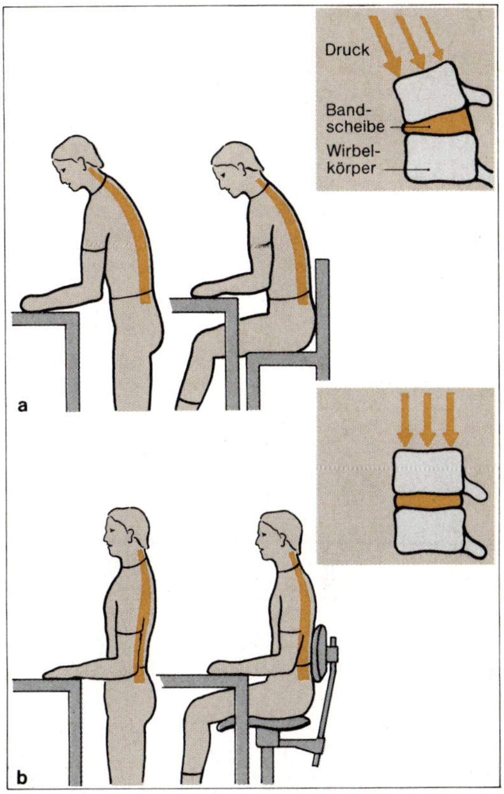

Abb. 6.**10** Falsches und richtiges Stehen und Sitzen.
a Beim Stehen und Sitzen in gebeugter Haltung ermüden die Rückenmuskeln. Die knorpeligen Bandscheiben werden keilartig verformt und ungünstig belastet. Die Atmung und die Tätigkeit der Verdauungsorgane werden beeinträchtigt.
b In natürlicher aufrechter Haltung ist die Ermüdung der Rückenmuskeln nur gering. Die Bandscheiben werden nicht verformt und günstig belastet. Die Atmung ist frei, die Tätigkeit der Verdauungsorgane erfolgt ungestört.

Sie wird praktisch erreicht durch
- wechselnde Belastung der Beine (Spielbein – Standbein),
- Mitschwingen des Rumpfes und federndes Nachgeben in Hüft-, Knie- und Fußgelenken.

Beim *Heben einer Last*:
- Abschätzen der Last, richtig zufassen und die Last von den Beinen her durch langsames Strecken der Fuß-, Knie- und Hüftgelenke hochheben.
- Die stabile Bein-Rumpf-Haltung erlaubt ein freies Bewegen des Schultergürtels.
- Die Last so körpernah wie möglich hochheben.

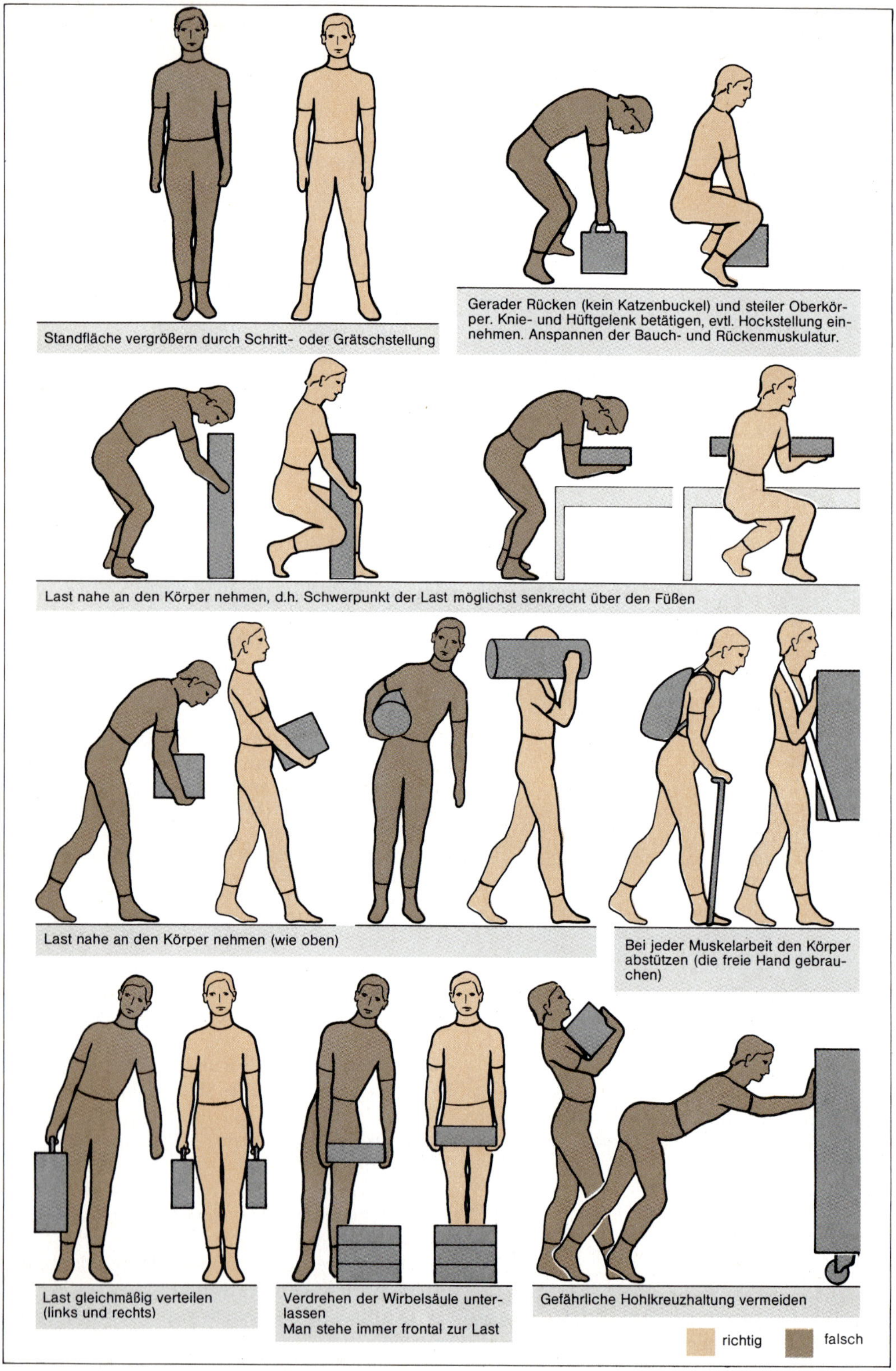

Abb. 6.**11** Gesetze richtigen Hebens und Tragens.

- Schwere Gegenstände müssen zu zweit hochgehoben werden.

Beim *seitlichen Verschieben einer Last*:

- Stabiler Stand.
- Gewichtsverlagerung zur entsprechenden Seite, wobei Beine, Becken und Rumpf die Stabilität übernehmen und die Arme lediglich die Last mitzunehmen haben.

Rhythmisches und koordiniertes Arbeiten. Sind zwei oder mehrere Personen gleichzeitig mit einer Arbeit beschäftigt, so ist rhythmisches und koordiniertes Arbeiten unerläßlich.

- Patient und Hilfspersonal vorher gut instruieren.
- Kräfte und Bewegungen gegenseitig abstimmen.
- Unmißverständliche Kommandos geben.

Regelmäßiges Atmen:

- Regelmäßige Atmung mit ruhigem Ein- und Ausatmen beim Tragen von Lasten über längere Strecken.
- Einatmen und Atmung anhalten bei kurzem, schwerem Anheben. Die Last wird während der Ausatmung abgesetzt.

Geeignetes Schuhwerk. Schuhe müssen bequem und sicher sein. Unzweckmäßiges Schuhwerk gefährdet die Stabilität des Fußes, besonders bei der Schwerpunktverlagerung nach der Seite (Abrutschen der Ferse, Verdrehen des Fußes).

Hilfsmittel einsetzen. Oft ist es eher Bequemlichkeit als überschüssige Kraft, die uns verleitet, Lasten zu tragen. Das Organisieren von Hilfsmitteln (oder von Helfern) ist eine Sache der Disziplin und Selbstverantwortung. Es stehen heute eine große Auswahl von *Mehrzweckwagen, Liftern* und *Hebern* (S. 201ff.) zur Verfügung.

Kinästhetik und Pflege. Heben und Bewegen sind in der Krankenpflege unumgänglich. Wir wissen um die rückenschonende Arbeitsweise und Arbeitshaltung.
Die Schwierigkeit dabei ist nur, daß wir zu wenig gelernt haben, dieses Wissen in die praktische Tätigkeit umzusetzen. Unterdessen stehen geprüfte Methoden zur Verfügung, deren Anwendung in der Ausbildung gelernt und eingeübt werden können. Insbesondere erwähne ich die *Kinästhetik*, die uns in der Krankenpflege von großem Nutzen sein kann.
S. Schmidt (Arbeitsgemeinschaft für Kinästhetik in der Krankenpflege, Schweiz) setzt dabei die folgenden Schwerpunkte:

- Umgebung verändern: Hindernisse wegräumen, Möbel funktional besser stellen usw.
- Anstrengung durch zweckmäßige Information ersetzen.
- Kommunikation durch Berührung verbessern.
- Den Körper als Orientierungsmittel einsetzen.

Das klingt relativ einfach, braucht aber Einfühlungsvermögen sowie Erfahrung und Übung in bezug zum eigenen Körper. Entsprechende Seminare werden heute überall angeboten. Zur Einführung ins Thema gibt es eine Videokassette (S. 210).

6.4. Pflegeplanung: sich bewegen

6.4.1. Situationseinschätzung

Die auf S. 157ff. angeführten Aspekte zeigen, wie vielschichtig und komplex die Lebensaktivität Sichbewegen ist. Sie kann nie für sich allein betrachtet werden, denn, so sagt v. Dürckheim, „Es geht dabei nicht um den Körper, den man hat, sondern um den Leib, der man ist". Diese ganzheitliche Betrachtung darf nicht vergessen werden, wenn man den Patienten in seinem Sichbewegen erfassen will. Die Checkliste S. 172 ist als Denkanstoß gedacht.

6.4.2. Standardisierter Pflegeplan

Die **Ziele** bei Haltungs- und Bewegungsproblemen müssen möglichst individuell unter Berücksichtigung des *Abhängigkeitsgrades* des Patienten gesetzt werden.
Grundsätzlich sind es die folgenden Aspekte:

- Erhalten und/oder Wiederherstellen der Beweglichkeit,
- Vermitteln von Wohlbefinden und optimaler Lebensqualität,
- Einüben eines gesunden Bewegungsverhaltens und Körperbewußtseins,
- Mobilisieren von Regenerations- und Selbsthilfekräften – mögliche Ressourcen mit einbeziehen!

Die **Maßnahmen** orientieren sich am Intakten und „noch Erreichbaren": Die noch vorhande-

Checkliste: sich bewegen

☐ Körperbild ☐ Mobilität ☐ im Bett ☐ im Raum ☐ im Freien

Die folgenden Fragen dienen exemplarisch zur Situationseinschätzung (S. 102ff.)

☐ Die Gewohnheiten bezüglich Bewegung, Freizeitaktivitäten und Sport sind erfragt worden
☐ Der Kranke hat alle notwendigen Informationen über seine Bewegungseinschränkung bzw. -therapie
☐ Gespräche über eine evtl. Behinderung sind in die Pflege eingeplant
☐ Das größtmögliche Selbsthilfepotential des Kranken wird ausgeschöpft (immer wieder erfragt)
☐ Alle zur Verfügung stehenden Selbsthilfegeräte, die für den Kranken sinnvoll sind, sind mobilisiert und werden eingesetzt (wissen wir, was es alles gibt, was evtl. in einem Lager liegt, was angeschafft werden könnte?)
☐ Die Schmerzgrenze ist bekannt, wird akzeptiert
☐ Bewegungsmöglichkeiten und Sensibilität der Extremitäten sind bekannt
☐ Anregungen zur Gesunderhaltung sind in die Pflege mit einbezogen
☐ Unterstützung und Hilfe sind der Notwendigkeit (Bedarf) angepaßt (zweckmäßig, gezielt, sinnvoll)
☐ Der Selbständigkeitsgrad ist bekannt (immer neu), und es wird damit gearbeitet
☐ ......
☐ ......

ne Gehfähigkeit soll so gut wie möglich genutzt werden: *innerhalb des Krankenhauses* → Cafeteria, Aufenthaltsraum; *im Freien* → Spaziergänge im Park, kurze Ausgänge usw.
Gehbehinderte Patienten können durch die Angehörigen oder Pflegepersonen in diesen Aktivitäten unterstützt werden. Die auf S. 165ff. genannten präventiven Maßnahmen sind immer auch therapeutische. Die im folgenden besprochenen Maßnahmen sind sog. *Pflegestandards*. Sie sind individuell den aktuellen und potentiellen Pflegeproblemen des Patienten anzupassen.

Die **Pflege** betrifft Patienten mit
- Störungen der Sinnesorgane, insbesondere der Seh- und Tastorgane (Augen Kap. 31, Haut Kap. 29); Behinderung, Bettlägerigkeit;
- Erkrankungen des Skelettsystems (Kap. 27): Haltungs- und Bewegungsstörungen;
- Erkrankungen des Nervensystems (Kap. 28): Lähmungen, Bewegungs-, Sensibilitäts- und Koordinationsstörungen.

Die **Bewertung** der Wirksamkeit der Pflege beinhaltet die Beurteilung der gegebenen Pflege wie die Neueinschätzung der Situation, u. U. die Modifikation der Ziele und Maßnahmen.

Pflegemaßnahmen

6.5. Prophylaktische Maßnahmen

Prophylaxe = Vorbeugung; prophylaktisch = verwahrend, schützend; im medizinischen Sinn: vorbeugend, verhütend = Verhüten von Krankheiten.
Jede Gesundheit und Wohlbefinden erhaltende Maßnahme ist zugleich prophylaktische Maßnahme.
Die Prophylaxen gehören grundsätzlich zu den standardisierten Pflegemaßnahmen bzw. Pflegeplänen.
Standards als Ausdruck erprobter und/oder wissenschaftlicher Erkenntnisse sind aber zu unterscheiden von bloßer Routine und traditionellem „so macht man das".
Die *Umsetzung* von Pflegestandards in die *individuelle Situation* (S. 110f.) muß bezogen werden auf die *Bedürfnisse* des Kranken, sein *Befinden* und den *Befund* (Risikofaktoren und Gefährdung).

Prophylaktische Pflege ist schöpferische, eigenständige und eigenverantwortliche Pflege. Sie steht und fällt mit dem Verbindenkönnen von theoretischen Erkenntnissen und praktischer Erfahrung. Prophylaxe lernt man am besten, indem man sie ausführt. Die Erfahrung im Alltag und das Reflektieren der gegebenen Pflege (auch im Austausch mit Kolleginnen und Kollegen) ist die beste Lehrmeisterin.
Erfolgreiche Prophylaxe ist abhängig von der
- Intensität = sorgfältig und bewußt, nicht oberflächlich;
- Regelmäßigkeit = über 24 Stunden, nicht nur hie und da;
- Integration = einbezogen in die ganze Pflege, nicht nebenher;
- Kooperation = mit dem Patienten, nicht nur für ihn.

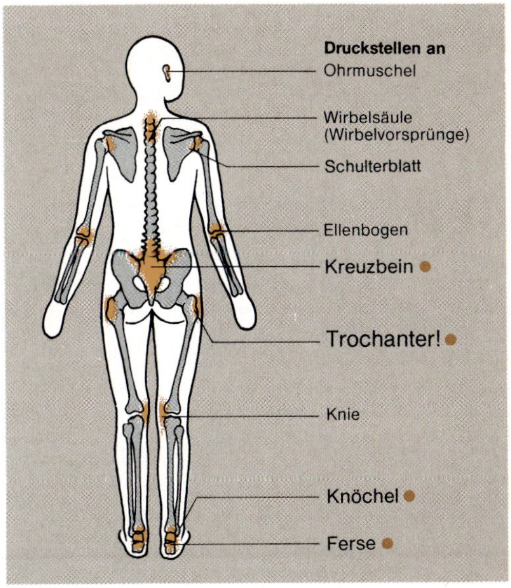

Abb. 6.**12** Lokalisation von Dekubiti. • = Wichtigste Gefahrenzonen.

6.5.1. Dekubitusprophylaxe

Dekubitus

Dekubitus bedeutet Wundliegen – extrem langsam heilende, kompressiv-ischämische Hautläsion – Druckgeschwür, Drucknekrose.
Der Dekubitus ist keine eigenständige Erkrankung, sondern eine Folgekrankheit, die auf anderen Krankheiten, Schädigungen oder ungünstigen äußeren Umständen basiert. Dabei ist der einwirkende Druck zwar der Auslöser, nicht aber die Ursache der Entstehung. Als Ursache muß die fehlende oder verspätete Entlastung druckexponierter Hautgebiete gelten. Fällt der unter normalen Umständen selbsttätige Schutzvorgang der spontanen Druckdekompression aus, ist die Entwicklung eines Dekubitus zwangsläufig vorprogrammiert, wenn nicht eine fachkundige Prophylaxe betrieben wird (grundlegende Informationen bei Peiseler 1989).

Lokalisation

Grundsätzlich kann es (je nach Lagerung) an jeder Stelle des Körpers zu einem Dekubitus kommen. Die Mehrzahl entwickelt sich aber an einigen besonders gefährdeten Stellen (Abb. 6.**12**).

Da insbesondere ältere Menschen meist auf dem Rücken schlafen und Patienten oftmals in Rückenlage gebettet werden, befindet sich mehr als die Hälfte aller Dekubiti in der gewichtsbedingt am stärksten belasteten Kreuzbeinregion und an den Fersen. Durch den dünnen Weichteilmantel über den Knochen sind bei seitlicher Lagerung die Trochanteren der Oberschenkel sowie die Knöchel besonders gefährdet. Sitzende Patienten entwickeln bevorzugt in der Steiß- und Sitzbeinregion Druckgeschwüre. Insgesamt machen diese Lokalisationen über 75% aller Dekubiti aus.
Seltener finden sich Druckschäden an Schulterblättern, Dornfortsätzen Wirbelsäule, Brustbein, Ellenbogen, Kniescheiben, Hinterkopf und Ohrmuscheln. Bei adipösen Patienten können zwischen den Hautfalten an Gesäß, Leisten, Brüsten und Bauch Hautschäden mit ähnlichem Erscheinungsbild entstehen.
Längerfristiger Hautkontakt mit harten Fremdkörpern führt ebenfalls zu Drucknekrosen. Man beobachtet dies beispielsweise bei schlecht sitzenden Gipsverbänden oder lange liegenden Kathetern und Sonden, die dann Druckulzera in dem jeweiligen Organ (Nasen-Rachen-Raum, Luftröhre, Speiseröhre, Harnblase) verursachen. Dazu gehört auch das Dekubitalulkus der Portio bei Scheidenpessarträgerinnen.

Stadien, Schweregrad

Unter der Bezeichnung Dekubitus ist eine ganze Reihe von Gewebeschädigungen mit verschiedenem Ausmaß zusammengefaßt. Es kann sich sowohl um eine leichte Hautschür-

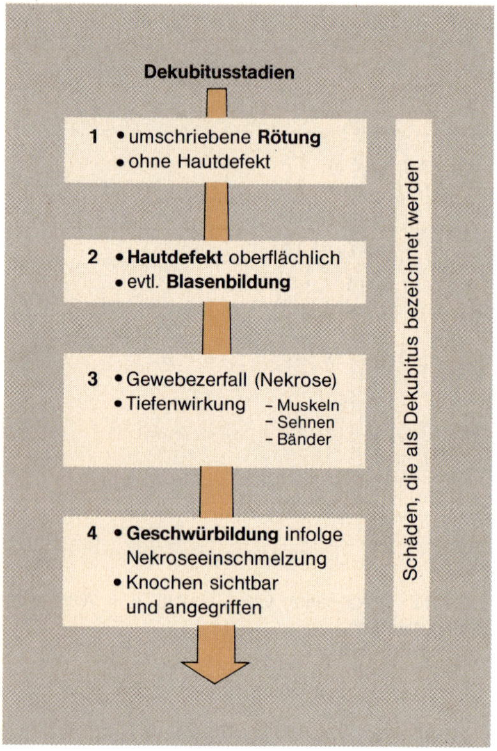

Abb. 6.**13** Dekubitusstadien. Gradeinteilung nach Tiefenausdehnung (nach E. Lustig, Aarau).

fung als auch um einen tiefen Gewebedefekt (Dekubitalgeschwür, Dekubitalulkus) handeln.

In der Fachliteratur werden z.T. sehr unterschiedliche Stadieneinteilungen vorgeschlagen. Abb. 6.**13** zeigt die Gradeinteilung nach der Tiefenausdehnung.

Der Dekubitus ist nicht nur ein schmerzhaftes Geschehen für den Patienten, er ist auch ein wirtschaftlich belastender Faktor, wie diese Berechnung der Pflegekosten zeigt:

- 1. Stadium: ca. 20 sFr/DM pro Tag,
- 2. Stadium: ca. 60 sFr/DM pro Tag,
- 3. Stadium: ca. 150 sFr/DM pro Tag.

Ursachen

An der Dekubitusentstehung können mehrere äußere und innere Faktoren beteiligt sein. Grundsätzlich ist es immer ein Zusammenwirken von

- langanhaltender Druckeinwirkung und
- Risikofaktoren bzw. Disposition (gefährdete Personengruppe).

Druckeinwirkung. Die schon S. 173 erwähnte Druckeinwirkung ist der wichtigste ursächliche Faktor bei der Entstehung eines Dekubitus. Von Bedeutung dabei ist das *Ausmaß des Drucks* und die *Einwirkungsdauer* (Abb. 6.**14**). Schon eine Druckbelastung von 40 mmHg komprimiert die feinen Arteriolen und Venolen der Haut und beeinträchtigt so die Durchblutung und den Zellstoffwechsel der aufliegenden Stelle (Tab. 5.**5**).

Läßt der Druck innerhalb einer gewissen Zeit nach (der Gesunde führt eine spontane Entlastungsbewegung durch), können sich die Zellen ohne Folgen erholen. Wo diese spontane Entlastung ausbleibt, wird die Erholungsfähigkeit der Haut überschritten; es kommt zu Minderdurchblutungen (Ischämie) und schließlich zum Absterben der unversorgten Zellen (Nekrose). Die Grenze der Druckeinwirkung (ohne Schaden zu setzen) ist bei nicht vorgeschädigter Haut nach 2 Stunden erreicht.

Bei *nicht sachgerechter Lagerung* haben die aufliegenden Hautstellen nicht nur das gesamte Körpergewicht, sondern auch durch ungünstige Gewichtsverteilung entstandene zusätzliche Schwerkräfte auszuhalten. Zudem kann die Empfindlichkeit der Haut durch verschiedene *äußere* Einflüsse (Reibung, Feuchtigkeit, ungünstige Temperatureinwirkung) erhöht werden, so daß die Widerstandsfähigkeit gegen Druck geringer wird.

Risikofaktoren, Disposition. Das Zusammenspiel von Druckeinwirkung und Risikofaktoren ist ebenfalls aus Abb. 6.**14** ersichtlich. Grundsätzlich kann unter bestimmten Umständen bei nahezu jedem Patienten ein Dekubitus auftreten. Es gibt aber einige Gruppen von Patienten, die besonders gefährdet sind:

- *Patienten mit Bewegungsmangel.* Immobilität und Bettlägerigkeit stellen den größten Risikofaktor dar z.B. bei
  - *Bewußtlosigkeit* infolge Koma, Schock, Narkose;
  - *Lähmungen* (Paraplegie, Hemiplegie) und *Sensibilitätsstörungen*;
  - *Bewegungseinschränkung* im Alter, bei körperlicher Behinderung, bei therapeutischer Ruhigstellung.
- *Patienten in schlechtem Allgemeinzustand*, bei langdauernder Erkrankung. Kachexie (reduzierter Ernährungszustand) und Wasserverlust führen zu Atrophie der Haut.
- *Patienten mit Durchblutungsstörungen.* Zu Mangeldurchblutung kommt es bei arteriel-

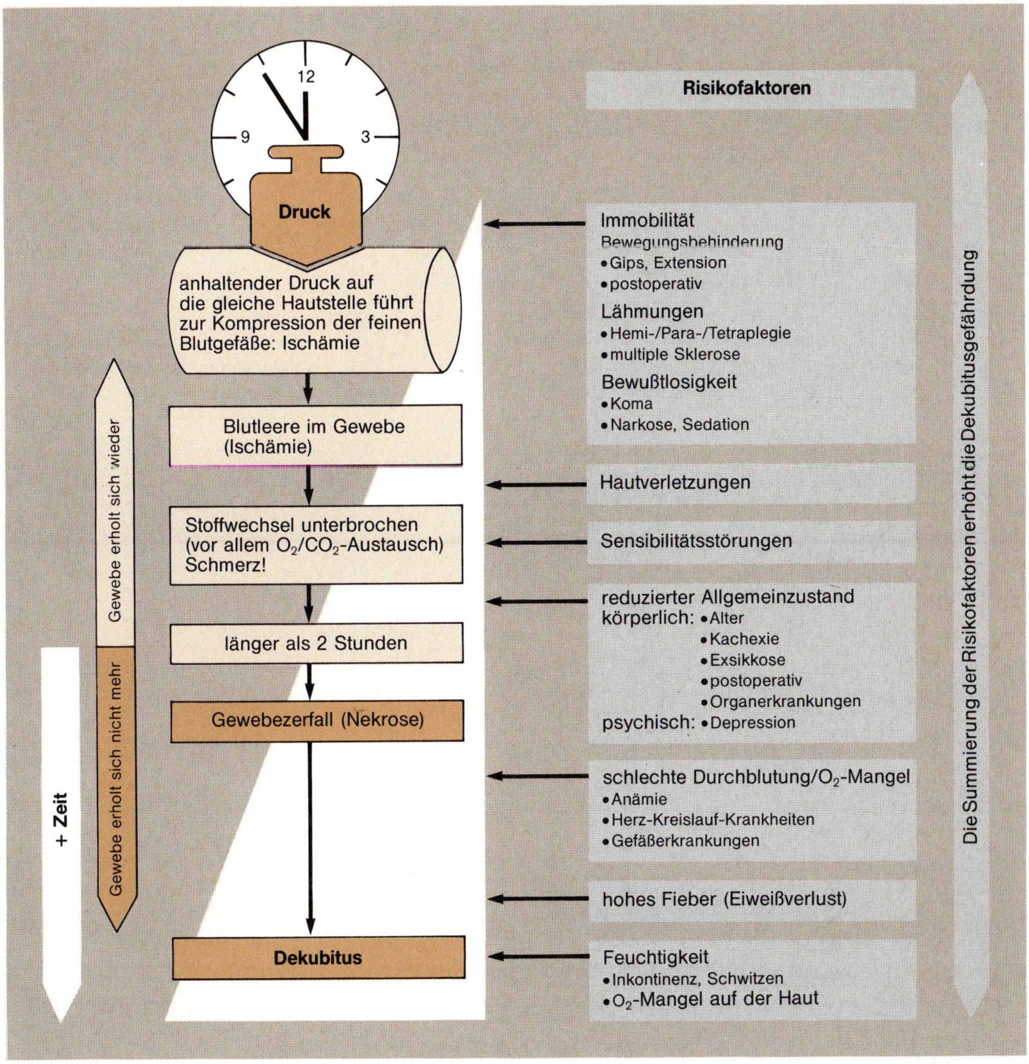

Abb. 6.**14** Entstehung des Dekubitus. Zusammenwirken von Druck, Risikofaktoren und Zeit (nach E. Lustig).

len und bei venösen Gefäßveränderungen sowie bei Stauungserscheinungen, Blutarmut und Herzinsuffizienz.

- *Patienten mit Stoffwechselstörungen*, insbesondere bei Diabetes mellitus. Zusätzlich zur Durchblutungsstörung ist der Zellstoffwechsel betroffen, wodurch die Abwehrleistung vermindert wird, was einer Dekubitusbildung zusätzlich Vorschub leistet.
- *Patienten mit Fiebererkrankungen*. Fieber ist vor allem bei älteren Menschen ein wichtiger Risikofaktor. Dies beruht einerseits auf der Austrocknung (Exsikkose) des Körpers infolge Schwitzen, andererseits auf dem erhöhten Sauerstoffverbrauch durch das Fieber; zugleich bietet die stets feuchte Haut einen guten Nährboden für Bakterien.
- *Patienten mit Inkontinenz*. Das Zusammenwirken von feuchter Haut und pH der Körperausscheidungen (sauer, alkalisch) fördert die Keimbesiedlung und schädigt den Hautmantel.
- *Patienten mit Übergewicht*. Diese Patienten neigen vermehrt zum Schwitzen (feuchte Haut), gleichzeitig lastet mehr Gewicht auf den aufliegenden Körperstellen (besonders bei Bettlägrigkeit).

In Abb. 6.**15** ist die Summierung von Risiko-

Je mehr Risikofaktoren zusammentreffen, um so größer die Dekubitusgefahr!

Patient mit Hemiplegie	Patient mit Hemiplegie	Patient mit Hemiplegie
Alter 75 Jahre	Alter 75 Jahre	Alter 75 Jahre
	bewußtlos	bewußtlos
		hohes Fieber
Dekubitus-gefahr!	**Dekubitus-gefahr!!**	**Dekubitus-gefahr!!!**

Abb. 6.**15** Summierung der Risikofaktoren mit erhöhter Dekubitusgefährdung.

	Motivation Kooperation	Alter	Hautzustand	Zusatzerkrankung	körperlicher Zustand	geistiger Zustand	Aktivität	Beweglichkeit	Inkontinenz	Gesamtzahl
	voll 4	<10 4	normal 4	keine 4	gut 4	klar 4	geht ohne Hilfe 4	voll 4	keine 4	
	wenig 3	<30 3	schuppig trocken 3	Fieber Diabetes Anämie 3	leidlich 3	apathisch teilnahmslos 3	geht mit Hilfe 3	kaum eingeschränkt 3	manchmal 3	
	teilweise 2	<60 2	feucht 2	MS, Ca, Kachexie 2 Adipositas	schlecht 2	verwirrt 2	rollstuhlbedürftig 2	sehr eingeschränkt 2	meistens Urin 2	
Name:	keine 1	>60 1	Allergie Risse 1	Koma Lähmung 1	sehr schlecht 1	stuporös (stumpfsinnig) 1	bettlägerig 1	voll eingeschränkt 1	Urin und Stuhl 1	

ursprüngliche Norton-Skala, Dekubitusgefahr bei 14 Punkten und weniger

erweiterte Norton-Skala, Dekubitusgefahr bei 25 Punkten und weniger

Abb. 6.**16** Norton-Skala zum besseren Erkennen der Dekubitusgefahr.

faktoren und ihr Bezug zur Dekubitusgefährdung gezeigt.

Erkennen von Druckgeschwüren

Zur routinemäßigen Einschätzung der Gefährdungsstufe hat sich die Beurteilung der Patienten nach der Norton-Skala bewährt. Mit Hilfe einfacher und gut zu beobachtender Kriterien kann die Wahrscheinlichkeit der Dekubitusentstehung bei jedem einzelnen Patienten eingeschätzt werden (Abb. 6.**16**).
Bei einer Summe von 14 (bzw. 25) oder weniger Punkten muß eine unmittelbare Dekubitusgefahr angenommen werden. Eine entsprechende Prophylaxe muß sofort einsetzen.

Die *Kontrolle* der Punktwerte muß regelmäßig – mindestens 1- bis 2mal wöchentlich – vorgenommen werden. Bei Veränderung (Zustand des Patienten, Pflegeumstände usw.) wird kurzfristig eine zusätzliche Einschätzung notwendig.

Je älter, bewegungsärmer und übergewichtiger ein Patient ist, desto größer ist die Dekubitusgefahr.
Beim Vorliegen mehrerer Risikofaktoren muß sofort, regelmäßig und in kurzfristigen Abständen die Haut geprüft und eine fachgerechte Dekubitusprophylaxe eingeleitet werden.

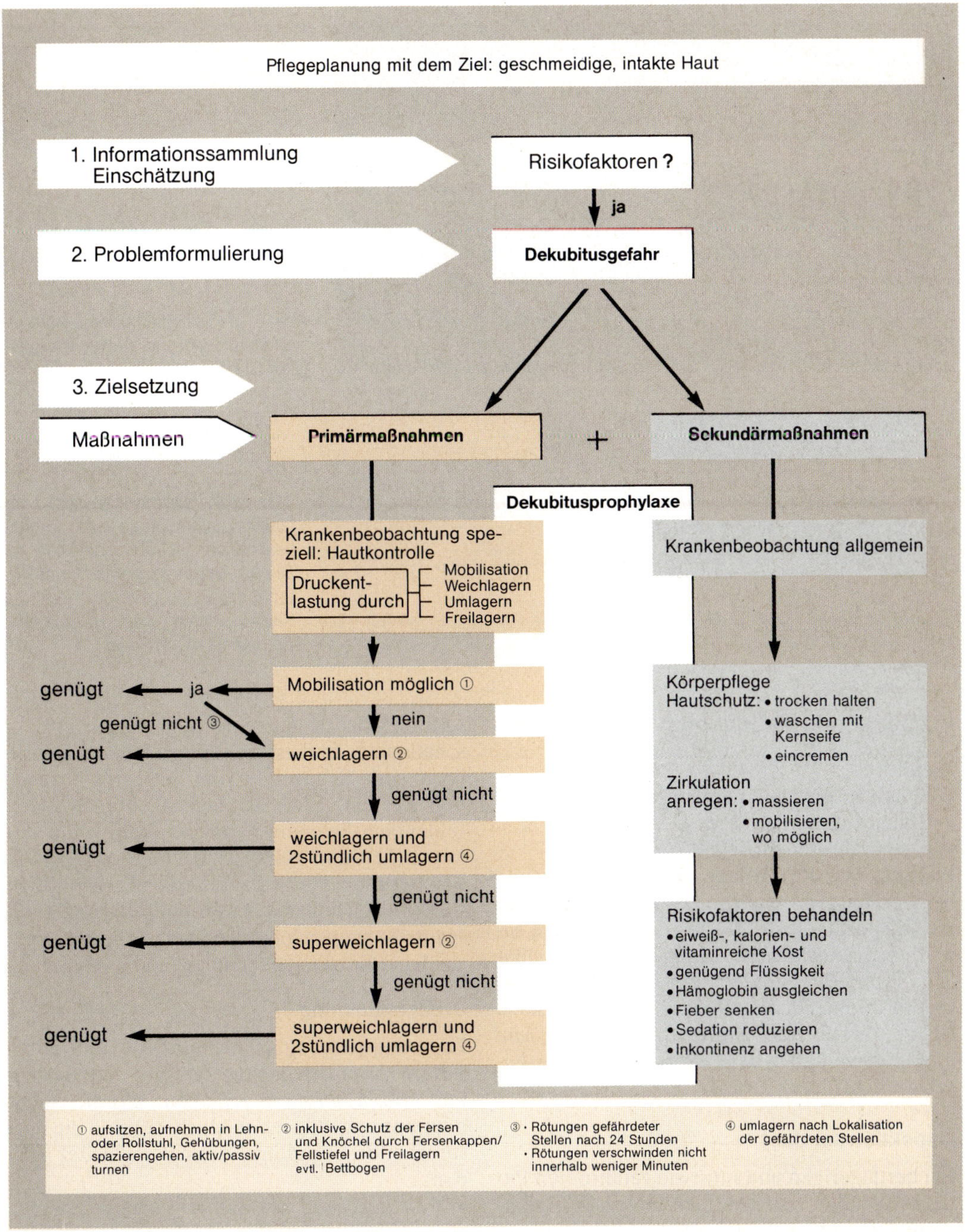

Abb. 6.**17** Planung der Dekubitusprophylaxe. Druckeinwirkung → Druckschaden. Druckentlastung → Aufheben der Druckwirkung (nach E. Lustig).

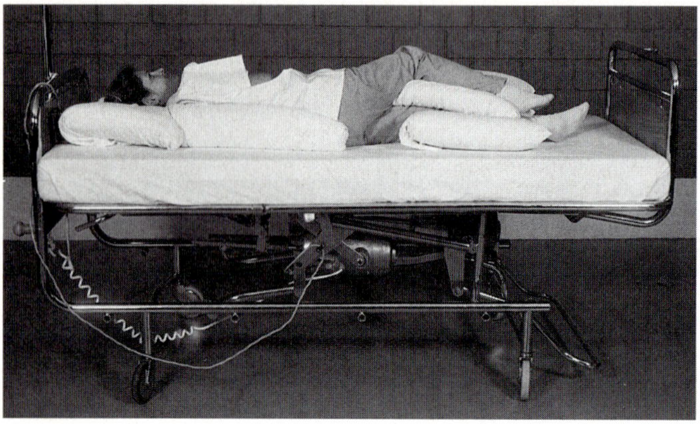

Abb. 6.**18** Beispiel für eine 30°-Antidekubituslagerung (Foto: Paraplegiker-Stiftung, Basel).

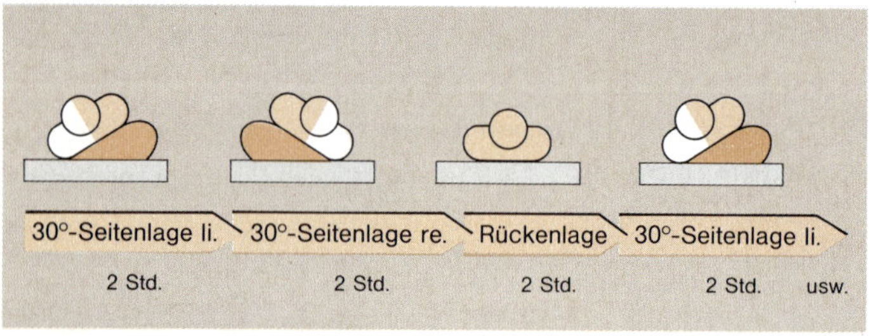

Abb. 6.**19** Lagerungs- bzw. Umlagerungsvorschläge je nach Lokalisation der Dekubitusgefährdung. Die 30°-Schräglage wird durch Unterlegen eines großen, weichen Kissens unter eine Thoraxhälfte hergestellt (nach Seiler).

Vorbeugende Maßnahmen

Ziele:

- Druck ausgleichen oder aufheben.
- Blutzirkulation fördern.
- Risikofaktoren ausschließen.

Planung der Prophylaxe. Die Pflegeplanung bei Dekubitusprophylaxe geschieht zuerst über die Pflegestandards, die für die alltägliche Situation grundsätzliche Maßnahmen vorschlagen. Abb. 6.**17** gibt ein entsprechendes Beispiel. Für die individuelle Planung muß es nach Bedarf modifiziert werden. *Grundsätzliche Maßnahmen* neben der *Erkennung von Risikofaktoren* (s. oben):

Inspektion der Haut

Bei bettlägerigen und sonstwie gefährdeten Patienten muß in regelmäßigen Intervallen (mindestens 1mal täglich, bei guten Lichtverhältnissen!) die Haut sorgfältig auf Zeichen einer beginnenden Druckschädigung angeschaut werden. Ein spezielles Augenmerk gilt dabei in erster Linie den besonders druckgefährdeten Stellen (Abb. 6.**12**).

Weiße Flecken oder Rötungen der Haut, die auf leichten Fingerdruck verschwinden, sind sehr verdächtig auf eine beginnende Druckschädigung. In diesem Stadium können leichte brennende Schmerzen vom Patienten angegeben werden. Eine Rötung ist aber auch bei fehlendem Schmerz verdächtig und sollte dokumentiert und weiter beobachtet werden.

Kooperationsfähige Patienten und Angehörige sollten dazu angeleitet werden, selbständig auf Hautrötungen oder -reizungen zu achten und sie dem Pflegepersonal umgehend mitzuteilen.

Druckentlastung

Lagerungsplanung. Die einfachste und wirksamste Druckentlastung ist die Aktivierung und *Mobilisation* des Kranken. Wo dies nicht oder nur ungenügend möglich ist, muß die entsprechende Lagerungsplanung eingeleitet werden:

- *Weichlagerung* bzw. *Superweichlagerung* mit individuell angepaßten Hilfsmitteln: Kissen, Matratzen, Spezialbetten (S. 140ff. und exemplarisch Abb. 6.**18**).
- *Umlagerung* mindestens 2stündlich (Zeitgrenze für die Gewebeschädigung bei einwirkendem Druck).
- *Umlagerungsplan* (Abb. 6.**19** und Tab. 6.**1**). Für die intermittierende Lagerung hat sich

Tabelle 6.**1** Richtige Lagerung entsprechend der Dekubituslokalisation*

Lokalisation	Richtige Lagerung	Verbotene Lagerung
Rechter Trochanter	Rückenlage 30°-Schräglage links	90°-Seitenlage rechts
Linker Trochanter	Rückenlage 30°-Schräglage rechts	90°-Seitenlage links
Kreuzbein	30°-Schräglage rechts 30°-Schräglage links	Rückenlage
Ferse	30°-Schräglage rechts 30°-Schräglage links	Rückenlage
Sitzbein	Rückenlage 30°-Schräglage rechts 30°-Schräglage links	Sitzen

* *Zur vollständigen Druckentlastung müssen die Patienten auf einer superweichen Unterlage gebettet sein und regelmäßig umgelagert werden.*

auch folgender Turnus bewährt: Rückenlage → rechte Seitenlage, 30° → Rückenlage → linke Seitenlage, 30° → Rückenlage. Ergänzend kann (wenn für den Patienten erträglich) auch die Bauchlage mit einbezogen werden.

- *Besonders gefährdete Stellen* werden zusätzlich gepolstert. Es eignet sich dafür das weiche Schaffell sowie Kissen, welche die Wärmezirkulation ermöglichen (Abb. 6.**20**). *Kein* luftundurchlässiges Material verwenden, da seine unerwünschte Schweißentwicklung zu zusätzlicher Hautschädigung führt.

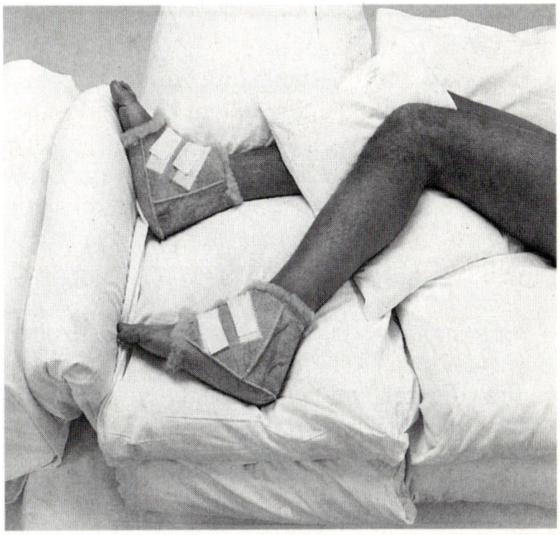

Abb. 6.**20** Bei der 30°-Seitenlage wird ein Superweiches Kissen zwischen die Knie gelegt. Bei jeder Lagerung ist dafür zu sorgen, daß die Fersen frei liegen (evtl. Schaffellschuhe anziehen) (Foto: W. O. Seiler, Basel).

Die Druckentlastung durch
- *Verminderung = mengenmäßig* weniger Druck,
- *Verteilung = flächenmäßig* weniger Druck: Freilagern, Weichlagern, Superweichlagern und
- *Umlagern = zeitlich* weniger Druck: 2stündlich, als Ersatz für fehlende spontane Entlastungsbewegungen

ist die eigentliche Dekubitusprophylaxe.
Alle anderen Maßnahmen (wie Einreiben und Salben der Haut) sind lediglich ergänzende Sekundärmaßnahmen. Sie sind wichtig als *Teil einer ganzheitlichen Pflege*, gelten aber *nicht* als Dekubitusprophylaxe im primären Sinn.

Durchblutungsförderung

Der Versuch, die Blutzirkulation anzuregen und zu verbessern, kann die konsequent durchgeführte Druckentlastung *ergänzen*, aber keineswegs ersetzen. In Frage kommen

- Bewegen und bewegenlassen soweit möglich: aktive und passive Bewegungstherapie.
- Mobilisieren des Patienten. Beim Sitzen im Sessel sollen die Oberschenkel fest aufliegen; damit kann der Druck im Sitzbeinbereich verringert werden (Sitzfläche polstern!).
- Patienten, die mehrere Stunden im Sessel sitzen, alle 30–40 Minuten kurz anheben bzw. auf die Füße stellen.

- Erfrischung der Haut durch Einreiben, Abwaschen mit Wasser-Pfefferminztee (1 l Tee auf 5 l Wasser, 10–15° C kälter als die Körpertemperatur).
- Bäder (Kamillosan, Supernaturan-Kohlensäure u. a.).

Hautpflege

Basis der Hautpflege ist das tägliche *Waschen* (Duschen) der Haut mit hautschonenden Pflegemitteln (S. 224). Grundsätzlich ist bei gefährdeter Haut nur alkalifreie (und wenig!) Seife/ Kernseife zu verwenden, um den Schutz des notwendigen bakterienabstoßenden Säuremantels zu erhalten.

- *Einreiben mit hautschützenden und hauternährenden Salben.* Sie dienen der Rückfettung der Haut nach dem Waschen (und dem gründlichen Trocknen). Es eignen sich hautverwandte Pflegestoffe wie Lanolin und hautstärkende Vitaminzusätze (z. B. Lebertran). Entsprechende Salben sind z. B. Vita-Merfen, Mitosyl, Eucerin).
- *Sorgfältiges Vorgehen* bei Mobilisation/Lagerung. Nicht zerren, reißen; auf Sitzposition achten: Verzerrung von äußerer Haut und tieferem Gewebe *(Scherkräfte)* wirken schädigend.
- *Saubere, trockene, weiche Wäsche.* Falten vermeiden, Krümel sorgfältig entfernen. Schwitzt der Patient, muß u. U. verträglicheres Lagerungsmaterial verwendet werden.

Angepaßte Ernährung

Den Ernährungsstörungen, die oft Mitursache eines Dekubitus sind, ist durch eine eiweiß- und vitaminreiche Kost vorzubeugen. Auch an eine ausreichende Flüssigkeitszufuhr ist zu denken. Als Zwischenmahlzeiten eignen sich Eiweißcocktail, Bouillon mit Ei, Quarkspeisen. Eine Vitaminanreicherung erzielt man durch Früchte, Gemüse bzw. Frucht- und Gemüsesäfte.

Dekubitusbehandlung

Ist ein Dekubitus aufgetreten, gilt es rasch eine korrekte Behandlung und Pflege einzuleiten. Seiler u. Stähelin (Basel) empfehlen:

„Da durch Bettlägerigkeit entstandene Wunden nur nach Wiederherstellung der normalen, physiologischen Wundbedingungen heilen können, müssen alle Aspekte eines erfolgreichen Behandlungsplanes auf den patho-physiologischen Grundlagen der Wundheilung basieren und nicht auf Hausmitteln und überliefertem Wissen.“

Der von ihnen entwickelte Fünfstufenplan befähigt das Pflegeteam, die Ursachen einer verzögerten Heilung der Dekubitalulzera rasch auszuschalten und so die richtigen Schritte zur Wiederherstellung derjenigen Wundverhältnisse zu unternehmen, unter denen der Heilungsprozeß normal fortschreiten kann. Durch die Anwendung dieser Methode, die leicht erlernbar ist, bietet dieses Vorgehen nicht nur eine

- *Verbesserung der Durchblutung,* sondern auch
- *Kostensparung* durch Vereinfachung der Arzneimittelauswahl aus dem riesigen Marktangebot,
- leichte *Überprüfbarkeit* der Wirksamkeit auf jeder Stufe des Behandlungsplans.

Einem wirksamen Behandlungsplan vorausgehen muß die *Suche nach den Ursachen* einer verzögerten Wundheilung (die beim Dekubitus immer vorliegt!). Nach Seiler sind es fünf:

- Gewebehypoxie (Sauerstoffmangel im Gewebe),
- nekrotische Oberfläche,
- lokale Infektion,
- ungeeignete lokale Wundpflege,
- reduzierter Allgemeinzustand und Faktoren, die zur Immobilität und der damit verbundenen lokalen Druckeinwirkung auf die klassischen Dekubituslokalisationen führen (Abb. 6.**12**).

Druckentlastung und Lagerung

Die *Druckentlastung* ist (wie schon bei der Prophylaxe) Grundlage des gesamten Behandlungsplans. Die *richtige Lagerung bei der Therapie* entspricht der Lokalisation des Dekubitus (Tab. 6.**1** sowie der Situation des Patienten: Superweichlagerung, umlagern, superweicher Lehnstuhl (prophylaktische Maßnahmen s. oben).

Auswahl von Spezialbetten und Lagerungsmaterial in Kap. 5.

Behandlungsplan

In diesem Fall ist der Behandlungsplan auch die Grundlage des Pflegeplans und muß immer in Zusammenarbeit mit dem Arzt (der zuständig ist für die Therapie!) erstellt werden. Der Standardplan (Tab. 6.**2** u. Abb. 6.**21**) beruht auf den fünf Behandlungsprinzipien oder Zielen,

Tabelle 6.**2** Standardpflegeplan: Dekubitustherapie nach fünf Prinzipien (nach W. O. Seiler, Medizinisch-geriatrische Klinik, Kantonsspital Basel)

Ziele (5 Prinzipien)	Ärztliche Verordnung *Therapie* und *Pflege*
1. *Druckentlastung* komplette und dauernde Druckentlastung des Ulkus	• *superweiches Betten* mit z. B. 3teiliger superweicher Matratze • *Umbetten,* 2stündlich in 30°-Schräglage links und rechts
2. *Nekroseentfernung* nekrosefreier Dekubitus in 2 Wochen	• *Débridement* (Ausschneidung) bei großer Nekrose • *Enzymbehandlung* bei schmierigen Belägen
3. *Lokalinfektion behandeln* sauberes, rotes Granulationsgewebe	• nur wenn Lokalinfektion *Diagnostik der Infektion/Sepsis* • Ulkusumgebung gerötet, überwärmt, schmerzhaft, ödematös • evtl. Fieber, Leukozytose *Therapie bei Infektion* • systemisch Antibiotika gemäß Resistenzprüfung
4. *Wundverband* – *Ulkustiefe mehr als 2 mm:* Ernährung (Sauerstoffzutritt, Wasser) und Schutz des jungen Granulationsgewebes	*Verbinden* • feuchte (Ringerlösung), dünne (maximal 1–2 mm) und luftdurchlässige Gazen
– *Ulkustiefe weniger als 2 mm:* Schutz der jungen Epithelschicht	• nur Paraffin-Gazen (ohne andere Zusätze)
5. *Risikofaktoren beeinflussen* Mobilisation	• hyperkalorische Ernährung • Fieber sofort senken • Reduktion der Sedation • *2stündliches Umbetten* • *Sitzen im Bett, am Bettrand, in Lehnstuhl setzen*

die den hauptsächlichen Ursachen einer verzögerten Dekubitusheilung entsprechen:

1. Wiederherstellung der Blutversorgung des ulzerierten Gewebes durch vollständige lokale Druckentlastung.
2. Entfernen der Nekrose durch chirurgisches oder enzymatisches Débridement.
3. Behandlung der lokalen Infektion mit lokalen Desinfektionsmitteln.
4. Wahl von Wundverbänden, die physiologische Bedingungen zur Granulationsbildung schaffen. Solche Verbände verhüten Nebenwirkungen und gestatten die Bildung eines Mikroklimas für die „Gewebekultur".
5. Verbesserung des Allgemeinzustandes des Patienten, was wiederum zur Mobilisation beiträgt und das hohe Risiko der Dekubitusentstehung senkt.

6.5.2. Thromboembolieprophylaxe

Thrombose

Thrombose bedeutet Blutpfropfbildung = Gerinnung von Blut innerhalb der Gefäße. Bevorzugte Stellen sind Oberschenkel- und Beckenvene. Mehr darüber S. 600f.

Ursachen

Es sind im wesentlichen drei Faktoren, die häufig zusammen wirken (Virchow-Trias):

- *Verlangsamung der Blutströmung*, verursacht durch lange Bettruhe, Immobilität, Krampfadern, verminderte Herzkraft;
- *Veränderung der Gefäßwände* durch Entzündung (Phlebitis), Verengung durch Sklerose, Krampfadern, Schäden durch Verletzung oder nach Operationen;
- *Beschleunigung der Blutgerinnung* durch Bluteindickung (Flüssigkeitsmangel, Poly-

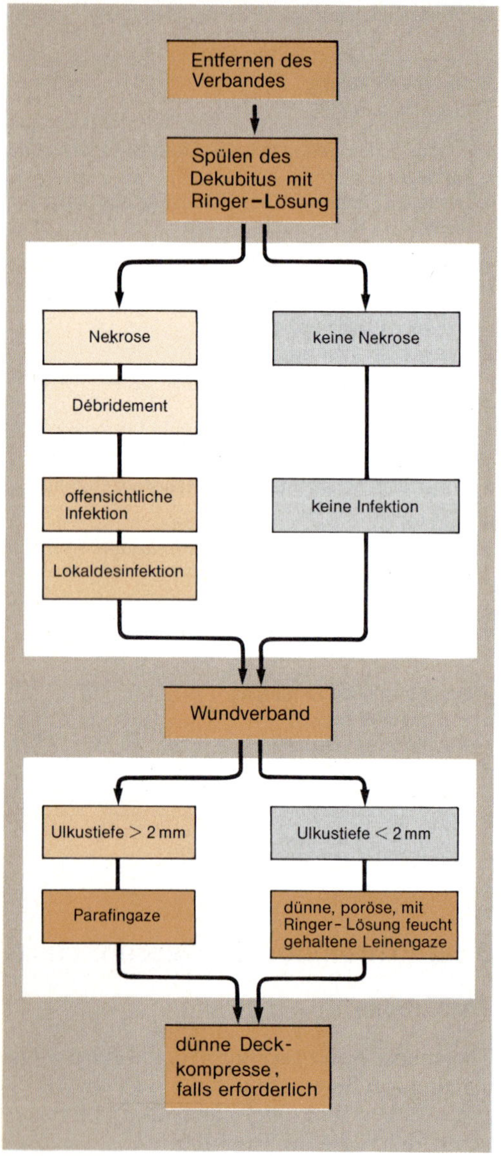

Abb. 6.**21** Das richtige Anlegen des Wundverbandes beim Dekubitus (aus Seiler, W. O., B. Stähelin: Mod. Geriat. 1986, H. 4).

globulie) oder durch Freisetzen von Gewebethrombokinase und Hyperkoagulabilität, verbunden mit Immobilität (postoperativ).

Gefährdete Personengruppen, Risikofaktoren

Es wurden zahlreiche Faktoren gefunden, die zu tiefen Venenthrombosen führen können und damit zur Lungenembolie prädisponieren:

- Alter, Übergewicht;
- Operationen, Geburt;
- früher durchgemachte Thrombosen;
- Herzinsuffizienz, venöse Insuffizienz, Sepsis;
- Schwangerschaft und Wochenbett.

Eine Prüfliste hilft zur besseren Erfassung (Abb. 6.**22**).

Erkennen von Thrombosen

Frühzeichen bei beginnender Thrombose sind:

- Schmerzen entlang der Vene oder Fußsohlenschmerz;
- Überwärmung, später Rötung und Schwellung der betreffenden Extremität;
- Puls- und Temperaturanstieg (Entzündungszeichen).

Vorbeugende Maßnahmen

Ziel. Schutz vor Thrombose und Lungenembolie.

Alle physikalischen *Maßnahmen* zur Thromboseprophylaxe haben die Aufgabe, die venöse Strömungsgeschwindigkeit in Bein und Becken zu erhöhen. Der in seiner normalen körperlichen Aktivität behinderte Patient soll damit ebenso wie ein Gesunder vor Thrombose und Lungenembolie geschützt werden.

Die *physikalischen Möglichkeiten* zur Erhöhung der venösen Strömungsgeschwindigkeit bestehen in

- Lagerung des Patienten,
- Sofort- und Frühaufstehen,
- Anregen der „Muskelpumpe“:
  - Wadenstimulation, Bettübungen,
  - auf dem Rücken liegend mit erhobenen Beinen „radfahren“.
- elastischer, äußerer Kompression der Beinvenen.

Lagerung des Patienten

Liegt ein Mensch im Bett auf dem Rücken, so muß das venöse Blut vom Knie bis zur Leiste den sog. Femoralisberg überwinden. Zum Ausgleich wird die Hochlagerung beider Beine um ca. 20° empfohlen. Da bei der üblichen Lagerung (Abb. 6.**23a**) die Kniekehlen durchgedrückt sind (unangenehm für den Patienten), ist es vorteilhaft, die Beine mit leicht gebeugten Knien zu lagern (Abb. 6.**23b**).

Faktor	geringes Risiko			hohes Risiko		
Alter	20	30	40	50	60	70
Gewicht		normal	+ 10 %	Übergewicht + 15 %		+ 20 %
Operationszeit		30		60		90 (Min.)
tiefe Venenthrombose	keine Vorgeschichte			früher durchgemachte Thrombose		

Weitere bedeutende Risikofaktoren sind Herzinsuffizienz, venöse Insuffizienz, Sepsis und Schwangerschaft.
Auf keinen Fall verursachen alle tiefen Venenthrombosen Komplikationen; viele lösen sich auf natürliche Weise auf, ohne Probleme zu verursachen.

Abb. 6.**22** Risikofaktoren für Venenthrombosen.

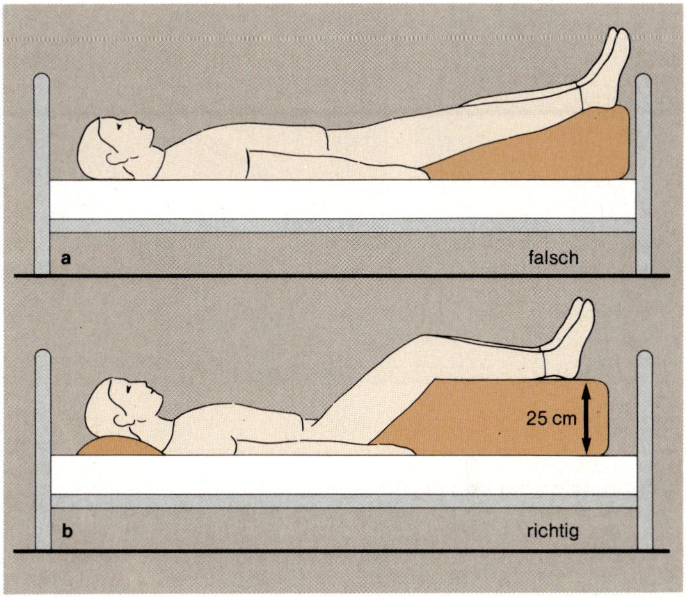

Abb. 6.**23** Hochlagerung der Beine. Der Unterschenkel muß bei leichgebeugtem Knie mindestens so hoch wie der zweite Pyjamaknopf liegen.

Sofort- und Frühaufstehen

Sofortaufstehen bedeutet Umhergehen noch am Operationstag, *Frühaufstehen* dagegen am Tag nach der Operation. Die meisten Patienten sind während einiger Tage nach einer größeren Operation nicht imstande, ähnlich wie ein Gesunder mehrmals täglich auf die Toilette oder zum Zeitungskiosk zu gehen, weshalb zusätzliche Bewegungsmaßnahmen getroffen werden müssen.

Anregen der Muskelpumpe

Es kommen verschiedene Bewegungsprogramme, evtl. auch elektrische Stimulation der Waden (durch die Physiotherapeuten vorgenommen) zur Anwendung.

Übungen im Bett sind z. B.

- Kniekehle auf Matratze pressen – gute Methode für ältere Patienten, die manchmal die Bewegungen nicht mehr so gut koordinieren können.
- Fuß heben und senken.
- Füße kreisen.
- Bein aufstellen und strecken im Wechsel.
- Zehen einkrallen und spreizen im Wechsel.
- Beine aufstellen und das Gesäß abheben.
- Das *Pedaltreten* (Betätigen von Tretvorrichtungen im Bett) wird von den meisten Patienten als angenehm empfunden und ermöglicht eine hohe venöse Strömungsgeschwindigkeit (Abb. 6.**24**). Prophylaktisch günstig ist die Anwendung bereits *vor* dem Operationstag: bis 3mal täglich 5 Minuten, möglichst rasch.

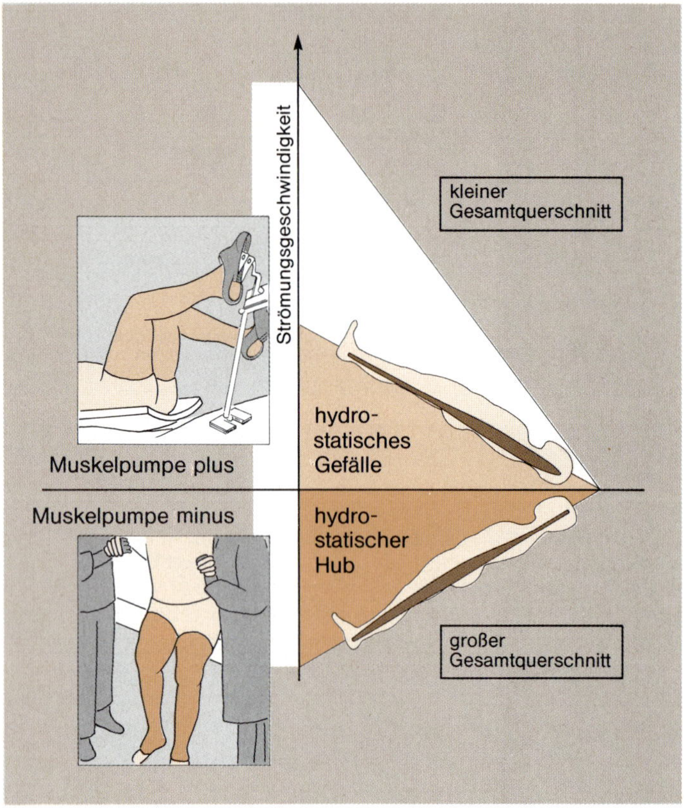

Abb. 6.**24** Wirkung unterschiedlicher physikalischer Maßnahmen auf die venöse Strömungsgeschwindigkeit.

Kompression der Venen

Bei einer *normal aktiven Person* wird der venöse Rückstrom durch Körperbewegungen gefördert. Die Kontraktion der Wadenmuskeln drückt die tiefen Venen des Unterschenkels zusammen. Hierdurch wird das aus den Arterien kommende Blut laufend aus den Venen herausgequetscht und der Kreislauf normalisiert.

Durch die Form der Venenklappen wird ein Rückfluß verhindert, sofern die Klappen ordnungsgemäß schließen.

Bei *erzwungener Immobilisierung*, z.B. während einer Operation, entspannen sich die Wadenmuskeln, so daß sich der Strom des venösen Blutes verlangsamt oder stagniert (Stase). Blut sammelt sich in den Taschen der Venenklappen an, so daß die Koagulation beginnen kann.

Die *elastische Kompression* hat die Aufgabe, die Rolle der Wadenmuskeln als Muskelpumpe zu unterstützen bzw. zu übernehmen, solange der Patient nicht mobilisiert ist. Um die Gefahr einer Konstriktion oder Druckumkehr auszuschalten, müssen

- Strümpfe mit richtig abgestuftem Kompressionsprofil oder
- zweckmäßige elastische Binden verwendet werden.

Antithrombosestrümpfe. Aus breitangelegten Untersuchungen mit Antithrombosestrümpfen (ATS) wurden folgende Schlußfolgerungen gezogen:

Die optimale Kompression von elastischen Strümpfen, die für Krankenhauspatienten, die eine beträchtliche Zeit im Bett verbringen, verwendet werden soll, beträgt 18 mmHg bis 8 mmHg (Fußknöchel bis mittlerer Oberschenkel (Abb. 6.**25**). Bei dieser Kompression wird die durchschnittliche Geschwindigkeit des femoralen Venenstroms auf ideale Verhältnisse erhöht.

Wirkung der ATS-Strümpfe. Durch die elastische Kompression der Beine mit einem Antithrombosestrumpf wird das Lumen der Beinvenen wesentlich verkleinert, so daß das Blut

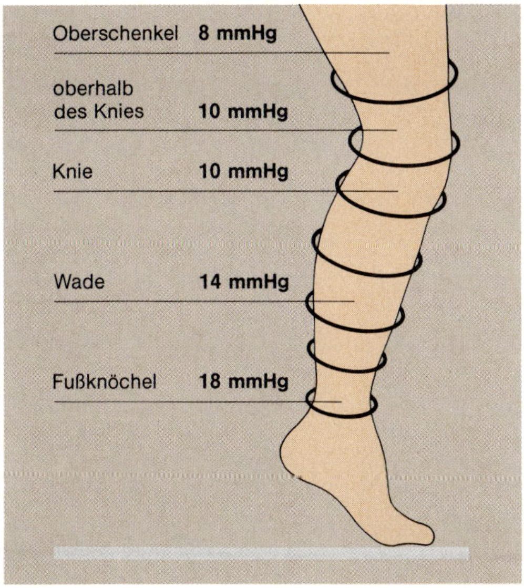

Abb. 6.**25** Antithrombosestrümpfe. Abgestufte Kompression. Erprobte Druckanordnung: am Oberschenkel 8 mmHg, oberhalb des Knies 10 mmHg, am Knie 8 mmHg, an der Wade 14 mmHg, am Fußknöchel 18 mmHg.

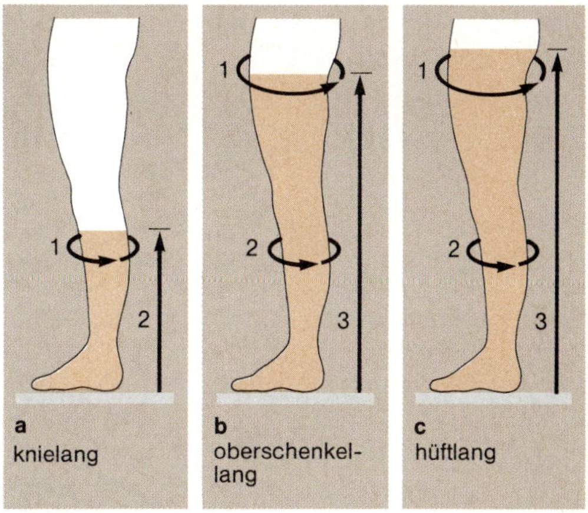

Abb. 6.**26** Messen. **a** Knielange Strümpfe: 1 = Umfang der Wade, 2 = Länge von der Kniekehle bis zur Ferse. **b** Oberschenkellange Strümpfe (geeignet für Patienten mit einem Oberschenkelumfang bis zu 63 cm; bei einem Umfang zwischen 64 und 81 cm sind hüftlange, bei einem Umfang von mehr als 81 cm sind knielange Strümpfe zu verwenden): 1 = Umfang des Oberschenkels, 2 = Umfang der Wade, 3 = Länge vom Gesäßmuskel bis zur Ferse. **c** Hüftlange Strümpfe: messen wie **b**.

durch einen kleineren Venenquerschnitt mit erhöhter Geschwindigkeit zum Herzen zurückfließen muß. Der venöse Rückstrom wird so beim liegenden Patienten in Ruhe um 80–100% erhöht. Daneben dient der ATS der Muskelpumpe als elastisches Widerlager. Voraussetzung sind die korrekte Anwendung und die Beachtung der folgenden Kriterien.

Handhaben der Strümpfe:

- *Exaktes Abmessen* der Beine mit einem speziellen Maßband. Die Maßstelle ist je nach Strumpftyp unterschiedlich (Abb. 6.**26**).
- *Anlegen der ATS nur im Liegen, bei entstauten Venen.* Das Anlegen selbst ist bei richtiger Technik kein Problem:
  - Man fährt mit einer Hand in den Strumpf und stülpt die Innenseite nach außen (ohne Fußteil des Strumpfes).
  - Dann steckt man den Fuß in den Strumpf und streift diesen über das Bein hoch bis zur Leistenbeuge.
  - Die Öffnung am Zehenteil des Strumpfes dient der Überwachung der Durchblutung der Zehen.
- *Die Strümpfe müssen 24 Stunden getragen werden.*
  - *Anlegen* vor dem operativen Eingriff, evtl. schon beim Eintritt ins Krankenhaus.
  - Sie müssen auch während aller physikalischen Übungen belassen werden.
  - *Weglassen* der Strümpfe erst nach Wiedereinsetzen ausreichender Bewegung, meist am 5.–6. Tag (bei normalem Ablauf der Mobilisation).
- *Tägliche Beobachtung und Hautpflege:*
  - *Beobachtung* auf Rötung, Erwärmung, Schwellung (Hinweis auf thrombotisches Geschehen) oder Druckstellen (infolge Mangeldurchblutung).
  - *Hautpflege:* Durch die Strümpfe kann die Haut weniger gut atmen, es kommt zur Austrocknung → Anwendung von Hautcreme oder Wasser-Öl-Emulsion.
  - *ATS-Wechsel* alle 2–3 Tage.

Wickeln der Beine. Elastische Wickelbinden sollen nur dann verwendet werden, wenn der Beinumfang für die handelsüblichen Strümpfe zu groß oder zu klein ist.

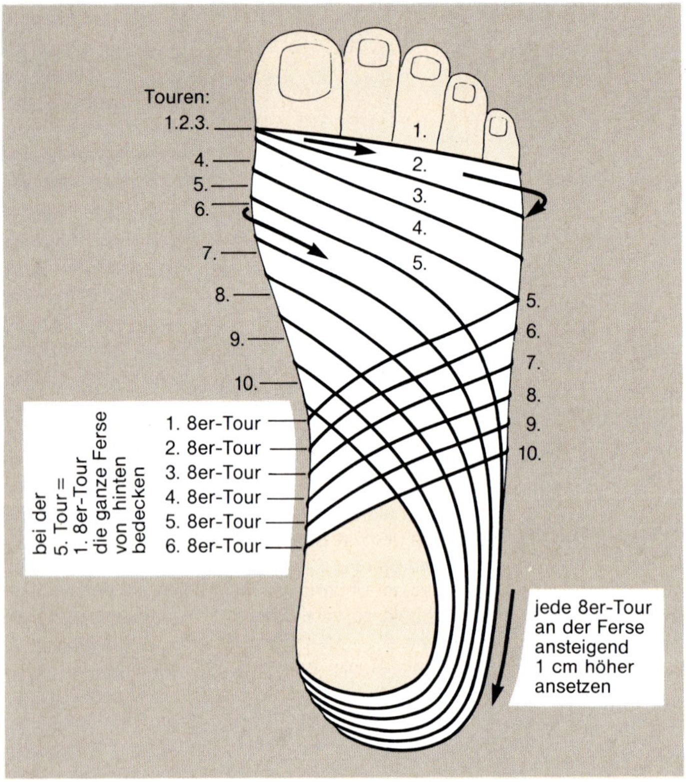

Abb. 6.**27** Stützverband nach Prof. Sigg, Basel. Verlauf der Touren am Fuß.

Die *Wahl der Binden* richtet sich nach dem Umfang der Beine und nach der gewünschten Zugkraft (Rückstellkraft).

- *Kurzbinde* – dauerelastische Varizenbinde mit mittlerer bis starker Rückstellkraft;
- *Mittelzugbinde* – moderne Idealbinde mit mittlerer Rückstellkraft;
- *Langzugbinde* – Universalkompressionsbinde, eignet sich auch für starke Kompression;
- *Spezialbinden* – Elastoplastverbände für besondere Stützung.

Anlegen der Binden:

- Elastische Binde je nach Beinumfang wählen (z. B. je zwei zu 8 und 10 cm).
- Anlegen des Verbandes nur im Liegen, bei entstauten Venen.
- Abstufung der Kompression, vom Knöchel zum Oberschenkel abnehmend.
- Kreis- und Achtertouren, ⅔ Überlappung, ohne Fensterung:
  - Beginn mit der schmäleren Binde über den Zehengrundgelenken.
  - Binde unter kräftigem Zug und bei Rechtwinkelstellung von Fuß- und Kniegelenk straff anwinkeln: Zehen, Fuß, Fußgelenk; der Verlauf der Touren ist in Abb. 6.**27** zu sehen. Dann weiter in Achtertouren.
  - Ab Wadenansatz mit der breiteren Binde weiterwickeln bis zum Kniegelenk bzw. Oberschenkel, indem man der sich abrollenden Binde ohne Zwang folgt und jede Tour kräftig anzieht.
  - So angelegt halten sich die Touren gegenseitig und rutschen nicht.
- Druckkontrolle nach einer halben Stunde: Rosafärbung der Zehen.

Antithrombosestrümpfe

- *Vor dem Anlegen* (gilt auch für das Wickeln der Beine) muß der Patient liegen, da die *Venenentleerung* von größter Bedeutung ist für die gleichmäßige Druckentfaltung auf die Venen. Es verhindert auch das Einschießen von gestauten Blutresten in ausgesackten Venenabschnitten. Bei Patienten mit gestauten Beinvenen und Ödematisierung wird zusätzlich die notwendige Gewebeentwässerung gesichert.

- *Zur Entlastung* können die Beine für 10–15 Minuten etwa 15–30° hochgelagert werden, oder man hebt sie für 1 Minute auf 50–90° an.
- *Angelegte Strümpfe* bleiben zur Sicherung des kontinuierlichen Drucks an den Beinen, auch im Bett, auch nachts! (Bei Wechsel der Strümpfe: die frischen sofort überziehen.)

Kompressionsstrümpfe bei Varizen

- Die speziellen Varizenstrümpfe haben einen *höheren Kompressionsdruck* (23–40 mmHg) als die ATS (8–18 mmHg).
- Sie bedürfen einer speziellen Verordnung für das *Anlegen*. Unbedingt vom Fachmann anmessen lassen; er übernimmt die notwendige Beratung des Patienten (auch über den Klinikaufenthalt hinaus).
- Die *Nachentlastung* muß regelmäßig vorgenommen werden, da eine zu lange anhaltende, starke Kompression der Venen eine Minderdurchblutung auslösen kann: Arztverordnung einholen.
- Zur Anwendung kommen sie nach Varizenoperationen.

Antikoagulation

Man versteht darunter die medikamentöse Thromboembolieprophylaxe, die bei Operationen, nach Geburt und bei längerer Bettruhe eingesetzt wird.

Antikoagulanzien sind blutgerinnungshemmende Mittel.

Anordnung und Dosierung durch den Arzt:

- *Low-dose-Heparin* – niedrig dosiertes Heparin. 2- bis 3mal 5000 E Heparin pro 24 Stunden s.c., die erste Dosis 2–4 Stunden präoperativ während 5–8 Tagen bis zur vollen Mobilisation. Keine Laborkontrollen notwendig, Gerinnungsfähigkeit des Blutes bleibt erhalten.
- *Dextrane* verändert die Blutviskosität und die Thrombozytenaggregation. Gefahr der Volumenüberlastung bei Herzinsuffizienz.
- *Cumarin* eignet sich als Langzeit-Thromboembolieprophylaxe (orale Anwendung).

Planung der Thromboembolieprophylaxe

Die oben erwähnten Maßnahmen sind für den einzelnen Patienten gezielt einzusetzen. Auch hier gilt, daß gut fundierte *Pflegestandards* die fachgerechte, kontinuierlich richtige und koordinierte Pflege erleichtern, und es gilt (wie schon bei der Dekubitusprophylaxe S. 173ff.), daß die Standards nach Bedarf individuell angepaßt werden müssen.

Beispiel eines *Standardplans* für die Thromboembolieprophylaxe in Abb. 6.**28**.

6.5.3. Kontrakturenprophylaxe

Kontrakturen

Kontraktur von contrahere = zusammenziehen = Gelenksteife. Es handelt sich um eine Funktions- und Bewegungseinschränkung von Gelenken, die durch Verkürzungen von Muskeln und Sehnen sowie durch Schrumpfung der Gelenkkapsel verursacht ist. Es kommt zu Beuge-, Streck-, Abduktions- und Adduktionskontrakturen (entsprechende Stellung S. 156). Eine besondere Form ist der sog. Spitzfuß, der durch Druck der Bettdecke entstehen kann (Abb. 6.**29**). Kontrakturen führen nicht nur zu Bewegungshinderung, sondern auch zu Schmerzen.

Ursachen

Man kann die Kontrakturen nach ihrem Entstehungsmechanismus einteilen, er ist mitbestimmend für die Pflege.

- *Neurogene Kontrakturen* entstehen bei zentralen (Apoplexie) und peripheren (z.B. Paraplegie) Lähmungen infolge von *Muskelungleichgewicht*: Dem innervierten Muskel fehlt der Gegenspieler, er kontrahiert sich vermehrt und zieht das Gelenk in eine Fehlstellung. Nur gezielte, dauernde Bewegungstherapie sowie therapeutische Lagerung können etwas dagegen ausrichten.
- *Schmerzbedingte Kontrakturen* sind eine latente Gefahr bei allen Verletzungen und Erkrankungen im Bereich von Gelenken, da alle Fehlhaltungen und Schonhaltungen schließlich zu Kontrakturen führen. Nur eine gezielte Schmerztherapie ermöglicht die Durchführung der notwendigen Bewegungstherapie.

Pflegestandard Thromboseprophylaxe		
Prinzip	*Verhütung von Thrombosen* bei Patienten • mit *geringem* Risiko	
Maßnahmen	*Antithrombosestrümpfe (ATS)*	abgestufte Kompression der Beinvenen, Erhöhung der Blutströmungsgeschwindigkeit bis 100% zum Liegen
	• exaktes Abmessen der Beine mit speziellem Maßband • Anlegen der ATS nur im Liegen bei entstauten Venen • ATS müssen 24 Std. getragen werden – keine Nachtentlastungen • tägliche Beobachtung und Hautpflege – ATS-Wechsel alle 2–3 Tage	
	Frühmobilisation	Stärkung des Kreislaufs, Aktivierung der Muskeln, 20–30% Erhöhung der Strömungsgeschwindigkeit
	ständige Bewegung der Beine – Vermeiden von langem Stehen und Sitzen	
	Low-dose-Heparin s.c. nach Verordnung	Verhinderung der intravasalen Gerinnung hemmt die Wirkung von Thrombin auf Fibrinogen
	Verhütung von Thrombose bei Patienten • mit *erhöhtem* Risiko	
Zusätzliche Maßnahmen	*passive und aktive Gymnastik*	Aktivierung der Muskelpumpe, kurzzeitige maximale Entleerung der Venen von stehendem Blut
	Durchführung alle 4–6 Std. – Kooperation mit der Krankengymnastik	
	• kurze 50–90°-Hochlagerung	Sollte immer zu Beginn einer Übung stehen: Strömungsbeschleunigung bis zu 250% zum Liegen
	• Pedaltreten	Anziehen und Strecken des Fußes/gegen Widerstand Strömungsbeschleunigung bis zu 90% zum Liegen
	• Fahrradfahren und Fußkreisen	Anheben der Beine (Unterstützung Pflegeperson) Strömungsbeschleunigung bis zu 350% zum Liegen
	• isometrische Spannungsübungen	nur aktive Durchführung möglich (Physiotherapie)
Merke	• Belastung bei der Frühmobilisation nach Leistungsfähigkeit • bei immobilen Patienten können die Übungen passiv durchgeführt werden • Kompressionsverbände (mittels elastischer Binden) anlegen, wenn die Patienten mit ATS nicht optimal versorgt sind; sie müssen alle 12 Std. erneuert werden	

Abb. 6.**28** Standardpflegeplan für die Thromboseprophylaxe (nach W. Reimer).

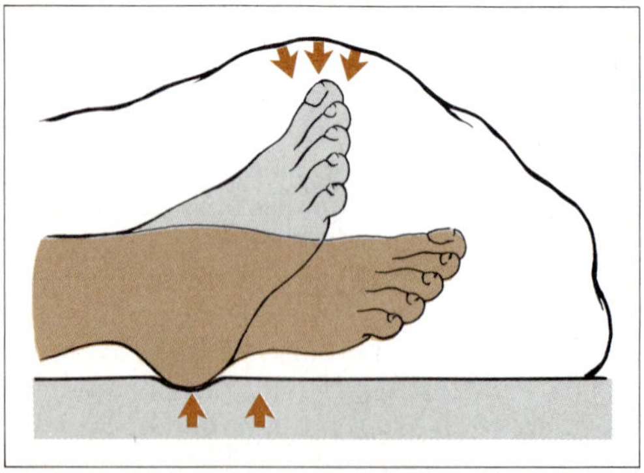

Abb. 6.**29** Spitzfußstellung durch den Druck von oben und unten.

- *Psychogene Kontrakturen* können u.a. nach geringfügigen Verletzungen auftreten bei neurotischer Erlebnisverarbeitung, die dem Betreffenden nicht bewußt ist.
- *Kontrakturen infolge Pflege-* bzw. *Behandlungsfehler* treten auf bei
  - *falscher Lagerung*. Die Gelenke versteifen in Schonstellung, d.h. in einer Entspannungslage, die zur Gebrauchseinschränkung führt;
  - *langer, unphysiologischer Ruhigstellung* in Gips oder Streckverbänden.

Risikofaktoren, Disposition

Jede längere Ruhigstellung und Bettlägerigkeit ist grundsätzlich Risikofaktor. Besonders gefährdet sind

- Patienten mit entzündlichen Gelenkerkrankungen (z.B. Polyarthritis, Gicht) oder Patienten mit degenerativen Gelenkerkrankungen (Arthrosen);
- Patienten mit Nervenlähmungen: Poliomyelitis, Hemiplegie, Paraplegie;
- Patienten mit Verletzungen oder Verbrennungen in Gelenknähe. Jede Narbe hat Schrumpfungstendenz. Über einem Gelenk hat der Narbenzug oft eine Kontraktur zur Folge.

Erkennen der Kontraktur

Die Bewegung der betroffenen Gelenke ist schmerzhaft und behindert:

- *Beugekontraktur:* Gelenksteife in Beugestellung durch Verkürzung der Muskeln an der Beugeseite → Streckung ist nicht möglich.
- *Streckkontraktur:* Gelenksteife in Streckstellung → Beugung ist aufgehoben bzw. erschwert.
- *Abduktionskontraktur:* Gelenksteife in Abduktionsstellung mit entsprechender Behinderung.

Vorbeugende Maßnahmen

Ziel. Erhalten der funktionellen Gelenkstellung sowie des harmonischen Bewegungsablaufes.

Die *Maßnahmen* zur Erreichung dieses Ziels liegen in erster Linie in der

- sachgerechten, möglichst physiologischen Lagerung,
- Aufrechterhaltung und im Fördern der Beweglichkeit durch Bewegungsübungen.

Physiologische Lagerung

Wird keine spezielle therapeutische Lage verordnet, ist die mittlere Funktionsstellung zu wählen.

- *Schultergelenk:* Oberarm in Abduktionsstellung von 30°.
- *Ellenbogengelenk:* Unterarm im Winkel von ca. 100°, leicht erhöht, Hand in Pronationsstellung.
- *Hand:* leicht zur Streckseite gebeugt, Finger in leichter Schalenhaltung, Daumen in Oppositionsstellung zum Zeigefinger.
- *Hüftgelenk:* möglichst gestreckt; Patient liegt flach und gerade auf harter Matratze (Brett darunter).
- *Kniegelenk:* möglichst gestreckt.
- *Füße liegen an einer weichen Unterlage* (Fußstütze) an, ein Bettbogen verhindert den Druck durch die Bettdecke (S. 146 und Abb. 6.**29**).

Bewegungsübungen

Sie entsprechen den Bewegungsmöglichkeiten im dreidimensionalen Raum (S. 156):

- *Passive Form* bei jedem bettlägerigen Patienten: sofort, regelmäßig (mindestens 2mal täglich), konsequent (auf jedes Gelenk bezogen), sorgfältig ausführen. Die Bewegungen werden langsam, ausholend, und mit beiden Händen ausgeführt. Das nächstliegende Gelenk muß dabei fixiert werden. So bald wie möglich wird die passive Form abgelöst durch die
- *assistive Form*, d.h., der Patient wirkt aktiv mit, sobald er dazu in der Lage ist. Der Übergang zur *aktiven* Form ist fließend. Werden Übungen gegen Widerstand eingebaut, spricht man von *resistiver* Form. Grundsätzlich gehört die Bewegungstherapie in den Aufgabenbereich der Krankengymnastik (Physiotherapie). *Aufgabe der Pflegenden* ist es, die Übungsbehandlung zu unterstützen, weiterzuführen (über 24 Stunden, über das Wochenende) und den Patienten in seinen Bemühungen zu stärken (aufmuntern, anleiten, korrigieren). Jeder Lagewechsel im Bett, das Aufsitzen usw. sind Aktivitäten der Mobilisation und haben funktionelle, therapeutische Bedeutung.

Planung der Kontrakturenprophylaxe

Auch hier gilt es, die Prophylaxe nicht dem Zufall zu überlassen. Nach der *Einschätzung* der Situation (Pflegeanamnese) gilt es zu überprüfen, ob die Pflege nach den vorgegebenen *Standards* genügt oder ob sie mit einer *individuellen Planung* zu kombinieren ist. Der folgende Standardplan entspricht in etwa dem sog. Marburger Modell (Abb. 6.**30**).

Es wurden in diesem Kapitel absichtlich *drei verschiedene Formen von Standardplänen* (S. 110f.) gewählt:

- Dekubitusprophylaxe S. 177.

Pflegestandard Kontrakturprophylaxe

Ziel

- Aufrechterhaltung der normalen Stellung und Beweglichkeit der Gelenke
- Atrophie der Muskulatur vermeiden

Gefährdete Patienten

- Patienten mit Hemiplegie
- Querschnittgelähmte
- Schwerkranke mit Bettruhe
- Patienten mit Arthritis
- Patienten mit PCP (primär chronische Polyarthritis)
- Patienten mit Frakturen in den Extremitäten
- bei der Ruhigstellung von Gelenken

Maßnahmen

- häufiger Lagewechsel (Gelenke in Funktionsstellung)
- bei Bedarf Krankengymnastik einschalten
- Bewegungsübungen an den Gelenken der Extremitäten (Knöchel, Knie, Hand, Ellenbogen, Schultern, Hüfte) passiv und aktiv

Passiv:
- Patient ist total passiv
- Die Schwester/der Pfleger fixiert oberhalb des Gelenks – anderer Teil wird durchbewegt (mehrmals)

Assistierend:
- Patient ist in der Lage, sich teilweise mit Hilfe der Schwester/des Pflegers zu bewegen und auch Restmöglichkeiten zu aktivieren

Resistierend:
- gegen den manuellen Widerstand der Schwester/des Pflegers Übungen durchführen lassen (langsam steigern)

Aktiv:
- Patient bewegt sich allein unter Anleitung

Information des Patienten

- aufklären über Gefährdung
- informieren über Notwendigkeit, Art und Umfang der Bewegung
- auffordern, Training bis zur Grenze der Beweglichkeit der Gelenke selbst durchzuführen

Beobachtung

- Gelenkstellung im Bett
- funktionsgerechtes Sitzen
- Schmerzen bei Bewegungsübungen
- Beweglichkeit der Gelenke

Ort, Datum	Leitende Krankenschwester/ Leitender Krankenpfleger

Abb. 6.**30** Standardpflegeplan Kontrakturenprophylaxe (nach Freyenhagen).

- Thromboembolieprophylaxe S. 188.
- Kontrakturenprophylaxe S. 190.

Alle diese Formen eignen sich bei typischen Pflegeproblemen, die bei den meisten Patienten unter gleichen Bedingungen auftreten können.

6.6. Mobilisation

Mobilisieren heißt beweglich machen, z.B. eines Gelenks. Spricht man von der Mobilisation des Patienten, meint man das Aufstehen.
Nach längerer Bettruhe oder postoperativ darf die Mobilisation nur nach Arztverordnung und unter angemessenen Vorsichtsmaßnahmen vorgenommen werden. Beim ersten Aufstehen sind mindestens zwei Personen anwesend, evtl. ist der Arzt und/oder die Krankengymnastin zusätzlich dabei. Eine erfahrene Pflegeperson sorgt durch *Anleitung, Anweisung* und *zweckmäßige Kommandos* für den sicheren und schonenden Ablauf. Die Unterstützungsbedürftigkeit des Patienten muß von ihr im voraus abgeschätzt und die Hilfe entsprechend organisiert werden.

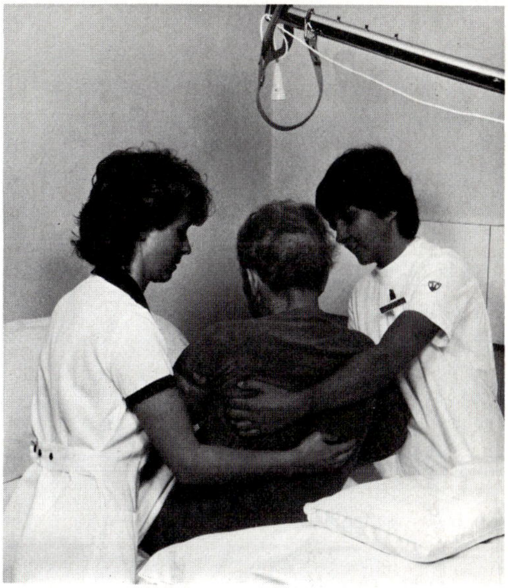

Abb. 6.**31** Anheben des Kranken durch zwei Pflegepersonen.

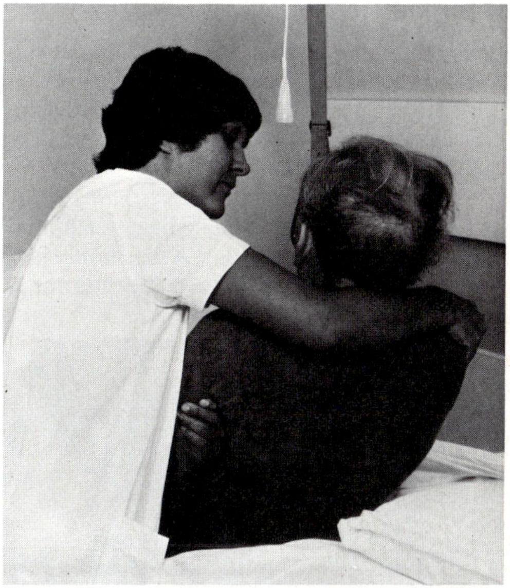

Abb. 6.**32** Anheben des Kranken durch eine Pflegeperson.

Die wichtigsten Mobilisationsmethoden
6.6.1. Mobilisation im Bett
6.6.2. Aufstehen
6.6.3. Sitzen im Lehnstuhl
6.6.4. Heben und Fahren
6.6.5. Gehen mit dem Kranken

6.6.1. Mobilisation im Bett

Anheben

durch zwei Pflegepersonen (Abb. 6.**31**):
- Die eine Pflegeperson faßt mit der einen Hand von vorn unter die Achselhöhle und stützt mit der anderen Hand den Nacken und/oder die Schulter des Kranken.
- Der Helfer faßt mit der einen Hand von vorn unter die Achselhöhle des Kranken und unterstützt mit der anderen den Rücken.
- Gemeinsam richten sie den Kranken vorsichtig auf.

Durch eine Pflegeperson (Abb. 6.**32**):
- Steht die Pflegeperson rechts vom Patienten, schiebt sie ihren linken Arm (steht sie links, dann ihren rechten Arm) so weit unter Nakken und Schulter des Kranken, bis sein Kopf in ihrer Ellenbeuge liegt.

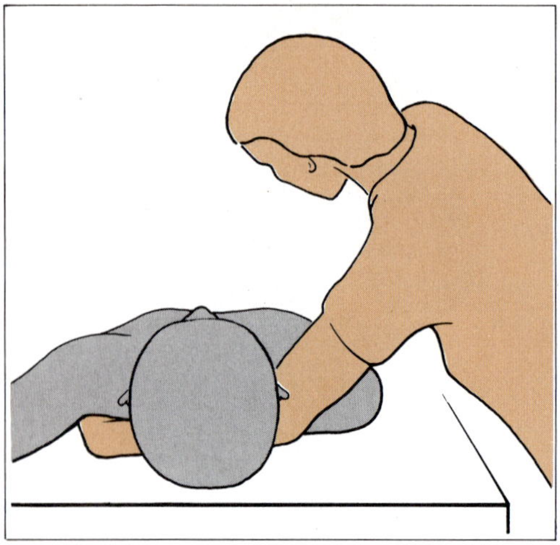

Abb. 6.**33** Stützgriff.

- Die freie Hand (Daumen nach oben) greift nun unter die rechte Achselhöhle des Kranken und richtet ihn vorsichtig auf.

Heben und Höherrutschen des Patienten

- *Durch den Patienten selbst:* Er wird angehalten, seine Beine anzuwinkeln und die Füße fest auf die Matratze zu stellen und sich dann abzustoßen (er kann evtl. den Bettbügel benutzen).
- *Mit Hilfe des Stütz- und Hebegriffs durch eine Pflegeperson:* Die eine Hand liegt von hinten parallel zum Kopf in der Achselhöhle des Kranken = Stützgriff (Abb. 6.**33**). Die andere Hand greift von vorn unter die Achselhöhle durch (die Achsel liegt seitlich auf dem Handgelenk = Hebegriff). Beim Anheben hebt der Kranke seinen Kopf mit (Abb. 6.**34**).
- *Mit Hilfe des Hebekissens* S. 203f.
- *Durch zwei Pflegepersonen:*
  - mittels *Hakengriff* (Abb. 6.**35a**. Die oberen zwei Hände liegen kurz unterhalb der Schulterblätter, die unteren kurz unterhalb des Gesäßes des Kranken;
  - mittels *Transporttuch.* Zwei Handtücher werden (anstelle der Arme) unter den Patienten geschoben. Zum Hochheben werden sie nahe beim Patienten gehalten. Diese Methode ist sowohl für die Pflegenden wie für den Patienten angenehmer.

  Bei beiden Varianten hebt der Patient beim Heben und Höherrutschen seinen Kopf mit.
- Kann der Patient gar nicht mithelfen, kann man zu dritt anheben oder den sog. *Haken-Stütz-Griff* (6.**35b**) anwenden. Hier werden die *rechten* Hände der Pflegepersonen unter der Gesäßmitte ineinander verhakt. Die linke Hand der einen Pflegeperson kommt unter den Nacken, die der anderen unter die Kniegelenke zu liegen. Das Patientengewicht wird so besser verteilt als bei der obengenannten Methode.

Anheben kranker Extremitäten

Wird eine kranke Extremität mobilisiert, so muß dies vorsichtig, mit beiden Händen geschehen.

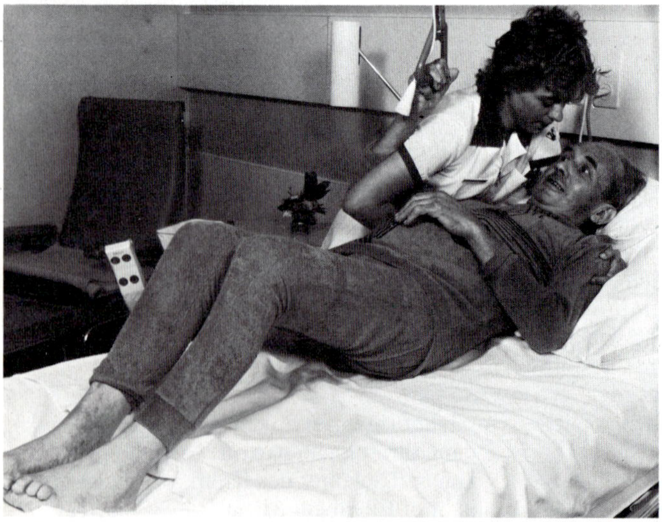

Abb. 6.**34** Höherrutschen im Bett.

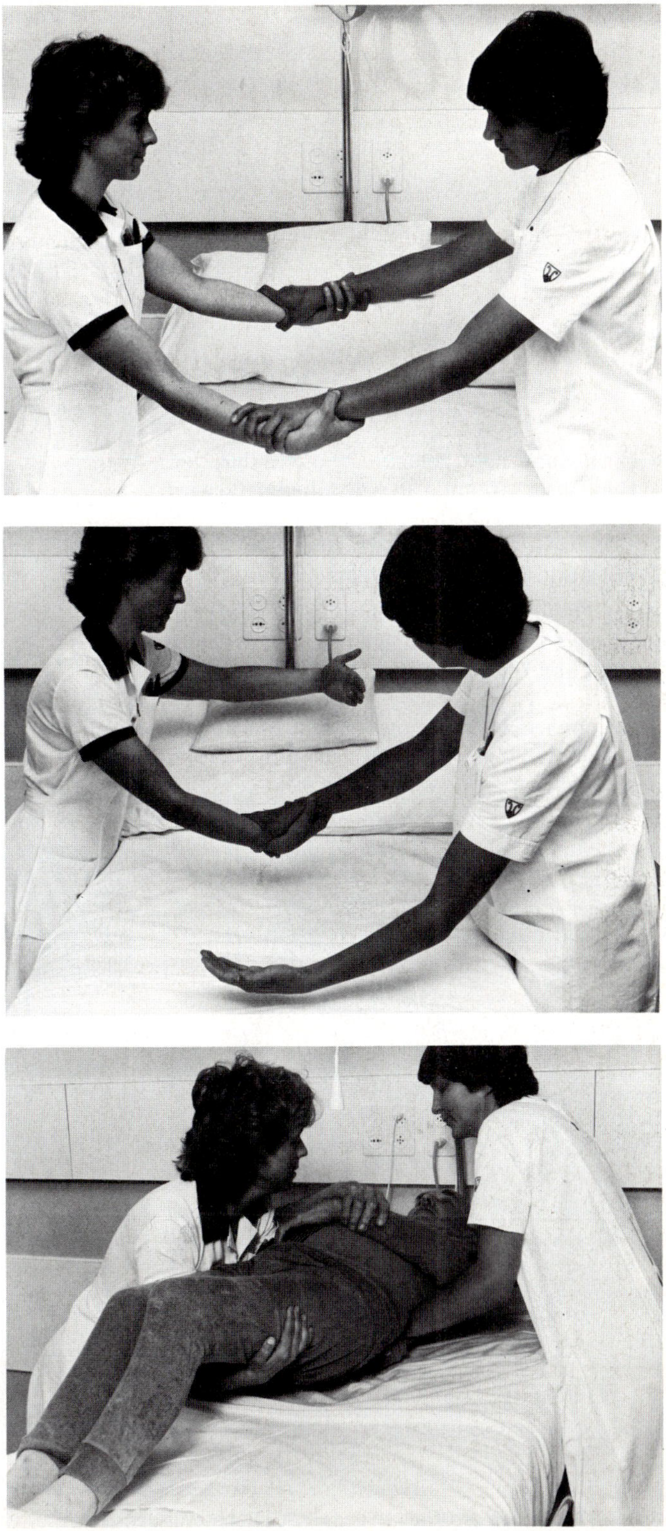

a

b

c

Abb. 6.**35** Heben und Höherrutschen durch zwei Pflegepersonen. **a** Stellung der Arme und Hände beim Hakengriff, **b** beim Haken-Stütz-Griff, **c** am Patienten.

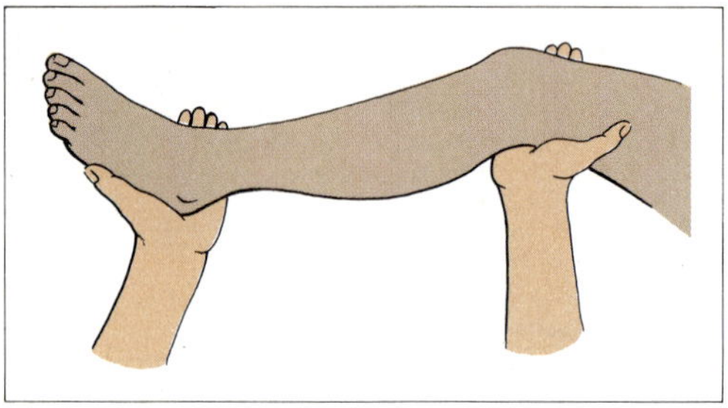

Abb. 6.**36** Anheben eines kranken Beines. Gleiches gilt beim Anheben des Armes.

- Eine Hand hebt gelenknah, die andere am Ende der Extremität an. Die Gliedmaße wird dabei locker gehalten (Abb. 6.**36**).

Drehen und Sitzen am Bettrand

Beim *Drehen* soll der Kranke leicht gezogen, nicht gestoßen werden. Ziehen löst weniger Angst- und Unsicherheitsgefühle aus als Stoßen.
Beim *Drehen und Aufsetzen en bloc* richtet sich das Maß der Unterstützung nach den Kräften des Patienten:

- Die Pflegeperson steht auf der Seite, zu der der Patient gedreht werden soll.
- Rückenlage des Patienten bei flachgestelltem Kopfteil des Bettes.
- Seine Beine werden, eines nach dem anderen, angestellt.
- Schultern und Beine rollen *zugleich* auf die Seite, wobei der Arm in die Bewegungsrichtung mitgenommen wird (Abb. 6.**37a**).
- Die Füße werden mit 90° gebeugten Knien vor die Bettkante gebracht.
- Gleichzeitig richtet der Patient sich auf, indem er mit dem unteren Ellenbogen und der oberen Hand sich an den *Bettrand* abstößt (Abb. 6.**37b**).
- Beim *korrekten Handhaben* der En-bloc-Technik erübrigt sich der Gebrauch des Bettbügels. Der Patient verkrampft sich nicht, strengt sich nicht an, die Operationswunde wird geschont. *Rückenpatienten dürfen nur en bloc aufstehen.*

6.6.2. Aufstehen

Nach längerer Bettruhe wird das Aufstehen in kleinen Schritten eingeübt:
- an den Bettrand sitzen,
- vor das Bett stehen,

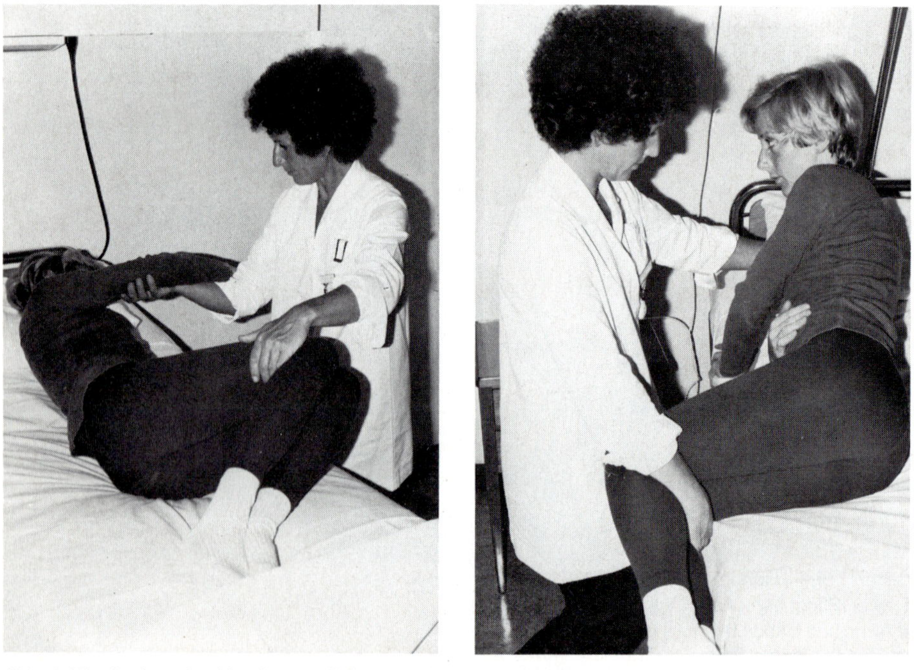

a b

Abb. 6.**37** Drehen des Kranken und Hinausdrehen aus dem Bett.

- in den Lehnstuhl sitzen,
- umhergehen.

Vorbereitung:

- Sich über Ableitungen (Drainage, Infusion u. a.) orientieren und zweckmäßige Vorbereitungen treffen;
- Bauchbinde, Beinbinden u. a. anlegen;
- Strümpfe, Hausschuhe, Unterhosen anziehen;
- Morgenrock umhängen oder anziehen;
- Gehhilfen u. a. evtl. benötigte Dinge bereitstellen.

Neben das Bett stehen

Durch das Aufstehen (in geringem Maß schon durch das Aufsitzen) wirken *statische Einflüsse auf die Hämodynamik*. Der Patient soll nicht auf den Boden blicken; Gesichtsfarbe und Puls kontrollieren. Wird der Kranke blaß, soll er sofort ins Bett zurückgelegt werden; kollabiert er, legen wir ihn flach auf den Boden. Normalerweise erholt er sich rasch wieder.

- Das Aufrichten und An-den-Bettrand-Sitzen geschieht wie oben, dann Hausschuhe anziehen, Bettniveau tiefstellen.
- Die Pflegeperson faßt mit der linken Hand (oder der rechten, wenn sie rechts steht) unter die linke Achsel und mit der rechten um den Rücken herum unter die rechte Achsel des Patienten.
- Beim Herunterrutschen von der Bettkante stellt sie ihren (linken) Fuß vor die Füße des Kranken (Sicherheit!).
- Er wird angehalten, gerade zu stehen, gut durchzuatmen und die Augen wandern zu lassen (er hat die Tendenz, sie an den Boden zu heften, was ihn ganzheitlich hinunterzieht).
- Beim Zurückkehren ins Bett wird in umgekehrter Reihenfolge vorgegangen.

Selbständiges Aufstehen

Das Aufstehen soll so eingeführt werden, daß der Patient in der postoperativen Phase möglichst rasch ohne oder mit wenig Hilfe das Bett verlassen kann.
Die Anleitung erfolgt nach den aus Abb. 6.**38** ersichtlichen Schritten.

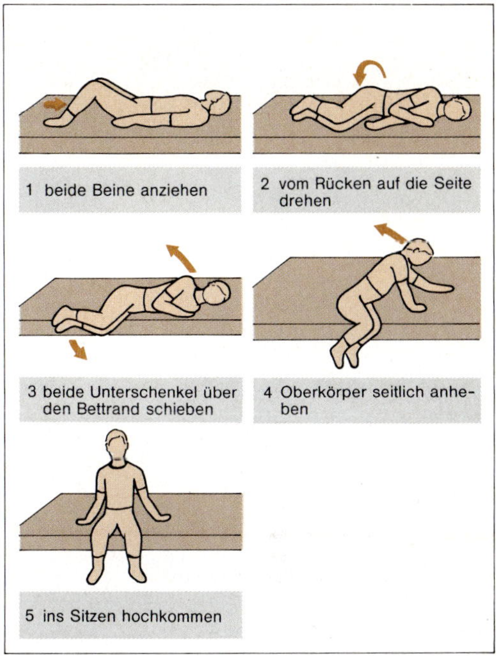

Abb. 6.**38** En-bloc-Aufstehen.

6.6.3. Sitzen im Lehnstuhl

Patienten in der Phase der Rehabilitation sollen sich so lange und so häufig wie möglich außerhalb des Bettes aufhalten = *funktionelles Sitzen*. Für Gelähmte ist die Wahl des Stuhls von großer Bedeutung (S. 768 f.).

- Vorbereiten und Aufstehen wie oben.
- Der Stuhl steht neben dem Kopfteil des Bettes (wenn der Patient nicht gehen kann).
- Beim Hinsetzen wird der Kranke unter den Achseln unterstützt.
- Der Stuhl wird so gestellt, daß der Patient ins Zimmer oder nach Wunsch aus dem Fenster sehen kann.
- Er bekommt den Krankentisch mit seinen Gebrauchsgegenständen, evtl. Fußschemel, die Glocke, Kissen und Decken nach Wunsch bzw. Bedarf.
- Die Rückkehr ins Bett geschieht in umgekehrter Reihenfolge. Das Anheben kann von vorn oder von der Seite geschehen (Abb. 6.**39** u. 6.**40**).

Das Mobilisieren von *Gelähmten* verlangt ganz besonders Geschick und Übung. Lagerung und Mobilisation sind am Beispiel des Hemiplegiepatienten (S. 761 ff.) ausführlich beschrieben.

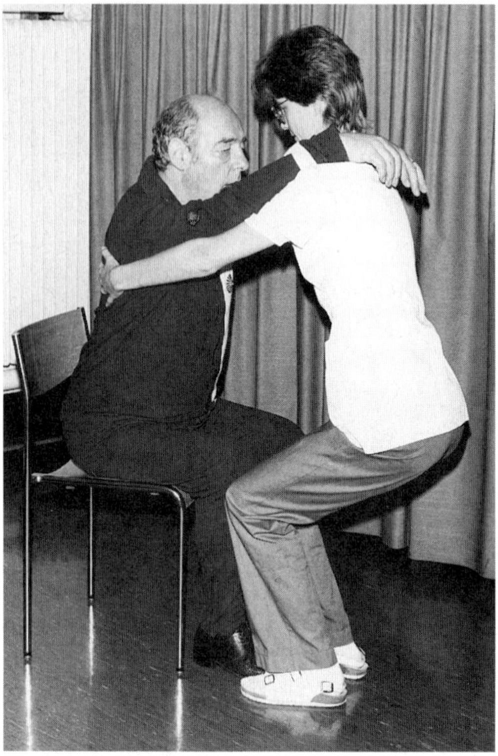

a

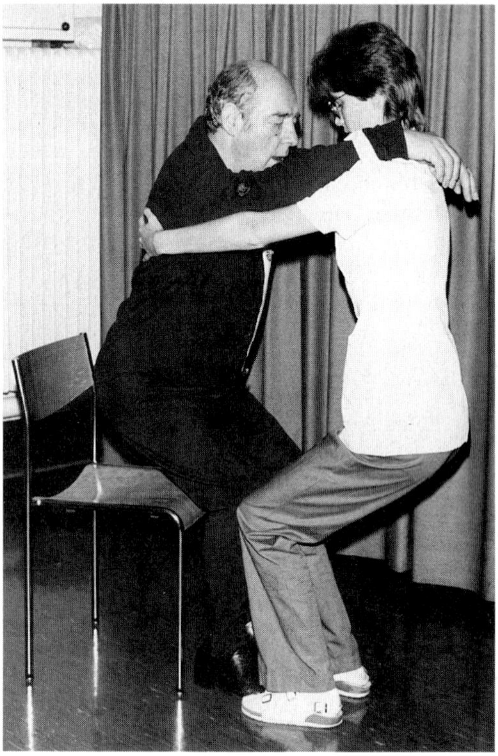

b

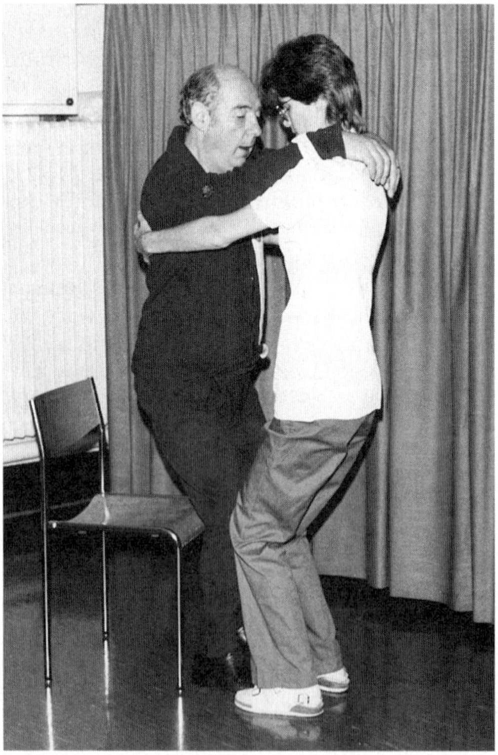

c

Abb. 6.**39** **a–c** Aufstehen vom Stuhl/Bett mit Hilfe von vorn. Achten Sie auf Füße, Knie, Hände und Rücken von Patient und Pflegeperson. Hat der Patient Mühe, seine Hände um den Hals zu legen, eignet sich die Variante, die in Abb. 28.**15** gezeigt ist.

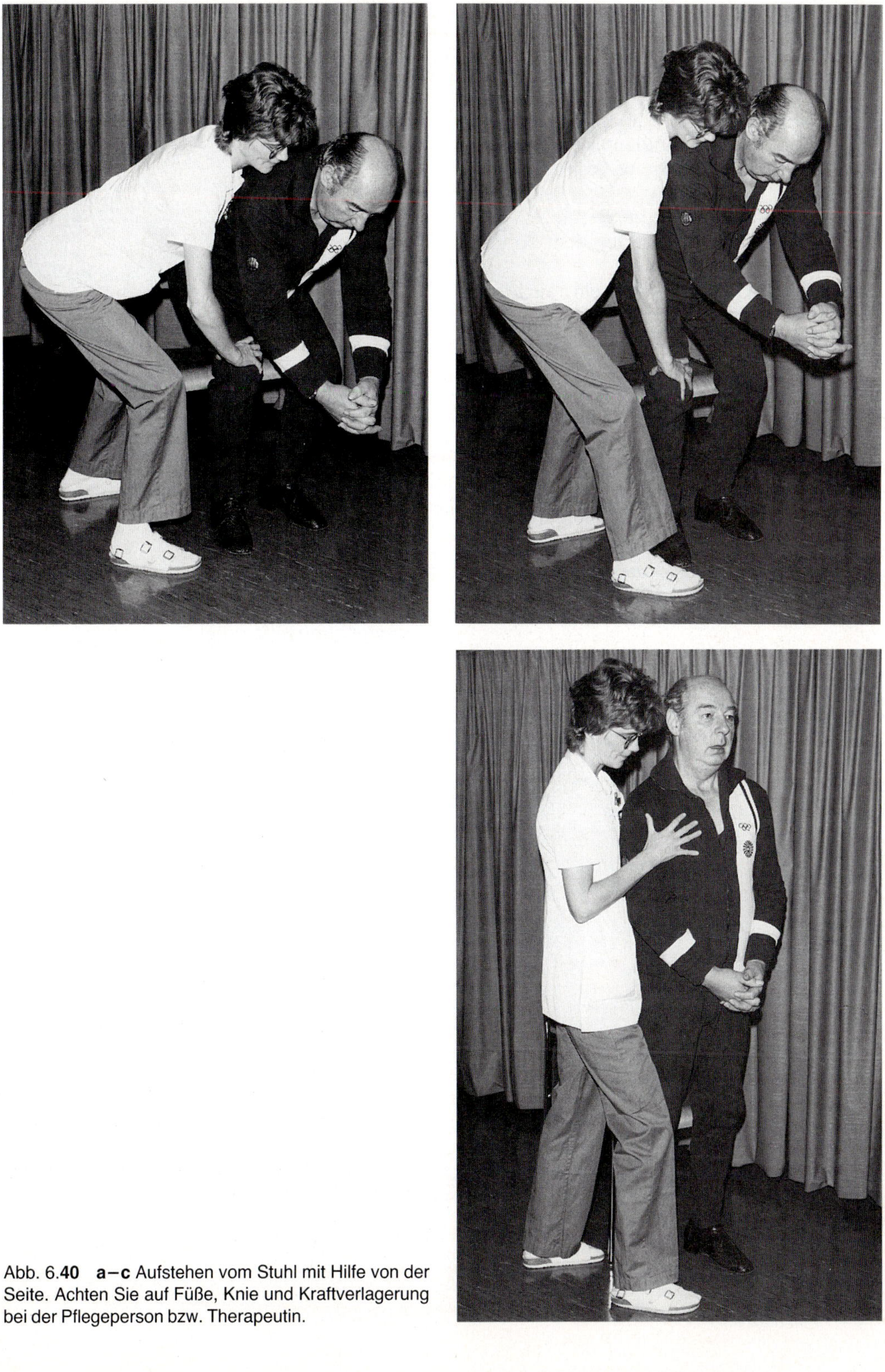

a b c

Abb. 6.**40** **a–c** Aufstehen vom Stuhl mit Hilfe von der Seite. Achten Sie auf Füße, Knie und Kraftverlagerung bei der Pflegeperson bzw. Therapeutin.

6.6.4. Heben und Fahren

Anheben mittels Rautek-Griff

Der Rautek-Griff (Abb. 6.**41**) kann angewendet werden:

- beim Anheben eines Patienten vom Boden,
- zum Hochheben (z. B. aus der/in die Badewanne),
- zur Korrektur der Lage im Sessel.

Die Pflegeperson steht hinter dem Kranken (Grätschstellung):

- Beine des Kranken anwinkeln, auch seine Arme bzw. den gelähmten Arm.
- Mit beiden Händen von hinten unter der Achselhöhle durchgreifen (Daumen nach oben), Handgelenk bzw. Unterarm fassen.
- Kommando geben und aufrichten.

Anheben mittels Australia-Griff

Der Australia-Griff (Sesseln des Patienten) kann für den Transfer in verschiedenen Situationen angewendet werden. Richtig gehandhabt ist er kräfteschonend und sicher (Abb. 6.**42**).

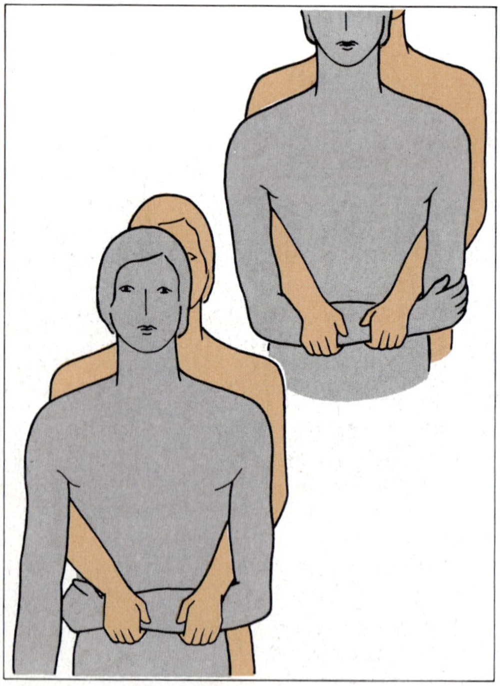

Abb. 6.**41** Rautek-Griff I und II.

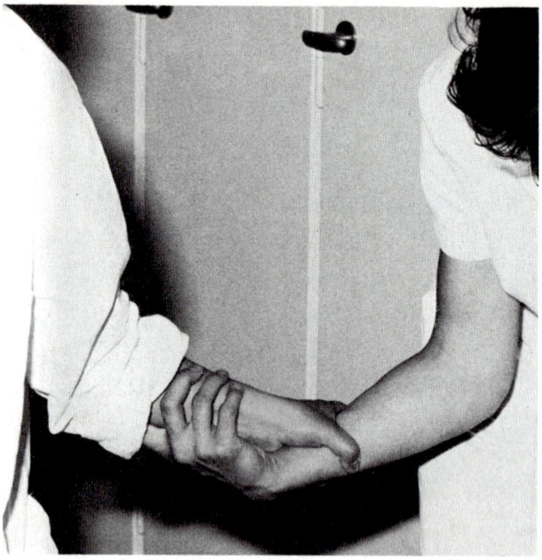

Abb. 6.**42** Australia-Griff. Griff der Hände, die unter das Gesäß des Patienten zu liegen kommen.

Transfer ohne Hilfsmittel

Heben und Tragen ohne Hilfsmittel soll möglichst unumgängliche Seltenheit sein. Das Umlagern von einem Bett ins andere kann mit dem Patientenheber vorgenommen werden. Ist kein solcher organisierbar, werden die beiden Liegeflächen in die aus Abb. 6.**43** ersichtliche Stellung gebracht. Der Patient wird zu zweit oder zu dritt angehoben. Die am Kopfteil stehende Pflegeperson gibt das Kommando:

- Heben von der Bettmitte an den Bettrand.
- Leicht zu sich drehen, anheben.
- Transfer und ablegen.

Fahren mit dem Kranken

Der Transport des Kranken (innerhalb des Krankenhauses) geschieht

- mit dem Bett,
- mit dem Liege- oder Umbettwagen,
- mit dem Rollstuhl (Fahrstuhl; Abb. 6.**44**).

Ob der Patient in Blickrichtung oder rückwärts transportiert wird, hängt vom Krankheitszustand und der jeweiligen Situation ab. Für den „wachen" Patienten ist die Blickrichtung zu wählen, mit der er den Weg überblicken kann. Für alle Transporte gilt:

- zweckmäßige Lagerung und Bekleidung des Patienten;

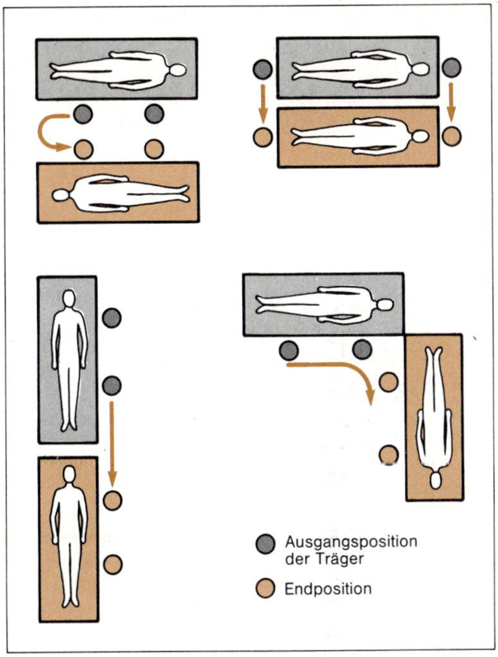

Abb. 6.**43** Stellung der Betten beim Umbetten von Patienten. Beide Liegeflächen müssen fixiert (arretiert) sein.

- vorsichtiges Fahren, vor allem um Ecken, durch Türen und über Schwellen;
- muß der Patient überwacht werden, sind immer zwei Begleitpersonen notwendig.

6.6.5. Gehen mit dem Kranken

Gehhilfegeräte

Eulenburg (Abb. 6.**45**). Dieser Gehwagen ist mehr ein Unterstützungs- als ein Therapiehilfsmittel. Er ist bei der Mobilisation von betagten und/oder behinderten Menschen eine Sicherheit vermittelnde Hilfe.

Anpassen des Eulenburg:
- Patient geradestellen.
- Schulter locker hängen lassen.
- Achselpolster zwei Finger breit unter der Axilla fixieren.
- Polster ganz an Oberkörper anlegen.

Gehen am Eulenburg:
- Körpergewicht auf Arme und Beine abstützen.
- Becken geradehalten.

Andere Gehhilfen sind z.B. der Gehmeister oder die Reciprocal-Gehhilfe.

Gehstöcke

Vor Gebrauch ist der Gummipfropf zu kontrollieren auf Abnützung, Nässe, Staubablagerungen. Abgenützte Pfropfen müssen ausgewechselt, nasse und staubige gereinigt werden.

Anpassen der Gehstöcke Abb. 6.**46**.

Gehen mit den Stöcken in leicht nach vorn geneigter Oberkörperhaltung; nur nach guter Instruktion. Im folgenden ist der Gebrauch der Stöcke für den Zwei-, Drei- und Vierpunktgang beschrieben:

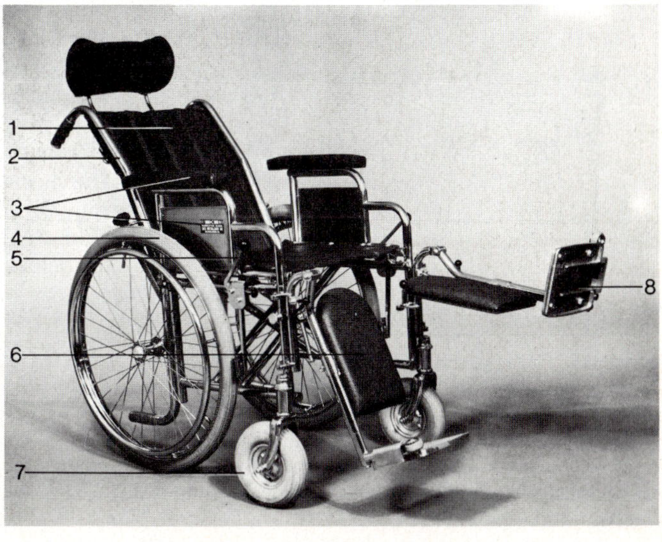

Abb. 6.**44** Rollstuhl-Modell (SKS Metallbau AG).
1 Sitz-und Rückenlehne: aus Nylon-Kunstleder
2 Rückenteil: um 30° verstellbar
3 Armstützen: gepolstert, abnehmbar
4 Laufrad: Vollgummi oder luftbereift
5 Bremse: der Bremsdruck kann beliebig verstärkt werden
6 Beinstützen: einzeln hoch- und ausschwenkbar, wegnehmbar mit drehbaren Wadenplatten
7 Lenkrad: Vollgummi
8 Fußplatten: in der Höhe verstellbar, aufklappbar.

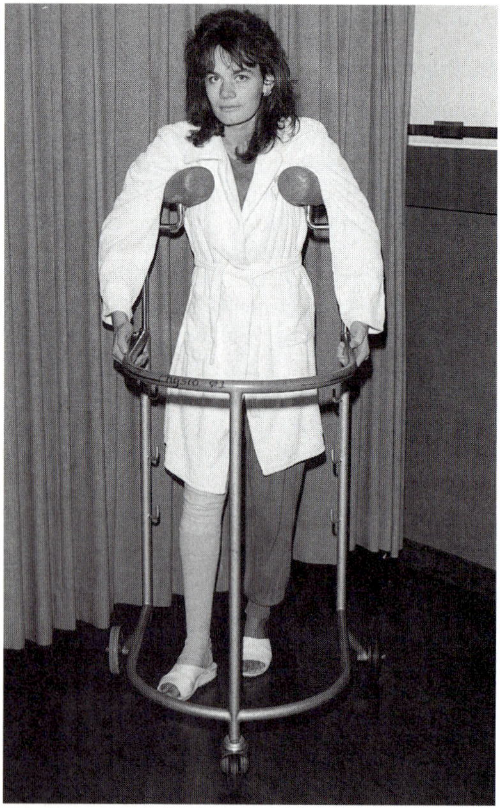

Abb. 6.**45** Gehen am Eulenburg.

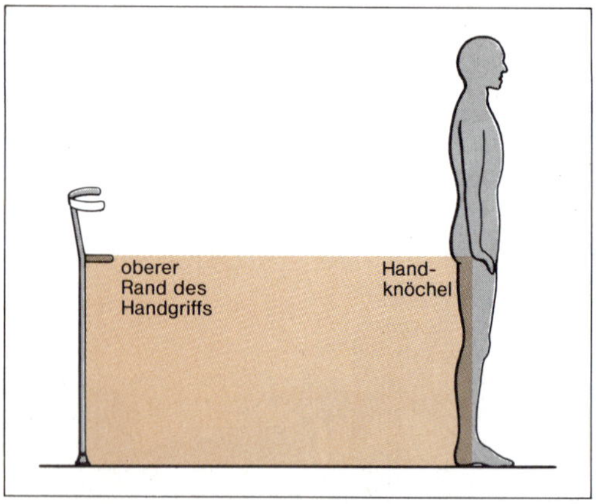

Abb. 6.**46** Anpassen der Gehstöcke:
- Stock neben den Fuß des Patienten stellen.
- Arm hängen lassen.
- Handgriff einstellen. Handgriff des Stocks auf gleicher Höhe wie die Handknöchel des Patienten.
- Unterarmstütze: 3–4 Finger breit unter den Ellenbogen.

- *Zweipunktgang* wird angewendet, wenn das kranke Bein absolut *unbelastet* sein muß:
  - ○○ 1. *beide Stöcke* nach vorn,
  - • 2. krankes **Bein** nach vorn, unbelastet,
  - • 3. Schritt mit dem gesunden **Bein.**
- *Dreipunktgang = partielle Belastung:*
  - ○○ 1. *beide Stöcke* nach vorn,
  - • 2. krankes **Bein** nach vorn, abrollen, Sohlenkontakt ohne Belastung,
  - • 3. Schritt mit dem gesunden **Bein.**
- *Vierpunktgang* kommt später, bei vermehrter Belastbarkeit, in Frage *(volle Belastung):*
  - •○ 1. linkes **Bein** und rechter *Stock,*
  - ○• 2. rechtes **Bein** und linker *Stock.*

Das *Treppengehen* mit Stöcken
hinunter:
1. Stöcke auf die untere Stufe stellen,
2. erster Schritt mit dem kranken Bein,
3. zweiter Schritt mit dem gesunden Bein;

hinauf:
1. Stöcke auf die obere Stufe stellen,
2. erster Schritt mit dem gesunden Bein,
3. zweiter Schritt mit dem kranken Bein.

Führen des Kranken

Gehen hinter dem Patienten:
- Am Brustkorb und unter den Armen stützen; die Hände straff anlegen, Ziehen vermeiden.
- Nur beim Patienten mit stabilen Kreislaufverhältnissen, da er nicht gestützt werden kann, wenn er einknickt oder kollabiert.

Gehen vor dem Patienten:
- Mit beiden Händen stützen.
- Nur für kurze Strecken, da weder die führende Pflegeperson noch der Patient den Weg überblicken kann.

Gehen neben dem Patienten:
- Durch eine oder zwei Pflegepersonen stützen. Das Führen zu zweit ist bei Schwerbehinderten notwendig, solange Gehhilfegeräte noch verfrüht sind.

- Gehen ist für den Patienten eine therapeutische Maßnahme; die Hilfeleistung muß kompetent und situationsgerecht geleistet werden (Belastungsgrad und evtl. Hilfsmittel entscheidet der Arzt).
- Für gut sitzende Schuhe sorgen.

- Einseitiges Gehen verhindern (nach Erreichen der Belastungsfähigkeit den Patienten von beiden Stöcken entwöhnen).
- Gehen und Gehschule für Hemiplegiepatienten S. 770.

6.7. Einsatz technischer Hilfsmittel

Technische Hilfsmittel dienen der Erleichterung der Pflege. Damit sie sach- und patientengerecht eingesetzt werden können, ist es notwendig, daß

- die Situation des Kranken bekannt ist,
- vorausdenkend geplant wird,
- die Vorbereitung und Nacharbeit der Pflegeverrichtung sorgfältig ausgeführt wird.

Vorbereitung:

- Planung und Entscheidung in bezug auf die Wahl des effizienten Hilfsmittels.
- Prüfung der Funktion und Sicherheit des gewählten Hilfsmittels.
- Bereitstellung aller zur vorgesehenen Pflegeverrichtung notwendigen Gegenstände.
- Selbstvorbereitung der Pflegenden: Einstellung (zum Patienten, zur Pflegeverrichtung), Hygiene und Schutz.
- Information des Patienten über die Pflegeverrichtung und über das geplante Hilfsmittel.

Anwendung:

- Gekonntes Handhaben des Hilfsmittels.
- Bei Arbeiten am Bett dieses auf Arbeitshöhe einstellen.
- Konzentration über das Gerät hinaus auf den Patienten richten.

Nacharbeit:

- Versorgung des technischen Hilfsmittels nach den Regeln der Hygiene und Sicherheit sowie der Sorgfalt und Wirtschaftlichkeit.

6.7.1. Krankenheber, Krankenlifter

Die Entwicklung verschiedener Heber- bzw. Liftersysteme und -stühle hat zur kräftesparenden Pflege viel beigetragen. Entscheidend ist, daß die Pflegenden die verschiedenen Modelle und ihre Funktionen, die sich im Einzelnen zwar unterscheiden, aber im Wesentlichen gleich bleiben, kennen und daß sie damit umgehen können. Die verschiedenen Herstellerfirmen stellen eine reiche Dokumentation in Wort und Bild zur Verfügung. Sie kann jederzeit angefordert werden.
Je nach Firma werden Heber auch *Lifter, Airlift, Portolift, Ambulift* genannt.

Bestandteile des Hebers

- Der *Hebearm*. Er wird je nach Modell mittels ölhydraulischer Pumpe (geschlossenes Ventil zum Heben, geöffnetes Ventil zum Senken) oder durch Kurbel (z.B. beim Meca Lifter) auf- und abwärts bewegt.
- Der *Drehbügel* am Ende des Hebearmes (als Spreiz-, Kreuz- oder Kombibügel) dient zum Einhängen der Gurte.
- Die *Gurtsysteme* sind als Standardausstattung zweiteilig (Rücken- und Sitzgurt), die Arme sind immer außerhalb der Gurte zu legen. Die *Komfortgurte* sind 3- bis 4teilig. Sie bieten für Kranke mit stark eingeschränkter Beweglichkeit ein hohes Maß an Sicherheit. Die Arme müssen innerhalb der Gurte liegen.
  Spezialgurte sind in Abb. 6.**47** zu sehen: Getrennte Schlaufen für die Beine bieten Vorteile für die Toilettenbenutzung sowie die Intimpflege, sie bieten auch mehr Sicherheit.

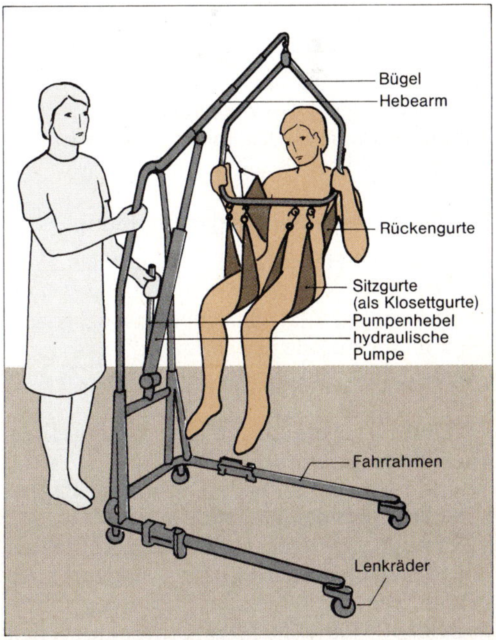

Abb. 6.**47** Patientenheber.

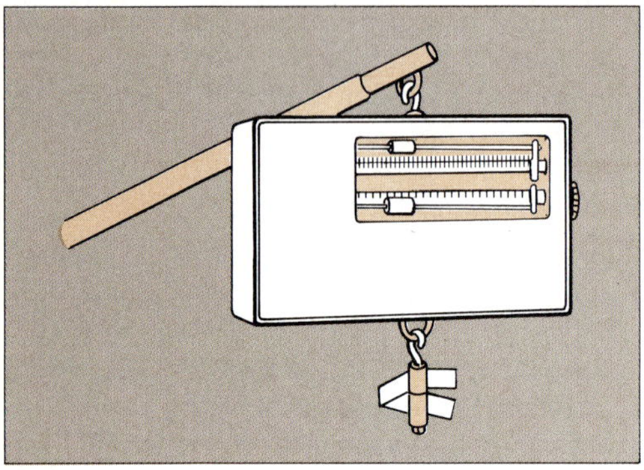

Abb. 6.**48** Hängewaage.

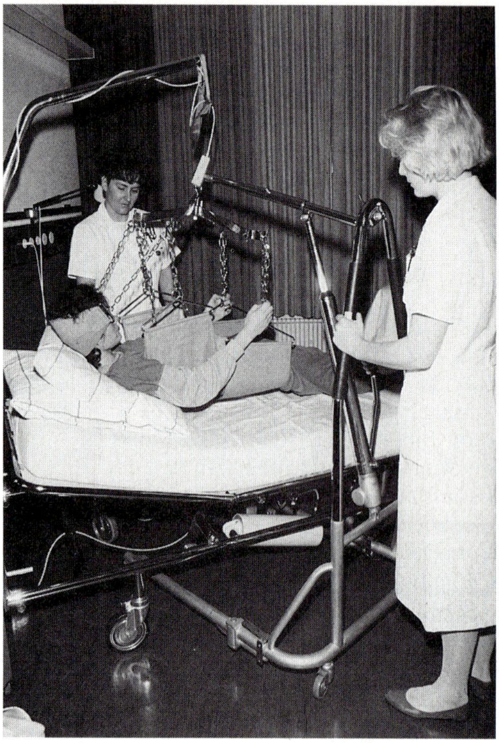

Abb. 6.**49** Anwendung des Krankenhebers.

- Der *Fahrrahmen* hat eine große Standsicherheit, vier (evtl. fünf) Räder, ist verstellbar und hat eine Arretiervorrichtung.

Einsatzmöglichkeiten

- Anheben und Höherlegen eines Kranken im Bett.
- Betten und Wäschewechsel (Unterlage, Bettuch).
- Benutzung der Toilette, der Bettschüssel, Ausführung der Intimpflege.
- Anheben vom Boden.
- Wiegen des Patienten (Abb. 6.**48**).
- Haarpflege.
- Transfer vom Bett in den Sessel oder Fahrstuhl und umgekehrt.
- Transfer auf die Toilette und zurück.
- Transfer in die Badewanne und zurück; spezielle Badelifter (S. 239).

Anwendung bei einer Pflegeverrichtung

- Prüfung des Hebers auf Funktionstüchtigkeit und Sicherheit.
- Selbstprüfung: Ist ein situationsbezogener, gekonnter Einsatz gewährleistet?
- Information des Kranken (Gerät, Zweck, Anwendung).
- Weitere Vorbereitungen je nach vorgesehener Pflegeverrichtung.
- Bettdecke nach Bedarf zurückschlagen. Decktuch auf den Patienten legen.
- Gurte anlegen. Rückengurt nach Aufrichten des Kranken mittels Stützgriff, Sitzgurt nach Hochheben des Gesäßes bzw. der Oberschenkel. *Variante:* Die Gurte unter den Kranken „rollen", d.h., den Patienten auf die Seite drehen und die Gurte einlegen. Durchziehen von der behinderten Seite her und ausgleichen.
- Arme lagern inner- oder außerhalb der Gurte, je nach Gurtsystem (Abb. 6.**49**).
- Heber (Grundgestell auf Beckenhöhe des Patienten) plazieren und einrasten.
- Befestigen der Gurte: Hebearm soweit senken, daß sie bequem eingehängt werden können. Die Befestigung auf Sicherheit prüfen.
- Anheben des Patienten durch gleichmäßige Pumpbewegungen über der Liegefläche.
- Ausführung der vorgesehenen Pflegeverrichtung, z. B. Wäschewechsel, Haarwäsche.
- Den Patienten absenken, nachdem überprüft wurde, daß er richtig über der Liegefläche schwebt.
- Gurte vom Heber lösen (Heber zur Seite stellen), entfernen (vgl. Anlegen der Gurte), Patient lagern und zudecken.

Transfer in den Sessel und umgekehrt

- Anheben wie oben.
- So fahren, daß Blickkontakt möglich ist.

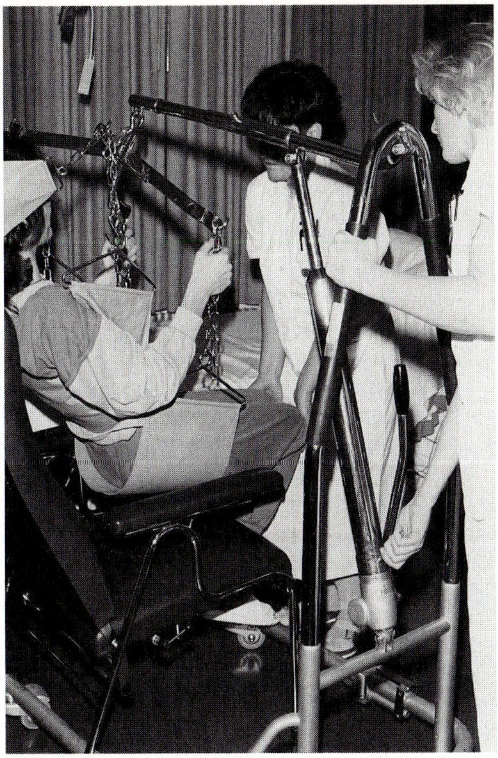

Abb. 6.**50** Transfer in den Sessel mittels Heber.

- Mit dem Grundgestell des Lifters den Sessel unterfahren (Weitstellung nach Bedarf) und arretieren.
- Wenn der Kranke mit seinem Gesäß in der Mitte der Sitzfläche schwebt, Ventilschraube lösen und Patienten hinsetzen (Abb. 6.**50**).
- Gurte vom Dreharm lösen (sie bleiben unter dem Patienten liegen) und den Fahrrahmen zur Seite stellen.
- Lage des Kranken prüfen, nach Bedarf korrigieren.
- Beim Transfer vom Sessel ins Bett gleiches Vorgehen in umgekehrter Reihenfolge. Beim Einhängen der Gurte wird die kürzestmögliche Befestigung gewählt (auf beiden Seiten gleich).

Pflege und Wartung

- Die Gurte nach jedem Gebrauch mit Desinfektionslösung abreiben (wenn nötig, mit Seifenlösung waschen).
- Das Gerät täglich desinfizieren und die Räder sauberhalten.
- Nötige Reparaturen durch den Fachmann; den Heber nicht „defekt“ herumstehen lassen.

Voraussetzung für zweckmäßigen Einsatz der Hebegeräte ist die
- überlegte Einschätzung der Situation;
- vollständige Vorbereitung der notwendigen Pflegemittel;
- angemessene Information des Patienten über Gerät, beabsichtigte Verrichtung (insbesondere Abheben und Absenken) und Sicherheit der Maßnahme. Ihm Zeit lassen, damit er Ängste verarbeiten kann (selber kompetent informiert sein!);
- geschickte Handhabung des Gerätes;
- bei Transfer (z. B. ins Badezimmer) Tuch um den Kranken legen.

6.7.2. Gleitendes Hebekissen

Das gleitende Hebekissen ist ein einfaches Hebegerät. Es wird in der ambulanten Krankenpflege zum Anheben und Höherlagern des Patienten gebraucht.
Das Hebekissen (Abb. 6.**51**) besteht aus einem „Endlosschlauch“ aus schmiegsamem Naturgummi. Innen ist das Kissen mit einem Gleitmittel versehen und hat ein Ventil zur Luftauffüllung.
Anwendung:
- Vorbereitung des Hebekissens: Rollstab einführen, Schutzbeutel überziehen und Rollstab soweit zurückziehen, daß noch 8–10 cm vom Schutzbeutel zu sehen sind. Enden umschlagen.
- Hebekissen mittels Rollstab (der ins Kissen hineingeschoben wird) unter dem Körper des Kranken durchschieben.
  (Ansatzpunkt bei *einem* Hebekissen: Gesäß des Kranken, bei *zwei* Hebekissen zusätzlich Schulterblätter.)
- Der Kranke liegt nun auf dem Kissen und kann mittels Hebegriff nach oben gerollt werden.
- Das Entfernen des Hebekissens geschieht, indem der Rollstab zurück, nach außen aufwärts gezogen wird.

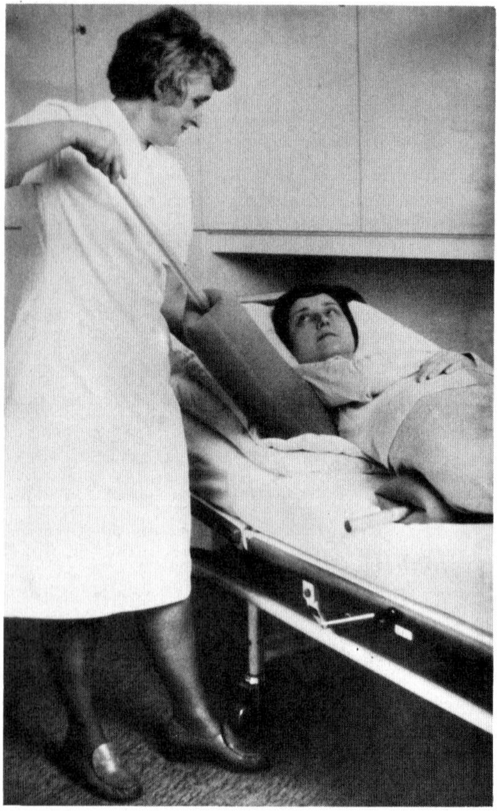

Abb. 6.**51** Hebekissen.

6.8. Krankengymnastik

Voraussetzung für eine optimale Funktion des Bewegungs- und Stützapparates unseres Körpers sind angemessene Druck-, Zug- und Spannungsreize auf Muskulatur, Binde- und Stützgewebe sowie Bewegungsreize für die Gelenke. Dieses Wissen wird therapeutisch genutzt. Reizdauer und -häufigkeit müssen für jeden Patienten festgelegt und dosiert werden (Verordnung, Therapieplan, Aufbauprogramme u.a.). Zunehmend werden dabei die von der Sportmedizin aufgestellten Richtlinien zugrundegelegt. Die Unterteilung des **Trainings** geschieht dann in drei wesentliche Komponenten:

- *Muskelkrafttraining* durch tägliche, sehr wenige maximale Kontraktionen gegen großen Widerstand;
- *Ausdauertraining* durch häufige leichtere Übungen gegen kleinen Widerstand (je nach Kreislaufverhältnissen), aufbauend bzw. steigernd;
- *Reaktionsfähigkeits-* und *Geschicklichkeitstraining* durch häufige Wiederholung der gleichen Übungen unter gleichen oder verschiedenen Voraussetzungen (Selbsthilfetraining und Ergotherapie S. 439f.).

Die **Aufgabenbereiche** der Krankengymnastik werden von Gillmann (1981) folgendermaßen beschrieben:

- Gelenkmobilisierung (nach Inaktivität oder Arthropathien verschiedener Genese);
- Kräftigung atrophischer oder geschädigter Muskulatur;
- Straffung erschlafften Bindegewebes;
- Lockerung spastischer Muskelgruppen und begrenzter Myogelosen;
- Behebung peripherer Durchblutungsstörungen;
- Behandlung von Atonien, Kreislaufstörungen, Lungenfunktionsstörungen, primären oder sekundären Fehlhaltungen, Leistungsminderung durch Überbelastung oder nach Erkrankungen, funktionellen Störungen.

Die Behandlung kann die *Lockerung, Tonisierung, Anspannung, Entspannung, Geschmeidigmachung* oder *Kräftigung* zum Ziel haben. Sie kann aber auch darauf ausgerichtet sein, eine eventuell notwendige Umschulung einzuleiten oder die körperlichen Voraussetzungen zu schaffen, um eine Wiedereingliederung in den Alltag nach längerer Krankheit zu ermöglichen.

Wie die Abb. 6.**52** und 6.**53** zeigen, werden bei den Maßnahmen sehr unterschiedliche Anforderungen an die Mitarbeit des Patienten gestellt.

6.8.1. Isotonische Übungen

Die isotonische Muskelanspannung ist *dynamische Arbeit* = Bewegung. Es wird Arbeit im physikalischen Sinne geleistet.

Bei der Anspannung ändert der Muskel seine Lage, er verkürzt sich und wird dicker. Der Muskelbauch drückt auf die Venenwand, was einer Venenmassage gleichkommt. Durch die Gelenkbewegung kommt noch die Druck-Sog-Wirkung auf die großen Venen hinzu. So bewirken isotonische Bewegungsübungen, bei denen Muskelanspannung und -erschlaffung rhythmisch abwechseln (z.B. Radfahren), daß in der Erschlaffungsphase frisches Blut in den Muskel einströmt und das mit Abfallprodukten

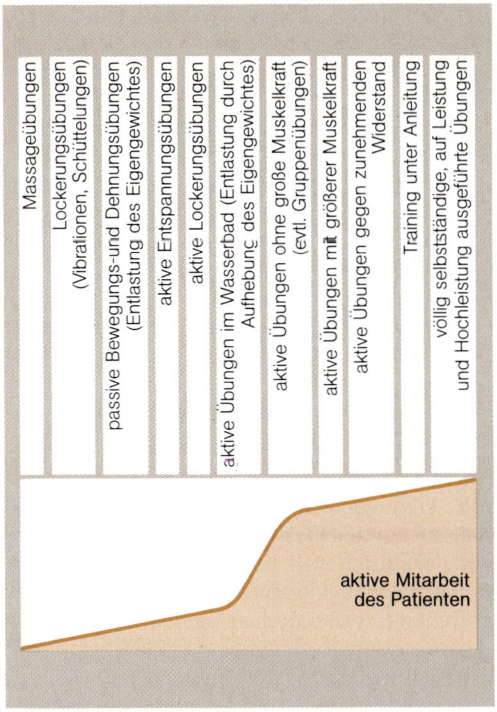
Massageübungen
Lockerungsübungen (Vibrationen, Schüttelungen)
passive Bewegungs-und Dehnungsübungen (Entlastung des Eigengewichtes)
aktive Entspannungsübungen
aktive Lockerungsübungen
aktive Übungen im Wasserbad (Entlastung durch Aufhebung des Eigengewichtes)
aktive Übungen ohne große Muskelkraft (evtl. Gruppenübungen)
aktive Übungen mit größerer Muskelkraft
aktive Übungen gegen zunehmenden Widerstand
Training unter Anleitung
völlig selbständige, auf Leistung und Hochleistung ausgeführte Übungen
aktive Mitarbeit des Patienten

Abb. 6.**52** Aktive und passive Übungen in der Krankengymnastik (nach Gillmann).

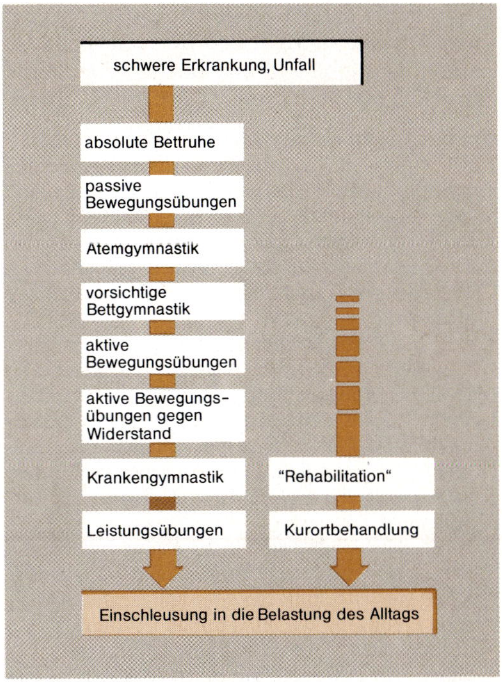

Abb. 6.**53** Stufenweise Steigerung der Intensität krankengymnastischer Übungen (nach Gillmann).

beladene Blut aus dem Muskel ausströmen kann. *Isotonische Muskelanspannung* in Reinform gibt es praktisch nicht, sie ist immer mit der isometrischen Muskelspannung (s. unten) verknüpft. Beispiel: Beim Hochheben des Armes erfolgt zunächst eine isometrische Muskelanspannung, bis die aufgewendete Anspannung (statische Anspannung) dem Gewicht des Armes entspricht. Erst jetzt, d.h. bei weiterer Anspannung des Muskels, setzt die isotonische Anspannungsform ein: Der Arm wird bewegt.
Isotonische Übungen können *passive Maßnahmen* sein (durch Bewegung bei völlig entspannter Muskulatur durch den Helfer) oder *aktive Maßnahmen* gegen Widerstand (manuell oder mittels Apparaten) oder in physiologischem Milieu (Aktivierung der Muskelgruppen bei normalem äußerem Milieu).

6.8.2. Isometrische Übungen

Die isometrische Muskelanspannung ist *statische Haltearbeit* = Fixation. Es wird also keine Arbeit im physikalischen Sinne geleistet, sondern lediglich Spannung entwickelt. Bei der isometrischen Spannungsübung ändert der Muskel seine Spannung, aber die Lage bleibt dieselbe. Es wird eine höchstmögliche Anspannung der peripheren Muskelgruppen erzielt. Nach kurzem Wirkenlassen der maximalen Spannung erfolgt die Entspannung der Muskelgruppe.
Diese Übungen haben einen intensiven Reiz auf den Muskelstoffwechsel. Sie eignen sich besonders zur Mobilisierung der Muskelkraft nach längerer, durch die Krankheit bedingte Inaktivität, ohne Lungen und Herz zu belasten. Dies ist immer dann von großem Vorteil, wenn Bewegung angezeigt ist, um einem Muskelschwund vorzubeugen, aber eine absolute Schonung von Herz und Kreislauf notwendig ist (Patient mit Herzinfarkt, Lungenembolie u.a.).
Wichtig ist, daß der Kranke gut angeleitet wird und die Regeln (die z.B. Th. Hettinger in seinem Buch „Fit sein – fit bleiben: Isometrisches Muskeltraining für den Alltag“ erwähnt) beachtet werden. Ich möchte diese Regeln hier

anführen und für die Übungen auf das Büchlein verweisen, das in Wort und Bild reichliche Informationen gibt und eigentliche Programme entwickelt (weiterführende Literatur S. 210f.).

Grundregeln für isometrische Übungen:

1. Die einzelnen Muskelgruppen müssen gegen den jeweiligen Widerstand maximal angespannt, und diese Anspannung muß etwa für 2–3 Sekunden aufrechterhalten werden.
2. Die Muskulatur soll nie ruckartig angespannt werden. Bei der Anspannung die Kraft jedoch zügig steigern.
3. Bei der Muskelspannung darf keine Bewegung ausgeführt werden. Der Widerstand muß daher so groß sein, daß eine Bewegung verhindert wird.
4. Während der einzelnen Übungen keine Preßatmung durchführen. Den notwendigen Trainingsreiz für die einzelnen Muskelgruppen erhält man auch, wenn man während der Übungen ganz normal atmet.
5. Nach jeder Übung eine kurze Pause von einigen Sekunden einlegen. Die einzelne Übung bringt kaum eine Belastung des Kreislaufes. Durch mehrere Übungen, die hintereinander ohne Pause durchgeführt werden, kann es naturgemäß, vor allem bei Personen mit nicht völlig intaktem Kreislauf, zu einer stärkeren Beeinflussung des Kreislaufs kommen. Herzkranke müssen daher längere Pausen zwischen die einzelnen Übungen legen und sollen möglichst keine Übungen ausführen, bei denen gleichzeitig größere Muskelmassen aktiviert werden.
6. Man sollte nicht mehr als etwa 15 Übungen während einer Übungsperiode durchführen. Das ist einschließlich der Pausen ein Zeitaufwand von etwa 2 Minuten.

6.8.3. Gymnastikübungen

Passive Bewegungsübungen

Sie werden zur Mobilisation von Gelenken bei längerer Inaktivität (z.B. Fixierung durch Schienen oder Extensionen, bei Gelähmten, Bewußtlosen u.a.) angewandt. *Dehnübungen* verhindern Beugekontrakturen. *Intensivere Übungen* dienen der Tonsierung und Stabilisierung des Kreislaufs. *„Schüttelungen"* bewirken Lockerung des Bindegewebes und Entspannung.

Aktive Bewegungsübungen

Sie dienen der notwendigen Tonisierung, damit auch bei schweren Krankheiten und nach großen Operationen der venöse Rückstrom gewährleistet ist: Aufrichten des Kranken, Pendeln der Beine, leichte Bewegungen. Solches *Kreislauftraining* strengt den Kranken nicht an; es dient der Thrombose- und Embolieprophylaxe sowie der *Stoffwechselgymnastik*.

Stoffwechselgymnastikübungen sind z.B.:

- Ellenbogen auf die Matratze aufstellen, Fäuste öffnen und schließen (Daumen nach innen halten).
- Ellenbogen aufstützen, Hände kreisen.
- Arme und Hände strecken, Ellenbogen beugen und Fäuste schließen.
- Beine hochhalten und strecken, beugen im Kniegelenk, radfahren.

Übungen zur Verbesserung der arteriellen Durchblutung

Durch regelmäßige, täglich mehrmals wiederholte Übungen wird mittels dosierter Fußbewegungen ein leichter Sauerstoffmangelreiz erzielt. Dadurch will man eine Eröffnung der Kollateralen und bessere Durchblutung der betroffenen Extremitäten erreichen.

Gefäßtraining: Bodenübungen, Beingymnastik zweimal täglich. Dafür eignen sich das aus Abb. 6.**54** ersichtliche Programm oder die *Gefäßübungen* nach Bürger oder Ratschow. Sie beruhen auf dem gleichen Prinzip:

- Beine hochheben und Oberschenkel mit den Händen festhalten.
- Kreisende Bewegungen der Füße, in jeder Sekunde eine Umdrehung für die Dauer von 2 Minuten.
- Beine für 2 Minuten herabhängen.

> Bewegt wird nicht eine Mechanik, sondern ein Mensch. Es ist wichtig, daß wir die zu berührende und zu bewegende Extremität „in die Hand nehmen", uns Zeit lassen, um uns einzufühlen und die Bewegungen dem Rhythmus des Patienten (Atem!) anzugleichen.

6.8.4. Massage

Massagetechniken sind uralte – wieder neu entdeckte – Behandlungsweisen. Obwohl man wenig über ihre exakte Wirkung weiß, kann man ihre Erfolge einwandfrei feststellen. Es sind

- *lokale Wirkungen* auf Haut, Bindegewebe und Muskulatur;
- *ganzheitliche Wirkungen:* der ganze Mensch wird davon berührt und fühlt sich besser.

Die Massage wird normalerweise von speziell

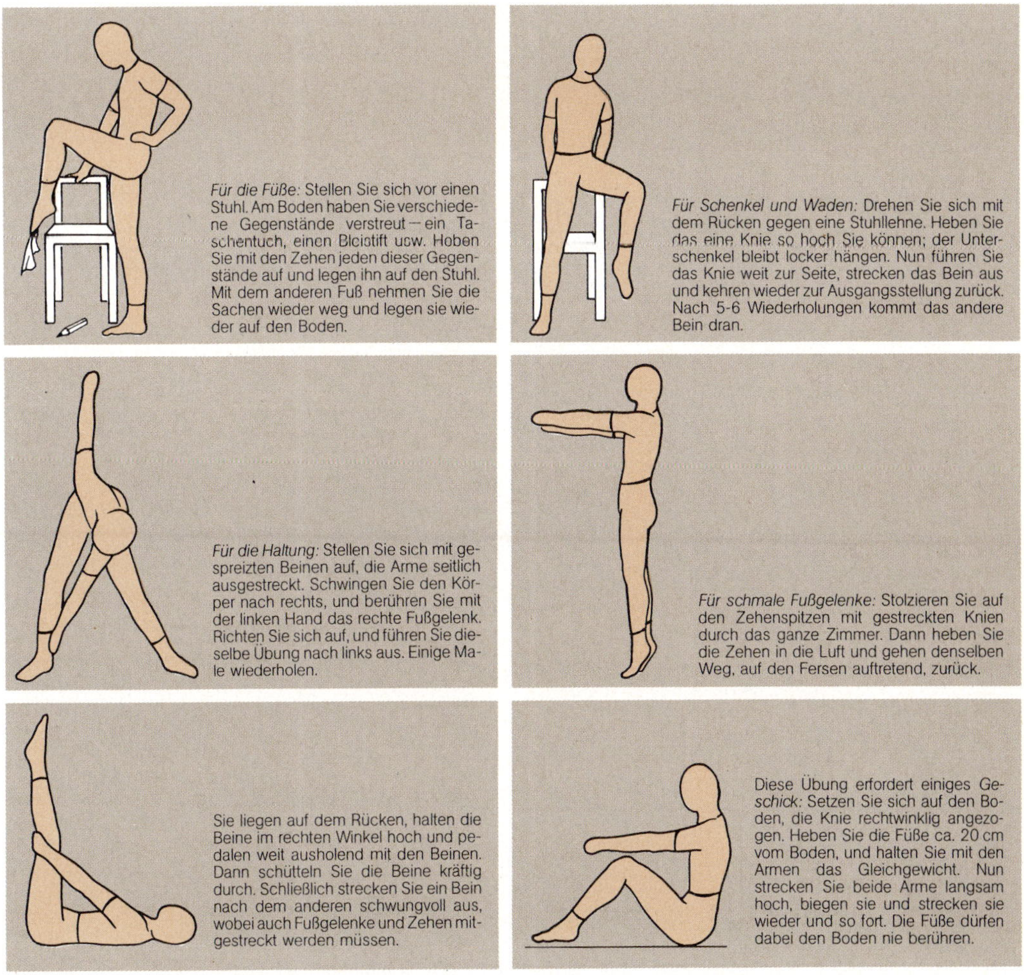

Abb. 6.**54** Täglich 10 Minuten Gymnastik zur besseren Durchblutung (Verhütung von Krampfadern).

ausgebildeten Fachkräften vorgenommen. Einfache Massagegriffe aber können von jedermann erlernt werden und finden in der täglichen Pflege (beim Waschen, Einreiben, Bewegen usw.) vielfältige Anwendung. Beispiele sind: Gesichtsmassage S. 221, Nasenmassage S. 320, Lymphdrainage S. 622f. u.a.

Die *Massage* wirkt auf

- den venösen und lymphatischen Rückstrom (Ausstreichungen);
- die Durchblutung (tiefergreifende, sog. erwärmende Griffe und Knetungen);
- den Tonus (Lockerungs- und Schwingungsgriffe);
- den lokalen Muskelstoffwechsel (vorwiegend Zirkelungen = Kreisbewegungen);
- die Reflexzonen, wodurch Blutzirkulation, O_2-Stoffwechsel und Entfaltung von Lebensenergie angeregt werden.

6.9. Diagnostische Maßnahmen

Gefäßfunktionsprüfungen werden am Bewegungsapparat vorgenommen, weshalb sie analog zur Thromboseprophylaxe (S. 181ff.) hier angeführt werden. Es handelt sich um Funktionsprüfungen der Arterien und der Venen.

Test	Ausführung	Bewertung normal	Bewertung pathologisch
Gehversuch	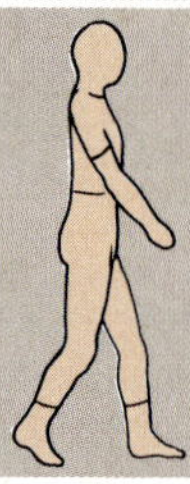 rascher Schritt konstantes Tempo ebener Boden	unbegrenzte Wegstrecke ohne Beschwerden	Schmerzen im Bein hindern am weiteren Gehen
Lagerungsprobe	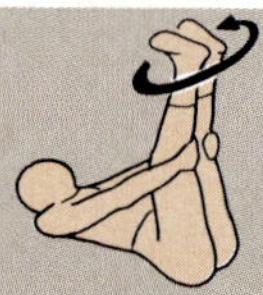 30mal/min während 2 Minuten Fußrollen bei erhobenen Beinen	keine oder nur geringe Blässe der Fußsohlen	deutliche, anhaltende Blässe der Füße, besonders der Fußsohle, Wadenschmerzen
	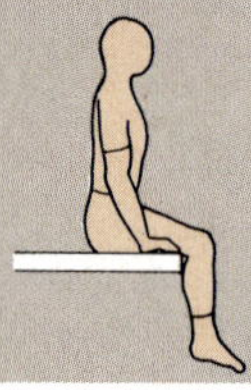 dann hinsetzen Beine hängenlassen	deutlich reaktive Hyperämie 3-5 s Venen in 5-10 s gefüllt	verzögerte Rötung (20-60 s) und Venenfüllung (über 15 s)
Faustschlußprobe	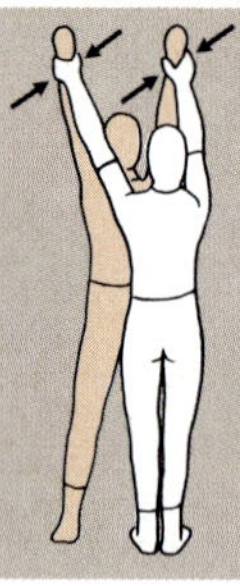 während 2 Minuten 60mal fester Faustschluß bei erhobenen Armen und arterieller Kompression am Handgelenk durch Untersucher	sofortige Rötung nach Versuchsende (Finger nicht überstrecken)	verzögerte Rötung oder Weißbleiben nach Versuchsende

Abb. 6.**55** Verschiedene Verfahren zur Prüfung der peripheren Durchblutung (nach Gerlach u. a.).

Arterienfunktionsprüfungen

Zur Überprüfung der *Hautdurchblutung* wird vor allem für die untere Extremität die Lagerungsprobe nach Ratschow durchgeführt, die Gehprobe gibt Auskunft über vorhandene Kollateralen (Abb. 6.**55**).

Lagerungsprobe nach Ratschow. Sie läuft in zwei Phasen ab:

- Durch eine Arbeitsleistung (Fußrollen bei erhobenen Beinen) erzeugt man bei einem Gefäßkranken eine Ischämie (Minderdurchblutung).
- Ist eine Ischämie eingetreten (blasse Hautfarbe, Wadenschmerzen), tritt die reaktive Hyperämie (Mehrdurchblutung) und Wiederauffüllung der Venen bei herabhängenden Beinen deutlich verzögert auf.

Für die Prüfung der Durchblutung der Arme eignet sich die Faustschlußprobe.

Gehversuch. Dem Gehversuch liegt das gleiche Prinzip *Arbeit → Reaktion* zugrunde. Der Patient wird angehalten, in vorgegebenem Schrittempo (evtl. Laufband) eine beliebig lange Strecke zu gehen. Es wird festgestellt, nach welcher Zeit (oder Distanz) Durchblutungsbeschwerden auftreten, d. h., wann der Patient infolge Ischämie nur noch zu einem langsamen Schongang fähig ist und wann er schließlich stehen bleiben muß = *Claudicatio intermittens.* Charakteristisch für die Claudicatio intermittens ist:

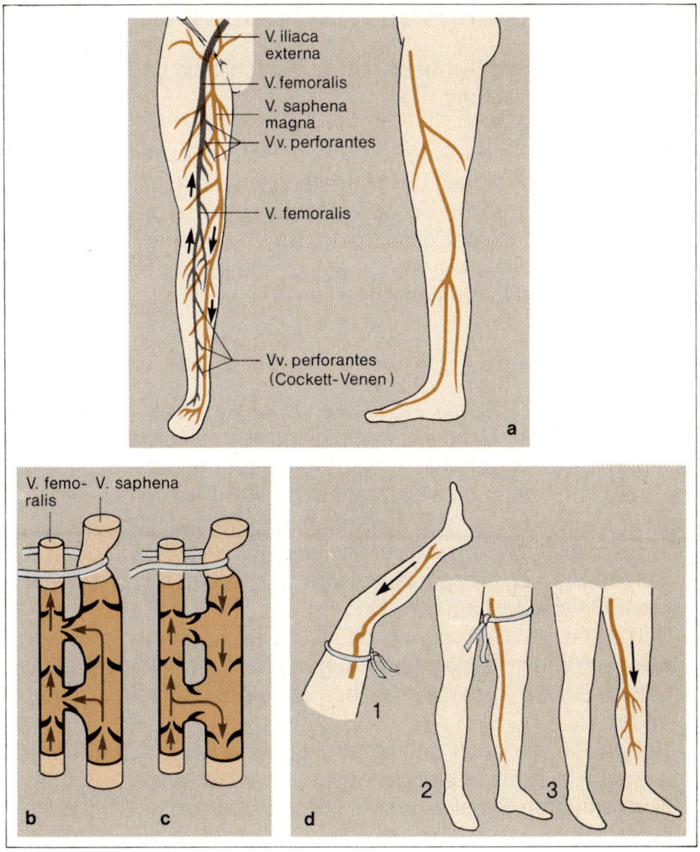

Abb. 6.**56** Venenfunktionsprüfung. **a** Normale Venenverhältnisse. **b** Normaler Abfluß. **c** Pathologischer Abfluß. **d** Trendelenburg-Test. 1 Bei erhobenem Bein entleert sich die Varize. 2 Beim Stehen füllt sich die Varize nicht, solange der Gummischlauch die V. saphena komprimiert. 3 Sofort nach Abnahme der Kompression füllt sich die Varize von oben her.

- Die Beschwerden treten nur bei Belastung (Gehen, Treppensteigen) auf und verschwinden innerhalb von Minuten nach Aufhören der Belastung.
- Die Beschwerden treten nicht schon bei den ersten Schritten, sondern erst nach einer gewissen freien Gehstrecke auf.

Die Latenzzeit ist um so kürzer, je fortgeschrittener die Gefäßerkrankung ist.

Venenfunktionsprüfungen

Trendelenburg-Test. Normalerweise fließt das venöse Blut in den oberflächlichen Venen von peripher nach zentral und über Verbindungsvenen von der Oberfläche in die Tiefe. Venenklappen verhindern das Zurückfließen des Blutes in aufrechter Position (Abb. 6.**56a**).

Der Trendelenburg-Test weist die *Umkehr* des Blutstroms bei insuffizienten Venenklappen nach (Abb. 6.**56b** u. **c**).

Durchführung: Zuerst wird das Venensystem entleert und bei hochgestrecktem Bein am Oberschenkel ein Stauschlauch angelegt. Kommt es beim stehenden Patienten unter Belassen der Kompression zu keiner Venenfüllung, sind die distal der Staubinde gelegenen Venenklappen intakt. Rasche Füllung der Venen von oben her nach Lösen des Stauschlauches spricht für eine Insuffizienz der Venenklappen (Abb. 6.**56d**).

6.10. Beurteilung von Wissen und Können in der Pflege

Die Lebensaktivität Sichbewegen ist vielschichtig und umfaßt das breite Spektrum
- von der Beobachtung
- über das Berühren
- bis hin zum differenzierten Paket der Unterstützungsmaßnahmen.

Nicht nur die Korrektheit der pflegetechnischen Handhabung ist dabei von Bedeutung, sondern ebensosehr die *ganzheitliche Betrachtungsweise des Menschen* in seiner Beziehung zur Umgebung – auch in seiner Beziehung zur Pflegeperson selbst. So gilt es, nicht nur technische Fähigkeiten zu bewerten, sondern auch die Art der Beziehung, die Wirkung der Berührung sowie der verbalen und averbalen Kontakte.

Übung

Sensibilisierung unseres wichtigsten Kontaktorgans:
Die menschliche Hand als wichtigstes Kontaktorgan vermag in der *Berührung* Energien zu beleben. Es lohnt sich daher, die Energieströme der eigenen Hand übend wahrzunehmen, damit sie belebt und dadurch wirksamer in die Arbeit mit einfließen können. *Energie* ist Kraft, die fließt oder aber blockiert ist (z. B. bei kalten, unbelebten Händen).
Übungsanleitung: Sensibilisierung für den Energiefluß:
- Setzen Sie sich entspannt auf Ihre Sitzhöcker, das Steißbein ist frei, die Wirbelsäule aufrecht, die Füße sind fest auf dem Boden.
- Schließen Sie die Augen, und lockern Sie Spannungen in Schultern, Armen und Händen.
- Konzentrieren Sie sich einen Augenblick auf sich selbst – lassen Sie den Atem frei fließen.
- Öffnen Sie die Augen, und reiben Sie die Handflächen einige Sekunden lang kräftig gegeneinander.
- Halten Sie die noch gefalteten Hände in Bauchhöhe, und lösen Sie die Handflächen ganz langsam, zuerst nur einige Zentimeter, voneinander.
- Konzentrieren Sie sich auf die Hände, und nehmen Sie die strömende Schwingung zwischen ihnen wahr.
- Verändern Sie den Abstand der Hände, und nehmen Sie wahr, ob und wie die Schwingung sich verändert – finden Sie heraus, wo sie am stärksten, wo sie am schwächsten ist.

Weiterführende Literatur

Bewegungsübungen, Körpertherapien

Bendix, G.: Handbuch für die Füße. Plejaden, Berlin 1980
Cooper, H.: Bewegungstraining, 11. Aufl. Fischer Taschenbuch Verlag, Frankfurt/M. 1985
Diamond, J.: Der Körper lügt nicht. Verlag für angewandte Kinesiologie, Freiburg 1983
v. Dürckheim, K.: Hara – die Erdmitte des Menschen, 10. Aufl. Barth, München 1983
Geisler, V.: Eutonie. Haug, Heidelberg 1981
Gräff, Chr.: Konzentrative Bewegungstherapie, 2. Aufl. Hippokrates, Stuttgart 1989
Hatch, M., S. Schmidt: Kinästhetik – Bewegen und Berühren. Video-Kassette. Zentrum Essen des Deutschen Berufsverbandes für Krankenpflege, Königgrätzstr. 12, 4300 Essen 1
Hatch, F., L. Maietta, S. Schmidt: Kinästhetik. Bewegung und Berührung in der Krankenpflege. In Vorbereitung
Lukoschik, A.: Die richtige Körpertherapie. Ein Wegweiser durch westliche und östliche Methoden. Kösel, München 1989
Marquardt, H.: Reflexzonenarbeit am Fuß, 19. Aufl. Haug, Heidelberg 1989
Riemkasten, F.: Die Alexander-Methode, 8. Aufl. Haug, Heidelberg 1987
Schultz, J. H.: Das autogene Training, 18. Aufl. Thieme, Stuttgart 1987

Physikalische Therapien, Krankengymnastik

Gillmann, H.: Physikalische Therapie. Grundlagen und Wirkungsweisen, 5. Aufl. Thieme, Stuttgart 1981
Hettinger, T.: Fit sein – fit bleiben. Isometrisches Muskeltraining für den Alltag, 5. Aufl. Trias, Stuttgart 1989
Weimann, G.: Krankengymnastik und Bewegungstherapie. Hippokrates, Stuttgart 1989
Zimmermann, I.: Beckenbodentraining. Schlüter Hannover 1989

Dekubitusprophylaxe

Bienstein, C., u. a.: Dekubitus. Prophylaxe, Therapie. Deutscher Berufsverband für Krankenpflege, Frankfurt/M. 1990

Peiseler, G. J.: Dekubitus muß nicht sein. Publimed, München 1989

Seiler, W. O.: Dekubitustherapie mittels fünf Therapieprinzipien. Mod. Geriat. 1986, H. 4 u. 11

Straub, G.: Druckstellen – Drucknekrosen – Dekubitalerkrankungen. Arbeitsheft zur Krankenpflege 5. Bibliomed., Melsungen 1984

Beobachten, Pflegen, Rehabilitation

Cohen, S. J.: Magie der Berührung. Ariston, Genf 1989

Jecklin, E.: Arbeitsbuch Krankenbeobachtung. Fischer, Stuttgart 1988

Juchli, L.: Pflegen, Begleiten, Leben, 2. Aufl. Recom, Basel 1987

Juchli, L.: Heilen durch Wiederentdecken der Ganzheit, 3. Aufl. Kreuz, Stuttgart 1988

Juchli, L.: Sein und Handeln, 3. Aufl. Recom, Basel 1988

Loehrer, P., A. Neuhaus: Körpererfahrung in der praktischen Krankenpflege-Ausbildung. Kaderschule für Krankenpflege, Aarau o. J.

Sacks, O.: Der Tag, an dem mein Bein fortging. Rowohlt, Reinbek 1989

Schipperges, H.: Die Regelkreise der Lebensführung. Deutscher Ärzte-Verlag, Köln 1988

Morris, D.: Der Mensch, mit dem wir leben. Ein Handbuch für unser Verhalten. Droemer, München 1983

Schweiz. Unfallversicherungsgesellschaft (SUVA): Blätter für Arbeitsicherheit, Lastentransport von Hand; Merkblätter zur Verhütung von Unfällen und Berufskrankheiten. SUVA Luzern

Zickgraf, C.: Mit einem Bein im Leben. Bitter, Recklinghausen 1987

7. Sich waschen und kleiden

*Wer andere pflegt,
darf sich selbst nicht vergessen.*

Sequenzziel

Ziel dieser Lerneinheit ist die Sensibilisierung für die Bedürfnisse des Körpers nach Sauberkeit, Erfrischung, Gepflegtheit und Schutz. Sie finden Informationen zur Vielfalt der Einflußfaktoren sowie für die Beobachtung des Gesunden wie des Kranken und Maßnahmen, die der Selbstpflege (für sich selbst und für andere) sowie der Unterstützung bei Krankheit/Behinderung dienen. Was das Kapitel nicht anbieten kann, ist die Übung, die allein Ihnen Fertigkeit und Geschicklichkeit, letztlich Handlungskompetenz ermöglicht. Das Verbinden von Wissen und Können ist die Grundlage professioneller Pflege.

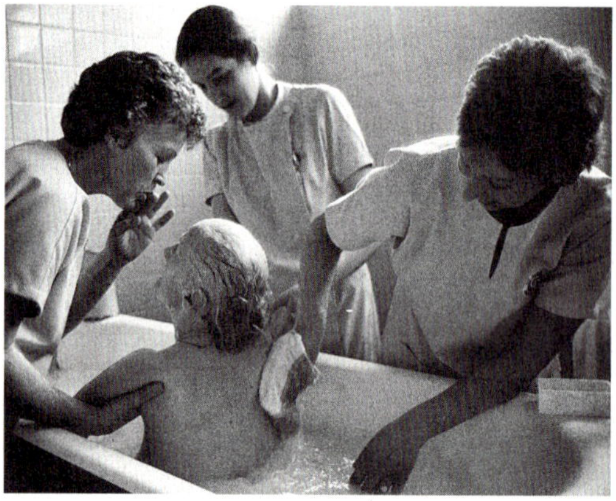

Dynamik des Pflegeprozesses

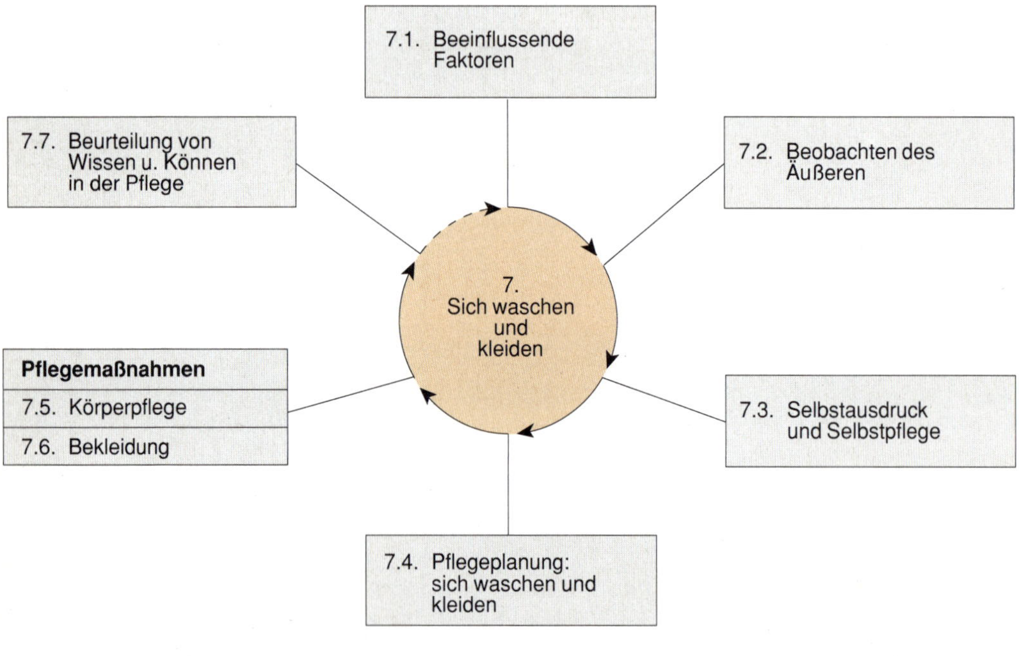

Prinzipien/Impulse

Körperpflege und Kleidung

- *sind Ausdruck einer inneren geistigen Haltung.* Sie gleichen sich den Gesetzen des Körpers an (Reinlichkeit, Sauberkeit, Schutz) und überschreiten diese Gesetze auch, indem sie sich in das geistige Sinngefüge des menschlichen Lebens einfügen. Sie können somit der „Schönheit des Körpers" oder der „Schönheit des Leibes" dienen. Im letzteren meint sich der Mensch ganz (sein Äußeres und sein Inneres) = *Körperkultur.*
  Art und Auswahl der Kleidung erlauben es dem Menschen, sich in seiner Befindlichkeit, seiner Geschlechtlichkeit und seiner Individualität auszudrücken;
- *dienen der Erhaltung der Strukturen und Funktionen* der Haut und deren Anhangsorgane. Sie ermöglichen Schutz (Klima, Temperatur, Arbeitswelt usw.), dienen der Anregung der Zellfunktion und der Zirkulation (Reibung beim Waschen, thermische Reize usw.) = *Körperschutz*;
- haben *Signalcharakter.* Der Mensch spricht sich aus: seine Zugehörigkeit und Verbundenheit zu einer Gruppe von Menschen oder seine Abhängigkeit von Gesellschaftsnormen, Modetrends, sozialem Status usw. Diese Abhängigkeit kann überstark betont werden, „normal" sein oder extrem abgelehnt werden = *Körpersprache.*

Der gebildete Umgang mit dem eigenen *Körper* stand zu allen Zeiten im Mittelpunkt der großen Kulturkreise: der Griechen, der Araber wie im Abendland. Zu einer solchen *Kultur des Leibes* gehörte die Ernährung, die Gymnastik, die Körperpflege wie auch eine möglichst ausgewogene Gemütsverfassung, kurzum, unsere gesamte leibhaftige Verfassung (Programm der Diätetik S. 75f.).

In den letzten Jahren hat die Tendenz zu einem intensiveren Körperbewußtsein zugenommen. Dies kann für unsere Beruflichkeit und für unseren Beruf eine große Bereicherung sein, dann, wenn es uns gelingt, dieses Wiederentdecken des Körpers und der Leiblichkeit *für die Pflege nutzbar zu machen.* Ich sehe solche Ansätze z.B.

- im bewußteren *Umgehen mit dem eigenen Körper,* sowohl im ökonomischen Einsatz der Kräfte als auch im Einüben und Zulassen der eigenen Leiblichkeit und Vitalität;
- im selbstverständlichen *Annehmen der Körperlichkeit, ohne* übertriebenen, bis zur Sterilität ausufernden „Hygienekult" (möglichst vollständige Beseitigung und Überwindung von Gerüchen), *ohne* „Wasch- und Sauberkeitszwang" (jeden Tag von Kopf bis Fuß) und *ohne* „Putzwut" mit einem eher schädlichen Aufwand an Wasch-, Reinigungs- und Desinfektionsmitteln und Kräften;
- in der Bereitschaft, auch *Krankheit* und *Verfall* (Sterben) als Teil des Lebens zu akzeptieren. Dadurch kann die Selbstverständlichkeit des „Lebens *mit* dem Kranken", *mit* Krankheit und Leiden, statt nur gegen sie an Bedeutung gewinnen;
- in der freiheitlichen Haltung zur *Sexualität,* im Sinne eines offnen Verhältnisses zur leiblichen Natur sowie zum eigenen wie zum fremden Körper (ohne Berührungsangst und Berührungsscheu);
- schließlich in dem Bestreben, die individuelle Einheit von *Körper, Geist* und *Seele* auch durch den Organismus selbst zu spüren und sich auf das Abenteuer Mensch-Leben-Natur einzulassen. Dies betrifft auch jenes ganzheitliche Verständnis von Krankheit, Gesundheit und Heilung, das alle Bereiche des Lebens und der menschlichen Person umfaßt und als notwendige Alternative gilt zur einseitig funktionalen Grundpflege, in der es um eine mechanistische Betonung körperorientierter (seelen- und geistlosen) Aktivitäten geht. Denn

Gesundheits- und Krankenpflege ist auch, das Vollkommene ab und zu einmal unvollkommen lassen zu können, z.B. einem Patienten auf seinen Wunsch hin den Rücken mit Kölnisch Wasser einreiben, obwohl von uns aus – und „laut Plan" – eine Ganzwaschung vorgesehen ist.

Das Leben *mit* dem Körper führt uns an Aufgabenbereiche heran, die es zu kultivieren und zu professionalisieren gilt. Es sind dies, bezogen auf dieses Kapitel:

- die Reinigung und Pflege des Körpers (auch des eigenen!),
- der zweckmäßige Schutz des Körpers und seiner Organe durch die Bekleidung.

Siehe auch S. 83f. u. 121ff.

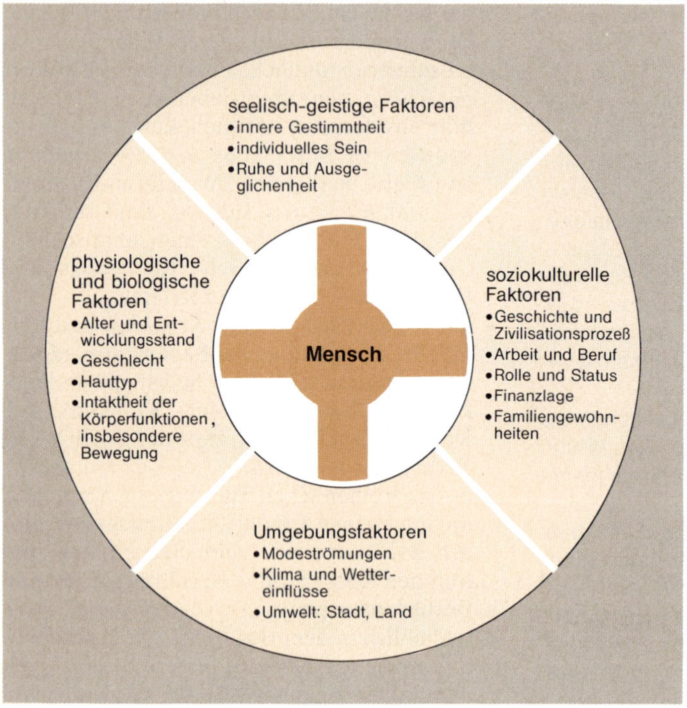

Abb. 7.**1** Einflußfaktoren auf Sichwaschen und -kleiden.

7.1. Beeinflussende Faktoren

Wer sich auf das Thema Körperpflege und Kleidung einläßt, wird bald erkennen müssen, daß er sich in geradezu uferlose Gewässer „gestürzt hat“. Seltsamerweise gehörten Kleidung, Körperpflege und Selbstpflegegewohnheiten bis in die jüngste Zeit zu den am wenigsten erforschten Gebräuchen unserer Gesellschaft – auch die Krankenpflege machte da keine Ausnahme. Die Einflußfaktoren (Abb. 7.**1**) sind oft noch zu wenig bekannt, zuwenig beachtet und ungenügend in das Pflegewissen integriert.

7.1.1. Biophysiologische Faktoren

Alter und Entwicklungsstufe. Sowohl Körperpflege wie Bekleidung sind wesentlich von der Entwicklung abhängig:

- Der *Säugling* und das *Kleinkind* sind naturgemäß darauf angewiesen, daß Eltern/Bezugspersonen sie waschen, wickeln und mit geeigneter Kleidung versehen.
- Das *Kind* und der *Jugendliche* fangen an, eigenständige Wünsche zu äußern sowie Gewohnheiten und Vorlieben zu entwickeln. Die Veränderung der Hautaktivität macht vielen Jugendlichen zu schaffen. Sie brauchen Hilfe in der Wahl der Pflegemittel (gegen Akne, Schwitzen in der Achselhöhle usw.).
- Der *Erwachsene* hat schließlich seine festen Gewohnheiten entwickelt. Wasser, Seife, Puder und Parfüm sowie Kleidung und Schmuck dienen nicht nur hygienischen Zwecken; ihre Benutzung unterliegt auch ethischen Bewertungen. Sie sind somit auch Mittel zum Zweck: Sie bestimmen unsere Reinlichkeitsrituale, in denen sich das Verhältnis zu unserem Körper spiegelt. Wenn wir das bedenken, verstehen wir, wie sehr eine starre Krankenhausroutine mit vorgegebenen Sauberkeitsvorschriften ein tiefgreifender Eingriff in die Persönlichkeitsstruktur der Patienten sein kann.
- *Alte Menschen* verlieren – vielleicht als Folge ihres Kräfteabbaus oder infolge Verschiebung der Prioritäten – oft die Motivation, für ihren Körper und für ihre Kleidung zu sorgen. Sie sehen Schmutzflecken an ihrem Kleid nicht mehr, vergessen die Zähne zu putzen oder fühlen sich zu schwach/unbeholfen, um ein Bad zu nehmen. Sie bedürfen wieder der Unterstützung und Hilfe.

Geschlecht. Der *Mann* hat eine andere Beziehung zur Körperpflege und zur Bekleidung als die *Frau*. Auch wenn die moderne Zeit die Unterschiede in der Geschlechterrolle weitgehend verwischt, bleiben körperlich-biologische Verschiedenheiten bestehen, so z.B. bezüglich:

- Intimbereich: Intimtoilette, -hygiene,
- Körperbehaarung: Rasur und Frisur.

Haut und Hauttyp. Die Haut ist nicht nur Umhüllung des Körpers, sie hat auch vielfältige Aufgaben:

- *Schrankenfunktion.* Als Schranke zwischen Körper und Umwelt kommt der Haut eine vielfältige Schutzfunktion zu. Sie bewahrt den Körper vor Austrocknung und Substanzverlust und schützt das darunterliegende Gewebe vor mechanischen, chemischen und physikalischen Eingriffen. Zum anderen hält sie schädigende Eindringlinge (Bakterien, Viren, Pilze, Toxine) fern. Von besonderer Bedeutung ist dabei ein dünner Säuremantel auf der Hautoberfläche, der durch Schweiß, Talg und Kohlendioxid gebildet wird (zuviel und zu aggressives Waschen schadet diesem Säuremantel!).
- *Kontaktfunktion.* Die Haut ist gleichsam ein Kommunikationsorgan: Sie stellt die Verbindung her zwischen innen und außen (Eigenwelt und Mit- und Umwelt). Dies geschieht mit Hilfe der Rezeptoren für Oberflächen- und Tiefensensibilität, Druck, Temperatur und Schmerz. Gleichzeitig sendet die Haut mittels Duft- und Schweißdrüsen Signale aus. Hier spielen sich auch die Reaktionen zwischen Individuum und Umwelt/Noxen ab; es kommt zu Allergien oder zu Ekzemen (Hautkrankheiten S. 800ff.).
- *Regulationsfunktion* und Anpassung an die Umwelt geschieht über den *Temperaturausgleich* (Wärmehaushalt, Wasserverdunstung S. 311) sowie durch die *Durchblutungsregulation.* Die Hautgefäße können ihre Volumenkapazität verändern: Bei Überangebot können sie Blut aufnehmen, bei Mangel (z.B. infolge Blutung) können Blutreserven aus der Haut mobilisiert und für die Erhaltung lebenswichtiger Organe verwendet werden (→ Rötung und Blässe der Haut). Von geringerer Bedeutung ist die Mitwirkung der Haut beim Gasaustausch (O_2-Aufnahme und CO_2-Abgabe), bekannt unter dem Begriff Haut*atmung*.
- *Ausscheidungsfunktion.* Von Bedeutung sind die Sekretion (Abscheidung) von Talg durch die Talgdrüsen und die Exkretion (Ausscheidung) verschiedener Stoffe durch die Schweiß- und Duftdrüsen (Schweiß S. 316f.).
- *Sinnesfunktion.* Die Haut ist Kontaktempfänger durch den *Tastsinn*. Die Meißner-Tastkörperchen und feine Nervenendigungen dienen der Oberflächenempfindung und Berührungserkennung. Die Tiefensensibilität und das Druck- und Vibrationsempfinden werden von den Vater-Pacini-Lamellenkörperchen vermittelt (S. 164f.). Der *Schmerzwahrnehmung* dienen die Rezeptoren (S. 524), der *Temperaturempfindung* die Krause-Endkolben. Diese reagieren rasch auf plötzliche Temperaturunterschiede und signalisieren, je nach Reizstärke, angenehme bzw. unangenehme Empfindung, wodurch die Reaktion eingeleitet wird.
- *Speicherfunktion.* Von Bedeutung ist die Fettspeicherung, deren spezifische Prägung Teil der sekundären Geschlechtsmerkmale ist. So gehören beispielsweise Fetteinlagerungen im Hüftbereich zum typisch weiblichen Körper.

Obwohl diese Aufgaben allgemeiner Natur sind, ist der Hauttyp des einzelnen Menschen sehr individuell (trocken, feucht; robust, zart) und bedarf unterschiedlicher Pflege (Waschen und Schutz [Kleiden]).

7.1.2. Seelisch-geistige Faktoren

Die **äußere** Reinigung des Körpers und die Pflege der Haut (Haare, Nägel, Zähne) ist uns als hygienisches und ästhetisches Grundbedürfnis näherliegend und vertrauter als die **innere**. Und doch gehören sie zusammen und beeinflussen sich gegenseitig. Das drückt sich auch in der *Sprache* (verbal und averbal) bzw. in unseren *Reaktionen* aus:

- Menschen erröten vor Scham oder Zorn. Sie erbleichen vor Schreck.
- Gewisse Erlebnisse lassen uns erschauern, und wir bekommen eine Gänsehaut.
- Es gibt Dinge, die uns unter die Haut gehen oder uns unter den Nägeln brennen.
- Es kann uns heiß oder kalt den Rücken hinunterlaufen.

Auch unser *Empfinden* reagiert auf diese Zusammenhänge. Wenn wir von jemandem behaupten, *daß er nicht ganz „sauber" sei*, so bezieht sich dieses Urteil keineswegs nur auf seine

Reinlichkeit, sondern auch auf seine Persönlichkeit. „Dreckige, stinkende Typen“ lassen uns nicht nur die Nase rümpfen, sondern wir trauen ihnen auch allerlei kriminelle Aktivitäten zu. Dagegen bewundern wir die braunen Körper jugendlicher Schönheiten z. B. in der Werbung.

Und ist es nicht eine Wonne, sich in der frischgewaschenen, gestärkten und gebügelten Damastbettwäsche zu räkeln, womöglich nach einem entspannenden Bad?

Die **Motive für die Wahl der Kleidung** liegen fast mehr in psychologischen als in physiologischen Bereichen.

Diese Tatsache läßt sich bis in den Beginn der Bekleidungsära zurückverfolgen. Forschungsergebnisse von Sozialwissenschaftlern bezeichnen das erste Kleidungsstück als *Amulett*. Sie trugen Beweise zusammen, die aussagen, daß sich die Kleidung aus *magischen Symbolen* entwickelt hat. Nicht der Stoff oder der Pelz diente als Schutz, sondern magische Abwehrkräfte, die bestimmten Kleidungsstücken zugeschrieben wurden, sollten den Menschen schützen. Ein weiteres Motiv ist das *Schmuckbedürfnis* des Menschen, dem sich das Motiv der *künstlerischen Formen* zugesellt. Die Menschen jeder Zeit, von den Anfängen der Kultur des Abendlandes bis heute, haben versucht, ihre Vorstellung von *Schönheit* in Kleidung, Schmuck und Schminke (Make-up) zum Ausdruck zu bringen.

7.1.3. Soziokulturelle Faktoren

Bekleidung und Mode sind eben auch das Spiegelbild einer Epoche oder einer Kultur. Fast immer besteht ein Zusammenhang zwischen Kleidung und Architektur eines Zeitalters. So ist z. B. das griechische Gewand in seinem Faltenwurf genau so edel und klar wie die Linien eines antiken Tempels. Der reich mit Bändern und anderem Zierat versehene Reifrock paßt zu den Baudenkmälern der Rokokozeit usw. Die Mode muß immer auch kulturhistorisch betrachtet werden, und Modeextreme dürfen nicht einfach als „Modetorheiten“ abgetan werden. Extreme in der Mode gab es schon immer, was sich geändert hat, ist der schnelle Wechsel. Früher vollzog sich der Wechsel von einer Lebensform zur anderen (Höhlenbewohner → Pfahlbauer) sehr langsam, ebenso langsam vollzog sich der Kleiderwechsel. Heute geschehen Veränderungen in allen Bereichen viel rascher, was sich auch auf das Bedürfnis des Menschen nach Abwechslung und Vielfalt ausgewirkt hat.

Körperpflege und Körperhygiene. Auch sie sind Thema der Menschheitsgeschichte. Im Buch Mose z. B. werden uns Reinigungs- und Hygienevorschriften überliefert, deren Beschreibung bis ins kleinste Detail gehen. In ihrer Entwicklung sind sie „Ausdruck des Zivilisationsprozesses“ (Elias), durch den sich nach und nach auch das Körpergefühl der Menschen verändert. Sie ist die Geschichte einer Verfeinerung der Umgangsformen und einer Ausweitung der Privatsphäre und der Selbstkontrolle: Man betreibt Körperpflege um seiner selbst willen. Damit wächst die Beeinflussung des Individuellen auf die Öffentlichkeit, umgekehrt zeigt die Geschichte auch den wachsenden Einfluß der Zivilisation auf das unmittelbare Empfinden der Menschen.

Neben diesen eher geschichtlichen Faktoren spielen eine Rolle sowohl auf das Maß und den Bedarf an Körperpflege wie auch auf die der Wahl der Kleidung:

- Arbeit und Beruf,
- Rolle und Status, Sozialprestige – „man trägt“,
- finanzielle Möglichkeit,
- familiäre Gewohnheiten.

7.1.4. Umgebungsfaktoren

Umweltfaktoren sind also stark mit der psychosozialen Entwicklung verquickt.

Der Mensch, insbesondere seine *Haut*, paßt sich aber auch der Umwelt an. Wettereinflüsse haben eine große Bedeutung: Luft und Sonne gerben und bräunen die Haut, Abgeschirmtheit erhält sie blaß, babyhaft. (Die Haut des Pubertierenden gärt gleichsam: Pickel, Akne.)

Die *Wahl der Kleidung* entspricht

- dem *Klima*: Temperatur, Feuchtigkeit, Wetterlage;
- *geographischen Bedingungen*: Stadt, Land, Gebirge, Meer.

7.2. Beobachten des Äußeren

7.2.1. Der gesunde Mensch

Er steht in seinem Äußeren angepaßt und zugleich selbständig in der Welt. Sauberkeit und gepflegtes Aussehen sind ein Grundbedürfnis. Sie ermöglichen ihm

- Aufwertung des Selbstwertgefühls,
- Sicherheit im sozialen Kontakt,
- Darleben seiner persönlichen Note.

Jeder Mensch entwickelt im Verlauf seines Werdens eigenständige, ihm ganz persönlich zugehörige Gewohnheiten in bezug auf die Körperpflege und Kleidung.

7.2.2. Ausdruck des Kranken

Ausdruck hat viel mit Bewegung zu tun. Grundsätzlich gilt, was dort gesagt wurde (S. 160ff.) auch für den Gesichtsausdruck.

Gesichtsausdruck

Die *Intensität* der Ausdrucksfähigkeit ist abhängig vom Alter, von der Persönlichkeitsreife und der Konstitution des Menschen.
Der *obere Gesichtsteil* wird geprägt von der Mimik der Augenlider, der Augenbrauen und der Stirnfalten. Je nach Bewegung des oberen Lides sehen wir vertrauend geöffnete oder erschreckt aufgerissene Augen. Das Heben und Senken der Augenbrauen führt zum Zusammenziehen der horizontalen bzw. vertikalen Stirnfalten. Gewohnheitsmäßige Überkreuzung derselben ist ein seelisches Notsignal.
Im *unteren Gesichtsteil* wirken das Rümpfen der Nase, die geblähten Nasenflügel und das Mienenspiel des Mundes. Der Mund (weich oder zusammengepreßt) weist auf die Art der Beziehung zwischen Innen und Außen. In den gehobenen oder herabgezogenen Mundwinkeln spricht sich die seelische Gestimmtheit aus.
Krankheit kann ein vertrautes Gesicht zur Unkenntlichkeit verändern, sie kann ihm gleichsam einen Stempel aufdrücken. Solche Ausdrucksstempel können folgendermaßen definiert werden:

- *Schmerzerfüllter Ausdruck* bei langdauernden, schweren Erkrankungen.
- *Verbitterter Ausdruck* bei unbewältigtem seelischem oder körperlichem Leid.
- *Verkrampfter Ausdruck* bei seelischen Krankheiten, z.B. bei Neurosen, oder verschlossen, abweisend bei depressiven Menschen.
- *Verfallenes Aussehen = Facies hippocratia* oder *Facies abdominalis* bei Patienten mit Erkrankungen des Abdomens (z.B. Peritonitis = Bauchfellentzündung). Der Patient hat ein spitzes Gesicht mit eingefallenen Wangen, dunklen Rändern unter den Augen und trockenen Lippen. Sein Blick ist ängstlich oder verstört.
- *Unbewegliches, starres Aussehen = Masken- oder Salbengesicht.* Die Haut ist fettig und glänzend, es handelt sich meist um Patienten mit Parkinson-Syndrom (S. 164).
- *Verzerrtes Gesicht*, z.B. *Facies tetanica* bei Tetanuserkrankten. Der Ausdruck ist grinsend, verursacht durch den Krampf der Kaumuskulatur.

Augen

Das Auge ist ein sensibles Organ, es reagiert rasch auf innere und äußere Einflüsse:

- *Der Glanz* erlischt (z.B. bei Depression), flackert (Nervosität), ist starr (Exophthalmus = Glotzaugen bei Hyperthyreose).
- Die *Pupillen* erweitern oder verengen sich (S. 133).
- Die *Augäpfel* bewegen sich hin und her (Nystagmus = Augenzittern), z.B. bei multipler Sklerose, oder bleiben fixiert (bei bestimmten Psychosen).
- Die *Skleren* verfärben sich (gelb bei Ikterus, rot bei Entzündungen und Blutung u.a.).

7.2.3. Hautveränderungen

Hautfarbe

Blässe. Man kann eine *generelle* Blässe (z.B. konstitutionell oder durch Anämie oder Kreislaufversagen bedingte) von einer *partiellen* Blässe (als Folge von Durchblutungsstörungen an einer Extremität) unterscheiden. *Fahlgraue* Blässe ist Zeichen eines ausgeprägten körperlichen Zerfalls (bei Krebspatienten). Angst und Schreck verusachen eine allgemeine Blässe.

Rötung. *Ausgebreitete* Rötung vor allem des Gesichts ist bei Fieber und Bluthochdruck typisch, *partielle* Rötung bei Erythemen, Ekzemen (Hautkrankheiten Kap. 29).

Blaufärbung (Zyanose) ist ein Zeichen mangelnder Sauerstoffsättigung des Blutes, die durch venöse Stauung oder Störung des Lungengasaustausches verursacht ist. Erste Zeichen eines Sauerstoffmangels sind als bläuliche Verfärbung der Akren (Fingernägel, Nasenspitze, Ohrläppchen) zu erkennen (S. 334). *Fahlbläuliche, marmorierte* Haut tritt bei verminderter Blutzirkulation, z. B. bei Sterbenden, auf.

Gelbfärbung. Ursache der Gelbfärbung *(Ikterus)* ist der *Gallenfarbstoff* Bilirubin, der sich in der Haut ablagert. Zu Störungen des Bilirubinstoffwechsels kommt es bei Gallenblasen- und Leberkrankheiten (S. 656ff.). Auch Toxine (Arsen, Nitrofarbstoffe) können die Leber so schwer belasten, daß es zu ikterischen Erscheinungen kommt. Die Skala der *Gelbschattierung* variiert, sie kann auf S. 654 nachgelesen werden. Einlagerung von *Urochrom* in die Haut bei gleichzeitiger Anämie führt zu *schmutziggelber* Verfärbung und ist typisches Zeichen bei chronischer Niereninsuffizienz (Urämie S. 705f.).

Pigmentveränderung. Hyperpigmentierung führt zu Braunfärbung (Broncehaut) und ist eine charakteristische Erscheinung bei Unterfunktion der Nebennieren (Morbus Addison S. 607f.). Pigmentmangel führt zum sog. Albinismus (sehr selten).

Hautspannung

Spannungsverlust. Die Haut ist schlaff, in Falten abhebbar (die Falten bleiben längere Zeit stehen). Physiologische Spannungsabnahme betrifft die Haut des Betagten. Weitere Ursachen sind: *Austrocknung* (Dehydratation bzw. Exsikkose) infolge großen Flüssigkeitsverlustes (Erbrechen, Durchfälle) oder *Mangelernährung* mit Schwund der Fettpolster (Kachexie).

Erhöhte Spannung. *Lokal* ist die Haut durch Tumoren, Hämatome oder Schwellungen gespannt. Die *generalisierte* Dehnung ist meist die Folge von Ödemen.

Ödeme

Sie sind Wasseransammlung im Gewebe infolge Stauung oder Ungleichgewichtes der Stoffe im Gefäßsystem. Es entwickelt sich eine schmerzlose Schwellung bei glatter, angespannter Haut. Bei Fingerdruck entsteht eine *Delle*, die sich nur langsam wieder ausgleicht.

Je nach Ursache unterscheidet man:

Kardiales Ödem bei Herzinsuffizienz. Die Stauung ist eine Folge der Erhöhung des hydrostatischen Druckes im Gefäßsystem. Die Ödeme treten an den tiefsten Stellen des Körpers auf: Fußrücken, Knöchel bei mobilen Patienten, Sakralgegend bei liegenden Patienten (S. 581f.);

örtliche Ödeme, z. B. an einem Bein infolge Stauung bei Thrombose, Kompression durch Tumor, Stenose u. a.

Renales Ödem bei Nierenkrankheiten. Es tritt auf bei verminderter Wasserausscheidung und vermehrtem Eiweißverlust = hydrämisches Ödem. Die Flüssigkeit sammelt sich im lockeren Bindegewebe, vor allem des Gesichtes → verquollene Augenlider = Lidödeme; sie treten vor allem morgens auf (S. 704).

Hepatogenes Ödem bei schwerer Leberkrankheit (z. B. Leberzirrhose). Ursache sind das Sinken des kolloidosmotischen Druckes im Gefäßsystem (durch Hypoproteinämie) und die Pfortaderstauung. Betroffen ist zuerst der Bauchraum (Aszites Kap. 44), später treten generalisierte Ödeme auf = Eiweißmangelödeme.

Kachektisches Ödem (bei Mangelernährung) infolge Karzinom, Tuberkulose (konsumierende Krankheiten) oder bei Hunger (Hungerödem). Es besteht ein mangelndes Wasserbindungsvermögen im Gefäßsystem, verursacht durch die Hypoproteinämie.

Lymphödeme infolge Lymphstauungen gehen mit Bindegewebsvermehrung und Verdickung der Haut einher. Sie treten bei Zerstörung oder Entfernung von Lymphknoten (z. B. nach Lymphknotenexstirpation bei Mammaamputation) auf. Die ausgeprägte, schwere Form ist unter dem Namen *Elephantiasis* bekannt = hartes, schmerzloses Ödem eines oder beider Beine mit bläulicher Hautverfärbung (S. 622f.).

Hautblüten

Hautblüten oder Effloreszenzen sind immer unmittelbar durch eine Krankheit hervorgerufene Hautveränderungen. Siehe dazu Kap. 29.

Hautdefekte

Als Kratzspuren (infolge Juckreizes), Schürfungen, Wunden; Gewebedefekte mit sehr schlechter Heilungstendenz sind der Dekubitus (S. 173), das Ulkus cruris (S. 801) und das Gangrän (S. 594).

7.2.4. Hautanhangsorgane

Nägel

Die Nägel bedecken als gewölbte Hornplatten die Finger- und Zehenkuppen, sie bilden sich durch fortschreitende Verhornung im Nagelfalz (Matrix) und haben Schutz- und Tastfunktion. Die rötliche Färbung ist auf das gut durchblutete darunterliegende Gewebe zurückzuführen. Die Nägel sind unempfindlich, schützen aber sehr schmerzempfindliches Gewebe. Schlag auf den Nagel, Quetschung der Fingerkuppen oder Entzündungen in diesem Bereich sind sehr schmerzhaft.

Nagelveränderungen

- *Brüchigkeit* kann Folge von Mangelernährung sein (Calcium-Eisen-Mangel). Auch Stoffwechselstörungen sowie Erkrankungen von Schilddrüse und Nebenschilddrüse beeinträchtigen die Nägel.
- *Nagelformveränderungen* sind selten. Wir kennen *Uhrglasnägel* (gewölbte Nägel), meist in Verbindung mit Trommelschlegelfingern. Sie treten bei Sauerstoffmangel (Herz- und Lungenerkrankungen) auf. *Quer- und Längsrinnen* in der Oberfläche entstehen bei Pilzbefall oder Ekzem der Nägel (Weißnagel). *Eingewachsene Nägel*, meist an der Großzehe, sind sehr schmerzhaft und führen rasch zu Entzündungen.
- *Nagelfarbveränderungen* können hervorgerufen werden durch *mangelnde Durchblutung* (Zyanose); das darunterliegende Gewebe schimmert weiß oder bläulich durch. *Hämatome* unter dem Nagel (verursacht durch Quetschung) sind als blauschwarze Flecken sichtbar. *Nikotin* verfärbt die Nägel (und die Finger, mit denen die Zigarette gehalten wird) bräunlich. *Vergiftungen* (Arsen und Thallium) führen zu quer über den Nagel ziehenden weißen Streifen. (Unregelmäßige weiße Streifen und Flecken sind auch beim Gesunden anzutreffen. Sie sind harmlos und entstehen durch Eindringen von Luft in die Hornlamellen).

Haare

Die Haare einschließlich Barthaare haben für den Menschen eine große Bedeutung. Haarkosmetik, Lebensgefühl und Lebenshaltung hängen sehr stark zusammen. Der *gesunde Mensch* beschäftigt sich gern und häufig mit seiner Frisur; die Haare glänzen, sind füllig. *Krankheit* mindert die Vitalkraft, die Haare verlieren Glanz und Fülle, sie wirken leblos.

Haarveränderungen

Haarprobleme wie Gabelung, Spaltung oder Brechen der Haare stehen, wenn sie nicht erblich bedingt sind, häufig im Zusammenhang mit falscher Haarpflege, einseitiger Ernährung oder gestreßter Lebensweise. Oft sind sie – wenn dies bewußt wird – leicht zu beheben. Bei Hartnäckigkeit ist eine Beratung durch die Haarkosmetikerin angezeigt.
Ergrauen der Haare ist als Folge von Pigmentschwund im Alter ein physiologischer Vorgang. *Vorzeitiges Auftreten* ist genetisch bedingt (es liegt in der Familie), kann aber auch Begleiterscheinung sein bei perniziöser Anämie oder bei endokrinen Störungen (Basedow-Krankheit, Cushing-Syndrom).
Haarausfall (Alopezie) hat viele Ursachen, im folgenden einige Beispiele:

- *Glatze*. Man unterscheidet den männlichen und den weiblichen Typ. Beim Mann beginnt der Haarausfall im Alter von 20–25 Jahren, schreitet bis zum 30. Lebensjahr rasch, dann langsam fort. Voraussetzung für die Glatzenbildung sind erbliche Anlage und ein genügender Androgenspiegel. Bei der Frau kommt es seltener zur Glatze. Der Haarausfall zeigt sich als diffuse Lichtung oder als käppchenförmiger Verlust um den Wirbel. Kommt fast nur in der Menopause vor:
- *Alopecia climacteria* wird dieser Ausfall der Kopfhaare bei Frauen im Klimakterium genannt. Er ist hormonell bedingt.
- *Alopecia medicamentosa* ist der Fachausdruck für den Haarausfall nach mehrwöchiger Einnahme von bestimmten Medikamenten, insbesondere von Zytostatika (S. 929ff.). Bei diffusem Haarausfall sollte immer an eine Medikamentennebenwirkung gedacht werden.
- *Alopecia symptomatica diffusa* – reversibler

Haarausfall tritt auf z.B. nach Bestrahlung bzw. bei fieberhaften Infektionskrankheiten (Typhus, schwere Grippe), bei Eisenmangelanämie, Dermatosen (z.B. ausgedehnte Kopfhautekzeme), bei hormonellen Störungen (z.B. bei Hyperthyreose), bei Intoxikationen und in Streßsituationen. Der Haarausfall beginnt meist 2–3 Monate nach Beginn der Schädigung, bei schwerer Intoxikation schon nach 1–3 Wochen.

7.3. Selbtausdruck und Selbstpflege

7.3.1. Haut- und Körperpflege

„Die Haut ist ein Spiegelbild der Seele", sagt der Volksmund und verweist damit auf die Tatsache, daß unser Befinden seine guten oder schlechten Spuren im Erscheinungsbild hinterläßt. Die Körperpflege hat damit für die Lebensführung eine vielfältige Bedeutung. Einmal ist sie der Ausdruck des persönlichen Bedürfnisses, die Grenz- und Übergangsflächen zur Umwelt sauber und widerstandsfähig zu halten, und ist somit ein Bereich des *Schutzes nach außen*.

Andererseits findet das Verhältnis zum „Ich", zum „eigenen Selbst" seinen Ausdruck im Umgang „mit Haut und Haaren" (eine Aussage, die dem Volksmund vertraut ist: Man „verschreibt sich mit Haut und Haaren" einer Sache). Wer mit sich selbst, seinem eigenen Sein (Eigenwelt) in guter Beziehung ist, der pflegt sein Äußeres. Darin ist die Körperpflege auch ein Zeichen des fürsorglichen Umgangs mit dem körperlichen Anteil der eigenen Persönlichkeit, ist *Selbstausdruck* und *individuelle Selbstpflege*.

Ein drittes ist der Bereich der mehr oder weniger bewußten persönlichen Selbstdarstellung (das bin ich!) und des sozialen Zeichensetzens (so sollt ihr mich sehen und behandeln!) Nicht nur in den körperlichen Aktivitäten von Bewegen, Mimik, Gestik und Haltung (S. 159f.) sowie Kleidung, sondern auch „mit Haut und Haaren" senden, empfangen und beantworten wir Botschaften. Hier liegt der Bereich der *averbalen Kommunikation* in der Beziehung zur Mitwelt.

Zu einer *körperlichen Lebenskultur* zählt seit den ältesten Zeiten die Reinigung des Leibes, die in den großen Religionen nicht von ungefähr auch der Reinigung der Seele diente. Daß eine geistige Läuterung mit einer körperlichen Reinigung in engster Verbindung stand, wird von den großen Geistern aller Völker und Zeiten immer wieder bezeugt.

Eine **Gesundheitssorge**, die der ganzheitlichen Körperlichkeit – und darin auch dem Seelisch-Leiblichen – dient, und

eine **Gesundheitsberatung**, die den anderen (ob gesund oder krank) zu einem positiven Erleben und Gestalten seiner Körperlichkeit motivieren möchte, sollte dies zuerst für sich selbst bedenken. In der

- *Pflege des eigenen Körpers*, und zwar über das Bedürfnis der Reinigung hinaus, als Ausdruck individuellen Lebensgefühls, etwa durch die Verwendung geeigneter und aufbauender Pflegemittel, Cremes, Essenzen und Öle;
- *Anpassung der Lebensführung* (vor allem in den Bereichen der Ernährung, des Tag-Nacht-Rhythmus und darin in der Streßbewältigung) an die Belastbarkeit der Haut (und der Haare);
- *liebevollen Zuwendung* an die Bedürfnisse der Haut und des Körpers durch eine regelmäßige Badekultur (Bad oder Dusche) unter Einschluß von Dampfbädern, Güssen, Sauna und Schwimmen (integrieren von Haltung und Bewegung);
- *Sensibilisierung* für die eigene Körperlichkeit im Wahrnehmen und Berühren des eigenen (und des fremden) Körpers, z.B. in der Körperpflege (Sexualität S. 489).

Zusammenfassend kann gesagt werden: Körperpflege ist mehr als „Waschen der Haut", sie dient dem *gepflegten Aussehen* und darin dem *Aufbau der Persönlichkeit* (S. 35).

Pflegemittel. Ein ganzer Industriezweig lebt von diesem Grundbedürfnis des Menschen. Es werden laufend neue Pflegemittel angeboten. Die Pflegeperson sollte sich in ihrer Rolle als Gesundheitsberaterin zu einer *Expertin in Sachen Haut* entwickeln, damit sie beratend Auskunft geben kann:

- *Bade- und Duschzusätze.* Zu empfehlen sind Produkte, bei denen *ätherische Öle* und *Heilkräuter* als natürliche Pflegemittel dienen (z.B. Eubiona-Kräuter-Bäder, Weleda-Bademilch). Zu den verschiedenen Essenzen S. 230.
- *Hautcreme* für den Tag (Schutzfaktor) und die Nacht (Nährfaktor).
- *Körpermilch* (Body-milk) mit verschiedenen

Wirkstoffen (z.B. Weizenkleie für sehr sensible Haut).
- *Intimbereichpflegemittel.* Zur Geruchbindung (insbesondere für die Frau während der Menstruation, bei Ausfluß) deodorierende Pflege.
- *Haarpflegemittel.* Shampoo und Lotionen für fast jeden Haartyp; viele davon haben auch einen Wirkstoff gegen Schuppenbildung.
- Auch der *Rasur* nimmt sich die Pflegemittelindustrie an; sie empfiehlt „After shave" für den Mann.
- Lästige *Gesichtshaare bei der Frau* können elektrothermisch oder durch Auszupfen entfernt werden. Der „Lady-shave" dient der Entfernung von Haaren an Beinen, Achselhöhle, Schambereich (z.B. vor der Badesaison).
- Zahn- und Mundpflege, Mundhygiene S. 234ff.
- Sonnenschutzmittel S. 319.

Ein *pflegekosmetischer Tagesplan*:

1. *Reinigen der Gesichtshaut*
   Am *Abend* ist die Pflege der Haut besonders wichtig; sie ist den belastenden Umwelteinflüssen speziell während des Tages ausgesetzt; sie ermüdet wie die Muskulatur oder das Nervensystem. Staub, Schmutz, Hauttalg und Schweißrückstände sammeln sich an, verstopfen die Poren. Die abendliche Reinigung trägt zur Erhaltung der Gesundheit und der Schönheit des Leibes bei:
   - Gesichtslotion, Gesichtsmilch, spezielle Öle oder Kräuteressenzen auf angefeuchteten Wattebausch geben.
   - Gesicht und Hals mit sanft kreisenden Bewegungen bestreichen, ohne die Haut zu zerren.

   Am *Morgen* genügt es, die Haut zunächst mit lauwarmem Wasser, dann mit kühlerem zu erfrischen und anschließend abzutrocknen. Bei empfindlicher Haut ein weiches, gut saugendes Gesichtstuch leicht andrücken; robuste Haut kräftig frottieren.
2. *Tagespflege*
   Sie dient dem Schutz während des Tages. Die Tagespflege soll den Teint geschmeidig erhalten, die Hautfeuchtigkeit regulieren, vor Umwelteinflüssen (Staub, Schmutz) schützen und zugleich eine Grundlage sein für eventuell gewünschte dekorative Kosmetik.
   - Für *trockene Haut* eignet sich ein Gesichtsöl auf der Grundlage von Mandelöl und eine Tagescreme (z.B. auf der Grundlage von Jojobaöl, Rosenwachs).
   - Für die *normale Haut* eignet sich eine geschmeidige, erfrischende Creme, die schnell und leicht in die Haut eindringt.
   - Für die *fette Haut* gibt es fettentziehende Präparate. Da diese die Talgdrüsen gleichzeitig zu vermehrter Talgabsonderung anregen, sollen diese Cremes sparsam angewendet werden.
3. *Nachtpflege*
   Sie dient dem *Nähren* und *Kräftigen* der Haut. Die *nach* der Reinigung angewandten Pflegepräparate wirken über Nacht auf den Stoffwechsel der Haut ein.
   - *Gesichtsöle* rücken der Faltenbildung insbesondere an Augen- und Halspartien zu Leibe (vorsichtig anwenden, damit das Öl nicht in die Augen gelangt).
   - Die regenerierende *Nachtcreme* wird anschließend auf Gesicht und Hals aufgetragen: Mit den flachen Händen seitlich die Wangenpartien hoch, dann von der Nase zur Stirn, dann über die Stirn bis zu den Schläfen. Anschließend die Creme um die Augen herum mit Zeige- und Mittelfinger leicht einklopfen. Am Hals von unten nach oben mit dem Handrücken verteilen. Wird die Creme nach diesem Schema rhythmisch, ohne Druck und Eile verteilt, ist es eine *Gesichtsmassage*.

   Bei *gereizter, geröteter Haut* eine beruhigende Pflanzenextraktcreme anwenden.
4. *Cremepackung und Gesichtsmaske*
   Eine *Cremepackung* pro Woche (10–20 Min) steigert die Durchblutung der Haut.
   Gesichtsmasken (auch als *Gesichtssauna* bezeichnet) reinigt die Haut porentief; verhornte Haut und Talgreste werden gelöst. Mitesser und Talgfettpfropfen werden beim Entfernen mit abgelöst oder können ohne Beschädigung des umliegenden Gewebes ausgedrückt werden. Je nach Grundsubstanz der angewandten Präparate unterscheidet man:
   - Feuchtigkeitspackungen: erfrischend und glättend,
   - Beruhigungsmaske: pflegend und ausgleichend,
   - Erholungsmaske: ergänzend und entspannend (Goldcreme),
   - Reinigungsmaske: reinigend und belebend (Atruscreme).

7.3.2. Kleidung

Kleidung und Ausdruck

Sich *kleiden* und *schmücken* dient dem Ausdruck des Menschen aller Zeiten. Nicht nur „mit Haut und Haaren", sondern auch mit der Kleidung „sprechen" wir, verständigen uns untereinander, teilen den anderen etwas mit von unseren Erwartungen und Ängsten, suchen mit der besonderen Art, uns zu kleiden, nach Identität und Lebenssinn. Oft auch protestieren wir mit unserem „persönlichen Stil" gegen Einschränkungen und Überforderungen. Sich zu kleiden stellt „eine Art der Weltbewältigung" dar:

„Unsere Kleider zeigen, was wir wollen: persönliche Bestätigung und Bewunderung erfahren, Kontakt aufnehmen, Mitleid und Hilfsbereitschaft erwecken, Respekt einflößen... Unser Gegenüber nimmt die Botschaft auf oder wehrt sie ab, reagiert mit Sympathie oder Antipathie. Wir wenden uns aber nicht nur an die anderen, sondern stets auch an uns selbst. Wir möchten uns selber gefallen und wohlfühlen, je nach Situation Geborgenheit spüren oder uns toll und sportlich vorkommen (H.-J. Hoffmann).

Sichkleiden ist auch ein *Kompensationsmittel*: Viele – vor allem sind es Frauen – kaufen sich ein Kleid, wenn sie Kummer haben, nach dem Motto „kauf dir ein neues Kleid und die Welt sieht wieder freundlicher aus!"

Die *Kleidung* ist auch „ein Gehäuse" für *unsere Stimmung* und *Gestimmtheit*. Sie ist *Ausdruck unserer Gefühle*, die wir zeigen oder nicht zeigen (wollen). Nichts demonstriert deutlicher, daß *Männer* in unserer Gesellschaft keine Gefühle zeigen dürfen, als die eintönige Herrenmode in düstern Farben! Wenigstens ist die neuere Mode in dieser Beziehung „gefühlsemanzipierter".

Für *Frauen* hingegen war die Lustigkeit und Vielfalt von Farben und Formen weniger ein Tabu (wobei es auch hier in den verschiedenen Kulturen und Zeitepochen strenge Vorschriften gab und gibt). Frauen wählen häufiger als Männer nach dem Motto „erlaubt ist, was gefällt".

Die *Bekleidung als Statussymbol* wird nicht mehr so starr gehandhabt wie in früheren Zeiten. Aus den *Bekleidungsvorschriften* werden Bekleidungsvorschläge, und die Grenzen zwischen Arbeit und Freizeit, zwischen „oben und unten" verwischen sich. Auch die Regel „Kleidung muß altersgerecht" gewählt werden, gilt heute kaum mehr. Alt und jung unterscheiden sich in ihrer Aufmachung kaum voneinander: die Mutter trägt ein „modisches Kleidchen", die Tochter Jeans und Vaters Hemd.

Gesunde Körperkultur durch Bekleidung

Die Bekleidung dient einem Zweifachen:

- dem Naturzweck: Schutz (Arbeit, Witterung, Klima),
- dem Kulturzweck: Schmuck und Ausdruck.

In diesem Sinne gilt es, das *Umgehen mit der Bekleidung* in die Gesundheits- und Krankenpflege zu integrieren:

- für *sich selbst*, z.B. im Sicheinsetzen für eine nicht nur zweckmäßige, sondern auch adrette Dienstkleidung;
- für und mit den Kranken, Behinderten, Abhängigen (Kindern und Betagten), in der Sorge für eine nicht nur praktische, sondern auch würdige und stimmungsaufhellende Bekleidung;
- im freieren und bewußteren *Umgang mit menschlicher Bedürftigkeit*. Krankenhausspezifische Bekleidungsvorschriften, stereotype Handlungsgrundsätze (negative Standards, wie „man trägt Spitalhemd und Bademantel") bauen nicht nur unnötige Distanz auf zwischen „Abhängigem und Helfer", sondern belasten auch das ursprüngliche Bedürfnis nach Schönheit, Geborgenheit, Intimität und Individualität, ja Zärtlichkeit (die *nicht vor* dem Krankenhaus abgestellt werden können!). Hier gilt es zu lernen, differenziert und feinfühlig mit der Bedürftigkeit umzugehen, nicht zuletzt im Sinne einer *Lebenskultur*, die vom liebe- und achtungsvollen Umgang mit der Persönlichkeit und Körperlichkeit des Menschen geprägt ist.

7.4. Pflegeplanung: sich waschen und kleiden

7.4.1. Situationseinschätzung

Die Einschätzung des Patienten (Checkliste) bezüglich Körper- und Kleiderpflegegewohnheiten wird uns durch seine Erscheinung und durch den Zustand der getragenen oder mitgebrachten Kleider und Gebrauchsgegenstände möglich. Unhygienisches Verhalten oder gar Verwahrlosung von Patienten dürfen aber nie zu unreflektiertem Verhalten unsererseits führen. Hinter einem vernachlässigten Äußeren steht oft ein „vernachlässigtes Innen". Eine „Großreinigung" darf nur behutsam und liebevoll vorgenommen werden, und zwar so, daß die „Seele des betroffenen Menschen die Schritte mitvollziehen kann" und der erkrankte Organismus nicht zusätzlich Schaden leidet.

7.4.2. Standardisierter Pflegeplan

Die **Ziele** im Bereich Sichwaschen und -kleiden orientieren sich in erster Linie am *Abhängigkeits-Unabhängigkeitsgrad* des Kranken/Behin-

Checkliste: sich waschen und kleiden

☐ Körperpflege	☐ Haut ☐ Haare ☐ Nase ☐ Ohren
☐ Aussehen	☐ Nägel ☐ Füße ☐ Hände
☐ Bekleidung	☐ Intimbereich ☐ Make-up ☐ Besonderheiten

Die folgenden Fragen dienen exemplarisch zur Situationseinschätzung (S. 102ff.)

- ☐ Die Bekleidungs- und Körperpflegegewohnheiten sind bekannt
- ☐ Die Informationen zur freiheitlichen Nutzung individueller Bekleidung ist gegeben
- ☐ Die Bekleidung des Kranken entspricht seinen Bedürfnissen und ermöglicht eine zweckmäßige Pflege
- ☐ Die Textilqualität der Wäsche (Nachthemd, Pyjama) entspricht den Ansprüchen der „atmenden Haut" (keine Synthetikstoffe)
- ☐ Die Hautbeschaffenheit ist erfaßt (trocken, rissig, fettig, beschädigt, gefährdet)
- ☐ Prophylaktische Maßnahmen sind getroffen: Dekubitus-Kontrakturen-Prophylaxe ist eingeleitet
- ☐ Die Bedürfnisse für die Pflege der Haut, der Haare usw. sind bekannt
- ☐ Für die tägliche Körperpflege (Selbstaktivität, Selbstpflege) ist genügend Zeit eingeräumt
- ☐ Sie wird vom Kranken als wohltuend erlebt, sein Rhythmus ist berücksichtigt
- ☐ „Gesichtspflege" (einfaches Make-up) ist bei Langzeitpatienten in die Pflege integriert und wird soweit möglich vom Kranken selbst vorgenommen
- ☐ Angehörige (Freunde) sind bei der Pflege (Hilfe beim Haarewaschen, Nagelpflege usw.) mit einbezogen
- ☐ Aspekte der Gesundheitsbildung sind zweckmäßig in die Pflegeplanung eingebaut
- ☐ Wenn Selbsthilfetraining angezeigt: Wie ist die ATL sich waschen und kleiden in das Aktivitätsprogramm integriert?
- ☐ ......

derten und bezwecken eine *fördernde* und *wohltuende Pflege*.
Übergeordnete Ziele, welche die jeweiligen Teilziele begleiten sollen, sind:
- Erhalten und Fördern von Selbstachtung und Selbstwertgefühl,
- Selbständigkeit und Eigentätigkeit in bezug auf Körperpflege und Bekleidung,
- Hygienebewußtsein und Schönheitssinn.

Die **Pflegemaßnahmen** liegen im Bereich der
- Pflege von Haut, Aussehen und Kleidung,
- Unterstützung des Patienten bei Problemen bezüglich Sichwaschen und -kleiden.

Die **Pflege** betrifft Patienten,
- die infolge Krankheit, Behinderung oder Alter nicht (nicht mehr, noch nicht) sich selbst pflegen können;
- mit Problemen im HNO-Bereich (Nasen-Hals-Ohren-Pflege) oder der Augen (Kap. 30 und 31);
- mit Problemen, welche die Haut betreffen (personal, psychosomatisch, sozial), d.h. bei Hautkrankheiten und deren Konsequenzen (Kap. 29):
  - *Prävention:* Selbstsorge und -pflege = *gepflegt sein*;
  - *Sozialisation* und Integration von Patienten mit bleibenden Hautproblemen in eine Gesellschaft, die auf „Schönheit und Makellosigkeit" gepolt ist = *pfleglich* mit diesen Menschen umgehen;
  - *Akzeptanz* im zwischenmenschlichen Bereich, im Wissen, daß Menschen mit Dauerproblemen (Allergie, Ekzem) nie *pflegeleicht* sind.

Die **Bewertung** der Wirksamkeit der Pflege muß im täglichen Umgehen mit diesen Patienten überprüft werden. Dazu dienen die Instrumente der *Beobachtung*, der *Dokumentation* und des *Pflegegesprächs* (Pflegeprozeß S. 102).

Pflegemaßnahmen

7.5. Körperpflege
7.6. Bekleidung

7.5. Körperpflege

Die tägliche Toilette ist im Tagesablauf des Patienten von großer Bedeutung. Sie kann ein Selbsthilfetraining *oder* Abhängigkeitsritual sein und hat demnach gesundheitserzieherische Bedeutung.

Voraussetzung für eine individuelle Körperpflege:

- Die *Situation* des Patienten prüfen.
- *Abhängigkeitsgrad* abschätzen und die notwendige Pflege anpassen.
- *Pflegemittel*, Toilettenartikel, Waschlappen, Tücher, Waschbecken und evtl. Hilfsmittel vorbereiten.
- *Schutz* und *Sicherheit* gewährleisten (angemessene Raumtemperatur, zugluftfrei, Intimsphäre wahren). Selbstschutzmaßnahmen (Schutzkittel, Handschuhe) bei Infektionsgefahr.

Wichtig: Es gibt nicht „die richtige oder einzig gültige Methode", wohl aber erprobte Standards und Leitlinien. Ein *einheitlicher Pflegestandard* für das Waschen von Patienten erleichtert die Arbeit für die Pflegenden und gibt dem Patienten Sicherheit. In diesem Sinn sind die folgenden Ausführungen zu verstehen. Sie setzen ein Grundmaß für das Wie, Wieviel, Wer, Wann der Körperpflege.
Auch hier gilt: *Haltung-Planung-Handlung* ist der prägende „Dreischritt" für die individuelle Pflege*planung* bzw. für eine Pflege mit therapeutischem Wert.

7.5.1. Pflegemittel und Pflegehilfsmittel

Pflegemittel

Grundsätzlich gilt alles, was unter „Selbstausdruck und Selbstpflege" S. 220 nachzulesen ist; zusätzlich zu beachten:

- *Seifen* und *seifenähnliche Produkte* nur bei gesunder Haut benutzen:
  - Möglichst *die* Seife brauchen, die der Patient von zu Hause mitbringt/zu Hause auch benutzt.
  - Günstig sind *alkalifreie Seifen* (Kernseife), sie schonen den Säuremantel der Haut und wirken darum bakterienfeindlich (deodorierende Seifen hingegen schädigen durch ihren Desinfektionsmittelgehalt die Hautflora).
  - *Flüssigseifen* trocknen durch ihren hohen Tensidgehalt die Haut aus; sie sollten nicht routinemäßig ins Waschwasser gegeben werden.
- *Aromastoffe – ätherische Öle* eignen sich sowohl als Zusatz in Waschwasser wie als Bade- oder Duschmittel. Auswahl und Anwendung S. 229f.
- *Hautcreme* für Gesicht und Hände regelmäßig und gezielt anwenden. Ein Zuviel an Salben und Cremes ist ebenso ungünstig (verringern die Talgproduktion, fördern die Austrocknung) wie ein Zuwenig (die Haut verliert ihre Geschmeidigkeit, wird trocken und rissig). Hauttyp und Hautbeschaffenheit beachten.
- *Mundhygienemittel;* bei Bedarf muß die Zahnpaste durch ein Mundwasser oder eine desinfizierende Lösung ergänzt werden.
- *Make-up, Toilettenwasser*, für Männer *Rasierwasser* u. a. sind nicht Privileg des Gesunden. Einschränkungen bezüglich Make-up sind geboten vor der Operation, bei Erkrankungen von Herz-, Kreislauf- und Atmungsorganen. Sie erschweren die notwendige Überwachung oder machen sie unmöglich, da sie die effektive Haut-, Lippen- oder Fingernagelfarbe verdecken.

Pflegehilfsmittel

- *Waschlappen und Handtücher.* Die Handhabung ist unterschiedlich. Grundsätzlich ist jede Variante richtig, die den hygienischen und personrespektierenden Forderungen entspricht:

- 2 Lappen und 2 Tücher, bezeichnet (z. B. durch Farbe oder Form) in je eine Garnitur für „oben" und für „unten";
- 1 Lappen und 1 Tuch zum Einmalgebrauch (wegwerfbar oder waschbar); sie werden nach der Morgentoilette durch frische ersetzt;
- Wegwerfartikel für die Intimpflege.

• *Waschbecken.* Sie sollen so groß sein, daß genügend Wasser zur Verfügung steht;
  - Waschbecken mit „stehendem Wasser" für Bettlägerige,
  - Waschbecken mit „fließendem Wasser" (im Zimmer) für mobile Patienten, die noch der Überwachung bedürfen;

• *Dusche* und *Badezimmer/Waschraum* für all jene Patienten, die selbständig sind oder die mit unserer Hilfe duschen bzw. baden können/möchten (S. 239f.).

7.5.2. Ganzwaschung

Ganzwaschung und Gesundheit

Unabhängig von Krankenpflege hat die Ganzwaschung ihren Stellenwert auch *für den Gesunden.* Sie stellt die einfachste Anwendungsform der Hydrotherapie dar. Sie gehört zu den leichtesten **Abhärtungsübungen**, ist einfach und überall durchführbar und wird vom schwächsten Organismus noch vertragen. Da sie meistens am Morgen durchgeführt wird, bringt sie den noch trägen Kreislauf in Schwung, *regt den Stoffwechsel der Haut an* und hat eine *intensiv erfrischende Wirkung* auf das allgemeine Wohlbefinden.

Vorgehen. Ein Leinentuch in der Größe eines Handtuchs wird mehrfach zusammengefaltet, in kaltes Wasser getaucht und ausgewrungen, daß es nicht mehr tropft. Zügig und mit leichtem Druck wird der rechte Arm über den Handrücken zur Schulter und innen zurück gewaschen. Die Achselhöhle auswaschen. In derselben Weise den linken Arm bearbeiten.

Über den Hals, in ein paar Strichen die obere Brustpartie abwaschen, danach in langen senkrechten Zügen den Körper hinunter an der Beinaußenseite entlang bis zum Fußrücken. Das Tuch an der Beininnenseite wieder hoch bis zum Brustkorb führen. Dasselbe geschieht nun mit der linken Vorderseite des Körpers.

Ganzwaschung beim Kranken

Wohltat oder Stressor?

Wo die Ganzwaschung routinemäßig und als ein stereotypes „von Kopf bis Fuß" vorgenommen wird, wird sie zum Stressor für alle Beteiligten. Solche *Streßfaktoren* müssen erkannt und abgebaut werden, z. B.:

• Die *Gewohnheiten* und *Wünsche* des Patienten werden nicht berücksichtig, seine gewohnten Rituale, „Mödeli" haben keinen Platz.
• Das Waschen hat den Stempel eines lästigen *Störfaktors*: Weder der Patient noch die Pflegenden sind richtig motiviert.
• Der *Arbeitsablauf* zwingt zu unsinnigen Handlungsstrategien, z. B. bis zum Frühstück um 08.00 Uhr müssen alle Patienten gewaschen sein.
• Der *Zeitfaktor* wird nicht beachtet: Der Patient erhält seinem Zeitgefühl entsprechend zuwenig Zeit für die Körperpflege.
• Der *Bewegungsraum* wird unnötig eingeschränkt: Waschen im Bett statt draußen, schlechte Lagerung, unzweckmäßiges Hinstellen der Waschutensilien usw.
• *Abhängigkeit-Unabhängigkeits-Grad* ist zuwenig berücksichtigt. Der Patient wird über- oder unterfordert.

Was ist zu tun?

Es gelten auch hier die Schritte der Problemlösung:

1. *Erkennen* der Stressoren und Probleme, sie wechseln von Situation zu Situation; (schwierig anzugehen sind die in einem Pflegeteam verfestigten Gewohnheiten – wollen wir sie überhaupt ändern?).
2. *Zielsetzung*: Sie ist eine zweifache:
   - Wohlbefinden für den Patienten;
   - beruflich-qualifiziertes Handeln für uns selbst.
3. *Maßnahmen:*
   - Den Patienten, seiner Situation entsprechend, aktiv an der Körperpflege teilnehmen lassen (fördert das Selbstwertgefühl). *Seine* Bedürfnisse erfassen, nicht *unsere* Hygienevorstellungen.
   - Gewohnheiten akzeptieren und in die Pflege integrieren. Der Patient kann so Verantwortung und größtmögliche Eigenständigkeit wahrnehmen.
   - Körperpflege nicht einfach „abwickeln",

sondern bewußt und gekonnt ausführen (gekonnt ist mit Kunst verwandt).
- Auswirkungen guter Körperpflege im Pflegebericht zur Beurteilung der Pflegequalität festhalten. Der Bericht kann Informationen gegenüber Dritten und der Öffentlichkeit geben (Funktion 5 der Pflege S. 100f. u. 121f.).
- Angehörige/Bezugspersonen in der Pflege anleiten und integrieren, wenn die Bereitschaft da ist (diese evtl. wecken!). Wenn eine gute Beziehung zwischen diesen Personen und dem Patienten besteht, kann die bei der Körperpflege gegebene Zuwendung und Zärtlichkeit heilende Wirkung haben.

Durchführung der Ganzwaschung

Varianten:
- In *einem Arbeitsgang* (Waschwasser 1mal wechseln); Reihenfolge: Gesicht und Mundpflege, Oberkörper, Arme, Hände, Rücken (wenn sich der Patient aufsetzen oder drehen kann), Beine, Füße, Intimbereich.
- In *geteiltem Arbeitsgang:* Beine und Füße (abhängig z.B. vom Tragen von Antithrombosestrümpfen) bzw. Rücken und Gesäß werden zu einem anderen Zeitpunkt gewaschen.

Prinzipielles Vorgehen:
- von oben nach unten (Körper) – in langen Zügen;
- von vorn nach hinten (Intimbereich);
- von außen nach innen (Augen),
- ganz dabei: *ich* wasche, nicht *es* wäscht.

Ablaufschema (Abb. 7.**2**):

> Oberstes Gebot: der Situation und den Bedürfnissen des Patienten anpassen. *Nicht* stereotyp „nach Schema"!

- Lagerungskissen entfernen, Bettdecke bis zur Taille zurückschlagen.
- Hemd lösen, den Patienten aus den Ärmeln schlüpfen lassen und das Hemd auf der Brust liegen lassen.
- Das Handtuch (in der Diagonale gefaltet) darüberlegen.
- Gesicht waschen und trocknen (1).
- Hemd bis zur Taille einrollen, Handtuch auf die Brust legen.
- Hals, Brust und Achselhöhlen waschen und trocknen (2).
- Frisches Hemd auf die gewaschene Partie und das Tuch unter den zu waschenden Arm legen.
- Jeden Arm einzeln waschen und trocknen (3, 4), Hände (5), evtl. Handbad (Abb. 7.**3**).
- Den Patienten in das Hemd schlüpfen lassen.
- Zum Waschen des Rückens Patienten aufsitzen lassen oder drehen (ganze Rückenbreite waschen).
- Decktuch über den Patienten legen und obere Bettücher bzw. Decke hinunterdritteln.
- Tuch unter das zu waschende Bein legen (Abb. 7.**4**).
- Jedes Bein, an Zehen und Fuß beginnend, einzeln waschen und gut trocknen (6, 7) oder Fußbad ermöglichen (Abb. 7.**4**).
- Beine zudecken.
- Genitalgegend mit Tuch bedecken.
- Hemd nach innen bis unter die Brust rollen.
- Bauch waschen und trocknen.
- Intimtoilette (9) mit frischem Wasser (s. unten).
- Rücken einreiben (Abb. 7.**5**) bzw. entsprechende Prophylaxen vornehmen.
- Hemd und Bett in Ordnung bringen; evtl. Lage des Patienten korrigieren.

> **Beachte**
> - Therapeutische Lagerung und Schienen, Extensionen usw. nur nach Rücksprache mit dem Arzt verschieben. Nachher wieder in Ausgangslage bringen.
> - Haut nach dem Waschen mit Seife sorgfältig spülen und trocknen.
> - Patient nicht mehr als nötig entblößen.
> - Maß des Waschens dem Zustand und dem Bedürfnis des Patienten anpassen, evtl. in mehrere Etappen auf den Tag verteilen!

7.5.3. Waschwasser stellen

Es betrifft Patienten, die ans Bett gebunden sind (orthopädische Patienten) oder die kräftemäßig nicht oder noch nicht in der Lage sind (z.B. postoperativ), ihre Toilette außerhalb des Bettes vorzunehmen. Respekt und Höflichkeit erfordern ein *vollständiges* und *geordnetes* Herrichten aller Gebrauchsgegenstände.
Waschwasser wird gestellt (Abb. 7.**6**).

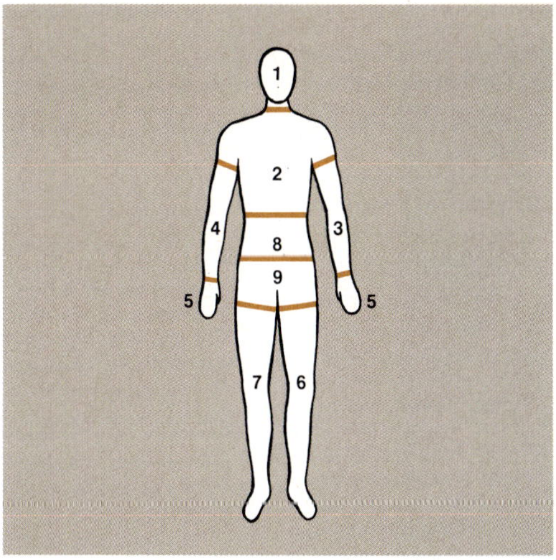

Abb. 7.2 Vorgehen bei der Ganzwaschung (s. Text).

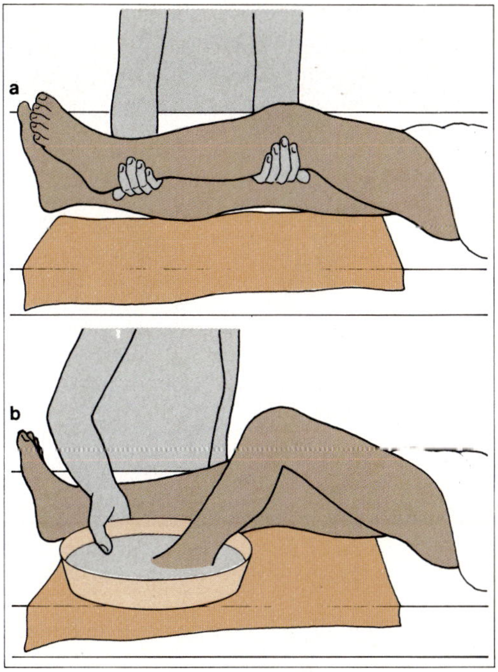

Abb. 7.4 Fußpflege. **a** Tuch unter das zu waschende Bein legen. **b** Waschbecken auf das Tuch stellen und dem Patienten Fußbad ermöglichen.

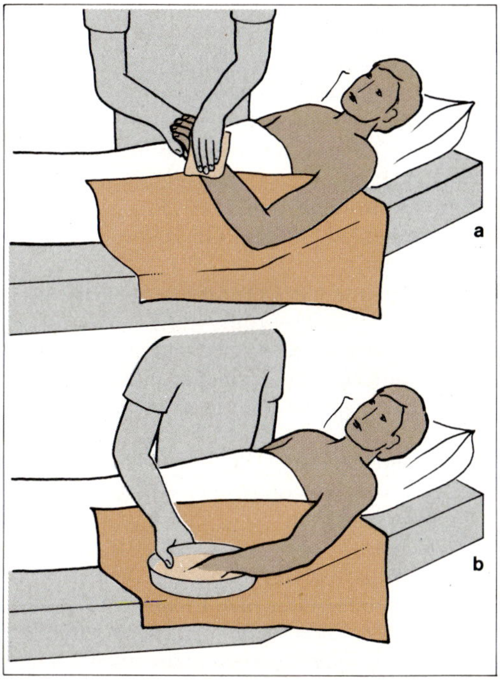

Abb. 7.3 Handpflege. **a** Tuch unter den zu waschenden Arm legen. **b** Waschbecken auf das Tuch stellen und dem Patienten Handbad ermöglichen.

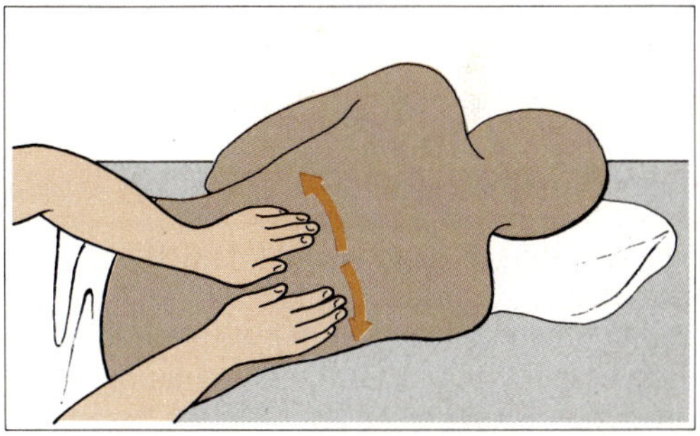

Abb. 7.5 Einreiben des Rückens. Möglichkeit der Lage des Patienten und der Schwesternhände. Das Einreiben erfolgt von der Wirbelsäule aus nach beiden Seiten.

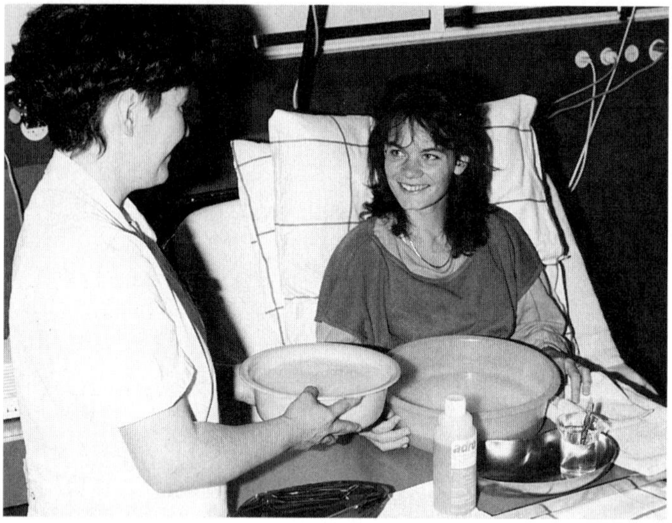

Abb. 7.**6** Waschwasser stellen.

- für selbständige, ans Bett gebundene Patienten,
- zur Frühtoilette (Gesicht und Hände waschen, Mund spülen) vor dem Frühstück,
- zur Teiltoilette (für Patienten, bei denen Rücken und Gesäß durch eine Pflegeperson gewaschen werden),
- zur Abendtoilette als Erfrischung für die Nacht.

7.5.4. Intimtoilette

Die Intimpflege dient sowohl dem *Wohlbefinden* (sich erfrischt und sauber fühlen), wie der *Hygiene* und dabei auch der *Prophylaxe*. Der Intimbereich ist aufgrund seiner anatomischen und physiologischen Beschaffenheit besonders anfällig für Infektionen, Geruchsbildung und Druckgeschwüre.

Die Intimpflege ist besonders wichtig und mehrmals täglich auszuführen bei

- Inkontinenz,
- Katheterträgern,
- Erkrankungen und nach Operationen der Harnwege,
- Erkrankungen, Verletzungen und nach Operationen der Genitalien, im Darmbereich und am Anus,
- nach Geburten,
- bei der Menstruation,
- nach Stuhl- und Harnentleerungen.

Vorgehen beim Waschen

- Frisches Wasser, Waschlappen, Tuch und Handschuhe vorbereiten.
- Handschuhe anziehen.
- Den Patienten bitten, seine Beine aufzustellen; Tuch unter das Gesäß legen.
- *Zur Intimregion gehören:* Bauch, Leisten, Oberschenkel, äußeres Genitale.

Bei der **Frau**:

- Waschen und trocknen von vorn nach hinten (von der Symphyse zum Anus).
- Bei adipösen Frauen mit Tendenz zu Schwitzen kann man mit dem Fön nachtrocknen, evtl. Baumwollstreifen in die Hautfalten legen.
- Während der Menstruation u. U. mehrmals täglich waschen oder abspülen und frische Vorlage vorlegen.

Beim **Mann**:

- Beim Waschen des Penis die Vorhaut zurückschieben, dann die Eichel gut säubern und die *Vorhaut wieder vorstreifen* (sorgfältig vorgehen). Das Vergessen des Zurückschiebens kann eine Paraphimose verursachen (S. 295).
- Bei beginnendem oder vorhandenem Skrotumödem oder nach tiefen Bauchoperationen zur Vorbeugung Skrotum mittels kleinem Kissen, Rolle oder Suspensorium hochlagern.

Intimpflege nach Blasen- und Darmentleerung S. 284ff., bei Inkontinenz S. 230.

- Die Intimpflege setzt – noch mehr als andere Verrichtungen am Körper – *Takt* und *Einfühlungsvermögen* voraus. Die individuellen Bedürfnisse sind zu beachten:
  - Respektieren des Schamgefühls entsprechend dem Gewordensein (Biographie) des Kranken.
  - Selbständigkeitsgrad abklären; soweit möglich, die Intimpflege selbständig vornehmen lassen.
  - Selbstpflegegewohnheiten respektieren.
- *Intimbereich* (Haut, Schleimhaut, Ausfluß) beobachten; Veränderungen dem Arzt melden bzw. zweckmäßig behandeln.
- *Abspülen* der Genitalien (bei der Frau), wenn eine Waschung nicht möglich, nicht erlaubt oder nicht erwünscht ist (Abspülen 728).

7.5.5. Therapeutische Hautpflege

„Die Haut ist der Sinn aller Sinne" (Thomas von Aquin). Dies ist eine Aussage, die deutlich machen kann, welch hohen Wert die *Hautpflege* einnehmen müßte. Wenn ich in diesem Zusammenhang von *therapeutischer Pflege* (griech. therapeìa = Dienst, Begleitung) spreche, meine ich die gesundheitsorientierte, heilungsfördernde Behandlung (und nicht die medizinische Intervention) im Sinne von *wohltuendem, heilendem Begleiten* und *Pflegen*. Die Körperpflege selbst bietet sich dafür als *die* therapeutische Maßnahme an. Sie kann, wenn sie als bewußte und professionelle Handlung (Haltung, Planung, Handlung S. 122f.) verstanden wird, zu einem der wichtigsten Ressourcenträger werden. Zur Wirkung kommen

- das Wasser mit seinen *Zusätzen*,
- die *Wiekstoffe:* Öle, Salben, Cremes usw. S. 806f.
- die Art und Weise des *Hautkontakts* (Berühren S. 493).

Aromazusätze

Aromastoffe = ätherische Öle eignen sich als Zugabe zum Waschwasser sowie als Bade- und Duschzusatz. Werden sie therapeutisch genutzt, spricht man von *Aromatherapie*.

Die ätherischen Öle entfalten ihre Wirkung durch *Inhalieren* (S. 351f.) oder *perkutan* bei der Wickelbehandlung (S. 325ff.), bei speziellen Massagetechniken (S. 206) und bei der Körperpflege. Normalerweise kommen die ätherischen Öle nicht in ihrer konzentrierten Form zur Anwendung, sondern es wird ein Träger (ein Basisöl) benutzt, um sie in den Körper zu tragen. Durch die oberen Hautschichten gelangt die Wirksubstanz ins Blut und dann in sämtliche Organsysteme.

Die *Wirkung* ist leicht antiseptisch und antiviral. In erster Linie aber dienen sie dem Wohlbefinden und der Entspannung. Wirksame Mittel gegen *Streßerscheinungen* sind u. a. Wacholder, Lavendel und Sandelholz (auch Jasmin und Rose, die teuer sind). Einen entspannenden Effekt erreicht man z. B. durch Einmassieren des Öls im Nackenbereich.

Anwendung in der Körperpflege

- *Fuß- und Handbäder.* 10 Tropfen Öl in eine Schüssel mit siedendheißem Wasser, nachgießen, bis es kühl ist. Hände oder Füße 15 Minuten hineintauchen. Günstig bei Patienten, die Schmerzen haben (Rheumatismus, Arthritis, Dermatitis) oder bei trockener Haut.
- *Bäder.* 15 Tropfen ins handwarme Wasser geben. Badedauer 20 Minuten. Wirkung je nach Öl.
- *Effleurage* (Ausstreichen). Einreiben des Öls mit der Hand oder mit den Fingerkuppen (je nach Körperstelle); immer herzwärts vorgehen. Dabei leichten Druck ausüben (fördert die Blutzirkulation in den Venen). Die Hände sollen dabei in ständigem Kontakt mit dem Körper bleiben, der Rhythmus der Streichbewegungen sollte langsam und gleichmäßig sein.
  Wirkung: Diese einfache Massagetechnik, die nach dem Waschen ausgeübt werden kann, verbessert den Fluß des venösen Blutes und hilft, Stauungen in den Venen zu beseitigen. Dadurch kann das Blut freier zirkulieren und mehr Nährstoffe in die Organe bringen. Die Ausscheidung von Schlacken wird beschleunigt und die Lymphzirkulation verbessert. Eine angenehme Begleiterscheinung ist ihre beruhigende und entspannende Wirkung, die sie so wohltuend für nervöse, gereizte, geschwächte oder übermüdete Menschen macht.

Eine Übersicht über die *Anwendungsmöglichkeiten* der verschiedenen Öle auf die Haut gibt Tab. 7.**1**).

Zur *medizinischen Hautpflege* s. Kap. 29.

Tabelle 7.1 Anwendung ätherischer Öle

Haut	Essenzen
Akne	Petitgrain, Zitronengras, Kamille, Lavendel
Allergieanfällige und empfindliche Haut	Lavendel, Zypresse
Alternde Haut	Muskatellersalbei
Bisse von Tieren	Salbei, Lavendel
Blaue Flecken	Salbei, Fenchel, Ysop
Blaustau/Blutandrang	Basilikum, Salbei, Zitrone, Rosmarin
Dermatitis	Salbei, Kamille, Lavendel Ysop
Ekzem (allgemein)	Salbei, Kamille Ysop,
(trocken)	Geranie
(nässend)	Bergamott, Wacholder
Entzündete Haut	Muskatellersalbei, Geranie, Kamille, Pfefferminze
Muskeln	
Hexenschuß	Geranie, Kamille
Nerven	
Angstzustände (Panik)	Basilikum, Bergamott, Thymian, Geranie, Lavendel, Melisse, Kampfer (Hysterie)

- Ätherische Öle nur bei intakter Haut anwenden.
- Bei Kindern nur bei entsprechender Verdünnung (S. 351).

7.5.6. Hautpflege bei Inkontinenz

Inkontinenz bedeutet Unvermögen zum willkürlichen Zurückhalten von Harn und Stuhl. Das heißt, es handelt sich um eine *Ausscheidungsstörung* (S. 278 u. 280). Im Zusammenhang mit der ATL Sichwaschen und -kleiden geht es um die *Pflege der Haut* und die *Versorgung mit Inkontinenzhilfsmitteln*. (Weiterführend S. 286ff.)

Das **Ziel** der Pflege ist die intakte, trockene Haut, ihr Schutz vor nasser Wäsche und Geruch und dadurch die Sorge für das Wohlbefinden des Betroffenen.

Das Wohlbefinden des Patienten ist abhängig von einer gut gepflegten Haut, sie ist in erster Linie „sauber und trocken" zu halten:

- *waschen* bei Urin- und Stuhlverschmutzung mit Spezialpflegeschaum oder mit Wasser und Seife. Gereizte Haut nur mit Öl und Watte behandeln.
- *Schutz der Haut*, da Harnstoff (Urin), Enzyme und Bakterien (Stuhl) die Haut reizen.
  - Öle: Mandelöl, Olivenöl, Johannisöl oder Salben;
  - nur weiches Material verwenden (Vliesstoffe).

Versorgungssysteme

Bei den modernen Versorgungssystemen geht es darum, soviel Sicherheit wie nötig, aber soviel Bewegungsfreiheit wie möglich zu vermitteln. Es gibt von Firmen, z.B. Mölnlyke und Camelia, entwickelte Versorgungssysteme, die ganz auf den individuellen Grad der Inkontinenz abgestimmt sind. Die Kriterien einer guten Versorgung sind:

- optimaler Schutz vor Flüssigkeitsaustritt (Wirksamkeit),
- gute Hautverträglichkeit (Wohlbefinden),
- leichte und sichere Anwendung (Sicherheit),
- vernünftige Preislage (Wirtschaftlichkeit).

Das von Mölnlyke entwickelte Programm „Tenaform" bietet an:

- *Einlagen* für Tröpfcheninkontinente Frauen oder für toilettentrainierte Patienten (Abb. 7.**7a**),

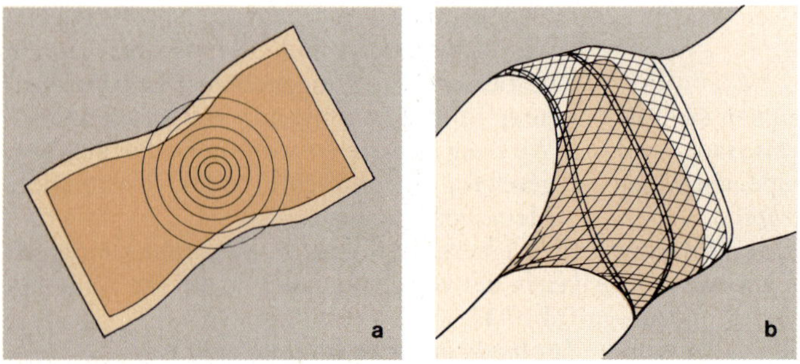

Abb. 7.**7** Inkontinenzschutz.
a Einlage oder Höschenwindel, je nach Bedarf Mini, Super oder Maxi.
b Fixierhöschen oder Netzhöschen.

- *Super-* oder *Maxieinlagen* für schwerinkontinente Patienten für tagsüber oder für die Nacht.
- *Fixierhöschen* sorgen für einen optimalen Sitz der Einlagen. Das Material ist atmungsaktiv und elastisch; das bedeutet, daß keine Hitzestaus und feuchte Kammern den Patienten plagen (Abb. 7.**7b**).

Für die Versorgung *rund um die Uhr* sind Versorgungsprogramme, die den Inkontinenzgrad berücksichtigen und die zweckmäßige Einlage vorschlagen, geschaffen worden (sie werden von den Firmen zur Verfügung gestellt).
Weitere *Inkontinenzhilfsmittel* (286f.):
- Kondom-Urinale, Conveen-Tropffänger für den Mann;
- externe Urinableiter für die Frau.

Beachte
- Die Einlagen müssen dem Inkontinenzgrad angepaßt sein.
- Das Wechseln der Einlage muß in bestimmten (individuell zu erfassenden) Zeitabständen vorgenommen werden.
- Die Versorgung (sauber und trocken) muß rund um die Uhr gewährleistet sein.

7.5.7. Handpflege

Auch Patientenhände sind Bakterienträger; die Hygienevorschriften gelten für sie wie für uns. Hände von Gelähmten brauchen ganz besondere Aufmerksamkeit und Pflege.
- Hände gut einseifen (unsere eigenen, eingeseiften Hände benutzen oder dem Patienten die Seife in die Hände geben).
- Den Patienten im Wasser (Waschbecken) „plantschen" lassen (Abb. 7.**3**).
- Einreiben (oder durch den Kranken selber einreiben lassen) einer Handcreme.
- *Nägel* sauber halten; günstigerweise nach einem Handbad schneiden, da sie dann weicher sind: kurz und rund schneiden.
- Nagellackauflage ermöglichen, wenn die Patientin es wünscht und keine Gegenindikation besteht.

Die Handpflege dient der Hygiene, der Keimreduktion und dem Wohlbefinden.
- Die Pflege der *Patientenhände* dient in erster Linie dem Wohlbefinden.
- Die Pflege der *Schwesternhände* hat die Verhütung von Kontamination und Keimübertragung zum obersten Ziel (hygienisches Händewaschen und Händedesinfektion S. 394f.).

7.5.8. Fußpflege

„Die Füße darf man nie waschen, nur baden" ist der Ausspruch einer weisen Frau; sie meint damit, daß wir den Füßen große Sorgfalt und Zuwendung schenken sollen (unseren eigenen und denjenigen des Patienten!). Früher erfüllten Fußpfleger häufig die Aufgabe eines „Seelenbetreuers". Seelisch und körperlich abgespannte Menschen „leisteten" sich einige Stunden beim Fußpfleger, um wieder ins Gleichgewicht zu kommen. Das heißt für uns, daß die Fußpflege bei einem Patienten mehr sein kann als eine „Nur-Pflegeverrichtung". Überliefert ist uns auch die symbolträchtige Fußwaschung Jesu an seinen Jüngern (Joh. 13,5).
Heute ist diese Erkenntnis auch wissenschaftlich untermauert, z.B. durch die Erforschung der Funktion der Reflexzonen, speziell der Füße, und abgeleitet davon die *Theorie und Funktionsweise der Fußreflexzonenmassage* (S. 168). Es kann für eine Pflegeperson vorteilhaft sein, diese Technik zu erlernen (es gibt entsprechende Kurse, speziell für das Pflegepersonal). Noch wichtiger aber, und unabhängig von einer zu erlernenden Praxis, ist *das Einüben der bewußten Hinwendung auf das, was wir tun*, auch in der alltäglichen Arbeit an den Füßen von Patienten (Waschen, Nagelpflege usw.). In solcher Bewußtheit für die alltägliche Pflege geschieht *alternative Pflege* im richtigen Sinn: Nicht neue und andere Dinge tun müssen (z.B. Fußreflexzonenmassage), sondern *das, was wir tun, anders tun*; bewußter, behutsamer, liebevoller (alternativ = anders).
- *Fußbad* ist bei bettlägerigen und mobilen Patienten möglich, z.B. Abb. 7.**8**. Dem Wasser ist ein hautfreundlicher Zusatz beizumischen.
- Sorgfältiges Waschen und Trocknen zwischen den Zehen.
- Haut mittels Öl, Fußbalsam oder Creme geschmeidig halten.
- Bei Hornhautbildung mit 3- bis 1%iger Salizylsalbe behandeln, z.B. Salbe auftragen

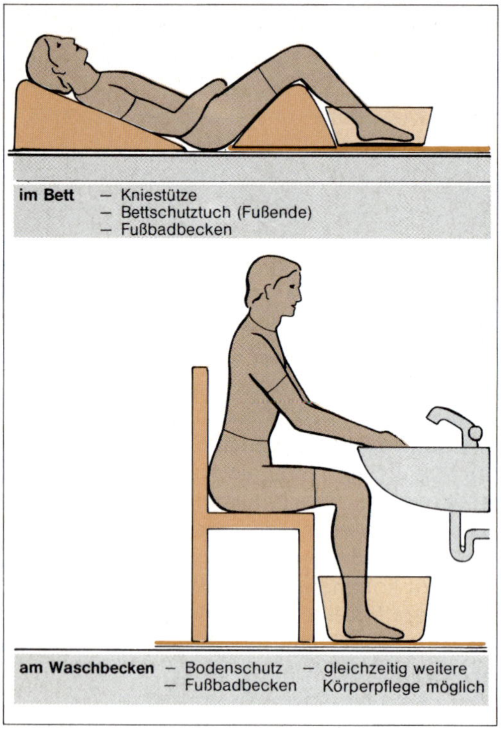

Abb. 7.**8** Verschiedene Positionen des Patienten für das Fußbad.

und die Füße über Nacht einwickeln, dann Fußbad und Hautpflege.

- *Nägel* sorgfältig schneiden. Verletzungen vermeiden.
- *Hühneraugen* und größere Hornhautauflagerungen nur durch Spezialisten oder Fußpflegerin behandeln lassen.

Wer dauernd auf den Füßen ist – wie das Pflegepersonal – soll *gut* zu seinen Füßen *sein*; baden, eincremen (spezieller Fußbalsam), massieren.
Vorsicht ist geboten beim Hantieren mit Schere und spitzen Instrumenten. Dies gilt insbesondere bei gefährdeten Patienten.
Fußpflege bei Diabetikern S. 679.
Prophylaxe und Pflege bei Fußpilz S. 796.

7.5.9. Haarpflege

Die *tägliche Haarpflege* beschränkt sich auf das Bürsten und Kämmen der Haare. Unter den Kopf oder über die Schultern wird ein Handtuch gelegt.
Ist das Haar lang, wird der Kopf auf die Seite gedreht und das Haar erst auf der einen, dann auf der anderen Seite gekämmt.
Bettlägerigen Patientinnen werden lange Haare nicht aufgesteckt, da Kämme und Nadeln Druckstellen verursachen können. Die Haare werden gescheitelt und seitlich zusammengebunden oder zu Zöpfen geflochten.
Zweckmäßigkeit schließt Schönheit nicht aus. Das eigene Gefühl für Gepflegtheit ist der beste Ratgeber für die jeweilige Situation.
Perücken (sie sind bei Haarausfall, z. B. infolge Zytostatikatherapie, unumgänglich) müssen sorgfältig behandelt werden.

Haare waschen

Mobile Patienten waschen die Haare vorteilhaft unter der Dusche. Bei *Bettlägerigen* braucht es oftmals etwas Phantasie, um eine regelmäßige Haarwäsche auch ohne Spezialeinrichtungen zu gewährleisten:
Vorgehen bei Bettlägerigen:

- *Kopf des Patienten anheben*, unter dem Nacken abstützen; Hilfsmittel: Patientenheber und/oder Lagerungskissen.
- *Auffangvorrichtung* unterschieben: Spezialgefäß mit Ableitung, Becken oder langer, offener Plastiksack, der in einen Eimer geleitet wird, Bett schützen (Abb. 7.**9**).
- *Haare netzen* (mit Brause, Wasserkrug, Hahnenschlauch u. a.), einshampoonieren, Haare und Haarboden sorgfältig behandeln, spülen. Haare trocknen: in Frotteetuch einschlagen, Patient bequem lagern, evtl. etwas ausruhen lassen, dann fönen und gut durchkämmen.
- *Frisur* nach Wunsch des Patienten und Geschick der Pflegenden.

7.5.10. Nasenpflege

Meist braucht die Nase keine spezielle Pflege. Der Patient kann sich mit dem Taschentuch schneuzen; u. U. wird er angehalten, dabei jeweils ein Nasenloch zuzudrücken.
Besondere Pflege ist angezeigt bei Bewußtlosigkeit, nach Schädel-Hirn-Traumen, bei bestimmten Erkrankungen der Nasenhöhlen sowie bei liegenden Nasensonden. *Nasenmassage* S. 316.

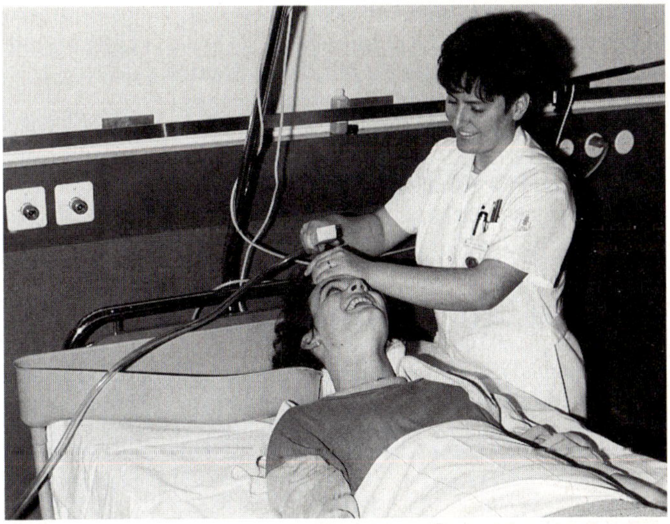

Abb. 7.**9** Haarewaschen mit Spezialhaarwaschvorrichtung. Die Wanne aus Kunststoff hat einen verbreiterten Auflagerand, um den Hinterkopf des Patienten abzustützen. Damit wird gleichzeitig verhindert, daß Wasser ins Bett fließen kann. Der Ablaßschlauch befindet sich auf der Seite außerhalb des Bettes (ein unten aufgeschnittener Plastiksack vermag den gleichen Zweck zu erfüllen).

Gegenstände zur Nasenpflege:

- Wattestäbchen, Watteträger;
- physiologische Kochsalzlösung;
- Nasensalbe, Olivenöl, Borvaseline;
- bei Sondenträgern zusätzlich hautfreundliches Pflaster, Schere, Benzin, Tupfer, Abfallsack.

Vorgehen

- Patient *informieren* über Zweck, Vorgehen und zu erwartende Unannehmlichkeiten.
- *Lagerung:* halbsitzend, vorzugsweise auf dem Rücken liegend (nicht in Seitenlage).
- Borken mit Olivenöl oder Borvaseline aufweichen, mit Kochsalzlösung reinigen (Watteträger nach hinten, nicht nach oben, und leicht drehend einführen).
- Nasensalbe auf die Schleimhaut auftragen (nach Verordnung).
- *Bei eingelegter Sonde:* Fixierung lösen, Haut mit Benzin säubern, dabei die Sonde etwas zurückziehen, Nasenschleimhaut behandeln wie oben, Sonde wieder vorschieben und fixieren (Abb. 7.**10**).

Beachte

- Nasentropfen nur auf ärztliche Anweisung verabreichen, *keine* ätherischen Öle bei Kindern und Säuglingen → Allergiegefahr!
- Patienten, die häufig abschwellende Medikamente brauchen, auf deren Gefahr aufmerksam machen → Vasokonstriktion, Gewöhnung, Austrocknen der Nasenschleimhaut.
- Bei liegender Nasensonde wissen, ob sie verschoben werden darf oder nicht.
- Bei Ausfluß von Blut, Eiter oder Liquor aus der Nase → Arzt benachrichtigen.

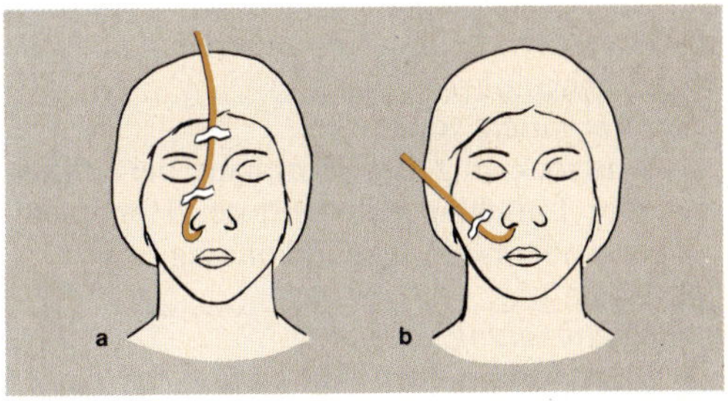

Abb. 7.**10** Fixation der Sonde. **a** Zweckmäßig. **b** Diese Art behindert die Kau- und mimische Muskulatur und ist weniger zu empfehlen.

7.5.11. Ohrenpflege

Der Gehörgang reinigt sich im Prinzip von selbst. *Natürliche Ablagerungen*/Absonderungen sind Hautzellen, Ohrschmalz, Staub. *Hartnäckige Ohrschmalzablagerungen* (Zerumen, Propfen) müssen vom Arzt behandelt werden: Auflösen mittels spezieller Tropfen oder Ausspülen mit Wasser (S. 820).
Die tägliche Ohrenpflege geschieht im Zusammenhang mit der *allgemeinen Körperpflege*:

- Ohrmuschel mit Wasser und Seife waschen.
- Ohrschmalz sorgfältig entfernen.
- Äußeren Gehörgang evtl. mit einem Hautöl behandeln (Zug nach hinten oben erleichtert den Zugang).

Hörgeräte S. 825.
Umgang mit Hörgeschädigten S. 821 ff.
Therapeutische Ohrenpflege S. 824 ff.

Das Einführen von *Wattestäbchen* in den Gehörgang ist zu unterlassen (Verletzungsgefahr). Nur für äußeres Ohr verwenden.
Bei *Ausfluß* (Blut, Erguß, Liquor) unverzüglich den Arzt benachrichtigen. Trocken und steril abdecken.

7.5.12. Augenpflege

Augenpflege dient dem Schutz, der Prophylaxe und/oder der Heilung am äußeren Auge. Sie wird durchgeführt

- zur *Verhütung* von
  - Austrocknung der Hornhaut bei fehlendem Lidschlag (Bewußtlose, Hemiplegiker) oder bei Augenlidlähmung,
  - Infektion;
- zur *Behandlung* bei
  - Verkrustung oder Verklebung der Augen bei vermehrter Sekretion,
  - Infektionen.
- zur *Entfernung* von Fremdkörpern

Material

- weiche, sterilisierte, nichtfasernde Tupfer;
- sterilisierte Handschuhe,
- Spül- oder Reinigungslösung, z. B. Kamillenlösung, physiologische Kochsalzlösung in sterilisierter Schale (Zimmertemperatur oder leicht angewärmt),
- Abfallsack.

Vorgehen

- Patient *informieren* (Zweck und Vorgehen).
- *Lagerung* auf dem Rücken, halbsitzend oder sitzend (mit nach hinten geneigtem Kopf).
- Augen mit feuchtem Tupfer vom äußeren zum innern Augenwinkel reinigen (nicht reiben!). Jeweils frischen Tupfer benutzen, bis das Auge sauber ist.
- Sorgfältig trockentupfen.

Tropfen oder Salben applizieren S. 840 f.
Befeuchtungskammer auflegen S. 843
Augenprothesen und Kontaktlinsen S. 843 ff.
Umgang mit Sehbehinderten S. 839 ff.

Das Auge ist ein hochsensibles Organ. Daher immer:

- aseptisch handeln,
- sorgfältig und behutsam vorgehen,
- immer vom äußeren zum innern Augenwinkel streichen, damit die Sekrete den natürlichen Abflußweg finden.

7.5.13. Mund- und Zahnhygiene

Nur eine tadellose saubere Mundhöhle gewährleistet gesunde Zähne, gesundes Zahnfleisch und gesunde Ernährung.

Ungenügende Mund- und Zahnhygiene

Eine nachlässige Mund- und Zahnhygiene ist nicht nur Ursache für hohe Zahnarztrechnungen, sondern auch Anlaß zu Gesundheitsproblemen verschiedener Art (Abb. 7.**11**).

- Speisereste, die nicht regelmäßig durch gründliche mechanische Reinigung von Zähnen und Zahnfleisch entfernt werden, bilden

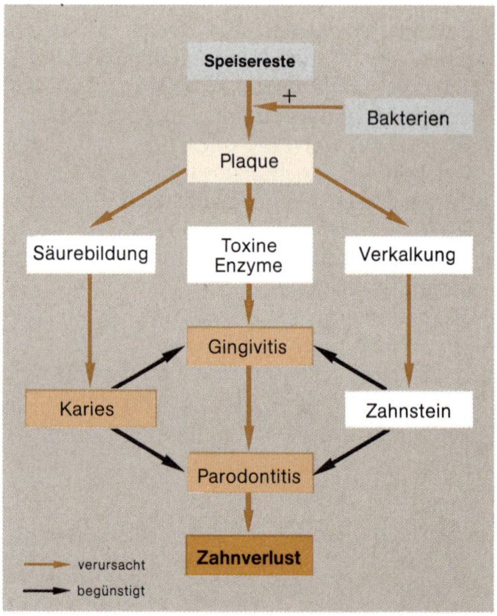

Abb. 7.**11** Zusammenhänge von ungenügender Zahnhygiene und Pathophysiologie (nach E. Lustig, Aarau).

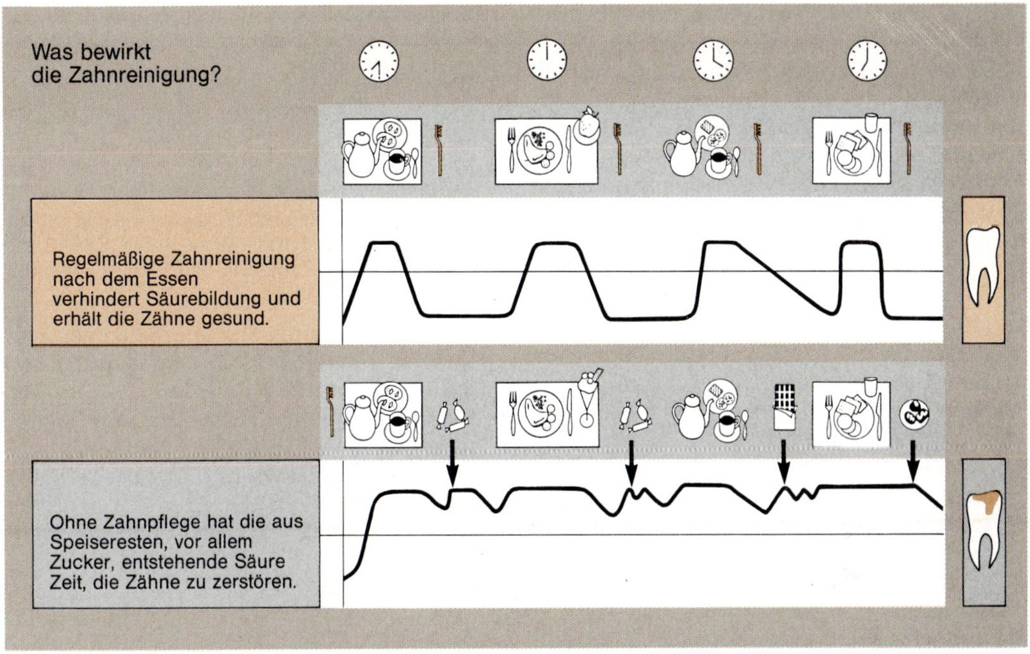

Abb. 7.**12** Reinigt man nach jeder Mahlzeit seine Zähne, so ist die Zeit der Säurebildung in den Belägen und im Speichel nur sehr kurz (obere Reihe); eine schädliche Einwirkung auf die Zähne liegt daher so gut wie nicht vor. Anders, wenn die Zahnreinigung unterbleibt und zwischen den Mahlzeiten immer wieder Zuckerzeug und Süßigkeiten genascht werden: Die entstandene Säure hat nun ungehemmt und über viele Stunden hindurch Zeit, ihr zerstörendes Werk zu tun (Verein für Zahnhygiene, Frankfurt/M.).

in Verbindung mit den in der Mundhöhle angesiedelten Bakterien die sog. *Plaque* (Zahnbelag).

- In der Plaque findet durch die Bakterien eine Vergärung der Speisereste statt. Die dabei produzierte Säure löst den Zahnschmelz auf und führt zu *Karies* (Zahnfäule).
- Durch Verkalkung der Plaque kommt es zur Bildung von *Zahnstein*.
- Weiter führt die Plaque im Bereich der Zahnhälse zur Entzündung des Zahnfleisches, zur *Gingivitis*. Im fortgeschritteneren Stadium bilden sich entzündliche Zahnfleischtaschen.
- Schreitet die Gingivitis weiter fort, kommt es zu entzündlich-degenerativen Prozessen des Zahnhalteapparats mit Schwund von Knochen und Zahnfleisch, der *Parodontitis*, und schließlich zu Lockerung und Verlust der Zähne.
- Entzündungen im Bereich der Zahnwurzeln können zu Streuherden werden und *Fokalinfektionen* verursachen (Endokarditis, Herdnephritis usw.).
- Infolge mangelnder Zahnhygiene schadhaft und locker gewordene oder ausgefallene Zähne können die Nahrungsaufnahme und -verwertung beeinträchtigen und zu *Verdauungsstörungen, Mangelernährung* sowie weiteren Komplikationen führen (besonders zu beachten bei betagten und geistig behinderten Menschen).

Die Neigung zur Bildung von Belägen an Zähnen und Prothesen ist im Alter wegen der verminderten Speichelsekretion und des bevorzugten Konsums weicher und breiiger Speisen stärker als bei jüngeren Leuten.

Gesunde Zahnhygiene

Nur eine regelmäßige Zahnhygiene erhält die Zähne gesund (Abb. 7.**12**).

Zweckmäßiges Material:

- *Zahnbürste* mit kurzem Bürstenkopf (Zugang zu den Mahlzähnen) mit 3–4 Reihen mittelharte abgerundete Nylonborsten (Naturborsten sind Bakterienreservoir).
- *Zahnpasta*, fluorhaltig.
- *Zahnseide* ist ein ungewachster Nylonfaden.

Er wird gebraucht, um Bakterienbeläge zwischen den Zähnen zu entfernen (*auf* den Zähnen, nicht zwischen den Hohlräumen reinigen).

Systematische Zahnreinigung. Sie wird 3mal täglich (nach dem Essen) durchgeführt:

1. Kauflächen: Mit dem Bürsten am hintersten Zahn beginnen, mit kleinen Bewegungen nach vorn bis zum Eckzahn; oben rechts nach vorn, dann oben links nach vorn. Gleiches Verfahren mit der unteren Kaufläche (10–15 Sekunden).
2. Außenfläche: Wieder mit dem hintersten Zahn beginnen, zuerst von rechts nach vorn, dann von links (kleine Bewegungen machen), auch Zahnfleisch bürsten, obere und untere Zahnreihe (je 20–30 Sekunden bürsten).
3. Innenfläche: An der Hinterfläche des hintersten Zahns beginnen. Kleine Bewegungen, Reihenfolge wie oben (15–25 Sekunden).

Beim Spülen soll Wasser durch die Zähne hindurchgepreßt werden.

Auf persönliche Wünsche (Temperatur des Wassers, Zugabe von Mundwasser) Rücksicht nehmen.

Umgang mit Zahnprothesen

Prothesen (auch Teilprothesen) zum Reinigen aus dem Mund nehmen (lassen).

Zur **Reinigung** geben die Zahnprothetiker die folgenden Tips:

„Mit einer speziellen Bürste reinigen Sie nach jeder Mahlzeit Innen- und Außenfläche unter lauwarmem Wasser. Kräftig bürsten.

- Seife oder Abwaschmittel sind nützliche Helfer. Verwenden Sie keine Zahnpasta, denn sie scheuert zu stark.
- Reinigungstabletten verwenden Sie nach Vorschrift des Herstellers.
- Verwenden Sie keinesfalls aggressive und scheuernde Reinigungsmittel! Wenden Sie sich für die Entfernung von Zahnstein und Verfärbungen an Ihren Zahnprothetiker.

- Um Schäden durch Herunterfallen der Prothese zu vermeiden, sollte im Waschbecken etwas Wasser belassen werden.
- Wenn immer möglich, den Patienten die Prothesenpflege selbständig durchführen lassen. (Beschriftete Prothesenschale bereitstellen.)
- Vor dem erneuten Einsetzen der Prothese wird diese unter kaltem Wasser nochmals abgespült und dem Patienten dann in der Schale gereicht (Intimsphäre beachten: Vielen Patienten ist das Entfernen und Einsetzen der Prothese vor anderen Menschen peinlich!).
- Bei schlechtsitzenden Prothesen kann ein Haftpulver oder eine Haftplatte helfen (nur auf gut gereinigte Prothesen auftragen). Genügt dies nicht, ist eine Kontrolle durch den Zahnarzt oder Zahnprothetiker angezeigt.

Kontrolle der Zahnprothese. Prothesenträger unterschätzen oft die Notwendigkeit einer regelmäßigen Kontrolle durch den Fachmann. Zur Stützung des Gedächtnisses und als Anleitung zur *Selbstkontrolle* stellen die Zahnprothetiker Checklisten zur Verfügung.

Persönliche Kontroll-Liste (Schweizerischer Zahntechniker-Verband)

Die folgenden Fragen dienen Ihnen zur Selbstkontrolle. Können Sie alle mit einem Nein beantworten? Wir gratulieren, Sie dürfen sicher sein, daß Ihre dritten Zähne tadellos in Ordnung sind. Jedes Ja ist ein Hinweis für Sie, sich einen Termin bei Ihrem Zahnarzt geben zu lassen. Müssen Sie gar mehrmals nicken, ist es höchste Zeit zum Handeln.

1. Liegt Ihr letzter Kontrolltermin beim Zahnprothetiker mehr als höchstens 2 Jahre zurück?
2. Sitzen Ihre dritten Zähne nicht mehr so gut wie gewohnt?
3. Stellen Sie Speisereste unter der Platte oder schlechten Geruch fest?
4. Haben Sie Schwierigkeiten beim Kauen?
5. Spüren Sie Schmerzen im Kiefergelenk oder Druckstellen im Mund?
6. Leiden Sie unter Verwundungen an Zunge, Zahn- oder Backenfleisch?
7. Sind Sie mit Ihrem Aussehen unzufrieden? Zeigt Ihnen ein Blick in den Spiegel eine Veränderung im Mundbereich oder in den Gesichtszügen?
8. Sind Zahnfleisch oder Zähne verfärbt? Macht sich Zahnstein bemerkbar? Sind Schmutzstellen am Kunststoff oder an den Zähnen nicht mehr zu entfernen?
9. Stellen Sie Schäden an den Zähnen oder mechanische Defekte an der Konstruktion Ihres Zahnersatzes fest?
10. Sind Ihre dritten Zähne älter als 10 Jahre?

Mundspülen: nur bei Patienten mit vollem Bewußtsein und erhaltenem Schluck- und Hustenreflex.
Zahnprothesen: Bei Prothesenträgern daran denken, nicht nur die Prothese zu reinigen, sondern auch den Mund.
Zahnprothesen möglichst immer tragen, auch nachts (wenn der Patient dies mag). Werden sie über mehrere Tage nicht getragen, passen sie oft nicht mehr, was dem Patienten zusätzliche Beschwerden verursacht.
Keine Zahnprothesen bei Bewußtseinsgestörten, Anästhesien im Mundbereich und bei Narkosen (Operationssaal).

7.5.14. Mundpflege

Sie dient therapeutischen Zwecken (bei Mundaffektionen) oder der Linderung von Mundtrockenheit und Durst bei Schwerkranken und Sterbenden.
Sowohl bei Patienten mit Mundproblemen wie bei Schwerkranken und bei Patienten, die nicht mehr viel trinken (z. B. Dehydratation bei Sterbenden), muß eine regelmäßige *Inspektion der Mundhöhle* zur Einschätzung des Pflegebedarfs vorgenommen und eine entsprechende Mundpflege geplant werden.

Beobachten der Mundhöhle

Bei gestörter Abwehrkraft des Organismus (hohes Fieber, ungenügende Ernährung, Bewußtseinsstörungen, Zytostatikatherapie, Bestrahlung u. a.) sind intensive prophylaktische Maßnahmen zur Verhütung von entzündlichen und geschwürigen Erkrankungen der Mundschleimhaut außerordentlich notwendig. Als besondere Gefahrenmomente gelten folgende *Mundkrankheiten* bzw. *Krankheitszeichen*:

- *Stomatitis* (Mundschleimhautentzündung). Die Schleimhäute sind gerötet und angeschwollen. Der Patient klagt über brennende Schmerzen, Trockengefühl, unangenehmen Geschmack im Mund. Wir stellen Mundgeruch fest.
- *Soorpilzbefall* zeigt sich als festhaftender, grauweiß-fleckiger Belag.
- *Mundaphthen* (Schleimhautdefekte) erkennen wir als kleine rundlich-ovale Erosionen, die einzeln oder gehäuft auftreten (an Zunge, Zahnfleisch, Gaumen- und Wangenschleimhaut). Der Patient klagt über heftige Schmerzen und verweigert die Nahrung; häufig bei mangelnder Abwehr und Zytostatikatherapie.
- *Rhagaden* sind kleine, schmerzhafte Schrunden an Mund- und Nasenwinkel (häufig Ausdruck von Vitamin- und Eisenmangel).
- *Herpes labialis* (Fieberbläschen) sind kleine, schmerzhafte Erhebungen, die bald in Bläschen übergehen. Sie sind, wie auch trockene oder aufgesprungene Lippen, häufige Begleiter bei Fieber.
- *Parotitis* ist eine Entzündung der Ohrspeicheldrüse, die bei mangelnder Kautätigkeit und fehlendem Speichelfluß begünstigt wird. Sie ist gekennzeichnet durch die charakteristische Schwellung der vor dem Ohr liegenden Drüse. Der Patient klagt über starke Schmerzen. Im schweren Fall tritt sogar eine Kieferklemme auf (Unterkiefer ist blokkiert).

Prophylaktische Maßnahmen

Die **Ziele** sind

- *Erhaltung* der Kautätigkeit, intakte Schleimhaut, eine belagfreie Zunge und geschmeidige Lippen;
- *Wohlbefinden* des Kranken;
- *beschwerdefreie Nahrungsaufnahme*.

Zur **Anwendung** kommen

- *Anregen der Kautätigkeit:* Kaugummi, Fruchtgummi, Dörrfrüchte, trockene Brotrinde kauen lassen,
- *Anregen der Parotistätigkeit:* durch Massage der Wange vor den beiden Ohren oder durch Betupfen der Wangentasche vor dem Parotisausgang mit einem mit Zitronensaft getränkten Watteträger (kann auch nach Atropingaben die Speichelsekretion wieder in Gang bringen).
- *Mundspülung bei intakten Schleimhäuten:* reines Wasser, Mineralwasser, evtl. physiologische Kochsalzlösung verwenden (keine antiseptischen Lösungen, da diese die gesunde Mundflora beeinträchtigen).
- *Mundspülen bei Mundinfektion:* mit Salbeitee, Kamillentee, Myrrhetinktur (5 Tropfen/Glas), Hexoral unverdünnt (antiseptische und adstringierende [zusammenziehende] Lösung).

Linderung von Mundtrockenheit

Es sollen in erster Linie die einfachen und natürlichen Mittel ausgeschöpft werden:

- Regelmäßiges Spülen des Mundes, wenn und solange der Patient bei Bewußtsein ist. Es gelten die oben besprochenen mund- und zahnhygienischen Maßnahmen.
- Kleine Mengen eisgekühlte, leicht säuerliche Flüssigkeit (möglichst Lieblingsgetränk) trinken lassen. Wo nicht mehr möglich, diese mit Plastikpipette auf die Zunge träufeln.
- In frische Früchte beißen lassen (Melone, Ananas, Orange).
- Eiswürfel – zur Verbesserung kann das Wasser vor dem Einfrieren mit Fruchtsaft angereichert werden – lutschen lassen; u. U. abwechseln mit verschiedenen Aromen.
- Glycerin-Lemon-Stäbchen nur in Maßen verwenden (nie über längere Zeit, da sie der Austrocknung Vorschub leisten). Stattdessen 3- bis 4mal täglich ein Stückchen frische Butter auf die trockene Zunge legen (Butter schützt vor Austrocknung).
- Luftbefeuchter aufstellen.

Wo diese Maßnahmen nicht genügen und wo das Mundspülen nicht mehr möglich ist, soll die **Mundpflege** mit Tupfern ausgeführt werden, die um eine Pean-Klemme gewickelt und in eine Lösung getaucht werden.

Gegenstände

Das Mundpflegeset enthält:

- sterilisierte Péan-Klemme;
- Tupfer in zugedecktem Becher;
- Schälchen für die verdünnten Lösungen;
- zweckmäßige Mundpflegelösung: nicht zu stark konzentriert, Geschmack dem Patienten anpassen;
- Mundwasser zum Nachspülen, evtl. Rosenhonig zur Auspinselung;
- Salben für die Lippen: Borsalbe, Vaseline, Bepanthen oder Fettstift;
- Zungenspatel, Taschenlampe;
- Papiertaschentücher, Abfallsack.

Vorgehen

- Tupfer in Pean-Klemme festklemmen (Abb. 7.**13**), in gewünschter Lösung befeuchten.
  Für jede Mundpflege neue Klemme verwenden, eine länger liegenbleibende Klemme birgt die Gefahr der Keimverschleppung.
- Sorgfältiges und gründliches Auswischen der Mundhöhle von hinten nach vorn (Zunge, unter der Zunge, Wangeninnenflächen und Wangentaschen) sowie des harten und weichen Gaumens.
- Tupfer wechseln, so oft wie nötig.
- Haftende Zungenbeläge mit Wasserstoffsuperoxid 1–2%, einer Zitronenscheibe oder einem Würfelzucker abreiben.

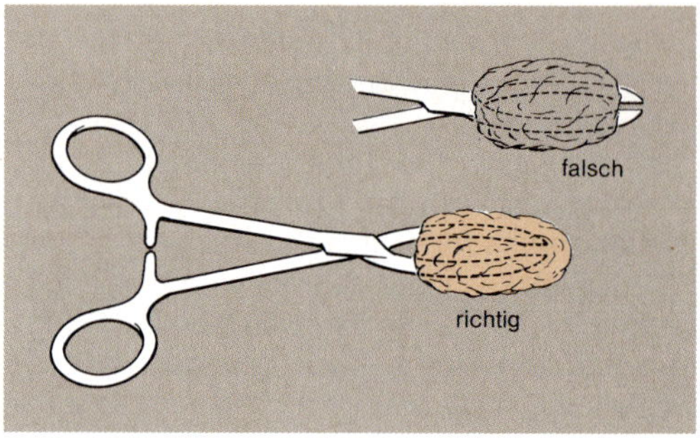

Abb. 7.**13** Péan mit eingeklemmtem Tupfer.

- Nachwischen mit Mundwasser oder Rosenhonig (Geschmacksverbesserung, Erfrischung).
- Lippen mit Salbe oder Fettstift bestreichen.

Therapeutische Maßnahmen

Sind Munderkrankungen aufgetreten, ordnet der Arzt die Therapie an. Bewährt haben sich u.a.:

- Bei Stomatitis und Gingivitis: Bepinseln mit Pyralvex oder Abgabe von Lutschtabletten (z. B. Merfen).
- Bei Soor: 2%ige Gentianaviolett-Lösung, Moronal.
- Bei Mundaphthen: Betupfen mit Myrrhentinktur, Aphtol, Rosenhonig.
- Bei Rhagaden: lokale und allgemeine Behandlung mit Vitaminen, besonders Vitamin B.
- Bei Fieberbläschen: Himapasta; sie verursacht brennende Schmerzen, wenn sie nicht frühzeitig aufgetragen wird.
- Bei Patienten mit Speichelfluß vorbeugend eincremen.
- Zur Behandlung von schmerzhaften Stellen: Dynexan (Paste) auftragen; hat leicht anästhetisierende Wirkung.
- Zur Anwendung des kohlensäurehaltigen Druckluftsprays (Carbatom).

- Prophylaktische Mundpflege *vor* dem Essen und zwischendurch nach Bedarf.
- Therapeutische Mundpflege *nach* dem Essen.
- Mundpflegeset täglich wechseln.

7.5.15. Gesichtspflege

Die *Gesichtshaut* ist sehr empfindlich. Meist hat der Mensch im Verlauf seines Lebens herausgefunden, was seiner Haut bekömmlich ist (Lotion, Seife, Art der Hautcreme usw.). Es sollte selbstverständlich sein, daß seine Wünsche und Gewohnheiten auch im Krankenhaus berücksichtigt werden. Gesichtspflege, Arbeit am eigenen Gesicht, fördert das Selbstvertrauen und ist ein sinnvolles Selbsthilfetraining (z.B. für Hemiplegiker); was tut es, wenn der Patient eine Stunde oder mehr dazu braucht!

Die *tägliche Rasur* (bei Männern) ist durch den elektrischen Rasierapparat sehr erleichtert. Für Patienten, die keinen besitzen, stehen auf der Station (vor allem in geriatrischen Abteilungen) allgemeine Rasierapparate zur Verfügung. Sie müssen nach jedem Gebrauch gründlich desinfiziert und gereinigt werden. Für Bartträger muß u.U. der Friseur bestellt werden.

Gesichtshaare bei Frauen treten auf infolge Virilisierung/Maskulinisierung (am häufigsten), als Ausdruck erhöhter Aktivität androgener Hormone (Einnahme von Hormonpräparaten: Anabolika, Gestagene). *Kosmetikberatung* ist in jedem Fall sinnvoll. Rasur z.B. schadet nur und nützt nichts.

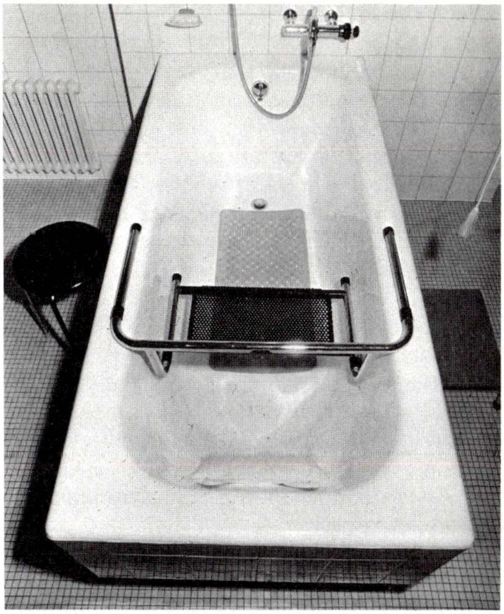

Abb. 7.**14** Badehilfen. Badewannensitz mit Haltevorrichtungen, Gummimatte, Gummikopfkissen, Schemel und Hocker.

7.5.16. Bad, Dusche

Bäder dienen der Sauberhaltung, Erfrischung und/oder der Heilung (Heilbäder S. 324f.).

Duschen hat gegenüber dem Bad den Vorteil des fließenden Wassers über den Körper (und des sparsameren Wasserverbrauchs). Die Dusche fördert und unterstützt die Selbstpflege. Bei zweckmäßiger Einrichtung kann auch Behinderten und Langzeitkranken (z.T. selbständig, z.T. mit wenig Hilfe) eine angenehme Körperpflege ermöglicht werden.

Badezimmer, Badehilfen

Das *zweckmäßige* Badezimmer enthält:

- gut zugängliche (freistehende, unterfahrbare) Badewanne, evtl. niveauverstellbar;
- Halte- und Hebevorrichtungen (Abb. 7.**14**);
- Haarwaschanlage;
- *Badelifter* (Abb. 7.**15**) und verschiedene Transportsysteme. Der Hubmast des Lifters ist mittels Bodenplatte installiert. Er wird durch eine Spindelhubvorrichtung angetrie-

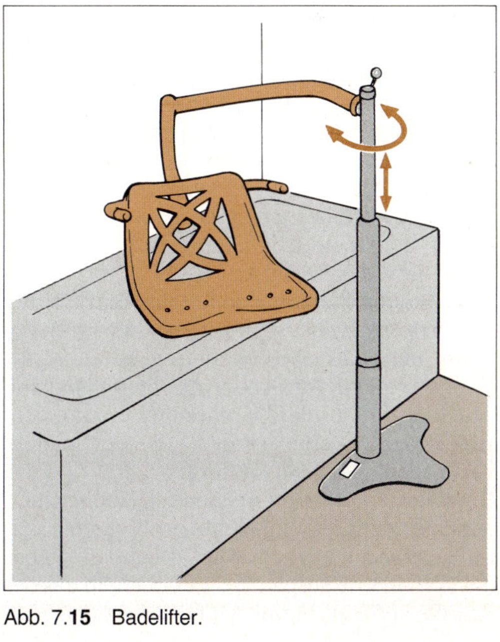

Abb. 7.**15** Badelifter.

ben, die eine Selbst- bzw. Fremdbedienung ermöglicht. Durch Drehung der Kurbel erfolgt das Heben und Senken des schwenkbaren Sitzes (verschiedene Modelle).

- *Behindertenhebewannen* mit elektromechanischer Höhenverstellung. Die Bedienung erfolgt über einen Luftschalter (keine Elektrik!). Der Patient kann sich ggf. selbst in die Wanne helfen und den Schalter im Wasser liegen lassen.

Für *Bade-* und *Duschraum*:

- *Haltevorrichtungen* und *Sitzgelegenheit*;
- *rutschsichere Gummimatte*;
- *Badeteppich* oder Einmalvorlage aus speziellem Papier;
- *Dusch-* und *Schutzfolie* ermöglicht ein problemloses Duschen und Baden auch mit Gips, Verbänden oder bei Hautkrankheiten.

Vorbereitung und Durchführung

- Badewasser einlaufen lassen. Behaglichkeitstemperatur liegt bei 37–38° C; Badematte und Badetücher bereit legen.
- *Badedauer* meist 10–20 Minuten (Vollbad).
- *Therapeutisches Bad:* Art und Konzentration nach Verordnung. Bei *absteigendem Bad* (bei Fieber) kühles Wasser dazu geben, bis die Temperatur von 37° C auf ca. 30° C gesunken ist. Bei *aufsteigendem Bad* heißes Wasser dazu geben, bis die Wassertemperatur von 37° C auf 40° C gestiegen ist.
- Das *Halbbad* mit kurzer Badezeit eignet sich besonders für Herzkranke. Beklemmungsgefühl, Atemnot und Herzklopfen können so weitgehend vermieden werden.
- *Medizinisches Bad* und allgemeine Wirkung von Bädern S. 324f.
- *Natürliche Badezusätze* wirken dank ihrem Gehalt an ätherischen Ölen wohltuend für Leib und Seele. Die Drogerien bieten heute eine große Auswahl an (S. 229).

Selbständige Patienten sollen das Bad frei benutzen können (das setzt voraus, daß der Baderaum nicht als Abstellraum genutzt wird). Während des Bades (oder des Duschens) soll das Badezimmer/der Duschraum *nicht* mit dem Riegel verschlossen werden. „Besetzt"-Schild vorhängen. *Klingelanlage* prüfen.

Behinderte Patienten müssen mit den vorhandenen Badehilfen und Hebevorrichtungen vertraut gemacht werden. Das „Tuchbad" (über die Wanne lose gespanntes Leintuch, in das der Kranke aufliegt) vermittelt bei Angst und Verkrampfung ein Gefühl von Sicherheit und Geborgenheit.

Transfer in die Badewanne und zurück

Phantasie und Einfühlungsvermögen finden die dem einzelnen Patienten gemäße Variante, z.B.

Einsteigen vom seitlichen Rand der Badewanne:

- Der Patient sitzt auf einem Hocker neben der Wanne (wenn möglich hat der Hocker die gleiche Höhe wie der Rand der Badewanne).
- Beine über den Rand heben (mit oder ohne Hilfe) und auf den Wannenrand rutschen.
- Ins Wasser gleiten.

Beim Hinaussteigen geht man umgekehrt vor: vom Wasser auf den Rand der Badewanne → auf den Hocker → Beine über den Wannenrand.

Einsteigen beim hinteren Rand der Badewanne:

- Der Patient sitzt auf einem Hocker hinter der Badewanne.
- Beine über den hinteren Rand der Wanne heben.
- Patient rutscht auf den Wannenrand und gleitet dann allein oder mit unserer Hilfe ins Badewasser.

Transfer schwerstbehinderter Patienten:

- mittels Badelifter (Abb. 7.**15**),
- mittels Patientenheber (Abb. 6.**47** u. 6.**49**)
- mittels Anheben durch zwei Helfer (Rautek-Griff Abb. 6.**41**).

Beachte

- Nicht nach dem Essen baden (2 Stunden abwarten).
- Patient vor Auskühlung, Ausrutschen schützen.
- Keine elektrischen Apparate (Fön, Rasierapparat) im Badezimmer benutzen; Strom und Wasser → Elektroschock.
- Bei Bettlägerigen während des Bades das Bett frisch beziehen lassen.

Was ist zu tun bei einem **Zwischenfall**?

- *Vorbeugen* durch gezielte *Beobachtung* des Patienten: Ansprechbarkeit, Atmung, Hautfarbe, Puls.
- Bei *Herz-Kreislauf-Kollaps*: Stöpsel aus dem Ablauf ziehen, Kopf des Patienten über Wasser halten, Alarm betätigen (evtl. Reanimation einleiten).

7.6. Bekleidung

7.6.1. Wahl der Gewebe

Ob man sich in seiner Kleidung wohl fühlt oder nicht, hängt nicht nur von deren Schönheit (Ästhetik), sondern auch von der Art der Stoffe (Verträglichkeit) ab.
Die Kleidung soll die Funktion der Haut unterstützen (S. 215) und nicht behindern. Wohlbefinden und Gesundheit hängen demnach auch von der Wahl der Gewebe ab.
Man kann die Gewebe einteilen in Natur- und Chemiefasern (Tab. 7.**2**):

- *Naturfasern* haben ein sehr großes Wärmevermögen, auch dann noch, wenn sie bereits 30% ihres Gewichts an Feuchtigkeit aufgenommen haben (z.B. bei Fieberpatienten, die schwitzen). Naturfasern neigen auch nicht zu elektrostatischer Aufladung und sind somit schmutzabweisend (was der Hygiene zugute kommt).
- *Chemiefasern* werden technisch gefertigt. Ihre Vorteile (hohe Reißfestigkeit, günstige Kosten, leichte Pflege) wiegen jedoch die Nachteile nicht auf: geringes Vermögen, Feuchtigkeit aufzunehmen und wieder abzugeben; Beeinträchtigung der Hautatmung, elektrostatische Aufladung, schnelle Verschmutzung).
- *Mischgewebe* sind gleichsam ein Kompromiß zwischen Vor- und Nachteilen. Je höher dabei der Naturfaseranteil ist, um so besser (Kennzeichnung beachten).
- *Veredelte Stoffe* sind Naturstoffe, die knitterfrei und pflegeleicht ausgerüstet werden. 90% aller Baumwollstoffe werden heute so präpariert. Dabei nimmt die Strapazier- und Reißfestigkeit ab. Wie weit die Substanzen (formaldehydhaltige Kunstharze), die der Veredelung dienen, gesundheitsschädlich sind, ist noch zu wenig erforscht.

Wo die Wahl der Gewebe (Bettwäsche, Patientenwäsche, Berufskleidung) von uns beeinflußt werden kann, soll der Naturfaser der Vorzug gegeben werden. Wo Mischgewebe oder veredelte Stoffe vorgegeben sind, ist auf eine eventuelle Unverträglichkeit zu achten.

> Für *Allergiker*, die oftmals auf alle Naturstoffe allergisch reagieren, muß den synthetischen Stoffen der Vorzug gegeben werden.

7.6.2. Wahl der Kleidung

Patienten sollen möglichst lange (bei regulärem Eintritt ins Krankenhaus) und möglichst bald (nach Operation, nach Bettlägerigkeit) ihre gewohnte Kleidung tragen.
Krankenhaushemden (offene Hemden) sind praktisch, rasch zu wechseln und erleichtern die Pflege. Sie sind notwendig

- für den Operationssaal und in den ersten postoperativen Tagen,
- bei pflegeintensiven Patienten,
- für bestimmte Untersuchungen (wo es erwünscht bzw. notwendig ist).

Die gleichen Vorteile bieten die vielerorts üblichen „Klinikhosen“; idealerweise stehen Einweghöschen zur Verfügung.
Langzeitkranke schätzen ihr „privates Nachthemd“, das eine persönliche Note hat. Um die Pflege zu erleichtern, kann man diese Hemden hinten aufschneiden; so bieten sie die gleichen Vorteile wie offene Patientenhemden.
Bei Patienten, die aus praktischen Gründen das *Standardhemd* tragen müssen, soll der Routine vorgebeugt werden durch

- farbige Bettjacken, Umbinden eines Schals oder einer passenden Schleife (dezent und passend; der Erwachsene darf nicht wie ein Kind behandelt werden!);
- besondere Beachtung von Festtagen (Geburtstag, Feiertagen). Oft können schon Kleinigkeiten die eintönigen Krankenhaushemden verschönern. Auch hier gilt: kreative Pflege ist schon alternative Pflege.

Der Mensch braucht sowohl die Zeichen, die den Feiertag vom Werktag unterscheiden, wie auch die Zeichen, die seinem Schmuckbedürfnis Rechnung tragen. Auch darin liegen Gesundheitsressourcen: aufbauende und heilende Kräfte.
Mobile Patienten (Behinderte, Betagte) sollen normale Kleidung tragen. Krankenhauskleidung (Nachthemd und Bademantel) ist verquickt mit Gefühlen von Abhängigkeit und Kranksein. Kleider der „gesunden Tage“ verbinden sich leichter mit den gesundheitsfördernden Kräften.

7.6.3. Unterstützung und Hilfe

Je nach Zustand und Abhängigkeitsgrad betrifft unsere Hilfe die

- Wahl der Bekleidung;

Tabelle 7.**2** Übersicht über die Eigenschaften der Textilfasern (aus: Der Stoff aus dem die Kleider sind. Kleines Textil-ABC. Bundesausschuß für volkswirtschaftliche Aufklärung e. V., Köln)

Faserart	Festigkeit und Strapazierfähigkeit	Feuchtigkeitsaufnahme (Schweiß)	Hitzeverträglichkeit (Entflammbarkeit)	Waschfestigkeit	Besonderheiten
Baumwolle	gut	sehr gut	sehr gut	sehr gut (kochfest)	weich, anschmiegsam, knittert, beult aus, neigt zum Einlaufen, hält nicht sehr warm (Ausnahme: aufgerauhte Stoffe, z. B. Biber, Flanell, Molton)
Leinen (Flachs)	sehr gut	sehr gut	sehr gut	sehr gut (kochfest)	beult nicht aus, läuft kaum ein, rauht nicht auf, fusselt nicht, nimmt nicht leicht Geruch an, trocknet rasch, knittert, etwas derb, wenig anschmiegsam, hält nicht warm, wirkt kühl
Wolle	feine Fasern: gut kräftige Fasern: sehr gut	sehr gut	mäßig	gering	hält warm, hat großen Knitterwiderstand, zeigt gute Knittererholung, filzt bei unsachgemäßer Wäsche, ist mottenanfällig
Seide	sehr gut	sehr gut	mäßig	gering	sehr fein, weich, anschmiegsam, hat großen Knitterwiderstand, fällt fließend, wirkt elegant, hält nicht sehr warm
Viscose Cupro	gut	sehr gut	mäßig	mäßig	weich, geschmeidig, mottensicher, einlaufsicher, knittert
Modal	gut	mäßig	mäßig	gut	weich, geschmeidig, mottensicher, maßbeständig, knittert
Acetat Triazetat	gut	gering	gering	gering	weich, geschmeidig, mottensicher, einlaufsicher, knittert nicht bei sachgemäßer Waschbehandlung, pflegeleicht, leicht entflammbar
Polyamid Polyacryl Polyester	sehr gut	gering	Polyamid, Polyacryl: gering Polyester: mäßig	mäßig	weich, geschmeidig, mottensicher, knittert nicht bei sachgemäßer Waschbehandlung, einlaufsicher, pflegeleicht, fäulnis- und verrottungsfest, leicht, beult nicht aus, trocknet rasch, leicht entflammbar, lädt sich elektrostatisch auf
Polychlorid	sehr gut	gering	sehr gering 50–70 °C	gering	wie bei Polyamid, Polyacryl, Polyester
Elasthan	sehr gut	gering	gering	mäßig	wie bei Polyamid usw., jedoch zusätzlich sehr dehnbar und vollkommen elastisch

- Unterstützung beim An- und Ausziehen;
- Überwachung, Anleitung und Förderung des Selbsthilfetrainings (beispielhaft beim Hemiplegiepatienten S. 772f.);
- Stützung der gesunden Kräfte und der individuellen Persönlichkeit; häufig notwendig bei alten Menschen, die zu Verwirrung neigen (Kap. 37) oder bei geistig (evtl. auch bei körperlich) Behinderten und chronisch Kranken (Kap. 34 u. 35);
- Sauberhaltung und den Nachschub von Wäsche und Kleidung. Hier ist – womöglich – die gute Zusammenarbeit mit den Angehörigen der beste Weg.

- *Sichsauberhalten und -kleiden* sind Aktivitäten, die so lange bzw. so rasch wie möglich vom Patienten selbst ausgeführt werden sollen.
- *Gewohnheiten*, die sich im Verlauf eines Lebens eingespielt haben, dürfen nicht ignoriert werden oder gar einer „sterilen Krankenpflege" zum Opfer fallen.
- *Fremde Kulturen* haben ihren Niederschlag auch in Pflege- und Bekleidungsgewohnheiten. Hier sind Einfühlung und Respekt die besten Berater.
- *Angehörige und Freunde* in die Pflege mit einbeziehen: direkte Hilfeleistung, Sorge für Toilettenartikel, frische Wäsche u. a.

7.7. Beurteilung von Wissen und Können in der Pflege

Die Unterstützung der Körperpflege gehört zu den häufigsten Routinemaßnahmen der alltäglichen Pflege. In vielen Fällen genügt die *Pflegeplanung*. Die Routine ist dabei sowohl eine große Hilfe als auch eine Gefahr.
Die gegebene Pflege soll deshalb immer wieder auf ihre Wirksamkeit und Zweckmäßigkeit *überprüft* werden.
Zur Hinterfragung der eigenen Pflege kann die folgende Übung dienen.

Übung

Nehmen Sie bei einem bettlägerigen Patienten eine *Situationseinschätzung* in bezug auf die Körperpflege vor (Checkliste S. 223).
Listen Sie die für diesen Patienten notwendigen *individuellen Pflegemaßnahmen* auf, und vergleichen Sie die gegebene Pflege (orientieren Sie sich auch am Pflegeverlaufsblatt).
Überdenken Sie dabei die *Ziele*
- der Wirksamkeit und Sicherheit,
- des Wohlbefindens und der Selbständigkeit.

Weiterführende Literatur

Gentz, A.: Ärztlicher Rat zur Verhütung von Zahnerkrankungen bei Kindern und Erwachsenen. Stuttgart 1976
Juchli, L.: Pflegen Begleiten Leben, 2. Aufl. Recom, Basel 1987
Juchli, L.: Sein und Handeln, 3. Aufl. Recom, Basel 1988
Juchli, L.: Heilen durch Wiederentdecken der Ganzheit, 3. Aufl. Kreuz, Stuttgart 1988
König, R.: Menschheit auf dem Laufsteg. Zur Kulturgeschichte der Mode. Hanser, München 1985
Leibold, G.: Wie pflege ich Kranke zuhause. Hädecke, Weil der Stadt o. J.
Sommer, C. M., T. Wind: Mode. Beltz, Weinheim 1988
Ulrich, W.: Haare pflegen und erhalten. Econ, Düsseldorf 1987
Vigarello, G.: Wasser und Seife, Puder und Parfüm. Campus, Frankfurt/M. 1985
Die zahnmedizinische Grundversorgung von Kranken und Behinderten. Schweiz. Zahnärztegesellschaft, Bern 1985
Zimmermann, W.: Heilendes Baden, 6. Aufl. Drei Eichen, München 1984

8. Essen und trinken

Wenn der Magen knurrt,
knurrt der ganze Mensch.

Sequenzziel

Sie werden angeregt, über die biologischen, psychologischen und soziokulturellen Hintergründe der Ernährung und somit des Essens und Trinkens nachzudenken, damit Sie das Eßverhalten des Menschen – ob gesund oder krank – gezielt beobachten können. Im weiteren finden Sie Informationen zur Ernährung, Hinweise auf Bewältigungsstrategien und unterstützende Maßnahmen, die Wegweisung sein können für eine situationsgerechte Pflegeplanung (S. 102ff.): Hilfe zur Selbsthilfe, Stützung der Selbstpflege (Verantwortung für die eigene Gesundheit) und Unterstützung dort, wo der Patient abhängig ist.

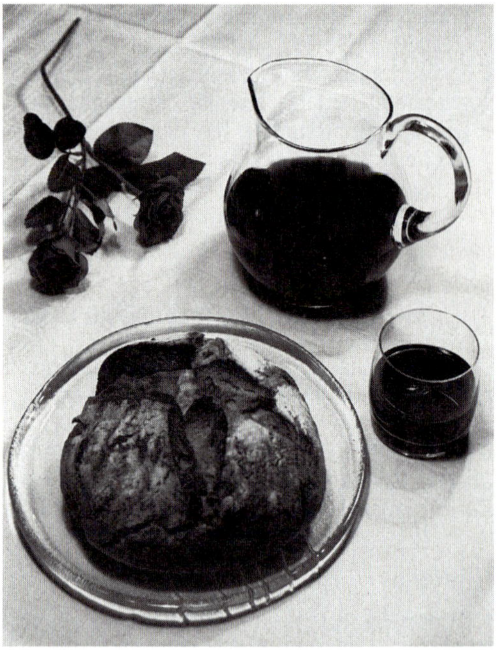

Dynamik des Pflegeprozesses

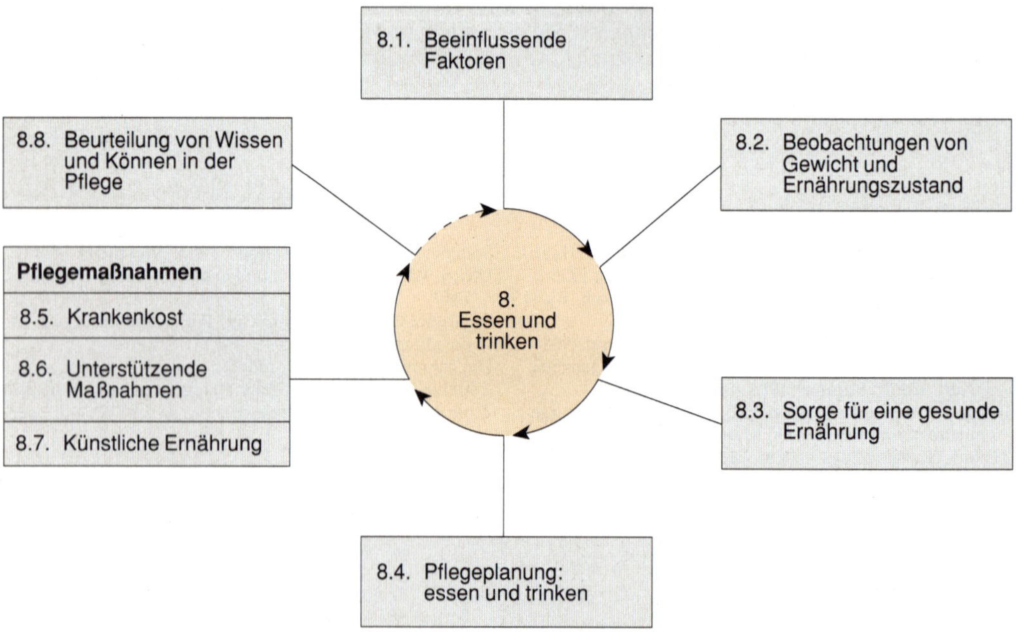

Prinzipien/Impulse

- *Essen und Trinken befriedigen* in erster Linie den Menschen und nicht einfach den Magen. Sie dienen ebensosehr der Befriedigung, der Lust, der Freude wie der Ernährung des Körpers. Ein gesättigter Mensch fühlt sich wohl und geborgen, wobei das Sättigungsgefühl nicht nur von der Art und Menge der zugeführten Nahrung abhängt, sondern ebensosehr von der inneren Gestimmtheit und Befindlichkeit.
- *Zur Aufrechterhaltung des physiologischen Gleichgewichts* braucht der Organismus Nähr-, Wirk- und Energiestoffe. Normalerweise werden sie durch den Mund aufgenommen, durch die Zähne zerkleinert und im Bereich von Magen und Darm verdaut und resorbiert (chemisch-physikalische Vorgänge zur Stoffwechselregulierung).
- *Mahl-halten* (essen und trinken) hat gesellschaftlichen Charakter und wird in allen Kulturen gepflegt. Das Mahl ist auch ein bevorzugtes transzendentes Symbol, das die „Gemeinschaft mit dem Absoluten" versinnbildlichen kann.

Der große Berliner Patholge Rudolf Virchow (1821–1902) hat bereits vor mehr als hundert Jahren die Ernährung als „die Grundlage für die Existenz von Staat und Gesellschaft" angesehen, und er konnte sich nicht genug wundern – das war im Jahre 1868 –, daß „nach so vielen Jahrtausenden weder die Erfahrung noch die Wissenschaft mit dieser, wie man meinen sollte, ersten Frage der Menschheit zum Abschluß gekommen ist". So verwundert es nicht, daß auch heute das Thema gesunde Ernährung und die Frage nach den die Ernährung beeinflussenden Faktoren immer noch und immer wieder neu größte Aktualität besitzt.
Schipperges (1988) weist darauf hin, daß wir unter *Ernährung* (Nutrition) nicht nur die Nahrungsaufnahme und die Verdauung sehen sollen, sondern auch „den gebildeten Umgang mit Speise und Trank, das ganze Fluidum der Mahl-Zeiten, die *Kultur der Lebensmittel*". So betrachtet, übersteigt Essen und Trinken die private Sphäre; wir haben unseren Blickwinkel zu weiten auf die Welt als Ganzes. Die Experten (z.B. Club of Rome, Globe 2000) haben uns für die nächsten Jahrzehnte weltübergreifende Hungersnöte vorausgesagt. Aber wir wissen es eigentlich selber (auch wenn wir es gern verdrängen), daß Menschen, Kinder vor allem, in der Dritten Welt buchstäblich Hungers sterben, während die Industrienationen einerseits „immer blinder ihrem Selbstmord mit Messer und Gabel" entgegentriften und andererseits mit Butter-, Fleisch- und Getreidebergen zu kämpfen haben bis hin zur Vernichtung (Tomaten etwa, die in die Rhone gelangen), weil das System es so fordert.
„Brot für Brüder und für die Welt" ist eben mehr als eine Sammelaktion der Reichen für die Armen. Darin wird sichtbar, wie breit das Aufgabenfeld gesunder Ernährung – im Sinne von *Lebensmittelkultur* – sein könnte und sein müßte.

Gesundheits- und Krankenpflege im Bereich der ATL Essen und Trinken darf sich demnach nicht erschöpfen im Anbieten von Wahlmenüs, im Essenverteilen und in der Sorge für den Getränkehaushalt.
Krankenpflege ist auch, zu wissen, daß
- Essen und Trinken gesund erhalten, aber auch krank machen können;
- Heilung von Krankheit und Bewahrung davor zu einem großen Teil vom gesunden Maß abhängen;
- die eigene Sensibilisierung für eine gerechtere Lebensmittelverteilung nicht nutzlose Phantasterei ist,

denn Tatsache ist, daß der Veränderung vieler die Bewußtheit von wenigen vorangehen muß.

Siehe auch S. 84 u. 121ff.

8.1. Beeinflussende Faktoren

Einer der wichtigsten Beeinflussungsfaktoren ist die *Einstellung* des Menschen zum Essen und Trinken, sowohl in bezug auf die *Quantität* (wieviel, wann) wie auch auf die *Qualität* (was, wie, wo). Diese Einstellung wird meist schon beim Säugling grundgelegt und durch Erziehung und Nachahmung verfestigt. Dadurch werden sowohl *Nahrungsaufnahme* (Gewöhnung des Magens an viel oder wenig) wie auch das *Ernährungsverhalten* (Gewöhnung an gesunde/ungesunde Kost) geprägt. Übersicht über die Einflußfaktoren in Abb. 8.**1**.

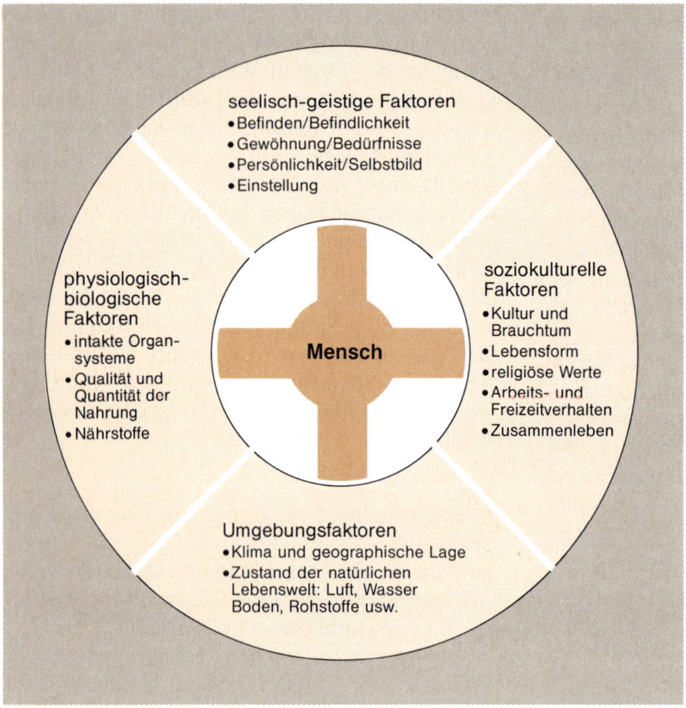

Abb. 8.**1** Einflußfaktoren auf Essen und Trinken.

8.1.1. Physiologische Faktoren

Die Nahrungsaufnahme und Nahrungsverwertung (Verdauung, Assimilation, Verbrennung) ist in erster Linie abhängig von einem *intakten Verdauungssystem* und einer *zweckmäßigen Zusammensetzung der Nahrung*.

Das **Verdauungssystem** ist ein differenziertes System, das die aufgenommene Nahrung durch physiologische und chemische Prozesse zu den für die Resorption geeigneten Bestandteilen abbaut: zu Glucose, Aminosäuren, Fettsäuren und Glycerin. Diese Verdauungsfunktion ist abhängig von *intakten Körperstrukturen*: Mund, Rachen, Speiseröhre, Magen, Darm und den die Verdauungsvorgänge unterstützenden Organe, insbesondere von Pankreas und Leber (Kap. 22 und 23). Ihr Zusammenwirken ermöglicht:

- *Aufnahme* der Nahrung in den Verdauungstrakt;
- *Verdauung:* Zerkleinerung der Nahrung, so daß die von den verschiedenen Drüsen in oder nahe dem Verdauungstrakt gebildeten Enzyme auf die Nahrung einwirken und sie zu einfachen Stoffen abbauen können;
- *Resorption:* Aufnahme von einfachen Stoffen in den Körper, was vor allem im Dünndarm geschieht;
- *Ausscheidung* der unverdauten Substanzen und der Schlacken der Abbauprozesse.

Die **Nahrung** ist je nach Weltregion den Angeboten entsprechend verschieden, aber überall aus den gleichen grundlegenden Bestandteilen zusammengesetzt: Eiweiß, Kohlenhydrate, Fett, Vitamine, Mineralsalze, Ballaststoffe, Wasser.

Kohlenhydrate, Fett und *Eiweiß* sind *Energieträger*. Die durch Oxydation erzeugte Energie ist meßbar und wird als *Wärmeeinheit* bzw. *Brennwert* ausgedrückt:

Der *Brennwert* eines Nahrungsmittels wird in Kalorien (kcal) bzw. seit 1978 offiziell in Joule (Wärmeeinheit) gemessen (1 kcal = 4186,8 J = 4,2 kJ). 1 kcal (Kilokalorie) ist als diejenige Wärmemenge definiert, die notwendig ist, um 1 l Wasser von 14,5 auf 15,5° C zu erwärmen. Der Joulegehalt der Grundnährstoffe ist verschieden: 1 g Kohlenhydrate oder 1 g Eiweiß = 17,2 Joule bzw. 4,1 Kalorien, 1 g Fett = 38,9 Joule bzw. 9,3 Kalorien.

Die *Nahrungszufuhr* richtet sich in erster Linie nach dem Energiebedarf des Menschen, dieser wiederum

ist abhängig vom jeweiligen Grundumsatz und Arbeitsumsatz.
Der *Grundumsatz* ist die Energiemenge, die der Körper bei völliger Ruhe im Liegen zur Aufrechterhaltung der Körperfunktionen benötigt. Der Grundumsatz ist abhängig von Geschlecht, Alter, Gewicht und Körpergröße. Faustregel: 1 Kalorie/kg Körpergewicht/Stunde.
Der *Arbeitsumsatz* richtet sich nach der Schwere und Dauer der körperlichen Betätigung.

Die **Nährstoffe** sind

- *Eiweiß* ist in erster Linie Baustoff, erst bei unzureichender Energieversorgung wird er auch als Brennstoff herangezogen. Für die menschliche Ernährung ist Eiweiß um so wertvoller, je ähnlicher seine Zusammensetzung derjenigen des menschlichen Eiweißes ist = *biologische Wertigkeit.*
  Zufuhr: 10–15% der Gesamtkalorien (⅔ tierisches, ⅓ pflanzliches Eiweiß).
  Erwachsene: etwa 1 g Eiweiß/kg Körpergewicht/Tag;
  ältere Menschen: etwa 1,2 g Eiweiß/kg Körpergewicht/Tag;
  Säuglinge, Kinder, Jugendliche: etwa 3,5–1,5 g Eiweiß/kg Körpergewicht/Tag.
- *Kohlenhydrate* sind primär Energielieferanten als Einfachzucker oder Verbindungen von verschiedenen Zuckern: Monosaccharide (Trauben-, Fruchtzucker) Disaccharide (Rüben-, Malz-, Milchzucker) Polysaccharide (Stärke, Cellulose, Glykogen).
  Zufuhr: 50–60% der Gesamtkalorien, als Obst, Gemüse, Brot und brotähnliche Produkte. Kohlenhydrate in „raffinierter Form" (Zucker, Süßigkeiten) sind ungesund; ideal sind grobe Brotsorten.
- *Fett* ist in erster Linie Energiespender, dann auch Reservestoff, der Stütz- und Polsterfunktion zu erfüllen hat. Fett ist Träger notwendiger essentieller Wirkstoffe (fettlösliche Vitamine, essentielle Fettsäuren). Sowohl pflanzliche als auch tierische Fette enthalten (in unterschiedlicher Verteilung) gesättigte Fettsäuren sowie einfach- und mehrfach ungesättigte Fettsäuren (der Cholesterinspiegel wird durch gesättigte Fettsäuren erhöht).
  Zufuhr: 30–35% der Gesamtkalorien.

8.1.2. Seelisch-geistige Faktoren

Sowohl *Befinden/Befindlichkeit* als auch die im Verlauf der Entwicklung verfestigten *Gewohnheiten/Bedürfnisse* sind Faktoren, die das Ernährungsverhalten beeinflussen.
Die Nahrungsaufnahme ist die erste *energie-* und *lustbetonte* Aktivität des Menschen. Im Verlauf der Entwicklung verteilen sich dann die Vitalkräfte auf viele Aktivitäten: menschliche Beziehungen, Sexualität, Beruf, Sozialstatus. Der gesunde Mensch vermag die Kräfte zu steuern und im Gleichgewicht zu halten. Fixierungen und Blockierungen sind in jedem Bereich möglich. Fehlformen gehen aber besonders häufig auf die Ernährung zurück und beeinträchtigen den betroffenen Menschen als Eßsucht (Adipositas), Essensunlust, Magersucht (Anorexia nervosa) oder Magen-Darm-Störung (z. B. Magenulkus). Die spezifischen Konflikte, die nach Angabe vieler Forscher zu Ernährungskrankheiten führen, sind Probleme um *Sicherung, Liebe* und *Geborgenheit.* Auch der sich gesund entwickelnde Mensch reagiert auf Belastungen und Störungen (von innen oder außen) mit Symbolen aus dem Spektrum der Ernährung:

- Unangenehme Situationen verschlagen uns den Appetit.
- Es sitzt uns ein „Kloß" im Hals, oder es läuft uns etwas über die Leber, so daß die Galle hochkommt.
- Dinge bleiben im Magen liegen, oder sie schlagen auf den Magen.
- Umgekehrt „fressen" sich Verliebte fast vor Liebe.

8.1.3. Soziokulturelle Faktoren

Lebensform, Verfügbarkeit von Nahrungsmitteln sowie *kultische Einflüsse* prägten (und prägen) das menschliche Eßverhalten. Das war immer schon so: Pfahlbauer hatten andere Eß- und Trinkgewohnheiten als Höhlenbewohner. Das ist heute nicht anders: Der Südländer pflegt eine andere Eßkultur als der Mensch im hohen Norden, der Bauer bevorzugt andere Gerichte als der Städter, der Alltagstisch hat eine andere Note als der Festtagstisch oder gar ein Hochzeitsmahl. Das *Mahl* hat in ganz besonderem Maß symbolischen und religiösen Charakter. So lebt z. B. der gläubige Mensch auf das „ewige Hochzeitsmahl" hin und meint damit das Eins-Sein mit dem Göttlichen. Aber auch für den *profanen* Gebrauch hat die Bezeichnung „Mahl" einen anderen Klang als „Essen". Dies wiederum zeigt, daß Tischsitten, Eß- und Trinkgewohnheiten immer auch etwas mit dem menschlichen Zusammen- oder eben Nebeneinanderleben zu tun haben. Die Schnellimbißecke ist eine typische Erscheinung unserer hektischen, leistungsorientierten Gesellschaft. Daß sie ihren Tribut an Gesundheitsstörungen, wenn nicht gar psychisch-geistiger Verwahrlosung fordert, wissen wir aus Statistiken, die sich mit Gesundheit bzw. Krankheit, Drogenszene oder Kriminalität befassen.

8.1.4. Umgebungsfaktoren

Die *natürliche Lebenswelt* mit ihrem Angebot an Nahrung (ökologischer Aspekt) bildet ein Beziehungsgefüge, in dem die Nahrung des Menschen gesichert oder gefährdet ist. Hier stehen heute – wie nie vorher – Probleme an, die die Umwelt und die Natur betreffen: Bevölkerungssituation (Verteilung der Nahrung), Ausbeutung der Rohstoffquellen, Umweltverschmutzung.

Umweltschutz wird zum wichtigsten Faktor im Bereich der „Sicherung gesunder Ernährung" heute und für morgen. Dies ist eine Aufgabe, die über die Lebenssphäre des einzelnen hinaus alle Bereiche des öffentlichen Gesundheitswesens umspannt. Neben *Luftreinhaltungs*maßnahmen geht es um die *Wasserversorgung* (gesunde Gewässer), die *Energieversorgung* (umweltschonende Technik) und die *Landschaftsgestaltung* (biologische Anbaufläche und biotopische Lebensräume). Die Natur (Ökologie) ist auf den Menschen angewiesen, ohne ihn gibt es keine Kultur (Ökologieethik).

8.2. Beobachten von Gewicht und Ernährungszustand

8.2.1. Ernährungszustand
- guter Ernährungszustand
- Abweichungen von der Norm
- Psychogene Eßstörungen
- Gewichtskontrolle

8.2.2. Hunger, Appetit, Durst
8.2.3. Schluck- und Verdauungsstörungen
8.2.4. Erbrechen
- Beobachten und Hilfe leisten.

8.2.1. Ernährungszustand

Guter Ernährungszustand

Als normal sehen wir das an, was wir durch Gewohnheit, Erziehung und Werbebeeinflussung als gut bzw. schön empfinden. In unseren Breitengraden ist es der „schlanke Mensch", der als Idealbild des gesunden und schönen Menschen gilt. Ein Bild entspricht aber nie dem realen Menschen. Grundsätzlich sind *Alter*, *Geschlecht* und *Körpergröße* ausschlaggebend für die Errechnung des Normalgewichts. Bei der *neueren* Berechnungsmethode für Erwachsene wird nach dem sog. Quetelet-Index gerechnet:

> Körpergewicht in Kilo, geteilt durch die Körpergröße in Metern im Quadrat.
> *Beispiel:* Bei einer Körpergröße von 170 cm und einem Gewicht von 65 kg lautet die Formel 65 : 2,89 = *22,5* [1,7 · 1,7 = 2,89]

Diese Berechnungsformel entspricht neuesten wissenschaftlichen Erkenntnissen und weist im Vergleich zur alten Methode (Körperlänge in Zentimetern minus 100 cm =Normalgewicht; abzüglich 10–15% = Idealgewicht) wesentliche Vorteile auf:

- Unterschiedliche Körpergrößen werden besser berücksichtigt.
- Als Normalgewicht gilt nicht nur eine starre Zahl, sondern ein *Zahlenbereich*. Unterschiedliche Einflüsse auf das Körpergewicht wie „schwere Knochen", Muskulatur usw. sind in diesem Bereich mit berücksichtigt.

> Die errechnete Zahl bedeutet:
>
> - unter 15 Magersucht
> - 15–18,8 Untergewicht
> - 19–24,9 *Normalgewicht**
> - 25–29,9 Übergewicht
> - 30–39,9 Fettsucht
> - über 40 extreme Fettsucht
> - Die Person im obigen Beispiel mit der errechneten Zahl von 22,5 ist also normalgewichtig.
>
> Das *Idealgewicht* liegt an der unteren Grenze des Normalgewichts.

Für die Berechnung bei *Kindern* und *Jugendlichen* gelten die Richtwerte in Tab. 8.**1**.

Tabelle 8.1 Durchschnittliches Körpergewicht (in kg) des Menschen während der Wachstumsperioden

Alter	Männl.	Weibl.	Alter	Männl.	Weibl.
Neugeb.	3,2	2,9	5 J.	16,7	15,5
1 Mon.	3,5	3,2	6 J.	18,0	16,7
2 Mon.	4,1	4,0	7 J.	20,5	19,7
3 Mon.	4,8	4,8	8 J.	22,8	21,6
4 Mon.	5,7	5,4	9 J.	26,0	25,0
5 Mon.	5,9	5,8	10 J.	29,3	26,9
6 Mon.	6,8	6,4	11 J.	30,3	29,4
7 Mon.	7,0	6,8	12 J.	32,2	31,9
8 Mon.	7,2	7,0	13 J.	34,5	35,9
9 Mon.	7,6	7,4	14 J.	37,6	39,6
10 Mon.	8,3	7,5	15 J.	42,3	44,8
11 Mon.	8,4	7,6	16 J.	46,8	48,9
1 Jahr	9,5	9,0	17 J.	52,3	51,6
2 J.	10,5	10,1	18 J.	57,6	54,6
3 J.	13,2	12,5	19 J.	61,3	56,3
4 J.	15,1	14,2	20 J.	63,3	57,4

Abweichungen von der Norm

Abweichungen *nach oben/unten:*

- Der *herabgesetzte* oder *reduzierte Ernährungszustand* zeigt sich an dem ungenügend vorhandenen subkutanen Fettpolster. Der Patient ist mager, müde, matt und wenig leistungsfähig. Das Gewicht ist zu tief. Von *Kachexie* spricht man erst bei hochgradiger Abmagerung, bei der die Fettpolster ganz fehlen. Die Haut wird schlaff, faltig, die Wangenhaut fällt ein.
- *Gewichtsabnahme* ist Begleiterscheinung bei vielen Krankheiten: Infektionskrankheiten, Magen-Darm-Störungen, endokrine Funktionsstörungen sowie bei den sog. konsumierenden Krankheiten (Tuberkulose, Malignome).
- Die *Adipositas* oder *Fettleibigkeit* ist gekennzeichnet durch eine übergroße Menge an Fettgewebe, das im Körper gleichmäßig oder ungleichmäßig verteilt ist. Der Organismus ist übermäßig belastet, und es können organische Schäden wie Bluthochdruck, Stoffwechselstörungen u. a. auftreten.
- *Gewichtszunahme* ist meist eine Folge falscher Eßgewohnheiten und übermäßiger Nahrungszufuhr; neuerdings werden auch die Fettzellen dafür verantwortlich gemacht. Nur selten ist sie Zeichen einer eigentlichen Drüsenstörung. Es könnte sich aber um Wasseransammlung im Gewebe handeln (Ödem).

Psychogene Eßstörungen

Es handelt sich um Störungen der Nahrungsaufnahme (Dysorexie) oder des Körpergewichts (Dysponderosis) ohne organische Ursache. Sie äußern sich (Abb. 8.**2**) als

- extreme Magersucht durch Fasten bzw. mittels Abmagerungsdiät – *Anorexia nervosa*;
- Magersucht mit Erbrechen und Laxanzien-/Diuretikaabusus – *bulimische Magersucht*;
- *Bulimia nervosa* (Eß-Brech-Sucht), bei der exzessive, meist hochkalorische Nahrungsmengen in kürzester Zeit zugeführt und anschließend Maßnahmen ergriffen werden, das Körpergewicht in normalen Grenzen zu erhalten;
- *latente Adipositas* (Kummerspeck);
- *psychosomatische Adipositas (Fettsucht)* mit extremem Übergewicht.

Gewichtskontrolle

Gesunde Menschen halten ihr Gewicht relativ konstant. Die Schwankungen sind minimal (1–2 kg); gewichtsstabile Menschen brauchen eigentlich keine Waage, da ihr inneres Kontrollorgan das Mehr oder Weniger an Nahrungsmittelzufuhr bestimmt bzw. reguliert.
Bei *unstabilem Gewicht* und *Gewichtsproblemen* ist eine regelmäßige Kontrolle und das Anlegen eines Gewichtsprotokolls hilfreich, um das Sollgewicht nicht „aus den Augen zu verlieren".
Bei **Kranken** gehört die Gewichtskontrolle zu den Routinemaßnahmen

- beim Eintritt ins Krankenhaus,
- vor Operationen (zur Berechnung der Anästhesiedosierung),
- bei Eßstörungen bzw. zur Verlaufskontrolle.

Die *Waage* muß zuverlässig sein (möglichst geeicht) und der Situation entsprechen. Außer der *Stehwaage* gibt es im Krankenhaus die

- *Sitzwaage:* fahrbarer und arretierbarer Stuhl mit Gewichtsbalken,
- *Bettwaage:* fahrbares Bettuntergestell mit eingebautem Kraftaufnehmer und Anzeiger,
- *Heberwaage* (s. Patientenheber).

Bei diesen Waagen ist zu beachten, daß sie nach Gebrauch (bei Bettwaagen vor Auffahrt des Bettes) auf Null gestellt werden.
Bedingungen für eine zweckmäßige Gewichtskontrolle:

- immer zur gleichen Zeit (morgens, nüchtern)
- auf der gleichen Waage

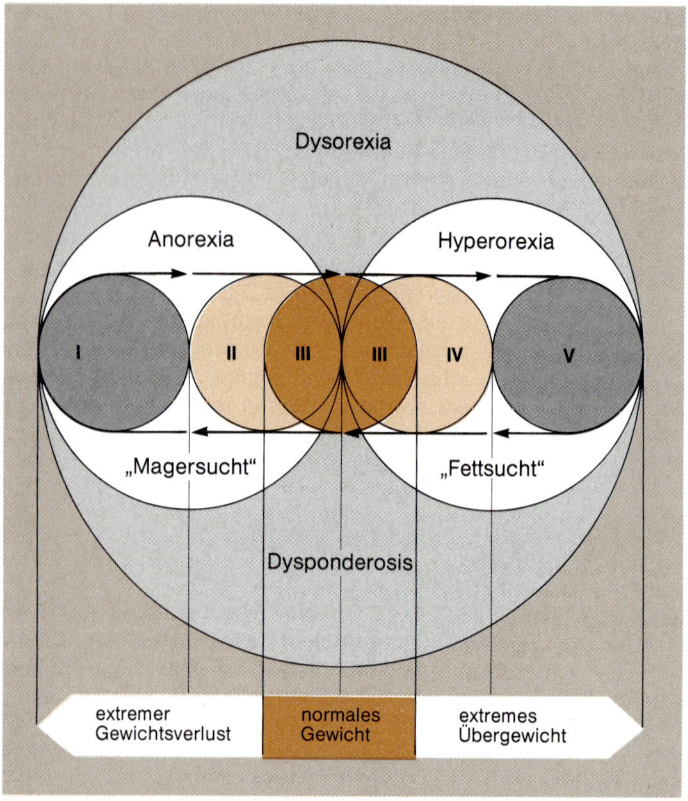

Abb. 8.**2** Psychogene Eßstörungen. Störungen der Nahrungsaufnahme (Dysorexie) oder des Körpergewichts (Dysponderosis) bewegen sich auf einem Kontinuum von I extremer Magerkeit durch Fasten, Diät; II Magersucht mit Erbrechen, Abführen (bulimische Magersucht); III Eß-Brech-Sucht (Bulimia nervosa) bei Normalgewicht; IV latenter Adipositas („dünne Dicke“) bis hin zu V extremer Fettsucht.

- mit der gleichen Kleidung (im Hemd, barfuß).

8.2.2. Hunger, Appetit, Durst

Die menschliche Sprache unterscheidet zwischen Hunger und Appetit. *Hunger* ist ein rein physiologisches Verlangen nach Nahrung. *Appetit* hingegen stammt vom Wort Appetenz und bedeutet im ursprünglichen Sinn Zuwendung, Offensein für etwas. Appetit ist stimmungsabhängig und im Gegensatz zu Hunger lustbetont.

- Der *Appetitlose* hat die Freude und die Lust am Essen verloren, er sitzt z.B. lustlos vor seinen Speisen, stochert darin herum, ohne davon zu essen. Er äußert kaum einen Essenswunsch oder nur extreme und läßt dann das Gewünschte doch stehen.

  Appetitstörungen beim Kind sind häufig verquickt mit frühkindlichen negativen Erfahrungen mit bestimmten Nahrungsmitteln. Meist bleibt etwas davon bis ins Erwachsenenleben hängen, es entstehen z. B. Aversionen (Ablehnung) gegen bestimmte Gemüse, oder Fixierungen auf Lieblingsspeisen.

  Appetitstörungen als Abneigung gegen Fett können Hinweise auf Leber-Gallen-Erkrankungen sein. Abneigung gegen *Fleisch* ist häufig bei Magenkrebs anzutreffen.
- *Mangelerscheinungen* (Kachexie) infolge mangelnder Ernährung sind Kräfteverfall, Abmagerung, Anfälligkeit für Infekte. Es können sog. Hungerödeme (Eiweißmangelödeme) und bei der Frau eine Amenorrhö auftreten.
- *Nahrungsverweigerung* ist eine aktive Form von Appetitverlust. Sie kann eine unausgesprochene, vom Patienten vielleicht nicht einmal ganz bewußt wahrgenommene „Kriegserklärung“ an das Leben, die bestehende Situation, bestimmte Menschen sein. Im Extremfall ist sie ein nicht bewußt werdender Suizidversuch.

  Hungerstreik ist häufig Teil einer politischen oder ideellen Überzeugung, eine Demonstration gegen bestehende Normen, Gesetze oder Einrichtungen (demonstrativer Suizidversuch).

- *Hunger* ist keine Krankheit. Er verschwindet bei richtiger Ernährung. Die Begriffe, die für die Kohlenhydrat-Stoffwechselstörung infolge Hungers stehen, sind dafür kennzeichnend: „Vagantendiabetes, Strohfeuerdiabetes".
  Heißhunger (Akorie, Hyperorexie) ist Begleitsymptom bei bestimmten Stoffwechselkrankheiten (Diabetes mellitus, Überfunktion der Schilddrüse) im Stadium des Entgleistseins.
- *Besondere Eßgelüste* melden sich häufig in Umstellungszeiten (Schwangerschaft) oder in Krisenzeiten (Konflikte, Sterben). Sie sind symbolischer Ausdruck für einen Hunger, der nicht materiell allein behoben werden kann.
- *Durst* als Regler für den Flüssigkeitshaushalt animiert den Menschen zum Trinken.
  Der *Wasserbedarf* des Organismus wird beeinflußt durch die Außentemperatur, die Luftfeuchtigkeit, die Arbeitsleistung und die Art der aufgenommenen Kost (Salze!). *Vermehrter* Wasserbedarf besteht bei bestimmten Krankheiten, die mit Wasserverlust einhergehen: Fieber, Durchfall, Erbrechen.
- *Zeichen der Austrocknung = Dehydratation* infolge mangelnder Flüssigkeitszufuhr und/oder vermehrten Verlustes sind schlaffe, rauhe, in Falten abhebbare Haut, trockene, rauhe Schleimhäute, Beeinträchtigung der Stimme, schließlich Bewußtseinstrübung, Apathie.
  Anschaulich beschrieben werden die Symptome des Durstes z.B. von Antoine de St. Exupéry in *Wind, Sand und Sterne*, S. 119-166.

8.2.3. Schluck- und Verdauungsstörungen

Dysphagie = schmerzhaftes Schlucken ist ein Symptomenkomplex: Schluck- und Transportstörung, Druckgefühl und Schmerz hinter dem Sternum. Die häufigsten Ursachen sind Ösophagitis, Spasmen, Divertikel, gut- und bösartige Tumoren. Im schweren Fall resultiert *Schluckunfähigkeit*.

Dyspepsie ist Ausdruck einer harmlosen Ernährungsstörung oder Begleiterscheinung bei organischen Erkrankungen des Gastrointestinaltraktes. Auch zu rasches Essen, ungenügendes Kauen, Essen während einer Gemütserregung, psychische Belastungen, starkes Rauchen führen zu mehr oder weniger ausgeprägten Verdauungsstörungen.

Die Zeichen der Verdauungsstörung können einzeln oder als Komplex auftreten:

- *Mundgeruch* und *Mundbeläge*.
- *Sodbrennen* ist ein vom Magen aufsteigendes brennendes Gefühl infolge Reflux von saurem oder gallehaltigem Magen- bzw. Duodenalsaft in den Ösophagus.
- *Aufstoßen* ist Ausdruck von Entweichen von Luft aus dem Magen. Der Grund kann im „Luftschlucken" (Aerophagie) liegen, oft ist eine psychische Ursache (man schlingt die Nahrung in sich hinein), seltener eine organische Erkrankung vorhanden.
- *Blähungen* sind übermäßige Gasansammlung im Magen oder/und im Darm = *Magen-* oder *Darmflatulenz* oder *Meteorismus*. Die angesammelte Luft verursacht ein *Druck-* und *Völlegefühl* („Aufliegen", „Stechen"). Aufstoßen und/oder Windabgang werden als Erleichterung empfunden. Starke Blähungen sind Ausdruck vermehrter Gärungsprozesse durch Behinderung der Darmpassage bei organischen und funktionellen Darmerkrankungen. In schweren Fällen kann es zu Angina-pectoris-ähnlichen Beschwerden infolge Zwerchfellhochstands kommen.
- *Übelkeit* ist Ausdruck einer Drucksteigerung, d.h. einer Spannung der Magenwände, des Duodenums oder des Ösophagus. Die Ursachen können ganz verschieden sein: Passagebehinderung, Aufblähung des Magens u.a. Übelkeit kann von allgemeinem Krankheitsgefühl begleitet sein: Schwäche, Schwindel, Kopfschmerzen, Schweißausbrüche, Brechreiz.
- *Erbrechen* kann Zeichen psychischer oder organischer Störung sein (S. 252).

Verstopfung und *Durchfall* sind Ausscheidungsprobleme und auf S. 280f. beschrieben.

Singultus (Schluckauf) ist verursacht durch plötzliche, oft rhythmische Kontraktionen des Zwerchfells (Zwerchfellkrampf), die willkürlich nicht beeinflußbar sind. Sie können scheinbar unmotiviert auftreten und innerhalb von Minuten wieder verschwinden. Die Ursache liegt in einer

- *Phrenikusreizung* (Erkrankungen im Bereich des Mediastinums),

- *Vagusirritation* (Lungen-, Leber-, Darmerkrankungen) oder
- *zentralen Störung* (Hirnerkrankungen, Urämie), auch *Streß* löst *Singultus aus!*.

Der *postoperative* Singultus ist meist vorübergehend und kann mit einfachen Mitteln behoben werden: Luftanhalten, Wassertrinken. Hält er an, wird der Arzt u. U. (bei liegender Magensonde) Magenspülung mit 10%iger warmer Natriumbicarbonatlösung, Einatmen von 10- bis 15%igem CO_2 oder Sedativa i. v. verordnen. Singultus kann Frühzeichen einer *Peritonitis* sein.

8.2.4. Erbrechen

Das Erbrechen ist ein wichtiger Schutzreflex, der unter Mithilfe der Bauchpresse sowie durch Kontraktionen der Speiseröhre und des Schlundes eine Entleerung von Mageninhalt durch den Mund hervorruft (Magenbewegungen sind nur in geringem Maße daran beteiligt). Der Reflex wird durch das im verlängerten Mark gelegene *Brechzentrum* gesteuert. Unterstützt wird dieses durch die danebenliegende Triggerzone, welche auf Toxine und Zerfallsprodukte, die z. B. beim Bestrahlen entstehen, reagiert → Brechreiz → Erbrechen.

Brechvorgang. Mageninhalt wird in die Speiseröhre gepreßt und mit Hilfe von Bauchpresse, Zwerchfelldruck und Ausatmungsbewegungen nach außen abgegeben.

Die *Ursachen* sind vielfältiger Natur:

- Folge eines gesunden Schutzreflexes, der uns zwingt, unverträgliche Nahrungsmittel herzugeben;
- Magendruckerhöhung infolge Überfüllung;
- Magen-Darm-Störungen und -Abflußbehinderungen;
- Reizung des Gehirns (zentrales Erbrechen) bei Hirndruckerhöhung, Schädel-Hirn-Traumen, Tumoren;
- Störung des Vestibularapparates – Reisekrankheit;
- hormonelles Erbrechen in der Schwangerschaft;
- forciertes Erbrechen durch Brechmittel oder manuelle Reizung (typisch bei Bulimiekrankheit und Anorexia nervosa).

Beobachten beim Erbrechen

Begleiterscheinungen:

- Übelkeitsgefühl,
- vermehrte Speichelabsonderung,
- verlangsamte Atmung,
- Würgen unter unkoordinierten Atembewegungen (tiefes Atmen kann die Brechneigung vermindern!).

Zeitpunkt und *Häufigkeit*:

- *Zeitpunkt:* nüchtern, nach Mahlzeiten, unabhängig von der Nahrungsaufnahme;
- *Häufigkeit:* einmalig, häufig;
- *Art und Weise:* unter Würgen mit Anstrengung, explosionsartig im Schwall, mit oder ohne vorhergehende Übelkeit.

Anhaltendes oder sehr *häufiges* Erbrechen führt zu Dehydratation, Elektrolytverschiebung, Entgleisung des Stoffwechselgleichgewichts sowie zu psychischer und physischer Erschöpfung. Es kann sich (z. B. bei Säuglingen, Kleinkindern, Geschwächten) rasch ein bedrohliches Zustandsbild entwickeln.

Erbrochenes. Die Farbe ist von der aufgenommenen Nahrung bestimmt. Unabhängig davon:

- weißlich-hell: Magensaft;
- grün bis dunkelgrün: Gallensaft;
- rot: Frischblut;
- schwarz, wie Kaffeesatz: ältere Blutung (im Magen angestautes Blut);
- braun, mit Stuhlgeruch: rückgestauter Darminhalt.

Beimengungen sind Nahrungsreste je nach Verdauungszustand; weiterhin:

- *Speichel* und *Schleim*: bei nervösem Erbrechen;
- *Galle*: bei anhaltendem Erbrechen oder bei leerem Magen;
- *Blut*: bei Blutungen im Bereich von Ösophagus, Magen und Duodenum = *Hämatemesis*. Erbrochenes Blut ist normalerweise durch die Salzsäure des Magens „kaffeesatzartig“ verändert (infolge Abbaus des Hämoglobins durch die Säure);
- verschluckte *Fremdkörper*, die das Erbrechen ausgelöst haben.

Hilfe beim Erbrechen

Da die Hilfeleistung und die Beobachtung ineinander übergehen, werden die *pflegerischen Maßnahmen* hier erwähnt:

- Schale hinhalten, Papiertaschentücher geben, Zahnprothese entfernen.
- Patient beruhigen, stützen, zu tiefem und ruhigem Atmen anhalten (Hände auf eine eventuelle Wunde halten).
- Lagerung nach Zustand, beim Aufsitzen hel-

fen; Bewußtlose in Seiten- oder Kopftieflage.

- Nach dem Erbrechen: Mund spülen lassen, Patient (sich) waschen (lassen), frische Wäsche, Zimmer lüften, Schale und Papiertaschentücher in Griffnähe lassen.
- Nahrungs- und Flüssigkeitskarenz je nach Situation; Schwarztee wirkt beruhigend (darf, wenn kein absolutes Trinkverbot besteht, immer gegeben werden).
- Antiemetika nur nach Verordnung.
- Erbrechen und Erbrochenes (Menge und Aussehen) protokollieren.

8.3. Sorge für eine gesunde Ernährung

Die *Kultur der Lebensmittel*, die jeder gesunden Ernährung zugrunde liegt, befaßt sich mit dem „gebildeten Umgang mit Speise und Trank, der allein unsere *Lebensmittel* zu einem *Mittel zum Leben* macht" (Schipperges). So betrachtet, umfaßt die Sorge für eine gesunde Ernährung viele Lebenskreise: Arbeits- und Freizeitverhalten, Umgang mit Lebensmitteln und Genußmitteln, Eingebundensein in ein intaktes Sozialgefüge, d.h., es betrifft alle Bereiche der *Humanökologie* (S. 19 u. 49); nach Schipperges seien erwähnt:

- *Allgemeine Versorgungslage:* Krisenzeiten, Umweltereignisse (Tschernobyl!) verstärken einerseits das Sicherheitsbedürfnis (Hamstereinkäufe), andererseits sowohl berechtigte wie irrationale Ängste („alles ist verstrahlt, ich kann nichts mehr essen").
- *Gesellschaftlicher Stellenwert* der Ernährung, wie ethnologische Besonderheiten (Rösti, Knödel), religiös-kultische Bestimmungen (koschere Kost), Sozialstatus und Tischsitten (Bankett, Familientisch, „Fastfood").
- *Allgemeine und soziale Faktoren.* Dazu gehören Aspekte wie Modetrends (vegetarisch/chinesisch essen, „Hamburger"), ernährungsbezogene Bildungsprogramme (Kalorien-, Vitamingehalt), Einflüsse durch die Massenmedien (Werbung: das ißt Mann/Frau) oder verordnete Maßnahmen (ärztliche Diätvorschriften).
- *Bedeutung von Bezugspersonen.* Einfluß von Eltern, Freunden, ferner von Leitbildern, Gruppennormen: Fremdbestimmung und Beeinflussung durch andere.

8.3.1. Aufbau einer gesunden Nahrungskultur

Essen ist Leben, Freude, Genießen.
Gesundes Essen ist längeres Leben, doppelte Freude, ungetrübter Genuß.
Weltweite Untersuchungen bestätigen, daß in den Industrienationen die größten Risiken für die menschliche Gesundheit bei der *Überernährung* oder *einseitiger Fehlernährung* liegen. Sie führen zu Übergewicht und hohem Blutfettgehalt, schließlich zur Todeskrankheit Nr. 1 Herz-Kreislauf-Krankheit. Studien haben gezeigt, daß 49% aller Todesfälle die Folge von *Herzkrankheiten* sind, gefolgt von Krebs mit 24%, Unfälle mit 5% und anderen mit 22%. Diese Studien halten auch fest, was Hauptursache für die hohe Herz-Kreislauf-Sterblichkeitsrate ist: Wir essen zuviel, zu fett, zu zuckerhaltig (ein zusätzlicher Risikofaktor ist das Rauchen; S. 340).
Die **Regeln** für eine vernünftige und gesunde Ernährung sind dementsprechend auch sehr einleuchtend und einfach:

- In allem Maß halten! Mäßig leben aber heißt einfach leben.
- Eine gemischte Kost bevorzugen! Wenig Fleisch, dafür Obst und Gemüse, wenig Salz, ausreichend Vitamine!
- Sparsam umgehen mit Fett und Zucker, besonders maßvoll mit Alkohol!
- Achten auf den geregelten Rhythmus der Mahlzeiten! Alles hat seine Zeit, die Aufnahme der Nahrungsmittel wie die Verdauung (der geregelte Stuhlgang, der oft so wesentlich beiträgt zum Wohlbefinden).

Regeln sind wichtig und notwendig, nützen aber nichts, solange sie nicht in konkretes Tun umgesetzt werden. Auch hier kommt zum Tragen, was andernorts schon gesagt wurde (z.B. S. 122f.): *Haltung, Planung* und *Handlung* sind

ineinandergreifende Grundlagen sowohl für eine intelligente Selbstpflegeplanung wie auch bezüglich Beratung und Unterstützung Kranker.
Das **Ziel** liegt in der befriedigenden Antwort auf die W-Fragen:
- Was esse und trinke ich?
- Warum schmeckt es mir?
- Welchen gesundheitlichen Wert hat diese Ernährung?
- Wie werden meine Lebensmittel hergestellt und verarbeitet?
- Wieviel esse und trinke ich?
- Wann und wie häufig nehme ich etwas zu mir?
- Mit wem esse und trinke ich gemeinsam?
- Welchen Sinn und welchen Nutzen hat meine Ernährung heute gehabt?

8.3.2. Ernährungsberatung

Eine Ernährungsberatung, die Erfolg haben will, muß von der subjektiven Situation des einzelnen ausgehen, denn um „objektive Wahrheiten" annehmen zu können, bedarf es der Motivation, der Einsicht und der Bereitschaft zur Veränderung.

Eßverhalten

Es ist von vielen Faktoren beeinflußt. Die folgenden Überlegungen können als Basis für ein Beratungsgespräch empfohlen werden (Pudel 1985):
- Eßverhalten stabilisiert sich durch wiederkehrendes Auftreten (zeitlich).
- Eßverhalten ist individuell hochgradig situationsgebunden.
- Eßverhalten wird sicher durch innere Regulationsvorgänge mit gesteuert.
- Eßverhalten ist aber mehr als Nahrungsaufnahme, es ist ein ganz wichtiger Teil des menschlichen Sozialverhaltens, es ist darüber hinaus – identifizierbar an Geschmackserfahrungen – eine wiederkehrende Möglichkeit, positive Erinnerungen „zu schmecken".
- Der „gute Geschmack" kann zum vorherrschenden Motiv werden, wenngleich er in seiner Qualität kaum neutral im Sinne sensorischer Kriterien gefaßt werden kann.
- Eßverhalten ist psychosoziales Verhalten. Daher kann die Ernährungsberatung nicht nur die Nahrungsaufnahme des Menschen zum Gegenstand ihrer Beratung machen, sondern sie muß das individuelle psychosoziale Geschehen um das Essen herum mit ins Auge fassen.

Vollwertnahrung

Auch hier sind die Grundsätze eigentlich sehr klar und leicht zu verstehen:
- Ein gesunder Körper braucht *Aufbaustoffe* und *Betriebsstoffe* (Abb. 8.**3**). Das Maß für den Energiegehalt der Betriebsstoffe sind die Kalorien (S. 246). Angebot und Verbrauch müssen sich die Waage halten (Abb. 8.**4**).
- Gesunde *Zusammensetzung* der Nahrung ist in Tab. 8.**2** dargestellt.
- *Ballaststoffe* sind pflanzliche Nahrungsfasern, vor allem Zellwände aus Holz und Zellstoff, aber auch lösliche pflanzliche Quellmittel wie Pectin, die bei der menschlichen Verdauung nicht oder nur teilweise abgebaut und vom Darm nicht aufgenommen werden. Diese Fasern nehmen aber Flüssigkeit und Gallensäure im Darm auf, quellen und bilden so den Kot. Je mehr Ballaststoffe wir essen, desto reichlicher und weicher wird der Kot. Genügend Ballaststoffe in der Nahrung erleichtern dem Darm die Arbeit.
Es hat sich gezeigt, daß durch eine genügende Ballaststoffeinnahme verschiedene Verdauungsstörungen vermieden werden können; dazu gehören Verstopfung und Darmkrämpfe, Blähungen und Durchfall.

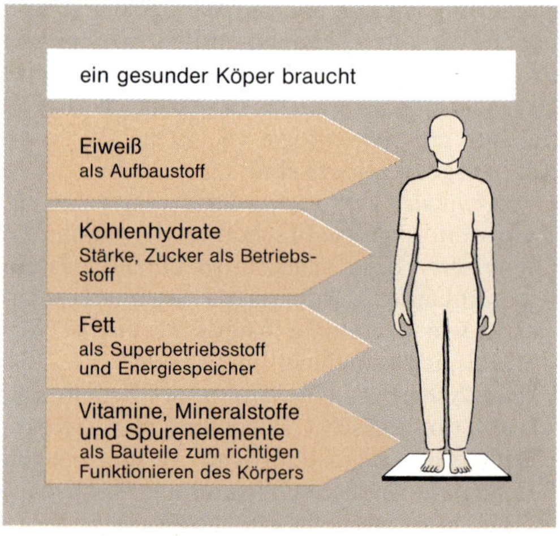

Abb. 8.**3** Aufbau- und Energiestoffe.

Tabelle 8.**2** Tägliche Ernährung (Schweizerisches Rotes Kreuz, Bern)

Nährstoff	Wie decke ich meinen täglichen Bedarf?	Zusätzlich wissenswert	Mangel- bzw. Überversorgungserscheinungen
Vitamin B_1	*Besonders empfehlenswert:* Vollkorngetreideprodukte, Kartoffeln, Hülsenfrüchte *Mit Maß:* *Nüsse, (Schweine-)Fleisch*	*erhöhter Bedarf bei Zucker- und Alkoholkonsum, die durchschnittliche Aufnahme ist ungenügend, da zuwenig Vollkornprodukte gegessen werden*	*Mangel:* Schädigung des Nervensystems
Vitamin C	*Besonders empfehlenswert:* Früchte roh, Gemüse roh, Kartoffeln, Petersilie	Raucher benötigen mehr Vitamin C als Nichtraucher	*Mangel:* Appetitlosigkeit, Infektionsanfälligkeit
Kohlenhydrate	*Besonders empfehlenswert:* Vollkorngetreideprodukte, Kartoffeln, Hülsenfrüchte, Gemüse, Früchte, Milch, Joghurt, Kefir *Mit Maß und Vernunft zu genießen:* Weißmehlprodukte	die besonders empfehlenswerten Kohlenhydrate versorgen den Körper mit allen lebensnotwendigen Stoffen und beugen somit einer kalorienreichen Mangelernährung vor	*Überversorgung nur durch Zucker möglich:* Übergewicht, Karies, Verstopfung, Heißhunger
Nahrungsfasern	*Besonders empfehlenswert:* Vollkorngetreideprodukte, Hülsenfrüchte, Gemüse, Früchte *Mit Maß und Vernunft genießen:* Nüsse	Ballaststoffe fördern ein langanhaltendes Sättigungsgefühl, verhindern Heißhunger, beugen Übergewicht vor und sind hauptverantwortlich für einen regelmäßigen Stuhlgang	*Mangel:* ungenügende Sättigung, Heißhunger, evtl. Übergewicht, Verstopfung
Eiweiß	*Besonders empfehlenswert:* Milch, Quark, Joghurt, Käse, Hülsenfrüchte *Mit Maß und Vernunft zu genießen:* Fisch, Fleisch, Geflügel, Eier, Tofu	die durchschnittliche Eiweißaufnahme ist zu hoch, da zuviel tierische Lebensmittel gegessen werden	*Überversorgung:* Übergewicht, evtl. Verstopfung *Mangel:* kommt hierzulande nicht vor
Fett	*Mit Maß und Vernunft zu genießen:* sichtbare Fette: Butter, Öl, Fett, Rahm versteckte Fette: in Wurst, Fleisch, Eiern, Käse, Patisserie, Nüssen, Schokolade usw.	der Fettbedarf ist abhängig von der körperlichen Tätigkeit; ⅔ des Fetts nehmen wir durch Lebensmittel mit verstecktem Fett auf	*Überversorgung:* Übergewicht, Gefahr von Blutfetterhöhung *Mangel:* kommt hierzulande nicht vor
Calcium	*Empfehlenswert:* Milch, Joghurt, Käse	der tägliche Bedarf wird gedeckt mit ½ l Milch oder 500 g Joghurt oder 50 g Käse; erhöhter Bedarf: Kinder, Jugendliche, Schwangere, Stillende	*Mangel:* Störungen im Knochenbau, Muskelkrämpfe
Eisen	*Besonders empfehlenswert:* Vollkorngetreideprodukte, Hülsenfrüchte, grünes Gemüse *Mit Maß und Vernunft zu genießen:* Nüsse, Sesamsamen, Sonnenblumenkerne, Fleisch, Eier	Eisen wird besser aufgenommen, wenn es mit Vitamin C kombiniert wird menstruierende Frauen haben einen höheren Eisenbedarf	*Mangel:* Blutarmut, Sauerstoffmangel der Zellen
Wasser	*Besonders empfehlenswert:* Naturwasser mit und ohne Kohlensäure, Tee *Mit Maß und Vernunft zu genießen:* Kaffee	wichtig, trinken Sie regelmäßig, auch wenn Sie keinen Durst haben!	*Mangel:* Verstopfung

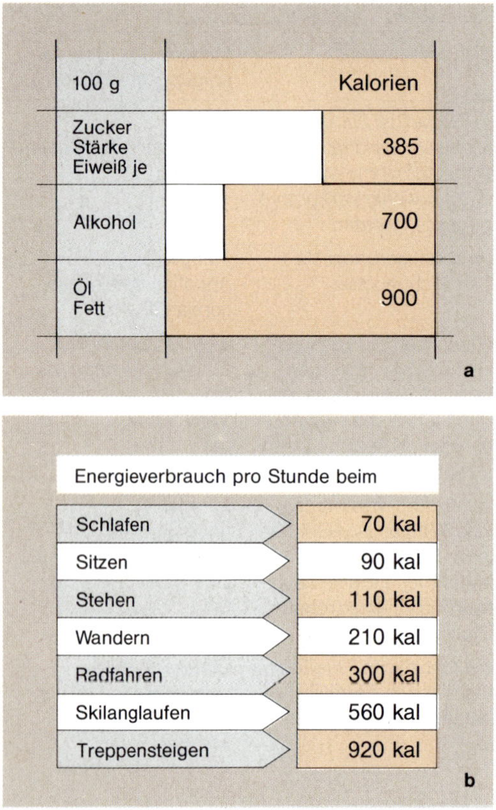

Abb. 8.**4** Energiezufuhr (Kalorien) und Energieverbrauch müssen sich die Waage halten. **a** Energiezufuhr pro 100 g Nahrung. **b** Energieverbrauch pro Stunde bei Bewegungen.
Hier wird der Zusammenhang Bewegung und Ernährung sichtbar.

Die wichtigsten Ballaststoffträger sind aus Abb. 8.**5** ersichtlich; die täglich wünschbare Menge von 40 g setzt sich aus Vollkornprodukten, Gemüse und Früchten zusammen.

Körperliche Aktivität

Körperliche Inaktivität bewirkt auch größeres Körpergewicht und damit erhöhten Blutdruck und führt zusammen mit häufigem Rauchen zu vermehrten Herzattacken.
Körperlich aktive Menschen sind im allgemeinen schlanker und haben ein geringeres Körpergewicht. Sie sind zudem weniger streßanfällig, neigen weniger zu Stoffwechselstörungen und Herz-Kreislauf-Problemen.
Eine *mäßig anstrengende, regelmäßige* und *andauernde* körperliche Aktivität sollte deshalb selbstverständlicher Teil des Tagesablaufes sein (S. 157f.).

8.3.3. Ernährung und Lebensalter

Von besonderer Bedeutung ist die Ernährung bei Kindern und Jugendlichen im Wachstumsalter und bei älteren Menschen (Ernährung im Alter S. 950). Zu beachten ist:

- Bei *Kindern* und *Jugendlichen* wird Eß- und Trinkverhalten geprägt: Übergewichtige Kinder werden mit größter Wahrscheinlichkeit zu fettleibigen Erwachsenen. Die Weichen zu Fehlernährung und Fettsucht werden sehr früh gestellt (Konsum von Süßigkeiten, „Hamburgern").
- Bei *älteren Menschen* läßt die Funktionsleistung des Verdauungstrakts allmählich nach, auch sinkt der Energieverbrauch infolge geringerer Aktivität. Daraus ergeben sich folgende Empfehlungen:
  - *Reduzierung der Quantität.* Leichte Mahlzeiten (die Aufnahme von Fett auf mehrere Mahlzeiten verteilen), Kochsalzzufuhr verringern (entlastet das Herz-Kreislauf-System), Alkohol nur in mäßigen Mengen und nur zur Unterstützung der Verdauung bei den Mahlzeiten.
  - *Flüssigkeitszufuhr* beachten. Der alte Mensch trinkt meist zu wenig. Flüssigkeitsmangel im Organismus kann zu schwerwiegenden Problemen führen: Ausscheidungsstörungen, ungenügende Durchblutung des Gehirns mit Unfallneigung (vor allem im Sommer zu beachten!) usw.

8.3.4. Heilwirkung des Fastens

Essen und *Nichtessen* sind wie Wachen und Schlafen zwei Pole des einen Lebens. Essen am Tag und Fasten in der Nacht gehören so selbstverständlich zum Lebensrhythmus, daß wir uns kaum darüber Gedanken machen. Nur wenn wir am Abend spät gegessen haben, fällt uns auf, daß am Morgen der Appetit fehlt. Ein Zeichen dafür, daß für den Körper die „notwendige Fastenzeit" noch nicht beendet ist, sie wurde verschoben. Nicht umsonst nennt der Engländer das Frühstück „breakfast" = Fastenbrecher. Wer in der Nacht nicht gefastet hat, braucht eigentlich kein Frühstück. Die

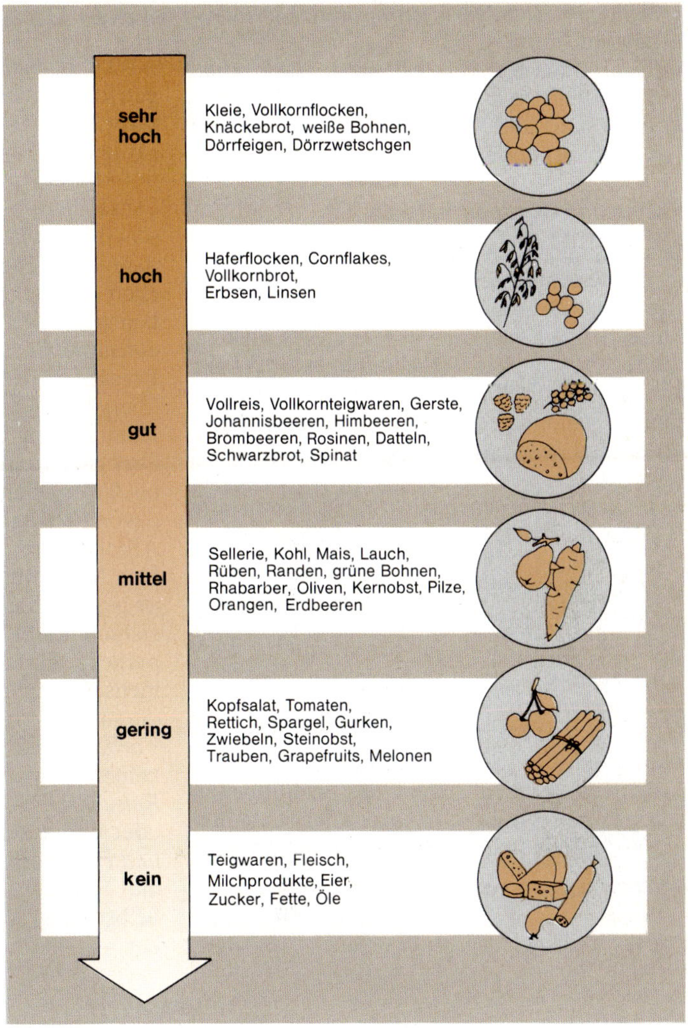

Abb. 8.**5** Gehalt an Nahrungsfasern und Ballaststoffen. Fasergehalt pro Portion: mehr als 9 g – sehr hoch, mehr als 5 g – hoch, mehr als 2 g – gut, unter 2 g – mittel.

ideale *nächtliche Fastenzeit* beträgt 10–12 Stunden. In dieser Zeit ist der Stoffwechsel besonders aktiv. Die dafür notwendigen Energien holt der Körper aus seinen Depots.

Fasten und Kranksein

Dazu H. Lützner (1987): „Auch der Kranke braucht Zeiten des Fastens. Wir können das bei Mensch und Tier beobachten. Das fiebernde Kind lehnt Nahrung ab und verlangt nur nach frischen Säften. Der kranke Hund verkriecht sich in seine Hütte und frißt tagelang nichts. Kranke Lebewesen also tun instinktiv das Richtige: *sie fasten*.

Der kranke Organismus braucht zur Gesundung Zeit und Kraft für sich selbst. Die notwendige Energie für die Wiederherstellung kranker und die Neubildung gesunder Zellen gewinnt er aus seinen körpereigenen Nahrungsdepots. Indem er fastet, spart er sich die Verdauungsarbeit, die 30% des gesamten Energieaufwands beansprucht, und nutzt die freiwerdende Energie für die Heilarbeit. Dieses instinktive Fasten im Fieber oder bei manchen anderen Krankheiten ist eine großartige Selbsthilfe der Natur. Wir wissen genau, daß Fieber und Fasten für jeden sonst gesunden Menschen hochwirksame Heilungshilfen sind:

- Sie haben eine starke Zerstörungskraft für eingedrungene Bakterien.

- Sie hemmen die Ausbreitung und das Wachstum von Viren.
- Sie erhöhen die Abwehrkraft des Blutes und der Zellen.
- Sie steigern die Ausscheidung von Gift- und Krankheitsstoffen."

Fasten und Gesunderhaltung

In allen alten Hochkulturen und Religionen hat das Fasten einen hohen Stellenwert. Nach einer Zeit der Überernährung wird dem heutigen Menschen die heilsame Wirkung des Fastens wieder bewußt. *Heilfastenkuren* werden zur Schonung, Entschlackung und Entgiftung empfohlen. Schipperges (1988) beschreibt die *Motivation* und *Indikation* solcher Fastenkuren wie folgt:

- *Medizinisch* gesehen bewirkt das Fasten eine Entlastung des Kreislaufs und der Verdauungsorgane.
- *Diätetisch* gesehen kommt es zu einer Rücknahme des Übergewichts und dabei in der Regel auch zu einer gewünschten „Entschlackung".
- *Ästhetisch* gesehen fallen die verschiedenen Gesichtspunkte ins Auge, man denke nur an das modische „Schlank ist beautiful"!
- *Religiös* gesehen stehen die traditionellen Exerzitien mit ihren Übungen der Buße und einer allgemeinen Verzichtshaltung im Vordergrund.

> Noch wichtiger als *Radikalfastenkuren* von Zeit zu Zeit ist die *Mäßigung im Alltag.*

Sonderdiäten im Sinne eines Teilfastens tragen bei kurmäßiger Anwendung – am wirksamsten im Frühjahr und Herbst – besonders dann zur Festigung und Erhaltung der Gesundheit bei, wenn Übergewicht, Störungen der biologischen Grundfunktionen oder Organschwächen vorliegen. Das *totale Fasten* als „Nulldiät", als „kohlenhydratsubstituiertes Saftfasten", etwa nach Buchinger-Lützner, oder als „Molkenkur" mit Protein- und Kohlenhydratsubstitution mit den Zielen einer umfassenden Gewichtsreduktion und Umstimmung des Stoffwechsels ist Aufgabe von Kliniken und Sanatorien unter ärztlicher Leitung und wird mit unterstützenden Maßnahmen, vor allem Bewegungstherapie, kombiniert.

8.3.5. Umgehen mit Alkohol

Als kulinarisches Genußmittel in kleinen Mengen ist Alkohol nicht schädlich. Aber es stimmt nicht, daß er notwendig ist, um Gemütlichkeit, Fröhlichkeit und gute Laune zu schaffen. Alkohol in kleinen Mengen kann für viele ein Lebenselixier sein (als Göttertrunk wurde er ja schon in alten Zeiten besungen). Er wird erst dann zum Feind, wenn aus dem „gelegentlichen oder täglichen Gläschen" eine Gewohnheit geworden ist. Der Übergang zum *Alkoholabusus* ist fließend. Alkohol als Hilfsmittel zur Erzeugung von Wohlbefinden schafft zwar vorübergehend ein Leichtigkeitsgefühl, beseitigt Hemmungen und erleichtert Kontakte, birgt aber gleichzeitig die Gefahr der Enthemmtheit bis Unzurechnungsfähigkeit. Wird ein Mensch davon abhängig, hat die Sucht begonnen. Der Alkohol wird zum Problem.

Der Alkoholiker im fortgeschrittenen Stadium ist psychisch und körperlich krank. Ohne *Entziehungskur* wird der geistig-seelische und körperliche Zerfall unumgänglich (Delirium tremens, Leberzirrhose, Fettleber). Dazu kommt die soziale Problematik.

Vorbeugen ist besser als heilen, d. h. wenig oder keinen (bzw. kontrolliert) Alkohol trinken. *Ratschläge* für von der Sucht bereits Betroffene oder deren Angehörige geben die *Beratungs- und Fürsorgedienste für Alkoholgefährdete* und die *Abstinenzorganisationen*: Blaues Kreuz, Selbsthilfegruppen der Anonymen Alkoholiker = AA (unter AA im Telefonbuch auffindbar) u. a.

8.4. Pflegeplanung: essen und trinken

8.4.1. Situationseinschätzung

Essen und Trinken ist ein wichtiges Thema in kranken Tagen, sowohl daheim wie im Krankenhaus. Bei der Situationseinschätzung geht es daher nicht nur darum, *Störungen* zu erfassen, sondern um Fragen wie diese:

- Kann das gewohnte Eßverhalten aufrechterhalten werden?
- Braucht der Kranke Beratung bezüglich Kostform oder/und Unterstützung bei der Nahrungszubereitung (daheim) oder bei der Nahrungsaufnahme?
- Wie beeinflußt seine seelisch-geistige Stim-

Checkliste: essen und trinken
☐ Ernährung ☐ Essen ☐ Trinken ☐ Eßgewohnheiten
Die folgenden Fragen dienen exemplarisch der Situationseinschätzung (S. 102ff.)
☐ Die Eß- und Trinkgewohnheiten und kulturbedingte Eßsitten sind bekannt ☐ Änderungen (Einschränkungen) der Ernährungs- und Trinkmenge sind bekannt. Die Diätassistentin ist für notwendige Informationsgespräche bestellt ☐ Die Situation des Kranken und die angebotene Ernährung entsprechen sich ☐ Die Hilfe beim Essen ist angepaßt (soviel als nötig, so wenig wie möglich) ☐ Wünsche für die Mahlzeiten können geäußert werden ☐ Bei Ausfall der Nahrungsaufnahme durch den Magen-Darm-Trakt ist die Mundtoilette gewährleistet, die Kautätigkeit wird (wenn möglich) angeregt ☐ Die Wirkung/Auswirkung der Diät wird wahrgenommen durch den Kranken selbst und durch uns. Er ist für die Mitarbeit motiviert ☐ Vor der Nahrungsaufnahme wird, wo nötig, für Schmerzfreiheit gesorgt ☐ Das äußere Milieu wirkt „appetitanregend" (Zimmer gelüftet, aufgeräumt, die Lagerung ist angepaßt usw.) ☐ Kostform und Gebißaktivität stimmen überein ☐ Angehörige und Freunde wissen, ob Nahrungsmittel/Getränke mitgebracht werden dürfen (oder nicht) ☐ Gesundheitserziehung (Qualität und Quantität der Nahrung, Lebensgewohnheiten) wird in die Pflegeplanung integriert ☐ ...... ☐ ......

mungslage den Appetit bzw. das Eßverhalten?
- Entspricht die angebotene Ernährung seinen Bedürfnissen und Wünschen?

In diesem Zusammenhang ist auch an *„die Fremden"* zu denken. Sie kommen aus uns fremden Kulturen mit fremden Eßgewohnheiten, oder sie stammen aus anderen Sozialschichten, gehören einer anderen Generation an. Der einzelne ist durch sein Gewordensein geprägt und ist nicht in jedem Fall bereit, dies zu verändern.

Eine Checkliste (s. oben) kann als Hilfe zur Situationseinschätzung und als Ausgangspunkt zur individuellen Pflegeplanung dienen.

8.4.2. Standardisierter Pflegeplan

Die **Ziele** richten sich auf die Gesundheitsförderung, die Gesunderhaltung und die Unterstützung bei Problemen und Funktionsstörungen. Schwerpunktmäßig beinhalten sie
- Erreichung und Aufrechterhaltung einer optimal möglichen Ernährung bzw. des Sollgewichts;
- Akzeptanz neuer Eßgewohnheiten. Das kann sein:
  - ausgewogenes Eßverhalten
  - Erhaltungs- oder Reduktionsdiät.

Die **Maßnahmen** sind vielfältiger Natur:
- Unterstützen und/oder stellvertretende Übernahme von Essen und Trinken;
- begleiten in Krisensituationen (bei schweren Eßstörungen oder bei Unvermögen der natürlichen Nahrungsaufnahme);
- Mithilfe bei diagnostischen und therapeutischen Maßnahmen wie Sondenernährung, Magenspülung usw.;
- Gesundheitsbildung, -beratung und -erziehung bezüglich Eßgewohnheiten und Eßverhalten im weitesten Sinn.

Die **Pflege** betrifft Patienten
- mit Gesundheitsproblemen jeder Art; schon geringe Störungen des inneren Gleichgewichts (z.B. Fieber oder Trauer) gehen mit

Appetit- oder Verdauungsproblemen einher;
- mit Erkrankungen des Magen-Darm-Trakts (Kap. 21), des Leber-Galle-Systems (Kap. 22) und der Bauchspeicheldrüse (Kap. 23);
- mit Problemen im HNO-Bereich (Kap. 30), insbesondere bei Behinderung oder Schmerzen im Rachen oder Hals.

Die **Bewertung** der Wirksamkeit der Pflege beinhaltet die Beurteilung der gegebenen Pflege, die Neueinschätzung der Situation, u.U. die neue Ausrichtung bei Veränderungen beim Patienten oder bezüglich der Pflege. Als Standortbestimmung kann sie auch ein Schritt des Copingprozesses sein (S. 70ff. u. 264).

Pflegemaßnahmen

8.5. Krankenkost

Für die Krankenkost gelten grundsätzlich die Regeln der gesunden Ernährung (S. 253f.). Außer bei einigen ausgesprochenen Diätformen kann der Patient heute vielerorts sein Menü auch im Krankenhaus selber wählen und zusammenstellen. Meist stehen drei Kostformen zur Verfügung:
- *Vollkost* – normales Essen;
- *leichte Kost* – leicht verdaulich, nicht blähend;
- *pürierte Kost* für Patienten mit eingeschränktem Kau- und Schluckvermögen oder für die erste postoperative Phase (Wiederbeginn der oralen Ernährung) sowie nach Augen- bzw. Hals-Rachen-Operationen, oder bei Tumoren im Bereich des Ösophagus. Für Patienten mit eingeschränktem Schluckreflex (Hemiplegie) eignet sich die *weiche Kost* u.U. besser als pürierte.

Viele Krankenhäuser stellen *zusätzlich* zur Auswahl:
- Birchermüsli, Joghurtmüsli,
- vegetarische Kost,
- kalte Teller (Käse-, Fleisch- oder Salatteller).

8.5.1. Diät und Diätberatung

Unter Diät versteht man eine besondere Kostform, die der gestörten Funktion eines Organs Rechnung trägt = *therapeutische Kost*. Eine vorübergehende Einschränkung (z.B. postoperativ) schafft meist keine großen Probleme. Anders ist es bei einer Diät, die der Patient über längere Zeit (z.B. Reduktionsdiät bei Übergewicht) oder sogar ein Leben lang einhalten muß.

Die drei wichtigsten betroffenen Krankheitsgruppen sind:
- chronische Stoffwechselstörungen (z.B. Diabetes mellitus),
- Malabsorptionen und Maldigestionen (Zöliakie/Sprue, Morbus Crohn),
- chronische Nierenerkrankungen (chronische Niereninsuffizienz).

Die **Diätberatung** ist ein wichtiger Teil der ganzheitlichen Pflege. Sie muß frühzeitig in die *Pflegeplanung* einbezogen werden. Gemeinsam mit der Ernährungsberaterin müssen Wege für die bestmögliche Anpassung (*Copingstrategien* S. 70f.) gesucht werden. Grundsätzlich sind dabei vier Phasen zu berücksichtigen:
- Phase des *Orientierens*. Hier geht es um die Information über die ernährungswissenschaftlichen Erkenntnisse und um die Möglichkeit zur Lösung des Problems.
- Phase der *Identifikation*. Der Patient lernt, die notwendigen Einschränkungen zu verstehen und auf die angebotenen Richtlinien zu reagieren.
- Phase der *Nutzung*. Der Patient kann die angebotenen Strategien für sich umsetzen.
- Phase der *Autonomie*. Der Patient kann selbständig und unbeaufsichtigt mit seiner neuen Situation zurechtkommen.

8.5.2. Tee und Teezubereitung

Wir haben uns so sehr an die Fertigtees gewöhnt, daß wir uns kaum noch Gedanken machen über deren Wirkung und Zubereitung. Im folgenden einige Informationen:

Fertigtee gibt es als Filterbeutel und als Instant-Tees (Sprühextrakte, Granulate).

- *Filterbeutel* sind bequem anzuwenden, die Dosierung ist festgelegt. Weil die ätherischen Öle leicht verloren gehen, sollten Teebeutel in aromadichten Folien eingeschweißt sein (was bei Billigpackungen nicht der Fall ist).
- *Sprühextrakt-Instant-Tees* enthalten relativ wenig kohlenhydrathaltige Träger, sie sind deshalb auch für Diabetiker geeignet.
- *Granulat-Tees* bestehen nur zu 2–3% aus Pflanzenextrakt, sie sind bloße Durstlöscher.

Heilpflanzentee. Die Wirkung eines Tees mit mehreren Wirkstoffen besteht in der Mobilisierung körpereigener Abwehrkräfte. Teemischungen eignen sich deshalb zur Prävention und als begleitende Therapie bei Erkrankungen.

Zubereitung. Es gibt drei verschiedene Zubereitungsarten:

- *Aufguß:* Der Tee wird mit kochendem Wasser übergossen, man läßt ihn ziehen (meist 10 min), seiht ab oder preßt den Rückstand aus.
- *Abkochung.* Die Kräuter werden kalt angesetzt, im Wasserdampfkocher erhitzt und warm abgeseiht.
- *Kaltauszug.* Die Tees werden mit Wasser, Alkohol oder anderen Auszugsmitteln über einen längeren Zeitraum kalt extrahiert.

Dosierung. Sie richtet sich nach der Art der Wirkstoffe (Wurzeln, Hölzer, Blätter, Blüten, Samen) oder der Mischung.

Standarddosierung: 1–2 Teelöffel Tee werden mit einer Tasse (150 ml) kochendem Wasser übergossen und nach 10–15 Minuten abgeseiht und ausgedrückt.

Tee und Zucker. Für die Wirkung des Tees ist Süßen nicht erforderlich, gelegentlich jedoch für den Geschmack. Empfehlenswert ist Süßen mit Rohrzucker oder Honig (unbedingt bei Hustentees) oder für Diabetiker mit künstlichen Süßstoffen.

Aufbewahrung. Tee mit ätherischen Ölen sollten in Behältern, die dicht schließen, aufbewahrt werden; ideal sind Dosen aus Porzellan, Holz oder Weißblech (sie sind lichtundurchlässig!); nicht geeignet ist Kunststoff (Wirkstoffminderung). Tees brauchen einen kühlen und trockenen Standort.

Heilkräuter gegen Magenbeschwerden

Vieles liegt uns schwer auf dem Magen: Er wird nervös, gereizt und reagiert mit Schmerzen. Hier können *Kräuter* helfen, z. B.

- *Kalmus.* Der hohe Gehalt an ätherischen Ölen und die Bitter- und Gerbstoffe wirken gut bei Appetitlosigkeit, Völlegefühl, Magendruck und krampfartigen Beschwerden.
  Der *Tee* wird aus der Wurzel als Aufguß (s. oben) zubereitet. Der frisch zubereitete Tee wird warm zu den Mahlzeiten getrunken.
- *Kamille* wirkt günstig bei akuten und chronischen Magenentzündungen. Der *Tee* wird aus den Blüten (ebenfalls als Aufguß) zubereitet. Den frisch zubereiteten Tee vor dem Essen oder während der Mahlzeit mäßig warm trinken.
  Als *Rollkur*: Morgens nüchtern eine Tasse warmen Kamillentee ungesüßt in kleinen Schlucken trinken und dann je 5 Minuten auf den Rücken, auf die rechte Seite, auf den Bauch und auf die linke Seite liegen – also „herumrollen“, so daß der Tee den Magen umspült.
- *Leinsamen* wirkt als Gleit- und Quellmittel zur Behandlung von Verstopfung, als Schleim bei Verdauungsbeschwerden und bei Magen-Darm-Katarrh.
  Zubereitung des Schleims: Einen gehäuften Teelöffel unzerkleinertem Samen mit einer Tasse kaltem Wasser übergießen und mehrere Stunden lang ziehen lassen. Anschließend den Schleim abgießen und leicht erwärmt trinken, am besten dreimal täglich eine Tasse, morgens nüchtern und jeweils eine halbe Stunde vor den Mahlzeiten.

8.6. Unterstützende Maßnahmen

8.6.1. Unterstützen beim Essen

Es gilt alles, was zu „beeinflussenden Faktoren“ und „gesunde Ernährung“ schon gesagt wurde. Im folgenden einige zusätzliche Denkanstöße:

Eßkultur. Was möglich ist, soll auch im Krankenhaus möglich gemacht werden: Sauberkeit (Tisch, Tablett, Serviette), ruhige Atmosphäre, hübsches und zweckmäßiges Herrichten der

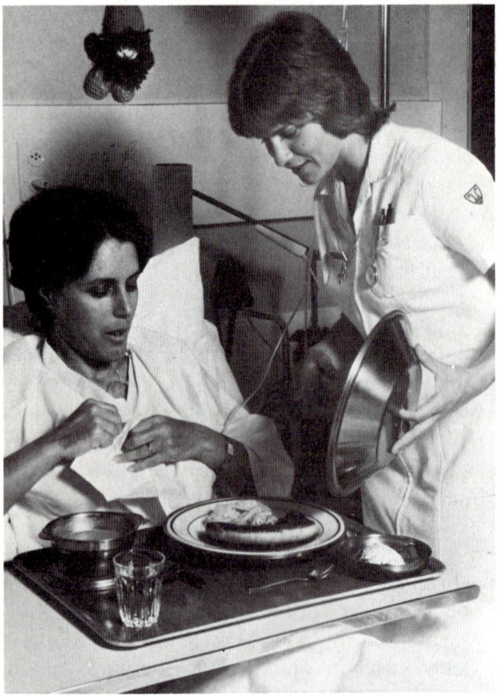

Abb. 8.**6** Servieren des Essens. Kontrolle des bestellten Menüs. Aufmunterung der „appetitlosen Patientin".

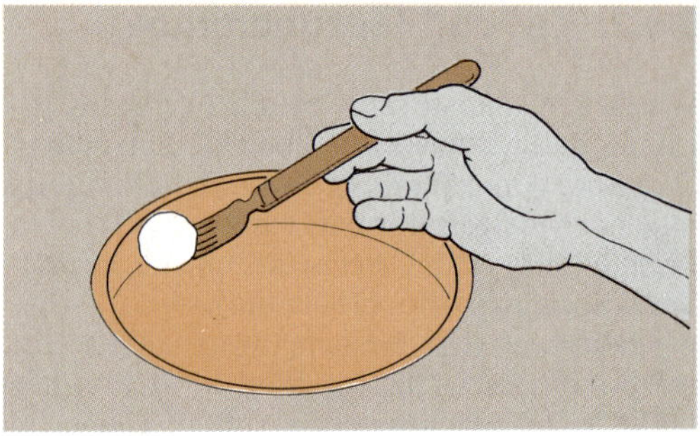

Abb. 8.**7** Teller mit extrahohem Rand, damit die Speise nicht wegrutschen kann.

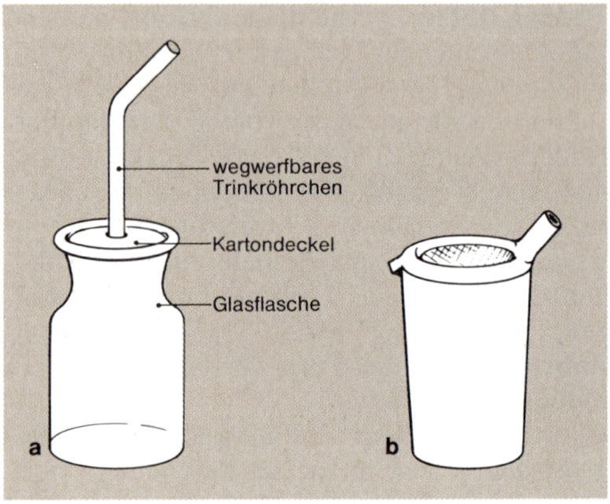

Abb. 8.**8** **a** Flaschenglas, **b** Schnabelbecher.

Eßgegenstände. Wenn immer durchführbar, Patienten am Tisch essen lassen (Gemeinschaft pflegen und plaudern lockert!).
Hilfe beim Essen: soviel als nötig, sowenig als möglich, der Patient darf nicht unter- oder überfordert werden.

- *Bettlägerige Patienten* gut aufsitzen lassen, den Krankentisch auf der richtigen Höhe (Abb. 8.**6**) fixieren.
- *Behinderte Patienten* in die bestmögliche Position bringen, evtl. Zahnprothesen reichen, Hilfsmittel einsetzen. Das Angebot ist heute groß, häufig sind die Pflegenden zu wenig orientiert über vorhandene oder mögliche *Eßhilfen*, die anzufordern sind.

Eß- und Trinkhilfen sind z. B.:

- Eßgeschirr, das in seiner Formgebung verhindert, daß Speisen über den Tellerrand geschoben werden;
- aufsetzbarer Tellerrand für Normalteller oder Teller mit extra hohem Rand (Abb. 8.**7**);
- Handgriffe für Becher und Tassen;
- Trinkbecher mit Mundstück, Spezialtassen (Abb. 8.**8**);
- Eierbecher mit Saugfuß (verhindert Wegrutschen);
- Spezialbesteck für die rechte oder die linke Hand (Abb. 8.**9**);
- Besteckhalter mit Handschlaufen;
- Non-Slip-Maps, die das Wegrutschen von Teller und Glas verhindern.

Esseneingeben erfordert großes Einfühlungsvermögen. Bei der Verteilung der Arbeit sollen einerseits die individuellen Bedürfnisse des Patienten Priorität haben und andererseits die Begabungen und Grenzen der Pflegenden berücksichtigt werden. Esseneingeben ist weniger eine Sache des Könnens als eine Sache des Einfühlens, der Zuwendung und der Geduld. Oft

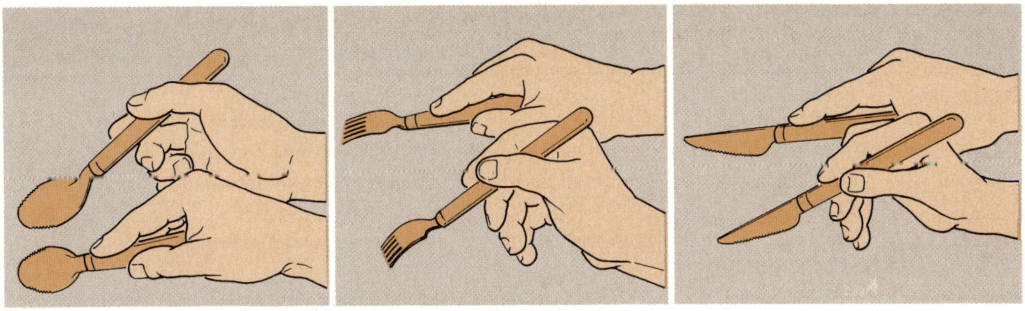

Abb. 8.**9** Löffel, Gabel, Messer für Personen, die beim Essen nur eine Hand zur Verfügung haben.

sind auch unter dem Pflegehilfspersonal in diesem Sinn begabte Menschen anzutreffen. Die Schwester soll solche Talente sehen, fördern und einsetzen, ohne die Verantwortung abzutreten. Bevor sie die Aufgabe einer Hilfe oder einem Angehörigen überläßt, vergewissere sie sich über den vorhandenen Schluckreflex des Patienten.

Nahrungskarenz sollte begründet, die vorgesehene Dauer angegeben, unkooperative Patienten sollten überwacht werden. Nach Operationen im Bereich des Magen-Darm-Trakts spielt sie eine wichtige Rolle. Die parenterale Ernährung ist so lange nötig, bis gute Darmtätigkeit vorhanden ist und die Nähte belastbar genug sind.

Gesundheits- und Krankenpflege ist auch, das Eßtablett des Kranken (z.B. weil er Geburtstag hat, das erste Mal wieder essen darf oder einfach, um den Alltag aufzuhellen) mit einer Blume zu schmücken. „Ihrem Herzen müßte man schenken, nicht ihrer Hand" (nicht ihrem Magen) meint Rilke. Und „der Mensch lebt nicht vom Brot allein..." die Bibel.

8.6.2. Unterstützen beim Trinken

Getränke können in der Küche angefordert oder z.T. in der Teeküche zubereitet werden. Die Verrechnung von Getränken ist unterschiedlich, die entsprechende Information muß Patienten und Personal bekannt sein, damit Unstimmigkeiten vermieden werden können. Bekömmliche Getränke für zwischendurch sind:

- Tee im Filterbeutel in reicher Auswahl (Tab. 8.**3**);
- Mineralwasser mit und ohne Kohlensäure;
- Frucht- und Gemüsesäfte;
- Milchgetränke, Ovomaltine, Joghurt;
- Bouillon, Schnellsuppen;
- Eiweißcocktail (z.B. 1 Ei, ½ Joghurt oder/und Fruchtsaft).

Trinken. Glas oder Tasse sind je nach Behinderungsgrad durch Schnabelbecher, Schnabeltasse oder Spezialgläser (Abb. 8.**8**) zu ersetzen oder durch Trinkröhrchen (gerade, gebogene) zu ergänzen. Bei der Wahl der Hilfsmittel soll das Empfinden des Patienten berücksichtigt werden. Für Patienten, die viel trinken müssen, sind eine Thermosflasche mit warmem Tee und/oder eine Flasche Mineralwasser sowie ein sauberes Trinkgefäß bereitzustellen.

Für die *Notierung* der getrunkenen Flüssigkeit ist diejenige Pflegeperson verantwortlich, die das Getränk bringt bzw. abräumt. Der Patient soll möglichst aktiv in die Bilanzierung (S. 1028) mit einbezogen werden.

8.6.3. Hilfe bei Eßstörungen

Bei den auf S. 249f. erwähnten Eßstörungen *Magersucht* (Anorexia nervosa), der *Eß-Brech-Sucht* (Bulimia nervosa) und der *Fettsucht* (Adipositas) handelt es sich zum größten Teil um „Frauenkrankheiten", weshalb die Ursache auch im gesellschaftlichen Bereich gesucht werden muß.

Die *Frauenrolle*, die soziale und familiäre Situation (Beziehungsgefüge) sowie das Selbstbild müssen befragt werden. Die *Hilfe* kann deshalb nur unter Einbeziehung des psychosozialen Kontextes geschehen und bedarf der interdisziplinären Zusammenarbeit (Arzt, Psychologe, Pflegegruppe, Angehörige *und* Patientin).

Tabelle 8.**3** Teesorten

Arten	Anwendung	Zubereitung	Wirkstoffe
Schwarztee	stimulierend stopfend	übergießen, nicht kochen längere Zeit ziehen lassen ohne Zucker trinken	
Zinnkraut	diuretisch wirkender Tee, desinfiziert die Harnwege	übergießen, ziehen lassen	
Fenchel	regt die Darmperistaltik an, leicht diuretisch, hustenlösend	kalt aufsetzen und zum Sieden bringen	ätherische Öle
Hagebutten	hauptsächlich als gutschmeckendes Getränk (heute gebrauchsfertig, als Einmalportion zum Übergießen erhältlich)	kalt aufsetzen und kochen (gilt für die gedörrten Früchte)	Vitamin C und Zitronensäure, Zucker
Kamille	krampflösende Wirkung bei Magen-Darm-Krämpfen (auch äußere Anwendung mit leicht desinfizierender Wirkung)	anbrühen	ätherische Öle
Lindenblüten	fiebersenkende Wirkung, durstlöschend	anbrühen	ätherische Öle
Pfefferminz	anregend auf die Gallensekretion, beruhigend, krampflösend	anbrühen	ätherische Öle
Salbei	entzündungswidrig, besonders zum Spülen und Gurgeln der Mund- und Rachenhöhle	aufsetzen, zum Sieden bringen	ätherische Öle
Wermut	anregend auf die Verdauungssäfte, appetitanregend (in großen Dosen ein Gift!)	Wermutblätter im Sieb übergießen, Tee löffelweise zu sich nehmen	Bitterstoffe ätherische Öle
Sennesblätter Sennesschoten	als Abführtee	am Morgen kalt ansetzen, am Abend kalt oder warm trinken, nicht kochen	harzähnlicher Stoff

Voraussetzung für die Behandlung ist die Einsicht der Patientin und ihr Wille zur Veränderung.
Das **Ziel** liegt im Wiederlernen eines normalen Eßverhaltens.
Die **Maßnahmen** betreffen das
- Ergründen der Ursache der Eßstörung;
- Einüben neuer Fähigkeiten zur Streßbewältigung, Konfliktbearbeitung, Problemlösung durch das Erarbeiten von Bewältigungsstrategien (Copingverhalten S. 70f.);
- Erarbeiten eines neuen Selbstkonzepts: Körperbild (bewußtere Körperwahrnehmung), Selbstachtung (persönliche und soziale Identität) und gesunder Eßgewohnheiten.

Die eigentliche Therapie kann ambulant oder stationär erfolgen. In vielen Fällen ist es gut, die Therapie mit einem *stationären* Aufenthalt einzuleiten und die Weiterbetreuung ambulant fortzusetzen. In diesem Fall obliegen der Pflegegruppe:
- *Überwachung* des Eß- und Trinkverhaltens, die Gewichtskontrolle,
- *Begleitung* in einer sehr kritischen Phase des Lebens,
- *Unterstützung* der Bemühungen um Veränderung und Heilung.

Im folgenden ein Beispiel:

Anorexia nervosa

Die Anorexia (Pubertätsmagersucht) ist eine schwere Krankheit, die besonders Mädchen und junge Frauen, selten das männliche Geschlecht betrifft. Es handelt sich dabei um den unbewußten Versuch, die Entwicklung zur Frau rückgängig zu machen. Wenn diese Regression ein bestimmtes Maß überschreitet (Gewichtsabnahme um mehr als 30%, Amenorrhö), wird sie zum Dauerzustand.
Die *Gewichtsabnahme* wird unterhalten durch
- Fasten,
- Laxanzien- und/oder Diuretikaabusus,
- Schlankheitskuren (medikamentös),
- Hyperaktivität (dynamisch-ehrgeizige Typen),

- forciertes Erbrechen (abgelöst von „Freßsuchtphasen“).

Über längere Zeit geht es den Patienten gut: Verzerrung der Realität. Man spricht von primärem Krankheitsgewinn oder unbewußter Selbstbestrafung. Die Anorexia ist der Preis für die scheinbare Konfliktlosigkeit. Der sekundäre Krankheitsgewinn wird von der Umwelt erwartet, d.h., die Krankheitssymptome gelten als legaler Anspruch auf Zuwendung.

Therapie und Pflegeplan

Ziel der Behandlung ist das Bewußtmachen der Probleme, d.h. das Auflösen der Regression. Nur durch Verstehen kann eine Veränderung eintreten. Parallel zur Einzeltherapie ist meist eine Familientherapie notwendig. In schweren Fällen muß die Patientin in ein Krankenhaus eingewiesen werden, da die Abmagerung lebensbedrohlich werden kann.

Bei Betreuung auf einer Station gilt:

- gute Zusammenarbeit mit dem Psychiater; gemeinsam werden die Behandlungsziele festgelegt und auftretende Probleme besprochen.
- Einheitliches Vorgehen und diszipliniertes Verhalten aller Mitglieder der Pflegegruppe ist Voraussetzung für das Gelingen der Therapie.
- Niemand darf vom genau festgelegten Behandlungsplan abweichen. Diese Patienten haben eine besondere Begabung, Schwachstellen in der Gruppe zu entdecken und auszunützen.

Beispiel für ein Behandlungsprogramm, das mit der Patientin besprochen und von allen genau eingehalten werden muß:

- Tägliche Gewichtskontrolle mit leerer Blase, durch Patientin selber, Führen einer Gewichtskurve.
- Patientin darf nicht allein auf die Toilette, ins Bad, zur Naßzelle gehen (sie erbricht, sobald sie Gelegenheit hat. Aus diesem Grund darf die Patientin auch nicht in einem Einbettzimmer sein).
- Besuchsverbot, bis ein bestimmtes Minimalgewicht erreicht ist. Die Familie muß in der ersten Therapiephase ausgeschlossen werden, damit die Patientin nicht durch gutgemeinte, aber therapiefeindliche Ratschläge beeinflußt wird.
- Bettruhe, „Zimmerarrest“ zur Aktivitätsbremsung.
- Infusionen mit Antidepressiva.
- Hyperkalorische Kost (Patientin muß die Portion aufessen. Kontrolle unerläßlich, d.h., jemand muß beim Essen dabeibleiben).

Eine Heilung ist nur bei ganz konsequenter Behandlung möglich und braucht viel Zeit. Prognostisch rechnet man mit ⅓ Heilung, ⅓ Rückfälle mit Chronifizierung, ⅓ Ausbruch einer Psychose.

8.7. Künstliche Ernährung

Der Begriff „künstliche Ernährung“ bezieht sich nicht auf die verwendeten Nährstofflösungen, sondern auf die von der normalen Ernährung abweichenden Zufuhrwege:

- *parenteraler Zugang* mittels Infusion über einen eingelegten Venenkatheter (Kap. 41),
- *enteraler* Zugang über eine Magen- oder Dünndarmsonde.

Für die Langzeiternährung wird der Weg über die Sonde bevorzugt, da der normalen Ernährung ähnlicher als der Weg über die Vene.

8.7.1. Indikation und Entscheidung

Die künstliche Ernährung – parenteral oder enteral – ist immer dann angezeigt, wenn der Patient *nicht essen will, kann* oder *darf*. Solche Situationen sind z.B.

Er *kann nicht essen:*

- gestört kann der Kau- und Schluckakt sein, z.B. durch Lähmung (Zustand nach Apoplexie), Stenose, Verletzung;
- Bewußtseinsstörungen, Verwirrtheitszustände.

Er *darf nicht essen:*

- Operation im Mund-, Rachen-, Ösophagus- und im Magen-Darm-Bereich.

Er *will nicht essen:*

- Eßstörungen, wie z.B. bei der Anorexia nervosa.

Zugänge für die Sonde

- *Nasogastraler Zugang.* Die Magensonde wird durch die Nase eingeführt – üblicher Zugang.
- *Perkutane endoskopisch* kontrollierte Gastrostomie (PEG). Während der Magenspiegelung wird ein Katheter (also unter Sicht) in den Magen oder Dünndarm gelegt.
- *Feinnadeljejunostomie* (FKJ). Im Rahmen eines abdominalen Eingriffs wird der Katheter (Jejunocath) in den Dünndarm eingeführt. *Pflege* und *Verbandwechsel* entsprechen den allgemeinen Prinzipien: Die Austrittsstelle des Katheters wird aseptisch versorgt, mit einer „Halteplatte“ abgedeckt und fixiert. Bei reizlosen Wundverhältnissen genügt es, den Verband ein- bis zweimal pro Wo-

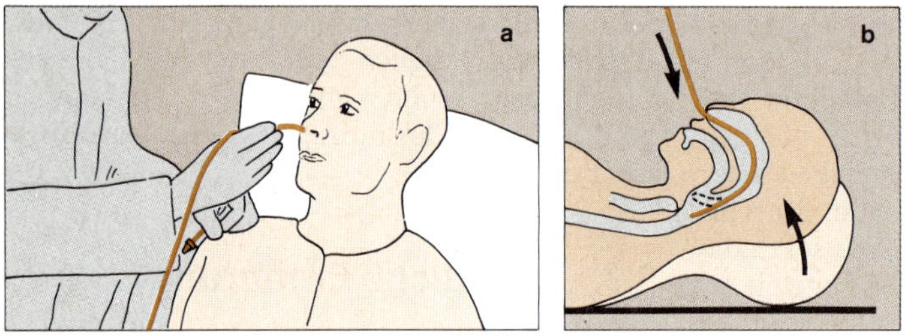

Abb. 8.**10** Einführen der Sonde. **a** Beim sitzenden Patienten die Sonde etwa 10 cm vom unteren Ende entfernt anfassen und zügig waagerecht am Boden des unteren Nasengangs einführen; die Sonde weiter vorschieben. **b** Bei liegenden Patienten die Sonde senkrecht von oben in den unteren Nasengang einführen.

che zu wechseln. Ansonsten gibt es für den Patienten keine Einschränkungen. Baden und Duschen sind erlaubt (anschließend den feuchten Verband wechseln). Die *Sondenkost* wird mittels spezieller Ernährungspumpe – z. B. Frenta-System (Gebrauchsanweisung der Firmen beachten) – appliziert.

Verantwortungsbereich

Die *Entscheidung* für das Legen einer Sonde und die anschließende Sondenernährung liegt beim Arzt. Grundsätzlich ist auch das Einführen der Sonde eine ärztliche Behandlungsmaßnahme. In seinem Ermessen liegt auch die ethische Entscheidung über das Was, Wieviel, Wielange. Die *Durchführungsverantwortung* für die Pflegegruppe liegt in der sorgfältigen Verabreichung der Sondenkost, im aktiven Begleiten des Patienten und im intelligenten Beeinflussen (Mitsprache, Mitverantwortung) der ärztlichen Entscheidungen. Das Einlegen der Sonde übernehme sie nur auf ausdrückliche Anweisung des Arztes; als Behandlungsmaßnahme ist das Einlegen der Sonde weisungsabhängig.

8.7.2. Einlegen der Sonde

Zur Sondenernährung eignen sich die weichmacherfreien Sonden aus Polyurethan oder Siliconkautschuk; sie sind flexibel und auch bei langer Liegezeit (bis zu mehreren Monaten) gut verträglich.

Benötigte Gegenstände

- Gleitmittel, Siliconspray,
- lokalanästhesierendes Gel oder Spray,
- Stethoskop, pH-Papier,
- Spritze (20 ml) zur Aspiration von Magensaft,
- Pflaster zum Fixieren der Sonde,
- Ernährungssonde, Fettstift.

Vorbereitung

- Patient über Zweck und Vorgehen informieren. Bei Nichtbewußtlosen ist die Akzeptanz sehr wichtig.
- Zwischen dem Legen der Sonde und der letzten Nahrungsaufnahme sollten 6 Stunden vergangen sein.
- Abmessen der Sondenlänge: Nase-Ohrläppchen-Magengrube. Sondenlänge mit Fettstift markieren.
- Die Nasenwege reinigen (schneuzen lassen). Wenn man herausfinden will, welches Nasenloch geeigneter ist, soll der Patient zuerst durch das linke Nasenloch atmen (das rechte ist zugehalten), dann durch das rechte (dabei das linke zuhalten). Die Sonde wird in die durchgängigere Seite eingelegt.
- Sonde vorbereiten: Eine gekühlte oder mit Siliconspray präparierte Sonde läßt sich leichter einführen; evtl. mit Gel oder Öl befeuchten.

Einführen

Beim *sitzenden* Patienten (Abb. 8.**10 a**) und beim *liegenden* Patienten (Abb. 8.**10 b**):

- Handschuhe anziehen.
- Den Patienten bitten, durch den Mund zu atmen (leicht hecheln); dies erleichtert den Vorgang.
- Die Sonde horizontal, d. h. der unteren Nasenmuschel (nicht nach oben = nasale Reflexzonen!) entlang vorsichtig einführen.
- Ist die Sonde ca. 10 cm eingeführt, den Kopf nach vorn beugen lassen und den Patienten zu aktivem Schlucken auffordern (evtl. etwas Tee in kleinen Schlucken trinken lassen, wenn keine Gegenindikation vorliegt).
- Während des Schluckens die Sonde vorschieben; zügig vorgehen beim Passieren des Rachenraumes, um Würgen zu vermeiden.
- Hat die Sonde die vorher bestimmte Markie-

rung am Naseneingang erreicht, so ist sie in der Regel am gastroösophagealen Übergang; sie muß noch 10–20 cm vorgeschoben werden.

Beachte

- Nach-vorne-Neigen des Kopfes (beim sitzenden Patienten) verhindert ein versehentliches Vorschieben in den Kehlkopf.
- Starkes Husten während der Sondenapplikation erfordert sofortiges Zurückziehen der Sonde; sie liegt wahrscheinlich in der Luftröhre. *Bewußtlose* haben keinen Hustenreflex.
  Kontrollmöglichkeit: Beim Auftreten eines federnden Widerstandes die Öffnung der Sonde an das eigene Ohr halten und prüfen, ob Atemluft durch die Sonde strömt.
- Bei Widerstand während des Legens: Die Sonde zurückziehen und erneut vorschieben, dabei leicht drehen – „die Sonde sich einen Weg suchen lassen".
- Bei Würgen rücksichtsvoll, aber bestimmt zum Atmen und Schlucken auffordern.
- Bei Patienten, die stark würgen und Brechreiz haben: Während 2–3 Minuten die Schläfengegend beiderseits leicht beklopfen – Brechreiz verschwindet!

Kontrolle der Lage

Die Sondenspitze sollte in der Magengrube liegen. Die Lage der Sonde wird grundsätzlich nach dem Einlegen und vor jeder Verabreichung von Sondenkost geprüft. Folgende Möglichkeiten stehen zur Verfügung:

- *Aspiration.* Mit 50-ml-Spritze etwas Magensaft aspirieren (evtl. mit Indikatorpapier kontrollieren; die Reaktion sollte sauer sein).
- *Auskultation.* 50-ml-Spritze mit ca. 10 ml Luft füllen und ansetzen; Stethoskop auf das Epigastrum legen (unter der Sternumspitze) und die Luft mit Druck einblasen; Einströmgeräusch (Abb. 8.**11a**).
- *Inspektion.* Besichtigen von Mund und Rachen, ob die Sonde sich nicht aufgerollt hat, evtl. mit Holzspatel und Taschenlampe.
- *Röntgen.* Die meisten Sonden sind vom Material her röntgenpositiv oder haben an der Seite einen röntgendichten Streifen.

Fixieren der Sonde

- Die Sonde auf Höhe des Nasenlochs mit dem Fettstift markieren, im Verlaufsblatt notieren.
- Nasenpartie und anliegendes Sondenstück mit Alkoholtupfer entfetten, damit sie rutschsicher befestigt werden kann.
- Die Sonde so fixieren, daß ein Zurückrutschen sicher verhindert ist und der Patient möglichst wenig von der Sonde gestört wird. Ästhetik beachten!
- Die Fixierung täglich kontrollieren, Pflaster nach Bedarf erneuern. Pflasterstelle mit Alkohol oder Benzin reinigen.
- Zur Nasenpflege gehört das tägliche Eincremen.
- Die Fixationsstelle ist jedesmal ein wenig zu ändern, um Heftpflasterallergie bzw. Hautschädigung zu vermeiden.

8.7.3. Sondenkost

Bei der Frage, ob *industriell* oder selbsthergestellte Sondenkost zu verwenden ist, sind die ernährungsphysiologischen Aspekte zu berücksichtigen. In Tab. 8.**4** sind die Vorteile (+) und die Nachteile (–) zusammengestellt.
Die Sondenkostverordnung ist grundsätzlich Arztsache. Er muß darauf achten, daß die folgenden **Anforderungen** erfüllt sind:

- Der Gehalt an lebensnotwendigen Nährstoffen muß gedeckt sein;
- ausgewogene Zusammensetzung;
- physiologische Konzentration (Osmolarität 300–400 mosm/l);
- frei von unerwünschten Stoffen (insbesondere Lactose);
- gute Fließeigenschaft.

Die *Zusammensetzung* entspricht dem Bedarf:

- Die *niedermolekulare* Diät enthält abgebaute Nährstoffe („vorverdaute") und ist ballaststoffrei.
- Die *hochmolekulare* Diät enthält alle Nährstoffe (Fett, Eiweiß, Kohlenhydrate) in ursprünglicher Form, mit oder ohne Ballaststoffe.

8.7.4. Verabreichung der Sondenkost

Die einfühlsame Zuwendung ist für das Wohlergehen und die Akzeptanz des Patienten ganz besonders wichtig. Wo immer möglich, wird

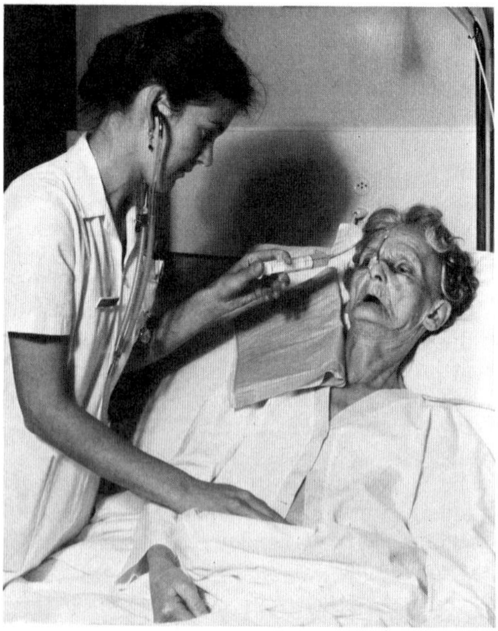

a

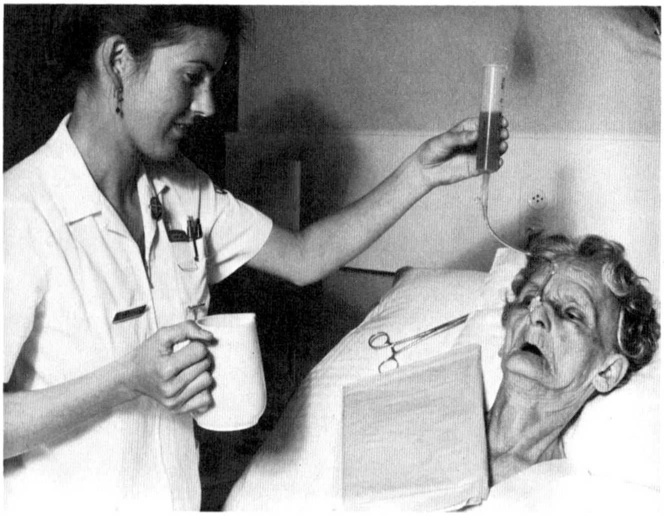

b

Abb. 8.**11** Verabreichen der Sondenkost. **a** Prüfen der Lage der Sonde (Luft → Stethoskop). **b** Verabreichen der Sondenkost mittels Trichter oder Spritzenzylinder.

der Patient mit dem Verabreichungsvorgang vertraut gemacht, damit er in der Lage ist, die Ernährung *selbständig* vorzunehmen. Bei *hilfsbedürftigen* Patienten fällt die Sondenkostverabreichung in den Aufgabenbereich der Pflegegruppe (Abb. 8.**11a, b**).

Verabreichungsvorgang

Bei der Verabreichung von Sondenkost müssen folgende Schritte eingehalten werden:

- Sondenkost vorbereiten (nach Vorschrift der Hersteller und entsprechend dem Verabreichungssystem).
- Sondenlage prüfen.
- Sondenkost verabreichen:
  - Patient informieren.
  - Kopfende des Betts um ca. 30° erhöhen.
  - Patient beobachten, Einlaufgeschwindigkeit kontrollieren.
  - Sonde spülen, um Verstopfung und Verkleben zu verhüten.

Tabelle 8.4 Forderungen an die optimale Sondenkost und entsprechende Bewertung bei industrieller Herstellung und selbsthergestellter Kost (K. Zwiener-Glawe, Mainz)

Forderung	Bewertung Industriell hergestellt	Selbst hergestellt
Die Sondenkost sollte:		
• eine konstante Nähr- und Wirkstoffzufuhr gewährleisten	+	–
• leicht verdaulich und gut resorbierbar sein	+ entsprechende Indikation beachten	+ bei flüssiger Kost möglich – kann nicht niedermolekular hergestellt werden
• je nach Indikation ballaststofffrei, -arm oder -angereichert sein	+	– nur schwer möglich
• eine hohe Nährstoffdichte bei gleichzeitig physiologischer Osmolarität aufweisen	+	– küchentechnische Probleme
• homogen und flüssig sein	+	+ – nicht immer gewährleistet
• frei von zufälligen oder natürlichen Bestandteilen sein	+ s. Deklaration	– kann nur teilweise erreicht werden
• schnell verfügbar sein	+ ungeöffnet gut haltbar	– ist an die Arbeitszeit der Diätküche gebunden
• ein vernünftiges Preis-Leistungs-Verhältnis aufweisen	+ – je nach Firma	+ – kostengünstiger dafür zusätzliche Personalkosten
• der Arbeitsaufwand für Zubereitung und Verabreichung muß gering sein	+ nur anrühren, öffnen, evtl. erwärmen	– hoch sowohl in der Diätküche wie auf der Station
• einfache und hygienische Applikation	+	–
• einen niedrigen Keimgehalt aufweisen	+	–

- Es eignen sich Wasser und ungezuckerter Tee (dieser verfärbt u. U. die Sonde).
- Nach der Nahrungszufuhr den Patienten ca. 30 Minuten in halbsitzender Stellung belassen, um einen Rückfluß zu vermeiden.

Je nachdem, welche *Verabreichungsart* gewählt wird, ist zusätzlich zu beachten:
Durch **Trichter** oder **Zylinder** einer großen Spritze (Abb. 8.**11 b**) kann Sondenkost *portionenweise* bis maximal 100 ml in ca. 5–10 Minuten verabreicht werden.

- Tablett richten: Kännchen mit Sondenkost, Trichter, Tee.
- Bei abgeklemmter Sonde Trichter ansetzen, füllen, Sonde öffnen, Sondenkost langsam einfließen lassen (Abb. 8.**11 b**).
- Trichter nachfüllen, solange noch Flüssigkeit darin ist.
- Sonde abklemmen oder verschließen (bevor sie leergelaufen ist).

Luftzutritt vermeiden (Luft bläht den Magen!). Verbindungsschlauch nicht offen lassen, Trichter nicht leerlaufen lassen.

Durch **Überleitungsgerät** oder **Infusionssystem** wird Sondenkost *halbkontinuierlich* per Schwerkraft (100 ml in 10–15 min) oder *kontinuierlich* per Pumpe (100 ml in ca. 60 min) eingeführt.

- Sondenkost in Infusionsflasche geben bzw. gebrauchsfertige Flasche mit Überleitungsgerät verbinden, „Schlauchsystem" füllen, anschließen.
- Tropfenzahl so einstellen, daß die Sondenkost in der verordneten Zeit einläuft (halbkontinuierlich) oder Pumpe auf die verordnete Tropfenzahl einstellen (kontinuierlich).
- Flasche zwischendurch leicht schütteln zur gleichmäßigen Verteilung der festen Bestandteile – Verhüten von Sondenverstopfung.

- Das Überleitungssystem nach spätestens 24 Stunden wechseln.

Zufuhrgeschwindigkeit

Erfahrungsgemäß wird eine langsame Nahrungszufuhr besser vertragen als eine rasche Gabe relativ großer Mengen. Zur Ernährung über die Magensonde wird deshalb vorteilhaft die *halbkontinuierliche* Zufuhr per Schwerkraft gewählt. Gegenüber der Zufuhr mit der Spritze ist dieser Verabreichungsmodus einfacher in der Handhabung, bietet mehr Schutz vor bakterieller Verunreinigung und ist weniger zeitaufwendig; gegenüber der kontinuierlichen Verabreichung ist sie weniger belastend für den Magen.

Nahrungsaufbau

Um von Anfang an eine gute Verträglichkeit der Sondenkost zu gewährleisten, ist ein langsamer Nahrungsaufbau zu empfehlen. Der ärztliche Verordnungsplan wird dem Rechnung tragen und ist genau einzuhalten. Die Geschwindigkeit des Nahrungsaufbaus ist der Verträglichkeit anzupassen (Beobachten des Patienten).
Die Zufuhrrate/Nahrungsmenge ist im Normalfall erst nach 24stündiger komplikationsfreier Sondenernährung zu erhöhen. Bei Unverträglichkeit (Durchfall, Völlegefühl) ist die Zufuhrrate wieder zurückzustufen.

Kontrolle der Magenentleerung

Sie ist vor allem zu Beginn der Sondenernährung notwendig. Man überprüft durch Ansaugen der Nahrungsreste aus dem Magen den Nahrungstransport.
Können *vor* der „neuen" Mahlzeit mehr als 100 ml Mageninhalt abgesaugt werden, so wird die Nahrungszufuhr um 1–2 Stunden unterbrochen bzw. verschoben. Dann neu überprüfen (Rücksprache mit dem Arzt ist notwendig!).

> Die Verabreichung von Sondenkost ist *keine Medikation, sondern Ernährung*!
> - Sich immer wieder neu vergewissern, ob der Patient ausschließlich über die Sonde ernährt werden *muß*, oder ob *orale Zusätze* angezeigt/möglich sind.
> - Die *psychische Situation* bedenken: Dem Patienten die Freude am Essen, die Optik, den Geschmack und den sozialen Kontakt während der Mahlzeit so weit erreichbar ermöglichen.
> - Wo die Sondenkost mit *Trinknahrung* ergänzt werden kann, anreichern mit frischen Säften, passierten Gemüsen und Fleischbrühe usw.
>
> Schön anrichten und servieren!

8.7.5. Überwachung, Pflege

Eine sorgfältige Handhabung und regelmäßige Überwachung der Ernährung ist die wirksamste Maßnahme, um Komplikationen vorzubeugen.
Protokolliert werden müssen
- Sondenkost: Art, Menge, Verträglichkeit, eventuelle zusätzliche orale Ernährung;
- Flüssigkeitsbilanz, Darmtätigkeit, Allgemeinzustand: Haut, Schleimhäute, Ödeme, Körpergewicht.

Mundpflege:
- *vor* dem Verabreichen der Sondenkost, um die Speichelsekretion anzuregen und „den Mund in den Ernährungsvorgang einzubeziehen";
- im übrigen nach Bedarf.

Sonden- und *Nasenpflege* S. 232f.

> - Die zur Zubereitung der Kost empfohlene Flüssigkeitsmenge einhalten, damit das Nahrungsgemisch gut verträglich ist.
> - Beginn mit kleinen Mengen, vor allem bei bewußtlosen Patienten und wenn von parenteraler auf enterale Ernährung umgestellt wird – Einschleichen der Verdauungsbelastung.
> - Temperatur prüfen (wie Babyflasche: Tropfen über den Handrücken). Nicht über 40° C erwärmen; Hitze fällt Eiweiß aus. Verabreichungstemperatur etwa 30° C.
> - Angebrochene Flaschen in den Kühlschrank stellen und innerhalb von 24 Stunden aufbrauchen.
> - Medikamentenzugabe: Medikamente mit säureresistentem Überzug *nicht* vermörsern, da ihr Wirkungsort im Darm liegt.

Mögliche Komplikationen

- *Verdauungsprobleme.* Durchfälle, Blähungen, Übelkeit, Erbrechen. Sie sind häufig die

Folge von Unverträglichkeit gegenüber der gewählten Kostform.

- *Stoffwechselprobleme.* Überwässerung oder Wassermangel (Dehydratation), häufig gefolgt von Glucose- und Elektrolytentgleisungen, können durch regelmäßige Laboranalysen und tägliche Flüssigkeitsbilanz (besonders in der Anfangsphase) frühzeitig erkannt und ausgeglichen werden.
- *Mechanische Probleme.* Sie sind dank der neueren dünnlumigen Silicon- oder Polyurethansonden selten.
  - Ein *Mißempfinden* im Nasen-Rachen-Raum, verursacht durch die Austrocknung der Schleimhäute, ist meist vorübergehender Natur. Der Gebrauch von Kaugummi (wo möglich) stimuliert den normalen Kauvorgang und bringt den gewünschten Speichelfluß.
  - *Druckstellen* an der Nasenschleimhaut können durch korrekte Fixierung der Sonde am äußeren Nasenloch vermieden werden.
  - *Verrutschen* der Sonde (unbemerkte Dislokation) in die Trachea ist fatal und unterstreicht die Forderung, die Sondenlage *vor* jeder Nahrungsverabreichung zu kontrollieren.
- *Infektionsprobleme.* In erster Linie sind es
  - *Aspirationspneumonie.* Das Risiko betrifft Patienten mit eingeschränktem Bewußtsein, z. B. Beatmungspatienten, bei denen es ohne Brechreiz zu einem Rückfluß von Mageninhalt in den Bronchialbaum kommen kann, oder, wenn mit einer Magenentleerungsstörung zu rechnen ist (Magenatonie).

    Die wirkungsvollste *Prophylaxe* liegt in der Oberkörperhochlagerung des Patienten (im Stuhl sitzen oder Kopfende des Bettes um 30° erhöhen).
  - *Bakterielle Kontamination* der Sondenkost und des Überleitungssystems dürfte bei korrekter Handhabung nicht vorkommen: hygienische Händedesinfektion, sauberes Hantieren mit den Geräten, Einhalten der Lagerungsvorschriften für die Sondenkost, Auswechseln der Zuleitungssysteme alle 24 Stunden.

8.7.6. Wechseln der Sonde

Das Entfernen und/oder der Wechsel der Sonde geschieht auf ärztliche Anordnung nach vorgegebenem Standard oder bei Notwendigkeit.

Vorgehen

- Fixation sorgfältig (mit Benzin) lösen.
- Sonde mit wenig Wasser spülen und abklemmen (dadurch verliert die Sonde beim Herausziehen keinen Magensaft → keine Schleimhautreizung).
- Plastikhandschuhe anziehen.
- Sonde sorgfältig, aber *zügig* herausziehen und dabei mit der einen Hand aufwickeln (zügig, um dem Auslösen eines Vagusreizes [Notsituation] vorzubeugen).
- Handschuh über die aufgewickelte Sonde stülpen und beides zusammen wegwerfen.
- Patient die Nase schneuzen und den Mund spülen lassen.
- Evtl. Nasenpflege.

8.8 Beurteilung von Wissen und Können in der Pflege

Übung

Erheben Sie die Eßgewohnheiten, -störungen oder -behinderungen bei einem Patienten mit Eßproblemen. Orientieren Sie sich dabei anhand der Checkliste S. 259. Beraten Sie sich mit der verantwortlichen Schwester sowie (wenn möglich) mit der Diätassistentin über zweckmäßige Problemlösungsmaßnahmen (Pflegeplanung S. 102ff.), und stellen Sie einen Pflegeplan für diesen Patienten auf:

- Welche *Ziele* möchten Sie erreichen?
- Welche *Maßnahmen/Hilfsmittel* sind zweckmäßig – warum?

Beurteilen Sie dann die Planung und Ausführung anhand des *Pflegeberichtes* in bezug auf:

- Wohlbefinden des Kranken,
- Wirksamkeit und Zweckmäßigkeit der gegebenen Pflege.

Selbsteinschätzung bei Gewichtsproblemen

Wenn Sie diesen Test ausfüllen, dann erfahren Sie, ob Sie ernsthafte Probleme mit Ihrem Gewicht haben und wie abhängig Ihr Eßverhalten von Außenreizen ist (aus: Pudel, V.: Psychologie heute 1985, 4/5)

	Stimmt	Stimmt nicht
1. Bis heute hatte ich eigentlich nie zuviel Gewicht	☐	☐
2. Mindestens einmal in der Woche wiege ich mich	☐	☐
3. Für mich allein würde ich nicht extra kochen	☐	☐
4. Bei den üblichen Nahrungsmitteln weiß ich ungefähr über den Kaloriengehalt Bescheid	☐	☐
5. In Zeitungen lese ich häufiger Ratschläge, um schlanker zu werden	☐	☐
6. Ich halte mich beim Essen bewußt zurück, um nicht zuzunehmen	☐	☐
7. In meiner Verwandtschaft (Familie) gibt es keine richtig dicken Personen	☐	☐
8. Ich kann nur schwer widerstehen und mich vom Essen zurückhalten, wenn ein zarter Hühnchenduft oder ein leckerer Bratwürstchengeruch an mir vorbeizieht, auch wenn ich gerade gegessen habe	☐	☐
9. Schon mehr als einmal habe ich eine Schlankheitsdiät gemacht	☐	☐
10. Während einer Mahlzeit werde ich manchmal so satt, daß ich einfach nicht weiter essen kann	☐	☐
11. Mir fällt es nicht schwer, Essensreste einfach übrig zu lassen	☐	☐
12. Meistens esse ich mehr als dreimal am Tag	☐	☐
13. Aufregung schlägt mir meistens auf den Magen	☐	☐
14. Aus Erzählungen weiß ich, daß ich als Kind etwas „rundlich" war	☐	☐
15. Wenn kein Essen in meiner Nähe steht, brauche ich um meine schlanke Linie nicht zu bangen	☐	☐
16. Manchmal wünsche ich mir, daß mir ein Fachmann beim Essen sagt, daß ich schon satt bin oder noch essen dürfte	☐	☐
17. Zu den Hauptmahlzeiten esse ich eigentlich immer gleich viel	☐	☐
18. In den letzten 10 Jahren hat sich mein Gewicht so gut wie nicht verändert	☐	☐
19. Bestimmte Nahrungsmittel meide ich, weil sie „dick" machen	☐	☐
20. Oft habe ich ein so starkes Hungergefühl, daß ich unbedingt etwas essen muß	☐	☐
21. Am Wochenende kommt es häufiger vor, daß Mahlzeiten ausfallen	☐	☐
22. Ich wollte schon immer etwas mehr wiegen	☐	☐
23. Morgens esse ich oft wenig	☐	☐
24. Ich nehme mir viel Zeit zum Essen	☐	☐
25. Zu bestimmten Tageszeiten bekomme ich Hunger, weil ich mich an die Essenszeiten gewöhnt habe	☐	☐
26. Häufiger könnte ich auch „nur so aus Gesellschaft" mitessen	☐	☐
27. Wenn ich richtig leckere Dinge sehe, möchte ich sie häufig sofort essen	☐	☐
28. Mein Magen kommt mir häufig wie ein Faß ohne Boden vor	☐	☐
29. Auf ein besonders schmackhaftes Essen kann ich mich richtig freuen	☐	☐
30. Häufig beende ich mein Essen, wenn ich noch gar nicht richtig satt bin	☐	☐
31. Spät abends oder in der Nacht bekomme ich manchmal starken Appetit	☐	☐
32. Meistens bin ich mit dem Essen schneller fertig als andere Personen	☐	☐
33. Wenn ich Geld übrig hätte, würde ich mir häufiger ein „richtig gutes Essen" leisten	☐	☐
34. Wenn andere an meinem Tisch essen, hätte ich auch gerne etwas	☐	☐
35. Ich kann auch essen, ohne richtig Hunger zu haben	☐	☐
36. Um eine hohe Wette zu gewinnen, brächte ich es fertig, mindestens zwei ordentliche Mittagsportionen in einem Restaurant hintereinander zu essen	☐	☐
37. Angebrochene Packungen (z. B. Tafel Schokolade) kann ich gut tagelang liegen lassen, ohne sie anzurühren	☐	☐
38. Ich achte sehr auf meine „Figur"	☐	☐
39. Manchmal schmeckt es mir so gut, daß ich weiter esse, auch wenn ich eigentlich schon satt bin	☐	☐
40. Essen halte ich für eine ziemlich gleichgültige Angelegenheit	☐	☐

Auswertungsschlüssel

Wenn Sie folgende Fragen mit „Stimmt" beantwortet haben, geben Sie sich jeweils einen Punkt: 2, 3, 4, 5, 6, 8, 9, 14, 15, 16, 19, 20, 21, 23, 26, 27, 28, 29, 30, 32, 33, 34, 35, 36, 38, 39.

Ebenfalls einen Punkt gibt es, wenn Sie die folgenden Fragen mit „Stimmt nicht" beantwortet haben: 1, 7, 10, 11, 12, 13, 17, 18, 22, 24, 25, 31, 37, 40.

Wenn Sie unter 17 Punkte haben, dann dürften Sie eigentlich keine Probleme mit Ihrem Gewicht haben und nicht sehr von Außenreizen abhängig sein.

Wenn Sie mehr als 20 Punkte erreichen, dann sind Sie ein „gezügelter Esser", wie Volker Pudel ihn in seinem Beitrag beschreibt. Sie gehören dann zu jenen Menschen, die immer wieder bewußt ihr Gewicht unter Kontrolle halten müssen und sehr von Außenreizen abhängig sind.

Je höher Ihr Punktwert liegt, um so ausgeprägter werden Ihre Gewichtsprobleme sein. In der Praxis streuen die Punktwerte zwischen 10 und 30. Menschen, die unter Bulimie (Freßsucht) leiden, erreichen bei diesem Test extrem hohe Punktwerte.

Weiterführende Literatur

Anemueller, H.: Gesund leben – aber wie? Trias. Stuttgart 1984

Anemueller, H.: Das Grunddiätsystem, 3. Aufl. Hippokrates, Stuttgart 1987

Aubert, C.: Das große Buch der biologischen Ernährung. Knaur, München 1982

Buchinger, O.: Das Heilfasten und seine Hilfsmethoden, 21. Aufl. Hippokrates, Stuttgart 1987

Buhl, C.: Magersucht und Eßsucht, Trias, Stuttgart 1987

Dahlke, R.: Bewußt fasten. Ein Wegweiser zu neuen Erfahrungen, 3. Aufl. Urania, München 1988

Holtmeier, H. J.: Ernährung des alternden Menschen. Mit Schonkostempfehlungen, 5. Aufl. Thieme, Stuttgart 1987

Holtmeier, H. J.: Diät bei Übergewicht und gesunde Ernährung. 6. Aufl. Thieme, Stuttgart 1986

Holtmeier, H. J.: Ernährungslehre für Krankenpflegeberufe, 3. Aufl. Thieme, Stuttgart 1985

Iß guet und gsund. Stadtärztlicher Dienst, Zürich 1987.

Kaspar, H.: Ernährungsmedizin und Diätetik. 5. Aufl. Urban & Schwarzenberg, München 1984

Köhnlechner, M.: Die sieben Säulen der Gesundheit. Pawlak, München 1987

Langsdorff, M.: Die heimliche Sucht, unheimlich zu essen. Fischer, Stuttgart 1989

Lützner, H.: Wie neugeboren durch Fasten. Gräfe & Unzer, München 1987

Mackarness, R.: Allergie gegen Nahrungsmittel und Chemikalien, 3. Aufl. Hippokrates, Stuttgart 1986

McLeod, S.: Hungern, meine einzige Waffe, 2. Aufl. Kösel, München 1985

Maisner, P.: Die Freß-Falle. Selbsthilfe bei Eßproblemen, 2. Aufl. Beltz, Weinheim 1989

Pudel, V.: Praxis der Ernährungsberatung. Springer, Berlin 1985

Saint-Exupéry, A.: Wind, Sand und Sterne. Rauch, München 1979 (Durst, S. 119–166)

Schipperges, H.: Regelkreise der Lebensführung. Deutscher Ärzte-Verlag, Köln 1988

Sondenernährung im Alter. Fresenius Diätetik. Fresenius, Bad Homburg 1989

Vandereycken, W., u. a.: Hungerkünstler, Fastenwunder, Magersucht. Biermann Wuppertal 1990

Welsch, A.: Krankenernährung. Ein Leitfaden, 6. Aufl. Thieme, Stuttgart 1986

Wie funktioniert das? Schlank, fit, gesund. Ein Meyer-Nachschlagewerk, Mannheim/Wien 1981

9. Ausscheiden

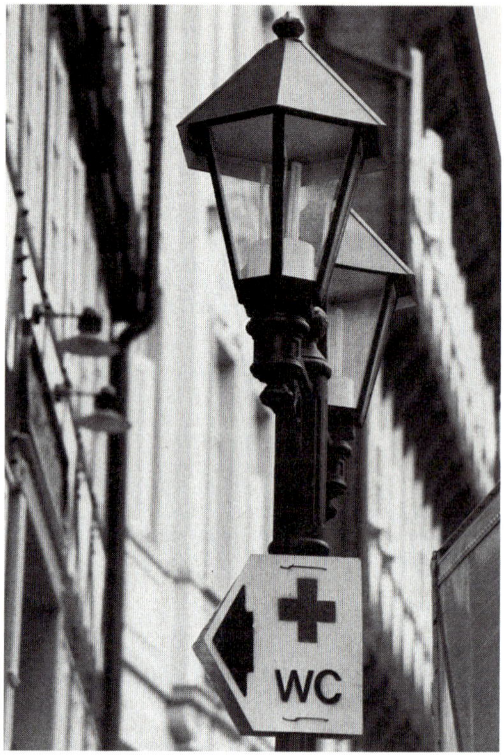

Wo es abfließt,
muß es auch zufließen.

Sequenzziel

Die ATL Ausscheiden ist eng verknüpft mit dem Bedürfnis des Menschen nach Diskretion, Schutz der Intimsphäre und Respektierung des individuellen Schamgefühls. Bei der Einübung professionellen Berufsverhaltens geht es deshalb nicht nur um das Erlernen von Fertigkeiten zur Unterstützung der Ausscheidung, sondern auch um höchstmenschliche Werte wie Ehrfurcht, Rücksicht und Takt. Das Kapitel bietet Ihnen Informationen an zur Planung und Durchführung der Pflege – es müssen aber diese menschlichen Aspekte stets mit berücksichtigt werden.

Dynamik des Pflegeprozesses

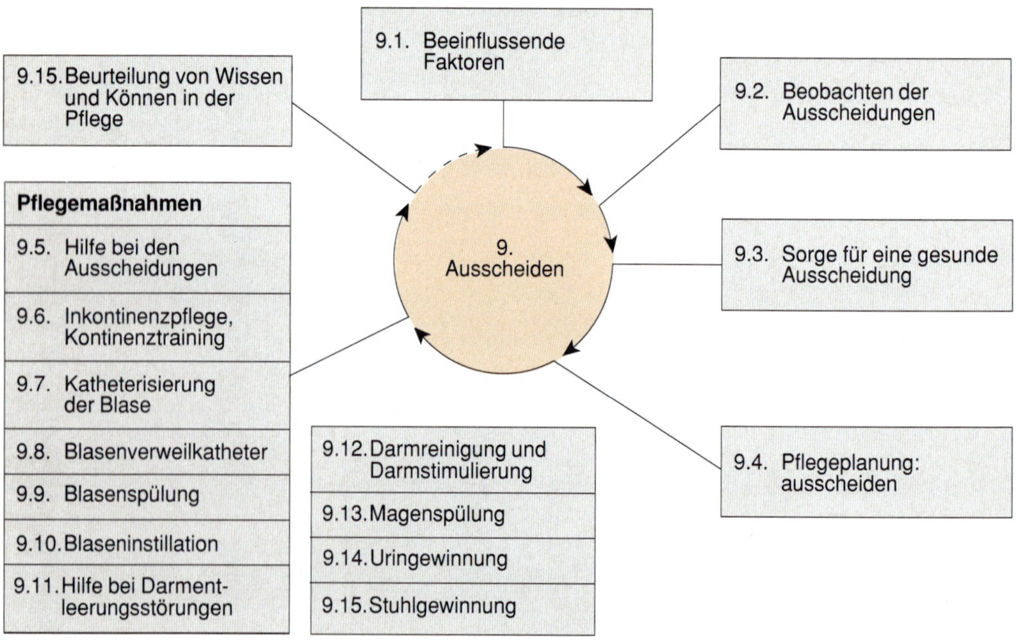

Prinzipien/Impulse

- Der *gesunde erwachsene Mensch* kann seine Ausscheidungen selbständig – und normalerweise ohne „daran zu denken" – regulieren. Diese Fähigkeit ermöglicht ihm Wohlbefinden und den notwendigen Ausgleich. Psychisch-geistige Gestimmtheit beeinflussen die Blasen-Darm-Funktion ebensosehr wie körperliche (hemmend oder aktivierend) Einflüsse.
- *Je nach Alter des Menschen und Funktionsfähigkeit* der Organsysteme geschieht die Ausscheidung willkürlich/unwillkürlich, selbständig/abhängig.
- *Erziehung und Kultur* haben die Ausscheidungsgewohnheiten und das Schamgefühl zutiefst geprägt. Abweichungen von eingeübten Verhaltensweisen, Verlust der Intimsphäre, die Notwendigkeit des „Darübersprechen-Müssens" sind einschneidende Einbrüche in das Leben des Menschen.

Das Thema *Absonderung und Ausscheidung* ist eines der am meisten tabuisierten. Dies hängt zusammen

- mit ihrer Nähe zu den *Sexualorganenen* und
- mit ihrer Verknüpfung mit den ethischen Werten von *Geben und Nehmen*.

Viele Menschen stehen dauernd in Konflikt damit. Es resultieren:

- Probleme des Verdauungskanals: Man hat Durchfall oder ist verstopft.
- Der Mensch verlernt zu agieren, reagiert mehr und mehr auf Stressoren von außen: Man muß dauernd auf die Toilette, die Blase beginnt zu tröpfeln.

In fast allen Gesellschaftsstrukturen ist das Ausscheiden eine intime Tätigkeit, deren Produkte verborgen gehalten werden. Der Mensch aber muß lernen, diese ATL nicht als etwas bloß Lästiges oder gar Unwürdiges und Unannehmbares zu betrachten, sondern als Teil eines „großartigen Stoffwechsels unseres Organismus, in den wir eingebunden sind". Schipperges sagt treffend dazu: „Wie in unserem körperlichen Dasein, wo es täglich um Einnahme und Abgabe, um den Stoffwechsel eben, geht, so sind wir auch in unserem geistigen Haushalt auf Aufnahme und Weitergabe, auf Umsetzung und *Einverleibung* angewiesen, um zu einer vernünftigen und damit auch gesunden Existenz zu kommen."

Wie wichtig diese Erkenntnis in bezug auf unser gesamtes Leben ist, wird deutlich, wenn wir das Wort „ausscheiden" ersetzen mit „hergeben" und es in Beziehung bringen mit dem Gegenwort „zuführen" bzw. „mehren".
Hier ist das Spannungsfeld „geben und nehmen" angesprochen, was auch für ein *gesundes Berufsverhalten* dringende Voraussetzung ist. Denn

Gesundheits- und Krankenpflege ist auch, gelernt zu haben, die „Balance des Gebens und Nehmens" in einem labilen Gleichgewicht zu halten.

Siehe auch S. 84f. u. 121ff.

9.1. Beeinflussende Faktoren

Die Ausscheidung ist Teil eines komplexen *Stoffwechselgeschehens* (Metabolismus), worin die gesamten Vorgänge der Stoffaufnahme, Stoffumwandlung (Assimilation und Dissimilation) und Stoffabgabe geregelt werden. In erster Linie sind es:

- Nahrungsmittel: durch den Magen-Darm-Trakt → Stuhl,
- Flüssigkeit: durch die Nieren-Harnwege → Harn,
- Sauerstoff: durch die Lungen-Atemwege → Atemluft (S. 333ff.).

Wichtigste Einflußfaktoren sind aus Abb. 9.**1** ersichtlich.

9.1.1. Biophysiologische Faktoren

Entwicklungsschritte. Die Ausscheidungsfunktionen – die Blasen- und Darmentleerung – sind wichtigen Entwicklungsschritten unterworfen:

- *Säugling und Kleinkind.* Die Ausscheidung ist vorerst eine reflektorische Tätigkeit, die durch Ansammlung von Urin (Harn, Wasser) in der Blase und von Stuhl (Fäzes, Kot) im Enddarm ausgelöst werden.
- Im Alter von etwa 2 Jahren beginnt die *Reinlichkeitserziehung*, die bei den 3jährigen so weit ist, daß sie allein die Toilette benutzen können. Mit 4 Jahren beherrschen die Kinder meist die Regeln, die mit der Ausscheidung zusammenhängen, womit der Sozialisationsprozeß (Kennen der sozialen Normen) angelaufen ist.

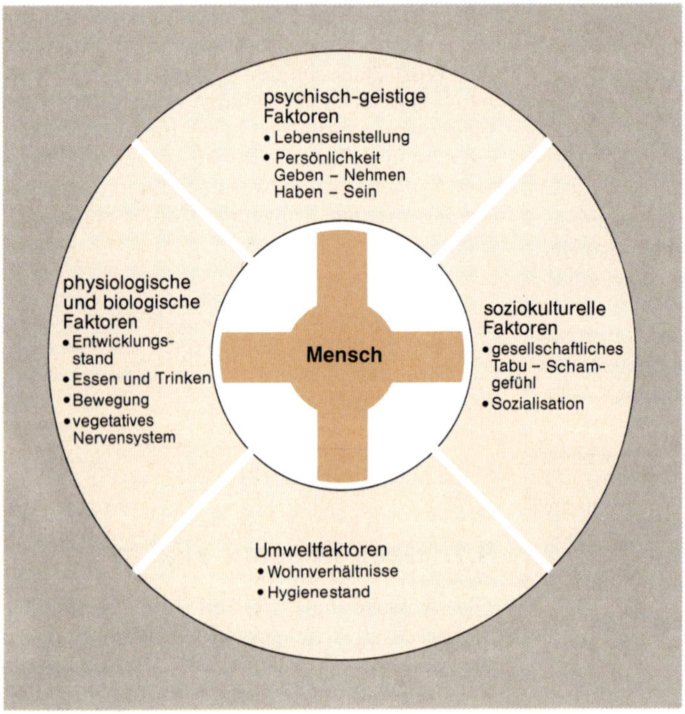

Abb. 9.1 Einflußfaktoren auf die Ausscheidung.

- Am *Ende der Lebensspanne* – Alterungsprozeß – verlieren Blase und Darm oftmals ihren Tonus, wodurch häufig Ausscheidungsprobleme auftreten (Ausscheidungsstörungen S. 278f.).

Essen und Trinken sind Teil der gleichen Systeme wie die Ausscheidung, sie stehen in Austausch und Wechselwirkung:

- Die *Wassereinfuhr* muß der Wasserausfuhr entsprechen. Trinken wir zuwenig Flüssigkeit, kann das unsere gesamte Gesundheit ernsthaft gefährden: Es bildet sich zuwenig Harn; der Urin ist dunkel und konzentriert; auch das Blut dickt ein usw.
- Das *Essen* bzw. das Was, Wie, Wieviel steht in direkter Beziehung zur Darmentleerung. Der gesunde Umgang mit der Ernährung ist deshalb gleichzeitig auch Ausscheidungsprophylaxe (gesunde Ernährung S. 253ff.).

Bewegung. Sie ist in Zusammenhang zu sehen mit den *Umgebungsfaktoren*:

- *Regelmäßige* Bewegung dient auch der Motorik des Darmes und damit der Obstipationsprophylaxe. Auch ist sie ein wichtiger Faktor im Bereich *Abhängigkeit/Unabhängigkeit*. Bewegungsbehinderte Menschen sind angewiesen auf *zweckmäßige bauliche Einrichtungen*; Rollstuhlpatienten z.B. brauchen, um ihre Unabhängigkeit wahren zu können, rollstuhlgängige Toiletten.

Vegetatives Nervensystem. Menschen mit einem „labilen Zusammenspiel" des vegetativen Nervensystems (das unsere Lebensvorgänge steuert), neigen häufig zu Störungen, die die primären Lebensfunktionen beeinträchtigen: Atmung, Kreislauf, *Verdauung, Ausscheidung*. Je nachdem, ob der Sympathikus oder der Parasympathikus überwiegt, verschiebt sich die Gleichgewichtsbalance nach *oben – Sympathikotoniker* – oder nach *unten – Vagotoniker*. Sie leiden unter dauernder Verstopfung und haben nicht selten Magengeschwüre oder Gallenkoliken. Häufiger begegnet uns das gemischte Bild, bei dem das Pendel mal nach der einen, mal nach der anderen Seite ausschlägt: Verstopfung wechselt dann mit Durchfällen.

9.1.2. Seelisch-geistige Faktoren

Die von Freud geprägten Begriffe „anale Phase" und „orale Phase", mit denen er Entwicklungsschritte des Kindes bezeichnet hat, weisen hin auf Zusammenhänge von Ernährung/Ausscheidung und *Entwicklung der Persönlichkeit*,

womit der psychisch-geistige Bereich angesprochen wird. Freud geht davon aus, daß die Reinlichkeitserziehung im Kleinkindesalter eine große Bedeutung hat für die freiheitliche Entwicklung – Haltung und Einstellung – der Person. Davon betroffen sind insbesondere die Themenkreise Geben und Nehmen, Sein und Haben (S. 58f.).
Auch die *psychosomatischen Zusammenhänge* sind im Bereich der Ausscheidung überaus offensichtlich. Sie werden in der primitiven Sprache sehr direkt ausgesprochen:

- So hat einer z. B. rasch „die Hose voll", wenn die Angst in ihm hochkriecht, dem anderen „fällt" sie gar „herunter".
- Die junge Generation spricht es ohne Hemmungen aus, wenn etwas sie „ankotzt", wenn sie sich „beschissen" vorkommt oder wenn es ihr „stinkt".

Angst ist eng mit der Ausscheidung verquickt. Sie kann reflektorisch zur Blasenentleerung (z. B. als nächtliches Bettnässen) oder zu nervösen Durchfällen (etwa infolge Examensangst) führen.

9.1.3. Soziokulturelle Faktoren

In den meisten Kulturen werden die Menschen dahin erzogen, die Ausscheidungsprodukte im Verborgenen zu entleeren. *Kultur* meint die Natur des Menschen, „die auf eine kulturelle Art, also nur durch Lernen und Tradition dieses Lernens, natürlich wurde" (Splett). *Natürlich* sind demnach erworbene Haltungen und Empfindungen in bezug auf die natürlichen Lebensvorgänge. *Schamgefühl* und *Schamverhalten* sind infolgedessen tief verwurzelt.
Scham ist weder eine Peinlichkeitsreaktion noch Prüderie. Sie hat auch nichts mit Beschämung oder gar Minderwertigkeit zu tun, vielmehr mit dem *Bewahren von etwas für sich. Person-Sein* will sich bewahren, will auch von anderen respektiert sein, und zwar respektiert als die, die sie mit ihren Lebensgewohnheiten geworden ist. Sie will, daß andere jene Sphären respektieren, die sie bei sich und bei anderen zu respektieren gelernt hat. Schutz- und Schamgefühl sind Wächter, die weder vom Kranken noch vom Betreuer achtlos als nichtexistierend weggeschoben werden dürfen (S. 490).
Umgehen mit der Scham heißt *Diskretion*, heißt *unterscheiden können*, heißt *taktvoll sein*. Bei der Schwester-Patient-Beziehung geht es in erster Linie um das Verhüten einer Vermischung von allgemeinen und persönlichen Dingen. Das eine darf und soll ohne Scheu enthüllt werden, das andere nicht, d. h., es muß bewahrt bleiben. Bewahren kann aber nur einer, der die eigene Scham akzeptiert. In „Lernziel Menschlichkeit" schreibt Jörg Splett dazu sehr überzeugend: „Vor allem aber gilt von der Scham des Schauenden, daß sie nur sekundär ‚diskret übersieht', sie tut gewiß auch dies, wo geboten, aber schon hierfür trifft zu, daß schamhafter als das ‚Übersehen' das ‚Erst-gar-nicht-Sehen' ist... Ein solcher Mensch sieht ja weder darum nicht, weil er (übersehenwollend) nicht sehen will, noch darum, weil er unaufmerksam oder blind wäre, sondern im Gegenteil darum, weil ‚er seine Augen ganz woanders hat', weil er *ganz aufmerksam ist*, er sieht nicht, er *ersieht*." „Nur die Liebe sieht wirklich", sagte schon Thomas von Aquin, und „man sieht nur mit dem Herzen gut" sagt A. de Saint-Exupéry. Dieses richtige *Sehen* versteht die u. U. sehr verschlüsselte Sprache eines Kranken, ohne daß es alles übersetzen, verdeutschen, ans Licht zerren oder zerreden muß. *Richtiges Sehen* kann die vielleicht unbeholfene Sprache des Kranken (der Wortschatz für Ausscheidungsbelange ist vor allem bei Betagten klein, bei anderen möglicherweise primitiv) aufnehmen, stützen, neufassen, ohne eine Menge Erklärungen zu brauchen.

9.2. Beobachten der Ausscheidungen

An den Absonderungen und Ausscheidungsprodukten sind ganz verschiedene Systeme des Organismus beteiligt. Die *Ausscheidungsprodukte* sind deshalb auch sehr unterschiedlicher Natur:

- *Urin.* Die Urinausscheidung dient der Aufrechterhaltung des Gleichgewichts von Flüssigkeit und Elektrolyten im Körper. Der

Harn enthält fast alle Zersetzungsprodukte der stickstoffhaltigen Nahrungsmittel. Die Ausscheidung geschieht über das *Nieren-Harnwege-System* (Kap. 25).
- *Stuhl*. Die Stuhlausscheidung ermöglicht die Elimination von unverdauten Nahrungsmitteln. Sie wird vom *Magen-Darm-Trakt* (Kap. 21) wahrgenommen, unterstützt von den verdauungsaktiven Organsystemen von Leber, Gallenblase und Pankreas (Kap. 22 und 23).

Weitere Ausscheidungsprodukte sind:
- *Schweiß* – Ausscheidungsprodukt der Haut (Kap. 10);
- *Kohlendioxid* – Ausscheidungsprodukt des Sauerstoffstoffwechsels (Kap. 11);
- *Sputum* – unphysiologische Sekretbildung der Bronchien (Kap. 11);
- *Vaginalsekret/Ausfluß* bzw. *Menstruation* (Kap. 15).

9.2.1. Urin und Urinausscheidung

Urinausscheidung beim Gesunden

Urin (Harn) ist die von den Nieren gebildete Flüssigkeit, die durch die ableitenden Harnwege ausgeschieden wird und Stoffwechselendprodukte enthält. Die Blasenentleerung wird durch den Urindrang (bei gefüllter Blase) ausgelöst.

Die *Urinmenge* ist abhängig von
- Flüssigkeitsaufnahme,
- Flüssigkeitsabgabe über die Haut, die Lunge, den Darm,
- Blutdruck,
- Funktion der Nieren und aller an der Urinbildung beteiligter Organe, insbesondere des Herz-Kreislauf-Systems.

Die *normale Ausscheidungsmenge* beträgt beim Erwachsenen 1000–2000 ml in 24 Stunden, verteilt auf 4–6 Miktionen.

Die *Miktion* (Blasenentleerung) erfolgt willkürlich, schmerzlos, im Strahl.

Normaler Urin hat eine Dichte (spezifisches Gewicht) von 1015–1025, je nach Verdünnung (bei großer Trinkmenge) oder Konzentration (starkes Schwitzen, Durst). Er ist klar, hell- bis dunkelgelb (je nach *Chromogen* = Urinfarbstoffkonzentration), reagiert schwach sauer (pH 6).

Beimengungen des normalen Urins sind: Stoffwechselprodukte, Salze, Schleim, Zylinder, Epithelien, Farbstoffe und nicht verbrauchte Hormone, Vitamine und Medikamente bzw. deren Abbauprodukte.

Miktionsstörungen

Die Blasenentleerungsstörungen sind sehr vielfältiger Natur; sie sind oft subjektiv gefärbt. Um Miktionsstörungen objektiv festzustellen, stehen einfache Meßmethoden zur Verfügung:
- *Uroflowmetrie*. Messung der Harnmenge pro Zeit. Normalwert 20–50 ml/s.
- *Zystomanometrie*. Messung des Blaseninnendrucks. Maximaler Harndrang bei 400 ml, minimaler bei 200 ml. Der Miktionsdruck kann auch beim Urinieren festgestellt werden – Dichte des Harnstrahls.

Dysurie. Leitsymptome der Blasenentleerungsstörungen: Das Wasserlassen ist schmerzhaft, erschwert, unter geringem Druck, oft nur tropfenweise. Häufig besteht zusätzlich ein nächtlicher Harndrang (Nykturie). Neben Blasenerkrankungen kann z. B. auch ein postoperativer Sphinkterspasmus zu erschwertem Wasserlassen führen.

Pollakisurie. Häufiges Wasserlassen in kleinen Mengen, wobei die 24-Stunden-Menge normal sein kann. Sie tritt als neurovegetativer Entleerungsmechanismus bei Erkrankungen der Blase (Blasenentzündung), der Prostata (Adenom) sowie in den ersten Monaten der Schwangerschaft auf. Auch ein Kältereiz kann eine vorübergehende Pollakisurie auslösen.

Oligurie. Verminderung der täglichen Harnausscheidung auf Mengen von 100–400 ml bei ungenügender Flüssigkeitsaufnahme, bei Dehydratation infolge Erbrechen, Durchfall, Exsikkosen, bei starkem Schwitzen, Blutverlust, Schock sowie bei ungenügender Herz- und/oder Nierenleistung.

Anurie. Fehlende Harnproduktion, die *prärenal* (Störung liegt vor der Niere), *renal* (Nierenfunktionsstörung) oder *postrenal* (Störung liegt in der Ausscheidung) sein kann. Anhaltende Anurie führt zu *Urämie* = Harnvergiftung.

Polyurie. Krankhafte Vermehrung der Harnmenge (bis auf 10–20 l/Tag). Vorkommen bei Diabetes insipidus, Diabetes mellitus, Schrumpfniere. Eine physiologische Polyurie ergibt sich bei großer Trinkmenge.

Harnretention. Harnverhalten trotz gefüllter Harnblase (Harnsperre). Ursachen für eine Abflußbehinderung sind Hindernisse wie Blasensteine, Prostataadenome u.a. Die Folgen davon sind: liegenbleibender Restharn → dauernde Überbeanspruchung des Schließmuskels → chronische Zystitis. Mit zunehmendem Rückstau (maximaler Dehnung der Blase) kommt es zu teilweisem Versagen des Schließmuskels und zu Harnträufeln bei voller Blase = *Überlaufblase* (es tropft soviel Urin aus der Blase, wie durch die Ureteren in sie einfließt). Unter *Resturin* (Restharn) versteht man die Urinmenge, die nach spontaner Miktion (von mindestens 100–150 ml, da sonst nicht aussagekräftig) mittels Katheter noch entnommen werden kann. Normalerweise findet man einen Restharn von 0–20 ml vor. Beträgt der Resturin mehr als 100 ml (Toleranzmenge), muß das Abflußhindernis operativ behoben werden. Restharn entsteht dann, wenn die Blasenmuskulatur durch den Versuch, das Hindernis zu überwinden, bereits erschlafft ist. Die Blasenmuskulatur kann auch atonisch werden durch den übermäßigen Druck des literweise gestauten Urins. Diese Situation ist häufig postoperativ anzutreffen bei Patienten mit Spasmus des inneren Schließmuskels.

Inkontinenz *(Harnträufeln)*. Unvermögen, den Harn willkürlich zurückzuhalten → unwillkürlicher Harnabgang (Inkontinenzpflege und Kontinenztraining S. 285 ff.).

Harn/Urin

Durchsichtigkeit

Normaler Urin ist durchsichtig (wird erst durch Stehenlassen leicht trüb). Durch starke Konzentration (Dichte des Urins Kap. 45) oder durch Beimengungen wird der Urin dunkelgelb oder undurchsichtig. Schleim und Eiter machen ihn wolkig und trüb.

Farbe

Veränderungen, die durch *exogene Pigmente* – Nahrungsmittel oder Medikamente – hervorgerufen werden, sind pH-abhängig:

- rot bis gelb durch Betanidin (Randen, rote Rüben),
- gelbbraun bis rotviolett durch Anthrachinone (Aloe, Senna, Rhabarber),
- gelb bis rot: Phenolphthalein (Brom),
- gelbgründe Fluoreszenz: Flavine (Vitamine),
- rotbraun beim Stehen: Methyldopa,
- braunschwarz beim Stehen: Kevodopa.

Verfärbungen durch *endogene Pigmente* sind:

- bierfarben (Bilirubin): Hinweis auf Obstruktionsikterus,
- rot (lackfarben, wird am Licht schwarz): Hinweis auf Porphyrie (stoffwechselbedingte Leberparemchymerkrankung),
- braun, am Licht schwarz werdend (Dopa): Hinweis auf malignes Melanom,
- „Fleischwasser“: hämoglobulinhaltig,
- rot, blaßrot bis schmutzig-rotbraun: Blutbeimengung = *Makrohämaturie*. Die *Mikrohämaturie* kann nur im Labor ermittelt werden; der Urin ist visuell nicht verändert.

Durch die sog. *Dreigläserprobe* wird die Lokalisation der Blutung ermittelt: *1. Glas*: Beginn des Urinstrahls, *2. Glas*: Hauptmenge des Urins, bis auf einen geringen Rest, *3. Glas*: restliche Menge von 10–30 ml. Beimengungen aus der Harnröhre trüben das erste Glas, blutiger (oder eitriger) Blasenurin färbt das zweite und dritte Glas.

Die Dreigläserprobe wird auch vorgenommen bei Infekten, z.B. bei Epididymitis (Entzündung der Nebenhoden), evtl. unter gleichzeitiger Prostatamassage durch den Arzt.

Veränderungen, die auf *pathologische Beimengungen* zurückzuführen sind:

- *Trübung*. Mögliche Ursachen: rote und weiße Blutzellen, Bakterien, Salze, emulgierte Fette. Bei eiweißhaltigem Urin spricht man von *Proteinurie;* diese kann physiologisch bedingt sein (Fieber, körperliche Anstrengung, Orthostase). Die *pathologische* Proteinurie ist *globulär* verursacht bei vermehrtem Durchtritt von Eiweiß durch den glomerulären Filter (vorwiegend Albumine), *tubulär* bei fehlender Rückresorption oder als *Überlaufproteinurie* (bei Auftreten pathologischer Proteine im Serum, z.B. als Bence-Jones-Protein).
- *Milchig-schleimig*, undurchsichtig und übelriechend (makroskopischer Eiterharn) = *Pyurie*. Von einer *Bakteriurie* spricht man, wenn Keime im Urin aus Nierenbecken, Harnleiter und/oder Blase stammen (die Urethra ist immer keimbesiedelt). Die *Keimzählung, Keimidentifizierung* und *Antibiotika-Resistenzbestimmung* geschieht im aseptisch gewonnenen Mittelstrahlurin. Treten Keime ins Blut über, spricht man von *Urosepsis*.

Geruch, Reaktion

Der *Geruch* bei frischem Urin ist unauffällig. Bei längerem Stehen ist Ammoniak riechbar.

Diagnostisch *bedeutsame Veränderungen* sind:
- Geruch nach frischen Früchten oder Aceton bei Vorliegen einer Ketonurie,
- „Foetor hepaticus" beim Leberkoma,
- Alkoholgeruch bei Konzentrationen über 2‰ (Konzentration ist im Urin etwa gleich hoch wie im Blut),
- Geruch nach Ammoniak oder Schwefelwasserstoff bei Harnwegsinfekten.

Die *Reaktion* gibt Auskunft über die Wasserstoffionenkonzentration im Urin. Sie ist normalerweise von der Ernährung abhängig und bei gemischter Kost schwach sauer, bei pflanzlicher Kost alkalisch. Die Prüfung wird mittels Indikationsstreifen (Schnelltest) vorgenommen.

9.2.2. Stuhl und Darmentleerung

Darmentleerung beim Gesunden

Bei gesunder Ernährung und normaler Peristaltik ist eine regelmäßige Darmentleerung gewährleistet.

Der *normale Stuhl* (Fäzes, Kot, Exkrement) ist eine weiche, homogen geformte Masse, deren anpassungsfähige Beschaffenheit dem Lumen des Darmes entspricht. Farbe und Geruch hängen von der Ernährung und der Schnelligkeit der Darmpassage ab.

Die *Farbe* ist infolge Sterkobilinhaltigkeit (Bilirubinendprodukt) hell- bis dunkelbraun.

Der *Geruch* entsteht durch Fäulnis (Eiweiß) und Gärung (Kohlenhydrate). Er ist z. B. bei kohlenhydratreicher Nahrung leicht säuerlich.

Die *Menge* schwankt sehr stark. Mittelwerte sind 125–300 g/Tag.

Zusammensetzung: 75% Wasser, 10% Abfallprodukte (Cellulose) der Nahrung, 7% abgestoßene Darmepithelien, Salze, Schleim, 8% Bakterien.

Die *Reaktion* ist leicht alkalisch, d. h., der pH-Wert liegt bei 7–8.

Die *Defäkationsfrequenz* ist individuell verschieden, schwankt zwischen 1- bis 2mal täglich und 2- bis 3mal wöchentlich. Auch *ohne Nahrungsaufnahme* ist in der Regel Stuhlgang zu erwarten (was der Zusammensetzung ja auch entspricht).

Beeinflussend sind
- Nahrungszusammensetzung
- Nahrungsmenge insgesamt sowie
- Bewegungsintensität,
- Gewohnheiten, Erziehung,
- psychische Lage.

Die Darmentleerung wird durch den Stuhldrang (Ankunft der Stuhlmasse im Enddarm) ausgelöst. Die Defäkation, die normalerweise schmerzlos ist, geschieht durch reflektorische
- Kontraktion der Muskulatur des Enddarmes,
- Erschlaffung der Schließmuskeln bei gleichzeitiger Unterstützung durch die Bauchpresse.

Ausbleiben der Defäkation über 2–3 Tage ist als Übergangssymptom (bei Reisen, Aufenthalt in anderer Umgebung wie Ferien, Krankenhausaufenthalt) als physiologisch zu betrachten.

Defäkationsstörungen

Obstipation (Verstopfung). Man versteht darunter eine verzögerte und erschwerte Darmentleerung. Die Entleerungen sind infolge Wasserentzugs klein, hart, trocken. Die Kotballen führen zu schmerzbereitenden Defäkationen. Es entsteht ein Circulus vitiosus, da der schmerzauslösende Entleerungsvorgang durch Zurückhalten des Stuhls umgangen wird. Die *Stuhlretention* wird chronisch, der Griff nach einem Laxans zur *Gewohnheit.*

Begleiterscheinungen sind
- Völle- und Druckgefühl,
- Appetitlosigkeit und Unlustgefühl,
- Kopfweh, Mattigkeit,
- u. U. Hautaffektionen, übler Mundgeruch, Zungenbelag.

Die *primäre (habituelle) Verstopfung ist organisch nicht faßbar.* Sie ist keine Krankheit, sondern beruht auf einer Fehlfunktion des Darmes infolge
- einseitiger, cellulosearmer Ernährung,
- mangelnder Bewegung,
- Flüssigkeitsmangel (zu wenig Zufuhr oder großer Verlust, z. B. bei Fieber).

Die *sekundäre Verstopfung ist organisch bedingt.* Sie ist ein Begleitsymptom bei Erkrankungen des Darmes (z. B. Dickdarmspasmen, Tumoren) und als Folge von Peristaltikverhaltung immer ein bedrohliches Krankheitszeichen (Ileus S. 639 f.).

Diarrhö (Durchfall). Eine erhöhte Stuhlfrequenz wird als Diarrhö bezeichnet. Bei schweren Formen kommt es bis zu 20 und mehr Entleerungen am Tag.

Der Prozeß der Stuhleindickung wird gestört durch folgende *Ursachen:*

- Diätfehler,
- unzulängliche Kauleistung (Hast, schlechte Zähne),
- nervös-psychische Reize wie Angst, Schrekken, Spannungen,
- Nahrungsmittelvergiftung durch Pilze und andere Toxine,
- entzündliche Darmerkrankungen (typisch bei Colitis ulcerosa),
- Malabsorptionssyndrom,
- Fehlen der Pankreassäfte und/oder der Galle.

Begleiterscheinungen sind

- beeinträchtiges Allgemeinbefinden,
- Kräfteverlust,
- Krämpfe bei Dickdarmdurchfällen,
- Austrocknung, Elektrolytverschiebung mit schwerem Krankheitsbild (besonders bei Säuglingen mit starken Durchfällen).

Stuhlinkontinenz. Erschlaffen des Schließmuskels führt wie bei der Blase zu Inkontinenz – Unvermögen, den Stuhl zurückzuhalten.

Ursachen:

- Unfähigkeit, den Schließmuskel willkürlich zu brauchen: Säuglinge, Kleinkinder, Imbezile;
- Lähmungen, z.B. Paraplegie oder Sphinkterlähmung;
- Tumoren im Anus- oder Enddarmbereich.

Tenesmus. Beständiger schmerzhafter Stuhldrang bei sehr geringer oder fehlender Entleerung.

Die *Ursache* liegt in einem krampfhaften Verschluß des Sphinkters bei entzündlicher Reizung (z.B. bei Proktitis, Ruhr).

Stuhl/Fäzes

Menge und Beschaffenheit

Abweichungen von den normalen Schwankungen:

- *sehr kleine Mengen – Hungerstühle*, bestehend aus Schleim, nichtresorbierbaren Resten von Nahrungsstoffen und Darmzellen. Sie sind von schwarzbraun-grünlicher Farbe (bis 10 g/Tag) und kommen vor allem bei Säuglingen als sog. Wasserhof in den Windeln vor.
- *Sehr große Mengen – massive Stühle* treten bei Malabsorption (z.B. Zöliakie) auf. Man nennt diese blassen, salbenartigen, beim Erkalten erstarrenden Stühle *Fettstühle = Stearrhö*. Sie treten bei Pankreaserkrankungen auf und sind eine Folge des gestörten Fettabbaus. Fett legt sich um die Eiweißmoleküle, was die voluminösen Stühle erklärt.
- *Trockener, harter, knolliger Stuhl* bei Obstipation; kleinbröckelig, schafskotartig, bleistiftförmig bei Dickdarmspasmen bzw. Stenosen des Enddarmes.
- *Breiig, wäßrige* Entleerungen bei Diarrhö.

Farbe

Beim *Gesunden* ist die Farbe des Stuhls durch den Farbstoff Stercobilin (umgewandeltes Bilirubin) *dunkelbraun.*

- Der *erste Stuhl* des Neugeborenen ist grünlich-schwärzlich = *Mekonium* (Kindspech), gelblich-weiß bei Milchdiät = *Babystuhl.*
- Auch *bestimmte Nahrungsmittel* können die Farbe physiologisch verändern, z.B. Randen/rote Rüben: rötlich-braun; ausgesprochene Fleischkost: braun-schwarz; Barium färbt den Stuhl weißlich.

Pathologische Abweichungen:

- *Fettstühle* bei Stearrhö sind tonig, schmierig, mattglänzend und stark riechend.
- *Tonfarbener* (acholischer) Stuhl entsteht bei Sperre der Gallensekretion durch Verschluß des Ductus choledochus.
- *Schaumige, hellfarbige* Stühle deuten auf Gärungsdyspepsien hin.
- *Makroskopisch sichtbares Blut* kann auf Hämorrhoiden, Polypen, evtl. Karzinome hinweisen.
- *Schwarz* ist der Stuhl bei Blutungen im oberen Teil des Magen-Darm-Trakts, wenn das Blut angedaut ist, d.h. auch bei verschlucktem Blut aus dem Nasen-, Mund-, Rachen- und Speiseröhrenbereich. Man spricht von *Teerstuhl = Meläna*; nicht zu verwechseln mit schwarzem Stuhl bei Einnahme von Eisenpräparaten, Wismut, Kohle.
- *Gelbgrünlich* ist der Stuhl bei Typhus (klassischer Ausdruck: „schlecht gekochte Erbsensuppe"),
- *reiswasserähnlich* bei Cholera.

Beimengungen

Makroskopisch sichtbar sind

- *Schleim* bei entzündeter Darmschleimhaut;
- *Schleim-Blut-Gemisch* bei Colitis ulcerosa, Dysenterie, Darmtumoren;

- *Schleim-Blut-Eiter* sind Alarmzeichen einer schweren Darmschädigung (Colitis ulcerosa, Ruhr);
- *Blutauflagerungen*, Blutspritzer treten bei Erkrankungen im Bereich des unteren Darmabschnitts, insbesondere des Anus, auf: Hämorrhoiden, Analfissuren u. a.;
- *Parasiten. Oxyuren* (Madenwürmer): einige Millimeter lang, fadendünn, häufig viele an einem Knäuel. *Askariden* (Spulwärmer): 10 bis 25 cm lang, regenwurmähnliches, grauweißes Aussehen, meist einzeln oder in geringer Anzahl. *Tänien* (Bandwürmer) erscheinen als einzelne Glieder: weiß, flach, fingernagelgroß. Abgang des ganzen Wurmes nur bei spezieller Kur.

Mikroskopisch nachweisbar sind
- okkultes Blut,
- Wurmeier,
- Ausnutzungsgrad der Nahrung,
- pathogene Keime.

Geruch und Reaktion

Sehr häufig entsprechen sie sich.
Dyspepsien gehen mit stinkenden, übelriechenden Stühlen einher.
- Gärungsdyspepsie: stechend, sauer, pH-Wert unter 6,5 (sauer);
- Fäulnisdyspepsie: faulig, jauchig, pH-Wert über 8 (alkalisch).

9.3. Sorge für eine gesunde Ausscheidung

9.3.1. Psychohygiene

Überall, aber bei den Ausscheidungen in ganz besonderem Maß, verlaufen eindeutige Wechselbeziehungen zwischen psychischem/psychosozialem und organischem Geschehen: *Blaseninkontinenz* sowie *Verstopfung* oder *Durchfall* können eine Folge von Dauerstreßsituationen, Neurosen oder anderweitigen psychischen Belastungen sein.
Probleme, die häufig zu Ausscheidungsstörungen führen, sind Mangel an Anerkennung, Vereinsamungs- und andere Ängste; bei Kindern Schulnot, bei Erwachsenen berufliche Überforderung. Das *Erkennen* eines Problems ist oft schon der erste Schritt zur Heilung bzw. zu einer Lebensführung, die vorsorgender und verhütender Natur ist, wie
- gesunde Ernährung;
- Ausgleich von Arbeit und Muße, Bewegung und Ruhe, Anspannung und Entspannung;
- positive Lebenseinstellung, Selbstannahme, Akzeptieren von Grenzen.

Ganzheitliche Pflege richtet sich an den ganzen Menschen. Hilfe zur Lebensbewältigung ist meist weniger quantitative Hilfe (Zeit, Wissen, Handeln) als qualitative Bewirkung (Dasein, Zuhören, Ressourcen aktivieren). Grundlagen zur Psychohygiene S. 521.

9.3.2. Obstipationsprophylaxe

Das häufigste Ausscheidungsproblem des modernen Menschen ist die Verstopfung.
Sie kann auf die zivilisationsbedingt verfeinerte, pflanzenfaserarme Kost einerseits und die Bewegungsarmut andererseits zurückgeführt werden. Die andauernd notwendige „Stuhlpresse" führt auch zu organischen Veränderungen wie Wandausstülpungen (Divertikel), Erweiterung der Analvenen (Hämorrhoiden) u. a.
Prophylaktisch spielt die faserreiche Ernährung eine entscheidende Rolle. Als faserreichster Ballaststoff sind die naturbelassenen Getreideprodukte bekannt: Weizenkleie, Vollkorn, Roggen-Knäckebrot, Vollreis, Hirse. Wichtig sind auch Obst, Gemüse, Joghurt, Buttermilch (Abb. 8.**5**). Gesunderhaltend ist die *Eingewöhnung von zweckmäßigem Verhalten*:
- *Eßgewohnheiten:* sich Zeit nehmen, richtig kauen, regelmäßig und genießend essen.
- *Trinkgewohnheiten:* zu jeder Mahlzeit und vor dem Frühstück etwas trinken: ein Glas Mineralwasser, Obstsaft, Gemüsesaft, Buttermilch. *Fencheltee* ist ein guter Tee zur Obstipationsprophylaxe!
- *Körperliche Betätigung* zur Anregung der Darmperistaltik: tägliche Morgengymnastik oder ein halb- bis einstündiger Spaziergang.
- *Gewöhnung des Darmes* an bestimmte Zeiten der Entleerung – Darmtraining.
- *Weizenschrotkleie* ist billig und wirkt auch bei Hartnäckigkeit Wunder: 3mal täglich ein Eßlöffel mit Buttermilch oder Joghurt; Weizenschrotkleie quillt im Darm, füllt ihn, so daß er sich vermehrt bewegen und entleeren muß. Ähnlich wirken Leinsamen, Flohsamen und andere Quellmittel (genügend Flüssigkeit!).
- *Arztkontrolle* ist notwendig, wenn alle diese

Maßnahmen, mit Geduld durchgeführt, nicht zum Erfolg führen.

- Ist die Verstopfung *im Krankenhaus* aufgetreten, gilt es, die Stuhlgewohnheiten und die eventuelle Einnahme von Laxanzien (Laxanzienabusus) zu erfragen (Unterstützung bei der Obstipation S. 299f.).

9.4. Pflegeplanung: ausscheiden

9.4.1. Situationseinschätzung

In erster Linie geht es um das Erfassen von

- Ausscheidungsgewohnheiten und
- Ausscheidungsproblemen. Diese können verursacht sein durch
  - Veränderung der Lebenssituation oder durch den Krankenhauseintritt bedingt sein,
  - diagnostische und/oder therapeutische Eingriffe, insbesondere im Bereich des Magen-Darm-Trakts und des Urogentialsystems;
- Störungen der gesunden Funktionen.

9.4.2. Standardisierter Pflegeplan

Ziele. Die übergeordneten Grobziele orientieren sich an zwei Polen:

- Aufrechterhaltung der gesunden Ausscheidungsfunktion,
- Unterstützung und/oder stellvertretende Übernahme der gestörten (Teil-)Funktion.

Die **Maßnahmen** umfassen ein weites Gebiet der Überwachung und Unterstützung, des Begleitens und der Ausführung von spezifischen Pflegemaßnahmen.

Die **Pflege** betrifft Patienten

- mit Störungen im Bereich der ATL, welche die Ausscheidung betreffen. Daran zu denken ist bei Bewegungseinschränkung (Kap. 6 und 27), Essen und Trinken (Kap. 8) sowie bei Fieber (Kap. 10) und immer bei Bettlägerigkeit;
- mit Problemen des Magen-Darm-Trakts (Kap. 21), immer auch bei Störungen der Stoffwechselfunktionen von Leber und Gallensystem (Kap. 22) sowie der Bauchspeicheldrüse (Kap. 23);
- mit Problemen der Nieren und Harnwege (Kap. 25);
- mit zerebralen und spinalen Störungen (Kap. 28). Auch hier sind die Ausscheidungsfunktionen häufig mit betroffen.

Die **Beurteilung** der Pflege ist abhängig von einer guten Beobachtung und Dokumentation

Checkliste: ausscheiden
☐ Ausscheiden ☐ Stuhl ☐ Urin ☐ andere
Die folgenden Fragen dienen exemplarisch der Situationseinschätzung (S. 102ff.)
☐ Die Ausscheidungsgewohnheiten sind bekannt ☐ Notwendige Einschränkungen, Änderungen (bezüglich Ort, Position usw.) sind mit dem Kranken besprochen ☐ Seine individuellen Reaktionen (Schamgefühl, Sprachgewohnheiten, Signale) sind bekannt, oder es bestehen Bemühungen, sie zu erfassen ☐ Kontrolle von Urin und Stuhl: Veränderungen sind wahrgenommen, entsprechende Maßnahmen getroffen ☐ Ausscheidungsprobleme sind erfaßt, primär notwendige Maßnahmen eingeleitet ☐ Der Kranke weiß, wie er bei der Bilanzierung mithelfen kann ☐ Information über Zweck einer notwendigen künstlichen Urinableitung/Darmentleerung wurde gegeben, und Fragen können gestellt werden ☐ Die Intimsphäre ist gewahrt (Mitpatienten und Pflegepersonen verlassen z. B. während der Defäkation das Zimmer) ☐ Die Intimpflege entspricht dem Wohlbefinden und der Notwendigkeit ☐ Die „gesunde Lebensführung“, z. B. Obstipationsprophylaxe, ist ein fester Bestandteil des Pflegeplanes ☐ ...... ☐ ......

sowie von Teambesprechungen, die der Reflexion und Analyse der Patientensituation dienen (Pflegeprozeß S. 101 ff.).

Pflegemaßnahmen

Allgemeine Unterstützung
9.5. Hilfe bei den Ausscheidungen

Maßnahmen im Bereich der Blasenentleerung
9.6. Inkontinenzpflege, Kontinenztraining
9.7. Katheterisierung der Blase
9.8. Blasenverweilkatheter
9.9. Blasenspülung
9.10. Blaseninstillation

Maßnahmen im Bereich der Magen-Darm-Entleerung
9.11. Hilfe bei Darmentleerungsstörungen
9.12. Darmreinigung und Darminstillation
9.13. Magenspülung

Maßnahmen bei der Gewinnung von Untersuchungsmaterial
9.14. Uringewinnung zu diagnostischen Zwecken
9.15. Stuhlgewinnung zu diagnostischen Zwecken

9.5. Hilfe bei den Ausscheidungen

Die selbständige Ausscheidung kann schon durch geringfügige Veränderungen beeinträchtigt werden:
- Änderung der Umgebung, z.B. Krankenhauseintritt;
- Einschränkung der Unabhängigkeit und der Beweglichkeit, z.B. bei Gips (an Arm oder Bein), Bettlägerigkeit oder bei psychischen Störungen (Verwirrtheit, Orientierungsverlust).

In erster Linie geht es um Maßnahmen, welche die Anpassung an die neue Situation erleichtern:
- Die Toilette (WC) soll so eingerichtet sein, daß die Patienten sie möglichst selbständig aufsuchen und benutzen können (montierte Haltegriffe, zweckmäßige Höhe der WC-Schüssel, Rufanlage).
- Ans Zimmer gebundene Patienten können den *Nachtstuhl* benutzen.
- Bettlägerige bekommen eine individuelle *Bettschüssel*, Männer zusätzlich eine Urinflasche.
- Kranke, die zum ersten Mal im Krankenhaus sind, werden mit den verschiedenen *Ausscheidungsgefäßen* vertraut gemacht.
- Unsere Unterstützung geschehe unter größtmöglicher Respektierung der Gewohnheiten, der Intimsphäre und des Schamgefühls (S. 277 u. 490).

9.5.1. Gebrauch der Bettschüssel

Einschieben:
- Zum Einschieben hebt sich der Kranke im Kreuz oder legt sich auf die Seite (Hilfe für Hemiplegiepatienten S. 767). Das Kreuzbein muß auf dem Beckenrand aufliegen.
- Männer bekommen gleichzeitig die Urinflasche eingelegt.
- Frauen werden angehalten, die Beine zu strecken und leicht zu spreizen, damit der Urin ablaufen kann.
  Anheben des Kranken S. 191 f.

Entfernen.
- Handschuhe anziehen zum Selbstschutz.
- Bettschüssel am Griff halten, den Kranken auffordern, sich auf die Seite zu drehen, Schüssel wegziehen.
- *Nach Darmentleerung* die Analgegend mit Einwegmaterial reinigen.
  Vorbereiten: Becken mit Wasser und Seife, Zellstoff, Einweghandschuhe, Abfallsack.
  Säubern: Zellstoffschicht befeuchten → reinigen → in den Abfallsack ablegen; so oft wiederholen, bis die Analgegend sauber ist. → nachtrocknen.
- *Nach dem Wasserlassen* wird bei Frauen das äußere Genitale mit Zellstoff abgetupft, bei Männern die Harnröhrenöffnung. Sofern die Patienten dies nicht selber tun können, ist ihnen dabei zu helfen.

9.5.2. Gebrauch der Urinflasche

Anlegen bei Männern:
- Den Penis an seiner Wurzel anfassen und in die Flaschenöffnung einführen (evtl. Zellstoff um den Flaschenhals legen).
- Nach dem Urinieren Penis mit Zellstoff abtupfen.
- Anstelle der Urinflasche kann auch ein *Kondomurinal* angelegt oder angeklebt werden (S. 286).

Anlegen bei der Frau:

- Die Spezialflasche mit breiter Öffnung wird mit leichtem Druck an die Schamlippen angelegt (seltene Anwendung bei Inkontinenz).
- *Externer Urinableiter* für Frauen S. 286.

Beachte

- Bettschüssel immer auf der gesunden Seite einschieben (Ausnahme: bei Hemiplegie).
- Korrektes, hygienisch einwandfreies Handhaben: nicht auf den Boden stellen, gut reinigen (moderne Spülmaschinen reinigen *und* desinfizieren).
- Jeder Patient hat seine eigenen Ausscheidungsgefäße im Nachttisch oder bekommt für jeden Gebrauch frisch desinfizierte.

9.5.3. Anregen der Ausscheidung

Sowohl die *Harn-* als auch die *Stuhlentleerung* können bei Krankheit und/oder Bettlägerigkeit gestört sein. Es gilt, durch eine zweckmäßige Information Ursache und Zusammenhänge zu erfassen.

Bei *Stuhlverhaltung* gelten die unter Obstipation (S. 299) besprochenen Maßnahmen.

Bei *Harnverhaltung* (z.B. postoperativ) oder infolge Schmerzen (bei Blasenkatarrh) eignen sich einfache Mittel:

- *Auflegen von Kompressen und Umschlägen*, z.B. ein heißer Bauchwickel oder Dampfkompressen mit Heublumen- oder Ingwerabguß auf die Nierengegend;
- *Einreiben* mit entsprechenden ätherischen Ölen (Tab. 9.**1**);
- *harntreibende Tees* (S. 263 u. Tab. 8.**3**).

Tabelle 9.**1** Ätherische Öle in der Anwendung bei Nierenproblemen

Blasenkatarrh	Bergamott, Eukalyptus, Kajeput, Niauli
Harntreibend	Salbei, Fenchel, Rosmarin, Zypresse
Flüssigkeitsstau	Eukalyptus, Salbei, Fenchel, Geranie, Wacholder
Nieren (allgemein)	Eukalyptus, Niauli, Zitrone (bei Infektionen: Salbei, Thymian)
Steine	Zitrone, Wacholder, Ysop

- *Flüssigkeitsbilanz* muß stimmen. Der Patient soll viel trinken; ohne Gegenindikation 2 bis 2,5 l täglich.

9.6. Inkontinenzpflege, Kontinenztraining

9.6.1. Urininkontinenz

Definition und Formen

Nach dem Standardisierungskomitee der International Continence Society ist Inkontinenz „ein Zustand, in dem unfreiwilliges Urinieren ein soziales und hygienisches Problem ausmacht, das objektiv festgestellt werden kann". Diese Definition sagt nichts aus über die Urinmenge und die Häufigkeit. Sie kann folglich alle Personen umfassen, denen einmal im Monat oder täglich unfreiwilliger Urinabgang widerfährt. Die Definition grenzt auch nicht ab, wann der Zustand für die betroffenen Menschen zum Problem wird.

Da solche Aussagen für die tägliche Praxis wenig brauchbar sind, wird meist eine Beschreibung der Inkontinenz*ursache* und des Inkontinenz*grades* vorgenommen. Hier wird dann unter Inkontinenz lediglich der unfreiwillige Harnabgang nach Ursache und Häufigkeit verstanden.

In Anlehnung an die International Continence Society (1976) ziehe ich folgende Einteilung vor:

Streßinkontinenz. Harnverlust bei insuffizientem Harnröhrenverschluß unter Belastung (etwa Husten, Niesen, Bücken).

Die *Ursache* liegt häufig in einer Schwäche des Schließmuskels oder der Beckenbodenmuskulatur. Solche Veränderungen treten vor allem auf nach Geburten, einem Vorfall der Gebärmutter (Deszensus, Prolaps), der Blase oder des Mastdarmes.

Dranginkontinenz. Unkontrollierter, unfreiwilliger Urinabgang bei intensivem Harndrang (nicht unterdrückbare Detrusorkontraktion, sog. instabile Blase).

Die *Ursache* ist meist eine entzündliche oder tumoröse Veränderung in der Blase oder der Harnröhre.

Reflexinkontinenz – reflektorisch neurogene Blase. Die Störung liegt in der abnormen spinalen Reflexaktivität bzw. in einer nicht mehr gewährleisteten Koordination zwischen Bla-

senmuskulatur und den Schließmuskeln. Es kommt zum unwillkürlichen Harnverlust und Harndrang.
Die *Ursache* liegt in der Unterbrechung der spinalen Bahnen oberhalb des sakralen Miktionszentrums infolge von Entzündungen, Tumoren und Verletzungen des Rückenmarks (Blase bei Paraplegie S. 788f.).
Überlaufinkontinenz. Sie zeichnet sich aus durch Urinträufeln bei chronisch gefüllter Blase.
Hier liegt die *Ursache* in der passiven Dehnung der Blasenwand infolge Abflußbehinderung im Bereich der Harnröhre, meist durch Prostatavergrößerung, Ureterenstriktur oder Steine.
Extraurethrale Inkontinenz. Urinabgänge aus der Harnblase nicht über die Harnröhre. Eher selten.
Die *Ursache* ist häufig iatrogen (Verletzung der Harnblase bei Operationen).

9.6.2. Inkontinenzbehandlung

- *Medikamentöse Therapie.* Sie eignet sich für Inkontinenzformen, die nicht mit einer erheblichen Resturinmenge verbunden sind. Es sind Mittel, die den Tonus von Blasenwand und -sphinkter beeinflussen.
- *Operative Behandlung.* In erster Linie sind es die Operationen zur Behebung von
  - Streßinkontinenz bei der Frau,
  - Abflußbehinderung beim Mann.
- *Urinableitung* mittels Harndrainage (transurethraler Verweilkatheter oder suprapubische Blasendrainage S. 292ff.).
- *Beckenbodengymnastik.* Diese speziellen Übungen (S. 729) dienen der Straffung der Beckenbodenmuskulatur, insbesondere der Kräftigung des äußeren Blasenschließmuskels. Die Beckenbodengymnastik wird angewendet
  - bei Streßinkontinenz zur Behebung der Ursache,
  - als postoperatives Training sowie
  - bei allen anderen Inkontinenzformen (soweit möglich) als *integrierter Bestandteil der Pflege*.

9.6.3. Inkontinenzpflege

Die Inkontinenzpflege basiert auf der *individuellen Einschätzung* des Patienten und umfaßt als spezifische Maßnahmen die hautgerechte Inkontinenzversorgung und das Kontinenztraining.

Hautgerechte Versorgung

Für eine möglichst optimale körper- und hautgerechte Versorgung stehen uns heute die sog. *Inkontinenzversorgungssysteme* zur Verfügung (etwa der Firma Mölnlycke oder jenes von Certina). Diese Systeme garantieren – richtig gehandhabt – eine auf den Inkontinenzgrad abgestimmte Versorgung: *Sicherheit* und *Wohlbefinden* für den Patienten, *Wirtschaftlichkeit* bezüglich Wäschekosten und *Wirksamkeit* in der Sorge für eine intakte Haut.

- *Einlagen* je nach Inkontinenzgrad und *Netzhöschen*. Anwendung S. 230f.
- *Urinauffangsysteme* mit entsprechenden Auffang- und Ableitungssystemen:
  - *Urinalkondom* oder *Antirefluxkondom* für den Mann. Sie sind neuerdings selbsthaftend und letzteres auch mit einer Rücklaufsperre versehen (Abb. 9.**2a**).
  - *Externe Harnableiter* für die Frau. Er besteht aus einem geruchssicheren Beutel mit einer daran befestigten Hautschutzplatte. Diese umschließt die äußeren Schamlippen und fängt den Urin zuverlässig auf (Abb. 9.**2b**).

Sowohl das Urinalkondom als auch der externe Harnableiter sind über ein Schlauchsystem mit einem *Sammelbehälter* (Urin- bzw. Beinbeutel für mobile Patienten) verbunden.

Gesellschaft für Inkontinenzhilfe, z.B. Deutsche Inkontinenzliga: Die Patienten und ihre Angehörigen sollten auf diese Selbsthilfegruppen hingewiesen werden. Ihr Ziel ist die *Unterstützung* Betroffener und die *Information* über die neuesten Hilfsmittel.

9.6.4. Blasen- und Kontinenztraining

Das Kontinenztraining umfaßt das Blasen- und das Toilettentraining.
Das *Ziel des Blasentrainings* ist,

- das Fassungsvermögen der Blase zu erhöhen,
- die Kontrolle, d.h. die Kontinenz der Blase zu erreichen.

Das *Ziel des Toilettentrainings* ist

- regelmäßige Entleerung der Harnblase,

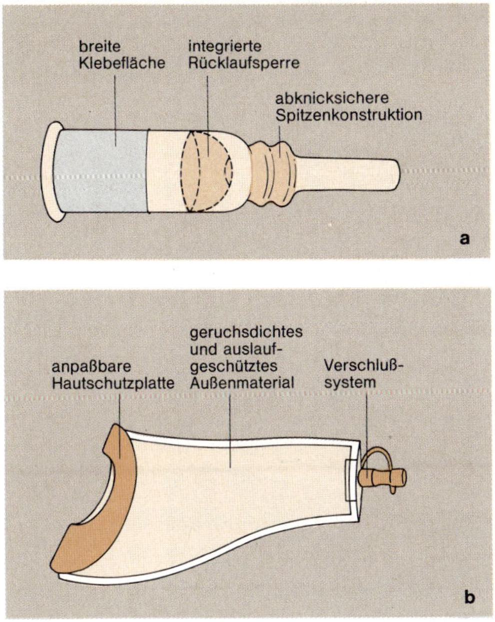

Abb. 9.**2** Urinauffangsysteme. **a** Antirefluxkondom für Männer mit ausgeprägter Harninkontinenz. **b** Externer Urinableiter für Frauen, die an Harninkontinenz leiden *und* immobil oder rollstuhlabhängig sind.

- Einübung des Entleerungsrhythmus, der den Gewohnheiten des Patienten entspricht.

In der *Praxis* gehen Blasen- und Toilettentraining ineinander über, je nachdem, was der Patient vorwiegend trainieren muß (aber man spricht oft nur von Blasentraining oder von Toilettentraining). Als *Prinzip* könnte gelten: Die Harnblase ist so trainiert, daß sie sich vollständig und regelmäßig entleert (Blasentraining). Wie oft dies geschieht, ist individuell verschieden und muß ermittelt werden bzw. (wieder) eingeübt werden (Toilettentraining).
Zur *Verlaufskontrolle* dient ein Miktionsschema (S. 288).

Blasentraining bei instabiler Blase

Angestrebt wird ein Mindestvolumen von 250 ml.
Der Patient soll die Funktion der Blase beobachten und im Rahmen des Miktionsschemas vermerken:
- wann er das erste Druckgefühl verspürt hat;
- wielange er es ausgehalten hat;
- wieviel Urin er dann gelassen hat.

Indem der Patient bewußt damit umgeht, gelingt es ihm zunehmend, ein größeres Zeitintervall zwischen den Miktionsvorgängen zu erreichen, was Voraussetzung ist für die Erreichung der nächtlichen Kontinenz.

Blasentraining bei Katheterträgern

Ein Blasentraining **vor** Entfernen des Katheters ist notwendig bei Schrumpfblase (Bilharziose, Tuberkulose) und bei neurogener Blase (S. 788f.). In diesen Fällen wird der Katheter abgeklemmt, bis der Patient einen Druck verspürt. Nun wird der Katheter geöffnet und festgestellt, wieviel Harnmenge den Druck ausgelöst hat.
Unnötig, ja kontraindiziert ist ein Blasentraining **vor** dem Entfernen eines Verweilkatheters, der aus pflegerischen Gründen oder zur Bilanzierung gelegt worden ist (die Blasenkapazität kann mittels Katheter nicht trainiert werden). Das Blasentraining beginnt **nach** dem Entfernen des Katheters. Falls die neurogenen Funktionen intakt sind, funktioniert die Blase sofort. Man beginnt mit dem geeigneten Blasen- bzw. Toilettentraining und den flankierenden Maßnahmen (Beckenbodengymnastik, Antibiotikatherapie bei Zystitis usw.).

Spezielles Blasentraining
- bei neurogener Blase (Reflexblase) und schlaffer (atonischer) Blase: S. 788f.
- beim Hemiplegiepatienten: S. 771,
- beim alten (verwirrten) Menschen: S. 950.

Toilettentraining

Da das Blasentraining auch dem regelmäßigen Rhythmus der Blasenentleerung (möglichst auf der Toilette) dient, wird beim praktischen Vorgehen häufig von Toilettentraining gesprochen: Das Vorgehen beinhaltet drei Aspekte:
- *Diurese anregen.* Die Trinkmenge beträgt 2,5–3 l, z. B. verteilt auf die Zeit von 07.00 bis 19.00 Uhr; Trinkmenge genau protokollieren.
- *Blasenentleerung.* Die Blasenentleerungszeiten sind im Abstand zur Einnahme von Flüssigkeit einzupendeln – je nach Gewohnheiten des Patienten, aber mindestens 2stündlich. Der Patient wird in diesem Zeitrhythmus auf die Toilette geschickt, bzw. es wird ihm die Bettschüssel/Urinflasche gereicht.

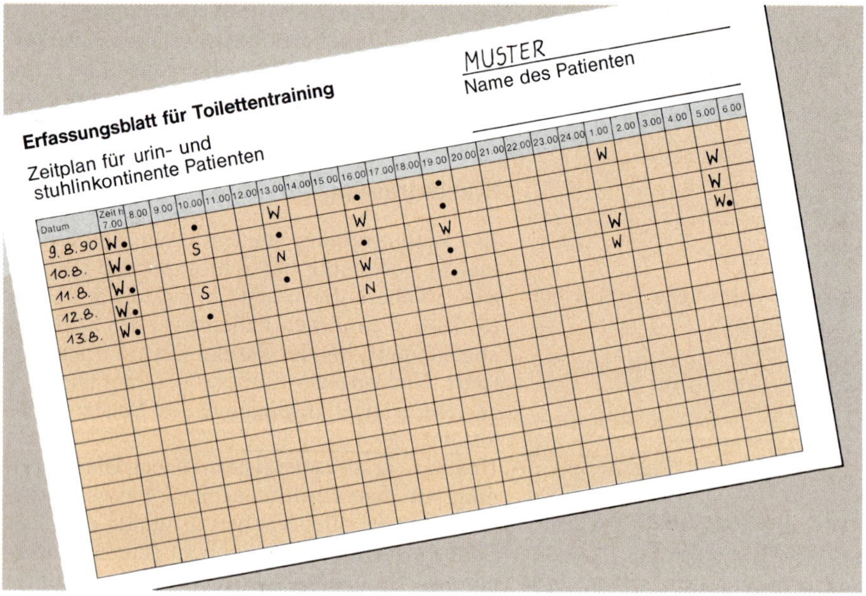

Abb. 9.3 Erfassungsblatt für Toilettentraining (s. Text) (nach Mölnlycke).

- Während etwa 2 Tagen *2stündlich kontrollieren*, ob der Patient zur entsprechenden Zeit urinieren kann oder ob er inkontinent ist.
- Patient anhalten, die Harnblase immer vollständig zu entleeren.
- Angestrebt wird eine viermalige Blasenentleerung pro Tag (z. B. 09.00, 13.00, 17.00 und 21.00 Uhr); der Rhythmus soll den Lebens- und Arbeitsgewohnheiten des Patienten entsprechen.
- Urinausscheidung protokollieren: Zeit, Menge (evtl. Einlagen wiegen); zusätzlich Angaben über Inkontinenz bzw. unwillkürliches Wasserlassen, Resturinmenge.

• *Resturinbestimmung.* Nach jeder spontanen Blasenentleerung wird der Restharn bestimmt (möglichst mittels Ultraschall, *nur* wenn nicht vorhanden, mittels Einmalkatheterisieren). Wenn ständig mehr als 100 ml Resturin vorliegen bzw. eine neurogene Blase besteht, muß katheterisiert werden (s. dort). Die Höhe des zulässigen Resturins richtet sich nach der Blasenkapazität, die vom Arzt bestimmt wird. Bei fortgeschrittenem Training wird der Resturin nur noch gelegentlich bestimmt (Paraplegiker entwickeln ein „Gefühl“ für die Menge ihres Resturins).

Menschliche Komponente

Für das Kontinenztraining (Blasen- und Toilettentraining) braucht es ein hohes Maß an Motivation sowohl vom Patienten selbst als auch vom Pflegepersonal:

- das *Wissen*, daß Inkontinenz nicht unausweichliches Schicksal ist;
- die *Hoffnung*, daß Kontinenz möglich ist;
- die *Bereitschaft*, die neuen Erkenntnisse in der Kontinenzbehandlung systematisch anzuwenden.

Das geduldige Einüben eines *regelmäßigen Entleerungsrhythmus* erfordert viel Ausdauer – nicht immer gelingt es zur vollen Zufriedenheit.

Bis die Harnblase so weit trainiert ist, daß sie nur zu bestimmten Zeiten entleert werden muß, wird der Patient vermutlich oft unnötig auf die Toilette gehen müssen. *Fortschritt* ergibt sich aber nur aus dem stets sich wiederholenden Versuch. Das Miktionsschema kann zum Eintragen positiver und negativer Ergebnisse auch für den Patienten eine wichtige Rolle spielen.

Führung des Miktionsschemas am Beispiel Abb. 9.**3**.

Sie kann etwa wie folgt geschehen: Erfolgt die Harnblasenentleerung auf der Toilette oder auf dem

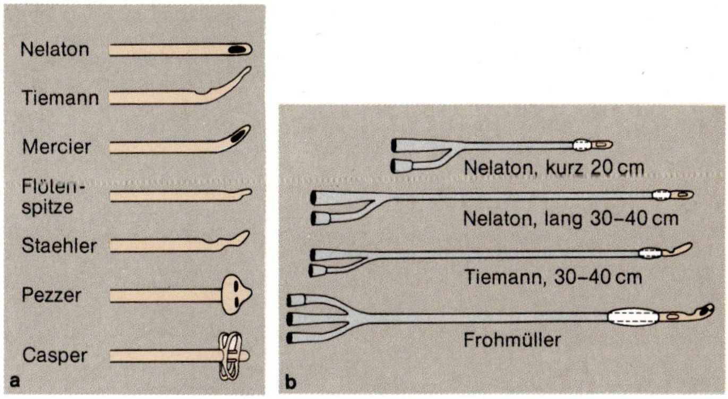

Abb. 9.**4** Katheter mit unterschiedlichen Spitzen. Ein wesentliches Charakteristikum eines Katheters ist das Aussehen seiner Spitze. **a** Der Nélaton-Katheter mit gerader Spitze wird bevorzugt bei Frauen eingesetzt, während Tiemann-, Mercier- oder Staehler-Katheter typische „Männerkatheter" sind, die wegen ihrer gebogenen Spitze die Biegungen der männlichen Harnröhre leichter überwinden. Katheter mit Flötenspitze (zentrale Öffnung und zusätzliches seitliches Auge) eignen sich besonders zum Ausspülen einer Blasentamponade und zur Ableitung stark blutigen Urins. Pezzer- und Casper-Katheter werden bevorzugt zur suprapubischen Zystostomie benutzt. **b** Verweilkatheter sind zweiläufig, sie haben einen aufblasbaren Ballon; Spülkatheter sind dreiläufig (zusätzlicher Spülkanal).

Nachttopf, wird dies mit einem roten Punkt an entsprechender Stelle vermerkt. Wenn der Harn ins Bett oder in die Kleidung abgegangen ist, so wird ein N (naß) eingetragen. Geht der Urin in ein dafür geschaffenes INKO-System ab, wird ein W (Wechsel) notiert. Der Stuhlgang kann mit einem S (Stuhl) angezeigt werden.

Verwendet man außerdem Medikamente, die die Harnentleerung beeinflussen, ist es wertvoll, die Einnahmezeiten aufzuschreiben. Man kann an entsprechender Stelle die Anfangsbuchstaben des Medikaments eintragen.

Inkontinenz ist keine Krankheit, sondern ein Zeichen (Symptom) für eine Störung im Organismus. Die Beschwerden können unterschiedliche *Schweregrade* aufweisen, weshalb es auch nicht *die* Pflege bei Inkontinenz gibt. Es geht um die individuelle Bewältigung von individuellen Inkontinenz- (bzw. Kontinenz-)Problemen.

Zur *individuellen Pflegeplanung* gehören

- *Kommunikation:* Mit dem Patienten offen über das Problem sprechen;
- *Information* über Zusammenhänge und über die therapeutisch-pflegerischen Möglichkeiten;
- *Anpassung der Hilfsmittel:* Inkontinenzmaterial, Höhe von Stuhl- und Toilettensitz (richtige Höhe erleichtert das Blasen- und Toilettentraining) und *Pflege der Haut* (S. 230);
- *Motivation:* Aufrechterhalten eines gesunden Optimismus.

9.7. Katheterisierung der Blase

Das **Ziel** liegt in der Schaffung eines freien Zugangs zur Harnblase durch die Harnwege = *transurethrale Katheterisierung.* (Katheterisierung durch die Bauchdecke = suprapubische Blasenpunktion S. 295.)

Das *einmalige Katheterisieren* wird zu diagnostischen oder therapeutischen Zwecken vorgenommen:

- Entleerung der Harnblase, wenn die Spontanentleerung ausfällt;
- Gewinnung von Untersuchungsmaterial auf Erreger oder Entzündungsprodukte;
- Restharnbestimmung.

Das Legen eines Verweil- oder Dauerkatheters wird auf S. 292 ff. besprochen.

Katheter

Katheter bestehen aus schleimhautfreundlichem Material (Silicon/Latex): Schaft (Katheterkörper), Ventil, Auffüllkanal (für Verweilkatheter), Ableitungstrichter und Spitze. Der *Durchmesser* wird nach der Charrière-Skala angegeben: 1 Charr. = ⅓ mm Durchmesser, 2 Charr. = ⅔ mm usw.

Als *Kathetertypen* unterscheidet man:

- *Einmalkatheter* für Mann und Frau verschieden (Abb. 9.**4a**);
- *Verweilkatheter* sind zweiläufig und mit ei-

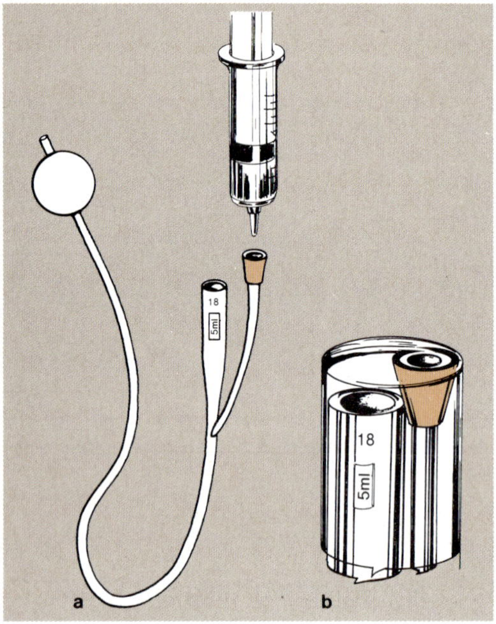

Abb. 9.**5** **a** Zweiwegekatheter mit gefülltem Ballon. Meist kann der Ballon mittels Spritze gefüllt werden, da ein spezielles Ventil eingelassen ist. **b** Ventil von außen gesehen. Die Bezeichnung „5 ml" sagt aus, daß der Ballon mit 5 ml Aqua dest. gefüllt werden muß. „18" Durchmesser des Katheters nach Charrière = 6 mm.

nem Ballon zum Fixieren in der Harnblase ausgestattet (Abb. 9.**4b** u. 9.**5**);

- *Spülkatheter* sind dreiläufig mit zusätzlichem Spülkanal (Abb. 9.**4b**).

Beachte

- Keine Katheterisierung der Harnblase ohne strenge Indikation (Arztverordnung).
- Höchste Asepsis und Sorgfalt! Bei unsachgemäßem Vorgehen besteht die Gefahr der Keimeinschleppung. Hieraus können sich aufsteigende und häufig chronische Harnwegsinfektionen entwickeln.

9.7.1. Katheterisieren bei der Frau

Gegenstände (auf Mehrzweckwagen)

- 2 Katheter (Einmal-Nélaton-Katheter oder Invaginationskatheter „Inva-Byk" Charr. 8–10);

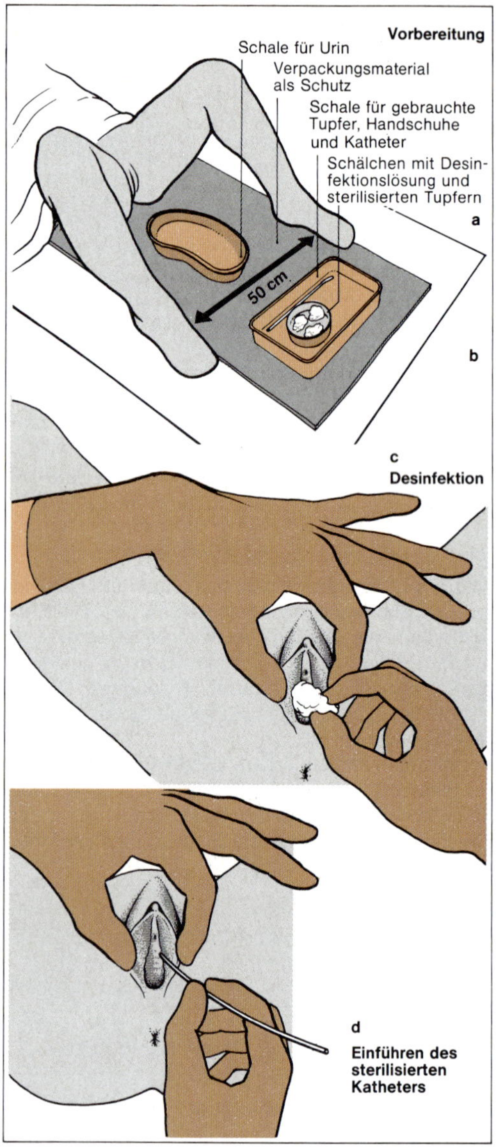

Abb. 9.**6** Katheterisieren bei der Frau. Die Hand, die den Katheter führt, leicht nach oben heben und Katheter beckenwärts einführen.

- Katheterset steril, mit 2 Nierenschalen oder 1 Schale und Urinsack; Schale mit 6 Tupfern (Wattekugeln), Pinzette, Handschuhe, evtl. Lochtuch, steril;
- Feindesinfektionsmittel;
- sterilisiertes Auffangröhrchen (Labor);
- Unterlage als Schutz und zur leichten Hochlagerung des Beckens.

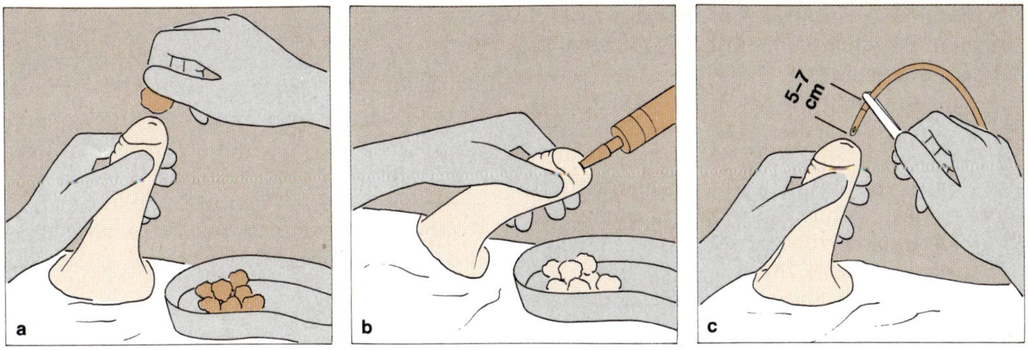

Abb. 9.7 Katheterisieren beim Mann. **a** Desinfizieren, **b** Anästhesieren, **c** Einführen des Katheters.

Vorgehen

- Patientin informieren. Intimsphäre schützen.
- Bett flachstellen, Becken leicht anheben (kleines Kissen bzw. Rolle und Schutztuch oder Moltexunterlage unterschieben).
- Füße seitlich aufstellen (Abb. 9.**6a**).
- Intimtoilette vornehmen.
- Katheterset öffnen, Schalen zwischen die Beine stellen (Abb. 9.**6b**); Desinfektionslösung richten.
- Handschuhe anziehen (Verpackungsmaterial auf dem Wagen lassen. Nach dem Katheterisieren Nierenschalen darauf stellen).
- Katheter griffbereit vorbereiten.
- Desinfektion der äußeren Genitalien. Jeden Tupfer nur einmal (von der Symphyse weg zum Anus) gebrauchen. Mit einer Hand desinfizieren, mit der anderen die Schamlippen spreizen (Abb. 9.**6c**):
  1. und 2. Tupfer: große Schamlippen rechts und links;
  3. und 4. Tupfer: kleine Schamlippen rechts und links,
  5. und 6. Tupfer: Desinfektion der Urethraöffnung. Letzten Tupfer auf den Vaginaeingang legen (gebrauchte Tupfer in die hintere Schale).
- Katheter am hinteren Ende fassen und sorgfältig durch die Urethra einführen (Abb. 9.**6d**); sobald Urin fließt, nicht mehr weiterschieben.
- Entleeren der Blase:
  - Mittelstrahl entnehmen für bakteriologische Untersuchung;
  - bei Harnverhaltung nicht die gesamte Urinmenge ablassen (Arztverordnung beachten).
- Zur vollständigen Entleerung Blase leicht andrücken.
- Mit dem Zeigefinger die Katheteröffnung verschließen. Katheter und den auf der Vagina liegenden Tupfer entfernen, in die hintere Nierenschale legen, Intimgegend abtrocknen, Unterlage entfernen.
- Handschuhe ausziehen.
- Sich um das Wohlbefinden der Patientin kümmern. Katheterisieren ist ein beträchtlicher Eingriff in die Intimsphäre.

9.7.2. Katheterisieren beim Mann

Gegenstände

- 2 Katheter (Einmal-Tiemann-Katheter, Charr 10–14);
- Katheterset wie oben; zusätzlich
- 2 anatomische Pinzetten, sterilisiert; Penisklemme;
- sterilisierte Kompresse, Tupfer, Desinfektionsmittel, Gleitmittel (z. B. Instilla-Gel), das ein Anästhetikum enthält, in Einmalspritze.

Vorgehen

Bis zur Desinfektion alles wie bei der Frau (s. oben), dann:

- Penisschaft zwischen Ring- und Mittelfinger fassen, so daß Daumen und Zeigefinger den Harnröhreneingang spreizen können.
- Vorhaut bis hinter die Glansfurche zurückziehen und Harnröhrenöffnung spreizen.
- Eichel und gespreizte Harnröhrenöffnung 3mal hintereinander mit je einem Tupfer desinfizieren (Abb. 9.**7a**).
- *Harnröhrenanästhesie:* Es empfiehlt sich die

Verwendung eines Gleitmittels, das zusätzlich ein Anästhetikum enthält (z.B. Instilla-Gel in Fertigspritze);
- einige Tropfen auf das Ostium (Orifizium) träufeln, denn dieses ist besonders empfindlich.
- Konus der Spritze (mit dem Gleitmittel) auf das Ostium aufsetzen, Lösung bei leicht gestreckter Harnröhre langsam einspritzen (Abb. 9.**7b**).
- Penisklemme ansetzen, damit das Anästhetikum/Gleitmittel nicht zurückfließen kann; Penis auf die sterile Kompresse ablegen.
- Nach der Einwirkungszeit von 1–5 min (Zeitdauer je nach Mittel; bei Instilla-Gel sind 5–10 min angegeben)
- Penis nochmals desinfizieren.

• *Einführen des Katheters* und Entleeren der Blase:
- Die linke Hand faßt den Katheter am hinteren Ende, die rechte Hand faßt mit der sterilen Pinzette den Katheter etwa 5 cm von der Spitze. Das Katheterende wird zwischen kleinem und Ringfinger der rechten Hand eingeklemmt. Mit der linken Hand wird der Penis deckenwärts gestreckt, damit die Schleimhautfalten der Harnröhre zu einem geraden, glatten Rohr ausgezogen werden (Abb. 9.**7c**).
- Beim Einführen des Katheters entsteht nach etwa 10 cm am äußeren Schließmuskel ein leichter Widerstand.
- Nun senkt man den Penis etwas und schiebt den Katheter weiter, bis Urin fließt. Zum Auffangen des Urins wird das Katheterende in die Urinauffangschale gelegt. Um eine möglichst vollständige Entleerung der Harnblase zu erreichen, drückt man mit der flachen Hand oberhalb der Symphyse leicht auf den Unterbauch.

Beachte
• Bei Widerstand beim Einführen des Katheters keine Gewalt anwenden → *Verletzungsgefahr.*
• Beim *Mann* ist daran zu denken, daß sich in den Falten der Harnröhrenwand oder im Bulbus die Katheterspitze leicht verfangen kann, wenn der Penis nicht richtig gestreckt, nicht rechtzeitig gesenkt oder wenn die gebogene Tiemann-Spitze verdreht wird. Deshalb niemals einen Katheter verdrehen!
• Eine *Paraphimose* kann auftreten durch zu lange Manipulation oder wenn die Vorhaut über die Glans geschoben bleibt.
• Bei einer massiven Harnverhaltung dürfen nicht mehr als 500–600 ml Urin auf einmal abfließen, damit es nicht zu einem *Blasenkollaps* oder einer *Blasenblutung* kommt. Es kam in diesem Zusammenhang auch schon zu Kreislaufversagen.

9.8. Blasenverweilkatheter

Zur permanenten Urinableitung = Harndrainage stehen prinzipiell zwei Methoden zur Verfügung:
• transurethrale Verweilkatheter (Dauerkatheter, S. 293),
• suprapubische Blasenpunktionsfistel (S. 295).

Es gelten die folgenden Kriterien:
• streng aseptisches Vorgehen;
• Verwendung eines *geschlossenen* Urindrainagesystems (mit Rücklaufventil); dieses muß folgende Bedingungen erfüllen (Anforderungen des Bundesgesundheitsamtes, BRD):
  - steril einzeln verpackt sein,
  - eine Schutzkappe am Konnektor besitzen,
  - eine geeignete Urinentnahmestelle für mikrobiologische Untersuchungen besitzen,
  - ausreichendes Fassungsvermögen des Urinbeutels (2000 ml) bei genügender Bodenfreiheit haben,
  - Transparenz zur makroskopischen Beurteilung des Urins gewährleisten,
  - eine Belüftung des Beutels aufweisen,
  - sichere Aufhängung bzw. Fixierung besitzen,
  - leicht zu bedienen sein und nicht nachtropfend wirken.

Klinische Studien bewiesen, daß geschlossene Urindrainagesysteme die nosokominalen (krankenhausbedingten) Harnwegsinfekte senken.

9.8.1. Indikation und Methode

Indikation:
• Harnverhaltung,
• Inkontinenz (in speziellen Situationen);
• organisches Abflußhindernis;

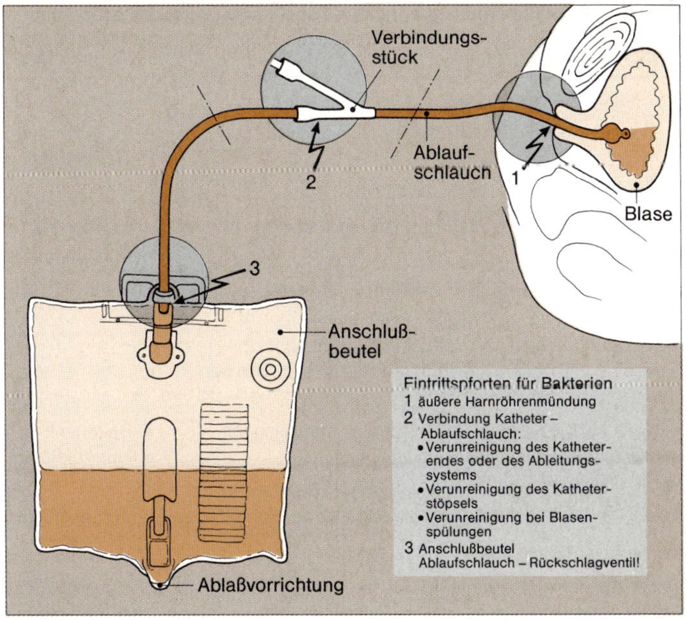

Abb. 9.**8** Geschlossenes Urinableitungssystem. Die drei typischen Eintrittspforten für Bakterien.

- zur Nierenfunktionskontrolle bei Bewußtlosen, im Schock, bei Vergiftungen;
- bei Operationen im Bereich der Harnorgane (Prostataoperation, gynäkologische Eingriffe u. a.).

Die *Wahl der Methode* wird abgeleitet von der Indikation. Ein *Dauerkatheter* wird nur gelegt unter Erwägung einer suprapubischen Harnableitung oder einer intermittierenden Katheterisierung. Heute wird die *suprapubische Blasendrainage*, insbesondere im postoperativen Bereich, vorgezogen. Sie schafft weniger Infektionsprobleme und weniger Läsionen als ein transurethraler Katheter.

Der *transurethrale Katheter*

- verlegt den Sekretabfluß aus den urethralen Anhangdrüsen, dadurch entsteht die sog. mukopurilente (schleimig-eitrige) Membran;
- ist Leitschiene und Nährboden für Bakterien (von außen und von innen) und fördert eine Urethritis und Zystitis (Abb. 9.**8**).
- Durch Druckgeschwüre in Harnblase und Harnröhre können Blutungen auftreten.
- Das Eindringen pathogener Keime über die Schleimhäute in die Blutbahn kann zur sog. Urosepsis führen.
- Inkrustationen führen zu Steinbildungen.

Jedes Abflußsystem birgt Eintrittspforten für Bakterien. Die drei typischen Gefahrenbereiche (nach Brühl) sind in Abb. 9.**8** ersichtlich.

9.8.2. Transurethraler Verweilkatheter

Einlegen des Katheters

Gegenstände:

Alles zum Katheterisieren (s. oben), anstelle des Einmalkatheters

- Ballonkatheter (Durchmesser nach Bedarf), steril verpackt;
- Spritze, Aqua destillata (keine physiologische Kochsalzlösung, da diese auskristallisiert) zur Ballonfüllung;
- Ableitungssystem.

Vorgehen:

- Vorbereitung wie oben; evtl. Rasur der Schamhaare.
- Es sollen zwei Pflegepersonen zur Verfügung stehen.
- Einlegen des Verweilkatheters (exempla-

Tabelle 9.**2** Einführen des Dauerkatheters bei Frauen durch zwei Personen

Ausführende Pflegeperson	Helfende Pflegeperson
• Intimtoilette vornehmen	• Gegenstände vorbereiten
• sterilisierte Handschuhe anziehen, an der rechten Hand zwei übereinander	• Patientin lagern (Abb. 9.**6**) und Schalen zwischen die Beine stellen
• spreizen und desinfizieren (S. 291)	
• sich den oberen rechten Handschuh ausziehen lassen	• Handschuh (den nun unsterilen der rechten Hand) der ausführenden Schwester ausziehen
• Dauerkatheter entgegennehmen (Abb. 9.**9a**) und einführen	• Dauerketheter vorbereiten (Abb. 9.**9b**) und reichen
• Katheter noch ca. 2 cm einführen, sobald der Urin fließt, sonst besteht die Gefahr, daß der Ballon in der Urethra aufgefüllt wird	
• Nach dem Füllen des Ballons diesen sorgfältig auf den Blasengrund zurückziehen	• Ballon mit vorbereiteter Lösung füllen • Urinableitungssystem anschließen und befestigen
• Material aufräumen • sich um das Wohlbefinden der Patientin kümmern	

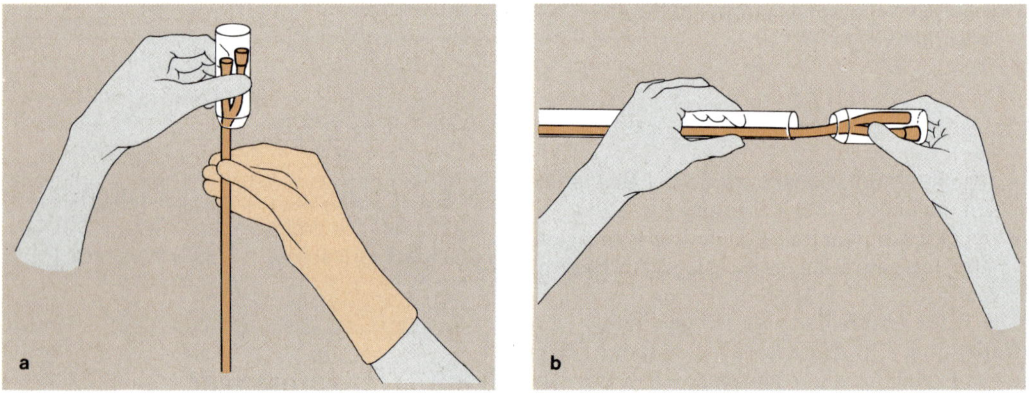

Abb. 9.**9**

risch bei der Frau); Handlungsschema Tab. 9.**2**).

- Befestigen und Aufhängen des Urinableitungssystems:
  - Niemals über dem Blasenniveau.
  - Schläuche nicht abknicken, nicht durchhängen lassen.
  - Beutel aufhängen, nicht flachlegen.

Im Unterschied zur Einmalkatheterisierung muß beim Einlegen eines Ballonkatheters streng darauf geachtet werden, daß die Katheterspitze *samt* Ballon *im* Blasenlumen liegt → Katheter noch ca. 2 cm vorschieben, sobald der Urin zu fließen beginnt (Lage des Ballons in der Blase wie in Abb. 9.**8**).

Katheterpflege

Intimpflege S. 228f. Bei Katheterträgern soll von *Katheterpflege* gesprochen werden (die Patienten sind weniger gehemmt). Zusätzlich zur üblichen Intimpflege:

- Täglich zweimalige Reinigung des Harnröhreneingangs und des unmittelbar daran anschließenden Katheterteils mit Pflegeschaum oder Seife.
- Inkrustierungen vermeiden bzw. beheben mit geeigneter Lösung (z.B. Wasserstoffperoxid).
- Den Dauerkatheter evtl. am Körper befestigen (Leiste, Oberschenkel, Bauch).

- Handhabung des Urinableitungssystems S. 296f.

Bei Männern zusätzlich:
- Penis auf Paraphimose hin kontrollieren (Paraphimose = Einklemmung der Vorhaut des Penis hinter den Eichelkranz → Stauungsschwellung der Eichel mit Nekrosegefahr). Zurückgeschobene Vorhaut (z.B. nach Intimtoilette) immer sofort nach vorn schieben. Wenn nicht möglich → Arzt benachrichtigen, da insbesondere bei Katheterträgern äußerst rasch Komplikationen auftreten.
- Sterilisierte Kompresse mit mikrobieller Salbe (z.B. Betadine) um den Penis legen, um die Harnröhrenöffnung zu schützen (klagt der Patient über Brennen, kann leichtes Auftragen von Nupercainalsalbe Linderung bringen → juckreizstillend).
- Bei Hemiplegikern den Penis nach oben (Bauch) fixieren, um einen Dekubitus an der Harnröhre zu verhindern (Dekubitus → Stenosegefahr!).

Wo *neben* dem Katheter Urin ausfließt, liegt meist eine Entzündung der Harnröhre und/oder des Schließmuskels vor. *Maßnahmen:* Den Arzt verständigen; dieser wird die Zystitis medikamentös behandeln; evtl. wird gleichzeitig der Dauerkatheter entfernt.

Wichtig: Bei Undichtigkeit keinesfalls einen Katheter mit höherem Charrière einführen. Evtl. hilft es, einen Katheter mit einem größeren (30 ml) Ballon zu verwenden. Beim Ballonfüllen darauf achten, daß langsam aufgefüllt wird und unter stetem leichten Zug des Katheterschafts. So schließt sich der Ballon den Unebenheiten der Blaseninnenwand an.

Entfernen des Verweilkatheters

Das Entfernen ist häufig nötig zum *Auswechseln* des Katheters.
- Der Wechsel geschieht nach Bedarf, etwa alle 3 Wochen (Silikonkatheter wöchentlich bzw. nach Anweisung des Herstellers und immer dann, wenn eine Inkrustation und/oder Obstruktion besteht (Arztverordnung).
- Ist das Urinableitungssystem inkrustiert, müssen System *und* Katheter gewechselt werden.

Material:
- 20-ml-Spritze, sterilisiert;
- Zellstoff, Schale, Abfallsack;
- alles zur Intimpflege (S. 228f.).

Vorgehen:
- Information des Patienten.
- Hygienische Händedesinfektion.
- Lagerung des Patienten wie beim Einführen des Katheters.
- Mit der Spritze durch das Spezialventil stoßen und die Ballonflüssigkeit abziehen.
- Katheter vorsichtig zurückziehen und sogleich in Zellstoff einwickeln → Abfallsack.
- Entsorgung der Utensilien.
- Intimtoilette vornehmen oder vornehmen lassen.
- Abschließend Händedesinfektion.

9.8.3. Suprapubische Blasendrainage

Zugang zur Blase über die Haut (perkutan) knapp oberhalb der Symphyse (suprapubisch). Punktion der vollen Blase zum Einlegen eines Verweilkatheters, seltener zur einmaligen (diagnostischen) Urinentnahme (Diagnostik).

Einlegen des Katheters

Das Einlegen des suprapubischen Katheters ist Sache des Arztes. Unsere Aufgabe ist die *Vorbereitung* sowie die *Unterstützung von Patienten* und *Arzt* bei der Ausführung.

Vorbereitung:
- *Auffüllen der Harnblase* (500–1000 ml Tee trinken lassen, Infusion oder transurethral mittels Blasenkatheter).
- Rasur des Unterbauches bis zum Nabel.

Gegenstände zur Punktion:
- Abdecktuch;
- Desinfektionsmittel, Watteträger, Tupfer;
- Anästhetikum (z.B. 1%ige Scandicainlösung), Spritze, Kanüle.

Zur Probepunktion:
- Punktionskanüle (8–10 cm lang), 20-ml-Spritze, Urinauffangröhrchen.

Zum Legen eines Verweilkatheters:
- *Cystofix-Set*, bestehend aus
  - spaltbarem Punktionstrokar, 8 oder 12 cm lang,

- 10-Charr-Katheter, 65 cm lang, mit selbst aufrollender Spitze,
- Urinauffangbeutel, Fixierplatte;
- Naht- und Verbandmaterial, Abfallsack.

Vorgehen:

- *Lagerung:* flach, Beine gestreckt, leichte Beckenanhebung (Rolle oder Kissen unter das Gesäß).
- *Punktionsstelle* markieren: genau in der Mittellinie, etwa 2–3 cm kranial des Symphysenoberrandes.
- *Hautdesinfektion* und Abdecken des Unterbauches (Lochtuch).
- *Lokalanästhesie* des Subkutangewebes.
- *Punktion der Harnblase:*
  - Probepunktion → sterile Urinentnahme → Schnellverband (anstelle des Einmalkatheterisierens).
  - Probepunktion → Hautinzision → Einlegen des Katheters und Fixieren (Abb. 9.**10a–c**).
- *Abdichten* der Nahtstelle mit Nobecutanspray und
- *Abdeckung* mit eingeschnittener Kompresse. Der Katheter wird in die dem Set beiliegende Fixierplatte (zur Vermeidung einer Abknikkung) eingeklemmt und mit Heftpflaster befestigt.

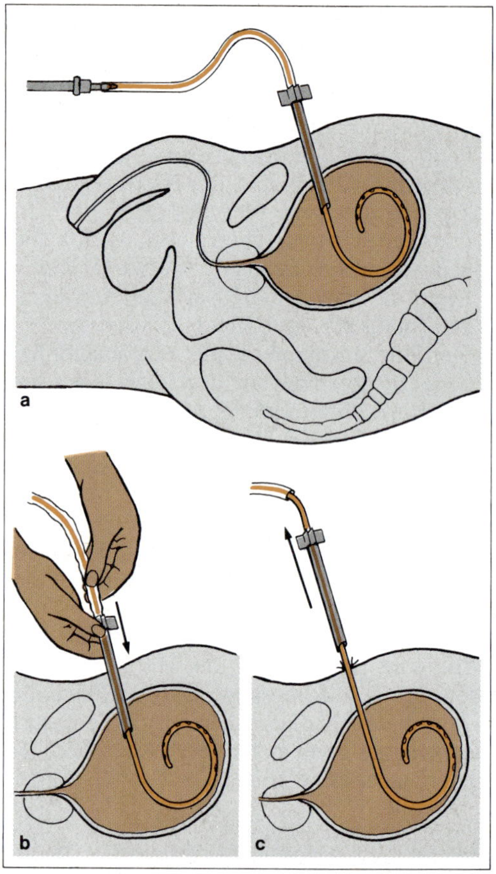

Abb. 9.**10** Einlegen des suprapubischen Katheters. **a** Einstechen des Trokars, in den der Katheter mit angeschlossenem Urinbeutel eingeschoben ist. **b** Nach Erreichen der Blase (Austritt von Urin in den Beutel) Katheter in die Blase vorschieben, wo er sich selbsttätig aufrollt → bis Markierung auf Hautniveau ist. **c** Kanüle auf dem Katheter zurückziehen → seitliche Flügel nach unten umbiegen, der Länge nach aufreißen und entfernen → Fixation des Katheters mit zwei Nähten an der Haut.

Katheterpflege

Einstichstelle und Ableitung täglich kontrollieren:

- Verband alle 2–3 Tage unter streng aseptischen Bedingungen erneuern.
- Fixation muß sicher sein (überprüfen; evtl. neu befestigen).

Entfernen des suprapubischen Katheters durch den Arzt.

9.8.4. Harnentsorgung und Katheterhygiene

Sowohl beim transurethralen als auch beim suprapubischen Verweilkatheter gelten folgende Maßnahmen:

Die *Harnentsorgung* (Ablassen oder Beutelwechsel) ist nur unter Beachtung der Infektionsverhütung vorzunehmen. Idealerweise ist das „klassische geschlossene System" mit Bodenablaß zu wählen, da es hygienisch einwandfreier gehandhabt werden kann.

Die *Katheterhygiene* umfaßt Maßnahmen, welche die Keimbesiedlung zwischen Katheter und Kathetereinmündung (Meatus) verringern (Abb. 9.**8**).

Harnentsorgung und Katheterhygiene müssen den folgenden Anforderungen gerecht werden:

- Es dürfen nur *geschlossene* Urindrainagesysteme, möglichst mit Rückflußventil, verwendet werden (steril verpackt).
- Die *Verbindung* zwischen Katheter und Drainagesystem darf nur unter streng asepti-

schen Kautelen getrennt werden (z.B. beim Wechseln des Sammelbehälters oder zum Ablassen des Urins zur Harnentsorgung).

- Der *Auslauf* am tiefsten Punkt des Urinauffangbeutels (eines geschlossenen Systems) muß nach dem Ablassen des Harns mit einem alkoholischen Desinfektionsmittel abgesprüht werden.
- Beutel *regelmäßig leeren*. Abflußstelle und Auffanggefäß dürfen nicht miteinander in Kontakt kommen. Schiebeventil der Ablaßvorrichtung erst schließen, wenn das System vollständig leergelaufen ist.
- *Mobile Patienten* sollen den Beutel mittragen (am Bademantel befestigen) oder zum Verschließen des Katheters ein steriles Ventil (s. unten) verwenden.
- Urin für *Untersuchungen* ist durch die Punktion der vorgesehenen Einstichstelle am Drainagesystem zu entnehmen. Die Einstichstelle ist zuvor zu desinfizieren (Urinproben werden entnommen beim Legen des Katheters, bei Infektionsverdacht).
- Patienten mit Harnwegsinfektionen müssen von anderen Trägern von Blasenverweilkathetern getrennt werden, um Kreuzinfektionen zu vermeiden.

Katheterventil für mobile Patienten

Das Katheterventil (z.B. der Firma Stäubli, Horgen, Schweiz) ersetzt das Ableitungssystem bei Patienten, die mobil sind. Es bildet, wenn es richtig aufgesetzt ist, zusammen mit dem Ballonkatheter ein geschlossenes System. (Es ersetzt den traditionellen Verschlußzapfen, dessen keimfreie Aufbewahrung ein kaum zu lösendes Problem war.)
Es sind zwei Ventilvarianten erhältlich: für selbständige Patienten und für solche, die Hilfe bedürfen beim Entleeren der Blase.

Wichtig: Dem Patienen das Einsetzen und Bedienen des Ventils zeigen, damit er möglichst selbständig damit umgehen kann.

Anwendung des Ventils

Die Hersteller liefern eine Gebrauchsanweisung mit. Grundsätzlich gilt:

- *Anlegen:* Den konischen Nippel des Ventils bis über den Rand der Kathetermündung einführen.

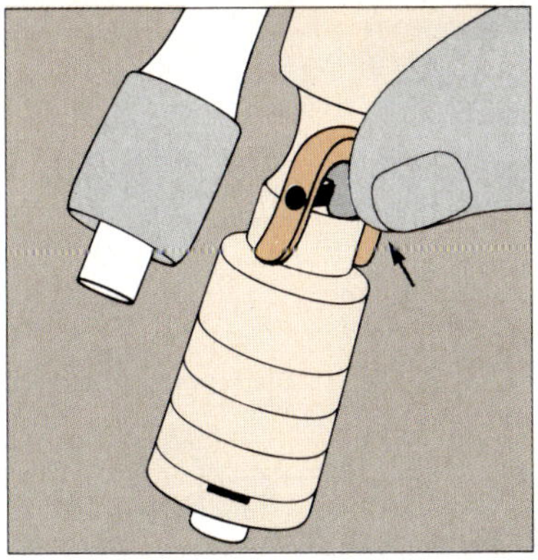

Abb. 9.**11** Aufgesetztes Katheterventil. Urin lösen: Man halte das Ventil und drücke mit dem Daumen die Klinke nach hinten (in Pfeilrichtung). Sobald aller Urin abgeflossen ist, kann das Ventil losgelassen werden und schließt automatisch.

- *Öffnen:* Um Urin zu lösen, wird die Klinke des Ventils nach hinten gedrückt (Abb. 9.**11**). Nach Ablaufen des Urins kann das Ventil wieder losgelassen werden, es schließt automatisch.

Katheterinduzierte Harnwegsinfektionen entstehen durch

- unsachgemäße Technik der Katheterisierung (unsteriles Arbeiten, Traumatisierung der Harnröhrenschleimhaut),
- eine kontaminierte Katheterspitze,
- Unterbrechung des sterilen Urinableitungssystems (Konnektion des Systems),
- Keimwanderung im Katheterlumen (Reflux von Urin in die Harnblase),
- über die Schleimstraße, die sich zwischen Katheter und Urethralwand bildet (retograde Infektschiene),
- kontaminierte Wäsche und Gegenstände (Instrumente),
- Autoinfektion des Patienten (Stuhlinkontinenz, E. coli).

Siehe auch Abb. 9.**8**.

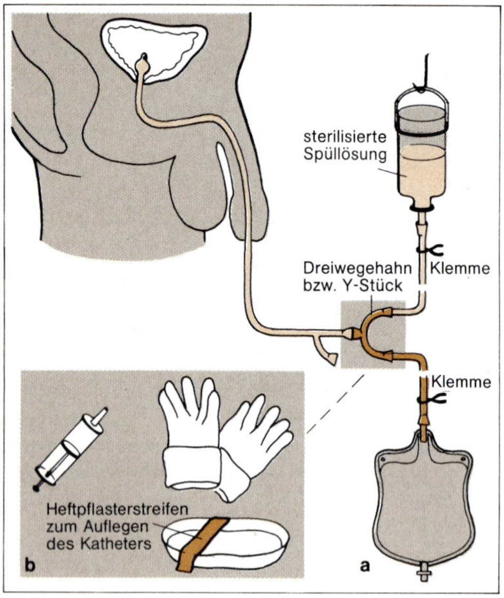

Abb. 9.**12a** Geschlossenes Spülsystem mit doppelläufigem Katheter zur Dauerspülung mit Y-Zwischenstück bzw. Dreiwegehahn zur intermittierenden Spülung. **b** Gegenstände für die Spülung mit der Blasenspritze.

9.9. Blasenspülung

Die Blasenspülung wird nur vorgenommen, wenn sie unumgänglich ist (d.h. nicht routinemäßig bei Katheterträgern!), z.B.

- zur *Reinigung* bei eitriger Zystitis,
- zur *Prophylaxe* oder zur Ausräumung von Blutkoagula (nach urologischen Operationen S. 715f.),
- seltener zur örtlichen *medikamentösen Therapie*, wenn eine orale Therapie nicht durchgeführt werden kann.

Als *Spülsysteme* kommen in Frage:

- gebrauchsfertiges, geschlossenes System (Abb. 9.**12**),
- Infusionssystem,
- Blasenspritze.

Anwendung des Fertigsystems

Material:

- Einmalgebrauchspackung der Spüllösung (je nach Verordnung): 2 Plastikbeutel, verbunden mit 2 Plastikschläuchen, steril (geschlossenes System);
- Infusionsständer oder Aufhängevorrichtung am Bett, evtl. 2 Klemmen.

Durchführung:

- Spüllösung evtl. vorwärmen (nie bei Blutungen).
- Urin abfließen lassen, System richten.
- Schlauch unterhalb des Katheters abklemmen und Spülflüssigkeit einfließen lassen – Menge beachten! – Klemme schließen.
- Klemme am Abflußschlauch öffnen und Urin und Spüllösung ausfließen lassen, diese Klemme wieder schließen.
- Vorgang wiederholen, bis die Spüllösung klar zurückfließt.

Anwendung des Infusionssystems

Material:

- Infusionsflasche mit sterilisierter Spüllösung;
- sterilisiertes Infusionsbesteck und sterilisiertes Y-Stück;
- Urinbeutel;
- Infusionsständer, 2 Klemmen.

Durchführung:

System zusammensetzen und spülen wie oben.

Anwendung der Blasenspritze

Material:

- Sterilisierte Blasenspritze mit passendem Ansatz;
- sterile Spüllösung, sterilisierte Schale;
- Nierenschale.

Durchführung:

Höchst aseptisches Vorgehen, da die Kontaminationsgefahr bei dieser Methode sehr groß ist.

- Flüssigkeit in die Spritze aufziehen.
- Urin abfließen lassen, Katheter auf sterile Gaze oder Schale (Abb. 9.**12**) auflegen.
- Spülflüssigkeit langsam einspritzen – Überdruck vermeiden – ca. 20–30 ml, Katheterende halten.
- Flüssigkeit aus dem Katheter abfließen lassen.
- Vorgang wiederholen, bis die Spülflüssigkeit klar ist.

- Spülflüssigkeit beobachten auf Farbe, Beimengungen.

- Spülflüssigkeit in der Bilanz mit einbeziehen.
- Spülung protokollieren.

9.10. Blaseninstillation

Bei der Blaseninstillation (stilla = Tropfen) handelt es sich um eine chemotherapeutische Behandlung des Harnwegsinfekts. Sie kann mittels Spritze und stumpfer Kanüle oder mittels Applikator beim liegenden Katheter (bzw. vorausgegangenem Katheterisieren, s. oben) vorgenommen werden.

Vorgehen bei der Instillation

Mittels Applikator: Den Doppelstopfenverschluß vor Gebrauch herausdrehen, danach das Ansatzstück auf den liegenden Katheter aufsetzen. Durch Zusammendrücken der Faltsegmente (je 2 Segmente enthalten 10 ml Lösung) kann die Instillation vorgenommen werden.

Mittels Spritze und stumpfer Kanüle (2 Klemmen, Schale, verordnetes Medikament):

- Blasenkatheter hochhalten.
- Kanüle einführen und über derselben Katheter abklemmen.
- Medikament instillieren.
- Vor der Kanüle den Katheter abklemmen, erste Klemme öffnen und Kanüle herausziehen.
- Eingelegten Einmalkatheter entfernen: Dauerkatheter abgeklemmt nach oben legen (damit Medikament nicht in den Katheter fließt).

Verweildauer des Medikaments je nach Arztverordnung, normalerweise ½ Stunde bis 1 Stunde. Nach Ablauf dieser Zeit Katheter öffnen bzw. Patient urinieren lassen.

9.11. Hilfe bei Darmentleerungsstörungen

Wo Darmentleerungsstörungen Ausdruck einer Erkrankung sind, müssen sie *medizinisch* behandelt werden. Die Unterstützung richtet sich nach den jeweiligen Verordnungen.

9.11.1. Hilfe bei Durchfällen

- Zunächst *schwarzen Tee* und Nahrungskarenz. Bei anhaltenden Durchfällen ist an genügend Flüssigkeits- und Salzersatz zu denken (S. 637).
- Angepaßte Ernährung: Stopfend wirken rohe geriebene Äpfel, trockener Reis, Heidelbeersaft.
- Sorgfältige Intimpflege: peinliche Sauberkeit; bei Hautirritation Schutz mit Babyöl, Reinigen nur mit Watte statt mit Wasser und Seife.

9.11.2. Hilfe bei Verstopfung

- Zuerst gilt es, die *wirkliche* Verstopfung abzugrenzen gegen „die Idee, man müsse jeden Tag Stuhl haben, um normal zu sein". Eine Darmentleerung alle 3 Tage kann für manche Menschen ausreichen.
- Zur *Einschätzung des Verstopfungsgrades* dient eine einfache rektale Untersuchung. Oft besteht wenig Übereinstimmung zwischen dem subjektiven Empfinden „verstopft zu sein" und dem tatsächlichen Befund. Im weiteren gilt es,
- die *Faktoren* abzuklären, welche die normale Darmentleerung beeinflussen. Im Krankenhaus ist zu denken an Störungen infolge
  - Änderung der Kost,
  - Bewegungsmangel,
  - Röntgenuntersuchungen des Darmtrakts mit Barium als Kontrastmittel,
  - Einnahme von Arzneimitteln, insbesondere Analgetika.
- Zur *Anregung der Peristaltik* können Ballaststoffe (Abb. 8.**5**) und Gleitmittel, insbesondere *Kleie*, die dem Essen beigemengt wird, eingesetzt werden. Damit wird die Zeit verkürzt, welche die Fäzes brauchen, um das Kolon zu passieren. Wer Kleie oder Leinsamen nimmt, muß *viel trinken*! Studien haben ergeben, daß es sich bei den Ballaststoffen nicht nur um ein sehr wirksames und kostengünstiges Mittel handelt, sondern daß es auch gefahrlos eingesetzt werden kann bei „Stuhlproblemen", auch bei alten Menschen.
- *Laxanzien* (Tab. 9.**3**) sind *möglichst zu vermeiden*. Sie verändern die natürliche Funktion des Verdauungsapparats, und oft folgt ihrer Einnahme eine Zeit der Verstopfung. Das verleitet den Patienten gewöhnlich dazu, wieder und mehr Abführmittel einzunehmen; ein Kreislauf beginnt, der schließlich zur Abhängigkeit führt.

Wo immer möglich, sollte deshalb auf die

Tabelle 9.**3** Arten der Abführmittel

Wirkprinzip	Wirksubstanz	Handelsnamen (Beispiele)
Ballaststoffe/Quellmittel	Karaya Weizenkleie Leinsamen Methylcellulose	Metamucil, Spasmocol, Kousa Weizenkleie, Linusil
Gleitmittel	dickflüssiges Paraffin, Mineralöl	Agarol
Stuhlaufweichende Netzmittel	Natriumdioctylsulfosuccinat (Docusat-Natrium)	in Florisan
Hydragog wirkende Stoffe		
• Anthrachinone	Sennoside aus Sennesblättern und -schoten Anthrachinone aus Rhabarberwurzel, Faulbaumrinde, Aloe	in Kombination: Bekunis, Tirgon, Cascara Salax
• diphenolische Mittel	Phenolphthalein, Bisacodyl Natriumpicosulfat	Darmol, Dulcolax, Laxoberal
• Rizinusöl	Rizinolsäure	Rizinuskapsel Pohl
• salinische Mittel	Natriumsulfat Magnesiumsulfat	Glaubersalz, Bittersalz, Karlsbader Salz
Peristaltikstimulans	Lactulose	Bifiteral

natürlichen Mittel der Darmentleerung zurückgegriffen werden. Auch nach einer anfänglichen Abhilfe durch Abführmittel bedeutet dies eine Erziehung zu einer Umstellung der Eß- und Bewegungsgewohnheiten (Obstipationsprophylaxe S. 282).

- Die *manuelle Entleerung* des Rektums sollte möglichst vermieden werden, denn sie ist für den Patienten ein bedrückendes, oft schmerzliches und möglicherweise gefährliches Vorgehen. Sie kann aber notwendig sein z. B. bei gelähmten Patienten, wenn alle anderen Maßnahmen nicht zum Ziel führen. Die manuelle Ausräumung soll nur von speziell geschultem Personal vorgenommen werden:
  - Patient vorher evtl. sedieren.
  - Ausräumung der Kotsteine mit dem durch Handschuh und Fingerling geschützten Finger in linker Seitenlage des Kranken. Sorgfältig und taktvoll vorgehen!

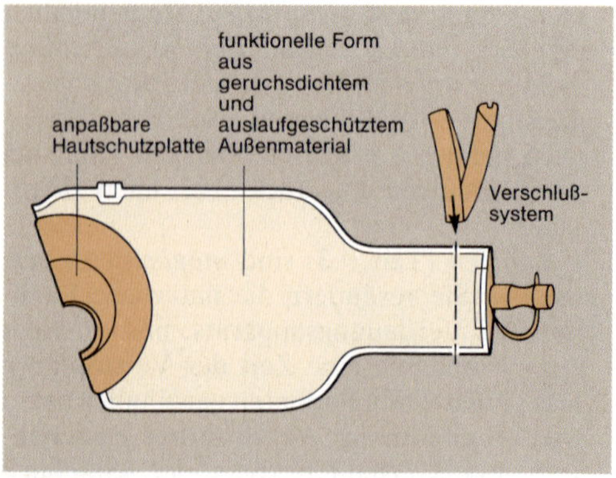

Abb. 9.**13** Versorgungssystem für stuhlinkontinente Patienten (männlich und weiblich).

9.11.3. Hilfe bei Stuhlinkontinenz

Grundsätzlich gilt, was bei der Blaseninkontinenz gesagt wurde. Die *psychologischen Probleme* sowie die Probleme des *Schutzes* sind aber um einiges größer. Sowohl der Patient wie die Pflegepersonen brauchen ein hohes Maß an Toleranz und Ausdauer, vor allem dann, wenn therapeutisch keine Besserung erzielt werden kann. Neben den auf S. 230f. erwähnten *Versorgungssystemen* können *spezielle Ableitungssysteme* (Abb. 9.**13**) für stuhlinkontinente mobile Patienten angewendet werden. Im Prinzip handelt es sich um ein ähnliches System wie bei der Anus-praeter-Pflege (S. 643ff.).

9.12. Darmreinigung und Darmstimulierung

Darmeinlauf, Klistier, Tropfklistier, rektale Instillation, Darmspülung sind Begriffe für das (tropfenweise) Einlaufen von kleineren (100–200 ml) bis größeren (1500–2000 ml) Flüssigkeitsmengen in den Enddarm.

9.12.1. Zweck und Wirkung

Der *Zweck* ist:

- *Entleerung* des Endabschnitts des Darmes
  - bei Verstopfung,
  - als Vorbereitung für Spiegelungen (Endoskopie), Röntgenuntersuchungen und Operationen, vor allem im Bereich des Beckens;
- *Anregung* (Stimulation) der Darmtätigkeit bei (postoperativer) Darmatonie;
- *Verabreichung* von Kontrastmitteln, seltener von Medikamenten;
- *Spülung* des unteren Darmabschnitts vor Darmoperationen, bei Vergiftungen, Darmentzündungen.

Die *Wirkung* erstreckt sich auf die Darmschleimhaut oder/und auf die Darmtätigkeit.

Mechanische Wirkung. Das eingeführte Darmrohr übt an sich schon einen Reiz aus. Menge und Druck der einfließenden Flüssigkeit regen den Darm zur Peristaltik an.

Chemische/osmotische Wirkung. Die Reizwirkung geschieht durch die osmotischen Kräfte. Sie ziehen Wasser an, reizen die Darmschleimhaut und bewirken eine rasche Entleerung.

- *Leitungswasser*, ohne Zusätze, ist die ideale, weil am wenigsten angreifende Flüssigkeit.
- *Leichte Reizmittel:*
  - Kamillentee oder Kamillosan (20 ml/l),
  - Glycerin (2%ig, 200 ml/l),
  - isotonische NaCl-Lösung (1 Teel./l).
- *Stärkere Reizmittel* (nur auf Arztverordnung):
  - hypertone NaCl-Lösung (1 Eßl./l) bewirkt einen starken osmotischen Wasserentzug, weshalb die Dosierung *genau* eingehalten werden muß. Das gleiche gilt für alle anderen salinischen Mittel sowie auch für
- *Kontaktmittel*, die auf die Schleimhäute wirken:
  - Ölextrakte (Rizinusöl, Olivenöl – 2–4 Eßl./l).

Die Mischungen können selbst hergestellt werden, sind aber auch als *Einlaufbeutel* (1–2 l), als *Practo-Clyss* (100–200 ml), als *Microklist* (5 ml) im Handel.

Thermische Wirkung. Durch die Temperatur der einlaufenden Flüssigkeit wird die Reizwirkung gesteuert. Empfohlen werden 37–40° C, d. h. eher etwas wärmer als die Körpertemperatur. Temperaturen unter 37° C sind nicht zu empfehlen, sie bewirken eine Hyperperistaltik und unangenehme Krämpfe.

Kontraindikationen:

- Erbrechen oder Leibschmerzen unbekannter Genese,
- akute Unterleibserkrankungen,
- Blutungen im Verdauungstrakt,
- Beginn der Schwangerschaft,
- drohender Abortus oder Gefahr einer Frühgeburt.

9.12.2. Einläufe

Reinigungseinlauf, großer Einlauf, hoher Einlauf, Practo-Clyss-Einlauf sind Begriffe für einen Einlauf, dessen Ziel eine sorgfältige und *vollständige* Entleerung des Dickdarmes ist. U.U. wird er mit Laxanzien (Tab. 9.**3**) unterstützt.

Zur Erreichung der gewünschten Wirkung sind folgende *Voraussetzungen* notwendig:

- genügend Flüssigkeit, 1,5–2 l;
- langsame Verabreichung, ohne Unterbrechung.
- Alle Teile des Dickdarmes müssen erreicht werden. Wenn möglich, läßt man den Kranken sich drehen: z. B. die erste Hälfte des Einlaufs auf der *linken* Seite liegend, dann nach langsamer Drehung auf der rechten Seite liegend einlaufen lassen. Von Bedeutung ist die *Drehung von links nach rechts*. Mit dieser Methode ist die frühere Knie-Ellenbogen-Lage überholt.
- Der Einlauf soll mindestens 5 Minuten gehalten werden; der Patient soll sich in dieser Zeit hin und her drehen und dann, wenn möglich, auf die Toilette gehen.
- Sich Zeit nehmen (keine Hektik, keine unnötigen Aufregungen, Belastungen, Schmerzen).
  Bei vorgegebenen Untersuchungszeiten muß der Einlauf eine gute Stunde vorher angesetzt werden.
- Anzahl und Verteilung der Einläufe, z. B. für

präoperative Kolonvorbereitung, nach Verordnung (z. B. S. 642).
Kontrasteinläufe dienen der röntgenologischen *Darstellung* des Dickdarmes. Es handelt sich um einen hohen Einlauf mittels Bariumsulfatpräparaten (Micropaque, Radiopaque rectal u. a.) mit eventuellen Zusätzen wie Veripaque (luftbindend). Er wird *nach* gründlicher Darmentleerung vorgenommen (häufig direkt in der Röntgenabteilung).

Gegenstände

- Einmalbeutel mit Ventil zur Einflußregulierung und Einfülltrichter, durch den der Beutel mit Wasser gefüllt, d. h. gebrauchsfertig gemacht werden kann.
  oder
  Irrigator, Spüllösung, Schlauchklemme;
- Darmrohr;
- Vaseline (o. a., z. B. Lubo-Gelée) zum Einfetten des Darmrohres;
- Einwegunterlage, Handschuhe, Zellstoff, Abwurfsack;
- Aufhängevorrichtung, Schale;
- Bettschüssel, Nachtstuhl, freie Toilette je nach Zustand des Kranken.

Vorgehen

- Vorbereitung des Einlaufs (bei Handelspräparaten liegt eine Gebrauchsanweisung bei): Lösung herstellen, Schlauch luftleer machen, d. h. Flüssigkeit durchfließen lassen, und abklemmen.
- Darmrohr einfetten, Handschuhe anziehen.
- Patient informieren, Intimsphäre schützen.
- Beutel oder Irrigator aufhängen, ca. 60 cm über dem Kranken.
- Bett flachstellen, Patient in linker Seitenlage (Abb. 9.**14a**), angezogene Knie.
- Einführen des Darmrohres in den After: sorgfältig, möglichst tief, ohne Kraftanwendung. Widerstand kann mit leichter Drehung behoben werden (das Darmrohr findet dadurch den Weg aus einer Schleimhautfalte in das Darmlumen zurück). Das Darmrohrende liegt über der Schale.
- Verbindung zwischen Darmrohr und Schlauchsystem herstellen, Ventil oder Klemme öffnen.
- Flüssigkeit einfließen lassen, je nach Verordnung bzw. Möglichkeit für den Patienten:
  - Er kann sich drehen: von links nach rechts (Abb. 9.**14b**).
  - Er bleibt auf dem Rücken liegen, idealerweise mit unten hochgestelltem Bett (Beinhochlagerung).

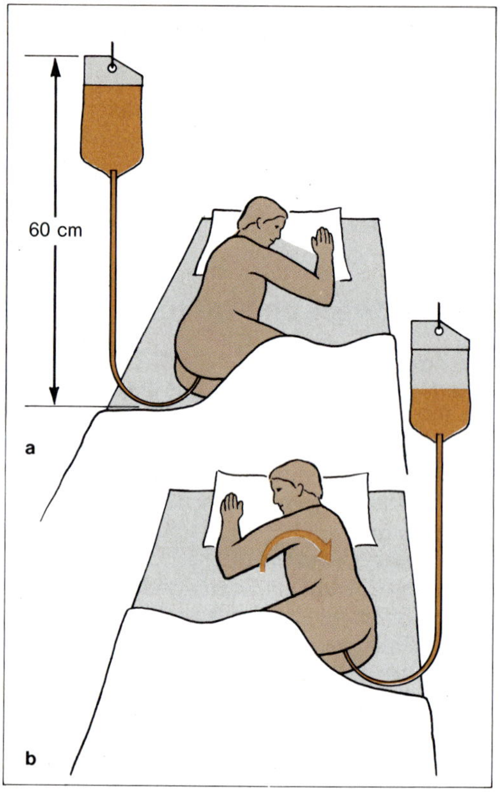

Abb. 9.**14** Einlauf. **a** Linke Seitenlage: Mit angezogenen Knien bleibt das Darmrohr leichter am Platz. **b** Nach der ersten Hälfte des Einlaufs (bzw. nach ⅓) langsam auf die rechte Seite drehen, Rest einfließen lassen (bzw. nochmals drehen für das letzte Drittel).

Nach dem Einfließen:
- Darmrohr herausziehen, in die behandschuhte Hand wickeln, Handschuh darüber stülpen und in den Abfallsack geben.
- Den Kranken zum Halten des Einlaufs motivieren; er soll sich weiterhin drehen (s. oben). Ihn bei Problemen unterstützen, zur Eigenaktivität ermuntern, in der Nähe bleiben.

- Sollten Störungen während des Einlaufs auftreten, muß der Einlauf unterbrochen werden. Die Ursache liegt meist in zu rascher Verabreichung.

• Bei Kranken, die bei der Zurückhaltung der Flüssigkeit Mühe haben, Ballondarmrohr benutzen.

Besonderheiten beim Einlauf bei Ileostomie/ Kolostomie S. 644.

9.12.3. Klistiere

Klistiere sind angezeigt

- zur Reinigung des unteren Darmabschnitts (Kolon), d.h. zur raschen Entleerung des Enddarms, z.B. vor Operationen, vor Röntgenuntersuchungen mit Hilfe eines Kontrastmittels, vor Darmspiegelungen oder in Fällen schwerer Verstopfung;
- zum Einbringen eines Medikaments (z.B. Cortisonklistier bei Colitis ulcerosa);
- zur schmerzstillenden Behandlung irritierter Darmschleimhäute;
- zur Reduzierung der Körpertemperatur (durch den Kontakt mit dem proximalen Gefäßsystem);
- zum Stoppen einer lokalen Hämorrhagie.

Die gebrauchsfertigen Klysmen (Plastikbehälter mit Rektalkanüle) enthalten eine Einlaufflüssigkeit, meist auf der Basis von

- *Natriumdioctylsulfosuccinat:* erweicht eingeklemmten Kot und macht ihn gleitfähig;
- *Phosphat* führt zu einer raschen Entleerung des Enddarms.

Anwendung

Heute kommt eigentlich nur noch das Fertigklistier zur Anwendung. Im folgenden die Gebrauchsanweisung zum sog. Practo-Clyss:

- Practo-Clyss in warmem Wasser temperieren.
- Ausflußrohr schließen, Einweghandschuhe anziehen.
- Ende des Ausflußrohrs einschmieren (mit Vaseline, Paraffinöl u.ä.).
- Verschluß durchbrechen.
- Ausflußrohr 7–10 cm tief in den Mastdarm einführen (Lage des Kranken wie oben).
- Ausflußrohr öffnen.
- Eintritt der Flüssigkeit durch Aufrollen des Behälters entsprechend seiner Entleerung erleichtern.
- Vor dem Herausziehen das Rohr zwischen zwei Fingern fest abklemmen.
- Handschuhe über die leere Hülle stülpen → Abfallsack.

Werden Klysmen selber hergestellt (z.B. Glycerin-Wasser-Klysma 1:2), so kann eine spezielle Klistierspritze oder eine Einwegspritze mit Olivenansatz verwendet werden.

Microklist ist ein Applikator, der auf salinischer und/oder Glycerinbasis einen geringen und sanften Darmreiz auslöst. Er wirkt rasch und ist auch für Kinder oder als *Babylax* für Säuglinge eine günstige Darmentleerungshilfe.

Anwendung:

- Einweghandschuhe anziehen, Verschluß entfernen.
- Einen Tropfen Flüssigkeit als Gleitmittel herausdrücken.
- Einflußstück einführen, Tube ausdrücken und zusammengedrückt herausziehen, Handschuh darüberstülpen → Abfallsack.

9.12.4. Suppositorien, Stuhlzäpfchen

Ein Suppositorium ist ein festes oder halbfestes Zäpfchen, in das das Medikament zur rektalen Applikation in einer bei Körpertemperatur schmelzenden Grundmasse eingebettet ist.

Anwendung: Die Verwendung von Suppositorien ist in folgenden Fällen angezeigt:

- Darmentleerung vor bestimmten Operationen.
- Darmentleerung bei akuter Verstopfung oder in Fällen, in denen andere Abführbehandlungen versagten.
- Darmentleerung vor Darmspiegelungen.
- Einführung von Medikamenten.
- Schmerzlinderung und Behandlung von Hämorrhoiden und Juckreiz am After.

Suppositorien sind angenehm in der Anwendung. Bei schwerer Verstopfung ist aber das Klistier oder der Einlauf vorzuziehen.

9.12.5. Darmspülung

Sie kommt u.U. als Kolonreinigung im Rahmen einer kurzfristigen Vorbereitung für eine Darmoperation zur Anwendung. Die Spülung erfolgt am Operationsvortag.

Man unterscheidet *rektale* und *orthograde* Spülung (s. unten) sowie die weniger belastende *orale* Spülung (Trinkenlassen einer Speziallösung nach Verordnung).

Rektale Spülung

Der Ablauf entspricht grundsätzlich demjenigen der Blasenspülung (S. 298). Als Spüllösung kommen milde Lösungen in Frage (Kamillosan, Permanganat).

Gegenstände:

- Alles wie für einen Einlauf:
- genügend Spülflüssigkeit (ca. 5 l);
- 2 Klemmen, T- oder Y-Verbindungsstück, zusätzliches Schlauchstück, das dem Ablauf in den Auffangeimer dient.

Vorgehen:

- Vorbereiten und Einführen des Darmrohres wie beim Einlauf.
- Die Klemme des zuführenden Schlauches öffnen, den Irrigator anheben und 100–200 ml einlaufen lassen. Dann schließt man diese Klemme und öffnet die Klemme zum Eimer.
- Wiederholen, bis die Flüssigkeit klar zurückläuft. Die einlaufende Flüssigkeitsmenge darf bis zu 500 ml gesteigert werden, ausschlaggebend sind das Befinden des Patienten und der Zweck der Spülung.

Orthograde Spülung

Diese Darmspülung geschieht mittels eingelegter Magen- oder Salem-Sump-Sonde. Die Spüllösung ist eine genau vorgeschriebene Elektrolytlösung, auf 37° C erwärmt.

Gegenstände:

- Alles zum Einlegen der Sonde (S. 266);
- genügend Spülflüssigkeit (10–12 l), Infusionsbesteck, Klemme;
- Überwachungsblatt, Blutdruckapparat, Stethoskop;
- Antiemetikum (z. B. Primperan, Paspertin, i. m.);
- Nachtstuhl, wenn möglich separates Zimmer.

Vorgehen:

- Einlegen der Sonde transnasal in den Magen (S. 266f.).
- Injektion eines Antiemetikums (z. B. 10 mg Primperan, Paspertin i. m.).
- Verabreichung der Spülflüssigkeit durch die Magensonde: Den ersten Liter langsam infundieren; Stuhlgang abwarten, dann weiter einfließen lassen (nicht zu langsam, wegen der Gefahr der zu großen Resorption).
- Der Patient sitzt so komfortabel wie möglich auf dem Nachtstuhl (für Wärme, Wohlbefinden, Zeitvertreib sorgen).
- Bilanzierungsblatt führen: Einfuhr, Ausscheidung, Aussehen der Stuhlgänge, Blutdruck, Puls.
- Beendigung der Spülung, sobald die Darmentleerung klar ist. Dauer meist 2–4 Stunden.
- Keine Diäteinschränkung vor der Spülung; nur noch klare Flüssigkeit (Tee, Bouillon) nach der Spülung, wenn sie als Operationsvorbereitung vorgenommen wird.
- Mögliche Maßnahme bei Brechreiz, Erbrechen, Spannungsgefühl, Schmerzen: Spülung abstellen, nochmals Antiemetikum verabreichen, Spülung nach 15 Minuten wieder aufnehmen. Bei erneuten Schwierigkeiten: Spülung abbrechen (Arztverordnung einholen).
- Weitere Maßnahmen nach spezieller Verordnung, z. B. Elektrolyt-, Körpergewichtskontrollen.

  Von großer Bedeutung ist die Bereitschaft und Kooperation des Patienten. Er muß genau über Verlauf, Zweck und Dauer des Vorgangs informiert sein.

9.13. Magenspülung

Die Magenspülung stellt die wichtigste Entgiftungsmethode bei oralen Vergiftungen dar. Selten benötigt man sie zur Reinigung des Magens vor Notfalloperationen bzw. Notfallgastroskopien.

9.13.1. Akute Vergiftungen

Von den akuten Vergiftungen entfallen im Durchschnitt etwa 50% auf Schlafmittel, 13% auf Schmerzmittel, 9% auf Alkohol, 7% auf Pilze, 9% auf Säuren oder Laugen u. a. Diese Einteilung ist örtlich und/oder zeitabhängig. Das heißt, daß in Stadtbereichen die Kohlenmonoxidvergiftungen häufiger sind als in ländlichen Gebieten, wo die Alkoholintoxikationen u. U. einen viel höheren Anteil ausmachen können. Pilzvergiftungen hingegen sind jahreszeitabhängig.

Man unterscheidet grundsätzlich:

- *Suizidale Vergiftung.* Es handelt sich dabei um die häufigste Vergiftungsursache, z. B. durch Schlafmittel, Gas oder andere Giftstoffe.
- *Akzidentelle Vergiftung.* Es sind die zufälligen, versehentlichen Vergiftungen, von denen häufig Kinder betroffen werden, die Giftstoffe verschiedenster Art zu sich nehmen.

- *Gewerbliche Vergiftung* (z. B. Einatmen von toxischen Gasen). Sie sind durch angemessene Vorsichtsmaßnahmen heute seltener geworden. Je rascher das eingenommene Gift erkannt wird, eliminiert oder ein wirksames Antidot verabreicht werden kann, desto größer ist die Überlebenschance des betroffenen Menschen.

Allgemeine Symptome

- Kreislauf- und Atemstörungen;
- psychische Reaktionen wie Angst oder Euphorie;
- Störungen des Zentralnervensystems, die sich als Somnolenz, Bewußtlosigkeit, Krämpfe, Lähmungen und Reflexlosigkeit äußern;
- Störungen von seiten des Magen-Darm-Trakts wie Übelkeit, Erbrechen, Durchfälle.

Die Symptome können einzeln oder gehäuft auftreten. Eine Diagnosestellung anhand der Symptome allein ist kaum möglich. Von großem Vorteil ist es, wenn Packungen, Flaschen usw. eines möglichen Giftstoffes aufgefunden werden.

Sofortmaßnahmen am Unfallort

- Arzt benachrichtigen.
- Gift/Ursache suchen.
- Bei Einnahme von Medikamenten, Alkohol u. a. soll der Patient erbrechen. Unterstützen durch Einflößen von warmem Salzwasser (Patient dabei sitzen lassen).
- Telefonische Informationen über Gegenmaßnahmen einholen (s. untenstehende Adressen).

Behandlungsmaßnahmen

- *Entfernen des Giftes* aus dem Organismus mittels Magenspülung (s. unten), forcierter Diurese oder extrakorporaler Elimination durch Peritoneal- oder Hämodialyse bzw. Hämoperfusion (S. 707 ff.).
- *Unterstützung der vitalen Organe.* Je nach Zustand; im Vordergrund steht die Behandlung von Kreislauf-, Atem-, Stoffwechsel- und Ausscheidungsinsuffizienz. Dabei gilt der Grundsatz: Je länger Ausfälle bei den genannten Vitalfunktionen bestehen bleiben, desto schlechter ist die Prognose für den Patienten.
- *Verhüten von Schäden.* Bei allen Patienten, aber insbesondere bei Schlafmittelintoxikationen (vor allem bei Barbituraten) besteht große *Dekubitusgefahr*. Schon nach wenigen Stunden können tiefe Druckgeschwüre auftreten.
- Neben der *Überwachung der Vitalfunktionen* (Atmung, Kreislauf, Bewußtsein) bedarf der Patient der besonderen Beobachtung der evtl. zu erwartenden *neurologischen Ausfälle*.
- Die *psychosozialen Probleme* sind, je nach Ursache der Intoxikation u. U. sehr groß und bedürfen der individuellen Problemlösung.

Informations- und Behandlungszentren für Vergiftungsfälle:

- *Schweiz:* Toxikologisches Zentrum, Zürich, Tel. 01 251 51 51.
- *Bundesrepublik Deutschland:* Giftinformationszentren an verschiedenen Krankenhäusern.
- Tragen Sie bitte die Telefonnummer ihrer *regionalen Giftinformationszentrale* hier ein: ...

9.13.2. Die Spülung

Gegenstände

- Magenschlauch, großer Glastrichter mit Schlauch und Glaszwischenstück;
- Klemme, Schale (evtl. Prothesenschale), Papiertaschentücher, Gleitmittel;
- 1 Glas Wasser, Schutztücher;
- Krüge mit körperwarmer Spülflüssigkeit (5–6 l Wasser, Kamillenaufguß, Kochsalzlösung), Auffangeimer.
- Je nach Situation: Probeglas für Untersuchungszwecke, Neutralisierungsmittel (Kohle, Magnesiumsulfat), Mundsperre, Intubationsbesteck (S. 981).

Vorgehen

- Schutz des Patienten und der Umgebung.
- Information (Zweck, Ablauf), wenn der Kranke nicht bewußtlos ist.
- *Lagerung:* Wenn es der Zustand erlaubt, sitzt der Patient auf einem Stuhl in der Naßzelle. Der Bewußtlose wird flach gelagert, Fußende hochstellen zur Vermeidung einer Aspiration.
- Einführen des angenetzten Magenschlauches nach den gleichen Grundsätzen wie bei der Magensonde (S. 266 f.).

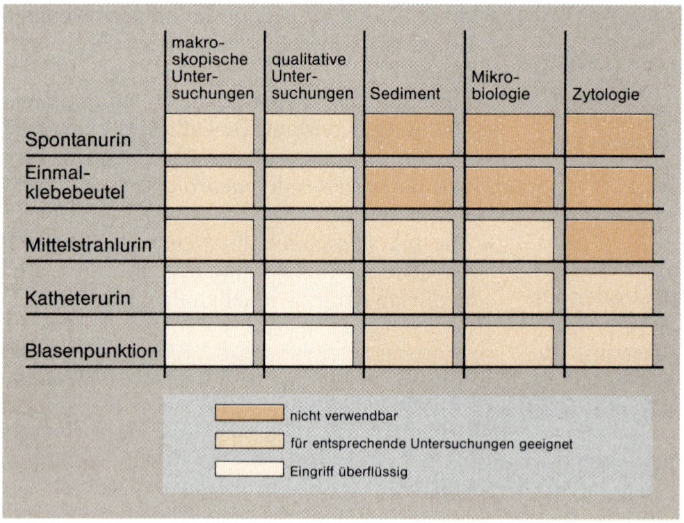

Abb. 9.**15** Urinuntersuchung. Entnahmeart und Eignung für Laboruntersuchungen. Spezielles bei der Bereitstellung von Proben für die bakteriologische Untersuchung S. 1096; zu Mikrobiologie S. 1108.

- Liegt der Schlauch im Magen, wird durch den ausgelösten Reflex Mageninhalt entleert (evtl. verordnete Laborproben auffangen).
- *Spülung:*
  - Trichter und Schlauch mit Spülflüssigkeit füllen, an Magenschlauch anschließen.
  - Klemme öffnen, Trichter hochheben, Spülflüssigkeit einfließen lassen (Trichter leicht schräg halten).
  - Bevor der Trichter ganz leer ist, wird er wieder gesenkt. Aufgrund des Hebergesetzes strömt die Flüssigkeit aus dem Magen zurück. Ist der Trichter voll, klemmt man unterhalb desselben ab und entleert den Inhalt in den Eimer; nachfließenden Mageninhalt in den Trichter laufen lassen.
  - Füllt sich der Trichter nicht mehr, klemmt man ab und füllt neue Spülflüssigkeit ein.
- So oft wiederholen, bis die Spülflüssigkeit klar bleibt.
- Aufgelöste Kohle bzw. Magnesiumsulfat durch den Trichter einlaufen lassen.
- Entfernen der Spülvorrichtung bei hochgehobenem Trichter. Der Magenschlauch wird abgeklemmt, entfernt (wenn möglich, soll der Patient die Luft anhalten).

Nach der Spülung

- Dem Kranken Gelegenheit geben, den Mund zu spülen und sich auszuruhen.
- Bewußtlose überwachen (Intensivpflege S. 972 ff.).
- Gewonnenes Material ins Labor bringen; es wird auf Medikamente u. a. verdächtige Stoffe untersucht.

Beachte
Magenspülungen müssen immer vom Arzt vorgenommen werden und dürfen nur mit *körperwarmem* Wasser durchgeführt werden (Gefahr der Hypothermie). Die Spülmenge beträgt durchschnittlich 20–30 Liter.

9.14. Uringewinnung

Voraussetzungen für die Uringewinnung *zu diagnostischen Zwecken:*
- Vorbereitetes Auffanggefäß (zweckentsprechend!) mit ausgefülltem Analysezettel.
- Information des Kranken: Zweck, Art des gewünschten Urins bzw. des Entleerungsvorgangs.
- Information anderer Beteiligter, z. B. Nachtwache, Labor, Botendienst.
- Intimtoilette in jedem Fall bei der Mittelstrahlgewinnung mit zusätzlicher Desinfektion der äußeren Genitalien, der Mann zieht die Vorhaut zurück und reinigt die Harnröhrenmündung.

Die Untersuchungsbereiche und die entsprechende bzw. geeignete Entnahmeart sind in Abb. 9.**15** gezeigt.

Uringewinnungsvorgänge:
- *Strahlurin/Spontanurin.* Der nach sorgfältiger Reinigung der äußeren Harnröhrenmün-

dung in einem sauberen bzw. sterilisierten Gefäß aufgefangene, spontan gelöste Harn.
- *Mittelstrahlurin.* Getrennt aufgefangener Harn aus der Mitte des Miktionsvorgangs beim Strahlurin (s. unten).
- *Morgenurin.* Erste Entleerung des während der Nacht in der Blase angesammelten Urins.
- *Konzentrierter Morgenurin.* Morgenurin nach einer Durstperiode von mindestens 12 Stunden.
- *Katheterurin* s. Katheterisierung der Harnblase S. 289ff.
- *Punktionsurin* s. suprapubische Blasenpunktion S. 295.

Vorgehen bei der Mittelstrahlgewinnung

Gegenstände:
- verschlossenes Uringefäß, sterilisiert;
- Gefäß mit Desinfektionslösung;
- 6 Tupfer oder Wattekugeln, sterilisiert.

Ausführung bei der Frau:
- Reinigen der äußeren Genitalien durch gründliche Intimtoilette mit Seife und warmem Wasser nach Spreizen der Labien.
- Äußere Genitalien von ventral nach dorsal (für die Patientin von oben nach unten) mit den sterilisierten Tupfern abwischen (1 Tupfer = 1 Bewegung)
- In gespreizter Stellung (rückwärts über der WC-Schüssel stehend oder sitzend) den Urin gewinnen.
- Erste Urinportion abfließen lassen, und mittlere Portion in das sterilisierte Gefäß auffangen.

Ausführung beim Mann:
- Reinigung der Harnröhrenmündung nach Zurückziehen des Präputiums (Vorhaut) mit Seife und warmem Wasser.
- Harnröhrenmündung mit sterilisierten Tupfern abwischen (mindestens dreimal).
- Mittelstrahl in sterilisiertes Gefäß auffangen.

Sammeln des 24-Stunden-Urins

24-Stunden-Urin wird gesammelt
- zur Bestimmung der *Diurese* – Ausscheidungsmenge,
- zur Errechnung der *Bilanz* – Differenz zwischen Ein- und Ausfuhr (S. 1028),
- zur *Untersuchung*, wenn das Testergebnis auf 24 Stunden bezogen ist.

Die vollständige Gewinnung der 24-Stunden-Menge setzt die Kooperation aller Beteiligten voraus (Pflegegruppen, Patient, evtl. Angehörige). Die Pflegegruppe hat dafür zu sorgen, daß
- die gesamte Urinmenge aufbewahrt wird;
- die genaue Zeit eingehalten ist;
- das Sammelgefäß nach Vorschrift bereitsteht: groß genug, sauber, mit Deckel, evtl. lichtundurchlässig und/oder mit entsprechendem Konservierungsmittel versehen;
- die Protokollierung bzw. Bilanzierung exakt gehandhabt wird.

Die *Sammelperiode* dauert in der Regel von 7.00 bis 7.00 Uhr des folgenden Tages, d. h.,
1. Tag 7.00 Uhr: Blase entleeren, Urin verwerfen, alle folgenden Urinportionen sammeln.
2. Tag 7.00 Uhr: letzte, zur Sammelperiode gehörende Urinportion.

Regeln für das Messen:
- 24-Stunden-Diuresen: auf 50 ml genau auf- oder abrunden. (Urinbeutel können auf die Federwaage gelegt werden – wiegen statt messen.)
- 1-Stunden-Diuresen: auf 1 ml genau messen.
- Für klinisch-chemische Untersuchungen: auf 5 ml genau messen. Meist muß nur eine kleine Portion ins Labor geschickt (Urin gut umrühren) und die Gesamtmenge auf dem Begleitzettel vermerkt werden.

9.15. Stuhlgewinnung

Stuhlproben für diagnostische Zwecke werden in der Regel in Polystyrolröhrchen mit Schraubkappe und Spatel gesammelt und transportiert (S. 1096).
- Für die *quantitative Bestimmung von Fett* wird der gesamte Stuhl in einem gewogenen, vom Labor zur Verfügung gestellten Gefäß während 3 Tagen gesammelt. Während dieser Zeit dürfen keine Suppositorien verabreicht werden.
- Für die Suche nach *Oxyureneiern* ist frühmorgens ein Zellophanstreifen über die Afteröffnung zu kleben (Eiablage nachts).
- Für die Untersuchung auf *lebende Darmprotozoen* (Amöben) sind noch warme Stuhlproben erforderlich.
- Für den Nachweis von *Blut* liefert das Labor spezielle Briefchen (Gebrauchsanweisung beachten). Drei Tage vor und während der Sammelperiode fleischlose Kost.

9.16. Beurteilung von Wissen und Können in der Pflege

Übung

1. Vergegenwärtigen Sie sich eine konkrete Schwester-(Pfleger-)Patient-Beziehung, und listen Sie alle Aktivitäten auf, bei denen die Respektierung des Schamgefühls von Bedeutung ist (orientieren Sie sich an der Checkliste S. 283). Beurteilen Sie Ihre einübenden Versuche achtsamen Pflegeverhaltens (als Reflexion für sich selbst oder zusammen mit der zuständigen Verantwortlichen).
2. Nehmen Sie bei einem Patienten mit Inkontinenzproblemen eine Situationseinschätzung vor. Erstellen Sie ein Miktionsschema, um genau zu erfahren, ob der Patient
   - tags oder nachts naß wird oder beides,
   - häufig oder selten naß wird,
   - genügend Hilfe beim Gang zur Toilette erhält,
   - Fortschritte macht oder nicht,
   - wie die Blasenkapazität ist im Vergleich.

   Ein Miktionsschema finden Sie in Abb. 9.**3**.

Weiterführende Literatur

Andres, R. u. a.: Katheterismus der Harnblase. Unterrichtsmittel. Recom, Basel 1986
Füsgen, I.: Inkontinenzmanual. Springer, Berlin 1987
Gotved, H.: Harninkontinenz ist überwindbar, 2. Aufl. Trias Stuttgart 1989
Hagemann, P.: Auftrag, Spezimen, Befund. GIT-Verlag, Darmstadt 1989
Hallmann, L.: Klinische Chemie und Mikroskopie, 11. Aufl. Thieme, Stuttgart 1980
Hartmann, P.: Zur Technik des transurethralen Blasenkatheterismus. Selbstverlag, Heidenheim 1988
Hollo, A.: Probleme mit der Blasen- und Darmkontrolle. Thieme, Stuttgart 1984
Huber, A., B. Karasek-Kreutzinger, U. Jobin-Howald: Checkliste Krankenpflege, 3. Aufl. Thieme, Stuttgart 1989
Mölnlycke-Handbuch 1985
Norton, Chr.: Inkontinenz überwinden helfen. Hippokrates, Stuttgart 1989
Sökeland, J.: Urologie für Krankenpflegeberufe, 5. Aufl. Thieme, Stuttgart 1987
Schipperges, H.: Die Regelkreise der Lebensführung. Deutscher Ärzte-Verlag, Köln 1988
Splett, J.: Lernziel Menschlichkeit. Knecht, Frankfurt 1976
Zimmermann, I.: Beckenbodentraining. Huber, Bern 1989

10. Körpertemperatur regulieren

Dem Ofen gleich sei dein Gefühl,
bei Kälte warm, bei Hitze kühl.

Sequenzziel.

Als lebendige Person ist der Mensch ein kälte- und wärmeempfindliches und -abhängiges Wesen. Das folgende Kapitel gibt Ihnen Informationen über die Möglichkeiten der Temperaturregulierung durch den Organismus selbst sowie die Maßnahmen, die prophylaktisch oder therapeutisch zur Unterstützung genutzt werden können. Für die Pflege von Patienten mit Temperaturregulierungsstörungen finden Sie grundsätzliche Hinweise. Die Nutzung der theoretischen Grundlagen sowie der Grundsätze der Pflegeplanung (S. 102ff.) ermöglichen es Ihnen, zweckmäßig und hilfreich zu denken, zu entscheiden und zu handeln.

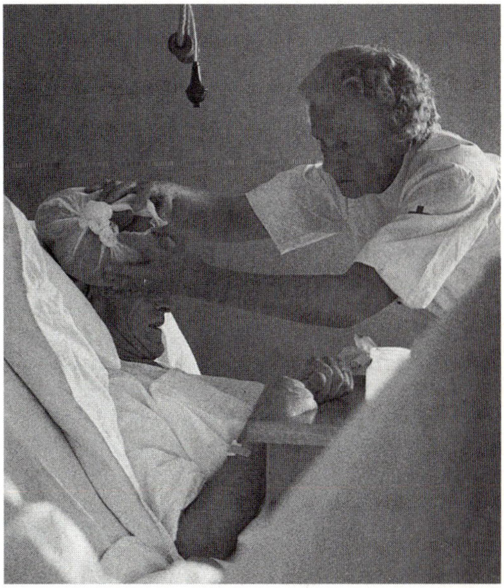

Dynamik des Pflegeprozesses

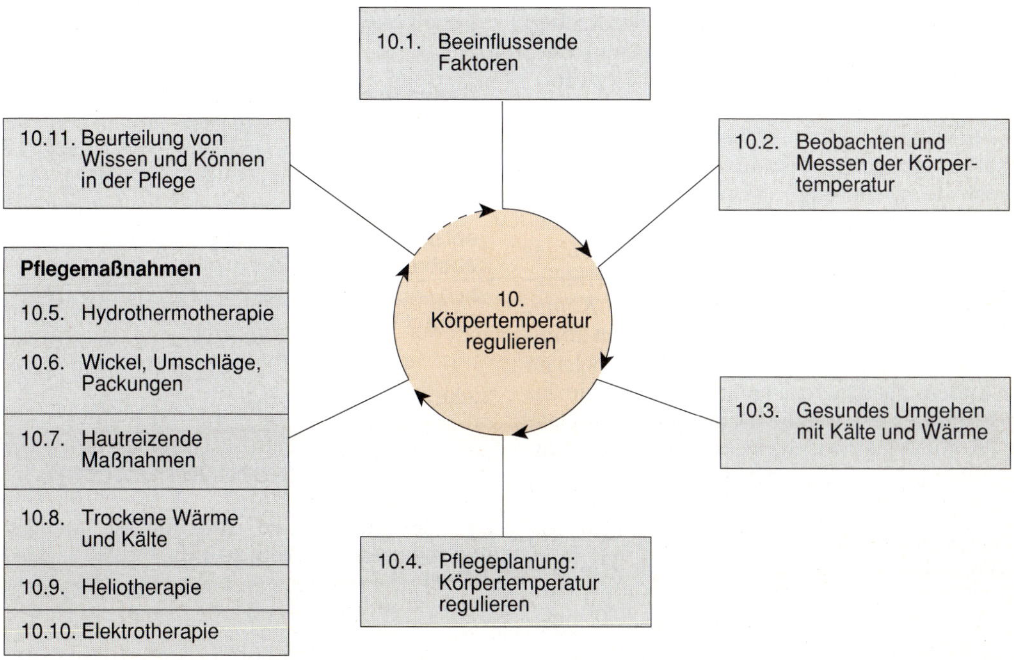

Prinzipien/Impulse

- *Innere Wärme* und *äußere Wärme* sind voneinander abhängig und beeinflussen sich gegenseitig. Temperaturregulierung ist deshalb auch von der seelisch-geistigen Gestimmtheit des Menschen abhängig.
- Der *Organismus* besitzt ein zentrales Regulationszentrum (im Zentralnervensystem), wodurch eine konstante Temperatur – nach innen und außen – aufrechterhalten werden kann.
  Körperliche Aktivität erhöht die Temperatur, wodurch die natürliche Wärmeabgabe durch die Haut (Schweißdrüsen) intensiviert wird. Erhöhte Wärmeverluste kompensiert der Organismus, z.B. durch Muskelzittern (Gänsehaut) = Balancefähigkeit.
- Durch *geeignete Kleidung* paßt sich der Mensch dem eigenen Wärmeempfinden (Bedarf) sowie der Umgebungstemperatur an.
- *Mitmenschliches Zusammensein* schafft Entspannung und dadurch ein inneres Wärmegefühl, das als Wohlbefinden wahrgenommen wird.

Der Mensch hat zur Regulierung der Körpertemperatur *Außen-* und *Innensysteme* zur Verfügung:

- **Außen** ist es der Wechsel der Jahreszeiten einerseits und des Wetters andererseits. Der Mensch hat die Fähigkeit, sich diesem fortlaufenden Wechsel anzupassen, darin wachsen seine Abwehr- und Leistungskräfte (Abhärtung). Umgekehrt führt unsere „künstliche Temperierung" (überheizte Räume im Winter, Klimaanlage im Sommer) zur Zunahme von „Empfindlichkeit und Anfälligkeit" (Erkältungskrankheiten, Wetterfühligkeit). Zum Außen gehört auch das *Klima*, das man als „zweite Haut" bezeichnen könnte. Die atmosphärische Luft ist gleichsam Außenhaut unseres Planeten. Wenn, wie das heute der Fall ist, die klimawirksamen Gase (Kohlendioxide u. a.) weiter zunehmen, entsteht ein „Treibhauseffekt". Dieser wirkt wie das Glasdach eines Treibhauses: Es läßt das Sonnenlicht bis zur Erde dringen (Ozonloch) und verhindert die Abstrahlung. Dadurch wird die globale Temperatur erhöht. Tatsächlich hat diese seit 1960 um 0,5 °C zugenommen.
  Die Tragweite eines solchen Temperaturunterschieds wird daraus ersichtlich, daß beispielsweise die mittlere Temperatur während der letzten Eiszeit „nur" um fünf Grad unter der heutigen lag.
- **Innen**, d.h. im Organismus, steht uns eine Vielzahl von Regelsystemen zur Verfügung (S. 37f.). Diese ermöglichen auch die Konstanterhaltung der Körpertemperatur trotz unterschiedlicher Außeneinwirkung.

Von der *Intaktheit beider Systeme* hängt es ab, ob gesundes Leben möglich ist. Es wird aber auch sichtbar, wie sehr der *einzelne* in seinen Bemühungen auch angewiesen ist auf die Intaktheit jener Regelsysteme, für die *alle Menschen* verantwortlich sind – ein Beispiel für die *Vernetzung* von allem mit allem (S. 7f.).

Auch die *Krankenpflege* steht in dieser Vernetzung: Unsere (heute so notwendigen) Diskussionen um Anerkennung und Professionalität müssen von *innen* und *außen* getragen werden:

- *Innen* (berufsintern) sind wir selbst gefordert, d.h., wir müssen wissen, wer wir sind und was wir wollen, sollen und können = *berufs*politische Dimension *eigener Verantwortlichkeit* und *individuell-kreativer Problemlösung*.
- *Außen* sind es die Arbeitgeber, die Gesellschaft (Politik und Wirtschaft), die mit für ein lebengewährendes und pflegeerhaltendes Klima zu sorgen haben = *gesellschaftspolitische Verantwortung*.

Gesundheits- und Krankenpflege als „Beruf mit Zukunft" muß *heute* gestaltet und von *innen* und *außen* getragen werden: Wir setzen uns ein für ein annehmbares Arbeitsklima und für eine menschliche Pflege, und wir stellen entsprechende Forderungen, weil wir dem Ausbrennen zuvorkommen wollen (Ausbrennen = Burn-out-Syndrom oder „Ozonloch des Menschen").

Siehe auch S. 85f. u. 121ff.

10.1. Beeinflussende Faktoren

Die Zusammenhänge sind äußerst komplex und vielschichtig (Abb. 10.**1**).

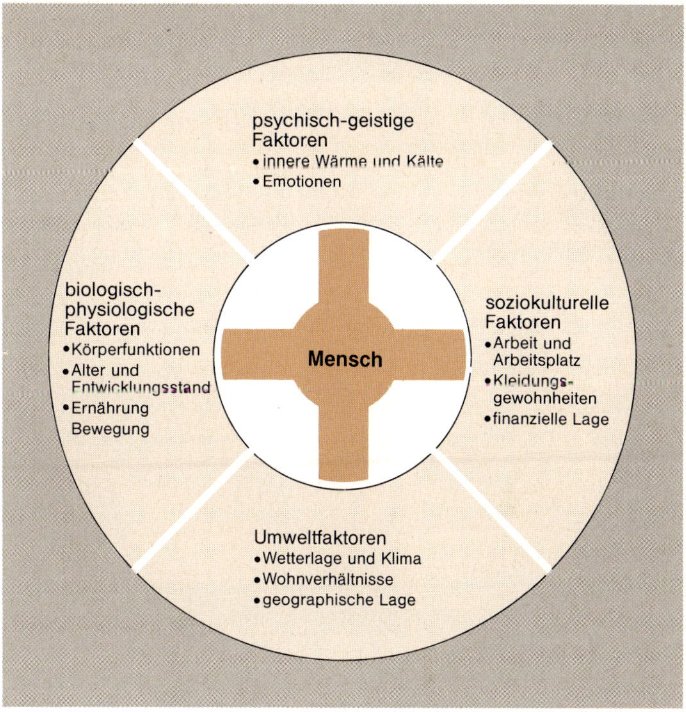

Abb. 10.**1** Einflußfaktoren auf die Regulierung der Körpertemperatur.

10.1.1. Biophysiologische Faktoren

Die Körpertemperatur des Menschen ist weitgehend konstant (36,0–37,5 °C). Das *Regulationszentrum* im Hirn ist fähig, im Winter wie im Sommer die Temperatur zu regulieren und für einen Ausgleich zwischen erzeugter und verlorengegangener Wärme zu sorgen. Die Nervenzellen dieses Regulationszentrums reagieren auf Temperaturschwankungen im zirkulierenden Blut und auf Impulse der temperaturempfindlichen Rezeptoren in *Haut* und *Muskeln*.

Die Haut ist der Ort, wo Außen- und Innentemperatur (Kerntemperatur) aufeinander stoßen und Ausgleich geschaffen wird (Abb. 10.**2**).

Analog eines Thermostats (Abb. 10.**3**) werden je nach Situation im **Wärmebildungszentrum** jene Prozesse aktiviert, die die Wärmeproduktion steigern (z. B. Zittern, Aufrichten der Körperhaare, Vasokonstriktion, vermindertes Schwitzen), oder im **Wärmeabgabezentrum** jene, welche die Wärme nach außen abgeben (z. B. vermehrtes Schwitzen, Vasodilatation, gesteigerte Atmung, verminderte Aktivität, Abgabe von Wärme infolge kühlerer Umgebungsluft). Bei hohen Temperaturen wird die Wärmeabgabe vor allem durch die Verdunstung aktiv. Bei der Verdunstung von 1 l Wasser kann dem Körper eine Wärmemenge von ca. 2400 kJ (580 kcal) entzogen werden. Sie gelangt durch *Diffusion* durch die Haut und wird als *Perspiratio insensibilis* bezeichnet.

Zusätzlich hat der Körper *Schweißdrüsen*, die Wasser in großen Mengen an die Körperoberfläche gelangen lassen – *Schwitzen* – *Perspiratio sensibilis* oder aktive Sekretionsbildung. Sie kann sehr hoch sein (z. B. in der Sauna) und ist vorwiegend vegetativ (Sympathikus) gesteuert. Die *Schweißzentren* liegen, wie die *Wärmeregulationszentren*, im Zentralnervensystem (ZNS). Normale Schweißbildung/Tag: 400–1000 ml (extrarenale Ausscheidung).

Auch die **Ernährung** (Essen und Trinken) bzw. die Umsetzung von Nährstoffen in Energie beeinflußt die Körpertemperatur. So ist die Wärmebildung bei Menschen mit kalorienreicher Ernährung größer als bei denen, die wenig essen.

				Unterkühlung	Überwärmung
Außentemperatur	tief bis hoch (trocken)	isotherm, feucht	hoch (feucht)	sehr tief	sehr hoch (feucht)
Wärmeaustausch mit äußerem Milieu	normal	nicht vorhanden	stark	stark	stark
physikalisches Regulationsvermögen durch Schweiß und Durchblutungsänderung	gut	nicht möglich	nicht möglich	reduziert	nicht möglich

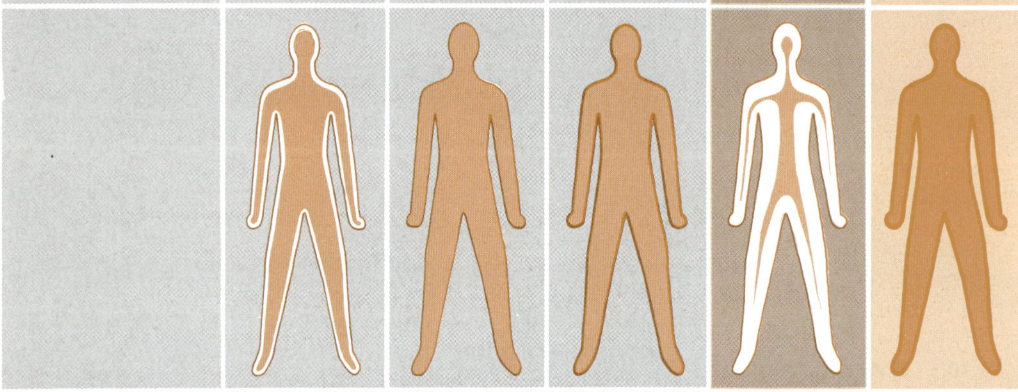

Kerntemperatur (Körperinneres)	normal	normal	anfänglich normal ansteigende Tendenz	absteigende Tendenz	erhöht
Schalentemperatur (Körperoberfläche)	normal (kühler als Kerntemperatur)	der Kerntemperatur entsprechend	höher als Kerntemperatur	kälter als Kerntemperatur	höher als Kerntemperatur

Abb. 10.**2** Relation zwischen Kern- und Körperoberflächentemperatur bei verschiedenen Außentemperaturen (nach Gillmann).
Oberflächentemperatur und Kerntemperatur entsprechen sich nicht, erstere ist Schwankungen unterworfen, letztere bleibt relativ konstant. Die Relation zwischen Oberflächengröße und Körperkern spielt ebenfalls eine Rolle. Je mehr der Mensch eine Kugel darstellt (Pykniker, Hockstellung), desto kleiner ist die Abstrahl- und Schwitzfläche; die Wärmeabgabe ist reduziert (günstig für kaltes Milieu, ungünstig für heiße Umgebung).

Alter und **Entwicklungsstand** sind weitere Einflußfaktoren:

- Beim *Säugling* wie beim *alten Menschen* ist die Anpassung der Körpertemperatur an die Umgebungstemperatur erschwert. Die Toleranz gegenüber Temperaturschwankungen ist kleiner als beim Jugendlichen und Erwachsenen.
- Die *Frau im gebärfähigen Alter* erlebt die typische Temperaturschwankung im Verlauf des *Menstruationszyklus*:
  Mit der Ovulation steigt die Temperatur um 0,5 °C an und bleibt in der zweiten Hälfte des Zyklus erhöht. Tritt eine Schwangerschaft ein, bleibt die angestiegene Temperatur bestehen, ansonsten fällt sie nach der Menstruation wieder ab (Abb. 15.**6**).

10.1.2. Psychisch-geistige Faktoren

Wärme ist verbunden mit Geborgenheit, Schutz und Zugehörigkeit, *Kälte* hingegen mit Isolation, Unbehaustheit, Einsamkeit. Damit ist sichtbar, wie sehr die seelisch-geistige Verfassung auch die körperliche beeinflußt:

- *psychische Erregung* führt ebenso wie Erkrankungen, die mit einer Grundumsatzerhöhung einhergehen (z. B. Hyperthyreose), zu Temperaturanstieg,
- *Depression und Langeweile* ebenso wie z. B. die Unterfunktion der Schilddrüse führt zur Senkung der Temperatur.
- Daß *Emotionen* die Temperatur beeinflussen, beweist die Sprache:

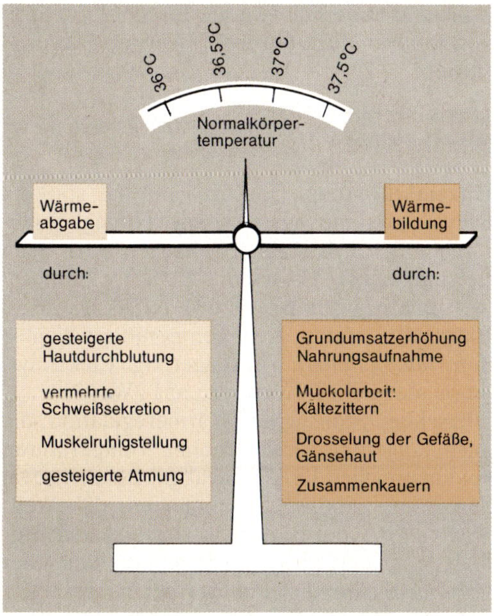

Abb. 10.**3** Regulieren der Körpertemperatur. Der Fühler mißt den Istwert und meldet ihn an das Zentralnervensystem. Je nach Meldung reagiert die Balance in Richtung Wärmebildung oder Wärmeabgabe.

- Vor Wut rot werden – Temperaturanstieg.
- Erzittern vor Angst – Temperaturabfall.
- Zorn läßt das Blut aufwallen.
- Liebe wärmt das Herz.
- Neid läßt Menschen erblassen.
- Haß läßt sie erstarren.

10.1.3. Humanökologische Faktoren

Soziale und Umgebungsfaktoren beeinflussen sich gegenseitig, z.B.:

- Kalte Jahreszeit und ungenügende Kleidung oder Mangelernährung verstärken die Problematik wie auch
- massive Temperaturschwankungen und Arbeit in unphysiologischen Räumen. Das gleiche gilt für
- ungünstige (feucht-zugige) Wohnverhältnisse mit ungenügendem Schutz vor Witterungseinflüssen sowie finanzielle Engpässe, die eine Sanierung nicht erlauben.

10.2. Beobachten und Messen der Körpertemperatur

10.2.1. Temperaturwerte

Die **normale** Körpertemperatur beim Erwachsenen schwankt zwischen 36 und 37 °C. Um 17 Uhr ist die Temperatur am höchsten, um Mitternacht am niedrigsten (Chronobiologie S. 423).

Abweichungen von der Norm sind

- *Unterkühlung – Hypothermie.* Die Körpertemperatur liegt konstant unter 36 °C.
  Vorkommen: in der Rekonvaleszenz, bei Patienten mit Blutverlust, Kollaps, Hypothyreose.
  Bei *Frühgeborenen* ist das Wärmezentrum noch unvollständig entwickelt; sie verfügen über eine ungenügende Temperaturregulierung und müssen deshalb in der Behaglichkeitszone von 32–34 °C gehalten werden (Isolette, Wärmebettchen).
  Die *therapeutische Hypothermie* (Hibernation) wird künstlich herbeigeführt. Anwendung bei großen chirurgischen Eingriffen oder bei sehr hohem zerebralem Fieber zur Herabsetzung des Stoffwechsels.
- *Erhöhte Temperatur – Hyperthermie* (Febris). Von Fieber spricht man erst bei hohen Werten:
  - subfebrile Temperaturen 37,1–37,8 °C,
  - mäßiges Fieber 37,9–38,4 °C,
  - hohes Fieber 38,5–40 °C,
  - sehr hohes Fieber 40,1 °C und höher.

10.2.2. Temperaturregulierungsstörungen

Es sind Störungen der thermischen Homöostase: nach unten Kälteschäden, nach oben Hitzeschäden.

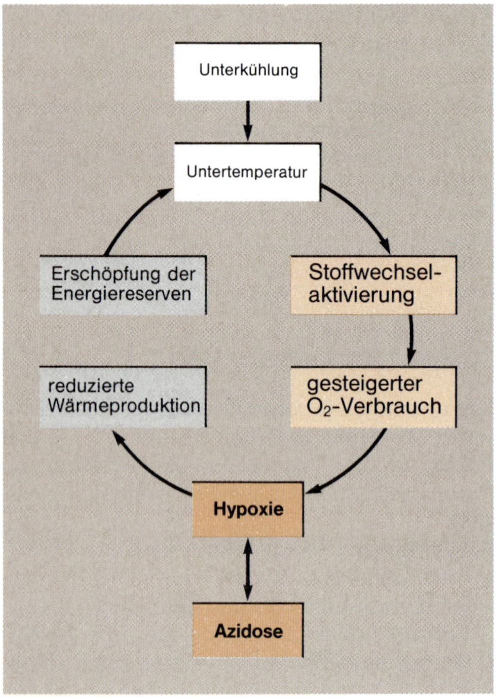

Abb. 10.4 Circulus vitiosus bei Unterkühlung.

Kälteschäden

Unterkühlung. Jede Unterkühlung führt zur Aktivierung des Stoffwechsels mit erhöhtem O_2-Verbrauch; es setzt ein Circulus vitiosus ein (Abb. 10.4). *Sofortmaßnahmen* S. 322.

Erfrierung. Diese schwerste Kälteschädigung wird gefördert durch Disposition (abnorme Reaktionsbereitschaft des Gefäßsystems), Nikotinabusus und anhaltende Einwirkung von Feuchtigkeit (nasse, enganliegende Kleidung). Betroffen sind vor allem die Endglieder (Akren): Finger, Zehen, Nase, Ohren. Die Erfrierung wird nach Graden eingeteilt:

1. Grad: Blässe, Abkühlung, Gefühllosigkeit. Nach Wiedererwärmung treten Schmerzen und Juckreiz auf.

2. Grad: Es entstehen Blasen, die unter Narbenbildung abheilen können.

3. Grad: Trockene Nekrosen (Mumifikation) oder blaurote Blasen, nach deren Platzen nasse Nekrosen verschiedener Tiefe sichtbar werden. Abheilung unter Narbenbildung.

Sofortmaßnahmen: aufsteigende Wärmezufuhr, innerlich (warme Getränke, *kein* Alkohol!) und äußerlich (warme Decken); im übrigen je nach Zustand, evtl. → Überwachungsstation.

Hitzeschäden

Hitzeerschöpfung. Sie tritt auf bei starkem Schwitzen ohne ausreichende Flüssigkeitszufuhr, z.B. nach langen Märschen oder beim Leistungssport. Es kommt zu Schocksymptomen durch Verminderung der Flüssigkeit im Extrazellulärraum. *Kein* Temperaturanstieg.
Sofortmaßnahmen: Flachlagerung, Elektrolytlimonade (1 Teel. Kochsalz auf 1 l Wasser).

Hitzschlag. Störung der Wärmeregulation, die nach längerem Einfluß hoher Temperaturen bei unzureichender Wärmeabgabe eintritt. Die Symptome sind: Kopfschmerzen, Übelkeit, Tachykardie; der Blutdruck ist zuerst noch normal, dann abfallend; die Temperatur kann über 40 °C ansteigen; die Haut ist trocken und heiß.
Sofortmaßnahmen: Kühlen durch kalte Umschläge und kühle Getränke, bis die Temperatur auf 38 °C gefallen ist. Die Einweisung auf eine Überwachungsstation kann notwendig sein → Substitution der Elektrolyte und der Flüssigkeit, Sauerstoffzufuhr, evtl. Beatmung.

Hitzekrämpfe. Muskelzuckungen und Krämpfe können auftreten bei sehr großer körperlicher Anstrengung bei hohen Temperaturen (Hochofenarbeiter). Die Krämpfe werden durch das Defizit an extrazellulärer Flüssigkeit (ab 2–4 l) und Kochsalzmangel ausgelöst.
Sofortmaßnahmen: orale Zufuhr von Elektrolytlösungen. Im schweren Fall entsprechende Infusionstherapie und Überwachung.

Sonnenbrand s. S. 319.

Verbrennung Kap. 29.

Fieber

Fiebertypen

- *Bakterielles Fieber.* Durch Bakterien oder deren Toxine hervorgerufen.
- *Aseptisches Fieber.* Erhöhte Temperatur infolge Resorption von Wundsekreten und Blutergüssen, z.B. postoperativ oder nach Verletzungen (Resorptionsfieber).
- *Zentrales Fieber.* Es ist ein sehr hohes Fieber, hervorgerufen durch Schädigung des zentralen Nervensystems, z.B. nach Hirntraumen.
- *Durstfieber.* Störung der Wärmeabgabe infolge Flüssigkeitsmangels; es tritt vor allem

beim Säugling auf, evtl. auch nach Tonsillektomie.

- *Körperfremde und artfremde Eiweiße* (z.B. bei Impfungen), die der Organismus nicht annimmt, lösen Reaktionen aus, die mit Fieber einhergehen.

Fieberverlauf

Man unterscheidet verschiedene Typen von Fieber*anstieg*, Fieber*verlauf* und Fieber*abfall*. Der **Anstieg** kann plötzlich oder langsam erfolgen.

Der **Verlauf** ist

- *kontinuierlich* – gleichbleibend (Abb. 10.**5**);
- *remittierend* – auf- und absteigend, ohne auf die Norm zurückzufallen (Abb. 10.**6**);
- *intermittierend* – aussetzend, zeitweise auf die Norm zurückfallend (Abb. 10.**7**);
  da intermittierendes Fieber vor allem bei septischen Prozessen auftritt, wird es auch *septisches Fieber* genannt. Es ist häufig von Schüttelfrost (s. unten) begleitet;
- *Dromedartyp*. Darunter versteht man eine zweigipflige Fieberkurve (Abb. 10.**8**), die beobachtet werden kann bei manchen Virusinfektionen, insbesondere bei Kindern: z.B. bei Masern, Pocken, Poliomyelitis, Hepatitis.

Die Fieber*verlaufskurve* ist für die Erkennung der Krankheit, des augenblicklichen Zustands des Kranken sowie für die Verlaufskontrolle sehr wichtig.

Der **Abfall** kann rasch oder langsam sein:

- *Lysis*. Langsamer Fieberabfall innerhalb von Tagen. Dies bedeutet für den Organismus keine besondere Belastung, da er sich anpassen kann.
- *Krisis*. Plötzlicher Fieberabfall auf eine normale Körpertemperatur innerhalb von 24 Stunden. Dies führt zu einer starken Belastung des Herz-Kreislauf-Systems mit raschem Abfall der Pulsfrequenz.

Fieberzeichen

Fieber ist eine krankhafte Veränderung des *Allgemeinzustands* mit dem Hauptsymptom der *Temperaturerhöhung*. Dazu kommen Mattigkeit, Krankheitsgefühl, Appetitlosigkeit, Puls- und Atembeschleunigung, Kopfschmerzen, evtl. Erbrechen, Fieberbläschen (Herpes) und Hauterscheinungen (Exantheme).

Bei infektiösem Fieber kommt – infolge Über-

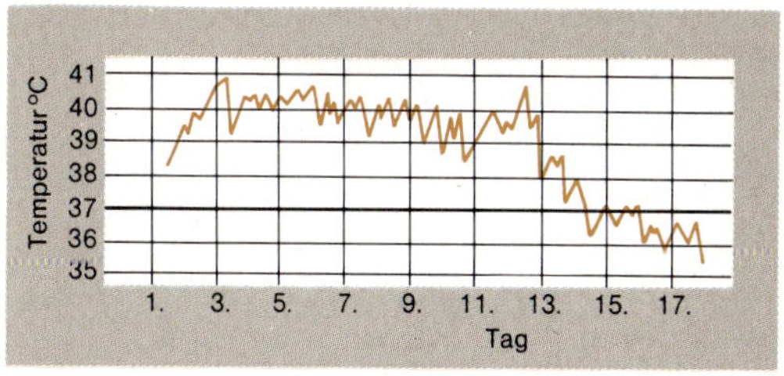

Abb. 10.**5** Kontinuierliches Fieber.

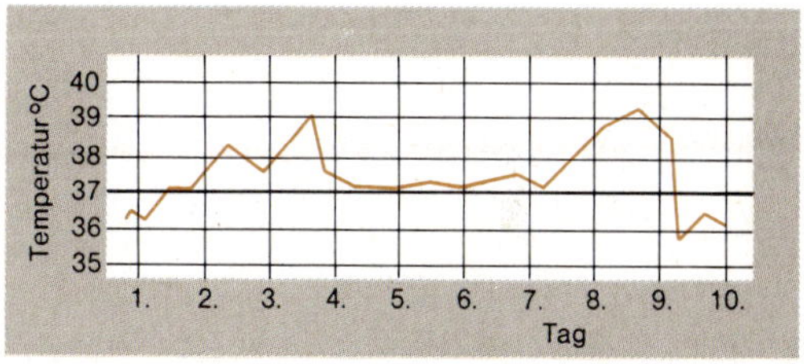

Abb. 10.**6** Remittierendes Fieber.

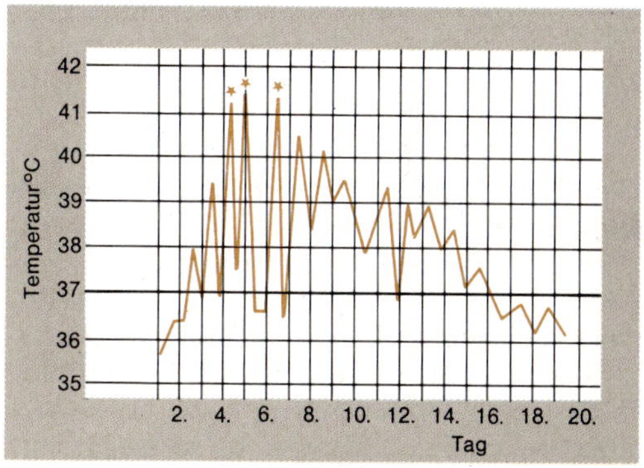

Abb. 10.**7** Intermittierendes Fieber. * Schüttelfrost.

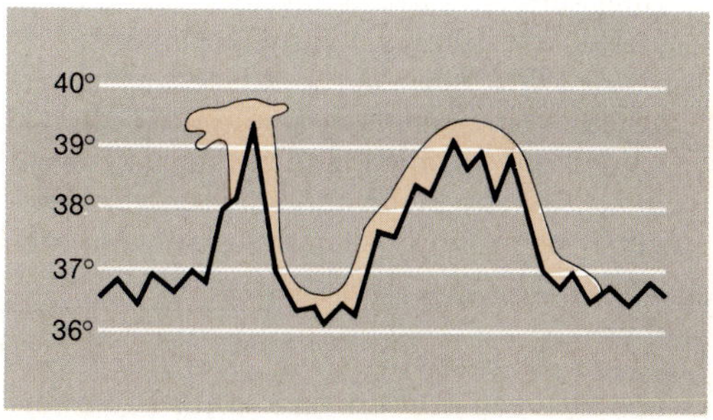

Abb. 10.**8** Fieber vom Dromedartyp.

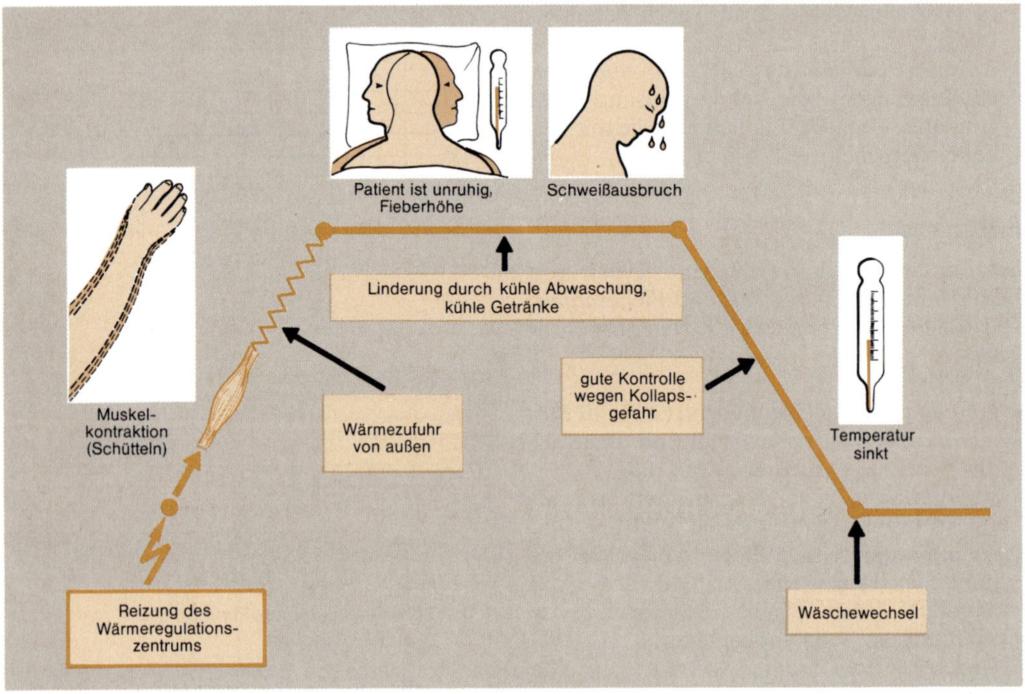

Abb. 10.**9** Schüttelfrost. Verlauf und Zuordnung der Hilfsmaßnahmen.

schwemmung des Blutes mit Toxinen – **Schüttelfrost** dazu.

Verlauf des Schüttelfrostes (Abb. 10.**9**):

1. *Phase. Temperaturanstieg* mit Frösteln, Muskelzittern, Zähneklappern und Schüttelung des ganzen Körpers → Wärmezufuhr: Decken, Wärmeflaschen, heißer Tee, Arzt benachrichtigen, Temperatur messen (sie ist sehr hoch), evtl. Blutentnahme für Blutkultur (Kap. 44).
2. *Phase. Stadium der Fieberhöhe.* Unruhe, Angst, großes Unbehagen → für Erleichterung sorgen: Zuwendung und Einfühlung, kühle Abwaschung, kühle Getränke.
3. *Phase.* Wie bei jeder Entfieberung unterscheidet man eine langsame Entfieberung – *Lysis* – mit warmem, großperligem Schweiß ohne Kollapsgefahr und eine schnelle Entfieberung – *Krisis* – mit kaltem, kleinperligem und klebrigem Schweiß und Kollapsgefahr.
4. *Phase. Erschöpfungsschlaf.* Der Körper erholt sich von der Strapaze → für Ruhe sorgen. Schüttelfrost auf Kurve einzeichnen.

10.2.3. Schweißsekretion

Schweiß (griech. hidros) ist die flüssige Absonderung der Schweißdrüsen (Haut S. 215), bestehend aus Wasser (90%), Kochsalz, Harnstoff, flüchtigen Fettsäuren und Cholesterin. Er ist an sich geruchlos. Die Beimengungen aus den Duftdrüsen und/oder bakterielle Zersetzung in schlecht belüfteten Körperregionen bewirken den individuellen Geruch des Menschen.

Schweißsekretion (Schweißabsonderung) ist eine vegetative Funktion, an der fast ausschließlich der Sympathikus beteiligt ist. Die Schweißzentren liegen im Zwischenhirn, im verlängerten Mark sowie in der grauen Substanz des Rückenmarks. Sie stehen unter dem Einfluß der Großhirnrinde, was das Auftreten von *Angstschweiß* erklärt.

Abweichungen von der Norm sind:

Anhidrosis = fehlende Schweißproduktion. Tritt eigentlich nur im Zusammenhang mit Läsionen der Sympathikusbahnen auf (z. B. bei beeinträchtigenden Tumoren).

Hyphidrosis = verminderte Schweißabsonderung mit Gefahr des Hitzestaus (Hitzschlag). Die Disposition ist häufig vererbt (kleine oder wenig Schweißdrüsen).

Hyperhidrosis = vermehrte Schweißabsonderung ist ein Begleitsymptom bei Fieber. Vermehrtes Schwitzen kann Zeichen einer Erkrankung sein: typisch bei Hyperthyreose, Rheumatismus, Tuberkulose (Nachtschweiß).

Lokale Hyperhidrosis tritt auf bei Vagotonikern (vegetative Funktionsstörung) und bei Adipositas: an den *Händen* (Handschweiß), an den *Füßen* (infolge Zersetzung in den Strümpfen als Bromhidrosis – Stinkschweiß), in den *Achselhöhlen* und in der *Genitalgegend* (Dammschweiß, dessen Zersetzung zu Intertrigo – wundgescheuerte Stelle – führt).

Kleinperliger, kalter Schweiß auf Stirn und Brust ist Zeichen eines beginnenden Kreislaufkollapses oder zusammen mit Zittern und Schwächegefühl Vorbote eines hypoglykämischen Komas (der normale Schweiß ist großperlig und warm).

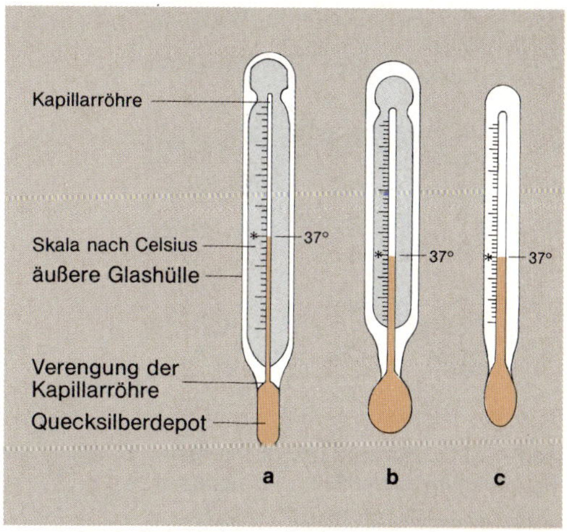

Abb. 10.**10** Fieberthermometer. **a** Maximalthermometer (Maximum 1/10 °C). Beim Abkühlen des Thermometers reißt der Quecksilberfaden an der Verengung der Kapillarröhre ab, so daß die Quecksilbersäule auf der erreichten Höhe stehen bleibt. Durch vermehrten Druck (Hinunterschlagen) kann der Quecksilberfaden wieder in den Behälter zurückgebracht werden. **b** Thermometer für die rektale Messung haben ein abgerundetes Quecksilberdepot. **c** Thermometer für die orale Messung sind kurz, schmal, das Quecksilberdepot ist gerade oder leicht kugelig.

10.2.4. Messen der Körpertemperatur

Die Körpertemperatur wird mittels Fieberthermometer gemessen:

- *Maximalthermometer* für axilläre, orale und rektale Messung (Abb. 10.**10**);
- *elektromagnetische* Thermometer dienen der *Haut*temperaturmessung (rasche und sichere Anzeige).

Meßarten und Durchführung der Messung

Voraussetzungen

- Messung in der Regel am liegenden Patienten.
- ½ Stunde vor der Messung ruhen lassen, da bei Bewegung und Erregung die Temperatur ansteigt.
- Prüfung des Thermometers: Intaktheit, Quecksilber im Depot.
- Richtiger Zeitpunkt: nach Verordnung, zu regulären Zeiten (z.B. morgens 7 Uhr durch die Nachtwache, nachmittags 15 oder 16 Uhr). Routinemessungen möglichst unterlassen, da unnötiges Messen den Patienten stört oder beunruhigt.
- *Gemessen wird* bei Fieber (bis 3 Tage nach Entfieberung), beim Krankenhauseintritt und postoperativ (bei normaler Temperatur in der Regel während 3 Tagen).
- *Thermometerhygiene.* Zur Vermeidung einer Kontamination Schutzhülle benutzen oder/und Thermometer nach Gebrauch desinfizieren.

Meßarten

Axilläre Messung = Messung in der Achselhöhle:

- *Dauer:* 8–10 Minuten.
- *Vorteile:* hygienische und angenehmste Messungsart.
- *Nachteile:* lange Meßzeit, bei nicht exakter Durchführung oder Unruhe des Patienten → Fehlwerte.
- *Vorgehen:* Thermometer in die trockene Achselhöhle einlegen, so daß er ganz von Haut umgeben ist. Der Oberarm wird seitlich an den Oberkörper und der Vorderarm auf die Brust gelegt; evtl. Ellenbogen unterstützen.

Rektale Messung = Messung im Rektum bei entleertem Darm:

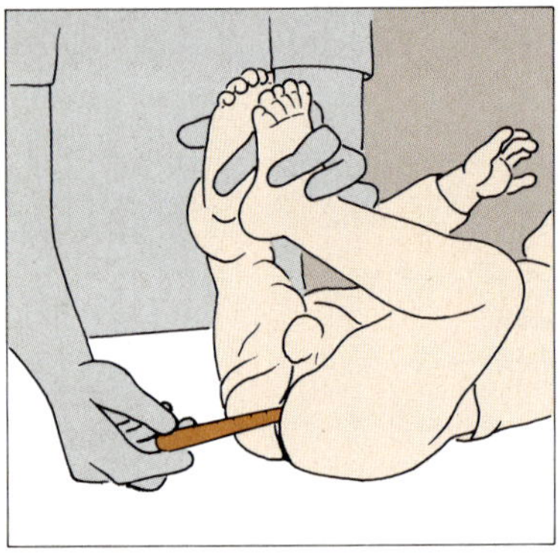

Abb. 10.**11** Temperaturkontrolle beim Säugling mit Spezialthermometer (Wertskala beginnt bei 26 °C).

- *Dauer* 2–3 Minuten.
- *Meßwert* 0,5 °C mehr als bei axillärer Messung.
- *Vorteile:* kurze Meßzeit, sichere Werte, Entzündungen im Darm können frühzeitig erfaßt werden.
- *Nachteile:* Beeinträchtigung der Intimsphäre, bei unsachgemäßer Durchführung → Gefahr der Keimverschleppung.
- *Vorgehen:* Thermometer in Schutzhülle „Steritemp" stecken, Spitze leicht einfetten oder anfeuchten, damit sie gleitfähiger ist.
- *Einführen:* Säuglinge auf den Rücken legen, Beine nach oben halten (Abb. 10.**11**). Erwachsene in Seitenlage. Thermometer vorsichtig unter leichten Drehbewegungen einführen. Bei Kindern sowie bei unselbständigen, unkooperativen Patienten das Thermometer während der Messung festhalten.

Orale Messung = Messung in der Mundhöhle unter der Zunge:

- *Dauer:* 5 Minuten.
- *Meßwert* 0,3 °C höher als bei axillärer Messung.
- *Vorteile:* rasch, sicher, einfach.
- *Nachteile:* nicht geeignet bei Unruhe, Spasmen, Fazialisparese.

10.2.5. Messen der Hauttemperatur

Die Hauttemperaturmessung (Hautthermometrie) dient dem Erfassen von Durchblutungsstörungen. Dazu wird der Wärmegrad der Haut mittels elektromagnetischem Hautthermometer gemessen.

- Die *normale Hauttemperatur* beträgt an der unteren Extremität 27–29 °C (unterste Grenze), an den oberen Gliedmaßen ist sie um 2–3 °C höher. Miteinander korrespondierende Hautstellen haben immer dieselbe Temperatur.
- Bei *Durchblutungsstörungen* kann die Temperatur gegenüber der gesunden Extremität 2–3 °C niedriger liegen.

10.3. Gesundes Umgehen mit Kälte und Wärme

10.3.1. Umgehen mit der natürlichen Lebenswelt

Der Umgang mit unserer natürlichen Lebenswelt – die Gewohnheiten unserer Fortbewegung, unser Konsumverhalten mit seinen Abfallbergen, die unsere Luft und damit unsere Atmosphäre belasten – macht uns deutlich, wie eng die Grenzen für die Existenz unseres Lebens sind, wie sehr unsere natürlichen Elemente und Ressourcen belastet sind. Auch daß das uns bisher Selbstverständliche – wie gemäße Temperaturen, ausgewogene Wetterlage, die Strahlungsenergie der Sonne, ein normaler Ozongehalt der Luft usw. – sich als ein mehr und mehr sensibles und bedrohtes Gerüst erweist, ist Grund zum Nachdenken. Wir wissen es: „Von den Umweltfaktoren Luft, Wasserhaushalt, Boden hängen unmittelbar Klima, Jahreszeiten und Wetterverhältnisse ab und dementsprechend *unser Umgang mit Wärme und Kälte* sowie die Gewohnheiten des Wohnens und der Kleidung. Es ist uns mit all diesen Naturkonstanten eine ungemein fest determinierte Umwelt gegeben, in der uns nur ganz enge Spielräume zur freien Gestaltung überlassen sind, die wir damit aber auch sehr empfindlich zu stören in der Lage sind" (Schipperges 1988).

Mit dem Klima aber wird der Mensch auch in der Welt von morgen zu leben haben; die Frage ist nur, ob wir für seine Erhaltung *heute* Sorge tragen.

Hier wird der Zusammenhang zu einer ökologisch orientierten Haltung und Pflege (Humanökologie S. 49) offensichtlich. Es geht darum, daß wir nicht nur den eigenen Organismus (oder den des Kranken) schützen und pflegen, sondern auch die Welt, in der wir leben. Es geht um unser Umgehen mit der *natürlichen, techni-*

schen und *sozialen* Umwelt. Es liegt an uns *heute*, ob morgen eine „neue Eiszeit" oder ein „zunehmendes Ozonloch" unsere und unserer Kinder Gesundheit bedrohen.

10.3.2. Umgehen mit Kälte und Wärme

Zur Sorge für die natürliche Lebenswelt muß die Sorge für sich selbst dazukommen. Vernünftiges Umgehen mit Kälte (kalte und nasse Witterung) und Wärme (Sonnenbestrahlung und Hitze) hilft, entsprechende Schäden am Organismus zu verhüten:

- *Abhärtung* gegen Kälte stärkt den Körper, insbesondere das Immunsystem, wodurch Erkältungskrankheiten weniger häufig auftreten bzw. bestimmte Erkältungsviren besser abgewehrt werden können.
- *Schutz vor Sonnenstrahlung* ist vor allem im Hinblick auf unsere Haut notwendig. Sonnenstrahlung führt – ungeschützt – zum Sonnenbrand (Erythem) und dieser wiederum, wenn er wiederholt auftritt, zu unliebsamen Folgeerscheinungen wie vorzeitige Alterung der Haut oder gar zu Hautkrebs. Der Gebrauch von *Sonnenschutzmitteln* ist kein Luxus, sondern Notwendigkeit. Sonnenbaden ist nur bei entsprechend vorbereiteter Haut und nur *dosiert* anzuraten.

Was hilft gegen Erkältungen?

„Erkältungen" sind keine eigentlichen Kältekrankheiten, sondern Katarrhe der Schleimhäute oder Infekte, hervorgerufen durch Bakterien und Viren (es gibt über 100 Rhinoviren), die in den Körper eindringen und vorzugsweise die Nasenschleimhaut befallen und einen Schnupfen hervorrufen. Kinder erkälten sich dreimal häufiger als Erwachsene, über 60jährige, sofern sie gesund sind (so die neuesten Forschungsberichte aus Berkeley, Kalifornien), nur noch selten.

Die Vorbeugung hängt mit den zwei Hauptursachen zusammen:

Infektanfälligkeit (mangelnde Widerstandskraft) ist mitverursacht durch Mangel an Vitalstoffen bei nicht vollwertiger Kost, meist verbunden mit seelischen Belastungen und Lebensschwierigkeiten.

- Entgegenwirken durch gesunde und vollwertige Ernährung, vitalstoffreiche Vollwertkost (Kap. 7);
- Verändern belastender Lebenssituationen. Hier gibt es natürlich keine Patentrezepte, auch ist das Leben „kein Rosengarten" (Kap. 13 u. 16);
- Stärkung der Immunabwehr. In der Naturheilkunde hat sich Echinacea (Sonnenhut) bewährt. Echinacea sollte aber gleich beim ersten Kribbeln in der Nase eingenommen werden. Studien mit der Taigawurzel Eleutherokokkus und mit Mistelpräparaten zeigten ebenfalls gute Wirkung.

Falsches Verhalten gegenüber Wärme und Kälte. Wer aus Angst, sich zu erkälten, zu warme Kleider trägt, zieht sich erst recht eine Erkältung zu, so die Meinung des Internisten und Ernährungsexperten M. O. Bruker. Er schreibt dazu:

> „Wenn ein Mensch aus Angst vor Abkühlung sich so warm anzieht, daß die Haut ständig durch Schweiß feucht ist, erreicht er gerade das Gegenteil von dem, was er erstrebt, nämlich statt Erwärmung eine Abkühlung. Eine Abkühlung des Körpers durch Schweiß löst nach vorausgegangener Wärmestauung häufig eine Schleimhauterkrankung aus (Schleimhäute schwitzen gleichsam mit), während dies durch direkte Kälteeinwirkung von außen ohne vorherige Überwärmung nicht der Fall ist ... Beim Schwitzen findet der Wärmeentzug durch Verdunstungskälte so allmählich statt, daß der Körper nicht zu Gegenmaßnahmen gegen den Kältereiz angeregt wird, während bei einer plötzlichen Kälteeinwirkung von außen – etwa durch das Übergießen mit sehr kaltem Wasser – der Körper Gegenmaßnahmen ergreift, die zur Erwärmung führen."

Entgegenwirken durch

- *vernünftige Bekleidung.* Man ziehe nur soviel an, daß man nicht zum Schwitzen kommt; in warmen Räumen anders als im Freien;
- *witterungsgerechte Kleidung.* Bei kalter und nasser Witterung Wetterkleidung überziehen, die mit einem Chemiefaserlaminat ausgestattet ist, dessen Poren so klein sind, daß keine Feuchtigkeit eindringen, aber wiederum so groß, daß Schweiß ungehindert abdunsten kann;
- *Anregen der Blutzirkulation* und des Stoffwechsels durch physikalische Maßnahmen. Duschen, Kneippanwendungen (vor allem Güsse), Sauna. Einzelheiten dazu S. 324f.

Was ist zu tun bei Schnupfen?

Erstes Gebot, wenn ein Schnupfen sich ankündigt, ist *Wärme*. Im folgenden einige Hausmittel, die jederzeit angewendet werden können:

- *Wärme.* Ein heißes Bad, ein heißer Grog,

warme Milch mit Honig, Teemischungen aus Goldrute, Hagebutten, Holunder. Auch Dampf wirkt gut (z.B. Kamillendampfbad oder Anwendung eines Dampfinhalators S. 351 u. 355).
- Eine gut *gewürzte Hühnerbouillon* empfiehlt die Mayo-Klinik (USA); dem dampfenden Duft wird eine abschwellende Wirkung zugeschrieben.
- *Keine Nasentropfen* (ohne spezielle Verordnung!). Die Tropfen zum Abschwellen irritieren die Schleimhaut so stark, daß sie austrocknet und die Einatmungsluft nicht mehr befeuchten kann; statt dessen
- *japanisches Heilpflanzenöl* (auf Pfefferminzbasis) verwenden. Es wirkt sofort. Man nimmt an, daß durch das Öl das Wachstum der Keime gehemmt wird. Entweder inhaliert man die aromatischen Düfte direkt aus dem Fläschchen, oder man schüttet 2–3 Tropfen in heißes Wasser. *Säuglingen* und *Kleinkindern* gibt man einen Tropfen auf die Brust und massiert leicht ein. Das ist auch für Erwachsene angenehm.
- *Heilmassage.* Sie verbessert die lokale Durchblutung und hilft gegen die „verstopfte Nase".

Massage für die verstopfte Nase
(aus Bernardini: Brigitte 1988, H. 22)
- Mit beiden Zeigefingern den Nasenrücken nahe den inneren Augenwinkeln reiben, bis ein Gefühl von Wärme entsteht.
- Am Hinterkopf auf beiden Seiten die Grube zwischen den Hals- und Nackenmuskeln ertasten und mit den Fingerkuppen der mittleren drei Finger ungefähr 1 Minute lang massieren.
- Den tiefsten Punkt an den Nasenflügeln mit den Zeigefingern kurz drücken, dann die Gesichtshaut 1–3 Minuten kreisförmig bewegen.
- Erst die linke, dann die rechte Brust mit warmer Handfläche 15- bis 20mal reiben. Die Brustwarze dient als Mittelpunkt.

10.3.3. Umgehen mit sich selbst und anderen

Kälte spannt an, zieht zusammen, blockiert freies Strömen. *Wärme* entspannt, entkrampft und löst Blockierungen auf. Diese Gesetze haben auch Gültigkeit für die seelisch-geistige Ebene (innere Stimmungslage) und für das *Zusammenleben* und die *Zusammenarbeit.* Die Begriffe aus der Umwelt gelten auch hier:
- *Atmosphäre* – die Stimmungshülle, die uns umgibt; sie kann warm oder kalt sein;
- *Wetterfronten* – Warm- oder Kaltwetterfront, an der wir teilhaben: Sie kann uns krank machen; sicher tut dies eine anhaltende Kaltfront.
- *Klima* – Ergebnis langfristigen Zusammenspiels aller Witterungseigenschaften – Harmonie bzw. Disharmonie z.B. auf der Station: Wie lebt es sich in arktischen Verhältnissen? Sicher ist dabei kein konstruktives Pflegegespräch möglich! Unsere *Haltung* (das ist auch unsere Wetterlage) beeinflußt *Planung* und *Handlung* (S. 122f.).

Was ist zu tun?

- Psychohygiene S. 521.
- Streßabbau S. 426f.
- Konfliktbewältigung s. Supervision S. 472.

Sorge für die eigenen Ressourcen

Das eigene Leben *erwärmen* und den eigenen Leib zum Vibrieren bringen. Darin können wir Heilkräfte erfahren, die unserem eigenen Wohlbefinden guttun und die über das eigene Gesundbleiben hinaus auch die uns umgebende Atmosphäre beeinflussen, z.B. durch eine *Wärmeanwendung* an uns selbst. Eine *warme Ruhepackung* tut gut; sie gibt Ruhe, vielleicht sogar etwas Genuß oder doch Streßabbau und Spannungslinderung. Und sich selbst etwas *Zeit* gönnen (S. 418f.), bei sich selbst daheim sein: sich verwöhnen, sich etwas gönnen (ein gutes Buch z.B.) kann „Wunder wirken".
Zur *Ruhepackung* (heiße Bauchwickel S. 326) sagt M. Thueler:

„Er wirkt äußerst wohltuend. Er erwärmt, regt den Stoffwechsel der Bauchorgane an, beruhigt und lindert Schmerzen und Krämpfe.
Doch seine Wirkungen beschränken sich nicht auf die Bauchorgane. Der Bauch hat die Bedeutung der ‚Mitte des Menschen' und gilt als Ort der (evtl. gestauten) Gefühle. Gelingt es, einen angespannten Bauch zu entspannen, so beeinflußt das den ganzen Menschen (Körper, Seele und Geist) positiv. So können auch seelische Verkrampfungen und Ängste abnehmen.
Am Körper läßt sich z.B. beobachten, wie sich die Wärme großzügig ausbreitet und auch kalte Füße zu erwärmen vermag."

10.4. Pflegeplanung: Körpertemperatur regulieren

10.4.1. Situationseinschätzung

Bei *bedrohlichen Zuständen* (hohes Fieber, Hitzschlag, Unterkühlung) geht es darum, die Situation rasch zu erfassen: Allgemeinzustand, Ansprechbarkeit, Vitalzeichen.
Im Zusammenhang mit anderen Krankheiten steht die ATL Regulieren der Körpertemperatur im Dienste des *Wohlbefindens*. Hier geht es um das Klären der Lebensgewohnheiten sowie der Bedürfnisse bezüglich Wärme/Kälte.
Zur Erfassung der *allgemeinen Situation* kann die Checkliste dienen.

10.4.2. Standardisierter Pflegeplan

Die **Ziele** dienen
- der *Regulierung* der Körpertemperatur im Bereich der Norm und der Wiederherstellung des Stoffwechselgleichgewichts;
- dem *Wohlbefinden* im physischen und psychischen Bereich;
- der *Sicherheit*, d.h. dem Schutz des Patienten in seinen eingeschränkten Funktionen vor Gefahren bzw. dem Beheben von aufgetretenen Schäden.

Die **Maßnahmen** sind situations- und problemorientiert. In erster Linie geht es um die *Soforthilfe* und die *Pflege*, z.B. bei Fieber oder Unterkühlung (exemplarische Pflegepläne in Tab. 10.**1** u. 10.**2**).
Zur **Beurteilung** der Wirkung der Pflege brauchen wir eine professionell geführte Pflegedokumentation. Wird der Pflegebericht in Beziehung gebracht zur Situation des Patienten und zu den Zielen, kann der Erfolg oder Nichterfolg der Pflegemaßnahmen überprüft werden. Eine evtl. notwendige Anpassung der Pflegeplanung kann anschließend vorgenommen werden (Kap. 4).

Pflegemaßnahmen

10.5. Hydrothermotherapie

Die *Maßnahmen* sind sehr alt. Bahnbrechend in der Entwicklung sind:
- Vinzenz Prießnitz (1799–1851) entwickelte die nach ihm benannten Prießnitz-Wickel (Ganz- und Teilwickel).
- Sebastian Kneipp (1821–1897) entdeckte die Heilkräfte des kalten Wassers. Er ist der Begründer der Wassertherapie (Kneippkuren).
- Rudolf Steiner (1861–1925) erarbeitete eine eigentliche Wickellehre aus geisteswissenschaftlicher Sicht.
- *Heute* sind Wickel und Wasseranwendungen im Rahmen einer Besinnung auf schonende und natürliche Heilmethoden wieder aktuell.

Hydro = Wasser, *Thermo* = Wärme/Kälte. In-

Checkliste: Körpertemperatur regulieren

☐ Wärme- und Kälteregulation ☐ Temperatur ☐ Schwitzen ☐ Hautempfindungen

Die folgenden Fragen dienen exemplarisch der Situationseinschätzung (S. 102ff.)

☐ Die Gewohnheiten betreffs Temperatur sind bekannt und werden nach Möglichkeit respektiert
☐ Wünsche betreffs Bettflasche, zusätzliche Decke usw. sind wahrgenommen
☐ Die Temperaturwerte sind gemessen und protokolliert
☐ Notwendige Temperaturmessungen sind festgelegt
☐ Temperaturmeßmethode ist abgesprochen, entsprechende Thermometer sind bereitgelegt
☐ Zu erwartende Begleiterscheinungen sind bekannt, die notwendigen Vorkehrungen getroffen (z.B. bei Neigung zu Schüttelfrost)
☐ Mögliche Maßnahmen der Erleichterung (Wickel, Flüssigkeitszufuhr usw.) sind geplant
☐ Eventuell notwendige Sofortmaßnahmen bei Fieberanstieg oder Bewußtseinsproblemen sind allen klar

Tabelle 10.**1** Standardplan: Regulieren der Körpertemperatur bei Fieber

Problem	Ziele	Maßnahmen
Patient hat hohes Fieber	• Fieber beheben	• feuchtkühle Wadenwickel (mit Zitrone) je 8–10 min während 1 Std., 3mal am Tag, bis das Fieber sinkt • fiebersenkende Tees (Lindenblüten, Stechpalme) 2–3 l/Tag • Antipyretika (Treupel, Chinin) sowie spezifische Pharmaka nach Arztverordnung • Vitalzeichen und Körpertemperatur mehrmals täglich kontrollieren
Patient fühlt sich nicht wohl, hat ausgesprochene Fiebersymptome (S. 315f.)	• Wohlbefinden und Sicherheit schaffen	• aufmerksame Zuwendung und Begleitung • Raumluft anfeuchten, immer gut lüften, kein Durchzug, angemessene Kleidung • Licht andunkeln, Ruhe ermöglichen • sorgfältige Körperpflege, Hilfe nach Bedarf (Prophylaxen!) • Mund- und Lippenpflege • Bettruhe, bis das Fieber sinkt, dann vorsichtige Mobilisation (Kollapsgefahr)
Die Ausscheidungsgewohnheiten sind gestört	• Ausscheidungen normalisieren	• Urinausscheidung überwachen, Trinkmenge anpassen • Obstipationsprophylaxe: 2 Eßl. Kleie und 1 großes Glas Wasser vor dem Frühstück
Patient ist appetitlos und geschwächt	• Ernährung und Trinkmenge anpassen	• reichlich Flüssigkeit (2–3 l/Tag) mit Traubenzucker, Vitamine in Tee, Fruchtsaft • Salze ersetzen in Gemüsesäften, Bouillon • Kost: leicht, fettarm, kohlenhydratreich (Eiweiß belastet den Stoffwechsel) zu Beginn kleine Mengen, langsam aufbauen

Tabelle 10.**2** Standardplan: Regulieren der Körpertemperatur bei Unterkühlung

Problem	Ziele	Maßnahmen
Bewußtsein klar, Kältezittern	• Schutz vor weiterer Abkühlung	• Wechseln der feuchten Kleidung • heiße, gesüßte Getränke, *kein* Alkohol • keine Bewegung • Wärmepackung am Rumpf
Bewußtsein getrübt, Patient ist apathisch, aber weckbar	• Schutz vor weiterer Abkühlung • Schutz vor weiteren Gefahren	• keine Bewegung • Wärmepackung am Rumpf • Kontrolle von Puls und Atmung ¼stündlich • keine Getränke eingeben • kein Kleiderwechsel • rascher Transport ins Krankenhaus
Bewußtlosigkeit, Atmung und Kreislauf reduziert, aber noch feststellbar	• Schutz vor weiterer Abkühlung • Stützung des Kreislaufs	• keine Bewegung • Wärmepackung • Sorge für freie Atemwege • Kontrolle von Puls und Atmung ¼stündlich • Sauerstoffgabe und Transport ins Krankenhaus
Kreislaufstillstand	• Wiederbelebung	• Herzdruckmassage • Beatmung von Mund zu Mund, bis Intubation möglich ist • Abtransport unter Herzmassage und Beatmung

folgedessen ist die Hydrothermotherapie eine Anwendung, in der die *Temperatur* des *Wassers*, meist kombiniert mit *Wirkstoffen von Heilkräutern*, eine Reizwirkung auslöst. Diese hängt ab von:

- Art, Intensität und Dauer der Einwirkung;
- Verlaufsform, zeitlichem Ablauf und Einwirkungsort;
- Reizwechsel (in bezug auf Dauer, Intensität und Häufigkeit) der Einwirkung.

10.5.1. Wasseranwendung

Sie bewirkt:

- *Anregung der Blutgefäße* → bessere Durchblutung; Aktivierung des Stoffwechsels → Ausscheidung von Schlacken.
- *Kräftigung der Nerven* → günstigere seelische Stimmung, mehr Lebensfreude.

Beim Bad kommen dazu:

- Der *Auftrieb*. Nach dem Archimedischen Prinzip verliert ein Körper im Wasser so viel von seinem Gewicht, wie die von ihm verdrängte Wassermenge wiegt. So beträgt nach speziellen Errechnungen das Gewicht eines 70 kg schweren Menschen im Wasser noch 6,6 kg, wovon auf Kopf und Hals, die aus dem Wasser herausragen, 5 kg entfallen. Im salzigen Meerwasser schwebt der Körper. Der Auftrieb entlastet die Körpermuskulatur von aller Stütz- und Haltearbeit; Bewegungen, die u. U. außerhalb des Wassers unmöglich sind, können im Wasser ausgeführt werden. Diese Wirkung wird bei der Behandlung von Kontrakturen, Lähmungen und anderen Bewegungseinschränkungen ausgenutzt.
- Der *hydrostatische Druck* führt beim eingetauchten Körper eine leichte Kompression aus, die als günstige kreislaufaktivierende Wirkung betrachtet werden kann.
- *Thermische Wirkung*. Die Behandlungstemperatur hängt vom Behandlungsziel ab. Die Kältegrade werden wie folgt definiert:

sehr kalt	10–15 °C
kalt	15–30 °C
indifferent	35–36 °C
warm	37–38 °C
sehr warm	39–40 °C
heiß	über 40 °C

  - *Kälteeinwirkung*. Sie löst eine Erregung der Kälterezeptoren der Haut aus, was zu einer peripheren Vasokonstriktion (Gefäßverengung) und zur Steigerung der Wärmeproduktion führt. Die unter Kältereiz entstehende Konstriktion der Arteriolen, Kapillaren und Venolen führt zu einer Drosselung der Hautdurchblutung. Das Wissen um dieses Prinzip liegt der *lokalen Kälteanwendung* zur *Blutstillung* und zur Anästhesie sowie der *allgemeinen Abkühlung* bzw. der Herabsetzung der Körpertemperatur bei hohem Fieber zugrunde. Kalte Bäder sind dabei sehr wirkungsvoll. Sie dürfen aber nur Sekunden bis Minuten dauern (Tauchbäder). Kälte hat durch den Sympathikotonus auch einen Weckeffekt.
  - *Wärmeeinwirkung*. Sie regt die Wärmerezeptoren der Haut an, was zu einer Vasodilatation (Gefäßerweiterung), vermehrter Schweißsekretion und Minderung der Wärmeproduktion führt. Bei Vollbädern treten als Folge der Gefäßreaktion Kreislaufveränderungen im Sinne von Zunahme des zentralen Blutvolumens und der Herzfrequenz auf. Die Muskeldurchblutung nimmt ab, wodurch sich Verspannungen und Spasmen lösen können.
    Kurze, warme Bäder lösen reflektorisch eine Erhöhung der Körperschaletemperatur aus. *Längerdauernde warme* Bäder lassen die Temperatur des Körperkerns ansteigen (Überwärmungsbäder); warme Bäder senken den Vagotonus und somit das Wachniveau → schlaffördernd.
  - *Teilbäder* brauchen etwas größere Temperaturabweichungen (nach oben bzw. unten) als Vollbäder, um eine vergleichbare Wirkung zu erreichen. Bei *warmen Teilbädern* ist daran zu denken, daß die Wärmeabgabe aus dem Körper nur bei den Körperteilen im Wasser behindert ist, weshalb es häufig zu Schwitzen des ganzen Körpers kommt (→ entsprechende Bekleidung!).
- *Chemische Wirkung*. Sie liegt in der Benetzung der Haut im perkutanen Austausch von Ionen und je nach Salzkonzentration in der Aufnahme bzw. Abgabe von Wasser. *Lipoidlösliche Stoffe* (Kohlendioxid, Sauerstoff, Schwermetalle u. a.) können durch die Haut diffundieren. *Thermalbäder* wirken zusätzlich auf die Schweißsekretion, die auch nach dem Bad noch angeregt bleibt; deshalb soll der Patient 1–2 Stunden ruhen.

10.5.2. Waschungen, Güsse, Bäder

Waschungen sind die mildeste Form der Wasseranwendungen und zugleich ein wichtiges Mittel zur Anregung des Kreislaufs:

- *Ganzwaschung* S. 225.
- *Teilwaschungen* wirken lokal:
  - *Unterkörper.* Die Anwendung bezieht sich auf die Beine und die Bauchregion. Gleichzeitig hat aber eine Unterkörperwaschung eine starke ableitende Wirkung auf die Brust- und Kopforgane.
  - *Oberkörper.* Hier werden die Organe des Thoraxbereichs angeregt. Es handelt sich um ein „einfaches Heilmittel" bei Katarrh der oberen Luftwege (Bronchitis, Schnupfen, Hals- und Rachenkatarrh).

Güsse sind kreislaufstimulierend und abhärtend. In den Krankenhäusern gibt es entsprechende Wasseranlagen. *Wassertreten* und morgendliches *Taulaufen* haben ähnliche Wirkung und sind zudem kostenlos!

Die **Sauna** oder das Dampfbad erfreut sich zunehmender Beliebtheit unter den gesundheitsbewußten Bevölkerungsschichten. Ihre Wirkung ist ebensosehr der dafür investierten *Zeit* wie dem *Schwitzen* zuzuschreiben; sie ist psychologischer sowie kreislaufaktiver Natur.

Bäder. Je nach Wunsch und Zweck ist ihr Einsatz verschieden:

- *Voll-* und *Halbbäder* S. 239f.
- *Teilbäder.* Sie werden *therapeutisch* eingesetzt, z.B. bei schlecht heilenden Wunden, Panaritien, Abszessen (als Zusätze eignen sich Sole, Kleie, Pflanzenextrakte wie Kamille u.a.).

  Prophylaktisch sind alle Kneippanwendungen:
  - Das *kalte Armbad* beruhigt die Herztätigkeit, ist ableitend bei Kopfschmerzen.
  - Das *warme Armbad* wirkt krampflösend, beruhigend bei Gicht und Rheuma der Arme und der Schulterpartie.
  - Das *Wechselarmbad* (zuerst warm, dann kalt) führt zu einer verstärkten Durchblutung der Arme (bei chronisch kalten Armen und Händen) durch positive Beeinflussung des Gefäßsystems.
  - Das *ansteigende Armbad* wiederum wirkt kreislaufverbessernd, beseitigt Stauungen und führt dem Körper viel Wärme zu.
  - Beim *wechselwarmen Fußbad* wird eine Wanne mit Wasser zu 40 °C, die andere mit Wasser zu 20 °C halb gefüllt. Beide Beine werden zuerst 2 Minuten ins heiße, anschließend 20 Sekunden ins kalte Wasser getaucht. Dieser Wechsel wird je nach Verordnung wiederholt und mit kaltem Wasser abgeschlossen. Diese thermische Reizbehandlung hilft bei kalten Füßen, stärkt die Fußmuskulatur und wirkt beruhigend.
  - Das *Sitzbad* (in speziellen Badewannen) kommt nach Hämorrhoiden- und Analfisteloperationen, bei Hautausschlägen im Bereich der Genitalien usw. zur Anwendung. Durchführung: Oberkörper, Beine und Füße bleiben bekleidet. Die Wanne wird so weit gefüllt, daß noch Wasser nachgegossen werden kann. Das Becken und der obere Teil der Oberschenkel des Patienten sollen mit Wasser bedeckt sein. Badedauer 15–20 Minuten.
  - Das *Wechselsitzbad* hilft bei Unterleibskrämpfen, Blasenkatarrhen, Stauungen im Unterleib und bei Störungen der Menstruation.

Grundregeln für erfolgreiches Kneippen:

- Vor jeder Kaltanwendung muß der Körper im Zustand guter Naturwärme sein. Nach kalten Anwendungen ist durch ausgiebige Bewegung für Wiedererwärmung zu sorgen.
- Jeder Wärmeanwendung folgt eine Kaltanwendung, wodurch die Gefahr der Erkältung beseitigt wird.
- Die *warmen* Anwendungen sind „Minutenanwendungen", d.h., die Dauer eines Gusses oder Bades beträgt mehrere Minuten.
- Die *kalten* Anwendungen dagegen sind „Sekundenanwendungen", dauern also ca. 2–20 Sekunden pro Anwendung.

Kneippanwendungen dienen der Gesundheitsvorsorge.

Medizinische Bäder bzw. **Heilbäder** dienen der Rehabilitation sowie der allgemeinen Kräftigung und Gesunderhaltung.

- *Natürliche Bäder.* Genutzt werden die natürlich vorkommenden (ortsgebundenen) Heilschätze des Bodens wie Heilwasser, Peloide und Heilgase. Ihre Wirkung wird durch den Klimareiz (Aufenthalt in anderer Umgebung, weg von evtl. belastendem Milieu, bei motivierter innerer Einstellung auf Heilung u.a.) unterstützt.

Bekannte Heilquellen sind:
- *Erdige Quellen*, die Calcium- und Magnesiumcarbonat enthalten: Leuk und Weissenburg (Schweiz), Wildungen (Deutschland).
- *Alkalische Quellen*, die Natrium- und Kaliumcarbonat enthalten: Ems und Heustrich (Schweiz), Dürkheim (Deutschland).
- *Salzige Quellen*, die Natriumchlorid enthalten. Bei einem Gehalt von mehr als 15 g pro Liter werden sie als Solequellen bezeichnet: Rheinfelden, Möhlin (Schweiz), Reichenhall, Friedrichshall (Deutschland).
- *Bitterquellen*, die Magnesiumsulfat (Bittersalz) und Natriumsulfat (Glaubersalz) enthalten: Bad Schuls-Tarasp (Schweiz), Hersfeld, Salzuflen (Deutschland).

- *Industriell hergestellte Präparate.* Genutzt werden
  - *Heilstoffe von Boden und Wasser:* Moorbadpräparate, Teer, Sole, Schwefel usw.
  - *Essenzen von Pflanzen*, also ihr Wirkstoff in öliger Form. Dieser kann aus den Wurzeln stammen (z. B. Kalmus), aus den Blättern (z. B. Rosmarin), aus der Rinde (z. B. Sandelholz), aus dem Mark (z. B. Myrrhe) oder aus Schalen einiger Früchte (z. B. Orange).
- *Anwendung ätherischer Öle* als Badezusatz (Aromatherapie). Günstige Wirkung haben z. B. bei
  - Fieber: Kampfer, Eukalyptus, Melisse;
  - Abgespanntheit: Basilikum, Rosmarin, Thymian;
  - nervöser Unruhe: Jasmin, Lavendel, Orangenblüten;
  - Ekzem: Kamille, Wacholder, Thymian;
  - Verbrennungen: Kamille, Rosmarin, Salbei.

10.6. Wickel, Umschläge, Packungen

Unter *Wickel* verstehen wir die zirkuläre Einhüllung eines Körperteils in zwei oder drei Tücher, wobei das innerste mit einer Wickellösung getränkt oder mit einem Zusatz beschichtet wird.
Von *Umschlägen, Kompressen* oder *Auflagen* sprechen wir, wenn die Tücher nicht rundum, sondern nur gerade auf die betreffende Körperstelle gelegt werden.
Kataplasmen sind Breiumschläge. Es wird ein Brei hergestellt (Leinsamen, Senf, Lehm), der als Wickelgrundlage gebraucht wird.
In der Praxis werden diese Begriffe oft nicht unterschieden. Man spricht einfach von Wickeln und benennt diese entweder nach den *Körperteilen*, an die sie angelegt werden, oder nach der *Temperatur* ihrer Anwendung.

10.6.1. Wickel nach Körperteilen

Je nach Anwendungsart unterscheidet man:
- *Halswickel* kalt oder warm.
- *Brustwickel.* Von Achselhöhle bis Rippenbogenrand; er wird in mittlerer Atemstellung als Schwitz- oder Trockenpackung angelegt.
- *Bauchwickel.* Von Brustbeinspitze bis Leistenregion; er kommt meist als heißer Umschlag zur Anwendung.
- *Lendenwickel.* Als kalter „Stöckliwickel" bei Ischiassyndrom.
- *Wadenwickel.* Zirkulär bei Fieber über 39 °C; als *Schienenwickel* bei akuter Venenentzündung. Die Extremität wird auf eine mit Wasserschutz, Moltex und Wickeltuch ausgekleidete Schiene gelegt und in kurzen Abständen mit Wickellösung übergossen.
- *Fußwickel* (Essigsöckli) „ziehen die Krankheit nach unten", d. h., sie sind *fiebersenkend* und erleichtern Herz und Kreislauf. Über die Fußwickel zieht man je ein Paar dünne Wollsocken an.
- *Fiebersenkende Wickel bei Kleinkindern. Nicht* Fußwickel, da der Kältereiz zu intensiv ist. Statt dessen mäßig kalten *Bauch*wickel oder *Waden*wickel anlegen.

10.6.2. Wickel nach Temperatur

Es gibt dafür kein feststehendes Schema. Grundsätzlich unterscheidet man *kalte, sehr kalte, warme, heiße* und *temperaturneutrale* Wickel/Umschläge.
Kalte Wickel. Kälte lindert Schmerzen (analgetische Wirkung) und verengt die Blutgefäße, wodurch die Ausbreitung von Entzündungsherden verhindert werden kann. *Anwendung:* bei Schmerzen und *akuten Entzündungen:* Hexenschuß, Verstauchung, Prellung, Verrenkung, oberflächliche Venenentzündung, Halsweh (Schmerz S. 523 ff.).

Wichtig: Kalte Wickel dürfen nur bei warmem Körper, d.h. bei intakter Blutzirkulation angewendet werden, da sonst der Körper nicht sinnvoll darauf reagieren kann.

Sehr kalte Wickel. Hier werden durch die intensiveren Kältereize die Blutgefäße noch stärker verengt, was die Wirkung verstärkt. Zur *Anwendung* kommen:

- *Tiefgekühlte Salzwasserkompressen* (Salz ist ein schlechter Wärmeleiter!). Gebraucht wird eine 20%ige Kochsalzlösung (2 Eßl. Salz auf 1 l Wasser). Die mit der Salzlösung getränkten Tücher werden für 5–7 Stunden in einem Plastikbeutel in das Tiefkühlfach gelegt. *Anwendung:* Tiefgekühlte Kompresse für 2–3 Minuten auflegen. Nach einer Pause von weiteren 2–3 Minuten die nächste Kompresse auflegen. Wiederholen nach Bedarf.
- *Eiswickel, Eiswasserwickel, Eisbeutel, Gelbeutel* für die feuchte oder trockene Kälteanwendung.
  Die Eis*würfel* werden mit einer Nadel zerkleinert (falls keine Eis*flocken* zur Verfügung stehen) und in ein Frotteetuch gewikkelt.
  Die *Gelbeutel* (Cold-Hot-Pack, Frostoform u.a.) werden für 2–3 Stunden ins Tiefkühlfach gelegt und anschließend, in ein Tuch gewickelt, aufgelegt.
  Für beide gilt eine *Einwirkungsdauer* von 15–20 Minuten.
- Der *Stöckliwickel* ist ein ausgedehnter Eiswasserwickel für den Lenden-Bein-Bereich bei akutem Ischiassyndrom (Hexenschuß).
- Die *fiebersenkenden Waden- oder Fußwickel* sind die am häufigsten angewandten sehr kalten Wickel. Sie entziehen dem Körper Wärme, wodurch das Fieber gesenkt wird. *Voraussetzung* ist, daß die Wickel anhaltend kalt sind. Anderenfalls verkehrt sich die Wirkung in ihr Gegenteil (kurzer Kältereiz führt zu Erwärmung!).
- *Brustwickel nach Kneipp.* Damit ist Großmutters „Schwitzwickel" gemeint: Dem kalten Wasser kann Essig zugefügt werden (⅓ Essig, ⅔ Wasser). Je mehr das Wickeltuch ausgewrungen wird, um so leichter kann es vom Körper erwärmt werden. Es bleibt etwa 30–60 Minuten liegen. Bei der *Kneipp*methode immer drei Tücher benützen (Abb. 10.**3**).

Kalte Anwendung von Wirkstoffen. Bei diesen Wickeln und Kompressen spielt nicht die Dauer der Einwirkung eine Rolle, sondern die *zugesetzte Substanz*. Zusätze:

- *Arnika* desinfiziert und wirkt schmerzstillend, fördert die Resorption von Blutergüssen und die Wundheilung. Die *Wickellösung* enthält Arnikaessenz 1:10 (1 Teil Essenz auf 9 Teile Wasser).
- *Zitronen* haben eine zusammenziehende Wirkung und unterstützen das *Abschwellen* bei Entzündungen. *Anwendung:* als Zitronenscheibenauflagen bei Halsweh, als Zitronensaftlösung (1 Zitrone/200 ml Wasser) für Wickel bei Fieber.
- *Alkohol und essigsaure Tonerde* wirken kühlend, zusammenziehend und abschwellend. Die wichtigsten *Anwendungsbereiche* sind Venenentzündungen (oberflächliche Venenthrombosen, tiefe Venenthrombosen und Venenentzündungen), Verstauchungen, Quetschungen und als Herzwickel bei Herzbeschwerden.
  Die Wickel*lösung* ist
  - 20- bis 30%iger Alkohol (⅓ Alkohol 70%, und ⅔ Wasser),
  - essigsaure Tonerde pur,
  - ⅓ Alkohol, ⅓ essigsaure Tonerde, ⅓ Wasser. Diese Mischung wird von der Haut besonders gut vertragen.

Wichtig: Den Wickel *vor* dem Warmwerden – also alle 8–10 Minuten – wechseln, sooft wie nötig wiederholen (3- bis 4mal und mehr).

Warme Wickel eignen sich bei chronischen Schmerzen oder bei Verspannungen sowie bei Entzündungen, die über das akute Stadium hinaus sind, und dort, wo es darum geht, einen Prozeß zur Reife zu bringen.
Typisches Beispiel ist die Anwendung bei Furunkeln, Abszessen, Umlauf. Die Eiterentleerung wird gefördert, was aber nur bei einer Abflußmöglichkeit nach außen sinnvoll ist.
Heiße Wickel eignen sich bei *Verspannung* (Kopf, Nacken, Rückenbereich) und bei *Krämpfen* (Magen-Darm-Bereich). Zur Anwendung kommen Kompressen, Kataplasmen, Gelbeutel (Cold-Hot-Pack). Die *Wirkung* liegt in der passiven Wärmezufuhr: Wärme dehnt aus, die Blutgefäße werden weiter, die Durchblutung wird gefördert. Es entsteht eine leichte Überwärmung (Hyperthermie), wodurch der

Schlackenabtransport und die Nährstoffzufuhr verbessert werden (S. 321).

Vorsicht bei Wärmeanwendung bei diagnostisch noch ungeklärten Bauchbeschwerden und Bauchkrämpfen (DD: Blinddarmentzündung!).

- *Heiße Kompressen* dienen insbesondere der Entspannung und Entkrampfung. Günstige *Zusätze sind*: Schafgarbe (1 Teel. auf ½ l kochendes Wasser), Kamille usw. Sie können als sog. *Dampfkompresse* zur Anwendung kommen: Die kochendheiße Kompresse wird in ein trockenes Tuch eingewickelt. Ihre Wärme breitet sich über das trockene Zwischentuch angenehm auf die Haut aus.
- *Zusätze*, die als Wärme*träger* oder Wärme*verstärker* dienen, werden als Aufstrich (Peloide, Antiphlogistika) oder als Packung (Kartoffeln, Leinsamen) angewendet. Für alle gilt: *So heiß wie möglich,* unter Berücksichtigung der Verträglichkeit, auflegen.
  - *Antiphlogistika* im Wasserbad erwärmen.
  - *Peloide* (Moor, Schlamm, Heilerde) bei einer Temperatur von 45 °C zu Brei anrühren.
  - *Gekochte Kartoffeln* mit der Schale in ein Tuch wickeln.
  - *Leinsamen* anrühren (300 g Leinsamen auf 400 ml Wasser) und kochen, bis ein Brei entstanden ist.

Temperierte Wickel und Kompressen haben eine Anwendungstemperatur von ca. 37 °C (lauwarm, körperwarm). Bei diesen Wickeln geht es *nicht um den Temperaturreiz* (wie bei heißen und kalten), sondern um die *zugesetzte Substanz*, die in temperiertem Milieu ihre Wirkstoffe am besten entfalten kann, z. B.:

- *Zwiebelwickel.* Zwiebeln enthalten scharfe ätherische Öle, die den Stoffwechsel anregen und Schadstoffe an sich ziehen. Sie eignen sich bei Ohren-, Rachen- und Gelenksentzündungen sowie bei Zahnweh und Insektenstichen. Zwiebeln können kalt oder warm aufgelegt werden. *Einwirkungszeit* 1–2 Stunden.
- *Bienenwachswickel* wirken beruhigend und schleimlösend (günstig bei Hustenreiz). Bienenwachskompressen sind im Handel erhältlich.
- *Kamillenkissen* wirken schmerzlindernd, wohltuend und beruhigend bei Schmerzen und Entzündungen.
- *Ölwickel.* Die Auflage von leicht erwärmtem Öl eignet sich je nach Wirksubstanz:
  - *Lavendelöl* für beruhigende Brustwickel,
  - *Eukalyptusöl* als Linderung bei Blasenreizung und Blasenentzündung,
  - *Melissenöl* als Bauchwickel.
- *Quarkwickel.* Quark (warm oder kalt aufgelegt) leitet einen Milchsäureprozeß ein, wodurch Entzündungsstoffe abgeleitet werden. Quarkwickel eignen sich als Brust- und Halswickel (schleimlösend) und bei Verstauchungen und Prellungen sowie bei Sonnenbrand (abschwellend).

10.6.3. Anlegen eines Wickels

Übung und Erfahrung sind die besten Lehrmeister. Eine Hilfe im Umgehen mit Wickeln ist das instruktive und reich bebilderte Buch von M. Thüler.

Gesundheits- und Krankenpflege ist auch, wenn man sich Zeit nimmt, um mit einem Wikkel auf natürliche Weise dem Organismus Entspannung und Schmerzlinderung und dem kranken Menschen Ruhe und Wohlbefinden zu ermöglichen.

Grundsätzlich gilt:

- Die *Wickelzusätze* sind in der Apotheke erhältlich oder können z. T. selbst hergestellt werden. Wichtig ist die entsprechende Konzentration.
- Die *Tücher* sollen aus natürlichen Fasern (Wolle, Baumwolle, Leinen, Barchent, Molton, Flanell) bestehen. Günstig sind alte, sich anschmiegende Stoffe. Ob *zwei* oder *drei* Tücher gebraucht werden, ist Ansichtssache. *Grundsätzlich genügen zwei* Tücher: Das *Innen*tuch aus Baumwolle oder Leinen, das *Außen*tuch aus Wolle für warme Wickel, Molton oder Flanell für kalte Wickel. Das Außentuch soll etwa 4 cm breiter sein als das Innentuch (Abb. 10.**12**). Für die *Kneippwikkel* sind *drei Tücher* erforderlich (Abb. 10.**13**).

Anwendung:

- Patient informieren über Zweck und Wirkung. Er soll vor dem Anlegen des Wickels die Toilette aufsuchen.

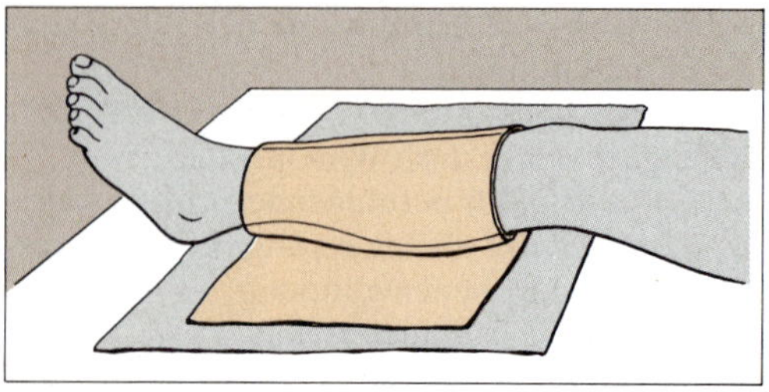

Abb. 10.**12** Wadenwickel.

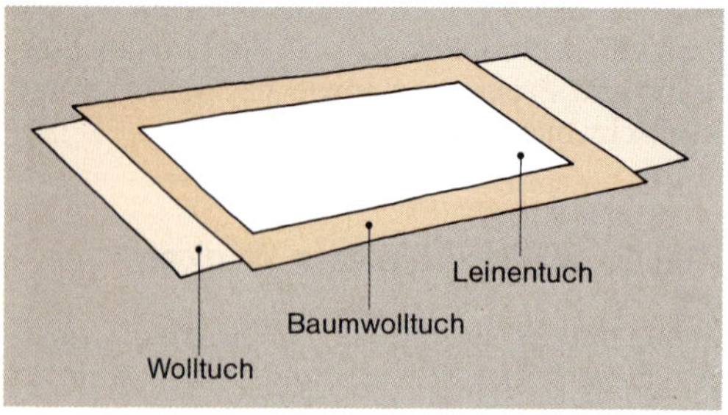

Abb. 10.**13** Wickeltücher bei der Kneippmethode. Es werden drei Wickeltücher verwendet. Die Tücher sollen so lang sein, daß sie 1½mal um die Brust gewickelt werden können, und 30–40 cm breit. Dabei soll das Baumwolltuch etwa 8 cm breiter als das Leinentuch und 4 cm breiter als das Wolltuch sein.

- Material vorbereiten: Tücher, Wickellösung oder Packung.
- Wickel rasch, jedoch ohne Hast anlegen, er soll satt und faltenfrei anliegen.
- Bei warmen Wickeln Gummibettflasche auflegen.

Überwachung:
- Reaktion auf den Wickel beobachten und protokollieren.
- Vitalzeichenkontrolle bei allen Brust-, Stamm- und Ganzwickeln.
- Einwirkungsdauer genau einhalten:
  - Zum *Wärmeentzug* 8–10 Minuten belassen und nacheinander 3- bis 4mal bzw. bis das Fieber um 1–2 °C gesunken ist, erneuern. Bei längerem Liegenlassen wird aus dem Abkühlungswickel eine Wärmepakkung;
  - zur Wärmezufuhr 1–2 Stunden;
  - Ruhepackung 1–2 Stunden;
  - Schwitzpackung ½–1½ Stunden.

Entfernen des Wickels. Rasch vorgehen, Verkühlung vermeiden:
- Die Haut kontrollieren.
- Haut trocknen oder kalt abwaschen. Sorgfältig vorgehen bei akuten Entzündungen (z. B. bei Venenthrombosen).
- Patient soll nach dem Wickel ruhen. Nach Körperwickeln die Haut nach dem Ruhen nochmals feucht kalt abreiben, trocknen und ein Körperöl (z. B. Mandelöl) einmassieren.

Ein Wickel wirkt nicht nur durch die spezifische Wirkung der verwendeten Substanz. Er ist auch eine Form der *Zuwendung* dann, wenn er mit *Aufmerksamkeit* und *Sorgfalt* vorgenommen wird.
Der Wickel beeinflußt nicht nur den Ort, wo er angelegt wird, sondern den Organismus in seiner *Ganzheit*, wenn die entsprechende *Haltung* mit einfließt.

10.7. Hautreizende Maßnahmen

10.7.1. Hautreizende Auflagen

Wickel mit hautreizenden Zusätzen bewirken die Anregung der Durchblutung durch lokale Hautreizung. Sie müssen vorsichtig angewendet und überwacht werden, da sie bei zu langer Einwirkung zu Hautverbrennungen mit Blasenbildung führen können. Es ist auch daran zu denken, daß die Intensität der Reizung bei den verschiedenen Mitteln unterschiedlich ist. Spezielle Anleitung beachten:
- *Senf* ist ein sehr intensives Reizmittel mit stark durchblutungsfördernder Wirkung und Brennen auf der Haut. Gebraucht wird der gemahlene Senfsamen, der bei Wasserzutritt das Senföl (Allylsenföl) freisetzt. Dieses bewirkt die intensive Hautreizung, die schon nach 1–5 Minuten einsetzt.
- *Ingwer* bewirkt eine eher milde Hautreizung und ist schweißtreibend. 30–45 Minuten nach dem Auflegen der Kompresse kommt es zu leichter Rötung und Prickeln auf der Haut.

Anlegen des Senfwickels:
- Auflage vorbereiten:
  - Senfmehl in Wasser zu Brei rühren und auf Lappen streichen, dann zu einem Paket formen (100 g Senfmehl, 200–250 ml lauwarmes Wasser);
  - Senfölemulsion (10 Tropfen/200 ml Wasser) → Wickeltuch benetzen;
  - Senfpflaster gebrauchsfertig.

- Senfwickel auflegen, mit Baumwoll- und Flanelltuch befestigen.
- Zeituhr einstellen. Die Belassungsdauer ist sehr kurz, bei Erwachsenen 5–10 Minuten, bei Kindern 2–3 Minuten.
- Bei Veränderungen des Kreislaufs oder Brennen der Haut muß die Behandlung sofort unterbrochen werden.
- Nach der Behandlung die Haut gut waschen, trocknen, eincremen.

10.7.2. Schröpfen

Es handelt sich dabei um eine lokale Reiztherapie, die meist am Rücken vorgenommen wird. Durch eine luftleergemachte Glasglocke (Schröpfglas) wird Blut in die Haut gesogen.

Gegenstände:
- Schröpfköpfe, Watteträger;
- Feuerquelle;
- Vaseline, Hautpflegemittel.

Vorgehen:
- Material vorbereiten.
- Patient informieren über Zweck und Wirkung; Bauchlage einnehmen lassen; Rücken waschen und gut trocknen.
- Die Schröpfkopfgläser an ihren Rändern mit Vaseline bestreichen. Dann wird die Luft im Glas durch kurzes Einführen einer Flamme (Watteträger) erhitzt und der Schröpfkopf sofort aufgesetzt. Die sich nun abkühlende Luft erzeugt ein Vakuum und somit eine lokal begrenzte Hyperämie. Die Schröpfköpfe werden 15–20 Minuten belassen.
- Beim Wegnehmen mit Daumen leicht auf die Haut drücken → der Schröpfkopf fällt weg. Anschließend
- Haut sorgfältig mit Puder behandeln.

10.8. Trockene Wärme und Kälte

10.8.1. Wärmequellen

Sie dienen der Zufuhr von trockener Wärme.
Wärmeflaschen immer in Schutzhülle stecken.
- *Gummibettflaschen* nur zur Hälfte füllen, Luft entweichen lassen, gut verschließen. Sie eignet sich wegen ihrer Schmiegsamkeit zum Auflegen auf den Körper bzw. auf den warmen Wickel.
- *Stahlbettflaschen* haben eine Dauerölfüllung, sie werden dem Wärmeschrank entnommen und nach Gebrauch zum Wiederaufwärmen zurückgesteckt. Sie haben ein Wärmespeichervermögen von 6–8 Stunden.

Heizkissen, Heizdecken nur mit größter Vorsicht anwenden, nie auf hoher Stufe → Verbrennungsgefahr.
Glühlichtbogen, Glühlichtkasten (tunnelförmiges Holzgehäuse mit Kohlenfadenglühlampe und eingebautem Thermometer). *Anwendung* zur Beschleunigung der Resorption von Ergüssen sowie bei Entzündungen: Bauchpartie, Beinpartie. Der Glühlichtkasten für die Kopfpartie ist kleiner, er wird bei Nasennebenhöhlen-Erkrankungen angewendet.
Wärmelampen, Solluxlampen (mit 300–1000-Watt-Birnen, die entsprechend mehr oder weniger Wärme abgeben). *Anwendung als Wärmestrahlung* bei Neugeborenen, in der Augentherapie, bei lokalen Entzündungen oder schlecht heilenden Wunden. Über Lampentyp, Lampenabstand, Dauer und Intensität der Bestrahlung entscheidet der Arzt. Übliche Dosierung: 20 cm Abstand, 20 Minuten Behandlung.

Wichtig: Wärmequellen sind Heil- *und* Gefahrenquellen.
Die *kompetente Wärmeanwendung* gehört in den Aufgabenkreis der Pflegeperson, die für sie volle *Verantwortung* trägt.
- *Wärmekörper* (Wärmflaschen, Thermoelemente) nie in direkten Kontakt mit der Haut bringen → Verbrennungsgefahr.
- *Wärmestrahler* (Lampen, Glühlichtbogen) genau dosiert und unter Kontrolle anwenden → bei zu langer oder zu intensiver Einwirkung → Verbrennungsgefahr.
- *Anwendungszeit* genau einhalten. Günstig ist eine Zeituhr, an der die verordnete Zeit eingestellt werden kann.
- Beginn und Ende der Maßnahme im Pflegebericht vermerken, mit eventuellen Beobachtungen bezüglich Wirkung und Nebenwirkung.
- *Risikopatienten* sind Bewußtseinsgestörte, Empfindungsgestörte, Bewegungsbehinderte, Kinder, Betagte. Sie bedürfen einer besonders intensiven Beobachtung und individuellen Anpassung der Maßnahme.
- *Elektrische Geräte* nicht in Badezimmern benutzen. Entsteht durch Nässe (Wasser) eine Verbindung zwischen Körper und Stromkreis, kann es zum sofortigen Herztod kommen.

10.8.2. Kältespender

Eisblasen, Eiskrawatten. Eisstücke zum Einfüllen zerkleinern (mit Nadel spalten oder in warmem Wasser abtauen) und nicht zu prall einfüllen, gut verschließen; in Tuch einschlagen.

Anwendung:
- Als *Kältewickel* (S. 326).
- Als *Eiskrawatte* um den Hals, z.B. nach Mandeloperationen. Sie wird unter dem Kinn, dann an den Ohren vorbei mit dem Tuch auf dem Scheitel geknotet. Der vor dem Ohr austretende Trigeminusnerv wird durch ein Wattekissen geschützt.
- Bei *Blutungen* im Bereich des Abdomens. Bei sehr schmerzempfindlicher Bauchdecke kann man die Eisblase am Bettbogen aufhängen.
- Bei *schädelverletzten* Patienten oder nach Kopfoperationen wird die Eisblase an der Bettstange so aufgehängt, daß sie nur ganz lose aufliegt, um keinen Druck auszuüben.
- Zur *Oberflächenkühlung* – therapeutische Hypothermie – auf Achselhöhle, Nacken, Hals, Herzregion, Knie-, Ellenbogen- und Leistenbeuge, also dort, wo die großen Arterien nahe an der Körperoberfläche verlaufen. Zum intensiveren Wärmeentzug kann das Einschlagtuch befeuchtet werden.

Grundsätzlich gilt, was schon für die Wärmeanwendung gesagt wurde (S. 329). *Speziell für Kältespender* gilt:
- Kältespender immer mit Tuch umwickeln, um Kälteschäden zu verhüten.
- Kühlelemente und Eisblasen auswechseln, sobald Kälteeffekt nachläßt, um eine Umkehrwirkung zu vermeiden.
- Kälte- und Wärmespender nach Gebrauch reinigen und desinfizieren.
- *Sorgfältig handhaben:* Spitze Gegenstände (Fingernägel) verletzen die Beutel.

10.9. Heliotherapie

Genutzt wird die Heilwirkung des *Sonnenlichts*, insbesondere der ultravioletten und infraroten Strahlen, auf den menschlichen Körper. Es kommen auch technische Lichtquellen zur Anwendung.

Infrarotbestrahlung. Es sind kurzwellige Strahlen, die im Gewebe eine Tiefenwirkung haben. Sie fördern dadurch die Durchblutung und wirken muskelentspannend.
Anwendung z.B. bei Ohren-, Nasen-, Halserkrankungen, Infekten der oberen Luftwege, Gelenkerkrankungen.

Ultraviolettbestrahlung. UV-Strahlen können künstlich in einem Quarzglas durch Quecksilberdampf erzeugt werden.

Anwendung:
- Als *Ganz- oder Teilkörperbestrahlung → Höhensonne* – zur Aktivierung des Provitamins D, Steuerung des Calcium- und Phosphatstoffwechsels im Blut, Lokaltherapie bei Psoriasis.
- Als *Raumluftbestrahlung* zur Einschränkung der indirekten Übertragung von Luftkeimen.

Bestrahlung:
- Schutzbrille tragen.
- Bestrahlungsdauer: Mit 2 Minuten beginnen, einen Tag aussetzen, dann täglich um 1 Minute steigern bis höchstens 15–20 Minuten.
- Lampenabstand 1 m.
- Nach der Bestrahlung Haut einfetten – Schutz vor Austrocknung.

10.10. Elektrotherapie

Es wird die Wirkung des *Stroms* mit seinen unterschiedlichen Frequenzen auf den Organismus genutzt.
Die *Wirkung* hängt ab von
- Stromstärke und -spannung, Elektrodengröße und -abstand;
- Dauer der Stromimpulse;
- bei Gleichstrom von der Stromrichtung und der Impulsverlaufsform;
- bei Wechselstrom von der Frequenz des Richtungswechsels.

Anwendung von Gleichstrom:
- Als Reizstromtherapie auf die motorische Nervenfunktion bei Paresen, Spasmen.
- Als Schmerzlinderung auf die sensiblen Nerven.
- Als Gefäßwirkung mit aktiver Hyperämie mittels Platten (direkter Körperkontakt) oder Wasserelektroden (Vierzellen- oder Stangerbad).

Anwendung von Hochfrequenzströmen:
- Als Kurzwellen- und Ultrakurzwellentherapie bei Erkrankungen, bei denen Wärme unter die Körperoberfläche appliziert werden

soll: Myalgien, Arthrosen, Entzündungen u.a.

Die Elektrotherapie ist ausschließliches Gebiet der Physiotherapie, weshalb sie in diesem Zusammenhang nicht weiter beschrieben wird. Siehe dazu weiterführende Literatur.

10.11. Beurteilung von Wissen und Können in der Pflege

Übung

Erfahrungsübung:
Mit der folgenden Übung können Sie verschiedene Reizwirkungen selber testen und Reaktionen beobachten:
Erstehen Sie sich ein Sortiment aromatisch-ätherischer Essenzen (Drogerie, Apotheke).

- Prüfen und unterscheiden Sie deren verschiedene Duftstoffe und ihre Wirkung auf den Organismus.
- Unterscheiden Sie die Wirkung eines Bades im Gegensatz zur Einatmung (warme Dämpfe).
- Wie erfahren Sie die subjektive Wirkung?

Pflegeplanung:
Nehmen Sie bei einem Fieberpatienten die Pflegeanamnesen auf. Orientieren Sie sich für die *Situationseinschätzung* auf S. 315f. für die generelle *Pflegeplanung* auf S. 102ff., und leiten Sie die individuelle Pflege davon ab. Diskutieren Sie Ihre Vorschläge mit einer erfahrenen Schwester, und überprüfen Sie gemeinsam die Effizienz der gegebenen Pflege bezüglich Wohlbefinden, Sicherheit, Wirksamkeit und Wirtschaftlichkeit.

Weiterführende Literatur

Brüggemann, W.: Kneipptherapie, 2. Aufl., Springer, Berlin 1986
Bruker, M. O.: Erkältungen müssen nicht sein, Emu, Lahnstein 1986
Gillmann, H.: Physikalische Therapie, 5. Aufl. Thieme, Stuttgart 1981
Leibold, G.: Naturheilkunde, 2. Aufl. Hallwag, Bern 1982
Schipperges, H.: Die Regelkreise der Lebensführung. Deutscher Ärzte-Verlag, Köln 1988
Schweiz. Rotes Kreuz: Heilkraft der Natur, 10. Aufl. Hallwag, Bern 1981
Stanway, A.: Das Handbuch der natürlichen Heilmethoden, 2. Aufl. Goldmann, München 1982
Thüler, M.: Wohltuende Wickel. Wickel und Kompressen für den Gebrauch zu Hause und im Spital. Selbstverlag, Blüemlisalpstr. 1, CH-3076 Worb 1986
Zimmermann, W.: Heilendes Baden, 6. Aufl. Drei Eichen, München 1984

11. Atmen

Der Atem ist das A und O,
das Alpha und das Omega des Lebens.

Sequenzziel

Inhalt dieses Kapitels ist die allem Leben zugrunde liegende Aktivität des Atmens. Die Atmung als *ganzheitlichen Lebensvorgang* in einem größeren Zusammenhang sehen und verstehen, setzt die Kenntnis der Beeinflussungsfaktoren und das Einüben von atemspezifischen Fertigkeiten voraus. Das Kapitel bietet Ihnen eine Auswahl atemunterstützender Maßnahmen an sowie Informationen zu den Lebensrhythmen Atem, Puls, Blutdruck. Die Umsetzung der Kenntnisse in eigenständige Handlungskompetenz ist die Grundlage für eine situationsgerechte und individuelle Pflegeplanung (S. 102ff.) und für eine gekonnte Durchführung der Pflege.

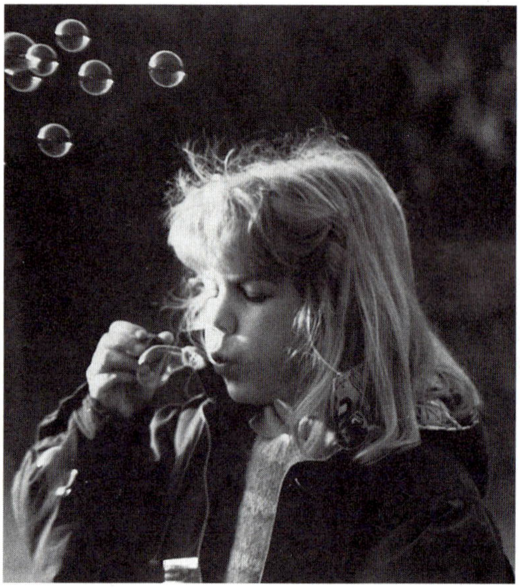

Dynamik des Pflegeprozesses

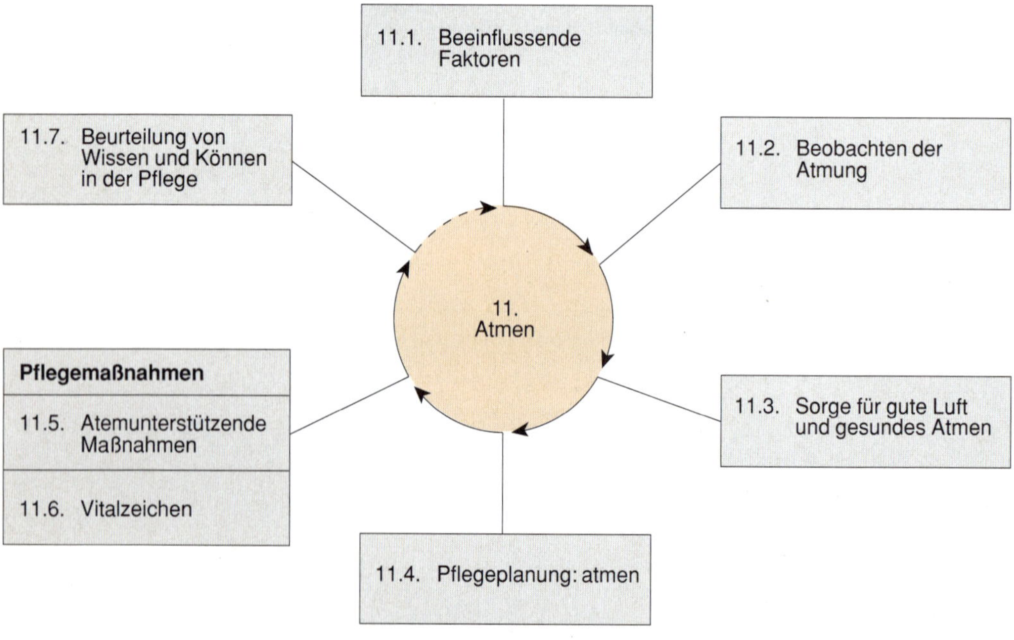

Prinzipien/Impulse

- Die *Atmung ist ihrer Natur nach das Lebensprinzip* schlechthin. Die stete Bewegung von Ein und Aus entspricht dem großen Gesetz von Stirb und Werde. Die Atmung ist daher am engsten mit dem Lebensgefühl des Menschen verbunden; Störungen der Atmung treffen ihn ganzheitlich, elementar und existentiell.
- *Atmung als physiologische Funktion* dient zusammen mit der Herz-Kreislauf-Tätigkeit (und dem Stoffwechsel) der Aufrechterhaltung des inneren Gleichgewichts. Sauerstoffaufnahme und Kohlensäureabgabe (äußere Atmung) dienen der Ernährung der Körperzellen (Gewebeatmung) und damit der Aufrechterhaltung des Lebens (Vitalfunktion).
- Die *Umweltluft ist Träger der Einatmungs- und der Ausatmungsluft* von Menschen, Tieren und Pflanzen (der ganzen belebten Natur). In der freien (von Verschmutzung unbelasteten) Natur erneuert sie sich rasch. In geschlossenen Räumen verbraucht sie sich und muß daher an eine Lüftung angeschlossen sein.

Atmen ist Leben; ohne *Atmung* ist kein Leben möglich, die vitalen Funktionen von Herz und Lungen sind davon abhängig. Dazu brauchen wir die *Luft*, sie ist das am meisten notwendige „Lebensmittel" des Menschen, auf das wir kaum drei Minuten verzichten können. Das heißt: ohne Atmung – ohne Luft – ist kein Leben möglich. Setzt die Atmung aus, geschieht folgendes:

1. Minute. Im Körper breitet sich Alarmstimmung aus. Die Hirnanhangdrüse reagiert überschießend. Der Herzschlag beschleunigt sich, der Puls beginnt zu jagen.
2. Minute. Die Atmung wird immer schneller, aber schwächer. Sie kann nicht mehr genügend Sauerstoff in die Lunge bringen. Gähnen und verzweifeltes Luftschnappen lösen sich ab. Temperatur und Blutdruck sinken. Das Blut verdickt sich. Todesangst setzt ein.
3. Minute. Blutungen im Gewebe. Man erkennt dunkle Flecke unter der Haut. Die Lunge bläht sich, wird aber immer blutleerer. Die Bronchien füllen sich mit rötlichem Schaum. Wichtige Gehirnteile sterben ab. Es kommt zu Halluzinationen.
4. Minute. Das Blut wird immer dunkler. Sein Säurewert sinkt ab. Auch die Körpertemperatur sinkt dramatisch weiter. Das Herz setzt aus, flackert wieder auf, versucht durch letzte wilde Doppelschläge die Sauerstoffnot auszugleichen. Weitere Teile des Gehirns sterben ab.
5. Minute. Das Gewebe stirbt ab. Der Herzmuskel arbeitet immer mühsamer, bis er schließlich aussetzt. Gesicht und Lippen laufen bläulich an. Die Nasenflügel werden eingezogen und bleiben in dieser Stellung stehen, denn der letzte Atemzug ist ein Einatmen. Der Tod tritt ein...
Dieser dramatische Ablauf zeigt uns, daß Atmen und Leben eins sind. Mit dem ersten Atemzug fängt unser Leben an, mit dem letzten Atemzug verlöscht es. Normalerweise. Es gibt auch Fälle, in denen die Atmung eines Menschen durch die Herz-Lungen-Maschine künstlich verlängert wird.
Nach unserer religiösen Vorstellung fing alles so an: Gott hatte einen Lehmklumpen nach seinem Bild geformt. Als letztes blies er ihm den Atem durch die Nasenlöcher ein. Der Lehmklumpen begann sich zu bewegen. Er holte tief Luft, stand auf – lebte. Er war Mensch geworden.
So erzählt es jedenfalls die Bibel.
Aber auch die Wissenschaft, die das Werden des Menschen als einen biologischen Entwicklungsprozeß von vielen Millionen Jahren ansieht, bezweifelt nicht, daß der Atem am Anfang allen Lebens auf dieser Erde steht (Köhnlechner 1987).

Atmen als *Lebensprinzip* hat auch im seelisch-geistigen Bereich seine Bedeutung: Kein Mensch kann überleben, wenn

- ihm die Luft abgeschnitten wird oder
- er atemlos durch den Tag hetzt;

auch hier stirbt schließlich das „Herz" ab. Hier gilt es, der Selbstpflege den ihr zustehenden Raum zu geben. Denn

Gesundheits- und Krankenpflege ist auch, zu begreifen, daß die eigene Gesundheit ebenso der Sorge bedarf wie die der Patienten.

Siehe auch S. 86 u. 121 ff.

11.1. Beeinflussende Faktoren

In erster Linie ist die Atmung an ein intaktes *Herz-Lungen-* sowie *Blut- und Gefäßsystem* gebunden (Physiologie Kap. 17–20).
Die sekundären Beeinflussungsfaktoren sind aus der Abb. 11.**1** ersichtlich.

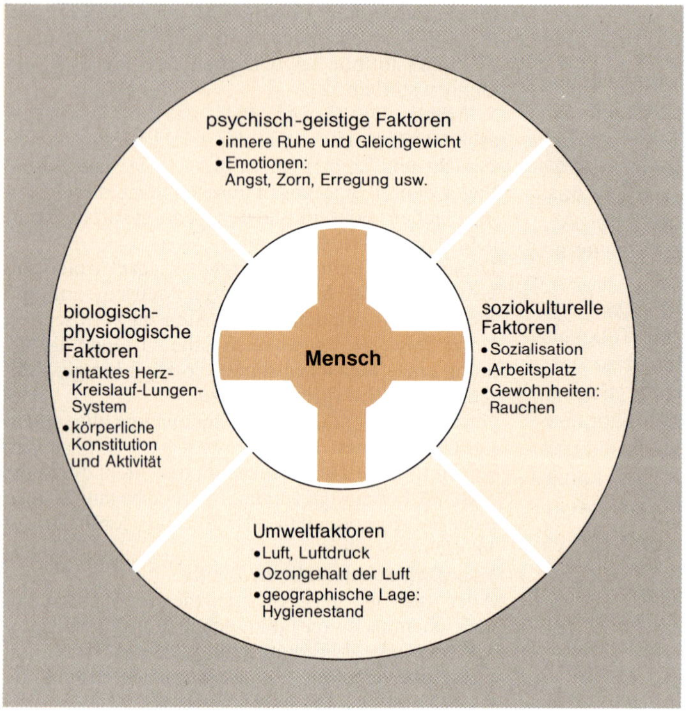

Abb. 11.**1** Einflußfaktoren auf das Atmen.

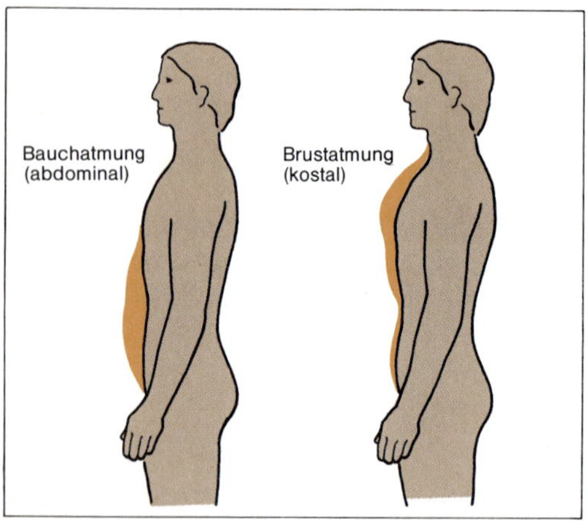

Abb. 11.**2** Atemtypen.

11.1.1. Physiologische Faktoren

Selbstverständlich spielen auch hier biologische Aspekte wie *Entwicklungsstand* (Kind, Erwachsener, alter Mensch) sowie die *körperliche* Konstitution und Beweglichkeit eine Rolle. Davon ist abhängig, *wie* die Atemvorgänge ablaufen.

Die **äußere Atmung** umfaßt die Einatmung (Inspiration) und die Ausatmung (Exspiration) = *Atemmechanik* oder Lungenatmung. Sie besteht in Muskelkontraktionen der Zwischenrippenmuskeln, des Zwerchfells und der Bauchmuskulatur. Bei ruhiger Atmung mit überwiegender Inanspruchnahme des Brustkorbes spricht man von *Brust-* oder *Kostalatmung*; wird vorwiegend das Zwerchfell gebraucht, von *Zwerchfell-*, *Bauch-* oder *Abdominalatmung* = *Atemtypus*.

Je nach Gewöhnung, inneren und äußeren Einflüssen steht die

- Bauch- oder Abdominalatmung oder die
- Brust- oder Kostalatmung im Vordergrund (Abb. 11.**2**).
- Die *ruhige Atmung* geschieht bei geschlossenem Mund, gleich- und regelmäßig, sie ist eher tief und langsam und bewegt sich bis in den Bauchraum.
- Die *angestrengte Atmung* ist rasch, kurz und hörbar, sie bleibt im oberen Thoraxbereich.

Die **innere Atmung** dient dem Austausch von

Sauerstoff (O_2) und Kohlendioxid (CO_2) zwischen den Zellen = *Gasaustausch*.

11.1.2. Seelisch-geistige Faktoren

Die Wechselwirkung von Atem und Seele ist sehr groß, das zeigt schon der Begriff *Pneuma*, der für Atem, Luft und Geist gebraucht wird. „Was ist *Geist*? Was ist Materie? Es ist die verfeinerte Materie, die Geist genannt werden kann", sagten die alten Meister, und vom *Atmen* sagt v. Dürckheim: „Es ist der Atem, der mich erfüllt, und es ist auf einer ganz anderen Ebene die *Inspiration* (Eingebung): ich werde inspiriert, oder es inspiriert mich." Sowohl auf der geistigen wie auf der biologischen Ebene steht der Atem im rhythmischen Wechsel von *Ein* und *Aus*. Das Füllen und Leeren der Lunge mit dem Ein- und Ausatmen hat etwas zu tun mit Aufnehmen und Von-sich-Geben und daher im tiefsten mit der Art und Weise, wie ein Mensch dem Leben, den Dingen und den Mitmenschen gegenübersteht.

Damit ist ausgesprochen, wie sehr *Emotionen* auch die Atmung beeinflussen. Wortbeispiele aus dem Alltag zeigen dies eindrücklich:

- Wenn man sich aufregt, „geht man hoch" (die Atmung bleibt im oberen Thoraxraum).
- Wenn man von einem Menschen sagt, daß ihm rasch „die Luft ausgeht", dann meinen wir nicht nur die materielle Luft.
- Dinge, die „atemberaubend schön" sind, sprechen uns auf der Ebene des Geistes an.
- „Atemnot" kann Not des Körpers und der Seele sein, wobei die Wechselwirkung, verstärkt durch die Angst, zu einem lebensbedrohlichen Zustand werden kann.

11.1.3. Humanökologische Faktoren

Darin fasse ich die *soziokulturellen Einflüsse* und die *Umgebungsfaktoren* zusammen, da sie nicht voneinander zu trennen sind.

Atmosphäre. Unsere Atmosphäre, lebengewährende und -erhaltende Schutzhülle der Erde, setzt sich zusammen aus etwa 77% Stickstoff, 21% Sauerstoff, Wasserstoff und, in kleinsten Mengen, einigen Edelgasen und Kohlendioxid. Von einer stabilen Konstanz dieser Relation hängen unser Wohlbefinden und unsere Gesundheit ab. Verschiebt sich etwa der *Säuregehalt* der Luft zur sauren Seite (es fällt dann auch saurer Regen), so kommt es zu Reizerscheinungen der Bronchialschleimhäute, zu Atemproblemen bis hin zum Pseudokrupp bei Kindern und zu Bronchitis bei Erwachsenen. Auch ein zu hoher *Ozongehalt* (Ozon = dreiatomiges Sauerstoffmolekül, das durch starke UV-Strahlung aus Sauerstoff entsteht) führt bei längerer Einwirkung zu einer Schädigung des Epithels der Atemwege und zu einer erhöhten Infektionsbereitschaft.

Die **Luft** als Träger von Schadstoffen und Krankheitserregern verdient unsere besondere Beachtung:

- *Krankenzimmer*. Unsere Aufforderung „atmen Sie gut durch" oder „tief einatmen" dürfte eigentlich nur in einem *gutgelüfteten Raum* gegeben werden und nicht in einem Zimmer, in dem noch die schneidend-stinkige Luft der Nacht hängt. Für die *Luftfeuchtigkeit* gilt, daß sie 50–60% betragen sollte, was in einem überheizten, ungelüfteten Raum nicht möglich ist.
- *Arbeitsplatz* und *Umwelt*. Hier sind sowohl das *Individuum* (persönliche Hygiene) als auch die *Gruppe* (im Krankenhaus die Krankenhaushygiene) und die Öffentlichkeit (öffentliche, politische Maßnahmen) angesprochen. Dieser Aspekt wird auf S. 377ff. behandelt.
- Die *soziale Umwelt* ist als *Lebenswelt* ebenfalls von der lebengewährenden bzw. -beeinträchtigenden Luft (Atmosphäre) abhängig. Der Mensch atmet die Umwelt ein, integriert sie. Sie wirkt gesunderhaltend oder krankheitsfördernd. Exemplarisch sei wieder der *Arbeitsplatz* erwähnt; hier wirken sich belastend aus:
  - qualitativ: verunreinigte Luft durch Rauch, Staub, Abgase, Chemikalien;
  - quantitativ: ungenügend Luft in schlecht gelüfteten oder zu engen Räumen;
  - „unheilschwangere" Luft am Arbeitsplatz, in der Familie, in der Schule;
  - zu „dünne Luft" bei sozialer Minderwertigkeit, Arbeitslosigkeit, sozialem Abstieg (z. B. infolge Krankheit, Unfall oder Wirtschaftskrisen).

11.2. Beobachten der Atmung

11.2.1. Atemfrequenz

Die **normale Atmung** (Eupnoe) ist willkürlich nicht steuerbar. *Atmung geschieht; es* atmet. Die Atemfrequenz pro Minute liegt bei

40–44 Atemzügen beim Neugeborenen,
25–30 Atemzügen beim Kleinkind,
16–20 Atemzügen beim Erwachsenen.

Der *Atemrhythmus* ist regelmäßig.
Physiologische Schwankungen stehen im Zusammenhang mit Herzschlag und Wachsein, Ruhe und Bewegung – letztlich mit Geburt und Tod, Leben und Sterben.

Tachypnoe – beschleunigte Atmung. Sie ist immer ein Kompensationsmechanismus und dient der Aufrechterhaltung der Sauerstoffversorgung bei

- Einschränkung der Atemfläche, z.B. bei Lungenerkrankungen,
- Mangel an Transportkräften (Blutzellen) bei Anämie,
- vermehrtem Bedarf an Sauerstoff, z.B. bei Fieber (erhöhter Stoffwechsel).

Bradypnoe – verlangsamte Atmung. Sie ist meist *zentral* bedingt: Gehirnerkrankungen, Vergiftungen, komatöse Zustände, Schlafmittelwirkung.

Dyspnoe – Atemnot. Es ist eine *subjektive* Empfindung. Der Patient leidet an Lufthunger, Kurzatmigkeit und Beklemmungsgefühl. Meist ist die Einatmung erschwert, es resultiert die *inspiratorische* Dyspnoe. Ist die Ausatmung erschwert, z.B. bei Asthmakranken oder bei Patienten mit Lungenemphysem, spricht man von *exspiratorischer* Dyspnoe. Grundsätzlich kann man die folgenden *Formen der Atemnot* unterscheiden:

- *Pulmonale Dyspnoe.* Die Atemnot ist hervorgerufen durch obstruktive und/oder restriktive Ventilationsstörungen.
- *Nasenflügelatmung.* Heftige Bewegung der Nasenflügel bei der Atmung (Ausdruck von Atemnot) kommt bei Lungenentzündung, besonders ausgeprägt bei der bakteriellen Pneumonie, vor.
- *Kardiale Dyspnoe.* Atemnot bei Herzinsuffizienz infolge mangelhafter Anpassung des Herzzeitvolumens an die jeweiligen Erfordernisse. Es kommt zu
  - *Arbeitsdyspnoe.* Sie tritt auf bei Anstrengung und verschwindet in Ruhe.
  - *Ruhedyspnoe.* Sie ist auch im Ruhezustand vorhanden.
  - *Orthopnoe.* Höchste Atemnot, die nur in aufrechter Haltung (ortho = gerade) und nur unter Inanspruchnahme der Atemhilfsmuskulatur einigermaßen kompensiert werden kann. Der Patient sitzt mit aufgestützten Armen und fixiertem Schultergürtel aufrecht und ringt nach Luft. Der Gesichtsausdruck ist konzentriert und ängstlich.
- *Zirkulatorische Dyspnoe.* Sie ist hervorgerufen durch Störungen, die den Sauerstofftransport in die Peripherie beeinträchtigen (z.B. bei Anämie).
- *Azidotische Dyspnoe* s. Kußmaul-Atmung S. 337.
- *Zerebrale Dyspnoe.* Atemnot infolge Schädigung des Atemzentrums im Gehirn (Cheyne-Stokes- und Biot-Atmung S. 337).
- *Psychische Dyspnoe.* Sie tritt auf infolge Hyperventilation, die durch psychisch bedingte Einflüsse verursacht wurde.

Apnoe ist die schwerste Form von Atemnot.

> Die Atemfrequenz ist nie nur als *Quantität* zu sehen, da sowohl Atemqualität wie auch -rhythmus und -tiefe mit betroffen sind.
> Zusätzlich treten *Begleitzeichen* auf:
> - Veränderung der *Hautfarbe* (Zyanose) und des *Gesichtsausdrucks* (Gespanntheit);
> - *Puls* und *Blutdruckveränderungen* (Zusammenhang mit dem Herz-Kreislauf-System).
> - *Allgemeinbefinden:* Unruhe, Angst, ja Todesangst (vitale Angst), wodurch ein Circulus vitiosus (Abb. 11.**3**) in Gang gesetzt wird.

11.2.2. Atemtiefe

Eine *tiefe* Atmung ist meist eine verlangsamte Atmung; typisch dafür ist die Bradypnoe bei Bewußtlosen, die infolge Reizung des Atemzentrums z.B. bei einer **Azidose** (Kußmaul-Atmung) auftritt.

Eine *oberflächliche*, weil übermäßig gesteigerte Atmung tritt hingegen bei einer **Alkalose** auf. Sie entsteht infolge vermehrter Einatmung bei ungenügender Ausatmung. Es kommt zu Tetanie mit der typischen Pfötchenstellung der Hände (verbunden mit Schwitzen, Unruhe, Angst). Diese *Hyperventilationstetanie* darf nicht verwechselt werden mit der Hypokalzämie, die ebenfalls zu einer Pfötchenstellung der Hände führt.

Die *Schonatmung* ist immer auch eine ober-

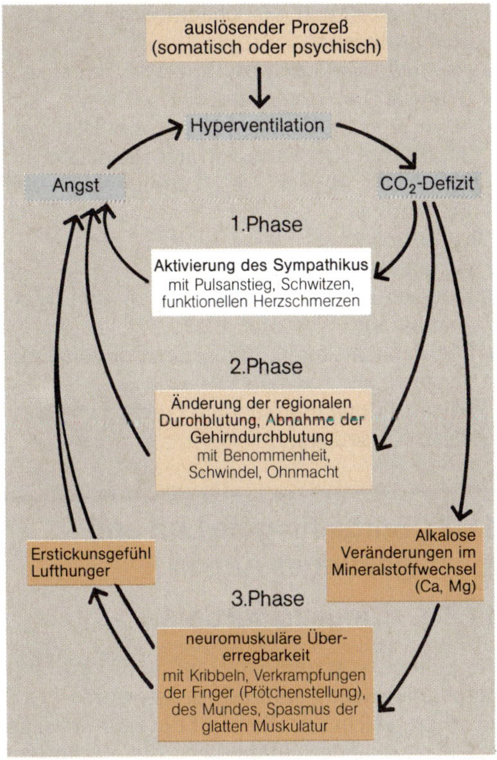

Abb. 11.3 Circulus vitiosus (Teufelskreis) im Zusammenhang von Angst und Atmung.

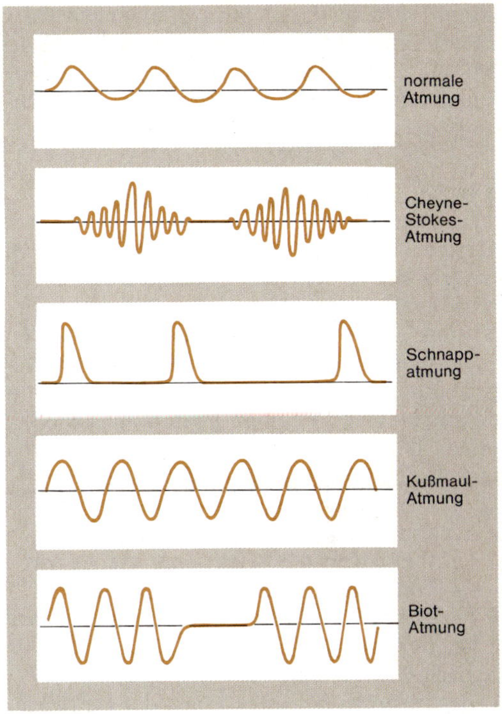

Abb. 11.4 Schematische Darstellung verschiedener pathologischer Atemtypen im Vergleich zur normalen Atmung.

flächliche Atmung. Sie ist zu erwarten bei Patienten mit Schmerzen im *Thoraxbereich* (nach Thoraxoperationen, Rippenfrakturen, bei Rippenfellentzündung, Lungenentzündung) sowie bei starken Schmerzen im *Abdomen*, z. B. nach Operationen.

Eine *asymmetrische Atmung* beobachtet man bei einseitigen Erkrankungen oder nach Lungenoperationen.

11.2.3. Atemrhythmus

Wo der Atemrhythmus gestört ist, sind immer auch Tiefe und Frequenz beteiligt. Es entstehen die *pathologischen Atmungstypen* (Abb. 11.4):

Cheyne-Stokes-Atmung (J. Cheyne 1777 bis 1836, Arzt in Dublin; W. Stokes 1804–1878, England).

Merkmal: Kleine, flache Atemzüge werden immer tiefer (oft keuchend) und wieder kleiner, bis eine Atempause eintritt. *Vorkommen* bei schweren Erkrankungen, meist als schlechtes prognostisches Zeichen bei Herz- und Gehirnerkrankungen. Diese Atemform ist auch häufig bei Sterbenden anzutreffen – Keuchatmung in der Agonie – bzw. *Schnappatmung* als schwerste Form der Cheyne-Stokes-Atmung. Das Atemzentrum ist bereits so stark geschädigt, daß nur noch schwerer Sauerstoffmangel und CO_2-Überschuß einen einzelnen Atemzug auslösen.

Kußmaul-Atmung (A. Kußmaul, deutscher Internist 1822–1892).

Merkmal: große Atmung, tief und regelmäßig.

Vorkommen bei Azidose mit Erniedrigung des pH-Werts im Blut durch verstärkte Reizung des Atemzentrums, z. B. beim diabetischen oder urämischen Koma.

Biot-Atmung (C. Biot, Lyon 1878).

Merkmal: Kräftige Atemzüge von gleicher Tiefe werden von plötzlich auftretenden Atempausen unterbrochen – periodische Atmung.

Vorkommen bei ernsthaften Störungen des

Atemzentrums durch Hirnverletzungen oder bei erhöhtem intrakraniellem Druck (bei Hirnblutung, Hirnödem, Hirntumor). Diese Atmung kann auch bei gesunden Neugeborenen, besonders bei Frühgeborenen, auftreten.

11.2.4. Husten und Auswurf

Husten (Tussis) = stoßweises Ausatmen von Luft, was mit dem uns bekannten *Hustengeräusch* verbunden ist.
Husten ist ein *Schutzmechanismus*, durch den Fremdkörper, Schleim u. a. aus den Atemwegen entfernt werden können. Er kommt zustande durch einen forcierten Exspirationsstoß bei plötzlichem Öffnen der Stimmritze, wodurch die unteren Luftwege gereinigt werden.
Hustenreflexauslösende Reize sind:
- Einatmen von Gasen;
- Erkrankungen der Atemwege wie Laryngitis, Tracheitis, Bronchitis, Pneumonie;
- Fremdkörper, die in Luft- oder Speiseröhre gelangt sind.

Je nach Ursache unterscheiden wir:
- *Begleithusten* bei Infektionen der Luftwege. Er ist meist mit Auswurf verbunden – produktiver Husten.
- *Reizhusten* beim Einatmen von Gasen, Staub, Chemikalien. Der Husten ist trocken oder keuchend.
- *Nervöser Husten* ist rauh und trocken, vielfach nur ein „Hüsteln"; bei Hysterie ist er „bellend".
- Der *Herzhusten* ist lageabhängig.

Auswurf (Sputum, Expektoration) = Sekret der Bronchialschleimhaut, das sich im Übermaß gebildet hat. Die *Beimengungen* sind je nach Ursache Zellen, Blut, Eiter, Bakterien. *Wenig* Sputum wird durch Räuspern nach oben befördert, *größere Mengen* nur durch Aushusten.
Sputum kann sein
- *schleimig*, schleimig-eitrig;
- *gelblichgrün-eitrig*, mit balligen Schleimbeimengungen;
- *zwei- und dreischichtig* (unten Eiter und Zelltrümmer, darüber gelbgrüne, trübe wäßrige Flüssigkeit, obenauf schleimig-eitrig-schaumige Masse; typisch bei Bronchiektasen); meist wird das Sputum „maulvoll" = massenhaft ausgehustet;
- *rostfarben* (rubinös) durch feine Blutbeimischung, z. B. bei kruppöser Pneumonie;
- *blutig*, meist hell mit Schaumblasen bei Lungenblutungen;
- *semmelbraun* durch Blutfarbstoff, der ausgefallen ist (bei Lungenabszeß);
- *himbeergeleeartig* durch Eiter mit Blut vermischt (bei Karzinom, eitriger Bronchitis);
- *safrangelb* in der sog. Lösungsphase bei Pneumonie.

Der *Geruch* ist
- normalerweise unauffällig;
- fade-süßlich bei Bronchiektasen und Lungenabszeß;
- übelriechend-faulig bei Zellzerfall von Lungengewebe.

Geruchsbildung ist immer ein Zeichen von bakterieller Zersetzung.

11.3. Sorge für gute Luft und gesundes Atmen

11.3.1. Umgang mit der Luft

Ausgehend von dem, was auf S. 335 zu „humanökologische Faktoren" gesagt wurde, wird sichtbar, welchen Stellenwert die Luft in bezug auf die Gesunderhaltung bzw. die Verhütung von Schäden hat.
Luftreinhaltemaßnahmen haben heute höchste Aktualität – denn Gesundheitsschäden sind bereits (insbesondere in großen Industriestädten) an der Tagesordnung. Alle verordneten Maßnahmen sind wirkungslos, wenn sie nicht vom einzelnen umgesetzt werden. Das fängt an im Privatleben, erstreckt sich auf das Berufsleben, für uns konkret auf die **Luft im Krankenhaus**.
Atemfördernde und *-unterstützende Maßnahmen* sind nur wirkungsvoll, wenn sie bewußt mit der reinen Luft, dem *Lüften*, in Beziehung gebracht werden, denn
- *trockene Luft* hat eine Austrocknung der Schleimhäute (mit Elastizitätsminderung und Reduzierung der Aktivität des Flimmerepithels) zur Folge. Damit wird die Durchblutung der Schleimhäute vermindert, was einen nicht zu unterschätzenden ungünstigen Einfluß hat auf die Maßnahmen der Pneumonieprophylaxe und die Atemtherapie: Das Aufstellen eines *Luftbefeuchters* (oder, wo nicht vorhanden, eines *Bronchitiskessels*) im Raum stellt eine einfache Maßnahme der Luftbefeuchtung dar (eigenständiger Bereich der Krankenpflege, wo sie sich als Gesundheitspflege versteht);

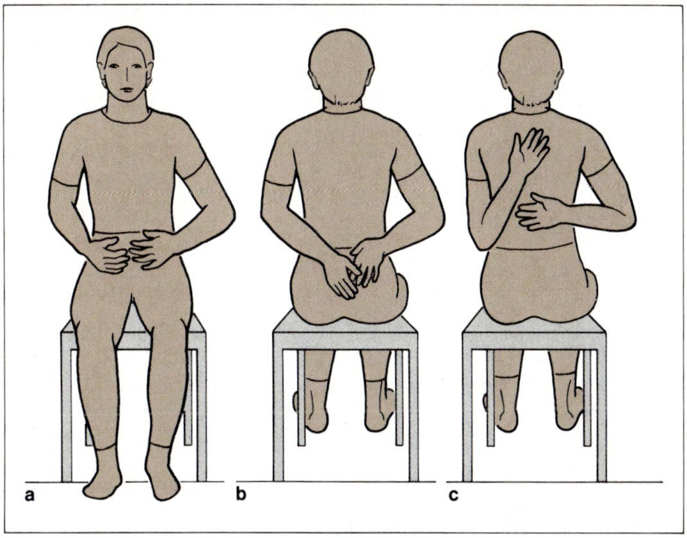

Abb. 11.5 Erspüren der Atembewegung, **a** in der Leibmitte (Bauchraum), **b** in der Kreuzbeingegend, **c** im oberen und mittleren Rücken.

- *sehr kalte Luft*, wie sie auch durch *anhaltenden* Durchzug entsteht, hat eine Verengung der Kapillaren sowie eine Durchlässigkeit der Zellmembranen zur Folge. Damit werden Voraussetzungen geschaffen für die Vermehrung von bestimmten Bakterien und Viren, wie man es bei Erkältungen beobachten kann (S. 319);
- *verbrauchte Luft* (ungelüftete Krankenzimmer) ist nicht nur der beste Träger von Schadstoffen und Mikroorganismen, sondern auch der größte Gegenspieler in der Anwendung atempflegerischer Maßnahmen.

Lüften ist eine Pflegehandlung, das Vernachlässigen logischerweise ein *Pflegefehler!*

11.3.2. Gesundes Atmen

Der bewußte Umgang mit der Luft erfordert neben dem täglichen Aufenthalt im Freien (wo nicht möglich: offene Fenster, Terrasse) auch eine *Grundschulung des Atmens*. Tägliche Atemübungen sind ein wichtiger Teil einer ganzheitlichen Gymnastik (Beispiele S. 341).
Für eine *ökonomische* Atmung bei *körperlicher Anstrengung* (Heben und Tragen S. 168f.) ist die tägliche Übung ebenso wichtig wie für die *Bildung der Stimme* und die *Ableitung von Spannung* (und Streß). Denn der Atem schafft dem Körper Ausgleich und *Gleichgewicht*. Letzteres wird aber durch unsere Art zu leben und durch die Einflüsse von außen (Umwelt) zunehmend beeinträchtigt.

Bewußtes Atmen

Da die Atemfunktion *unwillkürlich* abläuft, bleibt die *Atembewegung* vorerst unbewußt. Wir werden ihrer erst gewahr, wenn uns Krankheit oder übermäßige Anstrengung daran erinnern: Wir setzen unseren Willen ein und atmen tiefer – *willkürliche* Atmung.
Zwischen dem unbewußt-unwillkürlichen und dem bewußt-willentlichen Atem gibt es eine dritte Möglichkeit, den Atem besser kennen und nutzen zu lernen, den *erfahrbaren Atem* (Middendorf 1985):

- Wir entspannen uns im Sitzen (oder Liegen) und schalten das Außen ab.
- Wir lassen unseren Atem kommen.
- Wir lassen ihn gehen, und
- wir warten, bis er von selber wiederkommt. Dann
- legen wir die Hände auf den Bauch (Abb. 11.**5a**) und atmen dorthin. In der Konzentration darauf können wir den Atem spüren und empfinden. Nach einiger Zeit
- legen wir die Hände auf die Kreuzbeinge-

gend (Abb. 11.**5b**), dann auf den oberen und mittleren Rücken (Abb. 11.**5c**) und spüren in den Atem hinein.
Das *Wahr-Nehmen* des eigenen Atems ist eine gute Schulung der Empfindungsfähigkeit und fördert das Wohlbefinden.

Atem und Atemfehler

Atemfehler haben viele Ursachen. Häufig sind sie *einverleibt*, sind Teil des *Körperbilds* und darin des gewordenen Selbstbilds. Das Umgehen damit bedarf einer bewußten Auseinandersetzung und der Bereitschaft, etwas verändern zu wollen, z. B.

- schlechte Körperhaltung mit verspannten Bauchmuskeln, behindertem Zwerchfell, eingefallenen Schultern und/oder eingeengtem Bauch- und Brustraum;
- Atmung durch den Mund statt durch die Nase, wo die Einatmungsluft gereinigt, angefeuchtet und im Winter vorgewärmt wird;
- Blockierung des Atems beim Heben, Laufen sowie bei Anstrengung mit entsprechender Kurzatmigkeit.

Atemtraining und *Einüben* einer gesunden Atmung betreffen:

- Fließenlassen der Atmung (s. oben);
- Zwerchfell- und Bauchatmung;
- gutes Durchatmen, volles Ausatmen und gelöstes Einatmen;
- *gymnastische Übungen* zur Lockerung, Dehnung und Kräftigung (Abb. 11.**6**).

Bei allen gesundheitserzieherischen Bemühungen gilt: Gesundes Atmen hängt mehr mit der *inneren Einstellung* zusammen als mit einem äußeren Gesundheitsprogramm; gesunde Atmung geschieht, wenn der Mensch „im Lot" bzw. im Gleichgewicht ist. Pflege hat auch damit etwas zu tun: Weil Kranksein Ausdruck von innerer und/oder äußerer Gleichgewichtsstörung ist, müßte *ganzheitliche Pflege* den inneren *und* äußeren Menschen ansprechen.

11.3.3. Gesundheit und Rauchen

Es ist allgemein bekannt, daß Rauchen zu Lungenkrebs führt. Daß aber der Tabakkonsum einen noch stärkeren Einfluß auf das Herz ausübt, wird oft verschwiegen und von vielen Rauchern – auch von der Tabakindustrie – mißachtet.
Von den vorzeitigen Todesfällen, die in der Schweiz (in der BRD sind die Verhältnisse diesbezüglich ähnlich) dem Rauchen zugeschrieben werden müssen, werden nur 20% durch Lungenkrebs verursacht, 30% aber durch Herzkrankheiten (Herzinfarkt). Das Aufkommen von Filter- und Leichtzigaretten hat die *Herz*probleme nicht beeinflußt. Womit hängt das zusammen?
Raucherwaren enthalten Teer und Nikotin.
Teer (Kondensat) wirkt *krebsfördernd*. Diese Tatsache ist allgemein bekannt und dies wiederum wird von der Zigarettenindustrie genutzt, wenn sie mit „leichteren Zigaretten" wirbt.
Nikotin wirkt *gefäßverengend* – auch beim Passivraucher! –, erhöht den Blutdruck, beschleunigt den Herzschlag, begünstigt die Gefäßsklerose. Durch das Rauchen erhöht sich der Kohlenmonoxidgehalt im Blut; das Blut wird dadurch giftgashaltig. Kohlenmonoxid bindet sich 245mal stärker als Sauerstoff an die roten Blutkörperchen! Dies kann zu *Herzinfarkt* und *Gangrän* (Brand) vor allem in den Beinen führen, und dies leider nicht nur bei aktiven, sondern auch bei passiven Rauchern. *Dazu* kommt, daß der *Nikotinkonsum* über ein kurzes Stadium der Gewöhnung rasch zur Sucht führt. Der Mensch ist dann meist nicht mehr in der Lage, die gesundheitsschädigende Wirkung zu sehen, weshalb nur selten die notwendige Konsequenz des *Nikotinverzichts* gezogen wird. Hier liegt ein großes Feld der *Prävention*:

- Aufklärung über die schädigende Wirkung;
- gemeinsame Suche nach der Motivation für das Rauchen, um das Übel an der Wurzel fassen zu können;
- Planung von Entwöhnungsschritten und nichtschädigenden Ersatzmöglichkeiten (Copingstrategie S. 71f.);
- Besprechen von Erfolg und Mißerfolg der Entwöhnungsbemühungen.

Die beste Gesundheitserziehung fängt bei sich selber an. Schwestern und Pfleger, die selber unkontrolliert rauchen, werden kaum Aufklärung und Verzichthilfe leisten können. Wie überall im Leben gilt auch hier: Wir können nur weitergeben, was wir selber besitzen. Werte, die uns selber unwichtig sind, können wir im anderen nicht ansprechen, d. h., ich pflege und erziehe als der Mensch, der ich selber bin.

Tägliche gymnastische Übungen helfen Ihnen, Ihre Beweglichkeit zu erhalten. Gleichzeitig wird Ihre Lunge besser belüftet Hier ein paar Vorschläge:

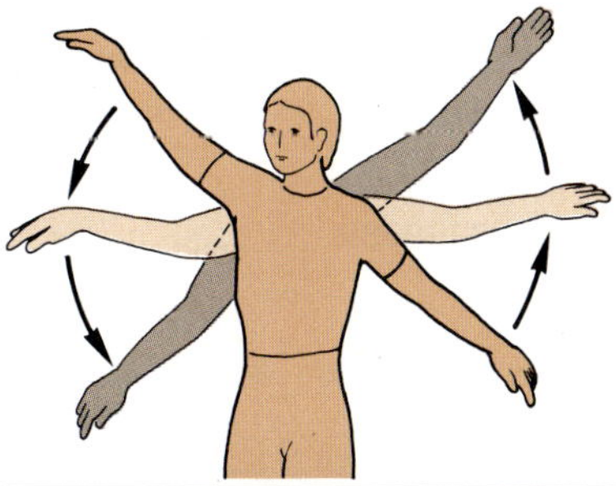

Übungen zur Lockerung

- Arme ganz locker schwingen – einseitig im Wechsel
- mit beiden Armen parallel vor- und zurückschwingen
- mit den Armen kreisen, einseitig im Wechsel – parallel

Diese Übungen können auch im Stehen oder Gehen ausgeführt werden

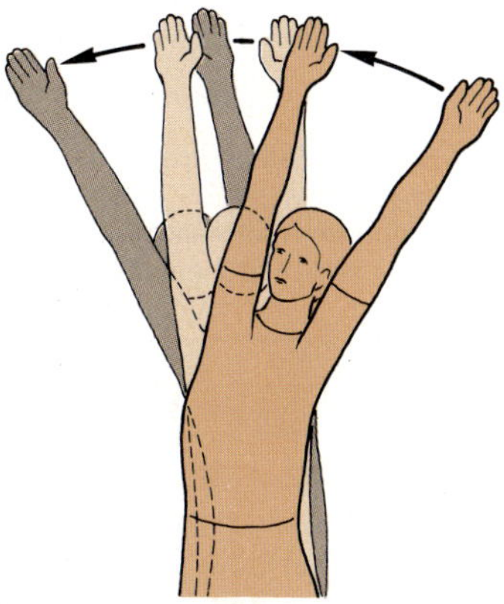

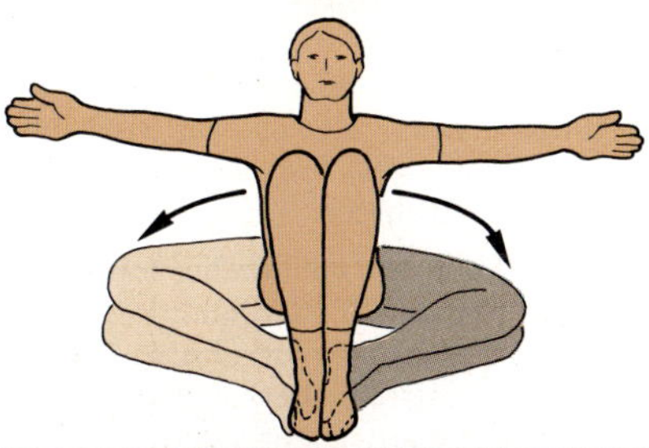

Übungen zur Dehnung

- sitzend
- Arme gut gestreckt in die Höhe führen – einseitig im Wechsel oder parallel

Arme dabei gut strecken!

- liegend
- Arme seitlich wegstrecken
- Beine anwinkeln, Füße bleiben auf dem Boden
- Knie parallel zuerst auf die eine und dann auf die andere Seite auf den Boden legen

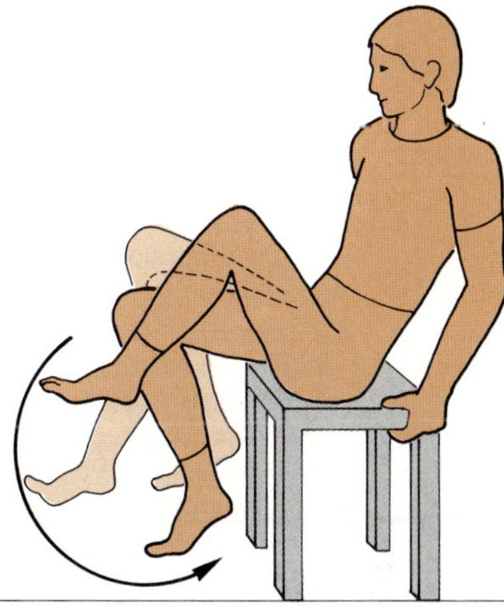

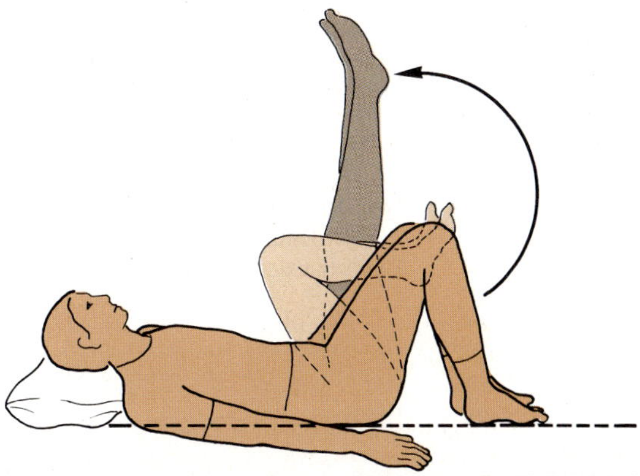

Übungen zur Kräftigung

sitzend

- „radfahren"
- Knie wechselseitig oder parallel in Richtung Schulter hochziehen. Dabei sich mit den Händen an Sitzkante des Hockers festhalten

liegend

- Beine anwinkeln
- Knie im Wechsel oder miteinander in Richtung Schulter ziehen oder Beine anwinkeln und im Wechsel oder miteinander in die Höhe strecken
- „radfahren"

Wichtig:
Achten Sie darauf, daß Sie während dieser Übungen den Atem nicht anhalten, sondern immer bewußt regelmäßig atmen. Geben Sie sich das Kommando, so verhindern Sie das Atemanhalten! Die Schultern sollten immer locker bleiben!

Abb. 11.**6** Gymnastische Übungen zur Lockerung, Dehnung und Kräftigung.

Tabelle 11.**1** Durchführung und Bewertung der Tuberkulinproben

Probe	Durchführung	Ablesen	Reaktion (+ positiv)
Perkutane Moro-Probe	Einreiben eines erbsengroßen Stückchens Tuberkulinsalbe auf die Brusthaut (Fingerling benutzen)	nach 72 Std. ablesen	+ bei Auftreten von mindestens 3 Papeln
Patch-Test = Läppchentest	Heftpflaster (2,5 × 2,5 cm) mit halbflüssiger Tuberkulinsalbe links oberhalb der Brustwarze anbringen Vergleichspflaster ohne Salbe auf der anderen Seite (um eine allergische Reaktion auszuschließen)	nach 24 Std. Pflaster entfernen nach 72–96 Std. ablesen	+ bei Auftreten von 3 Papeln
Intrakutane Mantoux-Probe	• Haut mit Äther reinigen • Intrakutaninjektion von 0,1 ml Tuberkulin in gewünschter Dosierung. Beginn mit 1 IE • Applikationsort: Volarseite des linken Unterarmes • Injektionsstelle markieren • bei negativem Ausfall der Probe wird sie mit 10 IE wiederholt	nach 48–72 Std. ablesen	+ bei Durchmesser der Infiltration (Verhärtung) von im Minimum 8 mm (eine bloße Rötung ist keine positive Reaktion)
Tine-Rosental-Test	intrakutane Applikation von Alttuberkulin, das 4 kleinen, 2 mm langen Edelstahlzinken (tines) anhaftet, die auf einer Metallplatte an einem Plastikhalter angebracht sind (Abb. 11.**7a**) • Haut mit Äther reinigen • Testkörper während 1 s auf die angespannte Haut drücken (Abb. 11.**7b**) (die Einstichstellen müssen gut sichtbar sein)	nach 72–96 Std. ablesen	+ Papeln von mindestens 2 mm Durchmesser

für *alle* gilt:
- Stelle mit Fettstift oder Kugelschreiber bezeichnen
- Datum und Zeit markieren
- Stelle nicht waschen, nicht reiben

11.3.4. Vorsorge und Früherfassung

Der *individuellen* und *kollektiven* Vorbeugung von Lungenkrankheiten dienen die *Früherfassung* mit Schirmbildaktionen zum Erfassen von Lungenbefunden (Tumoren, Tuberkulose) bei gefährdeten Gruppen (nicht periodisch) und die *Schutzimpfung* zur Erzeugung einer Immunität gegen Tuberkelbazillen. *Geimpft* werden:

- Neugeborene,
- tuberkulinnegative 14jährige,
- tuberkulinnegative Erwachsene bei erhöhter Exposition.

Geprüft wird die Reaktion auf die Impfung mittels Tuberkulinprobe. Fällt sie negativ aus, muß die Impfung wiederholt werden.

Tuberkulinprobe – Prüfung der allergischen (immunologischen) Reaktion gegen Tuberkulose mittels PPD-Tuberkulin (PPD = *P*urified-protein-*D*erivate; es enthält ⅔ humanes und ⅓ bowines Tuberkulin).

Titration der Tuberkuline. Alle Tuberkuline werden einheitlich titriert. Die WHO hat das Maß für die internationale Einheit (IE) festgesetzt. Es ergeben sich folgende Verdünnungen:

1 IE = 0,1 ml Standard-Tuberkulin: 1:10000
2 IE = 0,1 ml Standard-Tuberkulin: 1: 5000
5 IE = 0,1 ml Standard-Tuberkulin: 1: 2000
10 IE = 0,1 ml Standard-Tuberkulin: 1: 1000
100 IE = 0,1 ml Standard-Tuberkulin: 1: 100
1000 IE = 0,1 ml Standard-Tuberkulin: 1: 10

Applikationsformen und Durchführung. Tab. 11.**1** gibt die für die Durchführung von Proben notwendigen Informationen. Heute wird meist die *Intrakutanprobe* mit Applikator (z. B. Tine-Rosental-Test) vorgenommen. *Anwendung* Abb. 11.**7**. *Ablesen* mit Hilfe von speziellen Ablesekärtchen.

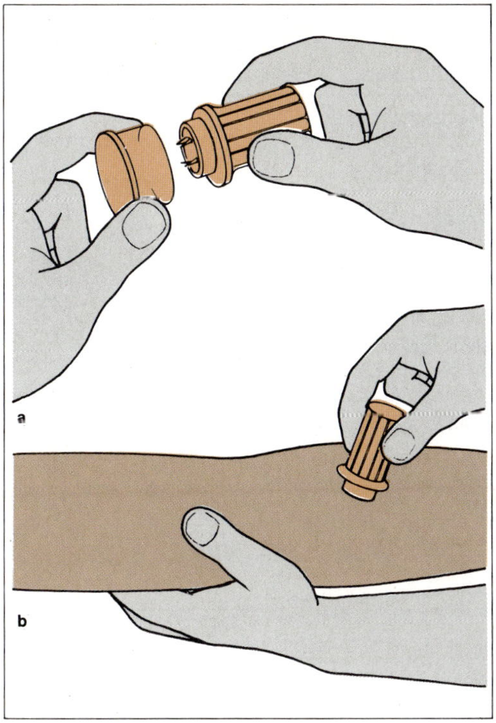

Abb. 11.7 Intrakutane Applikation von Tuberkulin. **a** Applikator, **b** Anwendung des Applikators.

11.4. Pflegeplanung: atmen

11.4.1. Situationseinschätzung

Die Arbeiten von C. Bienstein ermöglichen einen neuen und bewußteren Weg zur Datenerfassung bei Atemgefährdung oder -beeinträchtigung. Studien haben gezeigt, daß ein regelmäßiger Umgang mit der **Atemskala** zu einer gezielteren Beobachtungs- und Erfassungsfähigkeit in diesem Bereich geführt haben.

Zur *Analyse der Atemsituation* s. Checkliste (S. 344) und die *Atemskala* nach C. Bienstein (Tab. 11.**2** u. S. 371 f.).

11.4.2. Standardisierter Pflegeplan

Die **Ziele** betreffen

- Gesundheitsförderung und -bildung,
- Behebung oder Linderung von Atembehinderung und -beeinträchtigung.

Die **Maßnahmen** liegen in den Bereichen

- der Sorge für eine möglichst gesunde Atmung; das fängt an beim Lüften der Krankenzimmer und reicht bis zur Mitarbeit an Programmen, die einer gesunden Atmung dienen;
- der Atemunterstützung und -erleichterung;
- der Verhinderung von zusätzlichen Schäden;
- der Beratung und Hilfe zur Lebensbewältigung (z. B. Leben mit Asthma).

Die **Pflege** betrifft Patienten mit Atemproblemen:

- bei Störungen der Atemfunktion infolge Lungenkrankheit, Obstruktion der Atemwege (Kap. 17) oder Stauungserscheinungen (z. B. bei Herzinsuffizienz; Kap. 18);
- infolge Sauerstoffmangels bei Anämie (Kap. 19) oder bei Verschluß der zentralen Gefäße (Kap. 20);
- bei Veränderungen im HNO-Bereich (Kap. 30), insbesondere bei Verlegung von Nase, Gaumen oder Kehlkopf.
- Bei Erkrankungen oder Tumoren des Zentralnervensystems (Kap. 28) kommt es häufig zu Atemstörungen bis hin zum Atemstillstand (Kap. 29).
- Sterbende Menschen leiden oftmals an Atemnot (Kap. 16). Auch intra- und postoperativ bedarf die Atmung der besonderen Aufmerksamkeit (Kap. 28).

Die **Beurteilung** der Wirksamkeit der Pflege setzt ein gutes Beobachtungsvermögen und die Fähigkeit zur kritischen Reflexion (Analyse) sowie vollständige und sachliche Pflegeprotokolle voraus. Zu den Schritten der Pflegeplanung s. Kap. 4.

Checkliste: atmen

☐ Atmung/Kreislauf ☐ Atmung ☐ Puls ☐ Blutdruck ☐ Hautdurchblutung

Die folgenden Fragen dienen der exemplarischen Situationseinschätzung (S. 102ff.)

- ☐ Welcher Atemtyp liegt vor? Wie ist die Frequenz, wie der Rhythmus?
- ☐ Liegt eine Mund- oder Nasenatmung vor?
- ☐ Wie ist die Hautfarbe, die Fingernagelfärbung, die Transpiration?
- ☐ Wie ist die Körperhaltung, das Körperschema?
- ☐ Treten Atemveränderungen auf: in Ruhe, bei Belastung?
- ☐ Liegt Atemnot vor? Wie äußert sie sich?
- ☐ Sind Lungenkrankheiten durchgemacht? Welche?
- ☐ Liegt jetzt eine Beeinträchtigung des Mund-Nasen-Rachen- oder Thoraxbereichs vor?
- ☐ Sind Schmerzen beobachtbar, erfaßbar? Schonhaltung?
- ☐ Wie sind die Trinkgewohnheiten, die Ausscheidung?
- ☐ Liegen Risikofaktoren vor: Beruf – Lebensweise – Rauchen?
- ☐ Wird eine bestimmte Haltung/Lagerung bevorzugt?
- ☐ Wie ist die Einstellung zur Atmung?
- ☐ Wie ist die psychische Situation in bezug auf die Atmung?
- ☐ Wie ist das Luftbedürfnis (Fenster offen/geschlossen)?
- ☐ ...
- ☐ ...

Tabelle 11.2 Atemskala zur Erfassung von Atemsituation, Atemgefährdung oder Atembeeinträchtigung (erarbeitet von C. Bienstein, Bildungszentrum des Deutschen Berufsverbandes für Krankenpflege, Essen)

Einstufung von 3–0	Bereitschaft zur Mitarbeit	vorliegende Lungenerkrankung	bereits durchgemachte Lungenerkrankungen	Immunabwehrschwäche	manipulative Maßnahmen orotracheal	Raucher Passivraucher	Schmerzen	Schluckstörungen	Mobilitätseinschränkung	lungengefährdender Beruf	Intubationsnarkose/ Beatmung	Bewußtseinslage	Atemtiefe	Atemfrequenz	Medikamente, die die Atmung sedieren	Gesamtergebnis
Datum																

Bewertung s. Code S. 371 f.
0– 6 Punkte = nicht gefährdet
7–15 Punkte = gefährdet
16–45 Punkte = hochgradig gefährdet bzw. Atemstörung vorhanden

11.5. Atemunterstützende Maßnahmen

Pflegemaßnahmen: Atmen
Es handelt sich um ein ganzes Bündel in den Bereichen

11.5.1. Unterstützende Lagerung

Um bestimmte Lungenteile besser zu belüften und/oder zu entlasten, können verschiedene Lagerungen vorgenommen werden: rechte oder linke Seitenlage (je nachdem, welche Seite entlastet werden soll), die Oberkörperhochlagerung (evtl. mit Abstützen der Arme auf Tischchen oder Kissen; Knierolle einbetten) sowie spezielle Dehn- und Entlastungslagen:

- *einfache Dehnlage* (Abb. 11.**8**) je höher dabei der Arm gelegt wird, um so mehr Platz gibt es für den Schultergürtel → vergrößerte Atemfläche.
- *Halbmondlagerung* auf die Seite; der Patient streckt dabei einen Arm über den Kopf (Abb. 11.**9**). Dies bewirkt eine Dehnung des oberen Lungenteils auf der betroffenen Seite, die dadurch besser belüftet werden kann. In dieser Lage kann vorteilhaft Vibrationsmassage vorgenommen werden.
- *V- oder Schiffchenlagerung.* Sie dient der Entlastung durch Hohllagerung. Benötigt werden zwei Kissen 20–30 × 80 cm; günstig sind Rhomboff-Kissen oder nicht zu prall gefüllte Federkissen, die zu „Schiffchen" geformt werden (ein Teil des Kissens wird in den anderen Teil gestülpt). Die beiden Kissen werden so gelegt, daß sie, sich überkreuzend, *ein V bilden*:
  - Vom Nacken bis zu den Flanken (Abb. 11.**10a**): Der Patient legt sich so in das V hinein, daß er mit dem Nacken auf die Kissenspitze zu liegen kommt, der Halsbereich liegt frei, die Schultern fallen locker, der Kopf bekommt eine Stütze (kleines Kissen unterlegen). In dieser Lage liegt die Wirbelsäule frei, der Oberkörper wird gedehnt: fördert die Lungenspitzenatmung → gute Belüftung der oberen Lungenteile. Da auch das Steißbein entlastet ist, eignet sich diese Lagerung zusätzlich zur Dekubitusprophylaxe.
  - Von den Schulterblättern zum Steißbein (Abb. 11.**10b**): Hier, beim umgekehrten V, liegt die Dehnung im basalen Lungenbereich, wodurch die Flankenatmung gefördert wird. Diese Lage *nicht* anwenden

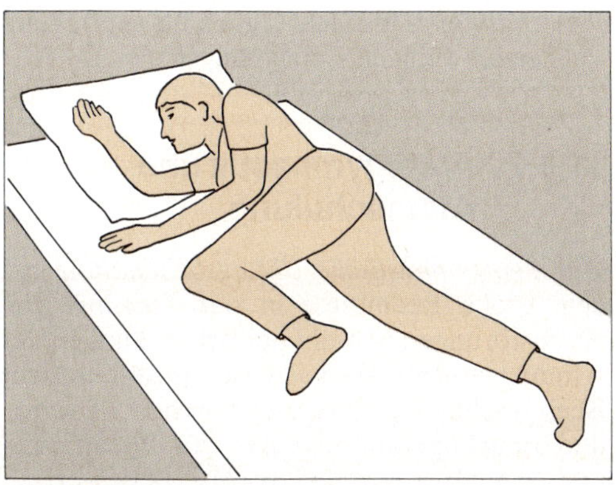

Abb. 11.**8** Dehnlage.

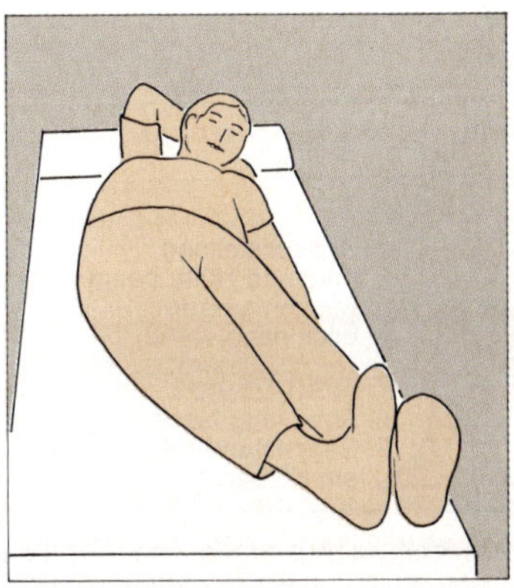

Abb. 11.**9** Halbmondlage.

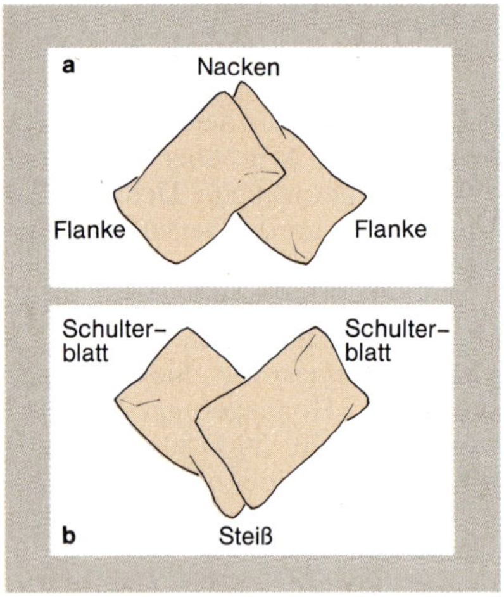

Abb. 11.**10** V- oder Schiffchenlagerung; die Kissen werden V-förmig gelegt. **a** Der Patient liegt mit dem Nacken auf dem Kissen, so daß der Hals und die Wirbelsäule frei liegen. Der Kopf kann auf einem kleinen Kissen aufliegen. **b** Der Patient liegt mit dem Steißbein und den Schultern auf dem Kissen, auch hier liegt die Wirbelsäule frei.

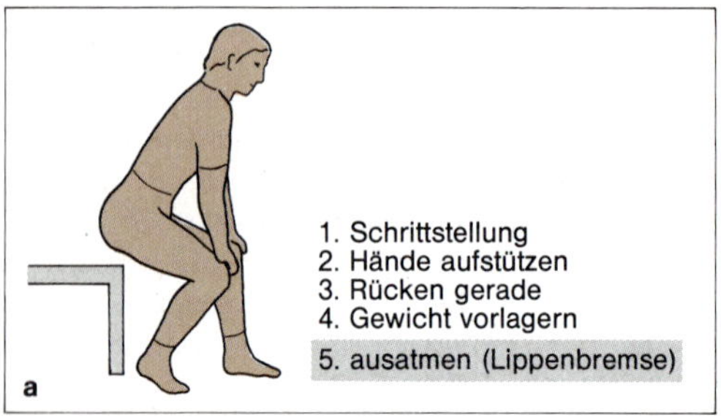

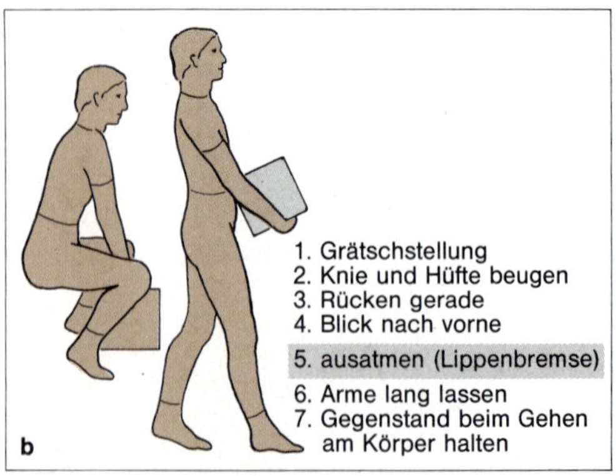

Abb. 11.**11** Atemtechnik. **a** Aufstehen und Absitzen mit dem Atem. **b** Gegenstand aufheben oder abstellen mit dem Atem.

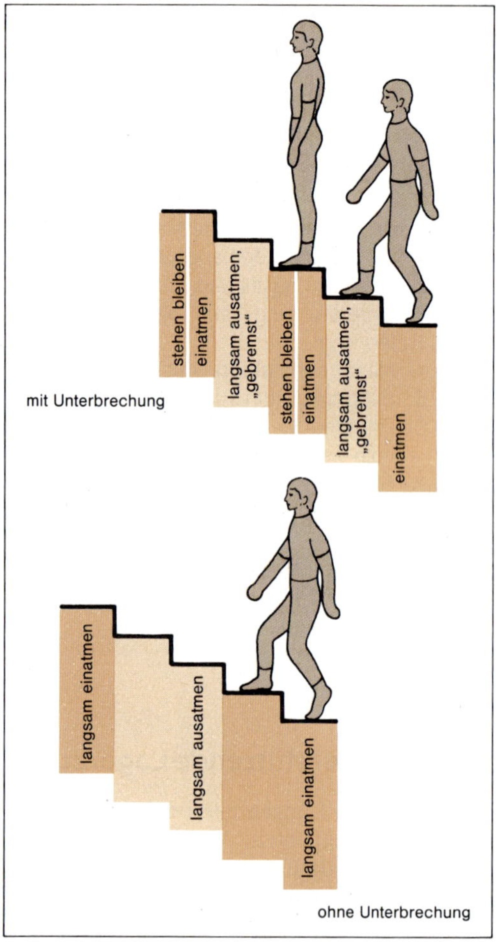

Abb. 11.**12** Treppensteigen mit dem Atem.

bei Dekubitusgefahr, da ein hoher Druck auf die Steißbeingegend ausgeübt wird.
Anwendung: 2- bis 3mal täglich für je 30 Minuten zur zeitweiligen Entlastung.

11.5.2. Atemgymnastik und Atemschulung

Die *atemgymnastische Übungsbehandlung* hat eine große Bedeutung in der *Therapie* von Atemstörungen, sowohl bei Erkrankungen der Atmungsorgane als auch bei postoperativer Beeinträchtigung der Atemfunktion (Thorax- und Bauchoperationen) *und* zur Pneumonie- und Atelektase*prophylaxe* bei bettlägerigen Patienten.

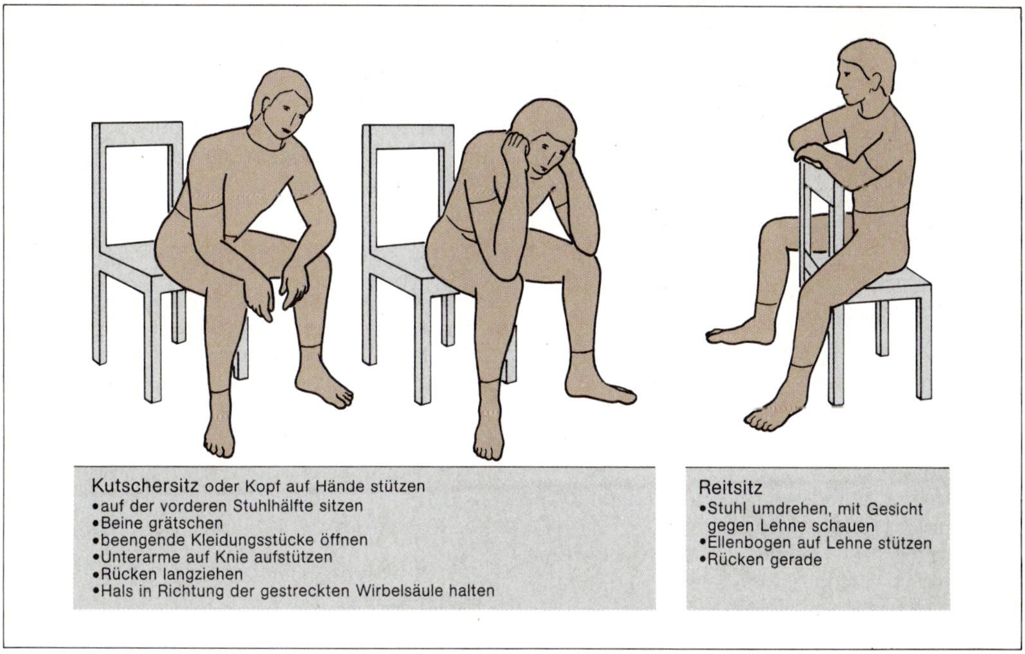

Abb. 11.**13** Entspannungspositionen.

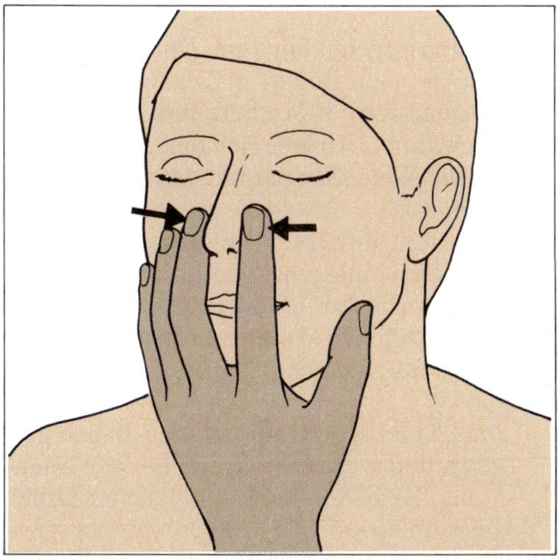

Abb. 11.**14** Technik der therapeutischen Nasenenge. Beim Einatmen die Luft hochziehen, wie beim Riechen, oder die Nasenflügel beim Ansatz mit zwei Fingern leicht zusammendrücken.

Das **Ziel** liegt in der

- Behebung von Fehlatmung,
- Sekretlockerung und -aushustung,
- Einübung einer zweckmäßigen Atmung.

Patienten mit chronischen Atembeschwerden (Asthmakranke und Patienten mit Lungenemphysem) müssen durch *Atemschulung* das richtige Atemverhalten (Atemtechnik) lernen und einüben:

Richtiges Atemverhalten bei allen ATL, z. B. beim

- Aufstehen und Absitzen (Abb. 11.**11a**),
- Aufheben und Abstellen von Gegenständen (Abb. 11.**11b**),
- Treppensteigen (Abb. 11.**12**),
- Ruhen und Entspannen (Abb. 11.**13**).

Zweckmäßige Atemtechnik. Sie ist einzuüben z. B. durch die folgende Anleitung:

- Langsam, ruhig atmen, entspannen.
- Einatmen, wenn möglich durch die enge Nase; diese „Nasenenge" hilft, bewußter durch die Nase einzuatmen, um das Zwerchfell zu mobilisieren → bessere Durchlüftung der Lungen (Abb. 11.**14**).
- Ausatemluft nicht pressen, sondern durch fast geschlossene Lippen (nur ein kleiner Spalt ist geöffnet) ausströmen lassen – *Lip-*

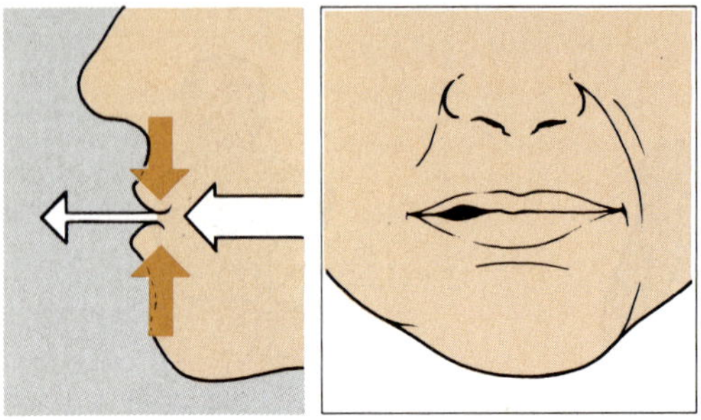

Abb. 11.**15** Technik der Lippenbremse. Die Ausatemluft durch die fast ganz geschlossenen Lippen (nur ein kleiner Spalt ist geöffnet) ausströmen lassen. Dabei werden die Wangen leicht aufgebläht.

penbremse. Dabei werden die Wangen leicht aufgebläht (Abb. 11.**15**).

Regelmäßige Atemübungen. Sie dienen dem allgemeinen Wohlbefinden und der Unterstützung der Atmung (auch für die Pflegepersonen selbst geeignet!):

- Die *Bauchatmung* ist eine wirkungsvolle Massage für die inneren Organe. Die Durchblutung wird gefördert.
- Die *Brustatmung* entlastet Herz und Lungen von Druck und aktiviert die Blutzirkulation.
- Die *Vollatmung* bewirkt eine volle Durchlüftung der Lungen, wodurch die Sauerstoffversorgung verbessert wird. Gleichzeitig wirkt sie
  - beruhigend auf das Nervensystem,
  - entspannend bei Schlaflosigkeit, Unruhe, Angst,
  - anregend auf die Organtätigkeit.

Anleitung dazu in Abb. 11.**16**.

Grundsätzlich gilt: Vor Übungsbeginn die normale Ruheatmung des Patienten beobachten. Man sieht sofort, in welchem Bereich der Atemfluß behindert wird.

- Zimmer lüften!
- Die Übungen können liegend, sitzend oder stehend ausgeführt werden. Liegende Patienten sind möglichst flach zu lagern. Das Kopfkissen verhindert eine optimale Durchlüftung der Lunge.
- Einschnürende Bekleidung ablegen.
- Wenn nichts anderes erwähnt, wird ausschließlich durch die Nase ein- und ausgeatmet, der Mund bleibt dabei geschlossen.
- Die Übungen werden je 7mal wiederholt. Um den Patienten nicht zu ermüden, werden zwischendurch Pausen eingelegt.
- Der Patient spürt selbst am besten, welche Übungen für ihn geeignet sind.

Ausgewogene Gymnastik. Tägliche Gymnastikübungen dienen der Erhaltung der Beweglichkeit sowie der Durchlüftung der Lungen und der Sekretlockerung und -entleerung (Abb. 11.**6**).

Atemtherapie durch die Physiotherapeuten

Physiotherapeutisch kommen in Frage:

- heiße Rollungen und Wickel;
- feuchte Abklatschungen;
- Atmen gegen Widerstand (Kontaktatmung): Epigastrium, Mittelbauch, Flanken;
- Vibration und Klopfungen während der Exspirationsphase (Klopf- und Vibrationsmassage).

Unterstützung der Atemtherapie durch die Pflegegruppe

Die *Räume*, in denen der Kranke sich aufhält, brauchen *Luft* – Frischluft (*lüften* insbesondere *vor* Atemübungen) –, *Luftfeuchtigkeit* (Luftbefeuchter aufstellen, evtl. Heizung drosseln (S. 355) und *Licht* – helle Räume bevorzugen.

Atemhilfe:

- Patienten regelmäßig zum *Durchatmen* anhalten (je nach Bedarf bis ½stündlich); ihm den Atem bewußt machen, ihn *erfahren lassen*: ich atme – ich lebe, ich bin.
- *Einfache Atemübungen* mit dem Betten verbinden, z.B.
  - Patienten aufrichten – Einatmung,
  - Patienten hinlegen – Ausatmung,
  - Beine anziehen – Ausatmung.
- Unterstützen und Weiterführen der *Kontaktatmung* als einfache Übungen zwischendurch:
  - *Bauchatmung*. Hände auf den Bauch auflegen und wegatmen lassen bei der Einatmung. Beim Senken ist ein leichter Druck auszuüben.
  - *Thoraxatmung*. Hände seitlich am Thorax auflegen und wegatmen lassen bei der Einatmung. Beim Ausatmen einen leichten Druck ausüben.
  - *Flankenatmung*. Hände an der Basis der Lungenflügel auflegen (Rücken) und wegatmen lassen, behilflich sein bei der Exspiration. Es ist besser, den Patienten zur gänzlichen Exspiration als zur tiefen Inspiration zu ermuntern.

Bauchatmung

Entspannte Rückenlage. Arme und Hände liegen locker neben dem Körper

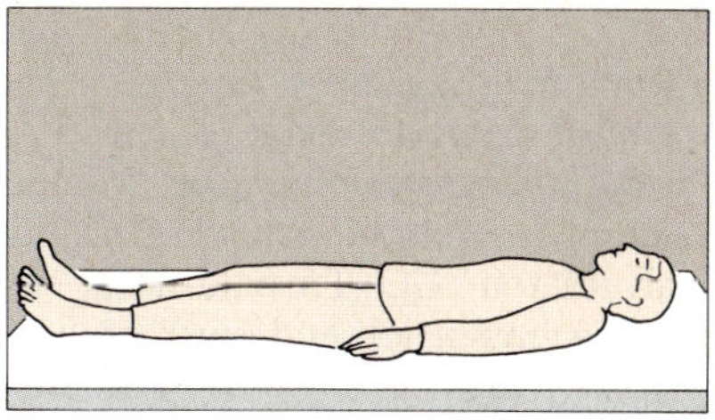

Nun wird durch die Nase eingeatmet und die Luft in den unteren Bauchraum eingesogen.Die Bauchwand wölbt sich dabei nach außen. Somit kann sich das Zwerchfell senken, und die unteren Lungenflügel werden dabei mit Luft gefüllt.
Bei der Ausatmung wird die Bauchwand eingezogen, und die Luft kann durch die Nase aus der Lunge ausfließen.
Bei dieser Übung wird bewußt nur der Bauchraum mit Luft gefüllt.

Brustatmung

Langsames Einatmen, wobei die Luft bewußt in den Brustraum eingesogen wird. Die Rippen dehnen sich nach beiden Seiten.
Beim Ausatmen die Rippen zusammenziehen und die Luft durch die Nase ausfließen lassen. Die Schultern und der Bauch bleiben bei dieser Übung unbeweglich.

Vollatmung

Die Luft wird langsam eingeatmet. Der Bauch wölbt sich, die Rippen gehen auseinander, und das Schlüsselbein hebt sich. Die Lunge wird sukzessive mit Luft gefüllt, wobei sich der ganze Oberkörper wellenförmig bewegt.
Bei der Ausatmung senkt sich die Bauchwand, die Rippen werden zusammengezogen und die Schultern gesenkt. Zwischen der Ein- und Ausatmung werden einzelne Pausen von beliebiger Dauer eingeschaltet.

Vokalatmung

Diese Atmungstechnik wird wie bei der vorhergehenden Tiefatmung durchgeführt. Das Einatmen erfolgt aber in *drei* Stufen, bis die Lunge ganz mit Luft gefüllt ist. Der Atem wird nun drei Herzschläge lang angehalten, wobei er innerlich in den Bauchraum hinuntergepreßt wird.

Beim Ausatmen wird durch den Mund ausgeatmet, wobei die Vokale I, E und U gebildet werden.
Die Übung wird mit jedem Vokal 3mal wiederholt.

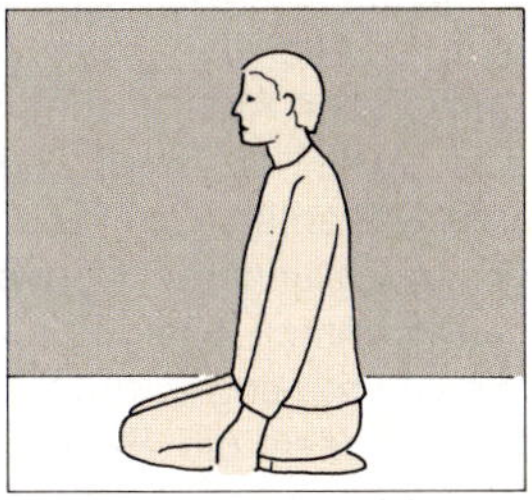

Abb. 11.**16** Anleitung zu den Standardübungen bei Atemproblemen (nach D. Stierli, St. Gallen).

- *Übungen für zwischendurch:*
  - Luftballon aufblasen lassen (besonders günstig für Kinder).
  - Mullbindenstreifen an Bettbügel hängen, der Patient soll ihn wegblasen.
  - Mit Strohhalm (Schlauchstück) in eine mit Wasser gefüllte Flasche blasen, Wasser zum Sprudeln bringen.
- *Anwenden von Hilfsmitteln.* Sie werden meist von der Physiotherapiegruppe abgegeben, eingestellt und eingeführt. Die *Aufgabe der Pflegenden* liegt im Unterstützen, Korrigieren und Ermuntern des Patienten bei seinen Übungen, z. B. mit
  - *Atemtrainer.* Er dient der *Vergrößerung der Inspiration.* Zur Anwendung kommen

der *Bird-Respirator* (S. 356) oder das leichter zu handhabende *Air-life-Spirometer* (mehrmals täglich).

- *Giebel-Rohr.* Es entsteht eine *Vergrößerung des Totraums.* Die Mundatmung durch das Rohr bewirkt eine Erhöhung des alveolären CO_2-Partialdrucks, wodurch der Atemantrieb und die Ventilation verbessert (gesteigert) werden können. *Anwendung:* mehrmals täglich 15–20 Atemzüge, junge Patienten bis 30 Atemzüge.

Das *richtige Atemverhalten* bringt dem Patienten Erleichterung, nimmt ihm das Angstgefühl, hebt sein Selbstvertrauen und seine Leistungsfähigkeit. Er lernt sich selbst zu helfen und wird unabhängiger von Medikamenten. Die *Atemübungen* fördern das Wohlbefinden und unterstützen die Heilung.

Atemübungen und Pflege

- Das *Beobachten* des Atemverhaltens des Patienten ist bei vielen Gelegenheiten möglich. Atemrhythmus und Atemtiefe sagen viel aus, auch über sein psychisches Wohlbefinden.
- *Veränderungen* der gewohnten Atemweise ist oft Ausdruck von Verkrampfung, Verspannung und Nervosität (infolge von Ängsten und Unruhe). Für viele Menschen kann es eine große Hilfe sein, wenn wir ihnen mit einigen gezielten Atemübungen helfen, den gewohnten Atemrhythmus wieder zu finden.
- Die *Auseinandersetzung* mit der Atmung des Patienten kann uns dahin führen, daß wir auch unseren eigenen Atem bewußter wahrnehmen. Wer für sich selbst regelmäßige Atemübungen durchführt, wird bald erfahren, daß die Beziehung zum eigenen Körper wächst und somit auch die Beziehung zu sich selbst (Selbstpflege S. 91 ff.).

11.5.3. Unterstützung bei der Sekretentleerung

Der Sekret*entleerung* muß die Sekret*lockerung* vorausgehen. Beide Maßnahmen gehören zusammen. Sie ersetzen die früher übliche *Quinke-Hängelage.*

Tabelle 11.**3** Anwendung ätherischer Öle bei Problemen der Atemfunktion

Problem	Anwendung
Asthma	Basilikum, Kajeput, Salbei, Thymian, Zitrone
Bronchitis	Basilikum, Bergamott, Kajeput (bei chronischer Bronchitis Eukalyptus), Niauli, Salbei, Teebaum, Zitrone
Grippe	Eukalyptus, Salbei, Thymian, Zitrone
Grippevorbeugung	
Heuschnupfen	
Husten	Eukalyptus, Thymian
Katarrh	Basilikum, Eukalyptus, Thymian, Zitrone
Laryngitis (Kehlkopfentzündung)	Kajeput
Lungenemphysem	Basilikum, Eukalyptus, Thymian
Schluckauf	Basilikum

Sekretlockernde Maßnahmen

Einreibung

Zur Wirkung kommt eine einfache Massage zusammen mit einem Wirkstoff:

- *Hyperämisierende Lösungen.* Kampfer, Wacholdergeist, Franzbranntwein (die Temperatur der Lösung darf nicht mehr als 10 °C unter der Körpertemperatur des Patienten sein) und Salben: Antibronchitissalbe, Bronchialbalsam. Sie wirken leicht durchblutungsfördernd. Etwas stärker sind die
- *ätherischen Öle.* Ihre Reizwirkung führt zu einem Wärmegefühl und zu einer örtlich begrenzten Schmerzstillung. In Tab. 11.**3** sind die atemorganspezifischen Öle angeführt. Einreibungen immer nur an intakter Haut vornehmen und die Reaktionen beobachten (Nebenwirkungen und Gefahren S. 351 f.).

Nach dem Einreiben mit Franzbranntwein/Wacholdergeist u.ä. sollte die Haut eingefettet werden (Rückfettung).

Abklopfen und Vibrieren

Abklopfen des Rückens, z.B. mit der lockeren Faust, mit der hohlen Hand oder mit den Kleinfingerkanten. Es wird immer von peripher nach zentral, also zum Hilus abgeklopft. Das Abklopfen muß vorsichtig vorgenommen werden (besonders bei alten Menschen). *Dauer* mindestens während 5 Minuten. Schonender ist das Vibrieren.

Beim *Vibrieren* bleibt die Hand auf der Haut des Patienten liegen, verändert wird nur der Druck. Der Patient muß Seitenlage einehmen: Linkslage zur Vibration der rechten und Rechtslage zur Vibration der linken Lunge; immer hiluswärts vibrieren. Anschließend legt man die eine Hand auf das Sternum, die andere auf den Rücken des Patienten und übt so – immer während der Atempause – einen Druck aus. Der Atemstrom nimmt das Sekret mit – es kann ausgehustet werden.

In einigen Krankenhäusern stehen spezielle *Vibrationsgeräte* (Vibrax) zur Verfügung. Wie bei allen technischen Hilfsmitteln ist auch hier die Gebrauchsanweisung genau zu beachten.

Brustwickel

Eine günstige sekretlösende Wirkung hat auch der *Zitronenbrustwickel*. Kontraindiziert ist er eigentlich nur bei Kreislaufschwäche.

- *Wickellösung*. ½ Zitrone mit Schale in ¾ l Wasser. Das von beiden Seiten aufgerollte Innentuch (Abb. 11.**17a**) ins Wringtuch legen und in das heiße Zitronenwasser eintauchen, auswringen. Je trockener, desto heißer wird es ertragen, und desto länger bleibt es warm.

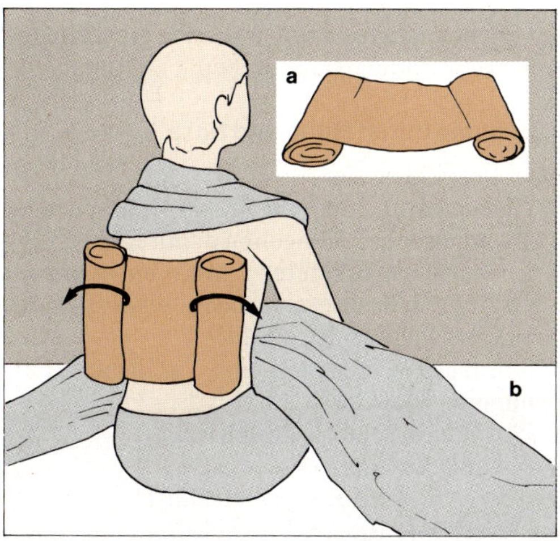

Abb. 11.**17** Anlegen eines Brustwickels. **a** Innentuch aufgerollt. **b** Position der Wickel- und Decktücher am sitzenden Patienten.

- *Anlegen* des Wickels immer zu zweit. Patient aufsetzen (Abb. 11.**17b**). Am Rücken den Dampf heranbringen durch mehrfaches *kurzes* Anklatschen, dann *so heiß es geht* den Wickel von beiden Seiten um den Brustkorb herum ausrollen. Patient hinliegen lassen und den Wickel sehr rasch und glatt anlegen (Falten kälten!). Sofort das Wolltuch stramm, aber nicht beengend darüber feststecken. Frotteetuch (oder Wolltuch) um die Schultern legen und gut zudecken, so daß keine Luftlöcher bleiben.
- *Liegenlassen* des Wickels ca. ¾ Stunden. In dieser Zeit Atmung und Befinden beobachten (Patient darf nicht schwitzen). Bei Unverträglichkeit den Wickel sofort entfernen.
- *Nach dem Wickel* sorgfältig waschen und trocknen; dann den Patienten ½ Stunde ruhen lassen; anschließend Vibration vornehmen.

Inhalation und Dampfbad

Idealerweise soll der Patient *vor* den sekretlokkernden Maßnahmen inhalieren, damit deren Wirkung besser einsetzen kann. Durch die Inhalation wird trockenes und festsitzendes Sekret angefeuchtet, wodurch es leichter gelokkert und herausbefördert werden kann.

Inhalieren S. 355f. Eine weitere Möglichkeit ist die **Dampfeinatmung**. Das Dampfbad kann gemacht werden als

- *kleines Dampfbad:* 10 Tr. ätherisches Öl in 100 ml Wasser,
- *großes Dampfbad:* eine Handvoll Kamille (oder 50 ml Kamillosan) in 2 l heißes Wasser.
  - Der Patient hat ein Badetuch über Kopf und Schüssel hängen (damit der Dampf nicht entweicht).
  - Er atmet den aufsteigenden Dampf mit offenem Mund ein (ca. 10 min).
  - Nach der Inhalation Gesicht kalt abwaschen (Gefäße verengen sich wieder), abtrocknen.

Diese Behandlung kann 2- bis 3mal pro Tag wiederholt werden. Es ist ein einfaches Lösungsmittel bei Schnupfen, Husten, Nebenhöhlenerkrankungen.

Vorsicht: Ätherische Öle haben eine angenehm atemerleichternde Wirkung, können aber auch *unerwünschte Nebenwirkungen* hervorrufen:

- bei *Kleinkindern* und *Säuglingen* können asthmaähnliche Zustände, Laryngospasmen und Glottiskrämpfe auftreten.
- *Menthol* kann zu Überreaktionen und lokalen Reizerscheinungen führen – im schweren Fall sogar zu zentralen Krampfanfällen.

Es gilt zu beachten:
- *Ätherische Öle* (Lavendel, Ingwer, Eukalyptus, Sandelholz, Thymian) *ja*, aber korrekt dosiert (Menge und Einwirkungszeit), auf Reaktionen achten.
- *Keine ätherischen Öle* bei Risikopatienten, Kindern und bei Kranken mit geschädigter Haut und Schleimhaut.

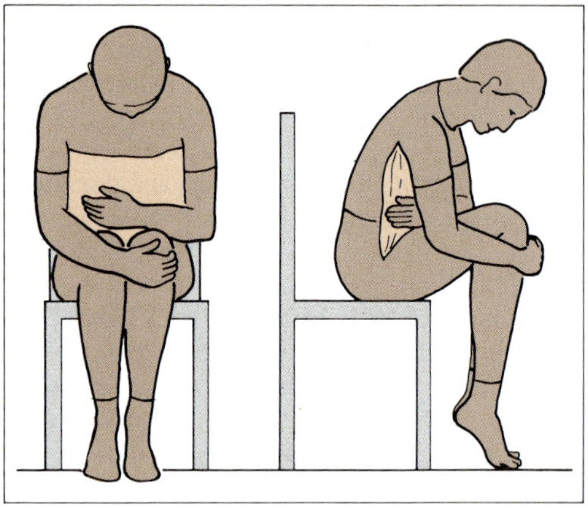

Abb. 11.**18** Produktives Aushusten.

Sekretentleerende Maßnahmen

Aushusten von Sekret

In erster Linie geht es um das Einüben einer zweckmäßigen Hustentechnik; denn unnötiges und unproduktives Husten plagt den Patienten, ohne daß es ihm nützt.

Den Patienten aufsetzen, Knie und Gesäß anspannen lassen. Er holt tief Atem (Zwerchfellatmung) und stößt die Luft kräftig aus. Hat der Patient eine Thorax- oder Abdominalwunde (postoperativ), soll er (oder die Pflegeperson) mit den flachen Händen einen leichten Gegendruck darauf ausüben.

Anleitung zum produktiven Aushusten im Sitzen (Abb. 11.**18**)
- Durch die Nase einatmen.
- Wenig Luft ausatmen.
- Knie und Gesäß zusammendrücken.
- In kurzen, kräftigen Stößen husten, z. B. auf die Silbe „po-ho“.
- Wieder normal durch die Nase einatmen und den ganzen Vorgang wiederholen.

Während des Hustens soll nicht eingeatmet werden, da sonst das hochkommende Sekret zurückfließt.

Kann mit ein paar Doppelhustenstößen der Schleim nicht ausgehustet werden, helfen die folgenden Maßnahmen weiter:
- Inhalieren.
- Etwas Wasser trinken.
- Sich bewegen.

Plagenden Husten*reiz* kann man oft mit Speichel „herunterschlucken“; ebenso hilft das Trinken von warmer Flüssigkeit oder das Lutschen eines Bonbons.

Absaugen von Sekret

Grundsätzlich unterscheidet man:
- *Blindes, intratracheales Absaugen* – blinde Bronchialtoilette. Der Absaugkatheter wird durch die Nase (transnasal, -tracheal) oder den Mund (orotracheal) eingeführt: Mund/Nase → Rachen → Trachea (→ Bronchien). Das Absaugen in den Bronchien ist dem Arzt oder Intensivpflegepersonal vorbehalten.
- *Endo- oder intratracheales Absaugen* geschieht durch Tubus oder Trachealkanüle. Diese Maßnahme betrifft den Intensivpflegepatienten und bedarf der besonderen Erfahrung (S. 982).

Im folgenden wird *nur* das auf den Abteilungen übliche Absaugen beschrieben.

Absaugen durch Mund und Nase

Benötigtes Material:
- Absauggerät komplett (Elektropumpe oder Wandanschluß; Umgehen damit Kap. 43);
- Einwegabsaugkatheter mit endständiger Öffnung (Charrière je nach Viskosität des Sekrets wählen: 10, 12, 14);
- Absaugzwischenstück mit seitlicher Öffnung;
- Plastikhandschuhe, Abfallsack;
- Flasche mit Aqua dest.

Vorbereiten der Absaugvorrichtung:
- Desinfektionslösung in Sekretflasche (z. B. 25 ml Ivisolkonzentrat) sowie in den Köcher (kleines Gefäß), der dem Aufbewahren des Schlauchzwischenstückes dient, vorbereiten.

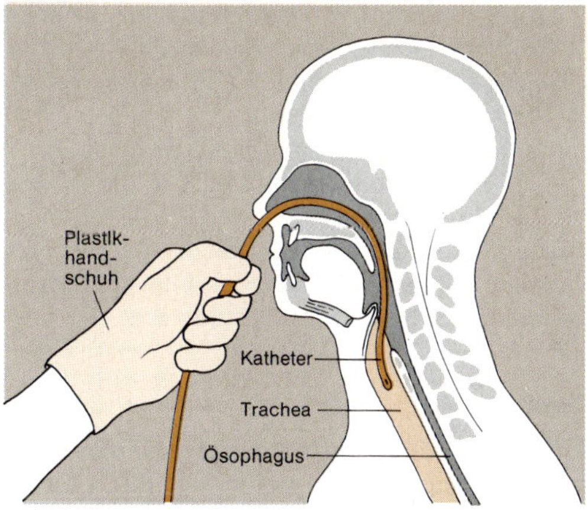

Abb. 11.**19** Einführen eines Absaugkatheters in die Nasenhöhle.

- Gerät am Strom- oder Vakuumstecker anschließen.
- Vakuumregler einstellen: 1–2 m Wassersäule.
- Geräte „betriebsbereit" schalten.

Vorgehen beim Absaugen:

- Hände desinfizieren.
- Flasche mit Aqua dest. bereitstellen, öffnen.
- Katheterhülle aufschneiden.
- Plastikhandschuh an rechte Hand anziehen.
- Mit der linken Hand den Katheteransatz und mit der rechten den Katheter fassen und zusammenstecken (bei Linkshändern umgekehrt).
- Mit der linken Hand Absauggerät in Gang bringen.
- Plastikhandschuh an linke Hand anziehen.
- Katheter in Aqua dest. befeuchten.
- Patienten informieren.
- *Absaugen.* Werden Mund und Nase abgesaugt, mit dem Mund beginnen.
- Katheter vorsichtig ohne Sog einführen (mit der linken Hand abknicken; Abb. 11.**19**).
- Sog herstellen, unter leichten Drehbewegungen den Katheter zurückziehen. Anschließend Katheter vom Saugschlauch entfernen und diesen gut spülen.
- Absaugvorgang wiederholen, bis die Luftwege frei sind.
- Absaugkatheter um die Hand wickeln, Handschuh darüber stülpen und in den Abfallsack geben.
- Absaugschlauch und Zwischenstück gründlich durchspülen.
- Gerät abstellen, Zwischenstück in desinfizierende Lösung legen, Aqua-dest.-Flasche schließen.
- Hände waschen und desinfizieren.

Beachte
- Aqua-dest.-Flasche täglich wechseln.
- Sekretflasche bei Bedarf, mindestens 1mal täglich wechseln.

11.5.4. Nasen- und Mundhygiene

Sie dient dem Wohlbefinden, der Reinigung und dem Feuchthalten der Schleimhäute.

Reinigung der Nasenwege. Sie ist ein wichtiger Faktor für das freie Zirkulieren der Luft in den oberen Luftwegen. Gute Nasenpflege vor dem Schlafen (Schneuzen, evtl. Dampfbad) ist bei Patienten mit Atemproblemen Voraussetzung für eine freie „Schlafatmung".

Nasenübung. Sie dient der

- Reinigung der Nasenwege,
- Erhöhung der geistigen Funktionen und Steigerung der Wachsamkeit,
- Linderung von Kopfschmerzen.

Anleitung:

- Mit dem Daumen die rechte Nasenhälfte zudrücken.
- Mit der linken Nasenseite tief einatmen, dann
- mit dem Zeigefinger die linke Seite zudrükken und die Luft aus dem rechten Nasenloch ausströmen lassen.
- Nach kurzer Pause durch dasselbe Nasenloch wieder tief einatmen und Übung wiederholen.

Freihalten der Nasenwege. Verstopfte Nase ist häufig eine Begleiterscheinung bei Erkältungskrankheiten im oberen Atmungssystem. Befreiend wirken Duftessenzen und japanisches Heilöl (IHR-Rödler; S. 320).

Anwendung. 1–5 Tropfen auf ein Taschentuch geben, einatmen. Nach Bedarf wiederholen. Um die Nase nachts freizuhalten, kann man ein Kräuterkissen oder eine Kräuterpackung neben die Nase auf das Kopfkissen legen (nicht bei Allergikern).

Mund- und Rachenhygiene. Bei Patienten, die normal essen und genügend trinken, erübrigt sich eine besondere Mund- und Rachenhygiene. Wichtig ist sie bei Patienten mit

- *Mundgeruch* – dieser ist oft Begleiterscheinung bei konsumierenden Lungenkrankheiten (Zerfall von Lungengewebe);

- *Sauerstofftherapie* – Sauerstoff trocknet die Schleimhäute aus;
- *Entzündungen der oberen Luftwege* – Rachenkatarrh, Halsschmerzen. Hier ist *Gurgeln* angezeigt, z. B. mit Hexoral. Günstige Wirkung hat das folgende *Naturheilmittel*: je 1 Eßl. Essig, Honig, Salbeiblätter in ½ l Wasser einmal aufwallen lassen, in Thermosflasche abfüllen, damit es warm bleibt. Gurgeln sooft wie nötig.

Umgehen mit Sputum. Patienten, die viel Auswurf haben, brauchen genügend Papiertaschentücher und einen Abfallsack, der 3- bis 4mal täglich gewechsel wird. Bei *großen Mengen* Einwegbecher verwenden.

Zu *diagnostischen* Zwecken stellt das Labor Spezialgläser zur Verfügung. Voraussetzung für die Untersuchung ist:

- Nüchternsputum: vor dem Frühstück, vor dem Zähneputzen;
- tief ausgehustetes Sekret (nicht Speichel); Aushusttechnik S. 352.

Kann der Patient kein Sputum herausgeben, wird u. U. eine bronchoskopische Absaugung (Kap. 46) vorgenommen.

11.5.5. Luftbefeuchtung und Inhalationen

Theoretische Grundlagen

Unter Inhalieren verstehen wir das Einatmen

- von Wasserdampf,
- fein dispergierten Stoffen (dispergieren = zerstreuen, verbreiten),
- zerstäubten Flüssigkeiten und
- von Gasen.

Bei der therapeutischen Anwendung von *Wasserdampf* und *Inhalationen* müssen verschiedene Faktoren berücksichtigt werden:

- verschiedene Lumenweite des sich ständig verengenden Atmungstrakts (kann durch Erkrankungen verändert sein);
- Luftgeschwindigkeit in den einzelnen Abschnitten (einengende Prozesse können eine unterschiedliche Belüftung verursachen);
- Atemfrequenz; bei schneller und flacher Atmung (ca. 30 Atemzüge/Minute) wird nur 10% des eingeatmeten Nebels nutzbar, bei tiefer Atmung etwa 50–60%;
- Partikelgröße des eingeatmeten Tröpfchen.

Unter normalen Verhältnissen können Tröpfchengrößen von

- 30 µm = Mikrometer (3/100 mm) bis zu den Hauptbronchien,
- 10 µm (1/100 mm) bis in die Bronchiolen,
- 1–3 µm (1–3/1000 mm) bis in die Alveolen dringen.

In der Natur kommen grob- bis feindisperse Inhalate vor in Wolken, Nebel, Dunst, Meeresbrandung, Salinen, Straßenstaub u. a.

Geräte

Übliche Geräte sind Kaltwasservernebler, Verdampfungsapparate, Aeorosolgerät, Überdruckinhalationsgeräte (Incentive-Spirometer, Bird-Respirator u. a.).

Vorsicht: Alle diese Geräte sind auch Gefahrenquellen:

- *Infektion*, insbesondere der Luftwege und der Augen, infolge Kontamination durch Mikroorganismen aus Geräten und Schläuchen. Um den *hygienischen Anforderungen* im Umgang mit Inhalatoren zu entsprechen, braucht es
  - genügend aufbereitetes Material, so daß die Inhalationsschläuche *täglich* (mindestens jeden 2. Tag) gewechselt werden können;
  - Instruktion des Patienten zum hygienischen Umgang mit dem Mundstück/der Maske;
  - Instruktion des Pflegepersonals zum aseptischen Handhaben der Inhalationssysteme (Zusammensetzen und Anwenden).
- *Verbrühen* durch Dampf/heißes Wasser;
  - keine Verdampfer bei unruhigen Patienten/Kindern;
  - Distanz zum Patienten einhalten (mindestens 1 Meter).
- *Unsachgemäßes Manipulieren* an den Apparaten:
  - Die Apparate funktionieren unterschiedlich. Betriebsanleitung beachten.
  - Kaltvernebler und Dampfkessel setzen Kalk an: destilliertes Wasser verwenden.
- *Falsche Dosierung* der Medikamente: exakte Information und Kontrolle.

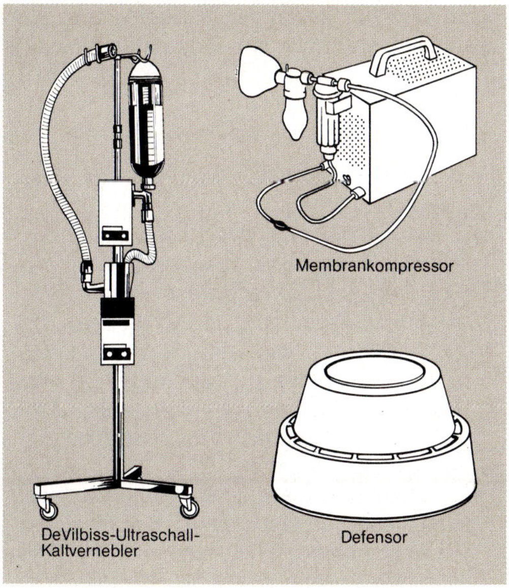

Abb. 11.**20** Befeuchtungs- und Aeresolgeräte.

Luftbefeuchtung

Wasser wird durch Druckluft, Elektrizität oder Ultraschall versprüht.

Zweck: Anfeuchten der Raum- und Einatmungsluft.

- *Bronchitiskessel* (Warmwasser*verdampfer*). Der Dampf entweicht einem Rohr. Die Größe der Tröpfchen beträgt mehr als 30 µm, d.h., es werden nur die oberen Luftwege erreicht.
- *Croup-air-Defensor* (Kaltwasser*vernebler*) u.a. Wasser wird durch elektrischen Strom vernebelt. Die relativ großen Wassertröpfchen befeuchten die Raumluft (Abb. 11.**20**).
- *Ultraschallvernebler* (De Vilbiss). Er vermag durch seine Schwingungen die Wassertröpfchen so fein zu zerstäuben, daß sie mit der Einatmungsluft in die tiefen Luftwege bis in die Alveolen gelangen (Abb. 11.**20**).

Anwendung:

- *Kaltwasservernebler* in 40 cm Entfernung vom Patienten aufstellen, über 24 Stunden stehen lassen.
- *Warmwasserverdampfer:* Haare und Brust des Patienten mit Frotteetuch vor Nässe schützen. Kessel in 1 m Entfernung vom Patienten aufstellen (ca. 20 Minuten angesteckt lassen, dann Pause; wiederholen).

Für beide gilt: Nicht unbeaufsichtigt und ungeschützt im Zimmer von unruhigen und/oder verwirrten Patienten und Kindern stehen lassen.

Inhalation

Einatmen von Dämpfen, zerstäubten Flüssigkeiten, Aerosolen mit oder ohne Medikamentenzugabe.

Zweck: Anfeuchten der Atemwege, als Pneumonieprophylaxe und als Therapie bei Lungenkrankheiten, Entschleimung, Bronchialerweiterung.

Inhalationsgeräte:

- *Dosieraerosol,* „Pümpeli" (Taschenspraydose). Es enthält das wirksame Medikament als feines Pulver, das bei der Betätigung des Ventils durch Treibgas vernebelt wird (Abb. 11.**21a**). Das „Pümpeli" hat gut in jeder Handtasche Platz und ist deshalb jederzeit griffbereit (besonders wichtig für Asthmakranke).
- *Elektrisch betriebene Membrankompressoren* (Abb. 11. **21b** u. **c**) oder Membrankompressoren mit Druckluftanschluß ermöglichen die Vernebelung von Medikamenten zu kleinsten Aerosolen (Schwebeteilchen), bis zu 1 µm. Sie gelangen bei der Inhalation bis in

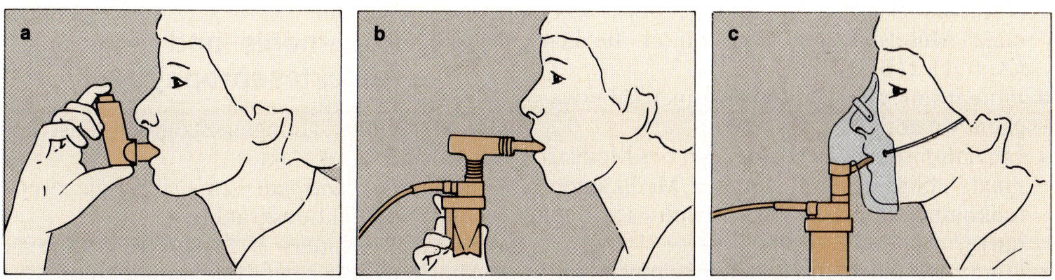

Abb. 11.**21** Inhalationen. **a** Dosieraerosol (Pümpeli). **b** Membrankompressor mit Mundstück. **c** Maske. Das Mundstück mit den Lippen gut umschließen. Die Maske gut anlegen.

die Alveolen und haben deshalb einen wirkungsvollen prophylaktischen und/oder therapeutischen Wert.

Inhalationszusätze:
- physiologische Kochsalzlösung: sekretlösend,
- hypertone Kochsalzlösung: sekretanregend,
- Pantothensäuren (Bepanthen): Schutzwirkung auf die Schleimhaut.
- *Broncholytika* sind meist Catecholaminderivate. Sie bewirken eine Schleimhautabschwellung und Broncholyse – Lockerung der Bronchialmuskeln (Isoprenalin, Alupent, Berotec, Ventolin u. a.).
- *Sekretolytika* verändern die physikalischen Eigenschaften des Bronchialsekrets im Sinne einer Verflüssigung (Reduzierung der Viskosität und der Oberflächenspannung des Sekretes) – mukolytische Wirkung (Tacholiquin, Bisolvon, Fluimucil).

Als *Trägersubstanz* wird immer sterilisierte physiologische Kochsalzlösung gebraucht.

Vorbereitung des Kranken:
- Nie unmittelbar nach dem Essen inhalieren.
- Vor der Inhalation Nase schneuzen, zum Aushusten anhalten, evtl. Thorax abklatschen, für Schmerzfreiheit sorgen.
- Taschentücher und Abfallsack bereitstellen.
- Zimmer gut lüften, Glocke in Griffnähe.
- Bequeme Position einnehmen lassen (Oberkörper nicht eingeengt, möglichst aufrecht).
- Der Kranke muß die richtige Atemtechnik beherrschen und die Inhalationsdauer kennen.

Durchführung:
- Gerät vorbereiten; Medikament einfüllen. Dosierung exakt einhalten.
- Gerät einschalten.
- Verneblungsmaske aufsetzen (Abb. 11.**21c**) oder Mundstück in den Mund stecken (Abb. 11.**21b**).
- Patient soll ruhig und tief einatmen (überwachen, wo nötig).
- Inhalationsdauer ist von der Art des Medikaments abhängig bzw. von der Medikamentenkombination (im Durchschnitt 15 Minuten).
- Gerät abstellen/abschalten, reinigen und desinfizieren (aufsterilisieren) nach Vorschrift.

Nach dem Inhalieren den Patienten zum Aushusten auffordern, wenn nötig unterstützen (S. 352).

Beachte
- Alle Aerosoltherapien bedürfen der ärztlichen Verordnung.
- *Gewisse Broncholytika* (Isoprenalin, z. B. Aludrin) haben eine vasodilatierende Wirkung, was u. U. zu Tachykardie und Arrhythmien führen kann. Sie müssen äußerst vorsichtig dosiert und auf Nebenwirkungen überwacht werden (Pulskontrolle). Da eine Resorption durch die Mundschleimhaut möglich ist, soll nach der Inhalation der Mund gespült werden.
- *Inhalationsintervalle* genau einhalten, nicht über- oder unterschreiten. Bei gewissen Medikamenten (z. B. Sultanol) darf die Zeitspanne zwischen zwei Inhalationen 3 Stunden nicht unterschreiten.
- *Wirksamkeit der Inhalation* überprüfen (Rückfragen, Beobachtung von Atmung, Sputum usw.).

Beatmungsinhalation. Die Kombination von Düsenverneblung mit intermittierendem Überdruck ist in der prophylaktischen (prä- und postoperativ) sowie in der therapeutischen (bei Atelektasen, Obstruktion der Bronchien, Emphysem u. a.) Behandlung von zunehmender Bedeutung (Bird-Respirator Kap. 39).

Voraussetzung für die Anwendung:
- ausreichende Instruktion und Training des Patienten am Gerät;
- störungsfreie Adaptation des Respirators an den Patienten;
- optimale Einstellung am Respirator;
- Kenntnis des Funktionsprinzips der Apparatur durch das betreuende Personal.

11.5.6. Pneumonie- und Atelektaseprophylaxe

Die *Pneumonie* (Lungenentzündung) ist ein beachtlicher Risikofaktor
- für *Krankenhauspatienten* – sie ist die zweithäufigste Infektionskrankheit;
- für *alte Menschen* – 80% aller Todesfälle im Alter sind Folge einer Pneumonie (durch Infektion oder Aspiration).

Die *Atelektase* (nicht mit Luft gefüllter Lungen-

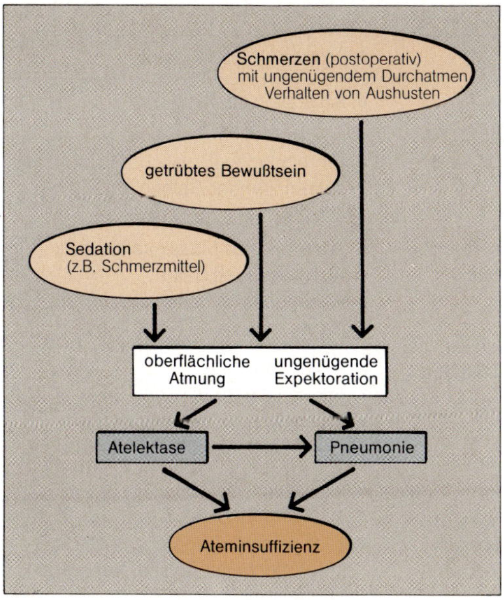

Abb. 11.**22** Entstehungsmechanismen der Atelektase und der Pneumonie.

abschnitt) wird verursacht durch oberflächliche Atmung und ungenügendes Aushusten (Abb. 11.**22**). Sie ist ein Risikofaktor

- für Patienten in der *postoperativen Phase* mit ungenügender Durchlüftung der Lunge (Schonatmung bei Thorax- und Bauchwunden);
- für *alte Menschen, Geschwächte, Bewußtlose*, deren Sekret mangels Aushusten liegenbleibt.

Prophylaktische Maßnahmen

Ihr **Ziel** liegt

- in der Verbesserung der Lungenventilation,
- im Vermeiden von Sekretansammlung,
- im Vermeiden von Aspiration.

Die **Maßnahmen** sind demzufolge die auf S. 345ff. besprochenen:

- *Durchatmen und „Blähen" der Lunge:*
  - durch den Patienten selber, bei frischer Luft;
  - mit Unterstützung durch die Pflege- und Behandlungsgruppe;
  - mit Hilfe des Blasens (Ballon, Wasserflaschen, Giebel-Rohr);
  - mittels Beatmungsinhalation.
- *Sekretlösung:*
  - Abklopfen, Vibration;
  - Luftbefeuchtung, Inhalation;
  - zweckmäßige Lagerung, Umlagerung;
  - gute Hydratation: viel trinken und/oder Infusionen.
- *Husten und Expektoration:*
  - durch den Patienten selber;
  - mit Unterstützung der Pflegenden;
  - evtl. blinde tracheale Bronchialtoilette.

Zur Anwendung der Unterstützungsmaßnahmen und zur Einübung des *Pflegeprozeßdenkens* finden Sie einen *Pflegeplanungsvorschlag* mit generellen Maßnahmen – *Standardplan* – in Tab. 11.**4**.

11.5.7. Sauerstoffverabreichung

Der Körper reagiert auf Sauerstoffmangel mit Atemnot und Zyanose (Sauerstoffdefizit). Bei Beseitigung der Ursache bzw. bei Sauerstoffzufuhr (Sauerstoffbeatmung) kann das bestehende Defizit im Gewebe ausgeglichen werden, Atmung und Hautfarbe normalisieren sich.

Sauerstoffversorgungsanlagen

Sauerstoff (O_2) wird durch Kühlung und Verflüssigung mit Hilfe von Spezialverfahren von den anderen Gasen getrennt aus der Luft gewonnen. Die Anlieferung erfolgt in großen Druckflaschen (ganz große Flaschen zur zentralen, kleinere Flaschen zur direkten Versorgung). Der Druck in den Stahlflaschen beträgt 150 atü (Kap. 43).

Zum Befeuchten des Luft-Sauerstoff-Gemischs stehen verschiedene Geräte zur Verfügung. Das Prinzip besteht darin, den Durchfluß zur Befeuchtung und eventuellen Erwärmung des Gas-Luft-Gemischs zu ermöglichen. Die Befeuchter müssen wegen der Infektionsgefahr täglich erneuert werden (aufsterilisieren), oder man legt ein Kupferplättchen ins sterilisierte destillierte Wasser.

Zentrale Gasleitung mit Wandanschluß. Der Zuleitungsweg ist grundsätzlich der gleiche, wie er aus Abb. 43.**17** ersichtlich ist. Über eine *Steckkupplung* wird der Durchflußströmungsmesser am Wandanschluß befestigt.

Gasflaschen. Sie werden in der Größe von 10 oder 50 l Rauminhalt (bzw. 2 l für Transportgeräte) angeliefert. Die Flaschen sind blau angestrichen und unterscheiden sich damit von anderen Gasflaschen. Der hohe Druck von 150 atü wird durch einen Druckminderer reguliert und ist am Druckmesser (Manometer) ab-

Tabelle 11.4 Standardplan zur Atelektase- und Pneumonieprophylaxe

Pflegeprobleme	Pflegeziele	Pflegeplan (Maßnahmen)
Ansammlung von Sekret	der Patient kann vorhandenes Sekret entleeren	• Abklopfen des Thorax
• vermehrte Sekretproduktion (z. B. Entzündungen der Atemwege, Operierte)	• Sekret kann gelöst werden	• Einreibungen (Brust und Rücken) mit sekretlösenden Salben • Inhalation
• erschwertes Aushusten (z. B. Betagte, Geschwächte, Bewußtlose, Operierte)	• Sekret kann ausgehustet (abgesaugt) werden	• ausreichende Flüssigkeitszufuhr • Aushusten von Sekret • Absaugen von Sekret durch Mund und Nase
Ungenügende Belüftung der Lunge • Schonatmung (z. B. Lungenkranke, Operierte mit Thorax- und Bauchwunden) • Ventilationsstörungen (z. B. Lungenemphysem)	der Patient kann tief durchatmen	• Frischluftzufuhr • atemerleichternde Lagerung • Atemgymnastik unterstützen • Beatmungsinhalationsgerät einsetzen
Aspiration bei fehlendem oder gestörtem Schluckreflex (z. B. Hemiplegiker, Bewußtlose)	der Patient aspiriert keine Nahrungsreste oder Sputum	• sachgerechte Lagerung (z. B. Oberkörperhochlagerung bei Nahrungsaufnahme) • angepaßte Ernährung bei Schluckproblemen • absaugen, falls Aushusten nicht mehr möglich ist

lesbar. Multipliziert man die am Manometer ersichtliche Zahl mit dem Rauminhalt in Litern, kann der noch vorhandene *Sauerstoffvorrat* errechnet werden.

Inhaltberechnung. Eine Stahlflasche mit 10 l Rauminhalt wird mit 150 atü mit Sauerstoff gefüllt. Das ergibt einen Inhalt von 1500 l Sauerstoff.
Beispiel:
- Bei einem Verbrauch von 2 l Sauerstoff pro Minute ist die Bombe nach 12½ Stunden leer.
- Bei einem Manometerstand von 90 und einem Verbrauch von 3 l pro Minute reicht die Flasche 5 Stunden.

Rechnung:
Manometerstand mal Rauminhalt, dividiert durch Liter pro Minute =

$$\frac{90 \cdot 10}{3 \cdot 60} = \frac{900}{180} = 5\,\text{Std.}$$

Umgang mit Gasflaschen:
- *Gasflaschen vor Gebrauch kontrollieren.* Ein einheitlich festgelegter Anschluß (DIN 477) kann nur mit dem entsprechenden Gegenanschluß benutzt werden. Damit ist eine Verwechslung des Gases, z. B. Lachgas-Sauerstoff, praktisch ausgeschlossen.
- Volle und leere Flaschen getrennt aufbewahren oder beschriften. Verschiedene Gase getrennt lagern.
- Flaschen anketten oder liegend lagern, um ein Umfallen zu verhindern.
- Nur mit geschlossenem Ventil und Schutzkappe transportieren.
- Wegen Explosionsgefahr darf kein Öl und Fett an die Armaturen gebracht und muß Erwärmung (Heizkörper, Feuer, Sonne) ausgeschlossen werden. An Gasflaschen mit schwergängigen Ventilen nicht mit Zange u. ä. Werkzeugen (außer den besonderen Aufsteckrädern) hantieren, sondern sie an den Lieferanten zurückgeben.
- Flaschen außerhalb des Patientenzimmers wechseln. Mit fahrbarem Untergestell transportieren.
- Flaschenventile vorsichtig handhaben: langsam öffnen, leicht schließen.

Anschließen der Sauerstoffflaschen: Folgende Reihenfolge erleichtert das korrekte Vorgehen:
1. Kontrolle der Bombe (Farbe und Aufschrift).

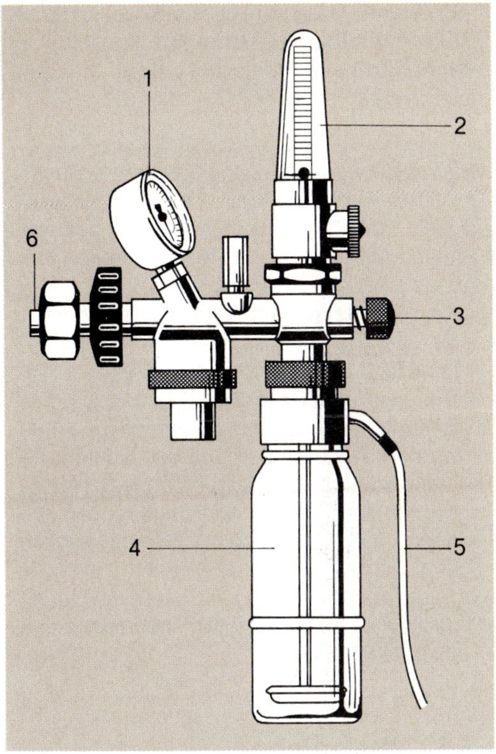

Abb. 11.**23** Kopf des Sauerstoffspenders.
1 Manometer und Druckminderer (Druckmesser) – bei den Wandentnahmegeräten nicht erforderlich, da der Druck in der zentralen Sauerstoffanlage herabgesetzt wird, 2 Durchfluß-Strömungsmesser mit Literskala und Schwimmer, 3 Feinregulierventil zur Einstellung der verordneten Liter Sauerstoff pro Minute, 4 Anfeuchterbehälter wird bis zur Markierung mit Aqua dest. gefüllt, 5 Verbindungsschlauch leitet den Sauerstoff zum Patienten, 6 Wand- oder Flaschenanschluß

2. Schutzkappe abnehmen (Haupthahn muß geschlossen sein).
3. Ventildeckel abschrauben (Ventilöffnung von sich wegdrehen).
4. Haupthahn kurz öffnen (Entfernen von Staubpartikeln).
5. Kopf (Abb. 11.**23**) so anschließen, daß er senkrecht steht, und Feinregulator schließen.
6. Wasserbehälter anschrauben (Wasserstand prüfen, evtl. mit Aqua dest. nachfüllen).

Ziel der Sauerstofftherapie

ist die dosierte Anreicherung der Einatmungsluft mit Sauerstoff, damit der zum Leben notwendige Sauerstoffpartialdruck von etwa 8 kPa (60 mmHg) im arteriellen Blut nicht unterschritten bzw. 13,3–16,0 kPa (100–120 mmHg) nicht überschritten wird.

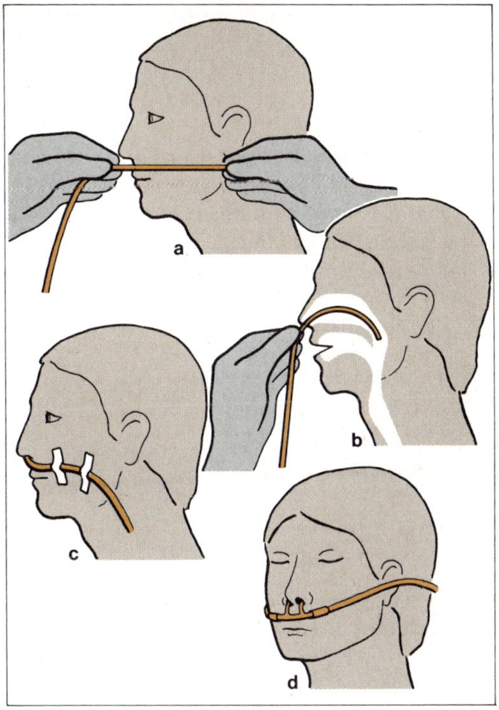

Abb. 11.**24** Sauerstoffverabreichung durch Nasenkatheter. **a** Abmessen. **b** Einführen, mit Taschenlampe kontrollieren und den am Gaumen sichtbaren Katheter 1 cm zurückziehen. **c** Mit Leukoplaststreifen befestigen (häufig auch über Nase/Stirn). **d** Sauerstoffbrille.

Sauerstoffapplikation braucht, wie jede Therapie, ärztliche Verordnung bezüglich
- Dosierung: Menge des Sauerstoffs in l/min,
- Dauer der Anwendung: kontinuierlich oder intermittierend,
- Art der Verabreichung: durch Maske, Katheter, Zelt.

Verabreichungsformen

Sauerstoff*sonden*
- *ohne Schaumgummikissen:* bis zum weichen Gaumen vorschieben (Entfernung von der Nasenspitze bis zum Ohrläppchen messen; Abb. 11.**24a**;
- *mit Schaumgummikissen:* 1 cm weit in den Naseneingang führen. Die Funktion der Nasenschleimhaut zur Anfeuchtung der Einat-

mungsluft bleibt ausgenutzt, dadurch wird der Austrocknung der Schleimhäute vorgebeugt.

- Sauerstoff*brille* (Abb. 11.**24d**);
- Sauerstoff*maske*;
- Sauerstoff*zelt* (Croupette für Kinder). Es ist ein Sauerstoffgerät zur intermittierenden Insufflation (automatisch gesteuert) bzw. für die Langzeitbehandlung.
- *Respirationsbeatmung* (Kap. 39).

Pflegemaßnahmen

Einführen der Nasensonde:

- Vor dem Einführen der Sonde Nase schneuzen lassen.
- Einführen und befestigen (Abb. 11.**24b** u. **c**).
- Verordnete Literzahl von Sauerstoff einstellen.
- Sonde mit dem Sauerstoffspender verbinden.

Nasen- und Sondenpflege:

- Überprüfen des Systems auf Funktionstüchtigkeit, Wassergefäß auffüllen.
- Sonde nach 12 Stunden von einem zum anderen Nasenloch wechseln, um Ulzerationen der Nasenschleimhaut zu vermeiden.
- Sorgfältige Nasenpflege (S. 232f.).

Unterbrechen der Sauerstoffzufuhr. Sie geschieht in folgenden Schritten:
Haupthahn schließen → System entleeren → Feinregler schließen → Sonde entfernen → Pflasterreste wegwischen → Nase reinigen.
Überwachen des Patienten. Sauerstoff ist wie ein Medikament auf seine Wirkung zu beobachten; die künstliche Situation (Insufflationssystem) schafft zusätzlich *Gefahren*, die aber bei sorgfältiger Handhabung unbedeutend sind.

Gefahrenmomente

- Ungenügende Befeuchtung führt zu Trokkenheit und Reizerscheinungen im Rachen und in den oberen Luftwegen.
- Kontaminiertes System (Befeuchtungswasser!) führt zu Infektion.
- Langanhaltende Sauerstoffzufuhr bläht und schädigt die Alveolen.
- Übersättigung mit Kohlensäure (Hyperkapnie). Diese Patienten reagieren nicht mehr auf ihren CO_2-Gehalt im Blut, sondern nur auf den Sauerstoff. Das mit Sauerstoff übersättigte Zentralnervensystem antwortet auf den Stimulus „genügend Sauerstoff" mit einer Atemdepression (O_2-Narkose) → Atemstillstand infolge Hyperkapnie (zuviel CO_2). Mehr darüber s. Pflege bei chronischen Lungenkrankheiten S. 562ff.

Sauerstoff in Notsituationen von akuter Atemnot: U. U. ist es von lebenerhaltender Notwendigkeit, daß der Patient ohne Verzögerung Sauerstoff bekommt. Bis zum Eintreffen des Arztes gilt folgende *Regel*:

- Kein Sauerstoff bei Patienten, bei denen eine chronische, obstruktive Lungenerkrankung (z. B. Emphysem) bekannt ist.
- Bei allen anderen Patienten kann bis zum Eintreffen des Arztes Sauerstoff gegeben werden: Dabeibleiben, gut beobachten, Atmung kontrollieren. Zunehmende Schläfrigkeit ist Zeichen von Kohlensäureübersättigung und gilt als absolute Gegenindikation für Sauerstoff.
- *Sauerstoffanwendung* nur unter Beachtung der vorgeschriebenen Hygienemaßnahmen (Geräte S. 354).

11.6. Vitalzeichen

Vitalzeichen nennt man jene vitalen (lebenswichtigen) Lebensvorgänge, die quantitativ und qualitativ meßbar bzw. registrierbar sind. Bei der Vitalzeichenkontrolle werden *Atmung* und *Puls* gezählt und qualitativ beurteilt, der *Blutdruck* und die *Temperatur* (S. 364 u. 317f.) werden gemessen.
Moderne Monitorgeräte registrieren, speichern und verarbeiten diese und andere meßbare Daten. Sie sind eine große Erleichterung bei der Intensivüberwachung des Patienten (S. 974f.). Sie ersetzen aber nie den im Beobachten geschulten und geübten Menschen (S. 113ff.) bzw. den *Menschen*, der nicht nur Lebensfunktionen registriert, sondern den anderen Menschen erkennt. Es gibt dann jeweils nur *diesen einen Menschen* in seinen einzigartigen Lebensäußerungen und in seinem einmaligen Schicksal von Gesundsein bzw. Kranksein.

11.6.1. Zählen der Atemzüge

Die Atmung kann bis zu einem gewissen Grad willkürlich beeinflußt werden. Praktisch bedeutet dies, daß der Kranke nicht wissen sollte, daß die Schwester die Atmung beobachtet. Das

Zählen der Atemzüge geschieht, während die Hand auf der Speichenarterie liegt (wie für das Pulszählen). Dabei sind die Bewegungen des Brustkorbes bzw. des Abdomens zu beobachten. *Inspiration und Exspiration gelten als ein Atemzug;* es ist während einer ganzen Minute zu zählen.
Bei Bewußtlosen oder Benommenen kann die Hand auf den Brustkorb gelegt und die Bewegungen gezählt werden. Das Beobachten der Atmung umfaßt den ganzen Atemvorgang: die Bewegungen der Nasenflügel, des Thorax und Abdomens sowie die Inanspruchnahme der Atemhilfsmuskulatur des Halses. Das *Registrieren* hat unverzüglich zu erfolgen. Überwachungsblätter haben eine vorgegebene Rubrik, die mit „R" (Respiration) bezeichnet ist.

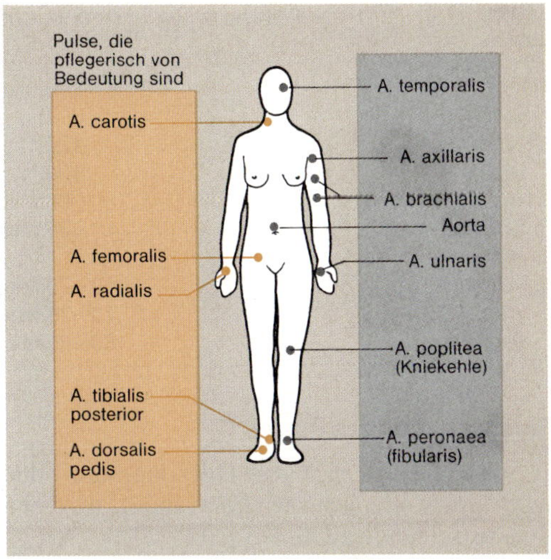

Abb. 11.**25** Die wichtigsten Arterien zur Pulspalpation.

11.6.2. Puls und Pulskontrolle

Theoretische Grundlagen

Puls – Pulsus von pellere = stoßen = Anstoß der Pulswelle in den Gefäßen, in erster Linie in den Arterien = *Arterienpulse*.

Wenn die linke Herzkammer durch ihre Kontraktion ca. 70–100 ml Blut (Schlagvolumen) in die Aorta oder Hauptschlagader preßt, wird die elastische Aorta erweitert, damit sie dieses Blutvolumen aufnehmen kann. Unmittelbar darauf zieht sich die gedehnte Arterienwand wieder zusammen, so daß das Blut wieder verdrängt wird. Da es nun wegen der geschlossenen Taschenklappen nicht rückwärts fließen kann, wird es gegen die Peripherie gepreßt, so daß jetzt im nächsten Abschnitt die Arterienwand gedehnt wird, um sich gleich darauf wieder zusammenzuziehen und so das Blut weiterzubefördern usw. (Windkesselfunktion der Arterien S. 364, Abb. 11.**29**). Auf diese Weise läuft vom Zentrum zur Peripherie eine wellenförmige Bewegung über die Arterien, die sog. *Pulswelle*. Das Pulsieren der Arterie ist mit den Fingerkuppen spürbar, manchmal sogar mit bloßem Auge ersichtlich. Bei gleichzeitigem Tasten des Karotispulses (mit der linken Hand die eigene rechte Halsschlagader tasten) und des Radialispulses (mit der rechten Hand den eigenen linken Radialispuls fühlen) merkt man deutlich die zeitliche Differenz zwischen herznahem und peripherem Puls. Die Geschwindigkeit der Pulswelle ist aber bedeutend höher als die des strömenden Blutes.

Arterienpalpation

Der Puls (die Pulswelle) kann überall dort getastet werden, wo eine Arterie oberflächlich verläuft und gegen eine harte Unterlage (Knochen oder Muskulatur) gedrückt werden kann, d. h., Druck kann durch Gegendruck mit den Fingerkuppen gemessen werden.

Geeignete Arterien sind:
- A. radialis (Speichenschlagader),
- A. carotis (Halsschlagader),
- A. temporalis (Schläfenschlagader),
- A. femoralis (Leistenschlagader),
- A. poplitea (Kniekehlenschlagader),
- A. dorsalis pedis (Fußrückenschlagader) oder
- A. tibialis posterior (Abb. 11.**25**).

Weitaus am häufigsten wird der *Radialispuls* palpiert. Man tastet auf der Daumenseite am peripheren Speichenende auf der Hohlhandseite (volar) und legt die vier Fingerkuppen mit etwas Druck auf die Arterie, der Daumen liegt gegenüber. Der Patient hält sein Handgelenk gebeugt und entspannt.
Pulszählen. Mit dem Pulszählen setzt man ein, wenn der Uhrzeiger die Viertelminute anzeigt – „Eins" (wer mit „Null" beginnt, setzt so ein, daß er für die richtig plazierte „Eins" bereit ist). Üblicherweise zählt man die Pulsschläge während einer Viertelminute und multipliziert das Ergebnis mit vier. Einen langsamen und unregelmäßigen Puls sowie einen qualitativ veränderten Puls kontrolliert man während einer ganzen Minute.
Die *Registrierung* erfolgt sofort: Kurve, Protokoll-, Überwachungsblatt. Ein unregelmäßiger Puls wird kenntlich gemacht (man erkundige sich nach den üblichen Methoden).

Tabelle 11.**5** Alters- und geschlechtsspezifische Anzahl der Pulsschläge

Neugeborene	~ 140/min
Kinder	
2 Jahre	120/min
4 Jahre	100/min
10 Jahre	90/min
14 Jahre	85/min
Erwachsene	
Männer	60–70/min
Frauen	70–75/min
Senium	80–85/min

Eigenschaften des Pulses

Je nachdem, ob sich das Herz langsam oder rasch, stark oder schwach kontrahiert, wird der Puls verschieden zu fühlen sein.
Je nachdem, ob die Öffnung zwischen Herz und Aorta groß oder klein ist, und je nachdem, ob die Aortenklappen dicht oder undicht schließen, wird die Pulspalpation verschieden ausfallen. Ob viel oder weniger Blut pro Herzschlag in die Aorta eingepreßt wird, muß sich ebenfalls auf den Puls auswirken. Um die verschiedenen Faktoren bei der Pulspalpation zu erkennen, benötigt man große Übung, Erfahrung sowie einen trainierten Tastsinn (Ertasten von Venen Kap. 40). *Gezählt* wird die Frequenz; *gefühlt* bzw. *ertastet* werden Rhythmus und Qualität.

Pulsfrequenz

Normalwerte: Sie sind altersabhängig (Tab. 11.**5**).
Abweichungen:
- *Tachykardie* – Pulsbeschleunigung:
  - physiologisch bei Erregung, Anstrengung; pathologisch bei hohem Fieber, Schock, Herzinsuffizienz, Hyperthyreose.
- *Bradykardie* – Pulsverlangsamung:
  - physiologisch im Schlaf, bei trainierten Sportlern, bei Hunger;
  - pathologisch bei Vagusreizung, z. B. infolge Hirndruckerhöhung (Druckpuls) sowie bei bestimmten Herzkrankheiten (AV-Block), Ikterus, Digitalisüberdosierung.

Puls- und Temperaturverhalten. Puls und Temperatur verhalten sich gleichgerichtet. In der Regel entspricht eine Temperaturzunahme von 1 °C einer Beschleunigung des Pulses von ca. 8–12 Schlägen pro Minute. Bei Rückgang der Temperatur bleibt die Pulsfrequenz meistens noch einige Zeit erhöht.

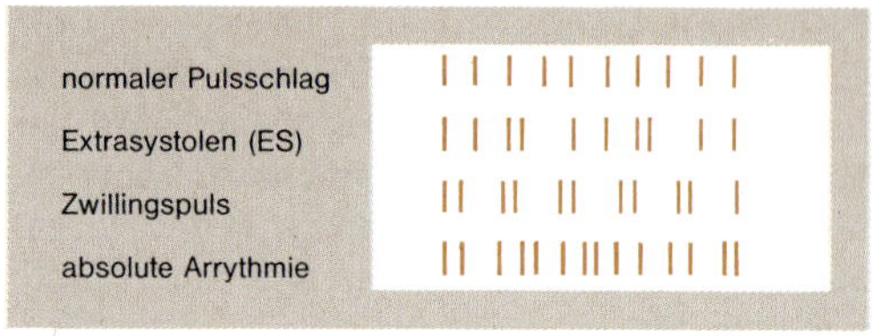

Abb. 11.**26** Verschiedene Pulsrhythmen.

Pulsdefizit. Normalerweise entspricht die Pulszahl der Zahl der Herzkontraktionen. Bei ungenügender Herzmuskelkontraktion kann eine Bradykardie vorgetäuscht werden, weil nicht jede vom Herzen ausgehende Blutwelle an einer peripheren Arterie fühlbar wird.
Das *Defizit* ist die Differenz zwischen der Herzfrequenz und der Pulsfrequenz. Sie ist feststellbar, wenn von zwei Personen gleichzeitig der Herzspitzenton *und* der periphere Puls gemessen werden.

Pulsrhythmus

Beim gesunden Menschen folgen sich die Herzschläge und damit die Pulswellen in regelmäßigen Abständen. Eine ungleichmäßige Schlagfolge wird als *Arrhythmie* bezeichnet (Abb. 11.**26**).

Das Myokard (Herzmuskel) enthält ein spezifisches Gewebe, in welchem die Reize entstehen und geleitet werden. Es ist das Reizleitungssystem. Jeder Herzschlag beginnt normalerweise in Form einer Erregung im Sinusknoten oder Schrittmacher des Herzens. Die Erregung wird über beide Vorhöfe geleitet und führt diese zur Kontraktion. In der Folge erreicht die Erregung den Atrioventrikulärknoten, der nahe der Scheidewand zwischen Vorhof und Kammer liegt. Von hier gehen die Reize über das His-Bündel der Kammerscheidewand entlang zu den Kammern. Die Kontraktion der Kammern wird also durch einen Impuls, der in den Vorhöfen entsteht, ausgelöst (S. 576 f.).
Sind die Überleitungswege für die Kontraktionsimpulse pathologisch verändert oder blockiert, können Vorhöfe und Kammern einen verschiedenen Rhythmus und eine unterschiedliche Frequenz haben. Die Überleitung der Impulse kann teilweise oder ganz (vollständig) unterbrochen sein.

Sinusarrhythmie oder *respiratorische Arrhythmie.* Sie ist eine häufig beobachtete Erscheinung, bei welcher die Herzfrequenz während der Einatmung beschleunigt, während der Ausatmung verlangsamt ist. Am häufigsten wird sie bei Kindern und Jugendlichen angetroffen und ist ungefährlich.

Extrasystolen (ES). Unter *Systole* versteht man die Herzkontraktion, unter *Diastole* die Herzerschlaffung. Beim *extrasystolischen Puls* ist in den regelmäßigen Grundrhythmus von Zeit zu Zeit ein vorzeitiger Schlag eingeschaltet, dem eine längere, ausgleichende Pause folgt. Extrasystolen können beim Gesunden vorkommen, z.B. bei Verdauungsstörungen, bei übermäßigem Rauchen, bei Angstzuständen, bei Nervosität.

Extrasystolen werden eingeteilt

- nach *dem Ort ihrer Entstehung* als
  - supraventrikuläre ES – Vorhofextrasystolen,
  - ventrikuläre ES – Kammerextrasystolen;
- nach *der Art ihres Auftretens*: vereinzelt, gehäuft oder aneinandergereiht (Salven). Gehen einer ES regelmäßig zwei Normalschläge voraus, spricht man von 2:1-Extrasystolie; bei Doppelschlägigkeit von Zwillingspuls (Bigeminie).

Extrasystolie bedeutet das Auftreten von ES. Die Folge davon ist eine Arrhythmie.

Absolute Arrhythmien. Die Pulsschläge sind vollkommen unregelmäßig und von ungleicher Größe. Es handelt sich dabei um eine Reizbildungsstörung, die kürzere oder längere Zeit andauern kann. Die Ursache liegt häufig in einer Herzmuskelerkrankung mit Störung der Vorhof- oder Kammertätigkeit:

- *Vorhofflattern, Vorhofflimmern.* Rasche, zuerst noch geordnete, dann ungeordnete Vorhoftätigkeit: sie verlangt rasche medikamentöse und elektrische Hilfe (S. 990f.);
- *Kammerflattern, Kammerflimmern* führen unbehandelt rasch zum Tode durch Herzstillstand (S. 988).

Adam-Stokes-Syndrom. Zerebrale Hypoxie durch akute Herzrhythmusstörung. Bei extrem tachykarden (z.B. Kammerflimmern) oder bradykarden (z.B. AV-Block 3. Grades, Asystolie) Rhythmusstörungen kommt es infolge von Mangeldurchblutung des Gehirns zu Schwindelgefühl bis zu tiefer Bewußtlosigkeit (Synkope). Dieser in der Regel reversible Zustand kann bei längerer Dauer (Minuten) zum Tod führen.

Herzblock. Darunter versteht man eine teilweise oder gänzliche Blockierung (Unterbrechung) der Reizleitung. Sie kann vorübergehend oder als Dauerzustand auftreten. Durch Kammerautomatismus vermindert sich die Anzahl der tastbaren Pulsschläge auf unter 40/Minute.

Paroxysmale Tachykardie (anfallsweise auftretende Tachykardie). Plötzlich und anfallsweise auftretende Tachykardie mit einer Frequenz von 180–200 Schlägen und mehr pro Minute. Der Anfall kann Minuten bis Stunden dauern, begleitet von Herzklopfen, Atemnot und Angst. Diese Tachykardieform wird unterschieden in *die essentielle paroxysmale Tachykardie* (Anfallsbeginn überraschend, ohne Vorboten) und *die extrasystolische paroxysmale Tachykardie* (als Vorboten treten Extrasystolen auf, die Anfälle sind kurz). Die Tachykardie hört meistens ebenso plötzlich auf, wie sie begonnen hat. Sie kann durch Auslösung eines Vagusreizes (z.B. durch Vornüberbeugen) aufgehoben werden.

Pulsqualität

Beim Gesunden ist der Puls weich und gut gefüllt. Veränderungen betreffen die *Spannung* und *Füllung*:

- *Spannung* – Widerstand der Pulswelle beim Versuch, diese zu drücken. Die Spannung bzw. Härte ist abhängig vom Druck bzw. von der Intensität der Kammerkontraktionen:
  - *weich* – leicht eindrückbar bei Hypotonie, Fieber, Herzinsuffizienz;
  - *hart* – schlecht eindrückbar bei Hypertonie; hart und langsam ist der Druckpuls bei Hirnödem, Hirntumor.
- *Füllung* – Blutmenge im Gefäß. Die Füllung bzw. das Volumen ist abhängig vom Schlagvolumen sowie von der zirkulierenden Blutmenge bzw. von der Elastizität der Arterien:
  - *gut gefüllt* – das pulsierende Gefäß fühlt sich voll an (voll und hart beim *Druckpuls*);
  - *schlecht gefüllt* – das pulsierende Gefäß fühlt sich schwach an; „kleiner Puls" bei Hypotonie, *fadenförmiger* Puls (beschleunigt, regelmäßig, schwach gefüllt) bei Schock, Kreislaufversagen.

Das *Pulsfühlen* ist eine Kunst, die man nur *einübend* lernen kann.

- Pulsveränderungen sind vitale Veränderungen, die, wenn sie der Mensch subjektiv mitempfindet (Herzklopfen, Herzjagen), Unbehagen und Angst auslösen.
- Alarmierende Abweichungen nach oben oder unten, insbesondere Druckpulse, fadenförmiger Puls, Arrhythmien, sind unverzüglich dem Arzt zu melden.

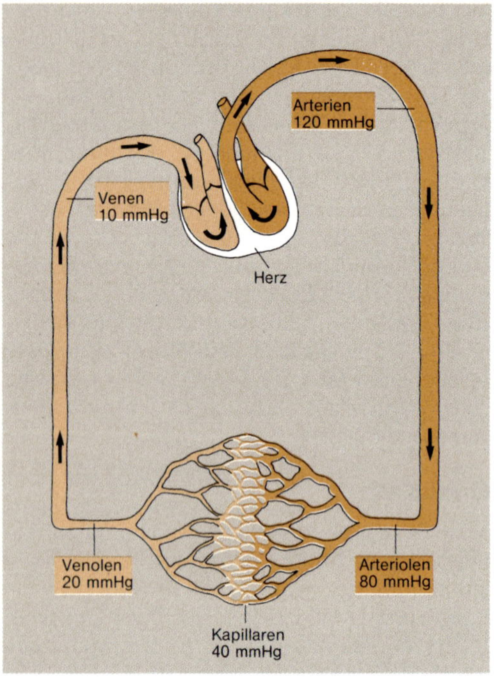

Abb. 11.**27** Druckverhätlnisse im großen Kreislauf. Der Druck nimmt gegen die Peripherie ab und beträgt am Anfang des Kapillarnetzes noch ca. 40 mmHg.

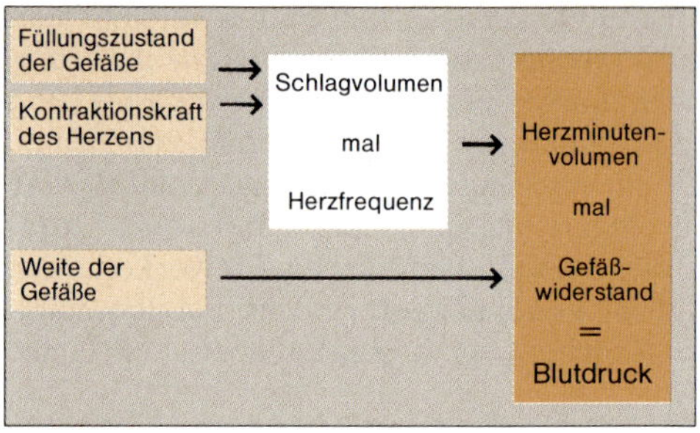

Abb. 11.**28** Faktoren, die den Blutdruck beeinflussen.

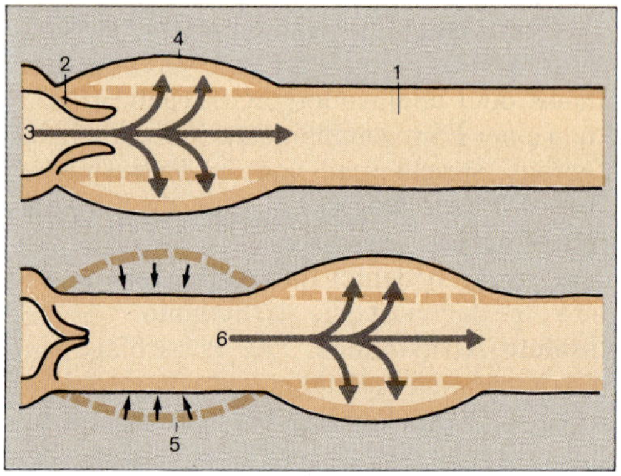

Abb. 11.**29** Fortbewegung des Blutes durch die elastischen Gefäße (Windkesselfunktion).
1 Gefäß, 2 Taschenklappe, 3 Schlagvolumen, 4 Dehnung des elastischen Gefäßes, 5 Kontraktion des elastischen Gefäßes, 6 weitergeschobenes Schlagvolumen.

11.6.3. Blutdruckmessung

Theoretische Grundlagen

Durch die Kontraktion der linken Herzkammer wird ihr Inhalt in die Aorta gepreßt. So entsteht der systolische Blutdruck (Arteriendruck), der den Blutstrom vorwärts treibt (Abb. 11.**27**).
Der Blutdruck ist um so höher, je größer das Herzminutenvolumen und je größer der Gefäßwiderstand ist (Abb. 11.**28**).

Wären die Arterien starre Röhren, so würde die Blutsäule nur während der *Kammersystole* durch das ausgeworfene Schlagvolumen weitergeschoben, und während der *Diastole* bestünde kein Blutdruck. Da die Arterienwände aber sehr elastisch sind, werden sie durch das Schlagvolumen erweitert. Nach Beendigung der Systole kontrahieren sie sich wieder, es entsteht der diastolische Druck. Da nun das Blut wegen der geschlossenen Taschenklappen nicht rückwärts strömen kann, fließt es in Richtung Peripherie.
Durch diese *Windkesselfunktion* der großen Arterien (Abb. 11.**29**) werden die hohen pulsatorischen Schwankungen (hervorgerufen durch die Herzarbeit) geglättet. Dadurch entsteht der kontinuierliche arterielle Blutfluß. Infolge Abnahme der Windkesselfunktion im Alter und bei Arteriosklerose verwandeln sich die Gefäße in starre Röhren.

Bei der Blutdruckmessung unterscheidet man den *systolischen* und den *diastolischen* Druck. Der systolische Druck ist der höchste, der diastolische ist der niedrigste meßbare arterielle Druck, der in wellenförmigem Ablauf durch die rhythmischen Kontraktionen des Herzmuskels in den Arterien entsteht.
Der Blutdruck wird als *Ton* erfaßt und in mmHg (Quecksilber) ausgedrückt. Bei einem Blutdruck von 120/70 mmHg entspricht die Zahl vor dem Schrägstrich dem systolischen,

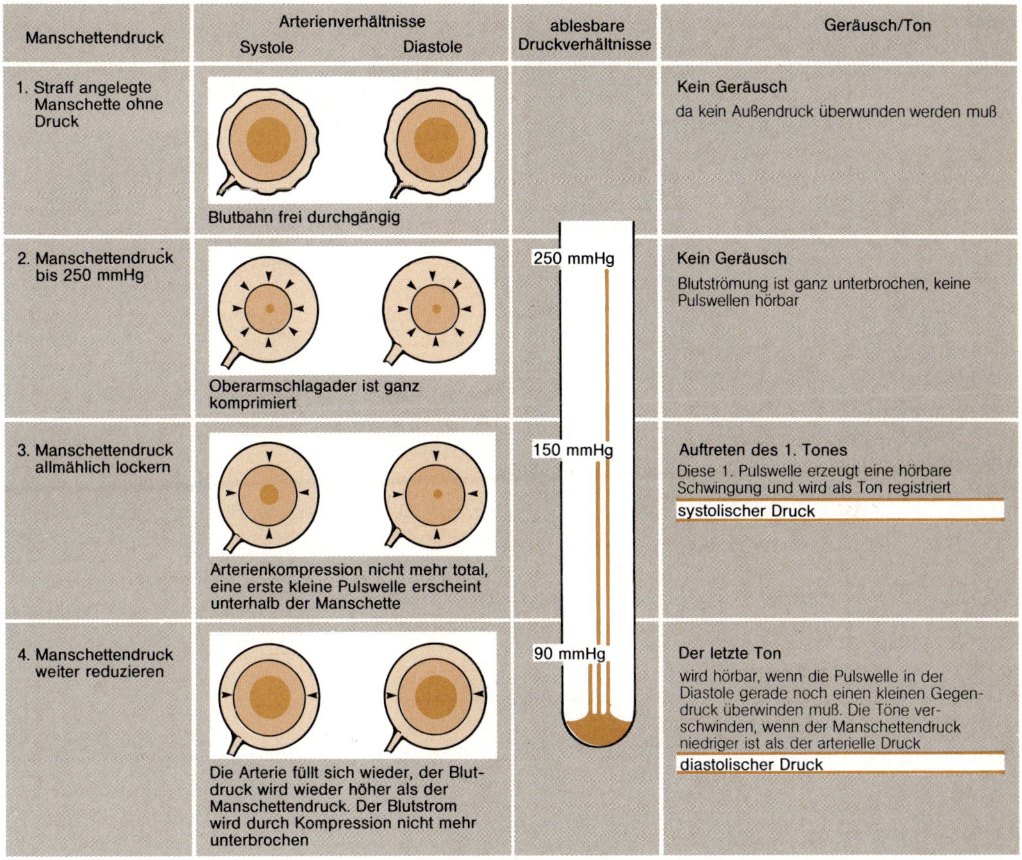

Abb. 11.**30** Auftreten (Systole) und Verschwinden (Diastole) des Tones beim Blutdruckmessen.

die Zahl nach dem Strich dem diastolischen Druck (Abb. 11.**30**).

Meßarten

Auskultatorische Methode. Messung der diastolischen und systolischen Werte mittels Blutdruckmanschette und Stethoskop (Abb. 11.**31** u. 11.**32**).

Palpatorische Methode. Sie ergibt nur den systolischen Arteriendruck (Abb. 11.**31a**). Man

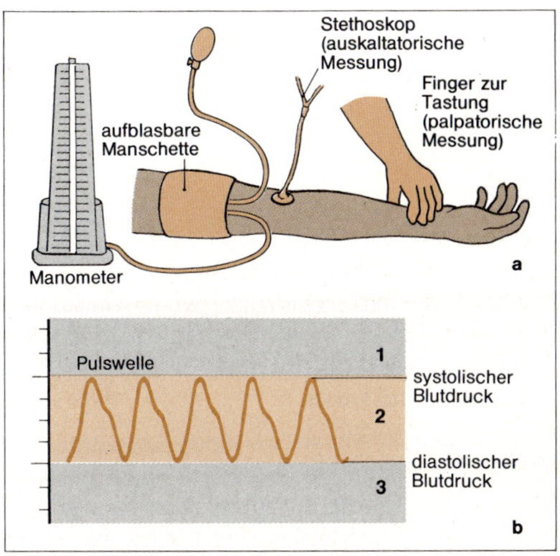

Abb. 11.**31** Blutdruckmessung.
a Methoden, **b** Druckverhältnisse.
1 Gefäß durch Manschettendruck verschlossen, 2 Blutdruck überwindet den Manschettendruck, 3 Manschettendruck besteht nicht mehr.

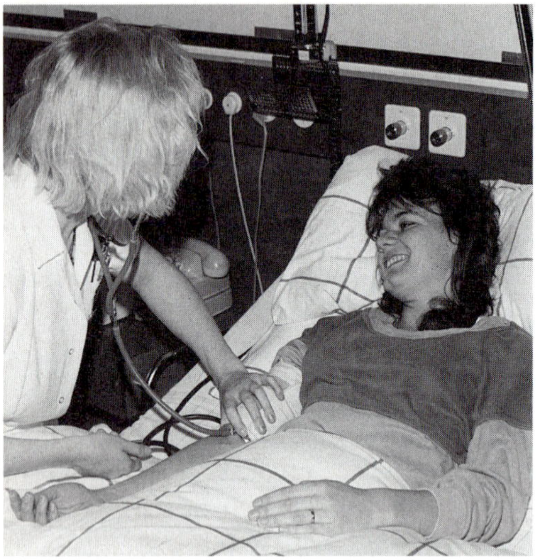

Abb. 11.**32** Auskultatorische Blutdruckmessung.

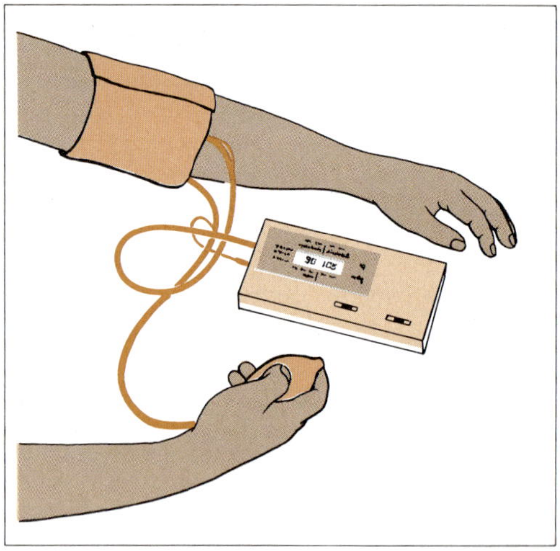

Abb. 11.**33** Elektronische Blutdruck- und Pulsmessung für die Selbstkontrolle (elektronischer Monitor mit Sichtanzeige).

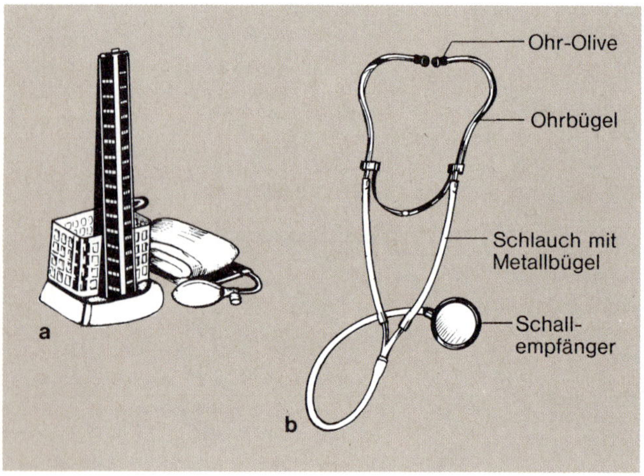

Abb. 11.**34a** Blutdruckapparat nach Riva-Rocci, **b** Stethoskop.

palpiert den Radialispuls und pumpt die Manschette auf. Sobald der Manschettendruck höher ist als der Arteriendruck, verschwindet der Puls (in der Praxis ermittelt man den *nach* der Stauung wieder auftretenden Puls – systolischer Blutdruckwert).

Meßgeräte

Meßgeräte sind die automatischen Monitorsysteme oder elektronische Messer (Abb. 11.**33**) bzw. Stethoskop und Blutdruckmanschette für den üblichen Gebrauch.

- *Blutdruckapparat:*
  - mit uhrförmigem Manometer nach Recklinghausen
  - mit Quecksilbermanometer nach Riva-Rocci (RR, Abkürzung für Blutdruck) als Wand- oder Tischmodell (Abb. 11.**34a**);
  - *Stethoskop* mit Flachmembran oder Trichter (Abb. 11.**34b**).

Meßwerte

Die Normalwerte sind abhängig von Alter, Geschlecht und Konstitution. Der Blutdruck der Frau ist häufig etwas niedriger als derjenige des Mannes. *Blutdruckbeeinflussende Faktoren* sind Ruhe, Schlaf, Aktivitätsgrad, Körperlage, Stimmungslage.

Mittelwerte:
- Säugling 75/50 mmHg
- Schulkind 95/60 mmHg
- Erwachsener 120/70 mmHg

Begrenzung des Mittelwerts in Ruhe:
- Systole 150 mmHg;
- Diastole nicht über 90 (100) mmHg (nach unten, fließend);
- tolerierbare Schwankungen sind:
  - für den systolischen Druck 110–140 mmHg,
  - für den diastolischen Druck 50–85 mmHg.

Abweichungen:
- *Hypertonie* = Blutdruckerhöhung bei Arteriosklerose, Adipositas, Nierenerkrankungen. Man unterscheidet die essentielle Hypertonie (ohne erkennbare Ursache) von der *sekundären* Hypertonie (Blutdruckanstieg aus erkennbaren Gründen, z. B. bei Arteriosklerose, Nierenkrankheiten, endokrinen Störungen).
- *Hypotonie* = Blutdruckerniedrigung, Blutdruckabfall bei Herz- und Kreislauferkrankungen, Schock, Blutverlust, vegetativer Labilität.
- *Blutdruckamplitude* = Differenz zwischen systolischem und diastolischem Wert. Sie ist abhängig vom Schlagvolumen. Großes Schlagvolumen = große Amplitude, kleines Schlagvolumen = kleine Amplitude. Mittelwert 40 mmHg.

Technik der Blutdruckmessung

Das *Vorgehen* bei der Messung ist in Tab. 11.6 nachzulesen. Treten *Probleme* auf (Pulswelle ist nicht hörbar oder Druckwert unerwartet hoch bzw. tief): nachkontrollieren und/oder von einer zweiten Person messen lassen. Fehler bei der Durchführung der Messung sind in Tab. 11.**7** aufgelistet.

Abweichungen von der Norm bzw. von den erwarteten Werten sind
- durch eine zweite Messung (evtl. durch Zweitperson) zu prüfen,
- dem Arzt zu melden.

Tabelle 11.**6** Blutdruckmessung

Vorgehen (Abb. 11.**32**)	Ausschließen von Fehlerquellen (Tab. 11.**7**)
• Patienten gewünschte Lage einnehmen lassen	→ Vor der Messung ½ Stunde ruhen lassen, immer den gleichen Arm wählen (bei Aortenvitien an beiden Armen)
– im Stehen	→ frei stehen, nicht anlehnen lassen (Unterarm in Herzhöhe)
– im Sitzen	→ für Armauflagefläche sorgen (Unterarm in Herzhöhe)
– im Liegen	→ entspannte Lage (Unterarm in Herzhöhe)
• Arm des Patienten leicht beugen und in Herzhöhe abstützen	→ keine beengenden Kleidungsstücke, Lärmquellen (Radio) abstellen
• Manschette am Oberarm anlegen und fixieren	→ Manschette straff anlegen (Mittelpunkt der Gummiblase genau über der A. brachialis), Schläuche nicht verwickeln
• Ohransätze des Stethoskops in die Gehörgänge stecken	→ richtige Lage: nach vorn gegen die Nase
• Schallempfänger des Stethoskops am Ort der A. brachialis (Ellenbeuge) auflegen	→ Schallempfänger auf Intaktheit prüfen; er muß über der Arterie liegen, die Schläuche frei
• Ventil am Gebläse schließen	
• Manschette aufblasen, bis der Radialispuls nicht mehr tastbar ist, und noch 30 mmHg aufpumpen	→ Manschette nur wenige Sekunden aufgeblasen lassen, längere Stauungen verändern die Werte
• Stethoskop unter leichtem Druck in der Ellenbeuge aufsetzen	→ richtige Lage: direkt über der A. brachialis

Fortsetzung Tabelle 11.**6** Blutdruckmessung

Vorgehen (Abb. 11.**32**)	Ausschließen von Fehlerquellen (Tab. 11.**7**)
• Langsames Öffnen des Ventils und Druckentlastung vornehmen	→ bei zu raschem Vorgehen kann der erste Ton verpaßt werden: Maximal 2–3 mm/s (normale Pulswelle ca. 0,8 s)
• Beim ersten Ton Quecksilbersäule ablesen – *systolischer Druck*	
• Beim letzten Ton wieder ablesen – *diastolischer Druck*	→ gemessene Werte sofort aufschreiben
• Restliche Luft ganz entweichen lassen	→ Manometerdruck auf Null
• Manschette aufblasen und Messung wiederholen	bei unklaren, unerwarteten Werten Arzt benachrichtigen und Messung nach 15 Minuten wiederholen
• Gesamte Luft aus der Manschette ablassen, entfernen	
• Meßgeräte desinfizieren	→ vor dem Weglegen mit Desinfektionsmittel absprühen
• Werte auf Kurve oder Überwachungsblatt schreiben oder einzeichnen	übliche Abkürzungen anwenden (z. B. st = stehend, l = liegend) bzw. Farben (z. B. rot = im Stehen, blau = im Liegen)

Spezielle Blutdruckmeßmethoden

Ultraschall-Doppler-Methode. Strömungsgeschwindigkeit und -richtung des Blutflusses in Arterien und Venen können mittels Auflegen von Ultraschallsonden mechanisch registriert und akustisch hörbar gemacht werden. Diese Methode wird häufig bei Säuglingen zur Blutdruckmessung angewendet.

Arterien und Venen können mittels Auflegen von Ultraschallsonden mechanisch registriert und akustisch hörbar gemacht werden. Diese Methode wird häufig bei Säuglingen zur Blutdruckmessung angewendet.

Direkte arterielle Blutdruckmessung. Über einen flüssigkeitsgefüllten Katheter, meist in Verbindung mit einem Druckaufnehmer (Elektromanometer), wird der arterielle Druck gemessen (blutige Messung). Die Werte sind genauer als bei der unblutigen Methode, und die Registrierung ist kontinuierlich möglich.

Messung der arteriellen Verschlußdrücke. Mit einer Blutdruckmanschette wird an allen vier Extremitäten der Druck gemessen. Er wird nach Ruhe und nach Belastung für die Arme und Beine seitengetrennt (links-rechts) verglichen (genauere Werte erhält man mit der Ultraschall-Doppler-Methode).

Arterienauskultation. Sie erfaßt Strömungsgeräusche in den Gefäßen. Solche Geräusche entstehen durch Wandunregelmäßigkeiten, Verengungen oder Erweiterungen der Gefäße. Als Ursache dieser Geräuschphänomene werden Wirbelbildungen im arteriellen Blutstrom angenommen. Strömungsgeräusche gelten als Symptom einer arteriellen Gefäßkrankheit.

Sofortmaßnahmen bei vitaler Notsituation

Der Ausfall der Vitalzeichen – Puls, Blutdruck und/oder Atmung – ist lebensbedrohlich und verlangt unverzügliche *Reanimation.* Solche Notsituationen sind auf den gewöhnlichen Krankenabteilungen selten. Trotzdem wird beim Pflegepersonal vorausgesetzt, daß alle im entscheidenden Moment *rasch* und *richtig* handeln. Ein *Notfallset* mit allem für die Notsituation notwendigen Material muß griff- und einsatzbereit und unter allen Umständen komplett sein. Der Standort ist gut sichtbar bezeichnet, z. B. durch ein **SOS- oder Rotkreuzsignet**, und allen bekannt. Nur regelmäßiges Üben des Reanimationsablaufs kann die fehlende Routine im Bewältigen von Notsituationen ersetzen.

Ablauf der Reanimation S. 989f.

Tabelle 11.7 Probleme beim Blutdruckmessen (aus Schwester/Pfl. 1987, 26)

Problem	Ursache	Korrekturmaßnahmen
Offensichtlich falscher, zu hoher Blutdruck	• Verwendung einer zu schmalen Manschette; der aufblasbare Manschettenbalg sollte um 20% breiter sein als der Durchmesser der gemessenen Extremität	korrekt bemessene Manschetten verwenden
	• Manschette zu locker angelegt	Manschette eng, aber nicht zu fest anlegen
	• Manschettendruck wird zu langsam reduziert; venöse Stauung in der Extremität führt zu einem hohen Wert	das Druckventil systematisch öffnen
	• Quecksilbersäule nicht vertikal gehalten	Druckmesser in vertikale Stellung bringen
	• Quecksilbersäule über Augenhöhe gehalten	Druckmesser in Augenhöhe
	• Blutdruckmessung unmittelbar, nachdem sich der Patient aufgeregt hat, gegessen oder geraucht hat oder gelaufen ist	sicherstellen, daß der Patient sich mindestens 1 Stunde entspannte, ehe der Blutdruck gemessen wird
Offensichtlich falscher, zu niedriger Blutdruck	• Arm des Patienten über Herzhöhe	sicherstellen, daß der Arm unter Herzhöhe gehalten wird
	• Quecksilbersäule unter Augenhöhe gehalten	Druckmesser in Augenhöhe bringen
	• auskultatorische Lücke, d. h. Geräuschunterbrechung während etwa 10–15 mmHg	Arterie abtasten, während Manschette aufgeblasen wird
	• schwache Geräusche nicht wahrnehmbar	Patienten bitten, den Arm hochzuhalten, bevor die Manschette erneut aufgeblasen wird. Das verringert den Venendruck und verstärkt die Geräusche. Arm wieder in Meßstellung bringen, Manschettendruck reduzieren und auskultieren. Sind die Geräusche immer noch zu schwach, den vorausgegangenen systolischen Druck aufzeichnen und den zuständigen Arzt informieren

11.7. Beurteilung von Wissen und Können in der Pflege

Um den anderen Menschen – wie auch sein Atmen – richtig wahrnehmen und beurteilen zu können, bedarf es der Sensibilisierung für den eigenen Atem. Wer anderen helfen will, muß wissen, was er tut. Im folgenden werden zwei Übungen angeboten

- die erste dient der Selbstreflexion,
- die zweite der Pflegeplanung bei Patienten mit Atemproblemen.

Übung

Atemtrainung und Selbstreflexion im Liegen (nach Feyler):

- Nehmen Sie eine bequeme Rückenlage ein. Beide Hände ruhen auf dem Zwerchfell. Sie spüren Ihren eigenen Atemrhythmus.
- Die linke Hand ruht auf dem Zwerchfell. Mit der rechten Hand markieren Sie durch langsames Hochheben auf dem Ellenbogen den Atemrhythmus des Ein- und Ausatmens.
- Gehen Sie zur *Pendelatmung* über. Atmen Sie drei Sekunden lang gleichmäßig ein, atmen Sie sechs Sekunden lang gleichmäßig aus. Unterstreichen Sie diesen Atemvorgang mit einer Handbewegung. Nicht ruckartig atmen!
- Legen Sie Ihre beiden Daumen leicht unter die Nasenlöcher, um die Atmung zu erschweren. Die Atmung wird jetzt nur durch eine verstärkte Sogwirkung möglich. Sie verlangsamt sich dadurch und wird mühsamer.
- Legen Sie sodann Daumen und Zeigefinger unter die Nasenwurzel und halten dabei das linke Nasenloch zu. Atmen Sie dann durch das rechte Nasenloch ein, das Sie hiernach verschließen, um durch das linke Nasenloch wieder auszuatmen.
- Wiederholen Sie diesen Vorgang etwa dreimal.

Achten Sie während des ganzen Atemtrainings auf die rückkoppelnde Wirkung der vermehrten Sauerstoffzufuhr in Ihrem Nervensystem, in Ihrem Körper und im Kopf! Wie haben Sie sich vor dem Training gefühlt? Wie fühlen Sie sich hinterher?

Pflegeplanung:

Beschreiben Sie anhand eines ausgewählten Patienten die *Probleme* eines atembehinderten Patienten (Checkliste S. 344), suchen Sie nach möglichen *Ressourcen* bzw. nach hinweisenden Signalen. *Stellen Sie einen zweckmäßigen Pflegeplan* auf (S. 103ff.): Probleme und Ressourcen → Ziele → Maßnahmen.

Anhang

Code zur Atemskala Tab. 11.**2** S. 344

Bereitschaft zur Mitarbeit

0 = Eine hohe Bereitschaft zur Mitarbeit ist durch kontinuierliche Mitarbeit gekennzeichnet.
1 = Der Patient zeigt Bereitschaft zur Mitarbeit unter Aufforderung.
2 = Er zeigt ab und zu Bereitschaft zur Mitarbeit, jedoch nur bei Aufforderung.
3 = Er zeigt keine Bereitschaft zur Mitarbeit oder kann keine Bereitschaft deutlich machen.

Vorliegende Lungenerkrankungen (Atemorganerkrankungen)

0 = Es liegen keine Lungenerkrankungen vor.
1 = Es liegt ein leichter Infekt vor, der den nasalen und oralen Bereich betrifft.
3 = Es liegt ein Infekt vor, der auch den bronchialen Bereich mit einbezieht.
3 = Es liegen Lungenerkrankungen vor.

Bereits durchgemachte Lungenerkrankungen

0 = Der Patient hat keine Lungenerkrankungen durchgemacht.
1 = Der Patient hat leichte Lungenerkrankungen durchgemacht, z.B. bronchopulmonale Infekte aufgrund grippaler Infekte im letzten Vierteljahr.
2 = Der Patient hat schwere Verläufe durchgemacht.
3 = Der Patient hat schwere Lungenerkrankungen oder Atemorganerkrankungen durchgemacht, die eine wahrnehmbare Atemfunktionseinschränkung hinterlassen haben.

Immunabwehrschwäche

0 = Es liegt keine Immunabwehrschwäche vor.
1 = Es liegt eine leichte Immunabwehrschwäche vor aufgrund einer nicht generalisierten Infektion.
2 = Es liegt eine erhöhte Abwehrschwäche vor.
3 = Es liegt eine völlige Immunabwehrschwäche vor.

Manipulative Maßnahmen orotracheal

0 = Es werden keine manipulativen Maßnahmen im Atemtrakt durchgeführt.
1 = Es werden manipulative, pflegetherapeutische Maßnahmen wie eine spezielle Nasenpflege oder Mundpflege durchgeführt.
2 = Es erfolgt zusätzlich eine oralnasale Absaugung.
3 = Es erfolgt eine orale/nasale/endotracheale Absaugung ohne oder mit liegendem Tubus.

Raucher/Passivraucher

0 = Der Patient ist Nichtraucher und ist in seinem direkten Umfeld nur geringfügig rauchexponiert.
1 = Der Patient raucht ca. 6 Zigaretten der Schadstoffgruppe 1 oder ist regelmäßiger Passivraucher.
2 = Der Patient raucht ca. 6 Zigaretten pro Tag der Schadstoffgruppe 2 und ist regelmäßig Passivraucher, z.B. durch seinen Partner oder in seinem direkten Arbeitsumfeld.
3 = Der Patient raucht sehr intensiv, mehr als 6 Zigaretten der Schadstoffgruppe 3, oder ist ebenfalls in seinem Umfeld aktiver Passivraucher durch ständigen Rauchkonsum der Gruppe 3.

Schmerzen

0 = Es sind keine Schmerzen vorhanden.
1 = Es sind leichte, kontinuierliche Schmerzen vorhanden.
2 = Es sind hauptsächlich Schmerzen in dem Bereich vorhanden, der auf die Atmung Einfluß nimmt.
3 = Es sind ständig Schmerzen vorhanden, die wahrnehmbar auf die Atmung Einfluß nehmen.

Schluckstörung

0 = Es liegt keine Schluckstörung vor.
1 = Es liegt eine Schluckstörung bei flüssiger Nahrungsaufnahme vor.
2 = Eine Schluckstörung liegt auch bei breiiger Nahrungsaufnahme vor.
3 = Es liegt eine komplette Schluckstörung bei allen Nahrungsaufnahmen vor, auch beim Schlucken von Speichel.

Mobilitätseinschränkung

0 = Es liegt keine Mobilitätseinschränkung vor.
1 = Es liegt eine verlangsamte/eingeschränkte Mobilität vor, die durch Inanspruchnahme von Gehstützen und Hilfen kompensiert wird, oder eine veränderte Körperhaltung, die sich auch im Bett äußert.
2 = Es liegt eine Mobilitätseinschränkung vor, so daß eine hauptsächliche Bettruhe vonnöten ist und eine Mobilisierung nur im Sessel oder Stuhl erfolgen kann.
3 = Es liegt eine völlige Mobilitätseinschränkung vor.

Lungengefährdender Beruf

0 = Er hat keinen lungengefährdenden Beruf.
1 = Er hat eine kurze Zeit, 1–2 Jahre in einem lungengefährdenden Beruf gearbeitet.
2 = Er hat 2–10 Jahre seines Lebens in einem lungengefährdenden Beruf gearbeitet.
3 = Er arbeitete über 10 Jahre in einem exponierten lungengefährdenden Beruf.

Intubationsnarkose/Beatmung

0 = Er hat keine Intubationsnarkose in den letzten drei Wochen hinter sich.
1 = Er hat eine kurze Intubationsnarkose hinter sich gebracht (bis zu 2 Stunden).
2 = Er hat eine langdauernde Intubationsnarkose hinter sich (2 Stunden und mehr).
3 = Er hat eine oder mehrere Intubationsnarkosen hinter sich oder ist zwischen 12 Stunden und länger intubiert oder beatmet gewesen.

Bewußtseinslage
0 = Keine Einschränkung der Bewußtseinslage.
1 = Leichte Einschränkung der Bewußtseinslage, reagiert aber auf Ansprache folgerichtig.
2 = Reagiert auf Ansprache nicht folgerichtig.
3 = Zeigt keine Reaktion.

Atemtiefe
0 = Der Patient kann ohne Anstrengung bis zu einer Zwerchfell- und Thoraxatmung kommen.
1 = Der Patient kann mit Anstrengung zu einer Zwerchfell- oder Thoraxatmung kommen.
2 = Der Patient führt mit großer Hilfestellung eine Zwerchfell- oder Thoraxatmung durch.
3 = Der Patient kann keine Zwerchfell- oder Thoraxatmung durchführen, selbst bei großer Unterstützung nicht.

Atemfrequenz
0 = Er hat eine Frequenz zwischen 14–20.
1 = Er atmet unregelmäßig, sowohl zum bradypneuischen wie zum tachypneuischen Atem.
2 = Der Patient atmet regelmäßig zum bradypneuischen oder tachypneuischen Atem.
3 = Der Patient hat völlig unregelmäßige Atemzüge, die sowohl sehr tief wie oberflächlich sein können oder tachypneuisch bzw. bradypneuisch ständig wechseln.

Medikamente, die die Atmung sedieren
0 = Der Patient bekommt keine Medikamente, die die Atmung dämpfen.
1 = Der Patient bekommt unregelmäßig Medikamente, die dämpfenden Einfluß auf die Atmung nehmen.
2 = Er bekommt regelmäßig Medikamente, die auf die Atmung dämpfend wirken.
3 = Er bekommt spezifisch Medikamente, die eine deutliche Wirkung auf die Atmung haben, wie z. B. Morphine oder Barbiturate.

Weiterführende Literatur

Brüne, L.: Reflektorische Atemtherapie, 2. Aufl. Thieme, Stuttgart 1983

Edel, H., K. Knauth: Grundzüge der Atemtherapie, 4. Aufl. Müller & Steinicke, München 1984

Egenolf, H.: Wunder des Atmens, 17. Aufl. Hippokrates, Stuttgart 1983

Fintelmann, V.: Phytotherapie Manual. Hippokrates, Stuttgart 1989

Gillmann, H.: Physikalische Therapie, 5. Aufl. Thieme, Stuttgart 1981

Jecklin, E.: Arbeitsbuch Krankenbeobachtung. Fischer, Stuttgart 1988

Juchli, L.: Heilen durch Wiederentdecken der Ganzheit, 3. Aufl. Kreuz, Stuttgart 1988

Köhnlechner, M.: Die sieben Säulen der Gesundheit. Krankheit ist kein Schicksal. Pawlak, München 1987

Middendorf, I.: Der erfahrbare Atem, 2. Aufl. Junfermann, Paderborn 1985

Parow, J.: Heilung der Atmung, 3. Aufl. Hippokrates, Stuttgart 1981

Schipperges, H.: Die Regelkreise der Lebensführung. Deutscher Ärzte-Verlag, Köln 1988

Thüler, M.: Wohltuende Wickel. Selbstverlag, Bluemlisalpstr. 1, CH-3076 Worb 1986

Valnet, J.: Aroma-Therapie. Heyne, München 1986

Zink, J.: Erde, Feuer, Luft und Wasser. Kreuz, Stuttgart 1986

12. Für Sicherheit sorgen

Wer nicht mehr traut auf Gottes Willen,
ersetzt sein Nachtgebet durch Pillen.

Sequenzziel

Sicherheit ist eines der wichtigsten Gebote in der Krankenpflege. Ziel dieses Kapitels kann aber nicht eine Aufzählung aller den Menschen und den Kranken im besonderen bedrohenden Gefahren bzw. der jeweiligen Sicherheitsmaßnahmen sein. Für ein entsprechendes Studium muß auf die weiterführende Literatur verwiesen werden. Der im folgenden angebotene Stoff ist eine Auswahl aus einem weiten Wissensgebiet, die Sie zum weiterführenden *Denken*, zum sinnvollen *Entscheiden* sowie zum zweckmäßigen Planen und Handeln führen soll (Pflegeplanung S. 102ff.). Im einzelnen finden Sie Informationen zur Immunisierung, zur Krankenhaushygiene und Desinfektion/Sterilisation sowie zur Verabreichung von Medikamenten.

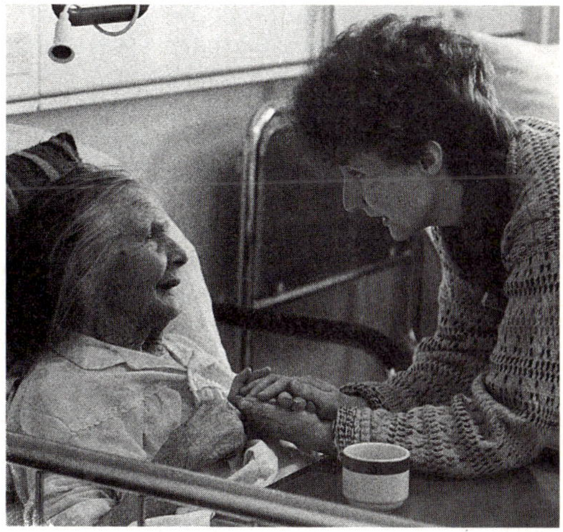

Dynamik des Pflegeprozesses

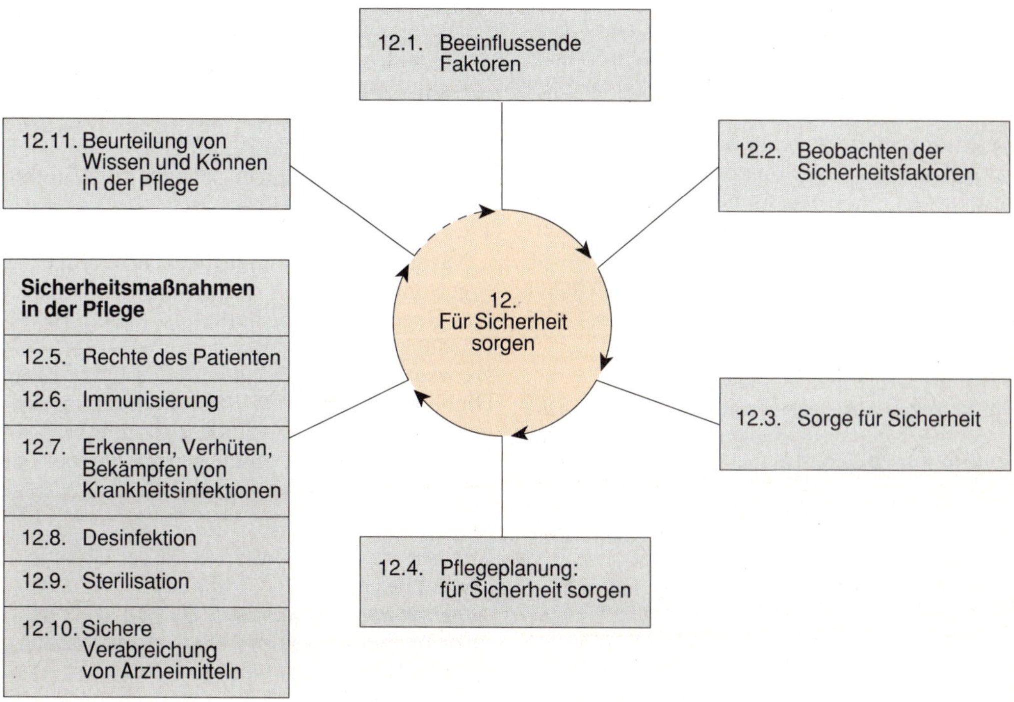

Prinzipien/Impulse

- Das *Gefühl von Sicherheit und Schutz* ermöglicht es dem Menschen, sich auf die Welt und die Menschen einzulassen, Vertrauen aufzubauen und auf Werte wie Zuverlässigkeit, Verläßlichkeit, Geborgenheit und Abhängigkeit zu trauen.
- Der *Sicherheitsgrad beeinflußt die Funktionen des Organismus.* Sicherheit (innere und äußere) unterstützt die normalen Abläufe, Unsicherheit stört sie, d. h., Sicherheit/Unsicherheit wirken als „Stressoren" auf die Anpassungsmechanismen des Organismus (Eustreß/Distreß).
- Die *Gesellschaft als Ordnungsgefüge* ist dringend auf Sicherheit angewiesen. Sicherheit ermöglicht Wachstum und Gedeihen, unterstützt den Selbstwert und das Selbstbewußtsein des einzelnen und der Gruppe und ermöglicht ein Gefüge von Gesetz und Ordnung.

In der Motivationstheorie beschreibt A. Maslow das **Sicherheitsbedürfnis** als ein „Bedürfnispaket" (Bedürfnisensemble), das immer dann auftaucht, wenn die physiologischen Bedürfnisse relativ gut befriedigt sind; es umfaßt die Bereiche *Sicherheit, Stabilität, Geborgenheit, Schutz, Angstfreiheit, Bedürfnis nach Struktur, Ordnung, Gesetz, Grenzen, Schutzkraft* usw. Das Bedürfnis nach Sicherheit als Reaktion auf Bedrohung oder Gefahr ist nur beim Kind unmittelbar zu beobachten (Schreien, Flucht). Der Erwachsene in unserer Gesellschaft hat gelernt, diese Reaktionen zu unterdrücken, so daß sie häufig an der Oberfläche kaum sichtbar werden. Kompensatorisch hat er sich ein fast alle Lebensbereiche umfassendes Sicherheitssystem aufgebaut.

Das *Recht auf Sicherheit* wird in den *Erklärungen der Menschenrechte* der Vereinten Nationen verschiedentlich aufgegriffen, z. B.
Artikel 3: Jeder Mensch hat das Recht auf Leben, Freiheit und Sicherheit der Person.
Artikel 22: Jeder Mensch hat als Mitglied der Gesellschat Recht auf soziale Sicherheit...
Artikel 25: Jeder Mensch hat Anspruch auf eine Lebenshaltung, die seine und seiner Familie Gesundheit und Wohlbefinden (...) gewährleistet; er hat das Recht auf Sicherheit im Falle von Arbeitslosigkeit, Krankheit, Invalidität, Alter (...).

Alle diese Gesetze sind jedoch wirkungslos, solange sie nicht von einzelnen getragen werden. So steht und fällt auch die eigene Sicherheit mit der *Sorge für sich selbst.* Und es stellt sich die Frage, woher es kommt, daß der heutige Mensch zwar viel über Rechte und Gefahren spricht, aber letztlich doch wenig für die eigene Sicherheit tut. Man schätzt, daß

- fast ¾ der Bluthochdruckkomplikationen auf den Zusammenhang zwischen Ernährung und Salzkonsum zurückzuführen sind;
- 80% aller Medikamente für Altersdiabetiker unnötig wären, wenn es den Patienten gelänge, ihr Gewicht zu reduzieren;
- 90% aller Laxanzien einzusparen wären, wenn es gelänge, „die Menschen mehr in Bewegung zu bringen" und die Zusammensetzung der Nahrung zu optimieren;
- es sehr viel weniger Tote und Verletzte im Straßenverkehr gäbe, wenn die Geschwindigkeit reduziert würde.

Zum Aufgabenbereich der Gesundheits- und Krankenpflege gehört auch die **Prävention**, die aktive Mitarbeit für den Schutz und die Förderung der Gesundheit. Das aber heißt für uns ganz praktisch, daß wir uns *aktiv* mit Fragen des Gesundheitswesens, des Staates und der Gesellschaft befassen, daß wir uns *aktiv* an Programmen (und politischen Diskussionen) beteiligen, wo „Gesundheit und Sicherheit" zur Debatte stehen. Und es gilt auch *aktiv* an der gesundheitsbildenden Einsicht (und Verhaltensänderung) mitzuwirken. Mit

- weniger Rauchen,
- weniger, dafür richtigem Essen,
- weniger (und weniger schnellem) Autofahren – dafür mehr Bewegung,
- weniger Hektik und Streß – dafür mehr Nachsicht und Freundlichkeit usw. wäre viel gewonnen.

Das Gegenwort zu Sicherheit ist *Risiko*, ist Gefährdung, ist Gefahr.
Wo aber sollen wir beginnen? Die Frage ist im Hinblick auf die *vielen Risikofaktoren* berechtigt; und vielleicht ist gerade dies – die Vielzahl der Risiken – der Grund, warum wir bei der „Pflege des Kranken" stehenbleiben.

Es gibt nur eine Möglichkeit, in der **Gesundheitsbildung** voranzukommen; wir müssen uns *auf den Weg machen.* Es wird sich auch hier erweisen, was die alten Weisen schon wußten: Der Weg ist wichtiger als das Ziel, weil

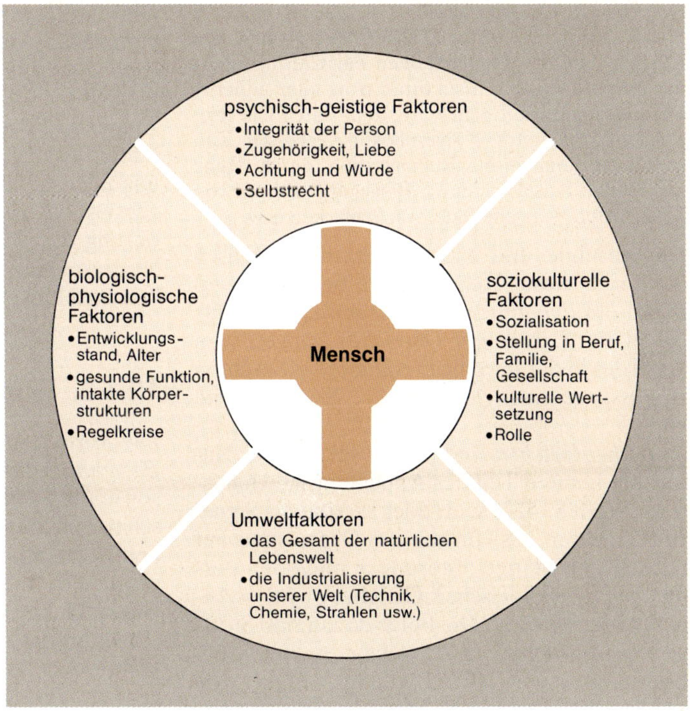

Abb. 12.**1** Einflußfaktoren auf das Sorgen für Sicherheit.

das Entscheidende unterwegs geschieht. Und dieser Weg, so lang und beschwerlich er auch sein mag, heißt *umdenken*, auch in der Krankenpflege

- weg vom gegenstands- und krankheitsfixierten Denken und Handeln
- hin zu mehr Sorge für ein gesundes Leben.

Siehe auch S. 86f. u. 121ff.

12.1. Beeinflussende Faktoren

Die Bedingungen gesunden Lebens sind eng mit dem Faktor Sicherheit verknüpft: wo unsere *Lebenswelt* (Luft, Wasser, Boden usw.) ihre natürliche Ordnung verliert, wird auch unsere Sicherheit beeinträchtigt. Aus diesen Erwägungen heraus kann der Faktor Sicherheit nicht unabhängig von der Gesamtsorge für unsere Welt betrachtet werden. Denn „wir haben die Erde nicht von unseren Eltern geerbt – wir haben sie von unseren Kindern geliehen". Gesamt der Beeinflussungsfaktoren in Abb. 12.**1**.

12.1.1. Biophysiologische Faktoren

Abhängigkeit/Unabhängigkeit ist ein Faktor, der in bezug auf Sicherheit eine zentrale Rolle spielt.

- *Für Säuglinge und Kleinkinder* ist eine sichere Umgebung so lebensnotwendig wie die Nahrungsaufnahme; ohne unsere Sorge können sie nicht überleben. Das gleiche gilt für
- *alte Menschen*, bei denen die Fähigkeit, für die eigene Sicherheit zu sorgen, abnimmt oder von ihnen vielleicht als „nicht mehr so wichtig" eingestuft wird.
- *Kranke* brauchen dort Unterstützung, wo die entsprechenden Funktionen gestört sind (dies in allen Bereichen der ATL). Das gleiche gilt für
- *Behinderte*, wo sie nicht sehen, hören, gehen können.

Unsere *Sicherheit* ist weitgehend auch abhängig von **intakten inneren Regelsystemen**. Sie ermöglichen Selbsterhaltung, Regeneration und Regulation. Dadurch kann ein stabiles „milieu interne" aufrechterhalten werden (Homöostasetheorie).

Homöostase (griech. homoios = gleich, stasis = Stand, Position): automatische Anstrengung des Körpers, mittels Regelsystemen ein Gleichgewicht der Funktionen und Strukturen trotz aller äußeren Veränderungen aufrechtzuerhalten: durch Energieausgleich, Sauerstoff-Kohlendioxid-Austausch, Kälte-Wärme-Regulation, Regeneration durch Ruhe und Schlaf, Ausgleich durch Bewegung, Zufuhr von Vitalstoffen, Ausscheidung von Schlacken usw.

Der gesunde und widerstandsfähige Mensch kann sich dieser Regelsysteme bedienen, wodurch ein *dynamisches Gleichgewicht* gewährleistet ist. *Leben und Überleben* hängen vom Grad des in der jeweiligen Situation erbrachten *Anpassungsvermögens* dieser Regelsysteme ab.

Krankheitszeichen sind immer sekundärer Natur. Sie können Teil des Anpassungsmechanismus (Streß S. 427) sein, oder sie sind als Signal zu betrachten, als Hinweis des Organismus auf tatsächliche Mängel, Störungen und/oder Verlust des physiologischen Gleichgewichts – *Anpassungsvermögen*. Die Folge davon sind Stoffwechselstörungen (z.B. Diabetes mellitus), Energieprobleme (Erschöpfung), Elektrolytentgleisungen usw. Alle diese Reaktionen bedeuten für den Organismus Gefahr, Krankheit, u.U. Tod.

12.1.2. Psychisch-geistige Faktoren

Hier bewegen wir uns in der Eigenwelt des Menschen und umkreisen sein *Personsein*. Das, was damit gemeint ist, ist von M. Levine als „Integrität der Person" beschrieben und von A. Maslow in der Bedürfnishierarchie an dritter Stelle (nach den physiologischen [1] und den allgemeinen Sicherheitsbedürfnissen [2]) eingestuft worden. Wenn wir uns an seiner Ordnungsstruktur orientieren, ergibt sich folgende Auflistung:

- *Zugehörigkeit* und *Liebe*: Beziehung, Kommunikation, Glauben, Vertrauen, Geborgenheit, Liebe geben und Liebe empfangen, Teilhaben.
- *Achtung:* Wertschätzung, Selbstsicherheit, Selbstachtung, Unabhängigkeit und Freiheit, Würde, Kompetenz (Leistung, Wissen, Können), Status, Anerkennung, Prestige usw. Letztere sind übergreifend auf den sozialen Bereich (psychosoziale Aspekte).
- *Selbstverwirklichung:* Selbstfindung, Selbsttranszendenz und damit Sinnfindung.

Gesundes, aktionsfähiges Leben hängt stark vom Maß der Erfülltheit und Akzeptanz (Selbst- und Fremdannahme) der Eigenpersönlichkeit ab.

Eingeschränktes oder *verhindertes Personsein* infolge Erziehungs- oder Entwicklungsfehlern, ungünstiger Umwelteinflüsse u.a. wie auch achtloser *Einbrüche in die Eigenwelt* (Respektierung des Schamgefühls S. 491f.) führen zu Verletzungen, Hilflosigkeit, Entmutigung, Lebensunfähigkeit.

12.1.3. Soziokulturelle Faktoren

Die *Mitwelt* meint die bereits oben genannten *Beziehungen* zu Familie, Freunden, Kollegen sowie die *Stellung* des einzelnen in der Gesellschaft, im Beruf und im Leben. Die sog. Milieutheorien beweisen mit ihren Forschungsergebnissen, wie entscheidend die individuelle Entwicklung vom historischen Hintergrund (Bewußtsein der Gesellschaft, Fortschritt von Kultur und Technik) *und* vom sozialen Umfeld geprägt wird. Umwelt, Mitwelt und Eigenwelt des Menschen formen im Verlauf eines ganzen Lebens eine in sich zusammenhängende Folge von Verhaltensweisen, die auf das Verhalten anderer Personen abgestimmt ist. In dieser Sozietät baut sich die *Rolle* auf.

Der *gesunde Mensch* ist solange fähig, sich in bezug auf die soziale Welt zweckmäßig zu verhalten, als diese selber nicht destruktiven Charakter annimmt. Viele Krankheiten des heutigen Menschen sind sozial verursacht oder doch mit bedingt, d.h., daß zwischen sozialen Strukturen und Vorgängen (soziale Integration) und Krankheitsentstehung ein Zusammenhang besteht.

12.1.4. Umgebungsfaktoren

Für die Sicherheit des Überlebens und Lebenkönnens sind die Grundelemente unserer äußeren Lebensbedingungen (wie sie schon in Kap. 2 und 3 beschrieben wurden) von ausschlaggebender Bedeutung. *Umgebung ist Umwelt*, ist die Welt, in der wir leben. Diese Welt ist wie nie vorher gefährdet durch den Menschen selbst bzw. durch den zunehmenden Zivilisationswohlstand (Industrialisierung, Wegwerfmentalität, weltweiten Tourismus usw.). Dabei ist eine Tendenz „zu immer noch mehr" festzustellen. Wir sind dabei geneigt, ein immer größer werdendes Risiko in Kauf zu nehmen:

- das sog. Restrisiko bei der Atomnutzung;
- die Kontamination unserer Umwelt und der lebendigen Organismen – letztlich unseres eigenen Lebens – mit Chemikalien, Viren usw.;
- die zunehmende Verwahrlosung entsozialisierter Personen (jugendliche Drogenabhängige, Arbeitslose, „neue Arme" usw.) und der dadurch mit betroffenen Lebensräume.

12.2. Beobachten der Sicherheitsfaktoren

12.2.1. Verhüten von Schäden

Sicherheit ist **Umsicht** und **Vorsicht** – d.h. es gilt, sich selbst und die Umgebung auf sicherheitsfördernde bzw. -hindernde Faktoren zu beobachten. Gut ist es, sich hie und da ein paar entsprechende Fragen zu stellen:

- *Schutz vor Feuer.* Wie gehe ich mit brennbaren Materialien um? Wie gut kenne ich die Sofortmaßnahmen bei Ausbruch von Feuer? Kenne ich den Standort der Feuerlöschgeräte?
- *Schutz vor Unfällen.* Kenne ich die Sicherheitsvorschriften und halte ich diese ein (auf der Straße, bei der Arbeit, im Haushalt)?
- *Verhüten von Pflegefehlern.* Habe ich mir die notwendigen Informationen/Kenntnisse angeeignet? Verhalte ich mich verantwortlich bezüglich Krankenhaushygiene?
- *Schutz der Menschenrechte.* Wie ist mein Menschenbild? Wie mein Verhalten gegenüber Kranken, Leidenden, Sterbenden? Wie bewältige ich ethische Konfliktsituationen?
- *Schutz meiner Selbst.* Kenne und akzeptiere ich meine Grenzen, auch meine Gefühle von Hilflosigkeit? Wie halte ich die Balance von Nehmen und Geben? (Hier muß die Gefahr des „Ausbrennens" – Burn-out-Syndrom – eingeordnet werden.)

12.2.2. Verändern von Schadhaftem

Sicherheit ist auch **Einsicht** und **Übersicht** – d.h. es gilt, die Beobachtung auch auf das zu richten, was geändert werden muß. Auch dazu ein paar Fragen:

- *Umgebung.* Wie weit nehme ich gesundheitsschädigende Einflüsse (Lärm, schlechte Luft, Hektik usw.) überhaupt wahr? Setze ich mich ein für eine umweltgerechte Abfallentsorgung (daheim und im Krankenhaus)?
- *Strukturen.* Wie gehe ich mit Veränderungen um? Packe ich Veränderungen mit an, oder verbleibe ich in der (vielleicht schädlichsten) Haltung „man kann sowieso nichts tun"? Wie verhalte ich mich politisch/berufspolitisch? An welchen Aktivitäten nehme ich teil?
- *Gewohnheiten.* Unterstütze ich positive Gewohnheiten (z.B. beim Patienten)? Nehme ich eingefahrene, gesundheitsschädigende Gewohnheiten – bei mir selbst und bei anderen – wahr?
- *Einstellung zum Beruf.* Welchen Stellenwert haben Gesunderhaltung und Gesundheitsbildung? Welche „Visionen" bezüglich Zukunft – Gesundheit – Pflege 2000 vertrete ich?

Die Liste ließe sich verlängern. Die Sensibilisierung für die Aufrechterhaltung und Verbesserung der Sicherheit sowohl für das Leben auf dieser Erde wie für die Zukunft unseres Berufes hängt in erster Linie mit meiner eigenen Bewußtheit und Entwicklungs- und Veränderungsbereitschaft zusammen.

Wie leicht/wie schwer aber fällt es dem Menschen vorbeugend – für Sicherheit sorgend – zu leben? Dazu eine Beobachtung von Eugen Roth, der in seinen „Heiteren Versen" unter dem Stichwort „Vorbeugen" schreibt:

„Daß es nicht komme erst zum Knaxe,
erfand der Arzt die Prophylaxe.
Doch lieber beugt der Mensch, der Tor,
sich vor der Krankheit, als ihr vor."

12.3. Sorge für Sicherheit

12.3.1. Gesundheit und Hygiene

Hygiene ist ein altes Wort: mit Gesundheitspflege und -lehre wird es übersetzt. Es ist abgeleitet vom griechischen *hygieinós* = gesund, der Gesundheit zuträglich, von *hygiéia* = Gesundheit und schließlich von *hygiés*, was so viel wie gut und heilsam, eigentlich „gut leben" bedeutet. Heute meinen wir mit Hygiene:

- den *individuellen Lebensstil*, also die Lebensregelung des einzelnen; sie kann aus dem Erfahrungsschatz der Jahrtausende schöpfen. Ob bei den alten Griechen, den Hebräern, den Chinesen – die „Regeln gesunden

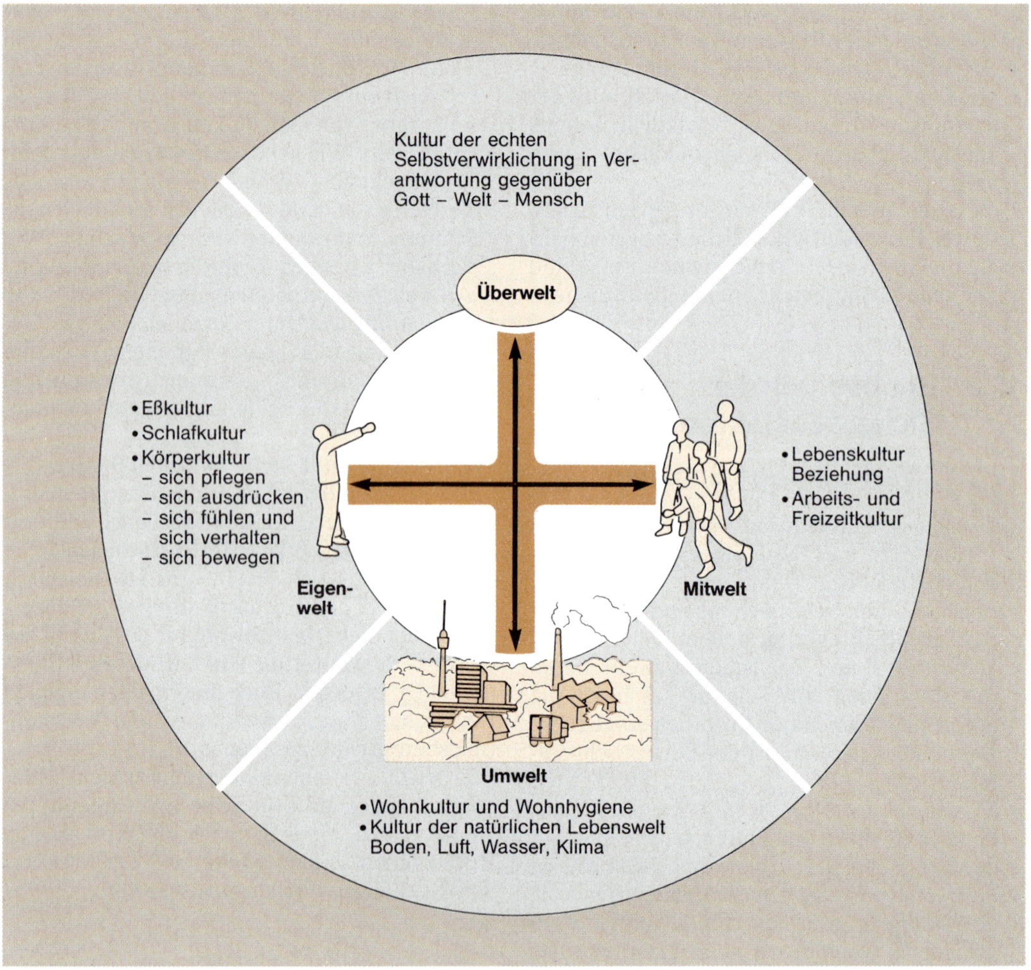

Abb. 12.**2** Aspekte gesunder Lebensführung in bezug auf Eigenwelt, Mitwelt, Umwelt und Überwelt.

Verhaltens" sind überall anzutreffen. Und nichts anderes bedeutet dieses „gut leben" als eben diese Regulierung, die Kultivierung des persönlichen Lebensstils = *private* oder *individuelle Hygiene*;

- die *Sorge für die natürliche Lebenswelt*. Sie überlappt sich mit jener für die soziale Welt, betrifft Nahrung, Wohnung, Arbeit, Freizeit usw. „Gut leben" hier wird getragen von den Gesellschaftsnormen und schließlich von der öffentlichen Gesundheitspflege = *Umwelt-* und *Sozialhygiene*. Ihre Umsetzung kann aber nie global geschehen, sondern nur dort, wo Menschen zusammenleben, wo sie
- als *Gruppe und Gemeinschaft* Gesundheitsbildung praktikabel machen, d.h., wo Gesundheit Tag für Tag umgesetzt wird in die Wirklichkeit des konkreten Alltags: im Haushalt, im Krankenhaus, in der Gemeinde = *humanökologischer Ansatz* der Gesundheitsbildung (S. 19 u. 49).

12.3.2. Aspekte gesunder Lebensführung

Wo die Aspekte gesunder Lebensführung in bezug gesetzt werden zu unserem Menschsein in dieser Welt (Kap. 1–3), betrifft es deren Kultivierung auf allen Ebenen: Eigenwelt, Umwelt, Mitwelt und Überwelt (Abb. 12.**2**).

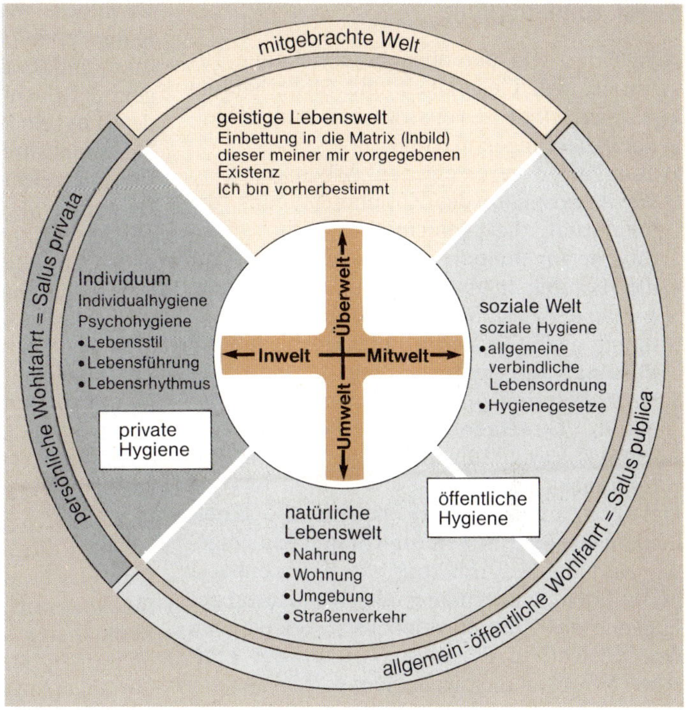

Abb. 12.**3** Bereiche der persönlichen und allgemein-öffentlichen Wohlfahrt.
Braun: Bereich der „mitgebrachten Welt". Hier ist der Mensch in seiner einmaligen Existenz immer auch vorherbestimmt = Teil, der sich seinem Einfluß entzieht.
Grau: Freiräume, die es zu gestalten gilt. Es betrifft die individuellen Möglichkeiten, die natürliche Lebenswelt und die sozial-gesellschaftliche Welt.

Individualhygiene

Sie umfaßt alle Prinzipien der Lebensordnung, wie sie in den ATL, insbesondere im Teilbereich „Sorge für das Gesunde", beschrieben werden. Letztlich geht es darum, daß wir uns – um unserer selbst willen – der Kunst des Lebens wieder mehr bewußt werden. Diese beinhaltet die uralte „natürliche Ordnung der Dinge", wie sie schon in der ältesten Heilkunst überliefert wurde, die uns neu zur Grundlage einer gesunden Lebensführung werden könnte. Die Inhalte sind in Abb. 12.**3** im Bereich *Eigenwelt* abzulesen; in erster Linie umfassen sie eine *zweck*mäßige **Körperhygiene** (S. 220f.) und eine *sinn*volle **Psychohygiene** (S. 521).

Sozialhygiene

Sie umfaßt die Bereiche Umwelt und Mitwelt (also den Bereich der *Humanökologie*). Die Sorge hier betrifft das Umgehen mit

- natürlicher Lebenswelt: Luft, Feuer, Wasser, Boden;
- Sachwelt: Technik, Industrie, Verkehrs- und Wohnraum;
- Arbeit und Freizeit: Streß und Antistreßfaktoren;
- Familie, Freundeskreis, Gesellschaft: Beziehungs- und Sozialnetz.

Wir alle wissen um die Verflechtung von Gesundheit, Zusammenleben, Arbeit und Wohnen. Zur Debatte stehen damit fundamentale Fragen, die uns alle angehen: Bevölkerungssituationen, Umweltbelastung, die Randgruppen der Gesellschaft, aber auch die immer komplexer werdenden Zusammenhänge dieser Faktoren. Und es gilt zu prüfen, wo und wie wir in den kommenden Jahren (auch im Blick auf das Modell der WHO Gesundheit 2000) unsere Gesundheitsdienste anzubieten haben. Dies wiederum ist abhängig von der Frage, in welche Richtung das *öffentliche Gesundheitswesen* sich entwickeln wird. Die Bereiche sind in Abb. 12.**3** unter *Umwelt* und *Mitwelt* abzulesen; sie umfassen konkret die Maßnahmen der **Umwelthygiene**, der Familien- und Gesellschafts- bzw. **Kulturhygiene**.

Arbeitsplatzhygiene

Ausgehend von der oben beschriebenen Erkenntnis, daß Gesundheit und Sicherheit im *konkreten Alltag* zu verwirklichen sind, im folgenden das Umgehen damit:

- innerhalb unserer eigenen Arbeitsgruppen: die Atmosphäre des Zusammenlebens, die Solidarität, die „gemeinsame Sache", z.B. für eine annehmbare Arbeitszeit;
- die Hierarchien untereinander und miteinander: in der Zusammenarbeit, Konfliktbewältigung und ethischen Kompetenz bis hin zur Personal- und Geldverteilung;
- Risikofaktoren und Gefährdung (Kontamination): Umsetzen von Sicherheitsstrategien wie das Verhüten von Unfällen, Brand, Infektionen usw.

Das konkrete Umsetzen betrifft die **Krankenhaushygiene** im weitesten Sinn, nicht eingeschränkt auf die Verhütung von Krankenhausinfektionen, sondern auch als Arbeitshygiene, Hygiene des Zusammenlebens, Hygiene auch des Kosten-Nutzen-Faktors (unter der ethischen Fragestellung: wem dient es?).

12.3.3. Ökologie und Hygiene

Ökologie (griech. oikos) bedeutet „Haus, Platz zum Leben". Wird nun Ökologie in den eben besprochenen größeren Zusammenhang der Hygiene hineingestellt, geht es um eine zweifache Sorge:

- Schutz der menschlichen Seele vor Brutalität, Zynismus, Negativismus – Schutz vor *Innenweltverschmutzung*;
- Schutz der natürlichen Lebenswelt im Kampf gegen die *Außenweltverschmutzung*.

Schutz der Innenwelt. Die Sorge für die Innenwelt unterstützt den Anspruch der Hygiene „in dieser Welt wohl zu leben"; anders ausgedrückt, „unserer Seele einen schönen Platz zum Leben zu verschaffen, sei es im Körper selbst, im Haushalt oder in der gesamten Lebenswelt". Die Wechselwirkung von Innen- und Außenwelt kann nicht übersehen werden. Was wir selber dazu beitragen können, wurde unter „gesunde Lebensführung" bereits angesprochen.

Schutz der Außenwelt. Wir wissen es alle: die Umweltzerstörung hat sich in atemberaubendem Tempo von der lokalen Problematik hin zur globalen Bedrohung entwickelt. Über die bedrohte Umwelt zu reden ist heute „in". Ob Ozonloch, Waldsterben, Chemierisiko oder Klimaveränderung – die Medien berichten darüber, und Reaktionen aus der Bevölkerung zeigen, daß das Wissen darüber auch eine treibende Kraft sein *kann*.

Sie findet ihre Grenze dort, wo sich *Zielkonflikte* abzeichnen zwischen der individuellen Bequemlichkeit einerseits *und* dem kollektiven Nutzen zusätzlicher Umweltqualität andererseits. Ein weiteres Gegensatzpaar sind optimale Energie- und Güternutzung und Entsorgung der dabei entstehenden Abfälle. Im letzten geht es um wirtschaftliche Faktoren (wirtschaftliche Nutzung – oder Vernutzung? – der Rohstoffe und um die Abfallbewirtschaftung). Der Konflikt liegt da, wo ethische Werte (Umweltethik S. 515) und das Ziel des Wirtschaftswachstums aufeinanderstoßen (Sein und Haben S. 58f.). Eine Triebfeder für die Umweltethik ist die *Vernunft*, die Einsicht, daß beim Umweltschutz die „Uhr nun auch global auf fünf vor zwölf steht" und daß wir sehr konkrete Maßnahmen ergreifen müssen im kleinen wie im großen. Das heißt für uns „vor Ort", unseren individuellen haushalts- und berufsbezogenen Anteil zu entdecken und verantwortlich in konkretes Tun umzusetzen: im Gebrauch und Verbrauch der Lebensgüter – auch im Krankenhaus.

Ökologie im Krankenhaus

Sie erstreckt sich vom Einkauf über den Verbrauch bis hin zur Entsorgung.

Einkauf. Es ist nicht so, daß wir den Einkauf nicht beeinflussen könnten. Die Nachfrage bestimmt auch hier das Angebot. Was, wovon, wieviel wir brauchen, hat seinen Einfluß auf die Produktion im großen. Die Vernetzung von individuellem und wirtschaftlichem Handeln müßte uns mehr bewußt werden.

Verbrauch. Er darf heute nicht mehr nur als ein wirtschaftlicher Faktor betrachtet werden, sondern muß auch ökologisch bewältigt werden. Beispiel:

- *Desinfektions-* und *Reinigungsmittel* gezielt einsetzen, giftige Stoffe (z.B. quecksilberhaltige) meiden.
- *Sprays* mit Treibgasen möglichst nicht anwenden.
- *Energieverbrauch* reduzieren bzw. bewußter damit umgehen: Warmwasser, Heizung, Lift, Licht und Apparate.

Entsorgung. Sie kann nicht mehr weiter der

Initiative und Verantwortung einzelner überlassen bleiben nach dem Motto, „die Krankenschwester ist ja eh sehr pflichtbewußt". Was wir dringend brauchen, sind brauchbare Abfallkonzepte. Beispiel:

- Sondermüll getrennt sammeln.
- Hol- und Bringdienst gewährleisten: spezielle Behälter, bis hin zum Sammelstellennetz.
- Recycling wo möglich: Papier, Karton, Plastik, Glas, Röntgenfilme, Silber, Altöl, Metalle, Quecksilber, Batterien. Im Durchschnitt machen diese Materialien 25% der Gesamtmüllmenge aus.

Die Krankenhäuser werden in naher Zukunft nicht mehr darum herum kommen, *Entsorgungskonzepte* zu entwickeln. Ein Großkrankenhaus kann es sich nicht mehr leisten, seine Abfallberge unbedacht der Umwelt anzulasten. Die Notwendigkeit einer *Ökologiekommission* (entsprechend der Ethikkommission und der Hygienekommission) zeichnet sich ab. Ihre Sachorientierung ist eine jeweils unterschiedliche, sie dienen aber dem gleichen Ziel, der Sorge für ein menschen- und *lebensweltgerechteres* Entscheiden und Verhalten.

12.4. Pflegeplanung: für Sicherheit sorgen

12.4.1. Situationseinschätzung

Mit dem Krankwerden beginnt u. U. eine ganz neue Situation für den Menschen. Die Fähigkeit, für sich selbst zu sorgen und vorbeugend zu handeln, kann erheblich eingeschränkt sein. Neue Gefahren zeichnen sich ab:

- Die *Krankheit* selbst ist eine Gefahrenquelle, da gestörte Organfunktionen zu eingeschränkter oder verhinderten Lebensaktivitäten führen (Kap. 5–16).
- Das *Abhängigsein* von anderen (fremden) Menschen und/oder das *Getrenntsein* von vertrauten Bezugspersonen kann zusätzliche Schäden bewirken. Beim Kind sind sie unter dem Namen *„psychischer Hospitalismus"* (Apathie, Kontakt- und Entwicklungsstörungen) bekannt. Der *Hospitalismus*, der alle körperlichen und seelischen Veränderungen meint, die ein längerer Krankenhausaufenthalt mit sich bringt, trifft aber auch den Erwachsenen. Psychische Belastungen tre-

Checkliste: für Sicherheit sorgen

☐ Sicherheitsgefühl/Selbstwert ☐ Selbstbewußtsein ☐ Selbstvertrauen ☐ Selbstwert

Die folgenden Fragen dienen exemplarisch der Situationseinschätzung (S. 102ff.)

☐ Die Gesundheitsbildung/-erziehung ist im Pflegeplan integriert (Abb. 12.**3**)
☐ Die persönlichen Hygienegewohnheiten sind bekannt
☐ Notwendige Hygienemaßnahmen – Selbstschutz, Fremdschutz – sind getroffen
☐ Die prophylaktischen Maßnahmen sind geplant (Dekubitus-, Pneumonie-, Kontrakturen-, Soorprophylaxe)
☐ Das Recht auf Sicherheit (Abb. 12.**1**) auf allen Ebenen ist anerkannt
☐ Die Lebensgewohnheiten und der Lebensstil des Kranken sind bekannt
☐ Die wichtigsten Bezugspersonen und die Kontaktadressen sind bekannt
☐ Der Kranke kennt die „Krankenhausgesetze", er ist über die Patientenrechte informiert
☐ Alle für ihn notwendigen Sicherheitsvorkehrungen sind getroffen (Patientenruf eingestellt, Bettrahmen montiert)
☐ Therapieplan und Pflegeplan sind mit dem Kranken (und den Angehörigen) besprochen, sie fühlen sich integriert und sicher
☐ Signale, die auf Ressourcen hinweisen, werden beachtet; Zeichen werden aufgenommen und berücksichtigt; Hilfe zur Selbsthilfe wird gefördert
☐ Besondere Eigenheiten, Bedürfnisse und Probleme sind bekannt und in die Pflegeplanung mit einbezogen
☐ Der Abhängigkeitsgrad ist bekannt
☐ ......

ten insbesondere in den Bereichen der Distanz, Intimsphäre und Scham, der Protektion (Vernachlässigung, Überprotektion) und der Persönlichkeit (Respekt, Würde, Rechte) auf.
- Die *Umgebung* birgt situationsbedingte Gefahren, die zu *Unfällen* (Verletzung, Verbrennung) und *Infektionen* führen können. Letztere entstehen durch resistente pathogene Hauskeime, die an Gegenständen sowie an Menschen (Keimträger) haften und sich ausbreiten.

Wichtigstes Ziel der Situationseinschätzung ist das Erfassen des Grades der *Abhängigkeit*, der Unselbständigkeit und des Gefährdetseins bzw. der verfügbaren Möglichkeiten des Schutzes (Eigenkräfte, Hilfsmittel). Siehe dazu Checkliste S. 381.

12.4.2. Standardisierter Pflegeplan

Die **Ziele** betreffen
- *Hygiene*: Individualhygiene, Krankenhaushygiene, öffentliche Hygiene;
- *Sicherheit* im individuellen, sozialen und Umgebungsbereich;
- *Rechte* (und Pflichten) von Patient, Angehörigen und Personal.

Die **Maßnahmen** umfassen
- die *Bereiche der Pflege*: Sicherheit, Wirksamkeit, Wohlbefinden und Wirtschaftlichkeit sowie
- *Vorbeugung*: Verhüten, Schutz, Sorgfaltspflicht auf allen Ebenen, den Patienten, das Personal, die Sachwelt und die natürliche Lebenswelt betreffend.

Die Sorge für eine **sichere Umgebung/Pflege** betrifft Patienten, die nicht/nicht mehr für sich selber sorgen können,
- in allen Bereichen der ATL (Kap. 5–16);
- bei Erkrankungen oder in Krisensituationen des Lebens kurzfristig (z.B. bei vorübergehender Bewußtlosigkeit) oder als Daueraufgabe, z.B. bei Alzheimer-Krankheit oder bei anderen gesamtheitlich beeinträchtigenden Gesundheitsproblemen (Kap. 17–39).

Die Sorge für eine sichere Umgebung (und sicheres Verhalten) ist selbstverständlich auch vordergründiger Bereich der *Selbstsorge/Selbstpflege* sowie der Prophylaxe (Sorge für das Gesunde in den Kap. 5–16).

Die **Beurteilung** der Wirksamkeit der Sicherheitsmaßnahmen muß laufend vorgenommen werden. Sie bedarf der Aufmerksamkeit und des besonderen Wahrnehmens, und sie steht und fällt mit der Verantwortlichkeit für sich und die anderen (Kap. 2–4).

Pflegemaßnahmen

12.5. Rechte des Patienten

Es ist ein Symptom unserer Zeit, daß die Rechte des Krankenhauspatienten ausformuliert werden mußten. Die Gründe liegen auf der Hand: Einerseits wurden aus den Asylen *früherer Zeiten hochmoderne Gesundheitszentren*, worin sich der einzelne mehr und mehr verloren vorkommt, andererseits kann man bei vielen Menschen eine zunehmende Sensibilisierung für die eigene Person, deren Bedürfnisse und Rechte feststellen. Der Mensch braucht und verlangt mehr Information, Mitsprache und Mitentscheidung, um sich sicher fühlen zu können.

Gesetzliche Verankerung

Es gibt kein Gesetz, in dem Rechtsregeln für Krankheit und Pflege speziell verankert sind. Die Antworten auf solche Fragen müssen aus verschiedenen Rechtsgebieten zusammengetragen werden. *Leitlinien* sind dabei das *Gewohnheits-* und das *Persönlichkeitsrecht*. Diese wiederum beruhen auf den allgemeinen Regeln des *Völkerrechts*.

Charta der Krankenhauspatienten

Charta bedeutete im Altertum Urkunde und ist eine Art Grundregel. Die Charta der Patientenrechte wurde 1979 beschlossen (anläßlich einer Versammlung des Ausschusses der Krankenhäuser der Europäischen Wirtschaftsgemeinschaft), gestützt auf die Menschenrechte und internationalen Organisationen, die sich mit Recht und Gesundheit befassen. Sie wendet sich an alle Krankenhauspatienten, wobei sie die Gesetzgebungen jedes Landes respektiert. Wenn sie auch speziell für Krankenhauspatienten ausgearbeitet ist, gilt sie grundsätzlich für alle anderen Patienten auch. Folgende grundlegende Rechte sind umschrieben und erklärt:

- Recht auf Information,
- Recht auf Selbstbestimmung und Anerkennung der Mündigkeit,
- Recht auf Behandlung, Pflege, Beratung und soziale Hilfe,
- Recht auf Kontakte zur Außenwelt,
- Recht auf Schutz der Privatsphäre,
- Recht auf Respektierung der menschlichen Würde,
- Recht auf Respektierung und Anerkennung seiner religiösen und weltanschaulichen Überzeugung,
- Recht auf Beschwerde.

Zwar bekommt der ins Krankenhaus eintretende Patient Krankenhausordnung und Informationsblatt über die Patientenrechte in die Hände, Gefühle des Ausgeliefertseins und der Unsicherheit können dadurch sicher gemildert, aber nicht aufgehoben werden. Das, was der Kranke zusätzlich braucht, ist das Gespräch, das allein *Rechte* und *Pflichten* ins richtige Licht rücken und ein Gefühl der Geborgenheit, der Zugehörigkeit und der Integration ermöglicht.

Sicherheit im Krankenhaus

Wo das *Recht* des Kranken auf *Sicherheit* vernachlässigt wird, können zusätzliche Störungen auftreten oder vorliegende verstärkt werden (Hospitalismusschäden).

Im *psychischen Bereich* sind es

- Ängste, Hilflosigkeit,
- Abhängigkeit, Ausgeliefertsein.

Im *physiologischen* Bereich entstehen Pflegeschäden wie

- Lagerungsschäden, Kontrakturen,
- Infektionen, Unfälle usw.

Im *positiven Sinn* kann der Aufenthalt aber auch neues Lernen ermöglichen bezüglich

- Wissen über Krankheit, deren Ursache und Risikofaktoren;
- Leistungsreserven, die ungenutzt sind (Gesundheitsressourcen);
- Lebensweise, -rhythmus und -qualität.

„Der Mensch ist des Menschen größte Gefahr." Dieses Wort gilt auch in der Krankenpflege im Umgang mit den Risikofaktoren *Mensch* und *Technik* (Apparate, Geräte). Die Verantwortung kann nicht abgeschoben werden auf Entschuldigungen wie „unterschätzt, übersehen, nicht gewußt, vergessen, verschoben, überfordert..." Das Recht des Kranken auf Sicherheit ist eine *unabdingbare Forderung* und verlangt von den Pflegenden die Fähigkeiten des kompetenten Denkens, Entscheidens und Handelns.

12.6. Immunisierung

Unter Immunisierung verstehen wir das *Erzeugen einer Immunität*, d.h. einer spezifischen Unempfänglichkeit gegenüber Infektionen. Wir unterscheiden:

- *Natürlich erworbene Immunität:*
  - *Durchgemachte Erkrankung.* In diesem Fall bildet der Organismus *Antikörper* gegen die eingedrungenen Erreger. Die Person ist nun gegen eine erneute Erkrankung, hervorgerufen durch denselben Infektionserreger, gefeit (immun).
  - *Wiederholter Kontakt mit dem Erreger.* In diesem Fall wird der Körper immer wieder zur Bildung der Antikörper angeregt, ohne daß es zur Erkrankung kommt (stille Feiung). Eine natürliche Immunität in diesem Sinne erwirbt sich vor allem das Krankenhauspersonal.
  - *Angeborene Immunität.* Das Neugeborene kann während Monaten gegen bestimmte Krankheiten immun sein. Es hat von der Mutter Antikörper über den Plazentakreislauf bekommen.
- *Künstlich erworbene Immunität* durch aktive und passive Immunisierung.
  - *Vorübergehende* oder *dauernde Immunisierung.* Sie ist abhängig von der Art der Infektion und der individuellen Reaktionsweise des Organismus.
  - *Relative* und *absolute Immunisierung.* Sie ist abhängig von der Art, Menge und Virulenz der Erreger oder deren Gifte wie auch von der Abwehrfähigkeit des Organismus.
  - *Aktive* und *passive Immunisierung.* Sie wird erreicht durch die Verabreichung von abgeschwächten oder abgetöteten Krankheitserregern oder deren Toxine (aktiv)

bzw. durch entsprechende Antikörper (passiv). Man unterscheidet infolgedessen:

12.6.1. Aktive Immunisierung

Es handelt sich um eine *aktive Schutzimpfung* oder Vakzinetherapie. Wir meinen damit die künstliche Erzeugung einer leichten Krankheit durch Einverleibung lebender oder abgetöteter Krankheitserreger bzw. ihrer nicht mehr krankmachenden Toxine. Der Körper bildet die entsprechenden Antikörper.

Impfstoffe

Es gibt sog. Totimpfstoffe und Lebendimpfstoffe. *Totimpfstoffe* enthalten entweder inaktivierte Erreger (Bakterien, Viren) oder deren Toxine. Sie werden meistens als Kombinationsstoffe verabreicht, sind aber auch als Einzelvakzine im Handel. *Lebendimpfstoffe* enthalten abgeschwächte, vermehrungsfähige Erreger. Mit Ausnahme der Tuberkuloseschutzimpfung handelt es sich meistens um Virusimpfstoffe.
Die Impfstoffe haben *verschiedene, gleichbedeutende Namen*: Vakzine, Anatoxal, Anatoxin, Impfantigen.
Die Bezeichnung der Impfstoffe geschieht meistens mittels Abkürzungen, die je nach Herstellerfirma unterschiedlich sind, z. B. Tetanus (Te oder T), Diphtherie (Di, D) usw.
Aufbewahrung der Impfstoffe: kühl, trocken, vor Licht geschützt. Sie sind nur beschränkt haltbar (Verfalldatum beachten, im Kühlschrank lagern).

Impfplan, Impfaktionen

Der *Impfplan* gibt Auskunft über die Reihenfolge der Impfungen. Impfexperten prüfen regelmäßig, welche Impfungen nötig sind, welche überflüssig geworden sind und welche neu in den Impfplan aufgenommen werden sollen. Für Kinder und Jugendliche wird der Impfplan empfohlen (Tab. 12.**1**).

Applikationswege

Die Verabreichungsart ist abhängig vom Impfstoff und von der Art der Herstellung (Vorschriften beachten!). Die häufigste Verabreichung geschieht mittels Hochdruck- oder Jet-Injektor (ohne Kanüle).

Durchführung der Impfung

- Material richten:
  - für die Injektion (intrakutan, subkutan, intramuskulär) Einmalgebrauchskanülen und Spritze oder steriler Jet-Injektor,
  - für die Skarifikation frisch ausgeglühte Lanzette.
- Säubern und desinfizieren der Impfstelle.
- Impfung unter Anwendung der korrekten Technik, z. B. der Injektion (Kap. 40) bzw. der Skarifikation (nach Gebrauchsanweisung für den betreffenden Impfstoff).
- Abdecken der Impfstelle mit Schnellverband.
- Kontrolle und Dokumentation der Impfreaktion nach 8 Tagen.

Reaktion, Kontraindikation

Die *Impfreaktion* allgemeiner und lokaler Art ist meist nur geringfügig. Treten störende Symptome auf, so sind u. U. Gaben von Analgetika oder Antipyretika angezeigt (Arztverordnung).
Impfaufschub kann notwendig sein:
- Bei *immunosuppressiver Therapie* (Corticosteroide, Antimetaboliten, Zytostatika) soll mit dem Impfen bis zum Abschluß der Behandlung gewartet werden, da eine verminderte Antikörperbildung vorliegt.
- *Schwangerschaft:* Impfungen sollen in den ersten 3 Monaten unterlassen werden, insbesondere bedeuten Lebendvakzine eine Gefahr für das werdende Kind. Totimpfstoffe sind relativ harmlos, als absolut ungefährlich gilt die Poliomyelitis-Schluckimpfung.
- *Diabetes-mellitus-Patienten* bedürfen guter Überwachung. Die Stoffwechsellage soll im Moment der Impfung ausgewogen sein.

Dokumentation

Die Impfdokumentation erfolgt günstigerweise durch einen auf das Impfzertifikat der Weltgesundheitsorganisation (WHO) abgestimmten *Impfausweis*. Er ist genormt für Schutzimpfungen, Seruminjektionen, Blutgruppenbestimmung, Allergien und spezielle Therapien.

12.6.2. Passive Immunisierung

Es handelt sich um eine *passive Schutzimpfung*, die durch die Einspritzung von Serum aktiv immunisierter Tiere oder durch die Applika-

Tabelle 12.1 Impfplan

Kinder		
Neugeborene	Tuberkulose Hepatitis B (Gelbsucht)	nur Risikogruppen
3. Monat	Diphtherie, Starrkrampf, Keuchhusten (DTP) Kinderlähmung (Polio)	alle
4. Monat	DTP Kinderlähmung	alle
5. Monat	DTP Kinderlähmung	alle
15. bis 24. Monat	Masern, Mumps, Röteln	alle
	Diphtherie, Starrkrampf Kinderlähmung	Auffrischimpfung
5–7 Jahre	Masern, Mumps Röteln	alle Nichtgeimpften
	Diphtherie, Starrkrampf Kinderlähmung	Auffrischimpfung
	Tuberkulose	tuberkulinnegative Risikokinder
12–15 Jahre	Masern, Mumps, Röteln	alle Nichtgeimpften
	Diphtherie, Starrkrampf (Impfstoff für Erwachsene) Kinderlähmung	Auffrischimpfung
	Tuberkulose	tuberkulinnegative Risikokinder
Hinweise	Impfplan in Anlehnung an den Schweizerischen Impfplan 85. Alle Impfungen, die zu den angegebenen Zeiten verpaßt wurden, können jederzeit nachgeholt werden (außer Keuchhustenimpfung). Gegen Masern, Mumps und Röteln ist der kombinierte Impfstoff empfehlenswert. Er kann auch bei Teilschutz gefahrlos eingesetzt werden, um den Schutz für alle Komponenten abzusichern (Kontrollen bei Frauen im Wochenbett und bei Medizinstudenten zeigen, daß der Schutz lückenhaft ist).	

Erwachsene	
Kinderlähmung	alle 5 Jahre
Tuberkulose	tuberkulinnegative Risikogruppen
Diphtherie, Starrkrampf	alle 10 Jahre, bei verdächtigen Verletzungen ab dem 5. Jahr nach letzter Dosis (Impfstoff für Erwachsene)
Masern, Mumps, Röteln	Risikogruppen, Medizinalpersonal, sofern Impfschutz nicht nachgewiesen; Frauen im Wochenbett ohne Schutz
Hepatitis B (Gelbsucht)	beruflich exponierte Personen, Risikopersonen

tion spezifischer antiviraler, antibakterieller oder antitoxischer Immunseren erreicht wird. Man spricht von *Serumprophylaxe*, wenn diese bei infektionsgefährdeten Menschen verabreicht werden, und von *Serumtherapie*, wenn bereits erkrankte Menschen mit höheren Dosen spezifischer Immunseren bzw. (Hyper-)Immunglobulinen behandelt werden. Der Vorteil der passiven Immunisierung liegt im Vergleich zur aktiven in der sofortigen Schutzwirkung. Nachteil: Die Schutzwirkung hält nur 2–4 Wochen an.

Artfremde Seren

Immunseren werden meistens vom Pferd, seltener vom Rind gewonnen. Die therapeutische Anwendung tierischer Seren kann intramuskulär, subkutan oder intravenös erfolgen. Heute werden tierische Seren in zunehmendem Maße durch homologes Gammaglobulin ersetzt, da

dabei die Verträglichkeit größer und die Schutzwirkung länger ist.
Die noch gebräuchlichen Seren sind Tetanus-, Diphtherie-, Schlangengift- und Tollwutserum. Jede Seruminjektion muß im Impfausweis des Patienten vermerkt werden, da eine eventuelle Zweitinjektion der gleichen Serumart zu einer *Anaphylaxie* (infolge allergischer Antigen-Antikörper-Reaktion) führen kann.

Humane Immunglobuline

Im Handel sind
- polyvalente Gammaglobulinpräparate,
- Spezialglobuline.

Gammaglobuline können ohne Vortestung angewandt werden (i. m. oder i. v. Injektion). Ihre Wirkungsdauer liegt bei 2–4 Wochen. Bei der intravenösen Verabreichung kann ein sofort wirksamer hoher Antikörperspiegel erreicht werden.

Polyvalente Gammaglobuline. Zu ihrer Herstellung wird Serum von *vielen* Spendern gemischt. Dadurch kann ein breites Wirkungsspektrum erzielt werden.
Wichtigste Anwendungsbereiche:
- *Prophylaxe* von Viruskrankheiten wie Masern, Hepatitis A, Herpes, Poliomyelitis, Mumps, Röteln u. a.
- *Therapie von Komplikationen* einer Virusinfektion.
- *Prophylaxe und Therapie von bakteriellen Infektionen*, insbesondere bei Auftreten eines sog. Antikörpermangelsyndroms (AMS), als Dauersubstitution bei angeborenem AMS und als unterstützende Therapie bei symptomatischem AMS. Da der Verbrauch von Gammaglobulinen bei akuten Infektionen sehr groß ist und die eigene Antikörperbildung nur langsam verläuft, sind diese Präparate auch von zunehmender Bedeutung bei
- *allen septisch-toxischen Allgemeininfektionen*, z. B. durch Streptokokken, Staphylokokken, Pneumokokken u. a.

Spezialglobuline. Will man humane Immunglobuline mit *hohem Titer gegen bestimmte Krankheiten* herstellen, wird das Serum von gesunden, aktiv gegen diese Krankheit geimpften Personen gewonnen.
Die *wichtigsten* Spezialglobuline sind:
- *Tetanus-Immunglobulin.* Es wird, kombiniert mit Tetanol, zur Prophylaxe bei ungeimpften Frischverletzten und als Tetanustherapie angewendet. Bei Unklarheit über die Immunlage des Patienten wird Tetagam in einer Dosierung von 250–500 IE verabreicht. Dadurch kann ein wirksamer Schutz erreicht werden.
- *Pertussis-Immunglobulin* wird als Unterstützung der Antikörpertherapie angewandt. Die Krankheit verläuft unter Immunglobulinbehandlung weniger stürmisch, macht weniger Komplikationen und heilt rascher ab.
- *Mumps-Immunglobulin* verhütet para- und postinfektiöse Komplikationen, die als Meningoenzephalitis oder nach der Pubertät als Orchitis mit Gefahr der Sterilität sehr gefürchtet sind.
- *Vaccina-Immunoglobulin* zur Verhütung sehr starker lokaler Impfreaktionen.
- *Röteln-Immunoglobulin* hat größte Bedeutung bei exponierten schwangeren Frauen in den ersten 3 Schwangerschaftsmonaten als Infektionsschutz für Mutter und Kind.
- *Gamma-A- und Gamma-M-Konzentrate* kommen bei schweren bakteriellen Infektionen zur Unterstützung der Antibiotikatherapie zur Anwendung.
- *Anti-D-Immunglobulin* dient der Verhütung der Erstsensibilisierung von Rh-negativen Müttern nach der Geburt eines Rh-positiven Kindes.

12.6.3. Schutzimpfung beim Pflegepersonal

Aktive Schutzimpfung:
- Hepatitis B (HB) ist die häufigste Berufskrankheit im medizinischen Bereich. Immunschutz gewähren nur Antikörper gegen das Oberflächenantigen (Anti-HB_s) des Virus.
  Anwendung. Drei i. m. Injektionen; die zweite Injektion nach 4 Wochen, die dritte nach weiteren 6 Monaten. Durch einen serologischen Test (quantitative Anti-HB_s-Bestimmung) kann der Impferfolg geprüft werden → positiver HB-Träger.
  Nachimpfungsempfehlung: nach 1 Jahr und nach 5 Jahren.
  Diese Impfung muß allen Arbeitnehmern im medizinischen Bereich kostenfrei angeboten werden.
- BCG-Impfung und Tuberkulinprobe S. 342.

Passive Schutzimpfung:
- *Hepatitis A.* Wer Hepatitis-A-Patienten zu pflegen hat, läßt sich vorsichtshalber durch

Injektion von 0,1 ml/kg Körpergewicht Gammaglobulin schützen. Die *Wirkung* hält 3–6 Wochen an. Personen, die Hepatitis A durchgemacht haben, sind immun.

- *Hepatitis B.* Bei Verletzung und Kontamination mit Patientenblut oder -serum (Kanülen!) ist eine sofortige Gammaglobulinbehandlung mit 0,06–0,1 ml/kg Körpergewicht notwendig. Die Immunisierung sollte *spätestens 12 Stunden nach dem Unfall* erfolgen. Die zweite Injektion ist nach 4 Wochen fällig. Bei erfolgreich Geimpften und Trägern von HB kann die Impfung unterbleiben.
- *HIV-Infektion* (AIDS). Es gibt keine Schutzimpfung (Stand 1989), weshalb doppelte Sorgfalt im Umgehen mit (potentiell) infiziertem Material geboten ist (S. 503).

12.7. Erkennen, Verhüten, Bekämpfen von Krankenhausinfektionen

„Der Grad der Wahrscheinlichkeit einer Infektion ist das Maß der Hygiene, die Verminderung dieses Grades ist das Maß des hygienischen Erfolges" (Kisskalt).

12.7.1. Grundlegende Begriffe

Infektion. Unter Infektion (lat. inficere = hineintun) versteht man das Eindringen und die Vermehrung von Erregern im Organismus und die Reaktion darauf.

Für das Zustandekommen einer Infektion sind einerseits Eigenschaften der Erreger (Pathogenität, Virulenz und Keimzahlmenge), andererseits Eigenschaften des Organismus (Empfänglichkeit, Resistenz, Anfälligkeit, Disposition, Immunität) maßgebend.

Nosokomiale Infektion/Krankenhausinfektion. Darunter versteht man *jede* durch Mikroorganismen hervorgerufene Infektion im (ursächlichen) Zusammenhang mit einem Krankenhausaufenthalt stehend, unabhängig davon, ob Krankheitserscheinungen vorhanden sind oder nicht. Der infektiöse Hospitalismus ist die Summe der noskomialen Infektionen.

Kontamination meint die Verunreinigung von Flächen, Pflegeutensilien, Händen und Substanzen/Flüssigkeiten mit Mikroorganismen.

Kolonisation wird die Besiedlung mit körpereigener Flora genannt, z. B. aus dem Nasen-Rachen-, Magen-Darm oder Genitalbereich.

Entstehungswege:

- *Endogen:* durch Keime der patienteneigenen Flora verursacht (Autoinfektion), z. B.
  - Harnwegsinfektionen (besonders nach Katheterisierung),
  - Wundinfektionen (besonders bei Darmoperationen),
  - Infektionen bei Verminderung der Abwehrkräfte (z. B. Agranulozytose, Immunsuppression).
- *Exogen:* durch Keime aus der Umwelt des Patienten
  - *direkt:* Hände,
  - *indirekt:* Instrumente, Geräte, Lebensmittel, Medikamente, Substanzen/Flüssigkeiten.

Sepsis. Bei der Sepsis handelt es sich um eine Systemerkrankung, die durch pathogene Mikroorganismen und deren toxische Produkte im Blut verursacht werden. Die *Septikämie* als Krankheitsbild (hohes intermittierendes Fieber, Leukozytose mit Linksverschiebung) ist verbunden mit dem Eindringen von Erregern aus einem anderen Infektionsherd (z. B. Wunden, Urogenitaltrakt, Zähne usw.) in den Blutkreislauf – *hämatogene Streuung.* Der Nachweis einer Sepsis geschieht mittels Blutkultur.

12.7.2. Ursachen, Infektionswege

Mit der Einführung der *Antisepsis* und der *Asepsis* verschwanden die schweren Krankenhausinfektionen des Mittelalters ganz; dafür traten andere in den Vordergrund und geben uns heute noch genügend Probleme auf. Zahlreiche Untersuchungen in den verschiedenen Krankenhäusern führten zu der Schlußfolgerung, daß die Krankenhausinfektionen von Klinik zu Klinik und sogar von Abteilung zu Abteilung unterschiedlich sind. Daher sind gezielte Infektionskontrollen im ganzen Klinikbereich von größter Wichtigkeit. Die Krankenhausinfektion ist an folgende *Voraussetzungen* gebunden:

- herabgesetzte Körperresistenz;
- herabgesetzte psychische Resistenz;
- durchbrochener natürlicher Schutz (Verletzung);
- chirurgische, pflegerische, therapeutische Maßnahmen;

- Antibiotikabehandlung: verminderte Immunabwehr, Resistenz;
- Ansammlung von Mikroorganismen und Übertragungsmöglichkeiten (typische Krankenhaussituation).

Krankenhausinfektionen bilden eine Gruppe von Infektionen mit zum Teil sehr unterschiedlichem Charakter. Einige unterscheiden sich im klinischen Bild und der Epidemiologie kaum von Krankheiten, die in Schulen, Kindergärten, Kasernen und sogar Hotels auftreten können und die auf kontaminiertes Wasser, Lebensmittel, Insekten u.a. zurückzuführen sind.
Andere Infektionen beruhen auf der typischen Situation im Krankenhaus.

- Im Krankenhaus erfolgt eine Konzentration von Patienten, die alle eine erhöhte Anfälligkeit für Infektionen haben. Besonders gefährdet sind alte Menschen, die sich chirurgischen Eingriffen unterziehen müssen, aber auch Diabetiker, AIDS- und Krebskranke gehören in diese Gruppe. Neugeborene, speziell Frühgeborene, stehen schutzlos bakteriellen Infektionen gegenüber (Durchfallerkrankungen, Sepsis usw.), die für Erwachsene kaum gefährlich werden können.
- Im Krankenhaus besteht die Tendenz, Patienten mit erhöhter Infektanfälligkeit in Spezialabteilungen zu konzentrieren (Verbrennungsbehandlungsstation, Intensivpflegestation, Neugeborenenstation usw.). Wenn nicht entsprechende hygienische Maßnahmen ergriffen werden, können sich gefährliche Infektionsquellen bilden.
- Während des Krankenhausaufenthaltes sind die Patienten verschiedensten therapeutischen Maßnahmen ausgesetzt, welche das Risiko für einen mikrobiellen Infekt erhöhen, z.B. diagnostische, therapeutische und chirurgische Eingriffe, Bestrahlung, Behandlung mit zytotoxischen Medikamenten.
- Patienten mit Infektionskrankheiten und Keimträger werden zur Isolation und Behandlung in gewisse Krankenhausabteilungen aufgenommen und bilden so eine Ansammlung von Menschen, die als Herd für weitere Infektionen aktiv sein können.
- Eine große Zahl von Patienten erhält Antibiotika. Diese Antibiotika können zu einer Änderung des Infektionserregerspektrums und zur Selektion von resistenten Bakterienstämmen führen.

Die *häufigsten Ursachen* sind in Tab. 12.**2** zusammengestellt.

Tabelle 12.**2** Ursachen der Krankenhausinfektionen. Beispiele für Gefahrenquellen und Risikofaktoren

- Gefährdete Patienten: Patienten mit Immundefekten (AIDS-Kranke, Krebskranke, Patienten unter Zytostatika- oder Bestrahlungstherapie, Diabetiker, alte Menschen, Früh- und Neugeborene)
- Invasive medikotechnische Maßnahmen zur Diagnostik und Therapie (z.B. Blasen- und Venenkatheter, Langzeitbeatmung)
- Ausführung langer, komplizierter Operationen sowie Verwendung schwer desinfizierbarer Geräte
- Mangelnde Aufklärung des Personals und der Patienten
- Mangelhafte Durchführung der vorbeugenden Maßnahmen wie Sterilisation, Desinfektion, Patientenisolierung, ungezielter Antibiotikaeinsatz
- Mangelndes Hygienebewußtsein

Tabelle 12.**3** Übersicht über die wichtigsten Erreger von Krankenhausinfektionen

Bakterien	
• grampositive Kokken	• Staphylokokken • Streptokokken/Enterokokken
• grampositive Stäbchen	• Gasbrandbazillen
• gramnegative Stäbchen	• Enterobakterien: Koli, Klebsiella, Enterobacter, Serratia, Proteus • Pseudomonas • Flavobakterien • Acinetobacter
• andere	• Mykobakterien • Bacteroides
Pilze	
• Hefepilze	• Candidagruppe (Soor)
• Schimmelpilze	• Aspergillusarten
Viren	
	• Hepatitisvirus • Herpes-simplex-Virus • Zytomegalovirus • Rubellavirus

Erreger von Krankenhausinfektionen

Krankenhausinfektionserreger sind Mikroorganismen, die in ganz besonderer Weise gefährlich sind wegen ihrer raschen Verbreitung, der günstigen Übertragungsmöglichkeiten, der Überlebensbedingungen, der Anspruchslosigkeit sowie der Resistenzentwicklung gegenüber Antibiotika. Die wichtigsten Erreger von Krankenhausinfektionen sind aus Tab. 12.**3**,

Tabelle 12.**4** Häufigste im Krankenhaus erworbene Infektionen (in % aller im Krankenhaus erworbenen Infektionen)

Harnwegsinfektion	40,0%
Wundinfektionen	25,0%
Atemwegsinfektionen	16,0%
Sepsis	3,5%
Infektionen der Haut und Subkutis	4,6%
Infektionen des weiblichen Genitales	2,8%
Infektionen im HNO-Bereich	2,5%
Gastrointestinalinfektionen	2,2%
Kardiovaskuläre Infektionen	1,3%
Infektionen des Zentralnervensystems	0,3%

die häufigsten Krankenhausinfektionen aus Tab. 12.**4** ersichtlich.

Antibiotika und Resistenzprobleme

Bei der antimikrobiellen Therapie wird vielfach die normale Körperflora geschädigt oder sogar eliminiert. Damit geht ein physiologischer Schutzmechanismus verloren. Anstelle der normalen Flora kommt es zur Entwicklung von resistenten Keimen, die schließlich zu einer Infektion führen können.

Diese resistenten Keime sind oft die Folge einer falschen Antibiotikatherapie (unwirksame Dosis, unwirksames Antibiotikum). Daraus ergeben sich Probleme, die für Therapie und Pflege von großer Bedeutung sind:

- Resistente Stämme potentiell pathogener Keime können zu schweren Infektionen führen.
- Mehrfachresistente Erreger führen bei einer Infektion zu schwierigen Therapieproblemen.
- Die resistenten Keime können sich innerhalb des Krankenhauses ausbreiten und zu einer versteckten Infektionsquelle werden.

Infektionswege

Nach der Art und Weise, wie die Erreger in den Organismus gelangen, werden folgende Übertragungswege unterschieden:

- *Oraler Infektionsweg* (über den Mund). Kontaminierte Lebensmittel, Medikamente, Gegenstände und vor allem Hände können zur Infektionsquelle werden. Von Schmierinfektion – *fäkal-oraler Infektionsweg* – spricht man, wenn die Erreger mit dem Stuhl, Urin u. a. ausgeschieden, verschmiert und wieder oral aufgenommen werden (z. B. bei Typhus, Ruhr, Hepatitis A, Enterovirusinfektion).
- *Aerogene Infektionswege* (über Atemwege bzw. im Respirationstrakt) = *Tröpfcheninfektion*. Die Erreger werden direkt (Anhusten, Niesen, Küssen) durch Tröpfchen (Aerosole) oder Staubpartikel auf dem Luftweg übertragen.
- *Haut, Schleimhaut und Wunden*. Über den direkten Haut- bzw. Schleimhautkontakt oder auch indirekt im Rahmen einer Wundinfektion ist die Übertragung von Infektionserregern möglich.
- *Trans- bzw. perkutaner Infektionsweg*. Mikroorganismen können durch Insekten (Stich, Biß) oder Verletzungen der Haut (traumatisch, Operationswunde, Injektion mit unsauberer Spritze u. a.) übertragen werden.

In Abb. 12.**4** u. 12.**5** sind häufige Wege von Krankenhausinfektionen dargestellt, aus Abb. 12.**6** sind zusätzlich die Verhütung bzw. Therapie sowie die Auswirkungen auf den menschlichen Organismus ersichtlich.

12.7.3. Krankenhaushygiene

Die angewandte Krankenhaushygiene will mit allen ihr zur Verfügung stehenden Mitteln den Kreislauf von Erregern (Mikroorganismen), die Infektionen hervorrufen können, unterbrechen. Krankenhaushygiene umfaßt demnach alle Maßnahmen, die den Schutz des Patienten und der Umwelt vor krankmachenden Mikroorganismen gewährleisten.

Dieser Aufgabe kann die Krankenhaushygiene nur gerecht werden, wenn die sich daraus ergebenden Maßnahmen *umfassend, lückenlos* und *permanent* durchgeführt werden. Die Krankenhaushygiene ist eine interdisziplinäre Aufgabe. Sie betrifft jedermann im Krankenhaus und kann im Falle von Versagen jedermann treffen. Alle Mitarbeiter haben deshalb die ihrer Funktion entsprechende Aufgabe und Verantwortung im Bereich dieser Verhütungsmaßnahmen zu übernehmen. Von besonderer Bedeutung ist dabei die Art und Weise, wie auf der Krankenstation die Hygiene gehandhabt wird. Wir müssen lernen, mit unserem geistigen Auge die „infektiösen Momente" zu sehen. Denn überall gibt es pathogene Keime, überall Keimverbreitungswege und Keimreservoirs. Jeder auf der Station Tätige ist mitverantwort-

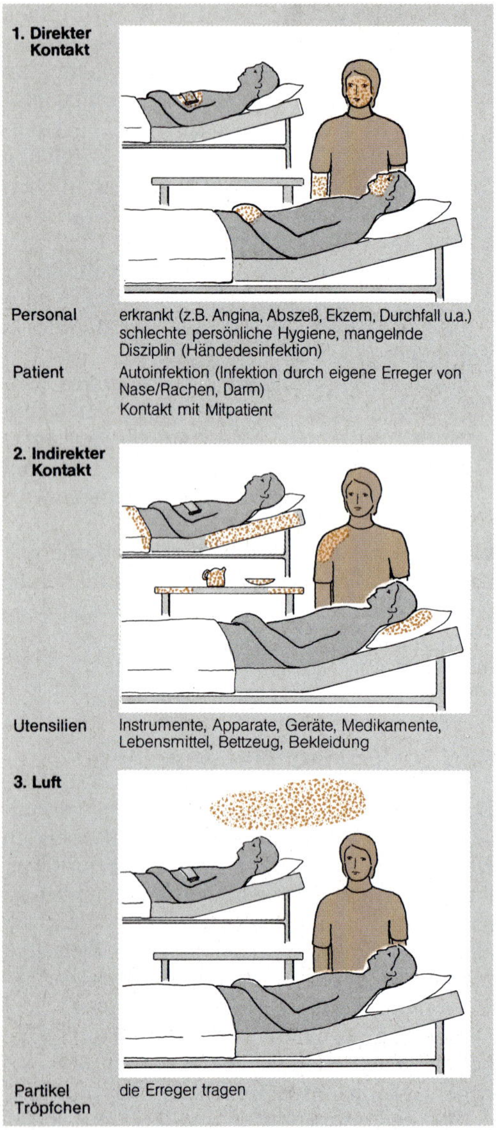

Abb. 12.**4** Mögliche Übertragungswege pathogener Keime in der Abteilung.

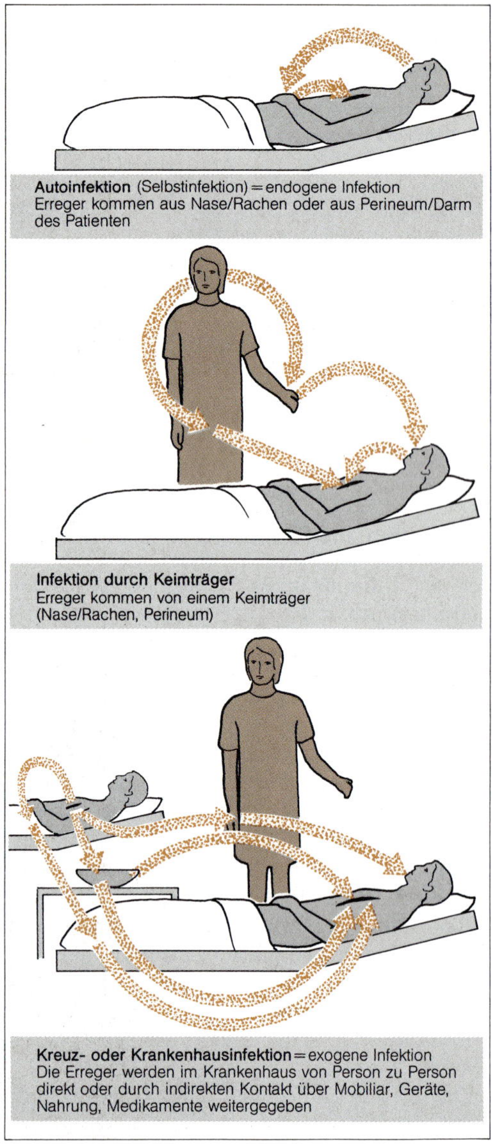

Abb. 12.**5** Wundinfektion. Einige Infektionswege, über die Erreger zu den Wunden gelangen können.

lich dafür, daß Gefahrenmomente erkannt und ausgeschlossen werden (Abb. 12.**7**).

Regelkreis der Krankenhaushygiene

Die Abb. 12.**8** und die entsprechenden Erläuterungen sollen helfen, eine Übersicht zu gewinnen über die Funktion und Aufgabe der Krankenhaushygiene.

Erläuterungen zum Hygieneplan

Organisation. Zur Durchsetzung der Hygienemaßnahmen *braucht es Verantwortliche*, die *ohne* eine minimale *Organisation kaum zum Ziel* kommen werden. Von Vorteil ist es, wenn die Krankenhaushygiene in etwa nach dem aus Abb. 12.**9** ersichtlichen Organigramm gegliedert werden kann.

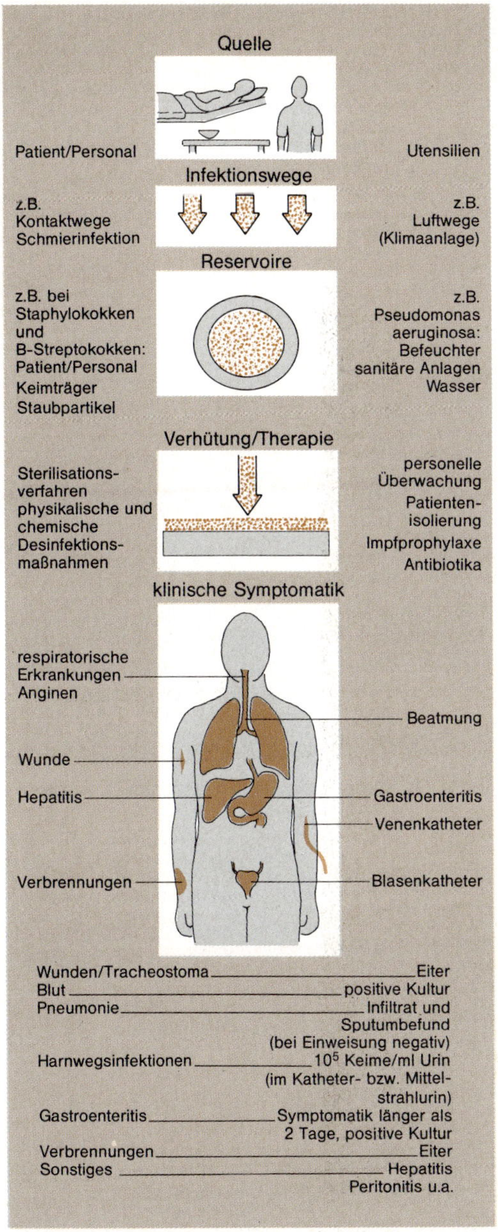

Abb. 12.**6** Infektionsquellen, -wege, -reservoire. Verhütung, Therapie und Symptome.

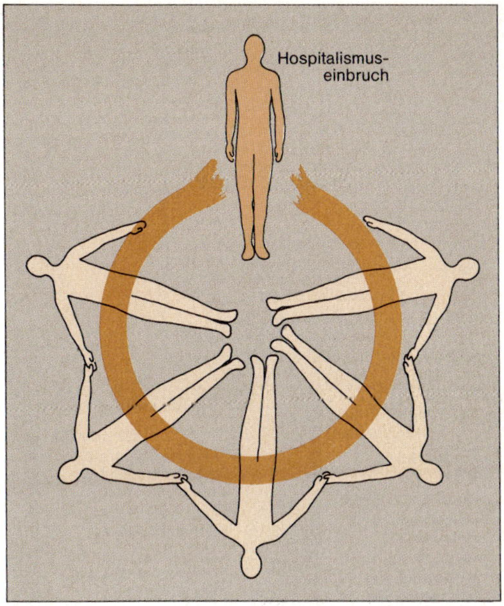

Abb. 12.**7** Einbruch der Krankenhausinfektion (Hospitalismus). Die Krankenhaushygiene ist so wirksam wie ihr schwächstes Glied.

Planung. Die Planung ist eine entscheidende Voraussetzung für das Gelingen der Ausführung.

Bei der Erstellung der Planungsmittel soll darauf geachtet werden, daß neben den Fachleuten möglichst viele Ausführende und Vertreter der Krankenpflegeschulen mit einbezogen werden. Eine ausführliche Hygieneanleitung und übersichtliche Desinfektionspläne sind das Minimum, das an Planungsmitteln erarbeitet werden sollte.

Information und Instruktion. Die Fachkräfte haben die Information und Instruktion so zu gestalten, daß die Ausführenden motiviert und befähigt werden, die vorgeschriebenen Maßnahmen richtig durchzuführen.

Ausführung. Die Ausführung der Hygienemaßnahmen ist Sache *aller*. Jeder im Krankenhaus Tätige hat darin seine Aufgabe zu erfüllen.

Die Ausführung ist das *Herzstück* der Krankenhaushygiene und gliedert sich im wesentlichen in zwei Maßnahmengruppen, wie in Abb. 12.**10** dargestellt.

Überwachung und Kontrolle. Sie umfaßt:

- optische Inspektion,
- Erfassung der Sekundärinfekte,
- Überwachung der Antibiotikatherapie,
- Überwachung der Keimresistenzentwicklung,
- Kontrolle von Risikopersonalgruppen (z.B. Küchenpersonal, Personal der Dialysestation),

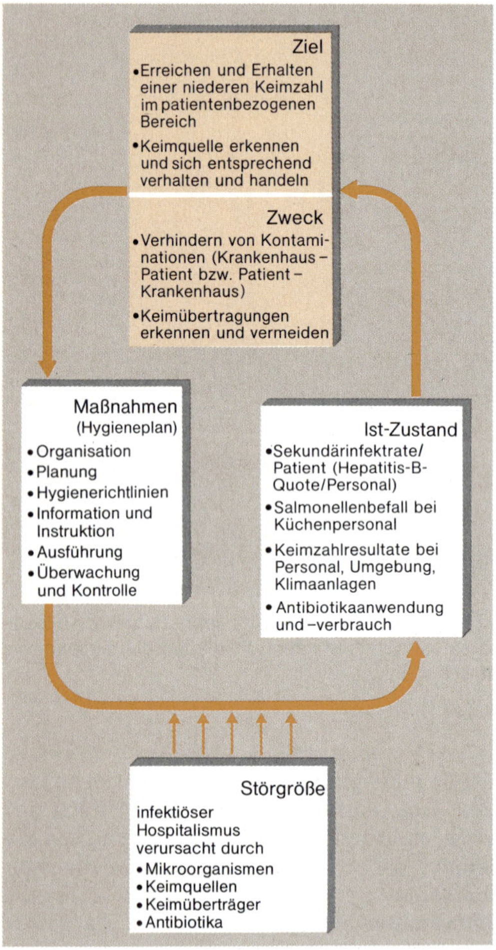

Abb. 12.**8** Regelkreis der Krankenhaushygiene.

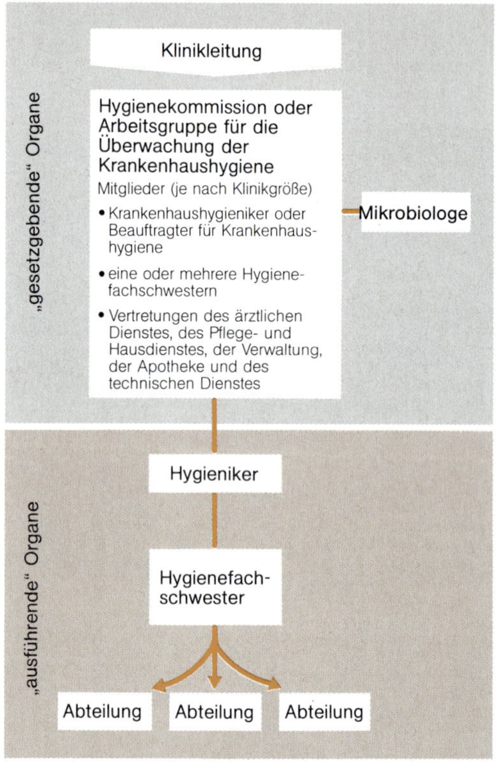

Abb. 12.**9** Organigramm der Krankenhaushygiene.

- Kontrolle von Lüftungs- und Klimaanlagen,
- gezielte Umgebungsuntersuchungen.

Die Hygienekommission bestimmt die Verantwortlichen für die einzelnen Aufgaben.

Sie finden in diesem Kapitel Angaben zu den Hygiene- und Desinfektionsmaßnahmen. Diese haben *grundsätzlichen Charakter;* sie kommen dort zur Anwendung, wo keine „hausinternen Vorschriften" vorliegen.
Solche Vorschriften liegen in Form von *Richtlinien, Standardplänen* oder *Merkblättern* vor. Sie erfassen die häufigst auftretenden Problemfelder, z. B.:

- Standardplan zur Verhütung von Hepatitis B bzw. HIV-Ansteckung

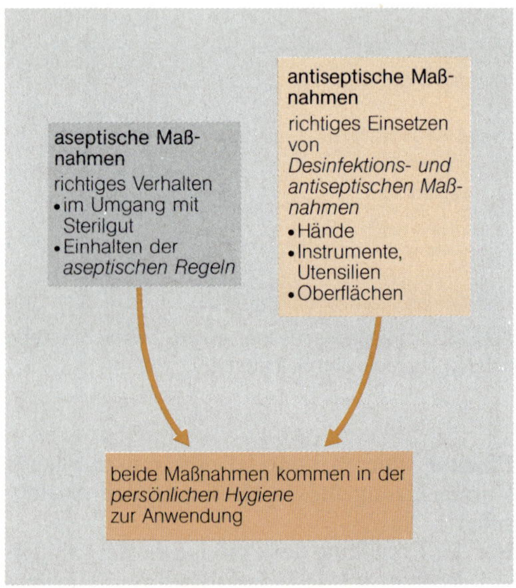

Abb. 12.**10** Ausführung der Krankenhaushygiene.

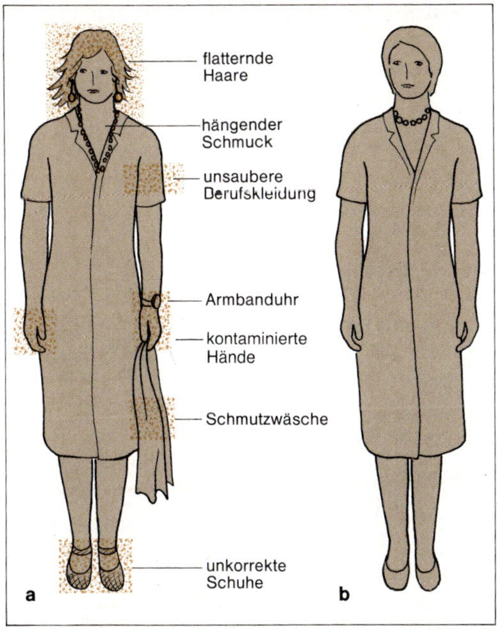

Abb. 12.**11** Persönliche Hygiene. **a** Schwester als Keimüberträgerin. **b** Schwester ohne Keimreservoire, nach korrekter Händedesinfektion.

- Richtlinien für Maßnahmen nach Exposition mit infektiösem Blut
- usw.

Persönliche Hygiene

Die Krankenhaushygiene steht und fällt mit der persönlichen Hygiene des/der einzelnen.

Ziel der persönlichen Hygiene ist das Vermeiden der Übertragung körpereigener (residente Flora) und körperfremder Keime (transiente Flora).

Die persönliche Hygiene unterstützt maßgeblich die aseptischen Maßnahmen, wobei der Einsatz antiseptischer Mittel, insbesondere bei der Händehygiene, unumgänglich ist.

Anders ausgedrückt: Fehler in der persönlichen Hygiene gefährden die Asepsis im höchsten Maße (Abb. 12.**11**).

Zur persönlichen Hygiene gehören: Körperhygiene, Haarhygiene, Händehygiene und saubere Bekleidung.

Körperhygiene. Körperliche Sauberkeit wird bei allen im Krankenhaus Tätigen vorausgesetzt.

Arbeitsplatzanforderung und die Intensität der eigenen Schweiß- und Geruchsbildung bestimmen die Häufigkeit von Baden und Duschen.

Haarhygiene. Die Haare müssen sauber und gepflegt sein. Lange und halblange Haare müssen in einen Zopf geflochten bzw. hochgesteckt werden. Sie dürfen weder ins Gesicht fallen, noch die Schultern berühren.

Die häufigste Kontamination der Haare erfolgt durch die eigenen Hände. Deshalb ist es besonders wichtig, *die Haare während der Arbeit nicht mit den Händen zu berühren.*

Bekleidungshygiene und Schuhe:

- *Berufskleidung.* Sie kann ihre Schutzfunktion während der Berufsausübung nur dann erfüllen, wenn sie
  - häufig gewechselt wird, wenn möglich täglich;
  - schmutzig auf dem kürzesten Weg in den dafür bestimmten Wäschesack gebracht wird;
  - nur im Krankenhaus getragen wird.

Die zusätzliche Verwendung von *Trägerschürzen* bei der Pflege von Kranken und bei Arbeiten am Ausguß ist dringend empfohlen. Damit kann die Kontaminationsgefahr der persönlichen Berufskleidung und somit die Keimverschleppungsmöglichkeit reduziert werden. Voraussetzung ist allerdings, daß diese Trägerschürzen nur im Krankenzimmer bzw. am Ausguß getragen und regelmäßig ausgetauscht werden. Es können textile oder Einwegschürzen (Kosten, Umweltbelastung) verwendet werden.

Bei Infizierten oder Infektionskranken, die isoliert werden müssen, sind langärmelige Überschürzen mit Rückenschluß zu tragen (s. dort).

- *Privatkleidung:*
  - Diese ist, wenn immer möglich, in der Personalgarderobe zu deponieren.
  - Wollsachen, wie Jacken und Pullover, sollen in den Krankenstationen nicht getragen werden. Tip für kühlere Tage: warme Unterwäsche und kurzärmelige Leibchen.
- *Arbeitsschuhe* sollen
  - Halt und Sicherheit geben,
  - leicht zu reinigen sein,
  - wenig Verzierungen haben,

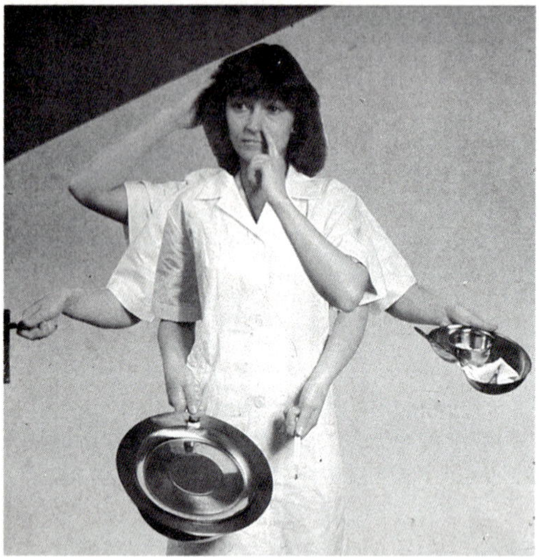

a

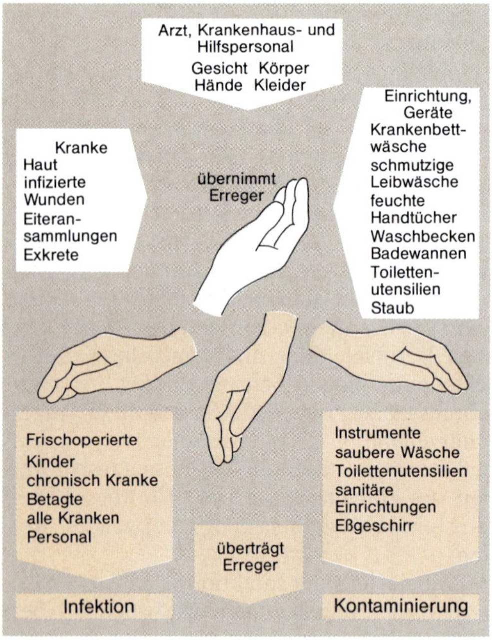

b

Abb. 12.**12** **a–b** Infektionsübertragung durch die Hand.

– abwaschbar und desinfizierbar (für Intensivstation, Säuglingsstation usw.) sein.
– Aus Lärmgründen sind Schuhe mit Holzsohlen unzulässig.

Schmuck und Armbanduhren. Wegen Verkeimungs- und Verletzungsgefahr sollen während der Arbeit in Krankenstationen weder Schmuck (Ringe, Armreifen, große Ohrringe, lange Halsketten) noch Armbanduhren getragen werden. Geeignet sind Ansteck- oder Anklemmuhren. Eheringe fallen nicht unter das Schmuckverbot.

Spezielle Hygiene

Tragen von Gesichtsmasken. Außer im Operationssaal sollen Gesichtsmasken getragen werden bei

- großflächigem Verbandwechsel (z.B. Verbrennungswunden),
- der Pflege von immungeschwächten Patienten (Umkehrisolierung),
- der Pflege von Patienten mit dringendem Verdacht auf offene Lungentuberkulose,
- kleineren Eingriffen: Einlegen von Intravasalkathetern, Maßnahmen an Trachealtubus und -kanülen.

Händehygiene. Was schon Semmelweis, Lister u.a. feststellen mußten, trifft auch heute noch zu. *Die Hand ist der häufigste Keimüberträger!* Nur eine diszipliniert durchgeführte Händehygiene kann unsere Patienten und uns selbst ausreichend schützen (Abb. 12.**12a** u. **b**).

Das *Händewaschen mit einer Desinfektionsseife* kann, bei Beachtung der Vorschriften, dasselbe Ergebnis wie das Desinfizieren mit einer alkoholischen Lösung bringen. Der Vorgang ist aber wesentlich aufwendiger (zeitlich, 1 Minute), komplizierter (Fehlerquellen) und ortsgebunden, da ein Waschbecken benötigt wird (Naßstelle). Die verlangten Kriterien, vor allem die Einwirkungszeit, werden meistens nicht erfüllt, weshalb diese Methode für die hygienische Händedesinfektion in der Regel versagt.

Wann müssen die Hände desinfiziert werden?

- Vor jeder Pflegeverrichtung, insbesondere vor aseptischen Arbeiten;
- nach jeder Pflegeverrichtung, mindestens aber vor jedem Verlassen des Krankenzimmers;
- vor Umgang mit Medikamenten;
- vor dem Essenverteilen;
- bei Beginn der Arbeit (Schichtbeginn).

- **Händedesinfektion** ist die wichtigste, sicherste und billigste Maßnahme, um Krankenhausinfektionen zu verhüten.

Grundsatz der Händehygiene

- *Prophylaktisch nur* desinfizieren, nicht waschen. Zuviel Waschen schädigt die Haut.
- *Kontaminierte Hände* erst desinfizieren, dann waschen.
- *Schmutzige Hände* erst waschen, dann desinfizieren.

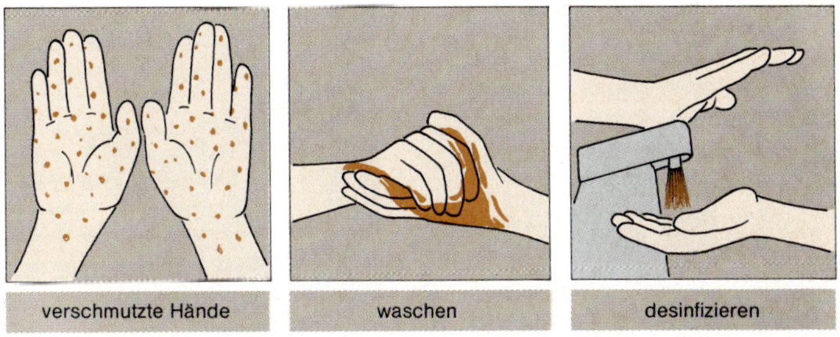

- **Saubere Hände** sind eine Frage des Anstandes und des Respekts vor dem anderen Menschen.

Vorgehen:

- *Hygienische Händedesinfektion.* Aus dem Waschspender oder der Einzelflasche hohle Hand mit Desinfektionsmittel füllen (ergibt die notwendige Dosis von 3–5 ml), Hände einreiben, bis die Haut trocken ist (Einwirkungszeit 30 s; Abb. 12.**13**).

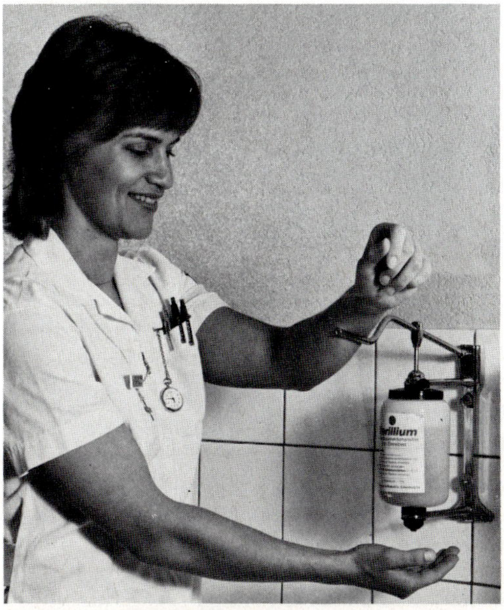

Abb. 12.**13** Desinfizieren der Hände. Korrektes Handhaben des Desinfektionsmittelspenders.

- *Händewaschen.* Hände und Unterarme werden mit Wasser und Seife gründlich gewaschen und anschließend sorgfältig getrocknet bzw. abgetupft. Wasserhahn mit gebrauchtem Papierhandtuch schließen (Abb. 12.**14**).
- *Handpflege.* Fingernägel stets kurz geschnitten und gepflegt halten. Hautrisse und -schrunden sind zu vermeiden und wenn vorhanden, sorgfältig zu pflegen.
  Damit die Haut der häufigen Desinfektion standhalten kann, muß sie gepflegt werden. Bewährt hat sich die Anwendung von pH-regulierenden Emulsionen vor längeren Arbeitspausen und fettfreier Hautschutzcremes (häufig anwenden).

Aseptische Maßnahmen

Asepsis ist ein Zustand, der durch die Sterilisation erreicht wird. Asepsis umfaßt Maßnahmen und Bemühungen, die eine Keimverschleppung verhindern.
Aseptisches Arbeiten bedeutet das strikte Trennen von nichtsterilisiert und sterilisiert. „Sterilisiertes wird nur mit Sterilisiertem berührt." Aseptisches Verhalten ist demnach die *„Nichtberührtechnik"*.

Regeln der Asepsis

Wo immer eine Verbindung ins Körperinnere hergestellt oder aufrechterhalten wird, ist absolute Asepsis dringende Notwendigkeit:

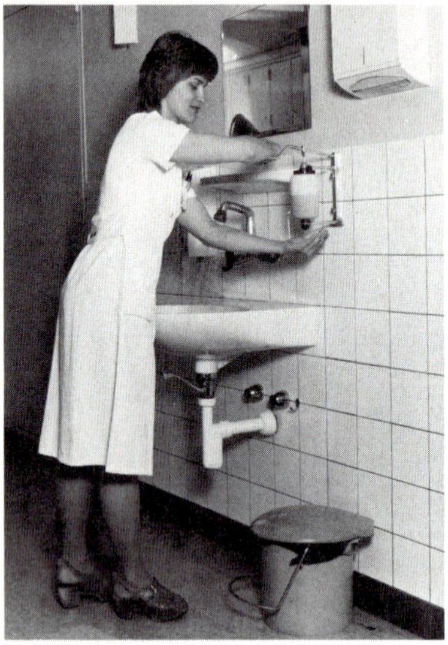
a

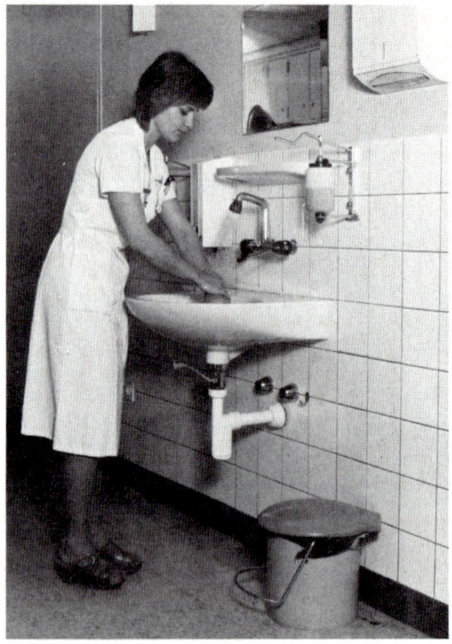
b

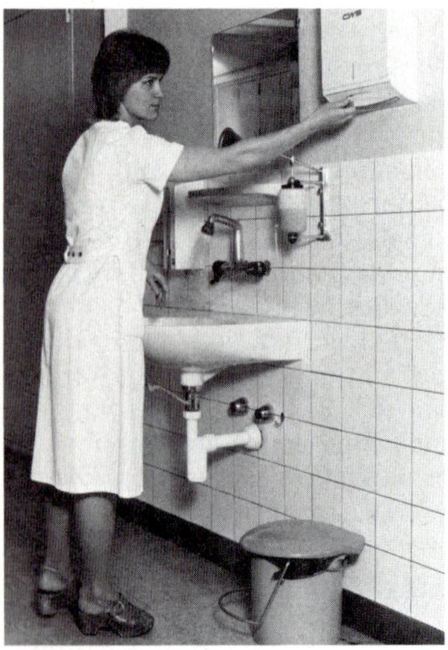
c

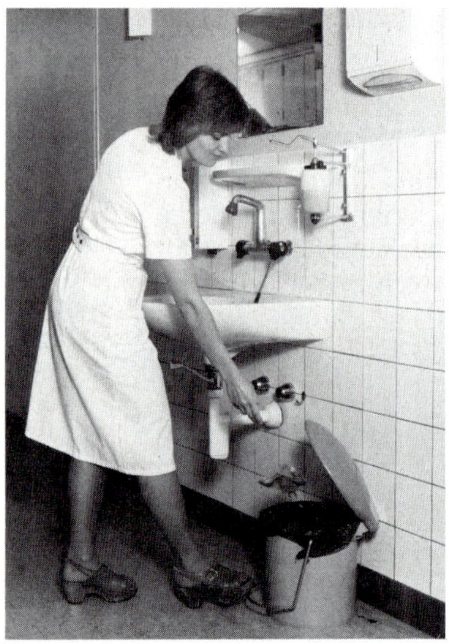
d

Abb. 12.**14** Hände waschen. **a** Bedienung des Seifenspenders. **b** Waschen von Händen und Vorderarmen. **c** Einweghandtuch zum Trocknen bzw. Abtupfen, damit auch den Wasserhahn zudrehen. **d** die sauberen Hände berühren keinen Abwurfbehälter.

- bei allen Wunden,
- bei allen Eingriffen durch die Haut: Punktionen, Injektionen usw.,
- bei allen offengehaltenen Verbindungen ins Körperinnere: Blasenkatheter, Venenkatheter u. a.

Keine Verschleppung körpereigener Mikroorganismen (Abb. 12.**15**)

- Es gilt alles, was im Abschnitt „persönliche Hygiene“ nachzulesen ist (S. 393f.).
- Während des aseptischen Arbeitens ist der Mund (der eigene und derjenige des Kranken) geschlossen zu halten (bei Erkältungen Mundschutz tragen). Informationen sind im voraus zu geben.

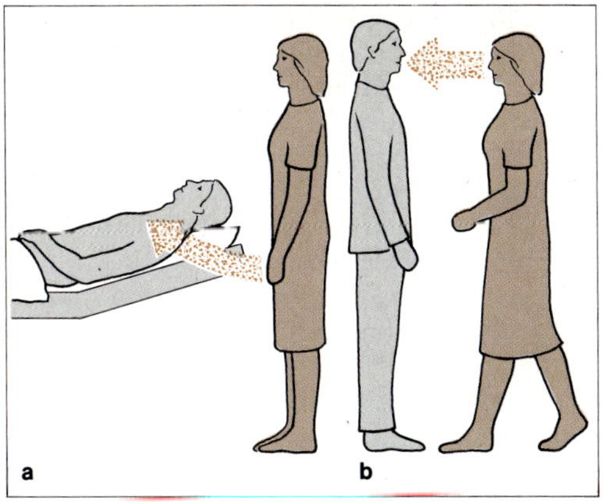

Abb. 12.**15** Verschleppung körpereigener Bakterien **a** Schmierinfektion, **b** Tröpfcheninfektion.

Keine Verschleppung fremder Mikroorganismen (Abb. 12.**16**)

- Luftbewegungen (mit den Armen) und Durchzug vermeiden.
- Während und in der Umgebung von aseptischen Arbeiten keine unnötigen Gespräche führen.
- Nicht über offenem sterilisiertem Material hantieren.
- Sterilisiertes Verpackungsmaterial und sterilisierte Arbeitsfläche nicht feucht werden lassen.
- Blumen und Pflanzen nicht in Sterilgutnähe stellen.
- Schmutzige Krankenwäsche nicht mit den Berufskleidern in Berührung bringen; Wäscherolli im Krankenzimmer bereitstellen und Schmutzwäsche direkt ablegen.

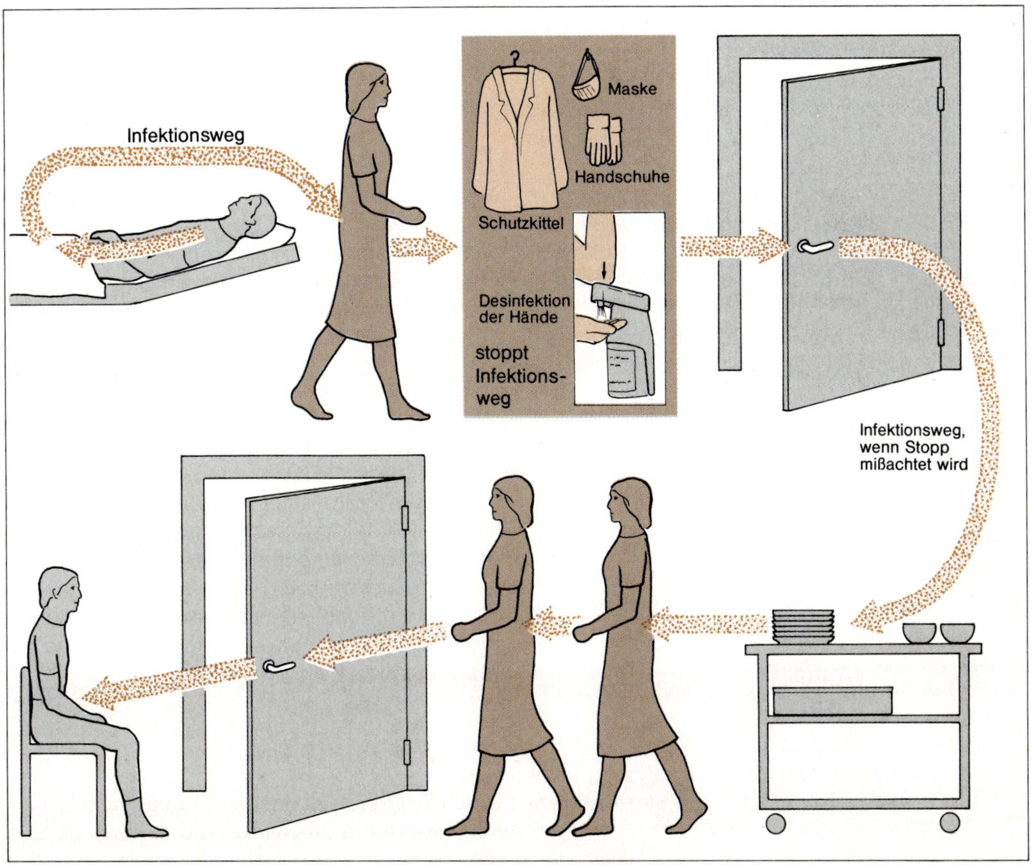

Abb. 12.**16** Verschleppung fremder Keime, wenn Vorsichtsmaßnahmen mißachtet werden.

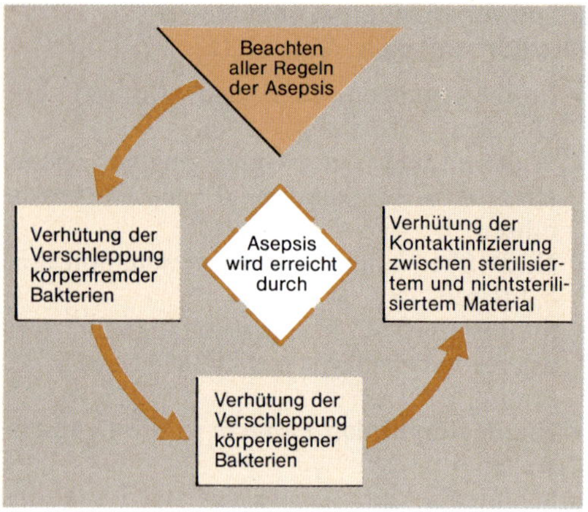

Abb. 12.**17** Aseptische Maßnahmen.

- Saubere Krankenwäsche nicht von einem Zimmer ins andere tragen (als Vorrat im Zimmer belassen).
- Nach Verlassen einer Naßzone die Hände immer desinfizieren.
- Berührungsflächen auseinanderhalten:
  - Was ins Krankenbett gehört, darf weder mit dem Boden noch mit dem Tisch in Berührung kommen.
  - Was auf Verbandwagen und in Schränke zurückversorgt wird, soll nicht ins Patientenbett gelegt werden, z.B. Heftpflasterrollen, Blutdruckapparate, Dokumentationsmappen, Röntgenbilder usw.
  - Was mit dem Boden in Berührung ist, gehört nicht aufs Bett, z.B. Sekretflaschen, Gehstöcke, Pantoffeln usw.
  - Nach ungewollten oder unvermeidlichen Kontakten sind die Gegenstände zu desinfizieren.

Keine Kontamination zwischen sterilisiertem und nichtsterilisiertem Material

- Alle Ränder von Kassetten, Salbenkompressendosen usw. sind als nichtsteril zu betrachten.
- Deckel von sterilisierten Gefäßen immer umgekehrt ablegen.
- Sterilisiertes und nichtsterilisiertes Material nicht zu nahe nebeneinander ablegen, nicht außerhalb des Blickfeldes mit sterilisiertem Material hantieren.
- Der Verbandwagen bleibt außerhalb des Krankenzimmers (Kap. 42).
- Sterilflächen nicht zu früh vorbereiten, u.U. bis zum Gebrauch mit sterilisierten Tüchern zudecken (wird das sterilisierte Material nicht am Ort des Gebrauchs gerichtet, muß es immer abgedeckt werden).
- Infusionsbestecke, Dreiwegehahn und andere Zusatzanschlüsse müssen mindestens alle 24–48 Stunden gewechselt werden.
- Verrichtungen an Gefäßkathetern dürfen nur unter streng aseptischen Bedingungen erfolgen.
- Hochmolekulare Infusionslösungen sollen nur im „Laminar Flow" (keimfreie Umgebung) zugemischt werden.

Eine *Zusammenfassung* der aseptischen Maßnahmen zeigt Abb. 12.**17**.

Antiseptische Maßnahmen

Antisepsis umfaßt die Anwendung sog. Antiseptika, das sind Substanzen, die die Keime durch Wachstumshemmung (bakteriostatisch) oder Abtötung (bakterizid) unschädlich machen. Antisepsis bedeutet somit (Anti + Sepsis) Vernichtung von Krankheitskeimen mit chemischen oder physikalischen Mitteln.

Regeln der Antisepsis

- Ohne korrekte Antisepsis gibt es keine Asepsis, aber
- ohne Wahrung der Asepsis werden alle antiseptischen Maßnahmen in Frage gestellt.
- Asepsis und Antisepsis sind voneinander abhängig und beeinflussen sich gegenseitig.

Beispiel: Injektionstechnik. Es ist heute selbstverständlich, daß Spritze, Nadel, Medikament einwandfrei sterilisiert angeboten werden (und dies für teures Geld!). Man darf sich nun mit Recht die Frage stellen, ob bei der Verabreichung der Injektion ebensoviel Sorgfalt aufgewendet wird (ich denke da z.B. an das Einhalten der Einwirkungszeit bei der Hautdesinfektion). Die wichtigsten aseptischen und antiseptischen Maßnahmen sind die *Sterilisation* (S. 405) und die *Desinfektion* (s. unten).

12.8. Desinfektion

Nach Wallhäuser bedeutet *Desinfizieren*, einen Gegenstand in einen Zustand zu versetzen, in dem er nicht mehr infizieren kann. *Desinfektion* ist eine Maßnahme zur „selektiven Verminderung der Keimzahl" mit dem Ziel, die Übertragung bestimmter Mikroorganismen zu verhindern (selektiv = auswählend). In diesem Zusammenhang ist die Verminderung der Keimzahl in den für die Sicherheit des Patienten notwendigen Bereichen gemeint.

12.8.1. Desinfektionsverfahren

Die Desinfektion kann durch *physikalische (thermische)* Maßnahmen oder durch *chemische* Substanzen erfolgen.
Die entscheidenden Faktoren für eine wirksame Desinfektion sind dabei:
- *Dosierung* der Desinfektionsmittel bei der chemischen Desinfektion,
- *Temperatur* bei der physikalischen oder thermischen Desinfektion,
- *Einwirkungszeit* sowohl bei der chemischen wie auch bei der physikalischen Desinfektion.

Grundregeln zur chemischen Desinfektion
- Die Gegenstände immer zuerst desinfizieren, dann reinigen.
- *Handschuhe* tragen, um Hautkontakte mit dem Desinfektionsmittel zu vermeiden (Vorsicht auch vor Spritzern in die Augen).
- *Richtige Dosierung.* Unterdosierung und Überdosierung der Mittel sind gleicherweise wirkungslos, zudem schadet Überdosierung dem Material bzw. der Haut und belastet die Umwelt.
- *Richtige Temperatur.* Wenn keine Angaben bestehen, soll grundsätzlich kaltes Wasser zum Herstellen von Lösungen genommen werden.
- *Richtige Einwirkungszeit.* Verkürzte Zeiten machen ein Mittel wirkungslos. Bei der Händedesinfektion und Hautdesinfektion geschehen die häufigsten Fehler, die Einwirkungszeiten bei eingelegten Instrumenten u. a. werden meist besser beachtet.

Physikalische thermische Methoden

- *Feuer*: Abflammen, Verbrennen;
- *feuchte Hitze*: Heißluft, Kochen, strömender Dampf (z. B. Waschmaschinen, Steckbeckenmaschinen).

Chemische Methoden

Häufigste und praktisch bedeutsamste Desinfektion. Man unterscheidet die
- Einlegemethode = einlegen,
- Scheuer-Wisch-Methode = naß bzw. feucht abwischen (scheuern = säubern = reinigen).

Bei jeder Desinfektion mit chemischen Mitteln gilt es zu beachten:
- Dosierung des Mittels,
- Dauer der Einwirkung,
- Einwirkungstemperatur,
- Durchdringungstiefe (Tiefenwirkung).

Ein gutes Desinfektionsmittel sollte folgenden Anforderungen genügen:
- antimikrobielle Wirksamkeit,
- Haut- (und Schleimhaut-)Verträglichkeit,
- Metall- und Textilienfreundlichkeit,
- Geruchlosigkeit (bzw. gut erträglicher Geruch),
- gute Benetzung und Reinigungskraft,
- Ungiftigkeit,
- Wirtschaftlichkeit bezüglich Preislage.

In Tab. 12.**5** sind einige der wichtigsten Desinfektionsmittel-Wirkstoffe zusammengestellt.

Sinnvolle Desinfektion ist die Verbindung von Wissen und Klugheit:
- Desinfiziere, wenn und wo es nötig ist – aber nicht immer und überall.
- Setze die wirksamen Mittel sinnvoll ein.
- Sei sparsam: jedes nicht gebrauchte Mittel bedeutet Ersparnis von Ressourcen und Schonung der Umwelt.

12.8.2. Desinfektionsarten

Wir unterscheiden die laufende von der Schlußdesinfektion.

Laufende Desinfektion

Das Wort *laufend* oder fortlaufend bringt zum Ausdruck, daß es darum geht, die laufend, also kontinuierlich von der Infektionsquelle (Patient) ausgeschiedenen Infektionserreger ebenso laufend, d. h. so schnell wie möglich zu vernichten (Definition nach Kanz). Sie kommt zur Anwendung bei *infektiösen* und *infizierten* Patienten und umfaßt
- Haut- und Händedesinfektion,
- Instrumentendesinfektion,

Tabelle 12.**5** Einige der wichtigsten Desinfektionsmittel

Gruppen	Desinfektionsmittel	Konzentration Einwirkungszeit	Anwendung	Wirkung
Laugen	Kalkmilch (ausgebrannter Kalk = Ätzkalk + Wasser = gelöschter Kalk)	verdünnt mit Wasser: 1:1 / 6 Std. 1:4 / 6 Std. 1:4 /24 Std. 1:20/ 6 Std.	 Sputumdesinfektion Stuhldesinfektion Abwassergruben Schmutzwasser	Kalkmilch muß jedesmal neu zubereitet werden, da sie durch das Kohlendioxid der Luft unwirksam wird
Oxidationsmittel	Ozon (O_3)		Trinkwasser, Raumluft	Freisetzen von O_2
	Wasserstoffperoxid (H_2O_2)	3%	Spülungen und Wundbehandlung	schwach antiseptisch
	Peressigsäure	0,2–0,5% Aerosol oder durch Vergasen	thermolabile Materialien	sehr gute Wirkung, starke Viruzidie sehr korrosiv auf Buntmetalle
	Kaliumpermanganat	0,01–0,05%	Spülungen, Bäder	schwach antiseptisch
Halogene („Salzbildner“)	Chlormonoxid Hypochloride	2–5%	Schleimhaut und Hohlorganspülungen	gute Desinfektionswirkung: durch Abspaltung von O_2, der sich als naszierender Sauerstoff (CO_1) spontan mit anderen Reaktionspartnern verbindet
	Chlorbleichlauge: • Eau de Javelle (Kaliumhypochlorid) • Eau de Labarraque (Natriumhypochlorid)	2–3 mg freies Chlor pro m^3 Wasser	Badewasserdesinfektion Krankenwäsche	
	Chlorkalk	5 Teile Wasser + 1 Teil Chlorkalk = Kalkmilch	Exkrementendesinfektion	muß jedesmal frisch zubereitet werden
	Chloramin	5% 3%	Sputumdesinfektion Scheuerdesinfektion	insbesondere bei Tuberkulose
	Jodophore (PVP-Jod-Polyvinylpyrrolidon)	Vorschriften beachten	Haut- und Wunddesinfektion, Wundspülung	Vorsicht: alkoholische Jodophore nicht für Wundspülung
Metallsalze	*Silbersalze* ($AgNO_3$) Silbernitrat	1% 1–2 Tropfen	prophylaktisch: Augengonorrhö bei Neugeborenen	Wirkung wie oben
Alkohole	Äthylalkohol Isopropanol n-Propanol	80 Vol% 70 Vol% 60 Vol%	auf trockene Haut zur Haut- und Händedesinfektion	bakterizid unwirksam gegen Sporen

Wichtig:
- Dosierung und Einwirkung beachten!
- Beimischen von Zusätzen nur in Absprache mit dem zuständigen Apotheker oder Krankenhaushygieniker.

Tabelle 12.**5** Fortsetzung

Gruppen	Desinfektionsmittel	Konzentration Einwirkungszeit	Anwendung	Wirkung
Aldehydderivate	Formaldehyd (HCHO) = Formalin	8%/ 3 Std. 2%/12 Std. 5 g/m³/8 Std.	Grobdesinfektion Wäschedesinfektion Raumdesinfektion	Formalin wirkt konservierend, eiweißschädigend muß gut verschlossen und lichtgeschützt aufbewahrt werden
	Formalinabkömmlinge sind: Glutaraldehyd- und Glyoxaldehydmittel	3–10% nach Vorschrift	Flächendesinfektion Wäschedesinfektion Raumdesinfektion	
Phenolderivate		1–2% nach Vorschrift	Instrumente, Ausscheidungen, Wäsche	bakteriostatisch oder bakterizid rasch wirkend
Detergenzien = oberflächenaktive Substanzen	*Chlorhexidine*	Vorschrift beachten	Haut- und Wunddesinfektion, Wundspülung	Flecken!
	Ammoniumverbindungen = kationische Detergenzien			erhöhen die Benetzbarkeit der Desinfektionsmittel Inaktivierung durch Seife

Tabelle 12.**6** Desinfektionsplan einer Krankenstation. Für Pflegedienst und Hausdienst

Utensilien	Präparat	Anwendung	Zubereitung
Große Gegenstände: Waschbecken, Schalen, Redon-Urinflaschen, Bettschüsseln usw.	Phenolderivat 1–2% nach Vorschrift	in Desinfektionslösung einlegen; 1 Std. Material *ganz* eintauchen	Desinfektionswanne mit 60 l kaltem Wasser füllen und 600 ml Konzentrat zugeben → 1%-Lösung 1200 ml Konzentrat für 2%-Lösung
Kleine Gegenstände: Spritzen, Instrumente, Tabletts usw.	Phenolderivat 1–2%	wie oben	wie oben
Krankenmobiliar: Betten, Geräte, Apparate usw.	Aldehydderivat 0,5%	täglich feucht abwischen	Gebrauchslösung: 4 l kaltes Wasser und 20 ml Desinfektionsmittelkonzentrat → 0,5%-Lösung
Bade- und Duschwanne, Waschbecken, WC-Brille	Aldehydderivat 0,5%	mit Desinfektionsmittel abwischen → einwirken lassen → abspülen, reinigen	wie oben
Bodenfläche	Aldehydderivat 0,5%	täglich naß aufwischen	8 l kaltes Wasser und 40 ml Desinfektionsmittelkonzentrat → 0,5%-Lösung

Beachte: Für alle Präparate sind hier Standardnormen angegeben. Es muß im einzelnen unbedingt die *Vorschrift* (Gebrauchsanleitung) beachtet werden. Das gleiche gilt für die Gebrauchsdauer der Lösung → Neuzubereitungsintervalle.

- Ausscheidungsdesinfektion,
- Flächendesinfektion.

Jedes Krankenhaus stellt *Standardpläne* zur Verfügung. Sie beinhalten Desinfektionsmaßnahmen

- für den Krankenhausalltag;
- bei besonderer Ansteckungsgefahr
  - infizierte Patienten,
  - infektiöse Patienten,
  - immungeschwächte Patienten.

Laufende Desinfektion im Alltag

Tab. 12.**6** steht als Beispiel eines Desinfektionsplans, wie er im üblichen Krankenhausalltag Gültigkeit hat.

Laufende Desinfektion bei Infektion

Sie geht immer mit einer mehr oder weniger strikten Isolierung einher. Sie betrifft demnach das Maßnahmenbündel der Isolierung *und* der Desinfektion.

Isolierung

Indikation. Eine Isolierung und deren Aufhebung wird unter Bezugnahme vorliegender Richtlinien vom Arzt angeordnet. Sie erfolgt

- bei infizierten Patienten (infizierte Wunde);
- bei infektiösen Patienten (meldepflichtige Infektionskrankheiten sowohl bei gesicherter Diagnose wie auch bei Verdacht bis zum sicheren Ausschluß);
- als Schutzmaßnahme für besonders infektionsgefährdete Patienten.

Isolierungsarten. Man unterscheidet

- *Standardisolierung*:
  - Einzelzimmer erforderlich, wenn eine aerogene Infektionsmöglichkeit gegeben ist und es die Verfassung des Patienten erfordert.
  - Patient darf das Zimmer nur mit Erlaubnis verlassen.
  - Schutzkittel müssen bei direktem Kontakt mit dem Patienten getragen werden. Kittel mindestens täglich wechseln!
  - Mundschutz (je nach Keimquelle).
  - Händedesinfektion vor Verlassen des Zimmers.
- *Strikte Isolierung*:
  - Einzelzimmer prinzipiell erforderlich.
  - Patient darf das Zimmer nicht verlassen.
  - Schutzkittel müssen von allen Personen getragen werden, die das Zimmer betreten. Kittel nur einmal verwenden!
  - Mundschutz muß getragen werden, wenn eine aerogene Infektionsmöglichkeit und keine Immunität besteht.
  - Händedesinfektion vor Betreten und vor Verlassen des Zimmers.
- *Protektive Isolierung (Umkehrisolierung):*
  - Einzelzimmer prinzipiell erforderlich
  - Schutzkittel müssen von allen Personen getragen werden, die das Zimmer betreten. Kittel nur einmal verwenden!
  - Mundschutz muß von allen Personen getragen werden, die das Zimmer betreten.
  - Benutzte Materialien (insbesondere Wäsche, Abfall) sind sofort aus dem Zimmer zu entfernen.
  - Gegebenenfalls ist die Verwendung sterilisierter Wäsche erforderlich.
  - Geräte sind vor der Verwendung im Zimmer zu desinfizieren.
  - Händedesinfektion vor Betreten des Zimmers.

Anwendung der Isolierung:

- Die *Standardisolierung* kommt relativ häufig zur Anwendung, z.B. bei Patienten mit Harnwegsinfekten oder auf der Chirurgiestation, wo Patienten mit infizierten Wunden in Einzelzimmern oder im Cohorting-Verfahren (Zusammenlegen von Patienten mit gleichen Infektionserregern oder Infektionsquellen) abgesondert werden. Denn Isolierung heißt nicht unbedingt „Isolierungseinheit" oder „Einzelzimmer". Wenn die entsprechenden Schutzmaßnahmen eingehalten werden (und der Übertragungsweg bekannt ist), können Patienten auch zusammengelegt werden.
- Die *strikte Isolierung* gilt für viele der meldepflichtigen Infektionskrankheiten.
- Die *protektive Isolierung* gilt für Patienten, deren körpereigene Abwehr stark herabgesetzt ist und die somit extrem infektgefährdet sind. Sie müssen *zu ihrem Schutz* über die Dauer des Krankenhausaufenthalts isoliert werden.

Der isolierte Patient:

- Er muß ausreichend über die erforderlichen Maßnahmen informiert sein. Nur wer versteht, kann kooperativ sein.
- Er muß die vorgeschriebene Isolierung strikt einhalten. Wo er das Zimmer verlassen darf, muß er vorher Urin und Stuhl entleeren. Er soll nicht das Stations-WC oder andere Toiletten benutzen.
- Er bedarf der Unterstützung dort, wo er

nicht allein zurecht kommt. Seinen Bedürfnissen ist soweit wie möglich und sinnvoll Rechnung zu tragen. Wir beachten sein *Befinden* auch unter dem Aspekt der Isolierung.
Es gilt darauf zu achten, daß die *menschlichen* Aspekte nicht der „Desinfektion/Sterilisation" unterliegen, denn *Hygiene* heißt bekanntlich auch „gut leben" (S. 377).
- Wo er unter der Isolierung leidet, entsprechende Hilfe geben, evtl. in Zusammenarbeit mit den Angehörigen. Anregung zur Ablenkung und Spiel S. 431 ff.

Laufende Desinfektionsmaßnahmen

Je besser Personal und Patienten über die Art der Infektion und deren Verbreitungswege informiert sind, desto geringer ist die Gefahr der Ansteckung fremder Personen. Es gibt keine Patentlösung für alle Fälle und für alle Institutionen. Aber es gibt ausreichendes *Wissen* und *Erfahrung*, um selbst in problematischen Fällen Vorsorge im Sinne einer Übertragungsverhütung treffen zu können. Und es gibt *Hygienepläne*, in denen die jeweiligen Hinweise zur Durchführung der fortlaufenden Desinfektion abzulesen sind bezüglich:
- Instrumenten- und Geräteaufbereitung,
- laufenden Desinfektions- und Reinigungsmaßnahmen,
- Wäsche-, Ausscheidungs- und Abfallordnung.

Grundsatzfragen, die gestellt und geklärt werden müssen:
- Ist ein Einzelzimmer erforderlich?
- Ist ein Mundschutz notwendig?
- Wann müssen Schutzkittel oder Schutzhandschuhe getragen werden?
- Welche Materialien sind potentiell (möglicherweise) infektiös?
- Wie ist der Übertragungsmodus?
- Wie lange müssen die Isolierungs- bzw. Abgrenzungsmaßnahmen eingehalten werden?
- Welche Desinfektionsmaßnahmen sind durchzuführen? (Art, Konzentration, Einwirkzeit)?
- Was ist bei der Entsorgung von Eßgeschirr zu berücksichtigen?
- Sind der Abfall und die Wäsche als „infektiös" zu sammeln und zu entsorgen?

Diese Richtfragen sind gleichzeitig die Grundlage für den *Hygieneplan*, der für alle Beteiligten verbindlich ist. Er umfaßt immer Angaben zur
- Personalhygiene,
- Reinigung und Desinfektion,
- Bettenhygiene,
- Wäsche- und Abfallordnung.

Hygiene- und Desinfektionsplan (Tab. 12.**7**)

Den Plan im Stationszimmer (Pflegearbeitsraum) gut sichtbar aufhängen.

Patientenzimmer:
- Die Art der Isolierung (Einzelzimmer oder nicht) entscheidet der Arzt (auch die Dauer wird von ihm bestimmt).
- Alle nicht „pflegeleichten" Gegenstände aus dem Zimmer nehmen.
- Zimmer mit Naßzelle, idealerweise mit einer thermischen Spülmaschine wählen (sie gewährleistet eine sichere Exkrementendesinfektion).
- Die tägliche Zimmerdesinfektion ist am Schluß der Stationsreinigung vorzunehmen.

Personalschutz:
- Einmalhandschuhe, wenn direkter Kontakt mit Blut, Sekreten, Stuhl, Urin und ähnlichem möglich bzw. vorhersehbar ist.
- Händedesinfektion vor und nach allen Tätigkeiten am Patienten, nach Kontakt mit kontaminierten Materialien.
- Schutzschürzen, wenn Kontamination/Verschmutzung der Arbeitskleidung zu erwarten ist.
- Instrumentarium sofort nach Benutzung desinfizieren, bevor eine weitere manuelle Aufbereitung erfolgt.
- Kanülen, scharfe und spitze Gegenstände unmittelbar nach Benutzung direkt (ohne weitere Berührung) in dafür vorgesehene Sammelbehälter geben (Kanülen nicht in Schutzhülle zurückstecken → erhöhte Verletzungsgefahr).
- Schutzhandschuhe bei Kontakt mit Reinigungs- und Desinfektionslösungen.

Verletzungen mit kontaminierten Gegenständen sofort der betriebsärztlichen Dienststelle melden!

Pflege- und Gebrauchsgegenstände:
- *Eßgeschirr.* Bei Tröpfchen- und Schmierin-

Tabelle 12.7 Desinfektionsplan für einige Infektionskrankheiten. Es sind jene ausgewählt, mit denen das Pflegepersonal häufig konfrontiert wird (nach Manke)

Krankheit Erreger Inkubationszeit	Übertragungsweg Infektiöses Material	Isolierung	Mund-schutz	Hand-schuhe	Kittel/Über-schürze	Geschirr	Wäsche Betten	Abfall Ausschei-dungen
Enteritis infectiosa • Salmonellen • übrige Formen	fäkal-oral, Kontakt mit infizierten Lebensmitteln, Gegenstände von Mensch zu Mensch, Fäzes, Erbrochenes	Standard (WC) für Dauer der Erkrankung nach Ätiologie		X	(X)	X	X	X
Hepatitis A Hepatitis-A-Virus 2–5 Wochen	fäkal-oral, infizierte Lebensmittel, direkt von Mensch zu Mensch, Blut, Speichel, Urin, Fäzes	Standard Einzelzimmer (WC) ca. 1–2 Wochen nach Auftreten des Ikterus		X	(X)	X	X	X
Hepatitis B Hepatitis-B-Virus 60–180 Tage	parenteral/perkutan, durch Hautverletzungen, Schleimhaut, infizierte Materialien, Blut, Sekrete, Urin, Fäzes	Standard Einzelzimmer (WC) für Dauer der Erkrankung		X	(X)	X	X	X
Hepatitis non A non B Hepatitis-non-A-non-B-Virus 20–100 Tage	wie Hepatitis B Patienten mit unterschiedlichen Hepatitisformen nicht in einem Raum zusammenlegen	Standard Einzelzimmer (WC) für Dauer der Erkrankung	X	(X)	X	X	X	X
HIV-Infektion/AIDS	parenteral/perkutan, Hautverletzungen, Schleimhäute, infiziertes Material: Blut, Sperma, Körperflüssigkeiten	Standard Einzelzimmer (WC) protektive Isolierung je nach Zustand	(X)	X	X		X	X
Meningitis/Enzephalitis • Meningokokkenmeningitis Neisseria meningitis • andere bakterielle Meningitis 2–7 Tage	aerogen, infizierte Gegenstände, von Mensch zu Mensch bzw. Sekrete, Liquor	Standard Einzelzimmer bis 2 Tage nach Therapiebeginn	X	X				
• Virusmeningoenzephalitis Coxsackieviren 2 Tage bis 2 Wochen	aerogen, infizierte Gegenstände, von Mensch zu Mensch, Sekrete, Liquor, Blut, Fäzes	Standard Einzelzimmer für Dauer der Erkrankung	X	X				

Prinzipien:
- Schutz vor Kontamination und Verletzung durch Handschuhe (Mundschutz), Schutzkleidung.
- Sichere Dekontamination durch laufende Desinfektion.
- Sichere Entsorgung: geschlossene Drainagesysteme, thermische Spülautomaten, „infektiöse" Abfälle und Wäsche.

Einen ausführlichen Desinfektionsplan für die Pflege AIDS-Kranker finden Sie S. 503

fektion Einmalgeschirr verwenden, bzw. Eßgeschirr im Zimmer abwaschen und desinfizieren. *Essensreste* in der Toilette des Isolierzimmers (bzw. im Abfalleimer) entsorgen.

- *Wäsche.* Sie muß als „infektiös" entsorgt werden. Dafür speziell gekennzeichnete *Textil*säcke verwenden; bei nasser Wäsche muß über den Textilsack ein Kunststoffsack gezogen werden (Doppelsackverfahren). *Patienteneigene* Kleider werden bei strikter Isolierung in der Krankenhauswäscherei gewaschen.
- *Abfälle* sind ebenfalls als „infektiös" zu bezeichnen und gesondert zur Entsorgung zu geben. Abfallordnung beachten!

Einhalten der Isolierung:

- Besucher müssen sich grundsätzlich vor Betreten eines Isolierzimmers beim Pflegepersonal melden. Entsprechenden Hinweis an der Zimmertüre anbringen.
- Gebrauchsgegenstände (z.B. Blutdruckmanschette, Thermometer) sollen im Zimmer verbleiben.
- Krankenunterlagen (Dokumentationsmappen, Röntgenbilder usw.) sind außerhalb des Isolierbereichs aufzubewahren.
- Untersuchungsmaterial muß in verschließbaren Transportbehältern und als „infektiös" (z.B. mit rotem Punkt) gekennzeichnet sein bzw. ins Labor gebracht werden.
- Patienteneigene Utensilien sollten desinfizierbar sein bzw. nach Benutzung entsorgt werden können. Das Pflegepersonal sollte die Besucher darauf aufmerksam machen.

Kennzeichnung. Ein Warn- und Vorsichtssignal ist angezeigt an

- Patientendokumentation,
- Tür des Isolierzimmers,
- allen die Station verlassenden Materialien: Untersuchungsmaterial für das Labor und alles, was zur Entsorgung muß.

Die Kennzeichnung kann in einem Signet bestehen, das allen bekannt ist (z.B. roter Punkt), oder in der Bezeichnung „infektiös".

Schlußdesinfektion

Das Wort *Schluß* bringt zum Ausdruck, daß die laufende Desinfektion zum *Abschluß* gebracht werden kann. Sie umfaßt alle Desinfektionsmaßnahmen im Krankenzimmer, am Bett und an Gebrauchsgegenständen des aus der Isolierung oder aus dem Krankenhaus entlassenen Patienten.

Sie wird durchgeführt nach Aufhebung bzw. nach Verlegung, Austritt oder Tod eines isolierten Patienten. Die Aufhebung einer Isolierung wird vom Arzt verordnet.

Das **Ziel** der Schlußdesinfektion liegt in der Vernichtung aller pathogenen Mikroorganismen, die im Patientenzimmer, auf Pflegeutensilien, Flächen und Mobiliar zurückgeblieben sind.

- Alle Kontaktflächen und Gegenstände werden einer Scheuer-Wisch-Desinfektion unterzogen (Desinfektionsmittel und Einwirkungszeit nach Stationsplan). Dies betrifft insbesondere:
  - Naßzelle und WC;
  - Nachttisch, Wandfläche im Bereich des Bettes;
  - Schrankfach und Pflegeschrank;
  - Griffbereiche wie Türen, Heizkörper, Fenstersims;
  - Fußboden.
- Das Zimmer wird gut gelüftet. Es darf erst eine Stunde nach Beendigung der Desinfektion wieder betreten werden.
- Der Patient erhält bei der Verlegung ein frisches Bett, wenn möglich ein Bad/Dusche.
- Patienteneigene Utensilien: – soweit wie möglich in die Desinfektion einbeziehen;
  - Zeitungen u. a. in den Abfall;
  - Bücher evtl. zur Gassterilisation geben;
  - Spielzeug von Kindern: Rücksprache mit den Eltern; zu Beginn der Isolierung sollten sie gebeten werden, nur abwaschbare Sachen zu bringen.

Beachte: Desinfiziert werden muß grundsätzlich alles, was mit dem infizierten Patienten in Berührung gekommen ist.

12.9. Sterilisation

Sterilisation ist Abtöten oder Inaktivieren von Mikroorganismen einschließlich Sporen mittels physikalischer oder chemischer Prozesse.

Steril sein bedeutet Vermehrungsunfähigkeit lebender Mikroorganismen. In der Krankenhauspraxis wird ein Produkt als steril definiert, das mit anerkannten Sterilisationsverfahren behandelt wurde, also keine vermehrungs-

Tabelle 12.**8** Resistenz der Mikroorganismen (aus Borneff, J.: Hygiene, 4. Aufl. Thieme, Stuttgart 1982)

Resistenzstufe	Testkeime	Verfahren zur Abtötung
I	vegetative Bakterien, Pilze, Pilzsporen, Viren	100 °C Sekunden bis Minuten
II	Milzbrandsporen	100 °C 1–5 Minuten
III	mesophile, native Erdsporen pathogene, anaerobe Sporenbildner	100 °C ca. 5–10 Stunden 121 °C ca. 10 Minuten
IV	thermophile, native Erdsporen	100 °C ca. 40–50 Stunden 121 °C mehrere Stunden

Tabelle 12.**9** Sterilisationsverfahren

Wasserdampf (feuchte Hitze) Heißluft (trockene Hitze)	physikalische Verfahren
Gas • Äthylenoxid • Formaldehyd	Chemisch-physikalische Verfahren
Strahlen Filtration	physikalische Verfahren

Die ersten drei Verfahren eignen sich für den Krankenhausbetrieb

fähigen Mikroorganismen enthält, und so verpackt ist, daß dieser Zustand bis zum Gebrauch am Patienten erhalten bleibt.

Steril und pyrogenfrei heißt, daß Mikroorganismen, die abgetötet sind, keine Infektionen mehr auslösen können. Ihre Zellwände jedoch können, wenn sie in großen Mengen ins Blut oder ins Gewebe gelangen, ernsthafte Fieberreaktionen auslösen (Pyrogene = Fieber erzeugende Stoffe). Deshalb müssen Lösungen für den parenteralen Gebrauch nicht nur steril, sondern auch pyrogenfrei sein.

Was muß steril sein?

- Gegenstände, mit denen beim Menschen Haut oder Schleimhaut durchbrochen bzw. natürliche Schutzmechanismen umgangen werden.
- Gegenstände, Lösungen und Zubereitungen, die unter die Haut oder Schleimhaut oder in infektionsempfängliche Hohlräume eingebracht oder mit denen freiliegende Gewebeschichten berührt werden.
- Lösungen, die injiziert oder infundiert werden.
- Analysegefäße und Kulturmedien, die für die mikrobiologische Untersuchung gebraucht werden.

Resistenz der Mikroorganismen gegen physikalische und chemische Einflüsse

Die Widerstandskraft der Mikroorganismen gegenüber Hitze und chemischen Substanzen ist unterschiedlich. Nach ihrer Widerstandskraft werden sie in vier Resistenzstufen eingeteilt (Tab. 12.**8**).

Ein Sterilisationsverfahren muß die Keime der Resistenzstufe I, II und vor allem III abtöten. Die thermophilen Bakterien der Resistenzstufe IV sind apathogen und daher im medizinischen Bereich ohne Bedeutung.

12.9.1. Sterilisationsverfahren*

Alle Sterilisationsverfahren haben das gleiche Ziel: die Sterilität des Sterilisationsgutes zu erreichen. Die Wahl des Sterilisationsverfahrens hängt von der Beschaffenheit des zu sterilisierenden Materials ab. Am häufigsten werden zur Zeit Dampfsterilisation, und für thermolabile Güter die Äthylenoxidsterilisation eingesetzt (Tab. 12.**9**).

Faktoren einer effektiven Sterilisationsmethode:

- Sie muß einen höchstmöglichen Grad an Sicherheit der Keimabtötung gewährleisten.
- Sie darf das Sterilisiergut nicht oder nur in vertretbarem Maß schädigen.
- Sie muß die Sterilisation der Artikel in einer Verpackung ermöglichen, die ihre Rekontamination bis zur Verwendung verhindert.

Dampfsterilisation

Für den Krankenhausbereich ist die Dampfsterilisation die Methode der Wahl. Das Prinzip dieses physi-

* Die Informationen zur Sterilisation wurden mir freundlicherweise zur Verfügung gestellt von Frau Josy Holdener, Leiterin der Zentralsterilisation Stadtspital Triemli, Zürich.

Tabelle 12.**10** Arten der Gassterilisation

	Äthylenoxid	Formaldehyd
Einwirkungstemperatur	37–55 °C	60–80 °C
Wirkungsmodus	Durchdringung der penetrierbaren Kunststoffoberflächen und Vernichtung der Mikroorganismen durch Auflösung der Zellhülle (Alkylierung)	
Penetrationsgrad	sehr gut	unterschiedlich
Bioindikator	Bacillus subtillis	Bacillus stearothermophilus
Sterilisierzeit	200–330 min	mindestens 60 min
Entlüftungszeit	8–12 Std. und mehr	80–90 min

kalischen Verfahrens beruht auf der Anwendung von feuchter Hitze. Die Sicherheit in bezug auf das gesetzte Ziel der Keimabtötung ist sehr groß. Außerdem ist sie auch das wirtschaftlichste und zweifellos das umweltschonendste Verfahren, dem wann immer möglich der Vorrang gegeben werden sollte.
Im Dampfsterilisator (Autoklav) wird gesättigter und gespannter Dampf verwendet.
Gespannter Dampf. Wird Wasser in einem geschlossenen Gefäß erhitzt, so steigt die Temperatur des Wassers bzw. des Dampfes über 100 °C, ebenso auch der Dampfdruck (Spannung) über 1 bar.
Gesättigter Dampf (Sattdampf). In einem gegebenen Raum bildet sich bei konstanter Temperatur eine bestimmte Dampfmenge. Wasserdampf, der mit Wasser unmittelbar in Berührung steht, ist stets gesättigt.
Geforderte Bedingungen im Autoklaven bzw. am Sterilgut:

121 °C/1 bar Überdruck/20 min Einwirkungszeit
134 °C/2 bar Überdruck/10 min Einwirkungszeit

Wichtige Voraussetzung für das Erreichen dieser Sterilisationsbedingungen ist die möglichst vollständige Luftentfernung aus dem Autoklaven und aus dem Sterilisiergut mit Hilfe eines Vakuumverfahrens. Der Abtötungsmechanismus bzw. die keimabtötende Kraft beruht bei der Dampfsterilisation auf den zwei Prozessen Anfeuchten und Erhitzen. Beide sind notwendig und führen zur Koagulation von Eiweißen und Nucleinsäure der Mikroorganismen; somit wird die Wachstums- und Vermehrungsfähigkeit ausgeschaltet.
Das Einsatzgebiet der Dampfsterilisation umfaßt alle Güter, die Temperaturen von 120 °C und 134 °C und heiße Wasserdämpfe ertragen. Hitzeempfindliche Kunststoffe (Grenztemperatur 120 °C) und feuchtigkeitsempfindliche Substanzen wie Puder, Fette, Öle usw. dürfen nicht mit Dampf sterilisiert werden.

Heißluftsterilisation (trockene Hitze)

Seit der Einführung von Einwegspritzen und -nadeln wird die Heißluftsterilisation im Krankenhaus kaum mehr eingesetzt.

Da trockene Hitze eine geringere keimtötende Wirkung hat als heißer Dampf, muß bei Temperaturen von 160–180 °C sterilisiert werden. Dieses Verfahren eignet sich deshalb nur für thermostabile Materialien wie Glas, Porzellan und Metall.
Nach der DIN-Norm 58946 sollte mit Heißluft grundsätzlich nur bei Temperaturen von 180 °C und einer Einwirkungszeit von 30 Minuten sterilisiert werden.
Die Heißluftsterilisation wird grundsätzlich nur noch in der Pharmazeutik angewendet.
Wirkungsbedingungen:
- Erreichen und Halten der Sterilisationstemperatur,
- gleichmäßige Wärmeverteilung im Sterilisator mittels Luftumwälzung.

Abtötungsmechanismus:
- Die Abtötung durch trockene Hitze erfolgt durch Koagulation und bei höheren Temperaturen durch Oxidation bzw. Verkohlung der Proteine.

Einsatzgebiete:
- Hitzebeständige Pulver, z. B. Talcum-Puder;
- Substanzen, die kein Wasser enthalten, z. B. Glycerin, Öl, Fett, Paraffin;
- Materialien aus Glas, Porzellan und Metall.

Nicht mit Heißluft sterilisiert werden können:
- Gummi, Kunststoff, Verbandmaterial, Wäsche u. ä.

Gassterilisation

Sterilisationsgase (Äthylenoxid, Formaldehyd) werden aufgrund ihrer toxischen Eigenschaften, ihres Penetrationsvermögens und ihrer technologischen Beherrschbarkeit ausgewählt.
Die Gassterilisation wird überall dort benötigt, wo ein anderes Verfahren das Sterilisiergut, d. h. thermolabile Materialien, beschädigen würde.
Tab. 12.**10** zeigt die Unterschiede zwischen Äthylenoxid- und Formaldehydsterilisation.
Flüssigkeiten sind für die Gassterilisation nicht geeignet, weil die Gefahr besteht, daß die Moleküle des Gases mit den Molekülen der Flüssigkeiten reagieren und dabei toxische Nebenprodukte gebildet werden.

Strahlensterilisation

Bei diesem Verfahren erfolgt die Sterilisation durch Behandlung des Gutes mit energiereichen Strahlen (Beta- oder Gammastrahlen) oder durch Elektronenbeschuß mit linearen Beschleunigern.
Aufgrund ihres großen Durchdringungsvermögens werden zur Zeit hauptsächlich Gammastrahlen eingesetzt. Sie werden in Großanlagen aus dem Kobaltisotop 60 erzeugt. Maßgebend für die Sterilisationswirkung der ionisierenden Strahlen ist die Dosis, die für das jeweilige Sterilisationsgut ermittelt wird. Die üblichen Dosen sind 25–50 Kilogray (kGy). Diese Strahlendosis vermag alle Stoffe mehr oder weniger gut zu durchdringen. Es bleibt genug Energie übrig, um die Eiweißbestandteile und Erbsubstanzen aller Mikroorganismen so zu schädigen, daß ein Absterben die Folge ist. Die Strahlen haben keine wesentliche Erwärmung oder Befeuchtung zur Folge. Dieses Verfahren wird bei der industriellen Sterilisation für hitzeempfindliche Produkte eingesetzt (z.B. Spritzen, Katheter, Nahtmaterial, Implantate usw.). Bedingt durch die hohen Anschaffungskosten und Strahlenschutzvorkehrungen wird diese Methode wohl auch in Zukunft der Industrie vorbehalten bleiben.

12.9.2. Überwachung und Prüfung der Sterilisation

Normalerweise beurteilt der Mensch die Qualität mit dem Verstand und den Augen. Ob ein Artikel, den wir dem Sterilisator entnehmen, auch wirklich steril ist, läßt sich jedoch nicht optisch feststellen. Die Sicherheit der Sterilisation ist abhängig von den Kontrollmaßnahmen, die wir bei den verschiedenen Sterilisationsverfahren durchführen.
Folgende Kontrollverfahren sind in sinnvoller Kombination einzusetzen:

- *Administrative Kontrollen.* Sie umfassen die Überwachung und Aufbereitung des Sterilgutes:
  - optische Sauberkeit und Funktionstüchtigkeit der Materialien,
  - Zusammenstellung und Verpackung der Sets und Pakete,
  - richtige Wahl des Sterilisationsverfahrens,
  - korrekte Beschickung des Sterilisators.
- *Physikalisch-mechanische Gerätekontrolle* bezüglich
  - Meßanzeiger, Schreiber,
  - Alarmeinrichtung.

  Fehlfunktionen müssen sofort erkannt werden.
- *Chemische Kontrollen.* Es werden externe und interne Indikatoren eingesetzt:
  - *Externe Indikatoren* dienen der Unterscheidung von sterilisiertem und nicht sterilisiertem Material. Sie werden als optische Kontrollen (als Klebebänder oder Etiketten) an jeder Außenverpackung angebracht. (Dieser Indikator besagt lediglich, daß ein Sterilisationsprozeß stattgefunden hat.)
  - *Interne Indikatoren* werden *in* die zu sterilisierenden Pakete gelegt. Sie erlauben beim Öffnen des Pakets eine sofortige Aussage, ob der Inhalt ausreichenden Sterilisationsbedingungen ausgesetzt war (sind jedoch keine Sterilitätstests).
  - *Der Bowie-Dick-Test* (BDT) gibt Auskunft über eine ausreichende Funktion des Autoklavs; er wird nach der morgendlichen Leercharge durchgeführt oder nach speziellem BDT-Programm. Benutzt wird ein Indikatorklebeband- oder bogen.
- *Biologische Kontrollen.* Biologische Indikatoren enthalten 10^5–10^6 lebende hochresistente Bakteriensporen. Wenn sie nach der Sterilisation kein Wachstum zeigen, ist anzunehmen, daß auch alle anderen Mikroorganismen abgetötet sind. Die Bioindikatoren werden nach der Sterilisation ihrer Wachstumstemperatur (optimale Inkubationstemperatur) entsprechend bebrütet. Sie werden dem Sterilgut beigepackt und im Programm mitsterilisiert. Die Häufigkeit der Prüfung richtet sich nach der Art des Sterilisationsverfahrens und der Störanfälligkeit der Apparate.

12.9.3. Verpackungsmaterial

Jedes Sterilisationsverfahren kann nur dann eine sichere Sterilität gewährleisten, wenn das Verpackungsmaterial den Sterilisationserfolg aufrechterhält. Die Verpackung muß sowohl eine *sichere Sterilisation* als auch eine *kontaminationssichere Lagerung* und eine *aseptische Entnahme* ermöglichen. Die heute üblichen Verpackungsmaterialien sind Papierbogen, -beutel, Klarsichtbeutel und Container. Bedingt durch die enorm hohen Anforderungen an die Sterilgutverpackung sollten nur Materialien verwendet werden, die international anerkannten Normen entsprechen.

Anforderungen an das Verpackungsmaterial:

- einwandfreier Luft-, Dampf- und Gasaustausch;

- hohe mechanische und physikalische Belastbarkeit;
- toxinfreies Material und keine Toxinbildung durch den Prozeß;
- rationelles Abpacken und Verschließen;
- Schutz gewährleisten bei Transport, Hantierung und Lagerung;
- einfache und aseptische Entnahmemöglichkeit.

Die Verpackung muß sich, was die Materialauswahl und die Anzahl der Hüllen angeht, nach der Form und dem jeweiligen Einsatz der Artikel richten, d. h., Verpackungsmaterial und -technik müssen der Größe und Form, dem Gewicht und der Zerbrechlichkeit sowie dem Sterilisationsverfahren, dem Transport und den Lagerbedingungen angepaßt sein.

12.9.4. Sterilisations- und Verfalldaten

Sterilisations- und Verfalldaten sind nur Kriterien für die Sterilität eines Artikels, wenn das Sterilgut *korrekt in Papier oder Container verpackt ist*. Die Möglichkeiten einer Rekontamination des Sterilgutes bestehen bei Beschädigung der Verpackung (z. B. Transport, Lagerung und Entnahme).

Ursachen der Verpackungsbeschädigung:
- gelöste Schweißnähte,
- schlechte Lagerbedingungen (Feuchtigkeit, extreme Hitze),
- unsachgemäßes Öffnen der Verpackung.

Die *Erhaltung der Sterilität* ist in erster Linie *ereignis-* und *weniger zeitlich abhängig*. Der Schlüssel für die Erhaltung der Sterilität aller Sterilgüter, gleichgültig ob fabrik- oder krankenhaussterilisiert, liegt in folgenden Fakten:
- unversehrte Verpackung,
- Lagerung in staubfreien Räumen bzw. Schränken,
- kurze Lagerhaltung durch angemessenen Bestand (nicht horten),
- zuverlässige Materialrotation,
- Beschränkung der Manipulation auf das Notwendigste.

Sterilisationsdaten sind eine wichtige Hilfe zur Kontrolle und zur Durchführung einer konsequenten Materialrotation, nach dem Prinzip „first in, first out". Daten ermöglichen des weiteren eine wirksame Kontrolle über den tatsächlichen Verbrauch bestimmter Artikel. Sie erlauben eine Bedarfsanalyse, indem man Hinweise für einen Verzicht auf wenig oder nicht mehr benötigte Artikel bekommt. Richtwerte für die Lagerung Tab. 12.**11**.

Tabelle 12.**11** Richtwerte für Lagerdauer von Sterilgut zum Gebrauch unter normalen aseptischen Bedingungen[1] (aus DIN-Taschenbuch Beuth, Berlin 1988)

Sterilgut-verpackung	Verpackungsart	Lagerdauer: Lagerung[2] ungeschützt	Lagerung[3] geschützt
Papierbeutel nach DIN 58953 Teil 3 und Klarsicht-sterilisier-verpackung nach DIN 58953 Teil 4	Sterilgut-Einfach-verpackung	24 Stunden	6 Wochen
	Sterilgut-Zweifach-verpackung	6 Wochen	6 Monate
	Sterilgut-Lager-verpackung	5 Jahre[4,5]	

[1] Zum Gebrauch unter Bedingungen, bei denen besonders hohe Anforderungen an die Asepsis gestellt werden müssen, empfiehlt es sich, kürzere Lagerfristen anzuwenden oder durch andere Maßnahmen, wie eine zusätzliche Verpackung, zu vermeiden, daß die Asepsis durch auf der Verpackung befindliche Mikroorganismen beeinträchtigt wird.

[2] Z. B. auf Regalen.

[3] Z. B. in Schränken oder Schubladen.

[4] Vor dem Öffnen der Sterilgut-Lagerverpackung ist diese ordnungsgemäß vom Staub zu befreien.

[5] Die Lagerdauer einer angebrochenen Sterilgut-Lagerverpackung ändert sich nicht, wenn diese wieder ordnungsgemäß verschlossen wurde.

12.9.5. Wiedergebrauch von medizinischen Einwegartikeln

Die Probleme zum Wiedergebrauch von Einwegartikeln sind komplex und bedürfen grundsätzlicher Überlegungen. *Entscheidend ist die Frage nach der Sicherheit des Patienten*, und zwar: Wird der Patient durch die Anwendung von aufbereitetem Einmalgebrauchsmaterial keinem höheren Risiko ausgesetzt als beim erstmaligen Einsatz des Artikels?

Begründet wird der Wiedergebrauch von Einwegartikeln mit dem Argument der Kosteneinsparung und der Umweltbelastung. Dabei ist aber zu beachten, daß *nicht alle* Einwegartikel sich für die Wiederaufbereitung eignen. Dazu kommt, daß der Begriff Wiedergebrauch von medizinischen Einwegartikeln verschieden interpretiert und oft mißverstanden wird. Grundsätzlich müssen folgende Kriterien auseinandergehalten werden:

- Resterilisation:
  - Nach Ablauf der Lagerzeit oder nach Beschädigung der Verpackung erfolgt eine erneute Sterilisation (neu verpackt und sterilisiert).
  - Öffnen bzw. Beifügen von Einwegartikeln als Teil von Eingriffs- oder Pflegesets, die einen Sterilisationsprozeß durchlaufen müssen.
- Wiederaufbereitung:
  - Der im oder am Patienten verwendete Einwegartikel wird vollständig wiederaufbereitet (dekontaminiert, gereinigt, verpackt und sterilisiert).

Die WHO und die Pharmakopoe untersagen es, medizinische Einwegartikel aufzubereiten. Eine Wiederaufbereitung entspricht der Herstellung eines sterilen Produktes (das Krankenhaus wird damit haftpflichtig).

12.10. Sichere Verabreichung von Arzneimitteln

Die sichere Verabreichung von Arzneimitteln ist lediglich ein Teilgebiet innerhalb des Faches *Pharmakologie* (Arzneimittellehre). Ich beschränke mich hier auf die folgenden Aspekte:

12.10.1. Arzneimittel
12.10.2. Stationsdispensarium
12.10.3. Arzneimittelbestellung
12.10.4. Verordnung und Richten
12.10.5. Verabreichen und Überwachen
12.10.6. Medikamentenzubereitung
12.10.7. Betäubungsmittel
12.10.8. Stationskontrolle
12.10.9. Entsorgung
12.10.10. Fachinformation

12.10.1. Arzneimittel

Nach der Definition des Arzneibuches gelten als Arzneimittel Stoffe und Stoffgemische, die zur Erkennung, Verhütung und Behandlung von Krankheiten des Menschen bestimmt sind. Der Begriff Arzneimittel ist also umfassend und beinhaltet Arzneistoffe, Arzneidrogen und Arzneipräparate. Im voraus hergestellte Arzneipräparate in verwendungsfertiger Form, die sich durch ihre besondere Bezeichnung (Marken-, Fantasiename) oder durch ihre besondere Aufmachung hinsichtlich Verpackung, Gebrauchsanweisung usw. abheben, werden als pharmazeutische Spezialitäten bezeichnet. Arzneipräparate bzw. pharmazeutische Spezialitäten bestehen in der Regel aus Wirkstoffen und Hilfsstoffen. Unter Arzneidrogen werden allgemein getrocknete Pflanzen oder deren Teile verstanden. Im Handel befindliche Spezialitäten müssen von den Registrierungsbehörden zugelassen sein und tragen zur Erkennung eine Vignette. Bestimmte Arzneimittel sind sogar der Betäubungsmittelgesetzgebung unterstellt.

12.10.2. Stationsdispensarium

Unter einem Stationsdispensarium (meist nicht ganz korrekt Stationsapotheke genannt) versteht man jenen Ort innerhalb einer Krankenhausstation, an dem Medikamente aufbewahrt und zur Abgabe an Patienten gerichtet werden. Das Dispensarium wird meist täglich von der zentralen Krankenhausapotheke beliefert und enthält einen Medikamentenvorrat der Station für durchschnittlich 3 Tage. Die Dotierung des Medikamentenlagers auf der Station sollte einen Bedarf für 14 Tage nicht übersteigen. Das Dispensarium enthält grundsätzlich Medikamente gemäß der geltenden Arzneimittelliste (evtl. auch patienteneigene Medikamente, Ärztemuster und Studienmaterial). Nach Möglichkeit sind die Medikamente geordnet nach ihren Arzneiformen alphabetisch aufzubewahren:

- Ampullen in Schubladen;
- Tabletten, Kapseln, Dragées usw. auf Tablaren im Schrank;
- Antibiotika, Zytostatika, Sera und Impfstoffe im Kühlschrank;
- dem Betäubungsmittelgesetz unterstellte Arzneimittel in einem zusätzlich verschließbaren Arzneifach.

Grundsätzlich gilt: Alle Medikamente sind stets zentral verschlossen zu halten, da auch im Krankenhaus der Zutritt von Unbefugten in den Schwesternarbeitsraum nicht mehr auszuschließen ist.

12.10.3. Arzneimittelbestellung

Arzneimittel dürfen vom Pflegepersonal nur in der zentralen krankenhauseigenen Apotheke

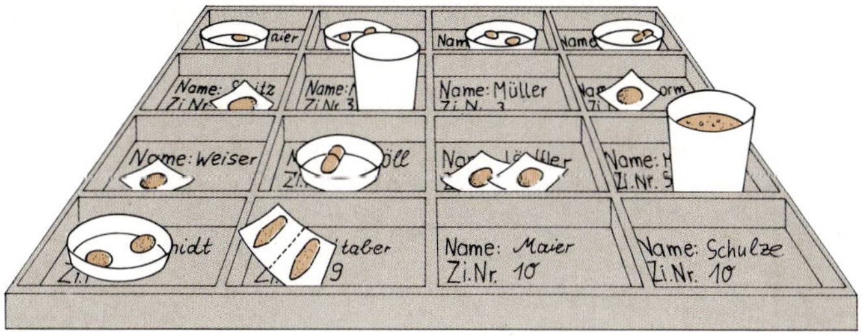

Abb. 12.**18** Medikamententablett mit exakter Beschriftung.

besorgt werden. Ordentliche Bestellungen werden schriftlich ausgeführt, indem vom gewünschten Arzneimittel der *Name*, die *Arzneiform* und die *Dosierung* festgehalten und die gewünschte Menge an Applikationseinheiten notiert werden (telefonische Nachbestellungen sollten auf ein Minimum reduziert sein). Diese schriftlichen Bestellungen – evtl. mit den entsprechenden Artikelnummern – werden mit zweifachem Durchschlag geschrieben. Das Original und die erste Kopie gelangen in die Apotheke, der zweite Durchschlag bleibt als Kontrolle auf der Station.
Mit der Lieferung aus der Apotheke wird dem Besteller die Kopie als Lieferschein zurückgeschickt bzw. bei EDV-gestützten Auslieferungen ein Computerausdruck der Sendung mitgegeben. Mit den Bestellungen sind zugleich das gesamte angefallene Leergut, demnächst verfallende Medikamente sowie zur Zeit nicht gebrauchte Arzneimittel in die Apotheke zurückzusenden. Zytostatika sollten auf der Station nicht auf Vorrat gehalten werden und sind je nach Bedarf unter Angabe der geplanten Chemotherapie für jeden Patienten stets neu zu bestellen. Damit kann das Apothekenpersonal die Chemotherapie so patientengerecht zusammenstellen, daß nach der erfolgten Therapie möglichst keine Abfälle zurückbleiben.

12.10.4. Verordnung und Richten

Der Arzt hält seine Medikamentenverordnung unter Angabe der Applikationsart und des Zeitintervalls *schriftlich* fest. Die Verordnung muß den vollständigen, unabgekürzten Namen des Medikaments, die gewählte Arzneiform und Dosierung enthalten, z. B. Valium Suppositorium 10 mg.

Aufgrund dieser schriftlichen Verordnung werden die Medikamente gerichtet:
- je Patient auf ein Tablett oder
- nach dem Einzeldosissystem (unit dose; Abb. 12.**18**):
  - Sirups, Tropfen aus Mehrdosenbehältern sind abzumessen.
  - Injektionslösungen sind in Ampullen, Suppositorien in den Folien und Tabletten, Dragées, Kapseln abgetrennt von den Blisterstreifen in ihrer Verpackung zu belassen. Die festen Arzneimittelformen und Suppositorien bleiben so klar identifizierbar und hygienisch geschützt bis zu ihrer Verabreichung.

Die folgende Checkliste gewährleistet eine sichere Medikamentenverabreichung:

Kontrolle
- Patientenname,
- ungekürzter Medikamentenname,
- Arzneiform,
- Dosierung in 24 Stunden,
- Applikationsart,
- Applikationsintervall.

Dabei kommt die *4-R-Regel* zur Anwendung:
Richtiger Patient.
Richtiges Medikament (Abb. 12.**19**).
Richtige Dosierung.
Richtige Zeit.

12.10.5. Verabreichen und Überwachen

Die *Verabreichung* geschieht exakt nach der ärztlichen Verordnung. Der Verantwortungsbereich der Pflegeperson erstreckt sich zusätz-

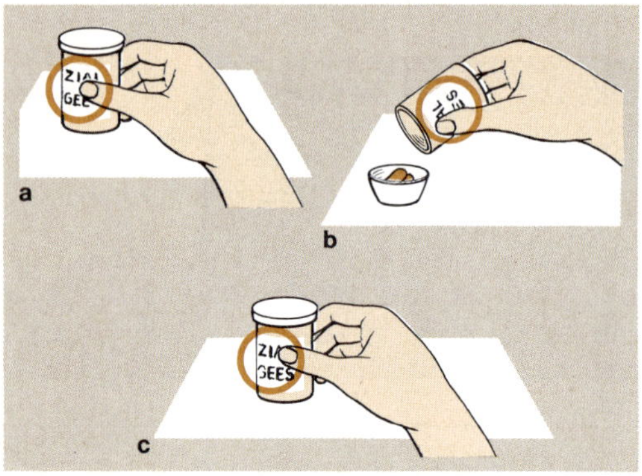

Abb. 12.**19** Die dreimalige Kontrolle des Medikaments: **a** beim Griff nach dem Medikament, **b** bei der Entnahme des Medikaments, **c** beim Zurückstellen der Dose.

lich auf die *Kontrolle* und *Überwachung* der folgenden Aspekte:

- Der *Patient* nimmt die Medikamente richtig und vollständig ein.
- *Wirkung* und *Nebenwirkung*: Außer der erwünschten Wirkung können Nebenwirkungen, Überempfindlichkeit oder Arzneimittelallergien auftreten. Zusätzlich zu den Kenntnissen der erwünschten Wirkweisen eines Medikaments sind deshalb Kenntnisse von unerwünschten Wirkungen wichtig. Tab. 12.**12** gibt einen Überblick über mögliche Auswirkungen von Medikamenten und die Probleme, die daraus für den Patienten entstehen können.
- Die *Protokollierung* über Verabreichung (und über evtl. aufgetretene Probleme) ist unverzüglich auf der Patientendokumentation vorzunehmen.

Die *orale Einnahme* von festen Arzneiformen sollte stets begleitet sein von reichlichem Trinken. Warme Getränke beschleunigen die Resorption. Grundsätzlich sind alle Getränke – außer Alkohol – dafür geeignet, sofern nicht eine bekannte Interaktion besteht, z. B. beim Calcium in der Milch mit Tetracyclinen.

Wichtig

- Medikamente nur mit frisch gewaschenen Händen richten und verteilen.
- Tabletten usw. dürfen *nicht im voraus aus Blisterstreifen ausgedrückt werden.* Die Einzeldosen sind stets so abzutrennen, daß Chargenummer und Verfalldatum auf den Streifen stehenbleiben.
- Das gerichtete Medikamententablett bleibt bis zur Medikamentenverteilung im Dispensarium.
- Unterlaufene Fehler bei der Medikamentenverabreichung müssen sofort dem zuständigen Arzt gemeldet werden. Er wird u. U. ein Antidot (Gegenmittel) verordnen.
- Für sich selber keine Medikamente entnehmen. Der Griff nach der Tablette führt rasch zu unkontrollierter Gewöhnung und Abhängigkeit. Abhängig gewordene Pflegekräfte müssen den Beruf wechseln und bedürfen oft einer langen Entwöhnungs- und Rehabilitationszeit.

12.10.6. Medikamentenzubereitung

Auflösungen, Verdünnungen und Zumischungen sind eigentlich *pharmazeutische Vorgänge*, die auf der Station vom Pflegepersonal vorgenommen werden können.

Wegen der Gefahr einer mikrobiellen Kontamination von wäßrigen Antiseptika (z. B. Chlorhexidinlösungen) sollte die Zubereitung durch Verdünnen aus Konzentraten auf der Station durch fertige Gebrauchslösungen aus der Apotheke ersetzt werden. In solchen qualitativ unkontrollierten Verdünnungen werden nicht selten Kontaminationen mit Pseudomonas von bis zu 10^6 Keimen pro Milliliter Schleimhautdesinfiziens beobachtet.

An *einfachen Medikamentenzubereitungen* können auf der Station folgende drei pharmazeutische Tätigkeiten vorkommen:

- Auflösen von parenteral bzw. oral anwendbaren Pulvern, z. B. Trockenampullen oder Antibiotikumsirup.
- Aseptische Zugabe von Injektionslösungen zu Infusionen.
- Aseptisches Mischen von verschiedenen Infusionslösungen zur parenteralen Ernährung.

Diese pharmazeutischen Zubereitungen durch das Pflegepersonal erfordern einerseits eine einwandfreie *aseptische Arbeitsweise* und andererseits eine einfache *Sicherung* und *Kontrolle* der geleisteten Qualität.

Vorgehen. Es werden auf dem hygienisch sauberen Arbeitstisch zunächst alle notwendigen

Tabelle 12.**12** Nebenwirkungen von Medikamenten mit Bezug zu den Aktivitäten des täglichen Lebens → Probleme für den Patienten (nach Roper u. a.)

Unerwünschte Wirkung des Medikaments	Beeinträchtigte ATL	Probleme des Patienten
Schläfrigkeit tagsüber	Sicherheit Arbeiten und Spielen Sichbewegen	• erhöhtes Feuer-/Unfallrisiko • verminderte Konzentration • Passivität, Dekubitusgefahr erhöht
Desorientierung	Sicherheit Kommunizieren Sichsauberhalten Ausscheiden	• Verlust von Orientierung • Beziehungsverlust • Vernachlässigung der Selbstpflege • Neigung zu Inkontinenz
Trockenheit des Mundes	Kommunizieren Essen und Trinken Sichsauberhalten	• behindert das freie Sprechen • unangenehmes Bedürfnis nach Flüssigkeit • zusätzliche Mundpflege erforderlich
Hautausschläge	Kommunizieren Sichsauberhalten Sichkleiden	• Verlegenheit, Unsicherheit • Selbstpflege erschwert • Reizung des Ausschlags durch Kleidung
Schwindel/Verlust des Gleichgewichts	Sicherheit Sichbewegen	• Unfallrisiko • Furcht zu fallen
Haarausfall	Kommunizieren Sichsauberhalten Kind-Mann-Frau-Sein	• Verlegenheit, Unsicherheit • Furcht vor weiterem Haarausfall beim Kämmen • Furcht, Liebe und Zuneigung zu verlieren
Übelkeit	Essen und Trinken	• Abneigung gegen Nahrung • Verdauungsprobleme
Impotenz	Sexualität	• Schwierigkeiten beim Geschlechtsverkehr

Arzneimittel in ihrer richtigen Menge sowie die Utensilien wie Spritzenmaterial, Filter usw. zusammen mit der schriftlichen Verordnung des Arztes gerichtet.

Anschließend:

- Kontrolle der Vollständigkeit des Materials und nochmaliges Überdenken der Arbeitsweise auf deren logischen Ablauf.
- Zubereitung unter Beobachtung der aseptischen Kautelen.
- Protokollieren der vorgenommenen Manipulationen:
  - Herstellungsdatum auf den Endbehältern notieren.
  - Medikamentenzusätze zu Infusionslösungen sowie die Mischung von Infusionen *exakt* auf dem Etikett der zu infundierenden Infusion festhalten.
  - Wurden aus Mehrdosenbehältern Dosen entnommen, so wird auf deren Etikett das Datum des Anstichs festgehalten.
- Nach der pharmazeutischen Zubereitung die Medikamentenzusätze und ihre Dosierung sowie die Verfalldaten nochmals kontrollieren.

Arzneimittelzusätze und Infusionen können u. U. untereinander interagieren, so daß die zubereitete Lösung infolge Ausfällungen oder farblicher Veränderung nicht mehr appliziert werden kann. Teilweise sind solche Interaktionen voraussehbar und können beim Apotheker erfragt werden. Auf solche physikalisch-chemischen Inkompatibilitäten ist auch nach der Zubereitung bis zur Applikation der Lösung zu achten (sie ist evtl. zu verwerfen).

Beachte

- Die Laufzeit von aufgelösten parenteral zu verabreichenden Pulvern ist oft sehr kurz (z. T. 6–12–24 Std.).
- Sie kann durch Lagern im Kühlschrank bei 4–8 °C etwas verlängert werden. Angestochene Mehrdosenbehälter sind im allgemeinen im Kühlschrank 3 Wochen lang haltbar.
- Der besonderen Sorgfalt und Kenntnisse bedarf es für die Zubereitung von zytostatischen Infusionen sowie von Mischinfusionen zur parenteralen Ernährung. In großen Häusern übernimmt die Krankenhausapotheke diese Aufgabe.

12.10.7. Betäubungsmittel

Verschiedene wichtige Arzneimittel sind wegen ihres Abususpotentials dem Betäubungsmittelgesetz unterstellt worden. Dieses Gesetz hat zum Ziel, den Verbrauch der Betäubungsmittel unter Kontrolle zu halten. Dem Betäubungsmittelgesetz unterstellte Arzneimittel sind an der roten Vignette mit der Bezeichnung „3. 10. 1951 BG über die Betäubungsmittel"* erkennbar. Diese Arzneimittel sind stets im *Betäubungsmittelfach* des Stationsdispensariums unter Verschluß zu halten. Über den Verbrauch von Betäubungsmitteln muß eine detaillierte Buchhaltung geführt werden, indem jede verabreichte Applikationseinheit, z.B. Ampulle oder Tablette, auf einem *Verbrauchskontrollblatt* mit Datum, Patientenname, Unterschrift der Schwester und Bestätigungsunterschrift des Arztes festgehalten wird. Das so für jedes Betäubungsmittel geführte Verbrauchskontrollblatt sowie der Bestand des entsprechenden Betäubungsmittels im Betäubungsmittelfach müssen lückenlos über Verwendung und Verbleib Auskunft geben. Für die noch folgenden Bezüge des Betäubungsmittels aus der Apotheke ist zunächst das ausgefüllte Verbrauchskontrollblatt als Beleg der Einhaltung des Betäubungsmittelgesetzes in die Apotheke zurückzusenden. Dort werden diese Verbrauchsbelege während 10 Jahren aufbewahrt. Werden Unregelmäßigkeiten im Verkehr mit Betäubungsmitteln innerhalb des Krankenhauses beobachtet, so ist unverzüglich dem Chefarzt sowie dem Apotheker Meldung zu erstatten.

12.10.8. Stationskontrollen

Das Stationsdispensarium wird einerseits monatlich durch den Pflegedienst und andererseits mindestens einmal jährlich durch den Krankenhausapotheker kontrolliert.

Aufgabe der Pflegegruppe:

- Ordnung und Sauberkeit im Dispensarium;
- Einhalten der Lagerbedingungen (z.B. Kühlschrank);
- Einhalten eines vernünftigen Arzneimittelvorrats;
- Kontrolle des Verfalldatums und Zurückgeben von Präparaten mindestens 1 Monat vor Verfall (der Apotheker kann das Medikament kurzfristig auf andere Stationen geben oder aber beim Lieferanten gegen neue eintauschen).

Aufgaben der Krankenhausapotheke. Anläßlich seines Besuchs wird der Apotheker mit der leitenden Schwester das Sortiment in Dispensarium und Kühlschrank besprechen. Alte oder verfallene Medikamente, sortimentsfremde Arzneimittel und Überlager wird er zurücknehmen. Bei dieser Gelegenheit können Fragen zu Bestellungen, Bewirtschaftung, Richten und Zubereiten von Medikamenten diskutiert und erörtert werden. Maßgebend für das Arzneimittelsortiment auf der Station ist die von der Arzneimittelkommission herausgegebene Arzneimittelliste, die sich in jedem Stationsdispensarium befinden sollte. Diese Liste dient dem Arzt zum Verordnen der Pharmakotherapie und der Pflegegruppe zum Bestellen der Medikamente.

12.10.9. Entsorgung

Nach dem Grundsatz „wer versorgt, soll auch entsorgen" ist die Krankenhausapotheke für die fachgerechte Entsorgung der Arzneimittel zuständig. Die Entsorgung beginnt jedoch auf der Station in der Unterscheidung des Entsorgungsguts nach schwermetallhaltigen Medikamenten, Zytostatikaresten und den verbleibenden Arzneimitteln. Das so in die Apotheke zurückgegebene Entsorgungsgut kann durch die Apotheke sachgerecht weiterverarbeitet werden. Verpackungsmaterialien wie Papier, Aluminium und Glas werden am besten stationsweise gesammelt und nach umweltgerechten Bedingungen entsorgt. Im Zweifelsfall kann das Leergut mit den Bestellungen in die Apotheke zurückgeschickt werden.

12.10.10. Fachinformation

Im Umgehen mit Arzneimitteln ergeben sich auch für das Pflegepersonal immer wieder Fragen. Bleiben diese unbeantwortet, entstehen Unsicherheiten, die schließlich zu Gefahrenquellen für die Pharmokotherapie des Patienten werden können.

Anstehende Fragen und Unsicherheiten sollen deshalb möglichst rasch geklärt werden. Die dabei notwendigen Informationen können

* BRD: BtMG 1982; am 1. September 1984 trat die 1. Betäubungsmittelrecht-Änderungsvorschrift in Kraft, die heute verbindlich ist.

beim Apotheker eingeholt werden. Seine Dokumentation umfaßt die folgenden Themen:

- Definition:
  - internationale Namen,
  - Vertreiber,
  - Hersteller,
  - Chemie.
- Kinetik:
  - Resorptionsorte,
  - Diffusion in die Gewebe,
  - Passage Blut-Liquor,
  - Passage Plazentaschranke,
  - Einfluß von Nierenschäden,
  - Einfluß von Leberschäden,
  - Inaktivierung,
  - Passage in die Muttermilch.
- Pharmakologische Wirkung:
  - Wirkungsmechanismus,
  - Angriffspunkte,
  - Konzentration im Serum,
  - Konzentration im Gewebe,
  - Wirksamkeit gegen Mikroorganismen.
- Toxizität:
  - akute Toxizität,
  - chronische Toxizität,
  - teratogene Wirkung,
  - Symptome bei Überdosierung,
  - Antidota,
  - Therapie einer Überdosierung,
  - Abhängigkeitspotential,
  - Kanzerogenität.
- Therapeutische Indikationen:
  - Indikationen,
  - therapeutische Vorteile.
- Nebenwirkungen, Interaktionen:
  - Nebenwirkungen,
  - Kontraindikationen,
  - spezielle Vorsichtsmaßnahmen,
  - Interaktionen (Medikamente, Nahrungsmittel).
- Verschiedenes:
  - Beeinflussung von Labortesten,
  - Färbung des Harns,
  - Färbung des Fäzes.
- Handelsformen:
  - Einheiten,
  - Menge oder Volumen pro Packung,
  - Dosis,
  - Preise.
- Galenische Charakteristika:
  - Arzneiform,
  - Art der Überzüge,
  - Applikation verdünnt als Infusion (Wahl der Basislösung),
  - Applikationsarten.
- Richtlinien für die Anwendung:
  - Dosierung,
  - Vorsichtsmaßnahmen.
- Freigabe und Absorption:
  - Verfallzeit,
  - lokale Wirkung,
  - systemische Wirkung.
- Hilfsstoffe:
  - Süßstoffe,
  - Aromastoffe,
  - Farbstoffe.

12.11. Beurteilung von Wissen und Können in der Pflege

Übung

Wählen Sie einen neu eintretenden Patienten aus und erforschen Sie seine besonderen Sicherheitsbedürfnisse bzw. das Ausmaß bestehender Unsicherheitsfaktoren

- im körperlichen Bereich und bezogen auf das Umfeld,
- im psychisch-geistigen Bereich.

Wo braucht er besondere Unterstützung?
Wo kann er selbst für sich sorgen?
Ordnen Sie die gewonnenen Informationen und vergleichen Sie

- die Pflege, die der Patient bekommt,
- die Selbsthilfe und Ressourcen, die berücksichtigt sind.

Zur Situationseinschätzung Checkliste S. 381.

Selbstreflexion:
Reflektieren Sie die ökologischen Gewohnheiten:

- Wie ist Ihre eigene Verbrauchs- und Entsorgungsgewohnheit?
- Wie sind die Gewohnheiten im Krankenhaus?
- Wo sind Verhaltensänderungen angezeigt?
- Was können Sie dabei tun?

Weiterführende Literatur

Sicherheit, Recht

Glaus, B.: Deine Rechte als Patient. Regina, Zürich 1979
Glaus, B.: Patient – was tun? Unionsverlag, Zürich 1988
Gross, J.: Die persönliche Freiheit des Patienten. Stämpfli, Bern 1977
Helfer, O.: Kleine Gesetzeskunde für Medizinalpersonal, 18. Aufl. de Gruyter, Berlin 1986
Internationale Dokumente zum Menschenrechtsschutz. Reclam, Stuttgart o. J.
Maslow, A.: Motivation und Persönlichkeit. Rowohlt, Reinbeck 1981
Mürbe, M.: Staats- und Gesetzeskunde für Krankenpflegeschüler. Jungjohann, Neckarsulm 1989
Sitzmann, F.: Recht in Pflege und Betreuung. Bibliomed, Melsungen 1986
Steffen, U.: Rechts- und Staatsbürgerkunde für Krankenpflegeberufe. Kunz, Hagen 1989

Unfallverhütung, Brandschutz

Birth, K., E. Lemke, K. Polter: Handbuch Brandschutz. Ecomed, Landsberg 1980
Dreifuss, H.: 100 Notfallsituationen und lebensrettende Maßnahmen, 6. Aufl. Fachverlag, Zürich 1974
Köhnlein, H. E., S. Weller, W. Vogel, J. Nobel, Th. Meinertz: Erste Hilfe. Ein Leitfaden. 8. Aufl. Thieme, Stuttgart 1987

Hygiene (Krankenhaushygiene, Umwelthygiene)

Adam, W.: Zentrale Sterilgutversorgung. Hygiene und Infektionen im Krankenhaus. Fischer, Stuttgart 1983
Ahmadiar, N.: Kleine Infektionslehre. Fischer, Stuttgart 1986
Beck, E. G., P. Schmidt: Hygiene in Krankenhaus und Praxis. Springer, 1986
Beck, E. G., P. Schmidt: Hygiene – Präventivmedizin 3. Aufl. Enke, Stuttgart 1988
Borneff, J.: Hygiene, 4. Aufl. Thieme, Stuttgart 1982
Burkhardt, F., W. Steuer: Infektionsprophylaxe im Krankenhaus. Leitfaden für Pflegeberufe, 2. Aufl. Thieme, Stuttgart 1989
Daschner, F.: Umweltschutz in Kliniken. Kiepenheuer & Witsch, Köln 1988
Daschner, F.: Hygiene, Müllreduktion und Umweltschutz in Kliniken. Universitätskliniken, Freiburg 1988
Geisler, U., A. Mauritz: Umwelthygiene. Recom, Basel o. J.
Krankenhaushygiene. Ein Sicherheitshandbuch der VESKA, Aarau o. J.
Manke, G.: Isolierungsmaßnahmen bei Infektionskrankheiten. Schwester Pfl. 28 (1989) 8
Preuner, R.: Hygiene für Krankenpflege- und medizinischtechnische Berufe, 3. Aufl. Thieme, Stuttgart 1988
Steuer, W.: Krankenhaushygiene, 3. Aufl. Fischer, Stuttgart 1988
Zihlmann, M., P. Wolf: Mein Beitrag zur Hygiene im Krankenhaus. Recom, Basel 1983

Immunisierung

Bösel, B., K. Hartung: Praktikum des Infektions- und Impfschutzes. Hoffmann, Berlin 1976
Köhler, G., K. Eichmann: Immunsystem. Spektrum der Wissenschaften, Heidelberg 1989
Spiess, H.: Impfkompendium, 3. Aufl. Thieme, Stuttgart 1987

Umgang mit Medikamenten

Alb, O.: Medikamentenlehre für Pflegeberufe, 7. Aufl. Schulthess, Zürich 1989
Erdmann, W. D.: Arzneimittellehre, 11. Aufl. Kohlhammer, Stuttgart 1987
Kretz, F. J.: Medikamentöse Therapie, 3. Aufl. Thieme, Stuttgart 1988
Kuschinsky, G.: Taschenbuch der modernen Arzneibehandlung, 9. Aufl. Thieme, Stuttgart 1987
Kuschinsky, G., H. Lüllmann: Kurzes Lehrbuch der Pharmakologie und Toxikologie, 12. Aufl. Thieme, Stuttgart 1989
Lüllmann, H.: Taschenatlas der Pharmkologie. Thieme, Stuttgart 1990
Melzer, H.: Wichtige Arzneimittel, 5. Aufl. Urban & Schwarzenberg, München 1984
Zaeslin, C.: Wechselwirkung von Arzneimitteln. Recom, Basel 1979

13. Raum und Zeit gestalten – arbeiten und spielen

Sequenzziel

Sie finden in diesem Kapitel Denk- und Diskussionsanstöße für die eigene Auseinandersetzung mit Ihrem Leben in Raum und Zeit und für die biographische und soziale Einschätzung Ihrer Patienten. Es befaßt sich mit dem Rhythmus der Zeit und der Gestaltung des Raumes sowie mit den Problemen, die sich daraus ergeben und die den gesunden wie den kranken Menschen betreffen, also auch uns selbst.
Für die *Pflegeplanung* finden Sie Impulse sowohl für die Zeit- und Raumgestaltung wie auch Hinweise auf eine aktivierende bzw. reaktivierend-therapeutische Pflege (und Übergangspflege) bzw. Rehabilitation von kranken und alten Menschen.

Maß und Ziel im Ernst, im Spiel.

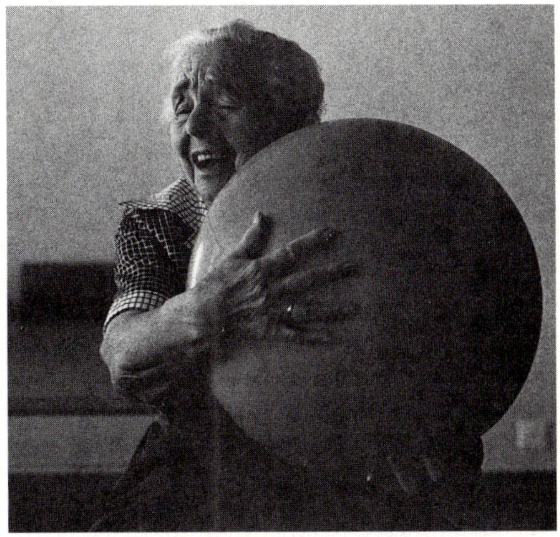

Dynamik des Pflegeprozesses

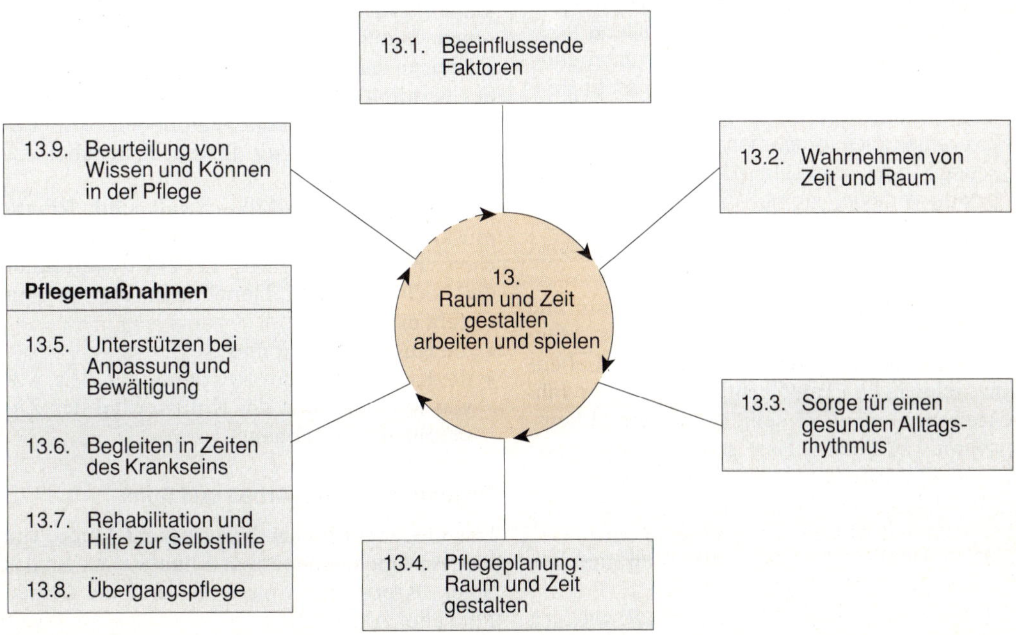

Prinzipien/Impulse

- Der *Mensch* ist eingebettet in Raum und Zeit, er erlebt die Gegenwart zwischen Vergangenheit und Zukunft.
  Jedem von uns ist täglich die gleiche *Zeit* zugemessen: 24 Stunden. Ungleich ist nur die Anwendung dieser Zeit in den vom einzelnen (freiwillig oder gezwungenermaßen) übernommenen Aufgaben, Tätigkeiten, Beschäftigungen.
  Der *Raum*, der dem einzelnen zur Verfügung steht, besteht aus verschiedenen vorgegebenen Komponenten. Gesellschaftskreis und Kultur, Wohnort (Stadt, Land), Wohnverhältnisse, Arbeits- und Freizeitgestaltung (Wollen, Sollen oder Müssen).
- Der *menschliche Organismus* ist selbst Teil in Raum und Zeit. Der Frühmensch wußte um dieses Eingebundensein des Mikrokosmos im Makrokosmos, er fühlte die Lebensrhythmen in sich und stellte seine Lebensgewohnheiten intuitiv und richtig darauf ein. Der moderne Mensch, abhängig von vielen äußeren Bedingungen, muß zur Aufrechterhaltung des inneren Gleichgewichts das äußere gestalten und erhalten. Gelingt ihm dies nicht, so wird die Balance gestört, es kommt zu Disharmonie, Dysfunktion (Streß) und Krankheit.
- Die *Gestaltung von Raum und Zeit* verbindet den Menschen mit seinen Artgenossen. Hier liegt der soziale Anteil: Erhaltung und Gestaltung der Welt (oder Ausbeutung und Zerstörung) und damit Förderung (oder Behinderung) der Evolution. Der Mensch steht verantwortlich (oder eben nicht) im Entwicklungs- und Bewußtwerdungsprozeß, und darin verändert er die Welt – positive oder negative Schöpfung.

Die Lebensaktivität Gestalten von Raum und Zeit entspricht dem Urbedürfnis des Menschen, sich in die großen Rhythmen des Lebens einzuschwingen (Tag/Nacht, Wechsel der Jahreszeiten), um darin seinen eigenen Lebensrhythmus zu finden. Eine gesunde Gestaltung dieser ATL dient der inneren Ausgewogenheit im Wechselspiel und damit der Rhythmisierung des gesamten Alltags. Es geht dabei um

- die *Ordnung der Zeit* und darin um den Rhythmus des Alltags;
- den *Ausgleich von Arbeit* und *Spiel*, was sich ausdrückt im Spannungsfeld von Arbeitszeit und Freizeit sowie von Arbeitswelt und Wohnraum;
- das große *Wechselspiel* von Aktion und Kontemplation/Muße.

Im Drang, *Raum und Zeit zu gestalten*, antwortet der Mensch auf den ihm innewohnenden Rhythmus, dessen Beachtung ihm die *innere Spannkraft* und den Lebensmotor erhält, dessen Mißachtung ihn zusammenbrechen und ausbrennen läßt (Burn-out-Syndrom).

Ordnung der Zeit im Rhythmus des Alltags

Die alte Tradition „Gesundheit durch innere Ausgewogenheit“ (diätetisches Modell S. 74ff.) wird von Hildegard von Bingen bezeichnet als „Regula vitae“ = *Regula zur Lebensordnung*. Als Vorbild für diese Lebenshaltung (Zusammenfassung S. 24f.) diente Hildegard das „große Weltenrad“, in dem, so sagt sie, „nach kosmischer Ordnung und im Kreislauf der Geschichte auch das fallende, stürzende, kreisende Menschenleben mit seinem konkreten Alltag abläuft“. Der Tagesablauf wird für diese Frau zum Sinnbild und Ausdruck der gesamten Lebensgeschichte des Menschen, letztlich der „Heilsgeschichte“ (womit sie die Geschöpflichkeit des Menschen anspricht; S. 22ff.). Der Sinn der **Regulierung** des Tagesablaufs und die Aufforderung zur *rechten Maßhaltung* sollte allerdings *nicht* sein, wie diese kluge Frau ausdrücklich betont, „den Menschen Beschwerlichkeit und Einschränkung spüren zu lassen, vielmehr sollten wir gerade in der vernünftigen Lebensweise unsere Lust haben und innere Freude empfinden. Die Lebensregel soll als *Halt* dienen, nicht aber zur Last werden“.

In unsere von Hektik, Streß und Rhythmuskrankheiten geplagte Welt hineingesprochen, mutet Hildegards Lebensrhythmusmodell hochmodern an. Denn nie so sehr wie heute geht es um

- die Kultur der Zeit und
- die Kultivierung des Rhythmus der Zeit, wovon letztlich auch die Kultivierung des Zusammenlebens abhängt.

Gleichgewicht von Arbeit und Spiel

Das Gegenteil von Arbeit ist nicht Muße, wie man vielleicht annehmen könnte – es ist das Spiel. Arbeit und Spiel, das sind die beiden Pole aller Aktivität.

Arbeit und **Zweck** sind eng miteinander verknüpft, denn die Arbeit endet, sobald der Zweck erfüllt ist, z. B. wenn der Boden gefegt ist. Wenn ich dann weiter fege, einfach aus Lust am Fegen, wird es zum Spiel, „zum Tanz mit dem Besen". Was einmal Zweck hatte und Arbeit war, wird zum spielerischen Tun.
Beim **Spiel** liegt die Betonung auf dem **Sinn** der Aktivität. Das Spiel mit dem Besen z. B. kann solange weitergehen, als der Spieler es für sinnvoll hält: Es hat Sinn in sich zu spielen, zu feiern, darum geht es.
Muße ist die *Ausgewogenheit von Arbeit und Spiel*. Muße wird beidem gerecht.

„Aber selbst das könnte mißverstanden werden. Zu hastig könnte jemand sagen: ‚Jawohl, wenn Spiel, dann Spiel; wenn Arbeit, dann Arbeit. Jedes zu seiner Zeit. Eine perfekte Balance, nicht wahr?' Nicht besonders perfekt, wie mir scheint. Geht mir perfekte Arbeit nicht auch spielerisch von der Hand? Menschen, die ihre Arbeitszeit mit nichts als ihrem Ziel vor Augen verbringen, wissen kaum mehr, was spielen heißt, wenn ihre Freizeit schließlich anfängt. Entweder fallen sie erschöpft mit einem Glas in der Hand in das Sofa vor dem Fernsehschirm, weil diese Art von Arbeit einen völlig verschleißt. Oder aber sie sind so sehr der Gewohnheit bloßen Zielstrebens verfallen, daß sie auch jetzt weiterarbeiten. Unfähig zu spielen, machen sie entweder Überstunden oder arbeiten mit ihren Golf- oder Tennisschlägern in den Händen weiter. Wir sind einfach so lange unfähig, spielerisch zu spielen, wie wir nicht gelernt haben, spielerisch zu arbeiten.
Spielerisch arbeiten? Hört sich das nicht beinahe frivol an, wenn man die Haltung zur Arbeit bedenkt, die vielen von uns eingebleut wurde? Spielerisch arbeiten, das klingt wie Herumspielerei. Und doch führt eigentlich nur jene Arbeit, die wir mit Muße tun, zum Ziel. *Das Ziel ist ja nicht der Zweck, sondern ein sinnerfülltes Leben.* Mit Muße arbeiten heißt, die Sinnbetonung, die wir vom Spiel her kennen, auch in unserer Arbeit zu verwirklichen. Muße läßt inmitten einer zielgerichteten Aktivität Raum für Sinn. Das chinesische Schriftzeichen für Muße besteht aus zwei Elementen, die für sich genommen offenen Raum und Sonnenschein bedeuten: Muße schafft Raum, um die Sonne hineinscheinen zu lassen" (Steindl-Rast 1988).

Was heißt das für *unseren Beruf*?
Zuerst gilt:

- *Krankenpflege ist Arbeit* und keine *Freizeitbeschäftigung*. Die Arbeit braucht als *Gegenpol* die Freizeit, das Spiel, das „Dolcefarniente". Darum ist es so wichtig, daß Krankenpflegepersonen sich nicht nur für eine gerechte Entlohnung einsetzen, sondern auch für annehmbare Arbeitsbedingung und eine *Verringerung der Arbeitszeit*, damit genügend Raum bleibt für die eigene Erholung. Wie dies allerdings geschehen soll bei der Doppelbelastung so vieler Krankenschwestern durch Haushalt und Beruf, kann hier nicht erörtert werden. Es soll aber als drängendes Problem angesprochen werden. (Wo bleiben die so viel zitierten Hausmänner?)
- *Krankenpflege als Arbeit* (ich spreche jetzt von der Arbeitszeit) ist zweckgerichtetes Tun. Wenn dieses Handeln obendrein *sinnvoll* ist, dann werden wir uns auch inmitten vieler Arbeit wohlfühlen, wir werden nicht so darauf versessen sein, sie hinter uns zu bringen. Was aber, wenn Krankenpflege sinnlos wird, weil wir gehetzt durch den Tag rennen und weil die Arbeitsbedingungen nur noch den Zweck, aber nicht mehr den Sinn zulassen? In der Hektik gefangene Pflege entwickelt sich zu einer Not (Notstand), zu etwas, das an unserem Lebensnerv zehrt, uns krank werden läßt. Ebenso zehrt daran natürlich auch eine „Pflege mit Haut und Haaren", wo vor lauter Sinn der gesunde Zweck verlorengeht. Zu „kranken Schwestern" (es kann sein, daß die Pfleger weniger davon betroffen sind, weil ich hier auch ein „typisches Frauenthema" anschneide) werden schließlich beide.

Muße in und trotz Arbeit ist kein Privileg, sondern eine Lebensnotwendigkeit. Die schöpferische Lebendigkeit, die darin zum Ausdruck kommt, entspringt der Spannung zwischen Zweck und Sinn. Darin lösen wir die Pflege aus dem Anspruch des Zweckmäßigen allein und geben sie dem zurück, dem sie eben *auch* zugehört: dem *Sinnvollen*, dem *Menschen*. So verstehe ich das Wort von Florence Nightingale:

„Krankenpflege ist eine Kunst und keine Ferienarbeit."

- Als *Kunst* ist sie von der inneren *Haltung* (auch der Muße) getragenes Handeln, das uns Zufriedenheit schenkt.
- Als *Arbeit* ist sie auch ein „hartes Muß" und bedarf des Ausgleichs, der nur durch ausreichende und erholsame *Freizeit* möglich wird, auch im
- *Trennen* von Beruf und Freizeit! Wer das kann, findet Kraft für Beruf *und* Leben und braucht nicht zum Aussteiger zu werden!

Siehe auch S. 87 u. 121 ff.

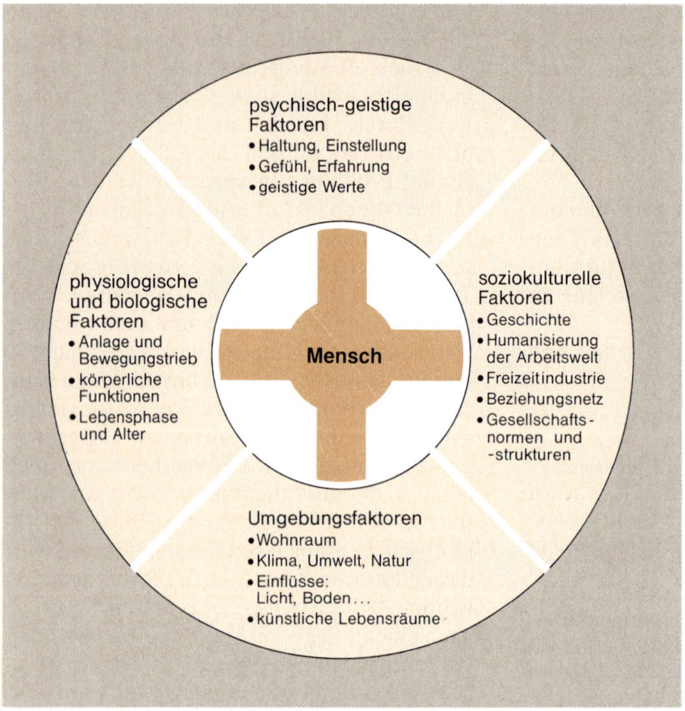

Abb. 13.**1** Einflußfaktoren auf das Gestalten von Raum und Zeit, auf Arbeiten und Spielen.

13.1. Beeinflussende Faktoren

Sie sind insbesondere *geschichtlicher Natur* (Wolf-Graaf 1983). Abb. 13.**1** gibt einen Überblick über die allgemein beeinflussenden Faktoren.

13.1.1. Biologische Faktoren

Die Formen und die Gewichtung von Arbeit und Spiel hängen ab von physiologischen und biologischen Aspekten.

Physiologisch betrachtet, ist *Tätigsein* (Arbeit und Spiel) in erster Linie Ausdruck eines inneren Triebes. Dieser allen Menschen innewohnende Bewegungstrieb ist eine existenzerhaltende Lebensnotwendigkeit. Denn um sich seine Grundbedürfnisse (Essen, Trinken, Bekleiden, Wohnen) erfüllen zu können, muß der Mensch sich das, was er dazu braucht, zuerst *beschaffen*. Dieser Notwendigkeit steht das Gesetz der *Trägheit* gegenüber (Drang nach Bequemlichkeit, beschaulichem Nichtstun, Faulenzen). So entsteht ein Grundzwiespalt zwischen vitalen Bedürfnissen und naturhafter Trägheit, welcher der Wechselwirkung zweier antagonistischer Kräfte, wie wir sie als Ausgleich der Kräfte (37f.) bereits kennengelernt haben, entspricht. *Gesundheit* beruht einerseits auf dem *Ausgleich dieser Polaritäten* (Aktivität – Ruhe), andererseits auf der *Aktionsfähigkeit* der Körperstrukturen (Bewegung, Kraft) sowie der Sinnesorgane (Sehen, Hören, Tasten). Diese *körperlichen* Fähigkeiten bzw. deren Grenzen und Behinderungen bestimmen die spätere Laufbahn des Menschen: seine Eignung für den Beruf, den er ergreifen kann oder nicht kann (z. B. stehen einem Blinden/Tauben oder Bewegungsbehinderten nicht alle Berufe offen).

Vom **Biologischen** her ist die *Entwicklungsstufe* des Menschen mit zu betrachten: Dem Kleinkind ist z. B. der *Zweck* (Zweckdenken, Zweckhandeln) noch fremd. Alles, was es tut, tut es, weil es Lust dazu hat: Es spielt mit dem Besen herum, es spielt „Lehrer", „Krankenschwester" usw. Darin ist es dem Ursprünglichen – dem *Sinn* – noch näher als der Erwachsene. Mit dem Schuleintritt wird es vom Zweck eingeholt und darin vom Müssen, von der Arbeit. Durch die Erziehung (Elternhaus, Schule) lernt es, Wichtiges von Unwichtigem zu unterscheiden, wobei das dabei angewendete Unterscheidungsmerkmal „Zweckmäßigkeit und Nützlichkeit" heißt – nicht „Sinn und sinnvoll"! Damit wird früh die Weiche gestellt für das spätere Verhältnis zu Arbeit (nützlich, wichtig) und Spiel (nutzlos und unwichtig).

13.1.2. Seelisch-geistige Faktoren

Auch hier gilt: Innere Ausgewogenheit und Wertsetzung *(Haltung)* finden ihren Ausdruck im *Planen* und *Handeln*. Sie bedienen sich der Sprache: Ob ich von *Feierabend* spreche oder von *Freizeit*, ist ein Unterschied und löst unterschiedliche Reaktionen aus. Im „Feierabend" geht es um Spielräume, die schöpferisch gestaltet werden, in der „Freizeit" hingegen kommt uns freie, nicht genutzte Zeit entgegen, die man natürlich zu nutzen hat.

Das gleiche gilt von der **Arbeit**. Sie ist solange Frondienst und Mühsal, als sie nicht von geistigen Werten beseelt wird. Der Mensch ist eben mehr als ein bloßer Bewegungsroboter, der Leistung erbringt. Kommen *geistige* Werte wie Freude, Phantasie und Kreativität, künstlerische Neigung oder Wille zu Existenzsicherung und Pflichterfüllung dazu, wird die Arbeit zu einer Tätigkeit, die motiviert und zielorientiert ist. Auf dieser materiell-geistigen Grundlage basiert jede Ideologie der Arbeit, die marxistische Arbeitsphilosophie ebenso wie die christliche Arbeitsethik. Da Arbeit ein elementares Grundbedürfnis des Menschen ist, heißt die Frage nicht, *ob* wir arbeiten, sondern *wie* wir arbeiten sollen.

Je mehr der Mensch versucht, sich selbst und das Leben zu verplanen und einseitigen Leistungszielen zu unterwerfen, desto größer wird die Gefahr, daß er das Gesetz der Polarität vergewaltigt und daran zu leiden beginnt. Es gibt keine Arbeit ohne Arbeitsruhe, aber auch kein rechtes Verständnis für die Arbeit ohne Verständnis der Untätigkeit. „Der Mensch ist nur dort ganz Mensch, wo er spielt" (Schiller).

Freizeit als empfangend-reaktive Lebensform – im Gegensatz zur gestaltend-aktiven der Arbeit – ermöglicht einen Ausgleich, der, wenn er (in unseren Breiten meist zugunsten einer Überbewertung der Leistung) verlorengeht, zum Zusammenbruch der körperlichen und seelischen Gesundheit führt. Wendungen wie die folgenden weisen auf das Wesen des Problems hin:

- Der Mensch brennt aus und wird innerlich ausgedörrt.
- Er ist gestreßt, genervt, geschafft.
- Er ist „außer sich" und nicht mehr ansprechbar.
- Er geht „drauf".

Hält eine solche chronische *Gespanntheit* an, führt sie zum Burn-out-Syndrom, zum **Streß**, zum Herzinfarkt.

Doch auch die *Spannungslosigkeit* eines untätigen Lebens – die **Langeweile** – ist dem Menschen nicht zuträglich. Davon schrieb schon Plaise Pascal (1623–1662) in seinen „Pensées":

> „Nichts ist dem Menschen so unerträglich, als in völliger Ruhe zu sein, ohne Betrieb, ohne Zerstreuung, ohne Aufgabe. Er spürt alsdann ein Nichts, seine Verlassenheit, sein Ungenügen, seine Abhängigkeit, seine Ohnmacht, seine Leere. Sogleich wird dem Grund seiner Seele die Langeweile entsteigen, die Düsternis, die Traurigkeit, der Kummer, der Verdruß, die Verzweiflung."

Es scheint fast, als hätte Pascal das Bild der *Erschöpfungsdepression* (Kielholz) des modernen Menschen beschrieben. Auch Selye beschreibt die Langeweile als tödlich. Roman Bleistein zieht in einem Taschenbuch Bilanz aus seinen Erfahrungen als Touristenseelsorger und bietet eine *Therapie der Langeweile* an, unter der Fragestellung: „Wie findet der moderne Mensch wieder zurück in die Totalität seiner Welt?" Er sieht in der Langeweile ein Problem der Ganzheit des Menschen, „aus der man nicht blind und willkürlich Metaphysik, Transzendenz und Glaube tilgen kann". Sein Ziel ist der Mensch, der seinen Sinn gefunden hat, und wieder anfängt, von allein zu spielen (ohne Spieltips einer Freizeitindustrie).

13.1.3. Soziokulturelle Faktoren

Über Jahrtausende dürfte die Arbeit ausschließlich der Lebenserhaltung gedient haben. Später kamen spielerische, schöpferische und künstlerische Werte dazu. Die individuelle Freiheit in der Gestaltung der Arbeit war in früherer Zeit sehr groß. Obwohl sie Hauptbeschäftigung des Tages war, blieben viele Freiräume, die durch den Rhythmus des Jahres und des Tages (ohne künstliches Licht) vorgegeben waren. Erst mit der Fremdnutzung der Arbeitskraft und dem Schaffen von Arbeitsstätten (losgelöst von Freiraumstätten) begann das Auseinanderklaffen der bipolaren Grundstrukturen von Arbeit und Freizeit.

Der **Feiertag** (Sabbat, Sonntag), anfangs „um des Menschen willen geschaffen" (Mk. 2,27), hat seinen ursprünglichen Wert im Sinn einer gleichgewichthaltenden Balance weitgehend verloren. Der Mensch aber, der zuviel auf die eine Seite setzt und die andere vernachlässigt, wird ruhelos, friedlos, unerfüllt. Er hat mit der einseitigen Überbewertung den Anschluß an jahrtausendealtes Brauchtum mit befreiendem und daher präventivem Wert, den *Kult* (Kult = *Pflege*), verloren. Kultisches Brauchtum *pflegt etwas*. Kult pflegt ein Zweifaches: die *Gemeinschaft* (das Bergende, Trost-, Vertrauen-, Beistand-Spendende) auf der einen Seite und das *Absolute* (das Prophetische, Aufrufende, Anrufende) auf der anderen Seite. Beide zusammen ermöglichen die gleichgewichtschaffende Balance, die dem Menschen Harmonie und Ausgewogenheit schenkt. Darum wurde dem Menschen der Sabbat (Ruhetag) gegeben, der Tag, an dem er das Heraussteigen aus der Einseitigkeit und das Übersteigen *(Transzendieren)* der Vereinzelung *zu pflegen* hätte. Die Sehnsucht danach liegt letztlich jedem Versuch des Menschen nach Befreiung aus Zwängen zugrunde. Rausch (Droge, Alkohol), Freizeitkonsum, und Arbeitssucht (Workaholic) wären dann nichts anderes als eine unechte, nur scheinbare Transzendenz, ein Pseudokult, eine Pseudoreligion.

Auf den ersten Blick mag es scheinen, als ob diese Überlegungen nichts mit *Krankenpflege* zu tun hätten. Dem ist aber nicht so, denn gerade hier liegt die Chance der *eigenständigen Beruflichkeit*: *Wie* wir die *Freiräume* in unserer Arbeit nutzen, ist unserem Ermessen überlassen. Andererseits hat die Krankenpflegeperson von heute den in dieser Welt krank gewordenen Menschen zu pflegen. Statistiken beweisen, daß die Ursachen von Krankheit mit der Lebensgestaltung bzw. mit der Art und Weise von Arbeits- und Freizeitverhalten zusammenhängen.

Die traditionellen „Berufskrankheiten" (Staublunge, Bleivergiftung) sind heute durch die „Managerkrankheit" (Herzinfarkt, Erschöpfungsdepression) überholt. Gesundheit und Heilung bzw. deren Unterstützung hängen mit einer bewußten **Humanisierung der Arbeitswelt** zusammen. Dabei bleibt die Frage offen, ob die Muße je wieder ihr *Kult-* und *Bildungspotential* wird entfalten können oder ob nicht unser Funktionsdenken und -handeln (Funktionalisierung, Rationalisierung) „Arbeit in Muße" zum vornherein unmöglich machen (wobei dann auch die Ansätze zur ganzheitlichen Pflege keine Chance hätten).

13.1.4. Umgebungsfaktoren

Raum ist Lebensraum, Wohnraum, Arbeitsraum. Sie bestimmen maßgeblich unsere Lebensqualität mit. Die vier Wände sind, nach den Kleidern, unsere nächste Umwelt. Bis zu 90% unseres Lebens verbringen wir darin. Sie beeinflussen infolgedessen auch Lebenskraft und Energie.

Die Entwicklung unserer **Behausung** hat gewaltige Fortschritte gemacht. Der Neandertaler, unser Vorfahr in Europa, der vor rund 100000 Jahren lebte, wohnte während der Eiszeit in Höhlen. Er wählte vor allem Höhlen oder Felsüberhänge, die nach Süden ausgerichtet waren, um eine Erwärmung durch die spärliche Sonne zu nutzen. Damals ging selbst im Sommer das Thermometer kaum über 10 °C. Der Mensch führte einen harten Kampf gegen das Klima und gegen die Unbilden der Umgebung, was zu einem ungeheuren Verschleiß seiner Lebenskraft führte.

Heute sind es andere Faktoren, die unsere Lebensqualität und unser *Wohnklima* beeinträchtigen; auch hat der moderne Mensch den Zugang zum Gefühl (als Ausdruck von Erfahrung) weitgehend verloren. Das Tier hat die Fähigkeit, die auch der Frühmensch hatte, z. B. instinktiv die günstigsten Schlafstellen zu finden und schlechte zu meiden. Der moderne Mensch hat dieses Empfinden nicht mehr und weiß auch nur wenig davon. An diese Stelle tritt heute die Wissenschaft der **Baubiologie**. Darunter versteht man alle Faktoren und Möglichkeiten, die dem Menschen seinen Wohnraum gesund und bekömmlich machen. Alle Stör- und Schädigungspunkte sollten vermieden werden. Die Standortfrage hat große Bedeutung: Sonne und Schatten, Wind- und Wetterexposition können bedeutsam sein. Die Bodenbeschaffenheit, Wasser und Feuchtigkeit des Untergrundes wirken sich aus. Die geopathischen oder Erdstrahlen wurden bei allen Kulturen zu allen Zeiten beachtet. So hatten schon die alten Chinesen ihre Geomanten, die das Baugelände untersuchten. Es scheint ein altes Erfahrungsgut der Menschen, daß vom Boden Einflüsse möglich sind, die für viele, insbesondere für sensible Menschen, zu Störfaktoren werden, die schließlich zu Gesundheitsschäden führen.

13.2. Wahrnehmen von Zeit und Raum

13.2.1. Zeitrhythmen

Das eigentliche *Kriterium* der Zeit ist ihre Vergänglichkeit: Sie verrinnt, entgleitet, geht vorüber. Dieses Vorübergehen jedoch nehmen wir je nach Umständen in sehr unterschiedlicher Qualität wahr. In der Jugend ist das Zeitempfinden anders als im Alter, in dem die Jahre immer schneller zu schwinden scheinen.

Meßbare Zeit unterscheidet sich von der *erlebbaren* Zeit. Die meßbare Zeit entspricht der *Quantität*: Sekunden, Minuten, Stunden. Die erlebbare Zeit ist *Qualität*. Sie resultiert aus der Art, wie wir die Zeit ausfüllen. Wir erfahren sie subjektiv als kurz (sie fliegt) oder lang (sie dehnt sich). Ihre Uhr ist eine innere.

Die **meßbare Zeit** ist zum wichtigsten Bestimmungsfaktor des modernen Menschen geworden. Sie mißt unseren Alltag und weil wir mit der Zeit gehen wollen, rennen, fliegen, hasten und hetzen wir durchs Leben:

- Wir möchten Zeit gewinnen.
- Wir möchten keine Zeit verlieren.
- Wir haben für so vieles keine Zeit; denn
- Zeit ist Geld – allerdings können wir mit diesem Geld keine Zeit kaufen.

Das Problem ist darum eigentlich nicht: Zeit haben oder keine Zeit haben, sondern:

- Wofür habe ich Zeit – keine Zeit?
- Wofür muß (möchte, will) ich Zeit haben?
- Wofür will ich keine Zeit haben?

Zeit ist Seele, sagt der Kulturphilosoph Jean Gebser, und so ist es geradezu erschreckend, zu hören,

- daß wir die Zeit totschlagen;
- daß wir uns die Zeit stehlen lassen.

Wenn Zeit Seele ist, ist sie auch Teil unseres Lebens, und das bedeutet, daß wir „das Leben totschlagen", uns „das Leben stehlen lassen". Letztlich stimmt das, denn Zeitdruck erzeugt Streß, und dieser nagt am Leben.

Gewonnene Zeit – verlorene Zeit, sie sind äußerst relative Faktoren! Zeit ist eben nicht nur Geld, Zeit ist Seele und Zeit ist Leben.

Eine weitere Relativierung der meßbaren Zeit ist die biologische Zeit – **Chronobiologie**.

Chrono-bio-logie: Lehre von der „Zeitgestalt" des Lebens bzw. einzelner Lebensvorgänge, Lehre von den Rhythmen des Lebens. Daß Rhythmen, die sich über den ganzen Tag (zirkadian) verteilen, vorhanden sind, ist ein biologisches Gesetz. Die einzelnen Phasen dieser Rhythmen werden von äußeren (externen) „Zeitgebern" geordnet. Die wichtigsten Ein flüsse sind der tägliche Licht-Dunkel-Wechsel, Temperatur, Umgebungsfeuchtigkeit, elektrische Felder der Atmosphäre sowie Verhaltensfaktoren.

Chronobiologie bedeutet auch Gesundsein von den inneren Rhythmen und Schwingungen her. Wir haben 18 verschiedene **Rhythmussysteme** in uns; dazu gehören Atmung, Temperatur, Schlaf-Wach-Rhythmus u. v. a. Diese rhythmischen Systeme sind außerordentlich sensibel sowohl für körperliche wie auch für seelische Ungleichgewichte:

- Schreck läßt den Atem stocken.
- Angst schnürt die Kehle zu, so daß der Fluß der Sprache stockt.
- Heftige Emotionen führen zu Herzklopfen, ja Herzstolpern.
- Akuter Sauerstoffmangel beschleunigt alle Rhythmen.
- Verkrampfungen hemmen die Zirkulation des Blutes – es „stockt".
- usw.

Alle diese Rhythmusstörungen bewirken
↓
innere Unrast
↓
Gemütsverstimmung
↓
Krankheit
Dies sind Signale (Botschaften), die uns darauf hinweisen, daß etwas in unserem Rhythmussystem nicht mehr stimmt, → der Veränderung bedarf.

Man nimmt an, daß mindestens ein Drittel aller Patienten, die einen Arzt aufsuchen, unter *Streßkrankheiten* wie Allergien, Asthma, Schlaflosigkeit, Herzrhythmusstörungen, Schwindelanfällen, Rückenschmerzen, Rheuma oder Magen-Darm-Beschwerden leiden, für die sich keine organische Ursache finden läßt.

Die Rhythmen sind der *Motor* der Regelkreise (S. 37f.). Wo die Regelkreise unbehindert laufen, ist der Mensch gesund, vergleichbar einem Motor, von dem man sagt „er läuft rund". Wo

Rhythmen und Regelkreise rund laufen, fühlt sich der Mensch selbst auch „rund", „intakt", im Gleichgewicht.

Die Chronobiologie meint weiter: *Der Zeit entsprechend* – das Richtige zur richtigen Zeit (Buch der Prediger: alles hat seine Zeit). Die Bedeutung dieser Erkenntnisse wird zunehmend auch in der Prävention und Heilung genutzt (Abb. 5.**2**):

- Der *Biorhythmus*, die Erstellung von Rhythmogrammen und das Verständnis von biorhythmischen Gesetzmäßigkeiten, kann auch im Gesundheitswesen genutzt werden, z. B., um die günstigste Zeit eines Kranken für einen operativen Eingriff festzustellen. Man weiß heute, daß auch die Schmerzempfindung rhythmischen Schwankungen unterworfen ist: Sie ist morgens besonders ausgeprägt, zwischen 15.00 und 17.00 Uhr hingegen sind die Nerven vergleichsweise unempfindlich.
  Für das Kurzzeitgedächtnis gilt, daß es vormittags am leistungsfähigsten ist, das Langzeitgedächtnis hingegen ist es am Abend. Beim sportlichen Ausdauertraining werden nachmittags die besten Erfolge erzielt – Muskelkraft, Koordinationsfähigkeit und Reaktionsvermögen sind dann am größten.
  Um 13.00 Uhr und noch stärker um 3.00 Uhr fällt der Blutdruck ab, und die Konzentrationsfähigkeit läßt nach. Bei Schichtarbeitern (Nachtwachen!) ereignen sich zu dieser Zeit die meisten Fehlleistungen.
- Die *Chronopharmokinetetik* (Kinesis = Bewegung) befaßt sich mit der Aufnahme der Medikamente in den Organismus, ihrer Verteilung in den Organen und ihrer Ausscheidung. Man weiß, daß die endgültige Wirkung eines Medikaments nicht nur davon bestimmt ist, wie es in den Körper gelangt (Verabreichungsart), wieviel davon zugeführt wird (Dosierung), sondern auch von der Empfänglichkeit des Organs für diese therapeutische Maßnahme zu einem bestimmten Zeitpunkt (Chronopharmokologie). Herzspezialisten empfehlen z. B., daß Patienten mit einer koronaren Herzkrankheit ihre Medikamente morgens vor dem Aufstehen einnehmen sollten. Denn Herzinfarkte geschehen in der Stunde zwischen 8.00 und 9.00 Uhr viermal so häufig wie in der risikoärmeren Zeit von Mitternacht bis 1.00 Uhr. Die Mediziner vermuten, daß auch der Lagewechsel vom Liegen zum Stehen zu Veränderungen im Organismus führt, die bei Herzkranken einen Infarkt auslösen können.
- Die *Schlafkybernetik* befaßt sich mit den (durch Rhythmusstörungen verursachten) Schlafproblemen des Menschen. Es wurden spezielle schlafkybernetische Übungen (ähnlich dem autogenen Training) entwickelt, die bei Schichtarbeit oder Rhythmusverlust infolge Interkontinentalflügen angewendet werden können.
- Die *Berücksichtigung* der eigenen Rhythmen (was auch ohne Rhythmogramm möglich ist!) ist die wichtigste Voraussetzung dafür, daß wir
  - mit der uns zugemessenen Lebenskraft ökonomisch umgehen,
  - das Auf und Ab des Lebens bewältigen,
  - dem Fahrplan unseres individuellen Lebens besser gerecht werden können.

Jeder Mensch hat seinen persönlichen Rhythmus, der mehr oder weniger von dem seiner Mitmenschen abweicht. Das muß auch im Umgehen mit Patienten – deren Rhythmus immer anders ist als der eigene – berücksichtigt werden.

13.2.2. Raumgestaltung

Von **außen** her geht es um die *Kultur des Bauens*. Hier gilt es, mehr als bisher, auch an jene Menschen zu denken, die trotz Behinderung ihr Leben selbständig und unabhängig gestalten können, wenn ihnen keine baulichen Barrieren im Weg stehen. Die optimale *Integration Behinderter* erfordert

- die Inspektion des *privaten* Wohnraums und die Schaffung der Bedingungen, die für eine Krankenhaus- oder Heimentlassung nötig sind (Übergangspflege S. 441 ff.);
- die gesellschaftspolitische Verantwortlichkeit für die Schaffung eines möglichst lückenlosen Netzes von behindertengerechten Gebäuden und Anlagen.
  Von baulichen Hindernissen besonders betroffen sind Gehbehinderte, Rollstuhlfahrer, Sehschwache, Blinde, Schwerhörige und Gehörlose. Dazu gehören auch Betagte, die durch Altersgebrechen in ihren Möglichkeiten eingeschränkt sind.

Zum Außen gehört auch der *natürliche Lebensraum* des Menschen: Luft, Licht, Wasser, Boden einerseits und die durch die Zivilisation entstandenen künstlichen Umweltbedingungen andererseits, die es zu kultivieren gilt. Denn Bevölkerungswachstum, Industrialisierung und damit verbunden die Vertechnisierung haben eine immer größere Rückwirkung auf das Individuum und die Lebensqualität der menschlichen Gemeinschaft, dies um so mehr, je mehr die natürlichen Bedingungen verlorengehen, z.B.

- in *Hochhaussiedlungen*, in denen biologisch gewachsene Strukturen keine Rolle mehr spielen;
- in der *Produktionstechnologie*, in der die Lebensrhythmen ignoriert werden (Schichtarbeit rund um die Uhr);
- in den *hypermodernen Großkrankenhäusern* und *-heimen* unserer „High-Tech"-Ära, die alle sehr gleichartige und gleichförmige bauliche und organisatorische Bedingungen aufweisen: Abteilungen, Stationen, Zimmer, Flure und Aufenthaltsräume gleichen sich fast aufs Haar. Tagesabläufe, Arbeits- und Lebensstile sind damit vorprogrammiert und lassen keine individuelle Gestaltung mehr zu – so wenigstens glauben wir, solange wir die sich daraus ergebenden Strukturen als gegeben hinnehmen.

Das aber muß nicht so sein, denn *Raumgestaltung* ist auch eine Kultur des **Innern**, d.h. der Privatinitiative des einzelnen zugänglich. Die Umsetzung solcher Erkenntnisse in den praktischen Alltag ist auf vielen Gebieten möglich: im privaten Bereich wie im öffentlichen. Die Grenze ist häufig das Maß unserer Bewußtheit und Kreativität. Ich beschränke mich im folgenden auf die Strukturen unserer Krankenhäuser und Heime. Es sind dies z.B.

- *Arbeits-* und *Wohnbedingungen*, die zugunsten von Bewohnern (Patienten) und Mitarbeitern durchaus verbessert werden könnten (Welter 1985), und *Handlungsspielräume* (S. 946);
- *soziales Klima:* Durch Schaffung und Verbesserung von kommunikativen Knotenpunkten – behagliche Sitzecken, offener „Marktplatz", gut zugängliche Cafés, „Tante-Emma-Läden" usw. – wird Kommunikation gefördert;
- *individueller Wohnbereich* (gilt besonders für das Heim!): Durch die Verwendung von weniger gleichförmigen Ausstattungselementen, die Schaffung von Nischen ist Wohnlichkeit und Intimität und damit mehr Privatsphäre möglich, mehr Wärme statt Isolation und dadurch mehr Gefühl der sozialen und persönlichen *Geborgenheit*.

13.3. Sorge für einen gesunden Alltagsrhythmus

Es geht auch hier um ein Zweifaches, um

- den Alltag und seine Ordnung durch eine gesunde Arbeits- und Freizeithygiene;
- den Kräftehaushalt und seinen Ausgleich im sinnvollen Umgehen mit Belastung und Erholung.

13.3.1. Gleichgewicht von Arbeit und Freizeit

Der Experte für Sozialhygiene und Präventivmedizin, K. Biener, nennt für eine gesunde Arbeits- und Freizeithygiene die folgenden **Arbeits-Freizeit-Rhythmen**, die das Pflegepersonal für sich selbst und zur gesundheitserzieherischen Einwirkung auf andere Personen kennen soll:

- *Langzeitunterbrechung* – Ferien- und Urlaubszeit. Sie soll für eine Erholung mit positiver Nachwirkung sinnvollerweise 3–4 Wochen betragen.
- *Kurzzeitunterbrechung* – Pausen am Wochenende, Feierabend und Schlafzeiten. Sie dienen der laufenden Regeneration.
- Die *Pause* umfaßt die Minimalpause bis zu 30 Sekunden, die Kurzpause bis zu 5 Minuten und die Langpausen über 5 Minuten. Sie sind leistungsphysiologisch von großer Bedeutung, wenn sie als regelmäßige Pausenrhythmik gepflegt werden.
- Die *Wochenendfreizeit*; die heute übliche 5-Tage-Woche ist im Trend zu immer größerer Arbeitszeitverkürzung (4-Tage-Woche, 3-Tage-Woche) mehr und mehr im Gespräch. Von größerer Bedeutung ist aber die Art und Weise der Gestaltung des Wochenendes. Nur die echt transzendente (den Alltag übersteigende) Feiertags- oder Wochenendgestaltung (s. oben) dient der wirklichen Erholung und kann als echte individuelle präventive Möglichkeit betrachtet werden.
- Der *Feierabend* wird heute durch unregelmäßige Arbeitszeit, lange Arbeitswege sowie durch geplante Freizeitbeschäftigungen (angebundene Freizeit) für viele Familien zum

Problem. In soziologischen Kreisen sind dadurch Begriffe wie „Vater ohne Zeit", „durch Schicht- und Kollektiverholung vaterlos gemachte Familie" geprägt worden.

- *Schlafzeiten* (S. 125f.). Schlaf dient der Regeneration von Ermüdungserscheinungen, die teilweise somatisch-körperlich, zunehmend auch zentralnervös bedingt sind. Schlafen und Wachen sind nun einmal sich gegenseitig beeinflussende und ergänzende Bedürfnisse: Nur wer am Morgen ausgeschlafen ist, hat die nötige Energiebasis für die Leistungsansprüche und die Aktivitäten, die der Alltag von ihm fordert. Nur die Kultivierung dieses Lebensbereiches schafft den „lebens- und genußfähigen Menschen".

Weitere Aspekte, die der Beachtung bedürfen, sind:

- *Rhythmus und Zeitordnung.* Wer 11 Monate mit seinen Kräften Raubbau treibt, kann nicht erwarten, in einem Urlaub von 4 Wochen dieses Defizit aufzuholen. Wer dauernd auf Hochtouren läuft, auch am Wochenende nicht aus dem Aktivitätsprogramm aussteigt, kann die Belastung der Arbeitswoche nicht ausgleichen. In beiden Fällen wird „nur" eine Zeitbombe gelegt. Erschöpfung und Verschleiß sind vorprogrammiert.
- *Nachtarbeit.* Da bei einer Umkehr der Lebensweise vom Tag auf die Nacht die meisten biologischen Funktionen nicht umstellen, sei hier noch auf das *gesundheitliche Problem* der *Nachtwache*, die in unserem Beruf für die meisten unumgänglich ist, hingewiesen. Nach Schipperges hängt das damit zusammen, daß der am Tag nachgeholte Schlaf verkürzt und weniger tief und erholsam als der in der Nacht abläuft und Körpertemperatur, Blutdruck, Atmung und Stoffwechsel ihr Maximum am Tage und ihr Minimum in der Nacht behalten. Wer nachts arbeitet, ist also gezwungen, gegen seine biologischen Voraussetzungen zu leben. Er muß nachts bei verminderter Leistungseinstellung arbeiten und am Tage bei mangelhafter Erholungsbereitschaft schlafen, so daß ein anwachsendes Erholungsdefizit die Folge ist.
  Wird man nur einen Tag durch Nachtdienst exponiert und findet danach Gelegenheit zu einer 24stündigen Ruhepause, so ist die Umstellungsfähigkeit des Organismus sichergestellt. Sogenannte Sprung- und Wechselschichten in wöchentlicher Abfolge sind dagegen gesundheitlich belastend, weil hier keine Umgewöhnung möglich ist. Eine *Adaptation der biologischen Rhythmik an Nachtarbeit* gelingt bei längeren Rhythmen besser; z. B. 4 Wochen Nachtschicht mit anschließender Erholungszeit von 14 Tagen.

13.3.2. Gleichgewicht von Belastung und Erholung

Leistung und Erholung, Belastung und Ausgleich, Arbeit und Muße, Bewegung und Ruhe stehen offensichtlich in einem gewaltigen, physiologisch ausgewogenen *Gleichgewichtssystem*, das nicht nur eine der wichtigsten Quellen für eine gesunde Lebensführung ist, sondern uns auch zur *Anpassung* in das uns umgebende humanökologische Beziehungsnetz befähigt. Wo diese Anpassung infolge Überforderung nicht geleistet werden kann, kommt es zum Zusammenbruch des Kräftehaushalts (negativer Streß, Distreß). **Streß**, so sagt der bekannte Streßforscher Selye, ist lebensnotwendig. Es geht nur darum, ob der Streß unser Leben beherrscht oder ob wir den Streß beherrschen. Streß muß als zweckmäßiges *Anpassungssyndrom*, das in drei Phasen (Abb. 13.**2**) abläuft, verstanden werden (unspezifische Antwort des Körper, auf die ihm gestellten Anforderungen). Er ist an die *Erlebnisfähigkeit* des Menschen gebunden und ermöglicht ein Erlebniskontinuum zwischen den beiden Polen *äußerst unangenehm* und *äußerst angenehm* (der Nullpunkt wäre dann die Abwesenheit von Erlebniseindrücken, die absolute Ungerührtheit, die Tod bedeutet). Erlebenkönnen bedeutet Lebenkönnen. Streß muß infolgedessen von **Distreß** (schädlicher und grundsätzlich unangenehmer Streß) unterschieden werden und müßte, wenn er positiv erlebt wird, **Eustreß** genannt werden.

Streßprophylaxe

Streß bzw. Distreß macht krank, also müßte *Eustreß* der Gesundheit förderlich sein. J. Edwards und C. L. Cooper haben denn auch (gestützt auf das Streßkonzept von Selye), den Eustreß definiert als den „schönen Streß, der uns beflügelt und stärkt". Eustreß ist u. a. das Ergebnis von Arbeitszufriedenheit, befriedigender Lebensqualität, vor allem von Freude, Lust und Vergnügen. Davon könnte man ableiten, „Gesund ist, was Spaß macht" oder „Ge-

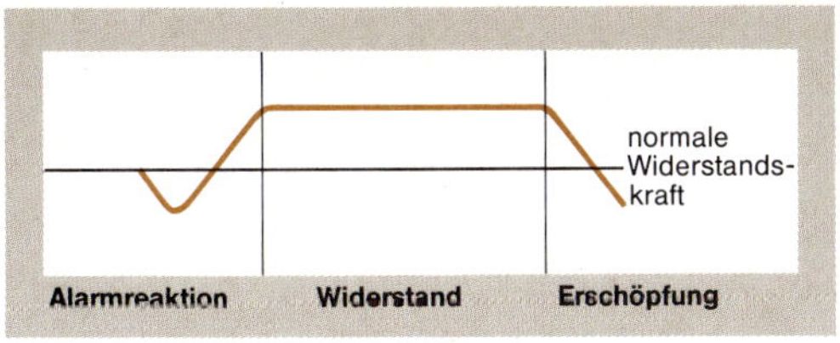

Abb. 13.2 Die drei Phasen des allgemeinen Anpassungssyndroms (engl. general adaptation syndrome – GAS).
Alarmreaktion. Der Körper weist die für die erste Einwirkung des Stressors charakteristischen Veränderungen auf. Gleichzeitig sinkt der Widerstand und wenn der Stressor stark genug ist (schwere Verbrennungen, extreme Kälte oder Hitze), kann der Tod eintreten.
Stadium des Widerstandes. Wenn sich die anhaltende Einwirkung des Stressors mit einer Anpassung vereinbaren läßt, setzt der Widerstand ein. Die charakteristischen körperlichen Merkmale der Alarmreaktion verschwinden gänzlich, und die Widerstandsfähigkeit steigt beachtlich über die Norm an.
Stadium der Erschöpfung. Wenn sich die Einwirkung des Stressors, an den sich der Körper angepaßt hat, unbegrenzt fortsetzt, kommt es schließlich zur völligen Verausgabung der Anpassungsenergie. Die Symptome der anfänglichen Alarmreaktion stellen sich wieder ein, sind aber nun nicht mehr rückgängig zu machen, und das Individuum stirbt.

nießen und Gesundheit gehören zusammen" und „eine positive Lebenseinstellung unterbricht stressige Belastungen". Nach einer Zeit der Ausrichtung auf möglichst viel Produktivität (je mehr Arbeit, um so besser) und verbissenem Kampf um eine freudlose Gesundheit (z. B. schlanke Linie um jeden Preis) wird heute der gesundheitsfördernden Wirkung von positiven Erlebnissen im Alltag wieder mehr Gewicht beigemessen (Psychohygiene S. 521).
Im folgenden einige Anregungen:

- Positive Gefühle und positives Denken, Wohlwollen, Freude, Freundlichkeit sowie Humor und Heiterkeit (Lachen S. 435) pflegen. Sie lösen verändernde Möglichkeiten im Eigen- und Fremdverhalten aus.
- Negative Gefühle (Mißtrauen, Vertrauenslosigkeit, Feindseligkeit usw.) abbauen. Sie beeinträchtigen das Sicherheitsgefühl, lösen Angst, Spannung und Aggressionen aus und sind kräftekonsumierend.
- Die dem Leben innewohnenden Möglichkeiten (Ressourcen) ausschöpfen. „Geschäftigkeit ist nur äußeres Getue, aber Tätigkeit ist das, was von *innen* her wirkt", sagte Meister Eckehart schon zu Beginn des 13. Jahrhunderts.
- Dem Leben Sinn und Inhalt geben. „Wer ein Wozu zu leben hat, erträgt fast jedes Wie" (Nietzsche). „Der Sinn meiner Existenz ist, daß das Leben eine Frage an mich hat. Oder umgekehrt, ich selbst bin eine Frage, die an die Welt gerichtet ist, und ich muß meine Antwort beibringen, sonst bin ich nur auf die Antwort der Welt angewiesen" (C. G. Jung).
- Alle Bereiche des Menschseins berücksichtigen. Leistung ist nur ein Blatt am Lebensbaum, nicht der Baum selbst. Das Leben hat viele Bereiche, das sagte schon Shakespeare: „Arbeit, Gebet, Mahl, Schlaf und Spiel sind die fünf Finger unserer Lebenshand".

Umgehen mit der Zeit

Viele Menschen haben das rechte Umgehen mit der Zeit verlernt, sie haben ein gebrochenes Verhältnis zur Zeit. Sie nehmen sie wie ein *Ding*, das sie in den Griff bekommen haben. Die Zeit ist aber kein Ding, sondern etwas Lebendiges: *Ich lebe meine Zeit!* Wie denn? Was treibt mich in die Hektik? Die Checkliste S. 428 bietet dazu einige Fragen an.

13.4. Pflegeplanung: Raum und Zeit gestalten

13.4.1. Situationseinschätzung

Es sind *individuelle* (den einzelnen betreffende) und *humanökologische* (Um- und Mitwelt betreffende) Faktoren zu berücksichtigen. In der Praxis greifen sie meist ineinander über. Die Fragen betreffen die **Bewältigung von Anpassung** an

- *individuell biorhythmische Vorgaben:* Umgehen mit der Zeitordnung des Lebens Wachsein und Schlafen, Aktivität und Ruhe sowie mit den unausweichlichen Belastungssituationen und Stressoren (Schicksalsschläge, Lebenskonflikte) usw.;
- *ökonomisch bedingte Rhythmen* bzw. deren Störungen: unregelmäßige Arbeitszeiten, Schichtarbeit, Arbeitssicherung (unsicherer Arbeitsplatz, Arbeitslosigkeit, anstehende Pensionierung) sowie die Einbindung in ein geregeltes Sozial- und Beziehungsnetz im Gegensatz zur Ungeborgenheit (Schlüssel-

Checkliste: Einschätzung von Hektik und Streß	Ja	Nein
• Es fällt mir schwer, mich wirklich zu entspannen	☐	☐
• Ich fühle mich eigentlich ständig unter Zeitdruck	☐	☐
• Ich kann mich oft kaum auf eine Tätigkeit konzentrieren, weil ich mir bereits überlege, was ich als nächstes tun müßte	☐	☐
• Auch wenn ich den ganzen Tag gearbeitet habe, bin ich abends oft unzufrieden mit mir selbst, weil so vieles unerledigt geblieben ist	☐	☐
• Ich schlafe oft schlecht, weil ich an bevorstehende Arbeiten/Aufgaben denke	☐	☐
• Längerfristige, größere Arbeiten kann ich kaum planen, weil ich vom täglichen Kleinkram ständig beansprucht werde	☐	☐
• Ich habe oft das Gefühl, daß alles an mir hängen bleibt und ich an alles denken und alles erledigen muß	☐	☐
• Ich wundere mich oft, daß andere Leute noch Zeit für Hobbies oder Weiterbildung finden	☐	☐
• Ich weiß oft kaum, wie ich alle Termine einhalten kann	☐	☐
• Ich habe selten einen wirklich freien Abend ohne Verpflichtungen	☐	☐
• Ich habe oft das Gefühl, ständig einen riesigen Arbeitsberg vor mir herzuschieben	☐	☐
• Unvorhergesehene Probleme oder Verzögerungen (Stau im Straßenverkehr, Verspätungen von Zug/Flugzeug) bringen mich aus der Fassung	☐	☐
• Ich muß oft Abmachungen absagen oder verschieben, weil andere Verpflichtungen dazwischenkommen	☐	☐

Checkliste: Raum und Zeit gestalten

☐ Strukturierung der Zeit ☐ Beschäftigung ☐ Impulse ☐ Behinderung

Die folgenden Fragen dienen exemplarisch der Situationseinschätzung (S. 102ff.)

☐ Arbeits- und Freizeitgewohnheiten des Kranken sind bekannt (Lieblingsbeschäftigung)
☐ Individuelle Lebensgewohnheiten (Biographie) sind berücksichtigt bezüglich
- Wachsein und Schlafen: Rhythmus, Orientierung in Raum und Zeit
- Aktivität und Ruhe, Lust-Unlust-Faktoren
- Arbeitszeit und Freizeit: Hektik, Streß, aber auch Lieblingsbeschäftigung und Interessen
- Individuelle Ressourcen, die den Ausgleich fördern: Musik, Spiel, Bild und Farbe

☐ Die Körperfunktionen (Beweglichkeit) und Fähigkeit der Sinnesorgane (Sehen, Hören, Tasten) sind erfaßt
☐ Funktionsschwächere Teile werden gezielt in die aktive Pflege integriert
☐ Vorhandene Aktivität wird überlegt gefördert und erhalten, Impulse werden gegeben bzw. gemeinsam mit dem Patienten gesucht
☐ Die ökonomische Situation ist bekannt: Arbeitsplatz, Arbeitssicherung, finanzielle Lage usw.
☐ Ökologische Störfaktoren sind deutlich, Wohnlage, aktuelle Probleme bezüglich Umwelt/Wohnen
☐ Der Freiraum außerhalb des Krankenzimmers wird bewußt wahrgenommen und soweit möglich genutzt
☐ Die Angehörigen und Freunde werden in den Rehabilitationsplan bzw. in die Pflegeplanung mit einbezogen
☐ Hilfsmittel, die zur Gestaltung der Rehabilitation und der Freizeit eingesetzt werden können, sind dem Pflegeteam bekannt, sie werden genutzt
☐ Die mögliche Rückkehr nach Hause hat Priorität; entsprechende Schritte sind geplant: Übergangspflegemodelle, Spitexdienste usw.
☐ Eine Bezugsperson (Pflegeperson, Angehörige, Freund) steht dem Kranken als Begleiter zur Seite (evtl. differentialdiagnostische Hausbesuche [S. 444f.] mit dem Betroffenen einplanen)

kinder, Broken-home-Situation, „Randgruppen“);
- *ökologische Rhythmusveränderungen:* verursacht z. B. durch häufige Nachtwachen, Störung der natürlichen Lebenswelt (Verkehrsunfälle, vergiftete Nahrungsmittel), Einbruch von Naturgewalten (Feuer, Wasser, Ozon), Chemiekatastrophen (Dämpfe, Gase) oder Strahlenverseuchung (z. B. Folgeerscheinungen von Tschernobyl).

Die Checkliste gibt einige Anregungen.

Standardisierter Pflegeplan

Die **Ziele** sind sehr komplexer Natur und betreffen
- die Bewältigung von Rhythmusveränderungen und -störungen
  oder/und
- die Anpassung an gesunde Rhythmen bzw. an Rhythmusveränderungen

auf allen in der Situationseinschätzung genannten Ebenen.

Die **Maßnahmen** sind
- *präventiver Natur:* Beratung, Bildung, Erziehung;
- *therapeutischer Natur:* Unterstützen und/oder Wiederherstellen gestörter Rhythmen und Funktionen (entsprechend den Lebensgewohnheiten);
- *Begleiten* in Zeiten des Krankseins: bei anstehenden Lebensveränderungen (Lebensphasen) oder bei Belastung (Krisensituationen) sowie bei Wiedereingliederungsmaßnahmen bzw. Rückkehr nach Hause und Reintegration (Kap. 34 u. 37).

Die Berücksichtigung der ATL Gestalten von Raum und Zeit muß eigentlich bei der **Pflege** aller Patienten mit überlegt werden, gleich welche ATL bzw. Funktion vordergründig gestört ist und weshalb auch immer der Patient den Arzt, das Krankenhaus oder die krankenhausexterne Pflege in Anspruch nehmen muß.

Die **Beurteilung** der Pflege ist immer auch Beurteilung beeinflussender Faktoren von *Raum* – Umfeld, Strukturen, Organisationsformen – und *Zeit* – Arbeitsabläufe und -einteilungen, Gewichtung der Pflegemaßnahmen. Wofür haben wir (keine) Zeit? Auch diese Teilbereiche bedürfen oftmals der Problemlösung.

Pflegemaßnahmen

Sie sind spezifischer Natur, je nach Störung der ATL, und allgemeiner Natur:

13.5. Unterstützen bei Anpassung und Bewältigung

13.5.1. Streß und Streßbewältigungsmodelle

Die verschiedenen *Antistreßmodelle*, wie sie insbesondere in der Populärmedizin angeboten werden, dienen in erster Linie der Vermeidung von Streß, dem Abschirmen und der Entspannung (Psychohygiene S. 521 und Streßprophylaxe S. 426f.).

Wo es um die *Bewältigung* geht, müssen aber komplexere Zusammenhänge berücksichtigt werden.

Anpassungsmodelle. In den letzten Jahren wurde das Anpassungsmodell (Abb. 13.**2**) erweitert, indem durch die Forschung neue Erkenntnisse in neue Denkmodelle umgesetzt werden konnten; so z. B. entwickelte
- Caplan die *Reiz-Reaktions-Theorie*. Hier wird davon ausgegangen, daß der Mensch auf Stressoren mit erlernten Bewältigungsmechanismen reagiert. Das heißt: die Erfahrung bewirkt die Reaktion;
- Lazarus die *Wahrnehmungstheorie*. Er weist darauf hin, daß sowohl der *Umweltreiz* als auch das *reagierende Individuum* am Geschehen beteiligt sind (man kann nicht von einem Reiz als solchem sprechen, wenn er nicht Teil einer reaktiven Situation ist). Er betont dabei, daß die Eigenart der Beziehung zwi-

schen beiden das entscheidende Moment ist und daß die Reaktion davon abhängt, wie die Person die Bedeutung eines schädlichen, bedrohlichen oder herausfordernden Ereignisses (bewußt oder unbewußt) interpretiert oder einschätzt. Das heißt: die Einschätzung der Situation führt zur Reaktion;
- Appley u.a. die *Verwundbarkeitstheorie*. Hier geht es um die Persönlichkeit des Individuums mit ihrem eigenen „Verwundbarkeitsprofil" (demographische Faktoren, körperliche Ausstattung, Erfahrungshintergrund usw.; Biographie S. 43). Appley weist auf Untersuchungen hin, die bestätigen, daß gut angepaßte, integrierte, reife Individuen geringeren Leistungsabfall in Streßsituationen zeigen als andere. Individuelle Unterschiede spielen um so wahrscheinlicher eine Rolle, je stärker der Reiz mit früheren Lernerfahrungen zusammenhängt. Das heißt: die Persönlichkeit prägt die Reaktion.

Zusammengefaßt kann gesagt werden, daß Stressoren (Krisen, Krankheit, Rhythmusstörungen und Ungleichgewichtserscheinungen) nicht einfach nur reaktions- oder situationsgebunden sind, sondern als *Ungleichgewicht im Kontext einer Individuum-Umwelt-Interaktion* verstanden werden müssen.

Wie ein Mensch auf Streß reagiert und ihn bewältigt, hängt demnach ab
- von der *Bewertung* der Situation und
- von der davon abgeleiteten *Bewältigungsstrategie* des Individuums.

Bewertung. Lazarus unterscheidet zwischen der primären und der sekundären Bewertung:
- Die *primäre* Bewertung bezieht sich auf die persönliche (Streß-)Erfahrung und Interpretation, z.B. wichtig-unwichtig, günstig-positiv/ungünstig-negativ. Wird sie negativ erlebt (Distreß), treten entsprechende Reaktionen auf: Schädigung, Bedrohung, Herausforderung. Eustreß hingegen setzt oft ungeahnte, positive Kräfte frei (S. 426).
- Die *sekundäre* Bewertung bezieht sich auf die Bewältigungsmechanism, die dem Individuum zur Verfügung stehen, also auf die individuell typischen Bewältigungsfähigkeiten und -möglichkeiten (coping resources and options S. 70ff.).

Beide – die primäre und die sekundäre Bewertung – stehen miteinander in Beziehung und beeinflussen sich gegenseitig.

Bewältigung. Auch hier gibt es verschiedene Wege. Lazarus beschreibt vier Möglichkeiten:
- Suchen nach Zusammenhängen – *Information*: man besucht z.B. Kurse, Streßseminare;
- direkte Aktion = *Handlung*: man tut etwas;
- Abwehr = *Aktionshemmung*: man wartet ab;
- innerpsychische Reaktion, je nach Typ = *Verleugnung, Rationalisierung* und *Projektion*.

Welcher dieser Wege in der individuellen Situation gewählt wird, hängt natürlich auch wieder von vielen äußeren Faktoren ab, wie etwa vom Grad der Bedrohung, der Abhängigkeit, der Hilflosigkeit usw.

13.5.2. Pflege und Bewältigungsstrategien

Im *Unterstützen des Patienten* in seiner Anpassung und Bewältigung geht es darum, *mit* dem Betroffenen die vorhandenen Bewältigungsprozesse zu reflektieren, um zu sinnvollen Bewältigungsstrategien zu kommen (S. 71).

Der **Bewältigungs-** bzw. **Copingprozeß** ist infolgedessen wie der Pflegeprozeß (Selbstpflegeprozeß S. 91ff.) ein Entwicklungsgeschehen, das zu einer *Neueinschätzung* und *Neubewältigung* der Situation führt. Es sind dabei folgende *Phasen* zu berücksichtigen:
- *Orientierung*. Hier geht es um die Information wie überhaupt um die *Einschätzung* der gestörten Funktionen und Rhythmen: *Was ist los?*
- *Identifikation*, d.h., der Betroffene soll sich selbst mit der Situation in Beziehung bringen, damit er *klären* kann, was er selbst verändern muß und wo er gegebenenfalls nach außen anders aktiv werden bzw. Hilfe in Anspruch nehmen kann/muß: *Wo stehe ich?*
- *Nutzung*. Hier sind konkrete Maßnahmen zu treffen: *Was muß ich tun?*
  Je nach Auslöser sind es
  - *individuelle*, den eigenen Biorhythmus betreffende Veränderungen: Lebensstil, Einstellung, Abhängigkeiten usw.;
  - *humanökonomische* Maßnahmen: sie betreffen z.B. das Beziehungsnetz, die Arbeitsorganisation, die Sozialeinrichtungen;
  - *humanökologische* Maßnahmen. Hier

geht es darum, gezielt die Ursachen anzugehen, z.B. der Auslösersituation entgegenzuwirken.

Außer bei den individuellen Faktoren handelt es sich immer um eigentliche Maßnahmenpakete, die nur durch interdisziplinäre sowie gesundheits- bzw. gesellschaftspolitische Zusammenarbeit bewältigt werden können (Aufgaben der Krankenpflege, Funktion 4 S. 100f. u. 121f.).

- *Ablösung.* Entlassung in die Eigenverantwortung und damit in ein Leben, in dem die Zuständigkeit für die eigene Gesundheit (und Krankheit!) bewußter geworden ist.

13.6. Begleiten in Zeiten des Krankseins

13.6.1. Zeitfaktor und Pflegeplanung

„Doch könnt ihr es nicht vermeiden, die Zeit in eurem Denken nach Zeitbegriffen zu messen, so lasset eine jegliche Zeiteinheit alle übrigen umfassen." Dieses Wort von K. Gibran scheint mir in sich selbst und für unseren Beruf ein prophetisches Wort zu sein.

Für den Kranken habe sich mit der Einführung der Schichtarbeit und der Kurzarbeitszeit des Pflegepersonals nichts geändert, so wird häufig argumentiert. Oberflächlich gesehen, stimmt das auch. Wer aber genauer hinsieht, realisiert, daß der normale Tagesrhythmus und der Überblick über (bzw. das Gefühl für) das Gesamtgeschehen während der 24 Stunden leichter verlorengehen. Wenn wir den 24-Stunden-Tag des Kranken in die Schicht der 8–9 Stunden pressen, verliert er die Harmonie, wird teilweise hektisch, teilweise leer, es entstehen Zeiten der Überforderung und Zeiten der Langeweile. Stellt sich die Frage: Planen wir die Pflege des Kranken, oder *verplanen* wir unsere und seine Zeit? *Planen* ist zwar *zweckgerichtet*, muß aber auch *sinnvoll sein. Pflegeziele* sind eine große Hilfe, wenn sie nicht nur auf dem Papier stehen, sondern jeder weiß, wie sie zu erreichen sind. Aber wie erreichen wir Ziele wie:

- positive Einstellung zum Leben,
- größtmögliches Wohlbefinden, Lebensqualität, Akzeptanz der Wirklichkeit,
- Kompensation von eingeschränkten Funktionen,
- Erhaltung oder Wiederfinden eines gesunden Selbstwertgefühls?

Wie erreicht der *Kranke* solche Ziele? Ist es überhaupt richtig, solche Ziele zu formulieren? Weiß *er*, was gemeint ist? Wissen *wir* es, die wir für ihn (im besten Fall mit ihm) solche Ziele formulieren? Diese und noch viele andere Fragen müssen von uns und vom Kranken eine Antwort bekommen. Wollen wir aber diese Antwort wirklich?

Nachdenken

Diese Forderung gilt vorerst für uns selbst. Wir müssen schon darüber nachdenken, ob wir den Kranken zum Nachdenken anregen und ihn dabei unterstützen wollen.

Das Nachdenken könnte Dinge zutage fördern, von denen wir lieber nichts wissen möchten. Es könnte an unseren so karg berechneten Zeiteinheiten nagen und unsere Zeitbegriffe durcheinanderbringen.

Zum Beispiel könnten wir (oder der Patient) herausfinden, daß

- es für den Kranken besser ist, wenn er seine Ganzkörpertoilette gegen Abend durchführen kann;
- er für seine täglichen Lebensaktivitäten viel mehr Zeit zugeteilt haben muß;
- er seine Hauptpflege (oder was immer) selbständig ausführen könnte, wenn wir ihm genügend Zeit und eine bequeme Position ermöglichten;
- die Bastelarbeit, auf die wir so stolz sind, den Kranken belastet und bedrückt;
- ihn Dinge langweilen, die uns wichtig sind, und umgekehrt;
- Lebenssinn und Wohlbefinden nicht unbedingt an sichtbare und meßbare Leistung geknüpft sind;
- Lebensqualität von ganz kleinen Dingen abhängt;
- der Kranke Zeit braucht zum Nachdenken, Gelegenheit, um darüber zu sprechen, Verständnis für die ganz kleinen Schritte, wenn Bereiche wie Lebenssinn, Leidensannahme, Trauerarbeit usw. durch unsere Ziele beeinflußt werden sollen;
- viele kleine Chancen verpaßt werden, Chancen, die das Können in den Dienst des Werdens und das Tun in den Dienst des Seins stellen.

Rezepte können nicht angeboten werden. Es kann nur darum gehen, daß wir das, was wir tun, in Frage stellen können, daß wir nicht Sklave unserer Zeiteinheiten werden und daß wir uns immer wieder bewußt werden, was es bedeutet, wenn wir „in einer jeglichen Zeiteinheit alle übrigen umfassen sollen“. Wer nachdenkt und nachdenken läßt, hat die Übersicht.

Impulse setzen

Impulse bedeuten Antrieb, Anstoß, Anreiz, Beweggrund. Impulse hängen von Einfällen ab, sie sind kreative, schöpferische Werte, die uns aus unseren eigenen Ressourcen zufallen und die etwas beim Kranken bewirken.
Die kreative Begabung, die jeder hat und die ein unabdingbarer Bestandteil unseres Berufes ist, liegt häufig brach und ist daher in ihrer Entfaltung gehemmt.
Krankenpflegepersonen sollten nicht nur einüben, wie man Pflegetechniken ausübt, sondern auch, wie man *kreativ ist* und *kreativ wird.* Kreativität hat den Blick nach vorn, den Blick, der die Zeiteinheiten verbinden kann. Der Kreative gibt Impulse zur produktiven Bewältigung konkreter Aufgaben, zum Versuch neuer Modelle anstelle des Bekannten, Gewohnten, durch Routine Entleerten. Impulse gibt man, oder man empfängt sie.
Der **Kranke** braucht oftmals unsere Impulse, damit er Wege findet, sich mit sich selbst und mit der Krankheit auseinanderzusetzen. Anstoß geben kann

- das Wort, das Gespräch;
- das Spiel, dann wenn es Gelegenheit bietet, in den eigenen inneren Dialog einzutreten;
- das meditative Umgehen mit Farben und Formen (z. B. durch das Malen von Mandalas).

Die **Pflegegruppe** wird vor allem mit den *Grenzen* konfrontiert, sowohl mit den Grenzen, welche die *Zeit* setzt (wir haben für so vieles viel zuwenig Zeit) wie auch damit, daß das Wünschbare, das Machbare, das Erreichbare immer begrenzt ist. Wir müssen das ehrlicherweise akzeptieren, sonst rennen wir einem utopischen Berufsbild (oder einem falschen Ganzheitsideal) nach, dem wir nie gerecht werden können. Es ist richtig, die Pflege an den Bedürfnissen des Patienten zu orientieren. Die *Ehrlichkeit* verlangt aber, daß wir uns bewußt bleiben, daß vieles geprägt und mit beeinflußt ist

- von unserem eigenen Befinden, den Bedürfnissen und Wünschen;
- von den Bedürfnissen und Wünschen der Gruppe, der Krankenhausstruktur und -organisation;
- vom Forschungsdrang der Ärzte;
- vom Kostenträger, von der Gesellschaft überhaupt.

Grenzen sehen heißt nicht, daß man einfach resignieren soll.
Grenzen – selbst- und fremdgesetzte – können verschoben, aufgehoben und überschritten werden. Sie sind Anreiz zu Veränderung und Verwandlung, *für uns selbst* und *für den Kranken.*
Das *Annehmen von Grenzen* hat mit Lebensfreude, innerer Freiheit und Glück etwas zu tun. In diesem Sinn hängt Lebensqualität nicht so sehr (oder gar nur) von äußeren Strukturen ab, sondern eben auch von uns selbst, von unserer eigenen inneren Kraft und Motivation. Es braucht *Mut*, ein „handlungsentschlossener Optimist“ zu werden bzw. zu sein. Und was wir vor allem brauchen, ist **Mut zum Pflegen**, denn nur dann können wir – schrittweise – pflegefeindliche Strukturen und Abläufe verändern.

13.6.2. Arbeit und Spiel in Zeiten des Krankseins

Auch hier kommen die Aspekte *Zweck* und *Sinn* zum Tragen. In erster Linie dienen Behandlung und Pflege dem *Zweck der Wiederherstellung gesunder Funktionen.* Um diesen Zweck drehen sich die Organisationen und Strukturen (die den Alltag eines modernen Krankenhauses auch so sehr belasten) sowie die Pflege- und Behandlungsabläufe. Was aber geschieht in der „freien“ Zeit, in den Zeiten dazwischen? Wie sind diese in die Pflegeplanung integriert? Und wie können diese Freiräume mit *Sinn* gefüllt werden?

Freie Zeit und Muße

Die „Freizeit“ des Kranken ist die Zeit, die er nicht braucht für die Erledigung seiner Alltagsaktivitäten, die therapiefrei ist und in der keine Besucher da sind.
In dieser Zeit „muß der Patient beschäftigt werden“. Diese Behauptung sagt aus, daß Freizeit Langeweile bedeutet, daß sie leerer Raum ist, der künstlich ausgestopft, schlecht und recht mit Leistung gefüllt werden muß.
Bei einer solchen Haltung geht es aber doch kaum um die *Muße*, sondern um die Ablenkung, nicht um die *sinnvolle Auseinandersetzung und das Hinfinden zu sich selbst*, sondern

um das Ausschalten, ja die Betäubung seiner selbst, vielleicht auch um die Befriedigung des eigenen Leistungs- und Zweckdenkens. Diese Einstellung kann aber nicht richtig sein, denn Zeit soll man nicht füllen, sondern „sich erfüllen lassen". Sie darf nicht unüberlegt mit immer neuen Aktivitäten gefüllt werden, denn

- „*Muße* ist das Gegenteil von Nichtstun. Es ist die anspruchsvollste aller Beschäftigungen, weil sie ohne Seitenblick auf Lohn, Ehre und Erfolg getan wird" (H. Zbinden). Es ist schwerer, dem Kranken Hilfe anzubieten, um die Muße und damit das *sinnvolle* Dasein zuzulassen, als *zweckgerichtet* für ihn aktiv zu sein (S. 418f.).
- *Spielen* ist ein Tun, das über den Menschen hinausweist. Im Spiel können Raum und Zeit vorübergehend vergessen werden. Im Spiel verfliegt die Zeit, oder sie bleibt stehen. Die „Uhr" läuft auf jeden Fall nach anderen Gesetzmäßigkeiten ab, denn „jede Lust will Ewigkeit, will tiefe, tiefe Ewigkeit" (Nietzsche). Der Mensch wird über sich selbst hinausgeführt. Eine solche Erfahrung des Überstiegs (Transzendenz) aus dem alltäglichen in die „Welt ohne Zeit" müßte wieder bewußt eingeübt werden; Spiel als Einübung für das Glücklichsein, die Freude, das Staunen, das Ergriffensein, auch das Sterben. Das Spiel ergibt sich unter Kranken (z.B. im Aufenthaltsraum), oder es kann/muß geplant und gefördert werden. Abb. 13.**3** möchte als *Impuls* verstanden werden.
- *Meditieren* – betrachten, bedenken, sich sinnend versenken. Als Meditationsgegenstand kann alles in Frage kommen, *materielle* (eine Blume, ein Bild) wie *geistige Bereiche* (Sinnfinden, Leben, Sterben). Meditieren kann jeder, denn jeder hat es als Kind geübt! Mythen, Märchen, Sagen, Symbole und „Bilder" haben ihren Wert, ihre Tiefe und ihre Lebensweisheit auch heute nicht verloren. Literaturhinweise zur Ideenfindung und zur eigenen Bereicherung S. 446.
- *Musik* hören, Musik machen. Die Musiktherapie ist S. 925 nachzulesen.
- *Wunschkonzert* für die Kranken. In vielen Krankenhäusern gibt es den „Krankenhausfunk" oder sogar das „Patientenfernsehen". Dabei geht es nicht nur um das *Hören* oder *Sehen* dessen, was andere produzieren. Wichtig ist der persönliche Kontakt zwischen Moderator und Patient und die Möglichkeit des „live" Dabeiseinkönnens.

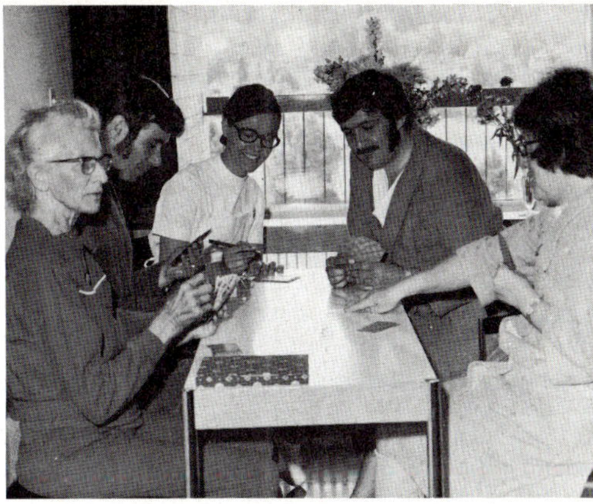

Abb. 13.**3** Ablenkende Beschäftigung. Patienten beim Spiel.

13.6.3. Heilkraft des Lesens

Bereits die alten Ägypter wußten von der Heilkraft des Buches. Die Pharaonen schrieben über ihre Bibliothek: Psyches latreion = Heilstätte der Seele. Dabei hatten sie gewiß nicht nur die nützlichen medizinischen Werke im Blick, die auch in den alten Bibliotheken nur einen Bruchteil des Buchbestands ausmachten, sondern den Umgang mit dem geschriebenen Wort überhaupt, dem man sogar eine Wirkung ins Jenseits hinein zutraute. Daran erinnern z.B. die ägyptischen Totenbücher, die man den Verstorbenen beigab, damit sie auf dem Weg ins Totenreich verläßliche Weisung fänden.

Wenn man von der Heilkraft des Lesens spricht, muß man sich solcher Tiefendimension erinnern. Die Schriftsteller aller Zeiten wußten um diese „literarische Diätetik"; so etwa fanden im Mittelalter Schriften über die Melancholie eine weite Verbreitung.

„Das Wissen um diese therapeutische Funktion der Literatur ist wohl erst völlig verlorengegangen, als die Medizin ihren Blickwinkel verengte und Krankheit, der naturwissenschaftlichen Ausrichtung entsprechend, als einen rein körperlichen Prozeß verstand. In somatischer Sicht ist es selbstverständlich widersinnig, von Lektüre eine Besserung des Befindens zu erwarten.

Nicht von ungefähr waren es daher amerikanische Psychiater, die in der Mitte des 19. Jahrhunderts das Buch als seelisches Medikament wiederentdeckten. Ihre Erfahrungen haben schließlich auch andere amerikanische Hospitalärzte so überzeugt, daß die *Bibliotherapie* in den USA inzwischen als eine medizinische Hilfswissenschaft gelehrt und praktiziert wird. Auf europäischem Boden fand der erste Fachkongreß zu diesem Thema 1986 statt" (Raab 1988).

Was ist Bibliotherapie?

Ein Buch, so schreibt Peter Raab (1988), ist mehr als eine „Sammlung von Informationseinheiten". Lesen hat auch etwas zu tun mit dem *Prozeß der Reifung* (und jede Krankheit steht in diesem Prozeß), den Angelus Silesius mit diesen Worten fordert: „Freund, so du etwas bist, so bleib doch ja nicht stehen, du mußt von einem Licht fort in das andre gehen."

Kühner noch ist der paradoxe Zuruf, mit dem Hermann Hesse sein Gedicht „Stufen" schließt: „Wohlan denn, Herz, nimm Abschied und gesunde!"

Darin ist die Rede von der Gefahr, den Neubeginn zu versäumen, in der Entwicklung stehen zu bleiben, aus der Einbahnung nicht mehr herauszukommen. Doch

„Der Weltgeist will nicht fesseln uns und engen,
Er will uns Stuf' um Stufe heben, weiten.
Kaum sind wir heimisch einem Lebenskreise
Und traulich eingewohnt, so droht Erschlaffen.
Nur wer bereit zu Aufbruch und zu Reise,
Mag lähmender Gewöhnung sich entraffen."

In diesem Sinne schildert z.B. Horst Krüger sein erstes Leseerlebnis – es ist übrigens Hesses „Demian": „Ein Vorhang reißt auf, eine neue Szene, eine andere Welt, eine erste Wahrheit, an die man sich halten kann. Du bist ein Stück weiter auf dem Zifferblatt deines Ichs."

An dieser Stelle setzt das therapeutische Interesse ein; denn Lebenskrisen, mit denen die Therapie zu tun hat, kann man als steckengebliebene Reifungsprozesse beschreiben. So sagt Johanna Herzog-Dürck: „Zweifellos leidet ein hoher Prozentsatz der Menschen unserer Zeit an einem diffusen Gefühl der Sinnlosigkeit, an einer schwer faßbaren Verödung des Gefühls, einer Verhängung der Organe der Seele. Es ist, als ob das Menschsein als solches nicht mehr aus der Tiefe des Herzens bejaht werden könne, als fürchte sich der Mensch vor den Wandlungen, die es von uns verlangt, den Wandlungen des Abschiedes und den Wandlungen des Neuanfangs. Allen geselligen Betrieb und kollektiven Trend zum Trotz empfindet er doch eine hoffnungslose Einsamkeit seines tieferen Selbst, aus der die gefrorene Traurigkeit, die einfache Daseinsunlust resultiert."

Noch wichtiger als der *krankheitsbegleitende* Einsatz der Lektüre ist der *prophylaktische*. Elisabeth Lukas, eine Vertreterin der Logotherapie, nennt das Buch „ein Therapeutikum im Vorfeld der Erkrankung". Man kann mit gezielter Lektüre gegensteuern, bevor ein Fehlverhalten und eine Fehlregulierung sich krankhaft verfestigen.

Die *Kunst des Bibliotherapeuten* – und dazu gehören letztlich sowohl die Blibiothekarin (Abb. 13.4) wie auch die Pflegeperson – besteht darin, zur rechten Zeit das richtige Buch zu vermitteln. Manchmal gelingt es (das Nichtgelingen ist kein Grund, es nicht zu tun).

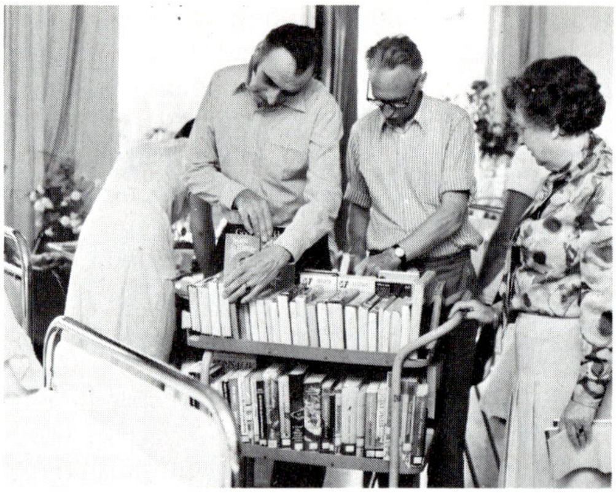

Abb. 13.4 Der Patient hat die Möglichkeit, Lektüre selbst auszuwählen oder sich beraten zu lassen.

Auswahlkriterien für das Buch

Das Buch soll mithelfen zu heilen. Heilen kann nur, was der Situation entspricht: Das Buch ist dann gut, wenn es sich dieser Situation annimmt.

- *Bücher für Menschen mit religiösen Fragen.* Die Auswahl ist sehr groß:
  - Schriften, die Glaubenswissen vermitteln. Dazu gehören die Bibel und Schriften zur Auslegung der Bibel;
  - Hilfen zum Glaubensvollzug. Es sind Anleitungen zum Beten und Meditieren, Bücher der Ermunterung, Biographien gläubiger Menschen.
- *Ablenkende Bücher.* Ablenkung wird erreicht durch
  - *unterhaltende Lektüre:* Bücher, die von Menschen und Tieren erzählen, Familiengeschichten u.a.;
  - *erheiternde Lektüre:* Bücher, die zum Lächeln oder Schmunzeln Anlaß geben;
  - *spannende Lektüre:* Dazu gehören in erster Linie die Kriminalromane, Abenteuergeschichten, Berichte über Forschungsreisen, See- und Bergabenteuer usw.
- *Hinlenkende Bücher.* Es sind Bücher und Schriften, die Hilfe zur Lebens-, Leidens-, Trauer- und/oder Sterbensbewältigung geben. Die Auswahl muß sehr sorgfältig geschehen.
  - *Anregende Bücher* sprechen den Interessenbereich des Kranken an (Bücher zu Lebensfragen);

- *bildende Bücher* sind sinnvolle Zeitfüller und Hinführung zu Rehabilitation, Umschulung (Sach- und Fachbücher);
- *beeinflussende Bücher* sind vor allem bei Jugendlichen, die sich noch stark mit einem Vorbild identifizieren, wichtig (Biographien, Legenden, Sagen).

Das *Vorlesen* bringt für alle Beteiligten eine Fülle von Erlebniswerten. *Wer* vorlesen kann (es gibt freiwillige Helfer, die uns diese Tätigkeit gerne abnehmen), *wann* vorgelesen werden soll, *wo* und *wie* man zusammensitzt, kann Thema der Pflegeplanung sein.

13.6.4. Heilkraft des Humors

Humor ist die Gabe, die Unzulänglichkeit der Welt und des Lebens heiter und gelassen zu betrachten und zu ertragen. Damit wird eine Lebenseinstellung und Grundstimmung angesprochen, deren Ausdrucksform die *Heiterkeit* und das *Lachen* sind. „Lachen ist (und macht) gesund“, sagt der Volksmund, und „Humor ist, wenn man trotzdem lacht“.

Dieses „trotzdem“ ist wohl das Bezeichnendste, wenn wir von Humor im Zusammenhang mit Krankheit und Krankenpflege sprechen wollen. Neuerdings befaßt sich auch die *Forschung* ernsthaft mit dem Thema Humor. So zeigen z.B. wissenschaftliche Untersuchungen aus Schweden, daß Lachen hilft, chronische Muskel-Skelett-Beschwerden zu lindern: Beim Lachen werden im Gehirn elektrische Impulse erzeugt, die den Körper veranlassen, bestimmte Stoffe vermehrt zu bilden und freizusetzen. Einige dieser Stoffe (z.B. Endorphine) lindern Angst und Schmerz (S. 524f.). In Anlehnung an solche Forschungsergebnisse bahnt sich eine neue *Behandlungsrichtung* an, die Gelotherapie (Lachtherapie).

Was ist Gelotherapie?

Die Gelo- oder Lachtherapie beginnt mit dem Einsatz der körperlichen Methoden. Das Lachen ist ein *Reflex*, und Reflexe können durch bestimmte Reflextechniken (durch Kitzeln an den Fußsohlen, an der Seite oder in der Achselhöhle etwa) ausgelöst werden. Auch Atemtechniken sind nützlich, um Gähnen und Lachen und damit Entspannung und Lockerung auszulösen.

Eine einfache *Lach-Atem-Übung*, die man jederzeit und überall praktizieren kann, ist z.B.: kurzes Einatmen über zwei oder drei Sekunden. Mehrmals wiederholt, löst es unweigerlich das Lachen aus.

Neben diesen wenigen körperlichen Lachauslösern gibt es eine unbegrenzte Vielfalt von „seelischen Kitzeln“, die für die Lachtherapie nutzbar gemacht werden könnten.

Lachen bedeutet grundsätzlich in *Spiellaune* zu sein, weshalb es das erste Ziel der Lachtherapie ist, diese Spiellaune zu fördern oder wieder herzustellen. Die Spiellaune entspricht letztlich der *Grundstimmung des Kindes*, und es gilt, dieses lachende Kind, das in uns allen steckt, neu zu entdecken. Biblisch ausgedrückt, „wieder zu werden wie die Kinder“. Das aber heißt eigentlich nichts anderes, als daß man wieder mehr für sich selbst leben, sich selbst sein, sich in seiner eigenen Haut wohlfühlen muß und darf. Darin wird sichtbar, was schon Freud festgestellt hat: das Lachen weist eine egoistische Komponente auf; es ist das Ich, das sich weigert, sich durch äußere Wirklichkeit Leid auferlegen zu lassen. Hier liegt der *prophylaktische* Ansatz des Humors, der schon von Selye als die wichtigste Streßprophylaxe (S. 426f.) erwähnt wird.

Wo Leid, Schmerz und Krankheit jedoch schon aufgetreten sind, geht es auch um dies:

> Alles, was die Aufmerksamkeit von Schmerz und Leid ablenkt, wird diese verringern. Eine Art der Ablenkung ist der Humor.

Lachen und Krankenpflege

Ist Lachen für uns ein Thema? Es ist doch noch gar nicht so lange her, daß Lachen verpönt war. Schwestern bekamen Anstandsregeln wie:

- Der feine Mensch lächelt nur.
- Nur leise und gesittet umhergehen.
- Witze sind Ausdruck von Unfeinheit und deshalb zu unterlassen
- usw.

Die heutigen Erkenntnisse sehen das anders, z.B.:

- Lachen ist auf der Station, im Krankenzimmer nicht nur erlaubt, sondern erwünscht – allerdings nicht unter allen Umständen.
- Lachen befreit blockierte Lebenskräfte in allen Bereichen der ATL; z.B. hat es eine gute Wirkung auf die Obstipation (mechanische Wirkung auf die Bauchmuskulatur), bei Schlafproblemen (entspannt und lenkt ab), bei Atempatienten vergrößert es das Atemvolumen.
- Lachen gehört zum täglichen Therapiepro-

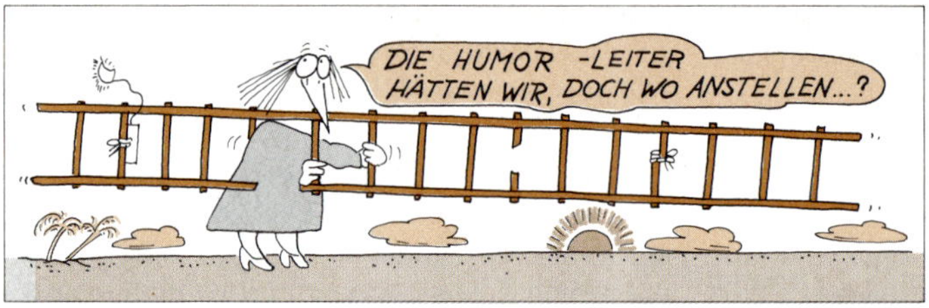

Abb. 13.**5** Die Karikatur. Sag es mit Humor.

gramm, es sollte ebenso bewußt verteilt werden wie die chemischen Medikamente. Die Rezeptur kann viele Geschmacksrichtungen haben:

- Comics und Zeichentrickfilme, z.B. die Asterix-Serien;
- Karikaturen (Chas Adams, Chaval, Sempé; Abb. 13.**5**);
- Bücher mit lustigen Geschichten;
- Theater – warum nicht als spontan inszeniertes „Straßentheater“ auf dem Flur der Langzeitpflegestation?
- Gesellschaftsspiele – „wer zuletzt lacht, lacht am besten“;
- humoristische Filme (wo möglich).

Zusammenfassend 10 Thesen zum Thema Lachen und Humor aus dem Mund des Arztes und Gelologen H. Rubinstein „Einfluß der Stimmung auf die Krankheitsentwicklung“. Ob es stimmt, daß Humor die beste Medizin sei, muß jede(r) selbst ausprobieren.

1. Das Lachen ist die physiologische Äußerung eines Zustandes der Freude und der Lust.
2. Das Lachen fördert den Gruppenzusammenhalt und schafft bessere zwischenmenschliche Beziehungen.
3. Das Lachen trägt zu einem längeren und gesünderen Leben bei.
4. Das Lachen ist eine Gymnastik für den Verstand, die Muskulatur und die Atmung.
5. Das Lachen ist die beste Therapie gegen Streß.
6. Das Lachen und der Humor ermöglichen eine bessere Kommunikation zwischen Arzt (Pflegeperson) und Patient.
7. Das Lachen ist nur selten ein Krankheitssymptom, fast immer jedoch ein Zeichen körperlicher und seelischer Gesundheit, ein Ausdruck des Lebenswillens.
8. Der therapeutische Einsatz des Lachens ist unbeschränkt.
9. Die Heilung durch das Lachen ist nur ein Element in der ganzheitlichen Medizin. Der Arzt muß zuerst alle Möglichkeiten ausschöpfen, um die wahrscheinlichen Ursachen einer bestimmten Krankheit zu entdecken. Er muß seine Diagnose auf dem Gesamtbild der Symptome begründen. Bevor er zur Behandlung schreitet, muß er das Alter, das Geschlecht, die körperliche Konstitution, den Charakter und die Gewohnheiten seines Patienten in seine Überlegungen mit einschließen.
10. Das Lachen ist eine Form der natürlichen Medizin. Die Natur kann jedoch nur selten sich selbst überlassen werden. Der Arzt muß sie unablässig überwachen, sehr oft kann und darf er nicht einfach untätig bleiben.

Gesundheits- und Krankenpflege ist auch, wenn Schwestern und Pfleger den Humor auf ihrer Station zu pflegen wissen. Denn wer „trotzdem“ und „trotz allem“ lachen kann, bleibt gesund und ist „heilende Medizin“ zugleich.

13.6.5. Lernen und Gesundheit

Sucht man im Wörterbuch nach der ursprünglichen Bedeutung von „lehren“ und „lernen“, wird auf das Wort „leisten“ verwiesen – nicht etwa im Sinn von Leistung, sondern „einer Spur nachgehen“, „nachspüren“.

Wo Lernen bewußt in den Pflegeprozeß mit eingesetzt wird, verfolgen wir immer eine *Spur*: Beim **Übungslernen** erwarten wir, daß der Lernende über das übende Wiederholen eine neue Spur legt, d.h. eine Speicherung im Langzeitgedächtnis erreicht (was gespeichert und geprägt ist, wird nicht mehr vergessen). Das Übungslernen setzen wir ein bei der *Instruktion* (Abb. 13.**6**). Um Lernen zu erleichtern, strukturieren wir den Lerngegenstand. Dadurch können kleine Schritte in der Übung umgesetzt und kann *Gewöhnung* erreicht werden. Das Gelernte wird darin zum *Verstärker* für eine Lernerfahrung.

Die Instruktion läuft in den folgenden *Phasen* ab:

- *Vorbereitung*. Material, Raum, Patient, eigene Vorbereitung (Lerngegenstand selber be-

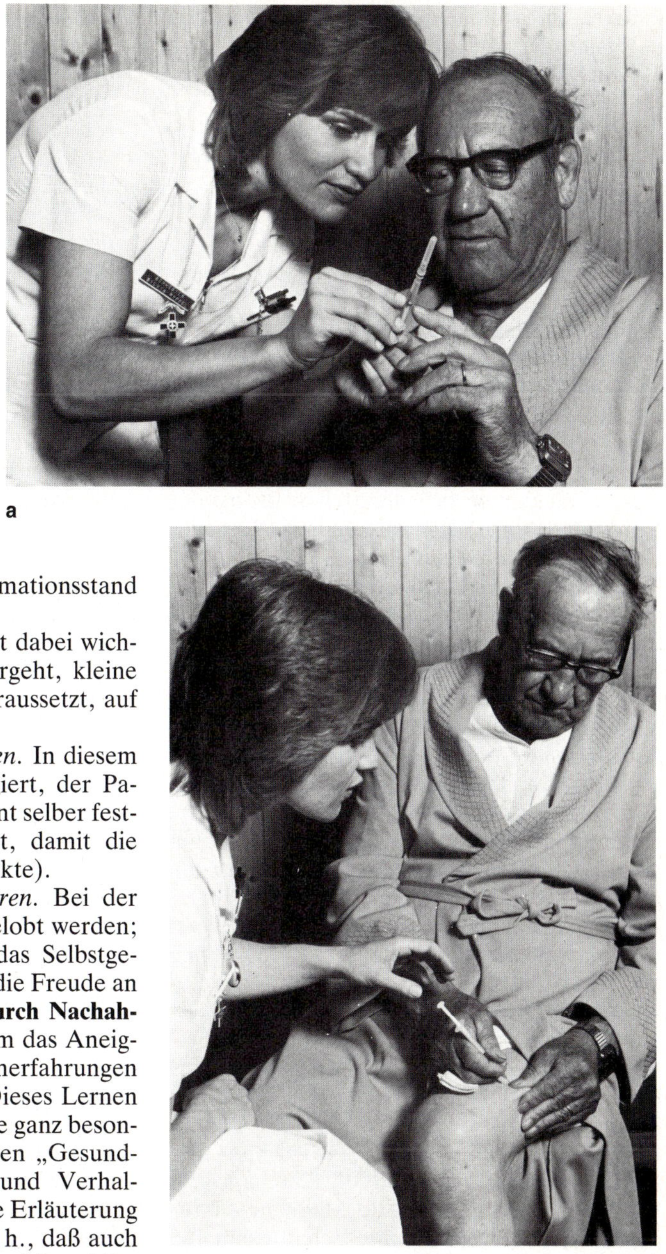

Abb. 13.**6** **a–b** Instruktion. Die Schwester begleitet, unterstützt und hilft nach Bedarf, fördert aber gleichzeitig Selbstvertrauen und Selbständigkeit.

herrschen, wissen um den Informationsstand des Kranken).

- *Erklären und vormachen.* Es ist dabei wichtig, daß man etappenweise vorgeht, kleine Schritte macht, nicht zuviel voraussetzt, auf wichtige Punkte hinweist.
- *Nachmachen und erklären lassen.* In diesem Stadium werden Fehler korrigiert, der Patient wird ermuntert, und er lernt selber festzustellen, worauf es ankommt, damit die Handlung gelingt (Schlüsselpunkte).
- *Einüben lassen und kontrollieren.* Bei der Kontrolle sollen Fortschritte gelobt werden; die gelungene Leistung hebt das Selbstgefühl, fördert das Interesse und die Freude an der Tätigkeit. Beim **Lernen durch Nachahmung** (Modellernen) geht es um das Aneignen von Verhaltens- und Lernerfahrungen anderer *durch Beobachtung.* Dieses Lernen hat im Praxisfeld der Pflege eine ganz besondere Bedeutung; oftmals werden „Gesundheitsnormen", Einstellungen und Verhaltensweisen der Pflegenden ohne Erläuterung von Patienten übernommen, d. h., daß auch unser Verhalten negativ oder positiv auf Patienten wirkt, „ich pflege als der Mensch, der ich bin" und „ich kann nicht weitergeben, was ich selbst nicht verstehe/glaube/meine". Unterschwellig kommt immer auch die „Negativbotschaft" (averbale Körpersprache S. 453 ff.) an und bewirkt vielleicht mehr Nachahmung als das bestausgeklügelte Gesundheitsprogramm, das ich mit Worten vermittle. Um **Lernen durch Einsicht** handelt es sich, wenn die *innere* Motivation (Rauchen ist wirklich schädlich, ich will es nicht mehr tun) *außen* umgesetzt wird. Das sichtbare neue Verhalten (nicht mehr rauchen) ist dann das Ergebnis der gefühlsmäßigen und kognitiven inneren Vorgänge. Die Triebfe-

dern „Motivation und Einsicht“ sind wichtige Ressourcen im Bewältigungsprozeß von Krankheit und Fehlhaltung (S. 71ff.).

13.7. Rehabilitation und Hilfe zur Selbsthilfe

13.7.1. Rehabilitation

Rehabilitation = Eingliederung, Wiedereingliederung. Unter Rehabilitation versteht man die Gesamtheit aller medizinischen, beruflichen und sozialen Maßnahmen, die unmittelbar der bestmöglichen Förderung von Menschen mit angeborener oder erworbener Behinderung dienen oder welche für die Erhaltung dieser Fähigkeiten bei unmittelbar drohender Invalidität (körperliche oder geistige Gesundheitsschäden) nötig sind.

Man kann demnach eine medizinische, berufliche und soziale Rehabilitation unterscheiden, die in der Praxis ineinander übergehen.

Medizinische Rehabilitation. Sie umfaßt alle ärztlichen oder ärztlich verordneten Maßnahmen zur Rehabilitation des Behinderten. Sie betrifft im wesentlichen chirurgische und orthopädische Maßnahmen, medikamentöse Therapie, Ergotherapie, Arbeitstraining, Psychotherapie, Anwendung von Hilfsmitteln usw. sowie die dazu gehörenden diagnostischen Maßnahmen.

Berufliche Rehabilitation. Das sind alle Maßnahmen, die zur unmittelbaren Vorbereitung und Durchführung der Eingliederung des Behinderten in das Berufsleben nötig sind. Es handelt sich im wesentlichen um Berufsberatung und Stellenvermittlung aufgrund der ärztlichen Beurteilung, um Berufsschulung durch Berufsfachleute sowie um technische und finanzielle Maßnahmen zur Ermöglichung der Berufsausübung (angepaßte Werkzeuge u. a.).

Soziale Rehabilitation. Alle Maßnahmen zur psychischen, familiären, gesellschaftlichen und wirtschaftlichen Eingliederung des Behinderten sind hier angesprochen. Das Eingliederungsziel und der Weg dazu werden in den verschiedenen Ländern unterschiedlich gesehen:

In der *Schweiz* wird die Hauptanstrengung auf die berufliche Eingliederung verwendet. Folgende *Grundsätze* sind dabei richtungsweisend:

- *Freiwilligkeit.* Es gibt keinen Eingliederungszwang.
- *Zusammenarbeit von Arzt und Berufsberater.* Die Feststellung der Leistungsfähigkeit eines Behinderten verlangt eine sehr enge Zusammenarbeit von Arzt und Berufsberater.
- *Ablehnung des Kolonienprinzips.* Die Behinderten sollen weder räumlich noch seelisch isoliert leben. Optimale Eingliederung bedeutet, wenn immer möglich, unter Gesunden und in der Nähe des Arbeitsplatzes wohnen zu können. Daraus erfolgt ein weiterer Grundsatz:
- *Verkehrstüchtigkeit des Behinderten.* Er soll seinen Arbeitsplatz möglichst selbständig erreichen können.

Dies alles verlangt vom behinderten Menschen, von seinen Angehörigen und Betreuern große Bereitschaft und Offenheit für die Konsequenzen, die oft sehr groß sein können.

Die Kosten werden von der Invalidenversicherung (IV) übernommen.

In *Deutschland* ist die Wiedereingliederung Aufgabe des Arbeitsamtes. Es besteht hier wie auch in den folgenden Ländern Eingliederungszwang. Die Kosten übernimmt der Staat in Zusammenarbeit mit den Sozialversicherungen.

In den *angelsächsischen Ländern* ist der behandelnde Arzt für die Lösung der Wiedereingliederungsprobleme verantwortlich. Der Staat trägt die Kosten.

In *Finnland* sind die Behindertenverbände zuständig. Finanzielle Probleme gibt es für den einzelnen nicht, da das nordische Gesundheitswesen vom Staat voll unterstützt wird.

Rehabilitationsstätten. Der Weg von der „Krüppelfürsorge“ über erste „Spezialanstalten“ zu Beginn des 19. Jahrhunderts (z.B. Blindeninstitut Zürich, gegründet 1810) bis zu den nach dem 2. Weltkrieg entstandenen und zunehmend spezialisierten Rehabilitationszentren war lang. Untenstehend exemplarisch einige der heute zur Verfügung stehenden *Eingliederungsstätten/Rehabilitationszentren*:

In der Schweiz:

- *Paraplegiker-Zentrum* Nottwil (Luzern). Es dient der medizinischen und beruflichen Wiedereingliederung.
- Eingliederungsstätte *Appisberg* in Männedorf/Zürich. Sie nimmt körperlich Behinderte auf und dient vorwiegend der beruflichen Eingliederung durch ärztlich kontrolliertes Arbeitstraining, Heilgymnastik, Prothesentraining u. a.
- Eingliederungsstätte der SUVA, Bellikon. Sie

dient der Schulung und Umschulung von Unfallverletzten sowie der Rehabilitation von Schädel-Hirn-Patienten.

In Deutschland:

- Unfallkrankenhäuser *Bergmannsheil I und II* in Bochum und Gelsenkirchen-Buer. Sie dienen der Behandlung Frischverletzter, auch Querschnittgelähmter aus dem Bergbau und der Industrie durch physikalische Therapie, Übungsbehandlung, Beschäftigungstherapie und Einsatz orthopädischer Hilfsmittel.
- *Friederikenstift* Hannover mit Spezialabteilung für Querschnittgelähmte.
- Institut für Physiotherapie und Rehabilitation des Staatsbades *Salzuflen* in Bad Salzuflen.

In Österreich:

- Rehabilitationszentrum *Tobelbad* in Graz. Es dient der Wiedereingliederung körperlich Behinderter.

13.7.2. Ergotherapie

Die Ergotherapie dient dem *Wiedererlernen gestörter Funktionen* in allen Bereichen der ATL. Sie will *Hilfe zur Selbsthilfe* geben.

Griech. to ergon = Tätigkeit, Aufgabe, Handwerk. Dem Berufsbild (herausgegeben vom Schweizerischene Roten Kreuz) entnehme ich die folgende Beschreibung:

Ergotherapie ist eine ärztlich verordnete Behandlung von körperlich oder psychisch Kranken und Behinderten. Durch ausgewählte, dem einzelnen Patienten angepaßte Tätigkeiten trägt die Ergotherapie zur Förderung der Selbständigkeit, zur Aktivierung und zur Rehabilitation bei. Sie richtet sich an Erwachsene und Kinder und hat zum Ziel,

- dem durch Krankheit abhängig Gewordenen seine Selbständigkeit wieder zu ermöglichen;
- dem durch ein progredierendes Leiden von der Unselbständigkeit bedrohten Kranken seine Fähigkeiten solange wie möglich zu erhalten.

Die Ergotherapie umfaßt drei Hauptgebiete:

- funktionelles Training,
- Selbsthilfetraining,
- berufsorientiertes Training.

Funktionelles Training. Es umfaßt:

- Gelenkmobilisation und Gelenkschutztraining,
- Koordinations- und Sensibilitätstraining,
- Feinmotorik- und Prothesentraining,
- Steigerung der Muskelkraft,
- Wechsel der Handdominanz und angewandte Bewegungsübungen beim Hemiplegiker.

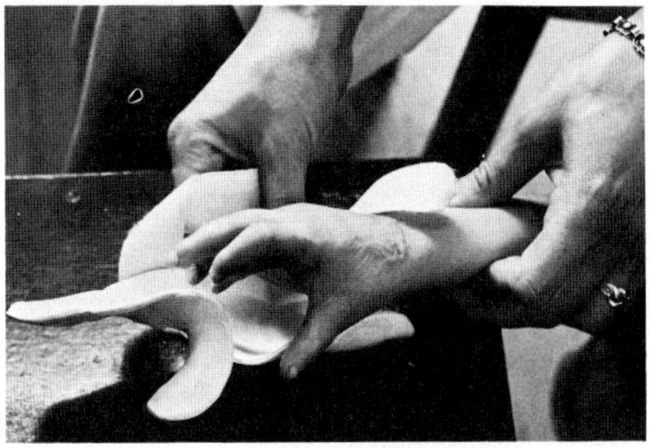

Abb. 13.**7** Anpassen von individuellen Schienen.

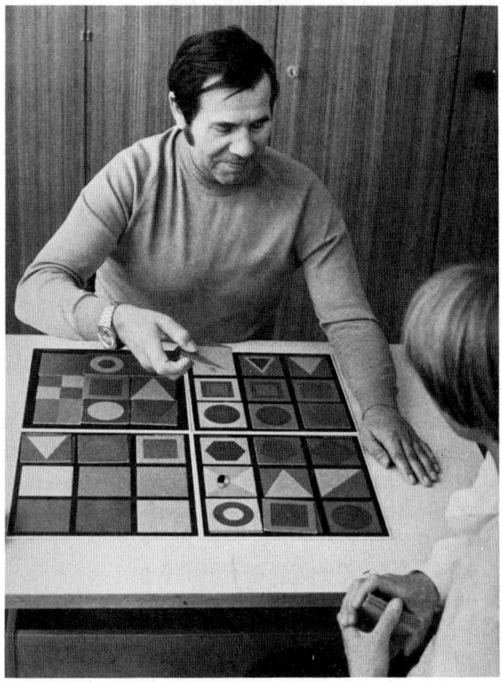

Abb. 13.**8** Trainieren der intellektuellen Fähigkeiten.

Angewandte Mittel sind:

- handwerkliche Tätigkeiten: Weben, Hobeln, Kneten, Flechten, Knüpfen usw.
- Individuell angefertigte Arbeits- und Lagerungsschienen unterstützen die Therapie und/oder verhindern Kontrakturen und Fehlstellungen bei peripheren Läsionen (Abb. 13.**7**).

Selbsthilfetraining. Es bewirkt Unabhängigkeit in den Aktivitäten des täglichen Lebens (ATL):

- Essen, Ankleiden, Hygiene usw.;

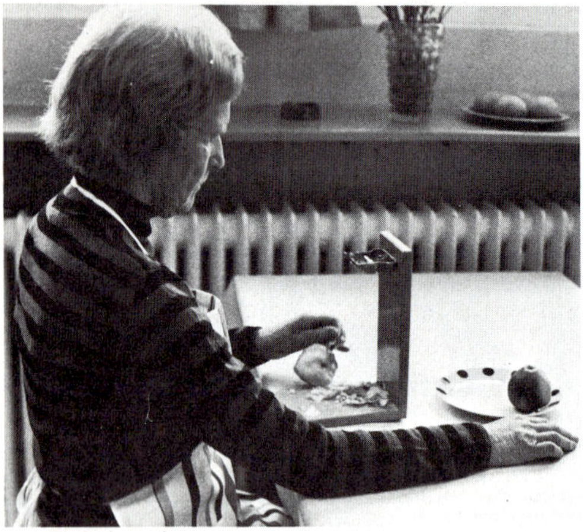

Abb. 13.**9** Haushalttraining.

- Kommunikation und intellektuelles Wahrnehmen (Abb. 13.**8**);
- Instruktion der Angehörigen;
- Bereitstellen von Hilfsmitteln, Adaptationen.

Berufsorientiertes Training. Es bewirkt:

- berufsbezogene Anwendung der verbesserten Funktionen;
- Steigerung der Arbeitstoleranz, Haushaltstraining (Abb. 13.**9**);
- Abklärung der Möglichkeiten im Beruf/Haushalt;
- Anpassung von Arbeitsplatz/Haushalt an die Behinderung;
- Erwägung einer Umschulung.

Die Übungen werden gezielt in ein individuelles Arbeitsprogramm übergeleitet.

Durch Haus- und Arbeitsplatzbesuche wird geprüft, wie das Wiedererworbene ins Alltagsleben übertragen werden kann (S. 444f.).

13.7.3. Rehabilitation und Pflege

Pflege ist ihrem Wesen nach aktivierend-rehabilitativ, sie ist ein Prozeß, der von Abhängigkeit zu Unabhängigkeit führt. Das Maß und die Art der Pflege sind vom Schnittpunkt der Linien abhängig, auf der *Mensch* und *Pflege* aufeinanderstoßen. Aktivierung, Selbsthilfetraining und Rehabilitation sind nie an *eine* bestimmte Pflegestufe gebunden, sondern sind immer ein „Mehr-oder-weniger". Aus Abb. 13.**10** sind diese Beziehungen ersichtlich. Rehabilitation beginnt in dem Augenblick, wo der Patient seine Situation wahrnehmen kann und zu wissen und verstehen beginnt, daß Genesung nicht ein passiver Vorgang ist, sondern seine aktive Mitarbeit verlangt. So gesehen verlagert sich unsere Tätigkeit vom unreflektierten Angebot an Pflege zur Organisation aller erreichbaren Hilfsmittel und Gesundheits- bzw. Selbstpflege-Ressourcen. Rehabilitation muß für uns aber auch dort ein Thema sein, wo für Patienten (alte Menschen – auch „verwirrte" Menschen) *scheinbar keine Besserung ihres Zustands mehr möglich ist* (Übergangspflege). Dazu einige Impulse.

Rehabilitation bei leichten bis mittelschweren Störungen

Ziele:

- Erhaltung der menschlichen Würde,
- optimale Lebensqualität,

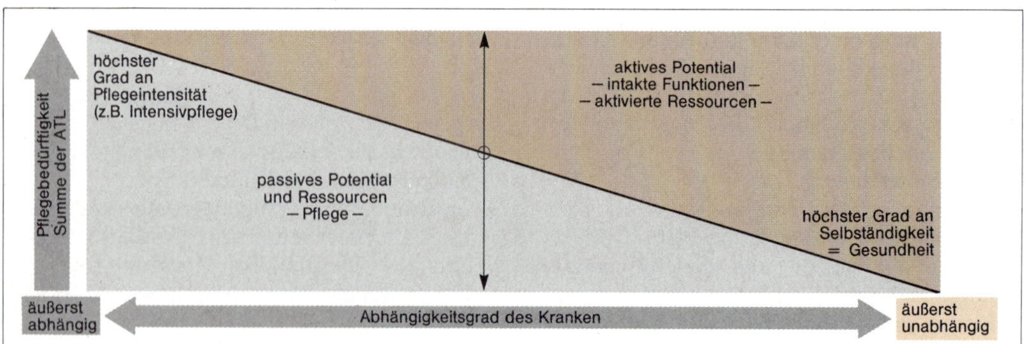

Abb. 13.**10** Pflegekontinuum. Im Schema ist die Summe der Lebensaktivitäten (ATL) enthalten. Der Schnittpunkt zeigt das Maß an notwendiger Pflege (passives Potential) und das Maß an möglicher Selbsthilfe (aktives Potential). Als Summe ergibt sich die situationsgerechte rehabilitative Pflege (s. Abb. 4.**9**).

- Respekt der Persönlichkeit (die sich ein Leben lang entwickelt hat).

Pflegemaßnahmen – rund um die Uhr:

- *Selbständigkeit bei den ATL.* Hilfe abwägen und gezielt einsetzen; z.B. mit dem Patienten ein Kleidungsstück auswaschen, am Kiosk eine Seife einkaufen, Knopf annähen. Genug Zeit lassen, immer nur etwas auf einmal. Alte Gewohnheiten nicht verändern wollen. Das setzt voraus, daß wir sie kennen (Biographie!).
- *Orientierung in der neuen Umgebung:*
  - Umgebung gestalten, Bilder u.a. sind Orientierungshilfen (Hinweise geben).
  - Umgebung ausweiten, d.h., sobald der Patient nicht mehr bettlägerig ist → Aufenthaltsraum, Garten, kleine Spaziergänge (den Patienten an Weg gewöhnen, d.h., so lange den gleichen Weg gehen, bis er ihn weiß).
- *Interesse am aktuellen Geschehen:*
  - stimulieren mit Wort und Bild (aktuelle Zeitschriften).
- *Kontakte fördern:*
  - Gespräche mit Mitpatienten ermöglichen.
  - Angehörige mit einbeziehen; u.U. Kontakte wieder anknüpfen. Anregungen geben (z.B. Ausfahrt zu einem Kaffee, einem Besuch, in die Stadt).
- *Strukturieren des Tages:*
  - Tagesrhythmus einhalten.
  - Essenszeiten und Ruhezeiten zu Fixpunkten machen: Der Patient kann sich daran orientieren.
- *Information:*
  - des Patienten (und der Angehörigen) über Hilfe- und Selbsthilfe-Organisationen und -Institutionen;
  - sich selbst mit Persönlichkeit, Umwelt, Gewohnheiten und Vergangenheit (Biographie) des Patienten auseinandersetzen: aus seiner Geschichte mit ihm für das Heute lernen.

Fördernde Pflege bei schweren Störungen

Die *Ziele* der bestmöglichen Selbsthilfe können nur in ganz kleinen Schritten und vielleicht weniger als äußerer Erfolg erreicht werden: Anregungen geben, Interessen wachhalten, Freude anbieten. Auch ein sehr „abgebauter" Patient spürt noch ganz gut, wie wir mit ihm umgehen. Er spürt es, ob wir es gut meinen, ob wir auch wirklich meinen, was wir sagen. Fühlt er sich unverstanden (wenn auch unbewußt), wehrt er sich durch Aggression oder Depression. Dadurch werden das Leben des Patienten *und* die Pflege schwierig, das ist vermeidbar. „Schwierige Patienten" können eine Auswirkung der Pflege sein bzw. der Art und Weise, wie gepflegt wird. Das gleiche gilt natürlich auch für „zufriedene Patienten". Die gegenseitige Beeinflussung *ist* Tatsache.

Die *Hilfe*, die wir geben, betrifft vor allem die *Unterstützung der ATL*:

- Selbständigkeit, auch in ganz kleinem Ausmaß (z.B. Hände selber waschen), so lange als möglich. Private Kleider tragen lassen!
- Einfache, vertraute Beschäftigungen ausführen lassen (sie müssen eine Stereotypie aufweisen).
- Gruppenaktivitäten sobald und/oder so lange als möglich.
- Anregungen geben für noch mögliche Kontakte zur Außenwelt.
- Helle (sog. luzide) Momente nutzen, und mit dem Patienten über „früher" plaudern. Vielleicht lassen sich aus diesem „Früher" Kräfte für das Heute gewinnen.

13.8. Übergangspflege

E. Böhm (Wien) hat unter Berücksichtigung wissenschaftlicher Erkenntnisse das Konzept der Übergangspflege erarbeitet. Man versteht darunter die *Reintegration* von Patienten aus dem Krankenhaus oder Heim in ihre *Wohnung*.

Damit ist eine Rehabilitation angesprochen, deren Ziel es ist, sog. Langzeitpatienten, insbesondere auch ältere Menschen, soweit möglich wieder in ihr gewohntes häusliches Umfeld zu reintegrieren.

Den Grundgedanken definiert Böhm wie folgt:

1. Im Mittelpunkt aller Rehabilitationsbemühungen steht der Behinderte oder der von einer Behinderung bedrohte Mensch, d.h., daß auch Präventivmaßnahmen der Besuchsdienste, der Kontaktdienste usw. wertvolle Hilfe und Rehabilitationsprophylaxe betreiben.
2. Die Ursachen der körperlichen, geistigen oder seelischen Behinderung sind unerheblich. Die Rehabilitation ist nicht kausal, sondern final ausgerichtet.
   In der Gerontologie bzw. Gerontopsychiatrie allerdings mit besonderen Schwierigkeiten behaftet, da es sich bei diesen Menschen um Personen mit einer Multimorbidität handelt.

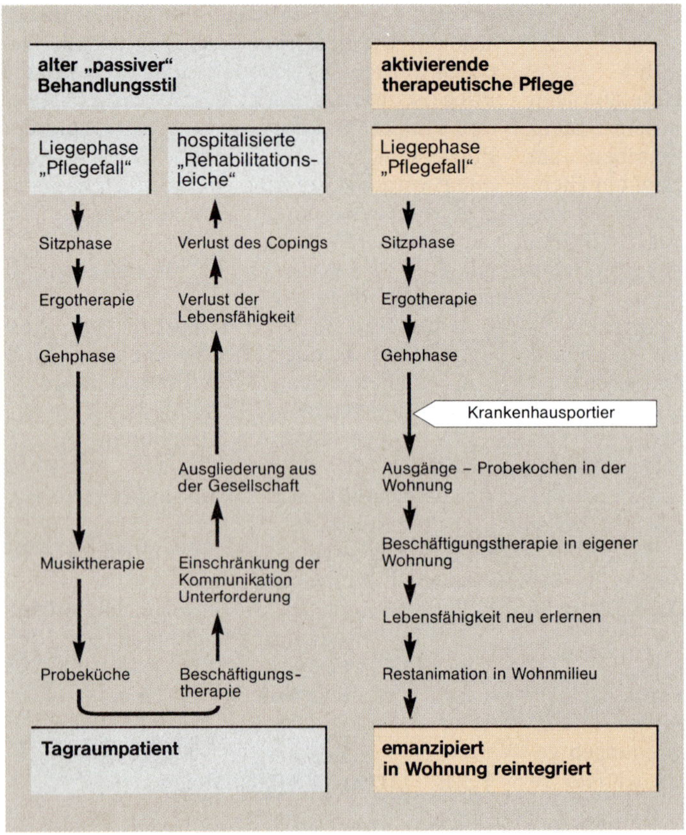

Abb. 13.**11** Der Weg traditioneller Rehabilitation (links) und der Weg aktivierend-therapeutischer Pflege (rechts).

3. Rehabilitation bezieht sich auf alle Altersgruppen, wobei für jeden Schaden eine geeignete Richtlinie aufzustellen und zu erarbeiten ist.
4. Es wird nicht zwischen vorübergehender und dauernder Behinderung unterschieden. (Reversible oder irreversible geistige Altersveränderung.)
5. Die Definition schließt auch die Möglichkeit einer weiteren oder weiterbestehenden Behinderung ein.

Das **Ziel** der Übergangspflege ist damit klar:
- weg von der verwahrenden Pflege
- hin zur aktivierend-therapeutischen.

Die *Arbeitsgruppe für Übergangspflege* Zürich definiert Ziel und Zweck wie folgt:
- *Ziel* der Übergangspflege ist die raschmögliche Wiedereingliederung des alten, hilfsbedürftigen Menschen in seine vertraute Umgebung.
- *Zweck* ist die Erhaltung der Selbständigkeit und Eigenverantwortung sowie die Förderung und Aktivierung des Gesunden (reaktivierend-therapeutische Pflege).

Diese *Rehabilitationsziele* sind für viele Menschen möglich, die bis dahin in Altersheimen oder auf gerontopsychiatrischen Stationen versorgt wurden. Für diese soll, so Böhm, „die Lebenssituation – natürlich auf Station beginnend – verbessert werden. Das Endziel kann aber auf keinen Fall der hospitalisierte Patient auf Station sein, sondern jeder Reintegrationsversuch ins *Wohnmilieu* ist für den Patienten (auch für solche, die primär nicht möchten, da sie im Trägheitsdenken sind und ja keine Veränderung mehr wünschen) und für die bezahlenden Organisationen sinnvoll und menschlich.“

Damit sind zwei Kriterien der Übergangspflege angesprochen:
- die Veränderung des Pflegestils,
- die Rückbegleitung/Übergangsbegleitung von alten und behinderten Menschen in ihr altes Wohnmilieu.

13.8.1. Die Veränderung des Pflegestils

In Abb. 13.**11** wird sichtbar, wie der traditionell bewahrende (kustodiale) Behandlungsstil zum „Pflegefall" führt und wie der Beginn einer gezielten aktivierenden Pflege dem Patienten zur Reintegration in die eigene Wohnung verhilft. Ein *neuer Pflegestil* kann nur verwirklicht werden, wenn das entsprechende Wissen, verbunden mit Einsicht und Veränderungsbereitschaft, auf allen Stufen vorhanden ist. Das Konzept der reaktivierend-therapeutischen Pflege setzt notwendigerweise ein *Umdenken* voraus:

- Die Krankenhausleitung muß entsprechende Stellen bewilligen, und es muß ein Fachexperte bzw. eine Fachexpertin vorbereitet und eingestellt werden.
- Die Pflegedienstleitung muß ihre Philosophie (Pflegeleitbild) überdenken und entsprechend verändern.
- Die Pflegenden selbst werden ganz konkrete Konsequenzen für ihr pflegerisches Tun zie-

Tabelle 13.**1** Gegenüberstellung von behütendem zu aktivierend therapeutischem Pflegestil (Arbeitsgruppe Übergangspflege Zürich*)

Behütender Pflegestil	Aktivierend-therapeutische Pflege
Persönliche Toilette	
Waschbecken wird ans Bett gebracht. Patient wird gewaschen	Patient wäscht sich selber am Waschbecken, soweit er ein Bedürfnis nach persönlicher Körperpflege hat
Essen und Trinken	
Zimmerservice	Patient ißt mit den übrigen Patienten im Speisesaal
Mobilität	
Patient wird „mobil" gemacht, indem man ihn in den Rollstuhl setzt	Den Patienten wird beim Gehen, Aufstehen, Absitzen nur die absolut notwendige Hilfeleistung geboten (z. B. Begleitgänge, bis Patient den Weg in die Therapie selbständig meistert)
Beschäftigung	
nichtindividualisierte Bastelnachmittage	• auf die Bedürfnisse des einzelnen gemäß Biographie und Lebensgewohnheiten abgestimmte Beschäftigung • wenn möglich Integration im Krankenhausbetrieb (z. B. Küchendienst, Besorgen der Pflanzen) • gezielte Beschäftigungstherapie im Wohnmilieu (Einkaufstraining, Gehtraining) im Hinblick auf Rückkehr nach Hause
Soziale Kontakte	
sinkendes Selbstwertgefühl infolge Krankenhausabhängigkeit reduziert Freude und Lust, aktiv am sozialen Leben teilzunehmen; Patient verliert Kontakt zu seinem sozialen Umfeld	Pflegeziel, so rasch als möglich nach Hause zurückzukehren, motiviert Patienten, soziale Kontakte (Angehörige/Nachbarn) aufrechtzuerhalten oder zu intensivieren
Resultat	
in jeder Beziehung überversorgter und überbetreuter alter Mensch, der durch Abhängigkeit und Verlust seiner Handlungsfähigkeit an den Rand der Gesellschaft gedrängt wird	alte (behinderte) Menschen sind in ihrer vertrauten Umgebung wieder lebensfähig

* Arbeitsgruppe für Übergangspflege Zürich an der Klinik für Geriatrie und Rehabilitation, Stadtspital Waid, Zürich. Die Verantwortung und Durchführung der Übergangspflege liegt in den Händen des Pflegedienstes. Sie wird in interdisziplinärer Zusammenarbeit (Pflegeteam, Arzt, Physio-/Ergotherapie und Sozialarbeiter) geplant.

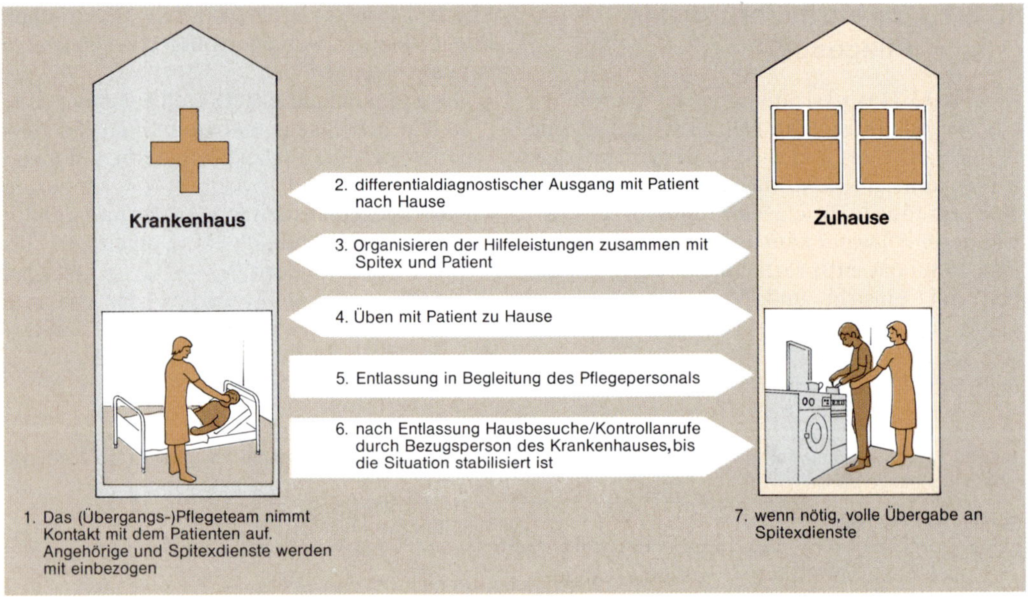

Abb. 13.**12** Die Schritte der Übergangspflege (erarbeitet von der Übergangspflegegruppe Zürich).

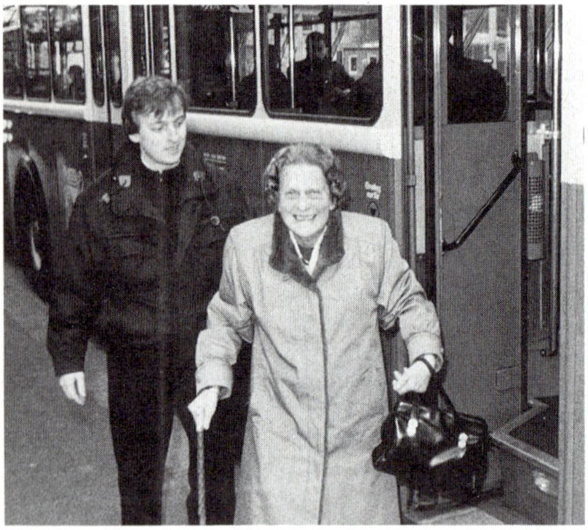

Abb. 13.**13** Straßen- und Verkehrstraining in der Phase der Rückkehr nach Hause (Foto Arbeitsgruppe Übergangspflege).

hen müssen: vom krankheitsorientierten Denken und Handeln (Befundpflege) hin zur Ausrichtung auf das noch vorhandene *Gesunde* im Patienten.

Beispiele aus den Bereichen der ATL in Tab. 13.**1**.

Ein *Beispiel*, wie die „Befundpflege" zugunsten der „Befindlichkeitspflege" verändert werden kann:

Ein alter Mensch hat ein „offenes Bein". Im neuen Pflegekonzept gilt es nicht mehr in erster Linie dieses offene Bein, „... also das Kranke, zu hegen und pflegen, vielmehr kann Sinn und Zweck der Pflege nur sein, die gesunden Anteile und Ressourcen des alten Menschen zu (re)aktivieren. Die Erfahrungen haben gezeigt, daß sich dann das Problem des offenen Beines alsbald von selbst löst: Die betroffene Patientin hat das Bein selbst liebevoll – zwar wider die gängigen Pflegemethoden, aber nichts desto trotz – mit Erfolg gepflegt."

Um indessen abschätzen zu können, welche gesunden Anteile, Kräfte und Fähigkeiten (Gesundheits- und Selbstpflegeressourcen) beim betroffenen Patienten überhaupt vorhanden sind, gilt es, bei der **Situationseinschätzung** nicht nur nach dem Kranken zu fragen, sondern zusätzlich nach

- seiner Biographie,
- seinen früheren Lebensgewohnheiten,
- seinem sozialen Umfeld.

Es geht darum, herauszufinden: Wer war dieser Mensch früher? Was war ihm wichtig? Wie lebte er? Was machte ihm Freude? Aber auch: Was lehnt er ab? Wer sind seine Nächsten usw.

Die sog. **differenzialdiagnostischen Ausgänge** (Hausbesuche) stellen ein geeignetes Mittel dar, mehr über den alten Menschen, seine Biographie und seine Gewohnheiten zu erfahren. Außerhalb der Krankenhaussituation, die den alten Menschen oft verunsichert, zusätzlich verwirrt und ihn hilfsbedürftiger erscheinen läßt, als er ist, erfahren wir einiges durchaus Wissenswertes mehr.

„Frau M.L. atmete sichtlich auf, als sie mit ihrer Spitalbegleitung zu Hause in den eigenen vier Wänden angelangt war. Zielsicher und munter begab sie sich in die Küche, setzte Kaffeewasser auf und lud die Schwester zu einem Zvieri ein. Zwei Stunden zuvor im Spital hätte man ihr wohl nicht einmal mehr zugetraut, eigenhändig eine Kaffeetasse zu heben."

Damit ist das Prinzip der von Böhm wiederentdeckten **Biographie** als Grundlage für die Aktivierung/Reaktivierung illustriert. Ein darauf sich abstützendes Orientierungsschema lautet:

- Orientierung an der individuellen Biographie.
- Aktivierung des Altgedächtnisses durch Anknüpfen an vertraute und geliebte Umgebung und an Tätigkeiten, die das frühere Leben bestimmten.

13.8.2. Übergangsbegleitung

Die Übergangspflege beginnt während des Krankenhausaufenthalts (so früh wie möglich) und begleitet dann den alten (behinderten) Patienten im Idealfall, bis er sich in seiner angestammten Umgebung wieder gut eingelebt hat. Auf dem Hintergrund der „biographischen Reaktivierung" müssen folgende Aspekte beachtet werden:

- Wie kann die Einbindung in das alte Milieu stattfinden?
- Welche flankierenden Maßnahmen sind notwendig?
- An wen kann der Patient nach der Krankenhausentlassung übergeben werden?
- Welche Möglichkeiten und Grenzen zeichnen sich ab für den späteren Verlauf?

Die Zürcher Gruppe formuliert diese Schritte so:

1. Schon während der Spitalzeit erfolgen Abklärungen und Hausbesuche zusammen mit dem Patienten, um die Rückkehr nach Hause zu erleichtern.
2. Nach der Spitalentlassung wird die Betreuung in Form von Besuchen und anderen Kontakten so lange fortgesetzt, bis sich die Situation stabilisiert hat.
3. Bei Bedarf erfolgt eine enge Zusammenarbeit mit spitalexternen Diensten wie Haushilfedienst, Hauspflege und Gemeindekrankenpflege.
4. Für jeden Patienten gibt es eine verantwortliche Bezugsperson, um die Kontakte nach außen zu erleichtern und allfällige Fragen zu beantworten, in der Regel jemand aus dem Pflegeteam.

Die für diesen Weg notwendigen Schritte sind auch in Abb. 13.**12** aufgezeichnet. Abb. 13.**13** zeigt den Pfleger bei Schritt 1: unterwegs mit einer Patientin.

Übergangspflege heißt zu verstehen, daß wir *von* unseren alten und/oder behinderten Mitmenschen für die Pflege lernen können.
Und es heißt auch, den alten, behinderten Menschen in seinem Kranksein zu verstehen, und gleichzeitig zu erkennen, wieviel gesundes Potential in ihm noch vorhanden ist.

13.9. Beurteilung von Wissen und Können

Übung

Pflegeplanung:
Stellen Sie sich vor, daß Sie einen Patienten zu betreuen haben, dessen Hauptproblem der *Streß* ist. Erstellen Sie eine Pflegeplanung, deren Zielsetzung die Neuanpassung und Bewältigung ist.

- Erstellen Sie einen konkreten Fragenkatalog zur Situationseinschätzung in bezug auf die *individuellen*, die *ökonomischen* und *ökologischen* Faktoren, die in Frage kommen könnten (S. 427f.).
- Erarbeiten Sie einen Bewältigungsplan unter Berücksichtigung der auf S. 71 erwähnten Stufen.

Streßprophylaxe geht immer mich selber an:

- Befragen Sie Ihren eigenen Lebensstil bezüglich Streßbewältigungsstrategie. Welche Wege gehen Sie normalerweise? (S. 429).
- Erarbeiten Sie ein eigenes Bewältigungsmodell in bezug auf *einen* Stressor Ihres Alltags. Anleitung finden Sie auch bei der Selbstpflegeplanung auf S. 91 ff.

Weiterführende Literatur

Beckmann, H.: Rehabilitation in der Krankenpflege. Fallbezogene Rehabilitationsmaßnahmen. Kunz, Hagen 1988

Beer, R., W. Erb: Entfaltung der Kreativität, 3. Aufl. Katzmann, Tübingen 1974

Bernhardt, J. A.: Humor in der Psychiatrie. Beltz, Weinheim 1985

Bleistein, R.: Therapie der Langeweile. Herder, Freiburg 1972

Böhm, E.: Krankenpflege – Brücke in den Alltag. Psychiatrie-Verlag, Rehburg-Loccum 1985

Böhm, E.: Pflegediagnose nach Böhm. Recom, Basel 1989

Bond, M.: Pflegestreß – Streßpflege. Recom, Basel 1989

Bretschneider, F.: Verhaltenstraining für Streßsituationen. Hippokrates, Stuttgart 1982

Burisch, M.: Das Burnout-Syndrom. Theorie der inneren Erschöpfung. Springer, Berlin 1989

Cooper, C. L.: Streßbewältigung. Deutscher Taschenbuch Verlag, München 1987

Deichgräber, R.: Von der Zeit, die mir gehört. Herder, Freiburg 1985

Dörig-Hug, V.: Ermutigung zur Ganzheitlichkeit. Recom, Basel 1988

v. Dürckheim, K.: Vom doppelten Ursprung des Menschen, 9. Aufl. Herder, Freiburg 1985

Engholm, B.: Die Zukunft der Freizeit. Beltz, Weinheim 1989

Enzmann, D.: Helfer-Leiden: Streß und Burnout in psychosozialen Berufen. Asanger, Heidelberg 1989

Gibran, K.: Der Prophet, 18. Aufl. Walter, Olten 1985

Gross, H. M.: Biorhythmik. Das Auf und Ab unserer Lebenskraft, 2. Aufl. Bauer, Freiburg 1966

Heim, E.: Praxis der Milieutherapie. Springer, Berlin 1985

Institut Henry-Dunant: Das Spital menschlicher gestalten. Genf o. J.

Jentschura, G., H. W. Janz: Beschäftigungstherapie. Grundlage und Praxis. Bd. I/II. 3. Aufl. Thieme, Stuttgart 1979

Juchli, L.: Pflegen, begleiten, leben, 2. Aufl. Recom, Basel 1987

Juchli, L.: Bilder einer Depression, 2. Aufl. Kreuz, Stuttgart 1988

Kaiser, L.: Aha – so lernt man: Arbeitsheft mit einfachen und elementaren Lerntips und Anregungen für eine Verbesserung der Lerntechnik. Comenius, Hitzkirch 1989

Kelber, M.: Schwalbacher Spielkartei, 12. Aufl. Maier, Ravensburg 1977

Kittler, U., F. Munzel: Nimm und lies. Heilsame Geschichten. Wilke, Hamm 1987

Kunz, M., G. Dreifuss: Bild und Seele. Schweizer Spiegel, Zürich 1986

Laerum, O.: Natürlicher Zeitgeber Biorhythmus. Hippokrates, Stuttgart 1985

Lingenberg, E., R. Reimann: Der Pflegedienst im Krankenhaus. Grundlagen zur Organisation einer Pflegeeinheit, 3. Aufl. Schlüter, Hannover 1989

Madders, J.: Entspannung bei Streß. Hippokrates, Stuttgart 1983

Mohler, A.: Der produktive Mensch. Erfolgreiches und erfülltes Leben durch bewußte Lebens- und Arbeitsgestaltung. Langen-Müller, München 1982

Moody, R. A.: Lachen und Leiden. Rowohlt, Reinbek 1979

Neues aus Dänemark: Angepaßte Wohnung, ausgebaute Hilfe und Pflege zu Hause. Aktivierungszentren, Dezentralisation. Modelle. Informationsstelle des Zürcher Sozialwesens 1987

Pelletier, R.: Die neue Medizin. Gesundheit durch Vermeiden von Streß. Vorbeugen statt heilen. Fischer, Frankfurt/M. 1982

Peseschkian, N.: Der Kaufmann und der Papagei. Fischer, Frankfurt/M. 1980

Raab, P.: Heilkraft des Lesens, Herder, Freiburg 1988

Rubinstein, H.: Die Heilkraft Lachen. Hallwag, Bern 1985

Schipperges, H.: Hildegard von Bingen. Knecht, Frankfurt/M. 1981

Schräder-Naef, R.: Keine Zeit? Ein Ratgeber für sinnvolle Zeiteinteilung im Alltag. Beltz, Weinheim 1984

Schwarzer, R.: Streß, Angst und Hilflosigkeit. Die Bedeutung der Kognitionen und Emotionen bei der Regulation von Belastungssituationen. Kohlhammer, Stuttgart 1981

Selye, H.: Streß, Bewältigung und Lebensgewinn. Piper, München 1974

Sölle, D.: Lieben und arbeiten. Eine Theologie der Schöpfung. Kreuz, Stuttgart 1985

Staehelin, B.: Glaube und Arbeit. Novalis, Schaffhausen 1981

Steindl-Rast, D.: Fülle und Nichts, 2. Aufl. Goldmann, München 1988

Steuer, W.: Sozialhygiene. Öffentliches Gesundheitswesen: Sozialmedizinische Grundlagen, Gesundheitsfürsorge und -vorsorge, 2. Aufl. Thieme, Stuttgart 1982

Tillmann, K.: Die Führung zur Meditation, Bd. I/II. Benziger, Zürich 1978/1983

Troch, A.: Streß und Persönlichkeit: Eine problemorientierte Einführung in die Tiefenpsychologie von S. Freud und A. Adler. Reinhardt, München 1979

Vester, F.: Phänomen Streß. Wo liegt sein Ursprung, warum ist er lebenswichtig, wodurch wird er entartet? Deutscher Taschenbuch Verlag, München 1981

Volk, G.: Entspannung, Sammlung, Meditation, 4. Aufl. Grünewald, Mainz 1983

Welter, R.: Anregungen zur Förderung und Belebung des Wohnens und Betreuens in Heimen. Gottlieb-Duttweiler-Institut, Rüschlikom 1985

Willig, W.: Arbeitstexte für Psychologie, Soziologie, Pädagogik an Pflegeschulen, 4. Aufl. Selbstverlag, D-7460 Balingen

Winnicott, D.: Vom Spiel zur Kreativität, 2. Aufl. Klett-Cotta, Stuttgart 1979

Wolf-Graaf, A.: Die verborgene Geschichte der Frauenarbeit. Beltz, Weinheim 1983

14. Kommunizieren

Sequenzziel

Wer redet, der sät;
wer zuhört, der erntet.

Kommunikation ist als Schlüsselelement der Pflege eine Fähigkeit, die gelernt und *eingeübt* werden muß. Das vorliegende Kapitel kann deshalb nicht den Anspruch erheben, Ihnen richtiges und somit helfendes Kommunikationsverhalten zu vermitteln. Sie sollen aber befähigt werden, über besseres Verstehen einiger grundlegender Gesetzmäßigkeiten, die einer guten bzw. professionellen zwischenmenschlichen Beziehung zugrunde liegen, sowie über Ihre Einstellungen und Haltungen zum Menschen zu reflektieren. Dadurch können Sie eigenes und fremdes Kommunikationsverhalten besser einschätzen, analysieren und u. U. verändern. Kommunikationsfähigkeit ist die Grundlage jeder individuellen Pflegeplanung (S. 102ff.).

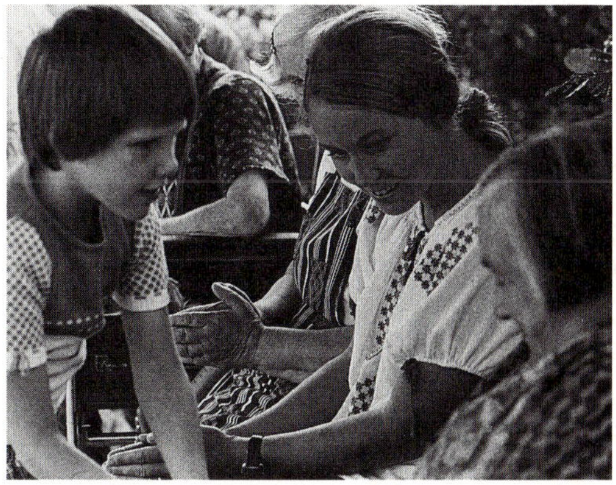

Pflege als Beziehungsprozeß

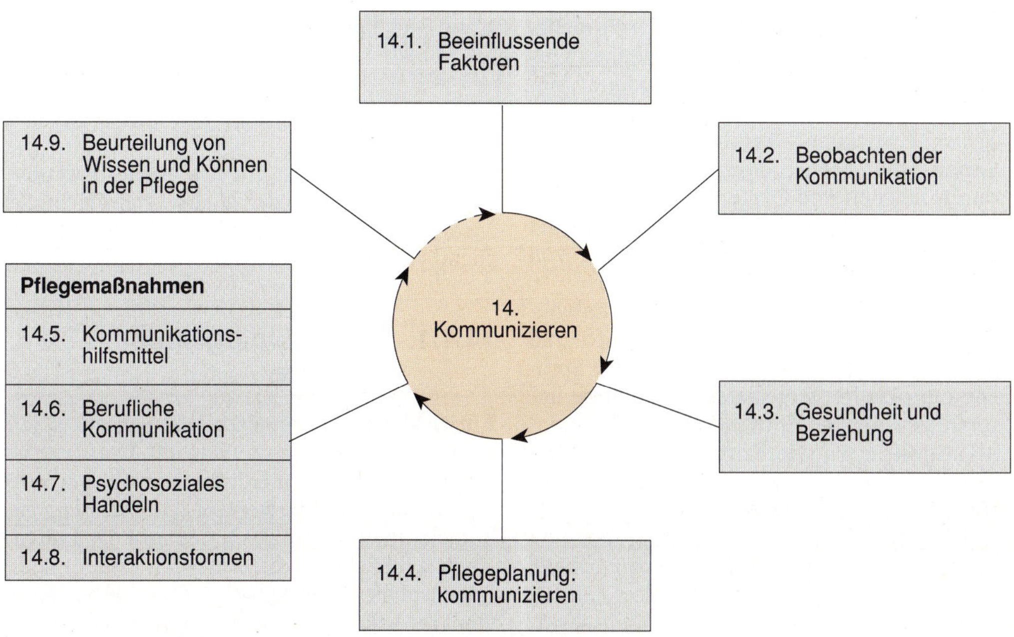

Prinzipien/Impulse

Kommunizieren ist eine Tätigkeit

- der *Seele-Geist-Ebene*: Sprache ist ein geistiges Lebensprinzip und Ausdruck der Individualität und des Personseins. Der Mensch, der in seiner Mitte verankert ist, erfährt Sprache als Mittel schöpferischer und heilender Kraft und als Ausdruck seiner Persönlichkeit;
- des *Organismus* (Sprachorganismus): Sprachbildung, Sprachsteuerung, Sprachgebung. Seine Funktionstüchtigkeit ermöglicht das Sprechen – verbale Sprache. Damit ist die Aussagekraft des Körpers aber nicht erschöpft. Die Fülle der Körpersprache ist mannigfaltig und vom Individuum geprägt. Der Mensch spricht sich aus und lebt sich dar: Er hat nicht so sehr einen Körper, er *ist* vielmehr Körper bzw. Leib;
- der *Sozialität*. Sprache ermöglicht dem Individuum, sich der Mit- und Umwelt zuzuwenden, in Beziehung zu treten. So kann der Mensch Du-Wir-Es-Beziehungen aufbauen und pflegen (zu Menschen, Sachen, Tieren und zur Überwelt *[Transzendenz]*). Er kann auch schweigen, Barrieren aufrichten, Blokkaden erstellen. Eine tragende Beziehung ist therapeutisch (heilend). Isolation ist lähmend, ja tödlich.

Die Kommunikation bedient sich der **Sprache**. Die Sprache ist ein zwischenmenschliches Verständigungsmittel, das sich verschiedener Sinneswege bedienen kann:

- *Sehen*. Ursprünglich erfolgte die Kommunikation unter Menschen auf *optischem* Weg durch Zeichen und Gesten. Viel später wurde die Schrift entwickelt, die als erstes Mittel die Konservierung und Überlieferung von Kommunikationsinhalten ermöglichte.
- *Hören*. Aus den Zeichen und Gesten entwickelten sich *akustische* Signale, Rufe und Schreie, aus denen sich die mündliche Sprache entwickelte; viel später wurde diese unterstützt durch die Entwicklung von Kommunikationsträgern wie Schallplatte, Tonband und schließlich durch elektronische Datenträger (EDV, Computer).
- *Berührung*. Nicht vordergründig, aber von großer Bedeutung ist auch die *Kinästhetik* (griech. kinesis = Bewegung). Sie spielt bei Blinden eine große Rolle (Blindenschrift, Zeichensprache) und natürlich auch bei Liebenden, deren intensivste Kommunikation oft „wortlos und ohne große Gesten" stattfindet.

An der *zwischenmenschlichen Beziehung* sind demnach Sprache, Mimik und Gestik sowie der emotionale Gehalt einer Aussage ausschlaggebend.

Interaktion. Den wechselseitigen *Ablauf von Mitteilungen* zwischen zwei oder mehreren Personen bezeichnet man als Interaktion bzw. Interaktionsprozeß. Darin spielt auch die sog. *Metakommunikation* eine Rolle: Kommunikation über Kommunikation, d.h., die Kommunikation selbst wird zum Gegenstand der Kommunikation (Einüben von Gesprächsverhalten S. 463ff.).

Die Kommunikation ist individuell, wie sie auch *sozial* ist: sie beinhaltet immer auch **Beziehung**, darin ist sie Beziehungsprozeß und Lebensprozeß. So formuliert Martin Buber: „Alles wirkliche Leben ist Begegnung."

Gesundheits- und Krankenpflege ist somit als Interaktion zwischen Menschen (Pflegeperson – Patient) ein Prozeß des Lebens – Beziehungspflege. Sie umfaßt das *Ich/Selbst* (individuelle Ebene von Pflegeperson und Patient) wie auch das Gegenüber, das *Du* (soziale Ebene der Beziehung).

Siehe auch S. 87f. u. 121ff.

14.1. Beeinflussende Faktoren

Sprache als wichtigstes menschliches Kommunikationsmittel ist ein höchst vielschichtiges Medium und wird deshalb auch von entsprechend vielen Faktoren beeinflußt (Abb. 14.**1**).

14.1.1. Biophysiologische Faktoren

Entwicklungsphysiologisch betrachtet, spielt die Sprache eine sehr große Rolle. Der *Embryo* im Mutterleib nimmt Geräusche wahr und antwortet darauf mit Bewegung. Der *Säugling* gebraucht als Vorstufe des Sprechens das Lallen. „Sich selber hören können" ist in dieser ersten Lebensphase sehr wichtig. Das kleine Kind ahmt die selber produzierten Lall-Laute nach –

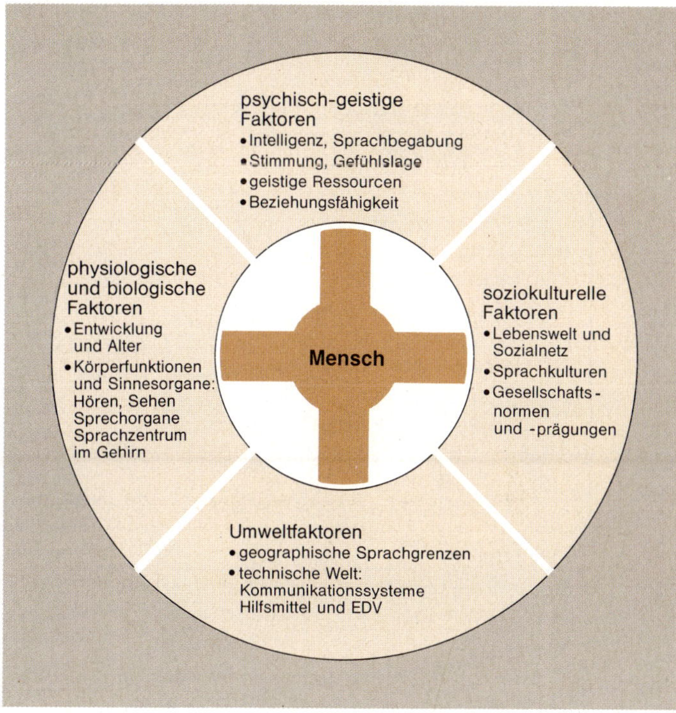

Abb. 14.1 Einflußfaktoren auf das Kommunizieren.

alle Kinder aller Erdteile gebrauchen die gleichen Laute. Auch Kinder, die nicht hören können, beginnen zu lallen, hören dann aber wieder auf, weil sie sich nicht hören können. Für das *Schulkind* wird die Sprache zum wichtigsten Sozialisationsinstrument. Es vergrößert seinen Wortschatz durch Hören und Nachahmen. Der durchschnittliche *Erwachsene* hat schließlich in seiner Muttersprache einen aktiven Wortschatz von 3000–5000 Wörtern. Im fortgeschrittenen *Alter* nehmen alle Sinnesorgane ab, wodurch auch das Feld der Kommunikation eingeschränkt wird.

Die **körperlichen Faktoren**, welche die Sprache beeinflussen, sind vielfältig; man könnte von einem eigentlichen *Sprachorganismus* sprechen:

- *Das Wort.* Es ist mehr als eine Abstraktion, es ist höchste psychisch-geistige Tätigkeit (s. unten).
- *Beziehungsmittel.* Gemeint sind damit alle Möglichkeiten, die dem Aufbau der Rede dienen. Das sind Tätigkeiten wie Wahrnehmen, Sprachverständnis, Begriffs- und Sprachbildung, Sprachbesitz, sprachliches Denken, Sprachverwendung u. a.,
- *die Sprache* (und dazu gehören auch alle sprachverwandten Tätigkeiten wie Lesen, Schreiben, Rechnen) ist eine der wichtigsten Funktionen des Zentralnervensystems (ZNS), der sog. Sprachregionen oder Sprachzentren. Sie liegen normalerweise in der linken Großhirnhemisphäre, von wo aus sie gemeinsam mit anderen Bewußtseinszentren die Lautbildung koordinieren und kontrollieren = *Sprachsteuerung*.
- *Sprechmittel.* Sie umfassen den Stimmapparat, der die *Formgebung* der Sprache, das *Sprechen*, ermöglicht. Das Sprechen ist geprägt vom Strömen der Atmung (Atemgebung), vom Kehlkopf (Stimmgebung und Klangbildung), von Mundhöhle und Lippenverschluß (Sprachformung) sowie von der oben erwähnten Sprachsteuerung (Abb. 14.**2**).

Erkrankungen in allen diesen Bereichen führen zu Behinderung der Sprache bzw. des Sprechens.

Eng mit dem Sprechen/der Sprache verbunden sind

- *Bewußtsein* – Sprache ist vom Bewußtsein abhängig, umgekehrt ist das Bewußtsein auf

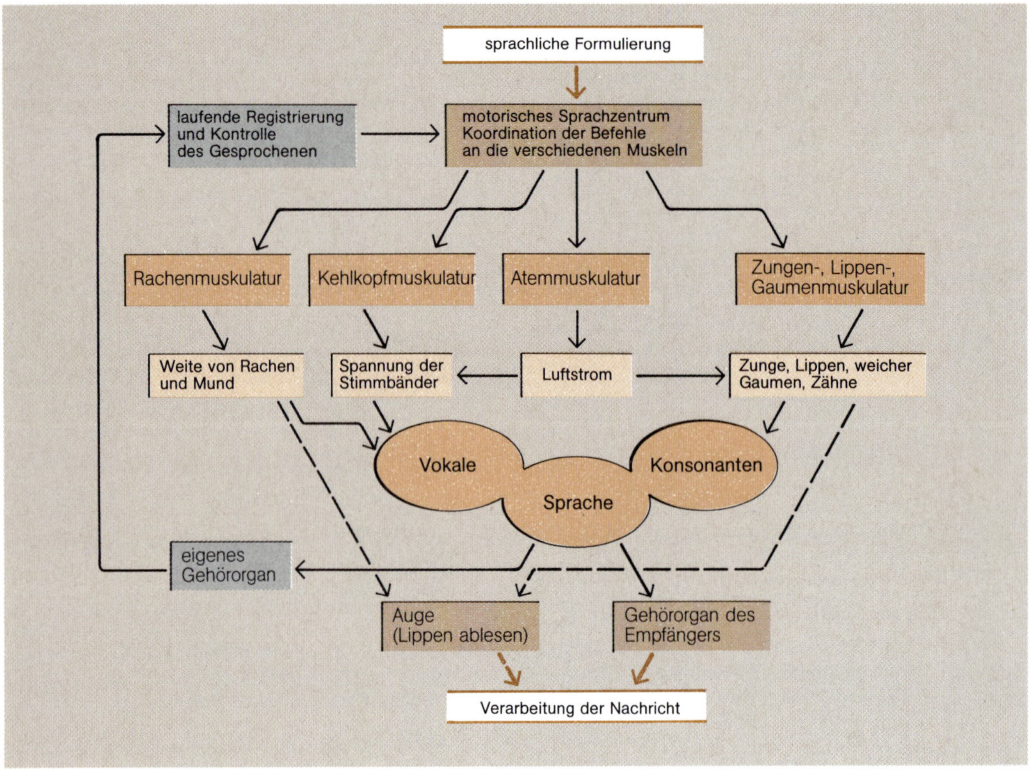

Abb. 14.**2** Zusammenwirken der am Sprechen beteiligten Organe.

die Sprache angewiesen, um sich auszudrükken. Die Bewußtseinszentren liegen, wie die Sprachregion, im ZNS (Bewußtsein S. 131);

- *Bewegung und Ausdruck des Körpers* – „alles spricht mit". Mimik und Gestik unterstützen das gesprochene Wort, werten es ab oder verändern seinen Sinn.

14.1.2. Seelisch-geistige Faktoren

Die *Intelligenz* bestimmt weitgehend den Umfang des zum täglichen Gebrauch notwendigen Sprachschatzes. *Denken* und *Lernfähigkeit* stehen in unmittelbarem Zusammenhang damit (S. 436f.). Die *Stimmung* drückt sich sowohl in der *verbalen Sprache* aus – Sprechweise, Sprechrhythmus, Stimmqualität – wie in der *averbalen* – Gestik, Mimik, Blickkontakt, Körperkontakt, Körpersprache. Die Sprache selbst spricht davon:

- Es verschlägt einem die Sprache, oder es bleibt einem der Ton weg.
- Die Worte sprudeln und überschlagen sich. Der Schwätzer fabuliert = erzählt phantastisch ausgeschmückte Geschichten, die meist nicht wahr sind (der hirnorganisch Erkrankte konfabuliert; der jeweilige Gedankengang ist unterbrochen durch meist zufällige bezuglose Einfälle).
- Der Begeisterte redet mit Händen und Füßen; der Traurige bleibt stumm wie ein Fisch.

Die **geistige Dimension** ist von noch entscheidenderer Bedeutung. Denn das Wort ist etwas vom *menschlichen Geist* Gebildetes, Benutztes und Erfaßtes und somit Ausdruck jener geistigen Initiative, die *aktive Impulse* (S. 38) zu setzen vermag (verstehen, erkennen, denken, sprechen). Das Wort enthält Leben, es vermag die innere mit der äußeren Wirklichkeit zu verbinden und hat daher eine beeinflussende und verändernde Kraft. Worte können

- beglücken, erfreuen, beschenken, aufrichten, segnen, wünschen;
- langweilen, traurig machen, weh tun, beschimpfen, niederdrücken, verfluchen, verwünschen.

F. Weinreb ist der Auffassung, daß nicht der Mensch in seiner körperlichen Erscheinung das

Wort macht, sondern das Wort zu ihm kommt aus seiner seelischen Verborgenheit. „Von dort wird es inspiriert. Der Spiritus ist doch eben der Geist. Also kann man sagen: ‚Es' spricht von dort. Doch nicht nur ‚spricht es sich', so ‚schreibt es sich auch' und ‚tut es sich auch'. Denn das Gesetz der Dualität (Polarität) gilt auch hier... Nichts ist nur kausal, es gibt auch das Unmeßbare, das Unermeßliche." Dieses Unermeßliche ist erfahrbar und spürbar und meint jene inneren *Ressourcen*, die als ordnende, organisatorische, koordinierende Kraft die eigentliche Mitte des Menschen ausmachen.

Diese Seinsmitte meint auch B. Staehelin, wenn er von der „zweiten Wirklichkeit" spricht, oder Martin Buber, der in einem seiner Bücher schreibt: „Wenn ich Du sage, dann strömt die wirkende Kraft, das Werk entsteht, und die Gestalt, die mir entgegentritt, kann ich nicht beschreiben, nur verwirklichen kann ich sie." Konkret verstanden heißt das für uns als Pflegende: Wenn ich „Du" sage, „Du" als *In-Beziehung-Treten* zum Beruf, zur Pflege, die ich gebe, zum Menschen, an dem und mit dem ich arbeite, wenn ich wirklich „Du" sage, dann *geschieht die angemessene Pflege* („Du" selbstverständlich nicht als Anrede, sondern als Haltung und Einstellung der Zuwendung verstanden). Das ist ein uraltes Wissen, das wir uns wieder neu zunutze machen sollten. Es geht um das Sowohl-Als-auch: *um die Integration von außen* (handeln, machen, haben) *und von innen* (sein, ruhen, lassen) als Selbstverwirklichung im Sinne von „sich selbst hineinbringen": Ich pflege, spreche (mich aus) als der Mensch, der ich bin (Persönlichkeit und Person S. 33ff.).

14.1.3. Soziokulturelle Faktoren

Die *Welt*, in der wir leben (Kap. 1), ist vielschichtig in ihren Ausdrucksformen und ebenso vielschichtig in ihrer Rückwirkung auf den Menschen. Daran ist zu denken, wenn man von der Schwierigkeit der *internationalen Verständigung* spricht. Man ist eben vorerst nur so weltoffen, wie man von den vielen Institutionen (auch die Familie ist eine Institution) einer Gesellschaft erzogen wurde. Und man kann die Bewohner anderer Länder nur mit den eigenen Augen sehen. Verständigung entwickelt sich aus der Art und Weise der Einbindung in das Sozialnetz, und Verständigungsschwierigkeiten haben eben auch hier ihre Wurzeln.

Der Umgang mit *fremdsprachigen Patienten* ist darum nicht nur vom Verstehen einer Fremdsprache abhängig, sondern ebenso sehr vom Maß der Offenheit gegenüber der Welt, der Kultur und der Andersartigkeit anderer Menschengruppen, die wir so gern als *Fremde* bezeichnen. Als Fremde erfahren wir auch Menschen, die – obwohl sie die gleiche Sprache sprechen wie wir selbst – *anders* sind als wir; z.B. weil sie einen kleineren Wortschatz haben, weniger gebildet sind in ihrer Wortwahl usw. Danach werden Menschen auch eingestuft; so gibt es das Broken-home-Milieu, das bürgerliche oder das intellektuelle Milieu. Diese Prägung beeinflußt auch die Art und Weise, wie jemand sein Krankwerden erfährt und mitteilt, sowie auch die Art und Weise, wie die Pflegenden diese Mitteilung entgegennehmen, verstehen, reflektieren und darauf antworten (Selbstbild und Interaktion S. 36, Krankheitsverarbeitung S. 67ff.).

14.1.4. Umgebungsfaktoren

Sie sind eng mit den soziokulturellen Faktoren verknüpft, weshalb wir eigentlich besser von *humanökologischen* Faktoren sprechen sollten. Von Bedeutung ist in diesem Zusammenhang auch der *technische* Bereich der Kommunikation. Zunehmend ist unsere Welt – und unser Leben in dieser Welt – geprägt

- von *Kommunikationssystemen*, die möglichst viel Information in möglichst kurzer Zeit verarbeiten,
- von *Maschinen*, die durch die Verwendung von Informationen ihre Arbeitsweise den wechselnden Bedingungen anpassen können (Kybernetik). Aus diesen Maschinen haben sich schließlich unsere hochmodernen Computeranlagen entwickelt.
- Die *elektronische Datenverarbeitung* (EDV) hat im Krankenhaus Eingang gefunden. Dies ist auch richtig so, denn der gestiegene Informationsfluß kann ohne EDV nicht mehr optimal gelenkt und verarbeitet werden. So müssen sich auch unsere pflegespezifischen Organisations- und Kommunikationsmittel den veränderten Bedürfnissen anpassen. Die Entwicklung der Pflegeplanung gehört dazu.
- Das angebrochene *Informationszeitalter* konfrontiert uns mit Begebenheiten und mit einer Sprache, die wir zu akzeptieren, notfalls zu lernen haben. Die Informatik holt uns ein, ob wir es wollen oder nicht. Veränderun-

gen zeichnen sich auch in den Ausdrücken unserer Kinder ab. Die „Gassensprache" ist immer auch ein Zeitbarometer (Tab. 1.**1**), d.h., sie spiegelt den Zeitgeist und die Zeitströmungen:

- „Du hast wohl nicht alle Tassen im Schrank", hieß es zur Zeit unserer Urgroßmutter, deren Umfeld vor allem die Küche war.
- „Du hast ein Rädchen locker" oder „eine Schraube zu viel" – das ist die Sprache des auslaufenden Maschinenzeitalters.
- „Du hast deine Bits durcheinandergebracht" oder „da ist einer falsch programmiert" sind Sprachbilder der Kinder des Informatikzeitalters.

- Das *System Krankenhaus* (soziales System des Handelns) kann sich von der Entwicklung anderer Systeme nicht distanzieren. Die Zusammenhänge informationsverarbeitender Systeme untereinander zu erforschen, ist das Gebiet der *Kybernetik* (S. 6).

Für die Krankenpflege gilt es heute, sich mit den Chancen und Gefahren moderner Kommunikationsmittel auseinanderzusetzen. Ablehnung wird uns nicht weiter führen, unkritische Übernahme uns zu „Sklaven der Technik" machen. Konkret heißt das:

- Der Computer ist ein *Instrument*, nicht mehr und nicht weniger.
- Der Computer kann die Pflege und den direkten *zwischenmenschlichen* Kontakt, die physische und psychische Zuwendung zum Patienten, *nicht* ersetzen.
- Der Computer kann *Standardpläne* speichern (die wir ihm aber erst einmal eingeben müssen). So können dann z.B. die „Pflegemaßnahmen für die Dekubitusprophylaxe" über den Bildschirm abgerufen werden; aber nach wie vor sind es die Schwestern und Pfleger, welche die Entscheidung für die Auswahl treffen und die schließlich am Patienten die entsprechenden Maßnahmen vornehmen.
- Steuermann oder Steuerfrau ist und bleibt auch in der modernsten Technologie der *Mensch*; somit steht und fällt jede Kommunikationskette mit dem Medium Mensch und *Individuum*. Er ist und bleibt auch im Computer- und Standardzeitalter der einzige Vermittler einer individuellen Pflege.

14.2. Beobachten der Kommunikation

Das Beobachten der Kommunikation hängt weitgehend von unseren eigenen Kommunikationsmustern und Wertungen ab. Wir hören und sprechen auch als die, die wir sind.

Wenn wir die übliche Alltagssprache beobachten, wird uns sehr rasch bewußt, wie unser Sprechen fast ausschließlich *außen* ist bei Themen wie Sport, Auto, Tagesgeschehen, Wetter usw. Wann spricht der Mensch schon von sich selbst, von *seinem Innern*? So sind wir zwar geübt, ein Gespräch über das Tagesgeschehen in Gang zu bringen oder darauf zu hören; aber es fällt uns schwer, das Individuelle, Persönliche anzusprechen oder zuzulassen, z.B. Aussagen wie „deine Augen sind heute so traurig (oder lustig)", „du gehst heute so bedrückt". Wenn wir die Sprache anderer beobachten wollen, müssen wir uns unserer eigenen Verhaltensmuster etwas bewußter werden.

Die wichtigsten Beobachtungsinhalte:

14.2.1. Sprache und Kranksein

Menschliches Befinden artikuliert sich in der Sprache, es spricht sich aus. Auf dieses „Es" als etwas Unbestimmtes, Mächtiges, sind wir bereits bei den seelisch-geistigen Beeinflussungsfaktoren gestoßen. Wir begegnen ihm wieder in der Sprache des Kranken. Was ihn plagt, kann er oft nur unklar und unbestimmt ausdrücken:

- *Es* tut weh, *es* beißt, *es* brennt, *es* kribbelt.
- *Es* hat sich etwas verändert, *es* ist einem so elend usw.

Noch etwas fällt auf: Der Kranke gebraucht im Beschreiben des Krankseins die Dimension des *Habens* und *Machens*:

- Er *hat* Flecken bekommen, sie *hat* Bauchweh.
- Das Bein *tut* weh und der Fuß *macht* Beschwerden usw.

Es sind die körperlichen Sinne, die sich zuerst

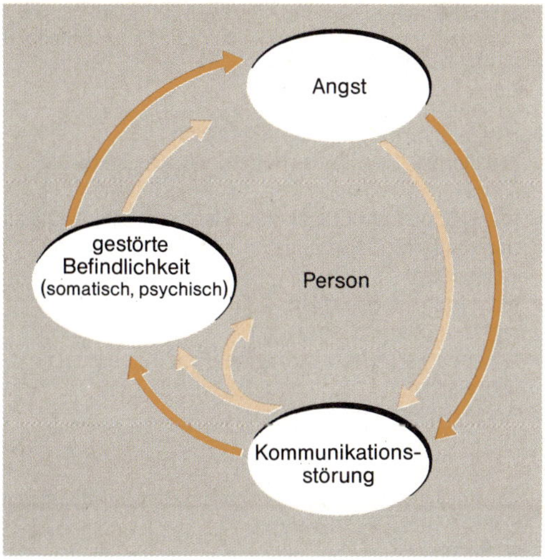

Abb. 14.**3** Wechselwirkung von gestörter Befindlichkeit und Kommunikation.

melden, das naturhafte Körpergefühl: Ich habe einen Körper, der nicht mehr richtig funktioniert. Das löst Angst aus.
Angst beeinflußt die Kommunikation und erschwert sie. Dies wiederum wirkt auf die Befindlichkeit und umgekehrt. Diese Wechselwirkung ist aus Abb. 14.**3** ersichtlich.

14.2.2. Sprache und Beziehung

Nach Watzlawik werden in jeder Kommunikation sowohl *Inhalte* vermittelt (erste Ebene) als auch *Beziehungen* gestiftet (zweite Ebene): *Ich* sage zu *dir etwas* in einer *bestimmten Situation*.

- *Ich* und *Du* – Beziehungsebene,
- *Etwas* und *Situation* – Inhaltsebene/Situationsebene.

Die *Übereinstimmung* oder *Diskrepanz* zwischen dem Inhalts- und Beziehungsaspekt einzelner Mitteilungen gibt Auskunft über die Eindeutigkeit einer Kommunikation. So könnte z.B. die Krankenschwester einer Patientin freundlich lächelnd mitteilen, daß sie morgen für die Brustamputation auf dem Operationsprogramm steht. Das kann sehr irritierend auf die Patientin wirken. Ganz anders wäre es, wenn die Schwester z.B. durch eine nachdenkliche, einfühlsame Haltung ihre Betroffenheit zum Ausdruck bringen würde; dadurch erst könnte die Patientin selber individuell – und der Situation entsprechend – reagieren.

Ein anderes *Beispiel*: Die Pflegeperson fragt den Kranken: „Wie geht es Ihnen?“, hat aber nicht die ernstliche Absicht, eine Antwort anzuhören. Der Patient hört die Worte, spürt aber am Tonfall und sieht an der Geschäftigkeit, daß sein Befinden „nicht gefragt ist“. Er weiß nicht, wie er reagieren kann; er sitzt wie in einer Falle.
Man spricht von einer *Beziehungsfalle*, wenn die nonverbale Sprache der verbalen widerspricht. Eine so gestellte Frage kann weder beantwortet werden, noch kann der Patient sie einfach ignorieren, indem er sich abwendet, fortgeht o.ä., da er ja evtl. ans Bett gefesselt in seiner Situation als Kranker ausgeliefert ist. Sein Vertrauensverhältnis leidet. Wiederholen sich derartige Vorkommnisse, entstehen Aggression und Rückzug aus der Beziehung.
In beiden Beispielen wird sichtbar: mehr als das *Was* wirkt das *Wie* einer Mitteilung.
Die *Kommunikationsfertigkeit* einer Pflegeperson darf deshalb nicht dem Zufall überlassen werden, sondern muß als Teil einer eigenständigen und verantwortlichen Berufsqualifikation gelernt und eingeübt werden.
Zu den *vier Anteilen* einer Mitteilung sagt E. Grond:

- Der *Sender* verschlüsselt seine Mitteilung mit Worten und Körpersprache.
- Die *Mitteilung*, Nachricht oder Botschaft setzt sich aus den folgenden Aspekten zusammen:
  - inhaltliche Sachebene: was mitgeteilt wird,
  - Beziehungsebene: wie es mitgeteilt wird,
  - Appell: was der Sender bewirken will,
  - Selbstoffenbarung: wie sich der Sender fühlt.
- Der *Empfänger* muß fähig sein, die Botschaft zu entschlüsseln.
- Die *Rückmeldung* (Feedback) hilft Kommunikationsmißverständnisse zu klären, wenn der Empfänger mitteilt, was er verstanden hat.

Typische Störungen – sowohl beim Empfänger wie beim Sender sind aus Tab. 14.**1** ersichtlich.

14.2.3. Sprache und Körper

Nach Grond hat die *nonverbale Körpersprache* in der Pflege folgende Bedeutungen, die den Beziehungsprozeß wesentlich beeinflussen: Sie

- *vermittelt Sachverhalte*, indem sie

Tabelle 14.1 Störungen des Informationsflusses beim Sender bzw. Empfänger

Störungen beim Sender: Pflegepersonal	*Störungen beim Empfänger:* Patient
• mißverständliche Anweisung • eigene Unsicherheit • Angst vor Fragen des Patienten • Gleichgültigkeit • Unterschätzung des Informationsbedürfnisses des Patienten • falsche Erwartungen („er weiß es schon" oder „er versteht es doch nicht") • unsystematisches, ungeordnetes, unklares Sprechen • fehlende Beziehung • Zeitdruck • Machtanspruch	• Hörbehinderung, geistige Passivität • emotionelle Lage (Angst, Hoffnung, Wünsche, Ärger) • mangelnde Aufmerksamkeit oder Interesselosigkeit • ungünstige äußere Umstände (Lärm oder andere Ablenkung) • nicht wahrhaben wollen • nicht zuhören wollen (Trotz) • falsches Verstehen, weil keine Rückfragen ermöglicht werden • Angst, Rückfragen zu stellen
Störungen beim Sender: Patient	*Störungen beim Empfänger:* Pflegepersonal
• Unfähigkeit, sich auszudrücken, Sprachbehinderung, Aphasie • versteckte Äußerungen • Angst vor der Antwort • Angst vor der Autorität, fehlende Beziehung • falsche Erwartungen („man versteht mich doch nicht") • Hemmungen, Scham- und Schuldgefühle • Regression, Depression • Aggression	• Interesselosigkeit • keine Zeit haben, sich keine Zeit nehmen • fehlende Beziehung • nicht zuhören können • stereotype Antworten (leer, nichtssagend) • fehlende Echtheit • fehlende Rückfragen (kein Feedback) • Entmutigung ausströmen durch Gesten oder Mimik

  - die verbale Sprache ersetzt (z.B. durch Laute wie ah, oh, hm, Räuspern),
  - das Gesprochene begleitend erläutert durch Lächeln, Kopf- und Handbewegungen;
- *vermittelt Einstellungen*:
  - Sympathie oder Interesse durch Vergrößerung der Pupillen, Blickkontakt, Nähertreten,
  - Wut und Zorn durch Drohgebärden, laute Stimme, Zurücktreten;
- *drückt Gefühle aus*:
  - Freude, Überraschung, Furcht, Trauer, Ärger, Abscheu, Interesse, Verachtung werden durch Mimik, Gestik, Körperhaltung und Stimmqualität ausgedrückt.
  - Angst zeigt sich z.B. wie folgt:
    im Tonfall der Stimme: leise, gepreßt,
    im Gesichtsausdruck: gespannt, weite Pupillen,
    in der Haltung: starr, angespannt,
    in Gebärden: Umfassen von Gegenständen,
    im Blick: kurz, abgewendet,
    im Geruch: infolge Schweißausbruchs;
- *ermöglicht und erhält Beziehung*, erschwert oder erleichtert sie. Immer wirkt Unausgesprochenes mit. Beispiele:
  - Die Körpersprache verrät *Übertragungsphänomene*. Der Kranke wiederholt unbewußt mit mir die Beziehung zu seinen früheren Bezugspersonen, er behandelt mich wie eine von diesen (Übertragung). So, wie er mir begegnet, löst er in mir Empfindungen aus, so daß er mich an eine Person aus meinem Leben, z.B. an meine Mutter, erinnert (Gegenübertragung).
  - Die Körpersprache verdeutlicht *Statusgefälle*: Der Statushöhere sitzt eher zurückgelehnt mit asymmetrischer Körper- und Armhaltung und entspannt, der Statusniedere aufrecht und gespannt. Die Pflegeperson steht, der Kranke liegt usw.
  - Mit der Körpersprache drücken wir Distanzbedürfnisse oder Sympathie aus. Wenn ein Pflegender Sympathie oder An-

tipathie zum Kranken entwickelt, verändern sich seine Sprechweise und Haltung.
- Wenn ein Kranker seine Angst verbergen möchte, so sickert sie unausgesprochen durch; wir können sie gleichsam sehen oder doch spüren.

Da die Körpersprache weniger von der Situation abhängig ist als Worte und weniger zu steuern oder zu unterdrücken ist, ist sie echter, wahrhaftiger, aussagekräftiger und eindeutiger für die Beziehung.

Tabelle 14.**2** Deutung der Sprechweise (aus E. Grond: Altenpflege 1985, H. 10)

	Freude	Trauer	Erregung	Ausgeglichenheit
Tonhöhe	hoch	niedrig	unterschiedlich	mittel
Melodievariationen	stark	gering	stark	mittel
Tonhöhenverlauf	erst auf, dann ab	abwärts	stark auf und ab	gemäßigt
Klangfarbe Obertöne	viele	weniger	kaum	eher mehr
Tempo	schnell	langsam	mittel	mittel
Lautstärke	laut	leise	stark schwankend	mittel
Rhythmus	ungleichmäßig	gleichmäßig	unregelmäßig	gleichmäßig

Tabelle 14.**3** Deutung der Körperhaltung (aus E. Grond: Altenpflege 1985, H. 10)

	Körperhaltung	Mögliche Deutung
Arme	verschränkt	Selbstschutz
	sich umfassen	Rückzug
	die Taille festhalten	Angst
	Achselzucken	Hilflosigkeit
	Handflächen nach außen	Hilflosigkeit
Beine	übergeschlagen	Selbstschutz, Rückzug
Rumpf	steif	unterdrückte Angst
	schlaff, unbeweglich	Hilflosigkeit

Deutung der nonverbalen Sprache

Wer gelernt hat, Körperhaltung und Sprechweise zu verstehen, für den sind sie ein ergiebiges Informationsmaterial. Die in Tab. 14.**2** und 14.**3** sowie Abb. 14.**4** zusammengefaßten Deutungen geben dazu einige Impulse.

14.2.4. Kommunikationsstörungen

„Einzelne Störungen der Kommunikation finden sich in jedem Gespräch, sind also nicht auf gestörte Beziehungen beschränkt. Allerdings ist das Ausmaß gestörter Kommunikationsabläufe bei Beziehungskonflikten wesentlich höher als bei harmonischen Beziehungen. Gesunde, tragfähige Beziehungen sind gekennzeichnet durch Vielfalt und Flexibilität des Kommunikationsverhaltens der einzelnen Gruppenmitglieder. Gestörte Beziehungen zeigen starre, sich in verschiedenen Variationen wiederholende Kommunikationsmuster. Je emotional belastender und schwieriger eine Gesprächssituation ist, desto größer ist die Wahrscheinlichkeit, daß die am Gespräch beteiligten Personen unklar, mißverständlich und teilweise widersprüchlich miteinander kommunizieren" (Buddenberg 1986).

Wir kennen solche Störungen und festgefahrene Kommunikationsmuster zur Genüge, wenn wir z. B. an das Stichwort „Einführen von Neuerungen" denken oder daran, wie schwierig es ist, in einem funktionalen System über „ganzheitliche Pflegekonzepte" zu diskutieren. Auch **behinderte Menschen** entwickeln, je nach ihren Erfahrungen, oft charakteristische Kommunikationsmuster. Drei der wichtigsten *Problemkreise* sind:

- *Schwerhörigkeit und Sehbehinderung als Kommunikationsbarriere.* Schwerhörigkeit ist eine sich sozial negativ auswirkende Behinderung. Schlechtes Sprachverständnis führt zu falscher Interpretation, zu Mißtrauen und zu gegenseitigem Fehlverhalten: Der Schwerhörige tut, als ob er versteht, was beim Gegenüber Ungeduld auslöst. Sehbehinderte können häufig die Umgebung und den Kontext nicht wahrnehmen, wodurch die spontane Reaktions- und Kommunikationsfähigkeit erschwert ist.
- *Information über die Behinderung.* Behinderte haben oft Probleme in der Steuerung der Information. Sie stehen immer neu vor der Frage, was, wieviel sie sagen, wen und wie sie über ihre Behinderung informieren wollen/können.
- *Dissimulieren (Verheimlichen) der Behinde-*

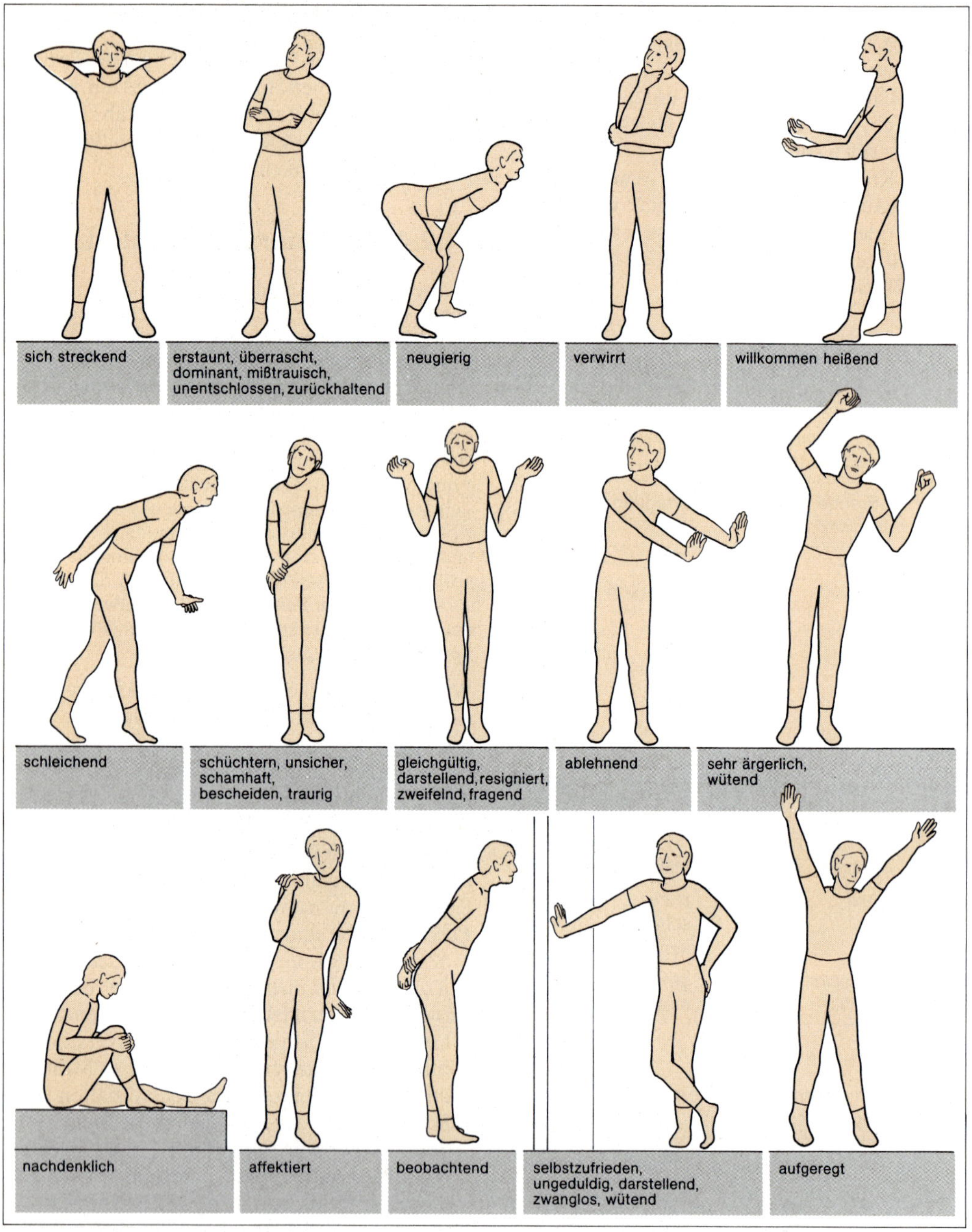

Abb. 14.**4** Deutung sprechender Haltungen (nach Grond). Die Haltung muß immer im Zusammenhang mit der Mimik gesehen werden.

rung. Eine als „Stigma“ empfundene Behinderung wird, wenn sie nicht offensichtlich ist, versteckt. Behinderte setzen u. U. viel Energie ein, damit ihr Anderssein nicht gesehen, nicht erkannt, nicht registriert wird. Andere versuchen über das Maß der Behinderung *hinwegzutäuschen*.

Bei der *Pflegeplanung*, insbesondere bei der Situationseinschätzung und Problemanalyse bei Behinderten, sind diese Aspekte mit zu berücksichtigen.

14.2.5. Sprachstörungen

Aphasie ist die Störung oder der Verlust der Fähigkeit, Sprachsymbole zu gebrauchen und/oder zu interpretieren.

Die *Ursache* liegt in einer Schädigung des ZNS (Abb. 14.**5**), z. B. durch Schädel-Hirn-Verletzungen, Hirntumoren, -abszesse, -gefäßerkrankungen (Hemiplegie) sowie durch entzündliche oder degenerative Hirnkrankheiten.

Einteilung der Aphasie:

- *Globale* oder *totale* Aphasie. Der Patient versteht nur wenig von der gesprochenen Sprache. Er kann weder lesen noch schreiben und produziert nur wenige Laute, die sich oft wiederholen (Perseveration, z. B. jajaja).
- *Gemischte* Aphasie. Der Patient kann sich etwas verständlich machen. Sprachverständnis und Sprachproduktion sind aber massiv gestört. Einzelne Wörter können gelesen und geschrieben werden.
- *Motorische* Aphasie. Das Sprachverständnis des Patienten ist nur wenig beeinträchtigt. Das Sprechen ist mühsam, abgehackt, verstümmelt und bruchstückhaft (Telegrammstil). Lesen und Schreiben sind auch gestört (Alexie und Agraphie).
- *Sensorische* Aphasie. Der Patient leidet unter Verlust des Sprachverständnisses. Er spricht oft fließend, aber inhaltlich leer, d. h., man versteht nicht, was er sagen will, weil die meisten Hauptwörter fehlen und viele unwillkürlich aneinandergereihte Silben produziert werden (Jargon, z. B. dededingmachedede ...). Lesen und Schreiben sind möglich, aber beides ist unverständlich.
- *Amnestische* Aphasie. Das Sprachverständnis und das Aussprechen von Wörtern sind nur wenig gestört, es treten aber ausgeprägte Wortfindungsstörungen auf. Lesen und Schreiben gelingen fast fehlerlos.

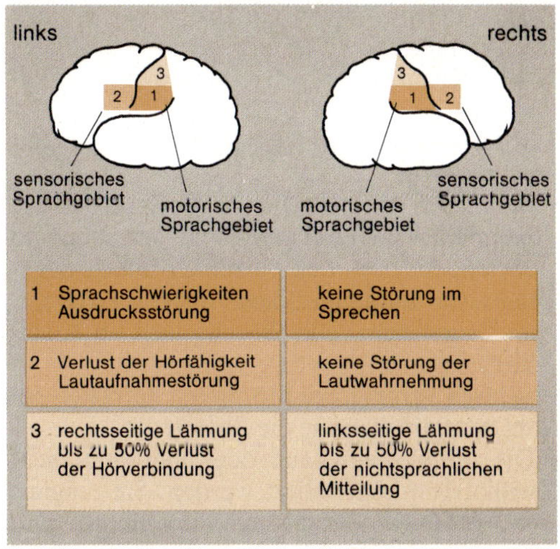

Abb. 14.**5** Störungen des Sprachorganismus bei Erkrankungen des Gehirns (Hemiplegie rechts oder links).

Häufige *Zusatzstörungen*:

- *Dysarthrie* – Lähmung oder Koordinationsstörung der Sprechmuskulatur;
- *Apraxie* – Störung im Ausführen von willentlichen Bewegungen oder Handlungen (unwillkürliche Bewegungen gelingen);
- *Hemianopsie* – Einschränkung des Gesichtsfeldes (eine Hälfte fehlt);
- *Perseverationen* – Wiederholungen infolge Haftenbleiben an Vorstellungen;
- sowie Störungen der Merk- und Konzentrationsfähigkeit, Leistungs- und Stimmungsschwankungen, rasche Ermüdbarkeit und Verlangsamung.

14.2.6. Sprechstörungen

Neben der Aphasie gibt es Sprechstörungen, die peripher, zentral oder psychogen verursacht sein können.

Periphere Schädigungen der Sprechorgane (Sprachwerkzeuge) können sein:

- *Heiserkeit* bis *Stimmlosigkeit* bei Entzündungen des Rachenraumes, bei Kehlkopferkrankungen sowie bei Lähmungen oder Tumoren, welche die Stimmbänder betreffen.
- *Erschwertes Sprechen* ist zu erwarten bei Anomalien des Mund-Nasen-Rachen-Bereichs sowie bei Lähmungen der Zungen- und/oder Mimikmuskulatur (häufig bei Hemiplegie). Auch ein trockener Mund und Atemprobleme wirken sich auf das Sprechen aus.

- *Undeutliches Sprechen* ist typisch bei schlechtsitzenden Zahnprothesen, zusätzlich verwaschen ist es bei Drogen- oder Alkoholabusus.

Zentral bedingt – typisch bei Kranken mit multipler Sklerose – ist die

- *skandierte Sprache.* Hier ist das Sprechen wie beim buchstabierenden Kind langsam und schleppend, bei den einzelnen Silben abgehakt oder durch merkliche Intervalle voneinander getrennt. Die Störung liegt im Kleinhirn.

Psychisch verursachte Störungen betreffen sowohl das *Sprechen* wie die *Stimme*:

- Die *Stimme* kann kaum oder überhaupt nicht willkürlich kontrolliert werden. Sie reagiert wie ein Seismograph auf *Stimmungen* und Gestimmtheit. Emotionen (Ärger und Zorn wie Freude und Betroffenheit) sind leicht ablesbar. Die Auswirkungen betreffen den *Klang* (ängstlich, verhalten, schrill, gepreßt) oder die *Fülle* (leise, laut, monoton vibrierend).
- Die *Sprache* kann zögernd, stotternd, unklar werden oder gar ganz verlorengehen (Verlust der Stimme, Sprachlosigkeit).

14.3. Gesundheit und Beziehung

„Der Mensch von heute weiß kaum noch, was eigentlich Begegnung ist, obwohl er täglich und stündlich Begegnungen unterworfen ist. In seiner Schnellebigkeit und Ichbezogenheit ist sein Organ für die feinen und groben Dinge, die ihn umgeben, die auf ihn zukommen, die ihn berühren, ihn manchmal umstoßen oder von ihm wegstreben, verkümmert. Er registriert sie vielleicht noch im Unterbewußtsein, sie werden ihm aber nicht mehr zum Erlebnis.

Wir sind begegnungsunfähig geworden, weil wir achtlos geworden sind. Wir deuten die Begegnungen und Erlebnisse nicht mehr, und so wird ein großer und vielleicht der wichtigste Anteil unseres Daseins bedeutungslos für uns. Baalscham Tow sagte einmal: ‚Wehe! Die Welt ist voller gewaltiger Lichter und Geheimnisse, und der Mensch verstellt sie sich mit seiner kleinen Hand.'

Der Jedermann lebt sein kleines, für ihn so wichtiges Leben, ein Leben voller Bedürfnisse, Sehnsüchte, Forderungen, Drang nach Geltung und Genuß. Was weiß er eigentlich wirklich von sich selbst, und was weiß er von denen, die näher oder ferner um ihn herum sind, von seiner Familie, seinen Arbeitskameraden, seinen Untergebenen, seinen Vorgesetzten, seinen Freunden und Bekannten? Er sieht sie nur unter dem Aspekt seiner Person, mit den Brillengläsern seines Charakters, mit dem Kolorit und dem Wärmegrad seines gefühlsmäßigen Urgrundes. Vielleicht beklagt er sich, daß man ihn nicht verstehe, nicht recht achte und beachte, doch wird er sich selbst nie bewußt, wie fremd er eigentlich den anderen gegenübersteht."

Was der Arzt Wladimir Lindenberg beschreibt, ist der Alltag der Kommunikation und der Beziehung. Leben ist immer *Zusammenleben*, und man kann nicht *nicht* kommunizieren, auch nicht in unserer technischen Zeit, wo die Massenmedien und die Computerfaszination scheinbar Seele und Geist entthront und zu Funktionen physiologischer Reaktionsvorgänge degradiert haben, womit unweigerlich auch ein Verlust an Ehrfurcht vor dem Menschen einhergeht. Diese *Ehrfurcht* – man könnte sie auch als „Wahrnehmen dessen, was ist" bezeichnen – ist und bleibt aber die Grundlage für ein annehmbares Zusammenleben, sowohl im Beruf wie im Privatleben. Damit meine ich nicht einen Rückschritt in die Mentalität des „demütigen Dienens und Sichanpassens" (was uns ein belastetes und belastendes Frauenbild beschert hat), sondern die Rückbesinnung auf die *personalen Werte* (Person-Sein S. 33ff.), die, wenn sie bewußt gepflegt und eingeübt, auch als **professionelles Gesprächsverhalten** unserer Arbeit und unserem Zusammenleben förderlich ist.

Erich Fromm beschreibt in „Kunst des Liebens" eine Haltung der Liebe, die sich nicht einseitig *für* etwas oder jemanden – meist *gegen* sich selbst – einsetzt, sondern sich am Gesamt der Lebenswelt Ich und Du, Gott und Mensch (S. 23ff.) orientiert. Darin steht auch das Gebot „liebe deinen Nächsten *wie* dich selbst" und davon abgeleitet *„pflege deinen Nächsten wie dich selbst"*. Voraussetzung dafür, auf den Menschen zugehen zu können, ist die gesunde Selbstbejahung und Selbstentfaltung, die Entwicklung der Gesamtpersönlichkeit und darin die *Haltung*, die jeglicher *Planung* und *Handlung* zugrunde liegt (S. 116f.).

Das bedeutet: wissen, wer man selber ist; wissen, was in und aus uns reagiert.

Grundelemente einer tragenden Beziehung (Ausgangslage für jede helfende Beziehung, die nicht im Helfersyndrom oder im Burn-out-Syndrom stecken bleiben will) beschreibt Fromm als Fürsorglichkeit, Verantwortlichkeit, Respekt und Wissen.

- *Fürsorglichkeit.* Fürsorge ist Sorge für das Leben und das Wachstum dessen, was wir lieben. Diese Sorge kann einer Pflanze gelten, um die wir uns annehmen. Auf der Ebene unseres Berufs ist es die Sorge um den kranken Menschen, für dessen Wohlergehen und Schutz (vor Gefahren) wir uns einsetzen.
- *Verantwortlichkeit.* Die Fürsorge muß mit der Verantwortlichkeit gepaart sein. Verantwortlich sein, verstanden als Antwortgeben auf ausgesprochene und unausgesprochene Wünsche des Hilfsbedürftigen und Schwachen; nicht als Pflichterfüllung, sondern als Fähigkeit und Bereitschaft zum „Antworten" auf physische und psychische Bedürfnisse. Die Bedürfnisse eines anderen können wir aber nur dann richtig einschätzen, wenn wir ihn richtig sehen.
- *Respekt.* Dem eigentlichen Wortsinn nach heißt respektieren nichts anderes als „richtig sehen", den anderen so sehen, wie er ist, (vielleicht auch durch die Krankheit) geworden ist. Mehr darüber kann unter dem Stichwort *Scham* (S. 277 u. 490f.) nachgelesen werden. Dem Respekt fehlt jede Tendenz des Verfügens über einen anderen Menschen oder über das, was man von ihm weiß oder erfahren hat. Respekt macht eine Diskussion über die Notwendigkeit der Wahrung der **beruflichen Schweigepflicht** (das Berufsgeheimnis ist verankert in Artikel 321 des schweizerischen bzw. in Artikel 203 des deutschen Strafgesetzbuches [StGB]) überflüssig, da sie größte Selbstverständlichkeit ist. Am Schweigen- oder Nicht-schweigen-Können zeigt sich die Reife der selbständigen Persönlichkeit. Der reife Mensch weiß, worüber er zu schweigen hat, auch wenn keine gesetzlichen Vorschriften bestehen würden. Er kann aus sich selbst verantwortlich mit dem umgehen, was er in der Ausübung seines Berufes hört und sieht.
- *Solches Wissen* hängt stark mit dem Wissen um sich selbst, der Selbsterkenntnis und der Erkenntnis über das eigene Sein und Werden in dieser Welt zusammen. Wer sich selbst kennt und mit sich umgehen kann, ist der beste „Therapeut", die beste Schwester, der beste Pfleger für den Kranken – *und* für sich selbst.

Gesundheit steht und fällt mit dieser Ausgewogenheit der Wechselbeziehung zwischen individueller Entfaltung und sozialer Eingebundenheit. Drei einfache Regeln, die für den Alltag Leitlinie sein können:

- Auf sich selbst und andere bauen können.
- Für sich selbst und andere da sein.
- Mit sich selbst und anderen in Frieden leben wollen.

Fragen, die für den angemessenen Umgang mit sich selbst und andern hilfreich sein können (Schipperges 1988):

- Welchen Raum gebe ich meinen Gefühlen, und wie pflege ich sie, statt sie zu unterdrükken?
- Habe ich meinen schöpferischen Kräften genügend Entfaltungsmöglichkeiten gegeben, um mich dadurch zu verwirklichen?
- Wieviel Vertrauen setze ich in meine Fähigkeit zum Lösen von Problemen, und wie planmäßig gehe ich dabei vor?
- Wie kann ich mein Wohlbefinden in Gesellschaft anderer Menschen steigern, ohne sie auszunutzen?
- Fällt es mir schwer, für andere dazusein, und wann macht es mir Spaß?
- Vor welchen Konflikten laufe ich davon, statt weiter nach einem guten Kompromiß zu suchen?

14.4. Pflegeplanung: kommunizieren

14.4.1. Situationseinschätzung

Niveau, Art und Ausmaß der Kommunikation sind von allen Beteiligten abhängig. In der Beziehung Gesunder–Kranker, Helfender–Hilfesuchender ist es die Begleitperson, die sich anzupassen hat. Das gilt in bezug auf das Kommunikationsverhalten, die Wahl der Sprache, das Maß des Informationsangebots und den Einsatz eventueller Hilfsmittel. Untenstehende Checkliste kann als Hilfe zum Abschätzen des Kommunikationsbedürfnisses dienen.

14.4.2. Standardisierter Pflegeplan

Die **Ziele** sind ebenso vielfältig, wie die Störungen/Probleme und Ressourcen vielfältig sein können. Die Standardziele betreffen

- die *Atmosphäre*, in der sich die Kommunikation entfalten kann bzw. gefördert wird;
- *Unterstützung* und Hilfe bei Störungen;

Checkliste: kommunizieren

□ Kommunikation (Muttersprache)	□ verbale Sprache □ averbale Sprache □ Schreiben
□ Sinnesfähigkeit	□ Hören □ Sehen □ Riechen □ Tasten
□ seelisch-geistige Tätigkeit/Motivationen	□ Denken □ Erkennen □ Verstehen □ Reagieren □ Bewußtsein □ Orientierung □ Merkfähigkeit
□ Beziehungsfelder/Umwelt	□ Familie □ Freunde □ Mitpatienten □ Medien

Die folgenden Fragen dienen exemplarisch der Situationseinschätzung (S. 102ff.)

□ Die Sprach- und Ausdrucksgewohnheiten sind bekannt; Eigenheiten, Motivationen, Gewohnheiten, die für die Pflege von Bedeutung sind, sind in das Pflegeprotokoll aufgenommen, werden berücksichtigt

□ Hilfen für Kommunikationsverständigung (z.B. bei Fremdsprachigen) sind bekannt

□ Alle mit dem Kranken in Beziehung kommenden Pflegepersonen (und Hausdienst) kennen das Berufsgeheimnis (es wird auch in unseren „Berufsgesprächen" gewahrt und respektiert)

□ Der Kranke hat Gelegenheit, Beziehungen aufzunehmen, seine Gefühle auszudrücken. Seine Wünsche werden respektiert

□ Die Fähigkeiten und Grenzen der Sinnesorgane sind bekannt und in die Pflegeplanung mit einbezogen (Augen, Ohren, Tastorgane)

□ Die Ursachen und Auswirkungen von Ausdrucks- und Sprachstörungen sind bekannt, sie werden therapeutisch beachtet (z.B. Umgehen mit dem Patienten, Sprachtherapie)

□ Das Beziehungsnetz des Kranken ist bekannt; Angehörige (Familie, Freunde) sind in die Pflege integriert

□ Die soziokulturelle Situation (Beruf, Wohnort) und Lebensweise (Biographie) sind berücksichtigt

□ Soziale Probleme sind beim Sozialarbeiter angemeldet, entsprechende Problemlösungswege sind aus der Pflegeplanung ersichtlich

□ ......

□ ......

- *stellvertretende Übernahme* von fehlenden oder gestörten Funktionen innerhalb der Kommunikationskette.

Die **Pflegemaßnahmen** richten sich nach den vordergründigen Kommunikationsproblemen, z.B. hat Grond für *verwirrte Menschen* ein eigenes Pflegekonzept entwickelt. Es basiert auf dem Ernstnehmen der Körpersprache und der nonverbalen Signale, wodurch die Fähigkeiten des Fühlens, der Sinne, der Eigenaktivität gefördert werden – *Förderpflege bzw. Pflege als Anregung* und *Aktivierung*

- des *Fühlens* – die nonverbalen Gefühlsäußerungen ansprechen oder darauf antworten;
- der *Sinne* – Aktivierung durch Anregung:
  - motorisch durch Bewegungsübungen,
  - musisch durch Spielen, Malen, Tanzen,
  - taktil durch Berühren, Streicheln,
  - akustisch durch Hören von Musik,
  - visuell durch Augenkontakt, Brille prüfen, evtl. Lupe,
  - geruchlich mit Auswahl von Körperlotion, Toilettenwasser usw.

Die **Pflege** von Patienten, bei denen die Kommunikation besonders zu beachten ist, sind z.B.

- Patienten mit Störungen des Zentralnervensystems (Kap. 28) und/oder psychischen Problemen (Kap. 35);
- Patienten mit Erkrankungen oder Ausfall der akustischen (Kap. 30), der optischen (Kap. 31) oder kinästhetischen Fähigkeiten (Kap. 6 und Kap. 28);
- Patienten mit Störungen im Hals-Nasen-Ohren-Bereich (Sprechwerkzeuge, Kap. 30) oder im Atemsystem (Kap. 17).

Die **Bewertung** der Pflege setzt die Beurteilung der gegebenen Pflege voraus (Interaktion, Beobachtung, Analyse der Pflegeprotokolle), entsprechend den Schritten des Pflegeprozesses (Kap. 4).

Pflegemaßnahmen

14.5. Kommunikationshilfsmittel

14.5.1. Sprechhilfen

Hier sollen einige Hilfsmittel vorgestellt werden, die *sprach-* und *sprechbehinderten* Menschen, ihren Angehörigen sowie den Pflegenden eine Hilfe sein können. *Nicht* profitieren davon können Patienten mit einer vollständigen und einer sensorischen Aphasie.

Sprechtafel. Schwerkranke und Sterbende sollten nach Möglichkeit in der ihnen vertrauten Umgebung gepflegt werden. Um diesem Anliegen entgegenzukommen, entwickelte die Basler Gruppe „Shanti Nilaya" auf Anregung und in Zusammenarbeit mit E. Kübler-Ross eine einfache Sprechtafel, welche die Verständigung mit Kranken, die nicht mehr sprechen können, erleichtert (Abb. 14.**6**).

Mit Zahlen und Buchstaben sowie mit einfachen Wörtern und Symbolen aus dem täglichen Leben rund um das Krankenbett, die dem Kranken auf der Sprechtafel gezeigt und von ihm mit einer Augenbewegung oder einem einfachen Laut bestätigt werden können, soll die notwendige Kommunikation ermöglicht werden. Die Sprechtafel wurde als beidseitig bedruckter Kartonsteller so konzipiert, daß sie den jeweiligen Bedürfnissen angepaßt werden kann. Es werden z. B. leere, aufklebbare Felder mitgeliefert, die mit den individuell notwendigen Namen, Gegenständen usw. beschriftet werden können; damit werden die nicht gebrauchten Felder der Tafel überklebt. (Zu beziehen bei Frau A. Seeger, Oberdorf 30, CH-4458 Eptingen, zu einem Unkostenbeitrag von 8 sfrs.)

Communicator. Es handelt sich dabei um eine Schreibmaschine in Kleinstformat, die am Unterarm festgebunden oder um den Hals gehängt werden kann. Damit steht dem Sprechbehinderten ein Gerät zur Verfügung, auf dem er jederzeit Botschaften tippen kann (Geübte bringen es auf 10 Buchstaben in der Sekunde!). Das beschriebene Band kann abgerissen und dem Gesprächspartner gegeben werden. Der Buchstabentabulator ist so konzipiert, daß das Gerät auch von Spastikern benutzt werden kann: Die Tasten stehen weit auseinander.

Alltak. Dieses Gerät für Sprechbehinderte kann vom Benützer so programmiert werden, daß es mit seiner „menschlichen Stimme" sprechen kann. Es können ihm sehr einfache („für kleine Kinder") oder sehr differenzierte Programme eingegeben werden.

Ein Hilfsmittel für sprechunfähige Patienten ist auch das

elektronische Tastaturgerät. Über eine Leuchtschriftanzeige können Botschaften direkt übermittelt werden; auch bei diesem Gerät ist die Tastatur großzügig angelegt (Abb. 14.**7**).

Zum *Umgang* mit Sprechstörungen und Sprachverlust s. auch unter Kehlkopfoperation S. 830 ff. sowie Intensivpflege – Kommunikationsprobleme S. 983 f.

14.5.2. Hör- und Sehhilfen

Hören ist die wichtigste Voraussetzung sowohl für das Sprechenlernen wie für die Kommunikation.

Taube Menschen sind im höchsten Maße auf die averbale Kommunikation angewiesen und darauf, daß die Pflegeperson es versteht, sich verständlich zu machen und von den Lippen abzulesen. Mehr darüber und zu den *Hörhilfen* (Hörapparate usw.) auf S. 825.

Sehen bzw. Nicht-sehen-Können beeinträchtigt das ganze Feld der averbalen Kommunikation. Sie lesen darüber und über Sehhilfen auf S. 843.

14.6. Berufliche Kommunikation

Das gesprochene Wort ist wie ein abgeschossener Pfeil: wir holen ihn nie mehr zurück (india-

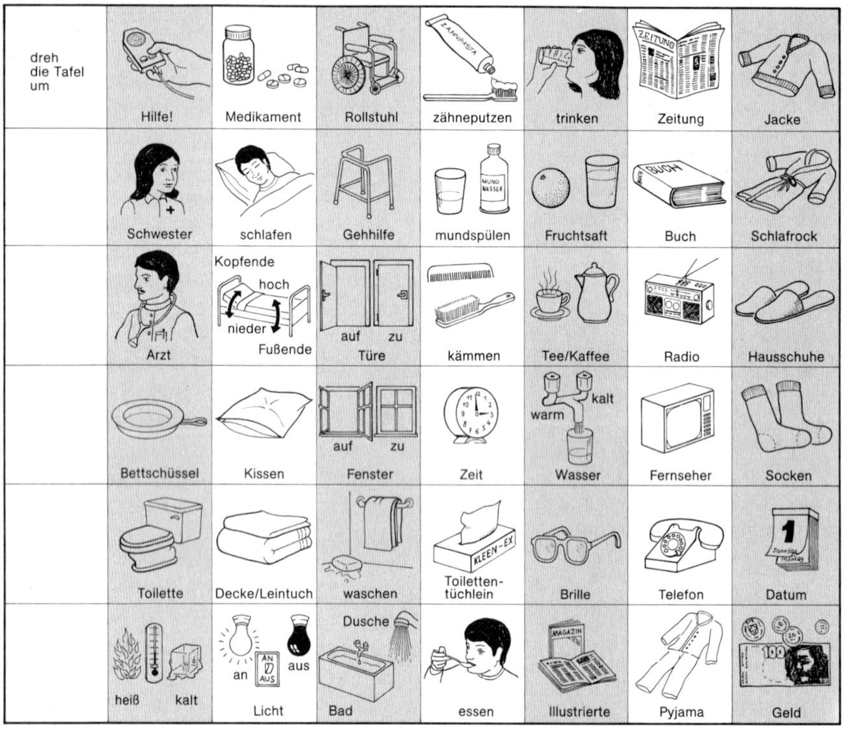

a

	0	1	2	3	4	5	6	7	8	9	
A	dreh die Tafel um	ich liebe dich	ja	schmerzt	waschen	pflegen	kratzen	nein	Doris	lies mir vor	Z
B	Schmerzmittel	es geht mir gut	Kopf	Mund	Kinn	Brüste	Gesäß	Arm	Willi	sprich mit mir	Y
C	Nasenspray	ich bin traurig	Stirne	Lippen	Ohren	Magen	Beine	Ellbogen	Ursula	ich bin müde	X
D	Ohrentropfen	laß mich nicht allein	Augen	Zähne	Nacken	Bauch	Knie	Hand	Edi	ich will schlafen	W
E	Augentropfen	ich habe Angst	Wange	Gaumen	Schulter	Vagina	Füße	Finger	Kurt	laß mich allein	V
F	Laxativ	es würgt mich	Nase	Zunge	Brust	Rücken	Zehe	Nägel	Christin	brauche Bewegung	U
G	an	aus	vorne	hinten	links	rechts	oben	unten	innen	außen	T
H	I	J	K	L	M	N	O	P	Q	R	S

die einzelnen Begriffe und Namen sind austauschbar

b

Abb. 14.**6** Sprechtafel für Sprachbehinderte und Sprachlose. **a** Vorderseite, **b** Rückseite (s. Text).

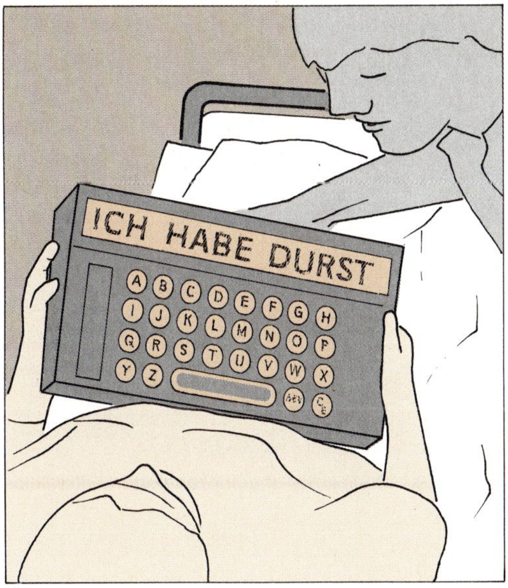

Abb. 14.**7** Elektronische Kommunikationshilfe mit Makrotastatur und Leuchtschriftanzeige zur Wiedergabe des Textes.

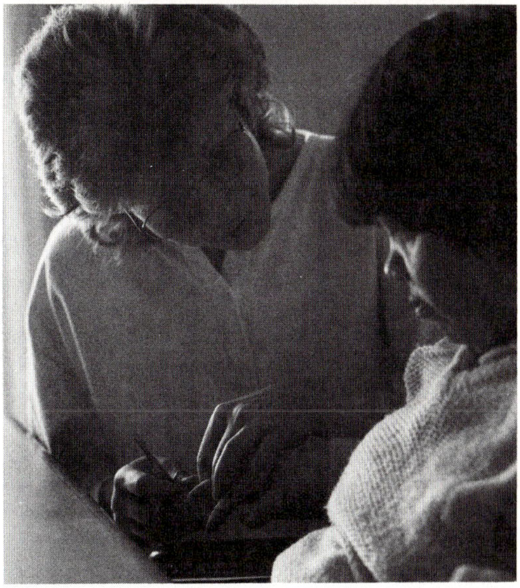

Abb. 14.**8** Zwischenmenschliche Beziehung, ein wichtiger Teil der Pflege.

nisches Sprichwort). – Das Wort ist ausgesprochene Energie.

Kommunikationsfähigkeit ist zwar eine Begabung, die jeder Mensch mehr oder weniger mitbringt, aber die Begabung allein genügt nicht. Kommunikations*fertigkeit* muß gelernt werden. Die Fähigkeit, berufliche Gesprächsführung zu entwickeln, ist ein wichtiges Ziel in der Krankenpflegeausbildung. Davon getragen sind

- die Interaktion, wie sie für einen effizienten Coping- und Pflegeprozeß Voraussetzung ist (S. 70 ff. u. S. 102 ff.),
- die helfende Gesprächsführung am Krankenbett,
- das sachliche Gesprächsverhalten in der Gruppe,
- die Konflikt- und Argumentationsfähigkeit in der Auseinandersetzung bei Interessenkollisionen usw.

Ebenso wie wir das *richtige Sprechen* lernen können, gilt es auch, das *aktive Zuhören* einzuüben. Zuhörenkönnen ist eine Kunst (Abb. 14.**8**). Von Momo (erzählt von Michael Ende) heißt es: „Sie konnte so gut zuhören, daß Unglückliche und Bedrückte zuversichtlich und froh wurden. Und wenn jemand meinte, sein Leben sei ganz verfehlt... und er ging hin und erzählte alles der kleinen Momo, dann wurde ihm, noch während er redete, auf geheimnisvolle Weise klar, daß er sich gründlich irrte, daß es ihn, genau so wie er war, unter allen Menschen nur ein einziges Mal gab und daß er deshalb auf eine ganz besondere Weise für die Welt wichtig war."

Im folgenden drei verschiedene Wege (Instrumente), mit deren Hilfe ein berufliches Kommunikationsverhalten eingeübt werden kann.

14.6.1. Helfendes Gespräch

Der Ursprung des helfenden Gesprächs liegt in den von Carl Rogers 1942 als klientenzentrierte (jetzt personzentrierte genannte) Gesprächspsychotherapie eingeführten Gesprächs- und Verhaltensformen. Ihr Anwendungsbereich hat sich im Sinne des Beratungsgesprächs weit über die eigentliche Psychotherapie hinaus ausgebreitet. In der Pädagogik, in Sozialarbeit, Krankenpflege, Seelsorge, Betriebsführung, eigentlich überall, wo es um Umgang mit Menschen geht, wird versucht, die wesentlichen Elemente dieses Gesprächsverhaltens nutzbar zu machen. Grundsätzlich geht es dabei um die oben erwähnten Eigenschaften (Zuwendung, Wohlwollen, Echtheit), dann – wo nötig und sinnvoll – um die folgenden verbalen *Gesprächshilfen*:

- *Verbalisieren.* Der Berater greift die vom Klienten gemeinten Gesprächsinhalte auf und wiederholt sie, um ihm Verständnis zu signalisieren und um seine Aufmerksamkeit auf sein Eigenerleben zu richten.
- *Konfrontieren.* Der Berater führt dem Klienten Widersprüche in seinen Aussagen vor Augen, ohne ihn zu kritisieren oder zu belehren.
- *Nicht-Direktivität.* Der Berater vermeidet es, von sich aus Vorschläge zur Problemlösung zu machen. Sein Verhalten hat führenden Charakter.

Solche Gesprächsführung darf nicht unreflektiert eingesetzt werden. So ist sie z. B. dann, wenn es darum geht, Probleme zu lösen, unangepaßt und fehl am Platz. Angemessen und richtig ist sie, wenn es beim Kranken um seine Beziehung zu sich selbst und um mehr Selbstkongruenz (Selbstfindung, Selbstverständnis) geht.

Die *Einübung* des helfenden Gesprächs bedarf in erster Linie der *Persönlichkeitsbildung*, da die personal-menschlichen Werte (Zuwendung, Wohlwollen, Echtheit) eine größere Rolle spielen als die verbalen Techniken. Zur Schulung eignen sich sog. Kommunikationstrainings, die ein Minimum an Übungsmöglichkeit und Supervision gewährleisten.

14.6.2. Themenzentrierte Interaktion (TZI)

Ruth Cohn begründet ihre Theorie mit der Erfahrung, daß Beziehung ebenso wie Lernen in Interaktion geschieht. Die Interaktionen spielen sich zwischen dem einzelnen (Ich), der Gruppe (Wir), der Sache (Aufgabe, Thema) und der Umgebung ab. Keines dieser Elemente darf über- oder unterbewertet werden, wenn sie zueinander im Gleichgewicht stehen sollen.

Als *Elemente der TZI gelten* also:

- *Ich* = die einzelne Person in ihrer Individualität und Eigenständigkeit = *Eigenwelt*;
- *Wir/Du* = die Gruppe oder der andere Mensch, der mir gegenübersteht = *Mitwelt*;
- *Es* = die Sache, um die es geht, Gesprächsgegenstand, Informations- oder Lernthema = *Sachwelt*;
- *Umgebung* = die Gesamtheit der äußeren Einflüsse der an der Interaktion beteiligten Personen, z. B.
  - familiäre und soziale Verhältnisse und Entwicklungen,
  - kulturelle, religiöse und philosophische Einflüsse = *Umwelt, Überwelt.*

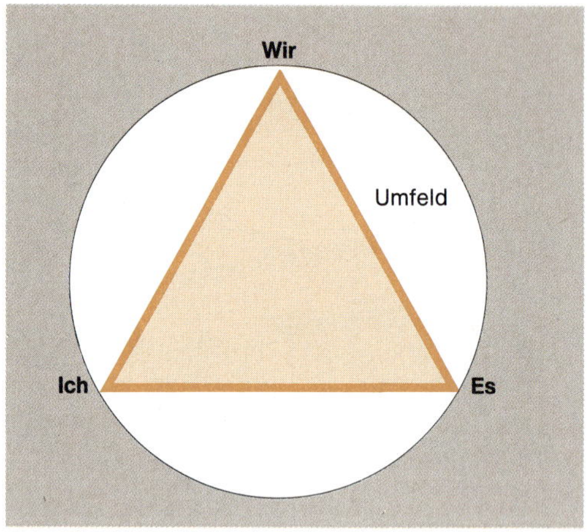

Abb. 14.**9** Modell der themenzentrierten Interaktion (TZI).

Graphisch dargestellt entsteht beim *TZI-Modell* ein gleichschenkliges Dreieck (Interaktionsdreieck), dessen Endpunkte die drei Ebenen Ich – Wir – Es darstellen, umschlossen von einem Kreis als der Umgebung, dem Ort, an dem Interaktion stattfindet und der diese beeinflußt (Abb. 14.**9**).

Die von Ruth Cohn vertretene Auffassung, daß beim Lernen die Persönlichkeits-, die Beziehungs- und die Sachebene zusammenwirken müssen, damit eigene Kräfte (Potentiale, Energien, Ressourcen) entwickelt werden können, kann problemlos in die Krankenpflege, die als Beziehungsprozeß ihrem Wesen gemäß in allen diesen Ebenen verwurzelt ist, umgesetzt werden. Es gilt, ihnen allen die gleiche notwendige Beachtung zu schenken, denn alle Lebensprozesse spielen sich entweder im Menschen selbst (Ich), zwischen mehreren Menschen (Ich – Du – Wir) und in einem umgebenden Umfeld (Umwelt) ab.

- Der *intrapersonale Bereich* (im Menschen selbst) umfaßt alles, was sich *im* Menschen

(Pflegeperson oder Patient) zuträgt: Gefühle, Erwartungen, Angst, Hoffnungen, Wünsche.

- Der *interpersonale Bereich* (zwischenmenschliche Begegnungen) betrifft alles, was sich abspielt zwischen Patient–Pflegeperson, Patient–Patient, Patient–Arzt usw.
- Der *sachbezogene Bereich* erstreckt sich auf das gemeinsame Ziel (Gesundung), die Sache, um die es geht (Gesundheit, Krankheit) und die Bedingungen des Zusammenlebens, die sich daraus ergeben, und ihre Bewältigung sowohl in den Pflegegruppen als auch in den Patientengruppen (Mehrbettzimmer).
- Der *Umweltbereich* schließlich wird sichtbar in dem *Ort*, wo gepflegt wird (Krankenhaus, Heim, Familie), und in all den vielen Einflüssen, durch die dieser Ort bestimmt und geprägt wird.

Zum näheren Einarbeiten in die TZI sei die weiterführende Literatur empfohlen.

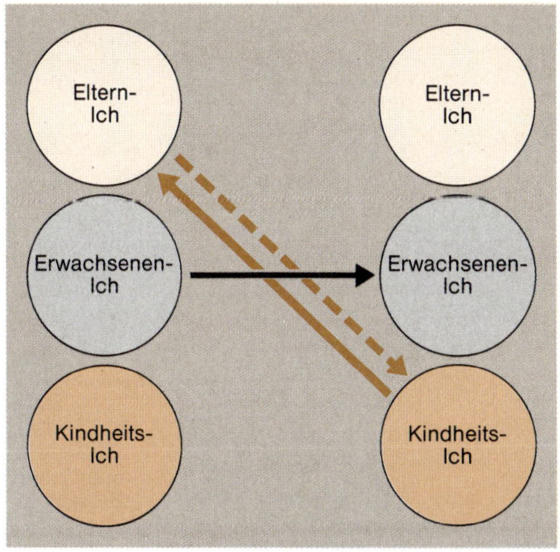

Abb. 14.**10** Modell der Transaktionsanalyse. Eltern-Ich: fürsorglich, wohlwollend oder kritisch fordernd. Erwachsenen-Ich: erwachsen reagierend. Kindheits-Ich: je nach Entwicklung angepaßt, kreativ, natürlich. Hier eine sog. verdeckte Transaktion (s. Text).

14.6.3. Transaktionsanalyse (TA)

Unter Transaktionsanalyse versteht man die Grundeinheit jeder verbalen und nonverbalen Beziehung. Sie besteht aus einem *Stimulus*, der jeweils von einem Ich-Zustand der einen Person an einen Ich-Zustand der anderen Person geht und einer entsprechenden *Reaktion*. Da zwei Personen mit je drei Ich-Zuständen (Abb. 14.**10**) sich gegenüberstehen, können die Botschaften unterschiedliche Wege gehen → Transaktionsmuster:

- Bei der *parallelen* Transaktion kommt die Reaktion aus dem gleichen Ich-Zustand, an den der Stimulus gerichtet war, und richtet sich an den gleichen Ich-Zustand, aus dem der Stimulus kam. Dadurch kann diese Kommunikation ungestört fortlaufen (1. Kommunikationsregel).
  Beispiel: Person A und B geben sich sachliche Informationen [ER ⇄ ER] (Abb. 14.**10**).
- Eine *gekreuzte* Transaktion liegt vor, wenn die Reaktion aus einem anderen Ich-Zustand erfolgt als aus dem, an den der Stimulus gerichtet wurde. Das ergibt einen momentanen Überraschungseffekt, womit die bisherige Kommunikation unterbrochen ist; die Partner müssen sich neu arrangieren (2. Kommunikationsregel).
  Beispiel: [EL → K] (Abb. 14.**10**). Auf solchen Kreuzungen beruht ein großer Teil des alltäglichen Verdrusses unter den Menschen. Gekreuzte Transaktionen sind eine gute Technik, um ungewollte Interaktionsmuster zu beenden oder gleich zu unterbinden.
- *Verdeckte* Transaktionen verlaufen im Gegensatz zu den beiden schon genannten Transaktionsmustern nicht auf einer, sondern auf zwei Ebenen ab, und zwar auf einer *sozialen* (meist verbal) und auf einer *psychologischen* (meist nonverbal). Der Stimulus einer gedeckten Transaktion wird auf der psychologischen (nicht auf der sozialen) Ebene beantwortet (3. Kommunikationsregel).
  Beispiel: A gibt scheinbar Sachinformation [ER → ER] (Abb. 14.**10**), doch sein gereizter Ton, wahrscheinlich auch sein Gesichtsausdruck (averbale Sprache), verraten, daß er B provozieren will [EL → K]. B reagiert prompt „aus dem Kind heraus" [K → EL].

Die Klärung solcher Kommunikationsmuster kann eine mögliche Grundlage sein für ein positives Gesprächsverhalten.

Techniken guter Gesprächsführung zu lernen ist wichtig. Wichtiger noch ist die *Haltung*, mit der ich sie in der Praxis einsetze; diese Haltung aber wird vom menschlichen *Sein* getra-

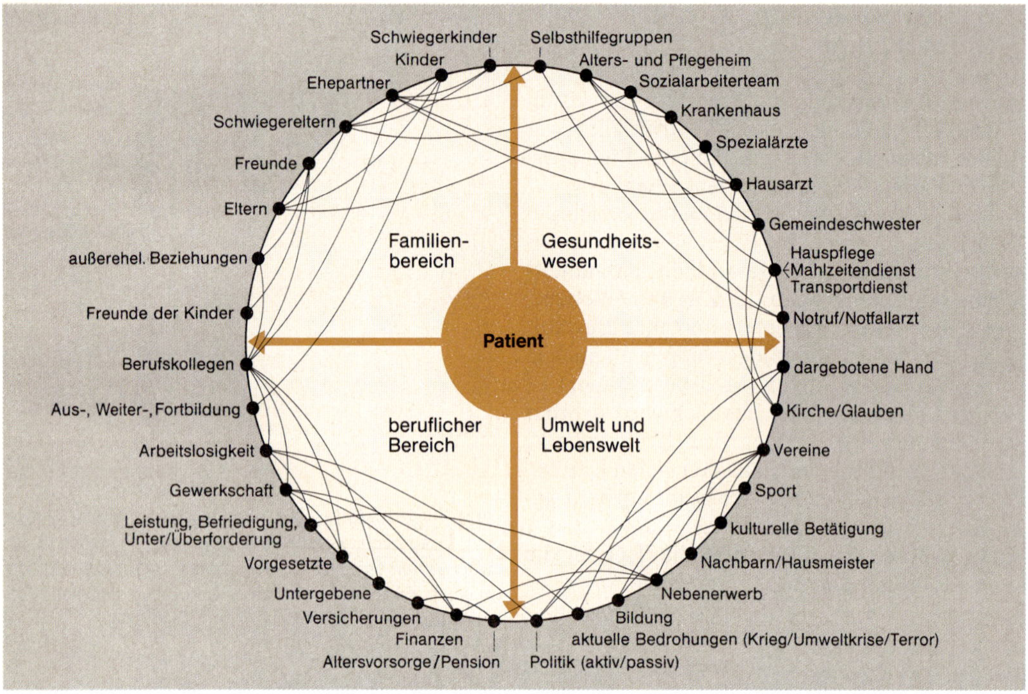

Abb. 14.**11** Soziales Netzwerk (aus J. Bösch: In Willi, J., E. Heim: Psychosoziale Medizin. Springer 1986).

gen. Wo beides zum Tragen kommt, das *Ich-Bin* und die *Fertigkeit/Technik*, sind die Grundlagen helfenden Gesprächsverhaltens wie C. Rogers sie formuliert hat, gegeben:

- *Zuwendung* – positive Wertschätzung (Respekt),
- *Wohlwollen* – empathisches Verstehen (Einfühlen),
- *Echtheit* – Kongruenz im Verhalten gegenüber anderen Menschen.

14.7. Psychosoziales Handeln

14.7.1. Sozialnetz

Ein soziales Netzwerk oder ein Unterstützungsnetzwerk ist ein kontinuierliches soziales Gebilde von Familienmitgliedern und/oder Nachbarn und/oder Freunden usw., die sich um einander kümmern (natürliches Auffangnetz S. 49).

Im weitesten Sinn wird dieses Netz *getragen* (positive Beziehungen) oder *belastet* (fehlende oder bedrohende Einflußfaktoren) durch

- Familienbereich,
- Berufsbereich – ökonomisch und zwischenmenschlich,
- Sozial- und Gesundheitsinstitutionen,
- Umwelt und Lebenswelt – Infrastruktur, Kultur und Gesellschaft.

Das *Netzwerkkonzept* (Abb. 14.**11**; Vernetzung S. 7f. u. 51) ist in einem Gesundheitswesen der Zukunft nicht mehr wegzudenken. Wir müssen mehr als in der Vergangenheit lernen, mit den natürlichen Netzwerken zusammenzuarbeiten, sie zu fördern und zu stärken (Funktion 4 und 5 S. 100), denn ohne sie wird es keine „Gesundheit 2000" geben. Netzwerkdenken heißt auch, *interdisziplinäres Denken*, heißt *Zusammenarbeit* vieler mit vielen, um Ziele zu erreichen wie diese:

- Gesundheit erhalten,
- Krankheit vermeiden,
- Einschränkung akzeptieren, d.h., mit Krankheit/Behinderung leben können.

Nur durch ein gut ausgebautes Sozialnetz können die immer noch steigenden Kosten im Gesundheitswesen gedämpft werden.
Für uns in der **Gesundheits- und Krankenpflege** heißt das:

- Das *Sozialnetz* bewußt in die Pflegeplanung mit einbeziehen. Über das eigene Arbeitsfeld hinaus (vernetzt) denken. Angehörige *wirklich* in die Pflege einbeziehen.
- Die traditionelle *Wertsetzung* im Sinne einer einseitigen Gewichtung der Krankenhauspflege verändern zugunsten einer Pflege zu Hause. Unwissenheit bezüglich der krankenhausexternen Institutionen (Spitex, Sozialstationen) durch Wissen ersetzen.
- Nicht kneifen bei Diskussionen und Projekten in der öffentlichen Fürsorge und in der *Gesundheitspolitik* – berufspolitisches und gesellschaftspolitisches Engagement.
- Mehr *Verantwortlichkeit* entwickeln gegenüber Programmen der Prävention und der Gesundheitsbildung – Gesundheitspflege aufwerten.

14.7.2. Pflege zu Hause

„Heimpflege ist nicht nur viel billiger als Pflege im Krankenhaus, sie trägt auch aus psychologischen Gründen zum Heilungsprozeß bei. Heimpflege bedeutet für eine Familie nicht nur Belastung, sondern oft ein großes Erfolgserlebnis. Dem Hausarzt (der Krankenschwester) kommt häufig die wichtige Aufgabe der Koordination aller vorhandenen Dienste zu" (Willi u. Heim 1986).
Gesundheits- und Krankenpflege im familiennahen Umfeld bedeutet auch, die Aufgabe der **Primärversorgung** (primary health care) wahrzunehmen. Diese ist zuständig für:

- *Beratung* und *Erziehung* der Gesunden – *primäre Prävention* (S. 74);
- Beratung und *Hilfe* bei „Bagatellkrankheiten" sowie
- *Stützung* der Angehörigen in der Pflege Kranker, vor allem in der

Pflege von chronisch Kranken und Schwerkranken, die daheim sterben möchten. Es sind dies Aufgaben, die der *sekundären* und *tertiären Prävention* zuzuordnen sind (S. 73f.).
Eine effiziente „primary healthy care" ist ohne den oben besprochenen Netzwerkbezug nicht möglich. Man könnte deshalb auch von einem *funktionellen Konzept* sprechen, das sich von der *Beratung* über die *Pflege* bis zum *kontinuierlichen Kontakt* zum Gesamtversorgungssystem erstrecken muß. Denn was nützt es, wenn zwar die Krankenpflege gewährleistet ist, aber die Hauspflege fehlt; was, wenn Angehörige die „alte, pflegebedürftige Mutter" daheim zu pflegen gewillt sind, aber keine Entlastung für die Hausfrau zur Verfügung steht, auf der trotz aller Emanzipations- und „Hausmänner"-Diskussionen auch heute noch und wohl auch in Zukunft die große Last der häuslichen Pflege liegt?

Die **Heimpflege – Primary Health Care**
- übernimmt gesundheitsfördernde, pflegerische, begleitende und organisatorisch-funktionelle Aufgaben.
- Ihre *Bereiche* sind chronisch Kranke, Behinderte, Sterbende, Randgruppen (z. B. Arbeit in Wohngruppen).
- Ihre *Methoden* sind Beratung, Vorsorge, Pflege und Nachsorge (Rehabilitation), d. h. *Pflegen, Begleiten* und *Leben.*

Dazu habe ich das Buch mit dem gleichlautenden Titel geschrieben (Recom, Basel). Es will Impulse anbieten für die Bewältigung der Pflege zu Hause.

14.7.3. Krankenhauseintritt

Eine Trennung vom primären Beziehungsnetz, wie dies etwa beim Krankenhauseintritt der Fall ist, kann zu einer belastenden Situation werden. Viele dabei einwirkende Faktoren wie Verlust

- der vertrauten Umgebung,
- von Unabhängigkeit und Selbstbestimmung,
- der Intimsphäre,
- von sozialen Funktionen und Mobilität

führen zu einem veränderten *Selbstverständnis* und einem erzwungenen Patienten*rollenverhalten*. Dabei können Reaktionen auftreten wie Angst, Niedergeschlagenheit, Unsicherheit, im Extremfall Regression (Rückzug auf sich selbst) oder Depression. Fast alle empirischen Untersuchungen, die in diesem Zusammenhang gemacht wurden, zeigen eine Wechselwirkung zwischen *unzureichender Kommunikation mit dem Kranken* und *emotionaler Belastung* (die zu Verschlechterung des Allgemeinzustands und verzögerter Heilung füh-

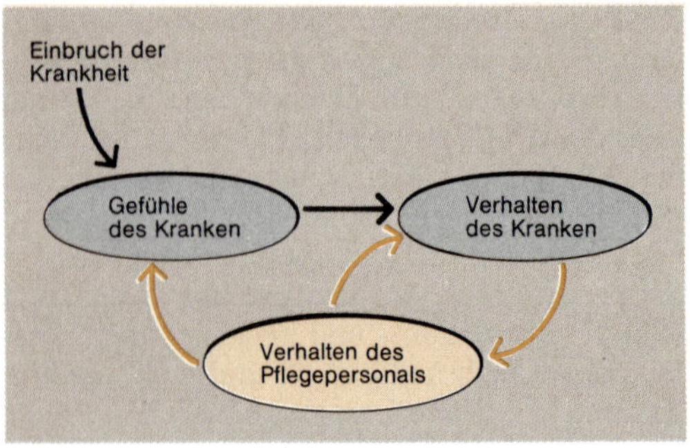

Abb. 14.**12** Wechselwirkung von Krankheit und Verhalten.

ren). Genannt werden nicht nur fehlende Information, sondern auch Widersprüche in den Anweisungen und Erwartungen von Ärzten und Pflegepersonen sowie das Gefühl des Kranken, daß seine Bedürfnisse und diejenigen seiner Angehörigen zu wenig berücksichtigt werden. Diese Erhebungen bestätigen die Grundthese:

Der Kranke reagiert nicht nur als erkranktes Organ (Befund), sondern als Gesamtpersönlichkeit (Befinden); er braucht deshalb ganzheitliche, individuelle, d.h. persönliche Pflege und Betreuung.

Diese Wechselwirkung von Pflegeverhalten und Befinden des Kranken zeigt Abb. 14.**12**.

14.7.4. Teamarbeit und Kooperation

Von *Team* spricht man, wenn verschiedene Personen einer Gruppe zusammenarbeiten – *Teamwork*. Teamwork ist eine angloamerikanische Bezeichnung für „Arbeit in Gruppe". Im Herder Lexikon für Psychologie wird es wie folgt definiert: „Besondere Form unmittelbarer Zusammenarbeit, wenn jedes Gruppenmitglied spezialisiert, aber auf Koordination und Kommunikation mit den anderen ständig angewiesen ist (z.B. Behandlungsteam, Operationsteam) und der Arbeitserfolg von keinem für sich erreicht werden kann" – *Kooperation* (S. 470).

Teamarbeit bedeutet demnach
- gemeinsam etwas tun,
- sich gegenseitig ergänzend ein Ziel erreichen.

Teamarbeit bedeutet *nicht*
- *t*oll, *e*in *a*nderer *m*achts!

Stationsteam

Das Stationsteam wird von verschiedenen Mitarbeitern gebildet, die zwar unterschiedliche Fähigkeiten und berufliche Ausbildung aufweisen, aber sich in die gemeinsame Aufgabe der Pflege und Behandlung Kranker teilen, in der
- Patientenbetreuung (Pflege- und Behandlungsziele);
- Organisation und Gestaltung der Station (Arbeitsabläufe, Stellenbeschreibung, Stationsziele);
- gemeinsamen Verantwortung gegenüber den Teamprozessen (institutionalisierte und nichtinstitutionalisierte Interaktionsprozesse, Konfliktbearbeitung usw.).

Beziehungskreis des Kranken

In Abb. 14.**13** ist der sog. *Beziehungskreis um den Kranken* zu sehen. Alle dort angeführten Berufsgruppen weisen jeweils eigene psychosoziale Charakteristika auf:
- *Ärzte.* Sie sind Träger des *ärztlichen Auftrags*, ihre Autorität in der Krankenhaushierarchie ist nicht nur fachlich-medizinisch begründet, sondern auch historisch gewachsen (Geschichte der Medizin S. 13ff.). Die ärztliche *Sonderstellung* liegt im Inhalt ihres Auftrags, „den Gesundheitsbedürfnissen der Bevölkerung zu entsprechen, die medizinische Versorgung sicherzustellen und menschliches Überleben zu gewährleisten".
  In der *Krankenhausleitung* obliegt dem ärztlichen Direktorium die Koordination und Kontrolle aller der Medizin zugeordneten Berufsgruppen, die infolgedessen als *paramedizinische Heilberufe* bezeichnet werden (*nicht Hilfs*berufe, wie fälschlicherweise oft gesagt/geschrieben wird).

Die *Handlungskompetenz und Wissenschaftlichkeit*, die früher nur dem Arzt zustand, wird heute von vielen Berufsgruppen

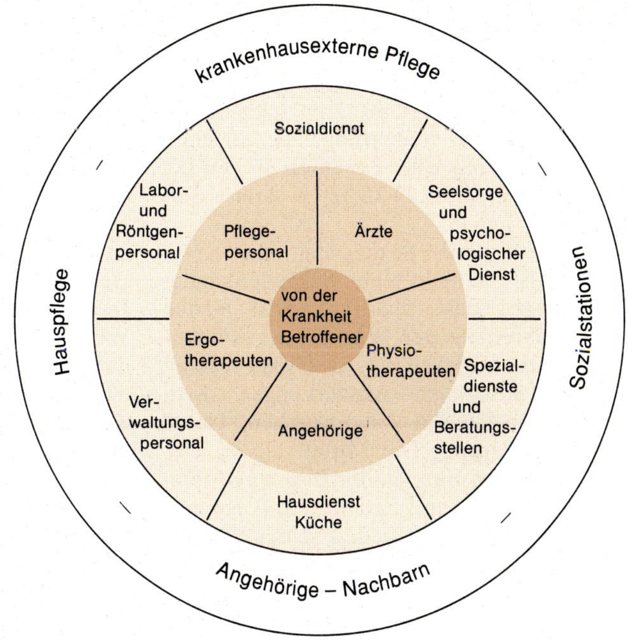

Abb. 14.**13** Beziehungskreise des Kranken.

mitgetragen: Physiotherapeuten, Ergotherapeuten, Psychologen usw.; zunehmend besinnen sich auch die Pflegepersonen auf die Entwicklung der Wissenschaftlichkeit ihres Berufs.

- *Pflegedienst* (Angehörige verschiedener Pflegeberufe und Pflegehilfspersonal). In ihrem Verantwortungsbereich liegt die Pflege der Kranken; ein Tätigkeitsgebiet, das ein hohes Maß an fachlicher und zwischenmenschlicher Qualifikation abverlangt. Das Rollenverständnis der beruflichen Pflege ist heute stark im Umbruch und bewegt sich von der einst „traditionell geprägten Helferrolle" hin zu mehr Professionalität und Eigenständigkeit (Krankenpflege im Wandel S. 13ff.).

In der *Krankenhausleitung* bildet der Pflegedienst idealerweise zusammen mit dem ärztlichen und dem administrativen Sektor die „gemeinsame Führungsspitze". Dieses Miteinander ermöglicht eine gerechte Verteilung von Kompetenz, Verantwortung und Kostennutzung.

- Die *übrigen paramedizinischen Berufe* nehmen einen immer wichtigeren Platz im modernen Gesundheitswesen ein. Historisch sind sie aus dem Pflegeberuf herausgewachsen, und zwar immer dann, wenn die Spezialisierung von Handlungen einen Grad erreicht hatte, der zusätzliche Qualifikation erforderlich machte. Es entstanden *neue Berufe* wie Physio-, Ergo-, Logotherapeuten u.a.m. In der Pflege selbst bildete sich eine *Spezialisierung* aus: Intensivpflege, Diabetesberatung, Stomaberatung usw.
- *Angehörige.* Sie bilden die wichtigste Beziehungs- und Betreuungsgruppe für den Kranken (humanökologisches Beziehungsfeld S. 49f., Pflege daheim S. 467). Im Bewußtsein, daß die Krankenpflege der Zukunft nicht allein von der professionellen Pflege geleistet

werden kann, gilt es, Programme zu entwickeln, damit die Integration von Angehörigen und die bessere Zusammenarbeit mit ihnen und anderen *Helfern* (Laienpflege) gefördert werden kann (z.B. Übergangspflege S. 441ff.).

Nicht weniger von Bedeutung, aber in einer loseren Beziehung zum Patienten stehen die Dienste, die in Abb. 14.**13** im zweiten Kreis stehen:

- *Sozialdienst.* Die Sozialarbeit im Krankenhaus ist ein nicht mehr wegzudenkendes Fachgebiet, das sich in den letzten 30–40 Jahren aus den Wurzeln der „Fürsorge" heraus entwickelt hat. Sie befaßt sich mit den psychosozialen Auswirkungen (evtl. auch Verursachung) von Krankheit, Unfall und Behinderung. Die Mittel, die sie einsetzt, liegen im Bereich der Beratung (beratende Gespräche mit Patient und Angehörigen) sowie im Erschließen von konkreter Hilfe (finanzielle Mittel, Kuraufenthalt, Hilfsmittel usw.).
- *Seelsorge und psychologischer Dienst.* Ihre therapeutische Hilfe liegt nicht im somatischen, sondern im psychologischen und/oder geistigen Bereich. Die Praxis zeigt, daß sich ihre Arbeit nicht nur auf die Begleitung von Patienten erstreckt, sondern auch auf das Personal. Dies kann geschehen über das persönliche Gespräch oder Supervision.
- Die *Spezialdienste* und *Beratungsstellen* wurden oben schon erwähnt. In der Praxis geht es darum, daß die interdisziplinäre Zusammenarbeit gewährleistet ist:
  - *Labor-* und *Röntgenpersonal* s. Kap. 43 und 45.
  - *Verwaltung, Hausdienst* und *Küche* sind sekundäre Dienste, die häufig nur über die „Drehscheibe" Pflegedienst mit dem Patienten in Beziehung stehen.

Nach außen muß ein nahtloser Übergang zu den

- *krankenhausexternen* beruflichen Gesundheitsdienststellen (Spitex, Sozialstationen usw.) sowie zu den
- *nichtberuflichen* Hilfe- und Selbsthilfeorganisationen gewährleistet sein.

Der Kranke

Im Beziehungskreis (Abb. 14.**13**) und im Sozialnetz (Abb. 14.**11**) steht der Kranke im Mittelpunkt, d.h., daß er eigentlich der wichtigste Partner des therapeutischen Teams ist. So gesehen übersteigt er die passive Rolle des Pflegeempfängers (Patient) und wird als aktiver Mitgestalter und Mitverantwortlicher für seine Gesundheit und Rehabilitation gesehen.

Krankheitsrolle und *Krankheitsverarbeitung* S. 69ff.

Kooperation. Für die *Wiedererlangung der Gesundheit* bzw. von bedingter Gesundheit (Lebenkönnen mit Krankheit oder Behinderung) ist die Kooperation des Kranken von höchster Bedeutung.

In der Fachsprache gebraucht man dafür das Wort *Compliance*, ursprünglich verwendet für das Arbeitsbündnis zwischen Arzt und Patient zur Erreichung eines bestimmten Ziels. Dieses Ziel muß dem Patienten selbstverständlich auch bekannt sein, d.h., er muß

- das Behandlungs- und Pflegeziel kennen (Information, Transparenz);
- die Therapie-, Pflege- und Präventivmaßnahmen verstehen (Motivation, Einsicht),

damit er am Gesundheitsprogramm mitarbeiten kann und auch will (Pflegeplanung S. 102ff.).

> Der Kranke ist der wichtigste Partner im Pflege- und Behandlungsteam. Nicht „ein anderer machts", sondern er selbst ist in die Entscheidungsprozesse und Handlungsabläufe des Pflegeprozesses mit einbezogen.

14.8. Interaktionsformen

Interaktion/Kommunikation heißt Informationen, Gedanken und Meinungen austauschen. Wo *Zusammenarbeit* funktionieren soll, kann die Kommunikation nicht dem Ermessen des einzelnen überlassen bleiben. Gewisse Interaktionsformen müssen deshalb institutionalisiert werden.

14.8.1. Patientenbezogene Interaktionsformen

- *Pflegevisite.* Die Oberschwester oder ein Pflegeexperte/eine -expertin (das kann eine Stabstelle sein in einem größeren Krankenhaus) besucht die Kranken in regelmäßigen Abständen. Im Erfahrungsaustausch mit der Pflegegruppe wird anschließend die ge-

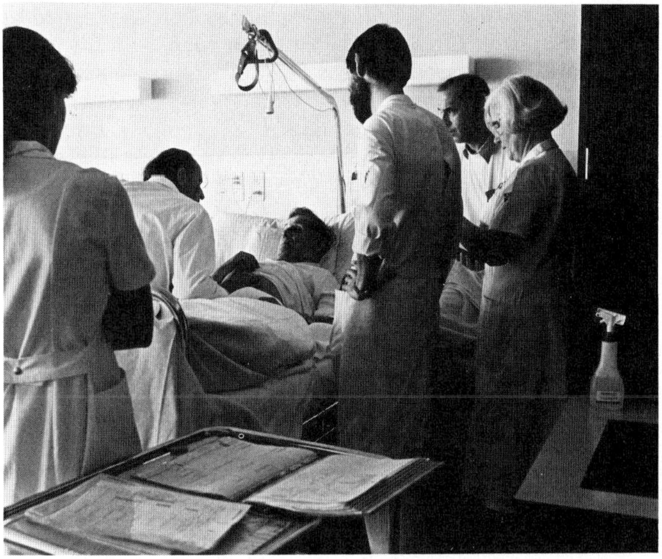

Abb. 14.**14** Traditionelle Arztvisite. Gespräche, Therapie- und Pflegedokumentation bilden die Grundlage.

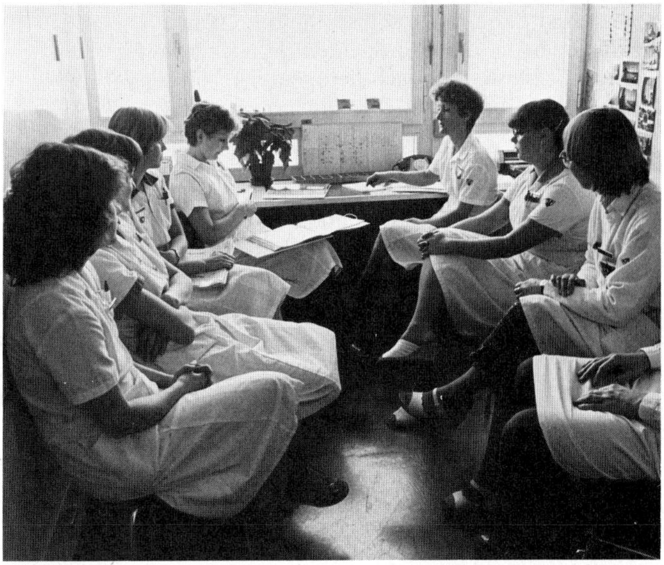

Abb. 14.**15** Gruppenrapport. Auf der Basis der Pflegedokumentation werden Pflegeprobleme und Arbeitsverteilung besprochen.

gebene Pflege auf ihre Wirksamkeit überprüft, und es werden Wege zu einer bestmöglichen, individuellen Pflege gesucht (Pflegeplanungsanalyse).

- *Erstgespräch durch die Schwester* – Pflegeanamnese oder Situationseinschätzung (1. Schritt der Pflegeplanung S. 103f. und Checklisten Kap. 5–16).
- *Erstgespräch durch den Arzt* – Anamnese. Sie umfaßt die *persönliche Anamnese* (Frage nach der individuellen Persönlichkeits- und Krankheitsgeschichte), die *Familienanamnese* (Fragen nach Eltern, Geschwistern usw. im Zusammenhang mit Gesundheit und Krankheit) sowie die *soziale Anamnese* (Fragen nach Beruf und Sozialstatus); dazu kommt die Erhebung des *klinischen Befunds*, die sog. Eintrittsuntersuchung.
- *Arztvisite*. Täglicher Besuch des Kranken durch den Arzt (Abb. 14.**14**). Aufgabe der Pflegegruppe ist dabei das Begleiten der Interaktion Arzt–Patient, meist im Sinne des

Vermittelns und des Entgegennehmens der Verordnungen für alle medizinischen Maßnahmen (weisungsabhängiger Teil der Krankenpflege):
- *patientenzentrierte Visite*, die sich mit dem Befinden des Kranken im Sinne des Aufarbeitens seiner Situation und seiner Probleme befaßt;
- *Kardex-Visite*, welche die medizinischen Probleme, den Krankheits- und Therapieverlauf betreffen. Diese Visite wird außerhalb des Krankenzimmers vorgenommen.
- *Oberarzt-, Chefvisite* finden kursorisch, häufig wöchentlich statt. Sie wird vom Stationsarzt und der zuständigen Pflegeperson begleitet.

- *Teambesprechungen, Patienten-* oder *Situationsbesprechungen* sind vor allem bei Langzeitkranken notwendig. Sie finden wöchentlich oder, den einzelnen Patienten betreffend, z.B. alle 4–6 Wochen statt. Teilnehmer sind der Kranke selbst, die betreuende Pflegeperson, die Therapeuten (je nachdem Ergo-, Physio-, Sprachtherapeuten), evtl. der Sozialarbeiter und die Angehörigen. Exemplarisch S. 763f. u. 953f.
- *Morgenbesprechung.* Sie dient dem Überblick über die Besonderheiten im Tagesgeschehen sowie der Koordination und Kooperation, innerhalb der Gruppenpflege auch der Anpassung in bezug auf Arbeits- und Patientenzuteilung.
- Das *Übergabegespräch* bezweckt die Kontinuität der Pflege von einer Schicht zur anderen.
- Die *Gruppenbesprechung* hat die Planung und Beurteilung der Pflege und des Arbeitsablaufs sowie die Fruchtbarmachung von Beobachtungen, Erkenntnissen, Erfahrungen für den Patienten und für die Pflegepersonen selber zum Ziel (Abb. 14.**15**).

Voraussetzung für alle Besprechungen ist eine exakte, vollständige und kontinuierliche *Pflegedokumentation* (s. dazu Pflegebericht S. 108).

14.8.2. Teambezogene Interaktionsformen

Sie dienen der besseren Zusammenarbeit und der Integration aller Beteiligten in das Gesamtgeschehen rund um den Behandlungsplan des Patienten:

- *Gemeinsame Weiterbildung.* Vertiefung und Förderung des Pflegewissens und der Fähigkeit, Gesamtzusammenhänge besser zu verstehen.
- *Praxisanleitung*/-begleitung dient ebenfalls diesem Ziel. Sie ist eine Notwendigkeit für Schüler(innen) und Jungdiplomierte.
- *Balint-Gruppen.* Die Arbeitsgruppe (Pflegepersonal und Ärzte gemeinsam) findet sich in regelmäßigen Abständen zusammen, um Problemsituationen in bezug auf die Patientenbetreuung zu diskutieren (S. 896).
- *Supervision.* Sie will die Berufsangehörigen befähigen, ihre Aufgaben besser wahrzunehmen. Sie hat in erster Linie Beratungscharakter und ist in ihrem Kern methodisch strukturierte Hilfe zu Selbstreflexion und beruflichen Selbstkontrolle.

14.8.3. Interdisziplinäre Interaktionsformen

Die teambezogene Interaktion kann und muß auch ausgedehnt werden auf die berufsübergreifenden Gruppen. Es gilt, insbesondere die Fragen der *Zusammenarbeit* zu erörtern und Wege zur bestmöglichen Bewältigung des Berufsalltags zu finden.

Zusammenarbeit muß auf vielen Stufen geübt werden:
- von Schwestern und Pflegern gleicher Berufsqualifikation,
- auf verschiedenen hierarchischen Stufen innerhalb des Pflegedienstes sowie von Schicht zu Schicht,
- interdisziplinär.

Formen der Zusammenarbeit:
- *Partizipation* – Zusammenbringen. Gemeint ist der Abbau hierarchischer Strukturen mit dem Ziel einer befriedigenden Zusammenarbeit. Sie umfaßt:
  - *Mitentscheidung* – Teilnahme einer funktionalen Gruppe an einem Entscheidungsprozeß im Rahmen von Problemlösungsstrategien.
  - *Mitverantwortung* ist mit Haltung verbunden. Sie verlangt von den Gliedern der Gruppe, die berechtigten Bedürfnisse des Einzelnen und des Ganzen wahrzunehmen und zu respektieren, sowie die Bereit-

schaft, an anfallenden Problemen mitzuarbeiten.
- *Autonomie* umfaßt die Möglichkeit zu selbständigem Denken, Fühlen und Handeln. Sie steht im Dienst der Selbstverantwortlichkeit und der Selbstverwirklichung.
  Autonome Pflegegruppen stehen und fallen mit Personen, die nicht nur „den Freiraum Autonomie" fordern, sondern diesen auch gestalten, was ohne hohen persönlichen Einsatz nicht möglich ist.
- *Koordination* (einander zugeordnet sein). Es geht um das Zusammenbringen dezentralisierter Systeme, ohne daß die Abläufe in bürokratischer Schwerfälligkeit ersticken oder, bei ungenügender Führung, auf der Strecke bleiben. Die Pflegegruppe wird oft als *Drehscheibe* bezeichnet, bei der alle anderen Behandlungssysteme zusammenlaufen. Es braucht ein hohes Maß an sozialer Kompetenz, dieser Aufgabe gerecht zu werden, so daß
  - es dem Patienten förderlich ist,
  - die eigene Arbeit nicht gestört wird,
  - die Bedürfnisse der anderen Dienste nach Möglichkeit berücksichtigt sind.

Wie koordinieren?
- Im *Zweifelsfall* für den Patienten und gegen das System.
- Im *Idealfall* zur Befriedigung aller.
- Im *Normalfall* im Umgehen mit Kompromissen.

Denn „jede Art von Leben bringt Chaos ins System" (Spruchband an der Berner Reitschule).

14.9. Beurteilung von Wissen und Können in der Pflege

Übungen

1. Beobachten Sie über einen längeren Zeitraum (z. B. während einer Abendparty) die Gespräche der Gäste. Erstellen Sie ein Protokoll und beurteilen Sie die Qualität (außenorientiert oder persönlich; S. 452).
2. Gehen Sie von der Annahme aus, Ihre Mutter (Tante/Onkel) brauche für längere Zeit Pflege. Vom medizinischen Standpunkt aus könnte die Patientin zu Hause gepflegt werden.
   Analysieren Sie die Situation bezüglich
   - primärem Beziehungsnetz (Familie, Freunde),
   - Sozialnetz Ihrer Gemeinde: Erfragen Sie alle möglichen Dienste, und zeichnen Sie das Sozialnetz auf (wie in Abb. 14.**11**).

   Entscheiden Sie, welche Dienste Sie wie, wann, wozu koordinieren müßten.
3. Erstellen Sie eine Liste aller therapeutischen Dienste Ihres Krankenhauses. Versuchen Sie ein Netzwerk herzustellen (S. 466f.), in dessen Mitte der Patient steht.

Weiterführende Literatur

Abermeth, H. D.: Patientenzentrierte Krankenpflege, 3. Aufl. Vandenhoeck & Ruprecht, Göttingen 1982

Abermeth, H. D.: Gespräche am Krankenbett. Vandenhoeck & Ruprecht, Göttingen 1982

Argyle, M.: Körpersprache und Kommunikation. Junfermann, Paderborn 1979

Bernard, G.: Sprachlos muß keiner bleiben. Lambertus, Freiburg 1988

Berne, E.: Spiele der Erwachsenen. Psychologie der menschlichen Beziehung. Rowohlt, Reinbek o. J.

Brookshire, R. H.: Aphasie. Eine Einführung in die neurologischen Grundlagen, Untersuchungs- und Behandlungsmethoden. Fischer, Stuttgart 1983

Buber, M.: Das dialogische Prinzip, 5. Aufl. Schneider, Heidelberg 1984

Buddenberg, C.: In Willi, J., E. Heim: Psychosoziale Medizin. Springer, Berlin 1986

Cohn, R. C.: Von der Psychoanalyse zur themenzentrierten Interaktion, 8. Aufl. Klett, Stuttgart 1988

Dass, R., P. Gordmann: Wie kann ich helfen? Sadhana, Berlin 1988

Eibl-Eibesfeld, J.: Die Biologie des menschlichen Verhaltens, 2. Aufl. Piper, München 1986

Ende, M.: Momo. Thienemann, Stuttgart 1973

Engelhardt, K.: Kranke im Krankenhaus, 2. Aufl. Enke, Stuttgart 1987

Fast, J.: Körpersprache. Rowohlt, Reinbek 1979

Fromm, E.: Die Kunst des Liebens, Ullstein, Berlin 1989

Garofalo, J.: Sich entscheiden lernen. Recom, Basel 1986

Grond, E.: Nonverbale Kommunikation. Altenpflege 1985, H. 10

Habermann, G.: Stimme und Sprache. Eine Einführung in ihre Physiologie und Hygiene, 2. Aufl. Thieme, Stuttgart 1986
Hofer, M.: Patientenbezogene Krankenhausorganisation. Springer, Berlin 1987
Janicek, R.: Mit Patienten richtig reden. Bibliomed, Melsungen 1985
Juchli, L.: Pflegen begleiten leben, 2. Aufl. Recom, Basel 1987
Kner, A.: Leben heißt begegnen. Süddeutsche Verlagsgesellschaft, Ulm 1982
Kohn, A.: Mit vereinten Kräften. Warum Kooperation der Konkurrenz überlegen ist. Beltz, Weinheim 1989
Leischner, A.: Aphasien und Sprachentwicklungsstörungen, 2. Aufl. Thieme, Stuttgart 1987
Lindenberg, W.: Mysterium der Begegnung, 2. Aufl. Reinhardt, Basel 1979
Moloch, S.: Körpersprache als Dialog. Ganzheitliche Kommunikation in Beruf und Alltag. Mosaik, München 1988
Piper, I., H. Piper: Schwestern reden mit Patienten, 5. Aufl. Vandenhoeck & Ruprecht, Göttingen 1988
Rogers, C. R.: Therapeut und Klient, 4. Aufl. Fischer Taschenbuch, Frankfurt/M. 1988
Schipperges, H.: Die Regelkreise der Lebensführung. Deutscher Ärzte-Verlag, Köln 1988
Schulz, F.: Miteinander reden. Störungen und Klärungen. Rowohlt, Reinbek 1981
Scobel, W. A.: Was ist Supervision? Verlag für Medizinische Psychologie, Göttingen 1988
Tschudin, V.: Interaktion im Pflegealltag. Recom, Basel 1989
Walter-Jung, B.: Dokumentation und EDV für Krankenpflegeberufe, Thieme, Stuttgart 1989
Watzlawick, P.: Menschliche Kommunikation, 7. Aufl. Huber, Bern 1985
Weber, W.: Wege zum helfenden Gespräch, 8. Aufl. Reinhardt, München 1987
Weinreb, F.: Vom Sinn des Erkrankens, 2. Aufl. Origon, Bern 1979
Weisbach, Chr., S. Ehresmann: Reden und Verstanden werden. Fischer Taschenbuch, Frankfurt/M. 1987
Weizenbaum, J.: Kurs auf den Eisberg. Piper, München 1987
Willi, J., E. Heim: Psychosoziale Medizin. Springer, Berlin 1986
Zimmer, D.: So kommt der Mensch zur Sprache. Über Spracherwerb. Sprachentstehung, Sprache und Denken. Haffmans, Zürich 1988

15. Kind, Frau, Mann sein

Im Mann, in der Frau such den Menschen,
vielleicht findest du dann das Kind.

Sequenzziel

Der Mensch ist ein Geschlechtswesen. Davon ist auch die Pflegeperson nicht ausgenommen. Sie/er als Schwester oder als Pfleger berufsausübende(r) Frau oder Mann, die/der eng mit der Leiblichkeit und damit auch mit der Intimsphäre des Menschen in Berührung kommt. Unwissen und Vorurteile behindern eine gute zwischenmenschliche Beziehung ebensosehr, wie die positive Auseinandersetzung mit den Gesetzmäßigkeiten der menschlichen Entwicklung und der Geschlechtlichkeit ein reifes Verhalten fördert. Ziel und Inhalt des vorliegenden Kapitels ist es, Impulse zu setzen, damit Werte wie Distanz/Nähe, Berührung, Zärtlichkeit und Leiblichkeit thematisiert und in den Pflegealltag besser integriert werden können.

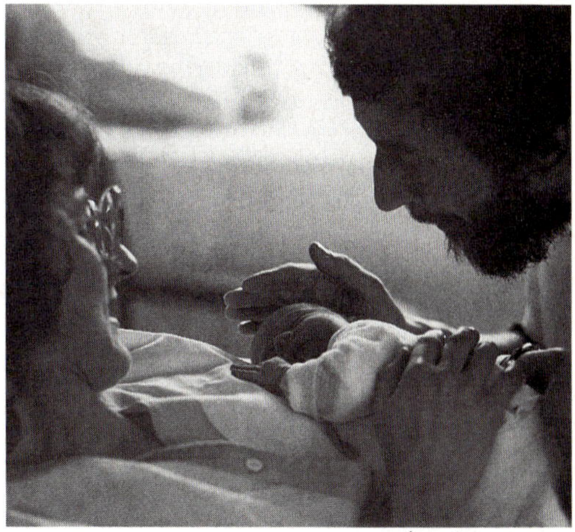

Dynamik des Pflegeprozesses

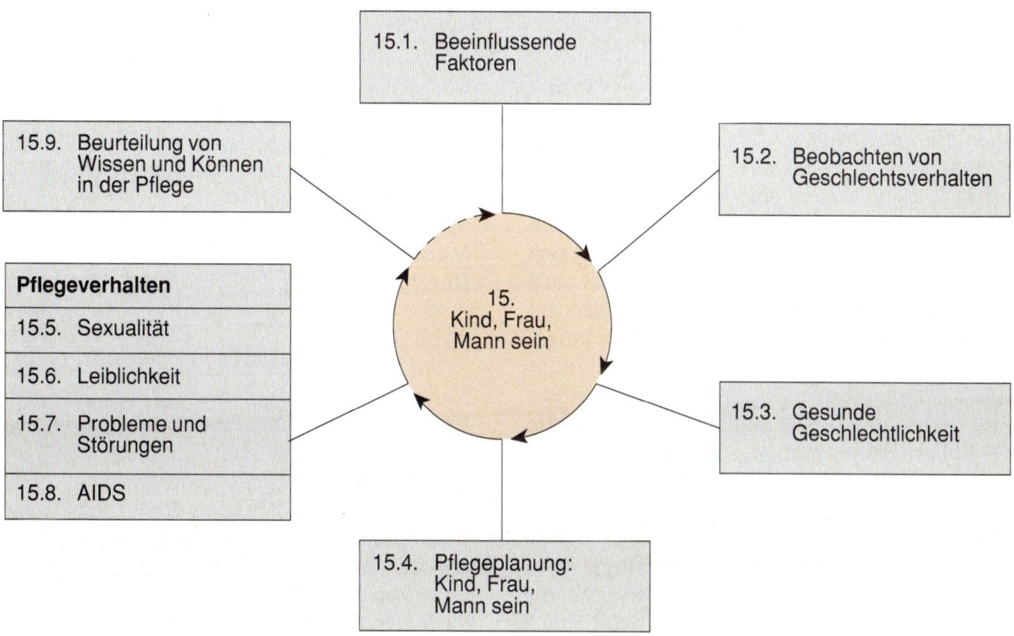

Prinzipien/Impulse

- Der *menschliche Organismus* ist durch primäre und sekundäre Geschlechtsmerkmale männlich oder weiblich geprägt.
- Die *ganzheitliche Person* trägt in sich beide Geschlechter, naturgemäß hat sie die eine entwickelt – ist Mann oder Frau.
- *Umwelt* und *Mitwelt* prägen durch gesellschaftskulturelle Strukturen das geschlechtsspezifische Rollenverhalten. Je nach Individualität und Anlagen paßt sich der Mensch an oder entwickelt ein eigenes, individuelles Persönlichkeitsbild. Er wird von der Rolle gelebt, oder er lebt die Rolle und sich selbst.

Menschsein hat viele Facetten. Persönlichkeit ist nie etwas endgültig Feststehendes, schon eher ein dynamisch Wachsendes. In Kapitel 16, Sinn finden, fragen wir nach der Selbstverwirklichung der menschlichen *Person*. Im vorliegenden Kapitel geht es um deren *geschlechtstypische Formung und Ausformung*.

In der *Formung* betrachten wir das Kind in seiner Entwicklung. In der *Ausformung* sehen wir den erwachsenen Menschen in seiner ihm zugemessenen **Geschlechtsbestimmung**, als Frau oder als Mann. Man muß drei Aspekte unterscheiden:

- *Biologisch-genetische Geschlechtsbestimmung.* Sie unterscheidet zwei Geschlechter: den Mann mit den XY-Chromosomen, die Frau mit den XX-Chromosomen (Biologieunterricht!).
- *Geschlechtsidentität* – das Bewußtsein, ein Mann oder eine Frau zu sein. Dieses Bewußtsein wird im wesentlichen schon in den ersten 18 Lebensmonaten bestimmt; durch die einsetzende Entwicklung der Sprache formt sich das *Selbstkonzept* des Kindes und damit auch die Geschlechtsidentität. Diese bleibt im Kern stabil und prägt die Erfahrung der eigenen Individualität, des eigenen Verhaltens und der eigenen Erlebnisweisen, die normalerweise eindeutig männlich oder eindeutig weiblich erlebt werden. Auch die Bevorzugung von Geschlechtspartnern wird hier grundgelegt, und zwar auf einer „engen Spielbreite", die sich kaum mehr verändert (homo- oder heterosexuelle Prägung). Verändern kann sich hingegen der Grad, indem jemand als „männliche(r)/weibliche(r) Frau/Mann" erscheint. Jede Person hat männliche *und* weibliche Anteile in sich, und das Verhältnis von *Maskulinität* zu *Feminität* ist sehr individuell; es schwankt bei der gleichen Person auch in den verschiedenen Lebensphasen.
- *Geschlechtsrolle* – das von der Gesellschaft erwartete geschlechtsgebundene Verhalten. Jede Gesellschaft und jede Kultur hat Vorstellungen darüber, wie eine Frau, ein Mann „sich verhält" wie sie/er „ist", wie sie/er sich zu kleiden hat. Diese Normen wurden in den 68er Jahren durch die „Unisexmode" erstmals durchbrochen: Männer wie Frauen tragen Hosen, Rollkragenpullover und lange Haare.

Die **Rollendefinition** erleichtert einerseits die Identifikation, führt jedoch bei denen, die der „Rollenstereotypie" nicht entsprechen wollen oder können, zu Insuffizienz- oder gar zu Schuldgefühlen (Pantoffelheld, Mannweib, Schwule). Wichtiger noch als die Erfüllung der gesellschaftlichen Erwartung ist deshalb die *Selbstidentifikation* und die *Akzeptanz seiner selbst* einschließlich Sexualität. Wo dies nicht gelingt, sind Beziehungen, Partnerschaft und Ehe von vornherein zum Scheitern verurteilt. Solche Menschen wählen bevorzugt einen „Helferberuf", wo sie Beziehungen verberuflichen können. Ohne Aufarbeitung der Problematik gelingt es aber den wenigsten, die Mechanismen der *Berührungsangst* und *Berührungsscheu* zu überwinden; diese Menschen bleiben im letzten auch *beziehungsunfähig*.

Auch aus diesen Gründen ist es notwendig, daß angehende Krankenschwestern und -pfleger sich mit dem Thema Geschlechtlichkeit auseinandersetzen, nicht nur mit der *Sexualität* an sich, sondern auch mit der

- *Sinnlichkeit*, d.h. mit dem Bedürfnis des Menschen nach Wärme, Körperkontakt und Berührung. Auch die *berufliche Berührung* müßte aus dieser Quelle schöpfen können (Abb. 15.**1**).
- *Erotik* ist verwandt mit *Zärtlichkeit*. Roger Moser spricht von „der unerlösten Zärtlichkeit", die sich hinter den Distanzproblemen unserer rationalen Zeit versteckt. Und er weist hin auf die Zärtlichkeit Jesu in der Begegnung z.B. mit Frauen (etwa mit Maria Magdalena) in der „von der Liebe beseelten Sprache des Leibes"; auch auf die Begegnung von Mann zu Mann z.B. in der Beziehung mit dem Lieblingsjünger Johannes.

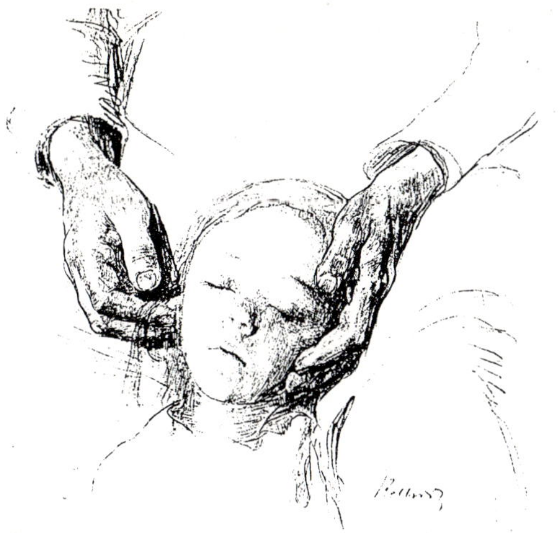

Abb. 15.1 Die berufliche Berührung zu einem Akt der Zärtlichkeit werden lassen (Käthe Kollwitz, Studie zum linken Teil der Radierung „Zertretene" 1900. Dresdener Kupferstichkabinett).

Viele Barrieren versperren uns den Weg zu der von Heinrich Böll postulierten „Theologie der Zärtlichkeit Maria Magdalenas", deren wichtigstes Kriterium im Leiblichen selbst liegt: Zärtlichkeit braucht die Hände, die Haut, das Spiel der Augen und Ohren, die das Gras wachsen hören (Abb. 15.**1**).

- *Affekte und Emotionen.* Auch sie müssen hier betrachtet werden. Es handelt sich dabei um *seelische* und *zugleich körperliche Energiezustände*, die unser gesamtes Leben „färben". Die biologische Dimension unseres Gefühlslebens, Erregung und Ruhe, Spannung und Entspannung, bewegt sich zwischen den beiden Polen von Lust und Unlust, Antrieb und Rückzug. Es gibt keine menschliche Begegnung, *auch keine berufliche*, ohne die Mitbeteiligung des Gefühlslebens. Wo wir mit unseren Gefühlen nicht klarkommen, ziehen wir uns zurück, und die Energiekräfte blockierter Gefühle richten sich gegen uns selbst. Wir fühlen uns hilflos und weil wir nicht hilflos sein wollen (oder meinen, nicht hilflos sein zu dürfen!), blocken wir die Gefühle ab, legen einen Panzer um uns: Härte, Verklemmung oder/und Unberührbarkeit sind die Folge.

Damit ist ausgesagt, was *auch* Voraussetzung für ein **positives Berufsverhalten** ist:

- *Bewußtheit* für die eigene Sexualität sowie für die Wirkung blockierter und fließender Energien;
- das Umgehen mit den eigenen *Gefühlen*, der eigenen *Unsicherheit* und *Hilflosigkeit*, das Annehmenkönnen und Annehmenwollen – sie haben eine Daseinsberechtigung!

Wer allen Situationen gewachsen sein will, kommt dahin, sich selbst nicht mehr gewachsen zu sein.

Siehe auch S. 88f. u. 121f.

15.1. Beeinflussende Faktoren

Die Beeinflussungsfaktoren sind nicht nur vielfältig, sie sind auch in höchstem Maß verknüpft untereinander (Abb. 15.**2**).

15.1.1. Biologische Faktoren

Das Geschlecht einer Person ist neben ihrem Alter das wichtigste Merkmal ihrer Identität, die sie ein Leben lang begleitet. Es ist entwicklungsgeschichtlich bedingt und durch die hormonale Wirkung der *Geschlechtsdrüsen* geprägt. Damit sind die *sekundären Geschlechtsmerkmale* (Geschlechtsinstinkt, ableitende Geschlechtswege mit ihren Anhangdrüsen, die äußeren Geschlechtsorgane und die Schambehaarung) und somit die Bestimmung des menschlichen Körpers zur männlichen oder weiblichen Rolle vorbestimmt.

Geschlechtsspezifisch sind zudem Merkmale außergeschlechtlicher Natur: die unterschiedlichen Maßverhältnisse der Körperteile, die Verteilung der Fettpolster, die Entwicklung der Brustdrüsen, die Verschiedenheit im Wachstum des Kehlkopfs.

Der *Geschlechtsakt* ist die spezifische Aktivität der erwachsenen Geschlechtlichkeit, ohne den es keine *Fortpflanzung* gibt. Sie ist aber nur der biologische Anteil geschlechtsspezifischen Verhaltens.

15.1.2. Seelisch-geistige Faktoren

In der Realität haben die Verhaltensweisen der beiden Geschlechter weit mehr Ähnlichkeiten, als allgemein angenommen wird, d.h., Mann

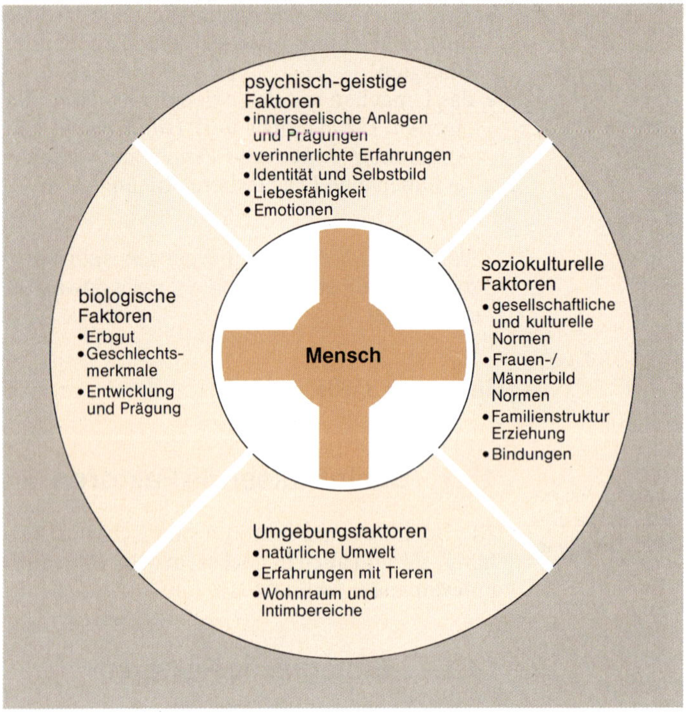

Abb. 15.**2** Einflußfaktoren auf Kind-Frau-Mann-Sein.

und Frau sind psychologisch gesehen gar nicht so verschieden, wie es zu sein scheint. Der Unterschied wird zu einem großen Teil anerzogen, d. h., durch einseitige Entwicklung der männlichen oder weiblichen bzw. der Unterdrückung der weiblichen (im Mann) oder männlichen (in der Frau) Komponente geprägt. Die Entwicklung des geschlechtstypischen Verhaltens ist psychologisch von großer Bedeutung und daher ein häufiger Inhalt empirischer Untersuchungen. Tab. 15.**1** steht exemplarisch für viele andere.

Die *traditionellen Rollenstereotypen* werden heute jedoch nicht mehr so unbedacht übernommen. Insbesondere *Frauen* befragen sich selbst und suchen nach einem frauengemäßen Rollenverständnis. Auch darin ist eine Entwicklung feststellbar:

Den Pionierinnen des „feministischen Kampfes" ging es vor allem um *Gleichberechtigung* (Stimm- und Wahlrecht, gleiche Ausbildungschancen, gleicher Lohn für gleiche Arbeit) und um die *Bestätigung*, daß Frauen die bislang den Männern vorbehaltene Domäne (höhere Bildung, Aufstieg im Beruf) ebensogut besetzen können. Diese Phase feministischen Aufbruchs orientierte sich noch einseitig an männlichen Leitbildern und Werten. Neuerdings sind Strömungen feststellbar, welche die *Andersartigkeit* der Frau wiederum anerkennen, in diesen Un-

Tabelle 15.**1** Geschlechtstypische Unterschiede zur Zeit der Adoleszenz (aus A. Degenhardt, H. M. Trautner: Geschlechtstypisches Verhalten. Beck, München 1979)

	Weiblich	Männlich
Kognitiver Bereich	• verbale Fähigkeiten • Wahrnehmungsgeschwindigkeit • Wahrnehmungsgenauigkeit	• quantitative Fähigkeiten • räumliche Wahrnehmung
Sozialer Bereich	• Konformität	• Vertrauen in die eigene Leistung
	• Personenorientiertheit • sozialbezogene Interessen	• Beruforientiertheit • sachorientierte Interessen
Selbstbild	• interaktionsbezogen	• machtbezogen

terschieden jedoch besonders die positiven Qualitäten aufwerten und in die Waagschale einer durch das patriarchale System bedrohten Welt legen; so sind diese Frauen z.B. aktiv in vielen *ökologischen Bewegungen*. Diese Frauen sind es, die der Bewegung „Gerechtigkeit, Frieden und Bewahren der Schöpfung" tragende Impulse gegeben haben und durch ihre Fähigkeit der Beharrlichkeit sowohl im ökologischen Einkauf wie im Verbrauch und in der Entsorgung Hervorragendes leisten.

In neueren Forschungsergebnissen wurden nur die folgenden *Geschlechtsunterschiede* bestätigt:

- Männer sind aggressiver als Frauen, sowohl in ihren Phantasien als auch in Sprache und Verhalten (es sind vor allem Männer, die vergewaltigen).
- Knaben haben bessere mathematische Fähigkeiten und ein besseres visuelles Vorstellungsvermögen.
- Mädchen haben ein ausgeprägtes Sprachvermögen.

Es ließ sich jedoch *nicht* bestätigen, daß Mädchen leichter zu beeinflussen sind, weniger Selbstachtung und weniger Leistungsmotivation als Knaben haben und daß diese logischer denken als Mädchen.

Es gibt angeborene Begabungsunterschiede zwischen Männern und Frauen, aber es gibt nicht *den* Mann und *die* Frau; Männer und Frauen können und müssen sich in all ihrer Verschiedenheit ergänzen.

Wie sehr die Gegensätze Mann–Frau innerpsychisch lediglich *zwei Seiten der Gesamtpersönlichkeit* sind, hat die **Tiefenpsychologie** nachgewiesen. Das Prinzip, daß das Ganze den Gegensatz in sich trägt, hat C. G. Jung wie folgt formuliert: „Es gibt keine Energie, wo keine Gegensatzspannung besteht; daher muß der Gegensatz zur Einstellung des Bewußtseins gefunden werden." Er geht davon aus, daß in der Keimanlage der Mensch *ganz* ist, in der Entwicklung dann naturgemäß nur ein Teil, u.a. eben die männliche oder weibliche Seite, entwickelt wird. Die andere bleibt minderwertig, aber nicht inaktiv. In diesem Zusammenhang hat er die Begriffe Anima und Animus geprägt. *Anima* als weibliche, innerseelische Instanz beim Mann, der sich im gesellschaftlich-kulturellen Reifungsprozeß typisch männlich, und als *Animus*, das ist die männliche Komponente der Frau, die sich typisch weiblich entwickelt hat. Die zwischenmenschlichen Beziehungen sind von diesen inneren Gesetzmäßigkeiten ebenso geprägt wie von den äußeren, d.h., das individuell Weibliche im Mann muß ebenso berücksichtigt und gepflegt werden wie das individuell Männliche in der Frau.

15.1.3. Soziokulturelle Faktoren

Es sind aber nicht nur innerpsychische Polaritätsstruktur oder genetische (erbliche) Faktoren, die das geschlechtsspezifische Verhalten beeinflussen, sondern auch *Gesellschaftsstrukturen* und Zeitströmungen.

In allen bisherigen **Kulturen** bestehen festgelegte Meinungen über die *Rollen der Geschlechter*, die weit über das hinausgehen, was anatomisch faßbar ist. So hat z.B. in matriarchalen Strukturen die Frau die führende Rolle, in patriarchalen der Mann. Das Abendland wurde ganz von der *patriarchalen Denkweise* geprägt, was natürlich einen großen Einfluß hat auf die Vorstellungen und Erwartungen über geschlechtsspezifische Verhaltens- und Persönlichkeitsmerkmale, die ein Kind zu entwickeln oder zu unterdrücken hat.

Der schon oben angesprochene Bewußtseinswandel der Frau hat in den letzten Jahrzehnten erneut die Rollenfixierungen ins Wanken gebracht. Die *Neudefinition der Frauenrolle* hat eine Auswirkung auch auf das Selbstverständnis des Mannes und auf die Beziehungen der Geschlechter untereinander. Ich denke an die Lockerung von Rollenklischees: Es gibt heute Hausmänner und Frauen in der Politik (wenn auch noch deutlich untervertreten). Das Gesetz garantiert erstmals „gleiche Rechte für Mann und Frau". Wie schwierig es aber auch heute noch für eine Frau ist, die „Chefetage" zu erreichen, ist bekannt; wie mühsam die Umsetzung von gleichem Recht für Mann und Frau in gleichen Lohn für beide in der Praxis ist, erfahren wir in unserem eigenen Berufsfeld, das ein typisch traditionell weibliches ist.

Das gleiche gilt für die **Sprache**. Das wachsend kritische Frauenbewußtsein könnte man auch so beschreiben, daß Frauen angefangen haben (mehr als in der Vergangenheit) *sozialpolitisch* aktiv zu sein: Frauen haben angefangen in ihrer eigenen Sprache zu sprechen, statt von anderen beschrieben zu werden. Sie haben gleichsam angefangen „ihr Gesicht zu zeigen und ihre Stimme hören zu lassen", wodurch ihre ureigene Kraft nach außen sichtbar werden kann. Diese Kraft ist keine männliche, sondern eine, die verwurzelt ist in der *Erfahrungs-* und *Seinsweise* der Frau. Aus dieser Verwurzelung heraus wehren sich Frauen gegen die „zunehmend vertechnisierten und entmenschlichten Strukturen" (Pflegenotstand 1988/89), und sie wehren sich gegen den Sexismus: „Nennt uns nicht Brüder!" So durchbrechen Frauen auch die patriarchale Kirchentradition, die durch „fraulisches Schweigen und männliches Reden" geprägt ist. Frauen sind nicht mehr bereit, die passiv-duldende Rolle zu spielen. In Beruf, Politik und Kirche zeichnet sich ab: Frauen wollen als Frauen angeredet werden, und sie wollen an der Gestaltung der Welt – auch an den Strukturen des Gesundheitswesens – partnerschaftlich beteiligt sein.

15.2. Beobachten von Geschlechtsverhalten

Die *Entwicklung* der Persönlichkeit bezieht sich nicht nur auf die Lebensspanne von der Geburt bis zur Adoleszenz, d.h. bis zum Abschluß des biologischen Wachstums, sie umfaßt vielmehr das ganze menschliche Leben von der Geburt bis zu Alter und Tod. In diesem Kontinuum muß auch die Entwicklung und Ausfaltung der *Sexualität* gesehen werden.

Exemplarisch folgende Teilaspekte:
15.2.1. Kindliche Sexualität
15.2.2. Geschlechtsreife
15.2.3. Weiblicher Zyklus
15.2.4. Klimakterium
15.2.5. Sexualität und Alter
15.2.6. Geschlecht und Gesundheit

15.2.1. Kindliche Sexualität

Im Alter von 2–4 Jahren beginnt sich das Kind mit seiner Geschlechtlichkeit zu beschäftigen. Der Knabe stellt fest, daß er ein Glied hat. Er vergleicht sich mit Gleichaltrigen und stellt fest, daß Mädchen kein derartiges Glied haben, daß es aber auch bei seiner Mutter fehlt, während der Vater ein weit größeres hat. Das Mädchen bemerkt, daß ihm das Glied fehlt; ob es deshalb einen „Penisneid" oder gar einen „Kastrationskomplex" erleidet, der von jener Bedeutung ist, wie Freud und die frühe Psychoanalyse glaubten, muß und darf bezweifelt werden.

Mit 4–6 Jahren stellen vor allem Knaben fest, daß sie die Mutter nicht ganz für sich haben können, sondern daß es zwischen Mutter und Vater eine Beziehung gibt, von der sie ausgeschlossen sind. Dies zu akzeptieren, fällt vielen Kindern schwer. In diesem Alter beginnen sie sich mit der Frage zu befassen, woher die Kinder kommen. Wenn sie dies einmal wissen, beschäftigen sie sich mit der Vorstellung, wo das Kind wohl aus dem Bauch der Mutter herauskommen wird. Eine kindgerechte und mit ihrem Vorstellungsvermögen Schritt haltende Aufklärung sollte spätestens in diesem Alter beginnen und bei jeder sich bietenden Gelegenheit die Entwicklungsjahre bis zum Abschluß der Geschlechtsreife begleiten.

15.2.2. Geschlechtsreife

Pubertät (lat. pubescare = behaart werden; pubertas = Alter der Mannbarkeit). Die Pubertät ist biologisch definiert und beginnt mit dem *Auftreten der sekundären Geschlechtsmerkmale* (Schambehaarung, Brustbildung bei Mädchen) und endet mit der *Geschlechtsreife*, d.h. mit der Ausstoßung der ersten Spermatozoen beim Knaben (Samenerguß, Ejakulation) oder des ersten Eies beim Mädchen (begleitet von der Monatsblutung, Menstruation) rund 2 Jahre danach.

Die Entwicklung der Geschlechtlichkeit hat sich in den letzten Jahrzehnten um 1–2 Jahre vorverschoben, wodurch sich die Diskrepanz zwischen körperlichem und seelisch-geistigem Entwicklungsstand vergrößert hat. Sicher ist dies mit ein Grund für die Zunahme der Konflikte Jugendlicher mit sich selbst, der Gesellschaft, den Eltern. Man darf dabei nicht vergessen, wie enorm groß der seelisch-geistige Prozeß ist, diese sich ausfaltende Sexualität in das noch unstabile Selbstbild zu integrieren. Die positive Bewältigung ist die Voraussetzung dafür, daß sich eine gesunde *Selbstdefinition* (Identität) entwickeln kann. Sie ist der Boden, auf dem sich das Frausein bzw. das Mannsein gestaltet.

Mehr als der Mann wird die Frau mit dem Zyklus der Geschlechtsreife konfrontiert.

15.2.3. Weiblicher Zyklus

Die wichtigsten Ereignisse des weiblichen Zyklus während der fruchtbaren Jahre sind *Menstruation, Schwangerschaft* und *Menopause*.
Die *Menstruation* tritt vom Zeitpunkt der Menarche bis zur Menopause in periodischen Abständen auf (Periode) und bleibt normalerweise nur während der Schwangerschaft aus.
Zu *Konzeption* und *Schwangerschaft* lesen Sie Kap. 32.

Menstruationszyklus

Er gewährleistet die regelmäßige Abgabe einer reifen Eizelle. Eine Befruchtung ist nur innerhalb der ersten 24 Stunden nach der Ovulation (Eisprung) möglich. Trifft das Ei nicht innerhalb dieser Zeitspanne auf Samenzellen, so stirbt es ab und wird aufgelöst. Das Gebärmuttergewebe, das für die Einnistung vorbereitet ist, wird dann nicht benötigt und löst sich ab – es kommt zur Menstruation (Abb. 15.**3**). Die bei der Menstruation abgesonderte Flüssigkeit besteht in der Hauptsache aus Schleim, Geweberesten und einer jeweils unterschiedlichen Menge von Blut.
Körperliches Unwohlsein während dieser Tage äußert sich in Rücken- oder Kopfschmerzen sowie Krämpfen im Unterleib. Treten diese Beschwerden vor dem Eintritt der eigentlichen Menstruation auf, so spricht man vom *prämenstruellen Syndrom*. Es ist häufig von psychischer Verstimmtheit begleitet.

Beurteilung der Menstruation

Beurteilt wird die Menstruation bezüglich
- *Dauer*. Normalerweise beträgt sie 3–5 Tage. Blutungen, die länger als eine Woche dauern, sind nicht normal. Der Blutverlust hält sich normalerweise in der Grenze von 20–100 ml.
- *Intensität der Blutung* (Abb. 15.**4**).

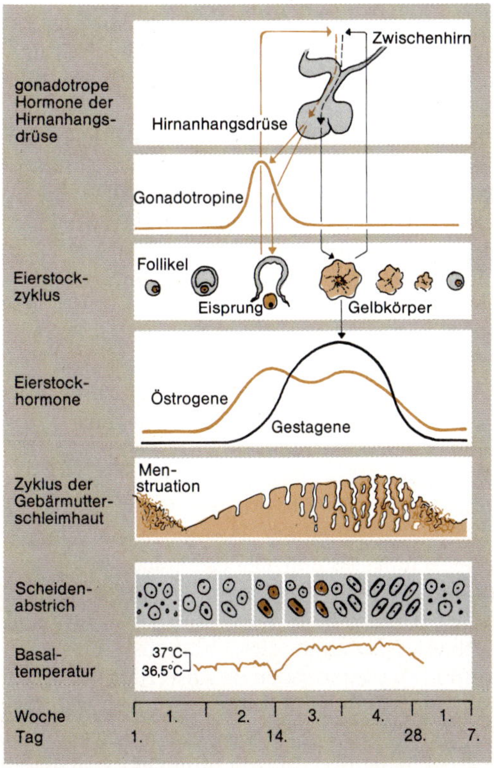

Abb. 15.**3** Der weibliche Zyklus als Funktion des sexuellen Zentralsystems.

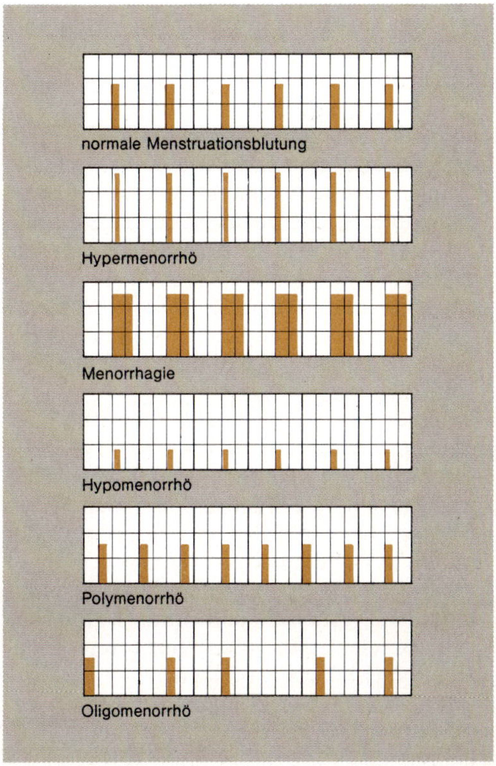

Abb. 15.**4** Darstellung von Blutungstypen im Kaltenbach-Schema.

- *Hypermenorrhö* – zu starke Regelblutung mit hohem Blutverlust → chronische Anämie.
- *Menorrhagie* – verstärkte *und* verlängerte Blutung (z. B. bei Myom und Gerinnungsstörungen).
- *Hypomenorrhö* – schwache Blutung (Dauer nur einige Stunden); sie tritt nach Geburten und häufig zu Beginn des Klimakteriums auf und ist unbedeutend.
- *Polymenorrhö* – häufige Regelblutung; sie kann bei schneller Follikelreifung physiologisch bedingt sein.
- *Oligomenorrhö* – zu seltene Regelblutung; sie kann physiologisch durch langsame Follikelreifung verursacht sein.
- *Amenorrhö* – Ausbleiben der Blutung. *Physiologisch* bedingt während der Schwangerschaft, während der Laktation (Zeit des Stillens), nach der Menopause; *künstlich* herbeigeführt, z. B. durch Hormonbehandlung; *pathologisch* kann sie organisch (Tumor) oder funktionell (psychogen) bedingt sein.

- *Zusatzblutungen* sind hormonell oder organisch verursacht. Sie treten als Vorblutung oder Nachblutung auf.
- *Zwischenblutung* – Metrorrhagie ist häufig Zeichen eines Myoms oder Karzinoms.

Alle auffälligen Veränderungen sind eine Indikation für eine gynäkologische Untersuchung. Störungen des Zyklus können durch Veränderungen an Scheide, Gebärmutter, Eileiter und Eierstöcken verursacht werden. Außerdem sind zentrale und somit auch psychogene Faktoren mitverantwortlich. Seelische Probleme können das Sexualzentrum so sehr hemmen, daß die Regelblutung ausbleibt (z. B. bei der Anorexia mentalis).

Schmerzen können zusätzlich Menstruationsprobleme verursachen:

- *Mittelschmerz*, häufig begleitet von einer sog. kurzen, 1–2 Stunden dauernden *Mittelblutung*, kann zur Zeit des Eisprungs oder mitten in der Periode auftreten. Er ist meist durch einen vorübergehenden Follikelhormonabfall verursacht und harmlos. (Bei starken Beschwerden kann eine Hormonbehandlung Linderung bringen.)
- *Schmerzhafte Regelblutung.* Leichte Beschwerden, Gefühle des Unwohlseins, vorübergehender körperlicher und geistiger Leistungsabfall halten sich bei den meisten Frauen in annehmbarem Rahmen. Treten heftige Schmerzen auf, begleitet von größerem Unwohlsein, spricht man von *Dysmenorrhö*. Die Ursachen sind verschieden und können körperlich-organisch (Geschwülste, Polypen u. a.), neurovegetativ (vegetative Dystonie) oder psychisch bedingt sein.
- *Kreuzschmerzen*, auch unabhängig von der Regelblutung auftretend, sind häufige „Frauenbeschwerden". Sie können als *Begleiterscheinung* bei fast allen gynäkologischen Erkrankungen (S. 727) auftreten, weshalb eine Untersuchung durch den Arzt notwendig ist. Ein Befund muß nicht vorliegen, da sich *seelische* Spannungen vielfach im Rücken manifestieren. Auch Störungen des weiblichen Halte- und Stützapparats (z. B. infolge Osteoporose) können durch örtlichen Druck oder Zug zu Schmerzempfindungen Anlaß geben.

15.2.4. Klimakterium

Bei der **Frau** beginnt das Klimakterium mit dem Wechsel (darum Wechseljahre) der Hormonbildung im Ovar. Es sind die Jahre, in denen die Fortpflanzungsfähigkeit nachläßt und schließlich ganz versiegt. Die ersten Erscheinungen treten etwa in der zweiten Hälfte des vierten Lebensjahrzehnts auf. Bei Frauen mit früher Menarche tritt die Menopause relativ spät auf (und umgekehrt). Die *Dauer* dieser Lebensphase ist sehr unterschiedlich. Sie kann wenige Wochen bis viele Jahre betragen.

Die Phasen vor und nach der Menopause bezeichnet man als *Prä-* und *Postmenopause*, die Begleiterscheinungen, die bei vielen Frauen aufteten, als *klimakterisches Syndrom*.

Charakteristisch für das Klimakterium sind Hitzewallungen (Hitzewellen, Hot flush), Rötungen der Haut (red flush), Schweißausbrüche und Schwindelgefühle. Die Hitzewallungen können bis 5 Minuten dauern und treten auch nachts auf (innerhalb 24 Stunden bis 30mal). Beobachtet werden sie besonders bei jenen Frauen, die zu vegetativer Dystonie neigen. Meist besteht dann auch eine konstitutionell bedingte Labilität des Nervensystems. Es kommt zu begleitenden Beschwerden wie Reizbarkeit, Müdigkeit, Antriebslosigkeit, depressive Verstimmung, Kopfschmerzen, Migräne, Vergeßlichkeit, Gewichtszunahme, Schlafstörungen, Herzklopfen und Libidoverlust.

Beim **Mann** gibt es kein physiologisch bedingtes Klimakterium im Sinne des Erlöschens der Fortpflanzungsfähigkeit. Er kann bis ins hohe Alter Kinder zeugen. Seine *Umstellung* ist mehr *sozial* bedingt. Hat er seinen 50. Geburtstag überschritten, spürt er, daß die Phase des beruflichen Höhepunkts dem Abstieg zuneigt. Viele reagieren auf diese Tatsache mit einem erhöhten Leistungsschub. Streßkrankheiten nehmen zu, oder das Gefühl der Insuffizienz belastet zunehmend die letzten Berufsjahre vor der Pensionierung.

Ob die Umstellung *physiologisch* (Frau) oder *soziologisch* (Mann) bedingt ist, sie führt **beide Geschlechter** an die Unausweichlichkeit des Bedingtseins und der Vergänglichkeit heran. Diese Erfahrung kann von heftigen psychologischen Erschütterungen begleitet sein. Man spricht von der *Krise der Lebensmitte* (midlife crisis S. 46ff.).

Die Krise ist Ausdruck des Verarbeitenmüssens der körperlichen und/oder sozialen Ereignisse: Schönheit und Jugend, sexuelle Attraktivität, Leistungskraft und Konkurrenzfähigkeit entsprechen nicht mehr den Erwartungen. Das führt zu einer Beunruhigung des Selbstwertgefühls, es kann ein negatives Altersbild entstehen. Die Folge sind Reizbarkeit, Aggressivität oder depressive Verstimmung. Die Erfahrungen zeigen, daß diese „Wechseljahre" um so beschwerdefreier verlaufen/erlebt werden, je bewußter sich Mann und Frau auf die *zweite Lebenshälfte* vorbereiten und einstellen und diese annehmen.

Wo dies gelingt, können die Jahre neu mit Inhalt gefüllt und mit neuem Sinn gelebt werden.

Das **Senium** beginnt mit dem Nachlassen der körperlichen Leistungsfähigkeit und dem Auftreten echter Alterungsprozesse im 65.–70. Lebensjahr.

15.2.5. Sexualität und Alter

Männer und Frauen können bis ins hohe Alter sexuell aktiv sein. Die Tatsache, daß die sexuelle Reaktion bei älteren Menschen weniger kraftvoll ist, bedeutet nicht, daß das Bedürfnis erloschen ist, es bleibt normalerweise (wie alle anderen Bedürfnisse auch) bis zum Tod bestehen.

Eine tabuisierende Gesellschaft – und Krankenpflege! – hat dieser Tatsache allzulange nicht Rechnung getragen:

- Bewohner von Pflegeheimen – auch verheiratete Paare – wurden nach Geschlecht getrennt.
- Älteren Menschen wurde gesagt, sie sollten sich darauf einstellen, daß die sexuelle Befriedigung nachlasse, ja (dies vor allem in Heimen), daß sie unerwünscht sei.
- Sich anbahnende Beziehungen unter älteren Menschen wurden unterbunden oder doch erschwert. Das Bedürfnis nach Liebe und Zuneigung wurde ihnen abgesprochen.
- Vorurteile und eigene verdrängte Sexualität von Heimleitung, Pflegepersonal haben die Diskriminierung dieses Lebensausdrucks noch verschärft.

Die *moderne Sexualforschung* hat die sexuellen Bedürfnisse älterer Menschen wieder entdeckt, und die **ganzheitliche Pflegeauffassung**, die den Menschen in seiner mehrschichtigen Bedürftigkeit anerkennt, hat die Notwendigkeit einer Neuorientierung in ihr Denken aufgenommen. Es ergeben sich folgende Thesen:

- Sexuelle Aktivität kann erheblich dazu beitragen, im Alter bei guter Gesundheit zu bleiben, daher soll sie unterstützt werden.
- Gesundheitsinstitutionen, insbesondere Pflege- und Altenheime, müssen sich auf die sexuellen Bedürfnisse ihrer Bewohner einstellen und entsprechende Wohnformen und Intimräume anbieten.

Sexualität ist ein Lebensausdruck. Sie ist, wie alle anderen Lebensformen auch, individuell geprägt und will individuell, der jeweiligen Altersstufe und dem wechselnden Bedürfnis entsprechend, gelebt und verwirklicht werden. Jeder Mensch, ob Mann oder Frau, ob jung oder alt, Betreuer(in) oder Pflegeabhängige(r), muß über seine/ihre Sexualität selbst bestimmen können und die Möglichkeit haben, so zu leben, wie es für ihn/sie richtig und angemessen ist.

15.2.6. Geschlecht und Gesundheit

Männer und Frauen zeigen Unterschiede bezüglich Krankheits- und Gesundheitsverhalten; auch obliegen die Aufgaben der Gesundheitsbildung und der Pflege Kranker weitgehend den Frauen – häufig ohne entsprechende Entschädigung.

Krankheitsanfälligkeit

- *Frauen* weisen mehr Krankheiten des Bewegungs- und Stützapparates auf, sie leiden häufiger an Adipositas, Blutarmut und Venenerkrankungen als Männer, klagen auch häufiger über nervöse Beschwerden wie Angstzustände, Depression, Migräne, Schlafstörungen.
- *Männer* neigen mehr zu Streß- und Rhythmuskrankheiten: Herzinfarkt, Lungenkrebs, Suizid; Unfälle sind häufiger Todesursache als bei Frauen.

Dies ist mit ein Grund, warum die *Lebenserwartung* bei Frauen höher ist als bei Männern. Die Statistik zeigt, daß Frauen 7–8 Jahre länger leben als Männer. Das Durchschnittsalter bei Frauen beträgt heute ca. 83–85 Jahre, bei Männern 72–73 Jahre.

Krankheitsverhalten

- *Frauen* sind gefühlsoffener und leidensfähiger als Männer. Sie nehmen Beschwerden bewußter wahr, weshalb sie auch häufiger klagen und mehr zur Tablette greifen.
- Umgekehrt versuchen *Männer* gesundheitliche Störungen zu bagatellisieren, zu verleugnen oder durch gesteigerten Aktivismus zu überspielen.

Gesundheitsverhalten

Es zeigt typische Parallelen:
- *Männer* sind seltener in Gesundheits- und Alternativkursen anzutreffen; ihr Risikoverhalten ist stärker ausgeprägt als bei der Frau.
- *Frauen* sind eher geneigt, theoretische Gesundheitskonzepte in die Praxis umzusetzen und erzieherisch auf das Gesundheitsverhalten anderer einzuwirken.

In diesem Zusammenhang ist auch die Ungleichheit der Verteilung sozialer Lasten zu sehen: Frauen, insbesondere die unverheiratete Frau, tragen viel bei zum Wohlergehen des Sozialstaats. Meist sind sie es, denen die Betreuung von pflegebedürftigen Angehörigen zufällt. Oftmals erbringen sie gewaltige physische und psychische Leistungen; sie verzichten auf Karriere und Freizeit, erleiden schwere finanzielle Einbußen. Normalerweise wird diese Leistung sowohl von der Familie wie von der Öffentlichkeit als „selbstverständlich" hingenommen und hingestellt. Nicht selten stehen diese Frauen nach jahrelanger Pflege von Angehörigen nach deren Tod allein da, erschöpft und ohne ausreichende Sicherung ihres eigenen Alters.

Die Arbeitsgruppe unverheirateter Frauen AUT – Gründung in der Schweiz 1975 – nimmt sich dieser Probleme an und gibt gerne weitere Auskunft. Ihr Ziel ist die „gerechtere Verteilung der Sozialaufgaben" und die „bessere Sicherung von Frauen" gegen die „neue Armut", die insbesondere Frauen trifft.

15.3. Gesunde Geschlechtlichkeit

15.3.1. Umgehen mit der eigenen Sexualität

Das positive Umgehen mit der eigenen Sexualität ist Voraussetzung für die Akzeptanz der fremden Geschlechtlichkeit, sowohl für eine die Sexualität nicht ausklammernde Gesprächsführung und Gesundheitsberatung als auch für die Bewältigung spezifischer Bereiche in der Krankenpflege wie z.B. die angstfreie Pflege von AIDS-Patienten.

Wie sich jemand selber spürt und in der Akzeptanz und Aktivierung seines Körpers entfaltet, darin liegt nicht zuletzt auch der Schlüssel für die Harmonisierung eigenen Menschseins sowie für die Einschätzung dessen, was andere erleben und erwarten. Darüber hinaus erfahren die anderen besser, was uns bewegt und „unter die Haut geht". Mißverständnisse werden ebenso seltener wie das „unerwünschte an uns Herantragen von Erwartungen", seien diese verbal oder averbal.

Ansatzpunkte für die Veränderung bzw. das Reiferwerden des eigenen Verhaltens sind:
- Sensibilisierung für die eigene Empfindsamkeit durch die Einübung bewußter Wahrnehmung und Berührung;
- Verbesserung der Feinfühligkeit für den Umgang mit sexuellen Empfindungen und Gefühlen;
- ungezwungene, offene und natürliche Verwirklichung der eigenen Bedürfnisse im Alltag;
- Toleranz und Respekt gegenüber dem Anderssein des anderen.

Die **Umsetzung positiver Entwicklung** ist nie

auf die Sexualität beschränkt, vielmehr sind alle Lebensbereiche, die mit der „Sinnenhaftigkeit", der „Sinnlichkeit" und der „Körperlichkeit" zusammenhängen, betroffen. Die *Übungsfelder* liegen in den folgenden Bereichen:

- *Sprache* – sprachliche Sensibilisierung für körperliche Prozesse. Einverleibte Erziehungsgrundsätze wie „darüber spricht man nicht" oder „wenn schon, dann nur auf Umwegen und verschlüsselt" gilt es aufzugeben oder doch zu hinterfragen.
- *Körper* – unverstellter Ausdruck der eigenen Person in Haltung, Gestik und Mimik. Wer daran arbeitet, wird lockerer und offener und wirkt weniger verklemmt, womit eine der größten Barrieren auf dem Weg zur eigenen Reife aus dem Weg geschafft werden kann. Auf Übungsprogramme wird auch in diesem Buch immer wieder hingewiesen.
- *Beziehung* – freies und bewußtes Umgehen mit menschlicher Nähe. Die Überwindung kultureller und erziehungsbedingter Schranken, die von Verboten, Angst und Mißtrauen genährt werden, kann Spannungen abbauen und den Weg zu einem freieren Umgang mit Zärtlichkeit, Geborgenheit und Intimität freisetzen. Wo zusätzlich frühkindliche Traumen (z.B. Inzesterfahrung) das Sexualerleben beschatten, gilt es über den Weg des therapeutischen Gesprächs diese Erfahrungen aufzuarbeiten, da sie auch hindernd sind für eine harmonische Partnerschaft und Ehe.
- *Gefühle* – Zulassen von Emotionen und Affekten als Ausdruck leib-seelisch-geistiger Energiezustände. Sie sind eng verbunden mit dem Selbstbild und somit mit Selbstakzeptanz, Selbstwertschätzung; wo sie unterdrückt werden, machen sie krank. Sie bedürfen der Pflege (Psychohygiene S. 521).

15.3.2. Rollen- und Selbstfindung

Die *Identitätsfindung* ist für Jugendliche heute viel schwieriger als früher. Sie umfaßt

- die *weltanschauliche Identität* – das Suchen und Finden einer eigenen geistigen Position. Sie bahnt sich beim Jugendlichen an, bleibt wandelbar, bis sich schließlich in der Lebensmitte (vor sich hergeschobene) Entscheidungen und Weichenstellungen aufdrängen.
- Die *berufliche Identität* ist zu Beginn der Ausbildung oftmals noch erfüllt von Illusionen und Wunschbildern. Es gilt, diese wertvollen Energien durch den oft schmerzhaften und frustrierenden Prozeß der Eingrenzung und Formfindung einer realistischen – nicht hoffnungsleeren oder visionsfreien! – Arbeit an und mit der Wirklichkeit anzupassen.
- Die *Rollenidentität* ist eng verknüpft mit der *personalen* Frage: Wer bin ich? Wer bin ich als Frau/als Mann?

Sowohl die Frauenrolle als auch die Männerrolle ist, wie bereits S. 476 u. 479 beschrieben, in einer geradezu revolutionären Umbruchphase. Sie betrifft heute vor allem die *Frauenrolle*, die durch die Veränderungen des Berufs- und Selbstverständnisses hindurch eine Neudefinition finden muß, insbesondere in den Bereichen „Frausein und Beruf", „Frausein und Eigenständigkeit", konkreter für uns: „Frausein in der Krankenpflege" und selbstverständlich auch „Mannsein in einem traditionellen Frauenberuf" bzw. „*Männerrolle* in einem sich wandelnden Selbstverständnis". Die sich aufdrängenden Auseinandersetzungen könnten eine echte Chance bedeuten sowohl für die berufspolitische Kompetenz wie auch für die verantwortliche Eigenständigkeit und die Aufwertung von Selbstbild und Selbstverständnis. Dies wird jedoch nur dann der Fall sein, wenn wir bereit sind, uns dafür auch einzusetzen (ausdauernd, sachlich und kompetent).

Das *Miteinander* von Mann (Pfleger) und Frau (Pflegerin, Schwester) in einem ehemals ausschließlichen Frauenberuf kann komplementäre Kräfte der Veränderungswilligkeit freisetzen.

15.3.3. Sexualhygiene

Themenkreise der Sexualhygiene sind:

- sinnvolle Sexualaufklärung;
- Familienplanung und Methoden der Konzeptionsverhütung;
- Information über Geschlechtskrankheiten;
- Lebenshilfe, da *Sexualstörungen* (Potenz- bzw. Orgasmusstörungen) häufig eine Folge von Zivilisationsschäden unserer hektischen, reizüberladenen Zeit sind und *Abtreibung* nicht die Lösung von Lebensproblemen bringen kann.

Jeder dieser Punkte muß individuell betrachtet werden und im realen Leben den ihm zustehenden Platz finden. Es kann hier nicht im einzelnen darauf eingegangen werden. Ich verweise auf die Möglichkeit eines „berufsspezifischen Sexualkundeunterrichts" und auf die heute recht informative Literatur (S. 506f.).

Methoden der Geburtenregelung

Sie dienen der Geburtenplanung (Familienplanung) und basieren auf dem selbstbestimmten Einsatz von *Methoden der Konzeptionsverhütung*, z. B. durch

- *natürliche Methoden* (Rhythmusmethoden):
  - *Knaus-Ogino-Methode:* periodische Enthaltsamkeit entsprechend dem individuellen Menstruationszyklus,
  - *Temperaturmethode:* Eigenbeobachtung der Basaltemperatur der Frau zur Bestimmung der fruchtbaren Tage (s. unten);
- *mechanische Methoden:*
  - Präservativ (Kondom) beim Mann,
  - Pessar (Scheidendiaphragma) bei der Frau;
- *lokal-chemische Methoden* in Form von Vaginalschaum, Schaumovula, Zäpfchen, Gels usw., die intravaginal appliziert werden;
- *hormonelle Methoden* gelten neben der Sterilisation als die sicherste und bequemste Form der Konzeptionsverhütung. Durch Einnahme von Östrogen-Gestagen-haltigen Präparaten (z.B. als Einphasenmethode bekannt als Antibabypille, oder als physiologische Zweiphasenmethode u. a.).

Frauen, die die Pille einnehmen, sollen mindestens einmal im Jahr gynäkologisch untersucht werden, da Nebenwirkungen nicht auszuschließen sind.

Im folgenden finden Sie die Beschreibung der *natürlichen Temperaturmethode*, die jeder Frau bekannt sein sollte (trotz Verhütungspille, die für viele nicht verträglich, für andere aus religiösen Gründen nicht anwendbar ist).

Aufwachtemperaturkurve

Die Messung der morgendlichen Temperaturschwankungen (auch Basaltemperaturkurve genannt) ist ein einfaches und zuverlässiges Mittel, um Angaben über den *Ablauf eines Zyklus* oder über die *Ursachen von Zyklusstörungen* zu gewinnen. Von primärer Bedeutung ist dabei das Verständnis und die Zuverlässigkeit der Frau bei der **rektalen** Temperaturmessung:

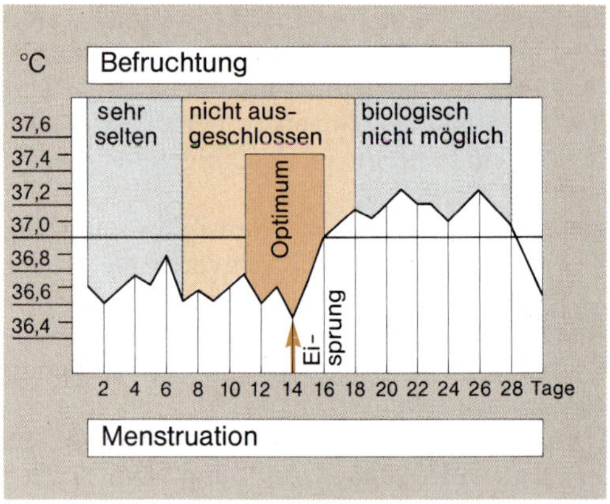

Abb. 15.**5** Aufwachtemperaturkurve mit einem biphasischen (zweiphasischen) Zyklus. Dies spricht für einen Eisprung (ovulatorischer Zyklus). Bei einem monophasischen (einphasischen) Verlauf der Temperaturkurve wird ein Fehlen der Ovulation angenommen (anovulatorischer Zyklus).

- jeden Tag, ohne Unterbrechung;
- morgens früh, nach dem Aufwachen, *vor* dem Aufstehen (nicht zu einer bestimmten Stunde, sondern nach einigen Stunden Schlaf);
- notieren von Erkältungen und Befindlichkeitsstörungen.

Entscheidend für die Beurteilung der Kurve ist nicht die Höhe der Temperatur, sondern die Abweichung zwischen den Werten. Abb. 15.**5** zeigt eine zweiphasige Temperaturkurve.

Die *Verlängerung der Hyperthermie* kommt durch den Fortbestand des Corpus luteum und die dadurch anhaltende Progesteronsynthese zustande und ist das früheste objektive Zeichen für den Eintritt einer Schwangerschaft.

15.3.4. Präventionsmaßnahmen

Das Aufgabengebiet umfaßt

- Selbstkontrolle, gesunde Lebensweise,
- Beratung und Aufklärung anderer bezüglich Frühdiagnose von Krebs:
  - *Mammakarzinome* sind die häufigste Krebslokalisation bei Frauen. Die Heilungschancen sind um so besser, je eher eine Diagnose gestellt werden kann. Die regelmäßige Kontrolle durch die Frau selber ist die wichtigste und wirksamste Präventivmaßnahmen (Abb. 15.**6**), eine Tat-

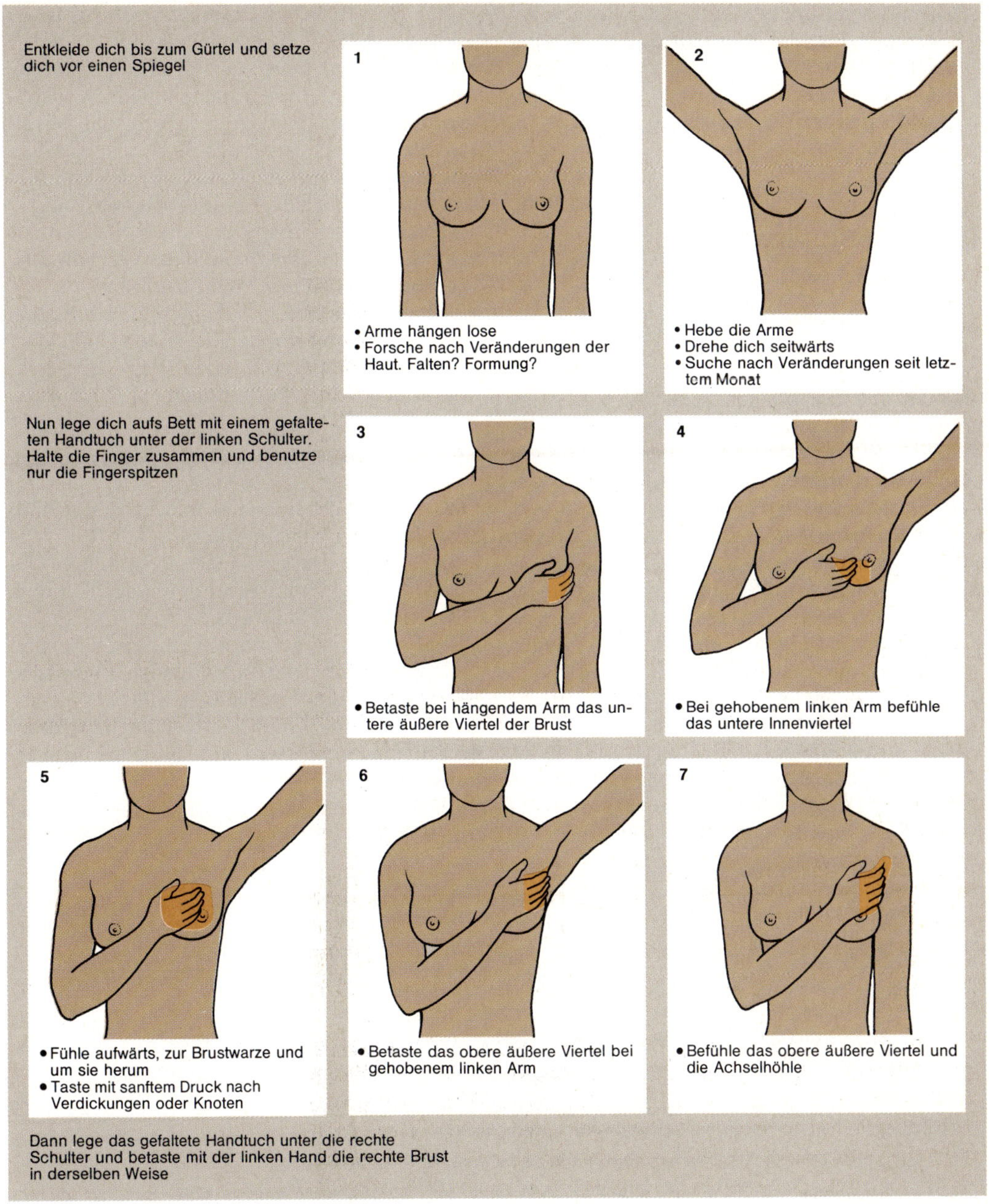

Abb. 15.**6** Selbstuntersuchung der Brust.

sache, die immer noch von einem großen Prozentsatz der Frauen aus Unwissenheit, Gleichgültigkeit oder Bequemlichkeit *nicht* wahrgenommen wird. Hier liegt denn auch ein breites Feld der Gesundheitsbildung innerhalb des Pflegeprozesses (Verbalisierung der Thematik).

– Das *Zervixkarzinom* kann durch eine regelmäßig durchgeführte gynäkologische Untersuchung (S. 723f.) der Früherfas-

sung zugeführt werden. Jede Frau sollte jenseits des 40. Lebensjahres dazu ermuntert werden.
- Das *Prostatakarzinom* ist der häufigste geschlechtsspezifische Krebs beim Mann (S. 718f.).

15.4. Pflegeplanung: Kind, Frau,Mann sein

15.4.1. Situationseinschätzung

Auch wenn die Krankheit nicht direkt mit Geschlecht und Fortpflanzung zu tun hat, ist es notwendig, sich mit der Situation des Kranken als *Kind* (Kap. 32 und 33), *Frau* oder *Mann* auseinanderzusetzen. Im folgenden einige *Impulse* (s. auch untenstehende Checkliste):

- *Geschlechtsreife* steht im Kontinuum von der Pubertät bis zum sog. Senium. Die (der) junge, aufblühende Frau (Mann) steht anders im und zum Leben als die (der) reife, in der Lebensmitte stehende, und diese(r) wieder anders als die (der) betagte, alt gewordene.
- Die *Frau* ist nicht nur Frau, sie ist vielleicht auch Mutter, hat Kinder, einen Gatten, Haus und Garten, um die sie sich sorgt. Eine andere leidet an der Doppelbelastung von Familie und Beruf, die alleinstehende Berufstätige bringt wieder andere Probleme mit.
- Der *Mann* ist meist auch der Erwerbstätige. Das Geschäft, die Firma nimmt einen wichtigen Platz ein und kann (häufig unbewußt) mehr Raum beanspruchen als die Familie, was u. U. zu krankheitsauslösenden Konflikten führt. Sozialer Abstieg trifft den Mann in seiner geschlechtsspezifischen Rolle mehr als die Frau. Statussymbole haben für ihn eine größere Bedeutung als für die Frau.
- *Entwicklung* und *Erziehung* prägen das allen Menschen innewohnende *Schamgefühl* zu einem individuell erfahrenen Wert, der Rücksicht und Schutz beansprucht (S. 277 u. 491).

15.4.2. Standardisierter Pflegeplan

Die **Ziele** sind begleitend und unterstützend. Sie beinhalten Themen wie

- Integration der geschlechtsspezifischen Gesetzlichkeiten und Akzeptieren des Kranken als Kind, als Frau/Mann;
- Wahrung und Schutz der Intimsphäre und Respektierung der individuellen Bedürfnisse, Gewohnheiten (Schamgefühl).

Die **Maßnahmen** sind häufiger implizit (inbegriffen, eingeschlossen), als daß sie explizit verbalisiert werden:

Checkliste: Kind, Frau, Mann sein

☐ Sexualität	☐ Geschlechtsreife	☐ Menstruationsprobleme
☐ Geschlechtsrolle	☐ Rollenbewußtsein	☐ Rollenprobleme

Die folgenden Fragen dienen exemplarisch zur Situationseinschätzung (S. 102ff.)

☐ Die spezifischen Rollenfunktionen sind bekannt, werden respektiert

☐ Die Familien- bzw. Lebenssituation (Beruf, Ehe, Partnerschaft, Eltern und Geschwister beim Kind) ist bekannt

☐ Unspezifische oder spezifische Beschwerden sind geklärt

☐ Spezifische Geschlechtsprobleme sind (wenn sie für die Pflege von Bedeutung sind) bekannt

☐ Neu auftretende, durch Krankheit oder Operation hervorgerufene Probleme werden bearbeitet (Psychologe oder Beratungsstellen sind, wo nötig, mit einbezogen)

☐ Dem/der Kranken steht ein Intimbereich (ein Ort für sich allein) zur Verfügung (Nachtkästchen, Schrank usw.)

☐ Über separate Räume (Bad, Toilette) ist er/sie informiert

☐ Die Schambereiche werden respektiert und geschützt, das individuelle Schamverhalten (Schamgefühl) wird berücksichtigt

☐ ......

☐ ......

- *Implizit* handelt es sich um *Einstellung* und *Haltung* der „Ganzheitlichkeit des Lebens" gegenüber: Wir verhalten uns als Mann, als Frau, akzeptierend und respektierend oder ablehnend-verklemmt.
- *Explizit* sind es Themen, wie sie unter
  - *Gesundheitsbildung* und Prävention bereits angesprochen wurden. Oder es sind
  - *Probleme*, die durch sexuelle Funktionsstörungen bzw. durch Unvermögen (z. B. infolge geistiger oder körperlicher Behinderung) auftreten können; oder solche, die im Zusammenhang mit der aktuellen Lebenssituation (Lebensphase, Lebenskrise) zu Gesundheitsstörungen geführt haben.

Die besondere Berücksichtigung dieser ATL bei der **Pflege** betrifft
- Patienten mit Erkrankungen der Geschlechtsorgane, bei der Frau (Kap. 26) oder beim Mann (Kap. 25), häufig auch bei endokrinen Störungen (Kap. 24);
- all jene Patienten, bei denen die Ästhetik, das Selbstbild, die soziale Akzeptanz und/oder die geschlechtliche Identifikation betroffen sind. Solche Probleme können bei Störungen im Bereich aller ATL begleitend mit dabei sein (Kap. 5–16);
- Menschen in Krisensituationen des Lebens (Kap. 32–35) und bei bestimmten Krankheiten (Kap. 17–31), insbesondere des ZNS (Kap. 28).

Die **Beurteilung** im Bereich der Pflegequalität betreffs Kind-Frau-Mann-Sein beinhaltet ein Zweifaches:
- Wie geht es mir? Wie kann ich mein Menschsein leben und einbringen?
- Welchen Stellenwert hat diese ATL bei der Pflege – sowohl bei der Situationseinschätzung (physiologische und soziale Biographie), wie bei der Durchführung der Pflege?

Die **Pflegemaßnahmen** betreffen in erster Linie das Verhalten:
Kind-Sein Kap. 32 und 33
Frau-Mann-Sein zusätzlich
15.5. Sexualität
15.6. Leiblichkeit
15.7. Probleme und Störungen
15.8. AIDS

15.5. Sexualität

15.5.1. Was ist Sexualität?

Die Auseinandersetzung mit der Sexualität im weitesten Sinne kann nicht geschehen ohne Bezug zum *Menschenbild* (Kap. 2): Der Mensch ist ursprünglich und in seinem ganzen Wesen *Person* – einmalig und unverwechselbar aus sich selbst lebend, doch nicht ohne Bezug zu einem Du. Er ist *Beziehungswesen*, und dies in seiner ganzen Sinnlichkeit und *Leiblichkeit*, dem Organ sinnlicher Lust und Freude. Hier erwächst das vielfältige Reich der *Erotik*, welche die Sexualität weit übersteigt, bis hin zur *Kunst*, zur Poesie und zur Musik. Nach Viktor von Weizsäcker offenbart sich die Eigenart des Lebens am originellsten in der Geschlechtlichkeit. „Alle Erkenntnis vom Wesen des Lebendigen entstammt den Erfahrungen des Geschlechtslebens, das in seinem spezifischen Erfahrungsbereich als unzertrennlich von der *Liebe* erscheint."
Wir können diesen Gedanken weiterdenken und der Sexualität zurückgeben, was schon frühe Denker in ihr sahen, wenn sie den Geschlechtsakt mit dem Tod verglichen, dieser Möglichkeit der Transzendenz im Einschwingen des Bewußtseins in die Erfahrung der *kosmischen Einheit*.
Vor solchen Facetten der Sexualität ist es verhängnisvoll, sie auf bloßen „Sexus" oder auf einen „funktionalen Akt" zu reduzieren. Ihrem Wesen kommt man letztlich nur näher, wenn man zurückgreift auf die Schöpfungsgeschichte (S. 22 f.), wo Mann und Frau gleichwertig und gleichgestellt als Abbild Gottes erscheinen – *in Beziehung* von allem Anfang an, das Du dem Ich begegnend. Sexualität ist Zeichen einer auch inneren Selbsterfüllung. Sie dient der *Fortpflanzung* und darin der kommenden Generation, wie sie hinführt zur *Selbstfindung* und *Selbsttranszendenz* zum anderen Geschlecht und auf das Ganze hin (höhere Bedürfnisse S. 43 u. S. 509).
Ganzheit erreicht der Mensch nur in der Wechselwirkung von Mann und Frau (außen) wie auch zwischen männlich und weiblich (innen S. 479). Mehr als um bloßes Wissen geht es bei dieser ATL um Dimensionen des Lebens bzw. der *Kultivierung* dieses Lebens, auch in der *„Kultur des Leibes"*.

15.5.2. Begriffe und Bedeutung

Die Auseinandersetzung mit der Sexualität muß auch geschehen in der Definition von Begriffen und Inhalten. Im folgenden sind die wichtigsten aufgeführt (Dorsch 1987):

Sexualität. Ein oft mehrdeutiger Begriff, der sowohl die reine Geschlechtlichkeit als auch den Geschlechtsakt zwischen Mann und Frau bedeutet wie auch den Geschlechtstrieb mit seinen besonders weitreichenden Variationen und Ausstrahlungen und seiner kulturellen Gestaltungskraft.

Erotik. Ein in seiner Wortbedeutung sehr viel umfassender Begriff. Er umfaßt alle Erscheinungsformen der Liebe von der biologisch-geschlechtlichen bis zu den geistig-seelischen Formen.

Heute bedeutet Erotik die Geschlechterliebe als geistig-sinnliche Einheit. Als Bezeichnung für die körperlich-sinnliche Liebe wird vorwiegend der Begriff Sexualität verwendet.

Tabu. Meidungsvorschrift in einer Gesellschaft, deren Verletzung hohe Strafen nach sich zieht: Sexual-, Rassen-, Religions-, Todestabu sind die wichtigsten Tabus. Das Tabu hat die sozialpsychologische Funktion als wirksame Einschränkung der Triebbefriedigung, die ein geregeltes Leben erst ermöglicht.

Die Tabus der modernen Gesellschaft sind vielfach in der Rechtsprechung verankert (im Bereich der Sexualität z.B. der Inzest). Entsprechende Verhaltensregeln werden anerzogen.

Intimsphäre. Der Begriff steht für den ganz persönlichen und vertraulichen Lebensbereich und meint insbesondere das menschliche Liebes- und Geschlechtsleben. Es handelt sich um jenen Eigenbereich, den der Mensch meist sorgfältig abschirmt und, im Gegensatz zur Verdrängung, zu etwas ihm Gemäßen gestaltet. Dieser Bereich wird dabei um so mehr zum Intimen, je stärker Scheu, Takt, Scham und Tabus ausgebildet sind.

Scham/Schamgefühle. Das Erleben der Scham ist ein peinliches Gefühl, das mit Verlust an bejahender Beziehung zu sich selbst, zum Mitmenschen, zur Welt einhergeht. Zu unterscheiden sind die leibliche und die seelische Scham, die „verbergende" und die „behütende" Scham, wobei letztere dem Menschen hilft, peinliche Erfahrungen zu vermeiden. Scham hat eine positive Bedeutung dadurch, daß sie beim Geschlechtstrieb echte Liebe und bloße Sinneslust zu unterscheiden zwingt.

15.6. Leiblichkeit

Sexualität, Leiblichkeit und Erotik als *ganzheitliche Erfahrung* sind eine notwendige Brükke in der Beziehung von Mensch zu Mensch. Wo immer sich Menschen begegnen, kann diese Einheit als Schwingung wirksam werden, und dies nicht nur zwischen Mann und Frau, sondern in jeder mitmenschlichen Beziehung, z.B.,

- wenn ich bemerke, daß meine Leistungen am Arbeitsplatz in Gegenwart einer bestimmten Kollegin oder eines Vorgesetzten besser oder kreativer werden;
- wenn ich mich in einer Gruppe von Menschen ganz besonders wohl fühle;
- wenn ich mich von einem anderen Menschen angenommen und geschätzt weiß.

In solchen und vielen ähnlichen Situationen hat mich die Ausstrahlung eines Menschen berührt, dessen Art, wie er Mann oder wie sie Frau ist, mich in meinem eigenen Mannsein oder Frausein wohltuend anspricht.

15.6.1. Beziehung zum Leib

Leiberfahrung

Im Unterschied zum *Körper, den wir haben*, steht der Leib, *der wir sind*, dem Leben näher (das Wort Leib hat sich entwickelt aus dem germanischen Wort für Leben). Leib meint also, im Leben dasein, und ist auf ganzheitliche Erfahrung des Lebens gerichtet. Die Befreiung des Leibes aus der Unterdrückung (Leibfeindlichkeit) hat in den letzten Jahren auch zu neuen Fragestellungen in der Krankenpflege geführt. Man versucht, in neuen Wegen (Atemarbeit, Kinästhetik, Massage, Entspannungstechniken) das Leibbewußtsein in die Pflege zu integrieren und dadurch hinzuführen auf mehr Ganzheitlichkeit und auf „die Ahnung von dem Leib, der wir sind und der unsere letzte endliche Wirklichkeit und Heimat ist" (Petzold).

Wo es um den Menschen in dieser Ganzheit geht, darf auch die Sexualität nicht isoliert und abgespalten werden. In der von Petzold gemeinten „letzten Wirklichkeit" ist *Liebe* als Grundhaltung gegen den Schöpfer und seine Geschöpfe unabdingbar mit inbegriffen. Geschaffen sind wir als *Mann* und *Frau*, und diese Geschlechtszugehörigkeit *ist* Hauptmerkmal unserer Identität.

In dieser *Identität* – als Mann oder als Frau – begegnet mir der/die ich selbst Mann oder Frau bin, der Patient/die Patientin. Hier geht es nicht um die Sexualität als solche, sondern um die Bedürfnisse, Wünsche und Abhängigkeiten, welche der/die Kranke auch – vielleicht sogar gerade – in seinem/ihrem Leib ausdrückt, verdrängt oder blockiert (Abb. 15.**7**).

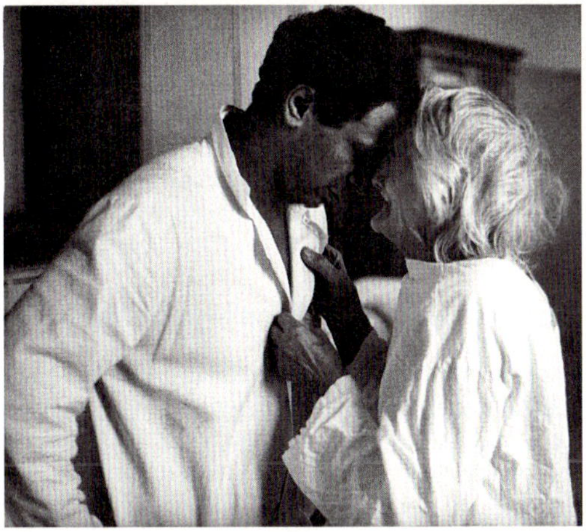

Abb. 15.7 Ganzheitliche Erfahrung in der Beziehung von Mensch zu Mensch; vom Mann (Pfleger) zur Frau (Patientin) (Foto: Edition du Centurion, Paris).

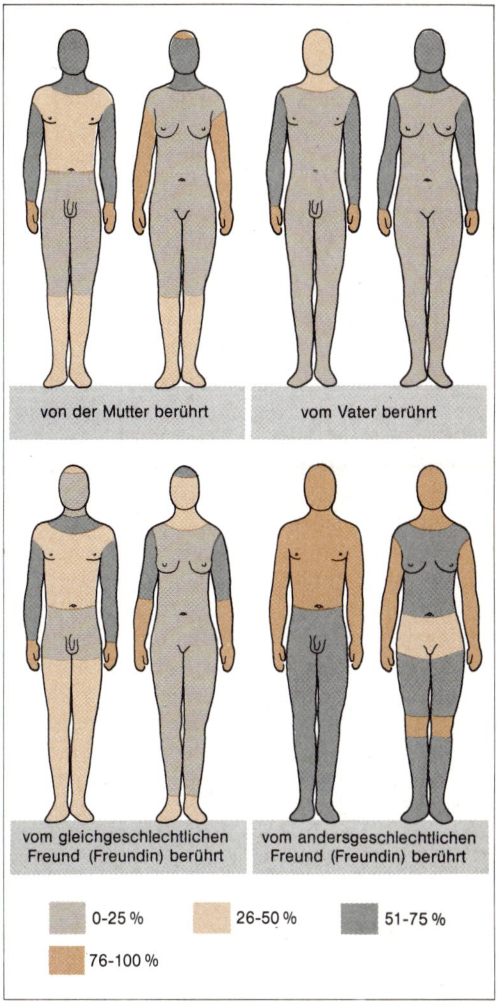

Abb. 15.8 Tabuzonen, abgestufte Skala. Die in den Vereinigten Staaten durchgeführte Studie ergab vier Stufen von Berührungstabus: von sehr häufig bis so gut wie keine Berührung durch Kontaktpersonen (nach Morris).

Scham und Schamgefühl

Wenn die *Schutzzone der Scham* in den Zusammenhang mit Leiblichkeit und Sexualität gestellt wird, darf nicht übersehen werden, daß neben der leiblichen auch die seelisch-geistige Scham eine typisch menschliche Dimension ist und als solche Ausdruck des Grundbedürfnisses nach Schutz und Sicherheit.

Scham und *Schamgefühl* haben ihren „Ort" in der Krankenpflege, weil Pflege sich mit dem Menschen befaßt und weil „die Existenzweise des Menschen und die Scham zusammengehören" (Scheler). Grundbedingung und Wesen der Scham (bzw. des echten Schamgefühls) sind die Dimensionen des Geistes (Denken, Schauen, Wollen, Lieben sowie deren Seinsform, die Persönlichkeit), welche die nur körperliche Sphäre des Menschseins übersteigen, aber nicht neben ihr, sondern *in ihr* als Bewußtseins- und Erlebnisgehalte anwesend sind.

Diskretes und taktvolles *Umgehen-Können* mit der Scham/dem Schamgefühl anderer Menschen setzt voraus, daß

- die eigenen Gefühle nicht verdrängt werden und das eigene Schamgefühl wahrgenommen wird;
- die Thematik formuliert werden kann, z.B. im Zusammenhang mit Pflegeverrichtungen in den Bereichen der Ausscheidung, der Intimpflege oder bei Fragen und Problemen um Leben (Zeugung) und Sterben;
- eine Haltung der Akzeptanz und der Selbstverständlichkeit *allen* Lebensvorgängen gegenüber eingeübt worden ist.

Berührung und Tabuzonen

Die Geschlechtlichkeit des Menschen – und damit Intimität und Berührung – sind mit Schutzzonen verbunden, durch die uns ein hoher Grad an Sicherheit im sozialen Bereich gewährleistet wird. Zonenübergreifende Berührung und Körperkontakt sind aber in der Pflege un-

umgänglich. Die Pflegenden nehmen an Körperbereichen Kontakt auf (z. B. bei der Intimpflege), die normalerweise sogar für Eltern und intime Freunde tabuisiert sind (Abb. 15.**8**).
Diese Zonen werden auch unterteilt in:

- *Sozialzonen:* Hände, Arme, Schulter, Rükken. Die Berührung ist allgemein gestattet.
- *Übereinstimmungszonen:* Mund, Handgelenk. Der Berührung soll die Frage „darf ich?“ vorausgehen.
- *Verletzbarkeitszonen:* Gesicht, Hals, Körperfront (beim liegenden Patienten). Hier sollte nicht ohne Erlaubnis berührt werden. Der Betroffene fühlt sich leicht „überfahren“, „in Besitz genommen“, abhängig gemacht wie ein Kind.
- *Intimzone:* Genitalbereich. Hier bedarf es der größten Behutsamkeit, Einfühlung, letztlich des Vertrauens.

Eine weitere Zone, die wir im Pflegebereich immer wieder antasten müssen, ist der sog. *Territorialbereich*. Das ist der Raum, den Menschen wie Tiere als unmittelbaren Lebensraum für sich in Anspruch nehmen. Die normale *Schutzdistanz* beträgt ca. einen halben Meter. Der Gesunde nimmt sich diesen Raum, indem er selbst Abstand und Abgrenzung schafft (er setzt sich Distanz oder Nähe). Der Kranke hat oft keine Möglichkeit zu dieser Wahl; im Mehrbettzimmer ist kaum ein Territorialbereich gewährleistet; er muß es aushalten, wenn Pflegepersonen dauernd an seinem Bett anstoßen, an seinem Nachttisch herumhantieren oder daß Mitpatienten seinen persönlichen Bereich antasten, und sei es nur mit den Augen, usw.
Pflege als Beziehungsprozeß respektiert Grenzen ebenso, wie sie Nähe ermöglicht. Je mehr die Pflegenden sich selbst und die eigene Leiblichkeit ernst nehmen, desto eher sind sie in der Lage, dem Kranken die ihm gemäße Distanz bzw. Nähe zu schaffen. „Man muß bei sich selbst gewesen sein, um zum anderen ausgehen zu können“ (Buber).
Dieses Bei-sich-selber-Sein bedeutet eben auch Auseinandersetzung mit der eigenen Leiblichkeit und mit der eigenen Liebesfähigkeit. Der Schritt vom Ich zum Du beinhaltet dann auch jene Haltung, die von E. Kübler-Ross als „bedingungslose Liebe“ bezeichnet wurde. Sie meint damit ein „akzeptierendes Dasein“, das, weil es aus dem *Anwesendsein des ganzen Menschen* erwächst, oft als einziges diesen anderen Menschen (auch den Schwerstkranken und Sterbenden) noch erreichen kann. Es erwächst daraus auch jene Haltung, die allein Verletzlichkeit, Hinfälligkeit und Hilflosigkeit (die wir alle auch in uns tragen) von Ablehnung oder Ekel zu lösen vermag, so daß sie angenommen werden können. Ja es mag sein, daß uns die Verletzlichkeit und Hinfälligkeit aus diesem Grund sogar zärtlich – oder doch versöhnlich – stimmen.

Aufarbeiten persönlicher Probleme

Daß im Umgehen mit diesen Bereichen auch *Hilflosigkeit* und *Unsicherheit* eine Rolle spielen, muß akzeptiert werden. Wir werden nie ein für allemal „über den Dingen stehen“. Es genügt, in der *Wahrnehmung* sensibilisiert zu sein und zu wissen, daß auftauchende Probleme absolut legitim und normal sind.
Wichtig wäre dabei nur, daß solche Probleme bearbeitet werden können, sei es im Zweiergespräch durch die Betroffenen selbst (was eher selten der Fall sein wird) oder teambegleitend in Balint-Gruppen oder Supervision. Eine weitere Möglichkeit ist das Gespräch mit der Pflegeexpertin/dem Pflegeexperten, z. B. anläßlich der Pflegevisite oder der Praxisbegleitung. Schüler(innen) mögen dafür im Schulzimmer Gelegenheit bekommen (Fragestellungen und Problemfelder s. unter „Beurteilung von Wissen und Können“ S. 505 f.).

15.6.2. Therapeutische Berührung

Können Hände heilen? Jesus heilte Blinde und Kranke allein mit seinen Händen. Auch Schamanen und „Heiler primitiver Völker“ lindern kraft ihrer Hände Schmerzen und Krankheit. Die wissenschaftliche Medizin und der gesunde Menschenverstand zivilisierter Menschen hingegen schwören auf die Wunder der Chemie. Hier stoßen Schulmedizin und Erfahrungsmedizin – aber auch funktionale und holistische Pflege aufeinander. Doch jetzt, im auslaufenden 20. Jahrhundert, sind alternative Denk- und Erfahrungsweisen plötzlich wieder im Gespräch. Forschungsergebnisse aus den USA, die sich mit dem „Handauflegen“ (therapeutic touch) befassen, konnten physiologische Veränderungen bei Kranken nachweisen, die von Krankenschwestern in einer bestimmten Weise berührt wurden: Die Schmerzen ließen nach, der Patient hatte weniger Angst, der Hämoglobinspiegel im Blut stieg an, und die Hirnwellen signalisierten Entspannung. Dolores Krieger,

die als Professorin an einer Krankenpflegeschule in New York unterrichtet, beantwortet Einwände, die diese Methode als unwissenschaftlich abqualifizieren, mit dem Hinweis darauf, daß die heutigen wissenschaftlichen Methoden nicht ausreichen, um die Phänomene zu messen, die beim *Therapeutic touch* ablaufen. Wenn ein Therapeut einen Kranken mit dieser Methode behandelt, dann, so lautet ihre Annahme, findet ein *Energieaustausch* statt. D. Krieger beschreibt dies als „eine Methode, die Hände zu gebrauchen, um menschliche Energien zielgerichtet einzusetzen, die einem Kranken helfen oder ihn heilen". Diese Methode ist lernbar; sie ist nicht auf einen begrenzten Kreis „spirituell besonders begabter Personen" beschränkt. Aber, so D. Krieger weiter, „will man diese Methode richtig anwenden, dann muß sich die Pflegeperson voll auf den Patienten ‚zentrieren'". Dieses Zentrieren wird als eine besondere Art von Bewußtsein beschrieben, eine Form tiefer Entspannung und intensiver Konzentration, in der alle anderen Gedanken ausgeschaltet werden müssen.
Diese Technik wird in den Krankenpflegeschulen der USA gelehrt und eingeübt. Bei uns entwickeln sich solche Ansätze viel langsamer. Was wir aber heute schon davon lernen können, ist die bewußte Art, unsere Hände zu gebrauchen, denn darin liegt das Wesen der **heilend-pflegerischen Berührung**, und in ihr liegt letztlich die Unterscheidung einer nur pragmatischen Funktionspflege von einer *personzentrierten ganzheitlichen*.

15.6.3. Berührung und Pflege

Grundlage der Krankenpflege – wo sie direkte Pflege ist – ist der Körperkontakt, die Berührung des Menschen (Abb. 15.**9**). Jede pflegerische Handlung gibt uns Gelegenheit dazu. Wenn sie verbunden ist mit Bewußtsein, hat sie *wohltuende Qualität* und wo beim Schwerkranken, Leidenden, Sterbenden auch die Dimension der Zuwendung, ja der Zärtlichkeit dazu kommt, hat sie *heilende Wirkung*.
Ob die Krankenpflege wieder zu dem wird, was sie ihrem Wesen gemäß sein soll, ein *heilend-helfender Beziehungsberuf*, hängt jedoch weniger davon ab, daß wir „neue Berührungstechniken" anwenden, als vielmehr davon, daß wir den leidenden Menschen wieder bewußter berühren (be-rühren) und daß wir das, was wir immer schon tun, wieder *anders* tun: betten, waschen ... Dies kann im normalen Pflegealltag verwirklicht werden. Nicht immer brauchen wir „mehr Zeit" dafür, wohl aber Phantasie und „Freude am Pflegen".

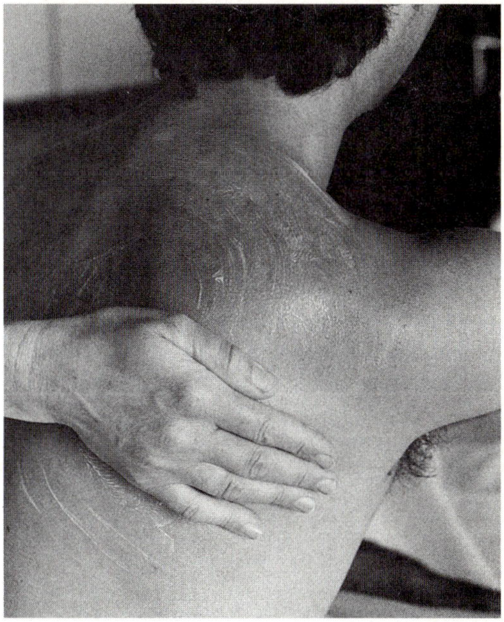

Abb. 15.**9** Die Berührung des Patienten bei der täglichen Pflege (Waschen, Einreiben) kann bloße Routine sein oder „bewußte Berührung" (therapeutic touch) (Foto: SBK, Niederhauser).

Alternative Pflege ist vor allem kreative Pflege, ist bewußte Hin-Wendung zum Kranken, Leidenden, Sterbenden. Vielleicht erfahren wir dann selber, was es heißt, die eigenen Hände als Schmerzmittel zu gebrauchen.

15.7. Probleme und Störungen

Ob die *Sexualität* zum Problem wird, hängt von vielen Faktoren ab.

- *Denkmodelle.* Sie bestimmen, was Abweichungen sind und wie diese zu werten sind. Das *religiöse* Modell, das nach Gut und Böse fragt, findet ganz andere Interpretationen als das *medizinische* – es fragt nach Symptomen – oder das psychoanalytische – es hinterfragt die Prägung und Erfahrung. Tab. 15.**2** gibt eine anschauliche Übersicht über die wichtigsten Erklärungsmodelle.

Tabelle 15.**2** Erklärungsmodelle – „Etikettierungsmodelle" (aus Haeberle, E. J.: Sexualität des Menschen, 2. Aufl. De Gruyter, Berlin 1985)

	Religiöses Modell	Juristisches Modell	Medizinisches Modell	Psychoanalytisches Modell	Etikettierungsmodell
Ursache der Abweichung	Besessenheit durch Dämonen Versuchung durch den Teufel Sündhaftigkeit	„krimineller Charakter" des Abweichenden	nicht immer bekannt, aber oft natürliche Ursache (Krankheit) angenommen	persönliche, weitgehend unbewußte Erfahrungen gestörte psychosexuelle Entwicklung	Etikettierung durch Kräfte der Intoleranz
Bedeutung der Abweichung	Sünde, Ketzerei der Abweichende ist besessen oder böse	Straftat Verbrechen	Symptom einer Krankheit	symbolisches Ausagieren von unbewußten und ungelösten Kindheitskonflikten	wird bestimmt durch diejenigen, die die Etikettierung vornehmen (in heutiger Sicht meist Verbrechen oder Krankheit)
Formen der Intervention	Exorzismus, Reue, Beichte	Bestrafung, manchmal auch „Wiedereingliederung"	medizinische Behandlung Medikamente Elektroschocks Psychochirurgie	Psychoanalyse; der Abweichende wird sich seiner bisher verborgenen Konflikte bewußt mit Hilfe freier Assoziation, Traumdeutung usw.	gerichtliche Bestrafung oder psychiatrische Behandlung, oft unfreiwillig
Intervenierende Autorität	Priester oder religiöse Autorität – manchmal nach Wahl des Betroffenen, manchmal nach Wahl der Gesellschaft	Polizei, Richter, Strafvollzugsbeamter – immer nach Wahl der Gesellschaft	Arzt, Psychiater – manchmal nach Wahl des Betroffenen, meist nach Wahl der Gesellschaft	Psychoanalytiker – immer nach Wahl des Betroffenen	heute gewöhnlich Richter oder Psychiater – nach Wahl des Etikettierenden
Rechte und Pflichten des Betroffenen	Recht auf Exorzismus Pflicht zur Buße	Recht als unschuldig zu gelten bis zum Schuldbeweis Pflicht, die Strafe anzunehmen und zu sühnen	Recht als krank, nicht als böse angesehen zu werden Pflicht, Genesung zu suchen und ärztlichen Rat anzunehmen	Recht, sein Verhalten nicht moralisch verurteilt, sondern symbolisch interpretiert zu bekommen Pflicht zur Zusammenarbeit mit dem Analytiker	keine Rechte keine Pflichten
Rechte und Pflichten der Gesellschaft	Recht, Sünder zu verdammen und auszustoßen Pflicht, Reumütigen zu helfen	Recht auf Schutz vor Straftätern Pflicht zur Strafe	Recht zum Schutz vor gefährlichen Kranken Pflicht, ihnen medizinische Behandlung zu ermöglichen	keine Rechte Pflicht, abweichendes Sexualverhalten als Ausdruck einer seelischen Störung aufzufassen	Recht auf Sanktion gegen sozial schädliche Abweichende Pflicht, alle anderen Abweichenden in Ruhe zu lassen
Zielvorstellung des Modells	Seelenrettung	Verbrechensbekämpfung	Heilung von Krankheit den Abweichenden von persönlicher Schuld freizusprechen	Lösung unbewußter seelischer Konflikte des Abweichenden	für die Intoleranz: das schlechte Bestehende durch Etikettierung und Korrektur von Abweichenden zu schützen für die Toleranz: Befreiung der Unterdrückten

- *Leitbilder.* Sie bestimmen, ob und wie sexuelle Ausdrucksformen zugelassen werden dürfen, z. B. Bestimmungen der Heimleitung oder die Philosophie einer Pflegegruppe. Im negativen Fall sind Leitbilder und Philosophien Mittel zum Zweck der Unterdrükkung.
- *Störungen der Funktion.* Es können einzelne oder mehrere Teilfunktionen betroffen sein, nämlich die
  - biologische Funktion (Entspannung des Sexualtriebes),
  - Lustfunktion (menschliche Erfüllung und Hingabe),
  - Sozialfunktion (Kommunikationsmittel, Mitteilung von Gefühlen),
  - Fortpflanzungsfunktion (Mutter/Vater werden).

  Auch *Krankheiten* (akut-schwere oder chronische) können Probleme auslösen:
  - schwere Herz- und Lungenkrankheiten: die Kraft reicht nicht aus, um den Geschlechtsakt durchzustehen;
  - Störungen des Nervensystems führen zu funktionalen oder sensiblen Ausfällen, z. B. Paraplegie (S. 787 ff.), multiple Sklerose (S. 782 ff.).

Behinderung und Sexualität

Körperliche Behinderung. Oft wird diesen Menschen die Möglichkeit sexueller Aktivität auch von den Ärzten abgesprochen, ohne daß die verbliebenen Möglichkeiten richtig eingeschätzt worden wären. Die klinische Sexualforschung hat gezeigt, daß viele, auch schwerst behinderte Menschen Geschlechtsverkehr haben können, wenn sie ein Bewußtsein für die eigene Sexualität entwickeln und mit den üblichen Konventionen und mit der „Wenn-und-Aber-Mentalität" brechen. Dabei stellt sich oft heraus, daß ihre Partner glücklich sind, dies mit ihnen gemeinsam zu erforschen. Inzwischen gibt es eine Reihe guter Filme und Bücher, welche die sexuellen Möglichkeiten körperlich Behinderter aufzeigen. Was sie brauchen, sind andere Menschen, die sie ermuntern, ihnen Mut machen und mit ihnen die pathophysiologischen Gesetze von Lähmung, Spasmen, Hyperreflexie usw. anschauen, um die Ausweglosigkeit des Passiv-bleiben-Müssens zu durchbrechen.

Geistige Behinderung. Lange hat man diese Menschen so behandelt, als ob sie keine sexuellen Bedürfnisse hätten. „Schwachsinnige" und „Zurückgebliebene" erhielten als Kinder keinerlei sexuelle Erziehung; als Heranwachsende und Erwachsene mußte man sie daher oftmals mit Gewalt daran hindern, sexuell aktiv zu werden. Wo sie „den Betrieb störten", sterilisierte man sie, oft genug ohne ihre Einwilligung oder gar gegen ihren Willen. Eine Heirat war von Gesetzes wegen verboten. Heute wird zunehmend anerkannt, daß auch geistig behinderte Kinder über Empfängnis, Empfängnisverhütung und Geschlechtskrankheiten ihrer Auffassungskraft entsprechend informiert werden müssen. Auch sie brauchen Liebe und körperliche Zuwendung. Die geistige Behinderung nimmt ihnen *nicht* den Wunsch und das Bedürfnis, körperlich aktiv zu werden – auch sie haben ein Recht auf sexuelle Aktivität, solange dies im privaten Bereich geschieht. Dazu brauchen sie eine geschützte Zone und ihren ihnen zugemessenen privaten Raum.

Andererseits müssen geistig Benachteiligte oft vor sexuellen Übergriffen „Gesunder" und vor der Ausbeutung geschützt werden. Dies kann nur in einem Familien- oder Heimklima gewährleistet werden, wo vernünftige und akzeptable Regelungen verbunden sind mit Zuwendung und menschlicher Nähe.

Als Grundsatz könnte gelten: Solange kein Schaden entsteht, weder für sie selbst noch für andere, haben alle körperlich und geistig Behinderten ein Recht auf sexuelle Erfüllung.

Für eine **verantwortliche Pflege**, sowohl in Institutionen wie im Bereich von Familie und Gesellschaft, gilt,

- daß wir uns selbst offenhalten, sowohl für die Probleme Betroffener wie auch für Informationen aus der Forschung, damit neue Erkenntnisse den Behinderten auch zugute kommen können;
- daß wir uns mitverantwortlich fühlen, damit die Sexualität von Betagten, Behinderten und Kranken nicht eine „behinderte Sexualität" ist, wird oder bleiben muß.

Gesundheits- und Krankenpflege ist nie geschlechtsneutral, sie ist immer auch Interaktion vom Ich zum Du, von Mann zu Frau, vom Helfenden zum Hilfsbedürftigen und umgekehrt. Was uns hilft, auch differenziertere Bedürfnisse wahrzunehmen und kompetent – sachlich wie menschlich – helfend darauf zu antworten ist:

- Bereitschaft, Wärme und Nähe zu geben unter der Voraussetzung der Wahrung der nötigen Distanz;
- nonverbale Signale zu erkennen und aufzunehmen
- kreatives Ausschöpfen von Möglichkeiten zur Hilfestellung: Einräumen eines Minimums an Privatsphäre (z.B. für Eheleute), Anregen und Unterstützen von fachlicher, therapeutischer oder seelsorgerischer Beratung, Unterstützung im Umgehen mit Notsituationen usw.

15.8. AIDS

15.8.1. Einführung zum Thema

Ich füge das Thema AIDS hier an, weil ich davon ausgehe, daß das zwiespältige Verhältnis, das wir gegenüber dieser Krankheit haben, und die Ängste, die damit verknüpft sind, zu einem großen Teil mit uns selbst zusammenhängen, mit unserer eigenen „unbewältigten" Sexualität.

AIDS als Thema der Gesellschaft. Bei kaum einer anderen Krankheit gehen die Diskussionswellen so hoch wie bei AIDS. Die Erklärungsmodelle reichen von „Gottesstrafe", verstanden als „strafende Gerechtigkeit" und „es geschieht ihnen recht" bis hin zur Vogel-Strauß-Politik, in der ein Verdrängungsspiel par excellence gespielt wird. So habe ich kürzlich (1989!) in einer Zeitschrift gelesen, daß es das AIDS-Virus gar nicht gibt, AIDS sei lediglich eine Folge unharmonischer Lebensführung.

Die Tab. 15.**2** kann hier herangezogen werden, um die „Etikettierung" und die Erklärungsversuche verschiedenster Gruppierungen auch in bezug auf AIDS einzuordnen.

AIDS und Krankenpflege. Das Phänomen Angst und Unsicherheit geistert auch in unseren Reihen herum. Ihm gegenüber stehen jene Pflegepersonen, die sich mit großem Engagement für die Pflege AIDS-Kranker entschieden haben und dabei echte Berufsfreude und Lebenserfüllung (eben Sinn) finden. Am größten ist die Ambivalenz bei jenen Pflegepersonen, die keinerlei *Erfahrung* in der Begegnung mit und Betreuung von AIDS-Kranken haben. Unsicherheit und Angst sind bei vielen offen oder latent vorhanden. Dazu einige Aussagen aus der Umfrage von Rust u. Pichler (1985):

A: Pflegepersonal *ohne Erfahrung* in der Betreuung:
„Ich erlebe Unsicherheit, weil es etwas Neues ist, junge sterbende Patienten zu pflegen. Ich habe auch Mühe, mir das überhaupt vorzustellen."
„Über das Krankheitsbild weiß ich nur oberflächlich etwas, ich möchte aber mehr darüber wissen."

B: Pflegepersonal *mit Erfahrung* mit AIDS-Kranken:
„Ich fühle mich mehr von der Person als von der Krankheit verunsichert, da es sich meist um Drogensüchtige handelt."
„Ich werde durch das mangelnde Wissen zusätzlich verunsichert, und ich möchte mehr auf dem laufenden sein."

Über **mangelndes Wissen** brauchen wir uns eigentlich nicht zu beklagen. Die Krankheit ist seit 1981 bekannt. Seither hat AIDS einen Bekanntheitsgrad erreicht, den kaum eine andere Krankheit für sich in Anspruch nehmen kann. Die Dokumentation (natürlich ist auch sie von der Etikettierung nicht verschont) hat unterdessen ein riesiges Ausmaß angenommen. Auch wenn ich mich auf „brauchbare und seriöse" Dokumentation beschränke, ist sie noch überwältigend. Die Informationsmappe „Übersicht über das AIDS-Informations- und Ausbildungsmaterial in der Schweiz", das die AIDS-Hilfe-Stelle zusammengestellt hat, weist (1989) einen Umfang von 81 Seiten auf.

Bleibt die **Ansteckungsgefahr**. Wie denken Pflegepersonen darüber? Die folgenden Aussagen sind wiederum der Arbeit Rust u. Pichler entnommen:

A: Pflegepersonal *ohne Erfahrung* in der Pflege von AIDS-Kranken.

„Nur schon sein Äußeres kann bei mir den Eindruck erwecken, daß der HIV-positiv sein könnte. Ich trage in diesem Fall Handschuhe für die Blutentnahme. Wenn ich sie anziehe, achte ich mich auch mehr beim Versorgen der Nadel; ich gehe bewußter vor."

„... Durch das Gespräch mit ihnen sehe ich keine Ansteckungsgefahr. Bei gewissen Pflegeverrichtungen wie zum Beispiel bei Blutentnahmen passe ich hingegen bewußt auf."

Alle befragten Personen *befassen sich mit dem Gedanken, ob ein Patient HIV-positiv sein könnte oder nicht.* Von was sie diese Überlegung abhängig machen, ist unterschiedlich. Alle bekunden aber, daß es ihr Verhalten diesen Menschen gegenüber nicht beeinflußt, außer im Kontakt mit Blut. *8 der befragten 10 Personen ziehen sich*, wenn sie diesen Gedanken haben, *Handschuhe für die Blutentnahmen an. 2* äußern, daß sie noch *bewußter und vorsichtiger bei diesen Verrichtungen vorgehen.*
Klare Richtlinien diesbezüglich kennen die Spitäler des befragten Pflegepersonals der Gruppe A nicht.

B: Pflegepersonal *mit Erfahrung* in der Pflege von AIDS-Kranken.

„Der größte Teil der bisher erlebten AIDS-Kranken waren Fixer, und es ist klar, daß ich an Ansteckung denke, wenn aus dieser Gruppe Leute kommen. Ich begegne ihnen aber gleich wie allen anderen Patienten."

„Bei Drogensüchtigen denke ich, sie könnten HIV-positiv sein. Ich gebe mir Mühe, sie gleich zu behandeln wie alle anderen."

Beim Pflegepersonal aus Spitälern mit Erfahrung in der Betreuung AIDS-Kranker machen sich *10 von 15 Personen Gedanken, ob ein Patient HIV-positiv sein könnte.* Sie geben an, daß dies in keiner Weise ihr Verhalten diesen Menschen gegenüber beeinflußt. 1 Person kann dies nicht sicher sagen, da ihr das soziale Milieu dieser Patienten Mühe bereitet und sie diesen Gedanken damit verbindet.
2 Personen teilen mit, daß *jegliche Verhaltensänderung ihrerseits sich* im Falle eines positiven Befundes *erübrigt, da sie allen Patienten mit den nötigen Vorsichtsmaßnahmen begegnen.*
Die Richtlinien dieser Spitäler beinhalten das Tragen von Handschuhen beim Umgang mit Blut und Exkrementen.

Die *Ansteckungsgefahr und das Umgehen damit* werden von diesen Pflegepersonen zwar unterschiedlich, aber doch recht souverän bewältigt. Ich kann aber auch auf andere Erfahrungen zurückgreifen: AIDS-Kranke werden isoliert, das Pflegepersonal „vermummt" sich von Kopf bis Fuß, der Patient hat keine Chance, je eine „unbehandschuhte" Hand auf seinem Körper zu spüren. Hinter solchen Auswüchsen steckt unreflektierte Angst und wohl auch unbewältigte Sexualität. Die Ansteckung *ist* eine reale Komponente, doch:

- *Hepatitis B* ist ansteckender als AIDS und kann als Krankheitsbild ebenfalls tödlich verlaufen (der Unterschied liegt darin, daß Hepatitis B nicht sexuell ist). Trotz der Möglichkeit der Impfung wird Hepatitis B und nicht AIDS zur gefährlichsten Berufskrankheit *dort*, wo Pflegepersonen den Selbstschutz und die Hygienevorschriften vernachlässigen.
- Die *Ansteckungsrate* von AIDS beim Pflegepersonal ist verschwindend klein. Zur Zeit sind international 18 Fälle von HIV-positiven Personen des Gesundheitswesens bekannt, deren Infektion bei Berufsausübung erworben wurde und die nach Vorschrift untersucht und registriert wurden. Acht von ihnen sind an AIDS erkrankt. Zusätzlich ist zu vermuten, daß 80% von diesen 18 Personen sich *nicht* im Krankenhaus infiziert haben. Auch wenn diese Aussage relativiert werden muß (die Informationspflicht wird nicht überall wahrgenommen; die Dunkelziffer ist nicht berücksichtigt), kann doch davon abgeleitet werden, wie verschwindend klein die Ansteckungsgefahr im Vergleich zu Hepatitis B ist.

Damit möchte ich die Einleitung zum Thema AIDS-Patient abschließen und mich den konkreten Informationen zuwenden. Ich orientiere mich dabei an den Bedürfnissen des Pflegepersonals nach

- eindeutiger Information zum Krankheitsbild,
- konkreten Richtlinien im Umgehen mit AIDS-Kranken,
- Hinweisen zur Konfliktbewältigung.

15.8.2. Umgehen mit AIDS-Kranken

Voranstellen möchte ich einige grundlegende und wegweisende Gedanken zur Pflege AIDS-Kranker. Auf drei Aspekte sei hingewiesen:

- Problemfeld Pflege,
- Bereich der eigenen Sexualität,
- Gesundheitsbildung und Vorbeugung.

Problemfeld Pflege

Korrekte Information über AIDS und das Umsetzen dieser Information in *Planung* und *Handlung* in den Bereichen Infektionsprophylaxe sowie Pflege und Begleitung.

Infektionsprophylaxe. Wissend, verantwortlich, ohne Abstriche, aber auch ohne ängstliche Übertreibung! Der *Übertragungsweg* der HIV-Infektion ist dem der Hepatitis B vergleichbar (S. 404). Die Infektionsgefahr ist allerdings bei HIV wesentlich geringer, weil die Virämie (Anzahl der infektiösen Keime im Blut) viel geringer und das Virus sehr empfindlich und außerhalb des Körpers nur kurze Zeit ansteckungsfähig ist.

Informationen zu den Desinfektions- und Schutzmaßnahmen finden Sie S. 389ff. u. 503.

Pflege und Begleitung. Unsere Hilfe erstreckt sich auf die vier verschiedenen Phasen der Krankheit:

1. im *akuten Stadium.* Die Patienten sind fast immer im Krankenhaus. Die Pflege ist situationsbezogen, je nach betroffenem Organsystem (Befund, Befinden und Bedürfnisse). Die *Infektionsschutzmaßnahmen* sind den Richtlinien zu entnehmen (S. 503);
2. in der *Erholungsphase* nach einem akuten Schub (nach Krankenhausaufenthalt). Meist sind diese Kranken zu Hause. Sie brauchen stützende oder begleitende Betreuung;
3. bei *dauernder Pflegebedürftigkeit* aufgrund der Progression der Krankheit. Diese Kranken bedürfen vor allem der menschlichen Begleitung und je nach Zustand der Anleitung und/oder der Unterstützung in den Bereichen der ATL (Kap. 5–16);
4. in der *Endphase*, wenn eine spezifische Therapie nicht möglich oder nicht mehr erwünscht ist. Hier gilt alles, was zur Pflege Sterbender (Kap. 16) nachzulesen ist.

Für die Patienten der Gruppe 2–4 stehen (wenn sie nicht zu Hause gepflegt werden können/wollen) auch **alternative Pflegeangebote** zur Verfügung, in denen Kranke und Sterbende die notwendige *Pflege* erhalten und wo sie und ihre Angehörigen auch das wohl Wichtigste bekommen können: *menschliche Hilfe* und *Begleitung*.

Ein wesentliches Ziel der Betreuung in alternativen Pflegeeinrichtungen liegt darin, Kranke aufzunehmen, deren Betreuung die Angehörigen und die Spitexdienste (Sozialstationen) überfordert, weil sie eine intensive und kontinuierliche Pflege und Begleitung rund um die Uhr brauchen. Die Pflegekonzepte gehen schwerpunktmäßig davon aus, den Betroffenen möglichst lange ihre Unabhängigkeit zu gewähren und die Beziehung zu/mit den Angehörigen zu stützen. Die alternativen Betreuungs- und Pflegekonzepte orientieren sich an den Erfahrungen mit ähnlichen Einrichtungen, z. B. dem St. Christopher-Hospiz (S. 546f.), der Wiege der modernen Hospizbewegung. Meist sind sie mit getragen von den AIDS-Hilfestellen. In der Schweiz sind solche Häuser z. B. in Basel das Light-House und in Zürich das Anker-Huus, der Sunna-Egge; in Österreich und Deutschland gibt es ähnliche Einrichtungen.

Problematik der Sexualität

Sie kann in zwei kurzen Sätzen zusammengefaßt werden:

- *Umgehen mit der eigenen Sexualität*; die Bewältigung der eigenen Verdrängung und die Akzeptanz des eigenen Frauseins/Mannseins in der Gesellschaft von heute heißt auch umgehen können mit AIDS.
- Meine *Haltung* und *Einstellung* hindern oder fördern meine Bereitschaft und Fähigkeit, AIDS-Kranke zu pflegen.

- Man kann die *personale* Frage nicht von der professionellen lösen und umgekehrt die professionelle nicht von der personalen.
- Wer hier die Übersicht hat, hat sie auch dort, d. h., wer *mit sich selbst pfleglich umgehen kann*, hat keine Angst vor der Pflege AIDS-Kranker.

Die *Pflege* ist primär *symptomatisch*, situationsentsprechend – wie bei allen anderen Patienten auch. Sie ist dann *ganzheitlich*, wenn die *menschliche Ebene* mitschwingt. Menschlich meint den Menschen, das aber bin ganz zuerst *ich*, die/der ich pflege. Dann auch das *Du*, das mir gegenüber ist. *Resonanzen* – positive wie negative – sind normal und legal, sie stehen jenseits vom moralisierenden Gut oder Böse. Sie sind einfach menschlich! Und gerade dies brauchen AIDS-Kranke: Pflegende, die menschliche Menschen sind und die fähig und willens sind, auch Werte wie die folgenden als Themen der Pflegeplanung zuzulassen:

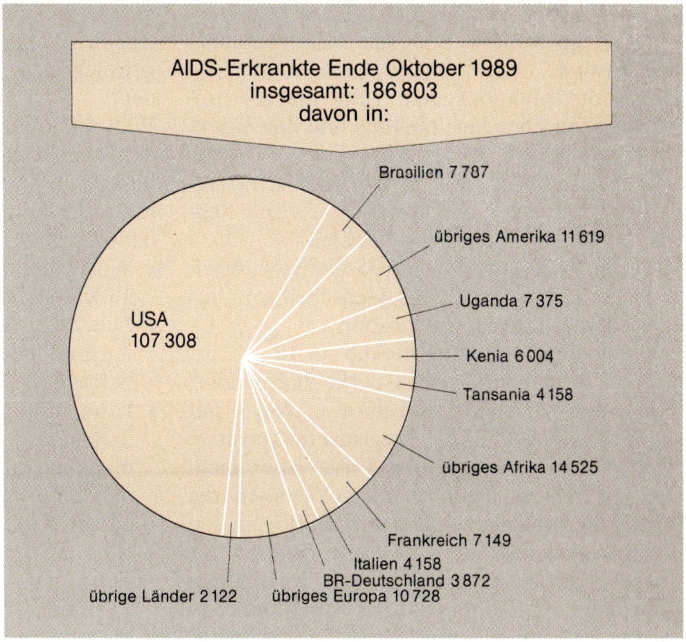

Abb. 15.**10** Bei der WHO gemeldete AIDS-Erkrankte. Stand Ende Oktober **1989**. Die drastische Zunahme der AIDS-Fälle zeigen vergleichsweise die Zahlen vom September **1990**: Weltweit sind es jetzt schon 283 010; davon z. B. in Brasilien 11 070, Uganda 12 440, Kenia 9139, Frankreich 9718, BR Deutschland 5054, Italien 6701, USA 140 822.

- Zuwendung, Akzeptanz und Offenheit in der Begegnung mit HIV-Infizierten und AIDS-Kranken, weil sie Kranke sind wie andere auch.
- Die Vermittlung der Erfahrung von Nähe, Zuverlässigkeit und Beständigkeit, weil nur sie der Ächtung entgegenwirken können.
- Ehrfurcht, Achtung und Vertrauen helfen dem AIDS-Kranken schließlich auch, sich mit Sterben und Tod auseinanderzusetzen.

Meine Information habe ich mir beschafft bei der AIDS-Hilfe-Schweiz (Sitz in Zürich), das Dokumentationsmaterial entstammt der AIDS-Info-Docu-Schweiz (Sitz in Bern) sowie der Deutschen AIDS-Hilfe (Sitz in Berlin).
Den Mitarbeitern dieser und der vielen regionalen AIDS-Hilfe-Gruppen möchte ich in diesem Zusammenhang danken für das fundierte Informationsmaterial, das sie uns kostenlos zur Verfügung stellen.

Gesundheitsbildung und Prävention

Die *Stopp-AIDS-Kampagnen* gehen auch uns an.

- Sorge für uns selbst. Wer keine Sexualkontakte außerhalb der festen Bindung eingeht, schützt sich. Risikofreudigkeit ist hier ebenso fehl am Platz wie die naive Sicherheit „mir passiert schon nichts".
- AIDS als Thema der Gesundheitsberatung. Für die vielschichtigen Fragen, die dabei auftauchen, finden wir ein breites, stets auf den neuesten Informationsstand gebrachtes Dokumentationsmaterial bei den AIDS-Stellen.

15.8.3. Die Krankheit AIDS (Stand 1989/1990)

Gegenwärtige Situation

1981 berichteten die US-Gesundheitsbehörden über eine Häufung von schweren lebensbedrohenden Infektionen bei vorher gesunden männlichen Homosexuellen in Los Angeles und New York. Seit dieser Zeit breitet sich AIDS epidemisch aus. Die Krankheit ist heute nicht mehr nur auf bestimmte Risikogruppen beschränkt – obwohl laut AIDS-Infodienst (1986) ca. 82% der AIDS-Erkrankten den Personengruppen der Bi- bzw. Homosexuellen und i.v. spritzenden Drogenabhängigen zuzuordnen sind.

Die größte Infektionsgefahr geht von HIV-infizierten Menschen aus, die *nicht* um ihre Infektion wissen.

Die *Zahl der von AIDS-Betroffenen* schwankt je nach Quelle. Der Informationsstand **September 1990** nennt folgende Zahlen:

- Bereits *ausgebrochene AIDS-Erkrankungen*: in der Schweiz 1410; 803 Menschen sind bisher an der Infektion gestorben.
  Zur weltweiten Situation Abb. 15.**10**.
- Die Zahl der *Infizierten* ist erheblich größer: In der Schweiz rechnet man mit 20000–30000 (13000 registrierte positive HIV-Tests – Träger des Virus, aber nicht erkrankt), in Deutschland schwanken die Angaben zwischen 40000 und 100000; in den USA dürften es 1,5–2 Millionen sein.

Diese Zahlen zeigen deutlich, wie dringend notwendig der Schutz vor einer HIV-Infektion ist. Da die Zahlen von Jahr zu Jahr zunehmen, besteht das Ziel darin, die Zahl der Virusträger konstant zu halten und *Neuinfektionen zu verhindern*. An einem *Impfstoff* wird weltweit geforscht.

Die *rapide Ausbreitung* von AIDS erzeugt auf der einen Seite Panik, auf der anderen Seite ein Verschanzen in die populäre Was-geht-denn-mich-das-an-Haltung. Beiden Reaktionen ist eines gemeinsam: Sie sind nicht sachlich. Sie verschlimmern deshalb nur eine schon genug schlimme Situation, vor der die Welt mit AIDS heute steht.

Da gibt es nur eines: *ehrliche, offene und aktuelle Information*. Über das Wesen dieser Erkrankung, über ihren Verlauf, über die Ansteckungsgefahren, über den gegenwärtigen Stand der wissenschaftlichen Forschung, über die gesellschaftlichen und existenziellen Probleme, die mit AIDS verbunden sind.

Was ist AIDS?

AIDS steht für „*a*cquired *i*mmuno-*d*eficiency *s*yndrome", was soviel wie „erworbene Schwäche des Immunsystems" heißt. Diese Abwehrschwäche wird durch eine Infektion mit dem „*h*uman *i*mmunodeficiency *v*irus", kurz HIV, verursacht.

AIDS ist eine *Infektionskrankheit*, die durch Blut, Sperma und Vaginalsekret übertragen wird. So sind heute alle sexuell aktiven Menschen, die nicht in einer festen und absolut treuen Zweierbeziehung leben und alle Drogensüchtigen, die Spritzen tauschen, gefährdet.

Weil AIDS zum erstenmal im Sommer 1981 in den Vereinigten Staaten beschrieben wurde, besitzt man gegenwärtig erst 9 Jahre Erfahrung. Unter dieser Voraussetzung läßt sich heute folgendes sagen:

- Wer mit dem HIV infiziert ist, muß *nicht zwingend krank werden.*
- Die Zeitspanne zwischen Ansteckung und Ausbruch der Krankheit kann *mehrere Jahre* betragen.
- Etwa 35% der HIV-Infizierten zeigen nach 2–6 Jahren Erkrankungen, die im Zusammenhang mit der HIV-Infektion stehen, aber nicht dem Vollbild der AIDS-Erkrankung entsprechen.
- Bei etwa 30% der HIV-Infizierten bricht im Zeitraum von 2–6 Jahren das Vollbild der Krankheit aus, die dann in den meisten Fällen zum Tod führt.
- Rund 35% der HIV-Infizierten sind nach 6 Jahren immer noch ohne Krankheitszeichen.
- Hat die HIV-Infektion einmal stattgefunden, bleibt sie, soviel wir heute wissen, ein Leben lang erhalten.

Da bei AIDS das Immunsystem geschwächt wird, kommt es zu Infektionen, die bei Menschen mit gesundem Immunsystem nicht vorkommen, auch wenn entsprechende Krankheitskeime vorhanden sind. Man nennt sie *opportunistische Infektionen*, die durch Einzeller, Viren, Pilze und Bakterien verursacht werden. Die wichtigsten sind: Infektionen der Lunge, nicht abheilender oder chronischer Herpes an Penis und After, Pilzbefall von Mund und Speiseröhre, Infektionen des Gehirns. Vermutlich ist auch das Kaposi-Sarkom, eine seltene, bösartige Geschwulst, infektbedingt.

Es ist also nicht der Immundefekt selbst, der die Krankheit und ihren Verlauf bestimmt, sondern die auftretenden Infektionen und Tumoren.

AIDS-Virus

Das AIDS-Virus (HIV) wurde zuerst 1983 am Institut Pasteur in Paris und später im amerikanischen Krebsforschungsinstitut in Bethesda/Maryland entdeckt. Die Franzosen nannten das Virus LAV (*l*ymphadenopathy *a*ssociated *v*irus), weil es in engem Zusammenhang mit veränderten Lymphknoten

zu finden war. Die Amerikaner nannten ihr Virus HTLV III (humanes T-Zell-lymphotropes Virus Typ III). Weil diese beiden Viren nahezu identisch sind, einigte man sich auf die Bezeichnung LAV/ HTLV III. Verschiedene Gründe, unter anderem die Entdeckung eines weiteren Virus, LAV II, das auch AIDS verursachen kann, führten zu der einfacheren Bezeichung HIV.
Ein viertes Virus, HTLV IV, wurde bisher lediglich bei drei gesunden Personen in Senegal nachgewiesen. Ob es ebenfalls zu einer Erkrankung führen kann, ist zur Zeit noch ungewiß.
Wie alle Viren kann sich das HIV nicht selbst fortpflanzen und ist deshalb auf den Reproduktionsapparat lebender Zellen angewiesen. Man nennt solche von Viren befallene Zellen *Wirtszellen*.

Immunsystem

Der menschliche Organismus verfügt über *zwei Abwehrmechanismen*. Man bezeichnet sie einerseits als *zellvermittelte Immunantwort*, andererseits als humorale Immunantwort. Beide Immunsysteme sind eng miteinander verknüpft.
Wenn ein Krankheitserreger, ein *Antigen*, in den Organismus gelangt, dann bilden sich als Antwort darauf weiße Blutkörperchen, unter denen uns vor allem die *T-Lymphozyten* zu beschäftigen haben („T" steht für Thymus, der für die Bildung dieser Zellen verantwortlich ist). Diese T-Lymphozyten spielen eine zentrale Rolle bei der „zellvermittelten Immunantwort". Man unterscheidet drei Arten von T-Lymphozyten: die Helferzellen, die Killerzellen und die Suppressorzellen (Unterdrückerzellen).
Die T-Helferzellen haben die Fähigkeit, Eindringlinge zu erkennen und geben ein chemisches Alarmsignal, wodurch der Organismus vermehrt *Antikörper* bildet. Diese Antikörper sind das genaue Gegenstück zum Antigen, d.h., sie können mit diesen Krankheitserregern eine chemische Reaktion eingehen und sie dadurch unschädlich machen. Die Bildung von Antikörpern heißt „humorale Immunantwort". Bei der HIV-Infektion werden Antikörper gebildet, doch können sie das Antigen (HIV) nicht unschädlich machen.
Der Nachweis von Antikörpern ist immer ein Beweis dafür, daß irgendwann einmal im Organismus eine Auseinandersetzung mit dem dazugehörenden Erreger stattgefunden hat oder immer noch stattfindet.
Die Killerzellen können diejenigen Zellen, die mit Antigenen beladen sind, direkt abtöten.
Die Suppressorzellen funktionieren gegenteilig. Sie vermindern die Immunabwehr und stellen so eine Art Bremse dar, um eine überschießende Immunabwehr zu verhindern. Das Verhältnis von Helferzellen zu Suppressorzellen ist demnach so etwas wie eine Maßeinheit für den Funktionszustand des Immunsystems.
Das *HI-Virus* (oder AIDS-Virus) befällt unter anderem direkt die für das Funktionieren des Immunsystems wichtigen T-Helferzellen. Es überträgt seine Erbinformation, die Ribonucleinsäure (RNS), auf die Erbinformation der T-Helferzellen, die dann bei ihrer eigenen Vermehrung auch die Information zur HIV-Bildung mitkopiert.

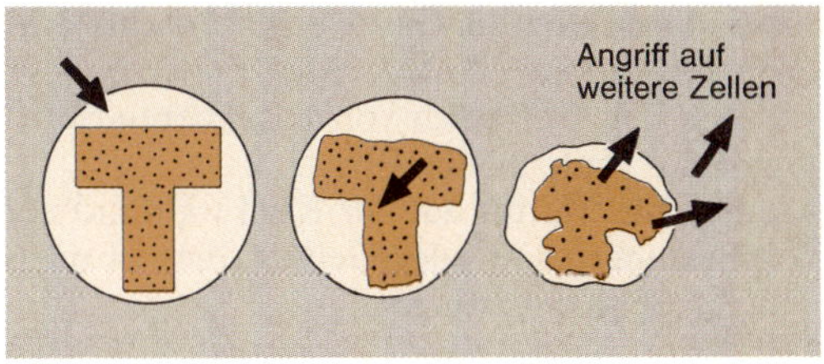

Abb. 15.**11** Vom HIV-Virus betroffene T-Helferzelle des Immunsystems.

Die im Organismus vermehrten Viren befallen weitere T-Helferzellen. In dem Maße, in dem die T-Helferzellen vernichtet werden, wird der „Dirigent" des Immunsystems außer Funktion gesetzt, womit das Zusammenspiel des „Orchesters" nicht mehr möglich ist (Abb. 15.**11**). Die Folge ist, daß man allen Infektionen wehrlos ausgesetzt ist.
Das HI-Virus kann sich im Genmaterial seiner Wirtszellen verstecken. Die Information des HIV ist im Gen in der Zelle eingebaut. Warum und wann die Zelle zur HIV-Produktion angeregt wird, ist unbekannt. Bekannt ist, daß über Jahre hinweg nichts oder nur sehr wenig passieren kann. Ebenso ist noch weitgehend unklar, warum infizierte Zellen ihre Aufgabe nicht mehr erfüllen können und schließlich absterben.

HIV-positiv

HIV-positiv bedeutet, mit dem Virus infiziert sein. Die Betroffenen sind grundsätzlich gesund, können aber das Virus weitergeben. Die HIV-Infektion bleibt bestehen, der Mensch ist während seines ganzen zukünftigen Lebens *Virusträger*. Wie viele von ihnen an AIDS erkranken, ist nicht genau feststellbar (Zahlen S. 499f.).
Mittels *Antikörpertests* (meist fälschlicherweise als „AIDS-Test" bezeichnet) kann die Infektion nachgewiesen werden. Sind Antikörper nachweisbar, ist dieser Mensch AIDS-(HIV-) positiv.
Das HIV ist vor allem im *Blut*, im *Sperma* und im *Vaginalsekret* zu finden. Es konnte aber auch in Speichel, Urin, Stuhl und in der Tränenflüssigkeit nachgewiesen werden. Nach heutigen Erkenntnissen spielen diese Körperflüssigkeiten jedoch *keine* Rolle für eine Übertragung.
Die *Übertragungswege* sind damit klar abgrenzbar. Die Infektion erfolgt

- bei ungeschütztem Geschlechtsverkehr (d.h. ohne Kondom),
- durch den Gebrauch von unsauberen Spritzen und Nadeln beim Fixen,
- durch die Mutter auf das Kind während der Schwangerschaft oder Geburt; dies ist möglich, aber nicht zwingend.

Die Übertragung *durch Bluttransfusionen* ist seit dem obligatorischen HIV-Antikörper-Test (für Spenderblut), also seit 1985 (für Schweiz und BRD), so gut wie ausgeschlossen. Bluter und Transfusionsempfänger, die heute HIV-positiv sind, sind ziemlich sicher *vor* 1985 angesteckt worden.

Risikolose Kontakte

Die Übertragungswege (Risikokontakte) sind oben klar und eindeutig ersichtlich. Da das Vorhandensein von irrationalen Ängsten die Menschen stets neu die alten Fragen stellen läßt, möchte ich hier die von der AIDS-Info zusammengestellte **Liste der risikofreien Kontakte** anführen:

Wir können **mit Sicherheit** sagen, daß das Virus durch folgende Kontakte **nicht übertragen** wird:
- **nicht** in öffentlichen Schwimmbädern und Saunen;
- **nicht** in öffentlichen Verkehrsmitteln, im Lift, im Warenhaus, am Schalter usw.;
- **nicht** in der Schule, **nicht** durch infizierte Kinder;
- **nicht** durch Haustiere, Insekten und Moskitos;
- **nicht** bei gemeinsamer Benutzung von Wohnung und Toilette;
- **nicht** bei gemeinsamem Gebrauch von Geschirr, Besteck, Trinkgefäß oder Wäsche – **nicht** durch gemeinsames Essen (Fondue);
- **nicht** durch Händeschütteln, Umarmen, Streicheln und Küssen;
- **nicht** durch Husten und Niesen;
- **nicht** beim Friseur oder bei der Kosmetikerin;
- **nicht** beim Tätowieren, beim Ohrenstechen oder ähnlichem, wenn dabei die üblichen Desinfektionsmaßnahmen und bei jedem Kunden frische Nadeln verwendet werden;
- **nicht** in der Arzt- und Zahnarztpraxis oder im Krankenhaus, weil das medizinische Personal die erforderlichen Maßnahmen grundsätzlich beachtet;
- **nicht** durch die Pflege von Menschen mit AIDS, sofern die üblichen Hygienemaßnahmen eingehalten werden.

Krankheitsbilder

Von einer AIDS-Erkrankung sprechen wir dann, wenn eine HIV-Infektion so weit fortgeschritten ist, daß das Abwehrsystem nur noch reduziert arbeitet. Dadurch können Keime (Bakterien, Viren, Pilze und Einzeller), mit denen der/die Gesunde problemlos fertig wird, eine Infektion verursachen, auf die der/die abwehrgeschwächte AIDS-Patient(in) zunehmend heftig reagiert.

In der AIDS-Information (1989) wird folgende Einteilung vorgeschlagen:
- *Akute HIV-Infektion.* Von einer akuten HIV-Infektion spricht man, wenn bei einer Person kurze Zeit nach einem erstmaligen HIV-Kontakt vorübergehend Zeichen einer Grippe mit Lymphknotenschwellungen, gelegentlich auch zusammen mit Zeichen einer Hirnhautentzündung auftreten. Dies heilt von selbst ab und wird meist als „Grippe" fehlgedeutet.
- *Symptomfreie HIV-Infektion.* Der Betroffene ist völlig beschwerdefrei. Es lassen sich jedoch Antikörper gegen das HIV und/oder das HIV selbst nachweisen.
- *Persistierend generalisierte Lymphadenopathie (PGL).* Nach Monaten oder Jahren kann der HIV-Infizierte eine sog. persistierende generalisierte Lymphadenopathie entwickeln. Dies bedeutet, daß an mindestens zwei Körperstellen (Leisten ausgenommen) während drei oder mehr Monaten vergrößerte (Durchmesser von 1 cm und mehr) Lymphknoten bestehen.
- *Andere Krankheiten (durch HIV verursachte oder HIV-assoziierte Sekundärkrankheiten).* Darunter versteht man Krankheiten, die als Folge der HIV-Infektion auftreten können. Sie werden im wesentlichen in die gebräuchlichen Krankheitsklassen der Tumoren und Infektionen unterteilt.
  Hier unterscheidet man:
  - *Allgemeinsymptome:*
    - länger als einen Monat anhaltendes Fieber (über 38 °C);
    - ungewollter Gewichtsverlust von mehr als 10% des Körpergewichts;
    - länger als einen Monat anhaltende Durchfallerkrankung (mehrere wässerige Stuhlentleerungen pro Tag).
  - *HIV-Infektion des Nervensystems:*
    - Vergeßlichkeit;
    - Schädigung von Gehirn und Rückenmark mit psychischen und neurologischen Veränderungen bis zur völligen geistigen Verwirrung.

- *Infektionen.* Unter dieser Kategorie werden die anfangs erwähnten und andere schwere opportunistische Infektionen zusammengefaßt. Wenn sie bei einer HIV-infizierten Person auftreten, entspricht dies dem bisher als AIDS bezeichneten Krankheitsbild.
- *Andere Sekundärinfektionen.* Diese Gruppe umfaßt andere Folgeinfektionen wie Pilzbefall des Mundes, Gürtelrose und andere Infektionen, welche früher zum Teil unter dem Begriff „lesser" (L-AIDS) zusammengefaßt wurden.
- *Bösartige Tumoren.* In diese Kategorie werden gehäuft auftretende bösartige Geschwulste eingeordnet: Kaposi-Sarkom, Non-Hodgkin-Lymphom und die sog. primären Hirnlymphome. Das Auftreten dieser Tumoren bei HIV-Infizierten wurde bisher ebenfalls als AIDS bezeichnet.
- *Anderes.* Hierher gehören Krankheiten, die in keine der obigen Kategorien eingeordnet werden können, z. B. Tumoren, bei denen gewisse Hinweise auf ein gehäuftes Vorkommen bei HIV-Infizierten bestehen.

15.8.4. Schutzmaßnahmen

Da die Pflege AIDS-Kranker mehr als die Pflege von anderen Infektionsträgern von Ängsten belastet ist, möchte ich hier noch ganz spezifisch auf die notwendigen Schutzmaßnahmen, die im Krankenhaus getroffen werden müssen, hinweisen (aus AIDS-Information Nr. 3 der Deutschen AIDS-Hilfe, Berlin):

- **Halten Sie sich prinzipiell an die Regeln**, die Ihnen vom Umgang mit Patienten, die Überträger einer **Hepatitis B** sein können, bekannt sind, denn jeder Patient könnte ein Virusträger sein.
- **Beugen Sie Verletzungen durch Kanülen, Skalpelle und andere scharfe Instrumente vor!**
  Versuchen Sie nicht, benutzte Kanülen oder andere scharfe Gegenstände in die Schutzkappen zurückzustecken, zu verbiegen, zu knicken oder sonst von Hand zu manipulieren; hierbei geschehen die meisten berufsbedingten Stichverletzungen.
  Werfen Sie scharfe Gegenstände sobald wie möglich nach Gebrauch in die festen Entsorgungsbehälter, die in den Unfallverhütungsvorschriften der Berufsgenossenschaft vorgesehen sind.
- **Schützen Sie Verletzungen** (auch kleine!) immer durch einen entsprechenden Verband vor Kontakt mit fremden Körperflüssigkeiten!
- **Tragen Sie routinemäßig Handschuhe**, wenn Sie mit infektiösem Material (Blut, Stuhl, Urin, Sputum) umgehen oder mit Schleimhäuten Kontakt haben (z. B. bei Entbindungen)!
  Das gilt auch für Blutentnahmen und Injektionen bei möglicherweise infektiösen Patienten!
- Benutzen Sie soviel wie möglich **Einmalartikel** bei der medizinischen Versorgung der Patienten!
- **Vermeiden Sie eine Mund-zu-Mund-Beamtung!**
  Masken und Beatmungsbeutel sollten auf jeder Station für den Notfall vorhanden und schnell verfügbar sein.
- **Tragen Sie einen Mundschutz und evtl. eine Schutzbrille**, wenn die Gefahr der Aerosolbildung besteht oder wenn mit spritzenden Körperflüssigkeiten (Blut, Fruchtwasser) gerechnet werden muß, z. B. beim Absaugen intubierter Patienten, bei Bronchoskopien, Endoskopien, im Labor, bei zahnärztlichen Verrichtungen und bei Entbindungen!
- **Kennzeichnen Sie entsprechendes Untersuchungsmaterial** als infektiös und benutzen Sie sachgemäße doppelwandige, unzerbrechliche **Versandbehälter**, die sorgfältig zu verschließen sind.
- **Pipettieren Sie niemals mit dem Mund!**
- Halten Sie die im Krankenhaus vorgeschriebenen **Regeln der Instrumentendesinfektion** ein!
- **Beseitigen Sie Verunreinigungen von Flächen** (Fußboden, Inventar) **mit infektiösem Material sofort!** Dabei ist die allgemeine Hygieneregel zu beachten: erst desinfizieren, dann reinigen. Die in Krankenhäusern vorgeschriebenen Maßnahmen bezüglich Beseitigung infektiöser Abfälle, Flächenreinigung, Wäschereinigung und die hygienischen Maßnahmen in der Küche sind auch in bezug auf HIV ausreichend.
- **Personen mit Dermatitis oder Hautläsionen** sollten bei invasiven Eingriffen, in direktem Kontakt mit Patienten und an medizinischen Geräten nicht tätig sein.
- **Sofortmaßnahmen bei Kontakt mit infektiösem Material:**
  - Hautkontakt bei unverletzter Haut. Desinfizieren Sie die entsprechenden Hautbezirke mit einem anerkannten viruswirksamen Hautdesinfektionsmittel oder 70–85 Vol%igem Alkohol.
  - Verletzungen, bei denen infektiöse Körperflüssigkeiten in die Wunde gelangt sein könnten (u. a. Stichverletzungen mit infektiöser Kanüle). Desinfizieren Sie die Wunde sofort mit einem viruswirksamen Desinfektionsmittel (z. B. PVP-Jod enthaltende Haut- und Wunddesinfektionsmittel). Für kleine Verletzungen kann auch 70–85 Vol%iger Alkohol verwendet werden (kleine Blutungen fördern, nicht stillen, da sie reinigende Wirkung haben)!
    Der Vorfall sollte, wie bei Stichverletzungen üblich, als Berufsunfall gemeldet und die Hepatitisprophylaxe, wenn erforderlich, durchgeführt werden. Als spezielle arbeitsmedizinische Vorsorge sollte ein HIV-Test sofort und 24 Wochen danach durchgeführt werden.

Das Risiko beim Umgehen mit infektiösem Material ist bei **sachgemäßer Handhabung** so gering, daß man sagen kann, es besteht eigentlich nicht.

15.8.5. Gesichtspunkte zur Pflege

Die Grundsätze wurden schon angesprochen (S. 497f.). Hier möchte ich abschließend noch einige Aspekte bezüglich der *Pflege im Krankenhaus* beifügen (aus dem Merkblatt der Deutschen AIDS-Hilfe):

- Die HIV-Infektion bringt nicht nur zahlreiche körperliche, sondern auch schwere seelische Probleme für den Patienten und seine Umgebung mit sich, deren Sie sich beim Umgang mit diesen Menschen bewußt sein sollten.
- HIV-Virusträger sind oft nicht wegen dieser Virusinfektion in ärztlicher Behandlung, sondern wegen völlig anderer Erkrankungen. Deshalb können sie in ganz unterschiedlichen Abteilungen zu finden sein. Das trifft auch auf die Patienten zu, die schon AIDS entwickelt haben, denn auch sie werden wegen der verschiedensten Komplikationen, die durch die Abwehrschwäche entstehen, behandelt.
- Für ihre Mitpatienten stellen sie im allgemeinen keine Gefahr dar und brauchen nicht isoliert zu werden, wenn nicht eine der folgenden Komplikationen auftritt: ständig starke Durchfälle, Inkontinenz, sehr starker Husten mit Auswurf, aggressive Verwirrtheitszustände, Notwendigkeit der Intubation.
- Die starke Abwehrschwäche der Patienten erfordert auch besondere Sorgfalt bei der Pflege. Halten Sie sich von AIDS-Patienten fern, wenn Sie selbst nässende infizierte Wunden oder entsprechende Hauterkrankungen haben, die Sie nicht durch einen Verband abdecken können! Versuchen Sie eine Infektion des Patienten mit Keimen von anderen Patienten zu vermeiden!
- HIV befällt häufig auch das zentrale Nervensystem. Dadurch entstehen Wesensveränderungen, die zu einem für Sie unverständlichen Verhalten der Patienten Ihnen gegenüber führen können. Dazu kommen Reaktionen auf die Notlage, in der sich diese Patienten befinden, z. B. Angst, Depressionen, Selbstvorwürfe, Selbstmordgedanken und Selbstmordversuche.
- Oft haben die Patienten keine Angehörigen, sind gesellschaftlich isoliert (Homosexuelle, Drogensüchtige). Daher brauchen sie ein hohes Maß an Zuwendung. Versuchen Sie offen zu sein für ihre Anliegen und Fragen, soweit das Ihre anstrengende Tätigkeit zuläßt.
  Außerdem können Sie den Patienten helfen, wenn Sie sie auf das Betreuungs- und Beratungsangebot der AIDS-Hilfe-Stellen und der regionalen AIDS-Hilfe-Gruppen hinweisen (Telefonbuch).

Was AIDS-Kranke vor allem brauchen

Sie brauchen, was alle kranken Menschen brauchen:

- *Unterstützung* dort, wo sie nicht allein zurecht kommen; u. U. ist seelsorgerliche Hilfe vordergründig;
- *Begleitung* in den Phasen des krisenhaften Krankheitserlebens und im Sterben;
- *medizinische Hilfe* wo nötig, z. B. eine gezielte *Schmerztherapie* in der terminalen Phase. Da AIDS-Kranke von vielen Krankheitsherden betroffen sind, können die Schmerzen ein nicht vorstellbares Ausmaß annehmen;
- *menschliche Nähe*, Akzeptanz und Zuwendung. In den alltäglichen Pflegehandlungen liegt ein weites Feld der Möglichkeit, einem gepeinigten Körper wohlzutun (Abb. 15.**1**).

Zärtliche Berührungen be-rühren den Menschen (sie rühren etwas an!), weil sie ihm zu be-greifen gibt, „Du brauchst dich nicht zu fürchten. Ich bin unbewehrt. Du brauchst deine Sicherheitsburgen nicht mehr. Du kannst so sein, wie du bist – ich fahr nicht über dich hinweg. Aber ich glaube an dein Leben. Wir gehören in Gottes weite Zusammenhänge" (Moser 1973).

15.9. Beurteilung von Wissen und Können in der Pflege

Übung

- Wählen Sie (mit Hilfe des zuständigen Vorgesetzten) eine(n) Patientin/Patienten aus, und versuchen Sie, im Gespräch mit ihr/ihm eine Situationseinschätzung in bezug auf
  - die Geschlechtsrolle und
  - die Geschlechtsidentifikation vorzunehmen.

Aus der Beobachtung und im Gespräch mit ihm/ihr versuchen Sie auf folgende Fragen eine Antwort zu erhalten:

- Wie drückt er/sie Sexualität aus?
- Welche Faktoren beeinflussen seinen/ihren Ausdruck der Sexualität?
- Wie ist seine/ihre Einstellung zur Sexualität?
- Welche Schwierigkeiten hat er/sie beim Umgehen mit Pflegehandlungen, die den Intimbereich betreffen?

Selbstreflexion:

1. Welchen Raum nimmt das Thema Sexualität in Ihrem eigenen Leben ein? Reflektieren Sie Erfahrungen
   - in Elternhaus, Erziehung, Gesellschaft;
   - in der Ausbildung: Welche Themen kommen zu kurz?
   - im Pflegealltag: Erfahrungen mit Patienten; wie gehe ich damit um, wenn
     (Fragen an die Schwester)
     - ein Patient mir gegenüber anzügliche Bemerkungen macht;
     - eine Patientin sich lieber von einem Pfleger waschen lassen möchte;
     - ein Patient bei der Intimwäsche einen erigierten Penis hat;

     (Fragen an den Pfleger)
     - eine Patientin mich abweist;
     - eine Patientin anzügliche Bemerkungen macht.
   - Wo diese und ähnliche Fragen offenbleiben, bitten Sie um eine offene Diskussion in der Klasse.
2. Reflektieren Sie Ihr eigenes Umgehen mit Zärtlichkeit, Liebe und Sexualität anhand des Fragebogens S. 506. Er richtet sich insbesondere an Menschen, die in einer festen Partnerschaft/Ehe leben.

Testen Sie sich	Das sagen die Experten
• Wie oft tauschen Sie Zärtlichkeiten aus?	→ *Aufmerksamkeiten* Blumen, kleine Mitbringsel, Küsse auch am Morgen, aufmerksames Zuhören bei Problemen und Problemchen des Partners fördern Zuneigung und Vertrautheit.
• Wie oft gehen Sie mit Ihrem Partner in ein nettes Restaurant oder genießen zu zweit ein gemütliches Abendessen zu Hause?	→ *Zuneigung* In stimmungsvoller Umgebung können sich Gefühle von Liebe und Nähe erneuern. Alltagsprobleme können in entspannter Atmosphäre positiv besprochen werden. Die gegenseitige Zuneigung kann auf sachlicher Ebene stabilisiert werden.
• Wie oft sagen Sie Ihrem Partner „Ich liebe Dich"?	→ *Lob* Die meisten Menschen reagieren auf Lob deutlich positiv. Zeichen von Zuneigung ermutigen.
• Können Sie vom Tag abschalten?	→ *Entspannung* Nach hartem Arbeitstag, nach sportlicher oder gesellschaftlicher Freizeitgestaltung brauchen Körper, Seele und Geist, also der gesamt Mensch, Entspannung, Zeit zum Umschalten. Ein besinnliches Gespräch mit Ihrem Partner kann gute Dienste leisten.
• Welche Atmosphäre hat Ihr Schlafzimmer?	→ *Umgebung* Liebe braucht Wärme. Kerzenlicht, warme Farben, leise Musik fördern die Sinnlichkeit.
• Wagen Sie gelegentlich Neues?	→ *Abwechslung* Auch in langjähriger Partnerschaft sollte das Liebesspiel nicht monoton werden. Neue Formen der körperlichen Begegnung können geübt werden und die Routine vermindern.
• Sprechen Sie mit Ihrem Partner über Ihre intimen Wünsche?	→ *Absprache* Auch in der intimen Kommunikation ist Offenheit wichtig. Niemand kann Gedanken lesen, auch wenn er noch so lange verheiratet ist oder mit einem Partner zusammenlebt.
• Was fördert Ihre Lust?	→ *Lust* Erziehung, Alltag, Tabus verdrängen allzu häufig sexuelle Gedanken. Dabei ist sexuelle Befriedigung ein wichtiger Baustein für menschliche Gesundheit. Das ganze Leben hindurch wird jeder Mensch von Sexualität begleitet. Etwas Nachdenken über sich selbst und seine Lust kann ungeahnte Wege eröffnen.

(aus Besser leben 1989, Nr. 1)

Weiterführende Literatur

Brownmiller, S.: Weiblichkeit, 2. Aufl. Fischer, Stuttgart 1988

Buchholz, M.: Intimität. Über die Veränderung des Privaten. Beltz, Weinheim 1989

Degenhardt, A., H. M. Trautner: Geschlechtstypisches Verhalten. Mann und Frau in psychologischer Sicht. Beck, München 1979

Dietrichs, H., M. Mitscherlich: Männer. Zehn exemplarische Geschichten. Fischer Taschenbuch, Frankfurt/M. 1981

Dorsch, F.: Psychologisches Wörterbuch, 11. Aufl. Huber, Bern 1987

Franck, B.: Mütter und Söhne. Gesprächsprotokolle mit Männern. Hoffmann & Campe, Hamburg 1981

Gottved, H.: Beckenboden und Sexualität. Trias, Stuttgart 1989

Haeberle, E. J.: Die Sexualität des Menschen. De Gruyter, Berlin 1983

Jung, C. G.: Über die Entwicklung der Persönlichkeit, 5. Aufl. Walter, Olten 1985

Koch, K.: Lebensspiel der Freundschaft. Kanisius, Freiburg 1982

Kockott, G.: Männliche Sexualität. Hippokrates, Stuttgart 1988

Kockott, G.: Weibliche Sexualität. Hippokrates, Stuttgart, 1988

Kollwitz, K.: Ich sah die Welt mit liebevollen Blicken, 7. Aufl. Fourier, Wiesbaden 1983

Krattinger, U.: Die perlmutterne Mönchin. Reise in die weibliche Spiritualität. Kreuz, Stuttgart 1983

Kummer, I.: Wendezeiten im Leben der Frau. Kösel, München 1989

Mankowitz, A.: Auf neue Weise fruchtbar. Kreuz, Zürich 1987

Meulenbelt, A.: Die Scham ist vorbei. Eine persönliche Erzählung. Frauenoffensive, München 1979

Merz, F.: Geschlechtsunterschiede und ihre Entwicklung. Hogrefe, Göttingen 1979

Moser, R.: Selig die Zärtlichen. Rex, Luzern 1973

Olbricht, I.: Verborgene Quelle der Weiblichkeit. Die Brust, das enteignete Organ. Kreuz, Stuttgart 1975

Paeslack, V.: Sexualität und körperliche Behinderung. Schindele, Heidelberg 1983

Sporken, P., V. Jacobi u. a.: Die Sexualität im Leben geistig Behinderter. Patmos, Düsseldorf 1980

Stefan, V.: Häutungen. Frauenoffensive, München 1975

Stöhrer, M., H. Palmtag, H. Madersbacher: Blasenlähmung. Sexualität und Blasenfunktion bei Rückenmarkverletzten und Erkrankungen des Nervensystems. Thieme, Stuttgart 1984

AIDS

Aids-Info-Docu-Stelle Bern, Schauplatz 26: Übersicht über Aids-Information und Ausbildungsmaterial in der Schweiz

Gerber, C. u. a.: Aids-Patienten zu Hause pflegen. Aids-Info-Docu, Bern 1989

Haeberle, E., A. Bedürftig: AIDS. Beratung, Betreuung, Vorbeugungsanleitung für die Praxis. De Gruyter, Berlin 1987

Jäger, H.: AIDS. Psychosoziale Betreuung von AIDS- und AIDS-Vorfeldpatienten. Thieme, Stuttgart 1987

Jäger, H.: AIDS-Phobie. Krankheitsbild und Behandlungsmöglichkeiten. Thieme, Stuttgart 1988

Jeorga, I., E. Reisinger, M. Vogel: Leitfaden zur Pflege von Aids-Patienten. Hippokrates, Stuttgart 1988

Kübler-Ross, E.: AIDS. Herausforderung zur Menschlichkeit. Kreuz, Stuttgart 1988

Recht und AIDS. Volk und Recht, Bern 1987

Rust, M., C. Pichler: Ängste von AIDS-Kranken und HIV-Patienten – Ängste des Pflegepersonals. Diplomarbeit, Akademie für Erwachsenenbildung Luzern, 1988

Schorberger, G.: Aids-Station. Wege humaner Begleitung. Kösel, München 1987

Simeone, R.: Wer den Kopf hängen läßt, sieht weniger. Gedanken einer jungen Aids-kranken Frau. Recom, Basel 1988

Sonntag, S.: AIDS und seine Metaphern. Hanser, München 1989

Stück, B., B. Röhrig, R. Rudolph: AIDS bei Frauen und Kindern. Leben mit der Krankheit. Thieme, Stuttgart 1989

Vogel, Chr.: Es ist wunderbar leben zu dürfen. Recom, Basel 1989

Zenz, H.: AIDS-Handbuch für die psychosoziale Praxis. Huber, Bern 1989

16. Sinn finden im Werden – Sein – Vergehen

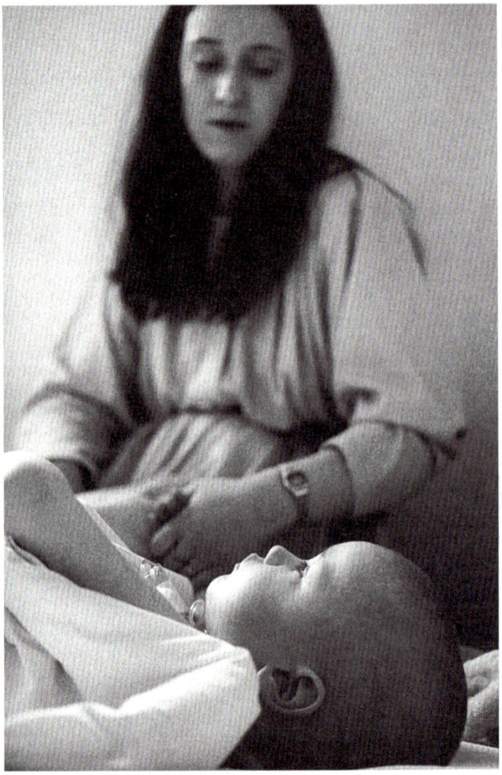

*Im Gehen entsteht der Weg –
im Weg liegt das Ziel.*

Sequenzziel

Sich beschäftigen mit der Sinnfrage ist eine Tätigkeit auf der geistigen Ebene, die ebenso zum Menschen gehört wie die Biosphäre. Letztere ist uns vertrauter, Bedürfnisse auf ihrer Ebene sind leichter zu erfassen, und es ist einfacher, Hilfe zu leisten. Der Mensch als ganzheitliches Wesen *ist* aber Soma, Psyche und Geist. Lebensäußerungen können auf der ganzen Linie behindert, eingeschränkt oder verdrängt sein. Sie finden in diesem Kapitel Anregungen und Informationen zu den religiös-geistigen Lebensvollzügen sowie Anregungen zu den Sinnfragen rund um die Themenkreise Leiden, Trauer, Sterben.

Dynamik der Sinnfindung

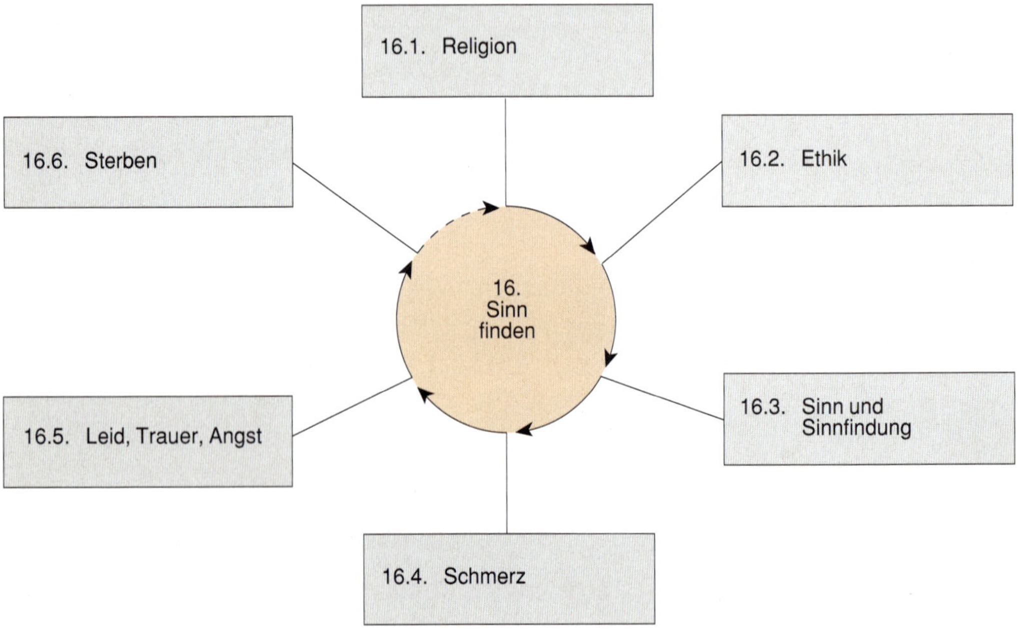

Prinzipien/Impulse

- Der *Mensch als Person* ist seinem Wesen (Wesenskern, Selbstkonzept) gemäß einmalig und einzigartig. Das Maß seines Bewußtseins bewirkt die Art seines Daseins in der Welt. Bewußtwerden ist Reife und echte, geglückte Selbstentfaltung. Jeder Mensch ist in diesem Sinne Werdender.
- Der *menschliche Organismus* ist dem Naturgesetz des Stirb und Werde unterworfen. Dem Leben folgt unweigerlich der Tod, dem Tod in irgendeiner Form das neue Leben. Der Körper ist Träger (Gefäß) des Geistes, daher beseelt, Ausdruck des Seins.
- Der *Mensch kann sich selbst übersteigen* und mit einem *Du* in Beziehung treten. Dieses Du kann eine höhere Macht sein (Gott), andere Menschen (Mitwelt) oder Sachen (Umwelt). Der Mensch kann für die Welt und ihre Gesetze – die Evolution – offen sein (Antennen besitzen), oder er ist sich dieser Werte und Möglichkeiten nicht bewußt. Der Mensch kann dem Menschen Begleiter (Lehrer, Therapeut, Heiler) sein auf seinem Weg in dieser Welt (er kann ihn auch hemmen).

Sinnfinden setzt Sinnsuchen voraus. Suchen ist verwandt mit „In-Frage-Stellen". Die Frage, die hier gestellt wird, ist letztlich die Frage nach dem Leben, dem Lebenssinn. Darin ist sie eine eigentlich *menschliche* Frage – kein Tier fragt nach Sinn, es ist einzig triebgesteuert.

Der Mensch ist geistbegabtes Lebewesen

Der Mensch (als Leib-Seele-Geist-Einheit) gehört seinem Leibe nach – wie das Tier – der organischen Natur an und ist biologisch bedingt, untersteht also den Trieben wie dieses. Und doch nicht nur! Denn schon im Leiblichen zeigt sich seine Geistigkeit, so in Gestalt, Funktion und Ausdruck (averbale Sprache, S. 453f., Haltung und Bewegung, S. 159ff.). Das Geistige macht den Menschen erst zum Menschen, d.h., die *Menschlichkeit* ist Ausdruck der Person, die *sich verwirklicht* in Impulsen wie Fühlen, Wollen, Denken und Handeln, *sich entfaltet* in Bildung, Sittlichkeit (Ethik), Kultur und Religion und *sich ausdrückt* in der Verantwortung des menschlichen Individuums gegenüber sich selbst, der Menschheit und seinem Schöpfer (S. 24ff.).

Der Mensch ist Person

In diesem *Verwirklichen* und *Entfalten wird* der Mensch mehr und mehr zu einem Wesen, das sich seiner selbst und des Seienden bewußt sein kann. Damit ist er auch zur *Wertbeurteilung seiner selbst* fähig, woraus sich denn auch die *geistigen Merkmale* der Person ableiten lassen: Selbstbewußtsein, Seinsbewußtsein, Wertbewußtsein, Souveränität (Freiheit) und Selbstübersteigung (Selbsttranszendenz) zu höheren Werten hin oder zu einem höheren Sein, zu Gott.

Offensichtlich besteht das Zentrale der Frage nach Sinn darin, sich bewußtzumachen und bewußt zu werden, *was man ist* und *wofür man ist*. So sagt auch Maslow: „Eine Person bedeutet nicht, eine Person ist" – nämlich ein um sich selbst wissendes Ich.

Vor solchem Hintergrund entwickelt er die Bedürfnishierarchie (S. 41f.), in der er die sog. *niederen* von den *höheren* Bedürfnissen unterscheidet; zu den höheren Bedürfnissen sagt er: „Es ist nicht nur gut zu überleben, sondern es ist auch gut zur vollen Menschlichkeit, zur Verwirklichung der Fähigkeiten, zum Glück, zur Gelassenheit, zu Grenzerfahrung, zur Transzendenz, zur reicheren und genaueren Erkenntnis der Realität zu wachsen." Von der „inneren Natur" des Menschen sagt er, daß diese eben nicht nur aus „Anatomie und Physiologie" besteht, sondern auch aus „höheren Bedürfnissen" und Sehnsüchten wie auch aus seelischen und geistigen Fähigkeiten. Daraus haben sich im Verlauf der Menschheitsgeschichte „Daseinsformen entwickelt wie *Religion, Kunst, Recht* und *Ethik*".

In all diesen Daseinsformen geht es um die *freiheitliche und verantwortliche Entfaltung eigenen Menschseins*.

Wo **Gesundheits- und Krankenpflege** sich mit diesen existentiell-menschlichen Werten befaßt, integriert sie die folgenden Daseinsformen:

- *Religion.* In der Begleitung des Menschen, bis hin zu seinem Sterben, stoßen wir unweigerlich auf die *transpersonale* Ebene und ebenso unausweichlich an den „Homo religiosus".
  → Antwort auf die religiösen Grundbedürfnisse des Menschen.
- *Kunst.* Schon F. Nightingale hat von der „Krankenpflege als Kunst" gesprochen,

nämlich dort, wo es darum geht, dem Kranken ein Klima zu schaffen, wo seine Natur, d.h. die *eigenen Selbstheilungs-* und *Sinnkräfte* zur Wirkung kommen können.
→ Ressourcen und Sinnfindung in der Pflege.

- *Recht.* Menschenrecht und Menschenwürde sind verankert u.a. auch in den *Rechten des Patienten* (S. 382) und eng verknüpft mit der
- *Ethik.* Rechtsnormen, Wertvorstellungen und eigene Motivation und Gewissen stoßen hier aufeinander. Um *sinnvolle* Entscheidungen treffen zu können, brauchen wir ethische Regeln und praktikable Wege für die verantwortliche Entscheidungsfindung.
→ Ethische Grundsätze in der Krankenpflege.

Die ATL Sinnfinden umfaßt das ganze Spektrum menschlicher *Daseinsformen*, hier zusammengefaßt in *Religion* und *Ethik*. Die Entsprechung liegt in der *Begleitung* des *Menschen* in seinem *Werden – Sein – Vergehen*: von der Ankunft in diese Welt (Geburt) bis hin zum Sterben; ein Prozeß, der von Freude und Leid, von Lust und Schmerz begleitet ist! Und darin gilt: Freude und Schmerz sind gleich kostbare Gaben.
Siehe auch S. 89f. u. 121ff.

16.1. Religion

Es gibt eine Unzahl von Definitionen zum Stichwort Religion.

„Religion: relegere = sich immer wieder hinwenden, gewissenhaft beachten, oder: religare = rückbinden an... : die Verehrung und Anrufung des Göttlichen. Religion hat zunächst ihren Ursprung im *Erleben des Menschen selbst*: Er erfährt die Gottheit, vertraut ihr, bittet sie, opfert ihr. Solche dem Menschen ursprüngliche Religion kann sich als bloße *Religiosität* (als vertrauende Gemütshaltung) erschöpfen, der wohl auch ein Gott verantwortliches Handeln entspringt. In der Regel aber nimmt sie besondere Formen der Verehrung und Anrufung, des religiösen Kultes an.
Die Grundstimmung und -haltung aller Religionen sind, wenn auch mit verschiedenem Akzent: Ehrfurcht, Gläubigkeit, Hoffnung und (vor allem in der christlichen Religion) Liebe – Liebe konkret und praktisch: ‚Liebe das Leben indem du die Liebe lebst' (alte Weisheit)" (Neuheusler 1963).

Eine zweite Definition (Eysenck/Meili: Lexikon der Psychologie):

„Die Religion ist ein universales Phänomen, dem Motivationen zugrunde liegen, die den Menschen auf allen Kulturstufen ebenso gemeinsam sind wie die der Sexualität. Die Religion existierte mehrere Jahrtausende lang, bevor irgendeine der großen Religionen (Hinduismus, Buddhismus, Konfuzianismus, Christentum, Islam) entstand. Trotz einiger Unterschiede halten alle Religionen an grundsätzlichen Glaubensartikeln fest, wie z.B. an einem oder mehreren übernatürlichen Wesen, an der Unsterblichkeit der Seele, an moralischen Gesetzen und an einer Bewertung des Lebens des einzelnen nach dem Tode. Diese Feststellungen deuten darauf hin, daß alle Religionen eine gemeinsame psychologische Basis besitzen und von derselben psychologischen Natur sind. B. Pratt (1930) stellte die These auf, daß die Religion kein abgetrennter Teil des psychischen Lebens ist, sondern den ganzen Menschen einbezieht."

In beiden Definitionen wird Religion als etwas zur *Ganzheit des Menschen Gehörendes* betrachtet, wodurch sichtbar wird, daß sie zu den Grundbedürfnissen (und deshalb auch zu den ATL) gehört.

16.1.1. Religionen, Kirchen

Naturreligionen

Die Religionsgeschichte reicht zurück bis zu den Urreligionen, die unter dem Namen Natur- oder Primitivreligion bekannt sind. Der Naturmensch lebt in seiner Ganzheit noch außerhalb der Absplitterung voneinander unabhängiger Bezirke. Für ihn gibt es keine Teilung in eine profane und in eine religiöse Sphäre, und die Bezüge sind so sehr religiös, daß man von einem *Homo religiosus* spricht. Religiöses Handeln ist naturhaft aufs Ganze gerichtet und hat im sozialen Leben des Naturmenschen seinen angestammten Platz. Dies äußert sich vor allem bei Geburt, Reife und Tod. Diese Phasen werden als Übergang betrachtet in einem Weltbild, in dem der Mensch ein Kontinuum besitzt, das pränatal und über den physischen Tod hinaus wirksam ist. Die religiöse Gebundenheit und *Einbettung* prägt diesen Menschen in allen Aktivitäten des täglichen Lebens, die ihrerseits wieder das kultische Geschehen beeinflussen.

Die großen Weltreligionen

Sie haben sich aus einer *Lehre* entwickelt, die auf eine einmalige, abschließende Offenbarung zurückgeht. Die Verkündigung ist unantastbar:
- der Geist des Hinduismus (Wedische Offenbarung, Bhagawadgita),
- der Pfad des Buddhismus (Achtfältiger Pfad, Zen-Lehre),
- die Philosophie Chinas (Konfuzianismus und Taoismus),
- die Welt des Islam (Koran),
- das Jüdische Gesetz (Thora, Propheten- und Weisheitsbücher),
- das Christentum (Bibel).

Je mehr die Weltbevölkerung sich durchmischt, um so vielfältiger werden auch die religiösen Glaubensrichtungen, die wir antreffen. Das hat insbesondere Bedeutung bei der Pflege von Schwerkranken und Sterbenden, da die religiösen Gebräuche und Riten sehr unterschiedlich sein können (exemplarische Hinweise S. 550f.). Im folgenden finden Sie eine Übersicht über die wichtigsten Kirchen, Sondergruppen und religiösen Vereinigungen, die wir heute antreffen (ohne Anspruch auf Vollständigkeit!). Im Einzelfall muß die entsprechende Information eingeholt werden.

Christliche Kirchen und Gemeinden

- *Katholische und orthodoxe Kirchen*. Dazu gehören die römisch-katholische und altkatholische sowie die Kirchen mit orthodoxen Riten (griechisch, russisch ...).
- Die aus der *Reformation* hervorgegangenen Kirchen sind die evangelisch-lutherische, die evangelisch-reformierte und die presbyterianische Kirche sowie die Anglikanische Kirche.
- Die *Freikirchen* pietistischer Herkunft. Dazu gehören z.B. die Methodisten, die Baptisten, die Heilsarmee. Evangelikale Gemeinden und Gemeinschaften, z.B. Chrischona-Gemeinde, belegen den Raum zwischen Landeskirchen und Freikirchen.
- Die *Pfingstbewegung*. Sie ist sehr vielschichtig, es gehören dazu die verschiedenen Pfingstgemeinden, die charismatischen und neupfingstlerischen Gemeinden und neuerdings die aus den USA kommenden Heilungsbewegungen und Heilungsevangelisten.
- *Endzeit-Gemeinden* sind z.B. die Adventisten, die Zeugen Jehovas, die Branham-Bewegung.
- *Apostelgemeinden* mit unterschiedlicher Ausrichtung, z.B. katholisch-apostolisch, neuapostolisch.
- *Kirchen Jesu Christi* nennen sich z.B. die Mormonen, die christliche Wissenschaft (Scientist), die Messias-Gemeinde.
- Zu den *religiösen Vereinigungen aufgrund besonderer Erkenntnisse* gehören die Neuoffenbarer, die Theosophen und die Anthroposophen sowie die Rosenkreuzer.

Nichtchristliche Bekenntnisse

Dazu sind zu zählen
- die jüdischen Gemeinden;
- islamische und aus dem Islam hervorgegangene Vereinigungen (Sufi-Gemeinde, Meher-Baba-Anhänger usw.);
- buddhistische Vereinigungen, z.B. die tibetischen Zentren, verschiedene Zen-Zentren;
- Vereinigungen mit Herkunft aus dem Hinduismus und dem Sikhismus, z.B. die Yogabewegung, Hare-Krishna-Bewegung.

New-Age-Spiritualität

Der Ausdruck New Age (neues Zeitalter) ist zum kennzeichnenden Ausdruck einer neuen Bewegung geworden. Es gibt keine einheitliche Ausrichtung dafür; man müßte richtigerweise von New-Age-Strömungen sprechen. Je nach Organisation und Gewichtung können die *Inhalte* sehr unterschiedlich sein; allen gemeinsam ist jedoch die Überzeugung vom „Anbruch einer neuen Weltperiode des Friedens, der Harmonie und der Erleuchtung“. Die *Praktiken* sind unübersehbar und betreffen in erster Linie Psychotechniken und Systeme zur Veränderung des Bewußtseins. *Organisationen* sind die Findhorn-Community, die Sphinx-Bewegung u. v. a.

Ausdrucksformen der Religionen

Der **gläubige Mensch** (Anhänger einer bestimmten Glaubensrichtung): Der abendländische Mensch ist meist Christ. Christsein heute ist geprägt von der „Wirklichkeit einer bedrohten Welt". Die Auseinandersetzung mit „Frieden, Gerechtigkeit und Bewahren der Schöpfung" ist nicht nur ein politisches, sondern auch ein weltanschauliches Thema. Der Christ von heute kann und will kein „auf den Kirchenraum" zurückgebundenes Glaubensleben führen. Die Beziehung zu einem „personalen Gott" verwirklicht sich in der verantwortlichen Offenheit für die Welt, in der wir leben – gelebter Glaube *in* der Welt.

Der **konfessionslose Mensch** lebt seine Religiosität außerhalb von Kirche und Gemeinde. Wo er sich mit Gleichgesinnten zusammenschließt, entstehen neue Gruppierungen; dazu gehören auch die *Strömungen der neuen Religiosität* oder New-Age-Gruppierungen. An die Stelle des Glaubens an einen personalen Gott tritt der Glaube an „ein göttliches Universum", an eine „Alleinheit" oder an eine „Verschmelzung des Menschen mit dem Göttlichen".

Toleranz und Ehrfurcht

Die Abgrenzung – auch die eigene – ist notwendig, darf aber nie in eine Verurteilung münden. Die „Unterscheidung der Geister" muß im Geiste der *Toleranz* geschehen, was soviel bedeutet wie

- den Menschen, der einer anderen Kirche oder religiösen Gruppe angehört, in seinen Lebensvollzügen ernst nehmen und achten (Toleranz ist mehr als Duldung!);
- sachlich-kritische Auseinandersetzung mit den Inhalten der fremden Glaubenslehre, ohne die eigene Überzeugung aufzugeben, aber auch, ohne Anspruch, „missionieren zu müssen" (Überzeugung heißt zwar Zeuge sein, was aber nicht gleichbedeutend ist mit Missionieren).

Im ehrlichen Gespräch über das, „was einen unbedingt angeht", muß das Wort Toleranz, durch jenes der Ehrfurcht ersetzt werden, so P. Tillich, denn nur ehrfürchtig dürfen wir „in das Gespräch um Wahrheit eintreten. Die Menschenwürde des Gegenüber fordert es. Auch er/sie will durch seine/ihre Religiosität dem Leben Sinn geben."

Der *religiöse Dialog* kann – in allem Sichabgrenzen – für beide Teile auch fruchtbar sein. „Stets haben auch wir für uns etwas zu empfangen, denn es gibt keine fruchtbare Diskussion, in der nicht eine gegenseitige Durchdringung, Befruchtung beider Teilnehmer geschieht" (H.U. von Balthasar). Fragende, Suchende oder von der New-Age-Strömung Verunsicherte können/sollen die sachlich-kritische Unterscheidung einüben. Voraussetzung ist die umfassende Information (weiterführende Literatur S. 552).

Für **Pflegepersonen**, die sich (weil sie selbst engagierte Christen sind oder weil sie mit anders Überzeugten zusammenstoßen) damit auseinandersetzen müssen, gilt:

- *Ehrfurcht* geht vor Toleranz,
- *Menschenwürde* und *Menschenrecht* vor Institution und „Bekehrung".

16.1.2. Psychologie und Religion

Die Psychologie kommt nicht an der Religion vorbei. Sobald Bereiche des Unbewußten berührt werden, tauchen religiöse Bilder auf. Der Medizinpsychologe Staehelin sagt das so: „Die Naturwissenschaft kann heute das Numinose, Unbedingte feststellen, wenn auch nicht beweisen, und in der medizinpsychologischen Wissenschaft kommt man ohne diese nicht mehr länger aus, das im Gegensatz zu Freud. Es ist die Größe von C. G. Jung, mit seiner Psychologie auf die Notwendigkeit der Anerkennung dieses Numinosen unablässig hingewiesen zu haben". Wo der Medizinpsychologe von einer *zweiten Wirklichkeit* spricht, spricht der Psychotherapeut Frankl vom *transzendenten Du* oder von der unbewußten Religiosität. Diese, so sagt er, ist ebenso verdrängte Wirklichkeit auf der Seite des Geistes, wie für Freud die Sexualität verdrängte Wirklichkeit der Triebebene war. Solche und ähnliche Erkenntnisse könnten somit das Phänomen des Tabus, dem sowohl Religion wie Sexualität (Kap. 15) unterworfen sind, erklären.

Religion ist – zu diesem Schluß kommt Jung (und es ist dies auch meine persönliche Überzeugung) – keine Frage des Für-wahr-Haltens von etwas, sondern der täglichen Erfahrung. Denn Religion ist, wenn auch oft unbewußt, ein Teil unseres Lebens, wirkt hinein in unseren Alltag, in den Beruf, in das politische Engagement – wird immer wieder auch zum Gebet und zum Gottesdienst (wenn nicht in der Kirche, dann in der Naturbetrachtung). Und, wer hat es nicht selbst schon erfahren, sie wirkt hinein in die nächtlichen Träume als „Gottes vergessene Sprache" (Sanford) oder, um es profaner oder psychologischer auszudrücken, als Freisetzung von angstbefreiender, heilender Seelenenergie. Jung wird nicht müde darauf hinzuweisen, daß die seelische (religiöse) Entwicklung ein Weg innerer *Bewegung* ist, eine zutiefst existentielle *Erfahrung*, ein Reifeweg und Entwicklungsprozeß (Individuation S. 45, Trauerprozeß S. 538, Sterbeprozeß S. 544), der unser Leben neu zu ordnen und zu orientieren vermag. Bezugnehmend auf die Aussage Maslows (S. 509), daß der Mensch das *Inbild* dessen, was er werden soll, in sich trägt (Ebenbildlichkeit Gottes S. 22f.), heißt das auch, daß eine *die Seele bejahende Psychologie nicht am Religiösen vorbeikommt*. Die Seele kann, wie der Körper, erkranken und bedarf dann zu ihrer Heilung weniger der materiell-chemischen Hilfe denn der geistigen (Psychotherapie, Religion). Darum, so sagt Jung, „ist der Medizinmann (aller Zeiten) immer zugleich der Priester, der Heiler des Körpers sowohl als der Seele... Dem leidenden Menschen hilft nie, was er selbst ersinnt, sondern nur übermenschliche, geoffenbarte Wahrheit, Hoffnung und Liebe, die ihn dem leidenden Zustand entheben." Die Seele ist so etwas wie „die innere Nabelschnur" zum Geistigen, die jedem Menschen innewohnende Ur-Kunde (von Gott). Deshalb führt Selbstverwirklichung (S. 519) im Sinne der Verwirklichung meines Inbildes zur Gottesverwirklichung. „Erkenne dich selbst, damit du Gott erkennst", schrieben schon die alten Griechen an den Tempel zu Delphi. Jede Religion wurzelt in dieser Erkenntnis (antwortet darin auf ein Grundbedürfnis des Menschen) und meint *ganzheitliches, praktisches* Leben, meint *Leib-Seele-Geist-Einheit*, nicht als Theorie, sondern als Erfahrung.

Ganzheitliche Krankenpflege kommt deshalb nicht darum herum, auch diese Ebene mit zu betrachten, und es gilt, sie vom Tabu zu befreien, davon, daß man „nicht von Religion und von Gott redet" (und natürlich auch nicht von Sexualität). Für *christlich* orientierte Menschen ist Jesus Christus der große Heiler, weil er durch sein Gottvertrauen (Hoffnung, Liebe) die unbewußte, krankmachende Angst in uns *bewußt machen* und *überwinden* hilft. Ob in diesem Sinn christlich (oder in welchem Religionsausdruck auch immer) Religion verlebendigt wird, spätestens in der existentiellen Krise der Lebensmitte und im Sterben wird es für viele erfahrbare Wirklichkeit, daß der Weg zum Ganzwerden und Wieder-heil-Werden über die *Seele* führt. Darum gilt, nach dem oben Gesagten:

Eine **Gesundheits- und Krankenpflege**, die die Seele bejaht, kommt nicht am Religiösen vorbei.

16.1.3. Glauben und Religion

Trotz aller Forschung und aller Erkenntnisse gelangt auch die Psychologie nie an die Wurzel der Religion, denn diese entzieht sich dem Intellekt und ist letztlich nur im Glauben erfahrbar. Der *Glaube des Menschen* ist zwar auch den Zeitströmungen unterworfen und scheint in unserem rationalen Welt- und Lebensverständnis „überholt" zu sein. Entgegen dem äußeren Anschein treibt aber die Gottesfrage vor allem junge Menschen unserer Zeit um. Die Frage nach Gott läßt sie nicht unberührt. Ein eindrucksvolles Zeugnis davon gibt die von R. Schuster 1984 veröffentlichte umfassende Befragung von 1236 Berufsschülern in Baden-Württemberg, aus der ich einige Aussagen zitieren möchte:

„Jugendliche haben eine sehr direkte, ja drastische Art zu sprechen. Sie machen aus ihrem Herzen keine Mördergrube. Dabei scheuen sie auch nicht davor zurück, auf schnodderige Weise von Gott zu reden. ‚Was bringt einem der Gott? Hilft er einem?' fragt ein Berufsfachschüler. Und ein anderer pflichtet ihm bei: ‚Bringt es was, wenn man an Gott glaubt?' Gott wird danach beurteilt, ob er sich im Leben als hilfreich erweist, ob er in Notsituationen dem Menschen beisteht. Und diese Hilfe wird oft ganz konkret erwartet, zum Beispiel bei einer Klassenarbeit, bei Liebeskummer. Sie suchen in Gott einen Helfer, einen Freund, der sie versteht, dem sie sich anvertrauen können. ‚Jeder Mensch benötigt etwas, an das er sich halten und manchmal vielleicht klammern kann. Das kommt häufiger dann stark heraus, wenn Personen Tragisches selbst erleben oder miterleben... Ob Gott wirklich existiert, weiß ich selbst nicht, aber ich brauche manchmal eine Vorstellung, die mir über manches hinweghilft (vielleicht ist Gott eine Traumvorstellung und Wunsch...).' In dieser Äußerung eines Berufsschülers wird die heute weitverbreitete Tendenz erkennbar, Gott zu funktionalisieren, das

heißt, der Glaube an Gott und die Rede von diesem Gott werden zur psychischen und gesellschaftlichen Stabilisierung benötigt.
Wenn junge Menschen heute in den Augen der Erwachsenen so herausfordernd und burschikos von Gott (und zu Gott) sprechen, spiegelt sich darin das neuzeitliche Denken, das nicht mehr im Zeichen des Jenseitigen gelebt werden möchte. Gott wird nicht mehr ‚irgendwo drüben' gesucht, Jugendliche möchten ihm hier auf Erden, in ihrem persönlichen Leben begegnen, seine helfende und heilende Nähe verspüren. ‚Ich sehe Gott nicht im Himmel, eher auf Erden, spürbar in guten Taten, Freude, Glück, spürbarem Frieden, mehr als etwas Nahes. Und nicht Etwas im Himmel, das angebetet wird', sagt ein Gymnasiast der Abschlußklassen.
Allerdings haben sie große Mühe, Gottes Spuren in der Welt zu entdecken, weil die von Menschen verunstaltete Schöpfung wenig auf den Schöpfer verweist. Noch weniger leuchtet in den Beziehungen der Menschen untereinander etwas von der Liebe und Zärtlichkeit des dreifaltigen Gottes auf. Dieser Eindruck von einer gottlosen oder gottfernen Welt wird noch dadurch verstärkt, daß in der Öffentlichkeit Gott totgeschwiegen wird, auch wenn er in der Präambel unserer Verfassung erwähnt wird."

Eines wird dabei klar: Der Gottesglaube der Jugendlichen hängt auch davon ab, wieweit er durch die Umwelt gestützt und getragen wird. Er ist auf sog. Plausibilitätsstrukturen angewiesen. Das gilt natürlich auch für die Schüler(innen) unserer Krankenpflegeschulen: Sie brauchen einen Raum, in dem Religion kein Tabuthema ist. Die Voraussetzungen dazu sind in unserer abendländischen Gesellschaftsstruktur nicht gerade günstig. So kann man z.B. beobachten, daß die Kluft zwischen „privater Frömmigkeit" und „pluralistischer Wertstruktur" bei uns größer ist als z.B. in den Vereinigten Staaten, wo Kirche und Staat streng getrennt sind. Religiöse und nationalpatriotische Regungen werden dort ohne Skrupel miteinander verbunden. In buddhistischen und islamischen Ländern ist – in jeweils verschiedener Weise – die Einheit von Religion und Öffentlichkeit selbstverständlich. In Europa ist man in dieser Hinsicht skeptischer und zurückhaltender. Über Gott reden wirkt unwirklich, zeitfern, ja peinlich. „Gott ist", so brachte es Karl Barth neu ins Bewußtsein, „der ganz andere". Begreiflich, daß es diese Unfähigkeit gibt, über Gott und über unsere transzendente Hoffnung zu reden und daß es uns so schwerfällt, Antwort auf das „Grundbedürfnis des Homo religiosus" zu geben.

Letztlich geht es darum, daß wir Räume schaffen bzw. ein Klima ermöglichen, wo Religiosität ein Thema sein darf, zuerst für uns selbst, dann auch als Pflegeinhalt.

16.1.4. Krankenpflege und Religion

Mit dem oben Gesagten ist es eigentlich selbstverständlich, daß Religion und Krankenpflege einen Berührungspunkt haben: Dort, wo der Mensch, gezwungen von der Wirklichkeit und der Vergänglichkeit (Leiden, Schmerz, Krankheit, Sterben), mit der Grenze personalen Seins konfrontiert wird, taucht die Frage nach dem *Transpersonalen* auf, und es stellt sich die *Frage nach dem letzten Sinn*. Vielleicht wird sich diese Gottes- und Sinnfrage in einem sehr säkulären Gewand zeigen, versteckt hinter scheinbar Alltäglichem – Rahner sprach vom anonymen Christen –, und es gilt dann zu erkennen, was sich dahinter versteckt. Das verlangt von uns:

- *Hinhörenkönnen*. Daß wir Signale wahrnehmen, ist Voraussetzung dafür, daß wir der ATL Sinnfinden auch im religiösen Bereich gerecht werden können. Der andere Mensch kann seine Bedürfnisse immer nur dann äußern, wenn er spürt, daß er ein Gegenüber hat, das seine Fragen zulassen kann;
- *Ehrfurcht* und *Toleranz*. Sie sind die Schlüsselworte, ohne die weder ein Gespräch um Glaubensfragen möglich ist, noch ein Klima, in dem „Wut und Zorn gegen ein grausames Schicksal" zugelassen werden dürfen.
- *Spontaneität* ist ein Grundzug der Religiosität. Das zu wissen, ist Voraussetzung für das Hören und Sehen der oft verschlüsselten Worte und Gesten sowie von Wünschen um ein Gespräch, um ein Gebet, um den Besuch des Gottesdienstes u.a.
- *Fragen um die Transzendenz*. Fragen, die die Nur-Natur und den Verstand des Menschen übersteigen, sind ihrem Wesen nach transzendente Fragen: Fragen nach dem Sinn des Lebens, nach Glauben, nach dem Sterben, nach Gott soll der Kranke, wenn er dies wünscht, mit der Schwester/dem Pfleger oder dem Krankenhausseelsorger besprechen können.
- *Seelsorge kann jedermann leisten*. Trotzdem gibt es den Bereich, der dem priesterlichen Seelsorger vorbehalten ist. Es gibt speziell *seelsorgerliche Dienste*, die eben nur der

Seelsorger verrichten kann. Der *Seelsorger* gehört zum therapeutischen Team und soll (wenn sinnvoll und zweckmäßig) in die Pflegeplanung mit einbezogen werden. Auf Stationen, wo Lebensfragen einen großen Platz einnehmen (z. B. Onkologie), nimmt er vorteilhaft an Gruppengesprächen teil. Der Seelsorger versteht seinen Dienst ja nicht nur als „Austeiler von Sakramenten oder Verwalter von religiösen Bräuchen". Es ist auch für ihn wichtig zu wissen, daß er zum Team gehört.

- *Ermöglichen der Teilnahme an Gottesdiensten.* Ein initiatives Pflegeteam findet Mittel und Wege, um den Wünschen von Kranken zu entsprechen. Gottesdienste können sinnvollerweise auch auf der Station stattfinden.

16.2. Ethik

Auch hier zwei Definitionen:

Neuheusler (1963) definiert Ethik (griech. ethiké = Sittenlehre) als die Lehre vom rechten Handeln, im eigentlichen Sinn die Lehre vom sittlichen Handeln. Im Mittelpunkt der Ethik steht als Ziel des Handelns das *Gute*. Die Grundfragen der Ethik sind:

- *Werte* als „die Weisen des Guten";
- *Gewissen*, als Wertgefühl, auch als praktische Vernunft bezeichnet;
- *Willensfreiheit* als Voraussetzung sittlicher Verantwortlichkeit;
- *Konfliktsituationen* bzw. ihre Abhängigkeit von metaphysischen und religiösen Entscheidungen.

In Ergänzung dazu (Eysenck/Meili: Lexikon der Psychologie):

„*Ethik*, die Lehre, deren Gegenstand die Beurteilung des Unterschieds zwischen Gut und Böse ist. Sie ist der Teil der Philosophie, der die Moral behandelt; sie untersucht systematisch die Eigenart von Wertvorstellungen, wie ‚gut', ‚böse', ‚richtig', ‚falsch' usw., und die allgemeinen Prinzipien, die deren Anwendung auf einen Gegenstand rechtfertigen. Auf die Ethik als Beziehungs- und Wertsystem stützt sich der von Religionsstrukturen Unabhängige."

16.2.1. Themen der Ethik

Alle Themen, die das Leben des Menschen in bezug zur Lebenswelt betreffen, können oder müssen Gegenstand der Ethik sein, z. B.:

Umweltschutzethik oder *ökologische* Ethik befaßt sich mit der Erhaltung der Umwelt. Diese Ethik will dem Menschen deutlich machen, daß er ohne Natur nicht lebensfähig ist, daß Langzeitfolgen (z. B. infolge Ozonloch, Luftverschmutzung usw.), die unmittelbar auf die Gesundheit und das Wohlbefinden zurückschlagen, um des eigenen Lebens willen vermieden werden müssen.

Bioethik (griech. bios = Leben). Sie fragt nach der Erhaltung des Lebens, befaßt sich mit der Sorge um das Leben und der Ehrfurcht vor allem Lebendigen.

Eine Sonderform der Bioethik ist die **Medizinethik**. Sie wird infolge der Entwicklung der Bioethik immer dringender. Denn zum erstenmal in der Geschichte der Menschheit ist es möglich, mit Biotechnik das Leben selbst zu manipulieren und natürliche Vorgänge künstlich zu vollziehen. Biotechnik und Biotechnologie eröffnen zwar die Möglichkeit, Krankheiten – auch Erbkrankheiten – besser zu erfassen, zu verhindern und zu heilen. Wo sie aber zur Genmanipulation wird, läuft sie auch Gefahr, den Menschen bis in sein Erbgut hinein der totalen Verfügbarkeit durch den Menschen auszuliefern. Dann können Grenzen überschritten werden, die nicht ungestraft verletzt werden dürfen.

Die *Konfliktsituationen* nehmen infolge dieser Entwicklung zu. Im Bereich der Bioethik (auf die ich mich im folgenden beschränke) betreffen sie vor allem Fragen um den Lebensbeginn und das Lebensende des Menschen. So gibt es auf der einen Seite die Unfähigkeit, mit Leiden und Sterben umzugehen, und als Folge davon die Propagierung von „Sterbehilfe" bis hin zu verkappter Euthanasie und institutionalisierter „Freitodhilfe", d. h. Anleitung und Beihilfe zu Selbsttötung aus sog. Barmherzigkeitsgründen, und auf der anderen Seite künstliche Befruchtung, Insemination, Samenbanken, Leihmutterschaft, Manipulierung des Embryos, pränatale Diagnostik mit der Konsequenz der Abtreibung bei Feststellung von Erbschäden und sogar kommerzieller Fetenhandel aus der dritten Welt in die erste Welt.

Aufgabe der Bioethik ist es, all diese Praktiken differenzierter zu betrachten und entsprechend zu beurteilen bzw. verantwortbare Handlungsgrundsätze abzuleiten. Das übergeordnete Ziel der unterdessen überregional eingesetzten Ethikkommissionen dient der „Wertschätzung menschlichen Lebens" auch *gegen* den Zeitgeist von „alles ist machbar".

Beispielhaft erwähne ich die Grundsatzerklärung der Schweizerischen Gesellschaft für Bioethik:

Grundsatzerklärung (Schweizerische Gesellschaft für Bioethik)

1. Naturwissenschaftlich steht heute fest, daß der menschliche Embryo, mit allen seinen Anlagen, in allen seinen Entwicklungsstadien ein menschliches Individuum ist. Dies gilt insbesondere sowohl für die befruchtete Eizelle als auch für jeden ein- oder mehrzelligen Embryo.
2. Als leibgeistiges Wesen unterscheidet sich der Mensch von allen anderen Lebewesen. Jeder Mensch ist einmalig und einzigartig, eine Person mit Würde und Freiheit. Er darf nicht auf die Stufe anderer Lebewesen oder materieller Objekte reduziert werden.
3. Der menschliche Embryo hat die Würde und die Grundrechte, die allen Menschen zustehen. Man darf ihn daher weder fahrlässig noch absichtlich schädigen oder vernichten.
   Die Konstruktion eines fiktiven Status für den Embryo nach Wunsch- und Zweckdenken nach irgendeiner Ideologie, nach vermeintlichen Bedürfnissen von Wissenschaft und Gesellschaft, ist eine folgenschwere Verkehrung der Vernunft.
4. Jede Tötung oder Mißhandlung eines Menschen unter Vorwand von Alter, Geschlecht, Rasse, Religion, Weltanschauung, Krankheit oder Gebrechen muß zurückgewiesen und verboten werden.
5. Wissenschaft und Technik dürfen sich nicht in Forschung einlassen, die Würde und Grundrechte des Menschen mißachtet. Spektakuläre medizinische Leistungen, so verlockend sie scheinen mögen, sind nicht schon als solche gerechtfertigt; andernfalls würde die Macht des Stärkeren gebilligt.
6. Die Gesetzgebung darf sich diesbezüglich weder vollendeten Tatsachen noch verführerischen Aussichten anpassen. Sie hat sich nach ethischen Normen zu richten, die dem Wesen des Menschen entsprechen.
7. Ehe und Familie sind der naturgemäße Rahmen für Zeugung und Entwicklung des menschlichen Lebens. Diese Institutionen geben dem Kinde Geborgenheit, Sicherheit und Förderung, die ihm unentbehrlich sind. Ihre Werte zu schützen, ist fundamentale Aufgabe der Gesellschaft.
8. Diese Grundsätze sind keineswegs nur eine Frage einer bestimmten Religion, Moral, Ethik oder Weltanschauung; sie ergeben sich zunächst aus den wissenschaftlichen Erkenntnissen und beruhen auf richtigem Gebrauch der Vernunft.

Die **Ethik** steht unter dem Aspekt des Pluralismus – es gibt so viele Wertsetzungen wie es Menschenbilder gibt. Die **ethischen Werte** sind auch individuell-menschliche Werte, Sinnerfahrungen des Lebens, die letztlich nicht beweisbar, nur erfahrbar sind.

16.2.2. Krankenpflege und Ethik

Grundsätzlich gelten für die Krankenpflege die Regeln der Medizinethik, insbesondere dort, wo sie in medizinischen Einrichtungen und in Abhängigkeit vom Arzt (weisungsabhängiger Teil der Pflege) vorgenommen wird.

Daneben aber gibt es den Pflegebereich, wo die Pflegenden *selbständig* handeln können und müssen (*eigenständiger Bereich* der Pflege): Mit der Ausbildung (Qualifikation) erlangen Pflegepersonen die entsprechende Kompetenz und übernehmen damit sowohl die *fachliche* wie die *ethische* Verantwortlichkeit für ihr Tun. Die Ausbildung muß beides vermitteln, sowohl

- fachliches Wissen und Können wie auch
- ethische Verantwortlichkeit für das pflegerische Tun und Lassen.

Je mehr in unserem Beruf das Bewußtsein für die eigenständigen Funktionsbereiche der Pflege (Funktion 1 und 2 S. 100 und beispielhaft S. 121f.) zunimmt, um so wichtiger wird auch die Schwerpunktsetzung in der uns eigenen Berufsethik. Entsprechende ethische Grundsätze, insbesondere jene des Internationalen Berufsverbandes (ICN 1953 und 1973), müssen weiterentwickelt bzw. präzisiert und den *heutigen* Bedürfnissen und den Bedingungen *dieser* Welt angepaßt werden; d.h., es geht darum, dem *Leben*, der *Würde* und den *Rechten* des Menschen in unserem heutigen Tätigkeitsfeld und im (eigenständigen) Verantwortungsbereich der Pflegenden gerecht zu werden. Dazu brauchen wir *eigenständige Maßstäbe*, gleichsam einen berufsethischen Rahmen, an dem sich jegliches pflegerische Handeln (und Nichthandeln) zu messen hat.

Ethische Grundsätze

Ethische Grundsätze orientieren sich an den Tätigkeits- und Verantwortungsbereichen der

Pflege (Pflegeleitbild, Pflegemodell); diese hinwiederum messen sich am Menschenbild (Auffassung vom Menschen, von Gesundheit und Krankheit). Entsprechend Kap. 2 können vier Bereiche (Abb. 2.**21**) abgeleitet werden:

- Eigenwelt – Verantwortung gegenüber sich selbst: Rechte und Pflichten betreffs Persönlichkeit, Gesundheit, Beruf;
- Mitwelt – Verantwortung gegenüber Patienten und deren Beziehungsnetz, aber auch gegenüber Mitarbeitern (im Team und interdisziplinär) sowie gegenüber größeren Gruppen (Gesellschaft und Politik);
- Verantwortung gegenüber der Welt bzw. Umwelt (ökologische Verantwortlichkeit);
- Verantwortung gegenüber dem Leben schlechthin im Sinne einer Ehrfurcht, die sich von einer selbstherrlichen Verfügungsgewalt distanziert und die geschöpfliche Vergänglichkeit respektiert.

Formulierung und Umsetzbarkeit

In jedem dieser Bereiche können wegweisende ethische Grundsätze abgeleitet und formuliert werden; beispielhaft für den Bereich der *Eigenwelt*:

> Die Pflegeperson
> - trägt Verantwortung für die Entwicklung ihrer Persönlichkeit wie auch für ihr Verhalten (Entscheidungen, Planen, Handeln);
> - hinterfragt ihre berufliche Situation und wirkt Symptomen des „Ausbrennens" entgegen;
> - arbeitet mit an der öffentlichen Anerkennung und Wertschätzung des Pflegeberufes;
> - usw. (entsprechend zu allen oben angesprochenen vier Bereichen).

Wie immer die Grundsätze (Ziele, Verhaltenskodex) formuliert werden, sie sind lediglich Maßstäbe (Prinzipien), die aber sowohl der Überprüfung eigenen Verhaltens und Handelns wie auch der Entscheidungsfindung in einzelnen Konfliktsituationen dienen (Umsetzung im Alltag).

Diese Umsetzbarkeit im Praxisfeld der Pflege bedarf zusätzlich (zu den formulierten Grundsätzen) der *Einübung von Strategien*, die den Theorien allgemeiner Konfliktbewältigung entsprechen. So schreibt auch M. Davis:

„Ein Berufskodex kann nicht wie ein Kochbuch verfaßt werden mit Schritt-für-Schritt-Anweisungen dafür, was getan werden soll und wieviel von was zu brauchen sei. Eine Standardordnung ist zwar für jeden Beruf notwendig und nützlich, wir müssen aber zusätzlich etwas von ethischer Argumentation verstehen, damit wir mit Situationen umgehen können, in denen fundamentale Werte miteinander in Konflikt geraten."

Hier wird deutlich, wie sehr *ethisches Handeln* von jedem Individuum auch *Entscheidung* und *Stellungnahme* verlangt, weshalb wir uns auch in der Auseinandersetzung und im Abwägen üben müssen.

Davis schlägt vor, im Überdenken von ethischen Fragen die *Schritte der Entscheidungsfindung* (Tab. 16.**1**) bewußt zu üben, da sie auf alle ethischen Fragestellungen, denen wir begegnen, angewendet werden können. Sie gelten auch für so schwierige Entscheidungen wie z.B., ob eine sehr alte und senile Person, ein todkranker Patient oder ein neugeborenes schwergeschädigtes Kind weiterhin künstlich ernährt werden sollen.

Anhand dieser Beispiele wird aber auch deutlich, daß viele ethische Fragestellungen nur vom gesamten betroffenen Personenkreis gemeinsam angegangen werden können. In Wirklichkeit bleiben sie, auch im „medizinischen Umfeld", oftmals bei der Pflegegruppe hängen, die sich dann gleichsam in einem „sozialen Vakuum" entscheiden muß. Dringend notwendig sind deshalb sog. *Haus-Ethikkommissionen* (in denen auch Krankenschwestern mitarbeiten), die bei anstehenden Konflikten und ethischen Entscheidungen in Anspruch genommen werden können (in einigen Krankenhäusern gibt es sie schon, auch Berufsverbände befassen sich zunehmend damit*).

> - Zur Umsetzung von Ethik in gelebtes Leben (Politik, Wirtschaft, Medizin, Pflege) bedarf es der Menschen.
> - Menschen sind es, die gemäß ihrem Bild vom Menschen Normen festlegen und Werte bestimmen.

---

* Die Ethikkommission des Schweizerischen Berufsverbandes arbeitet seit einigen Jahren an der Neuformulierung der „ethischen Grundsätze für die Pflege"; sie sind sicher bald der Öffentlichkeit zugänglich (SBK, Zentralsekretariat, Bern).

Tabelle 16.1 10 Schritte in der ethisch begründeten Entscheidungsfindung (aus Thompson u. Thompson: In Ethik der Pflege. Schweiz. Berufsverband, Bern 1985)

1. Erfassen der Situation
   - Welche Gesundheitsprobleme liegen vor?
   - Welche Entscheidung(en) ist (sind) zu treffen?
   - Welche ethischen und wissenschaftlichen Überlegungen sind für die Entscheidung(en) maßgebend?
   - Wer ist an der (den) Entscheidung(en) beteiligt oder davon betroffen?
2. Sammeln von zusätzlichen Informationen
   - Welche weiteren Informationen werden benötigt?
   - Welche weiteren Informationen können beschafft werden?
3. Erkennen der ethischen Aspekte
   - Unabhängigkeit/Selbstbestimmung der Patienten und Fachleute
   - Nutzen bringen; keinen Schaden zufügen (Nützlichkeit, keine Schädlichkeit)
   - Gerechtigkeit, Fairneß (Zuteilung der Mittel)
   - wahrheitsgetreue Information (Glaubwürdigkeit)
   - Zustimmung in Kenntnis der Situation
   - Lebensqualität/Ehrfurcht vor dem Leben
   - goldene Regel: Tue an anderen, was du an dir selbst getan haben möchtest
4. Erkennen der persönlichen und fachlichen Wertvorstellungen
   - Nach welchen Werten beurteilen Sie persönlich die Situation?
   - Nach welchen Werten beurteilen Sie die Situation vom fachlichen Standpunkt aus?
   - Inwiefern können die ICN-Richtlinien für Krankenschwestern als Anhaltspunkt dienen?
5. Erkennen der Wertvorstellungen der Hauptbeteiligten
6. Erkennen von eventuellen Widersprüchen in den Wertvorstellungen und in der Beurteilung
   - Widersprüche/Konflikte der Person selber
   - Widersprüche/Konflikte zwischen Gruppen
   - Widersprüche/Konflikte zwischen unterschiedlichen Interessenvertretern
7. Bestimmen, wer entscheidet
8. Aktionsradius und erwartete Resultate erkennen
   - Welche Alternativen gibt es?
   - Welche Ergebnisse sind von den verschiedenen Alternativen zu erwarten?
9. Ein bestimmtes Vorgehen wählen und entsprechende Maßnahmen ergreifen
10. Ergebnisse auswerten
   - Führte die Entscheidung oder die Maßnahme zum gewünschten Erfolg?
   - Sind weitere Maßnahmen erforderlich?
   - Welche Erkenntnisse lassen sich auf andere Situationen übertragen?

- Die Fragen nach dem, was wir dürfen bzw. nicht dürfen, können nie vollständig und endgültig beantwortet werden, wenn wir uns nur an Zeitströmungen und deren Wertsetzungen orientieren.
- Es ist vor allem zu fragen nach der Bedeutung der menschlichen Person, die in ihrem Wesen nicht wandelbar und nicht zeitabhängig ist (S. 33ff.).

Konsequent ist eine Bioethik bzw. Berufsethik, die sich am personalen (S. 22ff.) und/oder christlichen (S. 33ff.) Menschenverständnis orientiert – **personale Ethik** bzw. **christliche Ethik**.

16.3. Sinn und Sinnfindung

Das Wort „Sinn" hat eine vielschichtige Bedeutung. Wird es mit *Sinninhalt* in Beziehung gebracht, ist sein Gebrauch uralt, wo es aber um die konkrete Frage nach dem Wozu menschlichen Lebens geht, also um die *Sinnfrage*, ist es eher neueren Datums.

Um **Sinninhalte** handelt es sich z.B. bei Wörtern wie

- *Sinnesorgane* bzw. deren Fähigkeit, spezifische Reize aufzunehmen und weiterzuleiten (z.B. Auge S. 835ff., Ohren S. 814ff.);
- *Sinnlichkeit*: Gesamtvermögen der menschlichen Seele, sinnlich zu empfinden und wahrzunehmen;
- *Sinn haben für etwas*, z.B. Sinn haben für Humor oder keinen Sinn haben für Gesellschaftsspiele;
- *etwas im Sinn haben*, z.B. ein Buch zu lesen. Sinn meint hier „beabsichtigtes Bewußtsein" und ist eng verbunden mit „sinnen" und „nachsinnen über". *Besinnungslos* ist, wer das Bewußtsein, sich auf etwas zu besinnen, verloren hat (Bewußtsein und Bewußtseinsstörungen S. 131f.);
- *Sinn als Gemütsverfassung*: Jemand kann heiteren oder trüben Sinnes sein;
- *Sinn als Bedeutung*: hier fragen wir nach dem Bedeutungsgehalt von *etwas*, z.B. was ist der Sinn eines Lerninhalts, oder von *jemandem*: welchen Sinn hat es, einen Schiedsrichter zu haben?
- *Sinn als Verstehen von etwas*, von Aussagen, z.B. „einen Sinn" oder „keinen Sinn" darin finden;
- *Sinn in Verbindung mit Zweck*: unterscheidet

materiell (Nützlichkeit) = Zweck von immateriell = Sinn (Arbeit und Spiel S. 420f.).

Die eigentliche **Sinnfrage** meint

- *Sinn als Ziel* – Sinn auf etwas hin, z.B. der Sinn des Lebens im Hinblick auf ein übergeordnetes Ewiges, meint die „Wozu-Frage" menschlichen Lebens: die/der zu werden, die/der ich werden kann und muß. Dies meint Maslow, wenn er von *Selbstverwirklichung* als einem höheren Bedürfnis des Menschen spricht.
  Der Begriff setzt sich zusammen aus den Worten „selbst" und „Verwirklichung". Er sagt aus, daß „das Selbst", d.h. das mit Bewußtsein ausgestattete Ich, „zur Wirklichkeit" wird und werden muß (Selbstwerdung und Selbstentfaltung S. 43ff.). Gemeint ist aber auch das, „was wir uns selbst zur Wirklichkeit machen", etwa die private und berufliche Welt. Hier taucht dann auch der unausweichliche Gegenpol auf, den es zu berücksichtigen gilt: der *andere Mensch*, des anderen Anspruch; und es wird offensichtlich, daß die Sinnerfüllung in der Selbstverwirklichung der ethischen Entscheidung und des ethischen Handelns im Hier und Jetzt bedarf, wodurch ihre Grenze schon abgesteckt ist.

Die **Selbstverwirklichung** des Menschen findet ihre Grenzen in der Verantwortung für den Nächsten *und* für sich selbst.

16.3.1. Sinnfrage

Der heutige Mensch fragt mehr und bewußter nach dem Sinn des Lebens denn je zuvor. Man kann die Sinnfrage zwar aufschieben, verschieben auf die letzte Frage des Lebens (im Sterben), wegschieben läßt sie sich nicht. Die Bedrohung (die sich der Mensch teilweise selber geschaffen hat), die das Individuum und ganze Völker immer wieder in Krisensituationen gelangen läßt, drängt den Menschen mehr und mehr zur Auseinandersetzung mit der Frage nach dem Sinn dieses Lebens.

Viktor Frankl, der Begründer der Logotherapie, hat die Frage nach dem Sinn bzw. den Willen des Menschen zum Sinn dem geistigen (als Gegenpol des von Freud entdeckten triebhaften) Unbewußten zugeordnet. Er greift damit eine schon früher (z.B. durch M. Scheler) geprägte Definition der Person auf „die nicht nur Triebwesen, sondern Träger und Zentrum geistiger Akte ist". *Der Mensch „hat" ja nicht Person, sondern „ist" Person* (Maslow, v. Dürckheim) und *„erst die geistige Person stiftet die Einheit und Ganzheit des Wesens Mensch"* (Leib-Seele-Geist-Einheit). Wenn der Mensch so gesehen wird, mit einer Geistmitte, die wie vieles andere in ihm unbewußt (vergessen, nie gewußt) ist, aber bewußt werden kann, bewegt sich die Frage nach dem Sinn des Daseins von der theoretischen (philosophischen, theologischen, anthropologischen) Ebene weg auf die konkrete praktische des Alltags. Wenn der Mensch ein „Wozu" zu leben hat, dann stellt sich die Frage nach dem „Wie" und dem „Freisein-Müssen wovon", um sinnerfüllt (denn das heißt doch nichts anderes als innerlich frei) leben zu können. Hier findet sich eine Parallele zum Denken Fromms über die Liebe (S. 458f.): Das, „wovon" der Mensch frei sein kann, ist das „Getriebensein zu etwas" und das, „wozu" er die Freiheit gebraucht, ist das bewußte Dasein in Verantwortlichkeit, Respekt, Wissen (Ge-Wissen haben; denn Gewissen ist Wissen um die Werte der Tiefe).

So gesehen, können Aspekte der Logotherapie auch für die *Krankenpflege* nutzbar gemacht werden. Pflege richtet sich an den *ganzen* Menschen, und *Ganzheit* meint sowohl den *Körper* (Soma) und die *Psyche* (Psychosomatik) als auch den *Geist*. Krankenpflege befaßt sich zwar nicht in erster Linie mit der Seele des Menschen (das ist der Bereich der Seelsorge und zunehmend auch der Psychotherapie), aber die Seele ist immer *mit anwesend*, und zwar ist es diejenige der Pflegenden und diejenige des Kranken. Beide stehen in der Wechselwirkung des Anwesendseins, wodurch innere Ressourcen (Wirkkräfte S. 37f.) aktiviert werden können (oder eben nicht). Diese Wirkung kann analog zu der von Frankl beschriebenen „Wirkung der Psychotherapie" (Abb. 16.**1**) gesehen werden.

16.3.2. Wege zur Sinnfindung

Wenn ich mich im folgenden an Frankl orientiere, nicht deshalb, weil dieser Weg der einzig richtige wäre, sondern weil ich mich einerseits bei der Fülle der Philosophien und Theorien beschränken muß (auslesen muß) und weil andererseits diese Denkweise für mich einsehbar, verständlich und vor allem *praktisch anwendbar* ist. Tatsache ist, daß im Umgang mit dem

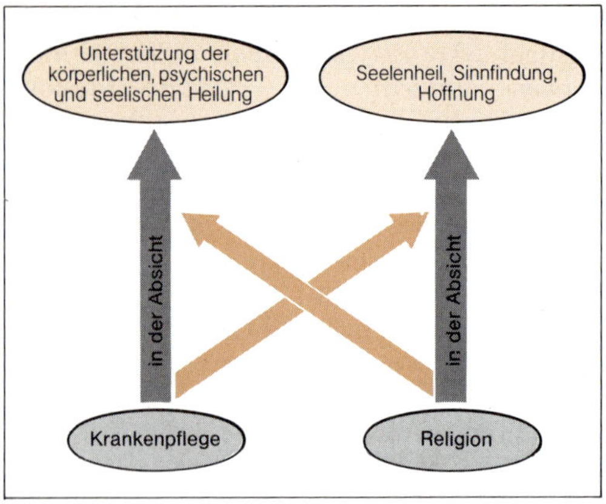

Abb. 16.1 Die Wirkung geschieht direkt (beabsichtigt) und ungeplant (unbeabsichtigt) = ganzheitlich (nach Frankl).

Menschen, insbesondere mit dem kranken Menschen, immer wieder sichtbar wird, daß der Mensch einen Sinn sucht und ihn auch zu finden vermag:

- Er sieht doch einen Sinn darin, etwas zu tun (wozu erlernte er sonst einen Beruf).
- Er sieht doch einen Sinn darin, etwas zu erleben (wozu reiste er sonst in alle Welt).
- Er sieht doch einen Sinn darin, eine scheinbar hoffnungslose Situation zu bewältigen, unausweichliches Schicksal zu meistern, Leiden und Zwänge in Leistung und Erfolg umzuwandeln und durch Haltung und Einstellung zu zeigen, wessen er fähig ist (wozu würde er sich sonst in den vielen Krisensituationen durchsetzen).

Sind diese Realitäten des Alltags nicht ein Zeichen dafür, daß nicht nur die positiven, lebenserhaltenden Elemente, sondern auch schwerwiegende bedrohliche Lebenssituationen (wie Leid, Schmerz, Angst, Tod und Trauer) in sich Sinn haben und verwandelt, d.h. verändert werden können?

So gesehen beginnt die Suche nach dem Sinn des Daseins in den ganz kleinen Aktivitäten des täglichen Lebens, in der *Art und Weise*, wie wir uns bewegen, essen und trinken, arbeiten oder ruhen usw., bzw. in der *Art und Weise, wie wir den Kranken dabei unterstützen*, ihn wieder dazu hinführen, ihm helfen, eine Behinderung zu bewältigen oder unumgängliche Angst (z.B. vor einer Operation) durchzustehen. Wenn der betreffende Mensch zusätzlich zu begreifen beginnt, daß die jeweilige Situation nur Teil eines Ganzen ist und daß es immer nur darum gehen kann, das allernächste Stück Weg zu bewältigen und mit Sinn zu füllen, dann wird es ihm leichterfallen, sein Hier und Jetzt bzw. seinen Auftrag als Ganzes zu meistern. Er lernt dann eine zu einseitige Wertfixierung (z.B. befriedigende Arbeit ist der höchste Wert) zu relativieren, er wird wendig genug, um zu einer anderen Wertgruppe hinüberzuwechseln, falls dies notwendig sein sollte. Denn es gibt nicht nur Werte, die sich durch Tun und Handeln verwirklichen (schöpferische Werte), sondern auch solche, die sich durch Erleben (Erlebniswerte) und solche schließlich, die sich in der eigenen Mitte (Einstellungswerte) erfüllen.

Im Alltag geschieht die Verwirklichung

- *schöpferischer Werte* in jeder Tätigkeit, im Beruf, in der Hingabe an eine Sache, die dann durch eben diese Hingabe beseelt, erhalten und gestaltet wird;
- von *Erlebniswerten* in der Begegnung mit etwas Schönem, Kunst, Literatur, Musik, im Naturerlebnis, in der liebenden Begegnung mit einem Menschen oder im verstehend-liebend-handelnden Dienst;
- von *Einstellungswerten*, die alles verändern können, die ein Leben frei machen und die die Hoffnung ermöglichen. Der Mensch lernt zu begreifen (wenn auch nur langsam, vielleicht erst beim Älterwerden), daß er wirklich „seines Schicksals Schmied ist".

Dort wo das Leben schwer wird, wo Behinderung und Krankheit fast unannehmbare Einschränkungen auferlegen, wird der Mensch verbittern, wenn es ihm nicht gelingt, das nur abwehrende Erleiden zu verändern und in einer Haltung von Tapferkeit und Mut Meister des Schicksals zu werden. Denn spätestens dann, wenn der Mensch an die Grenzen der Selbstregulation gelangt, wenn es nicht mehr nur um die Aufrechterhaltung oder Wiederherstellung der Homöostase (physiologisches Gleichgewicht) gehen kann und wenn Probleme nicht mehr auf der Ebene des Handelns lösbar sind, stellt sich die Frage nach dem Sinn, nach dem Übersteigen (Transzendieren) und der Möglichkeit des Sichausrichten-Könnens auf die bleibende „innere geistige Realität", auf das *Sein*. Selbstverwirklichung stellt sich dann von selbst ein als eine Wirkung der Integration des *Selbst* (Mitte, Wesen) in das Ich, als eine Wirkung, die nur in dieser Hinordnung auf die inneren Werte geschehen kann und die darum notgedrungen bei allen nur nach außen gerichteten Bemühungen verfehlt werden muß.

Sinnfindung und *Selbstverwirklichung* stehen nah beieinander. Das eine ist ohne das andere nicht möglich. Hier liegen auch die Chancen für das Einüben professionellen Berufsverhaltens, für die Entwicklung der eigenen Persönlichkeit und für das Reifwerden in der Liebe, die ja, wie schon *Leonardo da Vinci* feststellt, „die Tochter der großen Erkenntnis ist".

16.3.3. Psychohygiene

Psychohygiene ist „seelischer Gesundheitsschutz". Dazu gehört sowohl das Wissen um das Seelische (Sinnerfüllende) wie auch um die Möglichkeit, seelische Gesundheit nicht nur zu schützen, sondern auch zu fördern. Im weiteren geht es darum, seelischen Störungen vorzubeugen und eine möglichst gute Anpassung an die Lebenswelt (Umwelt und Mitwelt) zu erreichen. Die moderne Psychohygiene wird nach E. Schonburgs in sechs weiteren Zielen umschrieben:

- Entwicklung der Fähigkeit zur Selbstfindung, sowohl im Selbsterleben wie in der Selbsterkenntnis;
- Entwicklung und Streben nach Selbstbestätigung;
- Erwerb der freiheitlichen Zuwendung, die dem anderen die gleiche Würde und Würdigung zugesteht, die man selber beansprucht;
- Reifung der Liebesfähigkeit, die „den anderen Menschen" nicht nur haben, sondern ihm auch etwas sein will und ihn bereichern kann;
- Einbringen unbefangener Leistungsfähigkeit;
- Entwicklung einer gesunden, dem Menschen angemessenen Urteilsfähigkeit (ohne Vermessenheit).

Diese Ziele zeigen, wie sehr Psychohygiene alle Bereiche der Hygiene (S. 377ff.) und der Gesundheitsvorsorge beeinflußt und demnach *alle* Bemühungen im Bereich der ATL durchwirkt: die *physiologische* (Ernährung, Schlaf, Freizeit, Arbeit usw.), die *psychologische* (Zugehörigkeit, Liebe, Achtung) und die *geistige Ebene* (positive Lebenshaltung, Sinnerfüllung) des Menschseins.

Vereinfacht könnte man sagen: Psychohygiene umfaßt ein Maßnahmenbündel, dessen *gesundheitsfördernde und stabilisierende Wirkung der positiven Lebensgestaltung dient*. Umgekehrt formuliert: Psychohygiene möchte der schädlichen Wirkung von Alltagsstreß (S. 426f.) entgegenwirken: Viel wäre schon gewonnen, wenn in den Tagesablauf wieder mehr „Sorge für Seele und Gemüt" eingebaut wäre, also Anlässe der Freude, Dinge, die uns gut tun oder die wir gerne tun, wohltuende Muße und Erholungspausen und wenn der gesundheitliche Wert von „Streicheleinheiten jeder Art" uns wieder bewußter wäre.

Aus der Streßforschung (S. 429) wissen wir, daß der *Eustreß* (positiver Streß – das Schöne, Positive, Lustvolle) die Gesundheit und die Anpassung an die Erfordernisse des Lebens fördert:

- Er befähigt Menschen, den Problemen und Schwierigkeiten besser gerecht zu werden, indem er Kräfte und Ressourcen aktiviert.
- Er energetisiert die Bewältigungsversuche (Coping) und läßt den einzelnen intensiver und ausdauernder nach Problemlösungen suchen (Copingstrategien S. 71).
- Er füllt die (infolge Streß) erschöpften Lebensenergien wieder auf und erschließt neue.

Psychohygiene = sich etwas Gutes tun – oder, um es mit Teresia von Avila zu sagen „genießen, um genießbar zu sein" – wird schon in den alten Weisheitssprüchen der Bibel empfohlen, wenn etwa gesagt wird:

- Iß Honig, mein Sohn, denn er ist gut.
- Der Wein erfreut des Menschen Herz.
- Ein fröhliches Herz ist die beste Medizin.

Dazu ein Wort von A. Kner:

„*Leben Sie vernünftig*. Dafür gibt es keine allgemeinen und rasch wirksamen Rezepte. Jeder muß seinen vernünftigen Lebensstil finden. Wenn das Vorfeld des Glaubens nicht in Ordnung ist, kann sich die Gnade nicht entfalten. Man muß einatmen und ausatmen können, braucht Lichtblicke und Höhepunkte, ein Minimum an Wohlstand. Überfluß ist nicht überflüssig, und Lust ist kein Luxus. Sorgen Sie für den nötigen Gefühlsspielraum. Das Leben wird anstrengend, wenn man immer eine gute Figur machen und ‚seinen Mann stellen muß'. Müdigkeit und Angst sind keine Schande. Der Mensch braucht Zeit zum Trauern. Er muß auch weinen können."

16.3.4. Krankenpflege und Sinn

Sinnfindung als integraler Teil der Krankenpflege ist ein Anspruch, der eine „bloß verrichtungsorientierte Grundpflege" als unzureichend erkannt hat. Der Anspruch ist berechtigt, weil die *Wozu-Frage* und darin die Sinnfrage unausweichlicher Begleiter ist, sowohl in den Krisensituationen des Lebens wie in Krankheit, Leiden und Schmerz.

Checkliste: Sinn finden

☐ Religion/Glaube	☐ religiöse Bräuche	☐ Seelsorge
☐ Sinnfrage/Befindlichkeit	☐ Ängste ☐ Trauer	☐ Schmerzen/Leid
	☐ Freuden	☐ Ressourcen

Die folgenden Fragen sind als *Impulse* gedacht und wollen eine Hilfe sein, damit die seelisch-geistigen (religiösen) Werte und die Ressourcen (Kräfte und Fähigkeiten von Patient und Angehörigen) bewußter in die Pflege integriert werden können

- ☐ Die Lebenssituation und die Lebensgewohnheiten des Kranken sind bekannt
- ☐ Die Religionszugehörigkeit und eventuelle religiöse Wünsche/Bedürfnisse sind bekannt und soweit nötig dem Seelsorger gemeldet
- ☐ Über Gottesdienstmöglichkeiten, Besuche des Seelsorgers u. a. ist er informiert
- ☐ Eine Bezugsperson (innerhalb der Pflegegruppe) ist für den Kranken bestimmt (wo möglich bzw. nötig)
- ☐ Der Kranke kennt seine Betreuer; er weiß um Schichtwechsel u. a.
- ☐ Die Angehörigen nehmen am Zustand (Befinden, Sterbeprozeß usw.) Anteil und werden von uns nach Bedarf begleitet
- ☐ Intimsphäre und Würde des Patienten ist gewahrt (bis über den Krankenhausaustritt bzw. über das Sterben hinaus)
- ☐ Das Umfeld des Kranken ist so, daß er Ängste, Sorgen, Trauer, Leid äußern kann
- ☐ Die Schmerztoleranzgrenze ist bekannt, wird respektiert
- ☐ Ressourcen werden „erhorcht", „erschaut"; Die Signale werden mit Hilfe der Pflegeplanung kreativ zur Wirkung gebracht
- ☐ ......
- ☐ ......

Es kann dabei nie darum gehen, daß wir jemandem einen Sinn zu geben hätten (weil wir ihn selber besitzen und mehren wollten – Dimensionen des Habens), sondern darum, daß ein Klima bereitet ist, in dem *Sinnfinden* möglich wird (weil Sinn geschieht, der Mensch davon ergriffen wird – Dimension des Seins). *Sinn kann man auch nicht vorschreiben oder für andere einplanen*, wohl aber die förderlichen Mittel zur Verfügung stellen, denn

- *Sinn kann nicht gegeben, nur gefunden werden.* Fragen, auch die Lebensfragen, müssen beantwortet werden, aber keiner kann das letztlich für den anderen tun (s. Jungs Äußerung S. 45).
- *Sinn muß gefunden, kann aber nicht erzeugt und gemacht werden;* denn machen könnte man höchstens ein bloßes Sinngefühl, das nichts verändern kann.
- *Sinn muß nicht nur, sondern kann auch gefunden werden*, wenn der Mensch lernt, auf die innere Stimme zu hören, denn die Sinnerfüllung liegt (verborgen, unbewußt) in der eigenen Mitte. Es geht darum, den Zugang zu finden, d. h., um Wege der Sinnfindung zu wissen.

Solche Aussagen bedürfen vorerst der eigenen Reflexion, erst dann können sie von uns im Pflegealltag mit berücksichtigt werden. Zur Integration der Sinnfrage bei der *Situationseinschätzung* kann obenstehende Checkliste Impulse geben.

Unterstützen bei der Sinnfindung

Unterstützen des Patienten in der ATL Sinnfinden muß verstanden werden als Begleitung, Stützung und Hilfe in all jenen Lebensbereichen, wo die tieferen Werte *menschlichen Seins* mit betroffen sind. Immer sind Werte zu beachten, die wir oben als *Ethik* und *Religion* beschrieben haben.

Die Bezeichnung „Sinn finden" müßte somit erweitert werden in *Unterstützen des Patienten im Lebensbereich der Persönlichkeit*, in einem

Lebensbereich also, wo es um höchst individuelle Werte geht. Um Werte wie

- *Personsein* als einmaliges, unvergleichbares, unersetzbares Wesen;
- *Persönlichkeit* mit ausgeprägter, geschlossener, sich von allen anderen abhebender Wesensart.

Diese Werte sind positive Werte des Lebens (Werden des Menschen S. 45ff.); es sind deshalb immer auch ethische Werte. Sie bedürfen in bestimmten Lebenssituationen der ganz besonderen Beachtung:

- in der *Krise*: immer dann, wenn das Leben Veränderungen abverlangt; wo Neues und Werdendes (keimendes Leben) angenommen werden und wo Verluste bewältigt werden müssen (Verlust von Gesundheit, Verlust von Ganzheit der Körperstrukturen);
- im *Schmerz*, ob dieser nun primär den Körper betrifft oder die Seele (im Leid und Leiden);
- im *Sterben* als letztem Akt menschlichen Lebens.

In all diesen Lebenssituationen ist der Mensch *ganzheitlich* betroffen, denn Werden und Vergehen widerfahren dem ganzen Menschen. Wo *Begleitung und Hilfe* nur die biologische Bedürftigkeit berücksichtigen, vernachlässigen sie das „typisch Menschliche". Sie beantworten vielleicht die Wie-Frage, aber niemals die existentielle Wozu-Frage.

Pflegemaßnahmen

16.4. Schmerz

Der Schmerz, schon immer ein Lebensbegleiter des Menschen, hat in den letzten Jahren in *Medizin*, *Verhaltenswissenschaften* und *Krankenpflege* eine neue Aufmerksamkeit und Bewertung erfahren. Auf der einen Seite stehen die großen Erfolge wissenschaftlicher Schmerzbekämpfung, die zu einer trügerischen Illusion von Schmerzfreiheit führen könnten. Auf der anderen Seite ist die Zunahme des chronischen Schmerzes in seinen vielfältigen leib-seelischen Ausdrucksformen als gesellschaftliche Herausforderung erkannt worden. Ausgehend von den Ergebnissen der heutigen Schmerzforschung sind neue Versorgungseinrichtungen zur Schmerztherapie entstanden. Für den leidenden Menschen und sein soziales Umfeld bleibt indessen der Schmerz eine existentielle Erfahrung mit großer Unausweichlichkeit.

16.4.1. Was ist Schmerz?

Schmerz ist

- ein neurophysiologisches Geschehen – *somatische Seite*;
- ein komplexes persönliches *Erlebnis*, eine *Erfahrung* wie Hunger und Durst, eine *Sinneswahrnehmung* wie Fühlen und Tasten – *psychisch-geistige Seite*;

Als komplexes Phänomen hat der Schmerz Anteil an beiden Seiten. Schmerz ist darum

- Antwort auf die *Bedrohung der Integrität der Gesamtperson auf allen Ebenen* (Leib-Seele-Geist).

Davon abgeleitet könnte man auch sagen: Schmerz ist das

- psychische Korrelat (Ausdruck) eines vitalen Schutzreflexes.

16.4.2. Physiologie des Schmerzes

Die Wahrnehmung von Schmerz und das Schmerzverhalten beruhen auf einer Informationsverarbeitung im Zentralnervensystem. Diese Schmerzinformationen verlaufen von den Nozizeptoren (Schmerzrezeptoren) zum Rückenmark und von dort zum Gehirn (Abb. 16.**2**).

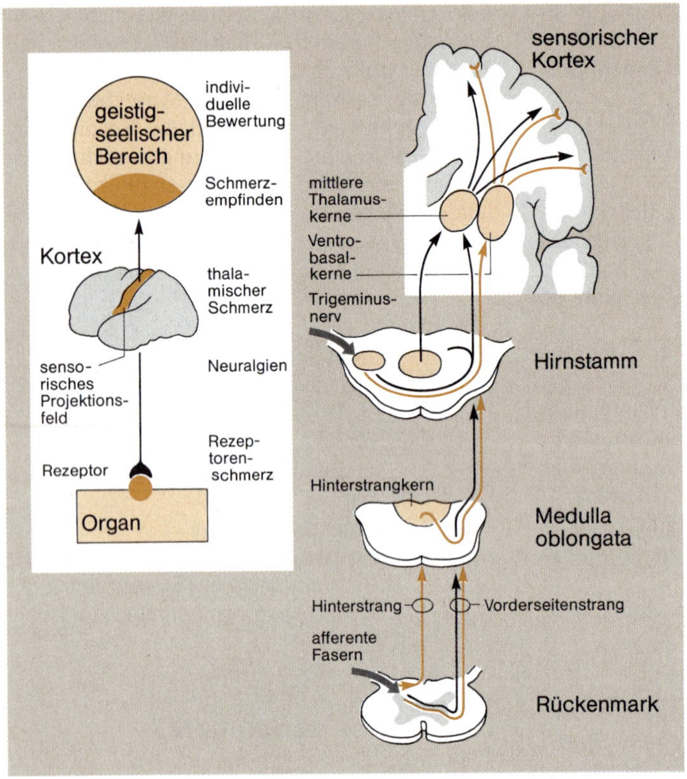

Abb. 16.**2** Schmerz. Schematische Darstellung der für Schmerzleitung und -verarbeitung wichtigen neuronalen Strukturen.

Schmerzrezeptoren – Schmerzleitung und -verarbeitung

Schmerz wird verursacht durch eine Vielzahl von schädigenden Einflüssen:

- *Gewebeschädigung* führt zur Freisetzung von Chemikalien, die normalerweise in den Nervenenden gespeichert sind (Bradykinin, Prostaglandin). Diese Stoffe sensibilisieren die Nervenenden und wirken darin mit, daß der Schmerz von dem verletzten Körperteil an das Gehirn weitergemeldet wird. Prostaglandine verstärken zudem die Blutzufuhr zur verletzten Region; damit lösen sie die Schwellung und Rötung aus, die wir als Entzündung kennen. Des weiteren erregen sie die *Nozizeptoren*. Die ausgelöste Errregung läuft über Nervenfasern (afferente Fasern bzw. A-Delta- und C-Fasern, Abb. 16.**2**) zum Hinterhorn des Rückenmarks (Substantia gelatinosa). Die Existenz eines schnelleitenden (A-Delta-Fasern) und eines langsamleitenden (C-Fasern) nervalen Leitungssystems erklärt die *schnell auftretende erste* („helle", scharfe Schmerzempfindung, die zu Fluchtreflexen führt) und die *langsamere zweite* (dumpfe, bohrende; sie führt vor allem zu Schonhaltung) *Schmerzempfindung* beim Oberflächenschmerz. Im Rückenmark wird die Botschaft über Transmittersubstanzen an ein zweites Nervenbündel weitergegeben, das auf die Gegenseite des Rückenmarks kreuzt und als vorderer Seitenstrang zum Hirnstamm und schließlich zum Sehhügel (Thalamus) führt, wo eine erneute Umschaltung stattfindet. Durch sie gelangt die Meldung schließlich zur Hirnrinde (Kortex), die den Schmerz bewußt werden läßt sowie seinen Ort und seine Stärke identifiziert.
- Das *limbische System* beeinflußt die emotional unangenehme Seite des Schmerzes, die *Schmerzempfindung*.

Schmerztheorien

Es gab im Laufe der Geschichte schon viele Theorien, welche die Entstehung von Schmerz zu erklären suchten. Sie sind zum Teil überholt, zum Teil haben sie auch heute noch ihre Gültigkeit. Dazu gehören:

- zentralnervöse Beeinflussung nozizeptiver Nervenentladungen = *Muster- und Intensitätstheorie*;
- psychologische Interaktion zwischen Empfindungsstärke und Reiz = *Spezifitätstheorie*.

Während sich z. B. die Muster- und *Intensitätstheorie* (Patterntheorie) mit zentralnervösen Aspekten befaßt, beschreibt die *Spezifitätstheorie* ausschließlich Vorgänge im peripheren Nervensystem.
Jede dieser beiden Theorien erfaßt verschiedene Vorgänge des Schmerzempfindens und erklärt einen Teilbereich des Schmerzphänomens. Aus der Diskussion über beide Theorien entstand schließlich eine dritte

- die *Gate-control-Theorie*. Sie wurde von Melzack und Wall entwickelt.

Die **Gate-control-Theorie** besagt, daß es im Rückenmark einen Schaltmechanismus gibt, der zwischen peripheren Rezeptor und ZNS tritt und die synaptische Übertragung von Nervenimpulsen peripherer Fasern zu zentralen Zellen steuert (Substantia gelatinosa). Die Gate-control-Theorie (auch Schleusentheorie oder Schmerztortheorie genannt) geht davon aus, daß das Nervensystem pro Zeiteinheit nur eine bestimmte Menge sensorischer Informationen verarbeitet. Werden zu viele Informationen gesendet, dann unterbrechen bestimmte Zellen im Rückenmark die Signalübertragung, als ob sie ein Schleusentor zumachten. So kann es geschehen, daß Schmerz nicht mehr durch die Schleuse gelangt, wenn zu viele andere Empfindungen, etwa das Reiben der Schmerzstelle, den Andrang vergrößern.
Die Theorie könnte erhellen, weshalb elektrophysikalische Therapiemaßnahmen oft Erfolg zeigen. Dabei werden über die Haut über dem Schmerzbereich Elektroden angebracht, durch die ein schwacher Strom fließt; der elektrische Reiz tritt so in Wettstreit mit den Schmerzsignalen. Auch die Wirkung von Akupunkturnadeln mag zum Teil darauf beruhen, daß sie die Schleusen für Schmerzmeldungen schließen und/oder die Produktion körpereigener schmerzunterdrückender Substanzen anregen.
Die Schleusentheorie hat außerdem zur Klärung einiger rätselhafter *psychologischer Aspekte* des Schmerzes beigetragen. Man denke nur an den Fußballspieler, der sich voll auf das Spiel konzentriert und seine ausgerenkte Schulter erst nach dem Abpfiff bemerkt. Das gleiche gilt für den „ausbleibenden Schmerzschrei" auf dem Schlachtfeld oder bei einer Mutter, die trotz eigener Verletzung ihr Kind zu retten versucht.
Die Öffnung des „Schmerztores" (Bewußtwerdung des Schmerzes) hängt auch davon ab, ob Ruhe und Pflege möglich sind oder ob das Überleben vordergründigeres Bedürfnis ist. Im zweiten Fall wird z. B. die verletzte Mutter solange keine Schmerzen spüren, bis ihr Kind aus dem brennenden Haus gerettet ist; erst dort öffnet sich das „Schmerztor" → der Schmerz kann zugelassen werden. So ergibt sich das folgende Muster:

- Verletzung tritt ein, wird dem Gehirn gemeldet.
- Überlebenskampf ja oder nein?

  Ja: kein Schmerz, Energien werden anders gebraucht, Bewegung ist lebensnotwendig.
  Nein: Bewegungsverbot wird mit dem Signal Schmerz bzw. mit dem „Benötigungsschrei" angeordnet.

So können auch kognitive Prozesse wie Aufmerksamkeit, Gefühl und Erinnerung an frühere Erlebnisse das „Tor" entweder öffnen oder schließen. Angst und Aufregung z. B. öffnen das „Tor" für alle Eingänge an den verschiedenen Körperstellen. „Sich sicher und geborgen fühlen" schließt das Tor und kann Schmerzfreiheit bewirken. Die Konsequenzen für eine *Beziehungspflege* lassen sich mit Leichtigkeit ableiten.

16.4.3. Beeinflussende Faktoren

„Schmerz tut jedem wieder etwas anders weh", d. h., der Schmerz, der „bellende Wachhund unserer Gesundheit", setzt jedem Menschen anders zu. Während der eine schon beim geringsten Wehwehchen Höllenqualen leidet, nimmt der andere selbst heftige Schmerzen gleichgültig hin. Zu unterscheiden sind dabei:

- *Schmerzschwelle*. Der Schmerz tritt auf = physiologische Komponente. Sie ist bei allen Menschen gleich.
- Schmerztoleranzgrenze. Schmerz wird empfunden = psychologische Komponente. Sie ist individuell verschieden (personabhängig sowie gesellschaftlich, kulturell geprägt).

Zum Gesamt der Einflußfaktoren s. Abb. 16.**3**.

Seelisch-geistige Faktoren

Persönlichkeit

- *Charaktereigenschaften*. Von Natur aus ängstliche Menschen ertragen weniger Schmerz als mutige und tapfere.
  Extravertierte, also gesellige, nach außen gelenkte Personen, empfinden mehr Schmerz als *introvertierte*, eher nach innen gekehrte Typen.
- *Urteilsfähigkeit*. Personen, die neue Eindrücke unabhängig von Hintergrundinformationen (wie negative Elternbotschaften) beurteilen, entwickeln eine bessere Schmerzbewältigungsstrategie als die „stets leidenden, gebrannten Kinder".
  Ähnlich widerstandsfähig sind „Reducer" (Abblocker), die im Gegensatz zu den „Augmentern" (Verstärkern) Reize, die über eine

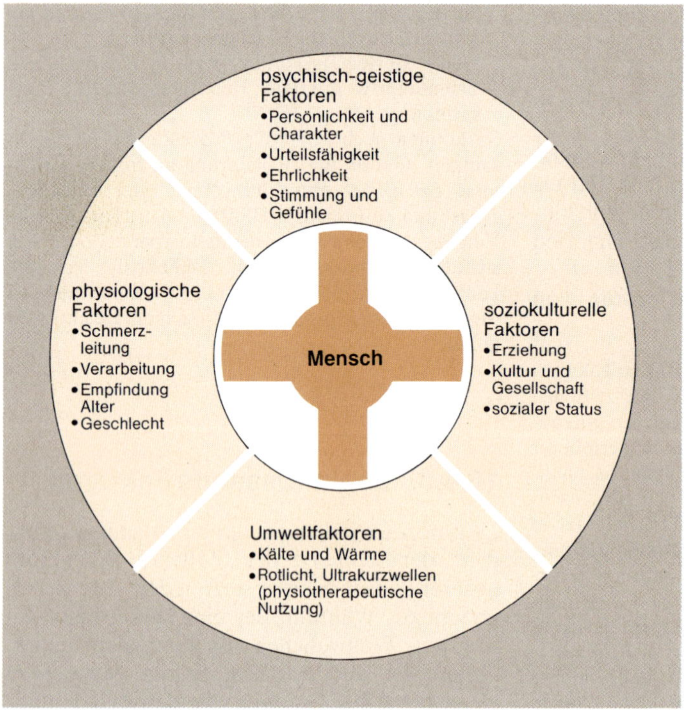

Abb. 16.**3** Einflußfaktoren auf Schmerz.

gewisse Stärke hinausgehen, begrenzen und herabdrücken.

- *Verdrängungsstrategien.* Menschen, die unangenehmen Tatsachen über sich selbst nicht ins Auge sehen können (z. B. im Verleugnen einer Krebskrankheit), können erheblich mehr Schmerzen „schlucken" als ehrliche; damit laufen sie aber auch Gefahr, sich über körperliche Alarmsignale hinwegzusetzen und dringende Eingriffe hinauszuzögern. Vielen bekannt ist auch die Flucht vor dem Zahnarzt.

Stimmung und Gefühle

Gefühlszustände beeinflussen das Aushaltevermögen ebenfalls merklich (Tab. 16.**2**):

- *Heftige Erregungszustände* wie auch panische *Angst* betäuben die Schmerzwahrnehmung (Schmerztor schließt sich), wohingegen
- leichte Nervenanspannung und *Fixierung* auf einen „möglichen Schmerz" besonders empfänglich macht.
- *Depression* geht häufig mit Schmerzbeschwerden einher, und umgekehrt führen anhaltende Schmerzen schließlich zu zunehmender Verstimmung (Schmerzspirale Abb. 16.**4**).

Tabelle 16.**2** Gefühlszustände und Faktoren, welche die Schmerzschwelle beeinflussen (nach Schara)

Schmerzen verstärkt	Angst Traurigkeit Depression Introversion Isolation soziale Abhängigkeit Sorgen Schlaflosigkeit
Schmerzen verringert	Sorglosigkeit Schlaf Verständnis Familie Zuwendung Zeit Beschäftigung Hoffnung Anxiolytika Antidepressiva

Geistige und kognitive Faktoren

Geistige Prozesse verändern die Schmerzwahrnehmung, das geht aus verschiedenen Forschungsberichten hervor.

So nahmen Versuchspersonen Schmerzen viel gelassener hin, wenn sie von vornherein *bestimmte Vor-*

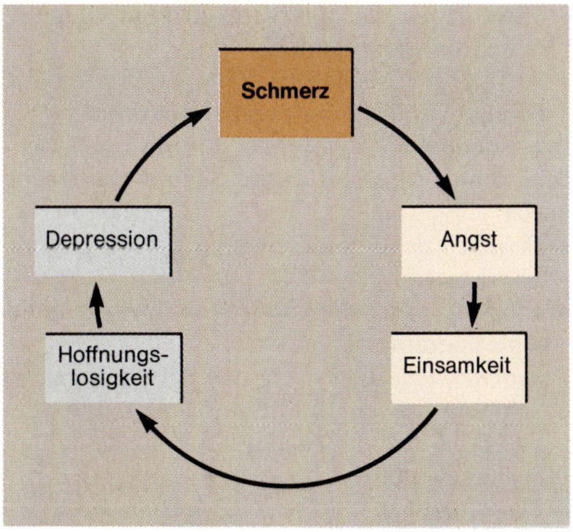

Abb. 16.4 Schmerzspirale. Schmerz → Angst → Einsamkeit → Hoffnungslosigkeit → Schmerzverstärkung → Angst → Verstärkung → usw. Es läuft ein Circulus vitiosus an (nach Schara).

stellungen von deren Schwere, Auftretenszeitpunkt und körperlichen Folgen hatten. Es half ihnen auch sehr, wenn sie sich während der Tortur *entspannten*, ihre *Aufmerksamkeit bestimmten Dingen zuwandten* oder das eigene Leiden möglichst sachlich und distanziert zu beschreiben trachteten. Linderung verschafften weiterhin angenehme *bildhafte Vorstellungen*, besonders wenn der Schmerz darin vorteilhaft uminterpretiert wurde, indem man z.B. stechende Kälte als Erfrischung in glühender Hitze auffaßte. Den gleichen Effekt haben zu guter Letzt auch eiserne *Durchhalteparolen*, mit denen der gequälte Mensch an sich selbst appelliert, auch dem bohrendsten Schmerz die Stirn zu bieten.

Soziokulturelle Faktoren

Viele dieser Aspekte beruhen auf Wirklichkeit, andere auf Stereotypien. Letztlich gibt es nur *das* Individuum mit seinen eigenen Reaktionen. Geprägt sind sie jedoch von Erziehung, Umwelteinflüssen, gesellschaftlichen Wertschätzungen:

- Die Aussage „Frauen vertragen weniger Schmerz als Männer" rührt in erster Linie von der anerzogenen Vorstellung her, daß Frauen im Vergleich zu Männern ihren Gefühlen eher freien Lauf lassen dürfen („Männer weinen nicht"!).
- *Angehörige von Kulturen*, die den Ausdruck von Schmerz verächtlich machen, sind schmerzresistenter als solche offenherzigerer Nationen; der *Südländer* z.B. empfindet schon Reize als schmerzhaft und unerträglich, die für einen *Nordländer* noch schwach und unbedeutend sind.
- *Sozialer Status* und Zugehörigkeit zu einer bestimmten Gesellschaftsschicht „erlaubt" es ihren Mitgliedern, „zimperlich" zu sein (z.B. in der höheren Gesellschaft), oder „verbietet" Schmerzäußerungen (unter harten Arbeitern etwa).
- *Konditionierung*. Hier erfährt ein Mensch, daß er mit seinem Schmerzverhalten Vorteile und Begünstigungen bekommt – *soziale Bedeutung* des Schmerzes. Die Zunahme von chronischem Schmerz in unserer Gesellschaft könnte davon mitverursacht sein.
- Das *Alter* ist ein wichtiger Faktor. Mit seiner Zunahme geht die Schmerzwahrnehmungs- und Schmerztoleranzgrenze in die Höhe, zum einen deshalb, weil die Ansprechbarkeit der körpereigenen Schmerzfühler (Nozizeptoren) mit den Jahren nachläßt, zum anderen aber auch, weil ältere Menschen weniger Aufhebens um ihre Beschwerden machen.

16.4.4. Schmerzeinschätzung

Bei der *Schmerzeinschätzung* (Schmerzanamnese) helfen die W-Fragen:

Wo?
- *Lokalisation*: streng lokal, diffus, oder ausstrahlend.
- *Ort*: Oberflächenschmerz, Tiefenschmerz (z.B. Kopfweh), Eingeweideschmerz (z.B. Kolik).

Wann?
- *Dauer und Verlauf*: kurz oder andauernd.
- *Zeitpunkt und Auswirkung*:
  - Initialschmerz tritt gleichzeitig mit der Verletzung auf;
  - verzögert und andauernd bei Schädigung des Gewebes, z.B. bei Entzündungen, Sonnenbrand u.a.;
  - Begleitschmerz infolge von Muskelverspannungen oder segmentaler Ausstrahlung, z.B. Armschmerz bei Herzinfarkt.

Wie?
- *Intensität*: akut oder schleichend, stark oder schwach (Qualitätscharakter).
- *Empfindung*: klopfend, stechend, bohrend, ziehend, brennend, zuckend, hämmernd, flatternd, durchbohrend, einschießend, beißend, schneidend, wehen- oder krampfartig.
- *Wahrnehmung*, Gefühlslage, Einstellung zum Schmerz.

Warum?
- *Zusammenhang* mit exogenen Faktoren und anderen Symptomen (Erkrankungen) bzw. Krisen.

Diese Schmerzeinschätzung kann ergänzt werden durch spezielle **Erfassungsmaßnahmen** wie:
- *Fragebogen*, welche die Erlebnisseite des Schmerzes differenzieren und quantitativ wie auch qualitativ erfassen, z. B. der Melzack-Fragebogen mit seinen drei Dimensionen des Schmerzes. Im deutschen Sprachraum versucht Geissner, den McGill-Fragebogen einer Nutzung zugänglich zu machen. Tendenziell ähnlich angelegte Instrumente sind die *Schmerzskala* von Cziske und die *Schmerzliste* nach Hoppe. Informationen dazu s. weiterführende Literatur, besonders Kröner-Herwig 1988 (S. 553).
- *Schmerztagebuch* und *Selbstbeobachtungsbogen*, die vom Patienten stündlich bzw. täglich ausgefüllt werden sollten. Beobachtet werden Intensität und Dauer des Schmerzes, Nebenerscheinungen, Medikamenteneinnahme, allgemeine Befindlichkeit.
- *Erfassen der körperlichen Aktivität* und der eingenommenen Körperposition: sitzend, stehend, gehend sowie liegend. Diese Protokollierung wird günstigerweise vom Patienten *und* der Bezugsperson (Angehörigen) vorgenommen (psychosomatische Ebene des Schmerzes).
- *Messung des elektrischen Muskeltonus* (Algesimetrie) kommt zur Anwendung bei Spannungsschmerz, insbesondere bei Kopf- und Rückenschmerzen. Die Verspannung wird unter Ruhe und unter Streßbedingungen gemessen.

Sämtliche Erfassungsinstrumente, insbesondere die Selbstbeobachtungs- und die Fragebogen, können sowohl zur Diagnostik wie zur Bestimmung des Erfolgs einer Therapie genutzt werden.

16.4.5. Schmerzforschung und Schmerztherapie

Die Schmerz*forschung* hat folgende Ziele:
- Aufklärung der Entstehungsmechanismen akuter und chronischer Schmerzen,
- Verbesserung der Schmerztherapie,
- Aufklärung der Pathogenese chronischer Schmerzen,
- Überprüfen der Wirksamkeit von Schmerzbehandlungsmethoden,
- Aufklärung seelischer Komponenten beim Schmerz und bei der Schmerztherapie.

Die Schmerz*therapie* erstrebt eine bestmögliche Schmerzfreiheit bzw. Schmerzlinderung durch:
- *Beheben der Ursache*, wo möglich – kausale Therapie;
- *Linderung der Beschwerden* – symptomatische Therapie;
- *ganzheitliche Erfassung* des Patienten, denn Schmerz ist ein multifaktorielles Problem und muß deshalb auch multidimensional angegangen werden;
- *Durchbrechen der Schmerzspirale* dort, wo Schmerz zum beherrschenden Faktor im Leben geworden ist (z. B. bei Krebspatienten; Abb. 16.**4**). Wenn wir zudem wissen, was den Schmerz verstärkt, so können wir uns auch auf das einstellen, was die Schmerzen verringert (Tab. 16.**2**). Nicht das Symptom Schmerz soll behandelt werden, sondern der Mensch, der Schmerzen hat.

Die **Schmerzklinik** ist eine institutionelle Einrichtung, in der ein Team von „Schmerzspezialisten" (Ärzte, Pflegepersonen, Psychologen, Ergo- und Physiotherapeuten, Sozialarbeiter) ein Gesamtprogramm erarbeiten, anwenden und überprüfen (Interventionsprogramm beim Schmerzpatienten Tab. 16.**6**).

Die Schmerzklinik steht im Dienste der Forschung und der Therapie. Sie befaßt sich mit der
- Wirksamkeit der Schmerztherapie,
- Indikationsforschung (Vergleich verschiedener Therapien bei einem Schmerzsyndrom),
- Diagnostik einschließlich Differentialdiagnostik von Schmerzen,
- Schmerzmessung und entsprechender Dokumentation.

16.4.6. Schmerzbehandlung

Wärme- und Kälteanwendung

In diesem Bereich können Pflegepersonen entscheidungsaktiv in den Prozeß der Heilung eingreifen. Zur Anwendung kommen:
- *Kälte* bei *akutem* Schmerz. Die lokale Unterkühlung des Gewebes führt zur Hemmung der *Schmerzrezeptoren* (Kälteanästhesie), wenn die Kälte in die Tiefe eindringt wird zusätzlich die Schmerzleitung gehemmt.

Prinzip: je akuter und stärker der Schmerz, desto intensivere Kältetherapie mit Eiswikkeln, Gelbeuteln (S. 325f.). Das Flächenausmaß der Kälteanwendung darf nicht zu eng gewählt werden. In der Regel werden ganze Extremitäten bzw. Schulter- und Beckengürtel oder Wirbelsäulenabschnitte behandelt. Bei sehr intensiver, langdauernder Anwendung muß der Patient gut überwacht werden. Eine Hauthyperämie ist Folge jeder Kälteanwendung, sie kann sich bis zur Kälteurtikaria entwickeln.

- *Wärme* bei *chronischen* Schmerzen, sofern die Muskulatur beteiligt ist. Wärme bewirkt vermehrte Dehnarbeit des Muskels, womit Entspannung erreicht wird. Sie vermindert auch die Viskosität der Gelenkflüssigkeit (die andererseits durch lokale Unterkühlung und Ruhe heraufgesetzt wird). Durch Wärme können die morgendlichen Anlaufschmerzen bei Polyarthritis gemildert werden.
  Prinzip: je größer die Ausdehnung der Wärmeeinwirkung, desto intensiver die Wirkung, desto belastender aber auch für Herz und Kreislauf.
  Zur Anwendung kommen Bäder, Wickel, Packungen, Umschläge (Wickeltherapie S. 325ff.).
- Auch *Berührung* ist letztlich eine Wärmetherapie, wenn sie bewußt eingesetzt wird. Ihre Heil- und Schmerzlinderung beruht auf einem sehr alten Verfahren, dem Handauflegen (therapeutische Berührung S. 492f.).

Physiotherapeutische Maßnahmen

Sie betreffen den Bereich der Physio- und Bewegungstherapie:

- *Massagen*: Lockerungsmassage (löst schmerzhafte Muskelverspannung; Reflexzonen- und Bindegewebsmassage verbessert die Durchblutung).
- *Passive und aktive Bewegung*: Dehnungs- und Lockerungsübungen, Gelenkmobilisation, Traktion (passiver Zug) u. a.
- *Elektrotherapie*: Galvanisation, Iontophorese, Interferenzstromtherapie, transkutane Elektroneurostimulation (TENS) u. a. Sie alle beeinflussen die Schmerzrezeptoren bzw. das Schmerztor (S. 525); Ultraschall vermindert die Schmerzleitung.
- *Instruktion zur Verhaltensänderung*: Rückendisziplin, Erlernen von Ausweichbewegungen usw. (Verhaltensänderung S. 165ff.).

Tabelle 16.**3** Schmerzlindernde Maßnahmen bei klar definierter Schmerzursache (aus Schlappbach, P., B. van Hegelsom: Ther. Rdsch. 46 [1989] 8)

Schmerzursache	Sinnvolle Maßnahmen
• umschriebene oder diffuse Muskeltonuserhöhung	• akute Schmerzen: Kälteanwendung • chronisches Schmerzproblem: Wärme, Massage, Traktion, Mobilisations- und Dehnungstechniken
• reduziertes Gelenkspiel (Hypomotilität der peripheren Gelenke und Wirbelgelenke)	• Traktion • aktive und passive Mobilisationstechniken • aktive und passive Dehnungen
• verkürzte Muskulatur	• passive und aktive Dehnung (Wärmevorbehandlung)
• akute muskuläre, artikuläre und periartikuläre Schmerzen	• Kälteanwendungen, zeitlich begrenzte Ruhigstellung
• chronische muskuläre, artikuläre und periartikuläre Schmerzen	• Kombination der drei ersten Ursachen
• Hypermotilität bzw. Instabilität an peripheren Gelenken bzw. Wirbelgelenken	• Ruhigstellung • isometrische Muskelkräftigung • Verhaltensänderung (Gelenkschutzinstruktion, Rückendisziplin usw.) • Mobilisation der hypomobilen Grenzbereiche
• Nervenwurzelkompression	• schmerzreduzierende Lagerungen (Halskragen, Böcklilagerungen usw.) • Kälteanwendungen (Stöckliwickel) • aktive und passive Mobilisationstechniken • Traktion bei zervikaler Diskushernie • transkutane Elektroneurostimulation (TENS) • Längs-/Quergalvanisation

* Distorsionen, Arthritiden, Periarthropathien, Bursitiden, Hämarthros, Muskel- und Weichteilhämatome usw.

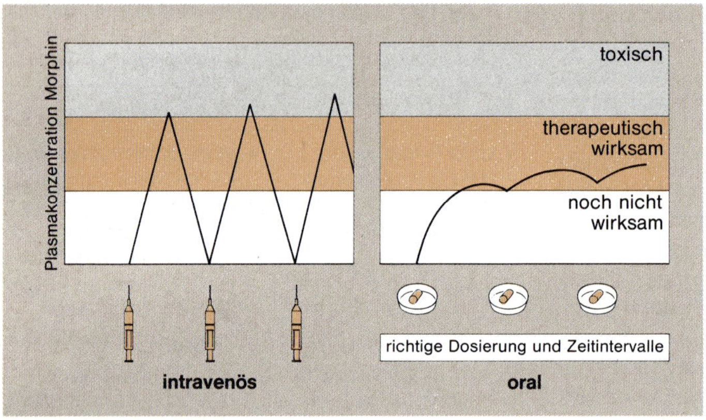

Abb. 16.**5** Vergleich der oralen und intravenösen Opiatverabreichung. Bei der oralen Anwendung von Morphin liegt der Plasmaspiegel immer im therapeutischen Bereich.

Gesundheitspflege heißt Prävention und Beratung. Wo Pflegepersonen in der häuslichen Pflege (und bei eigenen Angehörigen) mit Schmerzproblemen konfrontiert werden, können sie, wenn die Schmerzursache bekannt ist, beratend und unterstützend die aktive Selbstverantwortung für die Besserung des Zustandes beeinflussen.
Tab. 16.**3** kann dabei eine Hilfe sein.

Schmerzmedikation

Eine ausreichende und kontinuierliche medikamentöse Schmerzbekämpfung ist bei vielen Patienten zur Verbesserung ihrer Lebensqualität unumgänglich. Entscheidung, Durchführung und Kontrolle der Schmerzmedikation liegt ausschließlich in den Händen des *Arztes*. Doch ist es wichtig, daß auch *Pflegepersonen* über die Prinzipien der Schmerztherapie Bescheid wissen, damit sie eine wirksame Behandlung unterstützen können.

Tabelle 16.**4** Therapieplan für akute und chronische Schmerzen

	Unterschiede in der Therapie Akut	Chronisch
Verabreichung	i.v.	oral
Dosierung	Standard	individuell
Verabreichungsintervall	bei Bedarf	nach Zeitplan
Zusätzliche Medikation	selten erforderlich	meistens notwendig

Die Schmerzmittel*auswahl* entspricht der Situation. Der **Stufenplan** sieht vor, zuerst

- *periphere Schmerzmittel* einzusetzen: Novalgin, Aspirin, evtl. kombiniert mit Psychopharmaka. Bei Ungenügen kommen
- *Schmerzrezeptorenblocker* zur Anwendung: Valoron, Tramal, Develin retard (Wirkungsdauer 3–4 Stunden) oder MST retard (Morphin retard Tabletten, wirken 8 bis 12 Stunden).

Die Schmerzmittel*verabreichung* ist bei *akutem* Schmerz anders zu handhaben als bei *chronischem* (Tab. 16.**4**, Abb. 16.**5**).

16.4.7. Chronischer Schmerz

Der chronische Schmerz, oft als „Schmerzkrankheit“ bezeichnet, kann nie nur als eine direkte Folge somatischer Schädigung verstanden werden, sondern wird durch kognitiv-emotionale und behaviorale (vom Verhalten bestimmte) Faktoren in der Entwicklung und Aufrechterhaltung wesentlich mit geprägt (Abb. 16.**6**).
Auch seine Bedeutung ist eine andere als beim akuten Schmerz (Tab. 16.**5**). Die Abgrenzung ist nicht immer einfach, da Schmerz bzw. Schmerzeinschätzung immer ein subjektiver Vorgang ist. Als Regel gilt: *Von chronischem Schmerz spricht man, wenn dieser mindestens 6 Monate besteht.*
Häufigste chronische Schmerzen sind:

- Schmerzen des Bewegungsapparats,
- Kopfschmerzen, Migräne,
- Neuralgien, Gesichtsschmerzen,
- Tumorschmerzen,
- Phantom- und Stumpfschmerzen,
- posttraumatische Schmerzen.

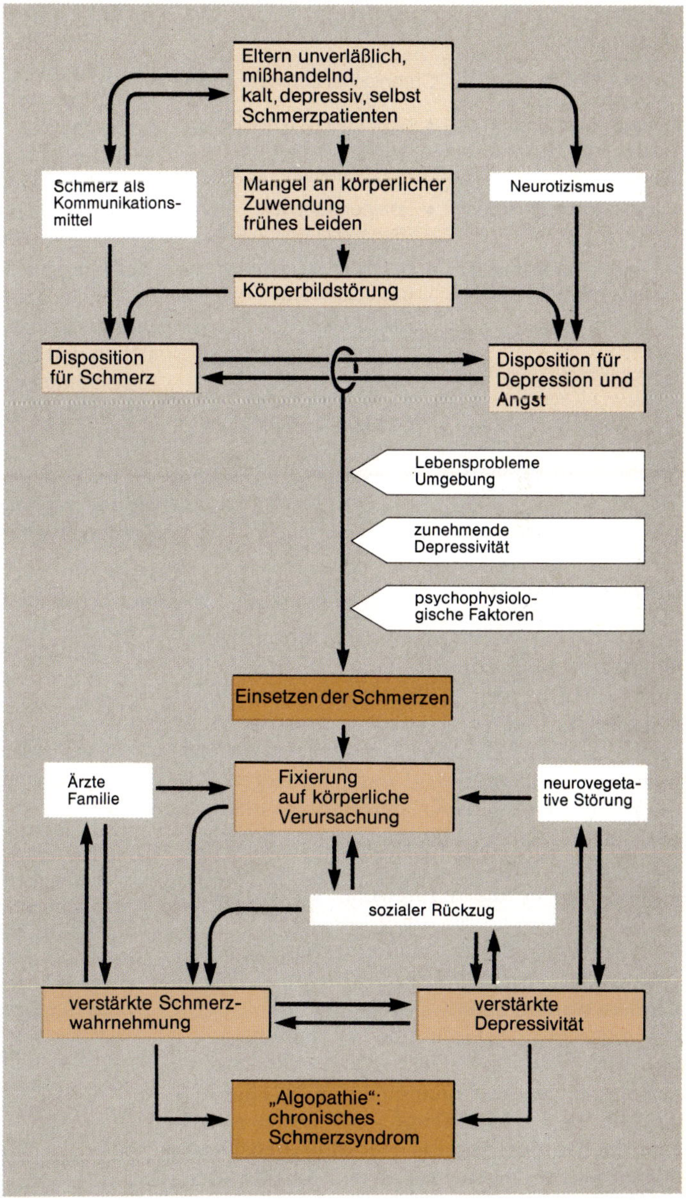

Abb. 16.**6** Entwicklungsprozeß zum chronischen Schmerzpatienten. Das Schema versucht darzustellen, wie die verschiedenen intrapsychischen, kommunikativen, sozialen und psychophysiologischen Faktoren, die heute als wesentlich bei chronischen Schmerzpatienten gesichert sind, zusammenwirken. Das „obere Fünfeck" gibt die Faktoren wieder, welche in der Entwicklung in Kindheit und Jugend die Disposition zur Entwicklung eines Schmerzsyndroms schaffen. Das Einwirken von Lebensproblemen, sozialen und psychophysiologischen Faktoren löst dann die Schmerzsymptomatik aus. Diese bewirkt (auf dem Hintergrund der vorausgehenden Disposition) eine ausgeprägte Fixierung auf ein rein körperliches Geschehen, die dann noch zusätzlich durch das Verhalten von Arzt (z. B. Medikamente) und Familie (z. B. Entlastung, Zuwendung) verstärkt wird. Der daraus resultierende Rückzug vom Leben hält diesen Circulus vitiosus in Gang und mündet dann über eine Verstärkung von Schmerz und Depressivität im chronischen Schmerzsyndrom („Algopathie") (aus Ther. Rdsch. 46 [1989] 8).

Studien haben ergeben, daß ⅓ aller Einwohner der Industrieländer an chronischen Schmerzen leiden.

Chronische Schmerzen *verändern das Leben des Menschen in seiner Ganzheit*:

- seine Stimmung und Gefühle;
- seine Gedanken, Einstellungen, Erwartungen;
- sein Verhalten: Einengung der Interessen, Vernachlässigung der Selbstpflege;
- seine sozialen Beziehungen: Einengung, Rückzug, Aggression;
- seine existentiellen Bedingungen: finanzielle Lage, Berufs- und Lebensplanung.

Alle diese Faktoren sind mehr oder weniger und in wechselnder Gewichtung verändert/betroffen.

Tabelle 16.5 Kriterien für Schmerzbedeutung und Schmerzbehandlung

Akuter Schmerz	Chronischer Schmerz
• hat in erster Linie physiologische Bedeutung	• hat immer psychische, geistige und soziale Komponenten
• ist ein Warnsignal des Körpers	• ist eine Krankheit (Schmerzkrankheit)
• Hinweis auf Krankheit, Gewebeschädigung ↓	• der Schmerz selbst ist das belastende Symptom ↓
• kausale Behandlung	• kausale Behandlung *nicht* möglich – Ziel der Therapie: Schmerzlinderung

Behandlungsplan

Das *Interventionsprogramm* bei chronischen Schmerzen muß grundsätzlich *interdisziplinär* gehandhabt werden. Es bietet sich dafür idealerweise die Schmerzklinik an. Der Schwerpunkt liegt (nach der kausalen Intervention) im *verhaltensmedizinischen Ansatz*. Im folgenden orientiere ich mich an Kröner-Herwig (1988):
Das *Ziel* liegt in der Minimierung von Schmerzen durch

- *Linderung* bezüglich Intensität, Dauer, Qualität;
- *Bewältigung*: besser damit umgehen können, da meist *keine völlige Schmerzfreiheit* erreicht werden kann;
- *Verstärkung* des Gesundheitsverhaltens.

Das wichtigste *Teilziel* ist die *Veränderung* des *Selbstkonzepts* des Patienten durch das Hinführen (einüben, erlernen) auf

- Aufgeben des einseitig medizinischen Denkens und der Erwartung an den Arzt/die Medikamente;
- Akzeptanz der mitwirkenden psychologischen Faktoren;
- Akzeptanz des Therapieziels, das die „Bewältigung von und das Leben mit Schmerzresten" vorsieht;
- Aufgeben des „Konzepts Hilflosigkeit" durch Stärken des Vertrauens in die eigenen Kräfte;
- Bereitschaft zur aktiven Mitarbeit und damit einhergehend
- Abbau von Ängsten und Befürchtungen.

In Tab. 16.6 sind die wesentlichen Ziele und Interventionen eines schmerztherapeutischen Programms dargestellt, die von den meisten verhaltensmedizinisch orientierten Schmerzkliniken akzeptiert und angewandt werden. Nachstehend ein Auszug aus „Verhaltenstherapie bei chronischem Schmerzsyndrom", der mir freundlicherweise von Frau Prof. Dr. Birgit Kröner-Herwig, Universität Düsseldorf, zur Verfügung gestellt wurde. Darin sind erklärende und begründende Angaben zum Schmerztherapiekonzept vorgestellt. Vieles davon läßt sich in den konkreten Pflegealltag im *Umgehen mit Schmerzpatienten* umsetzen und anwenden, d.h. in die *individuelle Pflegeplanung* integrieren.

Modell der ganzheitlichen Schmerzbekämpfung

Es umfaßt Anleitung und Einübung zur Einstellungs- und Verhaltensänderung.

- Die *Veränderung des subjektiven Schmerzmodells* des Patienten von einem ausschließlich medizinischen zu einem multidimensionalen Konzept ist eine notwendige Voraussetzung für jede ganzheitlich orientierte Schmerztherapie. Der Patient muß erkennen und davon überzeugt werden, daß Schmerz immer auch psychologisch, d.h. durch sein Denken, Fühlen und Verhalten beeinflußt wird. Er muß wissen, daß psychologische Beeinflußbarkeit von Schmerz nichts mit Simulation, Wehleidigkeit oder psychischer Krankheit zu tun hat. Schmerz ist immer und bei jedem auch ein psychologisch modulierbares Phänomen. Günstig – da sind sich eigentlich alle Schmerztherapeuten einig – wäre es, dieses Konzept auch den Angehörigen der Schmerzpatienten nahezubringen. Ansätze dazu werden in den Schmerzkliniken von Seattle und Pittsburgh gemacht. Hier werden Angehörige, die „significant others" einbestellt, wenn die Patienten in die Behandlung aufgenommen bzw. entlassen werden.
- Die *Selbstbeobachtung* (Schmerztagebuch) wird nicht nur als wichtiges diagnostisch-evaluatives Instrument in der Schmerztherapie eingesetzt, sondern hat auch ein therapeutisches Ziel. Die Selbstbeobachtung soll zur Auflösung von kognitiven Schemata (z.B. „mein Schmerz ist immer gleich") hin zu einer differenzierten und genaueren Wahrnehmung von Modulatoren und Auslösern des Schmerzes führen sowie zu einer genaueren Wahrnehmung des eigenen Krankheitsverhaltens (Medikamenteneinnahme, Schonverhalten usw.) beitragen. Selbstbeobachtung ist wie in anderen Bereichen auch in der Schmerztherapie der erste Ansatz zur Selbstkontrolle.
- Einen großen Anteil innerhalb der Schmerzthera-

Tabelle 16.6 Überblick über Ziele und Interventionen in der verhaltensmedizinischen Therapie chronischer Schmerzen (nach Kröner-Herwig)

Ziele	Intervention/Maßnahmen
Veränderung der subjektiven Schmerztheorie	Edukative (erziehende, bildende), instruktive Maßnahmen (schriftliche Informationen, Gruppenseminar usw., z. T. auch für Angehörige)
Verbesserte Selbstwahrnehmung	Selbstbeobachtung, Schmerztagebuch bezüglich • Schmerzcharakteristika (Intensität, Dauer, Qualität) • Medikamenteneinnahme • modulierende bzw. auslösende Bedingungen • Schmerzverhalten
Verringerung bzw. Optimalisierung der analgetischen Medikation	• Ausschleichen der analgetischen Substanzen • zeitfixierte Verabreichung • Beratung hinsichtlich optimaler Medikation
Erlernen von Schmerzbewältigungsstrategien Einüben von Entspannungstechniken	• Relaxationstraining/Entspannungstraining • Biofeedback • kognitive Kontrollmethoden: – Aufmerksamkeitslenkung (intern/extern) – Somatisierung: Selbstwahrnehmung – ablenkende Imagination – imaginative Transformation → selektives Ablenken vom Schmerz
Abbau passiven Schonverhaltens/Aktivitätsaufbau durch • Ermutigen • Fördern	• physiotherapeutische Übungen • körperliches Training (z. B. Laufen) • Üben kreativer Beschäftigung • Einübung bestimmer berufsähnlicher Aufgaben mit Einsatz sozialer Verstärkung und Selbstverstärkung: Löschung von Schmerz- und Rückzugverhalten
Minderung psychophysiologischer Risikovariablen durch • Ermutigen • Fördern	z. B. • Kontrolle physiologischer Funktionen durch Biofeedback/ Schulung der Selbstwahrnehmung • Stärkung der Streßbewältigungsfähigkeit • Erhöhung der sozialen Kompetenz und Selbstbehauptung: nicht hilflos sein müssen
Unterstützung der Angehörigen	angemessenes Verhalten unterstützen und fördern

pieprogramme nehmen Interventionen zum Aufbau von körperlichen Aktivitäten ein. Die Zielerreichung wird durch soziale Bekräftigung durch Therapeuten (und Angehörige) verstärkt. Schmerzklagen bzw. Schon- und Vermeidungsverhalten sollen möglichst gelöscht werden.

- Der *Aufbau von Gesundheitsverhalten*, in den in den USA verschiedenste Berufsgruppen wie Psychologen, Ärzte, Physiotherapeuten, Berufsberater und das Pflegepersonal einbezogen werden, beinhaltet also im wesentlichen die Wiederaufnahme der Fähigkeit zur beruflichen bzw. häuslichen Arbeit, zur aktiven Ausfüllung der Freizeit einschließlich kreativer und sozialer Aktivitäten.
- Das *Aktivitätstraining* scheint mir besonders wichtig zu sein, weil es neben einer Verhaltensänderung wahrscheinlich auch zu einer *Veränderung des Selbstkonzepts* führt. Der chronische Schmerzpatient erlebt sich vermutlich nicht mehr als ein passiv hilflos Leidender, sondern integriert vermehrt Aspekte von Stärke, Aktivität, Kontrolle in sein Selbstkonzept.
- Kein verhaltensmedizinisches Programm darf auf die *Einflußnahme auf den Medikamentenkonsum* verzichten (natürlich unter ärztlicher Anleitung und Kontrolle). Medikamenteneinnahme ist oft am besten als Vermeidungsverhalten zu verstehen, dessen analgetische Funktion gar nicht mehr von den Patienten überprüft werden kann. Auf die iatrogenen Schäden der analgetischen Medikation weisen seit Jahren Pharmakologen hin. So können etwa Dauerkopfschmerzen durch langdauernde Einnahme von Analgetika entstehen, Migräneanfälle aufgrund der Einnahme von vasoaktiven Substanzen verstärkt werden. Die Einnahme von Kombinationspräparaten (z. B. mit Coffein und

Barbituraten) kann eine Abhängigkeitsproblematik verstärken.
Als Ziel einer verhaltensmedizinischen Intervention kann insgesamt die Reduktion, wenn nicht gar ein Absetzen der analgetischen Medikamente betrachtet werden. Andererseits kann in bestimmten Fällen ein optimaler Umgang mit Medikamenten (Zeit der Einnahme, Dosis) indiziert sein.

- Kaum ein Schmerztherapieprogramm verzichtet auf *Relaxationsmethoden* (progressive Relaxation, autogenes Training, EMG-Biofeedback usw.). Die Wirksamkeit von Relaxationsverfahren als Einzelintervention ist in vielen Studien (z.B. bei chronischem Kopfschmerz) nachgewiesen worden. Der Wirkmechanismus ist dennoch bis heute nicht ganz geklärt. Man weiß zwar, daß sympathische Aktivierung rückkoppelnd Schmerz verstärkt bzw. aufrechterhält, so daß eine Relaxation zu einer Blockierung dieses positiven Rückkopplungskreises und damit zu einer Schmerzlinderung führen kann. Manchmal ist jedoch keine physiologische Entspannung nachweisbar, dennoch wird eine Symptomreduktion beobachtet. Relaxation kann aber auch als Streßbewältigungsmaßnahme verstanden werden. Damit könnten Stressoren vor der Auslösung von Schmerzattacken sozusagen „entschärft" werden.
Biofeedback wird z.T. als ein Instrument zur Entspannungsinduktion eingesetzt (insbesondere EMG-Feedback, Hauttemperatur-Feedback). Es dient damit ähnlichen Zielen wie die übrigen Relaxationsverfahren.
- *Kognitive Kontrollstrategien* wie die Aufmerksamkeitslenkung, die Somatisierung, Imagination, Transformation sind in ihrer Wirksamkeit bei chronischem Schmerz noch ungeklärt. Möglicherweise sind sie eher für akute Schmerzzustände geeignet. Die Patienten sollten aber dennoch mit diesen kognitiven Kontrollstrategien bekanntgemacht werden. Sie können sie z.B. an experimentell induziertem Schmerz für sich selbst ausprobieren und diejenigen Strategien übernehmen, mit denen sie am besten zurechtkommen.
- Zur *Minderung allgemeiner schmerzverstärkender Rahmenbedingungen* können verschiedene Verfahren eingesetzt werden, die generell mit einer Minderung der Streßreaktion verbunden sind. Generell sollen dabei die kognitiv-behavioralen Bewältigungsstrategien verbessert werden (z.B. durch ein Training der sozialen Kompetenz, durch ein Streßimmunisierungstraining usw.).

16.4.8. Schmerztherapie bei Sterbenden

Die *Angst vor Schmerzen* steht für die meisten Menschen an vorderster Stelle, wenn sie an ihr Sterben denken. Dank des Fortschritts in der Schmerzforschung ist es heute möglich, nahezu allen Menschen für die letzte Phase ihres Lebens Schmerzfreiheit zuzusichern.
Eine optimale Schmerztherapie ist nicht an ein Krankenhaus gebunden; Voraussetzung ist aber, daß Hausärzte und Pflegepersonen ausreichend über die Möglichkeiten der Schmerztherapie unterrichtet sind. Die *Hospizbewegung* (S. 546f.) hat deshalb einfach durchzuführende Schmerztherapiepläne für die orale Morphinbehandlung entwickelt. Die Anwendung ermöglicht einer Vielzahl von an Krebs und AIDS *terminal* erkrankten Menschen ein menschenwürdiges Dasein in der letzten Phase ihres Lebens. Das *Ziel* der Schmerztherapie liegt in der Erreichung von Schmerzfreiheit, so, daß der Patient dabei wach und beziehungsfähig bleibt. Die 10 Gebote der Schmerztherapie für den Arzt (Kasten S. 535) gelten, außer was die Medikamentenverordnung betrifft, auch für das Pflegepersonal.

Was ist „terminale Krankheit"?

Von terminaler Krankheit spricht man dann, wenn ein Patient in die Endphase einer chronischen tödlich verlaufenden Krankheit (z.B. Krebs oder AIDS) eingetreten ist. Dies trifft in der Regel dann zu, wenn kurative (also auf Heilung abzielende) Maßnahmen keinen Erfolg mehr versprechen. Alle getroffenen Maßnahmen dienen dann vorrangig dem Ziel der Linderung von Beschwerden, die die Krankheit erzeugt. Dies kann schon viele Monate vor dem Tode des Patienten der Fall sein.

Wie mit Morphintherapie umgehen?

Die *Angst vor Morphin* ist ein häufiges Problem von Pflegepersonen. So kann man hören: „Morphin macht süchtig und darf deshalb nur sehr zurückhaltend – besser überhaupt nicht – angewendet werden." Diese Aussage ist Zeichen eines unreflektierten und unprofessionellen Berufsverhaltens (Schmerzphilosophie S. 537).
In der *Anwendung von Morphinpräparaten* gilt es zu unterscheiden, ob diese in akuten Situationen, z.B. postoperativ, oder bei chronischen Schmerzen, bei Sterbenden zur Anwendung kommen (Tab. 16.**4** und Stufenplan S. 530).

Generelle Überlegungen zur Morphintherapie

Die *Verordnung* ist immer Arztsache. Da die Pflegenden näher beim Patienten sind, obliegt

Die zehn Gebote der Schmerztherapie bei Patienten mit Krebs
(aus Student, J. C.: Schmerztherapie bei sterbenden Menschen. Georg-August-Universität Göttingen, Betriebseinheit Medien in der Medizin 1988)

1. **Du sollst nicht davon ausgehen, daß alle Schmerzen des Patienten nur von der tödlichen Erkrankung kommen.**
Viele Patienten leiden zusätzlich unter Schmerzen durch Verstopfung, Blasenentzündung, Rheuma usw.

2. **Du sollst auch die Gefühle des Patienten beachten.**
Angst, Wut, Traurigkeit, Langeweile usw. können auch Schmerzen erzeugen oder deren Entstehung fördern.

3. **Du sollst Schmerzmittel niemals „nach Bedarf" dosieren.**
Chronische Schmerzen bedürfen – unabhängig von ihrer Ursache – stets regelmäßiger, vorbeugender Therapie.

4. **Du sollst Schmerzmittel stets in der richtigen Menge verschreiben.**
Der Patient soll weder zu viele Tabletten eines schwachen Schmerzmittels schlukken müssen, noch zu geringe Mengen eines starken Mittels erhalten.

5. **Du sollst es zuerst mit einem schwachen Schmerzmittel versuchen.**
Leichte Schmerzen können durch regelmäßige Gaben von Acetylsalicylsäure oder Paracetamol aufgehoben werden, und selbst bei starken Knochenschmerzen ist Acetylsalicylsäure wenigstens als Zusatzpräparat hilfreich.

6. **Du sollst keine Angst vor starken Schmerzmitteln haben, die der Betäubungsmittel-Verordnung unterliegen.**
Regelmäßig alle vier Stunden oral verabreichtes Morphin macht weder süchtig noch erzeugt es Toleranz.

7. **Du sollst Dich bei der Schmerzbekämpfung nicht alleine auf Schmerzmittel beschränken.**
Zu einer guten Schmerztherapie gehören sowohl die Behandlung von Nebenwirkungen der Mittel als auch die Anwendung physikalischer Maßnahmen, Visualisierungsmethoden, zwischenmenschliche Kontakte usw.

8. **Du sollst keine Angst davor haben, einen Kollegen um Rat zu fragen.**
Auch der erfahrene Arzt gelangt bisweilen an Grenzen seines Wissens; außerdem bedarf gute Schmerztherapie oftmals der Zusammenarbeit verschiedener Fachleute wie Radiologen, Onkologen, Anästhesisten, Neuropsychiater usw.

9. **Du sollst dafür sorgen, daß die ganze Familie unterstützt wird.**
Die Angehörigen (im weitesten Sinne) müssen darin unterstützt werden, daß sie den Tod des Patienten annehmen können. Sonst quälen sie sich selbst und den Patienten.

10. **Du sollst eine Atmosphäre ruhiger Zuversicht und vorsichtigen Optimismus ausstrahlen.**
Die letzten Tage im Leben eines Menschen erhalten ein ganz neues Gesicht, wenn er wieder nachts schläft und am Tage seine verbleibende Bewegungsfähigkeit schmerzfrei genießen kann.

ihnen weitgehend die *Einschätzung* und die *Verlaufskontrolle* der Schmerzintensität.
Für die Morphinanwendung gilt:
Bei **akutem Schmerz**, z. B. postoperativ:
- Die *Verordnung* (z. B. 4stündlich) genau einhalten, solange die akute Phase anhält, dann Abbau.
- *Grundsatz*: so lange wie nötig, so viel wie nötig. „Sparen" auf Kosten von Schmerzfreiheit beeinträchtigt den Heilungsvorgang und führt, insbesondere im Bereich der Bauch- und Thoraxchirurgie, zu Schonatmung (gleiche Folge wie zuviel). „Zuviel" (kommt selten vor!) dämpft das Atemzentrum → ungenügendes Durchatmen → Atelektasegefahr.

Bei **Schmerzzuständen:**
- *Richtig angewendet* erzeugen Morphinpräpa-

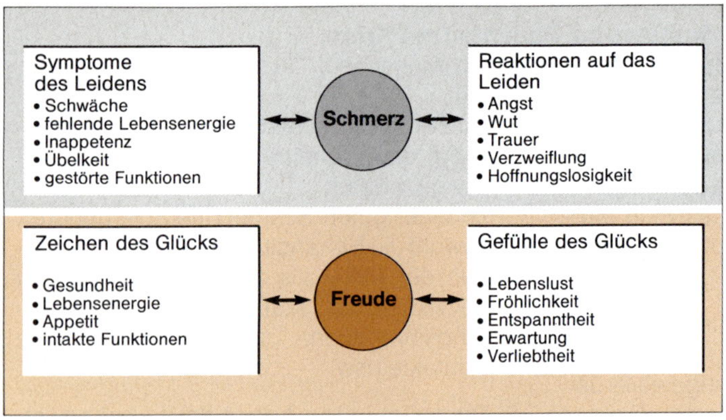

Abb. 16.**7** Schmerz und Leiden und die Gegenkräfte Glück und Freude (nach Eisner).

rate bei Schmerzpatienten weder Sucht noch euphorische Zustände, noch beschleunigen sie das Sterben. Sie können aber leidvolle Schmerzzustände ersparen und dem Kranken und seinen Angehörigen die letzten Tage gemeinsamen Lebens erleichtern.

- Der vom Arzt festgelegte *Dosierungsplan* muß genau eingehalten werden.
- Morphin wird *oral* verabreicht. Wo Morphin kombiniert mit einem Psychopharmakum verabreicht wird, spricht man vom „Morphin-“ oder „Schmerzcocktail“. Er enthält häufig Morphin-Hydrochloricum und Neurocil-Tripur zur 4stündlichen Verabreichung.
- Den *Zeitplan* (Intervalle) exakt einhalten. Nur so kann ein therapeutisch wirksamer Plasmaspiegel im Blut erzielt und erhalten werden.
- Die Notwendigkeit der *Dosisanpassung* mit dem Arzt besprechen (Erfahrungen und Beobachtungen einbringen!). Die Dosisanpassung ist meist während der ersten Behandlungswochen erforderlich, um erneuten Schmerzdurchbrüchen vorzubeugen.
- *Kurz vor Eintritt des Todes* kann eine Dosisreduzierung angezeigt sein. Schmerzforscher haben erkannt, daß auch in der terminalen Bewußtlosigkeit die Morphingaben dem Sterbenden Erleichterung bringen.
- Die *Abenddosis* wird häufig als Doppeldosis verordnet; dadurch kann das 4stündliche Wecken des Patienten vermieden werden. Bekommt er das Mittel am *späten* Abend, schläft er ruhig und schmerzfrei durch.

16.4.9. Krankenpflege und Schmerz

Schmerz ist nur eine der vielen Arten des *Leidens*, und Leiden ist nur eine Möglichkeit im Leben des Menschen. *Glück und Freude* sind als Gegenspieler von Leiden und Schmerz mit zu sehen. Langfristig ist Schmerztherapie immer auch Wachsenlassen von Gegenkräften, so von der Kraft des Glücks und der Kraft der Freude (Abb. 16.**7**) (Ressourcen in der Krankenpflege S. 37f.). Die effektive Therapie des Schmerzes ist die unbedingte Voraussetzung zur Behandlung des Patienten (medizinische, vom Arzt verordnete Schmerztherapie). Die *Bewältigung des Schmerzes*, d.h., mit der Angst und der Bedrohung durch den Schmerz leben zu können, ist eine Aufgabe, die alle Kräfte des Patienten erfordert. Er braucht dazu unsere ganzheitliche Unterstützung:

- auf den Patienten eingehen,
- ihm zuhören,
- sich in ihn einfühlen,
- ihn berühren,
- ihn begleiten.

Umgang mit fremdem Schmerz

Wer mit fremdem Schmerz richtig umgehen will, muß zuerst gelernt haben, den *eigenen Schmerz* zu verstehen, anzunehmen und ihm heilend zu begegnen. *Selbstsorge* und *Selbstpflege* gehen der Sorge für andere voraus!

- *Schmerzerfahrung*. Die auf S. 525f. beschriebenen Einflußfaktoren zeigen, wie vielschichtig die Zusammenhänge von objektiver und subjektiver Beeinflussung sind.
- Die *Schmerzeinschätzung* (S. 527f.), d.h. die

Erfassung der Schmerzsituation eines anderen Menschen, beruht immer auf der *Interpretation* objektiver Zeichen und Aussagen. Sie bleibt daher subjektiv, nicht meßbar – dem *Ermessen überlassen*. Hier liegt der Bereich des Umgehens mit fremdem Schmerz; wir könnten auch sagen, die **Schmerzphilosophie** der Pflegenden (einzelner oder der Gruppe) beeinflußt die Interpretation und „bestimmt die Schmerzen, die der andere hat oder nicht hat".
Unsere Schmerzphilosophie ist, wie der Schmerz selbst, beeinflußt von der
- eigenen Toleranzgrenze, die eben auch bestimmt ist von
- Persönlichkeit und Charakter;
- Ehrlichkeit gegenüber eigenem Schmerz (Tendenz zum Verdrängen oder Aufbauschen);
- Schmerzerfahrung in der eigenen Kindheit, im Kontext von Gesellschaft und Kultur, in der ich lebe;
- Wertsetzung und Sinngebung (religiöse und ethische Werte, die ich vertrete);
- Ausbildung und Prägung durch die Erfahrungen, die ich mit Schmerzpatienten, verordnenden Ärzten, Haltung von Stationsschwestern, Krankenpflegeschule usw. bekommen habe, usw.

• Das *Umgehen mit Schmerzpatienten* ist davon beeinflußt. Es gilt deshalb, die eigene *Reaktion* auf Schmerzäußerungen zu beachten sowie die bewußten oder unbewußten Mechanismen, die die Handhabung von Schmerzmitteln beeinflussen (Zeitplanung, Dosierung usw.), zu kontrollieren.

Schmerz und Plazebo

Plazebo (Scheinmedikament, unwirksame, indifferente Substanz) kommt zur Anwendung, um einem subjektiven Bedürfnis nach medikamentöser Therapie zu entsprechen, häufig auch im Rahmen der klinischen Erprobung neuer Medikamente (Doppelblindversuch). Auf keinen Fall dürfen Plazebos willkürlich von Pflegepersonen eingesetzt werden (z.B. NaCl-Injektionen, wo Morphin verordnet ist).
Eine andere, viel wichtigere Bedeutung hat der *psychologische Plazeboeffekt*, der auf der Stimulation des körpereigenen Endorphinsystems beruht. Forschungen haben gezeigt, daß bei positiver Erregung (Eustreß) und bei Entspannung im Körper Endorphine gebildet werden, welche die Schmerztoleranzgrenze anheben. Davon kann abgeleitet werden, daß vorhandene Schmerzen wesentlich erträglicher werden, wenn man sich z.B. auf eine beanspruchende Tätigkeit (die man gerne tut) konzentriert. Mit diesem Trick können Schmerzmittel gespart werden. Auch die Bedeutung eines Schmerzes entscheidet mit, wie er empfunden wird. Angst, Sorge und Streß können Schmerzen schlimmer erscheinen lassen als sie sind. Krebsschmerz wird oft verstärkt, weil er vom Patienten als Katastrophensignal verstanden wird. Dagegen können *Hoffnung*, *Aufmunterung* und *Freude* (ebenfalls Eustreßfaktoren) einen Endorphin ausschüttenden (Plazebo-)Effekt haben, eine Erkenntnis, die man in der Pflege von Schmerzpatienten sehr wohl nutzen kann.

Die **Pflege und Begleitung** von Schmerzpatienten ist eine anspruchsvolle, aber auch eine dankbare Tätigkeit.
Sie fordert uns beruflich und menschlich – *ganzheitlich*:
- sachlich-qualifiziertes Wissen und Verhalten, verbunden mit
- der Bereitschaft, eine hinhörend-begleitende Beziehung einzugehen → professionelle Pflege.

16.5. Leiden, Trauer, Angst

16.5.1. Leid und Trauer

Das Leiden wird vom bloßen Schmerz, der sich primär in der physischen Dimension bewegt, unterschieden. Ein nur körperlicher (kurzfristiger) Schmerz hinterläßt keine Spuren, wohl aber einer, der in die psychisch-geistige und/oder soziale Dimension hineinreicht.
Der Mensch drückt das, was er erfährt, oft mit treffenden Worten aus:

- Die *Trauer* drückt nieder, lähmt die Bewegung, macht sprachlos.
- Das *Unglück* legt sich wie eine Klammer um das Herz, beklemmt die Atmung.
- Der *Kummer* nagt an einem, der Betroffene hat u.U. unstillbaren Hunger, ein dauerndes „Bedürfnis nach etwas".
- *Soziale Not* wurmt, dörrt aus, isoliert und engt ein.

Trauerarbeit

Leiden kann nicht einfach weggenommen oder vergessen, höchstens verdrängt werden. Leiden muß weggearbeitet werden. Ob er sich dessen bewußt ist oder ob es unbewußt abläuft, der Mensch muß

- das *Leiden bekämpfen*, wo es bekämpfbar ist, die Ursachen beseitigen, wo nicht unausweichliche Verluste, unheilbare Krankheit, unbehebbare Verletzung vorliegt;
- Die *Trauer bearbeiten*, wo Unausweichliches den Menschen trifft. Trauerarbeit hat etwas zu tun mit annehmen, integrieren, verwandeln, auffangen, transformieren. Trauer muß „ausgetrauert" werden.

Das *Ziel des Trauerprozesses* ist die Verarbeitung, d. h. das schließliche Akzeptieren des Erlittenen. Ob die Verarbeitung des Verlustes gelingt oder ob der Trauerprozeß in Hilf- und Hoffnungslosigkeit endet und schließlich zur Erkrankung führt, ist von verschiedenen Faktoren abhängig. Eine wesentliche Rolle spielen die bisherige persönliche Entwicklung, Flexibilität, Verletzbarkeit und Verarbeitungskapazität der psychischen Kräfte im Moment des Verlustes sowie das soziale Spannungsfeld, in dem der Betroffene steht.

Der Trauerprozeß läuft in 3–4 Phasen ab:

1. *Phase*. Der *Schock* kann zum Ausbruch von heftigen Gefühlsreaktionen führen oder macht den Menschen stumm, dumpf, der Ohnmacht preisgegeben. Nach einem Todesfall wird diese Phase meist rasch durch die Phase der *Kontrolle* (Vorbereitung auf die Beerdigung) abgelöst.
2. *Phase*. Der *Rückzug* (die Regression) ist notwendig, damit der Mensch sich mit dem Leiden befassen kann. Der Schmerz muß, vielleicht vorerst nur für sich selbst, artikuliert, analysiert und reflektiert werden. Zur Überwindung dieser Phase braucht der Mensch ein Gegenüber (andere Menschen, Gott), an das er sich klagend, fluchend oder betend wenden kann (Gespräche, Gebete).
3. *Phase*. Die *Adaptation* geschieht unterschiedlich und ist abhängig von den Ressourcen, die zur Verfügung stehen. Annahme kann durch Überwindung oder durch Änderung äußerer Strukturen geschehen.

Trauer- und Leidensbewältigung läuft nicht kontinuierlich ab. Die scheinbare Annahme wird immer wieder unterbrochen durch Anfälle von Apathie und Verzweiflung, die vom Menschen durchgestanden werden müssen, bis nach einer meist langen Zeit die *wirkliche Annahme der Realität* geleistet werden kann.

„Die Voraussetzung der Annahme ist eine tiefere Liebe zur Wirklichkeit, eine Liebe, die darauf verzichtet, der Wirklichkeit Bedingungen zu stellen." Dieses Wort von Dorothee Sölle (in „Leiden") zeigt, wie sehr jemand, der einem Leidenden in seiner *Trauerarbeit beistehen* will, wissen muß, worum es wirklich geht. Auch trösten können ist eine Kunst, die eingeübt werden muß.

Mitleid, mit leiden

Es gibt kein Leid, das fremdes Leid ist, sagt der russische Dichter Simonow. Dieser Satz, so meint Dorothee Sölle, kann nicht begründet, nicht erklärt, er kann einem denkenden und fühlenden Wesen nur zugemutet werden. Man kann fremdem Leid ausweichen, man kann vorübergehen, man kann die alte Frage „Wer ist mein Nächster?" stellen, und man kann sich hinter dem sozialen Fortschritt verstecken. Das Leid aber bleibt Leid, bleibt Teil der Menschheit. Der Mensch kann aber nicht an der Menschheit vorübergehen, ohne das eigene Menschsein zu verlieren, das weiß er aus Erfahrung. Echtes Mitleid ist immer mehr als nur sentimentales Erschauern oder „Verbinden von Wunden", mehr als natürliches Reagieren. Mit leiden übersteigt das bloß Selbstverständliche, ist Teil eines bewußt vollzogenen *Beziehungsprozesses*, ein Akt des freien Wollens, ein sich öffnendes Engagement. „Ich erfahre in mir, was der andere erfährt, und in dieser Erfahrung sind wir eins. Wenn dies nicht der Fall ist, und der andere bleibt nur Gegenstand, ein Objekt, dann weiß ich vieles über ihn, aber ich kenne ihn nicht. Wer mitleidend und mitfühlend die Menschen wirklich kennen will, muß in jene Tiefe der menschlichen Wirklichkeit vordringen, in der wir alle nichts anderes als Menschen sind" (Fromm).

Mit-Leiden setzt demnach Einfühlungsvermögen voraus und das wiederum, wie könnte man sich sonst einfühlen, *Interesse*, *Zuwendung*, *Zärtlichkeit*. Damit wird wieder jene Dimension des Menschseins angesprochen, die das nur Körperliche übersteigt (transzendiert), die auf der Du-Ebene in eine dialogische Beziehung (wie Buber sie meint) eintritt, die nicht nur behandelt, sondern *den Menschen in die Hand nimmt, be-rührt*. Dann kann es geschehen, daß der so zärtlich berührte Mensch sich in seinem Schmerz annehmen kann und der sein kann, der er wirklich ist, ein kranker, verletzter, verwundeter Mensch ohne Maske – nicht ein Patient, sondern eine Person, ein Gegenüber, ein Du.

16.5.2. Angst und Angstbewältigung

Angst ist ein nur schwer faßbarer Begriff. „Angst (lat. anixietas) ist ein Erleben sich verändernder Mischungen von Ungewißheit, Erregung und Furcht".

Angst als ein *seelisches* Phänomen hat immer auch eine *leibliche* Grundlage, d.h., sie ist immer psychosomatisch.

Die **Angstreaktionen** betreffen:

- das *Sinnes-Nerven-System*. Die Reaktionen des Sympathikus sind in Tab. 16.7 zusammengefaßt. Wo auch der Parasympathikus mit reagiert, treten zusätzlich Durchfall, Übelkeit, Erbrechen und häufiges Wasserlassen auf;
- das *Stoffwechselsystem*, das Instrument für die Lebensvorgänge, reagiert oft in allen Bereichen der ATL. Die Angst kann jegliche Aktivität lähmen. Erschöpfung, Verweigerung oder Depression sind die Folge;
- das *rhythmische System* (S. 423) reagiert äußerst sensibel auf Angstzustände; Angst
  - läßt den Herzschlag verstärken,
  - schnürt die Kehle zu,
  - stört den Schlaf,
  - schneidet den Atem ab,
  - blockiert schließlich den Fluß der Energien.

Verspannung und Schmerz sind die Folge.

Je nach Intensität der Reaktion auf Reize spricht man von:

Tabelle 16.7 Begleiterscheinungen der Angst (nach Kielholz)

Reizsymptome des sympathischen Nervensystems
• Pupillenerweiterung
• Gespannte Mimik
• Trockener Mund
• Feinschlägiger Tremor
• Schweißausbrüche
• Blässe des Gesichts
• Tachykardie, Präkardialangst, Extrasystolie
• Magenbeschwerden, Darmspasmen, Diarrhö, Anorexie
• Tachypnoe, muskuläres Atemkorsett, Würggefühle im Hals
• Pollakisurie, Harndrang
• Einschlafstörung
• Blutdrucksteigerung
• Erhöhung des Blutzuckers, Lipämie

- *angepaßter* Angst. Sie entspricht der Gefahr, sie ist logisch, nachvollziehbar, von jedermann zu verstehen: Angst vor einer Operation/Narkose, Angst vor den Konsequenzen einer Diagnose (wie gehe ich damit um?);
- *unangepaßter* Angstreaktion. Sie entspricht in keiner Weise der effektiven Gefahr, kann von Außenstehenden nur schwer nachvollzogen werden: Angst vor Ansteckung (Waschzwang), Angst davor, über einen Platz zu gehen, einen Lift zu benützen (Platzangst) usw. Wo solche Reaktionen zur Gewohnheit werden, werden sie als *neurotisch* bezeichnet, die Gewohnheit selber als *Phobie* (griech. phobos = Furcht). Auch *physiologisch-pathologische* Gründe können zu unverhältnismäßigen Angstproblemen führen (Todesangst bei Herzbeschwerden, die keinerlei organische Ursache haben).

Die **Angsterlebnisse** sind infolgedessen sehr breit gestreut: Der *emotionale* Ausdruck kann sich über Entsetzen, Grauen, Panik, Verzweiflung, Beklemmung (Angst – Asthmaenge) bis hin zu lebenserhaltenden Formen des Angstausdrückens (z.B. als Entscheidungsangst oder als Furcht vor effektiver Gefahr) bewegen.

Die **Angstbereitschaft** (Ängstlichkeit) ist ein Persönlichkeitsmerkmal (wie auch die Reaktion auf Schmerz S. 525).

„Angst macht krank" und „Angst steckt an". Wir wissen heute, daß die Seuchenepidemien früherer Zeiten auch „Angstepidemien" waren. Die Ängste des heutigen Menschen sind anderer Art, aber nicht weniger wirklich, denn die Risiken, Gefahren und Bedrohungen in unserer Zeit der weltweit miteinander verflochtenen Systeme können sehr wohl angsterzeugend sein.

Die häufigsten **Angstformen** sind in Tab. 16.8 zusammengefaßt.

Entstehung der Angst

Es gibt viele Erklärungsversuche, sog. Angstmodelle (Angsttheorien):

- Die *phylogenetische* (die Stammesgeschichte betreffende) Erklärung wird durch die Tatsache belegt, daß spezifische Objekte (Schlangen, Spinnen – tierische Feinde des Menschen) extrem angstauslösend sind, während reale Gefahren (Straßenverkehr) kaum phobisch wirken.
- Die *psychologische* Erklärung, z.B. nach Riemann – er spricht von *Grundformen* der

Tabelle 16.**8** Formen der Angst und ihre medizinische Behandlung (nach Kielholz)

Depressionsangst	tritt häufig auf, ist mit sedierend-anxiolytischen Antidepressiva und psychotherapeutisch zu behandeln
Neurotische Angst	auch als Gewissensangst bezeichnet, entsteht aus frühkindlichen Konflikten; verlangt vor allem Psychotherapie, zusätzlich Anxiolytika
Psychotische Angst	bei schizophrenen und organischen Psychosen; Neuroleptika, gegebenenfalls Behandlung der Grundkrankheit
Existentialangst	bei existentiellen Bedrohungen von außen, die faktisch vorhanden sind oder nicht: eine spezielle Angst, das Dasein, eine Prüfung, eine Aufgabe nicht meistern zu können; evtl. Anwendung eines Betablockers, Hilfe durch Gespräch
Realangst	geht von aktuellen Bedrohungen durch die Umwelt aus, z. B. bei nächtlichem Gang durch eine einsame, unbeleuchtete Straße; eine Signalangst, die keine Behandlung braucht
Vitalangst	bedroht die Persönlichkeit vom eigenen Körper her, z. B. bei Herzinfarkt, bei beginnender Herzinsuffizienz, Arteriosclerosis cerebri, Asthma bronchiale; primär Behandlung des zugrundeliegenden Leidens, Zuwendung

Bei allen diesen Angstformen bedarf es neben der *Behandlung* in erster Linie der *Begleitung* des betroffenen Menschen: Zuwendung, Verständnis, Mitsein

Angst: Angst vor Selbsthingabe (Ich-Verlust), vor Selbstwerdung (Selbstentfremdung), vor Wandlung und vor der Notwendigkeit des Unausweichlichen (Todesangst).

- Die *psychoanalytische* Deutung sucht die Wurzel der Angst im Spannungsfeld von „Ich" und „Über-Ich" (Erziehungszwänge, Gewissensängste).
- Die *religiös-philosophische* Deutung schließlich sieht die Wurzel der Angst im Verlust des Urvertrauens. Beim neugeborenen Kind ist das Vertrauen noch sichtbar in jeder Körperhaltung; in Bewegung und Blick kommt dieses Vertrauen zur Welt zum Ausdruck. Langsam entwickelt sich dann die Möglichkeit, Furcht zu empfinden: „beginnend mit dem Geburtsschock und sich zum dritten Lebensjahr steigernd, wo es zu einer gewissen Kulmination kommt. Bis in den Schlaf hinein wird das Vertrauen gestört: angsterregende Träume lassen die Kinder aufschrecken. Oft tritt die Angst vor der Dunkelheit auf" (H. Kientzler).

Angstbewältigung

Es ist klar, daß die verschiedenen Ansätze auch einen jeweils verschiedenen Ansatz der Angstbewältigung haben:

- Die Schlangenangst z. B. wird mit *Konditionierung* angegangen: lernen durch *Verhaltensveränderung*.
- Die Grundformen der Angst werden, wenn sie unangepaßt sind, Inhalt psychologischer Gespräche: Veränderung lernen durch *Verarbeitung* und *Integration*. Das gleiche gilt für Ängste, die vom „Über-Ich" diktiert sind.
- Die kindlichen Ängste (die unbehandelt auch das Erwachsenenleben beeinflussen) werden in der Heilpädagogik durch *Aufbauen von Vertrauen* behandelt: Unter Angst und Ängstlichkeit leidende Kinder werden gestreichelt, mit warmen Tüchern bestrichen, warm gebadet, um die Verspannungen zu lösen. Eine neuerer Ansatz ist die *Festhaltetherapie*: Kinder werden bis zu ihrer Beruhigung in den Armen von Erwachsenen gehalten.

Was können wir tun?

Die oben beschriebenen Entstehungstheorien und Behandlungsansätze können auch uns wegweisend sein im Umgehen mit „Angstpatienten" bzw. mit Patienten, die Ängste haben oder ängstlich sind.

- *Angstpatienten* bedürfen des Gesprächs, das der Konditionierung oder Aufarbeitung dient. Im Normalfall ist das Aufgabe eines Therapeuten (Verhaltenstherapeut, Psychoanalytiker). Wo wir uns Zeit nehmen können, kann es auch uns gelingen, solche Angstmechanismen zum mindesten etwas zu durchbrechen.
- *Patienten mit Angst* brauchen jemand, der zuhören kann (der wie Momo zuhören kann S. 463). Die Angst vor der Operation kann in einem ruhigen Klima des Vertrauens und der Zuwendung aufgelöst werden.
- *Ängstliche Patienten* – auch sie brauchen ein Klima der Geborgenheit. Vertrauen ist eine seelisch-geistige Gesundheitsressource (S. 37f.). Die dort angesprochenen Kräfte, insbesondere die *geistigen* und *schöpferischen*,

können gefördert und unterstützt werden. Anregungen finden Sie auf S. 431 ff.

Immer gilt: Leid, Schmerz, Trauer und Angst sind Lebensäußerungen, die der *Sprache* bedürfen. Die Klage des vom Schicksal Heimgesuchten muß einen Ort finden, wo sie ankommt. „Ich meine zu beobachten, daß unser Leid deshalb doppelt so schwer wiegt, weil wir die Sprache des Leids so schlecht zu sprechen und zu hören vermögen" (Piper) und weil wir (so scheint es doch) es so schlecht aushalten, beim leidenden Mitmenschen *dabeizubleiben*, ohne Hantieren an Infusionen, Schläuchen, Verbänden usw. Wir sollten vielleicht auch wieder vermehrt daran denken, daß wir dann, wenn unsere eigene Sprache in Hilflosigkeit versagt, ein Buch zur Verfügung haben, daß seinem Wesen nach die „Sprache des Leidenden" wie auch „des von Leid Erlösten" spricht, das *Buch der Psalmen*: z. B. Psalm 102: „Herr höre mein Gebet, mein Rufen dringe zu Dir. Vor lauter Stöhnen und Schreien bin ich nur noch Haut und Knochen. Ich liege wach und klage, wie ein einsamer Vogel auf dem Dach..."

16.6. Sterben

16.6.1. Persönliche Einstellung

Was schon beim Schmerz (S. 536 f.) gesagt wurde, gilt auch hier: Die *Einstellung* dem Sterben anderer gegenüber hängt mit der Auseinandersetzung mit dem eigenen Leben und Sterben zusammen. Wenn wir das Sterben betrachten als *eine Form des Lebens, die unausweichlich auf uns zukommt*, gilt es, sich diesem Unausweichlichen zu stellen. Die Art und Weise, wie wir es tun, ist eine höchst persönliche Angelegenheit, und für jede/n einzelne/n bedeutet es etwas anderes. In diesem Sinn sind die folgenden Aussagen zu verstehen;

- *Sterben ist unausweichliche Folge unseres Entwicklungsprozesses*, der in einem übergeordneten Kreislauf des „Stirb und Werde" steht. Unser ganzes Leben bewegt sich in einem Kontinuum von Spannung und Lösung. In rhythmischer Folge vollzieht sich der Wechsel, der sich die Waage halten muß. Dieses Gesetz der Polarität ist unumstößlich und wurde immer schon gewußt (überliefert z. B. auf alten ägyptischen Tafeln – den Tabula smaragdina): Der Tod folgt dem Leben mit der gleichen Sicherheit, wie das Ausatmen dem Einatmen folgt.
- *Sterben ist Loslassenkönnen*, und dies auf beiden Seiten. Der Sterbende muß Menschen, Dinge, Ungetanes, Unerledigtes zurücklassen, und die Angehörigen müssen ihrerseits den Scheidenden loslassen. Darin liegt auch der Aspekt der *Versöhnung*, des Vergebenkönnens. Ohne das Akzeptieren des Loslassenmüssens kann der Mensch nicht sterben, sagt E. Kübler-Ross.
- *Sterben ist Abschiednehmen*, ein Weggehen, das häufig verknüpft ist mit dem Bild einer Wanderung zu neuem Dasein und neuem Leben (Überlieferungen der Primitivreligion S. 510 f., östliche Religionen usw.).
- *Sterben ist ein noch (erfahrbares) Auf-dem-Wege-Sein*, der Tod ist das Ziel. „Von dem Eigentlichen des Todes kann niemand eine unmittelbare Erfahrung machen, es sei denn vielleicht der Sterbende selbst" (Piper). Auch Boros setzt Sterben gleich mit *Durchgang* (Weg), den Tod bezeichnet er als *Tor zur jenseitigen, eigentlichen Welt*: „Der Mensch hat vom Tod keine unmittelbare Erfahrung. Was man bei einem Sterbenden erfährt, ist nicht der Tod in seiner inneren Wirklichkeit, sondern nur der äußere Aspekt des Todes."
- *Sterben ist Übergang in ein anderes Leben.* Das ist eine These, die über Jahrhunderte von religiösen Menschen geglaubt, von der Wissenschaft aber verdrängt, weggeschoben oder heftig bestritten wurde. Durch die modernen Reanimationsmethoden sind nun immer mehr Menschen, sogenannte klinisch tot gewesene Individuen in der Lage, über ihre Erfahrungen mit dem Sterben zu berichten.

Tabuisierung

Auch sie ist Ausdruck persönlicher und/oder gesellschaftlicher/kultureller Einstellung. Für den heutigen Mensch hängt die Tabuisierung sicher auch mit dem Fehlen persönlicher Erfah-

rung zusammen. Das war nicht immer so. Noch vor 100 Jahren erlebte der Mensch, der 35–40 Jahre alt wurde (mittlere Lebenserwartung jener Zeit), mindestens vier Todesfälle in der Verwandtschaft. Epidemien – und dadurch Krankheit und Tod – waren nichts Außergewöhnliches. Schon das Kind erlebte den Tod, denn die Anwesenheit Betagter und Sterbender in der Familie war selbstverständlich.
Ein weiterer Beeinflussungsfaktor ist der *Zeitgeist*. Konkret heißt das, daß der Tod in ein Nützlichkeits-Machbarkeits- und Fortschrittsdenken einfach nicht hineinpaßt – oder dann eben so, daß man ihn manipulieren kann, um doch noch irgendwie „Herr über das eigene Leben zu bleiben". Eindrücklich läßt sich das ablesen an einer Aussage von *Exit* (Vereinigung für humanes Sterben): „... die Angst vor dem Ausgeliefertsein... wird dadurch handhabbar, daß man eine ‚Patientenverfügung' schreibt und willentlich auf lebensverlängernde Maßnahmen verzichtet. Indem man etwas Aktives tut – das Schreiben der Patientenverfügung – kann man das unumgängliche Ausgeliefertsein an den Tod überspielen" (Exit, Zürich 1987).
Ob *Verdrängen* (Tabu) oder *Überspielen* (Exit) – beides spricht für eine bestimmte Einstellung und Haltung des heutigen Menschen dem Tod gegenüber. Die *Angst* vor dem Sterben wird aber weder durch Verdrängen noch durch Überspielen aus der Welt geschafft.
Sterben als *existentielles Geschehen* wird kaum ohne ebenso existentielle und das heißt wahrhaftige und ehrliche Auseinandersetzung damit bewältigt werden können – *menschliche Komponente des Sterbens*.

Sterbehilfe und Sterbebeihilfe

Pflegepersonen werden heute mehr als in der Vergangenheit mit dem Thema der *Sterbehilfe* und *Sterbebeihilfe* konfrontiert. Wie sollen sie sich verhalten? Was ist ethisch richtig? Drei *Stellungnahmen*:

- Jemandem auf eigenes Verlangen zu töten oder jemandem Beihilfe zum Selbstmord zu leisten, ist nach geltendem *Strafrecht* verboten.
- *Exit*, die Vereinigung für humanes Sterben, propagiert (und gibt Anweisung für) Selbsttötung und unterstützt Sterbebeihilfe.
- Das menschliche Leben, dessen verfassungsmäßigen Schutz wir anstreben, „endet mit dem natürlichen Tod". Der Zeitpunkt liegt in Gottes Hand. Wer sind wir, daß wir ihm hier hineinpfuschen dürften, so fragt die *christliche Ethik*.

Zwei Definitionen:
Von *Sterbehilfe* spricht man, wenn Maßnahmen eingesetzt werden, die das Sterben eines Menschen direkt beschleunigen (*aktive* Sterbehilfe) oder sterbensverzögernde Maßnahmen bewußt nicht eingesetzt werden (*passive* Sterbehilfe).
Unter *Sterbebegleitung* hingegen versteht man die bestmögliche Hilfestellung in der Krisenphase des Sterbens. Eine eindeutigere Bezeichnung schlägt S. Barolin vor, wenn er statt von Sterbebegleitung „von einer kontinuierlichen Begleitung des Schwerstkranken" als von einer „eindeutig pflegerischen und ärztlichen Aufgabe" spricht, die keineswegs nur auf die Stunde des Sterbens an sich beschränkt werden darf.
Für-und-Wider-Thesen. Der vorzeitig herbeigeführte Tod habe eine Erlösung von unerträglichem psychischem und physischem Leiden herbeigeführt, so wird von Exit-Befürwortern argumentiert. Im Normalfall aber ist der Lebenswille stärker als der Todestrieb. Die Phase des „Verlangens nach der erlösenden Spritze" wäre dann eher ein Ausnahmezustand. Wer kann darüber entscheiden, ob und wann der Sterbende sich in einem Ausnahmezustand befindet, in einer Phase tiefster Depression und Verzweiflung (Stufen des Sterbeprozesses S. 544f.), die vorübergeht und die notwendiger Teil eines *letzten Reifeprozesses* ist?
Die Erfahrung lehrt, daß diese Phase abgelöst wird und daß der Betroffene dann froh ist, daß er die Krise durchgestanden hat und ihm das tödliche Medikament verweigert wurde.
Ich gehe mit Kübler-Ross einig, wenn sie sagt, Menschen, die eine echte, menschliche Sterbebegleitung erfahren, brauchen keine tödliche Spritze.
Was aber ist echte Sterbebegleitung und menschliche Sterbehilfe? Dazu fünf Thesen von A. Ziegler; sie sollen Anregung zum eigenen Nachdenken geben:

Sterbehilfe in der theologischen Ethik:

- Sterbehilfe ist *nur* dann Hilfe, wenn sie zunächst Sterbebeistand ist.
  - Es geht darum, am Zimmer des Sterbenden nicht vorbeizugehen.
- Sterbebeistand ist *nur* dann Hilfe, wenn er zur Sterbebegleitung wird.

  - Der Sterbende braucht den begleitenden Menschen auf seinem Weg.
- Sterbebegleitung ist *nur* dann Hilfe, wenn sie einerseits den Mut aufbringt, auf sinnlos gewordene lebensverlängernde technische Maßnahmen zu verzichten, andererseits die Kraft hat, das Weniger an technischen Maßnahmen durch ein Mehr an *menschlicher Zuwendung* aufzuwiegen und – womöglich – zu überbieten.
  - *Passive* Sterbehilfe heißt „Passivität in bezug auf technische Maßnahmen" und nicht „menschlich-passives Danebenstehen". Der Verzicht auf die Technik wird durch ein Mehr an menschlichem Beistand aufgewogen.
- Sterbebegleitung ist dann *keine* Hilfe, wenn sie nicht während des Sterbens Hilfe im Sterben und zum Sterben ist, sondern *Nachhilfe zum Sterben* wird, sei es, weil man selber die Geduld verliert, den Sterbenden zu begleiten, sei es, weil der Sterbende sich nur als Last vorkommt oder fürchtet, den anderen lästig zu fallen.
  - Sterbehilfe wächst oft aus der eigenen Hilflosigkeit oder Ungeduld heraus – die unbewußten Motive wirken stark.
- Damit Sterbehilfe *nicht* zu Sterbebeihilfe ausartet, darf es für uns keine hoffnungslosen Fälle geben.
  - Der hoffnungslose Fall *beginnt*, wenn wir einen Menschen nur noch als „Fall unter vielen anderen mehr oder weniger gleichartigen Fällen" sehen, nicht mehr aber als diesen besonderen Menschen in seinem eigenen Schicksal.

16.6.2. Wissen und Definitionen

Sachliches Wissen über die Vorgänge des Sterbens und über den Tod sind – neben den menschlichen Faktoren – Voraussetzung für eine professionelle Sterbebegleitung.

Biologie von Sterben und Tod

Die durchschnittliche Lebensdauer im mitteleuropäischen Raum ist in den letzten 100 Jahren von rund 40 auf 70–80 und mehr Jahre angestiegen. Trotzdem gibt es eine obere Grenze; ein Leben über 120 Jahre scheint genetisch nicht möglich. Das Altern – und damit Sterben und Tod – ist vorprogrammiert: der Mensch ist ein endliches Wesen.

Stadien des Todes. Das Sterben als Vorgang, der zum biologischen Tod führt, beginnt mit dem Ausfall der wichtigsten Grundfunktionen (ZNS, Herz, Lunge) und ist beendet, wenn alle Zellen abgestorben sind. In wissenschaftlichen Kreisen unterscheidet man:

- *Scheinbarer Tod* (Vita minima). Die Grundfunktionen sind auf ein Minimum reduziert, so daß die sichtbaren Lebenserscheinungen aufgehoben sind. Eine spontane Erholung ist möglich und kommt nachweislich auch vor.
- *Klinischer Tod.* Er tritt bei Kreislaufstillstand ein. Eine spontane Wiederherstellung ist ausgeschlossen. Jedoch kann durch moderne Reanimationstechnik eine maschinelle Wiederingangsetzung und Aufrechterhaltung der Kreislauf- und Atemfunktion erreicht werden. Nach 3 Minuten dauerndem Kreislaufstillstand kommt es zu irreversibler Hirnschädigung.
- *Hirntod* (Kortextod). Hier sind die kortikalen Funktionen definitiv geschädigt (typisch nach schweren Unfällen). Es liegt ein sog. *apallisches Syndrom* vor, d. h. der Mensch ist zum „reinen Stammhirnwesen" geworden: Herz und Atmung funktionieren weiter, ebenso die Körperregulation und die niederen Reflexe wie Greifen und Saugen; er bleibt aber definitiv bewußtlos und muß künstlich ernährt werden. Dieser Zustand kann über Monate weiterdauern und bedeutet ein höchst anspruchsvolles Pflegeproblem (und ist eine enorm große Belastung für die Angehörigen des Betroffenen).
- *Eigentlicher Hirntod.* Es liegt ein totaler Ausfall des Gehirns vor (einschließlich Hirnstamm), trotz noch vorhandener Herzaktionen. In diesem Zustand kann der Organismus noch tagelang „weiterleben", bis auch die letzte Zelle abgestorben ist. An sich können mit der Herz-Lungen-Maschine und mit künstlicher Niere gewisse Partialfunktionen noch über lange Zeit aufrechterhalten werden. Von einem „lebenden Menschen" aber kann nicht gesprochen werden: Der Patient ist bewußtlos, hat keine Spontanatmung, es besteht beidseitige Pupillenstarre und eine Nullinie im EEG. Der totale Hirntod wird *dem Tod* gleichgesetzt. Hier ist die Trennlinie und der Bereich der ethischen Fragestellung bezüglich Abstellen der Maschinen und der Organentnahme.
- *Absoluter biologischer Tod.* Er gilt als eingetreten, wenn alle Zellen tot sind.

Sterben als letzte Reifephase

Sterben als Lebensaktivität sagt aus, daß auch *im Sterben Leben geschieht.* Dieses wichtigsten Lebensabschnitts hat sich in den letzten Jahren die *Thantologie* (Sterbekunde) in zunehmendem Maß angenommen. Elisabeth Kübler-

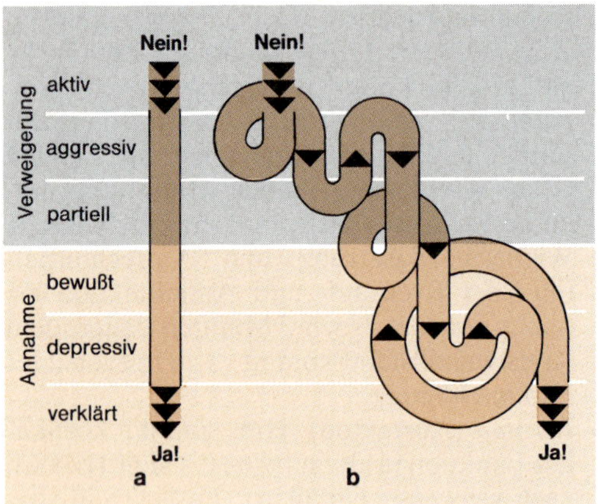

Abb. 16.**8** Trauerprozeß. **a** Theoretischer Verlauf von der Verweigerung zur Annahme. **b** Realer, d.h. wirklicher Verlauf im Hin und Her und Auf und Ab der seelischen Dynamik. Jeder hat seinen eigenen, individuellen Trauerprozeß zu leisten.

Ross hat sich als Pionierin in der Erforschung des Sterbens und für die Begleitung Sterbender große Verdienste erworben. Sie beobachtete, daß sich die Gemütsverfassung Sterbender schrittweise ändert und dabei typische Stadien durchläuft. Und zwar sind es die gleichen, wie sie auch andere Forscher für die Verlustverarbeitung (Trauerprozeß) während des Lebens festgestellt haben (S. 538). Das Sterben schließt infolgedessen eine *Reihe von Entwicklungsschritten ab*, die der Mensch allesamt *krisenhaft* als existentielle Lebenseinschnitte erfährt.

Solch wichtige Entwicklungsschritte sind die Geburt, die Pubertät, der Übergang in die zweite Lebenshälfte (Jung spricht bei der letzteren von einem Individuationsprozeß – Selbstwerdungsprozeß), das Klimakterium, die Pensionierung sowie das Auftreten einer unheilbaren Krankheit und schließlich der Tod.

Kübler-Ross hat in diesem Prozeß **fünf Phasen** unterschieden:

1. *Nicht-wahrhaben-Wollen*: Isolierung, Verleugnen.
2. *Zorn*, Auflehnung, Aggression, die sich gegen den Kranken selber richten können (Suizid) oder häufiger gegen die Mitwelt (Angehörige, Pflegepersonal).
3. *Verhandeln* mit dem Schicksal.
4. *Depression:* Verfall in tiefes Trauern über den bevorstehenden Verlust des eigenen Lebens.
5. *Zustimmung* im Verarbeiten der Unheilbarkeit des Leidens und im Akzeptieren des Todes.

Diese fünf Phasen laufen nicht streng chronologisch ab. *Trauerarbeit* (S. 538f.) ist ein äußerst dynamischer Prozeß. Das Überspringen einzelner Schritte und/oder das Zurückpendeln auf eine frühere Stufe sind dabei die Regel. Sterben ist wie das Leben selbst nichts Gradliniges, sondern ein Vorwärts und immer wieder neues Beginnen (Abb. 16.**8**). Der unaufhörliche Stimmungswandel, der dabei zu bewältigen ist, ist dem Kranken häufig gar nicht bewußt, er äußert sich aber fortwährend (spricht sich aus!), gibt Signale (verschlüsselte Sprache), die von den Begleitenden gehört werden müssen (Tab. 16.**9**).

Die Sterbephase kann – im positiven Verlauf – die intensivste Entwicklungsphase des Lebens sein.

Die **Einstellung** zum bevorstehenden Tod ist abhängig von der aktuellen Lebensphase und kann sehr unterschiedlich sein.

Viele *Hochbetagte* sehen im Tod den logischen und vorhersehbaren Abschluß ihres Lebens und erwarten ihn ohne Angst. Anders ist das Sterben *junger Eltern*, die ihre Kinder, um die sie sich sorgen, zurücklassen müssen; wieder anders ist der Tod von *Kindern*. Sie zeigen nicht selten eine für Erwachsene erstaunliche Selbstverständlichkeit dem Sterben gegenüber.

Die *Todesangst*, die man auch als „Früh- oder Vorangst" feststellen kann, betrifft nicht so sehr die „Angst vor dem, was kommt/oder nicht kommt" (Ungewißheit), sondern sie bezieht sich vor allem auf die Angst vor Qualen und Schmerzen während des Sterbens (S. 535).

Todesnahe Grenzerfahrungen

Kübler-Ross beschreibt das *Ablösen im Sterben* in drei Stufen, in deren Verlauf sich das *Bewußtsein* des Menschen zu *Gewahrwerden* und *Gewahrsein* verändert, bis auch dieses abgelöst wird durch ein *Eintauchen* in ein strahlendes Licht. Infolge der modernen Reanimationsmethoden gibt es immer häufiger Menschen, die in einem Zustand der Todesnähe und Bewußtlo-

Tabelle 16.9 Reifungsprozeß des Sterbenden (zur Verfügung gestellt von H. P. Bertschi, Spitalseelsorger und Diplompsychologe, Uster/Schweiz)

Verweigerung		Stadien des Reifungsprozesses				Helfendes Verhalten
aktive		**Panik** Verlust des Sinnes für Realität: impulsives, unkontrolliertes Verhalten Suizidgefahr	← **Schock** → Diagnose Trauma Tod näher Angehöriger	**Verdrängung** Nicht-wahrhaben-Wollen Negation dämpft Schock, sammelt innere Kräfte zum Damit-fertig-Werden	*Nicht ich!*	*abwarten, nicht mit agieren,* aber Person voll annehmen! (Verdrängen ist normal! Akzeptieren heißt nicht billigen, Widersprechen hilft nichts)
aggressive		**Depression** zu starke Kontrolle → neurotische Entwicklung	← **Emotionen** → Flut der Gefühle nach innen oder nach außen	**Katharsis** schwierig, unzufrieden, nörgelnd, aggressiv, zornig, wütend Scham, Tendenz zur Selbstbeschuldigung, -bestrafung Beschuldigung anderer (Sündenböcke)	*Warum Ich?*	*aushalten, aktiv zuhören* nichts persönlich nehmen negative Gefühle zulassen! hellhörig sein (trainierten Helfer in die Pflege mit einbeziehen)
partielle		**Ausverkauf** massive Insuffizienzgefühle Ausschalten der Eigenkräfte: Bankrotterklärung	← **Verhandeln** → ja aber . . ., erst wenn . . . Aufschub	**Feilschen** mit Arzt, Gott und der Welt, weil Verdrängen nicht mehr möglich ist: der Körper sagt „die Wahrheit" Mobilisierung der Eigenkräfte Hoffnungskrücken	*Vielleicht ich doch nicht!*	*verstehen, aber nicht beteiligen* die Hoffnung lassen, aber nicht falsche Hoffnung machen
	depressive	**Verzweiflung** stoische Bitterkeit → Katharsis ermöglichen	**Erkennen** kein anderer Ausweg mehr!	**Realitätsarbeit** in zwei Bereichen • Sachwelt Testament usw. • Schicksals-, Sinnwelt: Einstellungsveränderung „Glaube" (auch nichtkirchl.) Sterben ist „Erlösung"	*Was bedeutet das für mich?*	*nicht „aufmuntern",* aber zum Trauern ermutigen Realitätsarbeit ermöglichen; (evtl. Pfarrer, Notar, usw.) Angehörige beiziehen Euthanasieproblem anerkennen!
	bewußte	**Verdunkelung** emotionell besiegelte Verzweiflung Bewußtlosigkeit als Resignation	**Verbindlichkeit** Es wird sein müssen	**Annahme** Tod – natürliche Erfüllung des Lebens Todesangst als Angst vor Neuem angenommen, darum weniger schrecklich	*Ja, wenn es sein muß!*	*dasein: den Patienten mit sich allein, doch nicht im Stich lassen* Gesten reden: „verstehen, mitsein" eigene Einstellung wird registriert (hohe Sinneswahrnehmung der Sterbenden!)
	verklärte	**Hilflosigkeit** Bewußtlosigkeit als Schwäche	**Abschluß** Es darf sein	**Erfüllung** Ergebenheit in das Ende des Leids (Schmerzen, Einsamkeit, Elend) Ruhe, Erwartung	*Ja, ich kann!*	*mit-sein* personale, ganzheitliche Kommunikation: Gemeinschaft
	Annahme					

sigkeit waren und nur durch die künstliche Beatmung und Stützung der Herz-Kreislauf-Funktionen am Leben geblieben und zum bewußten Leben zurückgekehrt sind (gelegentlich wurden sie von Ärzten bereits als tot erklärt). Viele von ihnen erzählen von Erfahrungen, welche die These von Kübler-Ross stützen. Bekannt geworden sind auch die Untersuchungen von Moody (1977); hier zitiert aus Heim/Willi: Psychosoziale Medizin. Springer, Berlin 1986):

„Aufgrund von vielen Interviews mit Menschen, die diese Grenzerfahrungen durchgemacht hatten, stellte er fest, daß deren Schilderungen immer wieder ähnliche Inhalte zeigten. Die Betroffenen schilderten, wie sie aus ihrem Körper austraten, sich selbst von der Zimmerdecke her oder sonst aus einem gewissen Abstand beobachten konnten oder wie sie ihren Körper zurückließen. Andere Wesen näherten sich ihnen, um sie zu begrüßen, darunter auch verstorbene Verwandte und Freunde. Immer wieder wurde vom Durchtritt durch einen Tunnel hindurch berichtet. Die tiefste Wirkung übte die Begegnung mit einem sehr hellen Licht aus. Alle Betroffenen nahmen an, daß dieses Licht ein lebendes Wesen sei. Es strömte eine unbeschreibliche Liebe und Wärme aus und übte eine magnetische Anziehungskraft aus. Manche interpretierten dieses Wesen als Christus oder als Engel.
Immer wieder wurde auch eine Grenze oder Schranke geschildert, der man sich näherte und deren Überschreiten der definitive Austritt aus dem irdischen Leben bedeutet hätte. An dieser Grenze wurde ihnen klar, daß sie zur Erde zurückkehren mußten, da der Zeitpunkt des Todes noch nicht gekommen war.
Diese Grenzerfahrungen hatten bei den Betroffenen tiefgehende Wirkungen auf die Gestaltung des nachfolgenden Lebens. Es fehlten ihnen meist Sprache und Begriffe, um das Erlebte auszudrücken. Sie fühlten sich von Kraft und Friede erfüllt. Sie sahen das irdische Leben danach in anderen Proportionen, mit anderen Werten und Zielsetzungen, freier von den Ängsten und Zwängen des Alltags, der Karriere und des Besitzes. Sie fühlten sich stärker motiviert für liebevolle Beziehungen."

Trotzdem ist es falsch, von „*nach*-tödlichen Erfahrungen" zu sprechen, da auch diese noch ein Teil des Sterbeprozesses sind, d.h. *im* Sterben erlebt werden.

16.6.3. Hospizbewegung

Der schon vor vielen Jahren gedrehte Film über das Hospiz St. Christopher in London „Noch 16 Tage" hat diese Wiege des Hospizgedankens weltweit bekannt gemacht. Trotzdem vergingen noch viele Jahre, bis auch bei uns – vielleicht auch unter dem Eindruck der schwerkranken AIDS-Patienten – diese Idee Fuß fassen konnte (S. 498). Unterdessen sind in allen deutschsprachigen Ländern *Hospizbewegungen* und *Hospizpflegekonzepte* entstanden.
Hospiz – Beherbungsbetrieb (mit christlicher Hausordnung). Das Hospiz war ursprünglich eine christliche Herberge für Reisende und Pilger.
Die *Hospize für Sterbende* (Sterbende sind auch Reisende in ein anderes Land) haben sich dem Gedanken der Herberge (Geborgenheit und Schutz) verpflichtet. Neu an der Hospizbewegung ist nicht die Sterbebegleitung an sich, sondern die Synthese aus den Erkenntnissen der modernen Medizin (z.B. der Schmerztherapie) und einer umfassenden Betreuung/Begleitung des Sterbenden und seiner Familie, die nicht nur den physischen Bereich, sondern auch den psychischen, spirituellen und sozialen (alle vier Ebenen des Menschseins) berücksichtigt. Die *Hospizarbeit* möchte auch das Bewußtsein unserer Gesellschaft beeinflussen und dazu beitragen, daß das Sterben wieder Teil des Lebens werden kann, so daß der Sterbende nicht abgeschoben werden muß ins Krankenhaus, sondern von einer tragfähigen Gruppe begleitet wird (von den Angehörigen, dem Pflege- und Behandlungsteam und Laienhelfern). Insofern spricht man im *Hospizkonzept* auch nicht von Sterbebegleitung oder Sterbehilfe, vielmehr von Lebenshilfe bis zum Tode.
Im Kasten S. 547 sind die Grundgedanken des Hospizkonzepts aufgelistet (nach Buckingham).

16.6.4. Bedürfnisse des Menschen im Sterben

Die Bedürfnisse des Sterbenden sind nicht anders als die des Lebenden. Aber beim Sterbenden sind sie intensiver, ihre Erfüllung ist lebensnotwendig und sie lassen sich, da das Leben nicht mehr in die Zukunft projeziert werden kann, nicht verschieben. Er muß seine Selbstbestätigung jetzt und hier erfahren. Die objektiven Bedürfnisse jedes Menschen sind die gleichen, wie sie in der *Bedürfnishierarchie* von Maslow (S. 42) beschrieben wurden. Vorausgesetzt, daß die physiologischen Bedürfnisse abgedeckt sind, sind es vordergründig jene nach Achtung, nach Liebe, nach Sicherheit und

Zehn Hospiz-Grundprinzipien

1. Der Patient und seine Angehörigen werden als gemeinsame Adressaten der Fürsorge durch den Dienst betrachtet.
2. Fürsorge durch ein interdisziplinäres Team (insbesondere: Krankenschwester, Arzt, Sozialarbeiter, Geistlicher).
3. Rund um die Uhr erreichbarer, abrufbarer Dienst („24 Stunden am Tage, 7 Tage in der Woche lang").
4. Gründliche Kenntnisse und Erfahrungen in der Symptomkontrolle (insbesondere der Schmerzbekämpfung) – unter Berücksichtigung der körperlichen, psychischen, sozialen und spirituellen Dimension der Symptome.
5. Freiwillige Helfer als integraler Bestandteil des Dienstes.
6. Aufnahme des Patienten in das Programm, unabhängig von der Regelung der Kostenfrage.
7. Nachgehende Betreuung der Hinterbliebenen.
8. Medizinisch-ärztliche Leitung des Dienstes.
9. Kooperation mit bereits bestehenden Diensten (Kliniken, Hauspflegedienste usw.).
10. Stationäre „Rückendeckung" für den Hauspflegedienst. „Unter Hospiz versteht man ein bestimmtes Konzept der medizinischen, pflegerischen und spirituellen Fürsorge – eine ganz bestimmte Einstellung dem Tode und der Pflege sterbender Menschen gegenüber. Es ist eine besondere Art zu sterben: Mit der tödlichen Erkrankung wird so umgegangen, daß der Patient noch angenehm weiterleben kann, bis er stirbt – umsorgt von Familie und Freunden. Und die verlassen zurückgebliebene Familie wird dann noch weiter unterstützt."

Geborgenheit sowie nach Selbstverwirklichung (Tab. 16.**10**), wobei insbesondere letztere eng verknüpft ist mit der Frage nach Sinn: *für* Sinnfindung und Sinnerfüllung (hier liegt die religiöse Dimension) und *gegen* sinnlose und sinnentleerte Technologie (wie Ganzwaschung um jeden Preis oder was immer Routinedenken an *unreflektiertem Tun* auslöst).

Antwort auf die Bedürfnisse

Die Bedürfnisse entsprechen den ATL (Kap. 5–16). Wie überall gilt auch hier, daß die Bedürfnisse in Beziehung gebracht werden müssen zum Befinden und der Befindlichkeit des Kranken (S. 122).

Professionelles Handeln in der Sterbebegleitung ist getragen von der *Haltung* der Pflegeperson, die sie selbst – bezüglich Einstellung zum Leben (ethische Kompetenz S. 526), zum Schmerz (S. 536f.) und zum Sterben – entwickelt hat. Erst wo diese Haltung geklärt ist, wird eine den Bedürfnissen des Sterbenden gerecht werdende *Pflegeplanung* möglich sein.

16.6.5. Pflegeplanung bei Sterbenden

Situationseinschätzung

Sie orientiert sich an den oben besprochenen Aspekten von *Bedürfnissen, Befinden und Befindlichkeit*, wobei die Gesamtheit der ATL zu berücksichtigen ist.

Die **W-Fragen** (Was? Wieviel? Wer? Wie? Wodurch?) sind auf allen Ebenen zu stellen:

Tabelle 16.**10** Die Bedürfnisse des Patienten im Sterben (nach Schara)

Bedürfnisse	Das Recht des Menschen auf seinen eigenen Tod und auf ein individuelles Sterben
des Körpers	Schmerzen, Atemnot, Durst Respiratorpatient: Angst vor dem Aussetzen des Respirators
nach Sicherheit	Ängste (intensive care syndrome), Kompetenz, Notfallhilfe, Ehrlichkeit der Information Herzpatient: Verunsicherung durch Miterleben des Sterbens anderer
nach Liebe	soziale Zärtlichkeit, Körperkontakt (die Körpersinne schwinden zuletzt), Teilnahme der Familie und Freunde
nach Achtung	Ernstnahme des Todeswillens, Gleichwertigkeit des Sterbenden mit den Genesenden, Anerkennung als Mensch (auch geschlechtlich)
nach Selbstverwirklichung	Wahrheit am Krankenbett, Individuation, Entscheidungsfreiheit Dialysepatient: Vermeidung zweifelhafter Lebensverlängerungen bzw. falscher Erwartungen

- der *physiologischen* bezüglich Ruhen und Wachsein, Sichbewegen, Sichwaschen und -kleiden, Essen und Trinken, Ausscheidungen, Körpertemperatur, Atmen;
- in bezug auf das *Sicherheitsbedürfnis* alle Aspekte des Schutzes und der Geborgenheit;
- auf der *Beziehungsebene* die Sorge für einen angemessenen Tagesplan, eine wohltuende Umgebung, menschliche Wärme und ein offenes Ohr (das Begleiten);
- auf der *Sinnebene* die Berücksichtigung der zutiefst *personalen* Bedürfnisse nach Selbstbestimmung und Selbstwert wie auch der *transpersonalen* des „Sich-selbst-lassen-Könnens“ auf ein Höheres hin (ethische und religiöse Dimension der Sterbebegleitung).

Standardplanung

Das **Ziel** der Pflege in dieser Lebensphase ist es,

- dem Patienten ein Klima zu ermöglichen, in dem ein friedliches Abschiednehmen möglich ist;
- einen Zustand herzustellen, in dem der Patient schmerzfrei ist und zugleich wach und kommunikationsfähig (Ziele der Schmerztherapie S. 528ff.).

Die **Maßnahmen** sind von den Zielen bestimmt. Im besonderen möchte ich hinweisen auf die Gefahr „unreflektierten Handelns“ (Mythen und Fakten Abb. 16.**9**).

In bezug auf *Sterben und Tod* heißt Pflege auch:

- *Sprechen über transzendente Fragen*. Die Nähe des Todes konfrontiert den Menschen mit der geistigen Ebene. Wo sie nicht künstlich verdrängt wird, sind Gespräche über die Sinnmitte sowie Fragen über Leben und Tod keine tabuierten Themen. Der Anteil der Betreuer ist in erster Linie das Zuhören und Hinhören und weniger das Reden, mehr das Entgegennehmen von verbalen und symbolisch-verbalen Signalen als das Analysieren. Die sog. *Wahrheit am Krankenbett* ist dann nicht mehr etwas, worüber intellektuell debattiert werden muß. Der Kranke spürt sehr oft, was mit ihm geschieht, es ist dann besser, wenn er weiß, daß die anderen auch wissen, daß sich etwas verändert. Sterbende wachsen oft unmerklich in die Wahrheit hinein.
- *Bewahren der Hoffnung*. Jedes Wort, jeder Blick, jede Berührung wird für den Sterbenden wichtig. Selber hoffnungsvoll sein ist Grundvoraussetzung für ihre Pflege. Wie sollten wir sonst den Kranken auf Hoffnung hin begleiten. Hoffnung kann man nicht predigen und nicht aufschwatzen. Man kann nur durch sein Verhalten Hoffnung leben, wodurch Hoffnung bewirkt wird.
- *Dasein und Dabeibleiben* und damit auch Körperkontakt, Berühren, Streicheln ist das Wichtigste überhaupt (S. 492f.).
- *Sorge um die Seele*. Gemeint ist das Zulassen der individuellen religiösen Bedürfnisse, sei es als Aufrechterhaltung der gewohnten Übungen oder die Einhaltung religiöser Vorschriften und Gebräuche, die mit Krankheit und Tod zusammenfallen. Die gute *Zusammenarbeit mit dem Seelsorger* erübrigt es, daß man selber über alles Bescheid weiß. Es genügt, daß wir das religiöse Klima ermöglichen. Der Kranke wird uns dann sagen, was er braucht (Tab. 16.**11**).
- *Ermöglichung der Intimsphäre*. Sterben ist ein höchst persönlicher Vorgang. Der individuelle Raum für den Sterbenden ist nicht deshalb notwendig, weil man ihn von anderen isolieren muß, sondern weil der Respekt vor dem Akt des Sterbens eine private Sphäre fordert. Es gibt nicht nur eine leibliche Scham (S. 277 u. 490f.), sondern auch eine seelische und seelisch-geistige. Die Frage des „Wer, Wie und Was des hüllenlosen Gesehenwerdens“ stellt sich beim Sterben auch. Es geht um die Bewahrung dessen, was die Hingabe von der Preisgabe unterscheidet. Sterben ist ein Geheimnis „undurchschaubarer Offenheit“, d.h., der Sterbende schreitet vom Ahnen zum Wissen, ohne daß die Tiefen enthüllt werden können. Es genügt, daß da Menschen sind, die das Geheimnis schützen und bewahren.

16.6.6. Nach Eintritt des Todes

Der Todeseintritt (Exitus) ist mit genauer Uhrzeit auf der Patientendokumentation festzuhalten; der Arzt ist zu benachrichtigen, ebenso die Oberschwester und die Verwaltung. Meist ist es die Verwaltung, die mit den Angehörigen die Art und den Termin der Bestattung, die Wahl des Sarges, die Meldung an das Zivilstandesamt usw. bespricht.

- Die *Angehörigen* werden, wenn möglich, durch den Arzt informiert.
- Die *Arbeiten im Zimmer* des Verstorbenen geschehen umsichtig und ruhig. Alle Geräte

Mythen	Fakten
Jedermann sollte zu Hause sterben.	Nein. Nur, wenn Familie und Unterstützungssystem gut funktionieren.
Das Krankenhaus ist der einzige Ort, an dem man sterben kann.	Nein. Patienten sind oft zu Hause glücklicher, inmitten ihrer Familie und in vertrautem Rahmen. 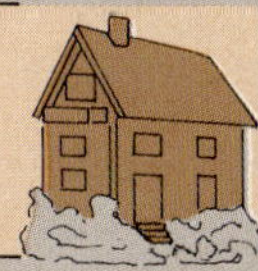
Gute Sterbebegleitung ist einfach.	Nein. Eine beachtliche Zahl an Patienten hat größere Versorgungsprobleme.
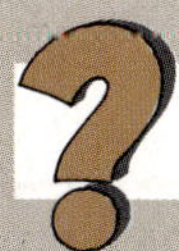 Gute Sterbebegleitung ist schwierig.	Nein. Schon ein wenig spezifische Kenntnisse und Aufmerksamkeit können weit tragen.
Sterbende Menschen sollten in einem Nebenraum isoliert werden.	Nein. Ärzte und Schwestern, die das glauben, sollten selbst einmal solche Isolation ausprobieren.
Die Familie des sterbenden Patienten sollte nicht einbezogen werden.	Nein. Bewußter Ausschluß der Familie kann viel an Schuldgefühlen und Not erzeugen. 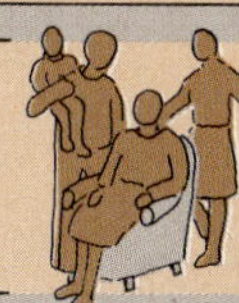
„Nie wieder sage ich einem Patienten die Wahrheit. Als ich es einmal tat…“	Falsch. Patienten benötigen ein angemessenes Maß an Wissen (nicht unbedingt die ganze Wahrheit). Vielleicht haben sie auch selbst dem Arzt mehr zu sagen als er ihnen.
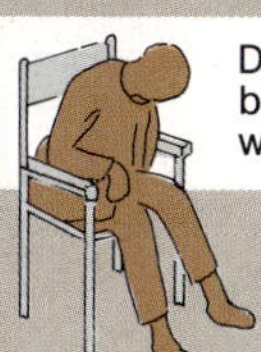 Der Patient sollte am besten stark sediert werden.	Nein. Wem soll das nützen – dem Patienten oder dem Personal? Übersedierte Patienten fühlen sich unwohl und sind für die Angehörigen sehr belastend.
Der Patient soll bis zu seinem Tode ganz wach sein.	Nein. Viele Patienten werden zunehmend benommen. Einige benötigen wegen finaler Unruhe Sedierung.
Nichtmedizinisches Personal hat bei der Patientenversorgung nichts zu suchen.	Falsch. Sie sind von unschätzbarem Wert beim Zuhören und Herstellen alltäglicher Annehmlichkeiten. 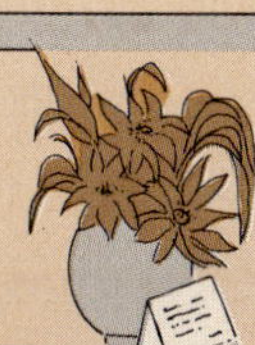
Ärzte und Schwestern werden selbst niemals krank und leben ewig.	Das ist nur ein Gerücht! Selbst wenn es wahr wäre, würde es uns nicht von der Pflicht entbinden, die Beschwerden unserer Patienten zu lindern.

Abb. 16.**9** Mythen und Fakten bei der Betreuung Sterbender (Auszug und Übertragung einer Information des St. Christopher's Hospice, London).

Tabelle 16.**11** Bedeutung der Bräuche in verschiedenen Konfessionen zu Sterben und Tod (aus Schweiz. Ärzte-Ztg. 1978, Nr. 49)

Fragen	Röm.-kath. Kirche	Protestantische Kirche	Jehovas Zeugen	Jüdischer Glaube	Islam
1. Was bedeutet der Tod für den Gläubigen Ihrer Kirche: Vernichtung/Ende Aufbewahrung/Ruhe Verwandlung zu neuem Leben, zu ewigem Leben? Wie stellen Sie sich die Aufbewahrung bzw. das Leben nach dem Tode vor?	Verwandlung in einen neuen, heilen Menschen, zu neuem Leben in Vollendung, Unverweslichkeit, Kraft, Freude, Gemeinschaft (1. Kor. 15,42–43) „Er, Christus, wird unseren hinfälligen Leib seinem verherrlichten Leibe gleichgestalten" (Phil. 3.21, Auferstehung)	*Persönl. Einstellung* Verwandlung zu neuem ewigem Leben Gott wird durch den Tod hindurch das, was er selbst schon im irdischen Leben geschaffen hat, vollenden, d. h. mich selbst zur Vollendung führen. Das Wichtigste wird die volle Gemeinschaft mit Gott sein, „. . . ihn sehen, wie er ist" (1. Joh. 3.2)	Der Mensch *ist* eine Seele. (1. Mose 2:7). Tod bedeutet: Der *ganze* Mensch kehrt zum Staube zurück. Aufbewahrung nur in Gottes Gedächtnis Auferstehung: Rückkehr aus dem Tod zur Zeit des Tausendjährigen Reiches unter Gottes Herrschaft (Joh. 5:28, 29). Diese Zeit steht nahe bevor	Die Seele ist göttlich und deshalb unsterblich; so wird dem Menschen nach seinem Tode ein geistiges Dasein in Gott zuteil Die jüdische Religion lehrt den Glauben an die Auferstehung der Toten zur Zeit, welche der Schöpfer nach Seinem Willen bestimmen wird	Verwandlung Der Tod trennt die Seele vom Körper. Die Seele erlebt eine Entwicklung gemäß der Lebensweise, die der Verstorbene im Diesseits geführt hat. Die nachtödlichen jenseitigen Belohnungen und Strafen sind als geistige Wirklichkeiten aufzufassen (Qualen der Hölle/Freuden des Paradieses). Das letzte Ziel des menschlichen Lebens ist die Begegnung mit Gott, dem allmächtigen Erschaffer und barmherzigen Herrn
2. Welche religiösen Vorschriften/Bräuche muß die Krankenschwester kennen, um den Sterbenden/seine Angehörigen in seiner/ihrer Situation zu verstehen?	Ernstlich Kranke erhalten das Sakrament der Krankensalbung (Jak. 5, 14–15)	Keine Vorschriften. Auf Wunsch feiert der Pfarrer das Abendmahl mit dem Sterbenden	Keine Bräuche. Keine besonderen Vorschriften, keine Zeremonien. Der Glaube an die Auferstehung ist für den Zeugen Jehovas die tragende Kraft in der Sterbestunde	Unbedingt Familie oder jüdische Gemeinde benachrichtigen. Diese übernehmen die religiöse Begleitung. (Gebete, Sündenbekenntnisse werden üblicherweise auf hebräisch von Juden gesprochen) Man soll den Sterbenden nicht allein lassen, ihn nicht bedrängen und nicht auf ihn einreden. Man soll sich still und gefaßt verhalten und so beruhigend wirken	*Essensbräuche* – kein Schweinefleisch – keine Wurstwaren aus Schweinefleisch oder Schweinefett – keinen Alkohol

3. Was erwarten Sie von der Krankenschwester, wenn sie Ihren sterbenden Glaubensbruder/-schwester pflegt? Was aus Ihrer Sicht soll/kann die Krankenschwester tun, damit dem Sterbenden/seinen Angehörigen zusätzliche Nöte erspart bleiben?	Den zuständigen Seelsorger benachrichtigen Wenn nötig Brücke zwischen Patient/Angehörigen und Seelsorger bauen Klären, ob Patient die hl. Kommunion (Abendmahl) empfangen will Auf Gottes Erbarmen, Macht, Treue und Gegenwart hinweisen Beim Patienten sein, auf ihn hören Auf Wunsch des Patienten ein ihm bekanntes Gebet sehr langsam sprechen (z. B. „Vater unser“)	Vor allem menschliche Anteilnahme und Nähe (evtl. die Hand des Sterbenden halten). Entsprechend den Bedürfnissen des Sterbenden handeln Evtl. einen dem Sterbenden vertrauten Bibelabschnitt oder ein Kirchenlied vorlesen, etwa Ps. 23,46 1–4, 91 oder 103 Joh. 10,27–30 Röm. 8, 38–39 Off. 7, 14–17 Lieder 37, 275, 370, 373	Daß sie auch in dieser Stunde, wenn der Patient kraftlos ist, seinen Glauben respektiert, also: – keine Bluttransfusionen – keine Plasmainfusionen – keine evtl. plasmahaltigen Speisen, wie Wurstwaren, Aufschnitt usw. Besuch durch Geistliche anderer Religionsgemeinschaften nicht angezeigt	Ein Verhalten, das dem Sterbenden die Würde wahrt Jede praktische Hilfe in der Einhaltung der Speisegesetze und der Sabbatweihe wird hochgeschätzt und ist auch von psychologischem Wert. Familie, jüdische Gemeinde, Rabbiner geben Auskunft über Vorschriften und konkrete Ausführungsmöglichkeiten Alle therapeutischen Maßnahmen und Medikamente, die das Leben retten bzw. das Leiden lindern, sind erlaubt	Äußere Sauberkeit ist Symbol für innere Sauberkeit – Alles was in Berührung mit Urin und anderen Exkrementen gekommen ist, muß peinlich sauber gewaschen werden wie Hände des Patienten/der Krankenschwester, Utensilien, Wäsche – Patient darf nie bloßliegen, also nie ganz abdecken (Keuschheit) – Patient und Angehörige vom „Tod ablenken“, denn es gibt keinen Tod! – auf ewiges Leben hinweisen
4. Was hat die Krankenschwester zu beachten, nachdem der Patient gestorben ist?	Seelsorger nur rufen: bei plötzlichem Tod, wenn Patient vorher keine Betreuung hatte (für Gebet, nicht für Sakrament); wenn Angehörige Trost brauchen und Gebet wünschen Kerze im Zimmer anzünden (sofern vom Spital erlaubt) als Symbol des Glaubens für die Auferstehung Angehörigen, falls nötig, Hinweise geben über Aufbahrungsort und Formalitäten	Keine Vorschriften. Hilfreich ist, die Verbindung zum Gemeindepfarrer herzustellen, falls die Angehörigen dies nicht selbst tun können, um ihnen die Gelegenheit zu verschaffen, die Bestattung bzw. Kremation frühzeitig mit diesem besprechen zu können	Dem Leichnam dürfen keine Organe entnommen werden Angehörige müssen wegen Autopsie gefragt werden	Die Angehörigen/jüdische Gemeinde benachrichtigen, die den Toten (nach der Überführung auf den Friedhof) waschen und ankleiden Der Familie Gelegenheit zur Totenwache geben Die Autopsie ist gemäß der religiösen Auffassung unerwünscht. Nur aus zwingenden gerichtsmedizinischen Gründen und im Einvernehmen mit der Familie durchführbar	Strenges Ritual: Füße dürfen nicht nach Südosten gerichtet sein! (im Grab: Kopfende nach Südwesten, Fußende gen Nordosten. Gesicht schaut nach rechts, also gen Südosten)

werden entfernt: Absaugvorrichtung, Sauerstoff, Lagerungsmaterial usw., auch alle Therapiematerialien wie Infusion, Sonden, Katheter, Drainagen usw.

- Der *Leichnam* wird, wenn nötig, gewaschen, mit einem frischen Hemd versehen, die Haare werden gekämmt. Es muß ein Identifikationsetikett angebracht werden; vielfach wird es an der großen Zehe festgemacht. Um den Mund geschlossen zu halten, kann der Unterkiefer mit einer nassen elastischen Binde hochgebunden werden; Zahnprothesen einlegen, wenn nötig. Um die Augenlider geschlossen zu halten, nasse Tupfer auflegen.
  Kopf und Oberkörper leicht hochlagern, so verhindert man eine Blaufärbung im Gesicht. Schnittblume auf den Oberkörper legen und den Leichnam bis zum Hals mit einem Leintuch zudecken.
- Normalerweise bleibt der Leichnam im Zimmer, bis die Angehörigen dagewesen sind; dann wird er in die Aufbahrungshalle gebracht.
- Die *eigenen Sachen* des Verstorbenen müssen inventarisiert und den Angehörigen gegen Unterschrift abgegeben werden.
- *Beratung der Trauernden* als Gespräch über den Tod und die zu leistende Trauerarbeit, Erledigen der administrativ notwendigen Angelegenheiten, das Vorbereiten der Bestattungsfeierlichkeiten usw. fällt im Krankenhaus nicht mehr in den Aufgabenbereich der Pflegegruppe. Gemeindeschwestern haben hingegen oft die Aufgabe, die Begleitung der trauernden Familie über den Tod hinaus wahrzunehmen. Je besser der kirchliche und der soziale Dienst koordiniert sind, um so wirkungsvoller läßt sich die Arbeit mit Trauernden gestalten.

Zusammenfassend und abschließend ein Wort, das, obwohl vor 30 Jahren geschrieben, uns heutigen Menschen viel über *den Sinn eines schweren Lebens* zu sagen hätte: „Alles Leiden, aller Tod sind stellvertretend und dienen eben damit dem Leben, ohne Schmerz und Tod keine Höherentwicklung“ (M. Scheler).

Weiterführende Literatur

Abermeth, H. D.: Ethische Grundfragen in der Krankenpflege. Vandenhoeck & Ruprecht, Göttingen 1989

Baumann, R.: Humantechnologie und moderne Gesellschaft. Theologischer Verlag, Zürich 1990

Bloching, K. H.: Texte über den Sinn des Lebens. Topos, Rugell/Liechtenstein 1980

Breton, S.: Angst als Krankheit. Hippokrates, Stuttgart 1988

Canacakis, J.: Ich sehe deine Tränen. Trauern, klagen, Leben können. Kreuz, Stuttgart 1987

Davis, M.: In: Ethik der Pflege – Realität im Alltag. Referate des Kongresses am 7. Juni 1986 in Arbon. Schweiz. Berufsverband (SBK), Bern 1986

Drewermann, E.: Wort des Heils, Wort der Heilung, Bd. I bis III. Patmos, Düsseldorf 1988

Eikmann, J.: Kann ich Ihnen helfen...? Ein Übungsbuch für alle, die mit ratsuchenden Menschen zusammenkommen, 2. Aufl. Burckhardthaus-Laetare, Offenbach 1982

Frankl, V. E.: Der Wille zum Sinn, 3. Aufl. Huber, Bern 1982

Frankl, V. E.: Der unbewußte Gott. Psychotherapie und Religion, 6. Aufl. Kösel, München 1985

Fromm, E.: Haben oder Sein. Deutscher Taschenbuch Verlag, München 1979

Gollwitzer, H.: Krummes Holz, aufrechter Gang. Zur Frage nach dem Sinn des Lebens, 10. Aufl. Kaiser, München 1985

Goritschewa, T.: Die Kraft der Ohnmächtigen, 13. Aufl. Brockhaus, Wuppertal 1988

Gyr, C.: Gewissensentscheid in der klinischen Krankenpflege. Lang, Bern 1977

Hark, H.: Jesus der Heiler. Vom Sinn der Krankheit. Walter, Olten 1988

Hutten, K.: Seher – Grübler – Enthusiasten. Sekten und religiöse Sondergemeinschaften der Gegenwart, 11. Aufl. Quell, Stuttgart 1982

Illhart, F. J.: Medizinische Ethik. Springer, Berlin 1985

Jung, C. G.: Psychologie und Religion, 4. Aufl. Walter, Olten 1984

Jung, C. G.: Von Mensch und Gott. Ein Lesebuch. Walter, Olten 1989

Karst, V.: Trauern. Kreuz, Stuttgart 1985

Kawohl, M.: Ich gestatte mir zu weinen. Wie man Traurigkeit durch Tränen überwindet. Herder, Freiburg 1987

Knessel, J.: Medizinische Ethik aus heutiger Sicht. Birkhäuser, Basel 1989

Kreppold, G.: Die Bibel als Heilungsbuch. Tiefenpsychologischer Zugang zur Bibel. Vier Türme, Münsterschwarzach 1985

v. Lehndorff, H.: Humanität im Krankenhaus. Rex, München 1975

Lindenberg, W.: Mysterium der Begegnung. Reinhardt, München 1979

Lukas, E.: Psychologische Vorsorge. Krisenprävention und Innenweltschutz aus logotherapeutischer Sicht. Herder, Freiburg 1989

Meueler, E.: Wie aus Schwäche Stärke wird. Vom Umgang mit Lebenskrisen. Rowohlt, Reinbek 1989

Neuhäusler, A.: Grundbegriffe der philosophischen Sprache. Ehrenwirth, München 1963

Neuner, D., K. F. Schäfer: Krankenpflege und Weltreligionen. Recom, Basel 1990

Nigg, W.: Die Hoffnung der Heiligen. Wie sie starben und uns sterben lehren, 2. Aufl. Schwabenverlag, Ostfildern 1986

Nouwen, H.: Geheilt durch seine Wunden. Wege zu einer menschlichen Seelsorge. Herder, Freiburg 1987

Rahner, K.: Praxis des Glaubens. Geistliches Lesebuch, 3. Aufl. Herder, Freiburg 1982

Riemann, F.: Grundformen der Angst, Reinhardt, München 1987

Scheler, M.: Liebe und Erkenntnis, 2. Aufl. Francke, Bern 1970

Schoeps, H.J.: Die großen Religionen der Welt, Knaur, München 1973

Schuchardt, E.: Warum gerade ich? Leiden und Glaube, 4. Aufl. Burckhardthaus-Laetare, Offenbach 1987

Schulz, W.: Grundprobleme der Ethik. Neske, Pfullingen 1989

Schuster, R.: Was sie glauben. Steinkopf, Stuttgart 1984

Sporken, P.: Begleitung in schwierigen Lebenssituationen. Herder, Freiburg 1984

Staehelin, B.: Haben und Sein, 11. Aufl. Theologischer Verlag, Zürich 1981

Sudbrack, J.: Neue Religiosität. Matthias-Grünewald-Verlag, Mainz 1988

Tournier, P.: Im Angesicht des Leidens. Sinnerfahrung in dunkler Stunde. Herder, Freiburg 1983

Tschudin, V.: Ethik in der Krankenpflege. Recom, Basel 1988

Walter, R.: Lebenskraft Angst. Wandlung und Befreiung. Herder, Freiburg 1987

Weinreb, F.: Vom Sinn des Erkrankens. Origo, Bern 1979

Wunderli, J.: Stirb und Werde. Wandlung und Wiedergeburt in der Pubertät und in der Lebensmitte. Bonz, Fellbach 1980

Schmerz

Bullinger, M., D.C. Turk: Selbstkontrolle. Strategien zur Schmerzbewältigung. In Keeser, W., u.a.: Schmerz. Urban & Schwarzenberg, München 1982

Fish, S., J.A. Shelly: Ein Kranker braucht mehr als Tabletten, 3. Aufl. Brockhaus, Wuppertal 1983

Kaganas, G., u.a.: Schmerzbehandlung in der Rheumatologie. Karger, Basel 1989

Kröner-Herwig, B.: Verhaltensmedizinische Konzepte psychologischer Schmerztherapie. Universität Düsseldorf 1988

Larbig, W.: Schmerz. Grundlagen – Forschung – Therapie. Kohlhammer, Stuttgart 1982

Melzack, R.: Das Rätsel des Schmerzes. Hippokrates, Stuttgart 1978

Mumenthaler, M., F. Regli: Der Kopfschmerz. Thieme, Stuttgart 1990

Schmidt, R., A. Struppler: Der Schmerz. Ursachen, Diagnose, Therapie. Piper, München 1982

Sölle, D.: Leiden, 6. Aufl. Kreuz, Stuttgart 1984

Student, J.C.: Schmerztherapie bei sterbenden Menschen (die orale Morphintherapie in der Hand des Hausarztes). Georg-August-Universität Göttingen, Betriebseinheit Medien in der Medizin, Fachbereich Medizin 1988

Vetter, H.: Der Schmerz und die Würde der Person. Knecht, Frankfurt 1980

Vogelsberger, W., M. Elies u.a.: Schmerztherapie und Naturheilverfahren. Hippokrates, Stuttgart 1990

Zimmermann, M., H. Seemann: Der Schmerz, ein vernachlässigtes Gebiet der Medizin? Springer, Berlin 1986

Sterben und Tod

Boros, L.: Erlöstes Dasein, 4. Aufl. Matthias-Grünewald-Verlag, Mainz 1984

Eid, V.: Euthanasie oder Soll man auf Verlangen töten?, 2. Aufl. Matthias-Grünewald-Verlag, Mainz 1985

Ford, A.: Bericht vom Leben nach dem Tode. Droemer, München 1980

Herrmann, N.: Ich habe nicht umsonst geweint. Eine Krankenhausseelsorgerin erzählt. Kreuz, Stuttgart 1980

Jüngel, E.: Tod, 2. Aufl. Gütersloher Verlagshaus, Gütersloh 1983

Klockenbusch, W.: Die Betreuung unheilbar Kranker und Sterbender. Bibliomed, Melsungen 1986

Kübler-Ross, E.: Interviews mit Sterbenden, 12. Aufl. Gütersloher Verlagshaus, Gütersloh 1984

Kübler-Ross, E.: Was können wir noch tun?, 2. Aufl. Gütersloher Verlagshaus, Gütersloh 1984

Meyer, J.E.: Todesangst und das Todesbewußtsein in der Gegenwart, 2. Aufl. Springer, Berlin 1982

Moody, R.: Leben nach dem Tod. Rowohlt, Hamburg 1977

Noll, P.: Diktate über Sterben und Tod. Pendo, Zürich 1984

Piper, H.C.: Gespräche mit Sterbenden, 3. Aufl. Vandenhoeck & Ruprecht, Göttingen 1984

Saunders, C.: Ein Leben für Sterbende. Tyrolia, Innsbruck 1987

Schmalz, F.: Menschenwürdig leben, leiden, sterben-helfen. Tyrolia, Innsbruck 1988

Sporken, P.: Was Sterbende brauchen, 3. Aufl. Herder, Freiburg 1984

Stoddard, S.: Die Hospiz-Bewegung. Ein anderer Umgang mit Sterbenden, 2. Aufl. Lambertus, Freiburg 1988

Tausch, A.: Sanftes Sterben. Rowohlt, Reinbek 1985

Wiesenhütter, E.: Blick nach drüben. Selbsterfahrung im Sterben, 4. Aufl. Gütersloher Verlagshaus, Gütersloh 1977

Winau, R.: Tod und Sterben. De Gruyter, Berlin 1984

Winckler, V.: Dem Tod so nah. Recom, Basel 1988

Zickgraf, C.: Ich lerne leben, weil du sterben mußt. Ein Krankenhaustagebuch. Kreuz, Stuttgart 1980

III. Pflege bei Störungen der normalen Funktion

Gesundheit und Krankheit sind die beiden komplementären Wirklichkeiten unseres Lebens (S. 63ff.). „Gesundheit ist gut und erstrebenswert, Krankheit ist schlecht und abzulehnen", ist eine zu kurzschlüssige Definition. „Krankheiten sind Lehrjahre der Gemütsbildung", hat Novalis gesagt. So betrachtet, hat *Krankheit* ihren eigenen Wert, und *der Kranke* ist zwar ein besonderer (weil aus der Normalsituation herausgenommener), aber kein minderwertiger Mensch.
Krankenpflege hat es demnach mit einem Wert und einem besonderen Menschen zu tun. Zweifellos ist damit auch der Inhalt der Pflege angesprochen:

- die **Bedürfnisse**, die aus der besonderen Situation diesem besonderen Menschen erwachsen;
- das **Befinden** dieses Menschen, das einen Wert darstellt, der unserer Sorge bedarf;
- die **Befindlichkeit** schließlich, die aus der jeweiligen Individualität erwächst und die unmöglich macht, daß es „den Lungenpatienten", „den Herzinfarkt", die „Verdauungsstörung" gibt.

Nicht Diagnose (Befund) und Symptome sind demnach die Gegenstände der Krankenpflege, sondern der **kranke Mensch**. Es gilt, alle folgenden Aspekte zu berücksichtigen:

- die Person in ihrem individuellen Sein;
- den Organismus mit bestimmten Symptomen, Krankheitszeichen, Funktionsstörungen, Organausfallerscheinungen;
- die Um- und Mitwelt, aus der dieser Mensch kommt (und in die er wieder zurückkehrt) und zu der er in Beziehung steht;
- die Transzendenz, an der in irgend einer Form jeder Mensch teilhat.

Bezug zu den fünf Funktionen

Der Arzt plant und überwacht die Behandlung des Kranken. Pflegepersonen unterstützen und fördern die Behandlung – *Behandlungspflege*. Dabei handelt es sich um den **weisungsgebundenen** Teil der Pflege (Funktion 3 S. 101).
Daneben gilt es den **eigenständigen** Bereich der Pflege wahrzunehmen:

- Unterstützen und/oder stellvertretende Übernahme der ATL (Funktion 1),
- Begleiten in Krisensituationen und während des Sterbens (Funktion 2),
- Mitwirkung an der Verbesserung und Wirksamkeit der Krankenpflege sowie Mitarbeit an Forschungsprogrammen (Funktion 5).

Und schließlich sind auch die **interdisziplinären** Aspekte zu bedenken:

- die Beteiligung an der primären Gesundheitssorge, der Gesunderhaltung und Gesundheitsförderung sowie an Wiedereingliederungsmaßnahmen (Funktion 4).

Funktionen der Krankenpflege S. 100f. u. 121f.
Wo Krankenpflege so betrachtet wird, ist sie ganzheitlich und individuell (Abb. 3.**6** und 4.**13**) sowie eigenständig dort, wo sie eigenständig sein kann: im Bereich des *Pflegeprozesses*.

Bezug zu den Aktivitäten des täglichen Lebens (ATL)

Wenn im folgenden die *Aufteilung der Krankheitssituationen nach Organen* erfolgt, geschieht dies ausschließlich aus praktischen Gründen:

- Es handelt sich oftmals um Patienten, die vorübergehend im Krankenhaus behandelt werden. Sie werden mit einer bestimmten Diagnose auf eine bestimmte Abteilung ein-

Erkrankungen der Organe und Bezug zu den ATL

Organsystem	Bezug zu den ATL
17. Lungen und Atemwege	atmen, kommunizieren
18. Herz und Kreislauf	atmen, sich bewegen
19. Gefäße	Temperatur regulieren, atmen
20. Blut- und Lymphsystem	Temperatur regulieren, atmen
21. Magen-Darm-Trakt	essen und trinken, ausscheiden
22. Leber-Galle-System	essen und trinken, ausscheiden
23. Bauchspeicheldrüse	essen und trinken
24. Endokrine Drüsen	Kind, Frau, Mann sein; alle ATL
25. Nieren, ableitende Harnwege, männliche Geschlechtsorgane	ausscheiden Mann sein
26. Weibliche Geschlechtsorgane	Frau sein
27. Knochen und Gelenke	sich bewegen, für Sicherheit sorgen, arbeiten und spielen
28. Nervensystem	wach sein und schlafen, sich bewegen, atmen, kommunizieren, Sinn finden
29. Haut	sich waschen und kleiden, Temperatur regulieren, kommunizieren
30. Hals-Nasen-Ohren-Bereich	kommunizieren, essen und trinken, atmen
31. Augen	Raum und Zeit gestalten, sich beschäftigen, kommunizieren

gewiesen. Die Beschreibung von Krankheitsbildern erleichtert die Orientierung.

- Die Kenntnis der physiologischen und pathophysiologischen Zusammenhänge erleichtert den Überblick, stützt die Beobachtung am Kranken sowie die Handlungskompetenz bei der Mithilfe der ärztlichen Maßnahmen und ermöglicht die sachgerechte Reaktion bei Zwischenfällen. Schließlich wird dadurch auch die Zusammenarbeit mit dem Arzt und den anderen Therapiegruppen erleichtert.

Bei alledem darf aber nicht übersehen werden, daß die Krankheiten der Organsysteme immer auch *Störungen der Lebensaktivitäten* (der ATL) sind, weshalb z. B. Kap. 17 Lungen und Atemwege nicht losgelöst von Kap. 11 Atmen gesehen werden darf. Weiterhin gilt es zu beachten, daß der Atem bzw. das freie oder gestörte Atmen in hohem Maß auch das Sprechen beeinflußt, womit die ATL *Kommunizieren* (Kap. 14) zusammenhängt. Je nach Situation und Schweregrad sind selbstverständlich auch alle anderen ATL mit betroffen (mehr zu Vernetzung S. 7f. und S. 51).

Obenstehende Zuordnung von Organsystem und ATL hat deshalb nur allgemeingültigen Charakter, sie kann aber Hinweise dafür geben, welche ATL vor allem den einzelnen Kapiteln zugrunde gelegt bzw. zugeordnet werden müssen.

Bezug zur Pflegeplanung

Eine angepaßte Pflegeplanung ist Voraussetzung dafür, daß sich unsere Pflege nicht an der „geschädigten Lunge" oder am „Herzinfarkt", d. h. am *Befund* orientiert (dieser ist die Grundlage für die medizinische Planung, also für den Diagnose- und Therapieplan des Arztes), sondern an den oben (S. 555) angesprochenen *Inhalten der Pflege,* die da sind: die Bedürfnisse, das Befinden und die Befindlichkeit.

Die Grundlage zur *Situationseinschätzung* darf deshalb nie der Einweisungsbericht des Arztes sein oder gar die Aussage „es ist eine Cholezystektomie angemeldet", sondern die *Frage nach dem Menschen,* der unserer Pflege bedarf.

Die *Schritte der Pflegeplanung* orientieren sich am Standardmodell (S. 102ff.). Das folgende Schema dient gleichsam als Checkliste und Orientierungsrahmen und somit als Grundlage für eine individuelle Pflegeplanung des einzelnen von Krankheit betroffenen Menschen.

Situations-einschätzung in bezug auf →	Pflegeprobleme →	Pflegeziele und -maßnahmen →	Auswirkungen der Pflege
• Person – Alter, Geschlecht – Persönlichkeit – Konstitution – Biographie • Organismus – Befinden – Bedürfnisse – Gewohnheiten • Umwelt/Mitwelt – Beziehungsnetz – Wohnverhältnisse – Arbeit, Beruf – Freizeit – finanzielle Lage • Risikofaktoren – Lebensweise – Suchtverhalten – Allergien • Abhängigkeitsgrad s. Checkliste S. 105 und bei den ATL Kap. 5–16	Im Bereich der ATL: – Bewußtseinslage und Schlaf, Bettruhe – Sichbewegen – Körperpflege – Essen und Trinken – Ausscheiden – Temperatur – Atmen – Sicherheit, Ängste – Lebensrhythmus, Gestalten von Raum und Zeit – Kommunikation, Beziehung – Geschlechtlichkeit – Persönlichkeit und Selbstverständnis: psychisch-geistige und religiöse Aspekte	**Ziele** je nach • Situation • Befinden • Möglichkeiten **Maßnahmen** • Unterstützung oder Übernahme der ATL • Begleiten in Krankheit und Krise • Miteinbeziehen der **Ressourcen**: – *der Person selbst:* innere Kräfte, geistig-religiöser Bezug – *der Mitwelt:* Beziehungs- und Sozialnetz – *der Umwelt:* natürliche, technische und künstliche Lebenswelt Gesundheitsressourcen S. 61	• Durchführung der Pflege – Praxis • Dokumentation der Pflege – Pflegebericht (S. 108) • Beurteilung der Pflege – Pflegewirkung – Pflegequalität (S. 110 ff.) – Pflegegespräche (S. 470 ff.) – Supervision (S. 472)

Die Inhalte der einzelnen Kapitel (17–31) gliedern sich nach den folgenden Gesichtspunkten:

- Allgemeine Grundlagen
  - Bezug zu den ATL
  - Anatomie, Physiologie
  - Diagnostische, therapeutische und präventive Maßnahmen
- Grundlagen zur Pflege
  - Bezug zu den fünf Funktionen der Krankenpflege
  - Standardisierte Pflegeplanung
- Exemplarische Pflegesituationen
  - Krankheitszeichen und Pflegeprobleme
  - Pflege- und Behandlungsplan

17. Lungen und Atemwege
Unterstützen des Patienten mit Atemproblemen

Sequenzziel

Weiterführend zu Kap. 11 Atmen finden Sie hier die häufigsten Erkrankungen im Bereich der Atemorgane. Die Informationen wollen Sie dahin führen, daß Sie die auf S. 345ff. behandelten Maßnahmen bei typischen Krankheitssituationen für die individuelle Pflegeplanung anwenden und anpassen können.

Dynamik des Pflegeprozesses

Situation: Patient mit Störungen der Atemfunktion.

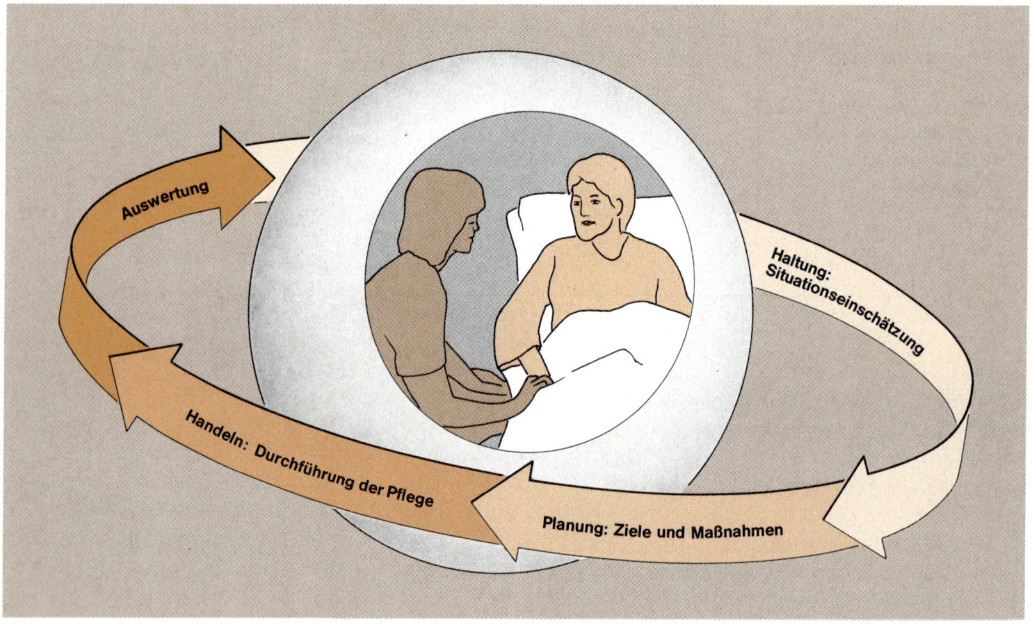

Prinzipien/Impulse

- Die *Atemfunktion* gewährleistet die der jeweiligen Stoffwechselsituation entsprechende Aufnahme von Sauerstoff und Abgabe von Kohlensäure. Sie hilft mit bei der Regulation des Säure-Basen-Haushalts und dient somit der Aufrechterhaltung der *Homöostase.*
- *Atmen bedeutet Leben* und Lebendigkeit für die Materie (Organe, Soma), für die Psyche wie für den Geist. *Atem/Hauch* und *Pneuma/Geist* sind verwandte Begriffe und sind lebenschaffende Prinzipien.
- Diese *lebenschaffenden Prinzipien* ermöglichen die aktiven geistigen Impulse wie Erleben, Gefühl und Gemüt, Wille und Verstand, Stimmung und Gestimmtheit; sie ermögli-

chen die Sprache als *Kommunikationsmittel* für die Beziehung zur *Mit-* und *Umwelt.*
- Der *Geist* übersteigt aber auch dieses Bedingte und öffnet für das Unbedingte, den Zugang zur Überwelt, zum Transzendenten.

17.1. Allgemeine Grundlagen

17.1.1. Bezug zu den ATL

Lungen- und Atemprobleme stehen in direktem Zusammenhang zur ATL (Aktivität des täglichen Lebens) *Atmen* – damit befaßt sich Kap. 11, dann auch Kap. 14, das sich mit der geistigen Dimension des Atmens (Hauch, Geist), der *Kommunikation*, auseinandersetzt. Atmen bedeutet Leben; ohne Atem ist kein Leben möglich (S. 333). Davon ist abzuleiten, wie sehr *Störungen der Atemfunktion* immer auch Störungen der Ganzheit des Menschen sind, die u. U. zu schwerster Beeinträchtigung der Lebensqualität und schließlich zu vitaler Bedrohung führen können.

Atemprobleme sind für viele Patienten verbunden mit einer (oft noch ungesicherten) Diagnose wie Pneumonie, Asthma, Lungentumor. Damit steht vorerst der Befund im Mittelpunkt (ärztliche Anamnese).

Die *Pflegeanamnese* ignoriert diese Wirklichkeit nicht (wir können davon auch wichtige Pflegeerkenntnisse ableiten), aber sie setzt andere Schwerpunkte, indem sie nach dem kranken Menschen fragt: Wie geht es ihm? (Befinden). Davon werden die Pflegeprobleme abgeleitet, z.B.: der Patient fühlt sich elend → braucht Hilfe bei der Körperpflege; er hat Atemnot → braucht atemunterstützende Lagerung usw.

17.1.2. Anatomie, Physiologie

Repetieren Sie anhand der Abb. 17.**1** die *Anatomie* des Atemapparates.

Physiologie. Hauptaufgabe der Lungen ist der Gasaustausch, d. h. die Aufnahme von Sauer-

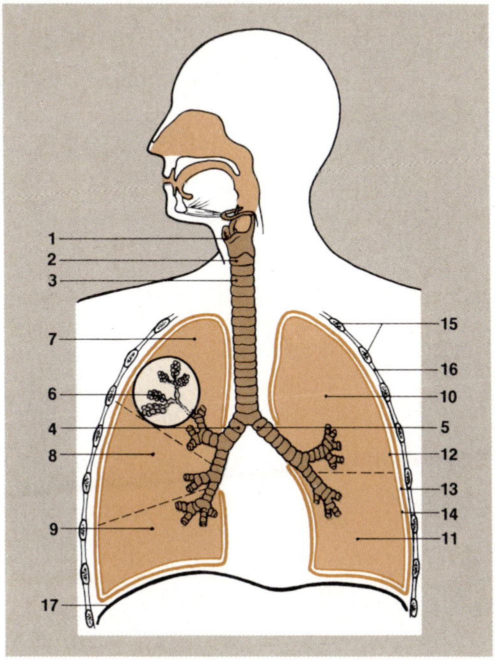

Abb. 17.**1** Atemapparat. Bezeichnen Sie die Strukturen 1–17 (S. 1143).

stoff und die Abgabe von Kohlensäure in Form von Kohlendioxid.

Infolge einer Differenz des O_2-Teildrucks (O_2-Konzentration) zwischen Alveolarluft und Kapillarblut diffundiert O_2 von der Alveole ins Blut, und umgekehrt entweicht CO_2 aus dem Blut in die Alveole, weil im Kapillarblut der CO_2-Teildruck höher ist als in der Einatmungsluft.

Diese Diffusion ist nur möglich, wenn alle in Abb. 17.**2** dargestellten Teilfunktionen der Lunge intakt sind. Da die Atemgase mit dem Blut transportiert werden, *bilden Atmung und Kreislauf eine funktionelle Einheit.*

Bei der Atmung, die durch Zentren im Gehirn gesteuert wird, unterscheiden wir:
- Einatmung = Inspiration,
- Ausatmung = Exspiration.

Die Zusammensetzung der Alveolarluft nach einer Einatmung entspricht allerdings nicht der Frischluft, denn wenn wir atmen, befindet sich bereits vor der Einatmung verbrauchte Luft in den Alveolen, weil bei der Ausatmung nie alle Luft aus den Lungen gepreßt werden kann. Außerdem liegt die erste Luftportion, die bei der Einatmung in die Alveolen gelangt, in der

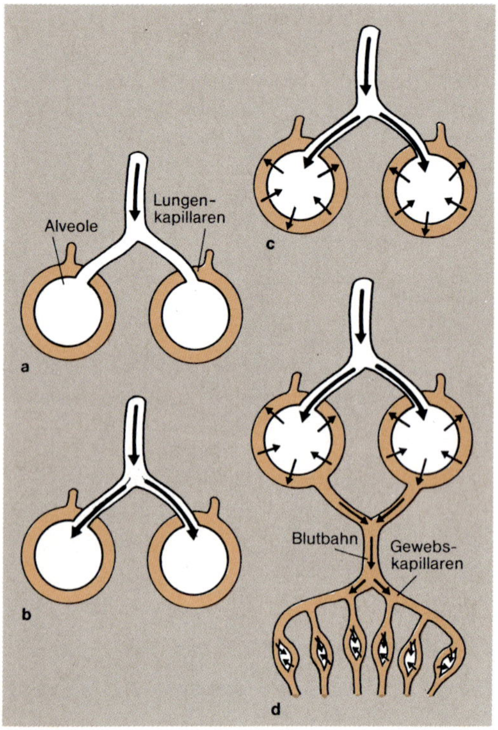

Abb. 17.**2** Lungenfunktion, Teilfunktionen. **a** Ventilation = Luftaufnahme und Luftabgabe. **b** Distribution = gleichmäßige Luftverteilung in die Alveolen der linken und rechten Lunge. **c** Diffusion = Durchtreten der Atemgase durch die Alveolarwände vom und in das Kapillarsystem. **d** Zirkulation des Blutes und dadurch Transport der Atemgase vom und in das zu ernährende Gewebe.

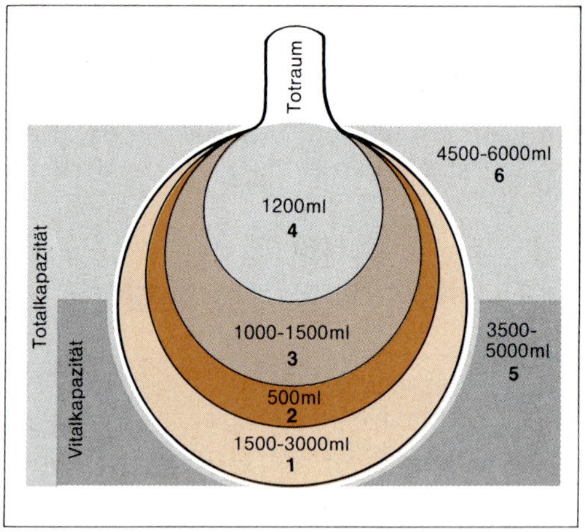

Abb. 17.**3** Atemvolumina (Lungenfunktionsprüfung Kap. 45).

1 Inspiratorisches oder Einatmungsreservevolumen: 1500–3000 ml = Luftvolumen, das über das Atemzugvolumen (normale Atmung) hinaus bei maximaler Inspiration noch eingeatmet werden kann.

2 Atemzugvolumen: 500 ml = Luftvolumen, das bei ruhiger Atmung ein- oder ausgeatmet werden kann (gewöhnliche Atmungsluft).

3 Exspiratorisches oder Ausatmungsreservevolumen: 1000–1500 ml = Luftvolumen, das über das Atemzugvolumen hinaus bei maximaler Exspiration noch ausgeatmet werden kann.

4 Residualvolumen oder Restluft: 1200 ml = Luftmenge, die nach maximaler Ausatmung noch in der Lunge verbleibt.

5 Vitalkapazität (1–3): 3500–5000 ml = Luftvolumen, das nach maximaler Inspiration ausgeatmet werden kann.

6 Totalkapazität (1–4): 4500–6000 ml = Gesamtmenge der Luft, die die Lunge aufnehmen kann.

Trachea und den Bronchien, ist also noch verbrauchte Luft von der letzten Ausatmung. Man nennt diesen Raum in den zuleitenden Wegen, der nicht am Gasaustausch teilnimmt, *Totraum*.

Die Lungenvolumina nach normaler und forcierter Ein- bzw. Ausatmung sind in Abb. 17.**3** dargestellt.

17.1.3. Diagnostik und Therapie

Die *Mithilfe* bei diagnostischen und therapeutischen Maßnahmen ist in Kap. 40–47, die Mitverantwortung bei den präventiven Maßnahmen in Kap. 5–16 dieses Buches besprochen. Sie finden dort sowohl die *allgemeingültigen Richtlinien* wie die *spezifischen Maßnahmen*. Bezogen auf die Atemfunktion bzw. Lungenatemwege sind die häufigsten im Kasten S. 561 aufgeführt.

17.2. Grundlagen zur Pflege

Weiterführend zur ATL Atmen (S. 332 ff.) möchte ich hinweisen auf einige *typische Erkrankungen des Atemsystems*. Die Pflege orientiert sich hier einerseits

- am *Befund* (Diagnose) – weisungsabhängiger Teil der Pflege, andererseits
- an den *Bedürfnissen* des Erkrankten und dessen *Befinden*, welche die Pflege, die wir geben, mit bestimmen (S. 117 u. S. 555 ff.).

Übersicht über die wichtigen diagnostischen, therapeutischen und präventiven Maßnahmen im Bereich der Lungen und Atemwege

Maßnahmen	Aufgabenbereich der Pflege	Nachlesen
Diagnostische Maßnahmen		
Bildgebende Verfahren • Röntgenaufnahmen • Lungenszintigraphie	Information des Patienten sonst keine besonderen Maßnahmen	Kap. 47
Lungenfunktionsprüfung, Spirometrie	Information des Patienten Vorbereiten der Dokumente	Kap. 45
Laboruntersuchungen • Blutgase • Sputum	Entnahme und Bereitstellen des Untersuchungsmaterials	Blutgase S. 1101 Sputum S. 338
Endoskopien, Biopsien, Punktionen		Kap. 44 und 46
• Bronchoskopie • Thorakoskopie • Mediastinoskopie	Vorbereitung und Nachsorge	
• Pleurapunktion und -biopsie	Vorbereitung, Assistenz und Nachsorge	
Präventive und therapeutische Maßnahmen		
Gesundheitsberatung und -bildung	z. T. in Eigeninitiative, z. T. in Zusammenarbeit mit anderen	Kap. 11
Atemunterstützende Maßnahmen im Bereich der Prophylaxe und Pflege	eigenständiger Bereich der Pflege, z. T. Durchführung von Verordnungen	Kap. 11
Tuberkulinprobe	Durchführung und Ablesen	S. 342
Lungensaugdrainagen	evtl. Assistenz beim Einlegen Überwachung und Pflege bei liegenden Drainagen	Kap. 42 Lungenoperationen S. 571 ff.

17.2.1. Bezug zu den fünf Funktionen der Pflege

1. *Unterstützen und stellvertretende Übernahme der ATL* Atmen. Hier gilt grundsätzlich, was im Kap. 11 nachzulesen ist:
   - Unterstützen der Atmung, Erleichterung bei Atemnot,
   - Sekretlockerung und Sekretentleerung,
   - Einüben einer atembewußteren Lebensweise.
2. *Begleiten und Hilfeleisten in Krisensituationen.* Es handelt sich in erster Linie um die Intensivüberwachung bzw. -pflege bei schweren pulmonalen Störungen sowie beim Beatmungspatienten (S. 978 ff.) und nach kardiopulmonaler Reanimation (S. 988 ff.).
3. *Mithilfe bei diagnostischen und therapeutischen Maßnahmen.* Sie untersteht der ärztlichen Verordnung und Überwachung (Kap. 40–47).
4. *Mithilfe an Programmen der Gesundheitsbildung und Rehabilitation.* Sie ist Teil der Pflege selbst und erstreckt sich auf die Mitarbeit in speziellen Arbeitsgebieten wie Höhenklinik, Lungenliga, Atemtherapiegruppen, Selbsthilfegruppen usw.
5. *Verbesserung der Pflegequalität und Mitwirken an der Forschung.* Hier denke ich vor allem an die Hinterfragung überlieferter Pflegemaßnahmen wie an die systematische Erarbeitung und Überprüfung von Meßinstrumenten zur Erfassung der Atemgefährdung und -beeinträchtigung. Exemplarisch sei die Erstellung der Atemskala durch

C. Bienstein und Mitarbeiter erwähnt (S. 344 u. S. 371).

17.2.2. Standardisierte Pflegeplanung

Die Grundlagen sind auf S. 102ff. u. S. 156f. nachzulesen. Bei der Pflege von Lungenkranken bzw. bei Patienten mit Atembeschwerden gilt es folgendes zu beachten.

Situationseinschätzung

Sie betrifft in erster Linie die *Analyse der Atemsituation* (Atemskala S. 344):

- ☐ Wie sind Atemfrequenz, Atemfluß?
- ☐ Liegt Mund- oder Nasenatmung vor?
- ☐ Treten Behinderungen auf beim Einatmen, beim Ausatmen, nachts?
- ☐ Hat der Patient schon früher Atemprobleme gehabt, besteht ein chronisches Lungenleiden?
- ☐ Ist der Patient Raucher, bestehen andere Risikofaktoren?
- ☐ Sind atemunterstützende Hilfsmittel notwendig?
- ☐ Wie ist sein Luftbedürfnis (offene Fenster)?

Pflegeplanung

Sie basiert auf einer gründlichen Situationseinschätzung (Standardplan S. 557). Die individuelle Planung orientiert sich an

- Befinden, Befindlichkeit,
- Abhängigkeit/Unabhängigkeit,
- Gesundheitsressourcen (S. 61), Copingstrategien (S. 70f. u. S. 430).

Beachten Sie auch die Einleitung S. 555ff.
Die Auswahl der Krankheitsbilder entspricht in etwa den Pflegeproblemen, die im Krankenhaus oder in der spitalexternen Pflege (Spitex, Sozialstation) am häufigsten anzutreffen sind.

Exemplarische Pflegesituationen
17.3. Chronisch obstruktive Lungenerkrankungen
17.4. Entzündungen des Lungengewebes
17.5. Lungentuberkulose
17.6. Lungenembolie, Lungeninfarkt
17.7. Lungen- und Bronchialtumoren
17.8. Lungenchirurgie

17.3. Chronisch obstruktive Lungenerkrankungen

Drei der häufigsten Lungenerkrankungen, die man unter dem Aspekt „chronisch obstruktiv" einreihen könnte, sind die chronische Bronchitis, das Asthma bronchiale und das Lungenemphysem. Die für alle drei Gruppen gültige Lebens- und Rehabilitationsplanung finden Sie auf S. 564f.

17.3.1. Chronische Bronchitis

Von chronischer (praktisch nicht mehr ausheilender) Bronchitis spricht man, wenn sie wenigstens 2 Jahre andauert und der Patient während dieser Zeit in jedem Jahr mindestens 3 Monate lang an Husten und Auswurf leidet.
Chronische Atemprobleme nehmen mit zunehmender Industrialisierung infolge der Luftbelastung (Nitrosegase, Schwefeldioxide, Ozon u.a.) zu.

Ursachen. *Exogene* Faktoren sind Rauch (Zigarettenrauch), Staub, Feuchtigkeit (darum jahreszeitabhängig). Von zunehmender Bedeutung ist die schadstoffhaltige Luft.
Endogene Faktoren (Konstitution) sind mitverantwortlich. Bei bestimmten Menschen besteht eine besondere Überempfindlichkeit der Bronchialschleimhaut gegen Umwelteinflüsse.

Krankheitszeichen und Pflegeprobleme

Jahrelang fast *symptomloser* Verlauf. Die ersten Beschwerden sind Husten und Auswurf, vor allem morgens. Im Volksmund als *Raucherhusten* bezeichnet. Später treten auf

- bronchiale Infekte, besonders im Herbst und Winter, mit eitrigem Auswurf;
- zunehmende Bronchialobstruktion mit anfallartiger Atemnot, zunächst nur bei Belastung, später auch in Ruhe;
- schließlich Überlastung des rechten Herzens (Rechtsherzinsuffizienz) mit Beinödemen.
- *Komplikationen*: obstruktive Bronchitis mit Emphysembildung – chronische Emphysembronchitis.

Pflege- und Behandlungsplan

- *Ausschalten der Risikofaktoren*. Luftreinhaltemaßnahmen, Verzicht auf Rauchen, Einschränkung von Alkohol.
- *Symptomatische Therapie*. Hustendämpfung bei trockenem Reizhusten (Antitussiva),

schleimlösende Mittel bei zähem Auswurf (Sekretolytika), Infektbekämpfung bei eitrigem Sputum (Antibiotika).
- *Atemtraining, Atemschulung.*

Bei einer *akuten Bronchitis* genügt meist eine
- einfache Bronchialtoilette; auswurffördernd und reizmildernd wirken
  - Luftbefeuchtung: Verdampfer/Vernebler;
  - Inhalation mit Kamillenblütenabsud;
  - Wärmeanwendung als heißer Tee, Einreibungen mit hyperämisierenden Salben, Brustwickel (S. 351);
  - medikamentöse Unterstützung (wie oben).

17.3.2. Asthma bronchiale

Als Asthma bezeichnet man eine intermittierende, aber generalisierte Einengung (Obstruktion) der Atemwege, die anfallartig zu Atemnot führt. Erschwert ist insbesondere die *Ausatmung*.

Ursachen. Das typische Asthma beruht auf einer *Allergie* gegenüber Substanzen wie Pollen, Hausstaub, Tierhaare – Antigen-Antikörper-Reaktion. Dieser sog. *Sofortasthmatyp* tritt vor allem bei Kindern und Jugendlichen auf (verschwindet oft bei zunehmendem Alter).
Daneben können aber auch unspezifische Faktoren Asthma auslösen wie *Virusinfekte* und *Klimareize*. Immer mehr wird auch die enge Beziehung zwischen Asthma und *Psyche* beachtet – Antwort des Menschen auf eine angstgeladene Umwelt (Abb. 17.**4**).

Krankheitszeichen und Pflegeprobleme

- Plötzlich auftretende schwere Atemnot, der meist ein paar Hustenstöße vorausgehen. Erschwert und verlängert ist die *Ausatmung*; pfeifende Atemgeräusche, die Lippen verfärben sich evtl. bläulich.
- Der Patient sitzt aufrecht im Bett, um durch die Atemhilfsmuskulatur die Atmung zu erleichtern.
- Die Anstrengung bewirkt eine Tachykardie und kalte feuchte Haut.
- Die erschwerte Atemarbeit ist begleitet von Angst: Erstickungsangst, Todesangst.

Tritt die Atemnot plötzlich und heftig auf, spricht man von *Asthmaanfall*; hält der Zustand über Stunden oder Tage an, vom *Status asthmaticus*. Beides kann zum Tode führen.

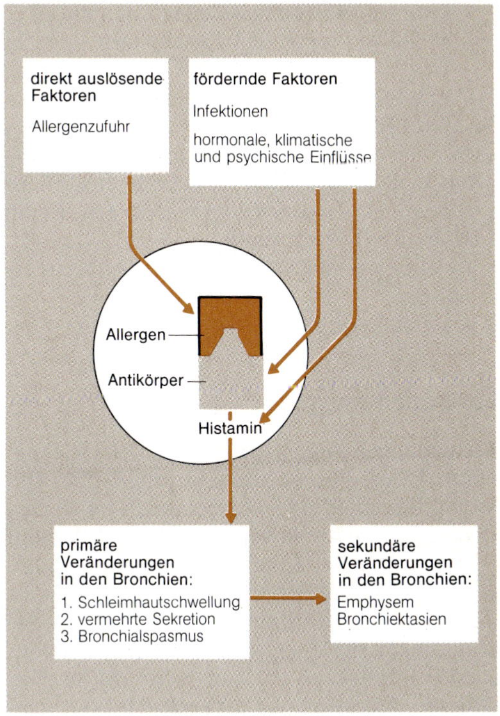

Abb. 17.**4** Einwirkungen und Veränderungen bei Asthma bronchiale (nach Kraepelin).

Pflege- und Behandlungsplan

Im Anfall – Notsituation:
- *Atmung erleichtern:*
  - Oberkörperhochlagerung, „Kutschersitz" oder Dehnlage (S. 345 f.).
  - Frische Luft, Luftbefeuchtung.
  - Patienten zu zweckmäßiger Atmung anhalten, d.h. zu langsamer Ausatmung durch die geschlossenen Lippen – „Lippenbremse" (S. 347).
  - Inhalieren lassen.
  - Sauerstoffzufuhr 1–2 l/Minute (nur unter Blutgaskontrolle).
- *Sicherheit gewährleisten*, Angst und Unruhe abbauen:
  - Den Patienten nicht allein lassen, er soll die menschliche Nähe erfahren, durch Zuspruch beruhigen.
  - Überwachung der Vitalzeichen, des Flüssigkeitshaushalts, der Atmung und des Allgemeinzustands.
- *Medikamentöse Unterstützung:*
  - Sympathikomimetika und Theophyllinpräparate, um eine bronchiale Erweiterung zu erreichen (Bronchospasmolyse);

- Glucocorticoide (zusätzlich wenn nötig);
- Sedativa, wenn der Patient sehr unruhig ist;
- in schweren Fällen Beatmung.

Im anfallfreien Intervall:

- *Desensibilisierung*, wobei die Allergenextrakte in geringer Dosis s. c. injiziert werden.
- *Auslösende Faktoren eliminieren*, evtl. ist ein *Milieuwechsel* notwendig.
- *Psychohygiene* (S. 521), geregelte Lebensweise;
- regelmäßiges *Atemtraining* (S. 346ff.).

Lungenemphysem

Das Lungenemphysem ist gekennzeichnet durch Überdehnung des Lungengewebes mit Verminderung der Gewebeelastizität und Zerstörung der Alveolarsepten. Dadurch kommt es zu einer Behinderung der Ventilation und zu gestörtem Gasaustausch. Das Emphysem ist meist eine Zweiterkrankung und tritt bei Erkrankungen der Lungen oder Bronchien oder als deren Folgezustand auf – *obstruktives Emphysem*. Als primäre Form gilt das *Altersemphysem*, das durch Alterung des elastischen Gewebes (ab 5. Lebensjahrzehnt) auftritt.

Krankheitszeichen und Pflegeprobleme

- Husten und Auswurf sind langjährige Vorläufer des Emphysems.
- Kurzatmigkeit; zu Beginn abhängig von äußeren Einflüssen (Klima, Jahreszeit), später als Dauersymptom (Dauerdyspnoe) mit zunehmender Leistungsschwäche, Zyanose.
- Der Thorax wird faßförmig (Fixierung in Inspirationsstellung).

Komplikationen

In fortgeschrittenen Fällen kommt es zu

- Rechtsherzinsuffizienz mit *Cor pulmonale*.
- Emphysemblasen können platzen (z. B. bei Husten, Niesen) und zum *Pneumothorax* führen. Es muß eine intrapleurale Saugdrainage (Bülau-Drainage Kap. 44) eingelegt und belassen werden, bis die Luftfistel verklebt ist.

Pflege- und Behandlungsplan

Außer den symptomatischen Maßnahmen, die nach Bedarf zu treffen sind, handelt es sich um Maßnahmen der Atemschulung und der Atemunterstützung.

17.3.3. Rehabilitationsplan bei chronisch obstruktiven Lungenerkrankungen

Erhalten und Fördern der gesunden Atemfunktion

- Nikotin- und Alkoholverbot.
- Berufs- und Umgebungshygiene (auslösende Faktoren vermeiden).
- Schutz vor Nässe und Kälte (im Winter bei geschlossenem Fenster schlafen).
- Luftbefeuchtung in den Räumen.
- Ruhe und Bewegung in gesundem Rhythmus.
- Richtiges Atemverhalten einüben:
  - Nasenatmung in Ruhe;
  - Mundatmung – Atmung mit „Nasenenge" oder „Lippenbremse" bei Anstrengung und Atemnot (S. 347f.). Dadurch wird der Luftaustritt gebremst und der intrabronchiale Druck erhöht. Der häufige exspiratorische Kollaps kann so vermieden oder abgeschwächt werden;
  - beim Aufstehen und Hinsetzen (S. 346);
  - beim Heben und Abstellen eines Gegenstandes (S. 346);
  - beim Treppensteigen (S. 346).
- Systematisches Training der erschlafften Bauchmuskulatur.

Das richtige Atemverhalten bringt dem Patienten Erleichterung, nimmt ihm das Angstgefühl, hebt sein Selbstvertrauen und seine Leistungsfähigkeit. Er lernt sich selbst zu helfen und wird unabhängiger von Medikamenten.

Förderung der Sekretlösung und des Aushustens

- Viel trinken (ohne kardiale Gegenindikation), vor allem warme Getränke. Bei akuter Atembehinderung Infusionen.
- Lockerungs-, Klopf- und Vibrationsmassage (S. 350f.).
- Expektoranzien, Sekretolytika, Antitussiva.
- Inhalationsbehandlung mittels
  - *Dosieraerosol*, sog. Pümpeli. Es enthält das wirksame Medikament (S. 355).
  - *Kompressorengerät*. In Frage kommen Broncholytika, Sekretolytika, Antiphlogistika. Eine häufig angewendete Kombination ist z. B. 5–8 Tr. Ventolin und Atrovent.

Unterstützung und Hilfe bei Atemnot

- Atemtherapie nach Zustand des Patienten. LLL = Luft, Licht, Liebe (Zuwendung, Dabeibleiben) sind oft ebenso hilfreich wie Medikamente.
- Medikamentöse Behebung der Bronchialwiderstände durch Broncholytika (z. B. Aminophyllin) oder Ventolin, Atrovent.
- *Sauerstoffzufuhr* nach ärztlicher Verordnung. Da sie als *Sofortmaßnahme bei schweren, akuten Atemstörungen* gilt, ist grundsätzlich folgende Überlegung von Bedeutung:
  - Viele Lungenkrankheiten führen zur Erniedrigung des arteriellen Sauerstoffdrukkes (pO_2), die, da das Zentralnervensystem empfindlich auf O_2-Mangel reagiert, rasch behoben werden muß. In diesem Fall braucht der Patient 2–3 l Sauerstoff pro Minute intranasal (Nasenkatheter).
  - Bei obstruktiven Lungenerkrankungen führt die durch die O_2-Zufuhr reduzierte Atmungsstimulierung oft zu einer Zunahme der CO_2-Retention, so daß Vorsicht geboten ist. Solche Kranke bekommen höchstens 1–2 l Sauerstoff pro Minute und auch dies nur intermittierend und unter Kontrolle der Blutgase.
  - Im Notfall kann Sauerstoff verabreicht werden, aber der Patient muß gleichzeitig gut *überwacht* sein. Veränderungen der *Bewußtseinslage*, der Atemfrequenz oder -tiefe weisen auf Atemdepression hin. Sauerstoff ist dann gegenindiziert!

17.4. Entzündungen des Lungengewebes

Pneumonien sind Entzündungen des Lungengewebes, die durch verschiedene Erreger hervorgerufen werden: bakterielle oder virale Pneumonien, Pilzpneumonien.

17.4.1. Bakterielle Pneumonien

Sie werden unterteilt in *primäre* und *sekundäre* Pneumonien. Primär bedeutet: die Krankheit tritt plötzlich, aus voller Gesundheit heraus auf (selten). Sekundär heißt: es besteht eine Vorerkrankung, der Infekt greift auf das Lungengewebe über.

Bronchopneumonien

Die Entzündung geht von den Bronchien aus und greift auf das Lungengewebe über (häufigste Form der sekundären Pneumonie).

Die Besiedlung des Bronchialbaumes mit Keimen entsteht bei Schwachung der allgemeinen Abwehr, bei Sekretstau im Bronchialsystem, bei Aspiration oder bei Schwächung des Hustenreflexes (z. B. bei allgemeiner Schwäche, bei Bewußtlosen, Gelähmten, nach Operationen).

Symptome. Oft wenig auffällig, das Allgemeinbefinden verschlechtert sich allmählich, es treten erhöhte Temperaturen auf.

Schreitet die Entzündung weiter, kommt es zu

- Einschmelzung von Lungengewebe → *Abszeß*bildung mit reichlich eitrigem Sputum;
- Übergreifen auf die Pleura → *Pleuritis* (mit stechenden Schmerzen beim Atmen).
- Entsteht ein Erguß → *Pleuraerguß*, verschwinden die Schmerzen, die Atemnot nimmt zu, das Allgemeinbefinden verschlechtert sich.

Lobärpneumonie

Die primäre Pneumonie befällt vorzugsweise einen ganzen Lungenlappen → *Lobärpneumonie* (lat. lobus = Lappen) oder einen umschriebenen, scharf abgegrenzten Teil, ein sog. Lungensegment.

Sie beginnt plötzlich aus voller Gesundheit heraus mit kritischem Fieberanstieg, Schüttelfrost und schweren Beeinträchtigungen des Allgemeinbefindens.

Symptome:

- stechende Schmerzen bei der Atmung, da das Rippenfell meist mit betroffen ist;
- schleimig-blutiger Auswurf;
- Atemnot, Lippenzyanose.

Als *Erreger* kommen Pneumokokken oder Klebsiella pneumoniae in Betracht.

17.4.2. Virale Pneumonien

Virusinfektionen sind häufig Wegbereiter für bakterielle Pneumonien. Der Verlauf ist schwerer und therapieresistenter, weil die ursprüngliche Viruspneumonie mit Antibiotika nicht zu behandeln ist.

Eine Sonderform ist die *Masernpneumonie*. Verursacht wird sie durch das Masernvirus, das die Schleimhaut der oberen Luftwege befällt

und von dort auf die Bronchien und Bronchiolen übergreift. Die so verursachte Bronchitis/Bronchiolitis wird zum Boden für Staphylokokkeninfekte, die ihrerseits zu eitriger Pneumonie mit Abszeßbildung führen.
Von *echter Viruspneumonie* spricht man, wenn die Viren selbst das Lungengewebe befallen und eine Pneumonie verursachen. Die Symptomatik ist diejenige des Virusinfekts: Gliederreißen, Schmerzen, Abgeschlagenheit, Fieber. Die Pneumonie tritt erst in einer zweiten Phase auf, nachdem die allgemeinen Krankheitszeichen nachgelassen haben. Die Symptome der Pneumonie sind jedoch weniger ausgeprägt als bei der bakteriellen bzw. den Mischformen (keine hohen Temperaturen, keine Leukozytose, kaum Pleuraschmerzen). Die Patienten klagen über Husten, evtl. über Atemnot.

17.4.3. Therapie- und Pflegeplan bei Lungenentzündungen

Infektionsbekämpfung

Bei bakteriellen Pneumonien (und bei bakteriellen Zusatzinfektionen von Viruserkrankungen) sind hohe Dosen von Antibiotika – nach Resistenzprüfung – angezeigt. Die Viren selbst lassen sich nicht beeinflussen, dort ist lediglich eine Linderung der Beschwerden möglich.

Unterstützung der ATL

Oft handelt es sich um ein schweres Krankheitsbild; der Patient braucht Unterstützung in fast allen Bereichen. Es gilt, durch eine gute Situationseinschätzung (S. 562) die individuell notwendigen Maßnahmen abzuleiten. Schwerpunkte sind

- *Ruhen, Sichbewegen.* Der Patient hält zu Beginn Bettruhe, dann folgt Lehnstuhlbehandlung:
  - gezielte Thromboembolieprophylaxe und Dekubitusprophylaxe;
  - sorgfältige Mobilisation (Beine einbinden, Kompressionsstrümpfe).
- *Körperpflege.* Im Stadium des akuten, schweren Krankheitsgeschehens übernehmen; dann schrittweise Hinführung zur Selbstpflege; gute Mund- und Nasenpflege.
- *Atmung.* Atemerleichternde Lagerung; Oberkörper leicht erhöht; zum Schlafen Dehnlage.
  - Sekretlösen und Aushusten: Es kommen Inhalation und physikalische Maßnahmen zur Anwendung (S. 350ff.);
  - Befeuchten der Raumluft;
  - Anwenden von milden Hautreizmitteln zur lokalen Hyperämie; evtl. Brustwickel (S. 351).
- *Ernährung* im akuten Stadium parenteral; der Patient soll so rasch wie möglich joulereiche Flüssigkeit, dann vitamin- und kohlenhydratreiche Kost zu sich nehmen.

Verhütung von Komplikationen

- *Kontrolle* der Vitalzeichen (Puls, Blutdruck, Atmung), Aussehen, Temperatur, Flüssigkeitsbilanz und Sputum. Die Häufigkeit der Kontrollen richtet sich nach dem Zustand des Patienten und der Art der Pneumonie.
- *Erkennen von Alarmzeichen:*
  - plötzlicher Fieberabfall → Kollapsgefahr,
  - eventueller Fieberanstieg → beginnender Abszeß oder Pleuraempyem,
  - Kopf- und Nackenschmerzen → Meningitis.

Den **Prophylaxen** kommt bei Betagten und bei länger dauerndem Fieberzustand besondere Bedeutung zu; es sind dies Dispositionsfaktoren sowohl für *Dekubitus* wie für *Thrombosen* (Maßnahmen S. 173ff. u. S. 181ff.).
Pneumonieprophylaxe (S. 357f.). Das Bronchialsekret ist ein idealer Nährboden für Krankheitserreger. Es ist dafür zu sorgen, daß das Sekret nicht in den Atemwegen liegenbleibt, sondern ausgehustet wird:
- Gut durchatmen lassen, Atemgymnastik.
- Abklopfen des Thorax, Vibrationsmassage, aushusten lassen.
- Befeuchten der Raumluft, gute Mundpflege bei Schwerkranken.
- Bronchialtoilette (S. 352f.).
- Aspiration vermeiden.

17.5. Lungentuberkulose

Die Tuberkulose wird durch das *Myobacterium tuberculosis* hervorgerufen; es ist dies ein Erreger, der gegen Umwelteinflüsse resistent ist. Die Tuberkulose trifft man in unseren Breiten bei drei Gruppen von Menschen an:
- sozial Benachteiligte, die in engen Wohnverhältnissen leben und sich oft nur ungenügend

ernähren; Risikogruppen (Suchtverhalten, Verwahrlosung);
- ältere Patienten, die früher eine Tuberkulose durchgemacht haben und bei denen durch Schwächung der Infektabwehr eine Tuberkulose reaktiviert wird;
- Patienten mit Immunschwächekrankheiten, die nur eine geringe Resistenz gegen Tuberkelbakterien haben und die sich deshalb leichter anstecken.

Die *Infektion* erfolgt in der Regel durch Inhalation von Tuberkelbakterien, die ein Erkrankter mit „offener Tuberkulose“ aushustet (offen = Tuberkelbakterien sind im Sputum nachweisbar, „geschlossen“ = nicht nachweisbar).
Die Lungentuberkulose wird nach Ranke in drei Stadien eingeteilt:

1. Stadium – Primärstadium (Abb. 17.**5**). Nach Aufnahme der Bakterien entsteht der *Primärherd* (Abb. 17.**5a**), durch die lymphogene Ausbreitung werden die regionalen Lymphknoten befallen – *Primärkomplex* (Abb. 17.**5b**).
Während dieses Stadiums werden Abwehrstoffe gegen die Tuberkelbakterien gebildet (nachweisbar durch die Tuberkulinproben). Der Herd ist meist klein und hat eine gute Heilungstendenz mit Neigung zur Einlagerung von Kalk (Abb. 17.**5c**).
Dieser verkalkte Primärkomplex enthält abgekapselte, lebende, infektionsfähige Tuberkelbakterien. Verläuft dieser Prozeß im Kindesalter, treten meist keine ausgesprochenen Krankheitszeichen auf. Die Erstinfektion Erwachsener ist heute häufiger als früher. Im Gegensatz zur Infektion bei Kindern verläuft die Erkrankung nicht immer stumm. Sie kann verschiedene Formen annehmen. Oft führt die Mitbeteiligung der Pleura zur Pleuritis exsudativa (nasse Brustfellentzündung; Abb. 17.**5d**).
2. Stadium – postprimäre Tuberkulose (Abb. 17.**6**). Dieses Stadium kann dem Primärkomplex unmittelbar folgen oder zu einem späteren Zeitpunkt auftreten. Es ist gekennzeichnet durch *hämatogene* und *lymphogene* oder *bronchogene* Streuung mit Setzung von sog. Streuherden, die in allen vom Lymph- oder Blutstrom erreichbaren Organen auftreten können.
- Befall einzelner Organe: Lungen, Skelett, Urogenitalsystem, Nebennieren, Gehirn.
- Miliartuberkulose – im schweren Fall – mit Streuung der Tuberkelbakterien in den ganzen Organismus.

Von besonderer Eigenart ist, daß die Herde sofort oder erst nach einer für die einzelnen Organe charakteristischen Latenzzeit manifest werden, d.h. Zeichen des Krankseins aufweisen.
3. Stadium – Tertiärstadium. Es ist das Stadium der *isolierten Organtuberkulose*. Am häufigsten ist die Lunge befallen. Andere Organe (Nieren, Knochen, Genitale) können aber auch erkranken. Das Tertiär-

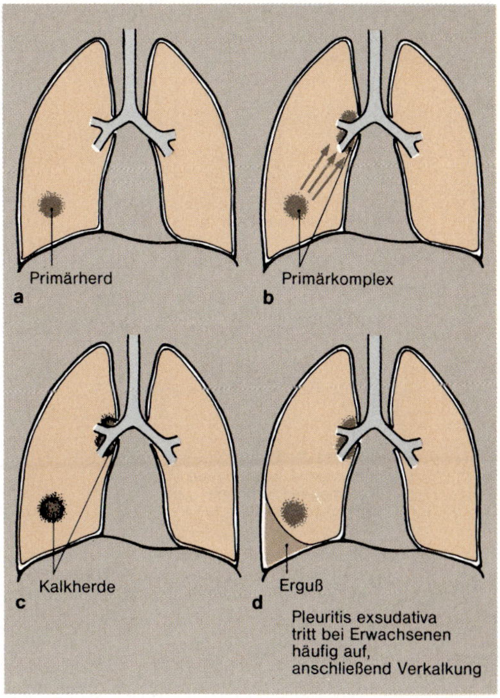

Abb. 17.**5** Lungentuberkulose, 1. Stadium.

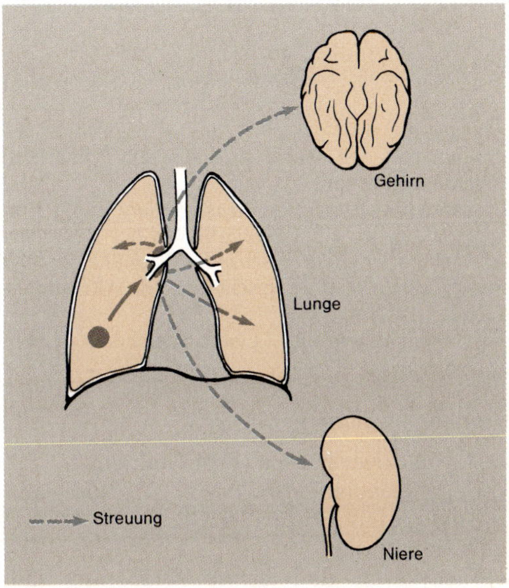

Abb. 17.**6** Lungentuberkulose, 2. Stadium.

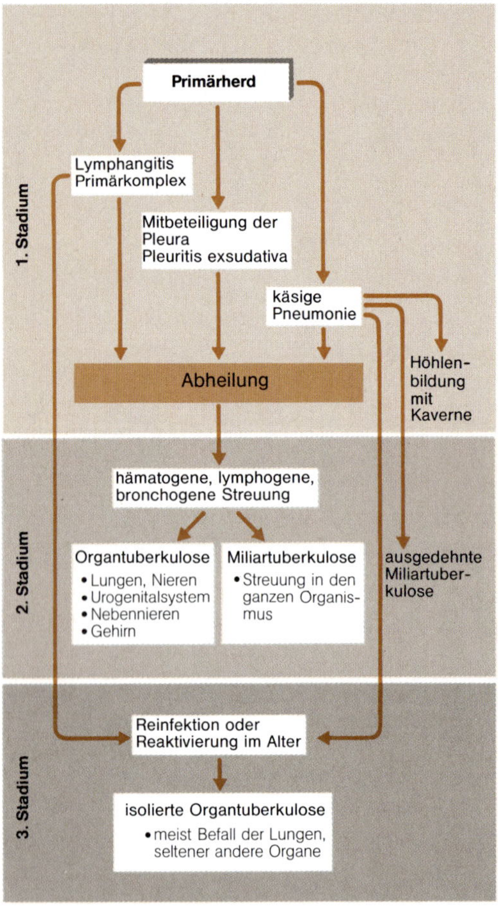

Abb. 17.7 Die drei Stadien der Lungentuberkulose.

stadium tritt erst Jahre, nachdem der Primärherd abgeklungen ist, auf.
Es handelt sich um eine *Reaktivierung* durch Einschmelzung des alten Primärherdes bei Resistenzschwäche oder anderen schweren Krankheiten. Bei *Reaktivierung im Alter* spricht man von Alterstuberkulose.
Zusammenfassung im Übersichtsschema (Abb. 17.7).

Krankheitszeichen

- Hartnäckiger Husten (Frühsymptom).
- Zunehmender Gewichtsverlust, Müdigkeit, Unlustgefühl, Appetitlosigkeit.
- Nachtschweiß.
- Tachykardie und leichte Temperaturerhöhung, beschleunigte Blutsenkung.
- Hämoptoe (Hämoptysis). Schon im Anfangsstadium kann das Sputum Blutspuren aufweisen, später kommt es zu Bluthusten. Bei Arrosion eines Gefäßes tritt eine schwere Lungenblutung auf. Das Blut ist hellrot und schaumig (sauerstoffreich).

Prävention, Früherkennung und Nachsorge

- BCG-Schutzimpfung der Tuberkulinnegativen (S. 342f.);
- periodische Untersuchung Gefährdeter;
- Aufklärung der Bevölkerung, vor allem über die erhöhte Gefährdung durch äußere und innere Einflüsse:
  - Unter- oder Fehlernährung,
  - schlechte und feuchte Wohnverhältnisse,
  - zehrende Krankheiten, Alkoholismus;
- Information über Beratungs- und Sozialdienste: Lungenliga, Tuberkuloseliga, Selbsthilfegruppen.

Pflege- und Behandlungsplan

Infektionsbekämpfung:

- *Antituberkuline, Chemotherapie* als Kombinationsbehandlung, z. B. mit Streptomycin, Isoniazid (INH), Rifampicin (RMP). Einnahme exakt nach Therapieplan. Der Beginn der Therapie erfolgt meist stationär und kann ambulant (für 1–2 Jahre) weitergeführt werden (der Patient bekommt eine spezielle Chemotherapiekarte).
- Alle Tuberkulostatika können Nebenwirkungen verursachen. Besonders häufig betroffen sind Magen/Darm, Leber, Nieren, Zentralnervensystem. Jedes Medikament bevorzugt andere Organe. Die Kenntnis der betreffenden Nebenwirkungen, Überwachung und Information des Patienten sind notwendig.

Unterstützung der ATL, insbesondere in den Bereichen

- *Atmung*: regelmäßiges Atemtraining, Lockerungs- und Entspannungsübungen.
- *Ruhe und Schlaf:* ausreichend; Mittagsruhe obligatorisch.
- *Essen und Trinken:* ausgewogene, regelmäßige Zwischenmahlzeiten. Viel trinken (bessere Verträglichkeit der Medikamente).
- *Gestalten von Raum und Zeit:* gesunder Lebensrhythmus, Aktivierung der Selbstheilungskräfte durch musische und befriedigende Beschäftigung; evtl. ist ein Klimawechsel angezeigt. Psychohygiene.

17.6. Lungenembolie, Lungeninfarkt

Lungenembolie = Verschleppung eines Thrombus in das Pulmonalarteriensystem. *Lungeninfarkt* = Lungenembolie mit nachfolgender hämorrhagischer Infarzierung (Gewebezerstörung).

Die Lungenembolie ist eine der häufigsten Todesursachen. Betroffen sind vor allem bettlägerige Patienten (postoperativ!), Frauen mehr als Männer. Das *verschleppte Gerinnsel* entstammt zu 80% den Venen der unteren Extremitäten und des Beckens.

Entstehung, Risikogruppen und Verhütung: *Thromboseprophylaxe* S. 181 f.

Symptome der Embolie:
- plötzlich auftretende Atemnot,
- Zyanose, Blutdruckabfall,
- schweres Krankheitsgefühl.

Pflege- und Behandlungsplan

- *Ruhigstellung* (Bettruhe), um die Ablösung weiterer Gerinnsel zu verhindern sowie zur Stabilisierung des beeinträchtigten Kreislaufs.
- *Unterstützung der Atmung* und des Kreislaufs: Sauerstoffzufuhr, Oberkörperhochlagerung.
- *Unterstützung der übrigen ATL*: Einschätzung der Beeinträchtigung (Checkliste S. 105), ruhige und sorgfältige Pflege.
- *Medizinische Maßnahmen:* Der Arzt wird sofort eine Antikoagulation einleiten. Je nach Zustand kommen weiter in Frage:
  - operative Entfernung des Embolus im lebensbedrohlichen Zustand,
  - Auflösen des Thrombus mit fibrinolytischen Medikamenten (Streptokinase),
  - Antibiotikatherapie bei aufgetretenem Infarkt.

Die beste Therapie ist auch hier die *Prophylaxe*. Es gilt alles, was bei Thromboseprophylaxe (S. 181 f.) nachzulesen ist.

17.7. Lungen- und Bronchialtumoren

Sie gehen vom Parenchym, vom Bronchial- oder Drüsengewebe sowie vom Bindegewebe aus und können gut- oder bösartig sein.

Gutartige Tumoren

- *Bronchusadenom.* Polypöser Drüsenepitheltumor in den großen Bronchien. Betroffen sind Jugendliche. Der Tumor wächst langsam, d.h., es treten erst im späteren Verlauf klinische Symptome auf. Bei der Erfassung sind deshalb bei 15% bereits maligne Metastasen aufgetreten. Frauen sind häufiger betroffen als Männer.
- *Hamartome, Chondrome.* Begrenzte, gutartige Mesenchymfehlbildungen (arttypisch differenziertes Keimgewebe), die als solitäre Rundherde erscheinen (knorpel-, epithel-, fett- und muskelartige Mißbildungen); sie können maligne entarten. Männer sind häufiger befallen als Frauen.

Als Therapie kommt nur die operative Entfernung in Frage: Ausschälung oder Keilresektion bei Hamartom, transpleurale Bronchusteilresektion bei Adenom.

Bronchuskarzinom

98% aller primären Tumoren sind Bronchialkarzinome. Männer erkranken 8- bis 10mal häufiger als Frauen. Die Frequenzspitze liegt zwischen dem 50. und 70. Lebensjahr. Der Anteil der Frauen nimmt in den letzten Jahren zu (Zigarettenkonsum!). Das Bronchuskarzinom setzt rasch Metastasen (Abb. 17.**8**).

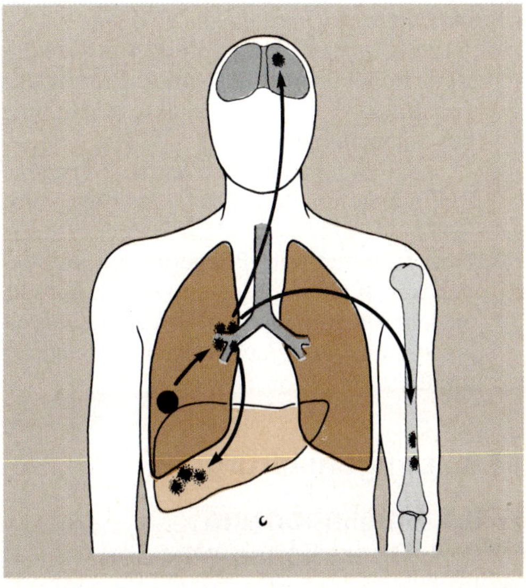

Abb. 17.**8** Metastasierungswege und -organe des Bronchuskarzinoms (nach Largiadèr).

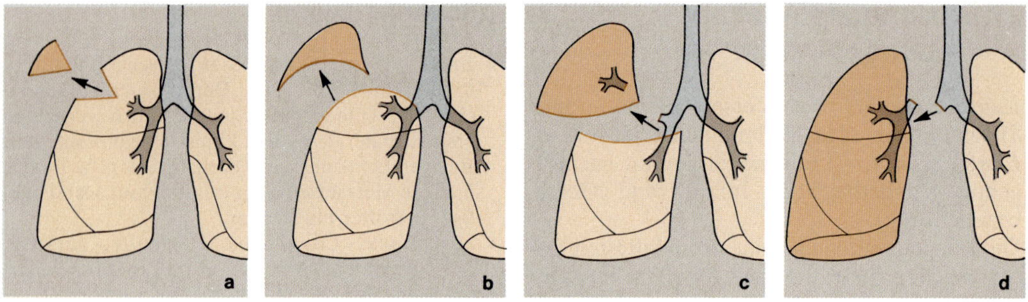

Abb. 17.**9** Lungenresektion. **a** Keilresektion, **b** Segmentresektion, **c** Lappenresektion, **d** Pneumonektomie (nach Reifferscheid).

Krankheitszeichen

- Oft rezidivierende Pneumonien;
- Verschlechterung des Allgemeinzustands;
- Husten, später blutiges Sputum;
- oft machen die Metastasen die ersten Beschwerden, und das primäre Bronchuskarzinom ist ein Zufallsbefund.

Pflege- und Behandlungsplan

Je nach Zustand bei der Diagnosestellung (50% sind inoperabel):

- *Systemtherapie* (Polychemotherapie) und lokale Bestrahlung (Kap. 36).
- *Operation.* Die Prognose ist gut, wenn die regionalen Lymphknoten noch tumorfrei sind.
- *Unterstützende Therapie und Pflege:*
  - *Je nach Befund* Bekämpfung von Reizhusten, Behebung der Atemnot, Prophylaxe von Infektionen und Atelektase, Hebung des Allgemeinzustands.
  - *Je nach Befinden* sollen auch alternative Maßnahmen eingesetzt werden (S. 924ff.).

  Eine systematische Pflegeplanung ermöglicht die Wahl und den sinnvollen Einsatz all jener Maßnahmen, die der individuellen *Behandlung, Betreuung* und *Begleitung* dienen.

17.8. Lungenchirurgie

17.8.1. Indikation und Operationsmethoden

- *Pneumothoraxdrainage* (Bülau-Drainage): intrapleurale Saugdrainage, die so lange belassen wird, bis die Lunge ausgedehnt, die Fistel verklebt und die Lunge verwachsen ist (Kap. 43).
- *Mediane Thorakotomie.* Thoraxeröffnung zwecks Zugang zum Mediastinum ohne Eröffnung der Pleurahöhlen; *anterolaterale Thorakotomie:* Eröffnung des Thorax durch die vordere seitliche Brustwand; sie ist die häufigste Methode für Lungenresektionen und bei der Herzchirurgie.
- *Lobektomie:* Exstirpation eines ganzen Lungenlappens, z. B. bei Bronchuskarzinom.
- *Pneumonektomie:* Entfernung eines Lungenflügels bei zentralen oder ausgebreiteten Befunden.
- *Segmentresektion:* Entfernung eines oder mehrerer Lungensegmente, häufig bei Bronchiektasen, lokalen Tuberkelherden, Lungenabszeß u. a. (Abb. 17.**9**).

Die Vor- und Nachbehandlung wird entsprechend dem Grundleiden mit *Antibiotika* oder *Tuberkulostatika* unterstützt.

17.8.2. Operationsvorbereitung

- Voruntersuchung von Herz-Kreislauf-Funktion und Digitalisierung bei betagten oder gefährdeten Personen.
- Lungenfunktionsprüfung zur Feststellung der Leistungsgröße.
- Nikotinabstinenz. Information und Kooperation des Patienten sind Voraussetzung.
- Atemgymnastik. Die Ventilation ist postoperativ vor allem in den ersten 24 Stunden (je nach ausgeführter Operation) um 25–50% vermindert. Die Leistungsgröße des gesunden Lungenanteils muß deshalb schon vor der Operation trainiert werden. Dem gleichen Ziel dienen die
- Inhalationen, evtl. mit dem Bird-Respirator.

Im weiteren gelten die allgemeinen prä- und postoperativen Maßnahmen auf S. 957ff.

17.8.3. Postoperative Pflegeplanung

Intensivüberwachung, -pflege und -behandlung

In den ersten 24 Stunden; bei größeren Eingriffen mit drohenden Herz- oder Lungenkomplikationen während der kritischen Tage. Zur Überwachung, Vorbeugung und Therapie möglicher Atemstörungen Kap. 39.

Beobachtung, Verhütung und Behandlung von Herz- und Kreislaufstörungen

- *Kontrolle* von Puls, Blutdruck, Venendruck, Allgemeinbefinden und Aussehen (Zyanose!) des Patienten und Protokollierung der Beobachtungen richten sich nach dem Verlauf.
- Eine *Blutung* in die Pleurahöhle oder in die Bronchien muß rasch erfaßt werden. Da die Lungen sehr blutreich sind, verliert der Patient in kurzer Zeit viel Blut. Blutersatz S. 572.
- *Mobilisation* am Nachmittag des Operationstages zuerst am Bettrand, später vorsichtiges Aufstehen. Die Leitungen dürfen dabei nicht abgeklemmt, noch darf die Verbindung zum Saugsystem unterbrochen werden.
  Am folgenden Tag steht der Kranke zweimal täglich auf, die Spaziergänge richten sich nach der Länge der Absaugschläuche bzw. der Mobilität des Saugsystems.
- *Thromboembolieprophylaxe* (bewegen, Beine einbinden, Mobilisation, Antikoagulation).
- *Medikamentöse Unterstützung* von Herz und Kreislauf: Digitalis, Kreislaufstimulanzien.

Beobachtung, Verhütung und Behandlung von Atemstörungen

- *Überwachung der Atmung* einschließlich der Thoraxbewegung ist äußerst wichtig. Die Häufigkeit richtet sich nach dem Zustand. Zu Atemstörungen neigen vor allem Betagte und Kranke mit vorgeschädigter *Lungenfunktion*. Eventuell muß in diesem Fall die Atmung durch einen Respirator (z. B. Bird) unterstützt werden.
- *Atemtherapie.* Die präoperativ eingeübte Atemtechnik wird sofort nach der Operation weitergeführt.
  Für die Pflegegruppe gilt:
  - Patienten zum Durchatmen anhalten, sobald er wach ist.
  - Halbstündlich, später in größeren Abständen zum Aushusten anhalten, den Patienten dabei unterstützen (Hände auf die Wunde legen).
  - Patienten zu regelmäßigen Atemübungen und zum richtigen Atmen anhalten.

  Für die Atemtherapeutin gilt:
  - In den ersten Tagen wird sie den Patienten 2- bis 3stündlich für die Atemtherapie aufsuchen; evtl. übernimmt sie auch die Überwachung der
- *Inhalationen:*
  - 2- bis 3mal täglich; zur Anwendung kommen vor allem Sekretolytika und Bronchodilatoren; sekretlösend wirkt auch die Befeuchtung der Raumluft.
  - Sauerstoff 1–3 l/Minute, meist nur in den ersten postoperativen Stunden. Intermittierende Zufuhr über längere Zeit ist bei Patienten, die zu Atemstörungen disponiert sind, angezeigt.
- *Lagerung.* Sie ist atemunterstützend. Grundsätzlich gilt: Sobald der Patient aus der Narkose erwacht, wird das Kopfende des Bettes langsam (halbstündlich) etwas höher gestellt. Bis zum Nachmittag des Operationstages (oder 5 Stunden nach der Operation) muß der Kranke sitzen. Zu diesem Zeitpunkt beginnt auch das Umlagern, das je nach Operation verschieden ist.
  - *Pneumonektomie.* Lagerung auf die operierte Seite, damit die gesunde Lunge entlastet ist und gut durchlüftet werden kann. Die normalerweise 2stündlich ausgeführte Umlagerung geschieht folgendermaßen: operierte Seite – Rückenlage – operierte Seite usw.
  - *Lobektomie* und *Segmentresektion.* Die Lagerung geschieht hier auf die gesunde Seite, damit sich die operierte Lunge richtig entfalten kann. Der Umlagerungsplan sieht so aus:
    2stündlich: Rückenlage – gesunde Seite – Rückenlage usw.
- *Schmerzen, Schmerzmittel.* Schmerzen beeinträchtigen die Atmung, weshalb postoperativ nicht mit Schmerzmitteln gespart werden darf. In der Norm liegt die 4stündliche, wenn immer möglich *vor* der Atemgymnastik verabreichte Schmerzmittelmedikation.

Nicht ausgehustetes Sekret führt zu Anschoppung und *Atelektase*.

- *Röntgenkontrollen des Thorax* dienen der Nachkontrolle; im folgenden ein Standard:
  - nach Pneumonektomie: 1., 4. und 8. Tag, damit eine Anschoppung in der gesunden Lunge frühzeitig erkannt werden kann;
  - nach Segment- und Lappenresektion: am 1. und 3. Tag; man will in diesem Fall vor allem die Entfaltung des restlichen Lungenteils kontrollieren.

Aufrechterhaltung von Blutvolumen, Wasser- und Elektrolythaushalt

- *Infusion* während 2–3 Tagen; es liegt ein zentraler Venenkatheter.
- *Elektrolytersatz* richtet sich nach dem Zustand des Patienten und den Laborwerten.
- *Blutersatz* ist abhängig vom Verlust. Die genaue Kontrolle der Wundsekrete ist deshalb unerläßlich. Je nach ausgeführter Operation und Handhabung wird der Verlust ganz oder doppelt ersetzt.
- *Flüssigkeitsbilanz* während 3–4 Tagen.

Ausgewogene Ernährung

Tee ab Abend des Operationstages. Bei Abbau der Infusionstherapie muß der Patient genügend trinken. Das Einsetzen der *Darmtätigkeit* geschieht meist problemlos. Ein träger Darm wird ab dem 2. Tag angeregt; funktioniert er, kann der Patient normal essen.

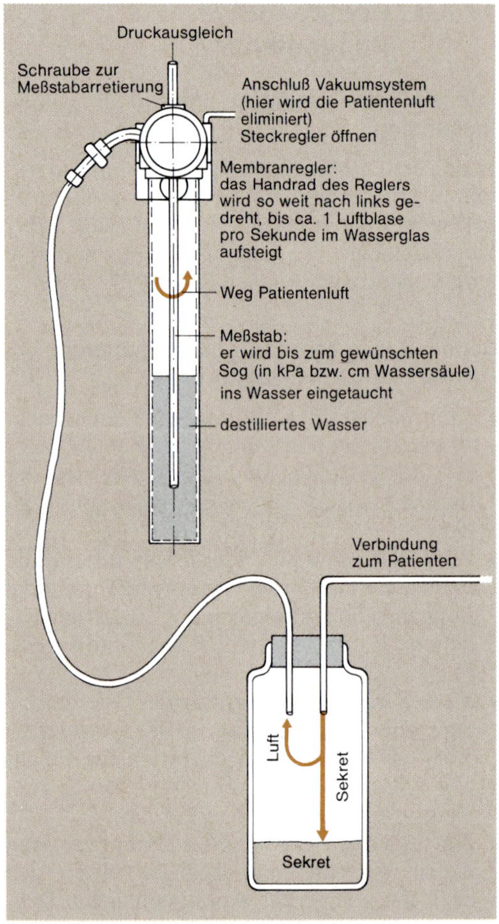

Abb. 17.**10** Funktion der Thoraxdrainage.

Angepaßte Körperpflege

Sie ist wegen der Schmerzen und der Drainagen zu Beginn erschwert. Der Patient soll die Unterstützung bekommen, die notwendig ist. Im übrigen ist aber auf eine rasche Selbständigkeit hinzulenken. Von besonderer Bedeutung sind die *Prophylaxen* und eine *gute Mundpflege*.

Funktion der Drainagen, Sicherheit für das Operationsgebiet

Prinzip der Funktion Abb. 17.**10**.

- *Thoraxsog bei Pneumonektomie* (Abb. 17.**11a**). Der Sog ist klein: 0,49 kPa (5 cmWS). Dieser geringe Sog genügt, da nur der Sekretabfluß bezweckt wird. Der Schlauch wird in der Regel nach 24 Stunden entfernt.
- *Thoraxsog bei Lobektomie und Segmentresektion* (Abb. 17.**11b**). Es sind 2 Drains eingelegt:
  - Der *Luftdrain* liegt oben und dient der Entfernung von Restluft (Luft, die durch die Thoraxeröffnung in den Pleuraspalt gelangt ist).
  - Der *Sekretdrain* liegt im Wundgebiet (unterer Drain).
  - Sog bei beiden Drains: 2,94 kPa (30 cmWS). Bei schlechter Ausdehnung (Segmentresektion) wird der Sog bis 7,35 kPa (75 cmWS) erhöht.
  - *Umstellen auf Flaschensog* (Heberdrainage), sobald die Lunge dicht ist.
  - *Entfernt* werden die Drains meist am 3. Tag. Voraussetzung ist, daß die Lunge

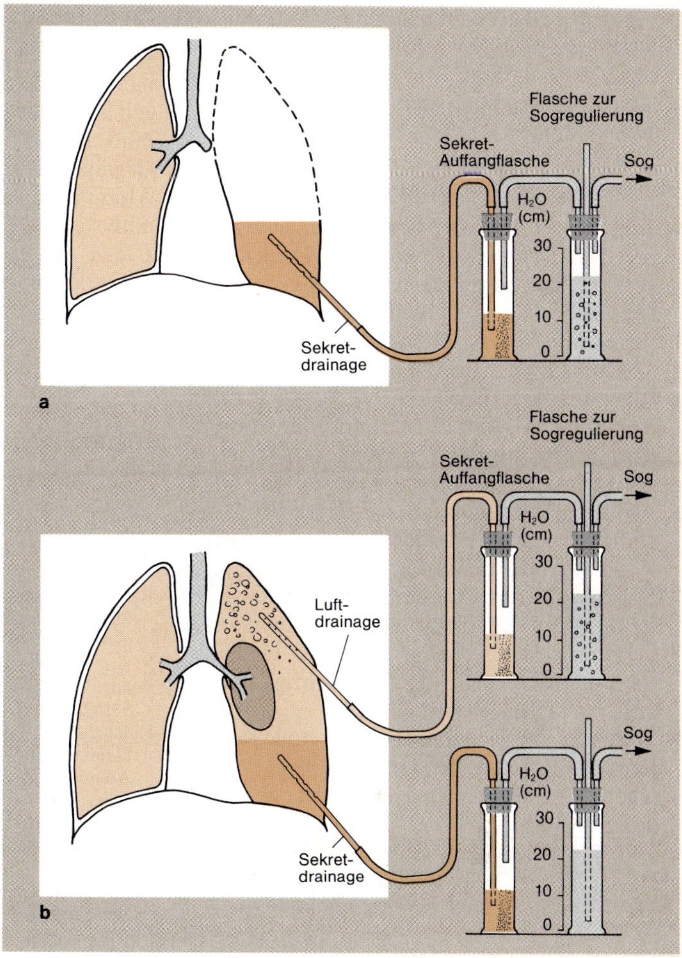

Abb. 17.**11** Lungendrainage, **a** bei Pneumonektomie und **b** bei Lobektomie. Jede Drainage ist angeschlossen an die Auffangflasche und die Sogregulierung.

unter Flaschensog mindestens 12 Stunden dicht (Röntgenkontrolle) und ausgedehnt ist. Die Thoraxsekretion muß unter 100 ml betragen (Prüfung durch Perthes-System Kap. 43).

Umgang mit Sekretflaschen und Schläuchen

- Grundsätzliches zur Thoraxdrainage und zu Saugsystemen Kap. 43.
- Das System muß *luftdicht* bleiben. Bei Manipulationen am System (Flaschenwechsel u.a.) muß der Thoraxdrain zwischen Brustwand und Verbindungsstück mit *2 Klemmen* (Abb. 17.**12**) *abgeklemmt* werden. Diese Klemmen bleiben beim Patientenbett.
- Das System muß *durchgängig* und leckfrei sein (keine Abknickung, keine Verstop-

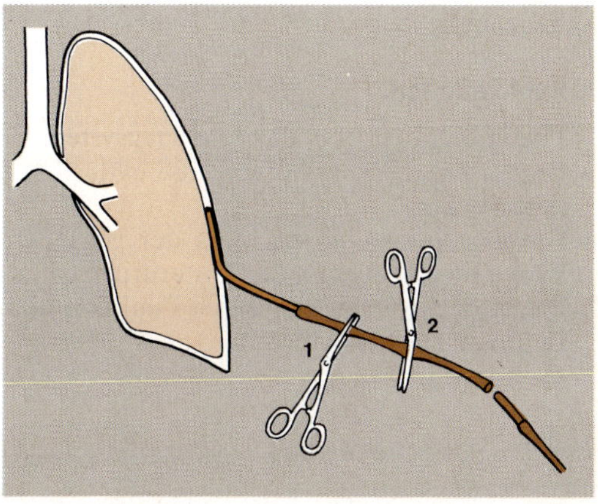

Abb. 17.**12** Abklemmen der Drains bei Manipulation am System mit zwei Klemmen.

fung). Schläuche regelmäßig (½stündlich) durchkneten oder mit „Melker“ ausstreichen.

- *Asepsis* ist bei allen Manipulationen am System oberstes Gebot.

Entfernung des Thoraxdrains

- Tablett mit Desinfektionsmittel, Watteträger, Handschuh, vorbereitetem Dachziegelverband bzw. verpackten Gummi-Gaze-Platten (sie bestehen aus Kofferdam und Zellin), 3 breiten Pflasterstreifen, Schere und Pinzette (alles steril).
- Wenn der Arzt die Vorbereitungen getroffen hat (Desinfektion, Entfernung der Hautfäden, Erhöhung des Unterdrucks), liegt die Aufgabe der assistierenden Person im
- Ankleben der Gummi-Gaze-Platte (bzw. des abdichtenden Verbands) mit der linken Hand auf die Drainstelle; langsames Herausziehen des Drains aus dem Thorax, gleichzeitig zieht der Arzt die Tabaksbeutelnaht fest.
- Fixieren des Verbands mit 3 breiten Heftpflasterstreifen, die dachziegelartig aufeinander geklebt werden.
- Während der Drainentfernung muß der Patient die Luft anhalten (vorher üben).
- Nach einer Stunde wird ein Röntgenbild angefertigt.
- Den Verband nach 24 Stunden entfernen. Bis zu diesem Zeitpunkt ist die Öffnung verklebt.

Verbandwechsel

- Der Verband wird meistens 3–4 Tage belassen, danach luftdichter Wundspray.
- Fädenentfernung am 8.–12. Tag.

Komplikationen

- Pneumothorax bei undichtem Saugsystem.
- Erguß in der Pleurahöhle (muß evtl. punktiert werden).
- Dyspnoe infolge Verziehung der gesunden Lunge (der Arzt kann den Unterdruck in der Pneumonektomiehöhle durch Punktion und Luftinstillation abschwächen).

Krankenhausaustritt, Rehabilitation

Bei komplikationslosem Verlauf Krankenhausaustritt nach 2–3 Wochen. Die Erholungszeit ist von der Primärerkrankung abhängig; sie muß auf jeden Fall genügend lang sein. Der Organismus braucht Zeit, sich an die kleinere Atemfläche zu gewöhnen. Die Atemgymnastik muß weitergeführt werden.

Leben mit einer Lunge bzw. mit reduzierter Atemfläche ist ebensosehr ein psychologisches Problem wie ein physiologisches! Die positive Lebenseinstellung ist der beste Rehabilitationsbegleiter.

Weiterführende Literatur

Ateminstruktion für Patienten mit chronisch obstruktiven Lungenkrankheiten. Bernische Höhenklinik, Heiligenschwendi o. J.

Cegla, U. H.: Was tun bei Atemerkrankungen? Hippokrates, Stuttgart 1987

Egenolf, H.: Wunder des Atmens. Kleines Atemlehrbuch für Gesunde und Kranke, 17. Aufl. Hippokrates, Stuttgart 1983

Fodor, L.: Sauerstoff ist Leben. Hippokrates, Stuttgart 1985

Fodor, L.: Sauerstoff-Therapie, 2. Aufl. Hippokrates, Stuttgart 1987

Halmágyi, M., T. Valerino: Weiterbildung 5. Praktische Unterweisung: Atemgymnastik, Inhalationstherapie, Atemkontrolle. Springer, Berlin 1982

Knight, A.: Asthma und Heuschnupfen. Hippokrates, Stuttgart 1983

Krauss, H.: Atemtherapie, 2. Aufl. Hippokrates, Stuttgart 1984

Middendorf, J.: Der erfahrbare Atem. Eine Atemlehre. Junfermann, Paderborn 1984

Mischo-Kelling, M., H. Zeidler: Innere Medizin und Krankenpflege. Urban & Schwarzenberg, München 1989

Parow, J.: Atemfibel, 5. Aufl. Hippokrates, Stuttgart 1984

Parow, J.: Die Heilung der Atmung. Übungstechnik der Atemkorrektur, 3. Aufl. Hippokrates, Stuttgart 1981

Reifferscheid, M., S. Weller: Chirurgie, 7. Aufl. Thieme, Stuttgart 1987

Schettler, G.: Innere Medizin, Bd. I/II, 7. Aufl. Thieme, Stuttgart 1987

Zenker, W.: Mit Asthma leben. Econ, Düsseldorf 1983

18. Herz und Kreislauf

Unterstützen des Patienten mit Herz- und Kreislaufproblemen

Sequenzziel

Das Herz-Kreislauf-System ist eng verknüpft mit dem Atemsystem. Viele der in Kap. 11 Atmen besprochenen Probleme und Maßnahmen gelten auch hier.
In diesem Kapitel werden die wichtigsten Herzkrankheiten behandelt. Die Informationen sollen Ihnen helfen, psychosoziale Einflüsse und organische Störungen richtig einzuschätzen, anstehende Pflegeprobleme zu beurteilen und die Pflege von Herzpatienten zu planen.

Dynamik des Pflegeprozesses

Situation: Patient mit Störungen der Herz-Kreislauf-Funktion.

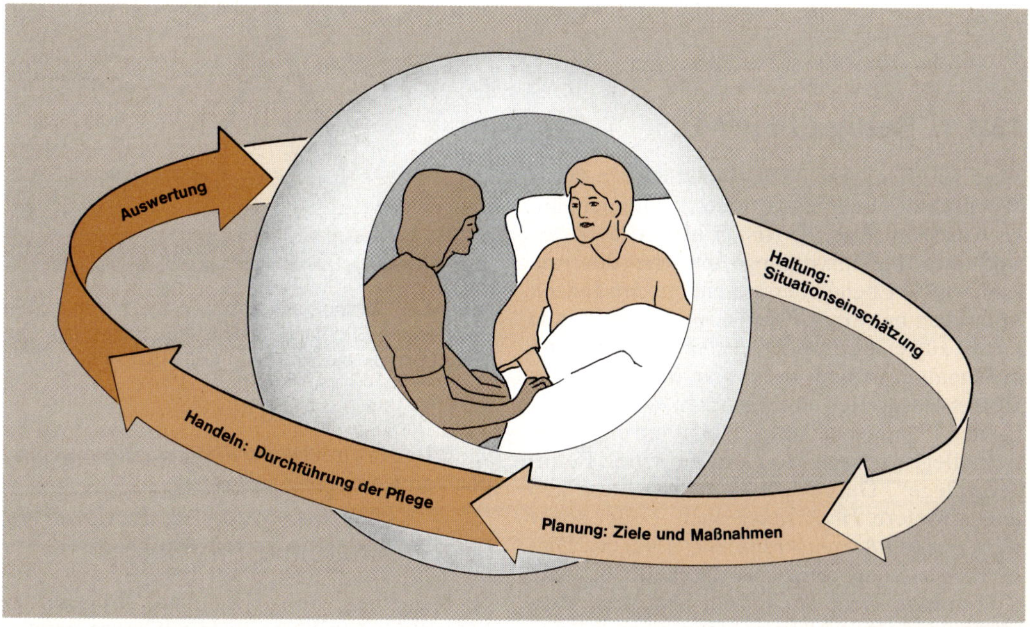

Prinzipien/Impulse

- Das Herz als *Motor des Kreislaufs* ermöglicht die Blutbewegung. Dadurch werden Stoffe rasch von einem Organ zum anderen transportiert, und zwar derart, daß der Kreislauf und damit die Stoffzufuhr und der -abtransport dem jeweiligen *Stoffwechselbedarf* angepaßt ist. Dadurch ist Leben überhaupt erst möglich. Ein Stillstand dieser „Pumpe" bedeutet den Tod des Individuums.

- Das Herz als *Wesenskern des Menschen* ist zugleich auch mehr als eine Pumpe. Es gilt als Symbol für die Gefühle, ist selber ein „fühlendes Organ" und reagiert auch entsprechend auf die Befindlichkeit des Menschen: es „schlägt hoch", läßt sich „verlieren" oder auch „verschenken", es kann aber auch „brechen", „auseinanderfallen", „stehenbleiben".
- Das Herz ist in fast allen Religionen der Urquell der „religio" (Rückbindung des Menschen an seinen Urgrund). Deshalb berührt das Herz immer auch das Wesen des Menschen. Religiöse Bedürfnisse sind Bedürfnisse des Herzens.

18.1. Allgemeine Grundlagen

18.1.1. Bezug zu den ATL

Herz-Kreislauf-Atem-Tätigkeit stehen in enger Wechselbeziehung. Auf diese Zusammenhänge wurde im Kap. 11 *Atmen* hingewiesen. Es sind dies Lebensvorgänge, welche die rein funktionale Ebene übersteigen und den ganzen Menschen betreffen. Das Herz ist eine Pumpe und ist zugleich *viel mehr als eine Pumpe*, davon muß man ausgehen, wenn man Störungen des Herzens begreifen und erspüren will, was sie für den Kranken bedeuten. Nicht um eine „Befundpflege" geht es, sondern um eine „Befindenspflege". Darum gilt es zu beachten, „ob und inwiefern *Herzkranke* auch – oder sogar vorwiegend – *herzenskrank* sind" (Nager). Diese Fragestellung versucht, durch fürsorgliche Zuwendung nicht allein zum „kranken Herzen", sondern auch zur „Herzsphäre dieses kranken Menschen" Zugang zu finden: Nicht allein ein Organ ist krank, sondern ein Mensch in seiner *Ganzheit* (das gilt natürlich für alle anderen Organe/Krankheiten auch!). Gefragt ist dabei auch unser eigenes Herz, also auch die Reflexion (und Situationseinschätzung) des eigenen Innern, ohne die es auf Dauer keine befriedigende Pflege geben kann. *Ganzheitliche Pflege* erfordert eine *dreifache* Kompetenz: jene von *Kopf, Herz und Hand*.

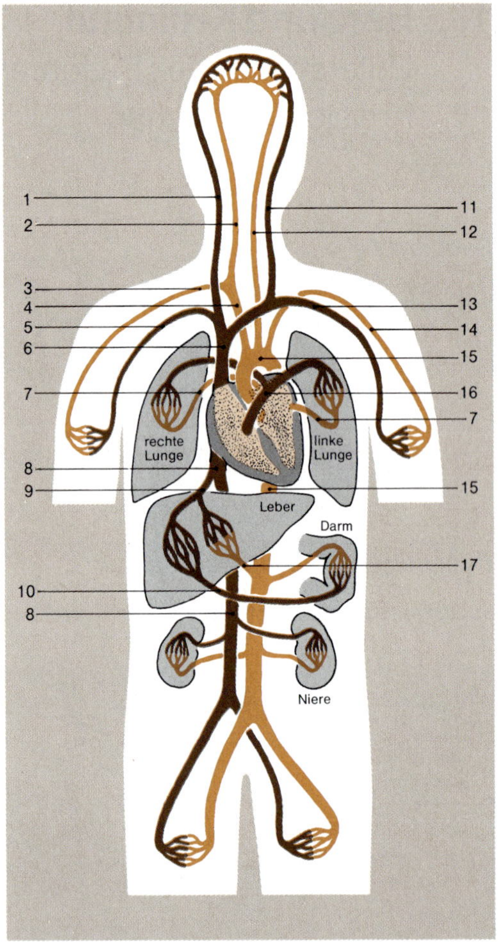

Abb. 18.**1** Blutkreislauf. Zeichnen Sie in den großen Gefäßen die Strömungsrichtung des Blutes ein, und bezeichnen Sie die Strukturen 1–17 (S. 1143).

18.1.2. Anatomie, Physiologie

Zur *Anatomie* von Herz und Kreislauf s. Abb. 18.**1**. Zur *Physiologie* gilt, kurz gefaßt: Das Herz ist ein automatisch tätiges Organ, bei dem mit regelmäßigem Rhythmus Systole und Diastole abwechseln. Dies wird möglich durch ein Antriebs- und Leitungssystem, das den gesamten Muskel zeitgerecht und koordiniert zur Kontraktion veranlaßt. Reizbildung und Reizleitung in diesem *Reizleitungssystem* sind gekoppelt an den Kationenaustausch von Kalium

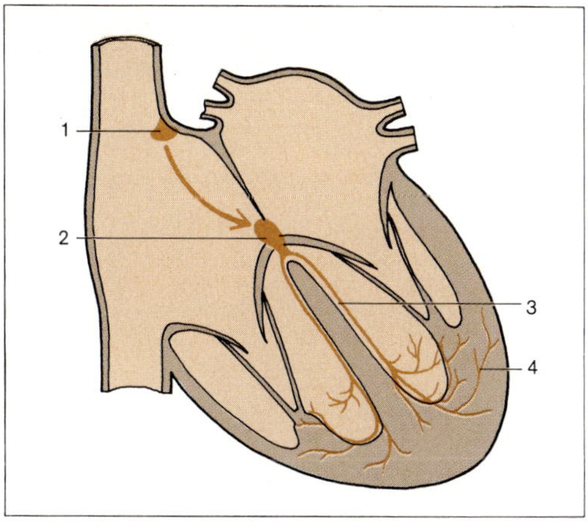

Abb. 18.**2** Reizleitungssystem. 1 = Sinusknoten (Schrittmacher). Die Erregung erreicht über die Vorhofmuskulatur, die dadurch zur Kontraktion angeregt wird, den Atrioventrikularknoten (Aschoff-Tawara) (2), folgt dem His-Bündel (3), läuft in dessen Schenkel spitzenwärts, verteilt sich mittels der Purkinje-Fasern (4) in der Kammermuskulatur und löst deren Kontraktion aus.

und Natrium an der Zellmembran während des sog. *Aktionspotentials*. Hierbei fließen zunächst explosionsartig Natriumionen in die Zelle, während nachfolgend Kaliumionen austreten. Danach wird durch aktiven Rücktransport von Natrium nach außen und von Kalium nach innen die Ruhephase durch die sog. *Repolarisation* wiederhergestellt. Es handelt sich um schwache elektrische Spannungsänderungen.

Das *Reizleitungssystem* ist aufgebaut aus Sinusknoten (Impulsbildung), Atrioventrikularknoten (AV-Knoten), His-Bündel, Tawara-Schenkel und den sich in die Ventrikelmuskulatur aufzweigenden Purkinje-Fasern (Abb. 18.**2**). Die Impulsbildung erfolgt im Sinusknoten regelmäßig, rhythmisch und völlig automatisch, im Normalfall mit 70 Kontraktionen pro Minute.

Die Fähigkeit der unabhängigen Erregungsbildung und -leitung wird „von außen" durch das vegetative Nervensystem beeinflußt und so die Herzleistung an den augenblicklichen Bedarf des Organismus angepaßt. Dabei stimuliert der Sympathikus die Herzaktion, und der Vagus hemmt sie.

Die *Pumpleistung des Herzens* gewährleistet den Transport (Zirkulation) des Blutes. Dadurch gelangen Sauerstoff und Nährstoffe in die Gewebe und werden CO_2 und Schlackenstoffe abtransportiert. Während es durch die Lungen strömt, gibt es CO_2 ab und nimmt Sauerstoff auf. Atmung und Kreislauf bilden so eine funktionelle Einheit.

Pro Herzschlag werden ca. 70 ml Blut ausgeworfen (Schlagvolumen), bei 72 Schlägen pro Minute also ca. 5 l (Minutenvolumen). Bei größerem Blutbedarf in der Peripherie kann das Minutenvolumen erhöht werden durch Vergrößerung des Schlagvolumens (beim trainierten Herzen) oder der Frequenz (beim untrainierten). Auch können bei partieller Drosselung der Durchblutung in weniger wichtigen Geweben andere lebenswichtige Organe wie Gehirn, Nieren, Herz vermehrt versorgt werden.

18.1.3. Diagnostik und Prävention

Die Mithilfe bei *diagnostischen* Maßnahmen ist in Kap. 40–47 dieses Buches besprochen. Informationen zu den *präventiven* Aspekten finden Sie in Kap. 5–16.

Bezogen auf die Herz-Kreislauf-Funktion sind diese Maßnahmen im Kasten S. 578 aufgeführt.

18.1.4. Therapeutische Aspekte

Grundsätzlich sind bei Herzkranken die folgenden Verordnungen zu erwarten:

Kontrolle und Dokumentation

- Blutdruck, Puls, Gewicht (Venendruck);
- Atemfrequenz/Atemtyp;
- Urinausscheidung, Flüssigkeitszufuhr;
- Bewußtseinszustand.

Medikamentöse Therapie

Je nach vorliegendem Herzleiden kommen zur Anwendung:

Digitalis. Es ist das Mittel der Wahl bei Herzinsuffizienz und dient der Stärkung des Herzmuskels. Anstelle dieser direkten Herzstimulation werden heute zunehmend *Vasodilatatoren* (z. B. Nikaten) eingesetzt.

Diuretika. Sowohl Digitalis als auch Vasodilatatoren werden in Kombination mit Diuretika (Lasix, Moduretik) verabreicht. Sie bewirken eine zusätzliche Herzentlastung durch aktive Steigerung der renalen Ausscheidung. Neben der erwünschten vermehrten Ausscheidung von Natrium und Chloriden kommt es auch zu

Übersicht über die wichtigsten diagnostischen und präventiven Maßnahmen im Bereich von Herz und Kreislauf		
Maßnahmen	Aufgabenbereich der Pflege	Nachlesen
Diagnostische Maßnahmen		
Standardmethoden • Blutdruckmessung • Pulsmessung	Durchführung und Protokollierung	Kap. 11
• Perkussion und Auskultation (Arzt)		
Bildgebende Verfahren • Thoraxröntgen, CT • Speiseröhren-Breischluck • Kontrastmitteldarstellung • Echokardiographie	keine besondere Vorbereitung, bei Angiographien Nachsorge bzw. Überwachung	Kap. 47
Nuklearmedizinische Untersuchungen	Vorbereitung und Nachsorge	Kap. 47
Elektrokardiogramm	keine besondere Vorbereitung	Kap. 45
Blutuntersuchungen (Elektrolyte, Enzyme)	Blutentnahme	Kap. 45 u. Kap. 44
Präventive Maßnahmen		
Gesundheitsberatung, Streßprophylaxe	in Eigeninitiative und/oder in Zusammenarbeit mit anderen	Kap. 11 Kap. 13
Atemunterstützende Maßnahmen Thromboseprophylaxe	Eigenständiger Bereich der Pflege und Durchführung nach Verordnung	Kap. 11 Kap. 6

einer unerwünschten Steigerung der Kaliumausscheidung. Der *Kaliumverlust* ist aber gerade für Herzkranke ein großes Problem, da die Reizbarkeit des Myokards gesteigert und dieses so für Rhythmusstörungen empfindlicher ist.

Wichtig: Bilanzierung, Gewichtskontrolle und Serumkaliumbestimmung bei Diuretikagaben. Gegebenenfalls ist Kaliumsubstitution erforderlich. Prophylaktisch können gedörrte Aprikosen gekaut werden; sie sind sehr kaliumreich (Diuretika S. 700f.).

Antiarrhythmika werden zum Beheben und/oder Verhindern von Rhythmusstörungen verordnet. Die meisten Antiarrhythmika zeigen mehr oder weniger starke und gefährliche kardiale und extrakardiale Nebenwirkungen (Rhythmusstörungen, Hemmung der Herztätigkeit, Hypotonie, Magen-Darm-Störungen, Beeinträchtigung des Zentralnervensystems usw.). Ihr Einsatz erfolgt deshalb nur unter strenger Überwachung ihrer Vor- und Nachteile. Die heute gebräuchlichsten Mittel sind Chinidin, Betablocker, Cordarone → bei supraventrikulärer Rhythmusstörung; Lidocain, Procainamid, Hextril → bei ventrikulären Rhythmusstörungen.

Herzschrittmachertherapie

Bei der Therapie mit einem Herzschrittmacher wird das Herz über eine in der Regel transvenös eingelegte Elektrode stimuliert. Das Gerät befindet sich entweder außerhalb des Körpers (provisorischer Schrittmacher für einige Tage) oder wird im Bereich des M. pectoralis implantiert (definitiver Schrittmacher). Die Herzschrittmachertherapie kommt immer dann zur Anwendung, wenn eine schwere Überleitungsstörung und Bradykardie zu *Adam-Stokes-Anfällen* (vorübergehender Ausfall der Pumpleistung des Herzens mit zerebraler Minderdurchblutung, die je nach Dauer mit Schwindel, Absenzen oder kurzer Ohnmacht einhergeht –

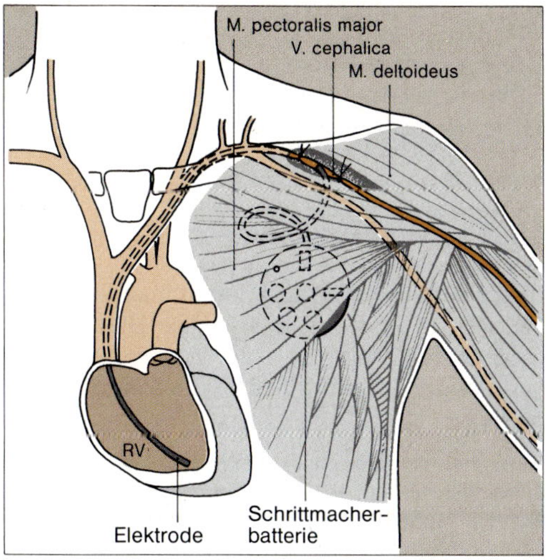

Abb. 18.**3** Beispiel einer Herzschrittmachertherapie. Transvenöse, endokardiale Elektrostimulation durch ein VVI-System (unipolare Elektrode).

Synkopen) oder zu unzureichender Förderleistung des Herzens mit *Herzinsuffizienz* führt.

Schrittmachertypen/Batterien. Heute werden die sog. Bedarfsschrittmacher (demand pacemaker) implantiert, d.h., der Schrittmacher tritt nur dann in Aktion, wenn die eigene Herzfrequenz die Schrittmacherfrequenz unterschreitet.
Geräte, die über zwei Elektroden den Vorhof und die Kammer getrennt stimulieren, werden als „physiologische" Schrittmacher bezeichnet. Der *programmierbare* Schrittmacher wird von außen mittels elektromagnetischer Impulse in bezug auf Frequenz und Stärke der Impulse eingestellt. Lebensdauer der Batterie je nach Typ 3–15 Jahre. Der Patient wird entsprechend informiert und der Schrittmacher regelmäßig kontrolliert.
Elektrode. Die *endovenöse* Elektrode wird über eine thoraxnahe Vene über den rechten Vorhof in den rechten Ventrikel eingeschwemmt (oder er wird eingeschraubt). Durch Fibrosierung kommt es mit der Zeit zu einer festen Verbindung mit dem Herzmuskel (Abb. 18.**3**). Der Eingriff erfolgt in Lokalanästhesie.
Überwachung nach Schrittmacherimplantation:

- Regelmäßige Pulskontrolle, peripher und zentral (Stethoskop). Bei Abfall unter 65 Schläge/Minute Arzt benachrichtigen.
- Unter Umständen bleibt der Patient für 24 Stunden auf der Intensivstation (fast immer bei endovenösem Schrittmacher, da die Elektrode dislozieren kann).
- Information des Patienten in bezug auf die tägliche (wöchentliche) Pulsmessung, Termin der Schrittmacherkontrolle, Schrittmacherausweis und wichtigste Daten zum Verständnis des Schrittmachers.

18.2. Grundlagen zur Pflege

Die Schwerpunkte von Therapieziel (Arzt) und Pflegeziel können wie folgt gesehen werden:

- Der *Befund* (Arzt) orientiert sich an der Leistungsfähigkeit des Herzens (Leistungsschwäche, Stauungserscheinungen) und am Herzrhythmus (Herzjagen, Herzstolpern, Arrhythmien).
- Das *Befinden* und die *Befindlichkeit* sind Ausgangspunkte für die Pflege. Zusammen mit den *Bedürfnissen* des Patienten (je nach Zustand und Situation) ergeben sie die Grundlage für die Situationseinschätzung.

18.2.1. Bezug zu den fünf Funktionen der Pflege

1. *Unterstützen und/oder stellvertretende Übernahme der ATL*, entsprechend der Situation (Kap. 5–16); u. U. sind alle ATL betroffen.
2. *Begleiten und Hilfeleistung in Krisensituationen.* Erkrankungen von Herz und Kreislauf können sowohl akut-lebensbedrohliche Geschehen sein (Intensivpflege S. 972ff.) wie auch langwierige chronische Krankheiten (S. 875ff.). Immer treffen sie den Menschen individuell, und es gilt nicht nur dem *biologischen* Herzen zu geben, was es braucht, sondern vor allem auch dem *symbolischen.* „Der tiefste Grund der Arznei", so Paracelsus, „ist das, was aus dem Herzen wächst: die Liebe."
3. *Mithilfe bei diagnostischen und therapeutischen Maßnahmen* (Kap. 40–47).
4. *Mithilfe an Programmen der Gesundheitsbildung und Rehabilitation.* Hier ist in erster Linie an die Gesundheitsbildung und an die gesunde Lebensführung zu denken: Psychohygiene, Streßprophylaxe, Zeit- und Lebensgestaltung. Im Zusammenhang mit der Rehabilitation sind es z.B. Trainingsprogramme für Herzinfarktpatienten sowie die Mitarbeit bei der Überprüfung von Präventiv- und Rehabilitationsmodellen.
5. *Verbesserung der Pflegequalität* (eigenes Tun reflektieren) und *Mithilfe bei der For-*

schung (z.B. Mitarbeit bei Pflegequalitätsanalysen).

18.2.2. Standardisierte Pflegeplanung

Die Schritte können in Kap. 4 und im Standardplan (S. 102 u. S. 157) nachgelesen werden. Im einzelnen ist die individuelle Situation zu beachten.

Situationseinschätzung

Auch hier kann die Atemskala (S. 344) herangezogen werden. Zusätzlich sollen Fragen geklärt werden bezüglich

- ☐ Befinden: Engegefühl, Herzschmerz, Angst (Todesangst).
- ☐ Kräftehaushalt: Erschöpfung, Leistungsschwäche.
- ☐ Vitalzeichen: Puls, Blutdruck.
- ☐ Stauungserscheinungen: kardiale Ödeme (S. 218) treten typischerweise an den tiefliegenden Körperstellen auf: Sakralbereich beim liegenden, Füße und Knöchel beim stehenden Patienten.
- ☐ Hustenreiz: tritt auf als Folge von Lungenstauung bei Linksinsuffizienz.

Pflegeplanung

Zu berücksichtigen sind

- die *Einflußfaktoren* auf Atmung und Kreislauf sowie entsprechende Risikofaktoren (Rauchen, Streß, Fehlernährung);
- die *Probleme*, mit denen zu rechnen ist: Kranksein, Krankenhauseintritt, Arbeitsausfall, Rekonvaleszenz und/oder bleibende Behinderung bzw. Lebenseinschränkung;
- die *Gesundheitsressourcen* (Auffangnetz).

Beachten Sie auch S. 555ff.

Das Spektrum der Herzkrankheiten ist sehr groß. Viele stellen „als Krankheit" ähnliche Probleme; was jeweils anders ist, ist die Situation sowie das Abhängigkeitspotential des einzelnen Kranken.

Im folgenden werden exemplarisch einige Pflegesituationen besprochen.

Exemplarische Pflegesituationen

18.3. Herzinsuffizienz
18.3.1. Asthma cardiale
18.3.2. Lungenödem
18.3.3. Cor pulmonale
18.3.4. Herzinfarkt
18.3.5. Herzchirurgie

Die kardiopulmonale Reanimation ist in Kap. 39 nachzulesen.

18.3. Herzinsuffizienz

Unter Herzinsuffizienz versteht man die Unfähigkeit des Herzens, das venöse Blutangebot vollständig in das Arteriensystem zu befördern und dadurch den Blutbedarf der Peripherie zu decken.

Es handelt sich infolgedessen um ein Nachlassen und schließlich um ein Versagen der Herztätigkeit. Die Herzinsuffizienz ist keine Primärerkrankung, sondern immer eine Folge von bestehenden Herz- oder Lungenkrankheiten.

Zum Versagen des *linken Herzens* kommt es vor allem bei lang andauernder Hypertonie, Aortenklappenstenose, Koronarerkrankungen und bei allen Erkrankungen, die zu einer Belastung des linken Herzens führen. Häufig ist das linke Herz insuffizient, während das rechte seine Arbeit noch normal leisten kann.

Jedes Linksherzversagen führt über eine Lungenstauung auch zu einer Überlastung des rechten Herzens, so daß der Kranke das ausgeprägte Bild der Links- und Rechtsherzinsuffizienz (*Globalinsuffizienz*) zeigt.

Wird das *rechte Herz* zuerst betroffen, müssen wir die Ursache zumeist bei chronischen Lungenkrankheiten (chronische Bronchitis, Emphysem, Bronchiektasen u.a.) suchen. Die Veränderungen des Lungengewebes bedeuten für das rechte Herz eine vermehrte Belastung. Die Folge davon ist das sog. *Cor pulmonale*. Die Zeichen sind die gleichen wie bei der Rechtsherzinsuffizienz, nur ist die Zyanose viel ausgeprägter.

Krankheitszeichen und Pflegeprobleme

- *Dyspnoe* ist das führende Zeichen einer Linksherz- und Globalinsuffizienz. In leichteren Fällen handelt es sich um eine Anstrengungsdyspnoe, in schweren um eine Ruhedyspnoe.
- *Zyanose*. Folge des verminderten Herzminutenvolumens und der sekundären Lungenfunktionsstörung (→ *Ödeme*).
- *Tachykardie*. Versuch des Herzens, das Herzminutenvolumen aufrechtzuerhalten. Evtl. kann eine absolute *Arrhythmie* (Vorhofflimmern) bestehen.
- *Subjektive Beschwerden* je nach Schweregrad: Müdigkeit, Abgeschlagenheit, Lei-

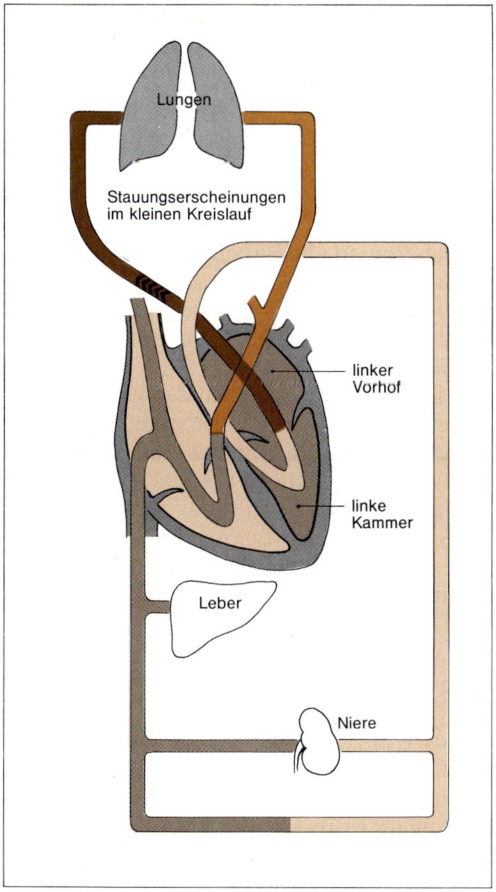

Abb. 18.4 Stauungserscheinungen bei Linksherzinsuffizienz.

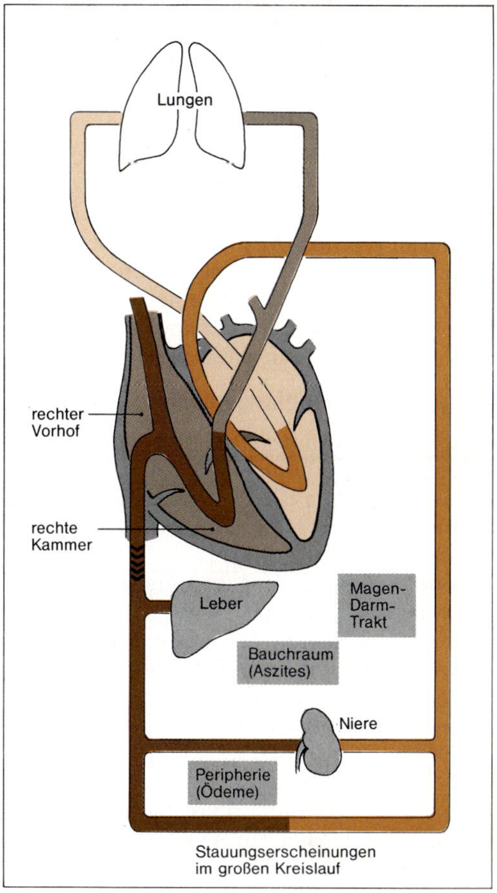

Abb. 18.5 Stauungserscheinungen bei Rechtsherzinsuffizienz.

stungsminderung und Magen-Darm-Probleme.

Zeichen der Linksherzinsuffizienz (Abb. 18.**4**). Das Blut wird in die Lungengefäße zurückgestaut und verursacht das Bild der *Stauungslunge*:

- *Dyspnoe* zu Beginn nur bei Belastung. Der Patient paßt sich an und registriert die Atemnot oft erst, wenn die Leistungseinbuße sein Leben behindert. Später entwickelt sich die
- *Orthopnoe*, d.h., bei Flachlagerung stellt sich sofort schwere Atemnot ein, verursacht durch die beim Liegen stattfindende orthostatische Verlagerung des Blutvolumens in den Lungenkreislauf.
- *Tachypnoe* (Atembeschleunigung als Kompensation).
- *Husten, Auswurf* (Zeichen der Stauungsbronchitis).
- In schweren Fällen kommt es zum nächtlich auftretenden *Asthma cardiale* oder zum *Lungenödem* (S. 582f.).

Zeichen der Rechtsherzinsuffizienz (Abb. 18.**5**). Sie sind verursacht durch die *Blutstauung vor dem rechten Herzen*, bedingt durch das dort liegenbleibende Blutvolumen bei erhöhtem Venendruck:

- Prall gefüllte Halsvenen beim Liegen.
- Pfortaderstauung mit *Leberschwellung*. Druckdolenz und Störung der Leberfunktion, Milzvergrößerung, Magen-Darm-Störungen.
- Störung der *Nierenfunktion* mit Oligurie, Nykturie, Albuminurie.

- Entwicklung von *Ödemen*. Durch die Orthostase treten zuerst Knöchel-, dann Unterschenkelödeme, beim Bettlägerigen Sakralödeme auf. Anfänglich nur abends, später als Dauerzustand.
- In schweren Fällen Aszites, Pleuraerguß (Transsudat).
- Subjektiv klagen die Patienten über Müdigkeit, Abgeschlagenheit, Leistungsverminderung, Magen-Darm-Beschwerden.
- Atemnot tritt erst bei Beteiligung des linken Herzens auf, man spricht dann von „durchgestauter" Linksherzinsuffizienz.

Pflege- und Behandlungsplan

Beheben des Grundleidens (Arzt!):
- Senkung des erhöhten Blutdrucks,
- Beseitigung von Rhythmusstörungen u. a.

Schonung des Herzens und Unterstützung des Allgemeinzustands:
- Bettruhe kann zu Beginn nötig sein. Die Lagerung ist halbsitzend.
- Lehnstuhlbehandlung wird der Bettruhe vorgezogen, da die Bettruhe selber zu zusätzlichen Komplikationen (Dekubitus, Thrombose, Inaktivität) führt.
- Stoffwechselgymnastik, Atemgymnastik.
- Sorge für genügend Schlaf und Ruhe, *Entspannung*, z. B. durch autogenes Training.
- Unterstützung bei den ATL soweit nötig und Hilfe zur Anpassung an die (noch) mögliche Herzleistung. Nikotinabstinenz!

Ausgewogene Ernährung:
- häufig kleine, eiweißreiche, fettarme Mahlzeiten, dazwischen Reis- und Obsttage;
- Kaliumsubstitution durch Gemüse, Obst, Dörrobst;
- flüssigkeitsarm (höchstens 1 l/Tag), evtl. natriumarm.

Medikamentöse Entlastung des Herz-Kreislauf-Systems. Durch Einsatz von *venösen und arteriellen Dilatatoren* wird das Herz entlastet und arbeitet dadurch besser (z. B. Isosorbitdinitrat, Verapamil, Captopril, Enalapril). Der Einsatz dieser Medikamente, besonders der ACE-Hemmer (Enalapril, Captopril) kann zu einer ausgeprägten Hypotonie führen → Überwachung des Blutdrucks vor allem bei Therapiebeginn sehr wichtig. *Stärkung der Herztätigkeit* durch Herzglykoside, besonders bei Vorhofflimmern (antiarrhythmische Wirkung).

Ausschwemmung der Ödeme. Diuretika in Kombination mit Herzglykosiden, oft mit gleichzeitiger *Antikoagulation*, da durch die diuretisch erreichte Verminderung des Blutvolumens eine Hämokonzentration (Eindickung des Blutes) mit Gefahr der *Thrombose* entsteht. Unspezifische Maßnahmen der Thromboembolieprophylaxe S. 182 ff.
Flüssigkeitsbilanz, Gewichtskontrolle.

Wiedereingliederung

Je nach Befund und Befinden Mittel und Wege zur bestmöglichen *Lebensqualität* suchen:
- Bei älteren Patienten (Herzinsuffizienz ist auch ein Altersleiden) gilt, was in Kap. 34 bzw. 37 nachzulesen ist.
- Möglichkeiten der Selbsthilfe klären.
- Biographie und Lebensumstände berücksichtigen. Der Patient soll möglichst in sein gewohntes Umfeld zurückkehren können.
- Beziehungsnetz (Angehörige, Nachbarn) mit einbeziehen, insbesondere dort, wo keine volle Unabhängigkeit erreicht werden kann (Kontrolle der Medikamenteneinnahme usw.).

18.3.1. Asthma cardiale

Nachts oder am frühen Morgen auftretendes Syndrom bei Linksherzinsuffizienz mit heftiger Atemnot, Herzklopfen, Angstgefühl. Der Lufthunger ist so groß, daß der Patient aufsitzen oder aufstehen muß und ans geöffnete Fenster will. Häufig klingen die Symptome nach 10–15 Minuten ab, können sich aber in der gleichen Nacht wiederholen. Der Übergang in ein Lungenödem kann fließend sein (s. unten).

Sofortmaßnahmen:
- Fenster öffnen, Ruhe vermitteln.
- Sauerstoffzufuhr.
- Arzt benachrichtigen.

18.3.2. Lungenödem

Beim Lungenödem tritt Blutflüssigkeit in die Alveolen aus. Es entsteht ein akutes dramatisches Zustandsbild. Ursache: *Linksherzinsuffizienz* mit erhöhtem Blutdruck in den Kapillaren der Alveolen (→ Übertritt von Flüssigkeit → Ausfall des Gasaustausches).
Die *Zeichen* sind unübersehbar:
- hochgradige Atemnot, der Patient schnappt nach Luft; Sprechen ist ihm meist nicht mehr möglich;

- lautes, röchelndes Trachealrasseln;
- Aushusten von schleimig-schaumig rötlichem Sputum;
- Zyanose, Tachykardie;
- das Gesicht, vor allem die Augen, drücken Todesangst aus.

Behandlungsziele (medizinische Intervention):
- Sedierung des Patienten (Sedativa).
- Verminderung des Blutangebotes zum Herzen (Nitroglycerin, Diuretika, Aderlaß).
- Verstärkung der Kontraktionskraft des linken Ventrikels (Digitalis).
- Verbesserung des Gasaustausches.

Sofortmaßnahmen
- *Lagerung:* Oberkörper hoch, Beine tief (Abb. 18.**6**).
- *Sauerstoff*zufuhr.
- *Arzt* benachrichtigen und *Medikamente bereitstellen:*
  - Morphin: durch die Sedierung sinkt der Sauerstoffbedarf;
  - Nitroglycerin bewirkt ein „Versacken" des Blutes in der Peripherie, wodurch die Herzbelastung abnimmt;
  - Diuretika (40–80 mg Lasix i. v.) zur Entwässerung;
  - Vasodilatatoren (Dopamin, Broncholytika [Aminophyllin]); bei Vorhofflimmern Digitalis.
- *Unblutiger Aderlaß* (Abb. 18.**7**).

In schweren Fällen:
- Verlegung auf die Intensivpflegestation.
- Intubation und Überdruckbeatmung (die Flüssigkeit wird aus den Alveolen in die Kapillaren zurückgedrängt).

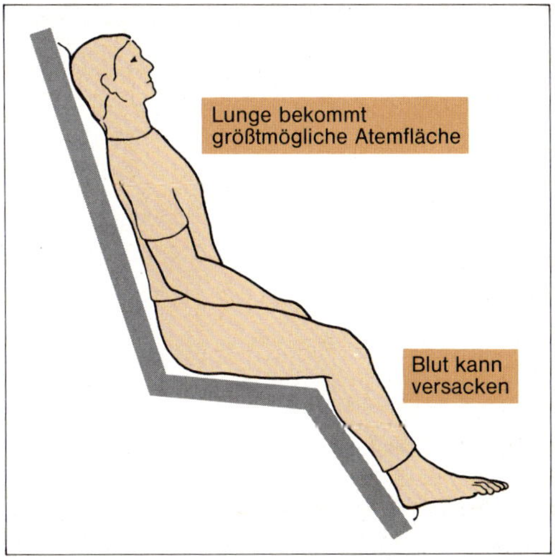

Abb. 18.**6** Lagerung bei Lungenödem. Zusätzliche Erleichterung der Atmung erreicht man durch das Hochbetten der Arme (z. B. auf Kissen).

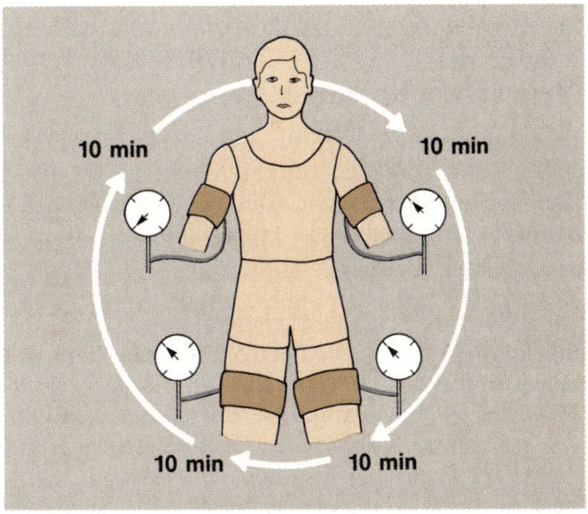

Abb. 18.**7** Unblutiger Aderlaß. Methode zum passageren Ausschalten von Blutvolumen aus der Zirkulation. Venöse Stauung von drei Extremitäten im Wechsel → Öffnen je einer Staubinde (hier rechter Arm) nach je 10 Minuten und Verschieben um eine Extremität.

18.3.3. Cor pulmonale

Die Ursache des *akuten* Cor pulmonale ist oft eine Lungenembolie. Das *chronische* Cor pulmonale entwickelt sich durch eine Erkrankung der Lunge, die infolge Drucksteigerung im arteriellen Schenkel des kleinen Kreislaufs zu einer Hypertrophie des rechten Herzens geführt hat.

Krankheitszeichen:
- Belastungsdyspnoe,
- Zyanose (sehr ausgeprägt),
- Synkopen (S. 363),
- Zeichen der Rechtsherzinsuffizienz.

Pflege- und Behandlungsplan:
- Beheben bzw. Behandeln des Grundleidens,
- Behandlung der Rechtsherzinsuffizienz (S. 582f.),
- Pflege entsprechend der Situationseinschätzung (Befinden und Befindlichkeit).

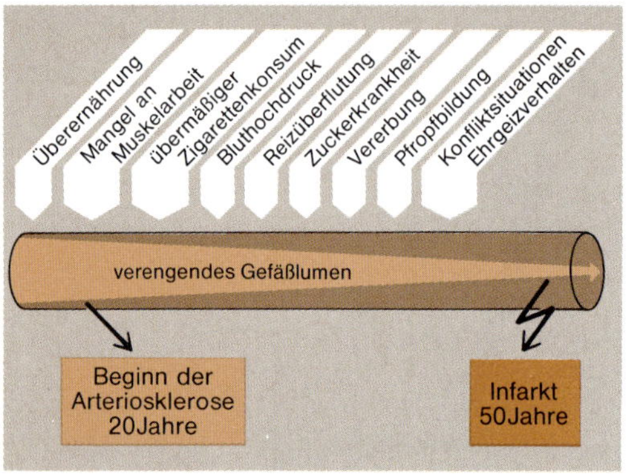

Abb. 18.**8** Risikofaktoren zur Koronarsklerose.

18.4. Herzinfarkt

Unter Herzinfarkt (Myokardinfarkt) versteht man die Nekrose eines umschriebenen Herzmuskelbezirks infolge unzureichender Sauerstoffversorgung über die Koronararterien. In der Regel handelt es sich um einen akuten Verschluß eines sklerotisch veränderten Koronararterienastes (Koronarsklerose).

Risikofaktoren (Abb. 18.**8**). Zum Herzinfarkt neigen vor allem Kranke (in der Mehrzahl der Fälle Männer) mit Übergewicht, Bluthochdruck, Diabetes mellitus, Nikotinabusus, Hyperlipidämie, Gicht. Sehr oft sind es Menschen, die wenig Bewegung haben, psychischen Belastungen ausgesetzt sind oder beruflich dauernd auf Hochtouren laufen.

Infarkttypen. Am meisten betroffen ist die Wand des linken Ventrikels. Es kommt zum *Vorderwandinfarkt* oder *Hinterwandinfarkt*. Nur selten trifft es die rechte Kammer, fast nie die Vorhöfe. Als *Reinfarkt* bezeichnet man einen Infarkt, der in einem deutlichen Abstand vom ersten Ereignis stattfindet. Der *Zweitinfarkt* trifft hingegen den Patienten in unmittelbarer Folge des ersten Infarktes, d.h. noch innerhalb der akuten Phase. Er führt oft zum Tode.

Diagnosestellung und Verlaufskontrolle:
- Anamnese, Symptome (Schmerzverlauf);
- *Elektrokardiogramm.* Es zeigt das Infarktgeschehen und evtl. auftretende Rhythmusstörungen an;
- *Enzyme:* Anstieg ab 2. Tag;
- *unspezifische Zeichen:* erhöhte Blutsenkungsreaktion, Leukozytose.

Krankheitszeichen und Pflegeprobleme

Sie sind weitgehend von der Größe und Lage des Infarktes und einer eventuellen Vorschädigung des Herzens abhängig. Ein Myokardinfarkt geht in der Regel mit einem schweren, durch übliche Koronarmittel nicht zu beeinflussenden *Angina-pectoris-Anfall* einher:

- Leitsymptom bei ⅔ der Patienten ist der heftige, anhaltende *Herzschmerz* (präkardial), der auch in Ruhe nicht verschwindet. Er dauert in der Regel länger als 30 Minuten. Andere klagen über Schmerzen im Hals, in der Schulter oder ausstrahlend in den linken Arm. Auch Schmerzen im Oberbauch mit gleichzeitig auftretendem Erbrechen sind anzutreffen.
- *Großes Angstgefühl* (Todesangst), Beengung und Unruhe begleiten den Schmerz.
- *Hochgradige Atemnot* – oft mit Lungenödem – weist auf eine akut auftretende Linksherzinsuffizienz hin.
- *Kardiogener Schock* mit Blässe, kalten, zyanotischen Akren, kaltem Schweiß, Bewußtseinstrübung, kaum tastbarem Puls, niedrigem Blutdruck.
- *Uncharakteristische Beschwerden* wie allgemeines Unwohlsein, geringe Atemnot, Schwindel- und Engegefühl. Der Infarkt kann auch „stumm“ verlaufen!
- *Fieber* tritt ab 2. Tag der Erkrankung auf und hält etwa eine Woche an (Nekroseresorption).

Pflege- und Behandlungsplan

Früherkennung und Verhütung von Infarktkomplikationen. Überwachung auf der Intensivstation („coronary care“). In der Frühphase, während 2–4 Tagen:

- Durch die kontinuierliche EKG-Überwachung sind Herzrhythmusstörungen sofort zu erfassen und zu behandeln.
- Durch kontinuierliche, intensive Überwachung des Patienten, insbesondere seines Kreislaufs (hämodynamische Situation), werden Funktionseinschränkungen des Herzens sofort erkannt und können rasch behandelt werden. Die wichtigsten Meßwerte sind neben dem EKG Puls und Blutdruck.
- Bei einer Verschlechterung der hämodynamischen Situation ist eine Ausweitung des Monitorings unerläßlich: zentraler Venenkatheter für die ZVD-Messung, Blasenkatheter für die Diureseüberwachung, Überprüfen des Bewußtseinszustands (gibt Aufschluß über die zerebrale Durchblutung, die von einer genügenden Herzleistung abhängig ist). Es können Synkopen auftreten.

Sofortmaßnahmen und Therapie in der Frühphase:

- Einschätzung der Situation/des Zustands des Patienten (psychisch/organisch).
- Sicherheit und Ruhe vermitteln.
- EKG-Monitoring und Einlegen eines Venenkatheters (venöser Zugang für Infusionen und Medikamente).
- Sauerstoffzufuhr durch Nasensonde oder Maske.
- Medikamente: Nitroglycerin sublingual, Schmerzmittel (Morphin), Sedativa (Valium), Betablocker zur Senkung des Sauerstoffverbrauchs des Herzens.
- Einleiten einer Antikoagulationstherapie (Heparin i. v.), evtl. Fibrinolyse (wenn keine Kontraindikation besteht).

Behandlung von Infarktkomplikationen:

- *Rhythmusstörungen* sind die häufigste Komplikation in der Frühphase des Myokardinfarkts. Die Therapie erfolgt aufgrund der Art, Gefährlichkeit, Häufigkeit und der hämodynamischen Situation des Patienten.
- Bei Zeichen der *Herzinsuffizienz* werden Vasodilatatoren und Diuretika eingesetzt. Bei der Entwicklung eines *kardiogenen Schocks* wird versucht, medikamentös (Dopamin, Dobutrex, Adrenalin) den Kreislauf aufrechtzuerhalten (schlechte Prognose!).
- *Zusätzliche Maßnahmen* ergeben sich aus den eintretenden Komplikationen. Der Patient bleibt so lange auf der Intensivstation, bis die Risikozeit überbrückt ist.
- Zur Betreuung und Begleitung des Patienten s. Intensivpflege (Kap. 39).

Vermittlung von Sicherheit:

- In der Phase akuter Lebensbedrohung ist der Patient in ein enges Netz von Überwachungs-, Pflege- und Behandlungsmaßnahmen eingeschlossen. Die Abhängigkeit kann sehr groß sein.
- Die Funktionsstörung des Herzens als Vitalorgan wird vom Patienten als äußerst bedrohlich empfunden, er entwickelt Angst und möchte sich passiv verhalten. Wichtig sind:

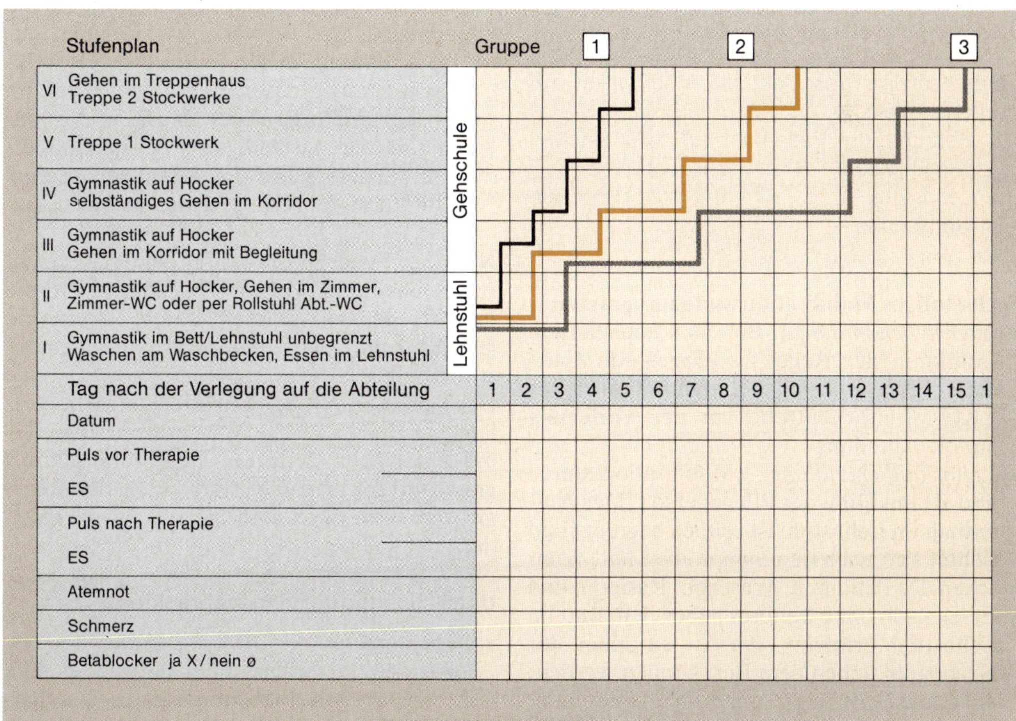

Abb. 18.**9** Sechsstufiges Mobilisationsprogramm (I–VI). Die drei Programme (Gruppe 1–3) tragen dem Schweregrad des Infarktereignisses Rechnung. Gruppeneinteilung in Tab. 18.**1**.

- „Entängstigung" durch Information über mögliche und notwendige Körperleistung; Klärung des Verständnisses in bezug auf die Herzfunktion;
- Hilfe und Information für eine möglichst aktive Mitarbeit im Aufbautraining;
- Klima der Geborgenheit und Ruhe: Erregungen fernhalten, keine Hektik in der Pflege, Zeit für Fragen.

Aufbauendes Training von Herz- und Körperleistung

In den letzten Jahren hat sich die Frühmobilisation durchgesetzt. Maßgebend sind dabei immer der Schweregrad und der Verlauf des Infarkts, der individuelle Zustand des Patienten, Konstitution sowie der Trainingszustand. Um diesen Faktoren gerecht zu werden, sind heute in vielen Krankenhäusern *Mobilisationsstufenprogramme* üblich. Dabei werden die Patienten in drei Gruppen eingeteilt und im *Stufenprogramm* entsprechend berücksichtigt (Abb. 18.**9**, Tab. 18.**1**). Die individuelle Mobilisationsstufe muß täglich vom Arzt verordnet werden und betrifft die Pflege ebenso wie die Krankengymnastik.

Grundsätzlich geschieht die Mobilisation in drei Schritten:
1. Bettruhe, der Patient ist auf der Intensivpflegestation,
2. Lehnstuhl,
3. Gehschule.

Sechsstufiges Mobilisationsstufenprogramm:
- *Intensivbehandlung.* Bei unkompliziertem Infarkt in der Regel 2–3 Tage. Am Ende dieser Phase Lehnstuhlmobilisation unter EKG-Monitorkontrolle vor der Verlegung auf die Abteilung.
- *Lehnstuhlbehandlung* (Mobilisationsstufe I und II) mit Hilfe der Pflegeperson. Der Aufenthalt im Lehnstuhl ist zeitlich begrenzt und richtet sich nach den Symptomen und Wünschen des Patienten. Waschen, Rasieren und Essen kann ohne weiteres neben dem Bett im Lehnstuhl erfolgen. Ab Stufe I kann der Nachtstuhl neben dem Bett benützt werden. Ab Stufe II ist das Zimmer-WC - oder mit dem Rollstuhl das WC außerhalb des Zimmers -, ab Stufe III darf das Abteilungs-WC zu Fuß, aber in Begleitung einer Pflegeperson aufgesucht werden (Duschen analog zum WC-Besuch).
- *Gehschule* (Mobilisationsstufe III und IV). In Stufe III bleibt der Patient im Zimmer. Er betritt den Korridor nur in Begleitung für die Benützung des WC oder im Rahmen der Physiotherapie. In den Stufen IV–VI ist das Duschen sowie das selbständige Gehen im Korridor (ab Stufe VI im Hause) in Absprache mit der zuständigen Pflegeperson erlaubt. Spaziergänge im Krankenhausareal bedürfen zusätzlich der Erlaubnis des Arztes.

Tabelle 18.**1** Gruppeneinteilung der Infarktpatienten für das Mobilisationsstufenprogramm

Gruppe 1

Patienten mit unkompliziertem Infarktverlauf in der Intensivphase

Gruppe 2

Patienten mit Komplikationen, die auf die Therapie rasch ansprechen
- residuelle Angina pectoris
- Herzinsuffizienz
- klinisch relevante ventrikuläre oder supraventrikuläre Rhythmusstörungen

Gruppe 3

Patienten mit schwerem Initialverlauf und Komplikationen, die nur ungenügend behandelt werden können (z. B. schwer einstellbare Herzinsuffizienz)

Nach 2–4 Wochen *Entlassung* aus der stationären Behandlung. *Vor der Entlassung* wird die individuelle Belastbarkeit durch Ergometrie geprüft (und somit dem Patienten demonstriert).

Bei Patienten mit komplikationsreichem Verlauf verzögert sich die Wiederherstellung. Er braucht länger Bettruhe. Der Mobilisationsgrad wird langsamer gesteigert; in der Regel gilt, daß keine der Stufen übersprungen werden darf.

Unterstützung der eingeschränkten ATL

- *Unterstützung der Atmung.* Sauerstoff ist meist nur im Frühstadium notwendig. Die Atemgymnastik muß durch gutes Durchatmen und Aushusten ergänzt werden – *Pneumonieprophylaxe.* Das Abklatschen des Thorax soll unterlassen werden, da die Erschüt-

Tabelle 18.2 Aufbauende aktivierende Pflege bei Herzinfarkt (von unten nach oben zu lesen; Abb. 18.9)

Stufe IV Treppensteigen	• Patient geht selbständig im Zimmer und Korridor innerhalb der Bettenstation • Patient wäscht sich selbständig am Waschbecken • Duschen mit ärztlicher Erlaubnis
Stufe III Gehen	• Patient wäscht Gesicht, Oberkörper und Arme selbständig am Waschbecken • Patient sitzt im Lehnstuhl • Patient geht aufs WC, muß die Schwester informieren • Patient darf am Tisch essen
Stufe II Lehnstuhl	• Patient wäscht Gesicht, Oberkörper, Arme selbständig im Bett • Nachtstuhl und Lehnstuhl unter Kontrolle
Stufe I Bettruhe	• Patient hat Bettruhe • Patient wäscht Gesicht, Oberkörper und Arme selbständig im Bett

terung eine Gefahrenquelle ist. Aus dem gleichen Grund gilt:

- *Bauchpresse vermeiden* bei der Darmentleerung, bei der Mobilisation und bei der Gymnastik. Die Darmtätigkeit muß überwacht und ein träger Darm angeregt werden.
- *Essen und trinken, sich waschen und rasieren* darf der Patient selber, sobald er dazu fähig ist. Das Maß der erlaubten Selbstaktivität bzw. unsere Hilfeleistung ist aus Tab. 18.2 ersichtlich.
- *Kommunikation und Beziehungen* zu den an der Therapie beteiligten Personen sowie nach außen (Angehörige, Freunde) unterstützen und fördern. Besuche sind dann einzuschränken, wenn sie den Patienten belasten. Nur eine gute Beobachtung ermöglicht ein kluges Abwägen und Eingreifen.

Hilfe zu gesunder Lebensweise und Hinführung zur Rehabilitation

Man spricht auch von einer *sekundären Prävention*, d.h., einem Reinfarkt soll vorgebeugt werden.

- Aufklärung des Patienten und seiner Familie über die Risikofaktoren (Nikotin, Streß, Bewegungsmangel, falsche Ernährung).
- Erklärung einer notwendigen weiterzuführenden Präventionsbehandlung bei Hypertonie, Diabetes mellitus, Fettstoffwechselstörungen.
- Besprechung der weiteren Lebensführung in bezug auf
  - das *Körpertraining*. Der Patient muß die Richtlinien für ein regelmäßiges Training schriftlich bekommen. Wenn möglich, wird er in einer Therapiegymnastikgruppe oder in einem Herz-Kreislauf-Rehabilitationszentrum (in der Schweiz z.B. Klinik für medizinische Wiedereingliederung, Gais) angemeldet. Der Patient soll über die bei ihm erwünschte *Trainingspulsfrequenz* Bescheid wissen (diejenige Frequenz, die er beim Trainieren erreichen, aber nicht überschreiten soll). Der Trainingszustand ist maßgebend für
  - die *Wiederaufnahme der Arbeit*. Im allgemeinen ist dies 8–12 Wochen nach dem Infarktereignis möglich;
  - die *Ernährung*. Sie soll ausgewogen sein, zucker- und cholesterinarm, aber ballaststoffreich (um der Darmträgheit entgegenzuwirken). Bei Übergewicht: Reduktionsdiät, bis das Normalgewicht erreicht ist (Übergewicht belastet Herz und Kreislauf);
  - die *Antikoagulation*, wenn sie nach der Entlassung weitergeführt wird (S. 187).
- Einüben von einfachen *Entspannungsübungen* (S. 166f.) und richtiger Atemtechnik auch während der Arbeit (S. 346f.).
- Förderung der allgemeinen *Beweglichkeit* und der Bereitschaft zu gesunder sportlicher Betätigung, die nahtlos dem Trainingsprogramm folgen sollte.
- *Psychohygiene* ist vor allem dann notwendig, wenn der Patient aus einem Milieu von Streß, Überbelastung, Konsum- und Leistungszwang kommt, wenn Sorgen oder Verlusterfahrungen die Krankheit mit beeinflußt haben. Unter Umständen verhilft die ruhige Zeit im Krankenhaus dem Patienten, eine neue Zielsetzung für sein Leben zu finden und somit die Krankheitssituation als Chance zu nützen. Verständnisvolles Zuhören wirkt „psychotherapeutisch“ und fördert solche „Werdeprozesse“.
- Information in bezug auf das Krankheitsbild und die *Prognose*, Förderung der Selbstverantwortung. Der Patient muß wissen, daß die Spätprognose im wesentlichen zusammenhängt mit den Erkrankungen, die einen Infarkt auslösen, bzw. den ihnen zugrunde liegenden Noxen und mit deren Ausschaltung.
- Abgabe von (meist vom Haus zur Verfügung

gestellten) Merkblättern und Patienteninformationsschriften (z. B. Schweizerische Stiftung für Kardiologie).

- *Kontakte mit Selbsthilfegruppen* herstellen, vor allem bei alleinstehenden Patienten:
  - Schweizerischer Club gegen Herzinfarkt,
  - Bundesverband der Herz- und Kreislaufbehinderten.

18.5. Herzchirurgie

Die Herzchirurgie befaßt sich mit der operativen Behandlung angeborener (bei Säuglingen und Kindern) und erworbener (bei Erwachsenen) Erkrankungen im Bereich des Herzens und der großen herznahen Gefäße.

Der *Zugangsweg* zum Herzen ist nur über die Eröffnung des Thorax möglich.

Man unterscheidet „geschlossene" Eingriffe ohne Kreislaufunterbrechung und „offene" Operationen mit Hilfe der extrakorporalen Zirkulation, je nach Situation:

- *Kurze Kreislaufunterbrechung.* Sie ist durch Senkung des Sauerstoffbedarfs des Gehirns möglich, was durch Hypothermie des anästhesierten Patienten auf 30 °C erreicht werden kann. Die Herzeröffnungsdauer ist auf 6–8 Minuten beschränkt; deshalb kann diese Methode nur für kurze Eingriffe gewählt werden.
- *Langdauernde Kreislaufunterbrechung.* Sie wird durch die Herz-Lungen-Maschine ermöglicht – extrakorporale Zirkulation (EKK). Sie ersetzt für die Dauer der Operation die Funktion von Herz (Pumpe) und Lunge (O_2-Zufuhr, CO_2-Abatmung).

Operationsziele:

- Resektion von Perikardschwielen;
- Korrektur von Herzfehlern durch Klappenersatz, Klappensprengung, Aortenstenosenresektion mit End-zu-End-Anastomose, Septumdefektverschluß;
- Beheben von Reizleitungsstörungen, z. B. durch Einlegen eines Schrittmachers (S. 578 f.);
- Überbrückung einer Stenose der Herzkranzarterien mittels venösem Bypass (koronare Revaskularisierung) bei Koronarverschlüssen.

Prä- und postoperative Maßnahmen. Die Patienten werden auf einer Spezialabteilung (Kardiologie) oder auf der Intensivstation überwacht und betreut.

Die *Vorbereitung* entspricht grundsätzlich derjenigen der Thorakotomie (S. 570 f.).

Die *Nachbehandlung* umfaßt die Sorge für das Wundgebiet, die Herzarbeit, die Verhütung von postoperativen Komplikationen und die Rehabilitation des Patienten.

Grundsätzlich gilt, was zur Intensivpflege des Patienten mit kardialen Erkrankungen (S. 972 ff.) und zur Pflege von Herzinfarktpatienten (S. 584 ff.) durchzuführen ist.

Weiterführende Literatur

Diehm, C., H. Mörl: Vor und nach dem Herzinfarkt. Hippokrates, Stuttgart 1988

Egger, J., P. Stix: Herzinfarkt und Schlaganfall. Zur seelischen Auseinandersetzung mit einer lebensbedrohlichen Erkrankung. Hippokrates, Stuttgart 1989

Fuchs, M.: Funktionelle Entspannung, 4. Aufl. Hippokrates, Stuttgart 1989

Gerlach, U., N. van Husen, H. Wagner, W. Wirth: Innere Medizin für Krankenpflegeberufe, 3. Aufl. Thieme, Stuttgart 1989

Heyden, S., G. Brand: Gesunde Kost – gesundes Herz, 4. Aufl. Trias, Stuttgart 1989

Hochrein, H., P. Bentsen, C. Langescheid, D. Neunberger: Checkliste Kardiologie. Thieme, Stuttgart 1988

Klepzig, H.: Ärztlicher Rat für Herz- und Kreislaufkranke, 5. Aufl. Thieme, Stuttgart 1982

Klepzig, H.: Herz- und Gefäßkrankheiten, 5. Aufl. Thieme, Stuttgart 1988

Klinge, R.: Das Elektrokardiogramm, 5. Aufl. Thieme, Stuttgart 1987

Koller, F., K. Neuhaus: Internistische Notfallsituationen, 4. Aufl. Thieme, Stuttgart 1987

Kühn, R.: Herzkatheterismus. Springer, Berlin 1987

Reifferscheid, M., S. Weller: Chirurgie, 8. Aufl. Thieme, Stuttgart 1989

Schettler, G.: Innere Medizin, Bd. I, 6. Aufl. Thieme, Stuttgart 1987

Silbernagel, S., A. Despopoulos: Taschenatlas der Physiologie, 3. Aufl. Thieme, Stuttgart 1988

19. Gefäße

Unterstützen des Patienten mit Gefäßproblemen

Sequenzziel

Bei der Pflege von Patienten mit Gefäßkrankheiten ist das Verständnis der anatomischen und physiologischen Gesetzmäßigkeiten der Gefäße außerordentlich wichtig. Das vorliegende Kapitel bietet Hinweise zur gezielten Überprüfung des notwendigen Vorwissens sowie Unterstützung und Hilfe zum Verständnis der Gefäßkrankheiten. Das Ziel liegt in der Vorbereitung und Hinführung zur *situationsgerechten Pflegeplanung* (S. 102 ff.) sowie zur Einübung einer kompetenten und sicheren *Durchführung der Pflege*.

Dynamik des Pflegeprozesses

Situation: Patient mit Durchblutungsstörungen.

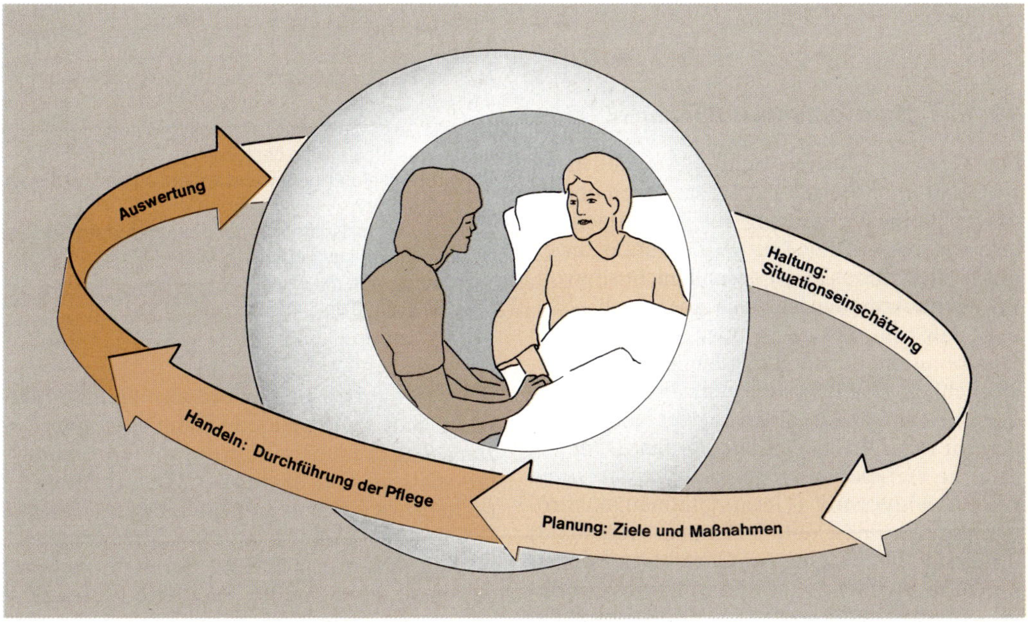

Prinzipien/Impulse

- Der *Organismus* bedarf der Kreislauforgane (Herz und Gefäße), damit das Blut in die unmittelbare Nähe der Zelle herangebracht werden kann. Die Arterien dienen als Verteilsystem (Blutzufuhr), die Venen übernehmen die Rückleitung (Blutabfluß). Damit ist die Ernährung aller Zellen gewährleistet.
- Die *Vitalkräfte*, sowohl die *biologischen* als auch die *psychisch-geistigen*, sind von einer intakten Blutversorgung der Zellen abhängig. Zellen und Gewebe, die vom Blutstrom

abgeschnitten sind, sind vom Leben abgeschnitten. Menschliche Ganzheit und persönliche Integrität bedürfen der „lebenverteilenden" Transportwege.

- Die *Umwelt* (Dinge, Wärme, Kälte usw.) kann nur bei intakten Kontaktstellen (Sinneszellen) sachgerecht wahrgenommen werden. Gewebe, das vom Blutstrom abgetrennt ist oder in welchem sich Blutflüssigkeit staut, ist äußeren Einflüssen gegenüber gefährdet: verletzungs-, verbrennungs-, infektionsanfällig usw.

19.1. Allgemeine Grundlagen

19.1.1. Bezug zu den ATL

Den Gefäßen fällt eine wichtige Aufgabe in der Aufrechterhaltung aller ATL zu. Ihnen obliegt gleichsam die Vernetzung der Funktionen untereinander. Eine eindeutige Zuordnung zu einer bestimmten ATL ist deshalb nicht sinnvoll. Schwerpunktmäßig läßt sich aber doch ableiten, daß mit der mehr oder weniger guten Durchblutung der Organsysteme auch die Beweglichkeit (Kap. 6) sowie die Wärmeregulation und damit die Regulierung der Körpertemperatur (Kap. 10) beeinflußt werden. Daneben sind die Gefäße als *Träger des Kreislaufs* und der *Hämodynamik* (Gesamtblutmenge, Strömungsgeschwindigkeit, Strömungswiderstand) für die O_2-Versorgung der Gewebe und Zellen mitverantwortlich (Kap. 11 Atmen). Dem Bearbeiten des vorliegenden Lernstoffes muß daher das Studium der Kapitel 6, 10 und 11 vorausgehen.

19.1.2. Anatomie, Physiologie

Gefäße. Anhand der Abb. 19.**1** können Sie Ihr Wissen überprüfen. Für das Verständnis der Pflege sind zusätzlich die folgenden Überlegungen von Bedeutung: Arterien und Venen sind grundsätzlich gleich aufgebaut (Unterschiede

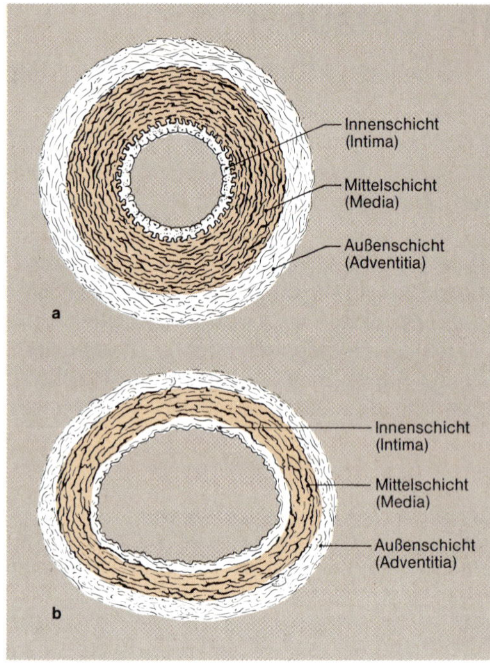

Abb. 19.**1** Querschnitt durch zwei Blutgefäße (Antworten S. 1143).
1. Welches ist die Arterie, welches die Vene?
2. Aus was für Gewebe bestehen die drei Schichten?
3. Warum ist die Arterienwand anders aufgebaut als die Venenwand?
4. Durch welche Kräfte wird der Blutstrom in Arterie und Vene vorwärtsgetrieben?
5. Wodurch wird der Blutstrom in Arterie und Vene am Zurückfließen gehindert?

Abb. 19.**1**). Die Innenwand der Gefäße muß völlig glatt sein, weil jede Rauhigkeit (Verletzung, Entzündung, Sklerose) die Thrombozyten schädigt und damit die Blutgerinnung innerhalb des Gefäßes in Gang setzt.
Durch Tonusveränderung der glatten Muskulatur, die einen großen Teil der Arterienwand ausmacht, *kann die Weite der Arterien reguliert werden* und damit der Gefäßwiderstand und indirekt der Blutdruck. Der Muskeltonus der Gefäße wird durch das autonome Nervensystem gesteuert: *Sympathikus → Verengerung, Parasympathikus → Erweiterung der Arterien.*
Kreislauf. Der Motor des Kreislaufs ist das Herz (S. 576). Das Blut wird von den Arterien in die Peripherie befördert (Verteilersystem), der Sauerstoffaustausch erfolgt in den Kapillaren, und der Rücktransport zum Herzen geschieht über die Venen (z. T. Lymphwege). Die

Druckverhältnisse in den Arterien des großen Kreislaufs sind relativ konstant (Abb. 11.**27**), der Widerstand liegt im Gebiet der Arteriolen, Kapillaren und Venolen. Auf der venösen Seite des großen Kreislaufs herrscht ein niedriger Druck. Der Druck der Eingeweide, die Bewegungen der Skelettmuskulatur, der Sog der Einatmung, die Schwerkraft und die Venenklappen bewirken den Rücktransport des Blutes zum Herzen. Unter dem Einfluß des vegetativen Nervensystems ändert sich die Durchblutung der Gewebe je nach Energiebedarf. Für die Blutverteilung in den Venen ist die Körperlage (Stehen, Liegen) von besonderer Bedeutung.

19.1.3. Diagnostik

Die Mithilfe bei diagnostischen Maßnahmen ist in Kap. 40–47 dieses Buches besprochen. Sie finden dort sowohl die *allgemeingültigen Richtlinien* wie die *spezifischen Maßnahmen*. Bezogen auf die Erkrankungen am Gefäßsystem sind sie im untenstehenden Kasten zusammengefaßt.

19.1.4. Aspekte der Blutgerinnung

Bei allen Gefäßkrankheiten, besonders aber bei den venösen Erkrankungen, spielen Blutgerinnung (Umwandlung der löslichen Form des Gerinnungsstoffs *Fibrinogen* in die unlösliche Form *Fibrin*) und Fibrinolyse (Auflösung von Fibringerinnseln) eine große Rolle.

Hämostase (Blutgerinnung). Die spontan einsetzende Blutstillung verhindert bei Verletzungen das Verbluten und ermöglicht operative Eingriffe. Durch Zusammenziehen verletzter Gefäße (Vasokonstriktion) und Thrombozytenaggregation kommt es zur provisorischen Blutstillung durch Bildung eines Plättchenthrombus. Man versteht darunter die nach wenigen Minuten eintretende Erstarrung des einem Blutgefäß entnommenen Blutes. Normalerweise gerinnt das Blut nur außerhalb der Gefäße (extravasal). Veränderungen an der Gefäßinnenwand, der Blutströme oder der Blutzusammensetzung können zur Gerinnselbildung des Blutes innerhalb der Gefäße, der intravasalen Gerinnung, und zur Thrombenbildung führen.

Die eigentliche Blutgerinnung ist ein komplizierter Vorgang; insgesamt sind daran 13 Faktoren beteiligt. Diese sind von I bis XIII numeriert, und zwar in der Reihenfolge ihrer Entdeckung. Zum größten Teil werden sie in der Leber gebildet.

Die Reaktionskette läuft in drei Phasen ab, wobei eine Vorphase vorausgeht. Vereinfacht sieht der Ablauf der Blutgerinnung folgendermaßen aus (Abb. 19.**2**):

Vorphase. Es erfolgt die Bildung von Thrombokinase, die entweder als Gewebsthrombokinase oder Blutthrombokinase vorliegen kann. Daran sind verschiedene Faktoren und Calcium beteiligt.

1. Phase. Die Thrombokinasen aktivieren zusammen mit den Calciumionen das in der Leber unter Einwirkung von Vitamin K gebildete Prothrombin zu Thrombin.

2. Phase. Thrombin verwandelt Fibrinogen in Fibrin.

3. Phase. Die Fibrinfäden ziehen sich zusammen und pressen das Serum aus (Retraktion). Es kommt zur Bildung des Gerinnsels (Zellen und Fibrin) – Thrombus.

Übersicht über die wichtigsten diagnostischen Maßnahmen im Bereich der Gefäße

Maßnahmen	Aufgabenbereich der Pflege	Nachlesen
Hautthermometrie	messen und protokollieren	Kap. 10
Pulsmessung	Durchführung	Kap. 11
Funktionsprüfungen	keine besonderen Vorbereitungen	Kap. 6
Bildgebende Verfahren • Sonographie • Übersichtsaufnahme • Kontrastmitteldarstellungen • Arteriographie • Phlebographie • Ultraschall-Doppler	Vorbereitung je nach Art und Ort der Untersuchung	Kap. 47

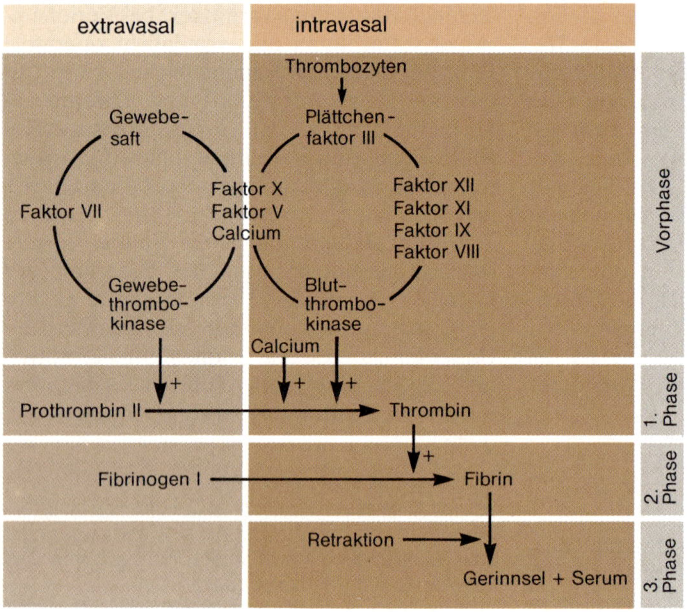

Abb. 19.**2** Vereinfachtes Schema der Blutgerinnung.

Fibrinolyse. Mit der Bildung von Fibrin ist die Gerinnung abgeschlossen, und durch die Fibrinolyse wird das gebildete Gerinnsel wieder aufgelöst. Ähnlich wie bei der Blutgerinnung erfolgt die Auflösung von Fibrin in Spaltprodukte (z.B. Fibrinogen) unter der Wirkung eines aktivierten Enzyms (Plasmin) und verschiedenen Aktivatoren (Urokinase, Streptokinase).

Diese Aktivatoren können zur Wiederauflösung von Thromben therapeutisch verwendet werden *(Thrombolyse)*. Die Lyse kann dabei systemisch oder lokal durchgeführt werden und wird bei venösen und arteriellen Thrombosen angewendet.

Im gesunden Organismus besteht ein Gleichgewicht zwischen Hämostase und Fibrinolyse und verhindert überschießende Reaktionen (Thrombosen oder Blutungsneigung).

Thrombose. Als Thrombose bezeichnet man ein in der Blutstrombahn (Herz, Arterie oder Vene) entstandenes Gebilde aus Blutbestandteilen (Fibrin und Blutzellen – Thrombozytenaggregate), welches das Lumen teilweise oder vollständig verschließt.

Entstehung und *Disposition* S. 181f.

Je nach Art der Thrombusbildung unterscheiden wir:

- *Abscheidungsthrombus* (weißer Thrombus): der Gefäßwand anhaftend, entsteht durch Gefäßwandschädigung;
- *Gerinnungsthrombus* (roter Thrombus): entsteht bei Strömungsreduktion, haftet der Wand kaum an und kann sich loslösen → *Embolus*

Embolie. Unter einer Embolie versteht man ein Steckenbleiben eines Partikels – *Embolus* (Teil eines Thrombus, Luftbläschen, Tumorzellen) in einem Gefäßabschnitt bzw. einer Arterie des großen oder kleinen Kreislaufs.

Der Thrombus kann im Venensystem (Becken, Bein) entstehen und so zur *Lungenembolie* (S. 569) führen oder im Vorhof des Herzens lokalisiert sein und einen akuten Arterienverschluß mit Hirninfarkt (S. 761ff.), Mesenterialinfarkt (S. 640) oder Ischämie im Bereich der unteren oder oberen Extremitäten (S. 594) auslösen.

Antikoagulation

Die medikamentöse Gerinnungshemmung dient der

- *Prophylaxe* – Verhüten von Thrombosen;
- *Therapie* – Verhindern der Bildung eines roten Gerinnungsthrombus.

Die zur Verfügung stehenden Mittel sind:

Heparin. Intravenös verabreicht führt es zu sofortiger Gerinnungshemmung, indem

- die Wirkung von Thrombokinase verringert und damit die Umwandlung von Prothrombin in Thrombin blockiert wird – *Antikoagulation*;
- gebildetes Thrombin inaktiviert wird – *antithrombotische Wirkung* (Thromboseprophylaxe).

Cumarin. Es hemmt die Synthese der Gerinnungsfaktoren (u. a. von Prothrombin) in der Leber und führt zu einer *langsam eintretenden* Antikoagulation („Blutverdünnung").

Eine Antikoagulation wird bei nachgewiesener Thrombose oder Embolie eingeleitet. Die Hemmung der Thrombinaktivierung (durch Heparin in hoher Dosierung) und die Herabsetzung der Prothrombinkonzentration (durch Cumarin) bedeuten eine Verlängerung der Zeit, bis das Blut gerinnt. Dadurch kann die Entwicklung eines Gerinnungsthrombus verhindert werden, die eigentliche Auflösung des Gerinnsels kann durch Thrombolyse erfolgen. Die verlängerte Gerinnungszeit führt aber auch zu einer größeren Blutungsgefahr.

Anwendung und *Kontrolle* S. 187f. und Tab. 19.1.

19.2. Grundlagen zur Pflege

Die Pflege von Patienten mit Gefäßproblemen setzt die Kenntnis der venösen bzw. arteriellen Funktion voraus. Davon können die vordergründigen Pflegemaßnahmen wie Lagern und Prophylaxe (Kap. 6) abgeleitet werden.

19.2.1. Bezug zu den fünf Funktionen der Pflege

1. *Unterstützen und/oder stellvertretende Übernahme der ATL.* Das Maß ist abhängig von der Lokalisation und vom Ausmaß der Erkrankung. Vordergründig zu beachten sind
   - Thromboembolie- und Varizenprophylaxe sowie Gefäßtraining (Kap. 6);
   - physiotherapeutische Maßnahmen: Güsse, Wickel, Bäder (Kap. 10).
2. *Begleiten in Krisensituationen.* Thrombosen und Embolien können ein höchst lebensbedrohliches Ausmaß annehmen, Gefäßverschlüsse zu lebenslanger Behinderung, ja zur Amputation einer Gliedmaße führen. In

Tabelle 19.**1** Übersicht über Wirkung, Nebenwirkung und Verabreichung von Antikoagulanzien

	Heparin	Cumarin
Präparate	Heparin, Liquemin	Marcumar, Sintrom (Tromexan)
Verabreichungsart	intravenös als Injektion oder in Infusion subkutan in die Bauchhaut	oral, in hoher Dosierung, bis eine Sättigung eintritt; die Erhaltungsdosis ist sehr unterschiedlich
Bezeichnung der Dosierung	Einheiten (IE) mittlere Dosierung 5000 IE 4- bis 6stündlich subkutan oder 20 000–30 000 IE in Dauertropfinfusion pro 24 Std.	Milligramm Anfangsdosis 12–14 mg Erhaltungsdosis 2–3 mg
Wirkungseintritt	sofort	Wirkungsbeginn nach ca. 12 Stunden, die maximale Wirkung ist aber erst nach 2–3 Tagen erreicht
Anwendung	zur raschen Einleitung einer Antikoagulation, zur Zeitüberbrückung, bis die Cumarine wirksam sind	als langdauernde Behandlung
Kontrolle	Bestimmung der Thrombinzeit oder der PTT (partielle Thromboplastinzeit)	Bestimmung der Thromboplastinzeit (nach Quick)
Gefahren	Blutungen	Blutungen
Antagonist	Protaminsulfat 1 %, intravenös oder intramuskulär verabreicht, neutralisiert das Heparin innerhalb von Minuten	Vitamin K (Konakion, Synkavit) oral oder intravenös, es hebt den Effekt des Cumarins auf; bei Blutungsbereitschaft genügen 1–3 mg; zur Neutralisation 10–20 mg

jedem Fall braucht der Patient Unterstützung und Hilfe bei der Krankheitsverarbeitung (Kap. 16 und 34).

3. *Mithilfe bei diagnostischen und therapeutischen Maßnahmen* Kap. 40–47.
4. *Mithilfe bei Programmen der Gesundheitsbildung und Rehabilitation.* Da Gefäßkrankheiten zu einem großen Teil nur gebessert, auf die Dauer aber nicht behoben werden können, muß der *Prophylaxe* (Ausschließen von Risikofaktoren) und der gesunden Lebensführung größtes Gewicht beigemessen werden. Die Inhalte der Beratung umfassen die gesunde Ernährung (Kap. 7), das Nichtrauchen (Kap. 11), die körperliche Betätigung (Kap. 6).
5. *Verbessern der Pflegequalität und Mitwirken bei der Forschung.* Es gilt, was schon in Kap. 17 und 18 gesagt wurde.

19.2.2. Standardisierte Pflegeplanung

Problemfelder

Es ist grundsätzlich zu unterscheiden zwischen Störungen, die das Kreislaufsystem und somit den gesamten Organismus betreffen (s. unten), und Störungen, die sich lokal an den Arterien (S. 596ff.) oder an den Venen (S. 598 u. 600) auswirken.

Probleme bei Arterienverschluß

Je nach Funktion der Organe sind die Auswirkungen einer *chronischen* (aufgrund einer Arteriosklerose) oder der *akuten* (aufgrund einer arteriellen Embolie) Minderdurchblutung (Ischämie) unterschiedlich:

- zerebraler Kreislaufstillstand → klinischer Hirntod,
- Verschluß im Bereich der A. carotis interna → transitorisch-ischämische Attacke (Apoplexie),
- Verschluß der A. mesenterica superior → Angina abdominalis (Darminfarkt),
- Verschluß einer Koronararterie → Angina pectoris (Myokardinfarkt),
- Verschluß der Becken- oder Beinarterien → Claudicatio intermittens (Ischämiesyndrom).

Bei einem *akuten Gefäßverschluß* im Bereich der Extremitäten steht das *Ischämiesyndrom* im Vordergrund. Die folgenden Beschwerden führen den Patienten als Notfall zum Arzt (P-Zeichen).

P-Zeichen

- Schmerz (pain) ganz plötzlich und heftig im Versorgungsgebiet der verschlossenen Arterie,
- Blässe (paleness) und Kälte der Haut,
- Sensibilitätsstörung (paraesthesia) mit abnormen Empfindungen (Taubheit, Kribbeln).
- Pulsverlust (pulselessness) peripher des Verschlusses,
- Bewegungsunfähigkeit (paralysis).

Bei einem *chronischen Gefäßverschluß* spricht man im Bereich der unteren Extremitäten von der peripheren, arteriellen Verschlußkrankheit. Je nach *Schweregrad* wird diese Krankheit in vier Stadien eingeteilt (nach Fontaine):

Stadium I – Pulsveränderungen durch Stenosen oder Verschlüsse ohne klinische Symptome.

Stadium II – Claudicatio intermittens. Durch Muskelischämie treten unter Belastung nach einer bestimmten Gehstrecke Schmerzen auf, die zum Stehenbleiben zwingen. Schon nach wenigen Minuten Ruhe verschwinden die Schmerzen („Schaufensterkrankheit“).

- Schmerz im Oberschenkel oder Gesäß: Verschluß im Beckenbereich,
- Schmerzen in der Wade: Verschluß im Oberschenkel,
- Schmerzen im Fuß: Verschluß im Knie und Unterschenkel.

Stadium III – nächtliche *Ruheschmerzen*, besonders in Horizontallage, beim Heraushängen der Beine aus dem Bett oder im Sitzen meist Nachlassen der Schmerzen (Erhöhung des hydrostatischen Drucks).

Stadium IV – trophische *Hautveränderungen* mit peripher trockenen (sterilen) Nekrosen (Mumifizierung) an den Zehen, der Fußkante, über dem äußeren Knöchel und der Fersenregion (Druckstellen) oder feuchten Nekrosen – *Gangrän* als Zeichen eines lokalen Infektes (vor allem bei Diabetikern). Die bakterielle Infektion kann sich rasch ausbreiten und innerhalb von Stunden zur Unterschenkelphlegmone oder Sepsis führen. Entwicklung arterieller Ulzera, meist sehr schmerzhaft, im Bereich von Druckstellen oder nach oberflächlichen Hautverletzungen.

Venenprobleme

Venenprobleme sind primär weniger dramatisch als Arterienprobleme, obwohl sie bei schwerem Verlauf ebenfalls zur Funktionsunfähigkeit der betroffenen Extremität führen können.

Im Rahmen einer *Varikosis* (varikös = krampfaderig) treten die Zeichen einer chronisch venösen Insuffizienz mit der Zeit immer mehr in den Vordergrund:
- Müdigkeit der Beine,
- Schwere- und Schwellungsgefühl,
- abendliche Knöchelödeme,
- nächtliche Fuß- oder Wadenkrämpfe,
- oberflächliche Venenentzündungen,
- unterschiedliche Hautveränderungen (Effloreszenzen) im Bereich der Unterschenkel (Knöchelregion) mit braunen Flecken, Schuppenbildung und Hautatrophie,
- chronisches venöses *Ulcus cruris* im Bereich des Innenknöchel mit schlechter Heilungstendenz (Kap. 28).

Bei der *oberflächlichen Thrombophlebitis* (Venenentzündung) und der *tiefen, venösen Thrombose* (Phlebothrombose) ist es der lokale Schmerz, der den Patienten zum Arzt führt. Die oberflächliche Venenentzündung ist eine harmlose Erkrankung und wird lokal behandelt (S. 600); die akute Phlebothrombose führt häufig zu Komplikationen (S. 600f.) und benötigt immer eine stationäre Behandlung.

Lebensprobleme

Gefäßkrankheiten hängen zu einem großen Teil mit der „Art zu leben" zusammen. Unwissenheit oder Lebenskonflikte begünstigen eine ungesunde Lebensweise, u. U. eine Anhäufung von *Risikofaktoren*, die schließlich zur Erkrankung führen.

Statistiken haben ergeben, daß zunehmend auch jüngere Menschen arteriosklerotische Veränderungen, insbesondere der peripheren Gefäße und der Herzkranzgefäße, aufweisen. Es ist erwiesen, daß der Nikotinabusus als Hauptrisikofaktor angesehen werden muß; auch Stoffwechselstörungen (z.B. Diabetes mellitus), insbesondere die Erhöhung des Cholesterinspiegels (Fehlernährung), sowie psychosozialer Streß und die arterielle Hypertonie spielen eine erhebliche Rolle.

Pflegeplanung

Besonderer Beachtung bedürfen die Gesundheitsbildung („Kampf den Risikofaktoren") sowie die Sorge für eine gute Durchblutung.

Gesundheitsbildung

Ausgewogene Ernährung (wenig Fette, wenig Zucker, viel Ballaststoffe) dient zusätzlich der Gewichtsreduktion bei Adipositas und der Obstipationsprophylaxe (Pressen fördert die Varizenbildung am Anus); nicht rauchen!

Sorge für eine optimale Durchblutung

Arterien – *Zirkulation anregen:*
- *Tieflagerung der Beine* (Bett*kopfende* um ca. 15–20 cm hochstellen) erhöht den hydrostatischen Druck. Dadurch kann evtl. der intravasale Druck *über* den kritischen Gefäßverschlußdruck angehoben und die Strömung des Blutes erleichtert werden.
- *Warmhalten der Extremität:* wollene Socken, auch nachts. Die Hauttemperatur sollte möglichst konstant bei 32–34 °C bleiben → optimale Durchblutung.
- *Schutz vor Druck und Drosselung: bequeme Schuhe, Schuhe häufig wechseln, keine Kniestrümpfe und Strumpfbänder oder Sockenhalter tragen.*
- *Gefäßtraining:* günstig sind Wandern, Radfahren, stoffwechselanregende Übungen usw.

Venen – *Stauungen vermeiden:*
- Langes Stehen und Sitzen unterlassen, besser sind Liegen und Laufen.
- Wo sich Sitzen und Stehen nicht vermeiden lassen: *Muskelpumpe* betätigen, d.h., während des Sitzens und Stehens die Füße häufig auf und ab bewegen (Fußwippen). Bei längerem Sitzen (Arbeit und lange Reisen) öfter aufstehen und einige Schritte gehen. Dadurch wird das Blut in den Venen in Richtung Herz gepumpt.
- *Hochlagern der Beine.* Fußende des Bettes um ca. 15–20 cm hochstellen. Auch tagsüber die Beinvenen entlasten durch häufiges Hochlagern.
- Übermäßige Wärme vermeiden: keine heißen Bäder, keine Sonnenbäder (nie Sonnenbrand an den Beinen!). Günstig sind tägliche *kalte Duschen* (Güsse) der Beine: jeweils am Fuß beginnend einmal Außenseite, einmal Innenseite 1- bis 2mal am Tag etwa 15 Sekun-

den pro Bein (Kneipp-Anwendungen S. 324).

- *Kompressionsstrümpfe* tragen, Stützstrümpfe reichen in der Regel nicht aus. Anpassen und Anlegen S. 184f.

Exemplarische Pflegesituationen

19.3. Arterielle Verschlußkrankheiten

19.3.1. Periphere arterielle Gefäßerkrankungen

Bei den Erkrankungen der Arterien entwickelt sich eine periphere Durchblutungsstörung. Bei der obliterierenden Form ist eine Einengung (Stenose) bzw. ein vollständiger Verschluß des Arterienlumens vorhanden und kann akut (z.B. Trauma, arterielle Embolie) oder chronisch (z.B. Arteriosklerose) entstehen. Bei der dilatierenden Form entwickeln sich sackförmige Arterienerweiterungen, meistens bedingt durch arteriosklerotische Wandveränderungen im Bereich der Aorta und der Beckenarterien, seltener an peripheren Arterien.

Häufigste Krankheitsbilder

Chronischer Arterienverschluß

Chronische Durchblutungsstörungen treten bevorzugt bei Männern über 60 Jahre auf (viermal häufiger als bei Frauen) und betreffen vorwiegend die Gefäße der unteren Extremität, Beckenarterien, Aorta, Nierenarterien und A. carotis. Je nach Ausmaß der Minderdurchblutung und Entwicklung von Kollateralen sind unterschiedliche Beschwerden vorhanden (Probleme bei Arterienverschluß S. 594).

Arteriosklerose

Die Arteriosklerose ist ein physiologischer Alterungsprozeß der Arterien und die häufigste Todesursache ab dem 40. Lebensjahr. Sie führt zu einem Verlust der Elastizität der Arterienwand und zu obliterierenden oder dilatierenden Gefäßwandveränderungen. An der Entstehung der Arteriosklerose sind verschiedene *Risikofaktoren* beteiligt: Nikotinabusus, Adipositas (exogene Faktoren), Hypertonie, Diabetes mellitus, Gicht, Fettstoffwechselstörung (endogene Faktoren).

Die Arteriosklerose kann das gesamte Gefäßsystem befallen. *Bevorzugte Orte* sind:

- große Leitungsgefäße, z.B. Aorta, A. femoralis superficialis;
- Gefäßaufzweigungen, z.B. Femoralis- oder Karotisbifurkation;
- Abgänge von Seitenästen, z.B. Nierenarterie, Koronararterien.

Die Gefäßveränderungen (Plaquebildung, Ulzeration, Stenosen) nehmen meist nur sehr langsam zu, so daß sich leistungsfähige Umgehungskreisläufe über *Kollateralen* entwickeln können.

Je nach *Lokalisation* und *Ausmaß* entstehen unterschiedliche Krankheitsbilder:

- periphere, arterielle Verschlußkrankheit (PAVK; s. unten),
- Angina pectoris oder Herzinfarkt bei Koronarsklerose (Kap. 18),
- psychoorganisches Syndrom (POS) oder Apoplexie bei Hirnarterienverschluß (Kap. 28),
- renovaskuläre Hypertonie bei Nierenarterienstenose (Kap. 25).

Bei der obliterierenden Gefäßwandveränderung stehen die Auswirkungen der Minderdurchblutung im Vordergrund (s. oben), bei der dilatierenden Form entwickeln sich sackförmige Ausweitungen der Arterienwand *(Aneurysmen)*, wobei sich an der Innenwand zwiebelschalenförmig Thromben anlagern können.

Arterielle Aneurysmen

Es handelt sich dabei um eine dilatierende Angiopathie, die durch eine echte Gefäßwanderweiterung (Aneurysma verum) oder ein Leck in der Arterienwand (Aneurysma spurium) entstehen kann.

Aneurysma verum. Sack- oder spindelförmige Ausweitung der gesamten Arterienwand, meistens im Rahmen der Arteriosklerose (selten Syphilis).
Bevorzugte Lokalisation ist die Aorta, 85% der Aortenaneurysmen liegen unterhalb der Nierenarterienabgänge und können auf die Beckenarterien übergreifen. Komplikationen der Aneurysmen sind Ver-

drängungen, Kompression bzw. Arrosion von Nachbarorganen und vor allem die Ruptur.
Aneurysma spurium. Durch ein Leck in der Arterienwand (nach Gefäßverletzung, Arterienpunktion, Arteriennaht) tritt Blut aus, das von einer bindegewebigen Kapsel begrenzt wird.
Aneurysma dissecans. Durch einen Einriß der innersten Wandschicht der Arterienwand wühlt sich das Blut unter die Intima und spaltet die Wandschichten nach distal auf (Dissektion). Es entsteht ein Doppellumen mit der Gefahr einer meist tödlich verlaufenden Ruptur. Lokalisation im Aortenbogen.

Raynaud-Syndrom

Dieser funktionellen Durchblutungsstörung liegt ein Gefäßspasmus zugrunde. Betroffen sind in erster Linie jüngere Frauen. Die Attakken werden durch Kälte und emotionale Faktoren ausgelöst und führen anfallweise zu Blaßwerden und Schmerzen der Langfinger (Digiti mortui = Leichenfinger).
Häufiger liegen diesem Ischämiesyndrom der Finger organische Läsionen zugrunde (Raynaud-Phänomen) mit Arterienveränderungen im Rahmen einer Arteriosklerose, Kollagenkrankheit oder hämatogenen Erkrankungen (Kälteagglutininkrankheit).

Entzündliche Gefäßerkrankungen

Thrombangiitis obliterans (Morbus Buerger). Entzündliche Systemerkrankung der mittleren und kleinen Arterien, vor allem bei jugendlichen männlichen Rauchern. Absetzen des Nikotinabusus kann zur Ausheilung führen.
Arteriitis. Viele Systemerkrankungen (z.B. Kollagenkrankheiten) entwickeln eine entzündliche Gefäßbeteiligung, wobei kleine und größere Arterien (evtl. Venen) betroffen sind: Periarteriitis nodosa, Lupus erythematodes, Sklerodermie, Arteriitis temporalis.

Pflege- und Behandlungsplan

Pflegeprobleme. Bei den peripheren arteriellen Gefäßerkrankungen handelt es sich nicht um ein einheitliches Krankheitsbild. Die Probleme sind abhängig vom *Ausmaß der Arteriosklerose* und/oder der Lokalisation der Arterienveränderungen.
Ziele. Im Vordergrund stehen:
- Ausschließen von Risikofaktoren (S. 595),
- Verbesserung der Durchblutung (S. 595),
- gesunde Lebensweise (S. 595).

Spezifische Maßnahmen sind bei schweren Durchblutungsstörungen notwendig.
Medikamentös:
- Herzmittel (Digitalis, Diuretika) zur Behandlung der Herzinsuffizienz;
- Einstellung der arteriellen Hypertonie;
- vasoaktive Medikamente zur Gefäßerweiterung;
- Verlangsamung arteriosklerotischer Prozesse: Thrombozytenaggregationshemmer (Acetylsalicylsäure) und Antikoagulanzien;
- Thrombolyse: Auflösung eines arteriellen Thrombus durch lokal applizierte Strepto- oder Urokinase über intraarterielle Katheter;
- interventionelle radiologische Gefäßbehandlung – *Angioplastie*: Aufdehnen kurzstreckiger Stenosen und Verschlüsse mit Ballonkathetern unter Röntgenkontrolle, evtl. kombiniert mit lokaler Thrombolyse.

Chirurgisch: wenn möglich/notwendig (S. 603ff.).

19.3.2. Akuter Arterienverschluß

Die akute Durchblutungsstörung hat ein Ischämiesyndrom zur Folge (S. 594), das bei der arteriellen Embolie vollständig und bei der arteriellen Thrombose meist unvollständig (vorbestehende Kollateralen) vorhanden ist.

Die häufigste Ursache einer *arteriellen Embolie* ist die Ablösung von Thromben aus dem linken Vorhof des Herzens (Embolusstreuherd) bei Vorhofflimmern (Mitralvitium) oder nach Herzinfarkt (Herzwandaneurysma). Die meisten Embolien betreffen die Hirn- und Beinarterien, seltener die Arterien des Armes und die A. mesenterica superior (Darminfarkt). Der Embolus bleibt in einem gesunden Gefäßabschnitt stecken und führt zu einer schlagartigen Symptomatik. Kleine Embolien gelangen weit in die Peripherie und lösen oft nur uncharakteristische Beschwerden aus (Ausnahme Hirnembolie). Große Emboli können die Aortenbifurkation verschließen und zu einer beidseitigen Unterbrechung der Blutzirkulation der Beine führen (reitender Embolus).
Bei der *arteriellen Thrombose* findet der Gefäßverschluß in einem arteriosklerotisch vorgeschädigtem Arterienabschnitt statt, und die akute Symptomatik entwickelt sich über Stunden. In der *Anamnese* (Tab. 19.**2**) finden sich oft Zeichen eines chronischen Gefäßverschlusses (Claudicatio intermittens, Angina pectoris usw.).

Tabelle 19.2 Klinische Differentialdiagnose von arterieller Embolie und arterieller Thrombose der Extremitäten

	Embolie	Thrombose
Anamnese	Herzerkrankung • Vorhofflimmern • Herzinfarkt	Claudicatio intermittens
Beginn	akut, schlagartig	subakut bis akut
Schmerzen	stark ganz im Vordergrund	mäßig bis stark
Ischämiesyndrom	vollständig	unvollständig
Gefäßsystem	gesund	arteriosklerotisch
Embolischer Streuherd	+	–
Kollateralkreislauf	–	+

Pflege- und Behandlungsplan

Sofortmaßnahmen

- Tieflagerung der betroffenen Extremität.
- Lockerer Watteverband zur Warmhaltung und Vermeidung von Druckstellen an Auflageflächen.
- Schmerzbekämpfung; meist Morphinpräparate.
- Heparinisierung nach Arztverordnung.

Behandlungsmöglichkeiten:

- Bei komplettem Ischämiesyndrom mit bedrohter Extremität: möglichst rasche Embolektomie (S. 603f.); die Heilungsaussichten sind innerhalb der ersten 6 Stunden am größten.
- Bei arterieller Thrombose und meist unvollständigem Ischämiesyndrom: Angiographie; eine notwendige Gefäßrekonstruktion ist anspruchsvoll und zeitaufwendig.

19.4. Varikosen

19.4.1. Varizen (Krampfadern)

Varizen sind geschlängelte, sackförmige Erweiterungen der Venen des oberflächlichen Venensystems der Beine. Bedingt durch den aufrechten Gang, kommt es im Stehen zu einem Rückstrom des Blutes in die Peripherie. Dieses Versacken des venösen Blutes wird durch die Venenklappen verringert. Unvollständiger Verschluß dieser Klappen (Klappeninsuffizienz) und Wandschwäche der Venen führt zu einem erhöhten hydrostatischen Druck und Ausbildung von Varizen. Begünstigend wirken langjährige stehende Tätigkeit, mehrfache Schwangerschaften, Übergewicht; es besteht eine familiäre Häufung mit einem Überwiegen bei Frauen.

Primäre Varizen. Eine eigentliche Ursache ist nicht ersichtlich (s. oben).
Sekundäre Varizen. Eine Abflußstörung im tiefen Venensystem führt zur Ausbildung von Varizen, z.B. tiefe Bein- oder Beckenvenenthrombose mit postthrombotischem Syndrom (s. dort).
Verschiedene Formen der Varikose:
Stammvarizen der V. saphena magna und parva (Sammelstämme des oberflächlichen Venensystems); die variköse Veränderung erfolgt vor allem durch Klappeninsuffizienz. Die V. saphena magna verläuft am Fußrücken, an der Innenseite des Unter- und Oberschenkels und mündet unterhalb des Leistenbandes in das tiefe Venensystem (V. femoralis). Die V. saphena parva zieht am lateralen Fußrand gegen die Hinterseite des Unterschenkels und erreicht in der Kniekehle das tiefe Venensystem (V. poplitea).
Retikuläre Varizen oder Seitenastvarizen. Durch netzförmige Venenerweiterung der Seitenäste verursacht, können ohne Beteiligung der Stammvene vorhanden sein; häufig in der Schwangerschaft.
Besenreiservarizen. In der Haut (intrakutan) verlaufende Krampfadern, büschelartige Anordnung („Pinselfiguren").

Krankheitszeichen und Pflegeprobleme

- Zunehmende, sichtbare, kosmetisch störende Varizen;
- Zeichen der chronischen venösen Insuffizienz (Venenprobleme S. 595).

Pflege- und Behandlungsplan

Selbstpflege:
- Gesunde Lebensweise und Ernährung, keine beengende Kleidung.
- Konsequentes Tragen von Kompressionsstrümpfen.
- Zur Kräftigung der Durchblutung eignen sich *zusätzlich* zu den schon auf S. 595 besprochenen Maßnahmen:
  - regelmäßige Beingymnastik, aktives Gefäßtraining (S. 207);
  - Einreiben, z.B. mit Roßkastanien- oder Arnikatinktur (10 ml mit 100 ml Wasser verdünnen), damit 2mal täglich leicht die Unterschenkel massieren;
  - Bäder mit Roßkastanienschalen, Eichenrinde, Rosmarin. Die Essenzen sind als Badezusätze im Handel, können auch selber hergestellt werden: eine Handvoll getrocknete Pflanzen in 1 l Wasser aufkochen, den Absud ins Badewasser geben.

Konservativ:
- Ausschwemmung von Ödemen (Lagerung, Kompression, Diuretika)
- Varizenverödung (Sklerosierungstherapie): wiederholte intravenöse Injektionen eines Verödungsmittels in die Krampfadern in mehreren Sitzungen mit anschließender Kompressionsbehandlung (3 Wochen). Geeignet in leichten Fällen.

Operativ:
- Bei primärer Varikose Indikation gegeben, bei sekundärer Varikose nur nach spezieller Abklärung (Phlebographie).
- Entfernung der varikös veränderten Venen (Stamm- und Seitenäste) und Unterbrechung der Verbindungen des oberflächlichen zum tiefen Venensystem (Venenfunktionsprüfung S. 209).

19.4.2. Varizenoperationen

Operationsverfahren

- Von einer Hautinzision in der Leistenbeuge wird die Einmündung der V. saphena magna in das tiefe Venensystem (V. femoralis) durchtrennt.
- Freilegung und Durchtrennen der distalen V. saphena magna im Knöchelbereich und Hochschieben einer Sonde durch die Vene bis zur Leiste.
- Die aufgefädelte Stammvene wird über der Sonde herausgezogen („gestrippt“; Abb. 19.**3**).
- Die auf der Haut am stehenden Patienten aufgezeichneten varikösen Seitenäste werden mit kleinen separaten Hautinzisionen durchtrennt.
- Noch auf dem Operationstisch erfolgt das Anlegen eines Kompressionsverbands.

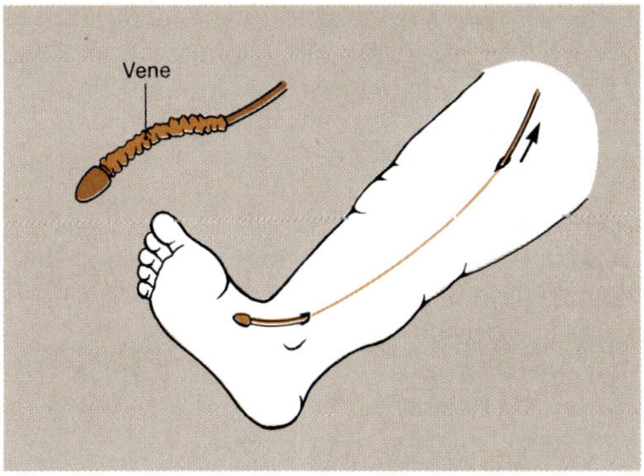

Abb. 19.**3** Varikosis. Stripping der V. saphena magna.

Operationsvorbereitung

Neben den allgemeingültigen Maßnahmen ist vor allem die *Rasur* (ganze Extremität und Schamhaare) von Bedeutung. Nach dem Bad werden die Varizen vom Arzt auf der Haut eingezeichnet.

Postoperative Pflege

Das Ziel liegt in der Wiederherstellung der Venentätigkeit unter möglichst optimalen Bedingungen: Kompression und Bewegungstherapie. *Standardisierte Pflegemaßnahmen* sind aus Tab. 19.**3** ersichtlich. Ergänzend gilt:
- *Mobilisation.* Sie beginnt am Abend des Operationstages mit kurzen Spaziergängen. Ab erstem postoperativem Tag völlige Mobilisation. Er darf nicht herumstehen, nicht sitzen. Die Beine bleiben tagsüber fest eingebunden. Klagt der Patient über zu straff eingebundene Beine, dürfen die Binden abgenommen und die Beine frisch gewickelt werden.
- *Wundgebiet.* Der erste Verbandwechsel wird durch den Arzt, gewöhnlich am 1. postoperativen Tag durchgeführt.
  Die Fädenentfernung wird fraktioniert vorgenommen: an der Leiste etwa am 5. Tag, an den Beinen am 7. Tag.
- *Auftretende Hämatome* behandeln mit Hemeransalbe; Alkoholwickel (sterile Lösung); therapeutischer Ultraschall.
- *Nachsorge.* Der Kompressionsverband und

die Bewegungsbehandlung (gefäßaktives Verhalten) sind für 2–3 Monate notwendig. Die Kompressionsstrümpfe müssen gut sitzen (S. 187).

Gefäßaktives Verhalten
- Langes Stehen vermeiden, Beine häufig hochlagern.
- Keine schweren Lasten tragen.
- Sonnenbäder vermeiden (Gefäßerweiterung → Rezidiv).
- Täglich kurz und kalt duschen.
- Regelmäßiges Gefäßtraining.

Eine vermehrte Ermüdbarkeit der Beine bleibt für 2–3 Monate nach der Operation bestehen und verschwindet nur langsam.

19.5. Thrombophlebitis, Phlebothrombose, Embolie

Die schon auf S. 181 erwähnten Entstehungsfaktoren (Virchow-Trias) sind:
- Gefäßwandfaktor – Veränderung der Gefäßwand wesentlich für die Lokalisation (Abscheidungsthrombus). Bei arterieller Thrombose im Vordergrund.
- Zirkulationsfaktor – Verlangsamung der Blutströmungsgeschwindigkeit und Wirbelbildung (Gerinnungsthrombus).
- Humoralfaktor – Veränderungen im Blut durch vermehrte Gerinnungsneigung (Hyperkoagulabilität).

Die Hypozirkulation und die veränderte Blutzusammensetzung spielen bei der Entstehung der venösen Thrombose die wichtigste Rolle.

19.5.1. Thrombosen

Akute oberflächliche Thrombophlebitis

Es handelt sich um eine entzündliche Venenwandveränderung mit anschließender Thrombose einer oberflächlichen, in der Subkutis gelegenen Vene, häufig bei vorbestehenden Krampfadern.

Krankheitszeichen und Pflegeprobleme

- Unscharf begrenzte Rötung im Bereich der betroffenen Vene;
- lokale Druck- und Spontanschmerzen;
- lokale Überwärmung und Schwellung;
- die Vene kann als Strang getastet werden;
- evtl. allgemeine Entzündungszeichen mit Fieber und Beeinträchtigung des Allgemeinzustands.

Pflege- und Behandlungsplan

Unter Lokalbehandlung rasches Abklingen unter Zurücklassen indolenter, meist derber Venenstränge:
- Lokale entzündungshemmende (antiphlogistische) Maßnahmen mit Alkoholumschlägen, evtl. heparinoidhaltige Salben.
- *Keine* Bettruhe, sondern aktives Gehen; beim Liegen und Sitzen Beine hochlagern.
- Kompressionsverband.
- Bei Katheter- oder Punktionsthrombophlebitis (iatrogen) Venenkatheter sofort entfernen; bei unklarem Fieber immer an Katheterkomplikation denken.

Akute tiefe Phlebothrombose

Die häufigste Lokalisation der Phlebothrombose betrifft die Becken- und tiefen Beinvenen und steht in unmittelbarem Zusammenhang mit operativen Eingriffen, Trauma und Bettlägerigkeit (S. 182). Zur Vorbeugung tiefer Venenthrombosen und deren Folgen (Lungenembolie, postthrombotisches Syndrom s. unten) hat sich heute die medikamentöse Thromboembolieprophylaxe (S. 592f.) durchgesetzt.
Seltenere Lokalisationen akuter Phlebothrombosen: Armvenen, V. cava superior und inferior, Pfortader, Milz- und Nierenvenen.

Tiefe Bein- und Beckenvenenthrombose

Ausgangspunkt der Thrombose sind die tiefen Unterschenkelvenen mit aufsteigender Ausdehnung gegen den Oberschenkel und die Beckenvene.
Auftreten:
- bei jedem operativen Eingriff möglich, gehäuft bei Hüftoperationen (bis 50%);
- nach Trauma im Bereich der unteren Extremität;
- längere Immobilisierung (z.B. Gips) und Bettruhe;
- langes Sitzen (z. B. Interkontinentalflug);
- bei Einnahme von Hormonen (Antibabypille);
- in der Schwangerschaft;
- bei malignen Tumoren (paraneoplastisches Syndrom).

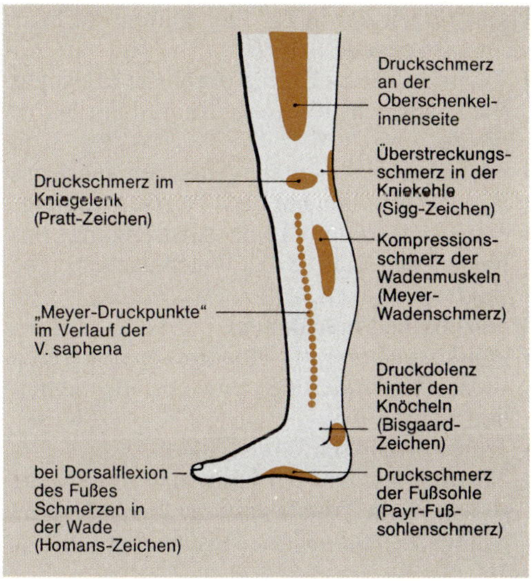

Abb. 19.**4** Druckpunkte bei tiefer Phlebothrombose der Beine (nach Wuppermann).

Krankheitszeichen und Pflegeprobleme

Die Symptome sind abhängig von Ausdehnung und Lokalisation der Thrombose:

- Schweregefühl in den Beinen;
- Zeichen der venösen Abflußstörung: Ödeme, Zyanose, Spontanschmerzen im Unter- und/oder Oberschenkel. Bei bettlägerigen Patienten oft weniger ausgeprägt, kann auch fehlen.
- Klinisch: erhöhte Konsistenz der Wadenmuskulatur; Seitendifferenz des Umfangs über 1,5 cm der Wade, im Kniebereich, des Oberschenkels; Schmerzprovokationszeichen (Abb. 19.**4**).

Der sichere Nachweis (oder Ausschluß) einer Venenthrombose erfolgt mittels Phlebographie. Weitere Untersuchungsmethoden: Doppler-Ultraschall, Szintigraphie (Jodfibrinogentest), Plethysmographie (Messung des venösen Abflusses).

Pflege- und Behandlungsplan

Konservativ:

- absolute Bettruhe und Hochlagerung bis zum Abschwellen (ca. 8 Tage). Schaumstoffschiene und Deckenheber einbetten. Alkoholwickel (S. 326);
- sorgfältige Mobilisation *nur* mit angepaßtem Kompressionsstrumpf oder Kompressionsverband (S. 184 f.);
- Antikoagulation: sofort beginnen mit Heparin im Dauertropf während Tagen, überlappend umstellen auf Cumarin während 4–6 Monaten.

Fibrinolyse. Durch i. v. Applikation von Strepto- oder Urokinase kommt es zu einer Auflösung (Lyse) des Fibringerinnsels. Es bestehen viele Kontraindikationen und Nebenwirkungen.

Operativ. Venöse Thrombektomie: möglichst früh in Allgemeinnarkose mit Überdruckbeatmung durch Freilegung der Vene von der Leiste aus und Entfernung des Thrombus mit Ballonkatheter (Fogarty-Katheter).

Jede venöse Thrombose birgt die Gefahr einer Lungenembolie. Als Spätkomplikation entwickelt sich ein Umgehungskreislauf und führt im Bereich der Beine zum postthrombotischen Syndrom.

19.5.2. Lungenembolie

Durch Ablösen eines Blutgerinnsels (Thrombus) aus dem Venensystem (z. B. Beinvene) und Weitertransport über das rechte Herz in die Lungenarterie (A. pulmonalis) kommt es zu einem mehr oder weniger ausgedehnten Ausfall der Lungendurchblutung durch den Embolus (Embolie Abb. 19.**5**).

Je nach Ausmaß der Lungenembolie sind keine oder kaum Beschwerden vorhanden (klinisch stumme Lungenembolie), bei massiver Lungenembolie (großer Embolus) stehen akute Dyspnoe und heftige Thoraxschmerzen im Vordergrund, und der Tod kann innerhalb von Minuten eintreten.

Krankheitszeichen

Je nach Ausmaß der Lungenembolie unterschiedlich ausgeprägt:

- plötzliche Atemnot, oberflächliche, beschleunigte Atmung;
- heftiger, atemabhängiger Thoraxschmerz;
- Kreislaufschock mit Tachykardie und Blutdruckabfall;
- Halsvenenstauung und erhöhter Zentralvenendruck;
- Angstgefühl, Unruhe;
- Husten mit blutigem Auswurf (meist erst nach Tagen).

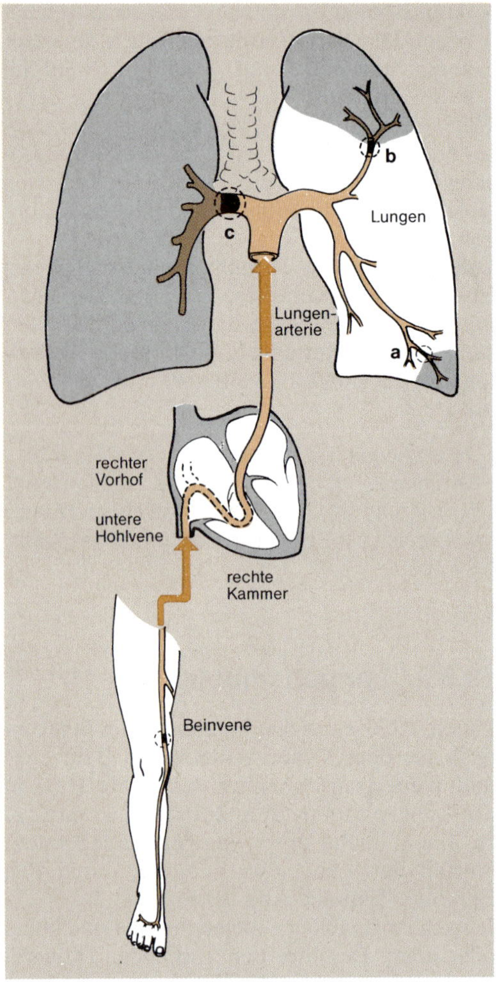

Abb. 19.5 Weg des Thrombus in die Lungen. **a** Embolie in einem kleinen Gefäß, evtl. stummer Verlauf. **b** Embolie in einem größeren Gefäß mit schweren Krankheitszeichen. **c** Embolus im Gebiet des Hilus mit sofortigem reflektorischem Herztod.

Pflege- und Behandlungsplan

Sofortmaßnahmen

- Arzt benachrichtigen.
- Ruhe und Sicherheit vermitteln.
- Oberkörper hochlagern.
- Sauerstoffzufuhr (3 l O_2 pro Minute über Nasensonde).
- Nach ärztlicher Verordnung: Sedierung und Schmerzmittel (Morphin).
- Schockbehandlung und Reanimationsmaßnahmen je nach Zustand.

Unterstützen der ATL. Der Patient darf sich nicht anstrengen:

- *Körperpflege* zu Beginn durch die Pflegeperson, dann schrittweise hinführen zur Selbstpflege.
- *Mobilisation* – Betten, Aufsitzen sehr sorgfältig; Aufstehen nur nach Arztverordnung.
- *Darmentleerung* – keine Anstrengung; prophylaktisch sind evtl. Weichmacher angezeigt.

Medizinische Maßnahmen:

- *Antikoagulation* mit Heparin, später Cumarin zur Verhinderung weiterer Lungenembolien.
- *Fibrinolyse* in schweren Fällen.
- *Notembolektomie* der Pulmonalarterie (Operation nach Trendelenburg) bei schwerem Schockzustand oder nach Reanimation.

19.5.3. Postthrombotisches Syndrom

Als Dauerschaden der tiefen Phlebothrombose bleiben zerstörte Venenklappen und eine verdickte Venenwand zurück mit einer Abflußstörung des venösen Blutes, die für die Entwicklung des postthrombotischen Syndroms verantwortlich sind. Es entwickelt sich ein chronischer Stauungszustand mit Lymphabflußbehinderung, und der Rückstrom von Flüssigkeit aus dem Gewebe in den venösen Schenkel der Kapillaren ist vermindert.
Die Folgen davon sind:

- Ödembildung im Knöchel- und Unterschenkelbereich.
- Mit zunehmender Dauer der Erkrankung Ausbildung von oberflächlichen (sekundären) Varizen als Umgehungskreislauf.
- Trophische Hautveränderungen an der Innenseite des distalen Unterschenkels mit Hyperpigmentierung, Induration, Ekzembildung (Stauungsdermatose) und mykotischen oder bakteriellen Infektionen.
- Venöses Ulcus cruris: Ulzerabildung meistens an der Innenseite des distalen Unterschenkels und der Knöchelregion (S. 801).
- Gehäuftes Auftreten von Rezidivthrombosen.

Pflege- und Behandlungsplan

- Die Kompressionstherapie ist das A und O jeder Behandlung. Die Patienten müssen selber einen Kompressionsverband anlegen

können. Kompressionsstrumpf nach Rückbildung der Ödeme oder abgeheiltem Ulkus.
- Zusätzliche lokale Kompression durch Schaumgummikissen bei Ulcus cruris.
- Förderung des venösen Rückflusses (S. 595).
- Keine beengenden Kleidungsstücke (Sokkenhalter, Strumpfbänder).
- Unterstützende Maßnahmen: Physiotherapie (Lymphdrainage, Massage), Gymnastik, evtl. Diuretika zur Ausschwemmung von Ödemen. Verbesserung des venösen Abflusses durch operative Maßnahmen.

19.6. Gefäßoperationen

Grundlagen zur Chirurgie der Arterien

Die Chirurgie der Arterien hat zum *Ziel*, die akute oder chronische Unterbrechung oder Verminderung der Blutversorgung von Extremitäten oder Organen rückgängig zu machen. Je nach Stadium und Lokalisation der Gefäßerkrankung bestehen verschiedene Rekonstruktionsmöglichkeiten und Operationsindikationen. Die häufig bestehenden Begleiterkrankungen (Angina pectoris, Herzinsuffizienz, Hypertonie, chronische Bronchitis, Diabetes mellitus) müssen berücksichtigt und wenn möglich vor einer Operation behandelt werden.

Operationsmethoden

Grundsätzlich stehen bei der Wiederherstellung der arteriellen Strombahn drei Verfahren zur Verfügung. Sie sind in Abb. 19.**6** dargestellt:
- *direkte Gefäßnaht*, evtl. mit Erweiterungsplastik (Abb. 19.**6a**);
- Rekonstruktion durch *Gefäßtransplantate* mit körpereigener Vene (V. saphena magna) oder einer künstlichen Gefäßprothese:
  - nach Entfernung des veränderten Arterienab-

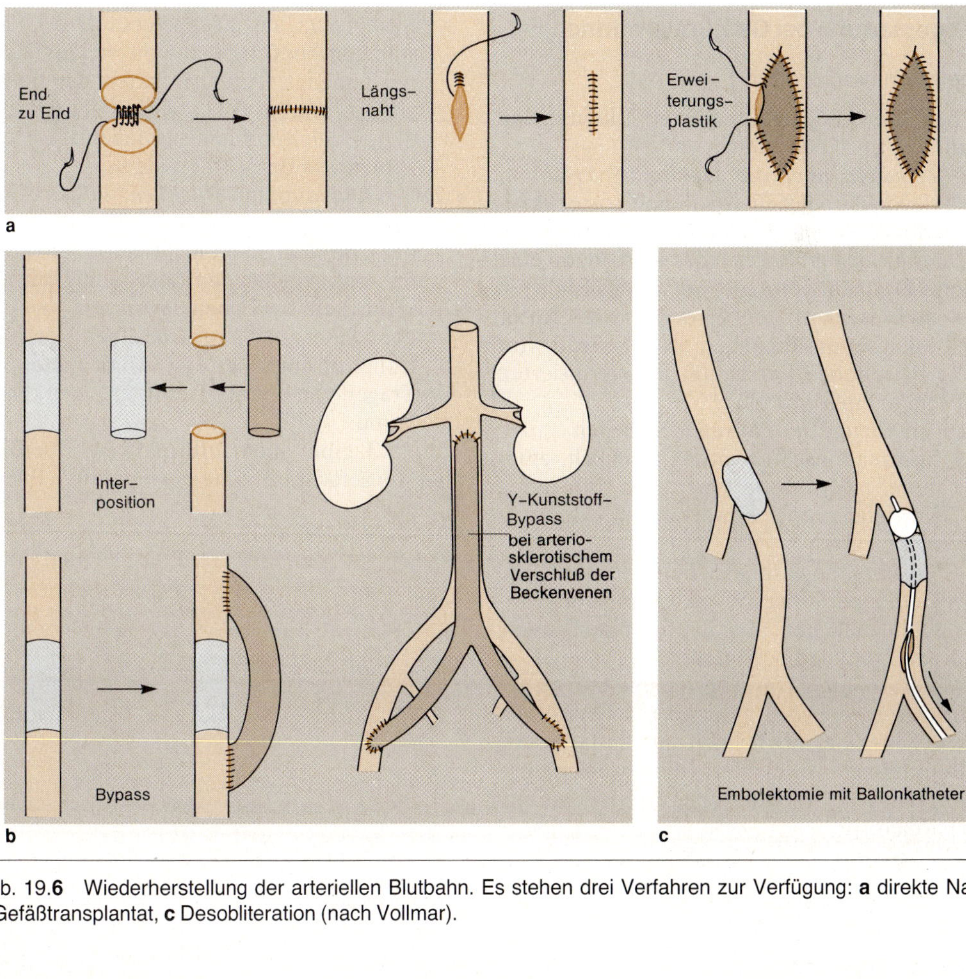

Abb. 19.**6** Wiederherstellung der arteriellen Blutbahn. Es stehen drei Verfahren zur Verfügung: **a** direkte Naht, **b** Gefäßtransplantat, **c** Desobliteration (nach Vollmar).

schnitts wird der Defekt überbrückt – *Interposition* (Abb. 19.**6b**);
- unter Belassung der verschlossenen oder stenotischen Gefäßstrecke wird ein Umgehungskreislauf angelegt = *Bypass* (Abb. 19.**6b**).

- *Desobliteration* mit Ausräumung des Gefäßlumens:
  - offene Ausschälplastik = *Thrombendarterektomie*;
  - halbgeschlossene Ausschälplastik mit Ringstripper;
  - *Embolektomie* mit Ballonkatheter (Fogarty-Katheter) (Abb. 19.**6bc**).

Ist eine operative Gefäßrekonstruktion nicht mehr möglich und bestehen für den Patienten unerträgliche Schmerzen, ist eine *Amputation* notwendig (Kap. 27).

Perkutane, transluminale Angioplastie (PTA). Durch einen durch die Haut in das Gefäßlumen eingeführten Dilatationskatheter können unter Röntgenkontrolle Arterienstenosen und -verschlüsse beseitigt werden an Koronararterien, Nierenarterien, Bekkenarterien und Extremitätenarterien.

Pflegeplanung bei Gefäßoperationen

Operationsvorbereitung

Neben den allgemeingültigen Maßnahmen (Kap. 38) ist zu beachten:

- *Information über das Operationsverfahren*, da davon die speziellen prä- und postoperativen Maßnahmen abzuleiten sind, z. B. ist bei Operationen im Bereich des Beckens an eine gute Darmentleerung sowie an das Einlegen eines Blasenkatheters zu denken; die Rasur ist lokalisationsabhängig, anschließend wird die betreffende Extremität mit sterilisierten Tüchern eingewickelt.
- *Unterstützung des Patienten* bezüglich
  - Informationsverarbeitung (sachlich, emotionell) betreffend Operation und deren Konsequenzen, Erwartungen, Befürchtungen usw.;
  - Vorbereitung auf „das Leben danach“, da Gefäßoperationen zwar einen Gefäßverschluß beheben, aber häufig keine Heilung der Krankheit bedeuten;
  - Verarbeitung von Ängsten und Sorgen.
- Ein *Angiologiebett* (vierteiliges Niveaubett mit Knieknickmöglichkeit zur entlastenden Beintieflage) erleichtert die zweckmäßige Lagerung insbesondere bei arteriellen Operationen.

Postoperative Überwachung

Die Patienten bleiben bis zur Stabilisierung der Lage im Aufwachraum. Zur Überwachung Kap. 38. Besonderer Aufmerksamkeit bedarf das Operationsgebiet. Die wichtigsten Gefahren sind die Blutung sowie der thrombotische Verschluß der Gefäßrekonstruktion; sie bedingen eine möglichst rasche Reoperation.

Postoperative Pflege und Rehabilitation

- Die *spezielle Überwachung der Extremitäten* erfolgt nach den „5 P“ (S. 594).
- Die *möglichst rasche Wiederherstellung* der *Unabhängigkeit* und des *optimalen Wohlbefindens* bedarf
  - des *Einfühlungsvermögens*, da die Lage, die Prognose, der Wiederherstellungsgrad usw. bei jedem Patienten anders sind: von vollständiger Wiederherstellung bis zum Verlust einer Extremität;
  - der *Geschicklichkeit* und der *fachlichen Kompetenz*, da die postoperative Unterstützungsbedürftigkeit von vielen Faktoren abhängt: Alter, intakte oder bereits eingeschränkte ATL, vorbestehende Leiden, Begleitprobleme (Diabetes!), medikamentöse Begleittherapie usw.
- Die *Entlassung* und *Rückkehr in den Alltag* bedarf
  - der *Übersicht* über die Situation, der maximal zu erreichenden Selbständigkeit und „Rückkehr ins Leben davor“;
  - der *klärenden Gespräche* über Nachkontrollen, Lebensführung, Maßnahmen wie Tragen von Spezialstrümpfen, Antikoagulation.

Tab. 19.**3** gibt einen informativen Überblick über die gefäßspezifische postoperative Pflegeplanung.

Tabelle 19.**3** Standardisierter Pflegeplan nach Gefäßoperationen

	Thrombektomie bei Phlebothrombose	Varizenstripping	Embolektomie	Gefäßoperation der Beckenarterien	Gefäßoperation der Beinarterien	Extremitätenamputation
Überwachung	allgemein gültige Maßnahmen	→ zusätzlich: Kontrolle von • Zirkulation • Hautfarbe • Wärme • Sensibilität • Motorik	→	→ →	→ →	→ Besonderes: • IP-Station, bis keine Blutungsgefahr mehr besteht
Verband	Nachblutungskontrolle	→	→	→	→	→
	Redon-Drainage: Kontrolle von Sog und Menge	→	→	→	→	→
		• evtl. Verband lokkern • schmerzhafte Verbände müssen durch den Arzt neu angelegt werden				Stumpfpflege S. 750 ff.
	1. Verbandwechsel durch den Arzt; dann nach Bedarf neu verbinden	→	→	→	→	
Lagerung	Trendelenburg-Lage (S. 148), Fußende hoch	Fußende hoch, Oberkörper möglichst flach, kein Knieknick, Bettbogen einbetten	Beine tief, flache Lage	Semiflexion = Knieknick	• Semiflexion • flache Lage, bei guter Gefäßkonstruktion leichte Oberkörperhochlage • Dekubitus- und Spitzfußprophylaxen	Stumpf flach lagern • evtl. Spreukissen auf Oberschenkelstumpf zur Verhütung von Beugekontrakturen
Mobilisation	Op.-Tag: Beine inkl. Oberschenkel einbinden	Op.-Tag: • nicht sitzen, stehen, sondern gehen • gutes Schuhwerk	Op.-Tag: • Bettrand • dann langsam steigernde Mobilisation • Beine gut einbinden	Op.-Tag: • Beine einbinden	Op.-Tag: • Beine nicht zu straff einbinden • auch Bauch einbinden	1. Tag: wenn möglich mit Physiotherapeutin • Bein und Stumpf gut einbinden

Tabelle 19.**3** Fortsetzung

	Thrombektomie bei Phlebothrombose	Varizenstripping	Embolektomie	Gefäßoperation der Bekkenarterien	Gefäßoperation der Beinarterien	Extremitätenamputation
Darmtätigkeit	meist keine Probleme	→	→	Darmstimulation nach Verordnung	wenn nötig ab 3. Tag stimulieren	ab 3. Tag stimulieren
Ernährung	Op.-Tag: Tee, ab 1. Tag leichte Kost/ Normalkost	→ →	→ →	oral nach Verordnung, aufbauend je nach Darmtätigkeit (S. 642)	Op.-Tag: Tee, ab 1. Tag leichte Kost	→ →
Blasentätigkeit	Patient muß am Abend Wasser lassen (nach 8–10 Std.)	→	→	Dauerkatheter während der ersten Tage	Patient muß am Abend Wasser lassen (nach 8–10 Std.)	u. U. Dauerkatheter während der ersten Tage
Spezielles	Thromboembolieprophylaxe Information über Antikoagulation, Kontrollkarte mitgeben • Spezialstrümpfe anpassen	→ → →	→ → →	→ → →	→ → →	• Rehabilitationsplanung gemeinsam mit Patienten • Prothesenversorgung und -training S. 750 f.

Weiterführende Literatur

Andersen, L.: Gefäßstörungen vermeiden. Hippokrates, Stuttgart 1983

Bircher-Benner-Handbücher, Bd. 12: Leitfaden für Venenkranke. Bircher-Benner, Erlenbach o. J.

Haid-Fischer, F., H. Haid: Venenerkrankungen, 5. Aufl. Thieme, Stuttgart 1985

Hettinger, Th.: Fit sein – fit bleiben, 8. Aufl. Trias, Stuttgart 1989

Jaenecke, J.: Antikoagulantien- und Fibrinolysetherapie, 3. Aufl. Thieme, Stuttgart 1982

Martin, M.: Phlebologische Krankheitsbilder. Huber, Bern 1989

Nelius, D.: Krampfadern und Thrombosen. Ennsthaler, Bamberg 1989

Risch, E.: Gesunde Füße und Beine. Fuß- und Beingymnastik, Venentraining, 2. Aufl. Fischer, Stuttgart 1988

Salzmann, P.: Ärztlicher Rat bei arteriellen Durchblutungsstörungen der Beine. Thieme, Stuttgart 1980

Salzmann, P.: Ärztlicher Rat bei venösen Durchblutungsstörungen, 2. Aufl. Thieme, Stuttgart 1986

Vanscheidt, W.: Krampfadern und andere Venenerkrankungen. Birkhäuser, Basel 1987

20. Blut- und Lymphsystem
Unterstützen des Patienten mit Problemen des Blutes

Sequenzziel

Blut- und Lymphsystemerkrankungen sind ihrem Wesen nach Erkrankungen, die bei der Pflegeplanung sehr unterschiedliche Probleme stellen. Die zugrundeliegenden ATL sind diejenigen der *Atmung* sowie der *Herz-Kreislauf-Funktion*. Erkrankungen des weißen Blutsystems sowie des Lymphsystems sind häufig maligne Wucherungen, die zu *Tumorproblemen* (Kap. 36) führen. Die großen Unterschiede bezüglich Auftreten, Zeichen und Verlauf der einzelnen Krankheiten verlangen ein recht breites Vorwissen. Aus diesem Grund bietet das vorliegende Kapitel z. T. etwas detailliertere Angaben zum Wesen der einzelnen Erkrankungen. Das Ziel liegt im besseren Verständnis einer *situationsgerechten bzw. individuellen Pflegeplanung* (S. 102ff.) und *Durchführung der Pflege*.

Dynamik des Pflegeprozesses

Situation: Patient mit Störungen infolge Blut- und Lymphsystemerkrankungen.

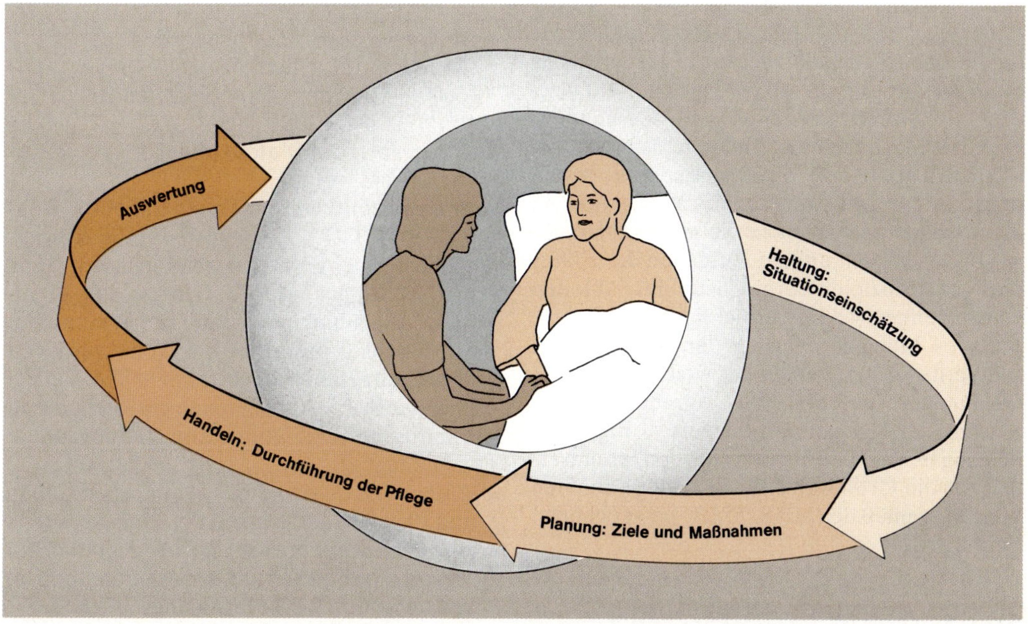

Prinzipien/Impulse

- *„Blut ist ein ganz besonderer Saft"*; eine Vielzahl von chemischen und physikalischen Vorgängen ermöglichen u. a. Zufuhr von Sauerstoff und Abtransport von Kohlensäure (rote Zellen), Abwehrfunktion (weiße Zellen, insbesondere Granulozyten), Selbstschutz vor Blutverlust (Gerinnungsfaktoren).
- *Menschliches Leben*, und damit psychophy-

sische Ganzheit, hängt eng mit der Transportkapazität des Blutstromes zusammen. Leben pulsiert durch die Gefäße, aber Leben kann auch „ausfließen", wenn zu große Mengen Blut verlorengehen.

- *Der Mensch ist ein Lebewesen unter vielen*, er bedarf der intakten Abwehrsysteme, um zu überleben, sich anderen Lebewesen gegenüber (Mikroorganismen) zu schützen und zu verteidigen.

20.1. Allgemeine Grundlagen

20.1.1. Bezug zu den ATL
20.1.2. Anatomie, Physiologie
20.1.3. Diagnostik und Therapie

20.1.1. Bezug zu den ATL

Die am engsten mit dem Blut- und Lymphsystem zusammenhängende ATL ist die Atmung, verbunden mit der *Herz- und Kreislauffunktion*, weshalb diesem Lernschritt das Studium von Kap. 11 *Atmen* vorangestellt werden muß. Große Bedeutung im Zusammenhang mit Störungen des Blutsystems haben zusätzlich Kap. 12 *Für Sicherheit sorgen*, insbesondere die Infektionsprophylaxe, sowie in Kap. 8 *Essen und Trinken* die gesunde Ernährung. Das Wissen um die Aufgaben des Blutes (um die Prinzipien) ermöglicht das Ableiten von Störungen wie Beeinträchtigung des Transports → Mangelernährung der Gewebe (bei Blutverlust u. a.), Fehlen der weißen Zellen → Gefahr der Infektion (bei Agranulozytose), Störung der Gerinnungsfähigkeit → Blutungsneigung usw. Konsequent weiterdenkend, werden Sie die Grundsätze für die Pflege ableiten können, gemäß den auf S. 555 ff. besprochenen Leitlinien.

20.1.2. Anatomie, Physiologie

Die normale Blutmenge des Erwachsenen beträgt ca. 1/12 des Körpergewichtes, bei einem 70 kg schweren Menschen also etwa 5–6 Liter. Die *Zusammensetzung* (Abb. 20.**1**) enthält die folgenden Anteile:

- *Blutplasma:* Eiweißkörper, Wasser, anorganische Salze, Transportstoffe;

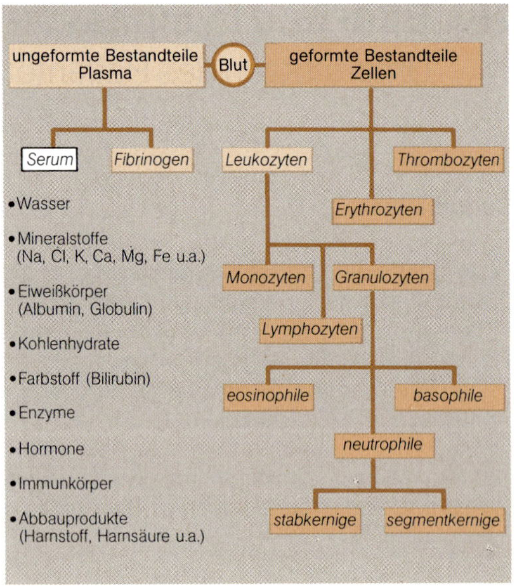

Abb. 20.1 Geformte und ungeformte Bestandteile des Blutes.

- *Blutkörperchen:* Erythrozyten 4–5 · 10^{12}/l (4–5 Mill./μl), Leukozyten 6–8 · 10^9/l (6000–8000/cm^3), Thrombozyten 200–300 · 10^9/l (200000–300000/cm^3).

Die *Aufgaben* des Blutes können in drei Bereiche unterteilt werden:

- *Transportfunktion* für Sauerstoff (O_2), Kohlendioxid (CO_2), Nährstoffe für die Körperzellen (Glucose, Aminosäuren usw.), Hormone, Schlackenstoffe (Harnstoffe, Kreatinin, Bilirubin usw.) und für Wärme (im Stoffwechsel produzierte Wärme wird von den Hautgefäßen abgestrahlt). Die Verteilung der Körperflüssigkeiten geschieht durch osmotische Regulation (Kap. 41 Infusionen, Grundlagen);
- *Abwehrfunktionen* durch Antikörperbildung und Phagozytosetätigkeit der Leukozyten;
- *Aufrechterhaltung der eigenen Funktionsfähigkeit* durch Pufferung von Säuren und Basen sowie durch die Gerinnungsfähigkeit.

Das *Blutsystem* steht mit dem *Lymphsystem* in Verbindung (Abb. 20.**2**).

Die *Lymphe* zirkuliert nicht – wie das beim Blut der Fall ist – in einem geschlossenen System. Die Lymphgefäße beginnen blind in den Geweben und nehmen dort diejenige Gewebeflüssigkeit auf, die vom Stofftransport zwischen Blut und Gewebezellen nicht in die Blutkapillaren

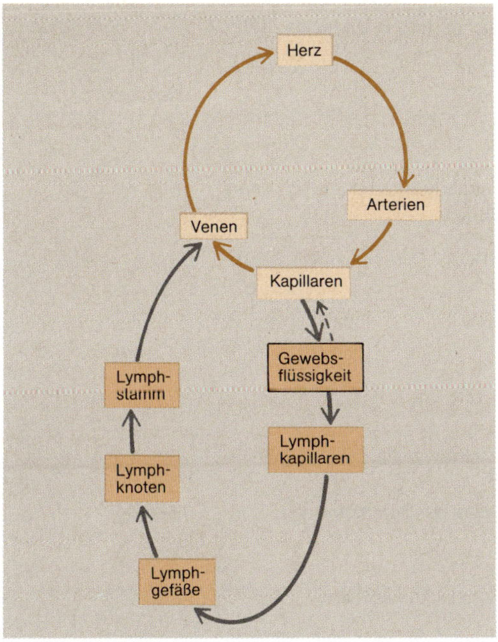

Abb. 20.2 Verbindung von Blut- und Lymphsystem.

zurückfließt. Die kleinen Lymphgefäße transportieren diese Flüssigkeit (Lymphe) in den *Hauptlymphgang* (Ductus thoracicus). Auf diesem Weg passiert die Lymphe sog. Filterstellen, die *Lymphknoten*. Diese produzieren zusammen mit der Milz die *Lymphozyten*.
Beim linken Venenwinkel der Schlüsselbeinvene fließt die Lymphe ins Gefäßsystem.

20.1.3. Diagnostik und Therapie

Die Mithilfe bei diagnostischen und therapeutischen Maßnahmen ist in Kap. 40–47, bezüglich der präventiven Maßnahmen in Kap. 5–16 dieses Buches besprochen. Sie finden dort sowohl die *allgemeingültigen Richtlinien* als auch die *spezifischen Maßnahmen*. Bezogen auf die Erkrankungen des Blut- und Lymphsystems sind diese im Kasten S. 610 aufgeführt.

20.2. Grundlagen zur Pflege

Blutkrankheiten sind kein einheitliches Krankheitsbild. Je nach Ursache, betroffenen Zellverbänden, Verlauf der Krankheit (gutartig/bösartig, reversibel/irreversibel, akut/chronisch), Alter des Patienten (Kind, Erwachsener, Betagter) und Vorgeschichte (bezüglich Biographie und Krankheit) bestehen sehr unterschiedliche Situationen.
Zum Verständnis der Zusammenhänge gilt es zu beachten

- Beeinflussungsfaktoren und Lebensweise/Lebenswelt,
- Körperstrukturen und Funktionen des Herz-Kreislauf- und Gefäßsystems (S. 576f. u. 590) sowie die physiologischen und pathologischen Bedingungen.

20.2.1. Bezug zu den fünf Funktionen der Pflege

1. *Unterstützen und/oder stellvertretende Übernahme der ATL* je nach Situation (Befinden, Bedürfnisse, Befund).
2. *Begleiten in Krisensituationen.* Typische kritische Situationen sind zu erwarten bei akuter Blutung, bei nicht behebbarer Blutungsbereitschaft (Bluter), bei malignen Erkrankungsformen.
3. *Mithilfe bei diagnostischen und therapeutischen Maßnahmen* s. Übersicht S. 610.
4. *Mithilfe bei Problemen der Gesundheitsbildung und Rehabilitation.* Die Mitarbeit betrifft vor allem die Hilfe- und Selbsthilfeprogramme bei Bluterkrankheit, Leukämie und Lymphmalignomen.
5. Die *Analyse* betrifft die gegebene Pflege und/oder Hinführung zur bestmöglichen Lebensqualität.

20.2.2. Standardisierte Pflegeplanung

Die Schritte des Pflegeprozesses sind in Kap. 4 nachzulesen. Im folgenden einige Denkanstöße zur Hinführung auf eine *individuelle Pflegeplanung*.

Situationseinschätzung

Die Vielschichtigkeit der Probleme bei Bluterkrankungen läßt sich ableiten von der Aussage „Blut ist Leben". Blutverlust wäre dann „Verlust von Leben" und krankes Blut „krankes Leben". Damit wird sichtbar, wie sehr Blutkrankheiten immer auch existentiellen (die Vitalkraft des Menschen betreffend) Charakter haben. Die Informationssammlung umfaßt Fragen nach

Übersicht über die wichtigen diagnostischen, therapeutischen und präventiven Maßnahmen im Bereich des Blut- und Lymphsystems		
Maßnahmen	Aufgabenbereich der Pflege	Nachlesen
Diagnostische Maßnahmen		
Hämatologische Analysen • Erythrozytenzahl • Bestimmung des Hämoglobins • Hämatokrit • Retikulozytenzahl • Thrombozytenzahl • Leukozytenzahl • Differentialblutbild • Gerinnungsfaktorenanalysen	Blutentnahmen: richtige Blutmenge, korrektes Röhrchen und Reihenfolge der Entnahme	Kap. 44 u. 45
Gefäßfaktorentest	Durchführung und Ablesen	Kap. 45
Knochenmarkpunktion und -biopsie Lymphknotenpunktion	Vorbereiten, evtl. Assistenz bei der Durchführung, Nachkontrolle	Kap. 44
Nuklearmedizinische Analysen Röntgen, Ultraschall	Information des Patienten und Dokumentation	Kap. 47
Präventive und therapeutische Maßnahmen		
Gesundheits- und Lebensberatung	im Zusammenhang mit der Pflege und/oder interdisziplinär	je nach ATL Kap. 5–16
Leben mit Gerinnungsstörungen (Bluter)	Information und Instruktion	S. 614f.
Blutersatz und Zellersatz	Vorbereitung und Überwachung der Transfusionen und Ersatztherapien	Kap. 41
Maligne Erkrankungsformen	Pflege, Betreuung und Begleitung	Kap. 36

☐ Biographie und Befinden des Kranken.
☐ Befall des Blutsystems: rotes, weißes, Gerinnungssystem.
☐ Auswirkungen auf den Organismus; Begleitzeichen, Folgen.
☐ Auswirkungen auf Psyche/Selbstbild.
☐ Verständnis für die Krankheit; Risikofaktoren und Gesundheit.
☐ Krankheitsverarbeitung bei chronischem Verlauf, Copingstrategien, Gesundheitsressourcen.

Pflegeprobleme

Sie betreffen

- alle ATL: Befinden, Störungen, Einschränkungen (im Zusammenhang mit dem medizinischen Befund);
- das Abhängigkeitspotential (verursacht durch die Krankheit) mit seinen Auswirkungen) in bezug auf die veränderte Situation: krank sein, Krankenhauseintritt, mit Krankheit leben müssen;
- die Bedürfnisse als Teil der individuellen Lebensgewohnheiten, z.T. verursacht durch die Krankheit bzw. die Therapie (z.B. Informationsbedürfnis).

Im folgenden werden einige typische (häufige) Pflegesituationen beschrieben.

Exemplarische Pflegesituationen

20.3. Anämien

20.3.1. Ursachen und Symptome

Anämie (Blutmangel) bedeutet: Mangel an zirkulierendem Blutfarbstoff (Hämoglobin). Dabei kann die Zahl der Erythrozyten noch normal sein (nur der Blutfarbstoff ist vermindert – hypochrome Form) oder die Erythrozytenzahl ist bei normalem, vermindertem (normochrom) oder gar erhöhtem (hyperchrom) Farbstoffgehalt (MCH) reduziert. In jedem Fall ist die Transportkapazität des Blutes für Sauerstoff herabgesetzt.

Neben dieser Unterscheidung nach dem Hämoglobingehalt der Erythrozyten gibt es die Differenzierung nach der Ursache:
- *Störung der Neubildung* der Erythrozyten im Knochenmark. Je nach fehlendem Stoff kommt es zu hypochromer Anämie (bei Eisenmangel) oder zu hyperchromer Anämie (bei Vitamin-B_{12}- oder Folsäuremangel);
- *Verlust von Erythrozyten* bei Blutungen (normochrome Anämie);
- *Verkürzung der Lebenszeit* der Erythrozyten; sie werden zu rasch abgebaut, es entsteht eine hämolytische Anämie.

Allgemeine Krankheitszeichen

Unabhängig von der Ursache treten ähnliche Symptome auf. Man spricht vom anämischen Patienten: Haut und Schleimhäute sind blaß. Als Folge der mangelnden Sauerstoffversorgung des Gehirns und der Gewebe kommt es bei ausgeprägter Anämie zu Ohrensausen, Schwindelgefühl, Herzklopfen und Atemnot. Die Atmung ist beschleunigt und vertieft, der Puls über 80 Schläge/min. Es sind dies Zeichen des Kompensationsversuchs des Organismus, der versucht, das Sauerstoffdefizit durch beschleunigten Blutkreislauf auszugleichen.
Wenn sich die Anämie langsam (über Monate) entwickelt, stehen Müdigkeit und allgemeine Leistungsschwäche im Vordergrund.

20.3.2. Störung der Erythrozytenproduktion

Eisenmangelanämie

Eisenmangel ist die häufigste Ursache einer Anämie:
- bei *Kindern* bis zum 3. Lebensjahr durch vermehrten Eisenbedarf während des Wachstums, der durch einseitige Nahrung nicht gedeckt ist;
- bei *Frauen* entsteht Eisenmangel häufig durch zu starke Regelblutung und während der Schwangerschaft durch erhöhten Verbrauch von Eisen zur Hämoglobinbildung des Fetus. – Durchschnittlicher Blutverlust während der Menstruation 50–100 ml; bei ausgewogener Ernährung kann der Eisenverlust ausgeglichen werden. Man nimmt an, daß 10% aller menstruierenden Frauen an latenter Eisenmangelanämie leiden;
- bei beiden Geschlechtern können chronische Blutungen (s. dort) zu Eisenmangel führen.

Krankheitszeichen und Pflegeprobleme

Sehr langsame Entwicklung der Anämie. Außer den allgemeinen Anämiesymptomen (Blässe) fallen auf:
- Zeichen einer allgemein gestörten Zellfunktion: spröde Haut, brüchige Nägel, Mundwinkelrhagaden, Brennen der Zungen-, Schlund- und Speiseröhrenschleimhaut (Plummer-Vinson-Syndrom infolge Atrophie mit leuchtend roter Zunge).

Pflege- und Behandlungsplan

- *Beseitigung der Ursache.* Verbesserung der Ernährungs- und Lebensgewohnheiten, evtl. Blutungsquelle ausschalten.
- *Eisenbehandlung.* Meist genügt die orale Gabe, evtl. initial unterstützt durch Injektionen (da nur ein Teil des oral eingenommenen Eisens resorbiert wird). Eisentabletten nur *zwischen* den Mahlzeiten mit Saft oder Wasser einnehmen (Milch, Fett, Eiweiß behindern die Eisenresorption). Die Eisentherapie muß über 3–4 Monate fortgeführt werden, bis alle Speicher (Kap. 45) aufgefüllt sind.

- *Regelmäßige Kontrolle* des Eisen-, Transferrin- und Hämoglobinspiegels.

20.3.3. Perniziöse Anämie

Die perniziöse (lat. perniciosus = verderbenbringend) Anämie beruht auf einer Vitamin-B_{12}-Resorptionsstörung. Es fehlt der von den Belegzellen des Magens gebildete sog. Intrinsic-Faktor, der sich mit dem Vitamin B_{12} zu einem Komplex verbinden muß, damit es im Dünndarm resorbiert werden kann.

Der *Intrinsic-Faktor-Mangel* kann verursacht sein durch
- Atrophie der Magenschleimhaut mit fehlender Säure- und Enzymproduktion,
- Bildung von Autoantikörpern gegen den Intrinsic-Faktor selbst oder gegen die Belegzellen.

Fehlt das Vitamin B_{12}, so wird die Zellfunktion, insbesondere die Zellteilung, beeinträchtigt, wovon vor allem die *Zellen im Knochenmark* (mit Leuko- und Thrombopenie), die *Zellen der Schleimhaut* (insbesondere des Magen-Darm-Trakts) und die *Nervenzellen* betroffen werden. Die Sicherung der Diagnose erfolgt durch die Vitamin-B_{12}-Bestimmung, die Sternalpunktion, das Blutbild.

Krankheitszeichen und Pflegeprobleme

- Probleme durch die Störung im Blutsystem:
  - schleichender Beginn mit Leistungsabfall,
  - fahle Blässe mit gelblichem Kolorit;
- Schleimhautprobleme, insbesondere des Verdauungstrakts:
  - Magen-Darm-Störungen,
  - Zungenbrennen mit hochroter, atrophischer Schleimhaut;
- neurologische Probleme: Kribbeln, Mißempfindungen, Gangunsicherheit, abgeschwächtes Vibrationsempfinden, Konzentrationsschwäche, Stimmungslabilität (funikuläre Spinalerkrankung).

Pflege- und Behandlungsplan

- *Beheben des Vitamin-B_{12}-Mangels* durch regelmäßige Gaben von Vitamin B_{12} als i.m. Injektion über längere Zeit – eine positive Retikulozytenkrise (Kap. 45) beweist den Therapieerfolg. Oft ist eine lebenslängliche Therapie notwendig.
- *Kompensation der Mangelstoffe.* Eisen, Salzsäure- und Magenenzympräparate, die regelmäßig eingenommen werden müssen.
- Unterstützung und *Förderung* der Kräfte und Aktivität durch Selbständigkeit in den ATL, Gymnastik, Physiotherapie, Aufenthalt im Freien, gesunde Ernährung usw.
- *Prophylaxe* bzw. Früherkennung von eventuellen Spätfolgen. Die Patienten neigen vermehrt zu Magenkrebs (regelmäßige Gastroskopie).

20.3.4. Anämien durch Blutverlust

Akuter Blutverlust

Die häufigsten starken akuten Blutungen nach innen oder/und außen treten bei Ösophagusvarizen, Magenulkus, Tubenschwangerschaft und Unfällen auf. Gefährlich ist auch die Nachblutung z.B. nach Tonsillektomie, die vom Patienten völlig unbemerkt verlaufen kann. Die Gesamtmenge des verlorenen Blutes ist vorerst nicht meßbar, erst später, wenn zum Ausgleich des Blutvolumens Gewebeflüssigkeit in das Gefäßsystem einfließt, ist eine Anämie auch diagnostisch erfaßbar. Wichtiger sind vorerst die klinischen Zeichen des *Volumenmangelkollapses.*

Krankheitszeichen und Pflegeprobleme

- Tachykardie, der Puls wird immer schneller und kleiner;
- Blässe und Schweißausbruch;
- Schwäche, Unruhe, Durst;
- der Blutdruck sinkt nach vorübergehender Gefäßverengung mit Druckanstieg rasch ab;
- schließlich kommt es zum lebensbedrohlichen Schockzustand (Kreislaufschock → Kreislaufversagen).

Pflege- und Behandlungsplan

- *Blutstillung, Schockbekämpfung* und *Blutersatz* (Volumenzufuhr!).
- *Unterstützung* der Herz-Kreislauf-Funktion.
- *Gute Überwachung* des Allgemeinzustandes und der Blutungsquelle.
- Kontrolle der Vitalzeichen (Puls, Blutdruck, Venendruck sowie der stündlichen Urinausscheidung mit Urimeter).
- *Für Ruhe und Sicherheit sorgen*: Bettruhe, sorgfältige Mobilisation, Hektik vermeiden, Zuversicht vermitteln.

Chronischer Blutverlust

Ursachen können sein:
- wiederholte Blutungen bei Gefäßmißbildungen;

- langdauernde Menstruationsblutungen;
- versteckte (okkulte) Blutungen des Magen-Darm-Trakts oder des Nieren-Harnwege-Systems (bei Geschwüren, Divertikeln, Colitis ulcerosa, Hämorrhoiden, malignen Geschwüren).

Bedroht sind vor allem Kinder mit geringem Blutvolumen.

Die *Therapie* entspricht der der Eisenmangelanämie. Wichtig ist, daß die Blutungsquelle gefunden und eliminiert werden kann.

20.3.5. Hämolytische Anämie

Es gibt verschiedene Formen von hämolytischer Anämie (Tab. 20.**1**). Allen gemeinsam ist der vermehrte Untergang von Erythrozyten mit dem charakteristischen Bild der Hämolyse mit Blässe und Ikterus.
Eine weitere Differenzierung ist die intravasale oder extravasale Hämolyse.

Tabelle 20.**1** Hämolytische Anämien (nach Avenarius)

Anämieform	Charakteristische Merkmale
Angeborene hämolytische Anämien	
• Kugelzellenanämie	kreisrunde, kleine farbliche Erythrozyten im Blutausstrich herabgesetzte osmotische Resistenz Familienanamnese körperliche Baustörungen
• enzymopenische hämolytische Anämie	herabgesetzte Enzymaktivitäten im Hämolysat Familienanamnese
• Hämoglobinvarianten	hypochrome Anämie abweichende Wanderungsgeschwindigkeit in der Hämoglobinelektrophorese Familienanamnese körperliche Baustörungen
Erworbene hämolytische Anämien	
• immunhämolytische Anämien	Antikörpernachweis (Coombs-Test)
• toxisch bedingte hämolytische Anämien	Hämolyse bei Zusatz des Toxins zum Citratblut Coombs-Test

Extravasale Hämolyse. Zerfall der roten Blutzellen im RES (retikuloendotheliales System), diese hämolytische Anämie kann angeboren oder erworben sein.
Erworben ist sie bei allen Erkrankungen, die mit einem Milztumor einhergehen.
Angeboren sind die bei uns selten auftretenden Anämieformen wie die Sichelzellenanämie, die Kugelzellenanämie und die Thalassämie (Hämoglobinopathien).
Intravasale Hämolyse. Sie kann verursacht sein durch
- bestimmte Infektionserreger, z. B. Streptococcus haemolyticus, Gasbrandbazillus;
- toxische Chemikalien und Arzneimittel wie Arsen, Blei und gewisse Schlangengifte;
- Transfusionszwischenfälle bei Blutgruppen- oder Rhesusunverträglichkeit; dazu gehört auch die Rhesusunverträglichkeit beim Neugeborenen.

Krankheitszeichen und Pflegeprobleme

Es handelt sich um eine Kombination von *Symptomen* der *Anämie* und der *Hämolyse*. Zeichen des vermehrten Zerfalls sind in erster Linie durch Laboranalysen zu erfassen.
- Im Blut: Anstieg des indirekten Bilirubins, des Eisens und von Enzymen (Lactatdehydrogenase); vermehrte Neubildung von Retikulozyten; positiver Coombs-Test.
- Im Urin: Urobilinogenanstieg; dunkle Farbe.
- Akute hämolytische Schübe verursachen Fieber und Schüttelfrost.
- Gallensteine treten häufig auf infolge Anhäufung von Gallenfarbstoff.
- Nierenschädigungen sind die Folge von vermehrt anfallendem Hämoglobin (Hämoglobinurie).

Pflege- und Behandlungsplan

Die *Behandlung* ist kausal, z. B.:
- Behebung des Grundleidens (Infektbekämpfung, aktive Tumorbehandlung, Absetzen toxischer Medikamente usw.).
- Milzentfernung (Splenektomie), sehr wirksame Maßnahme bei verschiedenen Hämolyseformen, vor allem bei der Kugelzellenanämie und bei anderen Krankheiten mit großem Milztumor.
- Immunsuppressive Medikamente wie z. B. Endoxan, Prednison usw. zur Abschwä-

chung bzw. Unterdrückung von „Immunhämolysen“ (Antikörperbeschichtung der Erythrozyten).
Die *Pflege* ist einerseits *therapieabhängig* (Ausführung der dadurch anfallenden Maßnahmen), andererseits *situationsbestimmt*, je nach Befinden und Befindlichkeit des Kranken.

20.4. Polyglobulien

Polyglobulie (lat. globulus = Kügelchen) bedeutet Vermehrung der Erythrozyten im Blut – *Erythrozytose*.
Je nach Ursache unterscheidet man die kompensatorische oder symptomatische Form von der echten, der sog. Polycythaemia vera.
Kompensatorische Polyglobulie. Zur kompensatorischen Polyglobulie kommt es durch
- vermehrte Bildung von Erythrozyten mit Anstieg der Erythrozytenmasse infolge Sauerstoffmangels. Der Organismus kompensiert den Mangel durch eine Vermehrung des Sauerstoffträgers, z.B.
  - in großen Höhen,
  - bei bestimmten Lungenkrankheiten (Emphysem, Fibrose), bei Rauchern;
- vermehrte Erythropoetinbildung, z.B. bei manchen Nierentumoren.
- Zu einer scheinbaren Polyglobulie kommt es bei jeder Form von Exsikkose mit Verminderung des Plasmavolumens (Eindickung des Blutes) ohne Verminderung der Gesamterythrozytenzahl (Pseudoglobulie).

Polycythaemia vera. Bei der Polycythaemia vera ist neben der Erythrozytose meist auch eine Leuko- und Thrombozytose vorhanden (nicht aber bei der kompensatorischen oder symptomatischen Polyglobulie). Im Knochenmark ist eine Vermehrung der Megakaryozyten (Vorläufer der Thrombozyten) nachweisbar.

Symptome

Die Eindickung des Blutes kann so erheblich sein, daß es zu Zirkulationsstörungen kommt. Die Patienten klagen über Kopfschmerzen, Schwindelgefühl, Sehstörungen, Kribbeln in den Beinen – es kann zu ernsthaften Problemen im Gefäßsystem kommen (Thrombosen, Embolien, Gefäßverschlüssen). Oft haben die Patienten eine rotbläuliche Gesichtsfarbe, die Bindehaut am Auge ist prall gefüllt.
Alle diese Symptome lassen sich auf das Hauptproblem zurückführen: erhöhtes Blutzellvolumen → erhöhte Viskosität des Blutes → Durchblutungsstörungen mit den Gefahren
- zerebraler oder koronarer Thrombosen, die zu Apoplexie oder Herzinfarkt führen,
- des Übergangs in eine akute Leukämie.

Pflege- und Behandlungsplan

- *Herabsetzen der Blutviskosität* durch wiederholte Aderlässe (einmal pro Monat oder öfter). Die bei den Aderlässen entnommene Flüssigkeit muß rasch ersetzt werden: viel trinken, evtl. Infusionen mit humanem Eiweiß.
- *Hemmung der Blutzellenbildung* durch radioaktiv markiertes Phosphor (^{32}P) oder Zytostatikatherapie.
- Die Pflege und Unterstützung bei den ATL muß entsprechend der Situation (Abhängigkeit, Alter usw.) eingeschätzt werden. Die Patienten sollen (wenn keine Gegenindikation besteht) viel trinken.

20.5. Hämorrhagische Diathesen

Hämorrhagische Diathese ist der Sammelbegriff für Krankheiten mit *Blutungsneigung* bzw. Störungen der Blutbildung. Tritt sie infolge Störung der Blutgerinnungsfaktoren auf, so spricht man von *Koagulopathie*, bei Störung der Thrombozyten von *Thrombozytopathie*.
Die folgenden kurzen Definitionen sollen zum besseren *Verständnis der Pflege und Therapie* beitragen:
Koagulopathien. Koagulopathien sind Bildungs- oder Umsatzstörungen von Gerinnungsfaktoren. Dazu gehören u.a.
- *Hämophilie A* – Strukturdefekt des *Faktors VIII.*
- *Hämophilie B* – Mangel an *Faktor IX.* Sie ist seltener als die A-Form. Beide sind Erbkrankheiten. Auch *alle anderen Faktoren* können infolge Vererbung ungenügend angelegt sein.
- *Vitamin-K-Mangel*, z.B. bei Verschlußikterus, Magen-Darm-Resorptionsstörungen, Leberparenchymschädigung u.a., führt zu verminderter Bildung von Gerinnungsfaktoren (II, VII, IX, X) in der Leber (erniedrigter Quick-Wert u.a.).
- Die *Fibrinolyse* ist eine Gerinnungsstörung infolge vermehrt freigesetzter Substanzen

(Kinasen) bei ausgedehntem Gewebezerfall (Verbrennungen, große Operationen).

Thrombozytopathien. Blutungen durch Thrombozyten sind durch einen Mangel (Thrombozytopenie), seltener durch eine Funktionsstörung der Thrombozyten (Thrombozytopathie) verursacht.

- Die *idiopathische* Thrombozytopenie ist unbekannter Genese, wahrscheinlich ist ein schädigender Antikörper für den vermehrten Abbau der Thrombozyten verantwortlich (Morbus Werlhof).
- Die *sekundäre* oder *symptomatische* Thrombozytopenie steht im Zusammenhang mit
  - direkter Schädigung des Knochenmarks durch Röntgenstrahlen, Zytostatika, immunologischen Störungen usw.;
  - Verdrängung der Megakaryozyten bei Leukämie;
  - Verödung des Knochenmarks bei Panzytopenie;
  - Verlust von Thrombozyten infolge Blutung;
  - erhöhtem Abbau in der Milz bei Splenomegalie;
  - nach Vollbluttransfusion.

Gefäßbedingte Blutungsneigung. Bei allen Blutungsneigungen, bei denen keine Veränderung der Blutgerinnung vorliegt, handelt es sich um eine abnorme Durchlässigkeit der Kapillaren. Die Ursachen können ganz verschieden sein:

- infektiös-toxische Schädigungen, z.B. Streptokokkeninfektionen;
- Mangelzustände: Vitamin-C- oder Calciummangel;
- allergische Reaktion bei Einnahme von bestimmten Medikamenten u.a.

Krankheitszeichen und Pflegeprobleme

- Flächenhafte Blutungen bei Koagulopathien;
- punktförmige Blutungen an Haut und Schleimhäuten – Petechien (mit positivem Rumpel-Leede-Test Kap. 45) bei Thrombozytopathien;
- akute Blutungen (S. 612) bei vorbestehendem disponierendem Grundleiden.

Pflege- und Behandlungsplan

- *Zufuhr* und *Ersatz* der fehlenden Stoffe (Konzentrate von Gerinnungsfaktoren, Vitamin K).
- *Blutungs-* und *Hämatomprophylaxe* vor notwendigen Eingriffen (Zahnextraktion, Operation usw.).
- Keine i.m. Injektionen, Verhüten von Verletzungen.
- *Überwachung* und Pflege von Haut und Schleimhäuten.
- SOS-Ausweis bzw. Vermerk auf Impfausweis und Mittragen eines Blutungsantidots.
- *Psychosoziale Betreuung* und Begleitung, da immer wieder Blutungsrückfälle, Berufsprobleme u.a. auftreten.

20.6. Agranulozytose

Unter Agranulozytose verstehen wir das Verschwinden der Granulozyten aus dem peripheren Blut und ihrer Vorstufen aus dem Knochenmark. Meistens sind auch die Gesamtleukozyten im Blut vermindert. In der Regel spricht man bereits von Agranulozytose bei Absinken der Blutgranulozyten unter $0{,}5 \cdot 10^9/l$ (Norm $4-8 \cdot 10^9/l$). Zwischenstufen bezeichnen wir als Granulozytopenie (Leukopenie).

Agranulozytose kann als toxische oder allergische Reaktion auf bestimmte Medikamente auftreten, z.B. auf

- Analgetika und Antipyretika sowie Rheumamittel (Pyramidon, Irgapyrin, Butazolidin, Tanderil usw.);
- Antibiotika (Chloramphenicol, Ampicillin u.a.);
- Sedativa, Barbiturate und Antiepileptika (z.B. Antisacer);
- Antihistaminika (z.B. Phenothiazine);
- Thyreostatika (z.B. Tapazole);
- Tuberkulostatika (z.B. Isoniazid – Rimifon u.a.);
- organische Lösungsmittel (Benzol usw.).

Häufiger sind vorübergehende Agranulozytosen durch

- Zytostatika (Tumorhemmstoffe). Die Wirkung ist dosisabhängig und deshalb bei guter Kontrolle des Patienten steuerbar. Zwischenfälle sind voraussehbar bzw. vermeidbar im Gegensatz zu den oben erwähnten Medikamenten!

Krankheitszeichen und Pflegeprobleme

- Verlust der Vitalkraft: Müdigkeit, Schwäche, Schweißausbrüche;
- Verminderung der Abwehrkraft (durch Fehlen der Leukozyten bzw. der Granulozyten → vermehrte Infektanfälligkeit);
- geschwürige Veränderungen an den Schleimhäuten von Nase, Mund-Rachen-Raum und Ösophagus (Angina necroticans); der Pa-

tient hat Schmerzen und vor allem Schluckbeschwerden. Die Ernährung wird oft schwierig.

- Dauert die Agranulozytose mehrere Tage an, so kommt es ohne besonderen Schutz des Patienten in keimfreier Umgebung oft zu plötzlichem *Fieberanstieg*, Schüttelfrost und zur Schockgefahr durch einen *septischen Infekt*: eine lebensbedrohliche Komplikation! Oft sind die Ulzerationen der Schleimhäute des Rachens Eintrittspforten für Bakterien (Viren, Pilze) ins Blut.

Pflege- und Behandlungsplan

- *Erkennen und Ausschalten* der toxischen Schädigung. Auch "harmlose" Medikamente können eine Agranulozytose auslösen (besondere Vorsicht bei Medikamenteneinnahme ist bei Patienten mit Allergiebereitschaft notwendig!).
- *Unterstützung der Vitalkraft*, Lösen der Ernährungsprobleme, evtl. Infusionstherapie.
- *Prophylaxe und/oder Pflege* von Schleimhautdefekten, Entzündungen.
- Bei einer schweren Agranulozytose liegt das Behandlungs- und Pflegeziel darin, *lebensbedrohliche Infektionen zu vermeiden*. Es sind besondere Isolierungsmaßnahmen notwendig (protektive Isolierung S. 402).

20.7. Leukämien

Leukämien sind primär generalisierte Tumorkrankheiten des blutbildenden oder lymphatischen Systems („Hämoblastosen"). Defekte im Bereich der „Stammzellen" (Mutterzellen des Knochenmarks oder des lymphatischen Gewebes) führen zu ungeordneter Vermehrung und/oder Reifungsstörung von Vorstufen der normalen Blutzellen innerhalb der Blutbildungsstätten (Knochenmark) oder auch außerhalb, z.B. in Milz und Leber (extramedulläre = außerhalb des Knochenmarks stattfindende Blutbildung). *Leukämie* („weißes Blut") bedeutet nicht unbedingt eine Vermehrung der Leukozyten im Blut. Die leukämischen Zellen werden bei gewissen Leukämieformen oft nicht aus dem Knochenmark ausgeschwemmt. Im peripheren Blut findet man dann oft normale oder sogar verminderte Zellzahlen (Leukozytopenie, Granulozytopenie, evtl. Thrombozytopenie). Man spricht dann – wenig sinnreich – von „aleukämischer" Leukämie.
Je nachdem, ob es sich um eine leukämische Störung der *myeloischen Zellreihe* (Granulozyten und deren Vorstufen) oder der *lymphatischen Reihe* (Lymphozyten und Vorstufen einschließlich Monozyten) handelt, unterscheiden wir *myeloische* und *lymphatische* Leukämien.
Daneben unterteilt man die Leukämien nicht nur aufgrund ihres vorherrschenden Zelltyps (s. oben), sondern auch noch aufgrund des *Zellreifungs-* bzw. *Subtyps* und des Spontanverlaufs in

- unreifzellige (akute) Leukämien,
- reifzellige (chronische) Leukämien.

Bei beiden Verlaufsformen treten lymphatische und myeloische Formen auf.
Die *akuten lymphatischen* Leukämien (ALL) werden aufgrund von immunologisch-zytochemischen Differenzierungsmerkmalen unterteilt in

- Common (gemeine) ALL (c-ALL),
- B-Zell-ALL, Prä-B-Zell-ALL,
- T-Zell-ALL,
- undifferenzierte ALL (Null-ALL).

Die *myeloischen Leukämien* werden anhand der französisch-amerikanisch-britischen (FAB-)Klassifikation unterteilt in

M_1 Myeloblastenleukämie *ohne* Ausreifung,
M_2 Myeloblastenleukämie *mit* Ausreifung,
M_3 Promyelozytenleukämie,
M_4 myelomonozytäre Leukämie,
M_5 Monozytenleukämie,
M_6 Erythrozytenleukämie.

Die Unterformen haben nicht nur eine verschiedene *Prognose*, sondern z.T. auch eine unterschiedliche *Behandlung*. Durch die Therapiefortschritte der letzten Jahre haben sich die prognostischen Chancen stark verändert. Rund die Hälfte der Kinder mit akuter lymphatischer Leukämie – früher ein Todesurteil – können heute *geheilt* werden, während bei den chronischen Leukämien bisher praktisch keine Fortschritte in der Behandlung erzielt worden sind.

20.7.1. Akute myeloische Leukämie (AML)

Nach meist uncharakteristischem (oft kurzem) Vorstadium von Müdigkeit, Leistungsschwäche und evtl. Fieberschüben tritt rasch ein schweres Krankheitsbild auf. Befallen werden fast ausschließlich *Erwachsene* über 20 Jahre, vor allem im mittleren und höheren Lebensalter.

Krankheitszeichen und Pflegeprobleme

- Fieber (häufig infektbedingt infolge Abwehrschwäche);
- schweres Krankheitsgefühl;
- Haut-, evtl. Schleimhautblutungen (Gerinnungsstörungen);
  Ulzerationen der Mundschleimhaut (Stomatitis, Soor usw.);

- selten Milzvergrößerung, keine Lymphknotenschwellungen.
- Im *Blutbild* Vermehrung oder (häufiger) Verminderung der Leukozyten, selten Zellzahlen über $50 \cdot 10^9$/l., Ausschwemmung von *unreifen myeloischen Zellen* (Myeloblasten, Promyelozyten) ins Blut, jedoch nicht bei allen Patienten. Dazu meist *schwere Thrombozytenverminderung* und mäßige *Anämie*.
- Im *Knochenmarkausstrich* deutliche Vermehrung der Myeloblasten und/oder Promyelozyten („unreife" Vorstufen), Verminderung der Erythroblasten (Vorstufen der Erythrozyten) und der Megakaryozyten (Thrombozytenvorstufen).

Therapie und Verlauf

- Patienten mit AML sind in der Regel zu Beginn schwer krank und *maximal infekt-* und *blutungsgefährdet*. Sie gehören deshalb zur Therapieeinleitung am besten in ein dafür eingerichtetes spezialisiertes Krankenhaus mit allen Möglichkeiten der *Supportivtherapie* (Isolierung, Zellersatz, Infektbekämpfung).
- Mit geeigneter, intensiver *Kombinationschemotherapie* (Kap. 36) gelingt es heute bei ca. 70% der Patienten, eine *Remission* mit Wiederherstellung eines praktisch normalen Knochenmarkbildes zu erzielen.
- Diese Remissionen der AML halten in der Regel *10–15 Monate* an, selten länger. Echte Heilungen sind leider noch selten.
- Der *Krankheitsrückfall* (Rezidiv) ist z. T. mit neuen Zytostatika nochmals für eine gewisse Zeit zu beherrschen. Die meisten Patienten mit AML sterben 1–2 Jahre nach Krankheitsbeginn, vorwiegend an *Infekten (Sepsis)* oder *Blutungen*.
- *Langzeitremissionen* („Heilungen"?) sind in ca. 10–20% der AML-Patienten mit vollständiger Tumorrückbildung zu erwarten. Eine *Knochenmarktransplantation* von einem genetisch nahen Spender (Geschwister) in der ersten Vollremission kann zur Heilung führen.
- Spricht der Patient bereits auf die erste Behandlung *nicht* an, sind seine Überlebenschancen in der Regel sehr kurz, meist nur wenige Wochen bis Monate. Bei diesen Patienten sind palliative Maßnahmen erforderlich: Bluttransfusionen, Herz-Kreislauf-Stützung usw.

Pflegeplanung

- In der akuten, komplikationsreichen Therapiephase (Infekte, Blutungsgefahr) stellen sich die Probleme der Abschirmung (S. 921).
- Der Patient ist so aktiv wie möglich in die Pflege mit einzubeziehen. Er soll seine Krankheit verstehen und mit den Einschränkungen und Behinderungen möglichst gut leben lernen: Einübung einer optimal möglichen Lebensqualität in der Remission.
- In Zeiten der Remission sind die Patienten mit AML meist „gesund", außerhalb des Krankenhauses, werden ambulant kontrolliert und ggf. behandelt. Sie arbeiten oft wieder normal, brauchen aber dringend ärztliche und menschliche Stützung und Begleitung.
- Im Krankheitsrückfall werden die Therapiechancen schlechter, und die Pflege erhält mehr die Form von Betreuung und seelsorgerlicher Lebens- und Sterbehilfe (Kap. 16).

20.7.2. Akute lymphatische Leukämie (ALL)

Die ALL tritt vorwiegend bei *Kindern* und jugendlichen Erwachsenen unter 20 Jahren auf. Bei älteren Erwachsenen ist sie seltener als die AML. Prognose und Heilungschancen der ALL bei Kindern sind viel besser als bei AML im Erwachsenenalter (s. oben). Durch erhebliche Verbesserung der therapeutischen Strategie in den letzten Jahren sind lange Remissionen und echte Heilungen zunehmend möglich.

Krankheitszeichen und Pflegeprobleme

- Allgemeinzustand weniger gestört als bei AML, oft jedoch auch Fieber, Blutungsneigung.
- Im Gegensatz zur AML häufig *Lymphknoten-* und *Milzvergrößerung*.
- Wird primär oder bei späterem Krankheitsrückfall das Zentralnervensystem mit befallen *(Meningosis leucaemica)*, bestehen vielfach Kopfschmerz, psychische Störungen und Sehstörungen.
- Im *Blutbild* meist deutliche Vermehrung der Leukozyten, Ausschwemmung von unreifen Lymphoblasten und Prolymphozyten. Anämie und Thrombozytopenie in der Regel weniger ausgeprägt als bei AML.
- Im *Knochenmarkausstrich* Vermehrung un-

reifer lymphatischer Vorstufen, ebenso in Milz und Lymphknoten.

Therapie und Verlauf

- Junge Patienten mit ALL sind bei Krankheitsbeginn ebenfalls stark infekt- und blutungsgefährdet.
- Da jedoch mit *Zytostatikakombinationen* (z. B. Vincristin + Prednison + Daunorubicin) bei 90% der ALL-Patienten innerhalb 2–4 Wochen *Vollremissionen* der Krankheit zu erzielen sind, ist die Gefahrenperiode kürzer, und meist erübrigen sich spezielle Isoliermaßnahmen wie „life island" usw. Kinder und Erwachsene mit ALL gehören jedoch in der *Anfangsphase der Behandlung* in die Obhut speziell für Leukämietherapie ausgerüsteter Kinderkliniken oder onkologischer Zentren.
- Die spätere *Remissionsphase* verläuft meist wenig problematisch. Die Patienten kommen ambulant zum Arzt bzw. ins Tumorambulatorium. Sie sollen möglichst *normal leben* (Schule, Berufsausbildung).
- Besondere Bedeutung kommt der *kurativen* Therapieplanung bei ALL zu: Will man eine langfristige Heilung erzielen, so sind Zusatzmaßnahmen zur Ausschaltung leukämischer Restherde im Körper nötig, wie z. B. *prophylaktische Gehirnbestrahlung* und *Zytostatikainjektionen in die Gehirn-Rückenmark-Flüssigkeit* (Verhinderung der Meningosis leucaemica!), evtl. Milzentfernung.
- Auch in Phasen eines späteren Krankheitsrezidivs (Rückfall) sind unter neuen Zytostatikakombinationen mit hoher Wahrscheinlichkeit Zweit- und Drittremissionen zu erwarten, allerdings von kürzerer Dauer.
- *Prognose.* Bei intensiver und korrekt durchgeführter Behandlung wird bei 90% der Jugendlichen und bei ca. 70–80% der Erwachsenen mit ALL eine „Vollremission" erzielt. Die 5-Jahres-Überlebenschance für Kinder mit ALL liegt derzeit um 50%, echte Heilungen sind in zunehmendem Maße möglich. Bei Erwachsenen (über 20 Jahre) mit ALL beträgt die mittlere Lebenserwartung bei gutem Ansprechen auf die Therapie deutlich weniger, nämlich ca. 1½–2 Jahre, echte Heilungen sind hier (wie bei der AML) seltener. Eine weitere Chance bietet die *Knochenmarktransplantation*, in der ersten oder in der zweiten Remission eingesetzt.

Pflegeplanung

Die meisten Patienten mit ALL werden initial *stationär*, später in Remission *ambulant* behandelt in Zusammenarbeit mit einem entsprechenden Fachzentrum. Den Kranken muß und darf vor allem in der nebenwirkungsreichen und intensiven Anfangsphase der Behandlung Mut gemacht werden. Zur Prognose s. oben. Ein wichtiger Teil der Pflege ist die Sorge dafür, daß die jüngeren Patienten während der nötigen Spitalaufenthalte sinnvoll beschäftigt sind. Die Eltern von Kindern mit ALL sind unbedingt in den Behandlungs- und Pflegeplan einzuweihen und einzubeziehen, was in vielen Zentren durch spezielle Elternabende für Leukämiekinder unterstützt wird. In Endstadien der Krankheit geht es um eine einfühlsame Sterbebegleitung als Hilfe an Kind und Eltern (S. 541 ff.).

20.7.3. Myelodysplastische Syndrome

Darunter werden verschiedene Bluterkrankungen mit Defekten der drei blutbildenden Systeme zusammengefaßt, die nach oft jahrelangem Verlauf in eine akute Leukämie übergehen können. Ihre Behandlung besteht vorwiegend aus Zufuhr der fehlenden Blutbestandteile.

20.7.4. Chronische myeloische Leukämie (CML)

Im Gegensatz zu akuten Leukämieformen beginnt diese Krankheit meist schleichend und hat einen spontan-chronischen Verlauf. Die CML ist eine noch seltenere Krankheit als die AML. Sie befällt vorwiegend Erwachsene.

Krankheitszeichen und Pflegeprobleme

- Langes Vorstadium mit uncharakteristischen Beschwerden wie Müdigkeit, Leistungsverminderung, evtl. phasenweise Fieber, Blutungsneigung in der Haut, Druckbeschwerden von seiten vergrößerter Bauchorgane, vor allem der Milz.
- Auffälligster Befund ist meist eine große, oft bis ins kleine Becken reichende *Milz* mit sekundärer (extramedullärer) Blutbildung.
- *Blutbild.* Starke Vermehrung der Leukozyten, meist über 200 · 10^9/l Zellen. *Alle Reifungsstufen* von Myeloblasten (anfangs nicht

vermehrt) über Myelozyten bis zu Granulozyten sind vorhanden – „reifzellige" Leukämieform. Thrombozyten anfangs oft vermehrt, in *späteren Phasen* zunehmende Anämie und Thrombozytopenie.

- Im *Knochenmark* starke Steigerung der Granulozytenvorstufen und evtl. Verdrängung der roten Blutbildung.
- Im Blut oder Knochenmark typische Chromosomenanomalie (Philadelphia-Chromosom).

Therapie und Verlauf

- Die starke Vermehrung der granulozytären Zellen kann wirksam eingeschränkt werden durch
  - Zytostatika (meist Myleran, Litalir oder Dibromol);
  - vorübergehend durch Bestrahlung der Milz, evtl. Splenektomie.
- Zusätzliche Maßnahmen wie Bluttransfusionen, Antibiotika werden in der Anfangsphase der Krankheit selten nötig sein, jedoch in den Phasen späterer Verschlechterung.
- Fast alle Patienten mit CML sprechen initial auf Zytostatika und/oder Milzbestrahlung gut an. Nach 2–4 Jahren günstigem Verlauf kommt es jedoch meistens zur Therapieresistenz mit Ausbildung eines *aplastischen Syndroms* (zunehmende Leukothrombozytopenie mit Knochenmarkfibrose) oder zu einer Transformation der CML in eine akute Leukämie *(„Blastenkrise")*, an welcher die Patienten meist innerhalb weniger Monate sterben. Das Endstadium gleicht demjenigen der therapieresistenten AML (S. 617).
- Die durchschnittliche Überlebenschance beträgt 3–4 Jahre.
- Eine neue Chance bietet auch hier die *Knochenmarktransplantation* in der chronischen Phase. Damit ist echte Heilung möglich.

Pflegeplanung

- *Aktivierende Pflege* so lange als möglich; die CML-Kranken sind selten im Krankenhaus anzutreffen, außer bei Verschlechterung des Krankheitsbildes (Blastenkrise) im Endstadium. Auch dann ist ihnen möglichst viel Freiraum zu gewähren. Generell gilt das auf S. 920ff. Gesagte im fortgeschrittenen Stadien der CML. Die Aufgabe der Pflegegruppe und des Arztes ist in menschlicher Hinsicht groß, weil es sich meist um jüngere Menschen in den besten Jahren („aktives Erwachsenenalter") handelt, die oft eine Familie mit nicht erwachsenen Kindern, ein Geschäft, immer aber ein scheinbar noch nicht erfülltes Leben zurücklassen.
- *Gruppengespräche* des Pflegeteams gemeinsam mit Seelsorger, Angehörigen und Patient können bei der Sinnfindung und bei Bewältigung von Leiden, Angst und Trauer Reifeprozesse unterstützen (Kap. 16).

20.7.5. Chronische lymphatische Leukämie (CLL)

Sie ist häufiger als die ALL und betrifft vorwiegend Erwachsene über 50–60 Jahre. Die CLL ist meist eine relativ „gutartige" Leukämieform mit langer Überlebenszeit.

Krankheitszeichen und Pflegeprobleme

- Oft wird eine CLL „zufällig", anläßlich anderweitiger ärztlicher Untersuchungen (Operationen, Check-up usw.), entdeckt; der Patient spürt während Monaten bis Jahren nichts von seiner Krankheit.
- Schleichender Beginn mit Müdigkeit und Leistungsschwäche;
- Auftreten nicht schmerzhafter Lymphknotenvergrößerungen an mehreren Stellen (Hals, Axilla, Leiste usw.);
- Druckbeschwerden von seiten eines Milztumors, in der Regel weniger groß als bei der CML;
- Hautmanifestationen wie Urtikaria, Haut- und Schleimhautinfiltrate.
- Im *Blutbild* meist Vermehrung der Leukozyten auf Werte von $20-100 \cdot 10^9/l$, selten so hoch wie bei der CML. Über 80% der Leukozyten sind *kleine reife Lymphozyten*; keine oder wenig Lymphoblasten (im Gegensatz zur ALL). Häufig sind Lymphozytentrümmer (Gumprecht-Schollen) vorhanden.
- Das *Knochenmark* zeigt praktisch dasselbe Bild wie der Blutausstrich: Granulozytäre und rote Vorstufen sind oft stark unterdrückt (Anämie, Granulozytopenie).
- Oft Antikörpermangelsyndrom mit Infektneigung.

Therapie und Verlauf

- Eine Behandlung ist erst nötig, wenn die Symptome zunehmen und die Organinfiltration (Lymphknoten, Milz usw.) ausgeprägter wird. Auch ohne Therapie ist in besonders günstigen Fällen ein Überleben von mehreren Jahren möglich.

- Bei *Verschlechterung der Krankheit* (zunehmende Anämie, Thrombozytopenie, Granulozytopenie, Organinfiltration) gelingt es meistens, mit *Zystostatika* (Leukeran, Endoxan) und *Nebennierenrindenhormonen* (Prednison u. a.) langfristige Besserungen zu erzielen.
- Bei Thrombozytopenie (Milztumor! Hämolyse!) ist oft die *Milzentfernung* von großem Erfolg.
- *Bestrahlungen* örtlich begrenzter Lymphknotenschwellungen, der Milz oder des Mediastinums (Thymusdrüse) können von Fall zu Fall von Nutzen sein.
- Bluttransfusionen und Antibiotika nach Bedarf, vor allem im Spätstadium der Krankheit.
- Nach anfänglich jahrelang gutem Verlauf treten oft plötzlich *schwere Komplikationen* auf wie *hämolytische Anämie, septische Infekte* (Darniederliegen der Infektabwehr), *Antikörpermangelsyndrom*, die eine oft komplizierte Behandlung und damit Krankenhauseinweisung erfordern.
- Die *Überlebenschance* beträgt im Mittel 4–5 Jahre, bei einem Teil der Patienten auch deutlich länger. Treten Komplikationen auf, wie ausgedehnter *Herpes zoster*, autoimmunhämolytische Anämie usw., werden die Überlebenschancen schlechter.

Pflegeplanung

Es gilt grundsätzlich dasselbe wie bei der CML, mit dem Unterschied, daß es sich bei den CLL-Kranken um ältere Menschen handelt.

20.8. Lymphome

Maligne Lymphome sind bösartige Tumorkrankheiten des lymphatischen Gewebes. Sie können (anfangs) *lokalisiert* auftreten, haben jedoch ohne Behandlung und bei späteren Krankheitsrezidiven immer die Tendenz zum Befall des gesamten lymphatischen Apparats sowie weiterer Organe (Knochenmark, Leber, Haut, Lunge usw.). Zu den malignen Lymphomen rechnen wir folgende Krankheiten:

- Lymphogranuloma malignum (Morbus Hodgkin),
- sog. Nicht-Hodgkin-Lymphome (mehrere Unterformen).

In der *Behandlung* der malignen Lymphome wurden im Laufe der letzten Jahre sowohl in den Früh- wie in den Spätstadien *große Fortschritte* erzielt, dank

- Verbesserung der Diagnostik (genaue Stadieneinteilung, da prognostisch verschiedene histologische Unterformen);
- Verbesserung der Radiotherapie (Hochvoltbehandlung);
- Verbesserung der Chemotherapie (Kombinationschemotherapie).

20.8.1. Maligne Lymphogranulomatose (Morbus Hodgkin)

Diese bösartige Lymphknotenerkrankung tritt in jedem Lebensalter auf, mit zwei Häufigkeitsgipfeln zwischen 15 und 30 Jahren und dann wieder um das 60.–70. Jahr. Männer werden etwas mehr betroffen als Frauen. Die Prognose hat sich heute in allen Stadien entscheidend verbessert.

Krankheitszeichen und Pflegeprobleme

Anfangs lediglich schmerzlose Lymphknotenvergrößerungen, meist am Hals oder in den Supraklavikulärgruben, ohne Beeinträchtigung des Allgemeinzustands.

Nach diesem uncharakteristischen Vorstadium – oder bei späterem Krankheitsrückfall – nimmt die Krankheit ihren typischen Verlauf:

- Befall weiterer benachbarter und auch entfernter Lymphknoten;
- Milzvergrößerung;
- Befall weiterer Organe wie Lungen, Leber, Haut, Knochen;
- Auftreten von Allgemeinsymptomen wie Fieber, Nachtschweiß, Inappetenz, Gewichtsabnahme, Juckreiz (Pruritus) = sog. B-Symptome.
- In späteren Stadien besteht meist eine mäßige Anämie und eine Lymphozytopenie, selten eine Eosinophilie. Die *Blutsenkungsreaktion* ist in den Frühstadien (s. unten) meist normal, später stark erhöht.

Stadieneinteilung

Aus prognostischen Gründen und zur Wahl der optimalen Behandlung ist zu Beginn eine genaue Festlegung *des Tumorstadiums* nötig (Kap. 36).

Tabelle 20.2 Stadieneinteilung bei malignen Lymphomen (Morbus Hodgkin und Nicht-Hodgkin-Lymphome), Ann Arbor 1971 (nach Glaus, Jungi u. Senn)

Stadium I	Befall einer einzigen Lymphknotenregion (I) oder eines einzigen extralymphatischen Organs (I_E)
Stadium II	Befall von 2 oder mehr Lymphknotenregionen auf der gleichen Seite des Zwerchfells (II) oder lokalisierter Befall eines extralymphatischen Organs und einer oder mehrerer Lymphknotenregionen auf der gleichen Seite des Zwerchfells (II_E)
Stadium III	Befall von Lymphknotenregionen beiderseits des Zwerchfells (III), evtl. mit lokalisiertem Befall extralymphatischer Organe (III_E) oder mit Befall der Milz (III A) oder beidem (III B)
Stadium IV	diffuser oder disseminierter Befall von einem oder mehreren extralymphatischen Organen oder Geweben mit oder ohne Befall lymphatischen Gewebes

Dazu gehören:

- genauer klinischer Status (besonders Lymphknoten und Abdominalorgane, Haut, Skelett);
- Thoraxaufnahme in zwei Ebenen (Mediastinallymphome);
- abdominale Lymphographie zur Erfassung nicht zu tastender, retroperitonealer Lymphome entlang der großen Bauchgefäße;
- Sonographie und/oder Computertomographie zur Beurteilung der Bauchorgane;
- evtl. diagnostische *Laparotomie* mit *Milzentfernung*. Gleichzeitig können aus Leber und Bauchlymphknoten Biopsien entnommen werden;
- Knochenmarkbiopsie.

Die *Diagnose* eines Morbus Hodgkin (oder eines anderen malignen Lymphoms) gründet sich praktisch immer auf die entsprechende *Gewebeentnahme* (Biopsie) aus vergrößerten Lymphknoten, sei es am Hals, im Mediastinum (evtl. Mediastinoskopie) oder aus dem Bauchraum. Das endgültige Stadium wird durch die Resultate der genannten Untersuchungen bestimmt (Tab. 20.**2**, Abb. 20.**3**).

Therapie und Verlauf

- Stadien I und II: kurative, d.h. auf Heilung bedachte Strahlentherapie, meist ohne Chemotherapie.
- Stadium III A: Strahlentherapie, evtl. kombiniert mit Chemotherapie.
- Stadium III B und IV: primäre intensive Kombinationschemotherapie, evtl. später zusätzlich gezielte Strahlentherapie.

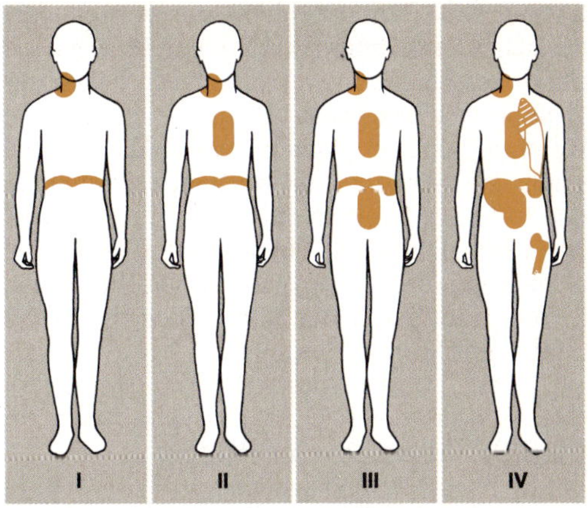

Abb. 20.**3** Stadieneinteilung maligner Lymphome.

Die *Prognose* ist in erster Linie abhängig vom initialen Tumorstadium und dem Ansprechen auf die Therapie. In den Frühstadien I und II sind bei optimaler Betreuung die meisten Patienten zu *heilen*. Die 10-Jahres-Überlebenschance liegt bei über 80%.
In den späteren Stadien III und IV sind heute Heilungen und langfristige Remissionen bei bis zu 50–60% möglich. Die Prognose eines Patienten mit fortgeschrittenem Morbus Hodgkin ist besser als diejenige eines gleichaltrigen Patienten z.B. mit Herzinfarkt, Nierenversagen oder anderen „nicht bösartigen" Krankheiten.

Pflegeplanung

Entsprechend der heute erfreulich guten Prognosen in praktisch allen Tumorstadien je nach Situation:

- Unterstützung in Phasen der Therapieeinstellung oder bei Therapiekomplikationen.
- Motivation und Information für eine regelmäßige, meist ambulante Behandlung und Kontrolle.
- Betreuung und Begleitung in Krankheitsschüben bzw. in nicht mehr zu beeinflussenden Krankheitsphasen (Kap. 36).

20.8.2. Maligne Nicht-Hodgkin-Lymphome

Die Nicht-Hodgkin-Lymphome sind häufiger als die Hodgkin-Krankheit und präsentieren sich in ganz verschiedener, andere Krankheiten imitierender Weise. Man unterscheidet viele histologische Unterformen, die je nach vorherrschendem Zelltyp und Tumorstadium (s. oben) verschieden verlaufen. Auch bei dieser Gruppe von malignen Lymphomen hat die Kombination von Chemo- und Radiotherapie große Fortschritte und vermehrt Heilungen und Langzeitremissionen erbracht (ca. 30–40%). Die Rückfalltendenz und der Befall nichtlymphatischer Organe (Knochenmark, Leber, Haut usw.) sind viel größer als bei Patienten mit Morbus Hodgkin.

20.8.3. Aspekte der Pflege

Patienten mit malignen Lymphomen sind oft im jüngeren Erwachsenenalter und in der Regel nur zur anfänglich aufwendigen Stadienabklärung und evtl. zur Durchführung intensiver Chemo- oder Radiotherapie vorübergehend hospitalisiert. Sonst erfolgt ihre Behandlung und Kontrolle *meist ambulant*. In der (oft jahrelangen) Remissionsphase der Krankheit fühlen sich vor allem die jüngeren Patienten mit Morbus Hodgkin oder Nicht-Hodgkin-Lymphomen gesund und sind meist voll arbeitsfähig. Sie benötigen nicht unser Mitleid, sondern (entsprechend ihren Remissions- und Heilungschancen) unsere *Aufmunterung zum Durchhalten*. Pflegerische Maßnahmen im Sinne von Unterstützungsmaßnahmen (s. oben) treten erst bei Therapiekomplikationen oder -versagen in den Vordergrund. Für detailliertere und weiterführende Angaben s. Glaus u. Mitarb. 1988.

20.9. Lymphödeme

Lymphödeme sind blasse, teigige, z.T. eindrückbare, nichtschmerzhafte Schwellungen. Ödeme bilden sich infolge

- *Erkrankungen des Lymphgefäßsystems* – lymphostatische Insuffizienz = verminderte Drainageleistung:
  - beim *primären Lymphödem* durch Lymphgefäßhypoplasie oder -aplasie, Lymphangiektasien oder primäre Lymphknotenfibrosen, meist an den Beinen auftretend (Elephantiasis);
  - beim *sekundären Lymphödem* durch Zerstörung von Lymphknoten oder Lymphbahnen durch Operationen, Bestrahlungen, Verletzungen, Entzündungen, Verbrennungen, Tumoren oder parasitäre Erkrankungen. *Häufigstes Lymphödem*: sekundäres Armlymphödem nach Achseldrüsenausräumung und Bestrahlung wegen Mammakarzinoms.
- *Überlastung eines gesunden Lymphsystems* – lymphodynamische Insuffizienz = zu hohes Flüssigkeitsangebot wie bei Phlebödem, entzündlichen und rheumatischen Ödemen.

Die Ödeme werden in Graden (0–6) gemessen (0 = latentes, reversibles Ödem, 6 = elephantiasisches Ödem).

Lymphdrainagetherapie

Es ist ein physikalisches Behandlungsverfahren, bei dem spezielle Handgriffe großflächig, kreisförmig und gleichzeitig in Richtung der zentripetal (herzwärts) gerichteten Flüssigkeitsströmung der Lymphgefäße so ausgeführt werden, daß eine langsame und druckarme Gewebeverformung resultiert. Durch häufige Wiederholung der Griffe während einer Behandlung wird die Muskelautomatie der Lymphgefäße (Lymphvasomotorik) so angeregt, daß diese sich noch bis zu Stunden danach verstärkt kontrahieren können. Durch monatelange Anwendung wird eine Steigerung der Lymphtransportkapazität erreicht und somit die Ausbildung von funktionsfähigen Lymphgefäßkollateralen der Haut gefördert.
Mit der Lymphdrainage können neben den eigentlichen Lymphödemen u.a. auch behandelt werden:

- *Phlebödeme* = Ödeme infolge venöser Stauung bei Varikosis und postthrombotischem Syndrom, auch bei Ulcus cruris;
- *traumatische Ödeme* = Ödeme, die nach Quetschungen, Frakturen, Distorsionen sowie nach Operationen entstanden sind;
- *rheumatische Ödeme* = Ödeme, die sowohl bei entzündlichen als auch degenerativen rheumatischen Erkrankungen auftreten (zusätzliche Wirkung: Schmerzlinderung).

> Die **Ödembehandlung** setzt sich zusammen aus Lymphdrainage mit Ödemgriffen, Kompressionsbehandlung, gymnastischem Intervalltraining und Hochlagerung.
> Die Lymphdrainage wird von speziell ausgebildeten *Lymphtherapeuten* durchgeführt.

Aufgabe des Pflegeteams

- Daran denken, daß Lymphdrainage schon prophylaktisch eingesetzt werden kann, z. B. dort, wo ein sekundäres Lymphödem auftreten könnte (s. oben).
- Unterstützen der Lymphdrainagetherapie durch korrekte Hochlagerung der betreffenden Extremität.
- Vorsichtige Pflege der ödemgefährdeten Stellen (keine Verletzung, keine Überwärmung, keine einschnürende Kleidung oder Bandagen). Den Patienten entsprechend informieren.

Ödemmerkblätter und *Therapeutenlisten* können angefordert werden bei der Gesellschaft für Lymphologie, Freiburg i. Br.

Der *gut informierte Patient* kann an der Verhütung und Besserung der unangenehmen, manchmal sehr dicken Schwellungen mithelfen und die Therapie nach den folgenden zwei Grundsätzen unterstützen:

- Die noch vorhandenen restlichen Lymphgefäße dürfen im Alltag nicht eingeengt und möglichst nie mehr weiter geschädigt werden.
- In den lymphabflußbehinderten Armen und Beinen darf nicht durch Schädigung oder Überbelastung der Blutgefäße vermehrte Ödemflüssigkeit entstehen.

Die wichtigsten Verhaltensrichtlinien sind im nebenstehenden Kasten zusammengefaßt.

Merkblatt für den Patienten mit Lymphödemen

- Jede Lymphabflußbehinderung ist zu vermeiden.
  - Keine einengenden und abschnürenden Kleider.
  - Herunterhängenlassen der Arme sowie langes Stehen und Sitzen vermeiden. Bei Beinödemen ist Liegen und Gehen besser als Sitzen und Stehen.
- Überanstrengung und Übermüdung verstärken das Ödem.
  - Ausgewogene Beschäftigung; Streß und Überforderung vermeiden.
  - Keine Tätigkeiten, die großen Kraftaufwand verlangen (Sport und Arbeit); arbeitserleichternde Methoden einsetzen.
- Verletzungen führen zu Blutaustritt und verstärken die Ödeme.
  - Vorsicht bei der Nagelpflege; auch sog. Bagatellverletzungen sofort pflegen.
  - Unfälle, Schnitt- und Brandwunden, Insektenstiche vermeiden.
- Keine Überwärmung und Unterkühlung; beides führt zu verstärkter Blutzufuhr und Ödemvergrößerung.
  - Keine Thermalbäder, keine heißen Wickel oder Kosmetikpackungen, auch keine Eis- oder Alkoholpackungen.
  - Sonnenbäder meiden, ebenso überhitzte Arbeitsräume; keine Sauna.
  - Schwimmen nur bei Indifferenztemperatur (25–28 °C).
- Das Ödem ist vom Essen und Trinken abhängig.
  - Ausgewogene Mischkost mit mäßig Salz.
  - Alkohol und Nikotin sind zu meiden.
  - Auf Gewicht achten – kein Übergewicht.

Weiterführende Literatur

Burkhardt, R.: Hämatologie. Springer, Berlin 1978

Földi, M., E. Földi: Das Lymphödem. Vorbeugende Maßnahmen und Behandlung, 4. Aufl. Fischer, Stuttgart 1989

Földi, M., E. Földi: Lehrbuch der Lymphologie. Fischer, Stuttgart 1989

Glaus, A., W.F. Jungi, H.J. Senn: Onkologie für Krankenpflegeberufe, 3. Aufl., Thieme, Stuttgart 1988

Lutz, D.: Leukämie und Lymphome. Urban & Schwarzenberg, München 1988

Pralle, H.B.: Checkliste Hämatologie, Thieme, Stuttgart 1985

Schimke, R.: Das Blut. Fakten und Versuche. Urania, Leipzig 1989

Simonton, G.C.: Wieder gesund werden. Rowohlt, Reinbek 1983

Steinhausen, H.-Ch.: Die Hämophilie. Thieme, Stuttgart 1976

21. Magen-Darm-Trakt

Unterstützen des Patienten mit Magen-Darm-Problemen

Sequenzziel

Ziel dieses Kapitels ist es, Ihnen so viel Wissen anzubieten, daß Sie die komplexen Zusammenhänge, die den Erkrankungen im Bereich des Verdauungstraktes zugrunde liegen, verstehen und zweckmäßige unterstützende bzw. prophylaktische Maßnahmen ableiten können. Sie sollen in der Lage sein, die *Situation des Patienten* (Umwelt, Lebensbedingungen , Ernährungsweise, Persönlichkeit) einzuschätzen, die durch Krankheit oder Operation ausgelösten *Probleme* zu erkennen, gesundheitsfördernde Möglichkeiten in die Pflege mit einzubeziehen. Versuchen Sie, in Zusammenarbeit mit der Pflege- und Behandlungsgruppe eine *individuelle Pflegeplanung* (S. 102ff. u. 555ff.), d.h. *Pflegeziele* anzustreben, die dem ganzen Menschen gerecht werden.

Dynamik des Pflegeprozesses

Situation: Patient mit Eß- und/oder Verdauungsstörungen.

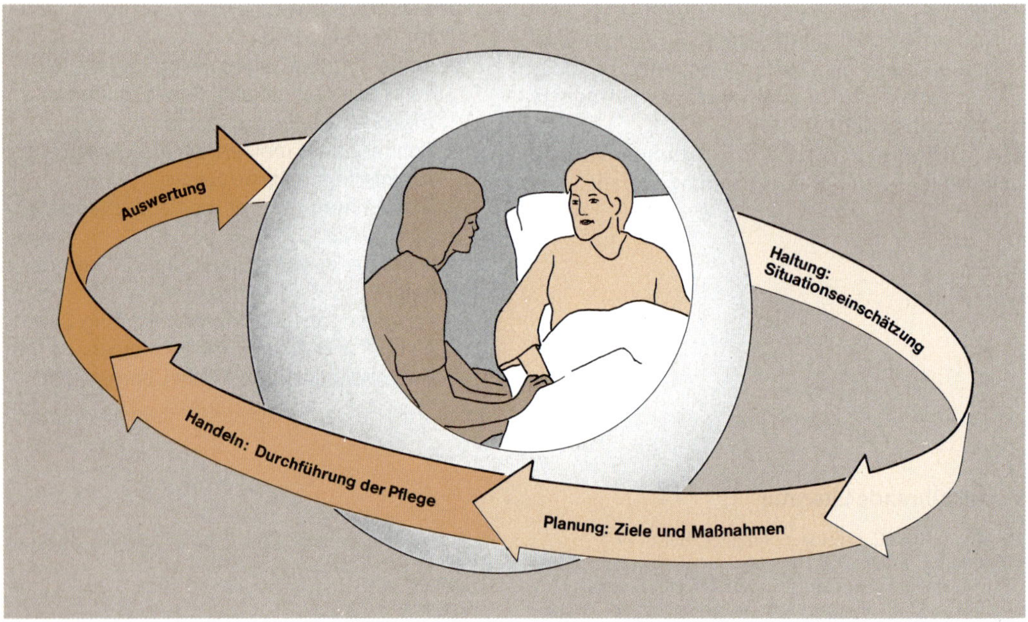

Prinzipien/Impulse

- Die *Verdauungsapparat* dient der *Aufnahme, Verdauung* und *Resorption* von Nahrungsstoffen. Dadurch wird jene Energie geliefert, die der Körper zur Aufrechterhaltung der Lebensfunktionen und zur Leistung mechanischer und chemischer Arbeit braucht. Der Ablauf dieser differenzierten Vorgänge ist an die Intaktheit aller daran beteiligten Organe, des Magen-Darm-Traktes selber sowie von Pankreas, Leber und Gallensystem gebunden.

- *Sein, Wachsen* und *Wirkkraft der menschlichen Person* stehen in unmittelbarem Zusammenhang mit den Energien, die dem Organismus zur Verfügung stehen. Umgekehrt wirken psychisch-geistige Kräfte (Befinden, Befindlichkeit) auf die Nahrungsaufnahme und Verdauung ein.
- *Essen, Trinken* und *Ausscheiden* sind elementare Lebensvorgänge, die von den *physiologischen* Gesetzmäßigkeiten vorgegeben, von der *psychisch-geistigen* Stimmungslage beeinflußt und von den *soziokulturellen* Normen geprägt sind.

21.1. Allgemeine Grundlagen

21.1.1. Bezug zu den ATL

Erkrankungen im Bereich des Verdauungstraktes haben selten nur lokalen Charakter. Verursacht sind sie häufig durch ungesunde Lebensweise (Fehlernährung, Streß), meist verbunden mit psychischen Belastungen. Auch in ihren Auswirkungen treffen sie den Menschen ganzheitlich. Halten die Krankheitssymptome an, resultiert ein allgemeiner Energie- und Kräfteverlust und schließlich die Störung der Homöostase. Die Grundlagen zum Verständnis der Zusammenhänge sind in Kap. 8 *Essen und trinken* sowie Kap. 9 *Ausscheiden* nachzulesen.

21.1.2. Anatomie, Physiologie

Repetieren Sie das *anatomische* Grundwissen anhand von Abb. 21.**1**.

Der Verdauungstrakt (Gastrointestinaltrakt) kann als schlauchförmiges Organ betrachtet werden, das längs durch den Körper verläuft und in Speiseröhre, Magen, Dünn- und Dickdarm unterteilt werden kann. Zwei Anhangsdrüsen (Leber und Pankreas) sowie unzählige kleine Drüsen in der Wand des Verdauungstraktes sorgen für den Abbau der Nahrungsstoffe zu kleinen Bausteinen, die in den Kreislauf aufgenommen werden können. Dieser Abbau wird durch mechanische Zerkleinerung eingeleitet und durch chemische Spaltung unter der Wirkung von Enzymen vollzogen. Durch das Kreislaufsystem werden die resorbierten Nährstoffe zu den Zellen des Organismus transportiert.

Der ganze Bauchraum wird von einer serösen Haut, dem *Peritoneum* (Bauchfell), ausgekleidet. Normalerweise enthält die Bauchhöhle etwas Flüssigkeit. Bei vermehrter Ansammlung spricht man von Aszites.

Die *Funktionen und Funktionsstörungen* der einzelnen Abschnitte des Magen-Darm-Traktes sind in Tab. 21.**1** aufgeführt.

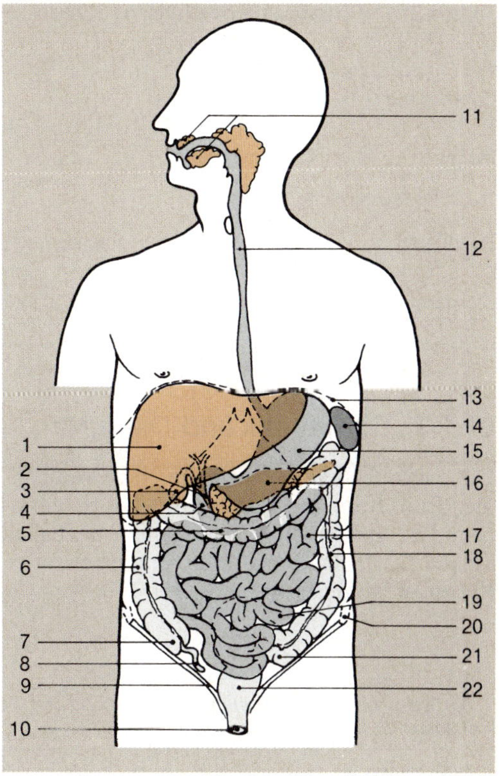

Abb. 21.**1** Verdauungsapparat. Bezeichnen Sie die Strukturen 1–22 (S. 1143).

Tabelle 21.1 Funktionen und Störungen der einzelnen Abschnitte des Verdauungstraktes

	Funktion	Störung
Speiseröhre	nur Passageorgan keine Verdauung	Passagehindernis
Magen	Durchmischung, Vorverdauung, Sterilisierung } der Nahrung	Selbstverdauung der Magenwand
Dünndarm	chemische Spaltung durch Enzyme Resorption der Nährstoffe	Unverträglichkeit bestimmter Nahrungsmittel Resorptionsstörungen
Dickdarm	Resorption von Wasser (7–10 l Verdauungssäfte pro Tag!)	Durchfall oder Verstopfung

21.1.3. Diagnostik und Therapie

Die Mithilfe bei den medizinischen Maßnahmen ist in Kap. 40–47 dieses Buches beschrieben. Die spezifischen Maßnahmen bezüglich Magen-Darm-Trakt sind im untenstehenden Kasten aufgeführt.

21.2. Grundlagen zur Pflege

21.2.1. Bezug zu den fünf Funktionen der Pflege

1. *Unterstützen und/oder stellvertretende Übernahme der ATL,* insbesondere bezüglich Es-

Übersicht über die wichtigsten diagnostischen und therapeutischen Maßnahmen im Bereich des Magen-Darm-Traktes

Maßnahmen	Aufgabenbereich der Pflege	Nachlesen
Diagnostische Maßnahmen		
Bildgebende Verfahren		Kap. 47
• CT, MRI • Ösophagus-Magen-Breischluck Magen-Darm-Passage • Kolonkontrasteinlauf • Abdominalübersicht • Zöliakographie • Kavographie	Vorbereitung und Nachsorge	
• Sonographie		
Endoskopie, Biopsie		Kap. 44 u. 46
• Ösophagoskopie • Gastroskopie • Zangenbiopsie • Bürstensaugbiopsie • Koloskopie • Laparoskopie	Vorbereitung und Nachsorge	
Magensaftanalysen	Magensaftentnahme	Kap. 9
Stuhl auf Blut Eliminationsproben: Milch/Fett usw.	Sammeln des Stuhls	Kap. 9
Therapeutische Maßnahmen		
Aszitespunktion	Assistenz und Nachsorge	Kap. 46
Sondenkost	Verabreichung, Überwachung, Pflege	Kap. 8
Parenterale Ernährung	Assistenz, Überwachung	Kap. 41
Magenentleerung, Spülung	Assistenz und Nachsorge	Kap. 9
Darmentleerung, Spülung, Einläufe	Durchführung und Überwachung	Kap. 9

sen und Trinken/Ausscheiden. Es handelt sich um Aspekte wie Ernährungsberatung, Hilfe beim Essen und Trinken, künstliche Ernährung, Überwachung der Eßgewohnheiten, des Trinkverhaltens (Bilanzierung), Hilfe bei Übelkeit, Erbrechen, Ausscheidungsproblemen usw.

2. *Begleiten in Krisensituationen.* Es kann sich dabei um lebensbedrohliche Zustände (akutes Abdomen) handeln oder z.B. um die gezielte Begleitung von Patienten (meist Patientinnen) mit Eßstörungen.
3. *Mithilfe bei Diagnostik und Therapie.* Dieser Bereich kann in der akuten Phase oder in den ersten postoperativen Tagen (Situation auf der „viszeralen Chirurgie") vordergründig und für die Pflege ablaufbestimmend sein.
4. *Mithilfe bei Programmen der Gesundheitsbildung und Rehabilitation.* Die Programme können Teil der alltäglichen Pflege sein, z.B. als Gespräche über gesunde Ernährung (Eßkultur), oder sie sind differenzierter Natur und bedürfen einer Spezialausbildung; ich denke z.B. an die Fachschwester (-pfleger) für Stomaberatung. Ihr obliegt eine wichtige Aufgabe in der Betreuung und Rehabilitation der Stomapatienten.
5. *Verbesserung der Pflegequalität und/oder Mitwirken bei Forschungsprojekten.* Im Krankenhausalltag geht es z.B. um das Befragen/Verändern von Pflege- und Organisationsabläufen wie Essenszeiten, im Pflegeheim um Themen wie Eßkultur usw.

21.2.2. Standardisierte Pflegeplanung

Die Grundlagen sind in Kap. 4 (Pflegeprozeß) sowie in Kap. 8 und 9 nachzulesen. Die dort beschriebenen Beeinflussungsfaktoren und Pflegestandards können als Grundlage herangezogen werden für eine *individuelle Pflege* die sich orientiert an

- der vorgegebenen Situation: Biographie, Befinden und Bedürfnisse des Kranken;
- den Problemen: gestörte Funktionen und beeinträchtigte ATL;
- den Gesundheitsressourcen, die dem Betroffenen zur Verfügung stehen.

Im folgenden einige Impulse zu den einzelnen Schritten des Pflegeprozesses: Situationseinschätzung → Pflegeziele → Maßnahmen.

Situationseinschätzung

Viele Menschen leiden an Störungen der Ernährungs- und/oder Verdauungsfunktion. Der Krankenhausaufenthalt wird notwendig bei

- □ akutem Darm-Verschluß, Durchbruch einer geschädigten Schleimhaut, Blutung und anderen bedrohlichen Ereignissen;
- □ andauernden Verdauungsproblemen (Maldigestion, Malabsorption);
- □ chronischen, therapieresistenten Beschwerden;
- □ Nahrungsverweigerung: der Kranke kann oder will nicht essen;
- □ extremer Abmagerung;
- □ starker Adipositas, zur Gewichtsreduktion unter Kontrolle;
- □ psychosozialen Streßsituationen, die sich auf der Ebene der Ernährung/Verdauung abspielen und eine Krisenintervention oder einen Umgebungswechsel notwendig machen;
- □ usw.

Mit diesen Aspekten checken wir vorerst das organische oder psychosomatische Geschehen ab (Befund). Der Kranke bringt aber nicht nur die „Krankheit", sondern *sich selbst* und damit *seine Person*, seine Gewohnheiten, sein individuell spezifisches Gewordensein, das Maß seiner Abhängigkeit bzw. Unabhängigkeit *(Befinden* und *Bedürfnisse)* mit. Zur Situationseinschätzung dienen die Checklisten auf S. 105 u. 557.

Pflegeziele und -maßnahmen

Das Pflege- und Behandlungs*ziel* ist ein zweifaches:

- Erhaltung und/oder Wiederherstellung der unbehinderten Nahrungsaufnahme, Verdauung und Darmentleerung;
- Aktivierung und/oder Neufindung der inneren Kraft, der Lebensfreude und echter Genußfähigkeit (im Geben und Nehmen).

Die *Pflegemaßnahmen* sind *im Krankenhaus* meist bestimmt durch die Therapieplanung (Operation oder konservative Therapie). Das Verstehen der Zusammenhänge von Befund-Befinden-Therapiemaßnahmen ist Voraussetzung für die gezielte und situationsgerechte Pflegeplanung sowohl auf chirurgischen wie auf medizinischen Stationen. In der *krankenhausexternen Pflege* stehen die Maßnahmen der Prävention (Gesundheitsbildung) und der Rehabi-

litation (z. B. Leben mit dem Stoma) im Vordergrund.
Im folgenden sind einige der häufigsten Krankheitssituationen beschrieben im Bereich verschiedener Abschnitte des Verdauungstraktes.

21.3. Ösophagus

Leitsymptom bei den Ösophaguskrankheiten ist die Schluckstörung – Dysphagie. Sie geht einher mit Schmerzen, Sodbrennen, Schluckunfähigkeit und Regurgitation (unwillkürliches Zurückfließen geschluckter Nahrung in den Pharinx).
Ursachen können Entzündungen, Stenosen (Refluxösophagitis), Verätzungen, Tumoren usw. sein.

Exemplarische Pflegesituationen

21.3.1. Refluxösophagitis

Die Refluxkrankheit ist eines der häufigsten Ösophagusprobleme. Wir alle kennen den sporadisch auftretenden Reflux von Mageninhalt in die Speiseröhe beim Bücken und Pressen. Ein solcher Reflux ist physiologisch; pathologisch wird er erst, wenn er häufig auftritt. Es liegt dann eine Insuffizienz des Magen-Ösophagus-Schließmuskels vor, der den Rückstrom von peptischem Magensaft oder von Galle ermöglicht, was zu schweren Entzündungen, Erosion und Geschwüren des unteren Ösophagus führt. Wird die Ursache nicht behoben und bleibt die Krankheit chronisch, kommt es schließlich zur Krebsbildung.

Krankheitszeichen und Pflegeprobleme

- Sodbrennen, evtl. Schmerzen hinter dem Sternum;
- Singultus, Regurgitation.

Alle diese Symptome verstärken sich beim Bücken, in Rückenlage, nach Nahrungsaufnahme, auch nach Alkohol- und Nikotingenuß. Sie können periodisch auftreten oder dauernd bestehen.

Pflege- und Behandlungsplan

- *Ernährung.* Eiweißreich und fettarm, keine Säurelockerer, keine Süßspeisen, viel Milch und Milchprodukte; Ballaststoffe, um der Obstipation vorzubeugen. Reduktionsdiät bei Übergewicht. Nahrungsaufnahme in kleinen Mengen auf sechs Mahlzeiten verteilt; immer in sitzender Position, nicht liegen nach dem Essen. Sphinkterschwächende Genußmittel (Akohol und Nikotin, Kaffee) sind zu meiden.
- *Lagerung, Bewegung.* Kopfende des Bettes hochstellen, nie in Flachlage schlafen; Bücken vermeiden (Bücktechnik Abb. 21.**2**).
- *Medikamentös* wird durch Gaben von Antazida eine Säure- und Sekrethemmung angestrebt. Gleichzeitig wird der Arzt *Motilitätsregulatoren* zur Normalisierung der Magen-Darm-Motorik (Metoclopramid, Bromoprid) verordnen.

21.3.2. Hiatushernie

Bei der Hiatushernie handelt es sich um den Durchtritt des Magens in den Thoraxraum durch die für die Speiseröhre bestimmte Öff-

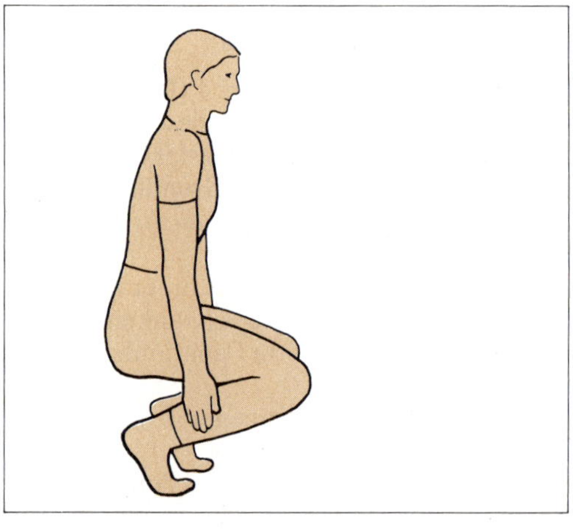

Abb. 21.**2** Spezielle Bücktechnik.

Tabelle 21.**2** Standardisierter Pflegeplan nach Ösophaguseingriffen

Maßnahmen	Divertikel-entfernung	Ösophagus-resektion	Hiatushernien-operation (Fundoplikation)	Endoprothese-einlage
Infusionstherapie, parenterale Ernährung	4–6 Tage	5–7 Tage	2–3 Tage	1–2 Tage
Magensonde: *nie* verschieben, nie zurückstoßen, wenn sie herausrutscht (evtl. ist sie angenäht). Arzt rufen bei Zwischenfällen	evtl. keine	3–5 Tage intermittierender Sog, jeweils ½ Stunde abklemmen	1–3 Tage	evtl. 1–2 Tage
Kost	erst nach Rö.-Kontrolle • ab 5. Tag: trinken • ab 6.–7. Tag: Schleim, Brei →aufbauend	erst nach Rö.-Kontrolle • ab 5.–6. Tag: trinken • ab 6.–9. Tag: Schleim, Brei →aufbauend; 6 Mahlzeiten pro Tag	• ab 2. Tag: Tee • ab 3. Tag: Schleim, Brei →aufbauend	nach Rö.-Kontrolle nach 24 Stunden: flüssig, nicht zu heiß, ab 2. Tag püriert essen nur in Oberkörperhochlage
Atemgymnastik	1–2mal täglich	2–3mal stündlich ab sofort; Bird-Inhalation	1–2mal täglich	
Lagerung	ohne Vorschrift	halbsitzend	ohne Vorschrift	strikte Anti-Trendelenburg-Lage
Mobilisation	sofort	sofort, Laparotomiebinde umlegen	sofort, Laparotomiebinde umlegen	sofort
Wundgebiet:	*Hals*	*Abdomen und Thorax*	*Abdomen*	*keine*
• Redon-Drain entfernen	1. Tag	1.–2. Tag	1.–2. Tag	–
• Wunddrain abdominal	–	ab 6. Tag kürzen	eventuell	–
• Thoraxdrain	–	Rö.-Kontrolle vor Entfernen	–	–
• Fäden entfernen	ca. 6. Tag	ca. 10. Tag	ca. 10. Tag	–
Entlassung	8–12 Tage	3–4 Wochen*	8–12 Tage	2–4 Tage*

* **Spezielle Instruktion**

Nach Ösophagusresektion:
- Schonkost, 6 Mahlzeiten täglich
- Nahrung gut kauen (evtl. Zahnkontrolle beim Zahnarzt)
- liegen und schlafen mit erhöhtem Oberkörper

Nach Tubuseinlage
- nur pürierte Kost, 6 Mahlzeiten, *viel* trinken (auch zu den Mahlzeiten), evtl. joulereiche Diätzusätze
- Anästhesie-Gel 15 Minuten vor dem Essen (Muthesa oder Novesin) zur Anästhesie der gereizten Schleimhaut
- nach dem Essen und Trinken umhergehen
- liegen und schlafen nur in Anti-Trendelenburg-Lage (Kopf hoch, Beine tief); Speisepassage ist nur durch die Schwerkraft möglich. Vorsicht bei Medikamenteneinnahme, keine Dragees
- sofort Arzt aufsuchen, wenn sich die Speisepassage verschlechtert

nung des Zwerchfells (Abb. 21.**1**). Voraussetzung für das Entstehen einer Hernie ist die Ausweitung des Hiatus oesophageus durch nachlassenden Muskeltonus und verminderte Elastizität des Bindegewebes. Disponiert sind daher ältere und adipöse Menschen.

Krankheitszeichen und Pflegeprobleme

Etwa 50% der Hiatushernien machen keine Probleme. Bei den übrigen kommt es entweder zu *mechanischen* Beschwerden – retrosternaler Druck und Schmerz – oder zur *Refluxösophagitis* (s. oben). Typisch dabei ist das retrosternale Sodbrennen. Eine *Anämie* entsteht infolge Mikroblutungen.

Pflege und Behandlungsplan

- *Verhindern der Refluxösophagitis* durch die oben beschriebenen Maßnahmen. Wo dies nicht gelingt:
- *Dilatation* mittels Endoskop (evtl. in regelmäßigen Abständen, s. unten);
- *Operation,* nur wenn die konservativen Maßnahmen ungenügend sind oder Komplikationen (Blutung) auftreten.

  Fundoplikation. Behebung einer Hiatushernie durch Verengung des Magenfundus, dadurch wird der Reflux verhindert. Der Zugang geschieht mittels Laparotomie.

Prä- und postoperative Pflege in Tab. 21.**2**.

21.3.3. Ösophagustumoren

Das rasch infiltrativ wachsende und metastasierende Karzinom befällt vorwiegend Männer. Häufig ist es nicht operabel und verursacht große menschliche und pflegerische Probleme.

Krankheitszeichen und Pflegeprobleme

- Schluckstörungen bis Schluckunvermögen bei fortschreitender Stenosierung;
- Symptome der Dysphagie, im Spätstadium blutiges Erbrechen;
- reduzierter Ernährungs- und Allgemeinzustand, Anämie;
- Atembeschwerden bei Mitbefall oder Verdrängung der Luftröhre.

Pflege- und Behandlungsplan

Unterstützung des Patienten in seinem Bemühen zu essen und zu trinken:

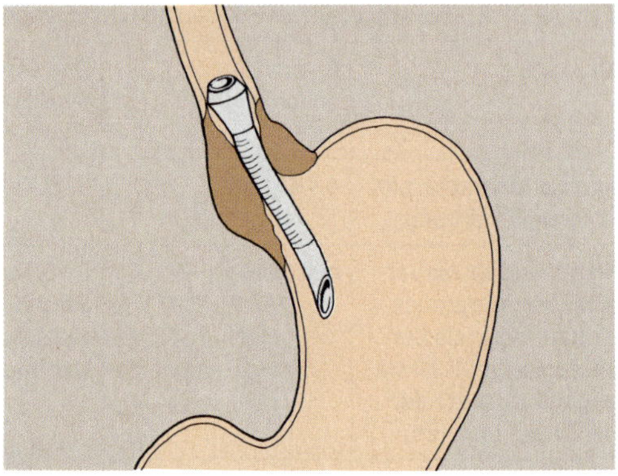

Abb. 21.**3** Überbrückung eines distalen Ösophaguskarzinoms mit einer Endoprothese.

- Anästhesie-Gel oder Schmerzmittel 15 Minuten vor dem Essen,
- weiche oder pürierte Kost.

Bremsung der fortschreitenden *Stenosierung:*

- *Strahlentherapie* kann Erleichterung oder zeitweiligen Stillstand der Krankheit bringen.
- *Bougierung* oder *Dilatation* (Erweiterung des sich schließenden Ösophagus mit Endoskop (Kap. 47), ambulant in regelmäßigen Abständen. Die Bougierung ist nicht schmerzhaft. Die unangenehmen Begleiterscheinungen sind heute durch die gezielte Prämedikation weitgehend vermeidbar.

Umgehen der Stenose, wenn Bougierung nicht mehr genügt:

- *Endoprothese.* Endoskopische Einlage eines Tubus (Häring- oder Celestin-Tubus) in die Speiseröhre, wodurch der stenosierte, tumortragende Bereich offengehalten wird (Abb. 21.**3**).
- *Ösophagusresektion* als Teil- oder Totalresektion bei Karzinom. Es muß eine Laparatomie und evtl. eine Thorakotomie vorgenommen werden.

21.4. Magen

Leitsymptome bei Magenkrankheiten sind: Appetitlosigkeit, Übelkeit, Erbrechen, Nahrungsmittelunverträglichkeit. *Schmerzen* (je nach Lage z.B. eines Ulkus) treten auf als Früh-, Spät-, Nüchternschmerz, nahrungsabhängiger Schmerz oder Dauerschmerz. Charakteristisch ist die Schmerzempfindlichkeit im mittleren, rechten oder linken Oberbauch. *Blutungen* (Bluterbrechen, Teerstuhl) sind Zeichen eines fortgeschrittenen Leidens (Ulkus, Karzinom). Sie bedürfen einer sofortigen Intervention, da es innerhalb kurzer Zeit zu lebensgefährlichem Blutverlust kommen kann (sofortige Krankenhauseinweisung!).

Exemplarische Pflegesituationen

21.4.1. Gastritis

Die Gastritis oder Entzündung der Magenschleimhaut kann akut oder chronisch sein. Die *akute Form* ist als „verdorbener Magen" bekannt, z.B. als Folge eines gröberen Diätfehlers oder nach übermäßigem Alkoholgenuß. Auch können Giftstoffe, die mit der Nahrung aufgenommen werden, eine Gastritis auslösen (Nahrungsmittelvergiftung). Diese zweite Form ist weniger harmlos, sie kann zur schweren Allgemeinerkrankung führen.
Die *chronische Gastritis* tritt bei langdauernder Fehlernährung oder Alkoholabusus auf. Bei nervösen Menschen ist sie oft Vorstufe zu einem Magenulkus. Tritt sie als Begleiterscheinung bei anderen Krankheiten auf, z.B. bei Infektionskrankheiten, als Stauungsgastritis bei Herzinsuffizienz, so spricht man von sekundärer Gastritis.

Krankheitszeichen und Pflegeprobleme

Bei der *akuten* Gastritis:
- Appetitlosigkeit, Übelkeit;
- belegte Zunge, übler Mundgeruch;
- Brechreiz, Erbrechen;
- Beeinträchtigung des Allgemeinzustandes;
- Magenschmerzen.

Bei der *chronischen* Gastritis geringfügige, oft sogar fehlende Beschwerden:
- Druck- und Völlegefühl;
- Sodbrennen, Schmerzen;
- Appetitlosigkeit, Unverträglichkeit von schwerverdaulichen Speisen (besonders erhitzte Fette).

Bei *Übergreifen auf den Darm Gastroenteritis* (Darmgrippe S. 636f.).

Pflege- und Behandlungsplan

- *Schonung des Magens:*
  - Nahrungskarenz 24–36 Stunden, möglichst viel trinken lassen (wegen Flüssigkeitsverlust; günstige Teesorten S. 261), dann
  - häufige kleine, reizarme Mahlzeiten, gut kauen (Speichel wirkt als Antazidum);
  - Ruhe, Bettruhe wenn akut.
- *Beheben der Symptome;*
  - lokale Wärmeanwendung (S. 326f.);
  - Analgetika, Spasmolytika;
  - Verhüten bzw. Beheben eines Wasser- und Elektrolytverlustes;
  - Antiemetika bei Erbrechen, Kohlepräparate bei Durchfall.
- *Beheben bzw. Ausschließen der Ursache.*

21.4.2. Ulkuskrankheit

Ulkus (lat. Geschwür) ist ein Schleimhautdefekt, der sämtliche Schichten der Schleimhaut durchsetzt und bis in die darunterliegenden Schichten reichen kann. Die *Erosion* hingegen ist nur auf die Schleimhaut beschränkt. Die häufigste Lokalisation eines Magenulkus ist die kleine Kurvatur; das *Ulcus duodeni* befällt vorwiegend den Bulbus. *Multiple Ulzera* sind eher selten. Da man heute das Ulkus aus Ausdruck einer Allgemeinstörung ansieht, hat sich der Begriff *Ulkuskrankheit* entwickelt (beteiligt an der Störung sind Persönlichkeitsstruktur, Lebensweise, Ernährungsgewohnheiten, Stressoren, Genußmittelabusus usw.). Männer sind doppelt so häufig befallen wie Frauen. Selten handelt es sich um eine einmalige Erkrankung; bei ca. 80% kommt es zu *rezidivierenden Ulzera*.

Ursachen sind vielschichtig. Sicher ist, daß ein Ulkus immer dann entsteht, wenn ein Mißverhältnis zwischen aggressiven Säuren (Pepsin, Gallensäure, exogenen Noxen) und protektiven (schützenden) Faktoren (Durchblutung, Magenschleim) vorliegt.
Beim *Magenulkus* steht die Beeinträchtigung der Schutzfunktion im Vordergrund, beim *Ulcus duodeni* überwiegt die Säure- und Pepsinaktivität.

Krankheitszeichen und Pflegeprobleme

- *Schmerzen.* Die Patienten klagen oft über unklare, meist intermittierende oder persistierende, vorwiegend epigastrische Schmerzen. Häufig stehen sie in Beziehung zur Nahrungsaufnahme (Besserung oder Verschlechterung). Auch der Schmerzcharakter ist nicht einheitlich (bohrend, stechend, brennend, ziehend, krampfartig oder ganz einfach diffus). Oft sind die Schmerzen jahreszeitabhängig (Rezidivulkus im Frühling).

- *Verdauungsprobleme* äußern sich als Völlegefühl, Aufstoßen, Sodbrennen, Übelkeit, Erbrechen und Blähungen.
- *Beschwerdefreiheit* ist auch möglich bei Vorhandensein eines Ulkus. Es gibt asymptomatische Ulzera (Nonulkusdyspepsie), aber es gibt auch Patienten, die trotz Abheilung des Ulkus nicht beschwerdefrei sind (der Ulkusschmerz wird nicht nur vom Ulkus verursacht, sondern hängt auch mit einer gestörten Magenmotorik zusammen).

Pflege- und Behandlungsplan

Die Wahl zwischen konservativer und chirurgischer Therapie ist vom Verlauf abhängig.
Ziel der *konservativen* Ulkusbehandlung ist es, den Gewebedefekt auszuheilen und Rezidive zu verhüten. Die grundlegenden Heilungsfaktoren sind *Ruhe und Schonung für „Mensch und Magen"*.

- *Angepaßte Ernährung.* Die strengen Diätvorschriften früherer Jahre sind überholt. Grundsätzlich gilt: Der Patient darf essen, was ihm bekommt, und vermeidet Unbekömmliches.
  Günstig sind kleine Mahlzeiten in Abständen von 2–3 Stunden.
- *Sorge für Ruhe und Entspannung.* Die Ruhe spielt bei der Heilung eines Ulkus eine große Rolle, besonders wenn Hast, Unruhe und psychische Momente bei der Entstehung mitgewirkt haben. Der Kranke muß u. U. in den ersten Tagen Bettruhe einhalten.
  Ein *Krankenhausaufenthalt* ist für die Ulkusbehandlung grundsätzlich nicht nötig. Eine Überweisung kann sich u. U. im Sinne einer *Milieuveränderung* positiv auswirken. (Dies setzt aber voraus, daß das Krankenhaus nicht neue Belastungen auslöst.) Der Patient soll hier ein Klima des Verständnisses und des Entgegenkommens erfahren, in dem informative, heilungsfördernde Gespräche (in bezug auf Essens- und Lebensgewohnheiten) ein Hauptanliegen sind – *therapeutisches Klima*.
- *Medikamentöse Therapie.* Sie dient der
  - Beseitigung von Beschwerden,
  - Beschleunigung der Heilung,
  - Verhinderung von Komplikationen,
  - Vorbeugung gegen Rezidive.

  Antazida (bestehend aus Aluminium-, Magnesium- und Calciumsalzen) *neutralisieren* die bereits gebildeten Säuren, inaktivieren Pepsin und binden die Gallensalze.
  H_2-Rezeptor-Antagonisten und *Anticholinergika* (Pirenzepin) *hemmen* die Produktion der Salzsäure.
- *Heilung.* Unter medikamentöser Therapie heilen ca. 80% der Ulzera innerhalb von 4 Wochen ab. Von verzögerter Heilung spricht man, wenn das Ulkus nach 6–8 Wochen nicht verschwunden ist, und von Therapieresistenz, wenn trotz dreimonatiger Therapie das Ulkus immer noch nachzuweisen ist.

Komplikationen

Zu den Komplikationen des Ulkus zählen die *Blutung*, die *Perforation* (Druchbruch des Geschwürs in die Buchhöhle), die *Penetration* (begrenzte Durchwanderung des Geschwürs durch die Magenwand), die *Pylorusstenose* (Verengung des Magenausgangs) und selten die maligne *Entartung* des Ulkus.

Symptomatik bei auftretenden Komplikationen und Soforthilfe

Ulkusblutung mit Bluterbrechen, Teerstuhl. Es bestehen Anämie bei chronischer Blutung, Schockzeichen bei akut schwerer Blutung.

Sofortmaßnahmen
- Patient flach lagern.
- Vitalzeichen (Puls, Blutdruck, Atmung) und Aussehen regelmäßig kontrollieren, Überwachungsblatt anlegen.
- Blut- und Gerinnungsfaktoren-Transfusionen vorbereiten (Kontrollen, Bereitstellen nach Bedarf).
- Dauertropfinfusion durch zentralen Venenkatheter, ZVD-Messung.
- Medikamentös: Säurehemmer.
- Eiswasserspülung: Es wird eine doppelläufige Magensonde eingelegt und mit Eiswasser gespült, bis die Spülflüssigkeit klar ist.
- Absolute Nahrungskarenz.

- Eisblase auf den Magen auflegen.
- Kann die Blutung nicht behoben werden, muß operiert werden.

Perforation. Sie kann in freier oder abgedeckter Form erfolgen. Bei der *gedeckten Form* wird die Öffnung sofort durch Nachbarorgane abgedeckt, wodurch der Perforationsschock verhindert wird. Bei der *freien Form* entwickelt sich sofort eine *Peritonitis* mit bretthartem Bauch, Pulsanstieg und Kreislaufkollaps.

Sofortmaßnahmen

- Sofortige Operation (Notoperation oder kausale Ulkusoperation).
- Gleichzeitige Schockbekämpfung (hochmolekulare Lösungen, Plasmaersatz, Blut).
- Hohe Dosen Antibiotika.

Je rascher gehandelt werden kann, um so besser ist die Prognose. Postoperativ stellen sich zusätzlich die Probleme einer mehr oder weniger heftigen Peritonitis (S. 649f.).

Penetration. Sie erfolgt in die *Nachbarorgane* (Pankreas, Bauchdecke, Lig. hepatoduodenale). Der Patient leidet unter bohrenden Schmerzen, die in den Rücken oder in die linke Schulter ausstrahlen.

Sofortmaßnahmen

- Überwachung des Patienten (Vitalzeichen, Allgemeinzustand, Schmerzen).
- Nahrungskarenz, Infusionstherapie.
- Operation je nach Verlauf und Befund.

Pylorusstenose. Sie ist verursacht durch rezidivierende Ulzera im Bereich des Pylorus. Die immer neue Narbenbildung führt zur Verengung des Magenausgangs mit Passagebehinderung, evtl. -verhinderung. Es kommt zu Symptomen wie Völlegefühl, Übelkeit, Erbrechen und Gewichtsverlust. Die Symptomatik kann schleichend sein oder akut auftreten. In der akuten Situation muß sofort gehandelt werden.

Sofortmaßnahmen

- Magensonde einlegen zum Absaugen des Mageninhalts.
- Infusionen zum Ausgleich des Wasser- und Elektrolythaushalts.
- Anticholinergika zur Hemmung der Sekretion und Motorik.
- Operation (Resektion und Vagotomie), sobald es der Zustand des Patienten erlaubt.

21.4.3. Magenkarzinom

Das Magenkarzinom ist ein häufiges Krebsleiden. Es befällt vorwiegend Menschen im mittleren und höheren Lebensalter (Männer häufiger als Frauen).

Krankheitszeichen und Pflegeprobleme

- Im Frühstadium uncharakteristische, intermittierende Oberbauchbeschwerden.
- Appetitverlust, Abneigung gegen bestimmte Speisen (Fleisch). Änderung der Stuhlgewohnheiten.
- Völlegefühl, Aufstoßen, Übelkeit, Druckgefühl, evtl. krampfartige Schmerzen.
- Erbrechen bei pylorusnahen Tumoren (Passagehindernis).
- Im Spätstadium: Erbrechen, Blutung, Anämie, Kachexie.

Pflege- und Behandlungsplan

- Frühstmögliche Diagnosestellung (röntgenologisch, endoskopisch) und operative Resektion des tumortragenden Magens, postoperative Maßnahmen bzw. Pflegeplanung s. unten.
- Bei inoperablem Tumor gilt das in Kap. 36 Gesagte. Im besonderen:
  - genügend Eiweiß-, Vitamin- und Mineralsalzzufuhr,
  - Berücksichtigen von besonderen Essenswünschen,
  - optimale Schmerzlinderung,
  - Unterstützung der erlahmenden Vitalkräfte im physischen und psychisch-geistigen Bereich. Dem Patienten zu bestmöglicher *Lebensqualität* verhelfen.

Die Frühdiagnose ist die einzige Möglichkeit, um die Prognose beim Magenkarzinom zu verbessern.

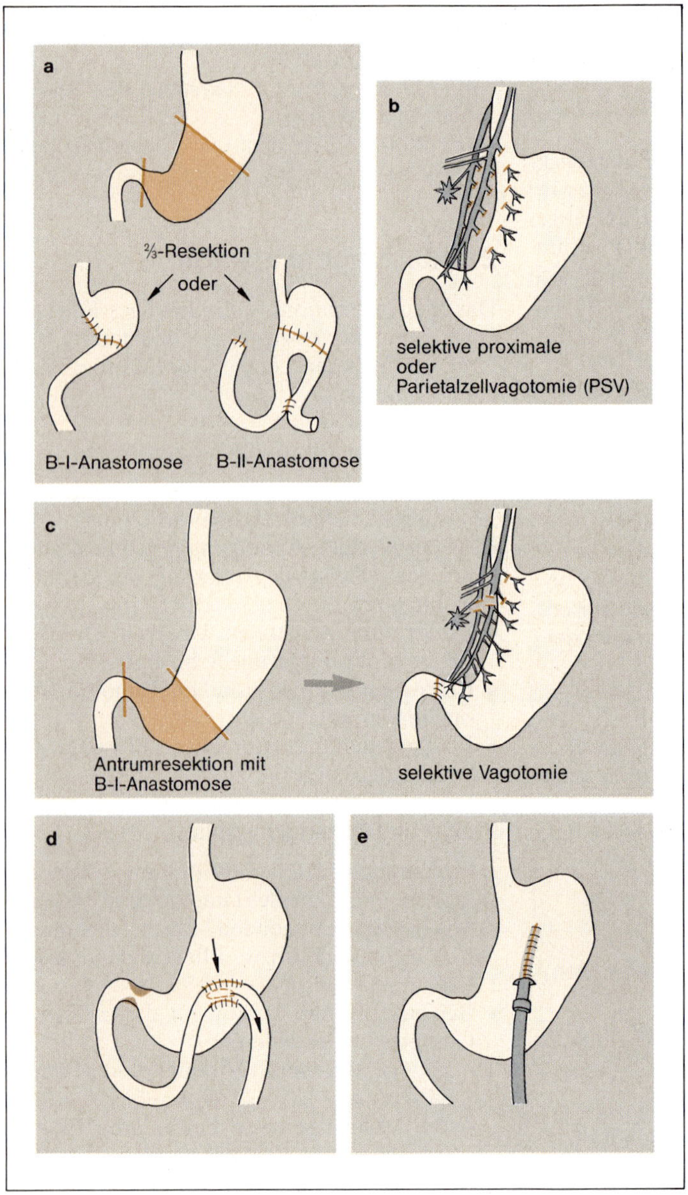

Abb. 21.**4** Magenoperationen.
a Resezierende Verfahren.
b Vagotomierendes Verfahren.
c Kombiniertes Verfahren.
d Gastroenterostomie.
e Gastrostomie
(nach Reifferscheid).

21.4.4. Magenoperationen

Operationsmethoden

Grundsätzlich sind *zwei* Verfahren möglich: Das Resektionsverfahren kommt beim Karzinom, beim Magenulkus und bei größerem Duodenalulkus in Frage. Das organerhaltende Verfahren wird als *Vagotomie* zur Bremsung der Säureproduktion bei Duodenalulkus oder als *Umgehungsoperation* bei inoperablem Karzinom vorgenommen.

Resektionsverfahren. Totale *Gastrektomie* bei Karzinom oder *Teilresektion* (⅔-Resektion) bei Ulkus. Die Passagewiederherstellung erfolgt entweder mit Gastrojejunostomie (Billroth II) oder mit Gastroduodenostomie (Billroth I). Allein mit der B-I-Methode läßt sich die physiologische Passage zwischen Magen und Duodenum erhalten (Abb. 21.**4a**).
Die *Kombination* von Resektionsverfahren und Va-

gotomie umfaßt die selektive Vagotomie mit Antrumresektion und B-I-Anastomose, also Gastroduodenostomie (Abb. 21.**4c**).

Organerhaltende Verfahren:

- trunkuläre Vagotomie mit Magendrainage und Pyloroplastik (Abb. 21.**4b**).
- *Gastroenterostomie* (GE) – Umgehung des distalen Magenanteils und des Duodenums mittels hochgezogener Jejunumschlinge, die am Magen anastomosiert wird (Abb. 21.**4d**). Die Operation wird bei inoperablem Karzinom zur Wiederherstellung der Passage vorgenommen.
- *Gastrostomie.* Es wird künstlich eine Fistel durch die Magenwand nach außen gelegt – *Witzel-Fistel* (Abb. 21.**4e**). Sie dient zur Ernährung bei inoperablen Stenosen, wo auch Bougieren oder Tubuseinlage nicht mehr möglich sind. Die Ernährung durch den Gastrostomiedrain darf ab 2. postoperativem Tag vorgenommen werden (Beginn mit Tee). Im weiteren Sondenernährung S. 266ff. Der Drain muß gut fixiert und der Verband täglich erneuert werden.

Operationsvorbereitungen

Es gelten die üblichen Operationsvorbereitungen, die in Kap. 38 besprochen werden.

Als spezielle Vorbereitungen kommen in Frage:

- bei Retentionsmagen Entleerung und Spülung des Magens (S. 304ff.) durch Einlegen einer Magensonde.
- Atemtherapie bei vorgesehener totaler Gastrektomie mit Thorakotomie (diese Patienten werden für die ersten postoperativen Tage auf die Intensivstation verlegt und müssen entsprechend informiert werden).

Postoperative Maßnahmen

Überwachung und Unterstützung von Atmung und Herz-Kreislauf-Funktion:

- Häufigkeit der Vitalzeichenkontrolle und
- Sauerstoffzufuhr, Schmerzbekämpfung und Atemtherapie sind abhängig von Operationsverfahren und Zustand des Patienten.
- Sorge um das Befinden; Veränderungen können Zeichen einer beginnenden Komplikation sein.

Entlastung des Magens:

- Die Magensonde wird prä- oder intraoperativ eingelegt. Der Sog ist meist intermittierend oder als einfache Ableitung nach dem Heberprinzip angelegt (Kap. 43).
- Keine Manipulationen an der Sonde, evtl. ist sie angenäht.
- Entfernt wird die Sonde nach Einsetzen der Darmtätigkeit am 2.–3. Tag, evtl. später, je nach Operationsmethode bzw. Verordnung.

Schonende Ernährung:

- *Infusionen* während 3–4 Tagen als Flüssigkeits- und Elektrolytersatz.
- Je nach ausgeführter Operation bzw. Einsetzen der Darmtätigkeit ab 1.–2. Tag (Vagotomie) oder 3.–4. Tag (Resektion) Tee, dann Schleim, Brei → aufbauend. Bei Totalresektion orale Ernährung erst ab 7.–8. Tag.

Anregen der Darmtätigkeit:

- Ab 2.–3. Tag mit Einlauf (500 ml Kamillosan) oder Klistier (Practo-Clyss). Per os Karlsbader Salz oder Agarol ab 3. (bzw. 5.) Tag.

Komplikationslose Verheilung des Wundgebietes:

- Zum Aufstehen Laparotomiebinde umlegen.
- Wundbeobachtung, Verband muß trocken, luftdurchlässig, sekretaufsaugend sein (bei trockener Wunde ab 2. Tag luftdichter Wundspray), Asepsis!
- Eingelegte Redon-Drains werden ab 1. bis 2. Tag entfernt.
- Wunddrains (Penrose) werden ab 4.–6. Tag gekürzt, ab 6.–8. Tag entfernt.
- Nähte werden ab 7.–8. Tag entfernt.

Hinführung zur gesunden Lebensführung als Vorbereitung für den Krankenhausaustritt am 7.–10. Tag (bei Gastrektomie nach 3–4 Wochen):

- Schonkost, Ernährungsberatung und Essensgewohnheiten (S. 253f. u. 260).
- Instruktion bezüglich Arztkontrolle.
- Organisation eines Erholungsaufenthaltes.
- Abklärung der Arbeitsplatzsituation, evtl. wird eine Arbeitserleichterung notwendig.
- Gespräche bezüglich Psychohygiene: Wie lebe ich leichter, gesünder und sinnvoller?

Postoperative Frühstörungen

- *Magenatonie.* Sie gehört während der ersten 2 postoperativen Tage zum normalen Verlauf und wird mittels Magensonde und Elektrolytausgleich unter Kontrolle gehalten. Hält sie länger an, muß an eine Oberbauchperitonitis gedacht werden.
- *Postoperative Magenblutung.* Meist handelt es sich um eine Nahtrandblutung nach Resektion. Die Blutung dauert nach der Operation an. Tritt sie erst nach 3–4 Tagen auf, handelt es sich um eine Demarkationsblu-

tung. Eine Gerinnungsstörung muß ausgeschlossen werden (Gerinnungsfaktorenanalyse). Frischbluttransfusion; evtl. muß erneut eine Operation vorgenommen werden.
- *Darmparalyse.* Sie kann u.a. die Folge einer Peritonitis sein, die durch Nahtinsuffizienz entsteht. Rasches chirurgisches Eingreifen zur Oberbauchdrainage ist notwendig.

Spätstörungen

Es können je nach Operation unterschiedliche Transport- oder Enzymstörungen auftreten:
- *Postalimentäres Frühsyndrom* (Dumping-Syndrom). Es tritt einige Wochen nach der Resektion auf mit Schock- und *Dyspepsiezeichen*: Völlegefühl, Meteorismus, Brechreiz, Schweißausbruch, Herzklopfen, Blässe, Schwindel, Ohnmacht und Diarrhö, die 10–15 Minuten nach dem Essen auftreten. Es handelt sich dabei um einen Volumenmangelschock infolge Überdehnung des Darmes mit Sekreteinstrom in die Schlinge. Die Störung wird häufig durch eine kohlenhydratreiche Mahlzeit ausgelöst.
- *Postalimentäres Spätsyndrom.* Die Beschwerden treten 2–3 Stunden nach dem Essen auf. Die Kollapserscheinungen (mit Schweißausbruch) sind eine Folge zu rascher Kohlenhydratresorption mit übersteigerter Insulinsekretion. Zur Diagnosesicherung dient der *Insulin-Hollander-Test* (Magensaftanalyse mit Insulinstimulation).
- *Lactasemangelsyndrom* mit Diarrhö infolge Unverträglichkeit von Milch und Milchprodukten.
- *Postvagotomiesyndrom.* Anhaltende morgendliche Diarrhö, die ½ Jahr nach einer Vagotomie auftritt.

Diese Störungen können durch Einhalten der folgenden Regeln weitgehend verhütet oder behoben werden.

Verhaltensregeln für Magenoperierte
- Nur kleine Mahlzeiten zu sich nehmen.
- Keine Getränke während des Essens.
- Eiweißreiche Kost.
- Vermeiden von Süßspeisen, Milch und Zukker.
- Hinlegen nach dem Essen.
- Sind Beschwerden aufgetreten, zusätzlich eine straffe Leibbinde tragen. Spasmolytika nach Arztverordnung.
- Regelmäßige Einnahme der Vitamin-B_{12}-Präparate (Substitutionstherapie).

21.5. Darm

Leitsymptome bei Darmproblemen sind *Durchfall* und *Obstipation*. Sie wurden bereits im Kap. 9 beschrieben. Ein weiteres Symptom ist der *Meteorismus* (Blähungen) infolge geschluckter Luft im Magen oder chemischer Reaktionen (Gasbildung) im Darm durch enzymatische Aufspaltung der Nahrung im Dünndarm oder durch bakteriellen Abbau (Gärung, Fäulnis) im Dickdarm.

Die Symptome des Meteorismus sind Völlegefühl, Glucksen, Plätschergeräusche im Bauch, krampfartige Schmerzen im Bereich des Dickdarms, oft auch Angina-pectoris-artige Beschwerden infolge Zwerchfellhochstands.

Blut im Stuhl kann harmlos, kann aber auch Ausdruck einer schweren Erkrankung sein. Das gleiche gilt für unphysiologische Beimengungen (S. 281f.).

Im folgenden werden einige allgemeingültige Aspekte zu den Darmerkrankungen beschrieben.

Exemplarische Pflegesituationen

21.5.1. Infektiöse Darmerkrankungen
21.5.2. Appendizitis
21.5.3. Chronisch entzündliche Darmerkrankungen
21.5.4. Darmtumoren
21.5.5. Darmverschluß (Ileus)
21.5.6. Darmoperationen
21.5.7. Anus praeter naturalis
21.5.8. Hämorrhoiden, Fissuren

21.5.1. Infektiöse Darmerkrankungen

Es handelt sich dabei um Krankheiten, die durch Infektionen (Viren, Bakterien, Parasiten) oder Intoxikationen (Bakterientoxine, Pilzgifte u.a.) verursacht sind, z.B.:
- *Salmonellosen:* Typhus abdominalis, Paratyphus, Salmonellengastroenteritis;
- *Virusenteritiden:* durch Echoviren, Rotaviren u.a.;
- *Staphylokokkenenteritis:* Nahrungsmittel-

vergiftung durch das Enterotoxin des Staphylokokkus;

- *Botulismus:* Intoxikation durch Speisen, in denen sich Botulinusbazillen vermehrt und Toxin gebildet haben.
- *Vergiftungen:* durch Pilzgifte, verdorbene Nahrungsmittel.

Krankheitszeichen und Pflegeprobleme

- Durchfall (als Hauptsymptom), breiige bis wässerige Entleerungen;
- Übelkeit, Erbrechen;
- Zeichen des Wasser- und Salzverlustes: Adynamie, in Falten abhebbare Haut, Wadenkrämpfe, reduzierter Allgemeinzustand, metabolische Alkalose (wenn das Erbrechen im Vordergrund steht) oder Azidose (bei starken Durchfällen);
- Blutdruckabfall, Tachykardie infolge Hypovolämie mit Übergang in Kreislaufschock.

Pflege- und Behandlungsplan

Korrektur des Wasser- und Elektrolythaushaltes:

- Ausreichend Flüssigkeitszufuhr per os: Tee, Schleim, Bouillon mit Kochsalzzusatz.
- In schweren Fällen Dauertropfinfusionen zur Substitution (Elektrolyt- und Glucoselösungen mit Kaliumzusatz).

Schonung des Darmes:

- Nahrungskarenz 1–3 Tage (Nulldiät, parenterale Ernährung) dann Tee, Schleim.
- Langsamer Aufbau der Nahrung: püriert, leicht verdaulich, gut verträglich. Portionen und Zusammenstellung individuell angepaßt, evtl. Apfeldiät (frisch geriebene Äpfel).
- Lokale Wärmeanwendung, Bettruhe.

Verhüten von Komplikationen:

- Kontrolle der Vitalzeichen, Aussehen, Bewußtseinszustand.
- Mundpflege: regelmäßig spülen mit Hextril- oder Hibitanelösung.
- Dekubitus- und Pneumonieprophylaxe.
- Intimtoilette mit einer milden Desinfektionslösung: trocken und sauber halten.

Infektionsbekämpfung:

- Chemotherapie je nach Erreger.
- Magenspülung in der Frühphase der Intoxikationen.

Umgebungshygiene:

- Schutzkittel und Handschuhe tragen.
- Ausscheidungen nach Vorschrift desinfizieren; s. laufende und Schlußdesinfektion S. 399ff.
- Bei Botulismusinfektionen besteht gesetzliche Meldepflicht (Arzt).

21.5.2. Appendizitis

Appendizitis = Entzündung des Appendix verniformis (Wurmfortsatz). Es ist die häufigste chirurgische Abdominalerkrankung. *Typische Anamnese:* 12- bis 48stündige Vorgeschichte mit Schmerzbeginn in der Nabelgegend oder epigastrisch, Übelkeit, dann Schmerzverlagerung in den rechten Unterbauch (Druckdolenz und Entlastungsschmerz). Dieser typischen Anamnese steht eine Vielzahl von *atypischen* Verläufen mit weniger eindeutigen Symptomen gegenüber. Die Temperatur ist nur mäßig erhöht, rektal um 0,5 °C höher als axillär.

Die *Diagnosestellung* ist besonders bei Kindern schwierig. Es kommt oft zu einer frühzeitigen Beeinträchtigung des Allgemeinzustandes; Durchfall, hohes Fieber; bei *Greisen* kann die Symptomatik fast stumm verlaufen.

Die *Hauptkomplikation* ist die Perforation, die u. U. schon sehr früh eintreten kann. Es resultiert der appendizitische Abszeß (bei Abkapselung) oder die diffuse Peritonitis (die früher tödlich verlief, aber auch heute noch ein bedrohliches Geschehen bedeutet).

Appendektomie = Entfernung des Wurmfortsatzes. Sie wird vorgenommen bei akuter Appendizitis (mit Ausnahme des appendizitischen Abszesses) sowie bei jedem appendizitisähnlichen Befund, bei dem nach mehrstündiger Überwachung eine Appendizitis nicht ausgeschlossen werden kann.

Prä- und postoperative Pflege

Präoperative Maßnahmen werden meist notfallmäßig auf der Aufnahmestation oder im Vorbereitungsraum des Operationssaales vorgenommen: Rasur und Desinfektion des Operationsgebietes.

Postoperative Maßnahmen:

- Frühmobilisation.
- Infusionen und Tee bis zum Einsetzen der Darmtätigkeit, dann Schleim, Brei, ab 2.–3. Tag leichte Kost. Evtl. Klistier am 2. Tag.
- Drains: Redon-Drain am 1. Tag entfernen, eventuellen Wunddrain ab 3.–4. Tag kürzen.

- Fäden am 7. Tag entfernen, meist durch den Hausarzt, da der Patient am 4.–6. Tag entlassen wird.

Zeigt es sich intraoperativ, daß bereits *Komplikationen* eingetreten sind, stellen sich die Probleme der Peritonitis (S. 649).

21.5.3. Chronisch entzündliche Darmerkrankungen

Colitis ulcerosa und *Morbus Crohn* machen über 90% aller chronisch entzündlichen Darmerkrankungen aus. Sie kommen bei beiden Geschlechtern etwa gleich häufig vor und können in allen Altersstufen auftreten. Überwiegend sind aber Kinder und Jugendliche sowie junge Erwachsene betroffen.

Ursache. Sie ist weitgehend ungeklärt, wahrscheinlich handelt es sich um ein Zusammenwirken von genetischen, immunologischen und Umweltfaktoren, also Faktoren wie Persönlichkeitsstruktur, Ernährungs- und Lebensgewohnheiten, psychische Streßsituationen, verbunden mit Infektionen durch Viren oder Bakterien.

Colitis ulcerosa. Die *Symptome* sind abhängig von der Ausbreitung und Lokalisation der Entzündung. Je ausgedehnter der Befall der Schleimhaut ist, um so schwerer ist das Krankheitsbild. Bei den meisten Menschen sind die unteren Kolonabschnitte, nur bei 20% ist das ganze Kolon befallen.

- *Leitsymptome* sind die blutig-eitrig-schleimigen Durchfälle, etwa 4mal täglich bei leichtem Verlauf; diese nehmen zu: 5- bis 8mal täglich bei mittelschwerem und mehr bei schwerem Verlauf.

Hinzu kommen

- Appetitlosigkeit, Gewichtsverlust;
- intermittierender Temperaturanstieg;
- Allgemeinsymptome durch Verlust von Blut, Wasser, Elektrolyten, die im schweren Fall zu Hinfälligkeit und Exsikkose führen.

Der *Verlauf* ist schubweise (Remission wechselnd mit Verschlechterung) oder chronisch unverändert anhaltend.

Morbus Crohn. Der Morbus Crohn kann den ganzen Magen-Darm-Trakt befallen, bevorzugt sind aber das *terminale Ileum* und das *Kolon*. Die Entzündung umfaßt alle Wandschichten. Durch die Mitbeteiligung des Bindegewebes kommt es zu Wandverdickung, verursacht durch Vernarbungs- und Schrumpfungsprozesse; dadurch bilden sich leicht *Stenosen, Fisteln* und *Abszesse*.

Der Beginn der Erkrankung ist meist schleichender als bei der Colitis ulcerosa. Auch hier hängt die Symptomatik ab vom Ausmaß und von der Lokalisation der Entzündung.

- *Leitsymptome* sind auch hier die chronischen *Durchfälle* (nicht blutig!), verbunden mit Bauchschmerzen, meist im rechten Unterbauch;
- subfebrile bis febrile Temperaturen, erhöhte BSG;
- Anämie infolge von infektiös-toxisch bedingtem Eisenmangel und Thrombozytose mit Blutgerinnungsstörungen;
- beim Kind Einschränkung des Längenwachstums lange vor Auftreten von Darmsymptomen; bei Erwachsenen Eiweißmangelsymptome, Osteoporose und Osteomalazie – Malabsorptionssymptome.

Pflege- und Behandlungsplan

Da die Ursache nicht eindeutig ist, gibt es auch keine kausale Therapie, weder für Colitis ulcerosa noch für Morbus Crohn. Als Standardbehandlung werden heute *Glucocorticoide* und *Salazosulfapyridin* (SASP) bzw. *5-Aminosalicylsäure* (5-ASA) angewendet. *Prednisolon* ist das Mittel der Wahl bei Morbus Crohn. SASP bzw. 5-ASA kombiniert mit Glucocorticoiden bei Colitis ulcerosa und bei Kolonbefall beim Morbus Crohn (bei Morbus Crohn kombiniert mit Metronidazol).

Bei Dünndarmbeteiligung (Morbus Crohn) sind *Elementardiäten* bzw. totale *parenterale Ernährung* eine Alternative zum Prednisolon.

Neben der medikamentösen Behandlung ist daran zu denken, daß chronische Darmentzündungen nur *ganzheitlich* bzw. interdisziplinär (Medizin, Psychosomatik, Chirurgie) behandelt werden können.

Wichtige Pfeiler sind

- Ernährungs- und Lebensberatung. Informationen erteilen auch die Colitis-ulcerosa- bzw. die Morbus-Crohn-Vereinigungen.
- Psychohygiene, Psychotherapie.
- Chirurgische Sanierung bei Auftreten von Komplikationen.

21.5.4. Darmtumoren

Gutartige Tumoren. Im Dünndarm sind es Adenome, Lipome, Myome, Hämangiome. Im

Dickdarm sind die meisten gutartigen Tumoren Adenome und werden unter dem Sammelnamen *Polypen* zusammengefaßt. Sie sind gestielt oder mit breiter Basis aufsitzend. Die generalisierte *Polyposis* ist familiär und neigt zu maligner Entartung.

Bösartige Tumoren. Im Bereich des *Dünndarms* sind sie sehr selten, mehr Karzinome als Sarkome; sie treten zwischen dem 50. und 70. Lebensjahr auf. Das Karzinom im Bereich des *Dickdarms* – Kolon und Rektum – ist der häufigste Tumor im Magen-Darm-Trakt.

Das Rektokolonkarzinom* ist neben dem Bronchuskarzinom der häufigste bösartige Tumor. 60% liegen im Anusbereich, 17% im Sigma, der Rest verteilt sich auf das ganze Rektum. Die Metastasierung geschieht meist in die lokalen Lymphknoten, dann in Leber, Skelett, Lunge.

Krankheitszeichen und Pflegeprobleme

Sie sind von der Lage des Tumors abhängig. Bei *rechtsseitigem Sitz* treten sie spät auf, da der Kot noch nicht eingedickt ist und das Hindernis deshalb leichter passiert. Erste Anzeichen sind:

- Anämie mit entsprechenden Allgemeinsymptomen, Gewichtsverlust,
- dumpfe Bauchschmerzen,
- Wechsel von Obstipation und Diarrhö,
- Blut und Schleim im Stuhl.

Zu den *Komplikationen* zählen Darmverschluß, Blutungen, Perforation, infiltratives Wachstum in die Nachbarorgane und Metastasierung.

Pflege- und Behandlungsplan

Die *Therapie* ist immer eine chirurgische bzw. endoskopische (letztere ist weniger belastend für den Patienten); die *Pflege* entspricht den jeweiligen prä- und postoperativen Notwendigkeiten (Darmoperationen S. 641ff.). *Häufigste Interventionen:*

Endoskopische Abtragung von Kolonadenomen, was bei gestielten Polypen das Mittel der Wahl ist; bei breitbasigen Adenomen steigt bei diesem Verfahren jedoch das Blutungsrisiko.

Endoskopische Exzision ist bei Frühkarzinom möglich, jedoch nur, wenn noch keine regionalen Lymphknoten befallen sind.

Radikale operative Tumorentfernung ist beim kolorektalen Karzinom unumgänglich. Das Ausmaß der Resektion richtet sich nach der segmentalen Blutversorgung und dem Lymphabfluß. Die Kontinuität des Darmes wird durch eine *End-zu-End-Anastomose* wiederhergestellt (S. 641).

Radikaloperationen mit Anlage eines Anus praeter naturalis (künstlicher Darmausgang/Stoma) läßt sich bei tiefsitzenden Tumoren nicht umgehen (S. 643).

* Gilt nur für die USA und Europa wegen ballastarmer, konzentrierter Nahrung und Bewegungsmangel.

21.5.5. Darmverschluß (Ileus)

Ileus = kompletter oder inkompletter Stopp der Darmpassage infolge eines mechanischen Hindernisses oder funktioneller Störung der Peristaltik (Paralyse des Darmes).

Mechanischer Ileus

Ursache. Der mechanische Ileus hat zwei Entstehungsmechanismen, die

- *Obturation* oder *Okklusion* einer Darmschlinge von innen oder von außen ohne Beteiligung der Mesenterialgefäße, z.B. durch Verwachsungsstränge (Briden), Hernien, Tumoren, Fremdkörper u.a.;
- *Strangulation der Mesenterialgefäße* mit gleichzeitiger Abschnürung der Mesenterialgefäße, wodurch die Blutversorgung gestört wird. Es besteht somit neben der Passagebehinderung eine Gewebeernährungsstörung.

Krankheitszeichen und Pflegeprobleme

Sie sind sehr unterschiedlich je nach Intensität, Lokalisation und Dauer des Verschlusses. Allgemein gilt, daß die *Strangulation* früh, die *Okklusion* dagegen spät zu Ileuserscheinungen führt.

Auch die *Verschlußhöhe* spielt eine Rolle: je höher der Verschluß, um so rascher verschlechtert sich das Zustandsbild; je tiefer der Verschluß, um so langsamer treten Symptome auf.

- Die Stuhl- und Windverhaltung ist immer ein „zu spät“ auftretendes, sicheres Ileuszeichen.
- Der Schmerz nimmt allmählich zu oder setzt plötzlich als Kolik mit lokalisierbarem Dauerschmerz ein.
- Zeichen der Ileuskrankheit: Aufstoßen, Erbrechen, Verschlechterung des Allgemeinzustandes, Temperatur- und Pulsanstieg, Oligurie;
- lokalisierbarer Meteorismus, reflektorische Abwehrspannung des Abdomens;
- Hyper- und Widerstandsperistaltik, die hörbar ist (durch Pressen versucht der Darm das

Hindernis zu überwinden). Die Peristaltik läßt allmählich nach, um schließlich endgültig zu sistieren (→ paralytischer Ileus).

- Im Serum: Hämatokrit-, Blutzucker- und Harnstoffanstieg, Kaliumabfall und Azidose. Bei Strangulation steigen die Leukozyten an.
- Röntgenologisch geben Lokalisation und Anordnung der überblähten Darmschlingen mit den Gasflüssigkeitsspiegeln Aufschluß über die Verschlußhöhe.

Pflege- und Behandlungsplan

- *Rascher Ausgleich von Flüssigkeits-, Elektrolyt- und Säure-Basen-Gleichgewicht* und Operationsvorbereitung.
  - Information und Zuwendung als Begleitung aller therapeutischen Maßnahmen;
  - Dauertropfinfusion durch zentrale Leitung (Flüssigkeits-, Elektrolyt-, insbesondere Kaliumersatz);
  - Magensonde, Dünndarmsonde: Absaugen des gestauten Darminhaltes;
  - Spasmolytika (sobald die Diagnose gestellt ist), z. B. Novalgin, Buscopan i. v.;
  - Einlegen eines Blasenkatheters → Ausscheidung kontrollieren;
  - u. U. Volumenersatz (Plasma oder Humanalbumin).
- *Raschmögliche Behebung des Hindernisses* (Bridendurchtrennung, Lösung von Einklemmungen, Beseitigung des Kompressionsauslösers, Darmresektion bei geschädigtem Darm). Bei Dickdarmileus ist häufig ein *dreizeitiges Vorgehen* notwendig: Kolostomie proximal des Verschlusses mit Transversostomie. Der erkrankte Darmteil wird erst 2–6 Wochen später reseziert – Zweiteingriff. Die dabei belassene Kolostomie wird etwa 3 Monate später verschlossen (S. 641; postoperative Maßnahmen S. 642 ff.).

Paralytischer Ileus

Ursachen. Sie sind reflektorischer, toxischer, vaskulärer oder myogener Art.

- *Reflektorisch:* Gallen- und Nierenkoliken, Pankreatitis, akute Bauchtraumen, häufig auch ein Myokardinfarkt.
- *Toxisch:* Peritonitis, Urämie, Azidose, Morphinvergiftung u. a.
- *Myogen* als Folge von Hypokaliämie, Hypoproteinämie, Avitaminose.
- *Vaskulär:* Pfortaderstauung, kardiale Stauung, lokale Mangeldurchblutung infolge Mesenterialinfarkts oder -thrombose.

Krankheitszeichen und Pflegeprobleme

- Meteorismus im Bereich des ganzen Darmes;
- Stille über dem Abdomen – fehlende Darmgeräusche;
- aufgetriebene, vorerst weiche Bauchdecken, die bei einsetzender Peritonitis hart und gespannt werden, anhaltender Singultus;
- Schockzeichen, trockene Zunge;
- Überlauferbrechen.

Pflege- und Behandlungsplan

Beseitigung der Ursache:

- bei Peritonitis: Laparotomie, Drainage und Spülung der Bauchhöhle, lokale und allgemeine Chemotherapie (S. 649);
- bei reflektorischer toxischer Paralyse richten sich die Maßnahmen nach der Ursache.

Anregung der Peristaltik:

- durch Rheomacrodex-Infusionen (Dextran 40), intravenöse Verabreichung von Kaliumlactat in Infusion, Dihydergot und hypertoner Kochsalzlösung, Prostigmin, Bepanthen im Wechsel.
- Einlegen eines Darmrohres, evtl. Wärmeanwendungen.

Entlastung des Darmes:

- Dauerabsaugung mittels Dünndarmsonde (Dennis-Sonde, Miller-Abbot-Sonde).
- Anlegen einer Darmfistel, wenn sich der Zustand nicht bessert oder infolge Volumenverschiebung und Zwerchfellhochstand ein lebensbedrohlicher Schock eintritt.

Verhütung von Komplikationen, Hilfe zur Krankheitsbewältigung:

- Vitalzeichen-, Bewußtseinszustands-, Venendruck- und Flüssigkeitskontrolle, um einen hypovolämischen oder septischen Schock rasch zu erfassen.
- Bettruhe, angepaßte Körperpflege, Mundpflege, allgemeine Prophylaxe, insbesondere
- Pneumonieprophylaxe (Atemtherapie, Inhalieren), wenn infolge Zwechfellhochstandes die Atmung ungenügend ist, was rasch zu Atelektase und Pneumonie führen kann.
- Begleitung des Patienten und seelische Stützung, da sich die Kräfte rasch erschöpfen.

21.5.6. Darmoperationen

Operationsmethoden

Die Wahl des Eingriffs wird vom Ausmaß und der Lokalisation der Erkrankung bestimmt. Meist handelt es sich um Operationen im Bereich des Dickdarmes, seltener um eine

- *Dünndarmresektion*. Häufigste Indikation sind blutende gutartige oder bösartige Tumoren. Der erkrankte Dünndarmabschnitt wird im Gesunden reseziert und End-zu-End anastomosiert.
- Die *Dickdarmresektion* wird als Teil- oder Totalresektion am häufigsten bei bösartigen Tumoren, Colitis ulcerosa, Morbus Crohn, Divertikulitis, familiärer Polyposis oder bei Folgezuständen – wie bei Ileus – vorgenommen.
- *Umgehungs-* bzw. *Entlastungsoperationen* sind die
  - *Ileotransversostomie* = Seit-zu-Seit-Anastomose von Ileum und Colon transversum zur Umgehung des rechten Hemikolons bei inoperablem Karzinom des Zäkums, des Colon ascendens oder bei Ileus.
  - *Transversostomie* (Abb. 21.**5a**). Das Colon transversum wird im Bereich des linken bzw. rechten Oberbauches vorgelagert und primär oder sekundär eröffnet, damit der Stuhl vorübergehend nach außen abgeleitet werden kann – künstlich angelegter After oder *Anus praeter naturalis*. Es handelt sich dabei um einen vorbereitenden Entlastungseingriff bei Dickdarmileus oder um eine Ruhigstellung und Entlastung von gefährdeten Anastomosen bzw. Nähten des Darmes, z.B. bei Rektumresektion. Dieser Anus praeter wird auch *doppelläufiger* und *temporärer* Dickdarmausgang genannt. Er wird verschlossen, sobald der Zustand, der zur Anlage des künstlichen Anus geführt hat, behoben ist oder wenn die distal liegende Anastomose sicher geheilt ist. Der Verschluß geschieht nach ca. 3 Monaten.
  - Die *Zäkostomie* ist eine weitere, eher selten ausgeführte Entlastungsoperation – Blinddarmfistel.
- *Teilresektionen* (Abb. 21.**5b**) als
  - *ileozäkale Resektion* (1): Resektion des erkrankten Ileozäkalabschnittes;
  - *Hemikolektomie rechts* (2): Resektion der rechten Kolonhälfte (Zäkum, Colon ascendens mit Hälfte Transversum) und End-zu-End-Ileotransversostomie;
  - *Transversumresektion* (3): Resektion eines Darmstücks im Transversumbereich;
  - *Hemikolektomie links* (4): Resektion der linken Kolonhälfte bis zum Sigmoid;
  - *Sigmaresektion* (5): Entfernung des erkrankten Sigmateils:
  - *Rektumresektion* (6): Entfernung des Rektums *mit* Erhaltung des Schließmuskels ist möglich, wenn das Karzinom höher als 5–7 cm vom Anus entfernt sitzt.

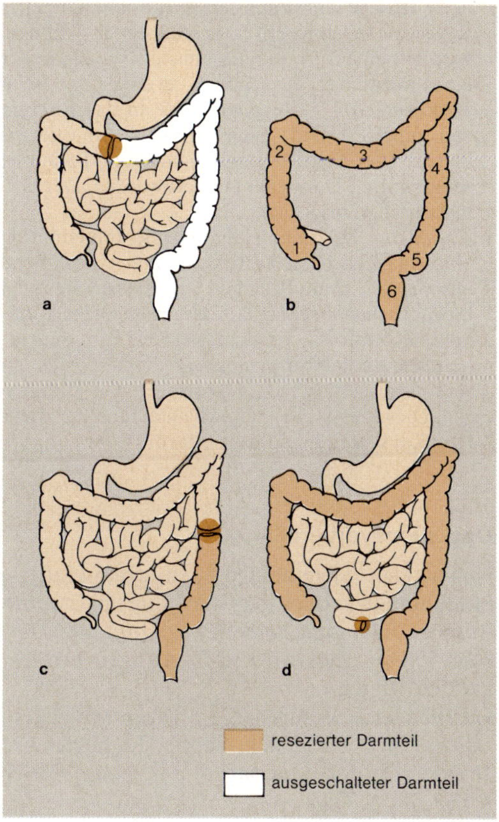

Abb. 21.**5** Darmoperation. **a** Transversostomie. **b** Teilresektionen, 1–6 s. Text. **c** Rektumamputation mit terminaler Sigmoidostomie. **d** Ileostomie nach Kolektomie (s. Abb. 21.**7**).

- *Rektumamputation* mit Sphinkterverlust und gleichzeitiger Anlage einer *terminalen Sigmoidostomie* (Abb. 21.**5c**) – *endständiger definitiver Anus praeter* ist notwendig, wenn das Karzinom tiefer als 5–7 cm ab Anus liegt. Die Operation wird abdominoperineal vorgenommen. Der Patient hat postoperativ eine Laparotomie- und eine perineale (sakrale) Wunde.
- *Kolektomie/Proktokolektomie*. Totalresektion des Dickdarmes und Anlage einer *Ileostomie* im rechten oder linken Unterbauch (Abb. 21.**5d**). Dieser große Eingriff kann notwendig werden zur Behandlung einer ausgebreiteten Colitis ulcerosa, bei Morbus Crohn oder einer familiären Polyposis. Die *konventionelle Ileostomie* (Herausleiten des terminalen Ileums) kann später in dic sog.
- *kontinente Ileostomie* umgewandelt werden. Dabei werden 40–50 cm des terminalen Ileumabschnitts proximal des Stomas gefaltet und in Form

einer Tasche anastomosiert – intraabdominelles Reservoir (nach Kock). Der abführende Schenkel wird mit einem Ventilmechanismus versehen, der eine Kontinenz des Stomas ermöglicht. Beim *Park-Reservoir* – Reservoir, das an das Rektum anastomosiert wird – bleibt der Schließmuskel erhalten. Das Stuhlreservoir kann vom Patienten selber mittels Darmrohr entleert werden. Der Stomabeutel erübrigt sich.

- *Kontinente Kolostomie.* Durch die Implantation eines magnetischen Verschlußsystems, bestehend aus magnetischem Ring und einem dazugehörigen magnetischen Deckel, kann heute auch eine kontinente Kolostomie erreicht werden. Ein eingearbeitetes Kohlefilter ermöglicht ein ständiges geruch- und geräuschloses Austreten von Darmgasen. Dieses System eignet sich nicht für alle Patienten (Konstitution und Körperform sind wichtig).

Operationsvorbereitung

Neben den allgemeingültigen präoperativen Maßnahmen geht es in erster Linie um die *Entleerung, Reinigung und Sterilisierung des Darmes.* Dieses Ziel wird in 3–4 Tagen erreicht und betrifft die

- *Ernährung.* Während 2–3 Tagen schlackenarm (Eier, Zwieback, Suppe, Joghurt). Am Tag vor der Operation nur noch flüssig (Bouillon, Tee).
- *Darmreinigung.* Die Vorschriften können unterschiedlich sein. Hier ein Vorschlag: Zwei Tage vor der Operation: 2mal Cascara-Salax (1 Beutel Salax, 2 Drg. Cascara). Vortag: Einlauf mit 500 ml Wasser; anschließend trinkt der Patient eine hochmolekulare Flüssigkeit (Fordtranlösung). Es müssen mindestens 3 l dieser Lösung innerhalb von 2 Stunden getrunken werden (evtl. mehr) bis wässerige, *klare* Durchfälle auftreten. Die Lösung kann auch durch die Magensonde appliziert werden (orthograde Spülung S. 304). Bei Brechreiz kann ein Antiemetikum verabreicht werden.
- *Darmsterilisation.* Sie kann u. U. auch weggelassen werden (die Darmreinigung nie!). Eine vollkommene Sterilität des Darmes ist ohnehin nicht möglich. Wo erwünscht, kann das Ziel z. B. mittels Neomycin, kombiniert mit einem Sulfonamid, erreicht werden (z. B. 1 g Neomycin und 1,5 g Sulfathalidin in 3stündigen Abständen 8mal vor der Operation).

Bei vorgesehener *Ileostomie* bzw. *Kolostomie* muß der Patient bei der Stomatherapeutin angemeldet werden. Inhalt und Ziel der Vorbereitungsgespräche sind:

- seelische und körperliche Bereitschaft für die Operation;
- Einsicht und Verständnis für die Notwendigkeit des Eingriffs und zu erwartende Einschränkungen in beruflichen, gesellschaftlichen und sexuellen Belangen;
- Herstellen von Kontakten mit anderen Stomaträgern;
- optimale Wahl der Position des Stomas: Sie ist ideal, wenn sie sich an einer vom Patienten gut überblickbaren Stelle befindet (speziell bei jüngeren Patienten müssen neben Körperform auch Kleidergewohnheiten berücksichtigt werden).

Postoperative Pflegeplanung

- *Überwachung der vitalen Funktionen.* Darmoperationen sind große Eingriffe, weshalb die Überwachung in den ersten 24–48 Stunden sehr wichtig ist (Überwachungsstation).
- *Entlastung des Darmes und der Darmnähte:*
  - Parenterale Ernährung über 4–6 Tage. Im Dünndarm gilt die Naht ab 7. Tag, im Dickdarm ab 9. Tag als ganz verheilt, danach richtet sich der langsame Aufbau der Ernährung.
    In diesen ersten Tagen bekommt der Patient ca. 3000 ml Mischinfusion/24 Std. mit Vitaminzusätzen oder eine spezielle Nährlösung (Kap. 41).
  - Verluste durch Magensonde, Drainagen u. a. müssen ersetzt werden. Flüssigkeitsbilanz und Elektrolytbestimmungen ermöglichen die Errechnung des Verlustersatzes.
- *Angepaßte Ernährung.* Normalerweise darf ab 3. Tag löffelweise Tee gegeben werden. Ab 4.–5. Tag kann der Patient trinken, soviel er mag. Dann Beginn mit Schleim, Brei, Zwieback. Bei komplikationslosem Verlauf ab 6. Tag normale, gut verträgliche Kost. Ein Tag vor Beginn der oralen Ernährung muß für weichen Stuhl gesorgt werden (z. B. 3mal 1 Eßl. Paraffinöl/Tag).
- *Unterstützung der Blasenentleerung.* Bei Rektumamputation wird immer ein Blasenkatheter eingelegt (sonst je nach Situation) und während 4–6 Tagen belassen. Flüssigkeitsbilanz bis zum normalen Funktionieren der Blase oder täglich Gewichtskontrolle.

- *Verhütung von Komplikationen:*
  - Thromboembolieprophylaxe durch Frühmobilisation, Antithrombosestrümpfe, Antikoagulation mit Heparin;
  - sorgfältige Körper- und Mundpflege;
  - Pneumonieprophylaxe durch Aushusten, Atemtherapie, Inhalieren;
  - regelmäßige Schmerzmittelverabreichung in den ersten Tagen.
- *Sauber- und Trockenhalten des Wundgebietes:*
  - *Abdominalwunde* täglich verbinden. Zum Aufstehen Tubigrip-Binde straff um das Abdomen legen. Redon-Drains werden am 1.–2. Tag entfernt, die Nähte am 10. Tag. Intraperitoneal liegende Drains werden ab 2. Tag gekürzt, am 3. Tag entfernt. Die bei einer Rektumresektion eingelegte Saug-Spül-Drainage liegt neben der Anastomose und wird separat zu den Bauchdecken herausgeleitet. Sie wird 8–10 Tage belassen.
  - *Perineale Wunde* (bei Rektumamputation). Sie kann offen oder verschlossen sein, ist steril verbunden oder mit Gaze tamponiert. Der Verband wird nach Bedarf gewechselt, die offene Wunde täglich gespült (isotonische Kochsalzlösung, antibiotische Lösungen). Eingelegte Drainagen müssen so liegen, daß ein freier Abfluß der Wundsekrete gewährleistet ist. Das Einbetten eines Gummiringes hilft zur Druckentlastung im Wundgebiet. Kamillosansitzbäder unterstützen die Heilung und helfen zur Sauberhaltung des Wundgebietes.
  - *Eröffnung des Anus praeter bei Transversotomie.* War ein Ileus Ursache der Operation, wird der Anus praeter unmittelbar nach dem Eingriff eröffnet; im anderen Fall geschieht die Eröffnung nach 24–48 Stunden auf der Station (mit Elektrokoagulator oder Schere und Klinge). Die unter der Darmschlinge liegende Brücke (Gummi oder Plastik) bleibt ca. 10 Tage liegen. Abb. 21.**6** zeigt eine Plastikbrücke.
  - *Anspülen* des Anus praeter 48 Stunden nach der Operation. Durch ein weiches Darmrohr 100 ml lauwarme Kamillosanlösung sorgfältig nach distal oder 50 ml Paraffinöl vorwiegend proximal instillieren.
- *Schonende und therapeutische Stomaversorgung.* Es handelt sich dabei um eine Pflege, die Sicherheit und Routine verlangt, weshalb sie in einem gesonderten Abschnitt besprochen wird.

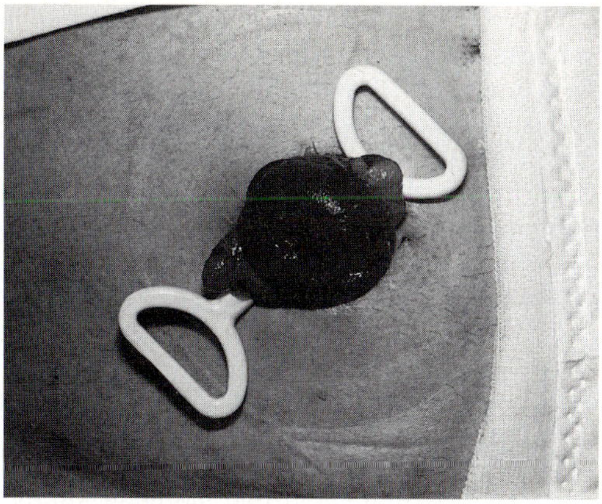

Abb. 21.**6** Kunststoffbrücke bei doppelläufigem Anus praeter.

> Bis zur Fädenentfernung sterilisierte Materialien verwenden.

21.5.7. Anus praeter naturalis

Anus praeter naturalis = künstlich angelegter After oder *Stoma* = Darmausgang (Abb. 21.**7**). Je nach Lage sprechen wir von *Kolostomie* =

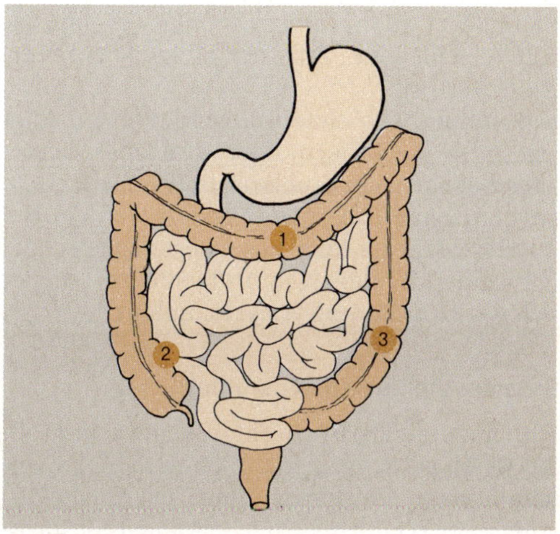

Abb. 21.**7** Anus praeter. 1 Transversostomie, 2 Ileostomie, 3 Kolostomie.

künstlicher Dickdarmausgang oder *Ileostomie* = künstlicher Dünndarmausgang.

Funktion der Kolostomie. Die Form des Stuhls, der sich entleert, ist abhängig von der Lage des Anus praeter. Je weiter vom After entfernt, um so dünnflüssiger ist der Stuhl, d. h. normaler Stuhl bei *linksseitiger* Kolostomie. In den ersten Monaten entleert sich der Darm 5- bis 6mal täglich. Bei regelmäßiger Lebensweise und Mahlzeiteneinnahme reguliert sich die Darmtätigkeit.

Funktion der Ileostomie. Aus der relativ engen Öffnung entleert sich zu Beginn anhaltend wässeriger Dünndarminhalt. Die Darmsekrete sind aggressiv und gefährden die Haut um das Stoma. Später erfolgen die Entleerungen schubweise alle 30–60 Minuten (individuell verschieden). Die Hautpflege ist ganz besonders wichtig. Bei der *kontinenten Ileostomie* (Kock-Reservoir) sammelt sich der Stuhl in der Tasche und muß mittels Katheter 3- bis 4mal täglich entleert werden. In vielen Fällen erübrigt sich somit das Tragen eines Auffangbeutels, und es genügt der Schutz mit Pflaster oder spezieller Kappe.

Stomaversorgung

Ileostomie. Unmittelbar nach der Operation wird das Stoma mit *Hautschutz* und *Ileostomiebeutel* (Ausstreif- oder drainabler Beutel) versorgt. Der Darm entleert sich sehr schnell, schon innerhalb kurzer Zeit kann die Haut geschädigt sein. Die Ileostomie wird auch im späteren Verlauf mit *Karaya* (asiatisches Baumharz) oder *Adhäsivverband* (es gibt davon verschiedene, z. B. der Stomahäsive-Verband) versorgt.

Kolostomie. Die erste Stuhlentleerung erfolgt erst nach 2–3 Tagen. Der drainable Beutel kann bei normaler Stuhlkonsistenz durch einen geschlossenen *Klebebeutel* ersetzt werden. Bei stabiler Haut ist kein besonderer Hautschutz notwendig. Treten Hautprobleme auf, eignet sich das *Druckknopfsystem* (s. unten).

Stomasysteme und -hilfsmittel

Stomabeutel. Die Auswahl ist heute sehr groß. Sie sollen geruchfest, dicht, hautschonend, anschmiegsam, knisterarm sein. Die *Beutelöffnung* ist exakt der jeweiligen Stomagröße anzupassen (Abb. 21.**8**), und zwar so, daß der Kleberinge des Beutels der Schleimhautgrenze eng

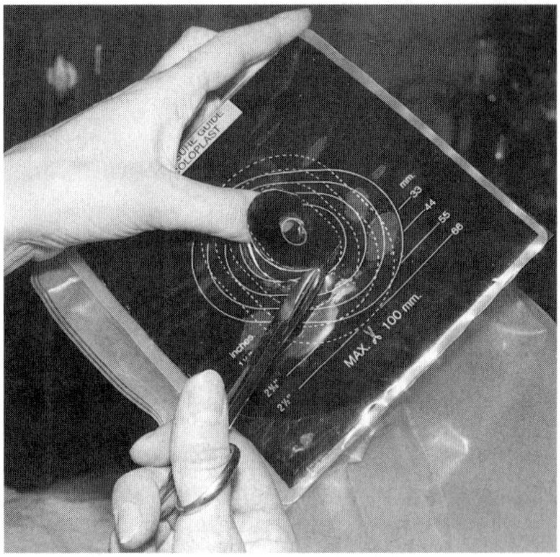

Abb. 21.**8** Zuschneiden der Hautschutzplatte.

anliegt. Das heutige Beutelangebot umfaßt (Abb. 21.**9**):

- *geschlossene Beutel;*
- *geschlossene Beutel* mit *Karayaring;*
- *Beutel mit Druckknopfsystem,* bestehend aus Basisplatte (Adhäsivverband) und Beutel mit Rastring (Anwendung bei Hautproblemen). Die Basisplatte bleibt mehrere Tage um das Stoma, der Beutel kann nach Bedarf gewechselt werden (Abb. 21.**9a** u. 21.**10**):
- *Ausstreifbeutel* ohne Hautschutz oder Beutel mit Karayaring bzw. Adhäsivplatte. Ein unten angebrachter Klemmverschluß ermöglicht das Entleeren nach Bedarf, ohne daß der Beutel entfernt werden muß (Abb. 21.**9b**).

Die *Wahl* des Beutelsystems richtet sich nach

- der Hautbeschaffenheit,
- den persönlichen Wünschen und Bedürfnissen.

Oft müssen *verschiedene Beutel ausprobiert werden, bis der richtige gefunden ist.* Das Anlegen muß eingeübt werden (Abb. 21.**10**).

Hilfsmittel, die das Sicherheitsgefühl betreffs Versorgungssystem unterstützen:

- Gürtel zum Fixieren;
- Beuteldreß, um den Beutel zu bekleiden, der Patient schwitzt dann nicht unter dem Beutel;
- desodorierende Sprays.

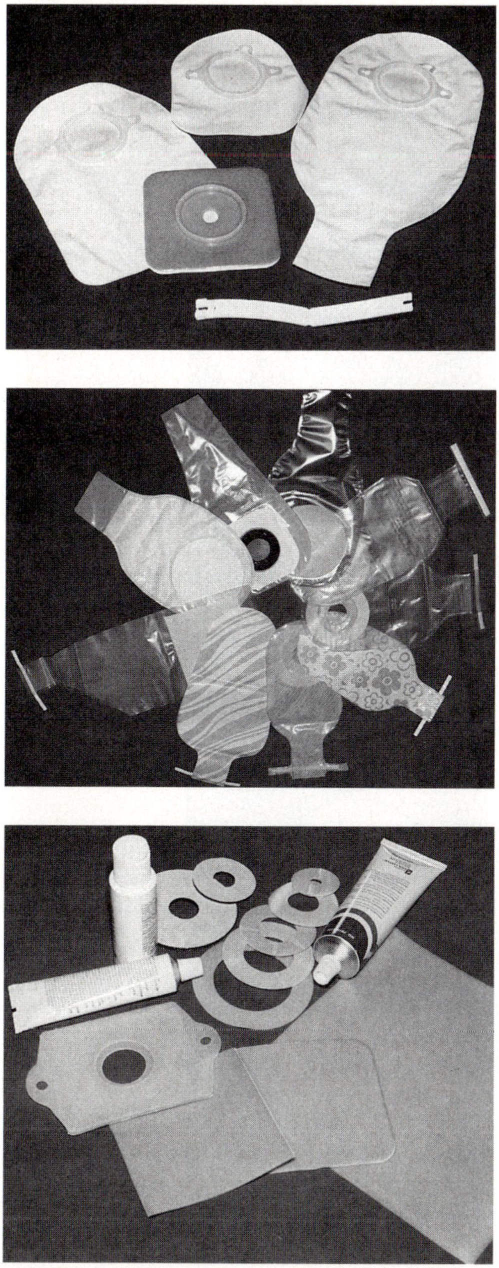

a

b

c

Abb. 21.9 Stomabeutel und -hilfsmittel. **a** Beutelsortiment mit Druckknopfsystem. **b** Verschiedene Ileostomiebeutel. **c** Karayaringe, Platten, Pasten usw.

Hautprobleme, Hautpflege

Alle Patienten können von *Hautirritationen* betroffen sein. In besonderem Ausmaß sind es aber die Ileostomaträger, deren Stuhl dünnflüssig, enzymreich und daher aggressiv ist. Die hautschonenden *Karayaprodukte* und *Adhäsive* als Ring bzw. Platte wirken prophylaktisch und heilend.

Pasten dichten die Versorgungssysteme ab (Abb. 21.**9c**).

Stomapflege

Der Patient wird in den ersten postoperativen Tagen mit der Stomapflege vertraut gemacht. Er soll bis zum Krankenhausaustritt sein Stoma selbständig versorgen können. Aus diesem Grund muß die Pflege so einfach wie möglich sein. Im Prinzip geht es darum, die Haut sauber und trocken zu halten und sie möglichst wenig zu reizen. Ein Beutel, dessen Klebefläche undicht geworden ist, muß immer sofort, d.h. auch zwischenzeitlich, gewechselt werden; oft ist es aber möglich, daß sich ein regelmäßiger Wechsel einspielt. Im folgenden ist ein Basispflegeset beschrieben. Zusätzliche Salben, Tinkturen, Pasten sollen nur nach Rücksprache mit der Stomatherapeutin bzw. dem Arzt verwendet werden.

Basispflegeset:

- Kolostomie- oder Ileostomiebeutel;
- lauwarmes Wasser, milde Seife;
- Kleenex oder Tela, Wattestäbchen;
- Vlies oder Baumwolläppchen;
- mildes Hautpflegemittel (Dansac-Lotion);
- Abfallsack.

Vorgehen. Postoperativ wird die Stomapflege halbliegend vorgenommen. Später lernt der Patient die Versorgung im Stehen.

- Klebebeutel mit mildem Hautpflegemittel (z. B. Dansac-Lotion) wegnehmen.
- Stuhlreste mit Kleenex entfernen.
- Haut mit Wasser und Seife waschen.
- Rille rings um das Stoma mit Wattestäbchen säubern.
- Haut mit Dansac-Lotion pflegen.
- Fönen, damit die Haut ganz trocken ist.
- Beutel (Ring, Platte) von unten nach oben ankleben (Platten vorbereiten: zuschneiden, fönen, damit sie weich sind und sich besser anschmiegen).

Zu dünner Stuhl und zu häufige Stuhlentleerungen erschweren die Versorgung eines Ileostomas. Stuhleindickende Mittel wie Immodium sind neben diätetischen Maßnahmen eine große Hilfe.

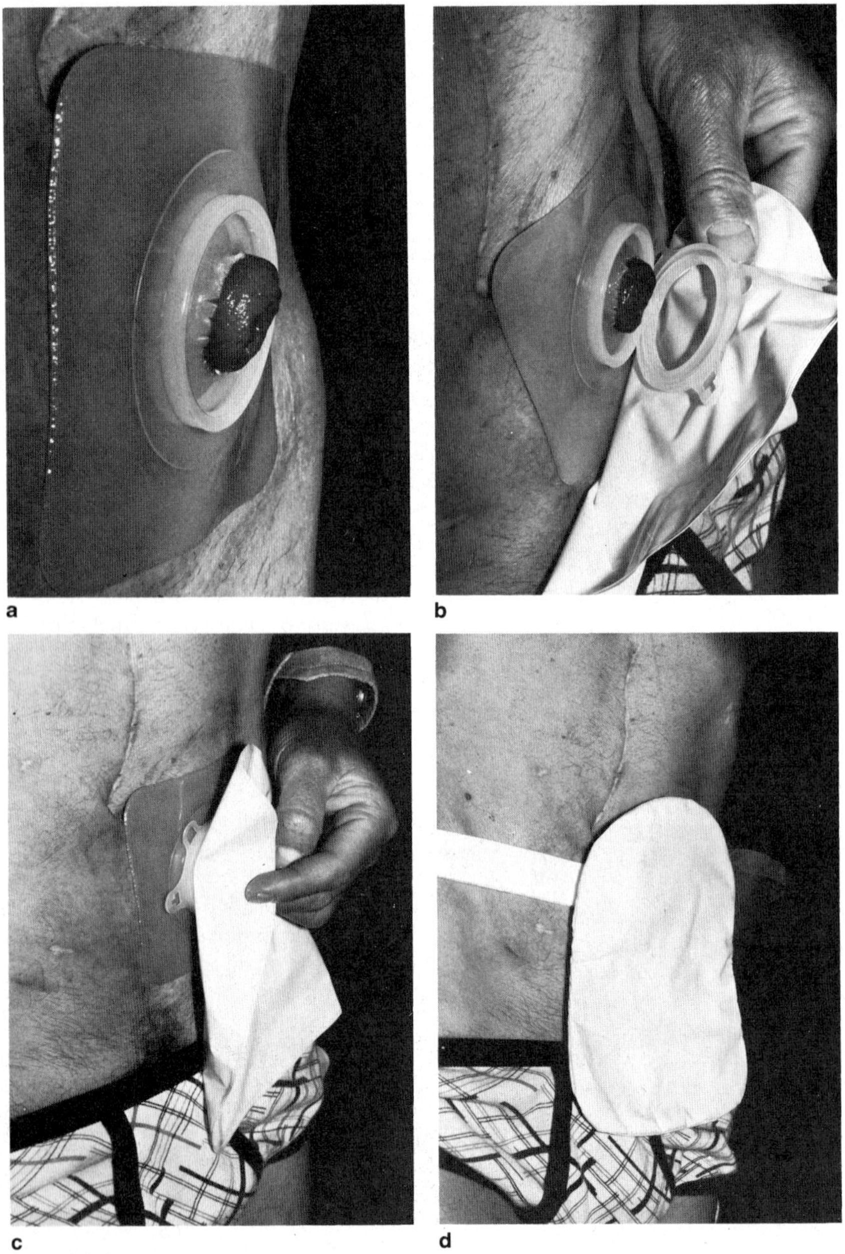

Abb. 21.**10 a–d** Anlegen des Beutels mit Druckknopfsystem.

Anus-praeter-Spülung

Eine einlaufähnliche Spülung führt zur vollständigen Darmentleerung, so daß anschließend während des ganzen Tages keine weiteren Entleerungen zu erwarten sind. Der Patient kann eine einfache Stomakappe tragen und fühlt sich sicher. Die Spülung ist in der Ausführung sehr einfach, braucht aber viel Zeit.

Vorgehen (Abb. 21.**11**):

- Spezialsack für die Spülung (entleert sich direkt in die Toilette) aufkleben.
- Spezieller Plastiktrichter in das Stoma einführen.
- 500–1000 ml Wasser einlaufen lassen.
- Entleeren lassen dauert 30–60 Minuten. Patient kann unterdessen seine Toilette besorgen.

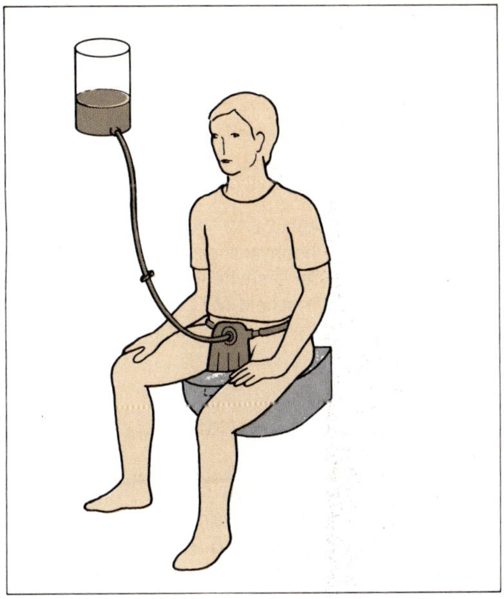

Abb. 21.11 Spülung der Kolostomie.

- Verschließen des Stomas mit Kappe oder kleinem Beutel.

Wichtig ist, daß der Patient mit der Spülung vertraut ist. Einführung durch die Stomatherapeutin ist notwendig.

Richtige Ernährung

Eine spezielle Diät für Stomaträger gibt es nicht. Die Reaktionsweise des Organismus auf die verschiedenen Nahrungsmittel ist individuell. Es lassen sich daher nur Grundregeln aufstellen. Der Anus praeter ist keine Krankheit, weshalb der Betroffene die Eßgewohnheiten im allgemeinen nicht ändern, jedoch folgende Regeln beachten soll:

- Mahlzeiten in Ruhe einnehmen, gut kauen.
- Essenszeiten gleichmäßig über den Tag verteilen.
- Unverträgliche Nahrungsmittel weglassen.

Rehabilitation

Die Ileo- bzw. Kolostomie schafft für den Betroffenen eine neue Lebenssituation. In Krankenhäusern, wo eine *Stomaberatungsstelle* besteht, bekommt der Patient von Anfang an fachgerechte Betreuung, Information und Instruktion. Er verläßt das Krankenhaus mit einem individuell angepaßten Pflegeset und mit der Sicherheit, daß er sich jederzeit an die Beratungsstelle wenden kann. Er wird zu regelmäßigen Kontrollen aufgeboten, erfährt unterstützende Hilfe in seinen Bemühungen um psychische, physische und soziale Wiedereingliederung.

In Krankenhäusern, denen keine Stomaberatungsstelle angeschlossen ist, haben die Pflegenden dafür zu sorgen, daß die Stomapflege so optimal wie möglich gewährleistet ist und der Patient die notwendigen Informationen bekommt (weiterführende Literatur).

Praktische Lebenshilfe bieten die ILCO-Gruppen und -kontaktstellen (ILCO Ileostomie-Colostomie-Urostomie-Vereinigung). Stomaträger finden dort Menschen mit den gleichen Problemen und bekommen nützliche Informationen. Im folgenden einige wichtige Adressen:

- *Deutsche ILCO-Praxis,* Organ der Deutschen Ileostomie-Colostomie-Urostomie-Vereinigung. Sie vermittelt Kontaktadressen für die ILCO-Landesverbände, ILCO-Gruppen, ILCO-Kontaktstellen.
- *Schweizerische Ileo-Colo- und Urostomie-Vereinigung (ILCO).*
  Stoma-Beratungsstellen gibt es in allen größeren Städten (s. Telefonbuch).

Kein Stoma ist wie das andere, eine individuelle Versorgung ist notwendig.

21.5.8. Hämorrhoiden, Fissuren

Fissuren sind schlecht heilende, äußerst schmerzhafte Geschwüre im Analbereich.

Hämorrhoiden beruhen auf angeborener oder sekundärer Hyperplasie der hämorrhoidalen Gefäßgeflechte → *innere* oder *äußere* Hämorrhoiden.

Die *äußeren* Hämorrhoiden thrombosieren meist spontan und sind nur im akuten Entzündungsstadium von Bedeutung.

Die *inneren* Hämorrhoiden werden in drei Stadien unterteilt:

- *1. Stadium:* Blutung ohne Schmerz (endoskopisch ist eine Schwellung sichtbar).
- *2. Stadium:* Die Knoten wölben sich beim Pressen vor, die Defäkation ist schmerzhaft.
- *3. Stadium:* Die Knoten vergrößern sich, es kommt zum Vorfall (Prolaps) beim Stehen und Gehen (also defäkationsunabhängig). Die Analschleimhaut ist entzündet. Der Patient klagt über heftige Schmerzen. Schleim- und Stuhlabgang sind häufig.

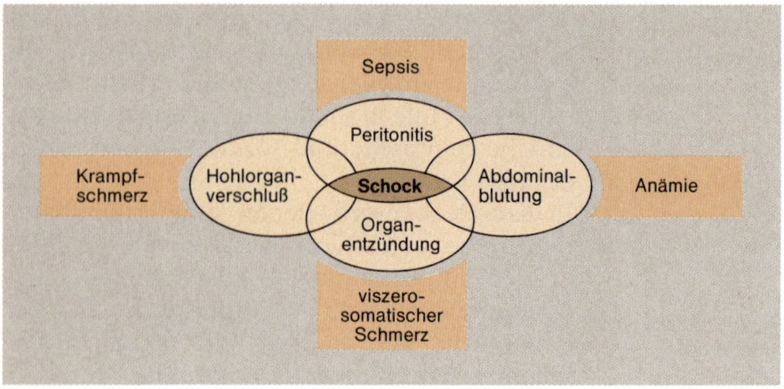

Abb. 21.**12** Akutes Abdomen. Pathophysiologische Charakteristika der Ursachenkomplexe (aus Reifferscheid, M.: Chirurgie, 8. Aufl. Thieme, Stuttgart 1989).

Pflege- und Behandlungsplan

Im 1. Stadium konservativ:

- Gute Analhygiene, weiches Toilettenpapier, Feuchttüchlein.
- Vermeiden von Obstipation durch regelmäßige Einnahme von Quellmitteln (Weizenkleie), Pflanzenschleimpräparat (Metamucil).
- Suppositorien (Anusol, Scheriproct), Tampositorien B (dank ihrer Spezialform rutschen sie nicht in die Ampulle, sondern bleiben am Ort liegen) oder Salben (Posterisan).
- Nach der Darmentleerung: Bauchlage und kalte Kompressen auf den Anus, Anwendung von Proctospre durch den Patienten selber.

Im 2. Stadium:

- Ligatur.
- Verödungstherapie, Infrarotkoagulation oder Sphinkterdehnung (endoskopische Verfahren).

Im 3. Stadium:

- Operative Hämorrhoidektomie.
  Vorbereitung am Vortag:
  - Gut abführen – hoher Einlauf und Laxanzien (75 ml X-Prep oder 3 Drg. Dulcolax).

  Nachbehandlung und Pflege:
  - Seiten- oder Bauchlage, bei Rückenlage Gummiring zur Hohllagerung.
  - Ruhigstellung und Sauberhaltung durch sorgfältige Analtoilette nach jeder Darmentleerung.
  - Warme Kamillensitzbäder, 2mal 20 Minuten täglich.
  - Für weichen Stuhl sorgen: 3mal täglich 1 Eßl. Agarol, dann so reduzieren, daß der Stuhl weich bleibt. Bei vorbestehender Obstipation ist regelmäßige Quellmitteleinnahme notwendig.
  - Wundversorgung mit Auflagen von Vaselin-Tüllverbänden.
  - Schmerzmittel in den ersten postoperativen Stunden, bei Bedarf vor Darmentleerung (die Analgegend ist sehr schmerzempfindlich).

21.6. Abdomen

Leitsymptome. Sie sind als „Bauchnotfall" oder „akutes Abdomen" bekannt: heftige Schmerzen, Tachykardie und Erbrechen. Diese Symptome sind Ausdruck eines *Viszeralschocks*. Er wird ausgelöst durch toxisch-enzymatische oder bakterielle Bauchfellentzündung, von einem Verschluß der Hohlorgane (Darm, Gallengänge) oder von einer Bauchhöhlen- oder Gastrointestinalblutung. Infolge der Differenziertheit dieser Ursachen sind auch die *Begleitsymptome* des Schocks sehr unterschiedlich (Abb. 21.**12**).

Die häufigsten **Ursachen** sind Appendizitis, Ileus, Magen- oder Darmperforation, Pankreatitis.

Behandlung. Sie erfolgt notfallmäßig als *Schockbekämpfung* mit gleichzeitiger *Elementarvorbereitung* für die Operation (sofern die Indikation besteht). Grundsätzlich gilt: bei Blutung Blutersatz, bei Entzündungszeichen Chemotherapie. Immer werden eine Magensonde eingelegt sowie eine Infusionsbehandlung (Säure-Basen-Ausgleich, Elektrolytersatz) und Heparinisierung eingeleitet.

Exemplarische Pflegesituationen

21.6.1. Peritonitis

Peritonitis = Bauchfellentzündung ist eine Sammelbezeichnung für lokalisierte oder diffuse Entzündungen des Bauchfells, verursacht durch Erreger oder toxisch-enzymatische Noxen. Die anfänglich fibrinösen Beläge des Bauchfells werden rasch eitrig, was zu einem äußerst dramatischen Krankheitsverlauf führen kann.

Krankheitszeichen und Pflegeprobleme

- Schmerzen: bei der Perforationsperitonitis plötzlich heftig, sonst eher langsam zunehmender Dauerschmerz. Der Patient liegt still und flach im Bett.
- Zeichen des paralytischen Ileus: Bauchdeckenspannung und Meteorismus, Übelkeit, Singultus, Erbrechen, Fehlen der Darmgeräusche. Flache Atmung (infolge Zwerchfellhochstandes).
- Peritonealer Schock: Hypovolämie, Exsikkose, Tachykardie, Blutdruckabfall, kalter Schweiß, Oligurie, Verwirrungszustände, Kräftezerfall. Typische Komplikationen sind das toxische Nieren- und Leberversagen (Anurie, Ikterus).
- Fieber tritt erst später ein.

Pflege- und Behandlungsplan

Beheben der Ursachen und Beseitigen des toxischen Bauchinhaltes durch

- chirurgischen Verschluß der Infektionsquelle;
- Absaugen und Austupfung der Bauchhöhle sowie Drainage am tiefsten Punkt derselben (Douglas-Raum mit postoperativer Douglas-Lagerung S. 140); u. U. wird eine bilaterale Drainage zur Gegenspülung oder Perfusion eingelegt;
- Einlegen einer Dünndarmsonde (Miller-Abbot- oder Dennis-Sonde) zur Leersaugung des Darmes:

Infektbekämpfung:

- hohe Dosen Antibiotika (Breitband- oder Aminoglykoside-Antibiotika).

Beheben des Schockzustandes:

- antitoxische Wirkstoffe (Amikacin, Clindamycin, Doxycyclin);
- Cortison, Gammaglobuline;
- Volumenersatz: Infusionen, Transfusionen.

Überwachung und Unterstützung der vitalen Funktionen:

- Kontrolle von Vitalzeichen, ZVD, Bewußtseinszustand, Allgemeinzustand, Stimmungslage, Reaktionen.
- Ausscheidungen von Sonde, Drainagen, Blasenkatheter messen (zu Beginn stündlich). Die Resultate liegen (mit dem ZVD Verlauf) der Berechnung der Substitution (Ersatztherapie) von Flüssigkeit, Elektrolyten und Eiweiß zugrunde.
- Sauerstoffzufuhr, Atemtherapie.
- Anregen der Darmtätigkeit (paralytischer Ileus S. 640), Nahrungskarenz.
- Meist liegt der Patient auf der Intensivstation. Er braucht Hilfeleistung in allen Bereichen der ATL, bis sich ein Zustand bessert.

Komplikationen und Prognose

- *Abszeßbildung* im Douglas-Raum, subphrenisch oder subhepatisch. Behandlung: Punktion und Drainage im Douglas-Raum bzw. durch einen Rippenbogenrandschnitt.
- *Adhäsionsileus* (Verwachsungen). Sie müssen operativ gelöst werden.

Die *Prognose* ist ernst, weil durch die großflächige Resorption (Oberfläche des Bauchfells ca. 2 m^2) große Mengen von Toxin in den Kreislauf gelangen.

21.6.2. Hernien/Hernienoperation

Unter einer Hernie versteht man eine Ausstülpung von Peritoneum durch eine schwache Stelle im Bauchraum. Diese Lücke kann angeboren oder erworben sein, z. B. entlang physiologischer Durchtrittstellen der A. femoralis, des Samenstranges oder der Speiseröhre (Hiatushernie S. 628). Außer der angeborenen Disposition wird die Bruchentstehung durch mehrere Faktoren gefördert: Bindegewebs- und Muskelschwäche, Adipositas, schwere Berufsarbeit, häufiges Husten, starke Abmagerung, starkes Pressen bei der Defäkation nach Operationen u. a.

Auf 100 Menschen kommen etwa 3–4 Bruchträger. Der Häufigkeit nach teilen sich die Brüche wie folgt ein:

- Leistenbrüche (Inguinalhernien) ca. 85%,
- Schenkelbrüche (Femoralhernien) ca. 8%,
- Nabelbrüche (Nabelhernien) ca. 3%.

Der Rest verteilt sich auf die übrigen Formen. Wir unterscheiden nach *Schweregrad* die einfache, reponible Hernie, die irreponible und die inkarzerierte Hernie; nach *Lokalisation* (Austrittsstelle), den Leistenbruch, die Femoralhernie, die Nabelhernie, die Hernien an der Linea alba sowie Narbenbrüche.

Einfache, reponible Hernie. Dazu gehören jene Hernien, die sich durch vorsichtigen Fingerdruck durch die Bruchpforte zurückschieben lassen. Bei der Entstehung oftmals ziehende oder bohrende Schmerzen an der Bruchpforte. Beim Husten, Pressen, Niesen usw. verstärken sich diese Schmerzen. Andere Bruchträger werden erst bei einer ärztlichen Untersuchung oder bei Komplikationen (Einklemmung der Hernie) auf ihre Leiden aufmerksam.

Irreponible Hernie. Bei dieser Hernie gelingt es nicht mehr, die Baucheingeweide in die Bauchhöhle zurückzuverlagern. Die Bruchpforte ist eng, der Bruchsack groß. Durch das Wachsen des Bruches verspüren die Patienten ein schmerzhaftes Spannungsgefühl, Unbehagen beim Gehen und Stehen, ziehende Schmerzen bei der Arbeit, zunehmende Obstipation. Durch die extraabdominelle Lage des Bruchinhaltes ist dieser ständig mechanischen Einflüssen ausgesetzt. Es kommt zu chronischen Entzündungen von Bruchinhalt und Bruchsack; daraus resultieren Verwachsungen. Diese Veränderungen verhindern eine Reposition. Bei länger bestehenden irreponiblen Hernien kommt es durch Passageverzögerung zu Kotstauungen, zur Verlegung des Lumens, es treten Zeichen eines mechanischen Darmverschlusses auf.

Inkarzerierte Hernie (Brucheinklemmung). Sie ist die wichtigste Komplikation, die unter stürmischen Zeichen verläuft:

- heftige Schmerzen in der Bruchgegend;
- kolikartige Schmerzen im ganzen Abdomen, Stuhl- und Windverhaltung;
- allgemeine Schockzeichen, Erbrechen.

Durch eine intraperitoneale Druckerhöhung (Husten usw.) werden Baucheingeweide in den Bruchsack gepreßt. Die überdehnte Bruchpforte kontrahiert sich alsbald wieder, und der Bruchring umschnürt die ausgetretenen Darmschlingen. Bei noch knapp genügender arterieller Zufuhr ist der venöse Rückfluß gedrosselt, so daß die abgeschnürte Darmschlinge anschwillt, wodurch die Resorption unmöglich wird. Es kommt zur Ernährungsstörung der Darmwand mit Erlahmung der Peristaltik. *Gefahren* sind Nekrose und Perforation mit diffuser Peritonitis. Der Kranke befindet sich in akuter Lebensgefahr und bedarf der sofortigen operativen Hilfe.

Leistenbruch. Er liegt oberhalb des Leistenbandes und tritt zusammen mit dem Samenstrang durch den Leistenkanal. Er kann bis in das Skrotum hinunterreichen (Skrotalhernie).

Femoralhernie. Sie befindet sich unterhalb des Leistenbandes (Durchtritt der A. femoralis), ist oft nicht oder nur schwer sicht- und tastbar. Trotzdem macht sie u. U. erhebliche Schmerzen, Darm- und Blasenbeschwerden.

Nabelhernie: Bei der Bruchpforte handelt es sich um eine Lücke, die als Folge einer nichtverschlossenen Durchtrittsstelle für die Nabelschnurgefäße zurückgeblieben ist. Die operative Korrektur sollte im frühen Kindesalter vorgenommen werden.

Hernien an der Linea alba. Sie treten im Epigastrium, oberhalb und seitlich des Nabels auf, verursachen besonders bei der Rumpfbeugung nach vorn ziehende Schmerzen.

Narbenbrüche. Zu Narbenbrüchen kommt es nach Bauchoperationen infolge einer Wundheilungsstörung, die zur Entstehung von Fasziendefekten führt. Diese entwickeln sich zur Bruchpforte der Narbenhernie.

Behandlungsmöglichkeiten

- Manuelle Reposition von Bruchsack und Bruchinhalt durch die Bruchpforte. Das vorsichtige Zurückschieben kann im warmen Bad geschehen.
- *Tragen eines Bruchbandes* oder einer Leibbinde kommt nur in Ausnahmefällen in Frage (z. B. bei Anus-praeter-Patienten, wo sich häufig kleinere Hernien bilden).
- *Herniotomie* als Definitiv- und Kausalbehandlung. Der Bruchsack wird abgetragen, die Bruchpforte plastisch verengt oder verschlossen – *Hernioplastik*.
- *Darmresektion* bei inkarzerierter Hernie.

Operationsvorbereitungen

Sie sind von der Dringlichkeit der Operation abhängig. Liegt eine Inkarzeration vor, ist ein rascher Eingriff notwendig. Bei der gewöhnlichen Herniotomie gelten die allgemeinen präoperativen Maßnahmen.

Postoperative Pflege

Außer den allgemeinen postoperativen Maßnahmen:

- *Entlastung der Bauchdecke und Schonen der Hernioplastik:*

- Kniestütze; für Männer Skrotalkissen oder Suspensorium.
- Ruckartige Bewegungen vermeiden (beim Mobilisieren, Husten, Niesen usw. → Hände auf die Wunde legen).
- Leibbinde (Tubigrip-Binde) vor dem Aufstehen straff umlegen.
- Klammern oder Fäden bleiben bis zum 5. Tag.
- Vorbestehenden Husten und Obstipation behandeln.
- Für mühelose Darmentleerung sorgen.
- Keine schweren Lasten heben während 3 Monaten (die Wiederaufnahme der Arbeit richtet sich nach der Art der Beschäftigung). Der Patient muß auch darauf aufmerksam gemacht werden, daß beim Fahrrad- und Autofahren brüskes Bremsen vermieden werden muß.

• *Verhütung von Thrombosen und Embolien:*
  - Frühmobilisation, viel Bewegung.
  - Unter Umständen Antikoagulation, besonders bei älteren Patienten.
  - Allgemeine Maßnahmen S. 181f.
  - Keine Bauchpresse.

• *Angepaßte Ernährung.* Sie richtet sich nach den Bedürfnissen bzw. dem Zustand. In der Regel besteht kein Grund zur Nahrungskarenz. Der Patient darf ab 1. Tag essen.

Weiterführende Literatur

Buss, K.: Leib- und Magenexiliere, 2. Aufl. Econ, Düsseldorf 1988

Feil, H.: Stomapflege, 3. Aufl. Schlüter, Hannover 1989

Frühmorgen, P., M. Classen: Endoskopie und Biopsie in der Gastroenterologie, 2. Aufl. Springer, Berlin 1979

Junghanns, K., K. Arnold: Anus praeter Fibel, 3. Aufl. Fischer, Stuttgart 1978

Largiadèr, F., H. Säuberli, O. Wicki: Checkliste Viszerale Chirurgie, 4. Aufl. Thieme, Stuttgart 1986

Mischo-Kelling, M., H. Zeller: Innere Medizin für Krankenpflegeberufe, Urban & Schwarzenberg, München 1989

Reifferscheid, M., S. Weller: Chirurgie, 8. Aufl. Thieme, Stuttgart 1989

Säuberli, H., M. L. Hefti, R. Landolt: Intestinale Stomata. Huber, Bern 1985

Salzmann, P.: Ärztlicher Rat bei Erkrankungen des Enddarmes, 2. Aufl. Thieme, Stutgart 1986

Schweizerische Krebsliga: Sie sind nicht allein. Merkblatt für Colostomie-Ileostomie- und Urostomieträger. Krebsliga, Bern o. J.

Winkler, R.: Stomatherapie. Atlas und Leitfaden für intestinale Stomata, 2. Aufl. Thieme, Stuttgart 1986

22. Leber-Galle-System

Unterstützen des Patienten mit Problemen des Leber-Galle-Stoffwechsels

Sequenzziel

Die Ursache vieler Erkrankungen der Leber und des Gallensystems ist mit der Art und Weise, wie ein Mensch lebt, verquickt. Bei der Pflege dieser Kranken ist es daher besonders wichtig, daß Sie sich mit den Grundlagen der Physiologie, Pathophysiologie, Psychologie und Soziologie vertraut machen. Sie sollen fähig werden, die *Situation* des Kranken einzuschätzen, sowohl *Ressourcen* als auch Probleme zu sehen und die individuelle *Pflegeplanung* (S. 102ff.) davon abzuleiten.
Bei der Ausführung der Pflege gilt es, die Ganzheit der Persönlichkeit des einzelnen Menschen zu akzeptieren, Pflegeziele und -maßnahmen daraufhin zu *prüfen* und *abzustimmen*.

Dynamik des Pflegeprozesses

Situation: Patient mit Störungen der Leber-Galle-Funktion.

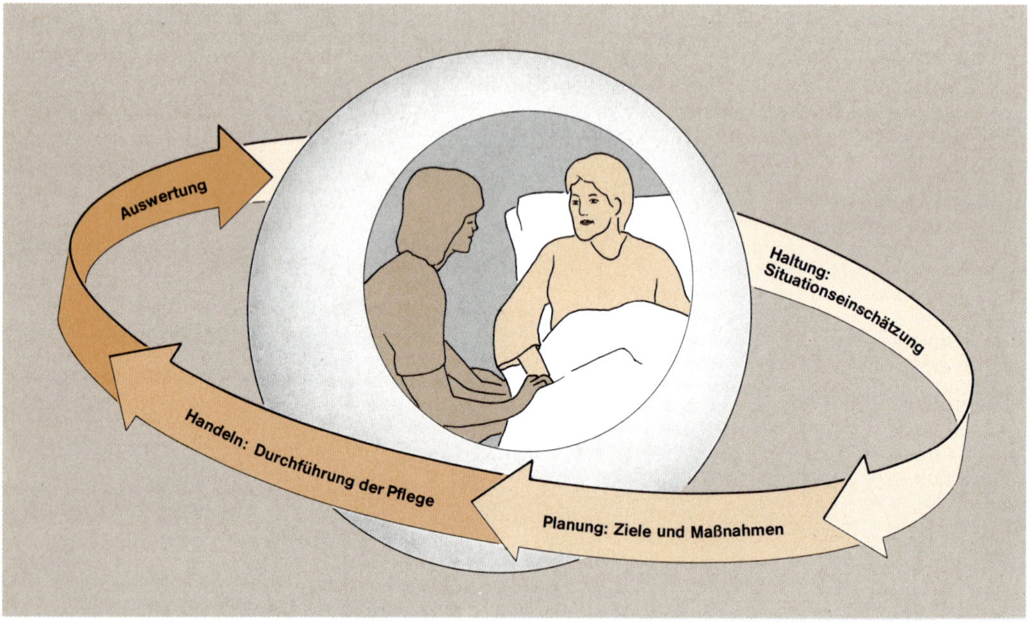

Prinzipien/Impulse

- Zur *Aufrechterhaltung des Stoffwechselgleichgewichts* spielt die Leber als zentrales Stoffwechselorgan eine wichtige Rolle. Sie ermöglicht durch Auf-, Um- und Abbauvorgänge sowie durch Entgiftung und Ausscheidung das Gleichgewicht der Stoffe.
- Das *psychisch-geistige Balancevermögen* ist wesentlich von der intakten Stoffwechselfunktion bestimmt. Umgekehrt sind
- *psychosoziale Bedingungen* der „Boden", auf dem gesundes bzw. gesunderhaltendes Leben wächst oder zerbricht, gepflegt oder vernachlässigt wird.

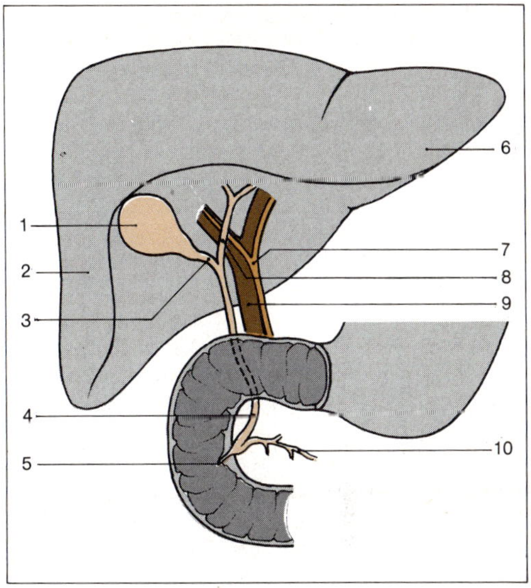

Abb. 22.**1** Leber von vorn-unten und Duodenum (aufgeschnitten). Bezeichnen Sie die Strukturen 1–10 (S. 1143).

22.1. Allgemeine Grundlagen

22.1.1. Bezug zu den ATL

Durch das Pfortadersystem stehen Leber- und Gallenfunktion in direkter Beziehung zum Magen-Darm-Trakt und somit zu den ATL *Essen und Trinken* (Kap. 8) sowie *Ausscheiden* (Kap. 9). Von den *physiologischen* Grundlagen (und Prinzipien) lassen sich die Auswirkungen der Erkrankungen der Leber auf den Gesamtorganismus ableiten: Die Krankheitszeichen sind Ausdruck der Stoffwechselstörungen, z. B. des

- Bilirubinstoffwechsels → Ikterus, Juckreiz, Gelenkschmerzen;
- Eiweißstoffwechsels → Kräftezerfall (Kachexie) und Ödeme;
- Fettstoffwechsels → Unverträglichkeit für Fette, Verdauungsprobleme;
- Entgiftungs- und Ausscheidungsvorgangs → Beeinträchtigung des Bewußtseins.

Davon werden die Behandlungs- und Pflegemaßnahmen abgeleitet.

22.1.2. Anatomie, Physiologie

Sowohl anatomisch als auch physiologisch sind Leber und Gallengangsystem eng miteinander verbunden. Die Leber stellt eine funktionelle Einheit dar, bestehend aus

- Leberepithelzellen (Leberparenchym),
- Blut- und Lymphsystem,
- Gallenwegsystem,
- RES (Kupffer-Sternzellen).

Zur *Anatomie* Abb. 22.**1**.

Erfaßbare Teilfunktionen der Leber

Bildung und Ausscheidung der Galle, Pigmentstoffwechsel. *Gallenfarbstoff* entsteht beim Abbau des Hämoglobins: Die roten Blutzellen werden nach einer normalen Lebensdauer von 100–120 Tagen im retikuloendothelialen System (RES, vor allem auch in der Milz) abgebaut. Aus dem Hämoglobin werden Gallenfarbstoffe gebildet, von denen das *Bilirubin* der wichtigste ist. Im Blutsystem wird das wasserunlösliche Bilirubin an die Serumalbumine gebunden (gebundenes oder indirektes Bilirubin). Das direkte Bilirubin entsteht in der Leber durch Koppelung des Bilirubins an Glucuronsäure. Nur dieses Glucuronidbilirubin ist durch die Nieren ausscheidungsfähig. Der größte Teil des im Serum nachweisbaren Bilirubins ist indirektes Bilirubin, der Anteil des direkten ist normalerweise sehr klein (Abb. 22.**2** u. S. 1103).

Kohlenhydratstoffwechsel. Die Leber speichert Glykogen und spielt eine wichtige Rolle

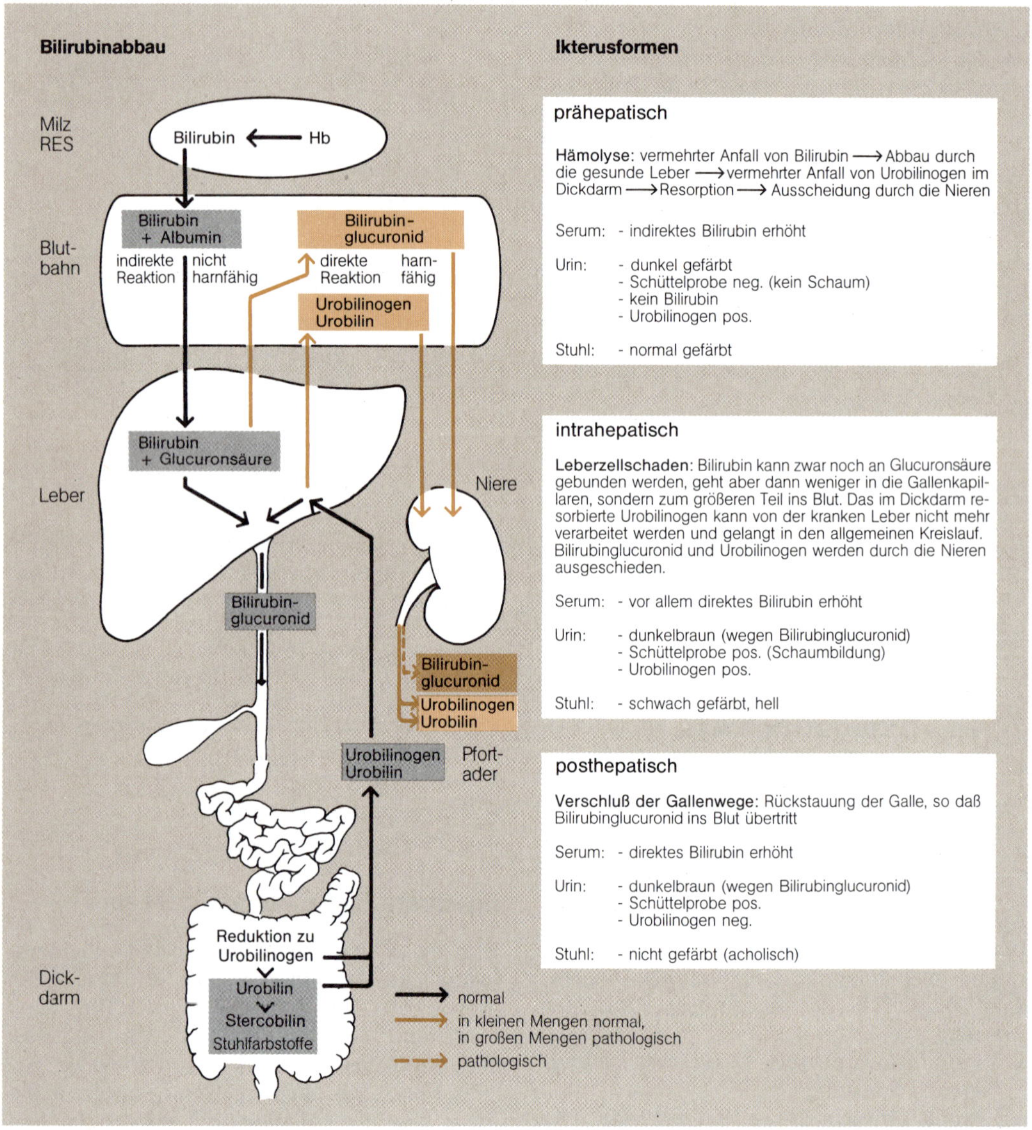

Abb. 22.**2** Bilirubinabbau und Ikterusformen.

bei Bildung und Verwertung von Galactose, Fructose, Glucose und Glykogen. Störungen der Leberzellfunktion führen zu verminderter Glucose- und Galactosetoleranz. Die Störungen treten aber erst im späteren Verlauf einer Leberschädigung auf.

Eiweißstoffwechsel. Die Leber bildet Albumin, Alpha- und Betaglobuline, Prothrombin und Fibrinogen. Es fällt ihr somit eine wichtige Aufgabe zu im Zellaufbau sowie in der Aufrechterhaltung des Gerinnungsmechanismus. Schwere Schädigung der Leberzellen führt zu ungenügender Eiweißsynthese und somit zu gestörtem Zellaufbau (allgemeiner Kräfteverfall), zu Mangel an Plasmaeiweiß (Ödeme und Aszites) und zu Störungen in der Blutgerinnung (hämorrhagische Diathesen).

Fettstoffwechsel. Die von der Leber gebildeten Gallensäuren sind Voraussetzung für die Emulgierung, Verdauung und Resorption der Fette und somit auch der fettlöslichen Vitamine. Die Leberparenchymzellen haben auch Anteil am

Lipoidstoffwechsel und sind daher beteiligt an der Regulation der Plasmalipide (Cholesterin, Triglyceride). Bei Leberschädigung wird deshalb auch der Plasmalipidspiegel und bei Fehlen der Galle die Prothrombinbildung (durch das Fehlen von Vitamin K) gestört.

Inaktivierungs- und Entgiftungsfunktion. Die Leber inaktiviert die laufend vom Körper gebildeten Substanzen (z. B. Hormone) und entgiftet körperfremde Stoffe (Alkohol, Medikamente, Farbstoffe) durch Umbau, Abbau, Bindung an andere Stoffe und Ausscheidung. Das giftige Ammoniak, das beim Abbau der Aminosäure anfällt, baut sie in Harnstoff um, der durch die Nieren ausgeschieden werden kann.

Speicherfunktion. Die Leber ist Depotorgan für das aus dem Hämoglobinabbau freiwerdende Eisen. Dieses Eisen (2–3 g) kann bei größeren Blutverlusten sofort mobilisiert werden. Werden die Leberzellen geschädigt, tritt das Speichereisen ins Blut aus, was zu einem Anstieg des Serumeisens führt. Auch für andere Stoffe ist die Leber Speicherorgan, vor allem für Glykogen, Vitamine, besonders Vitamin B_{12}.

Leberenzyme. Da die Leber rege an den Stoffwechselfunktionen teilnimmt, ist sie reich an Enzymen. Bei Schädigung der Zellen treten diese vermehrt aus, es kommt zum Anstieg der leberspezifischen Enzymaktivität im Serum.

Oft wird die Leber wegen der Vielzahl der Stoffwechselvorgänge, die in ihr ablaufen, mit einer „chemischen Fabrik“ verglichen (zentrales Stoffwechselorgan). Man versucht, die einzelnen Leberfunktionen durch spezifische Labormethoden (biochemische Testung) zu erfassen. Trotzdem ist es nicht möglich, aus dem Ergebnis eines Tests ein hinreichendes Urteil über die Funktionsweise der Leber zu erhalten. Der Arzt wird daher mehrere Proben vornehmen lassen. Er will die Leber als Ganzes beurteilen können, da Angaben über eine einzelne Funktion wenig diagnostischen Wert haben. Aus diesem Grund werden die Untersuchungsmethoden im folgenden auch nicht nach den einzelnen Teilfunktionen der Leber geordnet angeführt.

22.1.3. Diagnostik, Therapie, Prävention

Die Mithilfe bei diagnostischen und therapeutischen Maßnahmen ist in Kap. 40–47 dieses Buches nachzulesen. Zu den präventiven Maßnahmen s. Kap. 5–16. Bezogen auf die Leber-Galle-Erkrankungen sind die Maßnahmen im Kasten S. 656 aufgeführt.

22.2. Grundlagen zur Pflege

Bei der Pflege von Patienten mit Erkrankungen/Störungen des Leber-Galle-Systems gelten ähnliche Grundlagen, wie sie im Kap. 21 schon besprochen wurden. Zu beachten sind:

- Einflußfaktoren, Lebensweise und Biographie des Patienten (Situationseinschätzung);
- Befinden, Befindlichkeit und Bedürfnisse sowie Selbstpflegedefizite;
- Gesundheitsressourcen und Selbstpflegepotential.

Pflegeplanung. Es gelten die in Kap. 4 und S. 556f. besprochenen Schritte.

Situationseinschätzung. Leberkranke Menschen sind häufig Langzeitpatienten, chronisch Kränkliche, Schwerkranke, Leidende.

Für eine weiterführende Situationseinschätzung haben die Informationen des *Patienten* (und seiner Angehörigen) sowie des *Arztes* (bezüglich Diagnose und Prognose) große Bedeutung:

- ☐ Besteht eine Gallensystemerkrankung, z. B. Entzündung (Cholezystitis, Cholangitis), Steine (Cholelithiasis) oder
- ☐ liegt eine Leberparenchymerkrankung vor: Entzündung des Lebergewebes (Hepatitis), Zerstörung von Lebergewebe durch Leberzirrhose, Leberdystrophie, Fettleber, Tumoren, Metastasen, Abszeßbildung (z. B. durch Amöben)?
- ☐ Ist die Schädigung akut oder chronisch, reversibel oder irreversibel?
- ☐ Sind Krankheitserreger (Hepatitisviren) beteiligt, die spezielle Schutzmaßnahmen notwendig machen?
- ☐ Bestehen Zusammenhänge zwischen Krankheit und persönlicher Lebenssituation; sind Risikofaktoren (Alkohol, Medikamente, Ernährung) beteiligt?
- ☐ Bestehen Drogenabhängigkeit (Fixer), Schwangerschaft?
- ☐ Sind Komplikationen zu befürchten (Ösophagusvarizenblutung, Enzephalopathie)?
- ☐ usw.

Therapie- und Pflegeziele. Sie liegen in der

- Verhütung von Schäden und Komplikationen;

Übersicht über die wichtigen diagnostischen, therapeutischen und präventiven Maßnahmen im Bereich von Leber- und Gallensystem		
Maßnahmen	Aufgabenbereich der Pflege	Nachlesen
Diagnostische Maßnahmen		
Blutuntersuchungen	Blutentnahme	Kap. 44 u. 45
Urin und Stuhl	Sammeln der Proben	Kap. 9
Funktionstests	Durchführung und Überwachung	Kap. 45
Duodenalsondierung	evtl. Durchführung	Kap. 43
Endoskopien, Biopsien • Laparoskopie • Leberbiopsie	Vorbereitung und Nachsorge: Richtlinien des Hauses/ Arztverordnung beachten	Kap. 44 u. 46
Bildgebende Verfahren • Sonographie • MRI • Kontrastmitteldarstellungen • PTC, ERCP	Vorbereitung und Nachsorge: Richtlinien des Hauses/ Arztverordnung beachten	Kap. 47
Leberszintigraphie	keine	
Therapeutische Maßnahmen		
Aszitesbehandlung	Mithilfe bei der Punktion Vor- und Nachsorge	Kap. 44
Präventive Maßnahmen		
Gesundheitsbildung	Mitarbeit in der Beratung	Kap. 3
• Alkohol- und Medikamentenprobleme	Information und positive Beeinflussung des Patienten	Kap. 35
• Ernährung	Information und positive Beeinflussung des Patienten	Kap. 8
• Darmentleerung	Information und positive Beeinflussung des Patienten	Kap. 9

- Kompensation, Wiederherstellung und Aufrechterhaltung der Stoffwechsel- und Lebensvorgänge;
- Normalisierung der Blutgerinnung, des Wasser- und Elektrolythaushaltes;
- Stabilisierung von Atem- und Kreislauffunktion (sowie des Zentralnervensystems);
- Verbesserung der Lebensqualität.

Maßnahmen. Sie entsprechen den zu unterstützenden ATL (prophylaktisch und therapeutisch), z.B. bezüglich

- *Körperpflege.* Juckreizbekämpfung durch Abreibungen (Mentholspiritus) oder Abwaschungen (Kleie). Kleiebäder können für den Patienten eine große Wohltat sein. Auf Kratzstellen achten!
- *Essen und Trinken.* Sorge für eine gesunde Ernährung, fettarme Kost bei Störungen. Alkoholverbot!
- *Ausscheiden.* Anregen der Darmtätigkeit, feuchte Bauchwickel (mit Kamille, Salbei, Melisse); evtl. ist medikamentöse Unterstützung (Cholagopräparate, Diuretika), seltener eine Aszitespunktion notwendig.
- *Für alle anderen ATL* gilt die Orientierung am Befinden bzw. die Unterstützung bei Selbstpflegedefiziten.

Exemplarische Pflegesituationen

22.3. Virushepatitis
22.4. Leberzirrhose
22.5. Gallensteinleiden
22.6. Cholezystitis

22.3. Virushepatitis

Die akute Entzündung der Leber wird als Hepatitis bezeichnet. Sie kann durch verschiedene Viren hervorgerufen werden und gilt weltweit als eine der häufigsten Infektionskrankheiten.

Es lassen sich je nach *Erreger* drei Typen unterscheiden:

- Hepatitis A: Erreger ist das Hepatitisvirus A (infektiöse Hepatitis, epidemische Hepatitis).

- Hepatitis B: Erreger ist das Hepatitisvirus B (Serumhepatitis, Australia-Antigen oder HB_S-Antigen-positive Hepatitis).
- Hepatitis C = Hepatitis non A non B: Erreger sind eine Gruppe von Viren, mindestens zwei, die weder dem A- noch dem B-Typ entsprechen.

Übertragungswege

Hepatitis A. Das Virus wird fäkal-oral übertragen; eine parenterale Übertragung ist nicht nachgewiesen.
Inkubationszeit: kurz (5–10 Tage); HB_s-Antigen negativ.
Hepatitis B. Das Virus kann sowohl parenteral (Blut, Spritzen usw.) als auch durch Schmierinfektion, durch Geschlechtsverkehr und durch Insektenstiche übertragen werden.
Inkubationszeit: lang (42–240 Tage); HB_s-Antigen positiv.
Hepatitis C. Sie ist verursacht durch die sog. Non-A-non-B-Viren. Es ist bisher nur eine parenterale (nach Transfusion) Übertragung bekannt.
Inkubationszeit: 15–160 Tage.

Laborbefunde, Virusdiagnostik (Abb. 22.3)

- *Laborsuch-* und *Verlaufsproben* sind Bilirubin, Transaminasen, γ-GT, Elektrophorese, Eisen, Quick-Test im *Serum* und Gallenfarbstoffe im *Urin*.
- *Erreger- bzw. Antigen- und Antikörpernachweis:*
  - *Typ A.* Erregernachweis im Stuhl schon in der präikterischen Phase. Im Serum weist ein Anstieg des Anti-Hepatitis-A-Titers (Antikörper des Typ A) immer auf eine Virus-A-Infektion. Es bleibt eine langjährige Immunität.
  - *Typ B.* Ab 2–3 Wochen vor Ausbruch der Krankheitszeichen ist der Hepatitis-B-Virus elektronenmikroskopisch nachweisbar bzw. Partikel, die antigenetisch mit der Hülle des B-Virus identisch sind. Sie werden daher als *HB_s-Antigen* (HB_sAg = *H*epatitis *B* surface [Oberfläche] *A*ntigen) bzw. HB_c-Antigen (C = core = Kern) oder Dane-Partikel bezeichnet. Der Nachweis dieses Antigens, das nach seiner Entdeckung Australia-Antigen genannt wurde, beweist die Infektion des Organismus mit Hepatitis-B-Viren. Antikörper dagegen (Anti-HB_s, Anti-HB_c) treten ca. 3–4 Monate später auf.

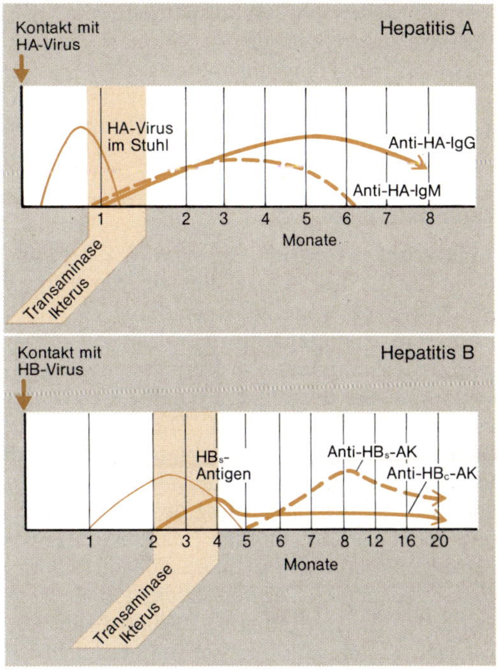

Abb. 22.3 Klinischer und serologischer Verlauf bei Hepatitis A und Hepatitis B.

Krankheitszeichen und Pflegeprobleme

Das Krankheitsbild ist bei allen drei Formen ähnlich und reicht von einem grippeähnlichen Erscheinungsbild bis zum schweren (sogar tödlichen) Leberversagen. Die Hepatitis A betrifft vorwiegend Jugendliche und ist in ihrem Verlauf meist leichter als die anderen Formen.
Präikterisches Stadium (1–2 Wochen):
- Appetitlosigkeit, Übelkeit, Unverträglichkeit von Fett, Alkohol, Nikotin;
- Abnahme der Leistungsfähigkeit, Müdigkeit, Adynamie, evtl. Schwindel;
- Meteorismus, evtl. Durchfall;
- Gelenkschmerzen, Juckreiz, allgemeine Entzündungszeichen;
- die Leber ist druckempfindlich;
- Urin wird allmählich, am Ende des präikterischen Stadiums, dunkel; Stuhl acholisch.

Ikterisches Stadium (2–6 Wochen):
- Ikterus, Beginn in den Skleren, Bilirubinanstieg bis 170 µmol/l (10 mg/100 ml) und mehr;
- Temperatur normalisiert sich, subjektive Beschwerden nehmen ab;
- Leber-, Milz- und Halslymphknotenschwellung;

- Bradykardie, evtl. Gefäßspinnen.

Postikterisches Stadium (1–2 Monate):

- Ikterus klingt langsam ab;
- Urin- und Stuhlfarbe normalisieren sich;
- Müdigkeit und dyspeptische Beschwerden halten sich gelegentlich lange.

Verlaufsformen

Anikterische Hepatitis. Bei etwa 70% der Fälle steigt der Bilirubinspiegel nicht an, der Verlauf ist relativ milde (häufig bei Kindern).

Cholestatische Hepatitis (Cholestase – Ausscheidungshemmung von Bilirubin in die Gallengänge). Sie beginnt mit einem Ikterus, der 2–6 Monate dauern kann. Die *Kardinalzeichen des Ikterus* sind Gelbfärbung der Haut und Skleren (Einlagerung von Bilirubin), Braunfärbung des Urins, Entfärbung des Stuhls, Juckreiz und Gelenkschmerzen (Gallensäureeinlagerung in Haut und Gelenke). Die eine Cholestase anzeigenden Enzyme steigen an.

Schleichende (protrahierte) Verlaufsform. Die Enzyme und das Bilirubin steigen nur leicht an. Aber auch der Abfall der pathologischen Werte ist verzögert. Der Verlauf dauert (besonders bei Hepatitis B) meist länger als 3 Monate.

Nekrotisierende Hepatitis (fulminante Form). Schweres, akut verlaufendes Krankheitsbild, das innerhalb von Tagen zum Leberkoma und zum Tod führen kann.

Diese Form ist relativ selten (ca. 2,5%). Die Patienten entwickeln rasch Zeichen der *hepatischen Enzephalopathie*. Sie sind erregt, verwirrt oder somnolent. Die Ausatmungsluft riecht nach frischer Leber (Foetor hepaticus).

Chronische Hepatitis. Von chronisch spricht man, wenn die Symptome länger als 6 Monate anhalten. Durch die Leberbiopsie (Histopathologie) kann die gutartige, chronisch persistente von der chronisch aggressiven Verlaufsform unterschieden werden. Letztere führt häufig zur Leberzirrhose. Es sind immer die Hepatitis B und C, die chronisch werden, eigentlich nie die Hepatitits A.

Vorbeugende Maßnahmen

Impfung, Immunisierung:

- passive Immunisierung mit Hepatitisantikörpern bei ausgebrochener Infektion;
- aktive Immunisierung mit Hepatitisantigenen (Vaxinen) als Schutzimpfung (für alle Risikogruppen). Dauer des Impfschutzes 5–6 Monate.

Einzelheiten dazu auf S. 383ff. u. 386f.

Hygienemaßnahmen. Kontamination mit Hepatitisviren kann überall stattfinden, wo mit menschlichen Ausscheidungen, Blut und Blutbestandteilen umgegangen wird oder wo Gegenstände kontaminiert sein können (Krankenhäuser, Arztpraxen). Eine weitere Gefahrenquelle sind unsaubere öffentliche Einrichtungen, herumliegende Fixerspritzen usw.

Wo mit direktem Kontakt mit Stuhl, Blut und damit kontaminierten Gegenständen zu rechnen ist, müssen *Einmalhandschuhe* getragen werden. Das gleiche gilt für Injektionen, Blutentnahmen usw. *Schutzkittel* sind angezeigt bei Eingriffen, bei denen man mit Blutspritzern oder mit Fäkalien in Berührung kommt. *Laufende* und *Schlußdesinfektion* S. 399ff.

Isolierung. Hepatitis-A-Kranke können, wenn die Krankheit problemlos verläuft, daheim gepflegt werden. Bei Einweisung ins Krankenhaus ist grundsätzlich eine Isolierung während 2–3 Wochen angezeigt. Isolierung des Hepatitis-B-Kranken ist nicht notwendig; es genügt, daß die Hygienemaßnahmen exakt eingehalten werden. Für die Hepatitis C gelten die gleichen Vorsichtsmaßnahmen wie für die Hepatitis B.

> **Vorsichtig** mit Blut und Exkrementen umgehen! Bei Auftreten von auch nur geringfügigen *Verletzungen* (z.B. mit Injektionskanülen) ist der zuständige Vorgesetzte sofort zu informieren, damit die geeigneten Gegenmaßnahmen unverzüglich eingeleitet werden können.

Pflege- und Therapieplan

Unterstützen und Heben des Allgemein- und Ernährungszustandes:

- *Bettruhe,* die im Verlauf gelockert werden kann; Selbstpflege fördern und stützen.
- *Ernährung.* Im Stadium der Inappetenz Infusionen (Glucose, Lävulose) und traubenzuckerreiche Getränke. So bald als möglich Schleimsuppe, Sauermilch, Buttermilch (kalorisch angereichert). Bei Besserung des Zustandes Übergang zu *Leberschonkost*, die im Prinzip eine Kost mit leicht verdaulichen, gut aufspaltbaren Nahrungsmitteln ist (2000 kcal/Tag). Striktes Alkohol- und Barbiturateverbot.
- *Psychische Unterstützung.* Beschäftigung, Kontakte, Gespräche; Bedürfnisse und

Wünsche des Patienten berücksichtigen. Depressive Verstimmungen wahrnehmen und auffangen.

Fördern der Gallen- und Darmtätigkeit:

- Täglich 1 Kaffeelöffel Karlsbader Salz.
- Warme Wickel oder Kataplasmen auf den Oberbauch, insbesondere nach dem Essen.

Verabreichung von menschlichem Immunglobulin gibt Schutz für mehrere Monate oder erleichtert und verkürzt den Krankheitsverlauf bei Hepatitis A. Zum Schutz bei Hepatitis B ist nur das mit Anti-HB_s angereicherte Hyperimmunserum als mehrfache Gabe wirksam (S. 385).

22.4. Leberzirrhose

Unter einer Leberzirrhose versteht man einen chronischen nichtreparablen Zustand der Leber, bei dem das normale Lebergewebe und die Blutgefäßstruktur durch die Bildung von regenerierenden *Lebergewebsknoten* zerstört werden. Zwischen den Knoten bildet sich Bindegewebe aus, wodurch die Funktion der Leber beeinträchtigt und die Gefäßleistungen behindert werden (Behinderung der Strömung → portale Hypertonie). Die Leber selbst fühlt sich derb und höckrig an.

Ursachen. In erster Linie sind es die Virushepatitis und der chronische Alkoholabusus. Bei etwa 40% der Zirrhosen kann keine eindeutige Ursache festgestellt werden. Man spricht von *kryptogenen* Zirrhosen.

Krankheitszeichen und Pflegeprobleme

Nicht alle Patienten haben Beschwerden; auch sind diese im Anfangsstadium oft undeutlich:

- Müdigkeit, Abgeschlagenheit, Unwohlsein;
- Appetitlosigkeit, Magen-Darm-Störungen;
- dumpfer Schmerz in der Lebergegend;
- möglicherweise leichter Ikterus oder bräunlichgelbes Kolorit.

Typische Hautzeichen sind:

- *Gefäßschlängelungen,* besonders im Gesicht (Geldscheinhaut), am Bauch (Caput medusae);
- *Eppinger-Sternchen* (Spinnen- bzw. Spidernävus, Gefäßsternchen) sind zentrale Arteriolen mit spinnenartig abgehenden Gefäßchen, besonders im Einflußbereich der oberen Hohlvene (Gesicht, Hals, Brust);
- *Weißfleckung:* Auftreten von weißen Flecken an Armen und Gesäß, besonders nach Abkühlung; *Weißnägel* mit blasser Zone an der Nagelspitze;
- *Palmarerythem* und *Plantarerythem:* symmetrische, rotfleckige Sprenkelung an den Handinnenflächen bzw. Fußsohlen;
- *Lackzunge* (lackartig, glänzend, glatt);
- *Behaarungsanomalien* als Verlust der Achsel- und Schamhaare;
- *Xanthome* bei biliären Zirrhosen und gestörtem Fettstoffwechsel;
- *Gynäkomastie, Hodenatrophie* (beim Mann) *Menstruationsstörungen* (bei der Frau), weil die gegengeschlechtlichen Hormone nicht genügend abgebaut werden.

Diese typischen Zeichen der Leberinsuffizienz nehmen entsprechend der Verschlechterung des Leberzustandes zu, es kommt schließlich zu *Zeichen der dekompensierten Zirrhose* bzw. zu Leberkoma (S. 660).

Pflege- und Behandlungsplan

- Absolute Alkoholabstinenz.
- *Ernährung:* kochsalzarm, eiweißreduziert, vitaminreich, gut verdaulich. *Infusionsbehandlung:* Bei Eiweißmangel werden Albumininfusionen, zur Behandlung der Enzephalopathie bilanzierte Aminosäurenlösungen und Lactulose verabreicht. Gleichzeitig werden Diuretika gegeben.
- *Ruhe und Entspannung* (evtl. warme Leberwickel mit Kamille- oder Melissenzusätzen). Bettruhe im akuten Stadium.
- *Unterstützung der Körperpflege* nach Bedarf. Der Allgemeinzustand ist reduziert, weshalb auf Dekubitus- und Pneumonieprophylaxe sowie auf ausreichende Selbstpflege zu achten ist.
- Vitalzeichen und Bewußtseinslage überwachen, um Komplikationen rasch zu erfassen.
- Biographie und Umfeldprobleme in der Pflegeplanung berücksichtigen.

Verlauf

Unabhängig von der Entstehung ist der Verlauf bestimmt durch das Leberzellversagen und durch den Pfortaderhochdruck. Sowohl die Therapie wie die Prognose hängen vom Auftreten dieser Komplikationen ab.

22.4.1. Ösophagusvarizenblutung

Sie ist die folgenschwerste Komplikation, da immer Verblutungsgefahr besteht; die Situation verlangt rasches Handeln.

Sofortmaßnahmen
Das Ziel ist, die Blutung zu stillen und den hypovolämischen Schock zu beheben:
- Intensive Überwachung: Vitalzeichen, Blutverlust, Ausscheidungen, Bewußtseinszustand; der Patient wird auf die Intensivstation verlegt.
- Schockbekämpfung mit Frischblut, Blutersatzmitteln, Infusionstherapie.
- Sklerosierung oder Koagulation der blutenden Gefäße (Kap. 46).
- Bei erneuter Blutung Glypressintherapie (gefäßkontrahierende Wirkung).
- Linton- oder Sengstaken-Sonde (Kap. 43).
- Sorge für weichen Stuhl, damit der Patient nicht pressen muß (Duphalac, Lactulose).

Kommt es trotz wiederholter sklerosierender Behandlung zu Rückfällen oder ist die Blutung nicht zu beheben, wird operativ ein Kurzschluß zwischen der Pfortader und der unteren Hohlvene geschaffen (*portokavaler Shunt*). Dadurch wird der Druck im Pfortadersystem gesenkt. Ein wesentlicher Nachteil dabei ist, daß das Pfortaderblut nun direkt in den großen Kreislauf gelangt (also nicht in der Leber „entgiftet" wird) → Ammoniakintoxikation und Enzephalopathie (s. unten).

22.4.2. Leberkoma (Coma hepaticum)

Bei zunehmender Leberinsuffizienz resultiert eine Intoxikation durch mangelnde Entgiftungsfunktion. Es besteht eine Erhöhung des Ammoniakgehalts im Blut (Ammoniak [NH_3] stammt aus dem Eiweißstoffwechsel), was zu Enzephalopathie mit Bewußtseinsstörungen führt.
Je nach Tiefe der Bewußtseinstrübung unterscheidet man drei Stadien:
- *1. Stadium:* Verstimmung, Unruhe, Erschöpfungs- und Depressionszustände, zunehmender Flappingtremor (Muskelzittern). Die Sprache, zu Beginn noch klar, wird verwaschen, die Schrift fahrig (Schrift- und Sternchenprobe), Mundgeruch (Foetor hepaticus). *Verwirrungszustände* können u. U. auch Ausdruck eines *Delirium tremens* sein. Bei Alkoholikern ist immer auch daran zu denken.
- *2. Stadium:* Desorientiertheit, deliröse bzw. apathische Zustände. Der Flappingtremor geht über in Spastizität und Krämpfe. Die Schrift wird unleserlich, da die Bewegungen nicht mehr gesteuert werden können. Tachykardie, Hypotonie.
- *3. Stadium:* Bewußtseinsverlust, Atemstörungen. Im Verlauf des Komas können Blutungen, Nierenversagen, Herz- oder Atemstillstand zum Tode führen.
  Je rascher der Patient ins Koma fällt, um so schlechter ist die Prognose. Kurzdauernde Zustände der Bewußtseinstrübung mit neurologisch-psychiatrischen Störungen können behandelt werden.

Pflege- und Behandlungsplan

Überwachen und Unterstützen des Bewußtseins- und Allgemeinzustandes:
- *Körperpflege* und *Prophylaxen*. Der Patient hält Bettruhe und bedarf der Unterstützung bei fast allen ATL. Eine gezielte Situationseinschätzung ist notwendig, um den physischen wie psychischen Bedürfnissen/Notwendigkeiten gerecht zu werden.
- *Überwachung* (Intensivstation) von Vitalzeichen, Ausscheidung, psychischer Lage, Bewußtseinszustand, Schriftproben, Sternchenzeichnen, um eine Veränderung (Verschlechterung des Zustands, die oft sehr schnell eintritt) rasch zu erfassen.

Verhinderung der Resorption von vermehrt anfallenden stickstoffhaltigen Substanzen (die durch Bakterien produziert werden), *Senkung des Blutammoniakspiegels:*
- *Diät.* Reine, hochdosierte Kohlenhydraternährung, oral, durch Sonde und als Glucose-Lävulose-Infusionen zu Beginn. Bei Besserung des Zustands wird langsam steigernd Eiweiß zugeführt (Beginn mit 5–10 g/Tag, aufbauend bis 40–60 g/Tag).
- *Abführen,* z. B. mit 30%iger Magnesiumlösung (40 ml durch die Sonde).
- *Antibiotikum* (2–6 g Neomycin/Tag durch die Sonde), um die Darmbakterien zu zerstören.
- *Metaboliten* des Harnstoffzyklus (Arginin, Apfelsäure u. a.); teilweise noch wenig erprobte Maßnahmen werden versucht.

Verhüten von zusätzlichen Komplikationen:

- *Infektionsanfälligkeit* ist sehr groß (Eiweißmangel = Antikörpermangel!). Sie muß therapeutisch (Antibiotika) und pflegerisch (äußerst sorgfältige Mundpflege, Hautpflege, Atemunterstützung usw.) angegangen werden.
- *Entgleisung von Wasser- und Elektrolythaushalt.* Oligurie einerseits, Natrium- und Kaliumverlust andererseits verlangen eine gute Kontrolle; osmotische Substanzen werden nur mit gleichzeitiger Natrium- und Kaliumersatztherapie verabreicht (genaue Bilanzierung, gute Beobachtung, Laborkontrollen).

22.5. Cholelithiasis

Als Cholelithiasis (griech. chole = Galle, lithos = Stein) wird das Vorhandensein von Steinen in der Gallenblase und/oder in den Gallengängen bezeichnet. Es handelt sich dabei um die häufigste Erkrankung der Bauchorgane. Mit zunehmendem Alter nimmt die Häufigkeit zu. Man nimmt an, daß nach dem 50. Lebensjahr jede fünfte Frau und jeder zehnte Mann Gallensteinträger sind. Nicht immer kommt es zum Gallensteinleiden; etwa ⅔ der Gallensteinträger sind beschwerdefrei.

Prädestinierende Faktoren sind Adipositas, Diabetes mellitus und hämolytische Anämien.

Steintypen. Die cholesterinhaltigen Steine sind groß (94%), die bilirubinhaltigen eher klein (6%). Sie sind röntgenologisch oder mittels Sonographie nachweisbar. Häufigste *Lokalisation* in Abb. 22.**4**.

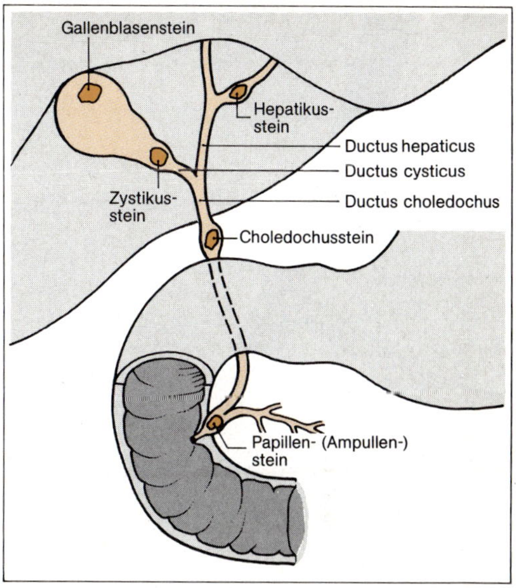

Abb. 22.**4** Lokalisation der Gallensteine.

Zeichen der Gallensteinkolik

Sie äußert sich als *anfallartiger*, unter dem Rippenbogen auftretender Schmerz, der in die rechte Schulter und in den Rücken ausstrahlt.

Uncharakteristische Beschwerden sind Druckgefühl im Oberbauch, Aufstoßen, Übelkeit, Fettunverträglichkeit und Blähungen.

Soforthilfe

- Bettruhe, Nahrungskarenz;
- Schmerzbehandlung durch
  - lokale Entspannung: warme Wickel (Melissen- oder Kamillenzugabe),
  - Spasmolytika, Analgetika.

Später sollte die Kost fettarm sein, da Fette durch Gallenblasenkontraktionen Koliken auslösen.

Bei *rezidivierenden Beschwerden* und bei Komplikationen ist die *Operation* (Cholezystektomie = Entfernen der Gallenblase) angezeigt. Gallenwegsteine können endoskopisch (Papillotomie und Herausziehen des Steins mit Körbchen Kap. 46) entfernt werden. Spontaner Steinabgang ist eher selten.

Medikamentöse Steinauflösung ist in einzelnen Fällen möglich.

Cholezystektomie

Präoperative Maßnahmen

Sobald Diagnose und Indikation gestellt sind, wird der Patient für die Operation vorbereitet; es gelten die allgemeinen Maßnahmen auf S. 957ff.

Operationsmethoden

Je nach Steinlage

- *Cholezystektomie* = Gallenblasenentfernung.
- *Choledochotomie* im Zusammenhang mit der Cholezystektomie, wenn mittels intraoperativ durchgeführtem Cholangiogramm in den Gallenwegen Steine festgestellt werden. Der Ductus choledochus wird eröffnet und die Konkremente entfernt. Anschließend wird u.U. ein T-Drain in den Duc-

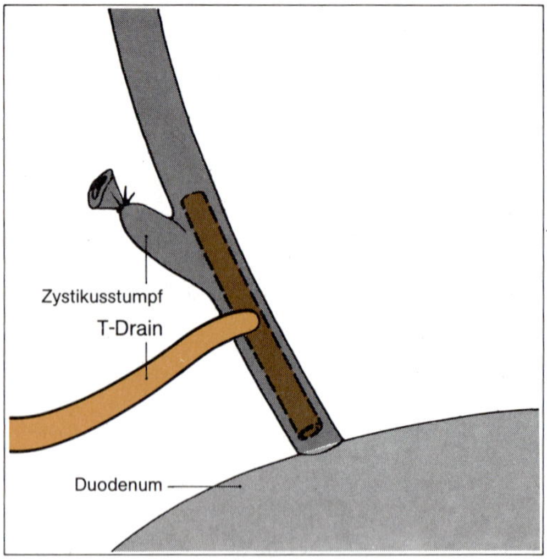

Abb. 22.**5** Eingelegter T-Drain.

tus choledochus eingelegt (Abb. 22.**5**), wodurch die Galle nach außen abgeleitet werden kann (Entlastungsdrain, bis der Abfluß ins Duodenum wieder ausreichend ist).

Postoperative Maßnahmen

- *Regulierung von Ernährung und Darmtätigkeit:*
  - *Infusionen* für 2–3 Tage, am 1. Tag darf bereits mit Trinken begonnen werden. Ab 3. Tag orale Ernährung, wenn Darmtätigkeit vorhanden. Diese anregen mit Klistier und Karlsbader Salz morgens nüchtern ab 2. Tag.
  - *Magensonde:* Sie bleibt liegen, solange Sekret fließt.
- *Verhütung von Thrombosen:*
  - Frühmobilisation, Antikoagulation (S. 181 ff.).
- *Drainage von Galle und Wundsekret:*
  - *Wunddrain* am 3. und 4. Tag kürzen, am 5. Tag wird er entfernt, sofern das Sekret gallenfrei ist (bei T-Drain bleibt der Wunddrain so lange liegen wie der T-Drain).
  - *T-Drain:* Bei gutem Abfluß ins Duodenum (weniger als 300 ml/24 Std.) wird er ab 3. postoperativem Tag über das Abdominalniveau angehoben (höher hängen). Bleibt der Gallenabfluß aus (Hinweis auf guten Abfluß ins Duodenum), kann er am 4. Tag abgeklemmt werden. Nach 6–10 Tagen wird eine Cholangiographie durch den T-Drain gemacht (er kann anschließend entfernt werden, wenn die Gallenwege steinfrei und der Gallenabfluß ungestört ist). *Nach* der Drainentfernung hat der Patient während 24 Stunden Bettruhe, der Verband ist häufig zu kontrollieren, da Galle nachfließen kann.
- *Krankenhausaustritt* nach 6–10 Tagen bei einfacher Cholezystektomie. Der Patient erleidet durch die Gallenblasenentfernung keine Einschränkung, da die Galle direkt ins Duodenum abfließen kann.

22.6. Cholezystitis

Die Entzündung der Gallenblase kann akut oder chronisch verlaufen. Entzündungsursachen können sein:

- Steinbildungen in der Gallenblase oder den Gallengängen,
- Bakterien, die in die Galle gelangt sind (z. B. Salmonellen).

Krankheitszeichen und Pflegeprobleme

- Mäßiges Fieber, das aber akut ansteigen kann (Schüttelfrost);
- Schmerzen im Bereich der Gallenblase, Bauchdeckenspannung;
- Übelkeit, Brechreiz;
- Zeichen einer akuten Pankreatitis (S. 668 f.) durch Steinabgang mit Reflux in den Pankreasgang.

Bei der akuten Cholezystitis können die Krankheitszeichen sehr stürmisch auftreten. Es entstehen Bakteriämie und Sepsis. Die chronische Entzündung verläuft schleichend, oft schubweise. Die Cholezystitis ist insofern ein schweres Krankheitsbild, als *Komplikationen* auftreten:

- *Hydrops* der Gallenblase (Rückstauung der Galle in die Gallenblase) nach Verschluß des Ductus cysticus, sie wird prall voll;
- *Empyem* (infizierte Galle in der Gallenblase) mit septischem Fieber und peritonealen Zeichen;
- gedeckte und freie *Perforation* mit lokaler oder diffuser galliger *Peritonitis* (S. 649 f.);
- *Penetration* und *Perforation* in den Darm mit Fistelbildung oder Auftreten eines Gallensteinileus (mechanischer Ileus S. 639 f.).

Pflege- und Behandlungsplan

Wegen der drohenden Komplikationen wird meist eine Sofort- oder Frühoperation vorgenommen.

Die *konservative* Therapie (kein Steinnachweis!) umfaßt

- Nahrungskarenz, dann Tee, Zwieback, später fettarm;
- Analgetika, Spasmolytika und Breitbandantibiotika;
- Bettruhe und Unterstützung des Allgemeinzustands nach Bedarf.

Weiterführende Literatur

Liehr, H.: Leber-Galle-Bauchspeicheldrüse. Trias, Stuttgart 1989

Mischo-Kelling, M., H. Zeidler: Innere Medizin für Krankenpflegeberufe. Urban & Schwarzenberg, München 1989

Reifferscheid, M., S. Weller: Chirurgie, 8. Aufl. Thieme, Stuttgart 1989

Wiedmann, K.H.: Therapeutische Probleme bei chronischer Lebererkrankung. Springer, Berlin 1989

Wohlgemuth, B.: Leber, Galle, Bauchspeicheldrüse. Birkhäuser, Basel 1988

23. Bauchspeicheldrüse

Unterstützen des Patienten mit Stoffwechselproblemen

Sequenzziel

Das Verbindenkönnen von fundiertem Wissen und praktischer Erfahrung ist die Grundlage für eine situationsgerechte Pflege, sowohl bei Patienten mit akuter oder chronischer Pankreatitis als auch mit Diabetes mellitus.

Das Studium dieses Kapitels soll Ihnen dafür die notwendigen Informationen zugänglich machen. Das Ziel liegt in der Befähigung, bei der Pflege solcher Patienten aktiv mitzuwirken: planen, durchführen, beurteilen (S. 102ff.).

Dynamik des Pflegeprozesses

Situation: Patient mit Stoffwechselstörungen.

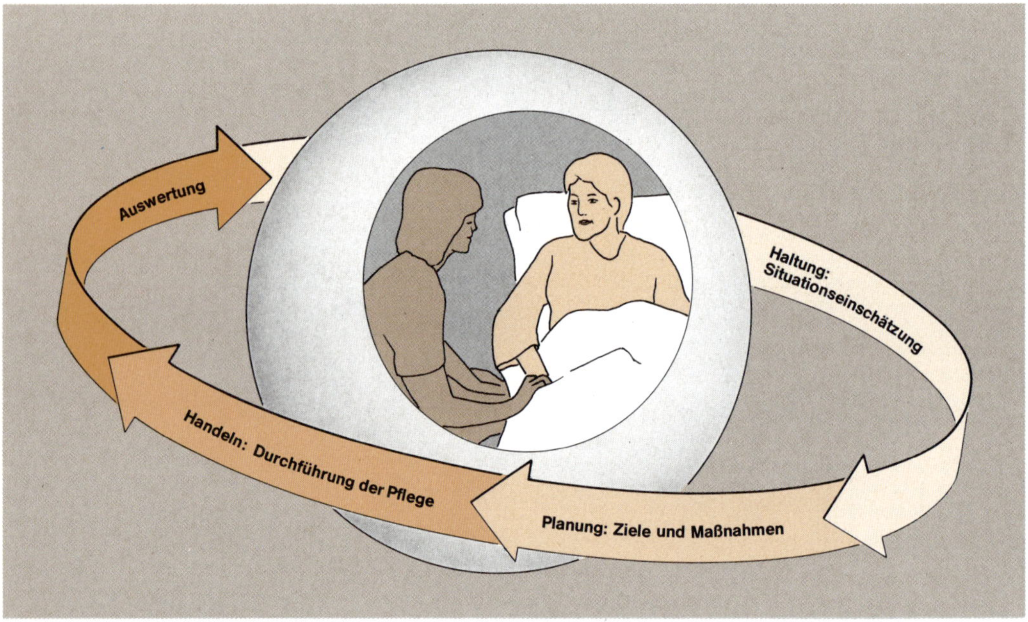

Prinzipien/Impulse

- Die Bauchspeicheldrüse (Pankreas) hat eine Doppelfunktion: Sie ermöglicht die *Enzymbildung* (exkretorischer Teil), die der Verdauung dient → Bildung und Abgabe von Verdauungssäften an den Darm, die *Hormonbildung* (inkretorischer Teil) → Bildung und Abgabe von Insulin an das Blut.
- *Die Drüse funktioniert nach dem Gesetz Nachfrage → Angebot,* d.h., sie liefert so viel Sekrete, wie vom Organismus gebraucht und/oder ausgeschieden werden (kybernetischer Regelmechanismus).
- *Harmonisches menschliches Leben* hängt weitgehend von der Selbstregulierung dieser Stoffwechselvorgänge ab. Intaktheit bedeutet: essen und trinken können, Nahrung

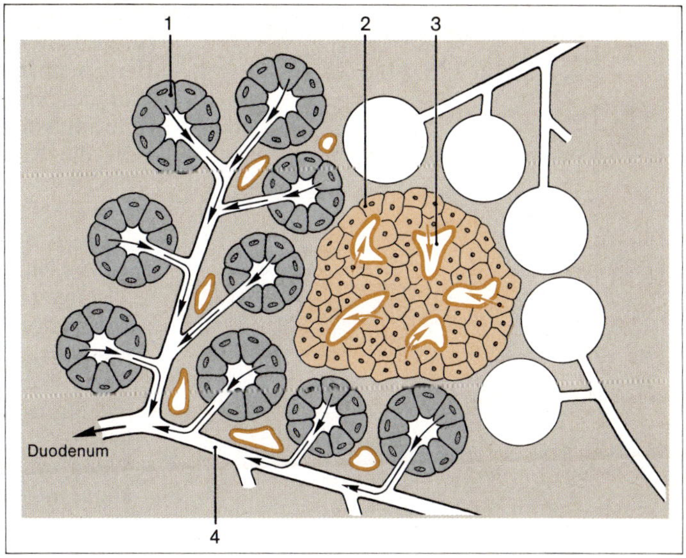

Abb. 23.**1** Pankreasgewebe (halbschematisch). Bezeichnen Sie die Strukturen 1–4 (S. 1144).

verwerten, Überschuß abbauen, Einseitigkeiten ausgleichen. Der Ausgleich der Stoffwechsellage ist demnach Grundvoraussetzung für den *Gleichklang von Leib und Seele*, wie auch für die Kraft und Ausdauer in den *psychosozialen Beziehungen*.

23.1. Allgemeine Grundlagen

23.1.1. Bezug zu den ATL

Das Pankreas in seiner komplexen Funktion gehört einerseits zu Kap. 21 *Magen-Darm-Trakt* (bezüglich Verdauung), andererseits zu Kap. 24 *Endokrine Drüsen* (hormonelle Blutzuckerregulierung). Es muß demnach im Zusammenhang und ergänzend zu diesen beiden Kapiteln gelernt werden. Die Zuordnung zu den ATL ist grundsätzlich die gleiche, wie sie dort nachgelesen werden kann. In erster Linie ist es Kap. 8 *Essen und trinken*. Die Vertiefung der theoretischen Grundlagen dient dem Verständnis der Zusammenhänge von Funktionen, Funktionsstörungen → Störungen der ATL und den entsprechenden Therapie- bzw. Pflegemaßnahmen.

23.1.2. Anatomie, Physiologie

Die Bauchspeicheldrüse besteht aus einem exokrinen und einem endokrinen Anteil (Abb. 23.**1**). Beide Teile funktionieren unabhängig voneinander.
Die **exokrinen** Pankreaszellen bilden einen Verdauungssaft. Der Ausführungsgang mündet gemeinsam mit dem Gallengang ins Duodenum. Das Sekret enthält:

- Vorstufen eiweißspaltender Enzyme (Trypsinogen, Chymotrypsinogen),
- kohlenhydratspaltende Enzyme (Amylase),
- fettspaltende Enzyme (Pankreaslipase).

Da das Sekret für den Abbau der Nährstoffe im Darm benötigt wird, führen Störungen der exokrinen Funktion u.a. zu Verdauungsstörungen.
Die **endokrine** Funktion wird von den inselförmigen Zellgruppen gewährleistet.

- Die B-Zellen bilden das *Insulin* (normal ca. 0,3–0,8 IE/kg Körpergewicht/Tag). Nur bei dessen Vorhandensein können die Körperzellen Glucose aus dem Blut aufnehmen und verwerten und speichert die Leber Glucose in Form von Glykogen; es wirkt also *blutzuckersenkend*.

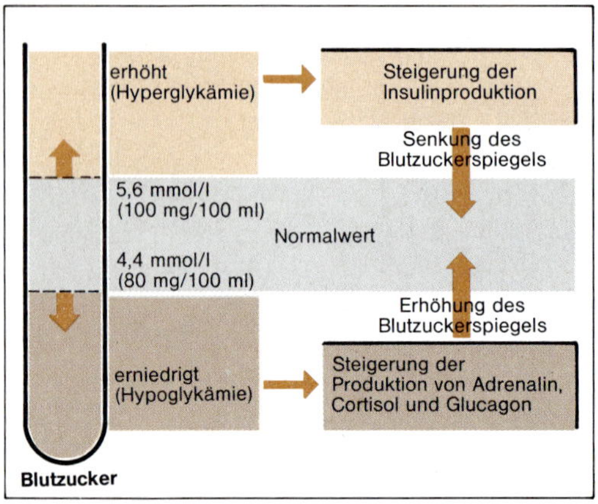

Abb. 23.**2** Regelung der Zuckerkonzentration im Blut.

- *Die A-Zellen bilden das Glucagon.* Es bewirkt eine Umwandlung des in der Leber gespeicherten Glykogens in Glucose, wirkt also *blutzuckererhöhend.*
  (Eine ähnliche Wirkung hat das Adrenalin aus dem Nebennierenmark. Ebenfalls blutzuckersteigernd wirkt das Cortisol aus der Nebennierenrinde, indem es den Umbau von Eiweiß in Glucose fördert; s. dort.)

Ein normaler Blutzuckerspiegel von ca. 5 mmol/l (100 mg/100 ml) wird durch ein Regulationssystem der Hormonproduktion aufrechterhalten (Abb. 23.**2** u. S. 1103f.).

Bei einem **Insulinmangel** kann der Zucker im Blut nicht verwertet werden, so daß seine Konzentration im Blut ansteigt (Hyperglykämie).

- Ist die Konzentration höher als 10 mmol/l (180 mg/100 ml) – Nierenschwelle –, so scheiden die Nieren einen Teil des überschüssigen Zuckers aus. Es kommt zu zuckerhaltigem Urin (Glukosurie), wodurch dem Körper wichtige Energiespender verlorengehen.
- Der ausgeschiedene Zucker nimmt aus osmotischen Gründen Wasser mit sich, so daß es zur Polyurie (große Urinmenge) kommt, die ihrerseits vermehrten Durst zur Folge hat.
- Wenn die Glucose nicht verwertet werden kann, müssen zur Energiebereitstellung Fette abgebaut werden, wobei vermehrt saure Stoffwechselprodukte und sog. Ketonkörper (Aceton) anfallen, die z. T. durch die Nieren ausgeschieden werden.

23.1.3. Diagnostik

Die Mithilfe bei diagnostischen Maßnahmen ist in Kap. 40–47 dieses Buches besprochen. Sie finden dort sowohl die *allgemeingültigen Richtlinien* als auch die *spezifischen Maßnahmen.* Bezogen auf die Prankreaserkrankungen sind diese im untenstehenden Kasten aufgeführt.

Übersicht über die wichtigsten diagnostischen Maßnahmen im Bereich des Pankreas

Maßnahmen	Aufgabenbereich der Pflege	Nachlesen
Exokrines Pankreas		
Enzym- und Fettbestimmung in Stuhl und Urin	Sammeln der Proben Information an den Patienten	Kap. 9 u. 45
Pankreasfunktionstests	Durchführung	
Bildgebende Verfahren • CT, MRI • PTC (Kontrastmitteluntersuchung) • ERCP (endoskopisch) • Ultraschall	Information Vorbereitung des Patienten	Kap. 46 u. 47
Endokrines Pankreas		
Bestimmung von • Blutzucker • Urinzucker • Aceton	Anleitung des Patienten Durchführung	Kap. 45
Diabetessuchtests	Durchführung	

23.2. Grundlagen zur Pflege

Die Erkrankungen des Pankreas führen zu zwei ganz verschiedenen Problemfeldern:

- Die *exokrinen Störungen* betreffen in erster Linie die Verdauungsfunktion: Nahrungsunverträglichkeit, Verdauungsstorungen, allgemeine Stoffwechselentgleisungen.
- Die *endokrinen Störungen* führen zum typischen Bild des Diabetes mellitus bzw. zu Blutzuckeranstieg, seltener zu Hypoglykämie.

Die Kenntnis der physiologischen und pathophysiologischen Zusammenhänge ist eine wichtige Grundlage für eine sichere und wirkungsvolle Pflege.

23.2.1. Bezug zu den fünf Funktionen der Pflege

1. *Unterstützen und/oder stellvertretende Übernahme der ATL.* Bei der schweren Pankreatitis (oder beim Pankreaskarzinom) können alle ATL tiefgreifend gestört und die Pflegedefizite groß sein. Beim Diabetiker muß das Hauptaugenmerk liegen auf Essen und Trinken (Kap. 7), Bewegen (Kap. 6), Ausscheiden (Kap. 8). Die Pflege umfaßt (außer in der Entgleisungssituation) in erster Linie die Beratung, Information und Instruktion des Patienten (S. 679ff.) in Zusammenarbeit mit der Diabetes-Fachschwester.
2. *Begleiten in Krisensituationen.* Kritische Situationen sind häufig; sei es, daß der Patient auf der Intensivpflegestation liegt (bei akuter exokriner Störung oder im diabetischen Koma) oder daß er mit einer Diagnose konfrontiert ist, die ihn ein Leben lang begleiten wird (Leben mit Diabetes) bzw. daß er z. B. mit der Diagnose „Pankreaskopfkarzinom" an seinen Tod erinnert wird. Zu Begleitung in Krisensituationen und zu Leben mit Krankheit S. 851 ff.
3. *Mithilfe bei diagnostischen und therapeutischen Maßnahmen* (Kap. 40–47). Beim Diabetiker steht die Anleitung zur Selbstkontrolle und -pflege (einschließlich Insulininjektion) im Vordergrund.
4. *Mithilfe an Programmen der Gesundheitsbildung und Rehabilitation.* Die Pflegeperson unterstützt die Bemühungen der *Fachschwester* (des Fachpflegers) *für Diabetesberatung*. Ihr obliegt die Sichtung und Weiterleitung von Neuerungen (Insuline, Spritzentechnik, Ernährung usw.). In Zusammenarbeit mit den Experten können Pflege- und Beratungsmethoden überprüft und wenn nötig verbessert bzw. anhand von Forschungsergebnissen auf den neuesten Stand gebracht werden (Funktion 5).

23.2.2. Standardisierte Pflegeplanung

Die Grundlagen sind in Kap. 4 und bei den einschlägigen ATL (Kap. 5–16) nachzulesen. Bezogen auf die Pflege dieser Patienten gilt es folgendes zu beachten:

Situationseinschätzung

Sie hat vor allem beim Auftreten (Neuentdekken) eines Diabets mellitus entscheidende Bedeutung. Zu erfassen sind u. a.:

- ☐ persönliche und Familienbiographie (familiäre Disposition, Risikofaktoren usw.);
- ☐ Lebens- und Eßgewohnheiten;
- ☐ Lernfähigkeit und Motivation;
- ☐ Krankheitsverarbeitungs- und Bewältigungsstrategien.

Pflegeprobleme

Sie sind je nach vorliegender Funktionsstörung verschieden:

- *Exokrin.* Es handelt sich um Verdauungsprobleme, Nahrungsunverträglichkeit, latente Stoffwechselentgleisungen.
- *Endokrin* sind es Diabeteszeichen und/oder die Komplikationen bzw. Spätfolgen wie Coma diabeticum, hypoglykämisches Koma, Gefäßprobleme.

Pflegeziele und -maßnahmen

Sie sind problem- und situationsabhängig (entsprechend der exemplarischen Pflegesituation).

Beachten Sie auch S. 108ff. u. 557 (*Standardplan*).

> Die wichtigsten Krankheitsbilder, die **pflegerisch von Bedeutung** sind:
> *Exokrines Pankreas*
> 23.3. Pankreatitis, akut oder chronisch
> *Endokrines Pankreas*
> 23.4. Diabetes mellitus

23.3. Pflege bei Pankreatitis

23.3.1. Situationseinschätzung

Patienten mit Entzündungen des Pankreas – insbesondere bei akutem Verlauf – sind schwerkranke Patienten. Bis zur Stabilisierung der Kreislauflage sind sie auf der Intensivpflegestation (Kap. 39). Der Situationseinschätzung dienen zusätzlich die Checklisten. Von Bedeutung für die Pflege ist auch die Beantwortung der folgenden Fragen:

- ☐ Wie sind das Befinden und die Situation des Kranken?
- ☐ Welche Lebensgewohnheiten sind an der Erkrankung mit beteiligt (Risikofaktoren wie Alkohol)?
- ☐ Handelt es sich um eine primäre Krankheit oder um eine Begleitpankreatitis bei einer Nachbarschaftserkrankung (z.B. Cholelithiasis) oder bei Infektionskrankheit (z.B. Mumps)?
- ☐ Ist der Verlauf schleichend, verdeckt oder akut nekrotisierend?
- ☐ Wie stark ist der inkretorische Pankreasteil betroffen?
- ☐ Liegt Malignomverdacht vor?
- ☐ usw.

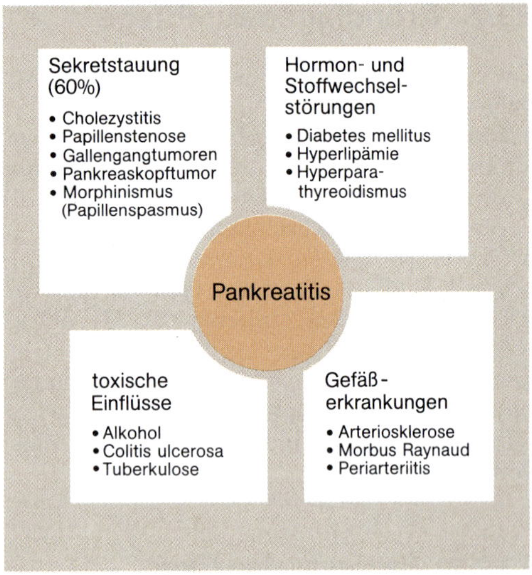

Abb. 23.3 Entstehungsursachen der Pankreatitis.

23.3.2. Akute Pankreatitis

Bei der akuten Pankreatitis handelt es sich um eine plötzlich einsetzende Entzündung der Bauchspeicheldrüse, die durch verschiedene Ursachen hervorgerufen werden kann. Meist nimmt die Erkrankung einen gutartigen Verlauf, sie kann aber auch zum Schock mit tödlichem Ausgang führen.

Die **Ursachen** sind vielfältiger Natur (Abb. 23.**3**), am häufigsten sind

- *Gallenwegsteine,* die bei Sitz vor der Papilla Vateri den Abfluß des Pankreassaftes verhindern, und der
- *Alkohol,* der das Drüsengewebe schädigt, seltener eine
- *Sekretstauung* infolge Pankreaskarzinoms.

Krankheitszeichen und Pflegeprobleme

Sie sind unterschiedlich und abhängig von auftretenden Komplikationen.

Leitsymptome sind jene des akuten oder subakuten Abdomens (S. 648).

Typisch sind:

- Abdominalschmerzen, oft sehr heftig, gürtelförmig in den Rücken ausstrahlend;
- Übelkeit, Meteorismus, Darmparese;
- Bauchdeckenspannung (Gummibauch);
- Temperaturanstieg.

Im weiteren sind es die Symptome der aufgetretenen Komplikationen:

- Schockzeichen;
- Zeichen des Nierenversagens → Anurie, Oligurie;
- Zeichen der Leberbeteiligung → Ikterus, Subikterus;
- Blutungen in das Pankreas → Hämatemesis, Meläna.

Pflege- und Behandlungsplan

Je nach Schweregrad der Erkrankung und der eingetretenen Komplikationen muß der Patient evtl. auf die Intensivpflegestation verlegt werden.

Die wichtigsten Maßnahmen betreffen:

Engmaschige Überwachung zur Früherkennung (und Therapie) von Komplikationen: Vitalzeichen, d.h. Bewußtsein, Atmung, Ausscheidungen.

Hemmen der Sekretbildung und Enzymaktivität:

- absolute Nahrungskarenz;
- Absaugen der Sekrete im oberen Duodenum durch eine Duodenalverweilsonde (Kap.

43); dies ist besonders wichtig bei Ileus- und Subileuszuständen.
- Unterdrücken der Magensaftsekretion durch H_2-Blocker (Antazida).

Schmerzbekämpfung:
- Analgetika sind in hoher Dosierung erforderlich, *kein Morphin* wegen seiner Spasmen erzeugenden Wirkung am Sphincter Oddi.
- Eisblasen auf die Pankreasregion auflegen.

Elektrolyt- und Wasserhaushalt, parenterale Ernährung:
- Infusionstherapie. Die Volumenverluste sind sehr hoch, weshalb die Flüssigkeitszufuhr 2,5–3 l und mehr betragen muß.
- Substitution von Stoffen, die verlorengehen: Elektrolyte, Glucose, Insulin.
- Tägliche Kontrolle von Natrium, Kalium, Chlor, Calcium, Glucose.
- Während der akuten Phase besteht ein hoher Kalorienbedarf, so daß parenteral mindestens 2500–3000 kcal (10470–12560 kJ) zugeführt werden müssen.

Unterstützen bzw. Übernahme der ATL:
- Sorge für *Ruhe und Schlaf*, entspannende Lagerung (im akuten Stadium *Bettruhe*), Dekubitus- und Thromboseprophylaxe.
- *Mobilisation* nur nach Verordnung; vorsichtig und schrittweise (Kollapsgefahr!).
- *Körperpflege* zu Beginn übernehmen, bei Stabilisierung des Zustands behutsames Hinführen zur Selbstpflege.
- *Atmung* unterstützen und gezielte Pneumonieprophylaxe. Atemtherapie und Inhalation sind fast immer angezeigt.
- *Psychische Stützung* und Begleitung je nach Situation, Zustand und Bedürfnis – auch religiöse Bedürfnisse beachten.
- *Gesundheitsberatung.* Vordergründig sind gesunde Ernährung und Alkoholabstinenz, d.h. die *Beseitigung auslösender Noxen*. Der Patient braucht nach der Entlassung eine ausreichend lange Erholungszeit.

Chirurgische Behandlung. Bei akuter, ausgedehnter Pankreasnekrose oder bei Abszeßbildung ist ein chirurgischer Eingriff nötig → *Pankreatektomie* und/oder *Pankreasdrainage*.

Die *prä-* und *postoperativen* Maßnahmen entsprechen denjenigen einer Magenoperation (S. 635f.). Zusätzlich sind
- Pankreasenzyme und Sekretion zu überprüfen, u.U. zu ersetzen (Substitutionstherapie);
- der Blutzuckerspiegel zu überwachen (Blut- und Urinkontrollen).
- Evtl. ist eine Intensivüberwachung notwendig.

Es handelt sich um ein schweres Krankheitsbild mit schwierigem Heilungsverlauf.

23.3.3. Chronische Pankreatitis

Die chronische Pankreatitis verläuft langsam, schubweise, d.h., relativ beschwerdearme Zeiten wechseln ab mit mehr oder weniger schweren Krankheitszuständen unter Zerstörung von mehr und mehr Pankreasgewebe bis zum Beginn einer *Pankreasinsuffizienz*.

Krankheitszeichen und Pflegeprobleme

- Unwohlsein, Übelkeit, Brechreiz;
- Nahrungsunverträglichkeit (Süßspeisen, Fett, Kaffee, Alkohol), Gewichtsverlust;
- Völlegefühl, Meteorismus, Bauchschmerzen;
- Obstipation oder Durchfälle.

Spätsymptome (nach ca. 5 Jahren):
- Pankreasverkalkungen, die im Bereich der Papilla zu *Stenosen* führen.
- Bei zunehmender *Parenchymverödung* entsteht einerseits ein *Diabetes mellitus* (endokrin), andererseits ein Malabsorptionssyndrom (exokrin) mit gestörter Fettverdauung (Fettstühle). Eiweiß- und Kohlenhydratverdauung können durch die Magen-Darm-Enzyme noch längere Zeit aufrechterhalten werden. Im Spätverlauf kommt es zur *Kachexie*.

Pflege- und Behandlungsplan

Diätetische Unterstützung:
- im akuten Schub wie oben;
- im Intervall: fettarm, kohlenhydratreich, häufige kleine Mahlzeiten;
- Alkoholabstinenz.

Substitution der Pankreassekrete:
- Pankreasenzyme,
- Insulin bei Diabetes mellitus.

Seelisch-geistige Stützung: Die Patienten sind schwer beeinträchtigt. Sie brauchen
- *Motivation*, um die Einschränkungen, die ihnen die Krankheit auferlegt, durchstehen zu können;
- *Anleitung* in diätetischen Belangen, damit die Kachexie im Rahmen gehalten werden kann;
- *Stützung* der geistig-seelischen Kräfte, um

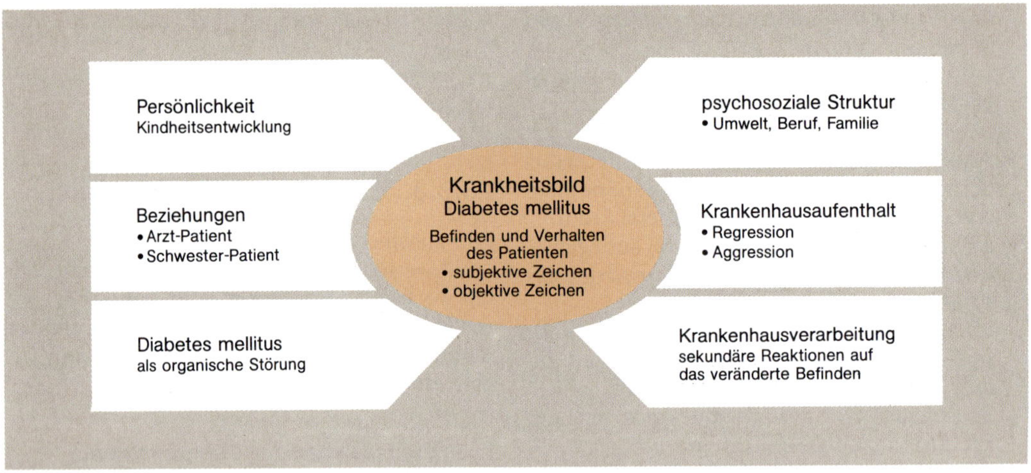

Abb. 23.**4** Multifaktorielle Beeinflussung von Befinden und Verhalten des Diabetikers.

den zunehmenden physischen Abbau zu kompensieren;

- *Linderung von Schmerzen.* Alkoholabstinenz und fettarme Diät führen bei vielen Patienten schon zu Schmerzfreiheit. Oft brauchen sie aber zusätzliche Analgetika. Hilfreich sind warme Wickel (S. 326f.).
- *Hilfe zur Selbsthilfe* in den Aktivitäten des täglichen Lebens und Mobilisierung aller Mittel (sozial, psychologisch), die den Patienten in der Lebensbewältigung außerhalb des Krankenhauses unterstützen.

Chirurgische Pankreasresektion wird bei Karzinomverdacht, bei andauernden Schmerzen oder zunehmender Kachexie vorgenommen.

23.4. Pflege bei Diabetes mellitus

Der Diabetes mellitus (Zuckerkrankheit) ist eine chronisch verlaufende Stoffwechselerkrankung mit Störungen, die den Kohlenhydrat- sowie den Fett- und Eiweißstoffwechsel betreffen. Die Ursache liegt in einem absoluten oder relativen *Insulinmangel.*

Klassifikation des Diabetes mellitus (nach WHO 1980):

- Typ I insulinabhängig,
- Typ II insulinunabhängig,
- Typ IIa ohne Adipositas,
- Typ IIb mit Adipositas.

Die Begriffe „Altersdiabetes" und „jugendlicher Diabetes" werden in der modernen Diabetologie nicht mehr verwendet.

Nach den neuesten Forschungsergebnissen gilt folgendes:

- Die Anlage zum Typ-II-Diabetes kann vererbt sein. Der Typ-II-Diabetes ist ein „relativer" Diabetes, der bei Übergewichtigen und infolge Erschöpfung der B-Zellen durch Überbeanspruchung im Laufe des Lebens auftritt.
- Multifaktorielle Komponenten (Abb. 23.**4**) spielen eine Rolle bei der Entstehung des Typ-I-Diabetes. Diese Form des Diabetes trifft den jungen Menschen häufig schon als Kind.

23.4.1. Situationseinschätzung

Neben der allgemeinen Situationseinschätzung ist zusätzlich die Beurteilung (Analyse) der folgenden Aspekte notwendig, damit eine optimale Pflege gewährleistet werden kann:

- ☐ Wie sind der Zustand, das Befinden und die Lebenssituation des Betroffenen?
- ☐ Ist die Krankheit neu entdeckt, oder handelt es sich um eine Entgleisung bzw. Wiedereinstellung?
- ☐ Ist der Diabetes das Hauptproblem des Kranken, oder muß er mit berücksichtigt werden, z. B. anläßlich einer Operation?
- ☐ Bestehen Komplikationen? Ist der Patient sehr gefährdet bzw. beeinträchtigt? Wo liegen die Hauptprobleme?
- ☐ Wie kooperativ/selbständig sind der Patient und seine Angehörigen?
- ☐ Wie ist die psychische Gestimmtheit (Krankheitsverarbeitung, Aggression/Regression, Interesse/Desinteresse)?
- ☐ usw.

23.4.2. Krankheitszeichen und Pflegeprobleme

Diabeteszeichen

Subjektive Beschwerden:
- Müdigkeit, Arbeitsunlust, evtl. depressive Verstimmung;
- große Urinmengen (hell, spezifisches Gewicht hoch);
- vermehrter Durst und Polydipsie (viel trinken);
- Gewichtsverlust, Appetitsteigerung – später Appetitverlust;
- Neigung zu Übelkeit und Erbrechen;
- Anfälligkeit für Pilzinfektionen, Furunkulose, Karbunkel, Juckreiz;
- Sehverschlechterung, Neuritiden, verschlechterte Wundheilung.

Objektive Zeichen:
- Hyperglykämie, Glukosurie;
- Urin hell, hohes spezifisches Gewicht (Zukkergehalt), große Mengen.
- Der *Typ-I-Diabetiker* ist häufig schlank bis mager und hoch aufgeschossen (juveniler, asthenischer Typ), seine Blutzuckerwerte sind labil, er neigt zur *Azidose* und unter Insulinbehandlung zu *hypoglykämischen Reaktionen*.
- Der *Typ-II-Diabetiker* ist in 80% der Fälle übergewichtig (sthenischer, adipöser Typ). Die Azidoseneigung ist gering, und die Blutzuckerwerte sind relativ stabil.

Gefahren und Spätfolgen

Coma diabeticum

Grundsätzlich kann man unterscheiden zwischen dem *ketoazidotischen Koma* und dem *hyperosmolaren Koma*.

Ketoazidose. Sie tritt vor allem bei jungen Patienten auf:
- Durch eine massive Glukosurie bei bestehender Hyperglykämie verliert der Organismus seine Energiestoffe (*Glykogenverarmung* in der Leber).
- Es werden Fette abgebaut, und daraus bilden sich die sog. Ketokörper (Acetessigsäure, Beta-Oxybuttersäure) im Blut – *Ketonämie*, im Urin – *Ketonurie* (Aceton positiv) – *metabolische Azidose* (Pathophysiologie S. 666).
- Ausdruck der metabolischen Azidose ist das Verschwinden der *Alkalireserve* im Serum (sie bindet Säuren), die beschleunigte vertiefte Atmung – *Kußmaul-Atmung* (Säure wird abgeatmet, der Atem hat den typischen *Acetongeruch*).

Hyperosmolarität. Bei älteren Patienten steht häufig nicht die Azidose im Vordergrund, sondern die extrem hohe Konzentration des Blutzuckers. Dieser wird osmotisch wirksam und führt zu einer Flüssigkeitsverschiebung vom intra- in den extrazellulären Raum und zur osmotischen Diurese mit Polyurie. Somit geht die aus den Zellen in den Extrazellulärraum verschobene Flüssigkeit verloren. Wenn dieser Verlust nicht sofort ersetzt werden kann, resultiert eine zunehmende Exsikkose (trockene, schlaffe Haut, weiche Augäpfel) und infolge Plasmaverlustes ein Kreislaufschock (flacher, tachykarder Puls, Blutdruckabfall; im Schock geht die Polyurie über in eine Oligurie).
Das *Koma* entwickelt sich langsam. Ausgelöst wird es häufig durch eine akute Erkrankung, psychische Belastung, Insulintherapie oder Diätfehler. Zeichen und Sofortmaßnahmen sind Tab. 23.**1** zu entnehmen.

Hypoglykämisches Koma

Bei dieser Stoffwechselstörung steht die Hypoglykämie (Blutzucker unter 2,2 mmol/l bzw. 40 mg/100 ml) im Vordergrund. Sie ist die Folge eines Insulinüberschusses, entweder durch überschießende Gegenregulation des Körpers auf eine Hyperglykämie oder nach zu großer exogener Insulinzufuhr. Sie entwickelt sich rasch und kann bei älteren Menschen atypisch verlaufen, z. B. wie ein apoplektischer Insult oder ein Myokardinfarkt. Ursachen, Zeichen und Sofortmaßnahmen sind Tab. 23.**1** zu entnehmen. Obwohl das hypoglykämische Koma durch Glucosezufuhr relativ einfach behoben werden kann, ist es keineswegs harmlos, denn Hypoglykämie bedeutet auch Mangelernährung, worunter in erster Linie die Hirnzellen leiden.
Es gibt auch die primäre Hypoglykämie, die infolge eines Adenoms der Pankreaszellen auftritt und die gleichen Zeichen macht.

Diabetische Gefäßveränderungen

Dauer des Diabetes und Erfolg der Therapie bestimmen den Zeitpunkt der Gefäßkomplikationen. 5–15 Jahre nach Beginn der Erkrankung treten Veränderungen der Blutgefäße auf. Typisch dabei ist die Verdickung der Ba-

Tabelle 23.1 Gegenüberstellung Coma diabeticum – hypoglykämisches Koma

Coma diabeticum	Hypoglykämisches Koma
Ursachen	
• fehlende Insulinzufuhr durch Unterlassen der Insulininjektion • ungenügende Insulinzufuhr bei falscher Dosierung • erhöhter Insulinbedarf bei Infekten, Diätfehlern, Operation, Unfall, Schwangerschaft, akuten Erkrankungen (Myokardinfarkt), psychischen Streßsituationen	• Diätfehler, z. B. Auslassen von Mahlzeiten, massiver Alkoholkonsum • Medikamenten- und Insulin-Injektionsfehler im Sinne einer Überdosierung • ungewöhnliche körperliche Anstrengung • unregelmäßige Resorption von der Injektionsstelle her
Zeichen	
• starker Durst, trockene Haut und Schleimhaut • Polyurie • schnelle Ermüdbarkeit • Konzentrationsschwäche • Appetitlosigkeit, Übelkeit, Brechreiz, Erbrechen • Schläfrigkeit	• Heißhunger, feuchte Haut (Schweißausbruch) • Schwäche, Müdigkeit, Zittern • Angst, Herzklopfen, Gähnen • Kribbeln unter der Haut • psychische Veränderungen: Erregbarkeit oder Apathie • Sehstörungen } wichtige Zeichen • Konzentrationsschwäche } bei Humaninsulin
In der Bewußtlosigkeit	
• Exsikkose: trockene Zunge und Haut, weiche Augäpfel • große Kußmaul-Atmung • Acetongeruch in der Ausatmungsluft • schlaffer Tonus der Extremitäten • Reflexe abgeschwächt oder normal • Tachykardie mit schlecht gefülltem Puls • Blutzucker ↑, Urinzucker ↑, evtl. Aceton pos.	• feuchte, blasse Haut, Schweißausbruch • Atmung normal oder schnarchend • Mundgeruch unauffällig • Tonus gespannt, Krämpfe • Reflexe gesteigert, evtl. Halbseitenparese • Puls gut gefüllt • Blutzucker ↓, Urinzucker neg., Aceton neg.
Sofortmaßnahmen	
• Vitalzeichenkontrolle; Bestimmung von Blutzucker, Urinzucker, Osmolarität, Blutgasen • Flüssigkeits- und Elektrolyttherapie, Volumenersatz, dann hypotone Lösungen, Coma-diabeticum-Lösung (enthält Na-Bicarbonat), Natrium-Kalium-Korrektur • glucosehaltige Lösungen, sobald Blutzucker sinkt • Insulin i.v., s.c. oder als Dauertropfinfusion • bei Stabilisierung: umstellen auf Erhaltungstherapie und orale Ernährung	• bei nichtbewußtlosen Patienten: gesüßten Tee, Zuckerwasser, Orangensaft, Brot • bei komatösen Patienten: Injektion von Glucose 40% i.v. oder Injektion von 0,5–1 mg Glucagon • bei Patienten „auf der Straße": 2–3 Würfelzucker zwischen Wangen und Zahnreihe legen (Patient in Seitenlage und Kopftieflage wegen Aspirationsgefahr)

salmembran. Zu Symptomen kommt es erst, wenn in den Endorganen die Blutzufuhr vermindert wird. Man unterscheidet einerseits diabetesspezifische *Mikroangiopathien* und andererseits eine unspezifische *Makroangiopathie*, das ist eine verstärkte und vorzeitig auftretende Arteriosklerose.

Mikroangiopathien sind die

- *diabetische Nephropathie* als *Glomerulosklerose* mit Veränderungen an dem Glomeruluskapillaren – Kimmelstiel-Wilson-Syndrom: Charakteristische Krankheitszeichen sind Proteinurie und Hypertonie. Häufig ist die Nephropathie mit Harnwegsinfektionen und anderen Nierenerkrankungen kombiniert;
- *diabetische Retinopathie* – Netzhautveränderungen infolge des diabetischen Kapillarschadens. Das Sehvermögen nimmt ab. Frühzeitig treten Katarakt sowie Glaskörper- und Netzhautblutungen auf.

Makroangiopathien betreffen vorwiegend Zerebral- und Koronargefäße sowie Arterien der unteren Extremitäten:

- Zerebralsklerose → Apoplexie,
- Koronarsklerose → Myokardinfarkt,
- Sklerose der Beinarterien → Ulzera, Nekrosen, Gangrän.

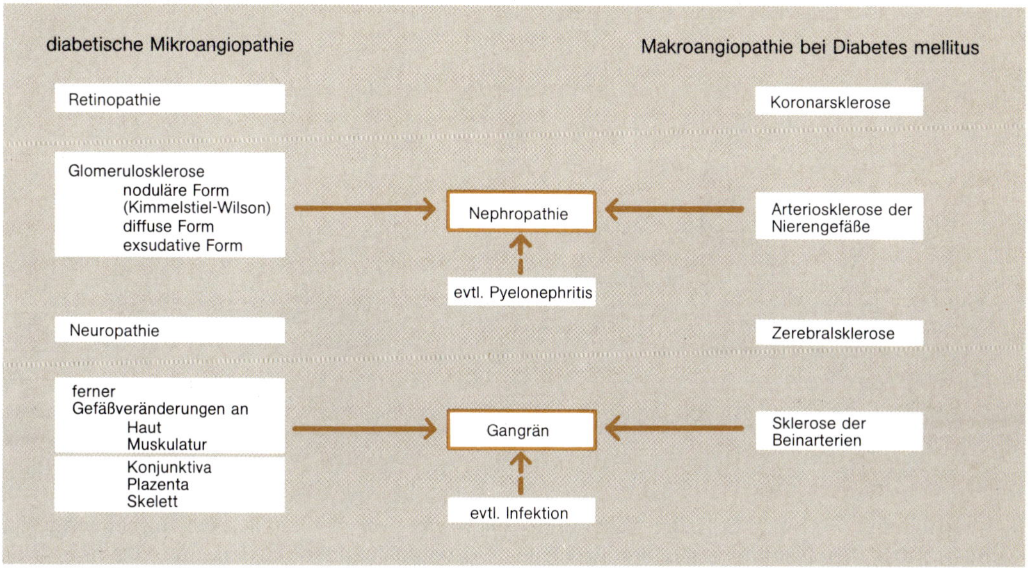

Abb. 23.**5** Nichtakute Komplikationen des Diabetes mellitus (diabetisches Spätsyndrom) sowie Zusammenhänge zwischen Mikro- und Makroangiopathie des Diabetikers (nach Gerlach).

Neuropathien

Die neurologischen, nicht rückbildungsfähigen Veränderungen manifestieren sich z. B. als

- Neuritiden,
- Aufhebung des Vibrationsempfindens und der Schweißsekretion,
- Blasenstörungen; die Patienten haben oft große Mühe, die Blase zu entleeren, was häufig auch für das Pflegepersonal zum Problem wird → Urinbedarf für die zeitlich programmierten Zuckerproben.

Infektionsanfälligkeit

Sie ist beim Diabetiker groß und ein Zeichen der verminderten Resistenz gegen Krankheitserreger jeder Art. Die Tendenz zur schlechten Wundheilung kompliziert die Infektionsbekämpfung bei Verletzungen.

Abb. 23.**5** zeigt die gegenseitige Beeinflussung der Spätfolgen bzw. Komplikationen.

23.4.3. Pflege- und Behandlungsplan

Die **Ziele** sind abhängig vom Befinden des Patienten und vom Ausmaß der Krankheit:

- *Stabilisierung* und *Kompensation* der Stoffwechsellage bei entgleistem Diabetes.
- *Krankheitsverarbeitung* bei neuentdecktem Diabetes oder bei zunehmenden Komplikationen.
- *Beschwerdefreies Leben* und *Leistungsfähigkeit* in Beruf und Alltag sowie Integration des Diabetes ins tägliche Leben – *bedingte Gesundheit.*

Die **Maßnahmen** sind von den möglichen Zielen vorgegeben. Wo es darum geht, daß der Diabetiker lernen muß, mit seiner Krankheit zu leben, geht es um *Lernprozesse*, welche die Lebensweise, die Ernährung und die Medikation/Insulininjektion betreffen. Zur Unterstützung soll die *Fachschwester für Diabetesberatung* beigezogen werden. Im folgenden einige Anregungen.

Regelung der Lebensweise

- Den Tagesablauf strukturieren, Zeitplan aufstellen für Urinuntersuchungen, Insulininjektionen, Essenszeiten, Protokollführung (Testheft), Arbeit und Freizeit.
- Gleichmäßige körperliche Betätigung und Sport; Muskelarbeit steigert die Verbrennung und senkt den Blutzucker. Ein Zuviel belastet die Stoffwechsellage ebenso wie ein Zuwenig. Auf Wanderungen und Bergtouren sind stündliche Pausen mit Zwischenverpflegung einzuhalten (s. Diät).

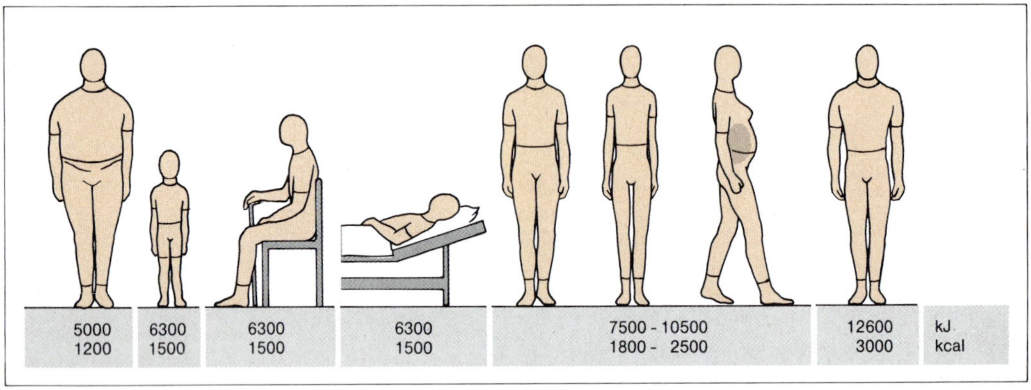

Abb. 23.**6** Bedarf an Joule (kJ) bzw. an Kalorien (kcal) für verschiedene Diabetikertypen (nach A. Teuscher: Ernährung bei Diabetes. Ther. Umsch. 37 [1980] 640).

- Abweichungen vom normalen Rhythmus müssen bei der Insulindosis und/oder Diät berücksichtigt werden, z. B. Interkontinentalflüge (mit Zeitverschiebung).
- Diabetische Kinder sollen am normalen Schulalltag teilnehmen. Der Lehrer wird orientiert und über das Verhalten bei einer auftretenden Hypoglykämie informiert.
- Der gut eingestellte und geschulte Diabetiker kann mit den modernen Therapiemöglichkeiten (intensivierte Insulintherapie) die meisten Berufe ergreifen, ausgenommen Pilot, Lokomotivführer, Lastwagenfahrer, Dachdecker, Starkstromelektriker (Bewußtseinstrübung bei Hypoglykämie).

Diätetische Maßnahmen

Die Diät ist die Grundlage der Diabetesbehandlung. Bei 30% der Patienten ist keine zusätzliche Therapie notwendig. Voraussetzung ist, daß die individuelle Stoffwechsellage berücksichtigt wird, d. h., jeder Patient braucht *seine* Diät. Grundsätzlich gilt heute: kohlenhydratreich (reich an langsamen, nicht an schnellen Kohlenhydraten), fettarm, eiweißbegrenzt, verteilt auf sechs Mahlzeiten pro Tag. Die Kalorienzahl richtet sich nach dem Gewicht, der Konstitution und der individuellen Situation (Frauen brauchen während der Schwangerschaft z. B. mehr Kalorien, Adipöse bekommen eine Reduktionsdiät). Die notwendige bzw. erlaubte Joulezahl (Abb. 23.**6**) wird anhand einer Standard-Diätverordnung in einen individuell angepaßten Mahlzeitenplan umgesetzt.

- *In der Schweiz* hat sich die Berechnung von Kohlenhydraten, Eiweiß und Fett in Portionen, sog. *Werten*, die je 10 g dieser Nährstoffe enthalten, bewährt (Tab. 23.**2**).
- *In Deutschland* hat sich die Angabe der Kohlenhydratmengen in *Broteinheiten* (12 g Kohlenhydrate) eingebürgert; Mahlzeitenplan Tab. 23.**3**.
- *Der Austausch* der Werte bzw. Einheiten ist in den *Nahrungsmittel-Austauschtabellen*, die im Buchhandel oder bei den Diabetes-Gesellschaften erhältlich sind, ablesbar. Die Angaben stützen sich auf Experten der Nahrungswissenschaft, wie Souci u. Bosch (1982).
- *Mahlzeitenpläne.* Für die Schweiz haben die regionalen Diabetes-Gesellschaften eine große Auswahl verschiedener Diätpläne für Diabetiker von 2500 Joule (600 Kalorien) bis 12 500 Joule (3000 Kalorien) berechnet und zusammengestellt. Sie enthalten in einem übersichtlichen Faltblatt Angaben zu den Grundnährstoffen, den berechneten Mahlzeitenplan (Tab. 23.**4**), eine Nahrungsmittelaustauschtabelle sowie Angaben über den richtigen Gebrauch von künstlichen Süßstoffen, Gewürzen und über Getränke. Diese Mahlzeitenpläne können bei den Diabetes-Gesellschaften bezogen werden.
- *Abwiegen der Nahrungsmittel.* Zur Durchführung einer Diabetesdiät, die einen bestimmten Joule- bzw. Kaloriengehalt aufweist, ist eine *Waage erforderlich, mit der man Nahrungsmittelportionen auf 10 g genau abwiegen* kann. Mit der Zeit lernt man, die Größe der Portionen zu schätzen. Die koh-

Tabelle 23.2 Mahlzeitenplan in Werten für Diabetesdiät mit 6300 kJ (1500 kcal) (Mahlzeitenpläne der Stiftung für Diabetes-Beratung, Bern 1980 u. 1981)

	Werte
Erstes Frühstück	
Kaffee oder Tee nach Belieben	
Milch	1 M
Brot	3 B
Butter	1 F
Käse (mager), Quark, Ei oder Wurst (mager)	1 E
Zweites Frühstück	
Obst	2 O
Brot	–
Käse (mager), Wurst (mager), Butter	–
Kaffee, Tee nach Belieben	
Mittagessen	
Suppe dünn	½ B
Fleisch (mager) oder Fisch	1½ B
Gemüse	1 G
Kartoffeln, Reis, Teigwaren oder Brot	2 B
Blattsalat	frei
Fett und Öl zum Kochen	1 F
Obst	1 O
Nachmittagsimbiß	
Kaffee oder Tee nach Belieben	
Brot	1 B
Käse (mager), Wurst (mager)	–
Obst	1 O
Butter	–
Abendessen	
Bouillon fettlos	frei
Fleisch (mager), Eier- oder Käsespeisen	1½ E
Gemüse oder Salate davon	1 G
Kartoffeln, Reis, Teigwaren oder Brot	2 B
Blattsalat	frei
Fett und Öl zum Kochen	½ F
Obst	1 O
Milch	½ M
Kaffe oder Tee nach Belieben	
Spätimbiß (vor dem Schlafen)	
Obst	1 O
Brot	–

B Brotwert (Brot, Kartoffeln, Teigwaren, Reis), **G** Gemüsewert, **O** Obstwert, **M** Milchwert, **E** Eiweißwert, **F** Fettwert. Jeder Wert entspricht einer Portion, deren Gewicht in der Austauschliste gefunden wird. **B**, **G**, **O** sind Kohlenhydrate.

lenhydratreichen Nahrungsmittel sollten immer abgewogen werden. Um sich nicht ein falsches Augenmaß anzugewöhnen, müssen gelegentlich Kontrollen mit der Diätwaage durchgeführt werden.

Tabelle 23.3 Mahlzeitenplan in BE für Kohlenhydrate (KH) = Broteinheiten und g für Fett für Diabetesdiät mit 8400 kJ (2000 kcal) (Mahlzeitenpläne der Stiftung für Diabetes-Beratung, Bern 1980 u. 1981)

		Fett in g	KH in BE
Erstes Frühstück			
75 g	Brot	–	3
10 g	Butter oder Pflanzenmargarine	8	–
1	Ei	6	–
25 g	Diabetikermarmelade	–	1
	Kaffee	–	–
5 g	Milch	–	–
Zweites Frühstück			
50 g	Brot	–	2
10 g	Butter oder Pflanzenmargarine	8	–
20 g	Aufschnitt, mager	6	–
100 g	Apfel	–	1
Mittagessen			
125 g	Fleisch, mager (Rohgewicht)	14	–
10 g	Pflanzenmargarine	8	–
200 g	Gemüse, ohne KH-Anrechnung	–	–
120 g	Kartoffeln	–	2
130 g	Orange (ohne Schale gewogen)	–	1
Nachmittagsimbiß			
50 g	Brot	–	2
5 g	Butter oder Pflanzenmargarine	4	–
100 g	Magerquark	–	–
	Kaffee	–	–
5 g	Milch	–	–
Abendessen			
75 g	Brot	–	3
10 g	Butter oder Pflanzenmargarine	8	–
40 g	Aufschnitt, mager	8	–
30 g	Käse (30% Fett i. Tr.)	3	–
100 g	Tomate	–	–
Spätimbiß			
15 g	Knäckebrot	–	1
130 g	Pampelmuse/Grapefruit (ohne Schale)	–	1

- *Für die Instruktion der Diät* ist in erster Linie die Ernährungsberaterin in Zusammenarbeit mit der Diabetes-Fachschwester zuständig. Sie werden von der Pflegegruppe aktiv unterstützt.

> Gesundes Leben und Lebensqualität des Diabetikers hängen weitgehend mit der disziplinierten Einhaltung der individuell angepaßten Diät zusammen.

Tabelle 23.**4** Standard-Diätverordnungen für verschiedene Kalorienzahlen in Werten

kJ*	5000	6300	7500	8400	9200	10500	12600
kcal	1200	1500	1800	2000	2200	2500	3000
Kohlenhydrate	145	180	210	220	240	270	330
Eiweiß	65	70	95	100	110	120	150
Fett	45	55	65	75	85	100	120
Erstes Frühstück							
Brotwerte	2	3	3	4	4	5	5
Milchwerte	1	1	1	1	1	1	1
Eiweißwerte	1	1	1	1	1	1½	1½
Fettwerte	½	1	1	1	1	2	2
Zweites Frühstück							
Brotwerte	0	0	0	0	0	0	2
Obstwerte	1	2	2	2	2	2	2
Eiweißwerte	0	0	0	0	0	0	1
Fettwerte	0	0	0	0	0	0	1
Mittagessen							
Brotwerte (Suppe)	0	½	½	½	½	½	½
Brotwerte (Kartoffeln, Reis usw.)	2	2	3	3	4	4	5
Gemüsewerte	1	1	1	1	1	1	1
Obstwerte	1	1	1	1	1	1½	1½
Eiweißwerte	1½	1½	2	2	2½	2½	3
Fettwerte	½	1	1	1	1	1	1
Nachmittagsimbiß							
Brotwerte	0	1	2	2	2	2	3
Obstwerte	1	1	0	0	0	0	0
Eiweißwerte	0	0	1	1	1	1	1
Fettwerte	0	0	0	½	1	1	1
Abendessen							
Brotwerte	2	2	3	3	4	4	5
Gemüsewerte	1	1	1	1	1	1	1
Obstwerte	1	1	1	1	1	1½	1½
Milchwerte	½	½	½	½	½	½	½
Eiweißwerte	1½	1½	2	2	2½	2½	3
Fettwerte	½	½	½	1	1	1	1
Spätimbiß							
Brotwerte	0	0	0	0	0	1	2
Obstwerte	1	1	2	2	2	2	2

Die Verteilung der Joule/Kalorien wurde nach folgender Formel vorgenommen: Kohlenhydrate 45%, Eiweiß 20%, Fett 35%.

* Die genaue Joule- und Kalorienzahl und die quantitativen Angaben in Gramm für Kohlenhydrate, Eiweiß und Fett können aus der Standarddiät nur errechnet werden, wenn zusätzlich die folgenden Angaben berücksichtigt werden: Im Mittel enthält 1 Brotwert 1,5 g, 1 Obstwert 0,7 g, 1 Gemüsewert 2,0 g Eiweiß. 1 Eiweißwert (fettarme Qualität) enthält neben dem Eiweiß rund 5 g Fett (½ Fettwert).

Medikamentöse Behandlung

Orale Antidiabetika

Die gebräuchlichsten sind heute

- *Sulfonylharnstoffe*, z. B.
  - Tolbutamid (Rastinon),
  - Glibenclamid (Daonil, Euglykon),
  - Glibornurid (Gluborid, Glutril);
- *Biguanide* (z. B. Glucophage). Sie haben eine andere Wirkungsweise; heute eher umstritten wegen der Gefahr der Lactatazidose bei eingeschränkter Nierenfunktion.

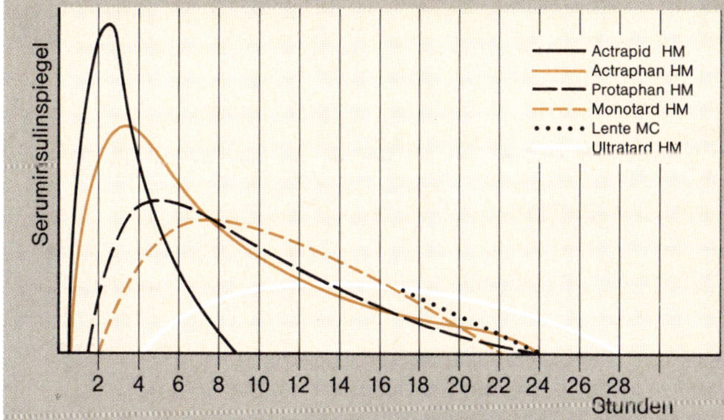

	Wirkungs-beginn	Wirkungs-maximum	Wirkungs-ende
Actrapid HM*	½ Stunde	2–5 Stunden	8 Stunden
Actraphan HM*	½ Stunde	2–12 Stunden	24 Stunden
Protaphan HM*	1½ Stunden	4–12 Stunden	24 Stunden
Monotard HM*	2½ Stunden	6–16 Stunden	22 Stunden
Ultratard HM*	4 Stunden	8–24 Stunden	28 Stunden

*Actrapid HM Penfill 100, Actraphan HM Penfill 100, Protaphan HM Penfill 100
Zur Anwendung in NovoPen und NovoPen II

Abb. 23.**7** Wirkprofile der Humaninsuline von Novo.

Insulin

Insulinbehandlung ist notwendig

- im Präkoma und im Coma diabeticum,
- beim Typ-I-Diabetes,
- bei Schwangeren,
- bei allen, bei denen die orale Antidiabetikabehandlung nicht genügt.

Seit Mitte der 80er Jahre werden neben *hochgereinigten Schweine- und Rinderinsulinen* auch *Humaninsuline* (gentechnologisch und semisynthetisch hergestellt) verwendet. In der Schweiz werden am häufigsten Insuline der Firma Novo und Nordisk gebraucht. Andere Markeninsuline sind von Hoechst und Lilly. Abb. 23.**7** zeigt exemplarisch die Novo-Insuline.

Humaninsuline sind in der Praxis nicht unbestritten: Insulinabhängige Diabetespatienten nehmen u. U. die Hypoglykämiezeichen weniger deutlich oder zeitlich verzögert wahr. Das Risiko des hypoglykämischen Komas ist also größer bzw. ausgeprägter.

Insulindosierung. Sie erfolgt in *internationalen Einheiten = IE* (1 mg = 24 IE). Die Dosierung pro Milliliter ist nicht in allen Ländern gleich:

In der *Schweiz* gilt seit Oktober 1989 die Dosierung *100 IE in 1 ml = U-100-Insulin.* Die entsprechenden Injektionsspritzen sind die Micro-Fine-Insulinspritzen U-100 für 100, 50 oder 30 Einheiten.
In den übrigen europäischen Ländern gelten noch die traditionellen *U-40-Insuline.*

Insulininjektion

Es handelt sich um eine subkutane Injektion (S. 1000 f.). Speziell zu beachten ist folgendes:

- *Spezialspritze* mit eingeschweißter Kanüle und spezieller Graduierung nach Einheiten (entsprechend den oben besprochenen Vorgaben). Für U-100-Insuline sollten generell nur U-100-Spritzen verwendet werden, für U-40-Insuline entsprechend nur die U-40-Spritzen.

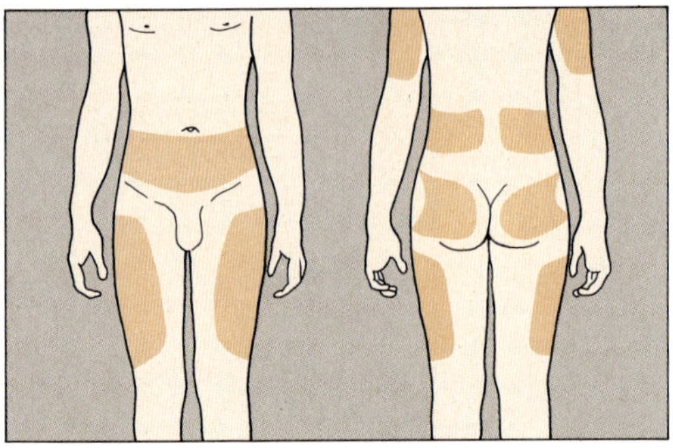

Abb. 23.**8** Injektionsbereiche – bevorzugte Stellen. Eine Woche in einen dieser Bereiche injizieren und innerhalb dieses Bereichs für jede Injektion in ein anderes Feld wechseln. Die Injektionsstellen sollten ca. zwei Finger breit auseinander liegen. In der darauffolgenden Woche den gleichen Injektionsbereich auf der gegenüberliegenden Körperhälfte benutzen.

- *Insulin* im Kühlschrank aufbewahren; es darf aber nie gefrieren. Insulin für den täglichen Gebrauch kann bei Zimmertemperatur aufbewahrt werden. Verfalldatum beachten!
- *Aufziehen* (wie bei jeder anderen Stechampulle S. 998):
  - *Vor Gebrauch mischen* (Suspension setzt sich): kippen (10 mal) oder zwischen den flachen Händen rollen (nicht schütteln, um Schaumbildung und Schädigung der Insulinkristalle zu vermeiden).
  - *Lernende* lassen die aufgezogene Insulinmenge, die Stechampulle und die verordnete Insulinart und -menge durch eine diplomierte Pflegeperson kontrollieren.
- *Einstichstelle* systematisch wechseln. Bevorzugte Injektionsstellen sind Bauchdecke, Oberschenkel (Oberarme nur Außenseite und nur mit ärztlichem Einverständnis; Abb. 23.**8**). Im Krankenhaus (Injektion durch die Pflegeperson) soll der Oberschenkel für die Selbstinjektion des Patienten aufgespart werden.
- *Injektion* (S. 1001), jedoch *nicht* aspirieren (Gewebeschädigung).
- *Nach der Injektion* wird das Insulin sofort auf dem Patientenkontrollblatt vermerkt, evtl. mit Rotstift unterstrichen = verabreicht!
- Nach verabreichter Injektion muß der Kranke sein *Essen* bekommen. Abstand Injektion – Essen je nach Insulinart 15–30 min, Normalinsulin ca. 15 min, Depotinsulin ca. 30 min.
- Müssen zwei verschiedene Insuline gespritzt werden, so können diese einzeln (in zwei Spritzen aufgezogen) oder als Mischspritze verabreicht werden. Jedoch dürfen nur NPH-Insuline gemischt werden (Zinkinsuline sind zur Mischung nicht mehr erlaubt; NPH-Insulin = Protamin-Zink-Insulin plus Altinsulin – ein 24-Stunden-Insulin).

Das Aufziehen von Mischspritzen (Insulin mit rascher *und* langsamer Wirkung) in *einer* Spritze ist zweckmäßig, wenn die Insuline vorsichtig gehandhabt werden. Sie müssen in folgender Reihenfolge aufgezogen werden:

1. Luft (entsprechend der gewünschten Insulindosis) in Ampulle mit dem trüben (langsamwirkenden) Insulin spritzen, Spritze bzw. Kanüle herausziehen.
2. Genaue Mengen des klaren (sofortwirkenden) Insulins aufziehen.
3. Ampulle mit trübem Insulin mischen (kippen), Spritze bzw. Kanüle einführen, ohne daß klares Insulin einfließt. Dann die genaue Anzahl Einheiten des trüben Insulins langsam nachziehen.

PEN – halbautomatische Injektionshilfe

Dem Typ-I- wie auch dem Typ-II-Diabetiker stehen heute verschiedene Spritzhilfen zur Verfügung, die sog. Pens (Abb. 23.**9**) oder Insujects.

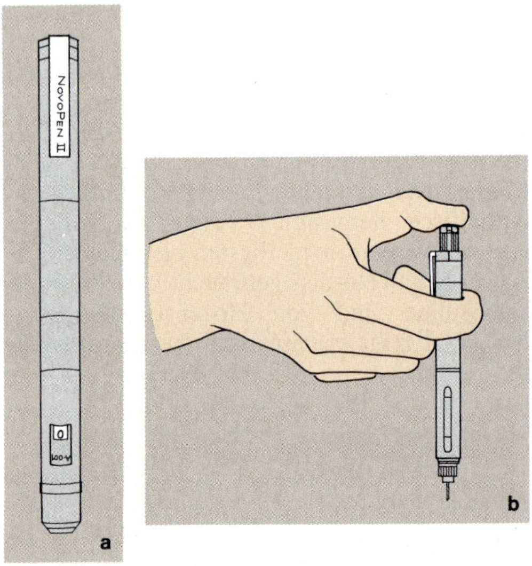

Abb. 23.**9** Es gibt verschiedene Pens. **a** NovoPen, geschlossen. **b** OptiPen, in Anwendung.

Der Patient muß über die einzelnen Techniken dieser Insulindosiergeräte genau instruiert werden. Wichtig ist, daß vor jeder Anwendung die Funktion überprüft wird. Auch muß er wissen, welche Maßnahmen bei technischen Pannen zu treffen sind.
Für die Instruktion ist die Diabetes-Fachschwester zuständig. Idealerweise läßt sich auch die Pflegeperson, die Diabetiker zu pflegen hat, unterrichten, damit sie den Techniken, die der Patient anwendet, nicht hilflos gegenübersteht.

Gesundheitsvorsorge, Gesundheitsfürsorge

Vorsorgemaßnahmen für diabetesbedingte Gefäßkomplikationen:
- Regelmäßige Blutdruckmessung.
- Nikotinabstinenz.
- Konstanthaltung des Ideal- bzw. Zielgewichts.
- Jährliche (oder häufigere) Arztkonsultation für die *Messung* der *Blutfette* (Cholesterin, Triglyceride), *Spiegelung des Augenhintergrundes* (nur eine frühzeitig erfaßte Retinopathie hat Behandlungschancen), Prüfung des *Urinstatus* sowie des *Harnstoffs* bzw. *Kreatinins* im Blut.

Haut und Schleimhäute. Sie sind Eintrittspforten für Infektionen aller Art. Sie brauchen
- einen „Dauer-Sekuritas-Wächter" → regelmäßige Kontrolle bzw. Inspektion und
- eine sorgfältige Pflege.

Zusätzlich:
- Haut geschmeidig und trocken halten.
- Auch kleinste Veränderungen sofort und gezielt angehen.
- Verletzungen vermeiden (schlechte Wundheilung).

Füße. Sie bedürfen wegen der schlechten peripheren Durchblutung und/oder der Neuropathie ganz besonderer Sorgfalt:
- Täglich mit lauwarmem Wasser und alkalifreier Seife waschen, gut trocknen, besonders zwischen den Zehen. Feuchtigkeit begünstigt Bakterien- und Pilzwachstum.
- Zehennägel geradeschneiden, so lang, daß sie seitlich vorne aus dem Nagelfalz hervorragen (spitze Kanten dringen ins Fleisch). Keine scharfen Gegenstände benützen (Feile statt Schere). Hühneraugen nur durch Fußspezialisten schneiden lassen.
- Fußsohlen täglich kontrollieren. Bei bestehender Neuropathie werden Verletzungen oft nicht gespürt. Nie barfuß gehen!
- Socken und Strümpfe nur aus Material, das gut saugfähig ist (Wolle, Baumwolle) und somit trocken bleibt. Keine abschnürenden Socken und Kniestrümpfe tragen.
- Nur weiche, luftdurchlässige, gutsitzende Schuhe wählen (keine Gummistiefel, Nylon-Turnschuhe). Wenn möglich 2mal täglich wechseln → Vermeiden von Druckstellen und Feuchtwerden durch Schweiß. Schuhe wenn möglich am Nachmittag einkaufen, anfangs nur 30 Minuten tragen; auf Druckstellen achten.
- Wärmeanwendungen jeder Art (Bettflasche, Heizkissen) können bei Empfindungsstörungen zu schweren Verbrennungen führen, deshalb bei kalten Füßen nur wollene Bettsocken verwenden.

Sorge für regelmäßige Bewegung. Genügend Ruhe, ausgeglichene körperliche Betätigung und gleichmäßiger Lebensrhythmus; ebenso wichtig ist das
seelisch-geistige Befinden. Die Stoffwechsellage steht und fällt mit der *inneren*, der psychisch-seelischen Stimmungslage. Der Diabetes betrifft den ganzen Menschen, eine „bedingte Heilung" (gute Stoffwechsellage) ist daher nur *ganzheitlich* möglich. Der gut eingestellte Diabetiker ist „im Lot", d. h. im inneren Gleichgewicht; das kann er nicht lernen, sondern nur *einüben*. Dazu können wir ihm Denkanstöße und Unterstützung geben:
- Stressoren erkennen, meiden bzw. richtig damit umgehen; sich entspannen lernen, autogenes Training, Eutonie usw.
- Für Unumgängliches genügend Zeit und Raum schaffen.
- Bekömmliches suchen und in den Alltag einbauen.
- Die Behinderung bejahen, d. h. immer in Zusammenhang mit den gesunden Kräften sehen. Krankheitszeichen sind Probleme, die gelöst werden müssen. Zur *Krankheitsverarbeitung* S. 69 ff.

Stützen des Selbstwertgefühls ist – wie bei allen chronischen Krankheiten – sehr wichtig. Der Patient wird mit zunehmendem Alter *abhängiger* von der Bestätigung seiner Umwelt. Er will von uns hören, „daß er es recht macht".

Information, Beratung:
Gute Information ist für den Diabetiker lebenswichtig. *Gesundheitsvorsorge* und *Gesunderhaltung* haben Priorität.

Merkblatt zur individuellen Instruktion des Diabetikers – Minimalprogramm

Der Diabetiker kennt:
- Ursache und Symptome des Diabetes mellitus
- Zeichen einer drohenden Entgleisung und Vorgehen bei Hyper- und Hypoglykämie
- Wichtigkeit einer guten Körperpflege
- Gefahrenmomente (Erkältungen, Krankheit, Unfall u. a.)
- Diät, je nachdem:
  - einfache Richtlinien für sehr leichten Diabetes
  - qualitative Diät (nicht abgewogen)
  - quantitative Diät (abgewogen) mit Diätplan und Austauschtabelle
- bei Behandlung mit oralen Antidiabetika: Name und Wirkungsweise der Tabletten
- bei Behandlung mit Insulin: Name und Wirkung des Insulins

Der Diabetiker lernt:
- Untersuchung des Urins auf Zucker. Er soll über *seine* Urinuntersuchungsmethode genau Bescheid wissen
- Untersuchung auf Aceton
- Messen des Blutzuckers bei Bedarf
- Führen eines Diabeteskontrollheftes (Testheft). Es soll im Krankenhaus damit begonnen werden. Einige Tage vor der Entlassung macht der Patient seine Eintragungen selber
- Bei Behandlung mit Insulin:
  - Injektionstechnik
  - korrektes Handhaben von Hygiene und Material

Der Diabetiker braucht:
- für die Injektionen: Spritze mit eingeschweißter Kanüle, sterilisierter Watte, Alkohol 70%; wenn möglich alles in einem Etui, damit die Gegenstände auch für eine Reise vollständig beisammen sind
- Medikamente: Insulin oder Antidiabetikum nach Verordnung
- für die Urinzuckerkontrolle Testmaterial je nach Methode: Clinitestpackung oder Teststreifen
- für die Blutzuckerkontrolle: Testmaterial, Stichhilfe, Lanzette, Alkohol 70%, Watte oder Papiertaschentuch zum Abwischen des Bluts (je nach Testanleitung), evtl. Reflektometer
- Diabetikerwaage (z. B. Syro-Diätwaage)

Der Diabetiker muß bei sich tragen:
- Dibetikerausweis (richtig und vollständig ausgefüllt)
- mehrere Würfelzucker (für Diabetiker mit Insulinbehandlung oder oraler Antidiabetikabehandlung)

- In Krankenhäusern mit einer *Diabetesberatungsschwester* werden die Diabetiker weitgehend von dieser Fachperson individuell beraten und instruiert. Sie unterstützt die Pflegegruppe bei der umfassenden Pflege des Diabetikers.
- Die *Diabetesberatungsstellen* unterstützen den Hausarzt in der ambulanten Betreuung der Diabetiker, machen Öffentlichkeitsarbeit und ermöglichen den nahtlosen Übergang vom Krankenhaus ins Privat- und Berufsleben.
- *Pflegegruppe und Beratung.* Die Information und Beratung des Patienten als Teil des Behandlungs- und Pflegeplans soll von jenen Mitgliedern der Gruppe wahrgenommen werden, die
  - Zeit dafür aufbringen,
  - genügend über Diabetes wissen,
  - pädagogisches Geschick haben.

  Ist keine Diabetesberatungsstelle in erreichbarer Nähe, so muß diese Aufgabe von der Schwester/dem Pfleger übernommen werden, wobei das Studium einschlägiger Literatur Voraussetzung ist (Instruktion S. 436f.).
- *Inhalt der Information.* Ein Merkblatt (s. oben) kann als Stütze dienen.

Individuelle Instruktion. Sie wendet sich an den einzelnen Patienten mit seinen ganz persönlichen, einmaligen Problemen und Ressourcen.

Allgemeine Instruktion. Sie umfaßt Vorlesungen, Filme, Seminare, Ferienlager u. a. Angebote, die dem Diabetiker helfen, seine Krankheit besser zu verstehen, und/oder andere Menschen mit ähnlichen Problemen kennenzulernen.

Diabetesgesellschaften. Der Diabetiker soll motiviert werden, einer Diabetesgesellschaft beizutreten, um Nutznießer der Dienstleistungen zu werden, die auf dem Gebiet der fachlichen, sozialen und psychologischen Beratung und Lebenshilfe angeboten werden.

- Deutscher Diabetiker-Bund e. V.
- Schweizerische Diabetesgesellschaft.

Adressen der regionalen Gruppen sind im Telefonbuch zu finden.

Weiterführende Literatur

Belser, F. G.: Der gesunde Zuckerkranke, 4. Aufl. Huber, Bern 1987

Bircher-Benner-Handbücher Bd. 14: Handbuch für Diabetiker. Bircher-Benner, Erlenbach o. J.

Bloom, A., J. Ireland: Farbatlas Diabetes. De Gruyter, Berlin 1984

Constam, G. R., W. Berger: Leitfaden für Zuckerkranke, 10. Aufl. Schwabe, Basel 1985

Delekat, W.: Leben als Diabetiker. Verlag für Medizin, Heidelberg 1987

Frehner, H. U., E. R. Froesch: Diabetes. Daran denken, Erkennen, Beherrschen, 4. Aufl. Thieme, Stuttgart 1984

Gries, F. A.: BE-Austauschtabelle für Diabetiker, 10. Aufl. Kirchheim, Mainz 1989

Howorka, K.: Insulinabhängig? Funktioneller Insulingebrauch, 2. Aufl. Kirchheim, Mainz 1988

Kaplan, L.: Mit Diabetes leben ohne zu leiden, 2. Aufl. Ariston, Genf 1988

Mehnert, H., E. Standl: Handbuch für Diabetiker. Trias, Stuttgart 1987

Riva, G., F. E. Schertenleib, A. Teuscher: Diabetes. Wegweiser für Zuckerkranke, 3. Aufl. Huber, Bern 1983

Souci, S. W., H. Bosch: Lebensmitteltabellen für die Nährwertberechnung, 3. Aufl. Wissenschaftliche Verlagsgesellschaft, Stuttgart 1982

Willms, B.: Was ein Diabetiker alles wissen muß, 6. Aufl. Kirchheim, Mainz 1989

Zuppinger, K., R. Gambon: Du und ich sind zuckerkrank, 2. Aufl. Huber, Bern 1989

24. Endokrine Drüsen
Unterstützen des Patienten mit endokrin bedingten Problemen

Sequenzziel

Das Gebiet der *Endokrinologie* ist sehr weit und sprengt den Rahmen eines Lehrbuches für die Pflege. Es kann deshalb nur darum gehen, einfache Wechselwirkungen des endokrinen Systems aufzuzeigen und die für das Verständnis der Krankheitszeichen, der Diagnostik und Therapie wichtigsten Über- und Unterfunktionen kurz aufzulisten mit dem Ziel, daß Sie den Menschen in seiner Ganzheit (Organismus, Psyche/Geist, Bezüge zu Um- und Mitwelt) besser verstehen, Gesundheitsprobleme in die größeren Zusammenhänge einordnen und eine situationsgerechte Pflege ableiten können. Das Ziel liegt in der Befähigung für eine wirkungsvolle *Pflegeplanung* (S. 102ff.) bei Patienten mit endokrinen Problemen.

Dynamik des Pflegeprozesses

Situation: Patient mit hormonellen Störungen.

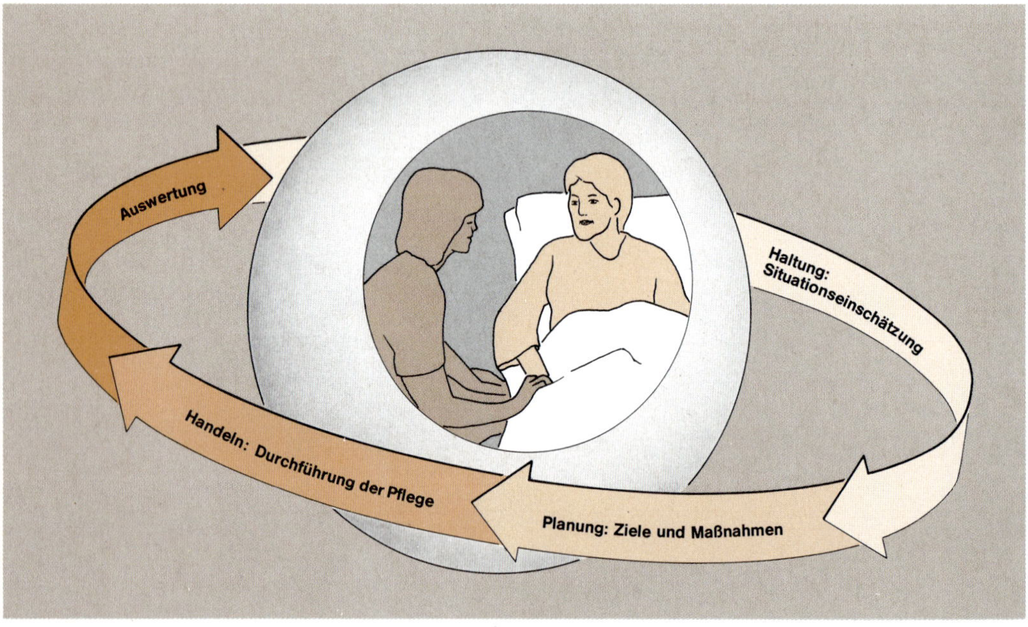

Prinzipien/Impulse

Die Aufrechterhaltung der lebensnotwendigen Zell- und Stoffwechselleistungen basiert auf dem Prinzip der *Informationsübermittlung*

- über das Nervensystem – neuraler Weg (Kap. 28): gezielte, rasche, kurzdauernde Impulse;
- über Übermittlungssubstanzen (Hormone) = humoraler Weg: langsame, anhaltende Verteilung der Wirkung (im Blutsystem).

Die Hormone sind ausschlaggebend mitbeteiligt an

- der *Stoffwechselregulation* und somit an der Funktion der verschiedenen Organe und des Organismus als Ganzem;
- *Wachstum und Reife,* sowohl des inneren (seelisch-geistigen) als des äußeren Menschen (Körpergröße, Gestalt);
- *Adaptation an Stressoren, Regelung der Triebe* (Hunger, Durst, Libido), womit das Überleben in dieser Welt möglich ist;
- *Fortpflanzung* und Erhaltung der Art bzw. des Menschengeschlechtes in seinen Funktionen und Strukturen.

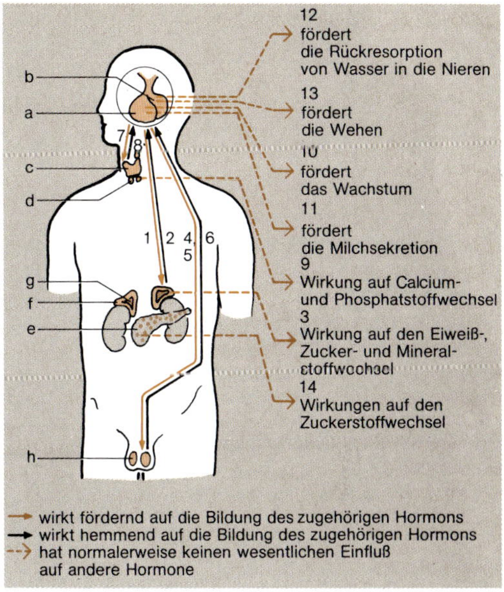

Abb. 24.**1** Endokrine Drüsen und ihre Hormone. Bezeichnen Sie die endokrinen Drüsen a–h und ihre Hormone 1–13 (S. 1144).

Da die endokrinen Probleme nur zu verstehen sind, wenn die Gesamtzusammenhänge mit betrachtet werden, setze ich bei diesem Kapitel etwas andere Schwerpunkte als bei den anderen Organsystemen.

24.1. Bezug zu den ATL

Hormone gehören keiner einheitlichen Stoffklasse oder Funktion an. Denn obwohl die Wirkung der einzelnen Hormone jeweils auf einen bestimmten Stoffwechseleffekt gepolt ist, gibt es kaum Hormone, denen nur eine einzige Wirkung zukommt. Dies erschwert nicht nur die Analyse und Klassifizierung des Hormoneffektes, sondern auch die Zuordnung zu den ATL. Jede Entscheidung muß willkürlich erscheinen, denn sowohl der Ausfall als auch der Überschuß eines oder mehrerer Hormone verursacht Probleme, die schwerpunktmäßig typische physiologische Funktionen treffen, z. B. Sexualität, Wachstum, Differenzierung (sekundäre Geschlechtsmerkmale), also Kind-Frau-Mann-Sein (Kap. 15), den Wasser- und Salzhaushalt und damit die *Ausscheidung* und/oder die *Eß- und Trinkgewohnheiten* (Kap. 8 u. 9) usw. Gleichzeitig beeinflussen sie den gesamten Stoffwechsel, also die Summe der ATL in ihrer Gesamtheit.

24.2. Physiologie und Pathologie

Wiederholen Sie anhand der Abb. 24.**1** Ihre Kenntnisse über die Bildungsstätten und Wirkungsweise der Hormone.

Regelmechanismen. Der *Hypothalamus* (Zwischenhirn) und die Hypophyse bilden eine enge anatomische und physiologische Einheit.

Die *Hypophyse* greift regulierend in die Funktion aller anderen endokrinen Drüsen ein, unterliegt dabei selbst einem weiteren übergeordneten Kontrollmechanismus, der im Hypothalamus gelegen ist. Seine „Releasing-Hormone" (release = loslassen) beeinflussen die Ausschüttung der glandotropen (drüsengleichgerichteten) Hormone der Hypophyse, diese wiederum diejenigen der peripheren Drüsen und umgekehrt. Um die Hor-

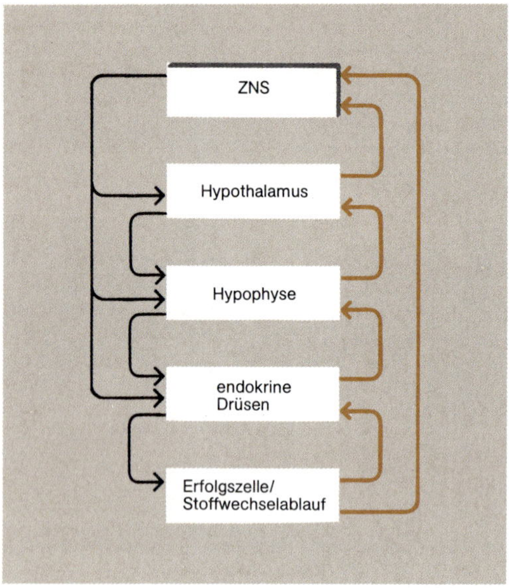

Abb. 24.**2** Mögliche Rückkoppelungsmechanismen.

monausschüttung den jeweiligen Bedürfnissen des Organismus anzupassen, sind Regelmechanismen, sog. *Rückkoppelungsmechanismen* eingebaut, die einfach, komplex oder mehrstufig verlaufen können (Abb. 24.**2**) =Feedbacksystem nach dem Thermostatprinzip.
Im folgenden wichtige Zusammenhänge der einzelnen Funktionen (Abb. 24.**3**).

24.2.1. Hypophyse

Vorderlappenhormone

- HGH (*h*uman *g*rowth *h*ormone) = STH (somatotropes Hormon) = Wachstumshormon: Fördert in erster Linie das Längenwachstum.
- ACTH (*a*dreno*c*ortico*t*ropes *H*ormon): Stimuliert die Nebennierenrinde.
- TSH (*t*hyreoidea*s*timulierendes *H*ormon): Stimuliert die Schilddrüse.
- Gonadotropine (LH = *l*uteinisierendes *H*ormon, ICSH = *i*nterstitium[zwischenzellen] *s*timulierendes *H*ormon, FSH = *f*ollikel*s*timulierendes *H*ormon): Sie stimulieren die weiblichen und männlichen Geschlechtsdrüsen.

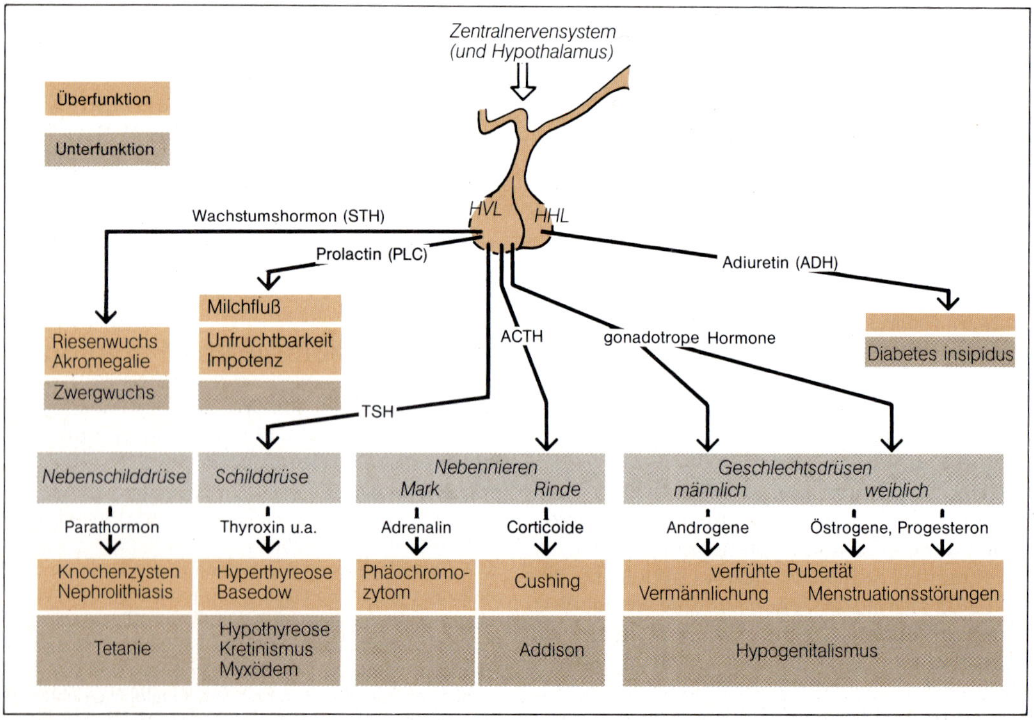

Abb. 24.**3** Die Hypophyse als übergeordnete Drüse und ihre Hormonwirkung.

- Prolactin: Fördert die Milchsekretion.
- MSH (*m*elanozyten*s*timulierendes *H*ormon): Steigert die Hautpigmentierung.

Hinterlappenhormone

Diese werden im Hypophysenhinterlappen gespeichert, jedoch im Hypothalamus produziert.

- Vasopressin: Fördert die Wasserrückresorption in der Niere.
- Oxytocin: Fördert die Wehen (Geburt) und die Milchsekretion.

Abnorme Funktion der Hypophyse

Kleinwuchs (100–110 cm Länge), proportioniert – „echte Zwerge":

- bei Wachstumshormonmangel (angeboren oder erworben); ist durch Behandlung mit menschlichen Wachstumshormonen *korrigierbar;*
- bei fehlendem oder ungenügendem Ansprechen auf vorhandenes Wachstumshormon; ist nicht korrigierbar.

Großwuchs:

- familiär (Erbfaktoren):
- sehr selten durch übermäßige Wachstumshormonproduktion.

Akromegalie. Übermäßige Produktion von Wachstumshormon in einem hypophysären Adenom (Tumor) bei ausgewachsenen Individuen. Nur noch die Nase, das Kinn, die Hände und Füße (Akren) können wachsen. Die Veränderungen treten langsam auf. *Therapie:* Hypophysektomie.

Diabetes insipidus. Bei Mangel an Vasopressin (angeboren) oder nach Schädelbasisverletzung und gewissen Hypophysentumoren kommt es zu Wasserverlust durch die Nieren von bis über 20 l Urin/24 Std. Um diesen Wasserverlust zu ersetzen, *muß* der Patient entsprechend viel trinken. Mit Vasopressin (meist als Nasenspray) wird die Polyurie korrigiert.

24.2.2. Schilddrüse

Die Produktion und Ausschüttung der Schilddrüsenhormone wird vom thyreotropen Hormon (TSH) reguliert, das seinerseits unter der Kontrolle eines Releasing-Hormons des Hypothalamus (TRH) steht (Abb. 24.**4**). Die Schilddrüse bildet zwei Hormone: das *Thyroxin* = T_4 (50–100 µg/Tag und das *Trijodthyronin* = T_3 (ca. 5–10 µg/Tag).

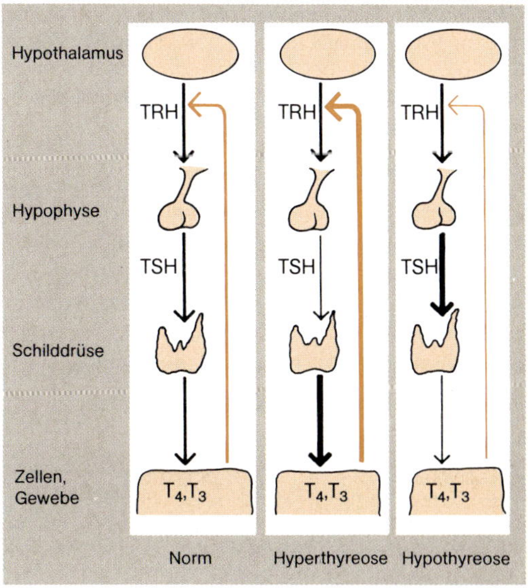

Abb. 24.**4** Regelmechanismus und Grad der Wechselwirkung der Schilddrüsenfunktion.

Diese Hormone und Jod sind für eine normale geistige und körperliche Entwicklung unbedingt nötig. Fehlen sie während der *Schwangerschaft* und kurz nach der Geburt, so kommt es zu einem irreparablen Gehirnschaden und Schwachsinn. Fehlen sie während der *frühen Kindheit*, so bleibt das Wachstum der Röhrenknochen (Arme und Beine) zurück, und es entsteht ein unproportionierter Kleinwuchs. Menschen mit solchen Wachstumsstörungen und Schwachsinn wegen frühkindlicher Hypothyreose nennt man Kretins. Da Jod für die Schilddrüsenhormonsynthese unbedingt erforderlich ist, führt der Jodmangel, wenn er schwer ist, zu ungenügender Hormonproduktion und dadurch zu einer Schilddrüsenschwellung – *Struma*.

Das alimentär aufgenommene Jod wird in der Schilddrüse gespeichert und für die Hormonsynthese gebraucht (der tägliche Jodbedarf beträgt 150–200 µg). Da es Gegenden gibt, wo der Jodgehalt von Boden, Nahrung und Wasser sehr niedrig ist, sind früher lokal sich häufende Kropfendemien (Kropfbildung) als Kompensationsversuch des Körpers aufgetreten. Heute wird dem Kochsalz Jod beigegeben (dem üblichen Kochsalz wird in den Schweizer Salinen 20 mg Kaliumjodid auf 1 kg Salz beigefügt).

Tabelle 24.**1** Zusammenstellung einiger Symptome, die bei Patienten mit Hyper- bzw. Hypothyreose in 50–100% der Fälle beobachtet werden (aus K. Hierholzer, D. Neubert, F. Neumann: Endokrinologie II. Urban & Schwarzenberg, München 1977)

Hyperthyreose	Hypothyreose
• Nervosität	• Lethargie
• vermehrtes Schwitzen feuchte, warme Haut	• vermindertes Schwitzen trockene, kalte Haut
• Überempfindlichkeit gegen Wärme	• Überempfindlichkeit gegen Kälte
• Gewichtsverlust	• Gewichtszunahme
• Appetitzunahme	• Appetitabnahme
• vermehrter Stuhlgang	• Obstipation
• Tachykardie	• Bradykardie

Abnorme Funktion der Schilddrüse

Die Wirkung der Hormone beeinflußt

- das Wachstum und die Differenzierung (s. oben):
- den Grundumsatz, die Wärmeproduktion, die Eiweißsynthese, den Cholesterinabbau, die Peristaltik und die Hämodynamik.

Die Krankheitssymptome bei *Über-* oder *Unterfunktion* sind davon ableitbar (Tab. 24.**1**).

Hyperthyreose. Sie verursacht Schlafstörungen, Überaktivität, Wärmeüberempfindlichkeit, Muskelschwäche, Gewichtsverlust, Tachykardie, Herzklopfen u. a.

Hypothyreose. Sie äußert sich in Verlangsamung, Obstipation, Kälteüberempfindlichkeit, großem Schlafbedürfnis u. a.

Die *Struma* (Kropf) kann hyperthyreot, euthyreot oder hypothyreot sein (S. 695).

24.2.3. Nebenschilddrüse

Die Nebenschilddrüsen (Parathyroideae) produzieren das Parathormon als wichtigen Regulator des Calciumstoffwechsels, bei dem eine weitere wichtige Rolle das Vitamin D und das noch relativ wenig erforschte Hormon Calcitonin spielen. Die komplexen Wechselwirkungen von Calciumaufnahme (Nahrung), Resorption ins Blut unter Vitamin-D-Einfluß, Bindung an Bluteiweiß bzw. Einlagerung in die Knochen, Ausscheidung durch die Nieren usw. können in diesem Zusammenhang nicht näher erläutert werden. Der *Phosphathaushalt* ist eng mit dem Calciumhaushalt verknüpft. Beide sind für den *Knochenaufbau* notwendig. Calcium ist zusätzlich ein unentbehrlicher Faktor der *Nerven-* und *Muskelfunktion*.

Abnorme Funktion der Nebenschilddrüse

Überfunktion. Bei der Überfunktion wird zuviel Parathormon produziert (Hyperparathyreoidismus), der Blutcalciumspiegel steigt (Hyperkalzämie), der Phosphor sinkt. Appetitlosigkeit, Brechreiz, Verstopfung, starker Durst, Müdigkeit sind Hauptsymptome. Nierensteine und Knochenveränderungen sind typische Folgen. Heilung ist nur durch eine operative Entfernung der Nebenschilddrüse möglich.

Unterfunktion. Sie verursacht einen Mangel an Parathormon (kann nach Strumektomie auftreten) und führt infolge Calciummangels im Blut zu erhöhter neuromuskulärer Reizbarkeit, Kribbeln und Ameisenlaufen in den Händen, Füßen und im Mundgebiet, evtl. bis zu schmerzhaften Krämpfen und Steifigkeit *(Tetanie)*. Beim eigentlichen *Hypoparathyreoidismus* können auch Veränderungen der Nägel und Haare mit mehr oder weniger stark ausgeprägter Störung der geistigen Entwicklung auftreten. Die Behandlung besteht in der Zufuhr von Calcium für die sofortige Behebung der Symptome, vor allem aber von Vitamin-D-Präparaten und calciumreicher Kost für die Langzeittherapie.

24.2.4. Nebennierenrinde

Die Nebennierenrinden (NNR) stehen unter dem Einfluß des hypophysären Hormons ACTH und produzieren drei Hormone: Cortisol, Aldosteron und Androgen (letzteres ist ACTH-unabhängig).

Wirkung der Glucocorticoide (Cortisol)

- Beeinflussen Zucker- und Fettstoffwechsel.
- Fördern die Wasserausscheidung, die Blutbildung und heben den Blutdruck.
- Vermehren die Magensaftsekretion (Ulkusbegünstigung).
- Beeinflussen im katabolen Sinn (abbauend) den Knochen- und Muskelstoffwechsel.
- Unterdrücken entzündliche und allergische Reaktionen.
- Ermöglichen unter Einwirkung von ACTH (ACTH → Cortisolausschüttung) die lebens-

erhaltende Streßüberwindung (S. 426ff.). Durch exogene Zufuhr von Steroiden kann dieser Adaptationsmechanismus therapeutisch unterstützt werden.

Wirkung der Mineralcorticoide (Aldosteron)

- Steuern den Wasser- und Salzstoffwechsel, indem sie die Ausscheidung von Kalium und die Retention von Natrium (und von Wasser) fördern. Dadurch werden auch der Blutdruck sowie das Säure-Basen-Gleichgewicht im Organismus wesentlich beeinflußt.

Wirkung der Androgene

- *Genitale Wirkungen.* Im *männlichen* Organismus Entwicklung der primären Geschlechtsorgane (Hoden, Prostata, Samenleiter, Penis) und der sekundären Geschlechtsmerkmale. Im *weiblichen* Organismus Virilisierung (tiefe Stimme, übermäßiger Haarwuchs, Klitorisvergrößerung). Bei beiden Geschlechtern Steigerung des Geschlechtstriebs.
- *Extragenitale Wirkungen.* Steigerung des *Eiweißaufbaues* = protein-anaboler Effekt und dadurch Muskelaufbau („body building", Doping im Sport) sowie *Förderung des Skelettwachstums* beim noch wachsenden Menschen.

Die Androgene werden nur bei der Frau vorwiegend in den Nebennierenrinden gebildet, beim Mann hingegen in den Hoden (Testosteron).

Abnorme Funktion der Nebennierenrinden

Cushing-Syndrom. Bei der Nebennierenrindenüberfunktion, dem Cushing-Syndrom, wird Cortisol im Überschuß gebildet. Charakteristische Zeichen sind das rote Vollmondgesicht, die Stammfettsucht und die Muskelatrophie (Schwäche, Müdigkeit). Es können ein Diabetes mellitus, eine Osteoporose (durch Schwund der eiweißhaltigen Grundsubstanz der Knochen) und eine Hypertonie auftreten. Häufig weisen diese Patienten mehr oder weniger ausgeprägte psychische Verstimmungen auf (endokrines Psychosyndrom).

Die Ursache liegt entweder in einer hypophysären ACTH-Überproduktion (meist gutartiges Hypophysenadenom), einer ektopen (außerhalb der Hypophyse) ACTH-Produktion durch einen Tumor oder in einer erhöhten Cortisolbildung durch einen Nebennierentumor. Die Behandlung ist operativ, meist mit anschließender Dauersubstitutionstherapie.

Bei langdauernder *Cortison-(„Steroid-")Therapie* für entzündungshemmende oder antiallergische Zwecke werden hohe Cortisondosen meist von Cortisonderivaten (Prednison oder Dexamethason) verabreicht; damit wird ein Cushing-Syndrom nachgeahmt. Auf die entsprechenden Therapiekomplikationen oder Nebenwirkungen (Hypertonie, Diabetes mellitus, Magenulkus, Infektanfälligkeit) muß speziell geachtet werden durch intensive Überwachung, insbesondere beim Absetzen der Therapie, da es zu einer vorübergehenden NNR-Unterfunktion und zu depressiven Verstimmungen kommen kann.

Conn-Syndrom. Es ist die Auswirkung einer Überproduktion der *Mineralocorticoide* mit den Leitsymptomen Hypertonie, Polyurie, Muskelschwäche und Kaliummangel. Häufig klagt der Patient über schwere, hartnäckige Kopfschmerzen.

Adrenogenitales Syndrom (AGS). Es stellt eine meist angeborene Störung der Cortisolsynthese in der Nebennierenrinde dar (Enzymdefekt). Da kein oder viel zu wenig Cortisol produziert wird, wird wegen der Rückkoppelungsmechanismen vermehrt ACTH ausgeschüttet und damit die Nebennierenrinde zur übermäßigen Hormonproduktion stimuliert: Anstelle des gewünschten Cortisols werden aber die *Androgene vermehrt produziert,* die beim Mädchen zu einer Vermännlichung, beim Knaben zu einer verfrühten Pubertät führen.

Therapeutisch substituiert man Cortison, wodurch die ACTH-Sekretion gebremst und die Androgenproduktion normalisiert wird. Setzt die Therapie zu spät ein, können gewisse Vermännlichungssymptome nicht mehr rückgängig gemacht werden: Stimmbruch, Klitorishypertrophie, Kleinwuchs. Zum Kleinwuchs kommt es, weil die Androgene zu vorzeitigem Epiphysenschluß und somit zu vorzeitigem Wachstumsstillstand führen.

Morbus Addison. Bei der Unterfunktion, dem Morbus Addison, stehen die allgemeine Schwäche, Müdigkeit, Gewichtsabnahme, Adynamie, Appetitlosigkeit und Durchfälle sowie vermehrte Hautpigmentation im Vordergrund. Der Zustand kann so schwer werden, daß der Patient innerhalb kurzer Zeit in eine lebensbedrohliche *Addison-Krise* gerät: Dehydratation, Kreislaufversagen, Hyperthermie, Verwirrungszustände bis hin zum Koma.

Bei der Nebennierenrindeninsuffizienz werden grundsätzlich die umgekehrten Zeichen der Überfunktion beobachtet: Hypoglykämie, Hypotonie, Anämie. Das Kalium steigt, Natrium sinkt.
Therapie ist die lebenslange Substitution.

24.2.5. Nebennierenmark

Im Nebennierenmark (NNM) werden die sog. *Catecholamine*, Adrenalin und Noradrenalin, gebildet. Bildungsstätte des letzteren sind auch die Nervenendigungen des vegetativen Nervensystems. Die Hormonausschüttung steht unter Kontrolle des Nervensystems und wird durch Sympathikusstimulierung angeregt (Alpha- und Betarezeptoreneffekt, der auch medikamentös ausgenutzt wird).
Die Fähigkeit des Organismus, kurzfristig Adrenalin und Noradrenalin auszuschütten, ist für die Bewältigung von Notsituationen unerläßlich. Sie unterstützt den Hypophysenvorderlappen-Nebennierenrinde-Regelmechanismus bei physischen und psychischen Streßsituationen (Adaptation); die Adrenalinausschüttung löst zudem die unmittelbare Flucht- oder Kampfbereitschaft des Organismus aus.
Die Hauptwirkung der Catecholamine reguliert Blutdruck, Atmung sowie Blutzucker und Fettstoffwechsel.

Abnorme Funktion des Nebennierenmarks

Von Bedeutung ist eine Überfunktion, die durch das *Phäochromozytom* verursacht ist.
Die Blutdrucksteigerung ist das typische Symptom. Sie tritt auf als

- *paroxysmaler Anfall mit Blutdruckkrisen.* Es werden bis zu 200–300 mmHg gemessen; entsprechende Begleitzeichen sind Tachykardie, Herzklopfen, Blässe, Schweißausbrüche, Kopfschmerzen. Diese Krise kann Minuten bis Tage andauern;
- *Dauerhypertonie.* Sie ist häufiger.

Catecholaminehemmende Medikamente oder die operative Entfernung des (gutartigen) Phäochromozytoms ist die Therapie der Wahl.

24.3. Endokrine Diagnostik

Die endokrine Diagnostik umfaßt Hormonanalysen und Funktionstests. Die *Ausführungsbestimmungen* variieren von Haus zu Haus; die folgenden Angaben haben grundsätzlichen Charakter. Zur *Probengewinnung* gelten die Ausführungen in Kap. 45 (Präanalytik).

Tabelle 24.2 Hormone und Hormonmetaboliten

Im Blut (Plasma oder Serum)	Im Harn (24-Stunden-Urin)
HGH	HGH
Prolactin	freies Cortisol
ACTH	17-Hydroxycorticosteroid
Cortisol	17-Ketosteroid
TSH	Catecholamine (Adrenalin,
T_4, fT_4	Dopamin u. a.)
T_3	Vanillinmandelsäure (VMS)
LH	Aldosteron
FSH	cAMP
β-HCG	Hydroxyindolessigsäure
Östradiol	Gonadotropine (LH, FSH)
Östriol	Östrogene
Testosteron	β-HCG
Parathormon	u. a.
Calcitonin	
u. a.	

Die *Messung* der Hormonkonzentration kann direkt oder indirekt vorgenommen werden, und zwar durch

- die Möglichkeit, Hormone mit hoher spezifischer Aktivität radioaktiv zu markieren;
- die Bindung des zu messenden Hormons an isolierbare Rezeptoren (Proteine, Immunglobuline);
- die chromatographische Abtrennung des freien Hormonanteils vom proteingebundenen.

Man nennt diese Untersuchungen auch *Sättigungsanalysen*. Bestimmt werden die *Hormone* und/oder die *Hormonabbauprodukte*, die *Metaboliten*. Die gebräuchlichsten Bestimmungen sind in Tab. 24.2 nachzulesen.

24.3.1. Hypophysenfunktion

Durch die Einschränkung der Flüssigkeitszufuhr wird die ADH-(Vasopressin-)Bildung im *Hypophysenhinterlappen* angeregt, wodurch die Wasserausscheidung im Harn reduziert wird.
Die normale Osmolalität des Serums wird durch eine Abnahme des Urinvolumens mit starker Konzentrierung des Urins aufrechterhalten.
Diese Funktion, die beim Diabetes insipidus gestört ist, wird durch den *Durstversuch* geprüft. Nach genauen Vorschriften werden Urinportionen gesammelt und Blutentnahmen gemacht.
Urinvolumina, Urinosmolalität (bzw. Elektro-

lytkonzentration) und Serumosmolalität (bzw. Elektrolytkonzentration) geben Auskunft über die ADH-(Vasopression-)Sekretion.

24.3.2. Schilddrüsenfunktion

Schilddrüsenhormone

Es wird die Plasmakonzentration des gesamten Thyroxins (T_4) und des gesamten Trijodthyroxins (T_3) mit einem Radioimmuntest (RIA – Radioimmunoassay) bestimmt. Weil nur das nicht an Eiweiß gebundene Hormon biologisch aktiv ist, wird auch das freie Thyroxin (fT_4) gemessen. Erhöhte Hormonwerte weisen auf eine Hyperthyreose, erniedrigte Resultate auf eine Hypothyreose hin. In vielen Fällen genügt die Bestimmung des fT_4 bzw. T_4, des T_3 und des TSH zur Beurteilung der Schilddrüsenfunktion.

TRH-TSH-Test

Entsprechend dem Regelkreis (Abb. 24.**4**) ist infolge niederen Serum-Schilddrüsenhormonspiegels bei Hypothyreose die TSH-Sekretion im Hypophysenvorderlappen (HVL) vor und insbesondere nach TRH-Stimulation erhöht. Bei Hyperthyreose ist hingegen die TSH-Sekretion im HVL infolge hoher Konzentration von T_3 und T_4 im Serum blockiert und somit nicht stimulierbar = negativer TRH-Test (Abb. 24.**5**).

Durchführung:
- Blutentnahme für TSH-Bestimmung – Leerwert.
- I.v. Injektion von 200 µg TRH bzw. Verabreichung von 40 µg TRH oral bzw. 2,0 mg TRH intranasal.
- Blutentnahme für TSH-Bestimmung nach 30 Minuten (i.v. Test und intranasaler Test) bzw. nach 3 Stunden (oraler Test).

Bewertung. Negativer Test: fehlender Anstieg des TSH = Hyperthyreose, überhöhte Schilddrüsenhormongabe oder sekundäre Hypothyreose bei Hypophyseninsuffizienz. Überhöhter TSH-Anstieg = primäre Hypothyreose.

Schilddrüsenantikörper

Bei Immunerkrankungen der Schilddrüse, bei Morbus Basedow und Hashimoto-Thyreoiditis ist die Bestimmung von Autoantikörpern von diagnostischer Bedeutung. Es werden Antikörper gegen Mikrosomen, gegen Thyreoglobulin und gegen TSH-Rezeptoren der Schilddrüse im Plasma bestimmt.

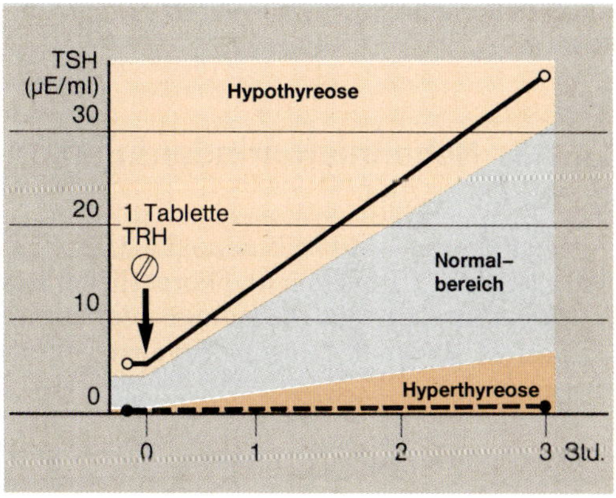

Abb. 24.**5** Oraler TRH-TSH-Test. Normalbereich für die Plasmakonzentration von TSH vor der Tabletteneinnahme 0,5–4,0 µE/ml; 3 Std. später ungefähr 6–30 µE/ml. — Beispiel für Hypothyreose. --- Beispiel für Hyperthyreose bzw. Hypophyseninsuffizienz.

Thyreoglobulin

Die Plasmakonzentration dieses Eiweißkörpers, der aus dem Kolloid der Schilddrüsenfollikel stammt, ist bei den meisten Schilddrüsenerkrankungen erhöht. Die Thyreoglobinkonzentration muß bestimmt werden bei der Verlaufskontrolle (Tumormarker) nach radikaler Operation von Schilddrüsenkarzinomen, um Rezidive früh zu erfassen.

Calcitonin

Medulläre Schilddrüsenkarzinome bilden Calcitonin in großen Mengen (Tumormarker). Calcitonin wird zur Diagnostik und für die Verlaufskontrolle dieses Tumors im Plasma bestimmt.

Untersuchungen mit radioaktivem Jod

Die Schilddrüse ist das einzige Organ, wo Jod aufgenommen und gespeichert wird. Dort wird es für die Synthese der Schilddrüsenhormone gebraucht, die dann ins Blut abgegeben werden. Wird dem Patienten radioaktives Jod (131 J oder 125 J) zugeführt, kann die radioaktive Strahlung (Anreicherung) mit einem Meßgerät registriert werden. Dieses Prinzip wird für die Schilddrüsenszintigraphie (Kap. 47) und das Ganzkörper-Radiojodszintigramm (Metastasensuche) angewendet. Hohe Dosen Radiojod werden erfolgreich für die Behandlung von jodspeichernden Schilddrüsenkarzinomen eingesetzt.

24.3.3. Nebennierenrindenfunktion

Cortisol im Plasma

Normalbereich 140–675 mmol/l (5–25 μg/100 ml), je nach Tageszeit und körperlicher Belastung. Einzelwerte, ohne Hemm- oder Stimulationstest, sind in der Regel nicht aussagekräftig genug.

Cortisol und Metaboliten im Urin

- Freies Cortisol (55–275 nmol/24 Std. ≈ 20–100 μg/24 Std.) und 17-Hydroxycorticosteroide (8,3–36 μmol/24 Std. ≈ 3–13 mg/24 Std.) geben Auskunft über die tägliche Cortisolsekretion des Körpers.
- 17-Ketosteroide (bei Frauen 17–52 μmol/24 Std. ≈ 5–15 mg/24 Std., bei Männern 35–87 μmol/24 Std. ≈ 10–25 mg/24 Std.) sind Ausdruck der Androgenproduktion der Nebennierenrinden.

ACTH-Stimulationstest

Auf intravenöse Gabe von ACTH reagiert die funktionstüchtige Nebennierenrinde mit einer deutlichen Vermehrung der Cortisolausschüttung – *Stimulationstest.*

Durchführung. Für diesen Test gibt es verschiedene Variationen. Nachfolgend ein einfach durchzuführender, aussagekräftiger Test:

- Blutentnahme für Plasmacortisol (Ausgangswert) morgens nüchtern;
- i. m. Injektion von 1 mg Synacthen-Depot;
- Blutentnahme für Plasmacortisol (Reaktionswert) 8 Stunden nach Synacthen-(ACTH-)Gabe.

Bewertung: Normale Nebennierenrinden-Funktionsreserve, wenn das Plasmacortisol nach Stimulation auf mindestens 540 mmol/l (20 μg/100 ml) ansteigt.

Dexamethason-Test

Die Blockierung der ACTH-Ausschüttung durch ein stark wirksames Glucocorticoid hemmt die Bildung der NNR-Hormone – *Sekretionshemmtest.*

Durchführung als

- *Dexamethason-Schnelltest:*
  - 1. und 2. Tag: 8 Uhr Blutentnahme zur Cortisolbestimmung;
  - 23 Uhr des 1. Tages Verabreichung von 1 mg Dexamethason.

  Norm: Suppression (Hemmung) des Cortisols auf einen Wert unter 30–50 mmol/l (3–5 μg/100 ml).
- *Großer Dexamethason-Test mit 24-Stunden-Urin:*
  - 1. und 3. Tag: Sammlung des 24-Stunden-Urins zur Bestimmung der 17-Hydroxycorticosteroide und/oder des freien Cortisols.
  - 2. und 3. Tag: Verabreichung von Dexamethason, 0,5 mg, alle 6 Stunden.

  Norm: Abfall der gemessenen Steroide im Urin um 50% des Ausgangswertes.

Eine fehlende Suppression der Urinsteroide durch Dexamethason ist typisch für ein Cushing-Syndrom. Beim hypophysär bedingten Cushing-Syndrom ist in der Regel die Cortisolproduktion mit höheren Dexamethasongaben (2 mg alle 6 Stunden) hemmbar, nicht aber bei der tumorbedingten ektopen ACTH-Bildung oder beim cortisolbildenden Nebennierentumor.

Metopiron-Test

Prüfung der ACTH-Reserve in der Hypophyse.

Durchführung:

- 1.–3. Tag: exaktes Sammeln des 24-Stunden-Urins (von 8 bis 8 Uhr) zur Bestimmung der 17-Hydroxycorticosteroide.
- 2. Tag 8 Uhr: Blutentnahme zur ACTH-Bestimmung. Dann 4stündlich je 750 mg (3 Kapseln) Metapiron per os über 24 Stunden.
- 3. Tag: 8 Uhr Blutentnahme zur ACTH-Bestimmung.

Bewertung. Norm: starker Anstieg von ACTH. Bis zum 3. Tag Anstieg der 17-Hydroxycorticosteroide im Harn um das 2- bis 3fache des Ausgangswertes.

Insulin-Stimulationstest

Die durch die i. v. Gabe von Insulin provozierte Hypoglykämie (Blutglucose unter 2,2 mmol/l) führt zu einer Streßreaktion des Körpers, bei der die Funktionstüchtigkeit der ganzen hypothalamohypophysäradrenalen Achse überprüft wird.

Die *Durchführung* des Tests muß durch einen Arzt überwacht werden.
Bewertung. Normale Streßreaktion, d. h. intakte Hypophysen- und Nebennierenrindenfunktion, wenn das Plasmacortisol 30–90 Minuten nach der Insulininjektion auf mindestens 540 mmol/l (20 g/100 ml) ansteigt.

24.3.4. Nebennierenmarkfunktion

Catecholamine im Urin

Über die Synthese der Catecholamine (Adrenalin, Noradrenalin) geben die im Urin nachgewiesenen Metaboliten, die *Vanillinmandelsäure* (VMS) u. a. Auskunft. Die Analyse ist heikel und kann nur durchgeführt werden, wenn die Vorschriften genau eingehalten werden.

Durchführung:
- 3 Tage vor Beginn der Urinsammelperiode für VMS keine vanillinhaltigen Nahrungsmittel: keine Mandeln, Bananen, Zitrusfrüchte, Käse, Nüsse, kein Bohnenkaffee und Schwarztee. Bei der moderneren Bestimmung der Catecholamine (Adrenalin, Noradrenalin) im Urin ist keine Diät mehr erforderlich.
- Nikotinabstinenz.
- 3–5 Tage vorher möglichst alle Medikamente absetzen, insbesondere Antihypertensiva, Sedativa, Antidepressiva, Diuretika, Breitbandantibiotika.
- 24-Stunden-Urin ansäuern (nach Anleitung des Labors) und in dunklem Gefäß kühl sammeln (Kühlschrank), um eine Zerstörung der Catecholamine zu vermeiden.

Bewertung. Norm für VMS: bis 470 mmol/24 Std. (80 μg/24 Std.). Erhöhte Werte weisen auf ein Phäochromozytom hin.

24.3.5. Lokalisationsdiagnostik

Die wichtigsten morphologischen Untersuchungen der endokrinen Drüsen zur Erfassung von Adenomen, Tumoren, Zysten u. a. sind:
- Sonographie (Kap. 47),
- Feinnadelpunktion (Kap. 44),
- Computertomographie (Kap. 47),
- Kernspintomographie (Kap. 47),
- Schilddrüsenszintigramm (Kap. 47).

24.4. Grundlagen zur Pflege

Die Pflege kann sehr unterschiedlichen Charakter haben. Ich verweise auf die fünf Funktionen der Krankenpflege, wie sie in Kap. 17–29 nachzulesen sind. Im folgenden finden Sie einige Denkanstöße zu den *Schritten der Pflegeplanung*.

24.4.1. Situationseinschätzung

Damit wir uns ein Bild vom Menschen in seiner jetzigen Situation machen können, versuchen wir die folgenden Informationen einzuholen und zu ordnen:

- ☐ Wie ist das Befinden des Kranken? Welche ATL sind auffällig, welche potentiell beeinträchtigt (s. entsprechende Checkliste)?
- ☐ Ist die Lokalisation der Störung bekannt, bzw. können die Symptome einer bestimmten Drüse zugeordnet werden?
- ☐ Liegt eine familiäre Häufung von hormonellen Erkrankungen vor?
- ☐ Handelt es sich um eine Unter- oder Überfunktion der betreffenden Drüse?
- ☐ Ist die Krankheit akut, chronisch, frisch entdeckt oder länger bekannt? Weiß der Patient darüber Bescheid?
- ☐ Liegen körperliche Auffälligkeiten vor: Kleinwuchs, Riesenwuchs, extreme Verlangsamung, Hyperaktivität, Exophthalmus, extreme Magerkeit, Adipositas usw.?
- ☐ Bestehen akute vitale Bedrohungen, oder sind solche zu erwarten (endokrine Krise, Kreislaufkollaps, Hypertonieanfall u. a.)?
- ☐ Bestehen latente Gefahren: Infektionsanfälligkeit, Hypertoniekomplikationen?
- ☐ Sind die (bei endokrinen Erkrankungen immer mit anwesenden) psychisch-geistigen oder psychosozialen Problemen vordergründig, versteckt, stark oder kaum wahrnehmbar? (Bei schweren Störungen kann sich ein endogenes Psychosyndrom entwikkeln.)
- ☐ Ist der Patient kooperationsbereit und -fähig für die Maßnahmen der Diagnostik und Therapie? (Unterfunktionen führen im allgemeinen zu verlangsamter Aufnahmefähigkeit, Entwicklungsstörungen, Flexibilitätsmangel; Überfunktion zu Konzentrationsverlust.)
- ☐ Können Ressourcen signalisiert werden (Patient selber, Angehörige)? usw.

24.4.2. Krankheitszeichen und Pflegeprobleme

Beeinträchtigung der persönlichen Integrität

Die endokrinen Probleme sind so vielschichtig, wie die endokrinen Drüsen bzw. deren Funktionen es sind. Bedingt sind sie durch *mangelnde* oder *überschüssige* Hormonproduktion. Die Symptome treffen, wie kaum bei einem anderen Organsystem (außer dem ZNS), den Menschen *in seiner Ganzheit*. Das hängt zusammen mit dem engen Zusammenspiel der einzelnen

Drüsen mit dem Hypophysen-Hypothalamus-Zentralnerven-System und somit mit der engen Verbindung zu den zentralen wie auch den psychisch-geistigen Kräften der menschlichen Person.
Endokrine Funktionsstörungen beeinträchtigen den Menschen deshalb immer ganzheitlich. Parallel zu den körperlichen Funktionsstörungen, die den Kreislauf, die Ausscheidung, die Verdauung, die Motorik usw. betreffen können, stehen die psychisch-geistigen Beeinträchtigungen, die das Fühlen, Denken, Empfinden, Erkennen usw. berühren.
Die *Problembündel* sind davon geprägt, ob es sich um eine Überfunktion (+) oder um eine Unterfunktion (−) handelt, und davon, welche Drüse in erster Linie gestört ist.

Probleme bei Schilddrüsenstörung

+ *Hyperthyreose* S. 694 ff.
− *Hypothyreose.* Dank der Früherfassung kann sie heute beim Neugeborenen weitgehend verhütet werden, weshalb die schweren Schäden seltener geworden sind. Patienten mit einer Unterfunktion der Schilddrüse leiden insbesondere an der Verlangsamung aller Funktionen. Der Verlust der Energie und Vitalkraft schafft eine Kette von sekundären Problemen im psychisch-geistigen Bereich (Denkverlangsamung, Lernhemmung) wie auch in den psychosozialen Bezügen (Leistungsabfall → Berufsprobleme → Verlust der Sicherheit → Apathie). Dieser Circulus vitiosus kann nur durch eine gute und tragende Führung durchbrochen werden. Die Substitutionstherapie muß überwacht werden.

Probleme bei Nebenschilddrüsenstörung

− *Tetanische Krämpfe* (Mangel an Parathormon) müssen z. B. postoperativ rasch erfaßt werden. Calciumzufuhr führt unmittelbar zur Behebung der Symptome. Durch eine gute Beobachtung und Kombinationsgabe können tetanische Krämpfe infolge Hyperventilation (S. 336) von denjenigen bei Parathormonmangel unterschieden werden, was für die Soforthilfe von großer Bedeutung ist.
+ Der *Hyperparathyreoidismus* führt mit der Störung des Calciumstoffwechsels nicht nur zu Beeinträchtigung der Eß-, Trink- und Ausscheidungsfunktion, sondern führt auch zu Nierenproblemen durch Bildung von rezidivierenden Nierensteinen (S. 706), zu Bewegungsstörungen und Skelettschmerzen infolge „Entkalkung" der Knochen (Mobilisation des Calciums aus den Knochen) sowie zu anderen Organkrankheiten.

Probleme bei Nebennierenrindenstörung

+ Das *Cushing-Syndrom* ist eine Krankheit, die den Menschen als Person und Persönlichkeit trifft. Die oft starke Veränderung des Aussehens (durch Vollmondgesicht, Stammfettsucht), die Störungen im Sexualbereich, das Nachlassen der körperlichen Leistungsfähigkeit und des psychischen Wohlbefindens sind nur die Oberbegriffe einer Fülle von Symptomen, Mißempfindungen und Befindlichkeitsstörungen. Die Überfunktion kann durch die operative Entfernung der Nebennieren zwar behoben werden, der Patient bleibt aber sein Leben lang angewiesen auf eine angepaßte, kontrollbedürftige Substitutionstherapie.
+ Vom *adrenogenitalen Syndrom* sind vorwiegend die Mädchen betroffen. Bleibende Probleme entstehen, wenn die Krankheit nicht frühzeitig erfaßt werden konnte. Der Verlust der Weiblichkeit (ausgeprägte Entwicklung der Muskulatur – „infantiler Herkules"), Veränderungen der Geschlechtsmerkmale u. a. bedürfen der organischen Behandlung, aber ebenso sehr einer psychisch-geistigen wie sozialen Hilfe und Stützung zur Identitäts- und Rollenfindung (Sexualität und Persönlichkeitsentwicklung S. 485 ff.).
− Der *Morbus Addison* kann chronisch verlaufen und bedeutet dann für den Menschen einen dauernden Konflikt, da Leistungswille und -anspruch sowohl im Gegensatz zum verfügbaren Kräftepotential stehen als auch zu den vorhandenen Vital- und Libidokräften. Depressive Verstimmungen sind häufige Begleiter der Nebennierenrindenunterfunktion. Bleibt diese unbehandelt, kann sie besonders während einer Streßsituation zur zum Tode führenden Stoffwechselkrise führen.

Probleme bei Nebennierenmarkstörung

+ Das *Phäochromozytom* ist ein „Hochdruckproblem“ mit allen Nebenerscheinungen und Befindlichkeitsbeeinträchtigungen (Kopfschmerzen, Nervosität, Schwindel, Tachykardie). Auftretende paroxysmale Hochdruckkrisen sind häufig von großer Angst begleitet, was die Symptome verstärkt.

24.4.3. Pflegeziele und -maßnahmen

Die *Pflegeziele* sind situations- und therapieabhängig. Die Informationen durch den Patienten, seine Angehörigen, den Arzt usw. ermöglichen die zweckmäßigen *Maßnahmen:*

- Unterstützung und Hilfe (bzw. Hilfe zur Selbsthilfe) bei den ATL mit dem Ziel der optimal möglichen Unabhängigkeit.
- Wiederherstellung und Aufrechterhaltung einer u. U. „bedingten“ Gesundheit, d. h.
- Befähigung zu einem Leben mit einer Dauersubstitutionstherapie in bestmöglicher Selbstverantwortung.
- Stärkung und Training des Muskel-, Kräfte- und Energiehaushalts (Übungsprogramme!).
- Psychische Stabilisierung bzw. Mobilisierung aktivierbarer Ressourcen zur psychisch-geistigen Stützung.
- Stärkung des Selbstbewußtseins und einer „gesunden Ich-Stärke“ (insbesondere bei nicht rückgängig zu machenden persönlichkeitsverändernden Merkmalen).
- Kompetente und sichere Durchführung der vom Arzt angeordneten Therapie:
  - Substitution der fehlenden Hormone und der anderen Stoffe;
  - Behebung der Überfunktion (medikamentös, operativ mit anschließender Substitution);
  - Krisenbewältigung und Stabilisierung von Kreislauf, Hormonhaushalt und Stoffwechsellage bei akuten Entgleisungen.

Substitutionstherapie

Die Stützung und Begleitung der Substitutionstherapie (Ersatztherapie) bedarf einer guten Kenntnis von Wirkung und Nebenwirkung der zu verabreichenden Pharmaka. Die Besprechung der einzelnen Wirkstoffe würde den Rahmen dieses Lehrbuches sprengen. Grundsätzlich gilt:

- Ersetzt wird, was fehlt.
- Der Ersatzstoff wird so physiologisch wie möglich gewählt.
- Die Dosierung entspricht individuell dem vorliegenden Mangel; das Medikament muß regelmäßig – auf Zeit oder auf Dauer – eingenommen werden.

Beispiele:

- Wachstumshormonpräparate bei hypophysärem Zwergwuchs:
- ADH-Behandlung bei Diabetes insipidus;
- Thyroxinpräparate bei Hypothyreose und nach Strumektomie;
- Vitamin D und Calcium als Dauertherapie bei Hypoparathyreoidismus;
- Cortisontherapie bei Morbus Addison.

Psychosoziale Hilfe und Rehabilitation

Einzelne endokrine Erkrankungen führen schon primär zu psychischen Störungen und Streßsituationen (s. oben). Dazu kommt, daß Patienten, die über Jahre mit einer Krankheit zu leben haben, die ihnen Einschränkungen auferlegt (z. B. diätetische Maßnahmen) oder die sie von einem Medikament abhängig macht (Substitution), eher zu Depressionen und/oder Aggressionen neigen als andere Menschen. Die Wechselwirkung von Psyche und endokrinen Drüsen hat u. U. schon bei der Entstehung des Leidens eine ausschlaggebende Bedeutung.
Daran muß bei der Betreuung von Patienten mit endokrinen Funktionsstörungen gedacht werden. Meist brauchen sie – außer in der akuten Krisensituation oder in der postoperativen Phase (nach Entfernung eines Tumors oder der tumortragenden Drüse) – keine „Pflege“. Sie sind selbständig, häufig sogar in der Lage, in Eigenverantwortung ihren Therapieplan einzuhalten (Termine in der Physiotherapie, Einnahme der Medikamente usw.). Trotzdem darf nicht übersehen werden, daß gerade die Pflegeplanung für diese Patienten einer besonderen *Einfühlung* bedarf, damit jene Stützung, Lebens- und Alltagsbewältigung besprochen und eingeübt werden kann, die die „bedingte Gesundheit“ des Betreffenden auch wirklich ermöglicht. Unterstützender *Begleitung* und *Beratung* bedürfen häufig auch die Angehörigen, denen die nicht leichte Aufgabe zufällt, dem bedingt Gesunden eine Entlassung in ein „freilassendes und doch geschütztes Klima“ zu er-

möglichen. Einfache Rezepte, die für die evtl. sehr komplexen Fragen und Probleme eine Antwort bereithalten, gibt es nicht. Von Bedeutung ist eine Beziehung, die die Selbstpflege stützt und die Lebensqualität fördert.

24.5. Exemplarische Pflegesituationen

Die weitaus häufigsten endokrinen Krankheiten stellen die Schilddrüsenerkrankungen dar. Bei einem Viertel dieser Patienten liegen Schilddrüsen*funktionsstörungen* vor, bei drei Vierteln der Fälle bestehen nur *Veränderungen der Form und Struktur* der Schilddrüse.

24.5.1. Hyperthyreose

Die Hyperthyreose kann mit vergrößerter Schilddrüse (Struma) oder mit normaler Schilddrüsengröße einhergehen. Andererseits gibt es vergrößerte Schilddrüsen mit normaler Thyroxinproduktion – *euthyreote Struma.*
Bei einer Hyperthyreose im eigentlichen Sinn handelt es sich um eine Hyperaktivität der Schilddrüse, die eine übermäßige Menge von Hormon bildet und ans Blut abgibt (die Schilddrüse arbeitet autonom und wird nicht mehr durch die Hypophyse gesteuert). Es kann sich dabei um eine diffuse Hyperplasie der Schilddrüse – *Basedow-Krankheit*, eine Überfunktion eines *Knotenkropfes* oder um ein *toxisches Adenom* handeln.

Symptome der Hyperthyreose

- Abmagerung bei gutem Appetit, ja Heißhunger;
- Muskelschwäche und Energieverlust (Signe du tabouret), d. h., der Patient kann von einem Schemel oder Stuhl nur durch Abstützen der Hände aufstehen;
- beschleunigte Darmperistaltik, die mit Durchfällen einhergeht;
- Tachykardie und Herzklopfen, evtl. Rhythmusstörungen und leichter Blutdruckanstieg;
- feuchte und gut durchblutete Haut, typisch sind die feuchten Hände;
- Schweißausbrüche (Wärmeintoleranz);
- feinschlägiger Tremor der Finger, allgemeine rastlose und lebhafte Motorik;
- Schlaflosigkeit, Nervosität, Unruhe, Gereiztheit, Erregbarkeit;
- Exophthalmus mit feuchten, glänzenden Augen;
- das Oberlid ist retrahiert – positives Graefe-Zeichen (Ausdruck eines erhöhten Sympathikotonus).

Von einem **Morbus Basedow** spricht man, wenn folgende Zeichen vorliegen:

- Hyperthyreose;
- diffuse Struma (mit gleichmäßiger Überfunktion der ganzen Schilddrüse);
- endokrine Ophthalmopathie, in ca. 40% der Fälle mit durch Entzündung und manchmal mit Doppelsehen begleitetem Exophthalmus.
- Häufig ist der Nachweis von Autoantikörpern gegen die TSH-Rezeptor-Schilddrüsenzellen möglich (diese Untersuchung ist routinemäßig nicht erforderlich).

Psychische Probleme

Viele der oben erwähnten Symptome wirken auf die Psyche des Patienten sehr negativ und belastend. K. Engelhardt beschreibt dies in „Der Patient in seiner Krankheit" unter dem Titel *Selbstentfremdung* folgendermaßen: „Veränderung des Erlebens, der Stimmung und Affektivität bei Patienten mit Schilddrüsenüberfunktion: Die Kranken werden nervös, die Erregbarkeit erscheint ihnen fremd, sie erkennen sich häufig selbst nicht wieder und verlieren in einem gewissen Sinn ihre Wesensidentität. Jede kleine Aufgabe kann dem Kranken zu schaffen machen, sie fühlen sich abgearbeitet (...). Die Wahrnehmung der Umwelt wird verändert, wirkt laut, eindringlich, belastend (...). Während die Kranken ihre Innenwelt als fremd und störend empfinden, wirkt gleichzeitig die Welt hektisch und aufdringlich."

Pflege- und Behandlungsplan

Das *Ziel* liegt in der Schaffung eines Klimas, in dem die Probleme der Überfunktion ausgeglichen und die Stoffwechsellage stabilisiert werden kann.

- Für Ruhe sorgen: ruhiges Zimmer, Hektik vermeiden, Stressoren ausschalten.

- Stützung und Begleitung sind wesentlicher Teil der Behandlung.
- Hilfe zur Selbsthilfe: Lebensbewältigung, Umgehen mit sich selbst (Anregungen zu Entspannung, Streßabbau, gesunder Lebensführung), Umweltbewältigung (unterstützende Gespräche ermöglichen).
- Unterstützung bei den ATL soweit nötig und Anregung zu „ökonomischer Haushaltung“ mit den Kräften.
- Anwendung bzw. Assistenz bei der vom Arzt verordneten Therapie.

Thyreostatika (z. B. Tabazol, Neo-Mercazole). Sie hemmen die Aktivität der Schilddrüse und damit die Hormonsynthese. Die Dosis ist abhängig vom Ausmaß der Krankheit. Thyreostatika werden vorwiegend beim Morbus Basedow ohne große Struma angewendet sowie vor Strumektomie bei hyperthyreoten Strumen, um eine euthyreote Stoffwechsellage zu erzielen. Nach Verschwinden der Hyperthyreosesymptome muß die Therapie weitergeführt werden, um die normale Funktion zu erhalten (Überwachung der Blutwerte).

Radiojodbehandlung. Bei der Behandlung mit radioaktivem Jod geht man davon aus, daß dieses, wenn es zugeführt wird, überwiegend in der Schilddrüse gespeichert wird. Die lokale radioaktive Strahlung führt zum Untergang von Schilddrüsengewebe. Man spricht auch von *Radiojodresektion* (Resektion = Teilentfernung) der Schilddrüse. Diese Therapie wird meist bei Patienten über 40 Jahre ohne bzw. mit kleiner Struma oder bei inoperablen Karzinomen angewendet.

Gefahren: Strahlenbelastung, Hypothyreose.

Chirurgische Therapie s. unten.

24.5.2. Thyreotoxische Krise

Sie entsteht durch eine lebensbedrohliche Verschlechterung der Stoffwechsellage. Sie kann bei bestehender Hyperthyreose innerhalb von Stunden bis Tagen auftreten. Als postoperative Komplikation tritt sie bei der heutigen konsequenten präoperativen Thyreostatikatherapie kaum mehr auf. Bei nicht erkannter und daher nicht behandelter Hyperthyreose kann sie als Folge von Operationsstreß oder hoher Jodzufuhr (z. B. Kontrastmittel) auftreten.

Krisenzeichen

Vorboten sind Schlaflosigkeit, quälende Unruhe, Gewichtsverlust. Typisch ist die Tachykardie (über 140 Schläge/Minute) mit Tachyarrhythmie und Vorhofflimmern. Das Fieber steigt bis 40 °C. Durchfälle, Erbrechen, Schweißausbrüche führen zur Exsikkose. Die Patienten werden adynamisch und hochgradig erregt (1. Stadium), dann desorientiert (2. Stadium) und schließlich komatös (3. Stadium). In 30–50% tritt der Tod ein.

Sofortmaßnahmen

Der Patient bedarf einer sofortigen Intensivtherapie. Überwachung und Pflege in abgedunkeltem Raum.

Therapeutisch werden zur Hemmung der Schilddrüsenfunktion unverzüglich hohe Dosen Thyreostatika, Jod (Endojodin) und Prednison verabreicht. Zur Überwindung der Krise sind Betarezeptorenblocker sowie reichlich Wasser-, Glucose- und Elektrolytsubstitution notwendig. Im weiteren versucht man symptomatisch der Krise zu begegnen: Antiemetika, Herz-Kreislauf-Unterstützung, wenn nötig Hypothermie, lytischer Cocktail usw.

Nach *Abklingen der Krise* wird die Hyperthyreosetherapie in der üblichen Dosierung fortgesetzt.

Pflegerisch gelten die Maßnahmen der Intensivpflege (Kap. 39).

24.5.3. Strumektomie

Bei Schilddrüsen, die operiert werden, kann die Drüse vergrößert sein oder nicht; es kann eine Funktionssteigerung oder Funktionsminderung bestehen. Der Chirurg unterscheidet

- die Schilddrüse mit Vergrößerung, *ohne* Funktionsstörung – euthyreote Struma;
- die Schilddrüse mit oder ohne Vergrößerung, aber *mit* Funktionsstörung:
  - die hyperthyreote Struma, Basedow-Struma, Adenom,
  - die hypothyreote Struma.

Die *euthyreoten Strumen* können sehr groß werden und sind dann nicht mehr nur ein kosmetisches, sondern auch ein *mechanisches* Problem. Sie führen zu

- Kompression der Luftröhre (Stridor, Atemnot);
- Kompression der Halsvenen mit venöser Einflußstauung;
- Ösophagusverengung mit Schluckbeschwerden;
- Nervenschädigung (Rekurrenslähmung mit Heiserkeit).

Operationsprinzip

Subtotale Resektion der Schilddrüse, einseitig oder doppelseitig. Es wird beiderseits ein dattelgroßer Rest (Nebenschilddrüsen) belassen.

Operationsvorbereitung

- Verabreichung von Thyreostatika, bis sich die Stoffwechsellage normalisiert hat, der Puls muß bis unter 100 Schläge/Minute absinken, das Gewicht stabil sein. Meist dauert diese Vorbereitung ca. 3 Wochen und wird postoperativ für 3–4 Tage weitergeführt.
- *Jod* (Lugolsche Lösung) wird nur noch in seltenen Fällen angewendet.
- *Betablocker* zur Kreislaufstabilisierung.
- *Laryngoskopie* zur Stimmbandkontrolle.

Im übrigen ist die Vorbereitung allgemeiner Natur. Lokale Hautvorbereitung: Rasur des Halses, anschließend Alkoholumschläge, Haare unter Mütze „versorgen". Im weiteren s. Kap. 38.

- *Operationsbett:* Nackenrolle und Fußstütze richten,
- Luftbefeuchter bereitstellen.

Postoperative Pflege

- *Überwachung* Kap. 38. Da das Operationsgebiet im Bereich der Atmungs- und Stimmorgane sowie der großen Gefäße liegt, bedarf der Patient der sorgfältigen Überwachung.
- *Lagerung:* halbsitzend bis sitzend, sobald der Patient wach ist. Nackenstütze mit Kissen, Kniekissen, evtl. Fußbrett.
- *Mobilisation:* sofort, sorgfältig.
  Alle ruckartigen Bewegungen sind zu vermeiden, dies gilt vor allem beim Aussteigen aus dem und Einsteigen ins Bett: Man stelle das Kopfende so steil als möglich. Der Patient fixiert seinen Kopf und dreht dabei an den Bettrand. Der Kopf soll auch beim Hinaufrutschen mit den Händen fixiert werden.
- *Atemwege:* feuchthalten → Luftbefeuchter während der ersten Tage.
- *Wundgebiet:* Redon-Drains werden nach 24–48 Stunden entfernt, Klammern am 1. postoperativen Tag gelockert, am 3. entfernt.
- *Essen/Trinken:* Trinken am 1. postoperativen Tag, evtl. schon am Operationstagabend, in kleinen Mengen. Der erste Trinkversuch unter Überwachung. Schluckreflex beobachten, denn vorübergehende Schwellungen im Bereich von Kehlkopf und Speiseröhre können den Schluckakt stören. Ab 2. Tag breiige oder sehr weiche Kost, steigern nach Befinden.
- Die *Behandlung* mit Thyreostatika kann postoperativ abgesetzt werden; Betablocker müssen 1–2 Wochen weiter eingenommen werden.
- *Nachkontrolle* der Stimmbänder kann durch die Laryngoskopie erfolgen; definitive Laryngoparesen kommen in weniger als 2% der Strumektomien vor.
- *Schilddrüsenfunktionskontrolle* erstmals nach 3–4 Wochen postoperativ (ambulant!), in speziellen Fällen dann Kropfrezidivprophylaxe mit T_4-Gaben (z. B. Eltroxin 0,1 mg/Tag).
- *Rückkehr zur Arbeit* ungefähr 3 Wochen postoperativ. Hyperthyreosepatienten bedürfen einer längeren Erholungsphase und der Information über Streßprophylaxe (S. 426f.).

Postoperative Komplikationen

- *Blutung* nach innen oder außen (gezielte Atem- und Wundkontrolle!).
- *Rekurrensparese* mit Heiserkeit, häufig kurzzeitig, vorübergehend, infolge Schwellung des Wundgebietes. Auch ein *Trachealkollaps* kann auftreten (Luftröhrenknickung, Kompression der Trachea mit Ateminsuffizienz).
- *Hypoparathyreoidismus* mit tetanischen Krämpfen an Händen, Fingern, Zehen, evtl. auch an der Kehlkopfmuskulatur – *Laryngospasmus.* Soforthilfe: Calciumzufuhr.
- *Hypothyreose* nach radikaler Entfernung einer malignen Struma; Symptome treten frühestens nach einer Woche auf.
- *Thyreotoxische Krise* nach korrekter Vorbereitung unwahrscheinlich.

Weiterführende Literatur

Geisler, L.: Innere Medizin II, 12. Aufl. Kohlhammer, Stuttgart 1986

Marek, H.: Endokrine Erkrankungen. Fischer, Stuttgart 1985

Pfannenstiel, P.: Krankheiten der Schilddrüse. 4. Aufl. Trias, Stuttgart 1989

Reinwein, D.: Checkliste Endokrinologie und Stoffwechsel, 2. Aufl. Thieme, Stuttgart 1988

Schwandt, P.: Stoffwechselstörungen und Endokrinologie. Medical concept, Eching 1987

25. Nieren, ableitende Harnwege, männliche Geschlechtsorgane

Unterstützen des Patienten bei Ausscheidungsproblemen

Sequenzziel

Das vorliegende Kapitel will Ihnen Wegweiser sein zur Pflege von Patienten mit Erkrankungen des Urogenitalsystems (innere Medizin, Chirurgie, Nephrologie, Urologie). Durch das Verständnis der physiologischen und pathophysiologischen Zusammenhänge können Sie die Situation des Kranken besser einschätzen, Pflegeprobleme zweckmäßig analysieren sowie Pflegeziele und -maßnahmen ableiten. Die Anwendung von grundlegendem *Wissen und Verstehen* zusammen mit dem *Pflegeprozeßdenken* (S. 102ff.) bietet eine brauchbare Grundlage für die individuelle Pflegeplanung und die wirksame Durchführung der Pflege.

Dynamik des Pflegeprozesses

Situation: Patient mit Nieren- und Ausscheidungsstörungen.

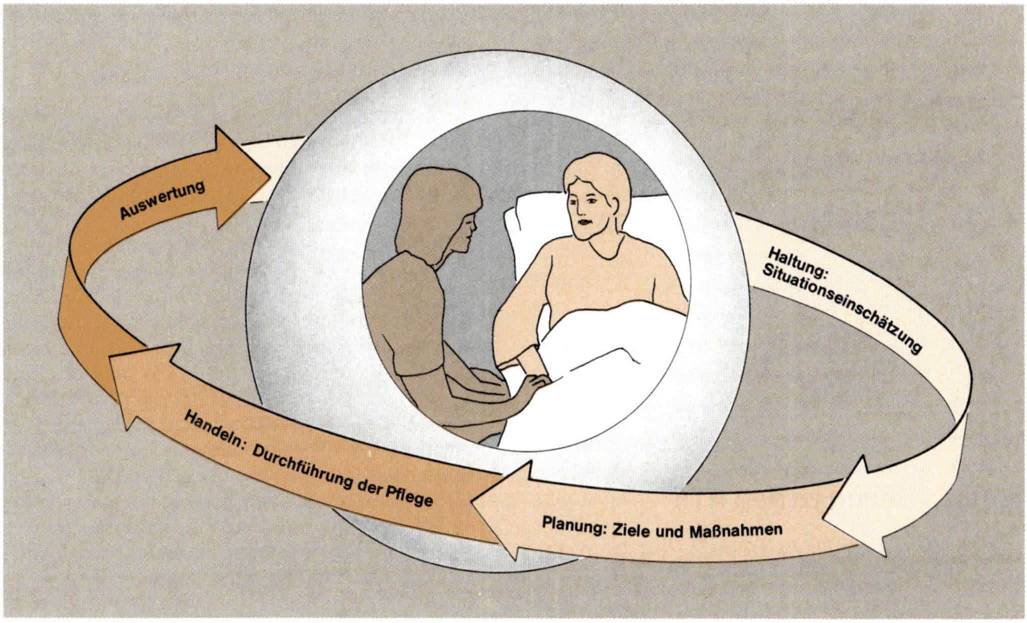

Prinzpien/Impulse

- Die *Aufrechterhaltung der Homöostase* ist wesentlich von der Präzision der ständigen chemischen Überprüfung des Blutes durch die Nieren bestimmt. Dadurch werden der Wasser- und Salzhaushalt geregelt, Eiweißstoffwechsel-Abbauprodukte eliminiert und die Aufrechterhaltung des Säure-Basen-Gleichgewichts mit bestimmt (indem bei einer Azidose Säuren und bei einer Alkalose Alkali im Überschuß ausgeschieden werden) usw.
- Die Aufrechterhaltung des *seelisch-geistigen Gleichgewichts* ist auch von der Intaktheit des Stoffausgleichs abhängig. Ungleichgewicht (z. B. Erhöhung der Eiweißabbauprodukte im Blut) wirkt toxisch auf das Zentralnervensystem und dadurch lähmend und/oder destruktiv auf die geistigen Strukturen und Funktionen.
- Die *soziale Integration* vermittelt Schutz und Sicherheit. Dem Erkrankten (z. B. dem Dialysepatienten) kann eine kostspielige Therapie und Betreuung ermöglicht werden, die er als einzelner nicht tragen könnte. Die dadurch geschaffene Abhängigkeit wirkt sich aber auch hemmend auf die Persönlichkeit und Individualität aus.

25.1. Allgemeine Grundlagen

25.1.1. Bezug zu den ATL

Die ATL *Ausscheiden* steht in direktem Zusammenhang mit den Krankheiten der Nieren und Harnwege. Das Studium von Kap. 9 muß daher diesem Themenkreis vorangestellt bzw. in unmittelbarem Zusammenhang gesehen werden. Da die Nieren eng mit den Genitalorganen verbunden sind und die Erkrankung der Prostata exemplarisch für die spezifischen Probleme der Männer (für die Frau s. Gynäkologie, Kap. 26) besprochen wird, gilt grundlegend auch, was in Kap. 15 *Kind, Frau, Mann sein* nachzulesen ist. Weiter ist auf Kap. 16 *Sinn finden* hinzuweisen, da insbesondere im Zusammenhang mit der Nierenersatztherapie Fragen um die Ganzheit des Menschen – Menschenrecht und Menschenwürde, Leben und Sterben – aufgeworfen werden, die unausweichlich mit ethisch-religiösen und Sinnfragen verbunden sind.

25.1.2. Anatomie, Physiologie

Wiederholen Sie anhand der Abb. 25.**1** die *anatomischen Grundlagen*, und versuchen Sie mit Hilfe von Abb. 25.**2** die wichtigsten *physiologischen Funktionen* zu ordnen und als Ausgangslage für das Verständnis der Abläufe in den Nieren bereitzuhalten. Grundlegend sind die folgenden Aufgaben der Nieren zu überdenken:

1. *Regulation des Wasser- und Elektrolythaushalts* zur Sicherung des konstanten osmotischen Drucks (Isotonie), der konstanten Wassermenge (Volumenregulation) und des konstanten Ionen- bzw. Salzbestands (Konzentrationsausgleich → Isotonie).
2. *Regulation des Säure-Basen-Haushalts* zur Sicherung des konstanten pH-Wertes (Isohydrie) durch Bicarbonatresorption und Sekretion von Ammoniak und organischen Säuren.
3. *Ausscheidung harnpflichtiger Substanzen,* d. h. der Abfallprodukte des Eiweißstoffwechsels (Harnstoff, Kreatinin usw.) sowie der körperfremden Substanzen (Medikamente, Toxine, Farbstoffe).
4. *Blutdruckregulation.* Die Niere ist mit einigen Mechanismen an der Blutdruckregulation maßgeblich beteiligt durch das *Renin*, ein Hormon, das in besonderen Zellen nahe den Glomeruli (juxtaglomerulärer Apparat) produziert wird, falls die Nierendurchblutung (z. B. infolge eines Blutdruckabfalls, aber auch bei einer Nierenarterienstenose) gedrosselt wird. Renin spaltet von einem in der Leber produzierten Eiweiß (Angotensinogen) 10 Aminosäuren (Polypeptid Angiotensin I) ab. In der Lunge werden durch sog. Converting-Enzyme zwei weitere Aminosäuren von Angiotensin I abgespalten, und es entsteht Angiotensin II (A II). A II bewirkt eine sofortige Verengung der Arterien (vasokonstriktorische Wirkung) und führt damit zur Erhöhung des peripheren Widerstandes und zur Blutdrucksteigerung. A II stimuliert Aldosteron, ein Hormon der Nebennierenrinde, das seinerseits die Natriumresorption im Austausch mit Kaliumsekretion stimuliert. Somit wird das Extrazellulär- und Plasmavolumen vergrößert (zu mehr Kochsalz wird aus osmotischen Gründen im Sammelrohr auch

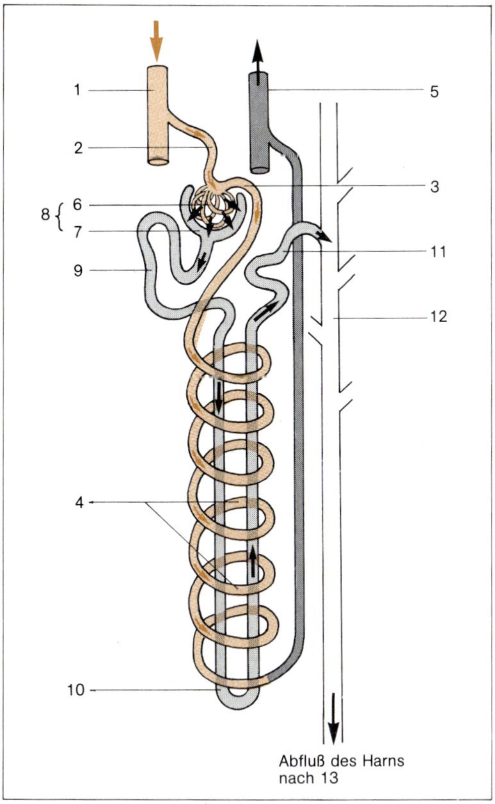

Abb. 25.**1** Wie heißt die dargestellte Arbeitseinheit der Niere? Bezeichnen Sie die Strukturen 1–13 (S. 1144).

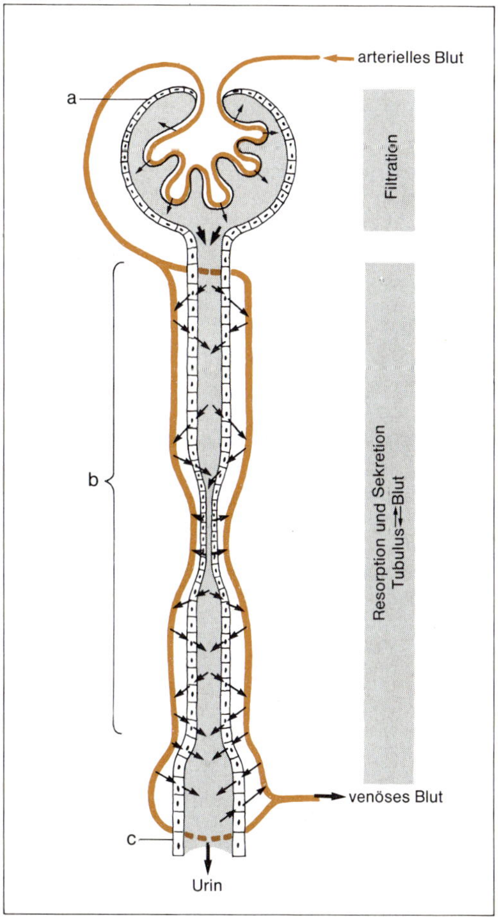

Abb. 25.**2** Schematische Darstellung des Nephrons als Funktionseinheit mit seinen Teilfunktionen:
Glomeruläre Filtration. Die Glumeruli passieren täglich 1500 l Blut. 180 l Flüssigkeit ohne zelluläre Bestandteile und ohne Eiweiß (Primärharn) werden abgefiltert. Primärharn hat deswegen – bis auf Eiweiß – die gleiche Zusammensetzung wie Plasma (Salz-, Zucker-, Harnstoff-, Aminosäurekonzentration usw.).
Tubuläre Resorption und Sekretion. Von 180 l Ultrafiltrat bzw. Primärharn werden in den Tubuli ca. 178 l rückresorbiert. Im proximalen Tubulus wird Wasser und Salz isoton (d.h. in gleicher Konzentration wie im Plasma) resorbiert. Es sind ca. 75% des Filtrats oder 135 l. Im distalen Tubulus wird nur Salz, ohne Wasser, resorbiert. In der Henle-Schleife wird mit einem Gegenstrom-Multiplikationssystem ein osmotischer Gradient aufgebaut. Je nach Bedarf kann unter Einfluß des antidiuretischen Hormons das Sammelrohr weiteres Ultrafiltratwasser (mit Hilfe des osmotischen Gradienten entlang des Sammelrohrs) resorbieren. Es können weitere 5–24,5%, d.h. 9–44 l, resorbiert und hiermit als Endharn 36–1 l ausgeschieden werden. Im proximalen Tubulus werden neben Salz auch Glucose, Aminosäuren, Bicarbonat und andere Elektrolyte resorbiert. Hinzu kommt auch Sekretion organischer Säuren (z.B. Penicillin!). Im distalen Tubulus wird unter dem Einfluß des Renin-Angiotensin-Aldosteron-Systems Kochsalz im Austausch zu Kalium- und H^+-Ionen resorbiert, weiteres Bicarbonat je nach Bedarf resorbiert und H^+-Ionen als Ammoniak sezerniert.
a Glomerulus (Nierenkörperchen), **b** Tubuli (Harnkanälchen, proximaler Tubulus, Henle-Schleife, distaler Tubulus, **c** Sammelrohr.

Übersicht über die wichtigsten diagnostischen Maßnahmen im Bereich der Nieren und Harnwege		
Maßnahmen	Aufgabenbereich der Pflege	Nachlesen
Blut- und Harnuntersuchungen	Gewinnung der Proben und Vorbereiten für den Transport	Kap. 45
Prüfung der Nierenfunktion (Clearance)	24-Stunden-Urin sammeln, Blutentnahme, Blut und Urin für Labor vorbereiten	Kap. 9 u. 45
Bildgebende Verfahren • Isotopendiagnostik • Nephrosonographie • CT, Kernspintomographie • Urographie • retrograde Pyelographie • Zystographie • Urethrographie • Nierenarteriographie • Vesikulographie	Vorbereiten des Patienten: Darmentleerung (luftfreier Darm), nüchtern lassen spezielle und hausinterne Richtlinien beachten (auch in bezug auf Trinken bzw. Nichttrinken)	Kap. 47
Instrumentelle Untersuchungen		
• Sondierung bzw. Katheterisierung	Durchführung und/oder Assistenz	Kap. 9
• Endoskopien	Vorbereitung, Nachsorge	Kap. 46
• Biopsien	Vorbereitung, Nachsorge	Kap. 44
• Harnflußmessung	Durchführung oder Assistenz	Kap. 9

mehr Wasser resorbiert), was wiederum zur Steigerung der Herzfüllung, des Herzminutenvolumens und des Blutdrucks führt. Die *Prostaglandine* sind bisher weniger gut erforschte Substanzen, die u.a. im Nierenmark produziert werden, eine gefäßerweiternde Wirkung (Vasodilatation) haben und hiermit eine Bluckdrucksenkung hervorrufen.

5. *Knochenstoffwechselregulation.* Vitamin D wird in der Niere in eine biologisch aktive Form umgewandelt und ist für die Calciumresorption aus dem Darm sowie für die Calciumaufnahme in die Knochen verantwortlich.
6. *Blutbildungsregulation.* Erythropoetin, ein weiteres in der Niere produziertes Hormon, stimuliert die Reifung der Erythrozyten aus den Blutstammzellen.

Zu 1.–3. Abb. 25.**2**.

25.1.3. Diagnostik und Therapie

Diagnostische Maßnahmen

Die Mithilfe bei *diagnostischen Maßnahmen* ist in Kap. 9 (Uringewinnung, Messungen) und in Kap. 40–47 dieses Buches besprochen. Bezogen auf die Nieren und Harnwege sind sie im obenstehenden Kasten aufgeführt.

Nierentherapien

Die Nierenersatztherapien sind auf S. 706ff. besprochen. Im folgenden finden sie einige grundlegende Angaben zur medikamentösen und diätetischen Therapie bei Nierenerkrankungen.

Diuretikatherapie

Diuretika sind Stoffe, die die Harnausscheidung steigern; es gibt verschiedene Gruppen (s. Arzneimittellehre). Die spezifischen Diuretika steigern die renale Ausscheidung von Natrium (Natriuretika) und Salzen (Saluretika), sie verbessern die extrazelluläre Entwässerung. Diuretika werden eingesetzt vor allem bei Ödemen und bei Hypertonie. Bei vielen Diuretika (insbesondere bei gleichzeitiger Gabe von Digitalis) kommt es zu *Kaliumverlust.* Die Zeichen des Kaliummangels sind zu Beginn uncharakteristisch:

- Leistungsabfall, Muskelschwäche besonders der Beine;
- Reizbarkeit, Apathie;
- Obstipation, trockener Mund, Durst.

Ausgeprägter Kaliummangel führt zu einer Reihe von unspezifischen Krankheitszeichen, die isoliert oder gruppiert auftreten können:

- neuromuskuläre Symptome: Wadenkrämpfe, Muskelschwäche (sie kann bis zur Lähmung führen);
- gastrointestinale Symptome durch Verminderung der Magensäureproduktion und der Peristaltik, im schweren Fall Ileuserscheinungen;
- neurologische und psychische Symptome sind u. a. Gangstörungen, Sensibilitäts-, Reflex- und Sprachstörungen, Gedächtnisschwäche, Verwirrung bis hin zu komatösen Zuständen.

Kaliumverlustprophylaxe:

- Vorsorglich wird Kalium verabreicht als kaliumreiche Kost: getrocknete Aprikosen, Bananen, Datteln, Feigen, Organgensaft und andere Fruchtsäfte.
- Die Kost soll salzarm, aber nicht kochsalzfrei sein, da es sonst zu einem Natriummangel kommt, wodurch ersatzweise noch mehr Kalium ausgeschieden wird.
- Flüssigkeitszufuhr leicht einschränken (Patient soll nicht dursten).
- Möglichst keine Laxanzien verabreichen.
- Kaliumzufuhr als Brausetabletten (mit viel Flüssigkeit *nach* dem Essen) oder als Tropfinfusionszusatz, je nach Verlust (Arztverordnung).

Kalium darf nie direkt intravenös verabreicht werden!
Es würde dadurch ein Herzstillstand ausgelöst (Asystolie, Kammerflimmern).

Kontrollen bei Diuretikaverabreichung:

- tägliche Gewichtskontrolle oder Flüssigkeitsbilanz,
- Elektrolytkontrolle (Arzt),
- Überwachung auf Kaliummangelzeichen.

Ernährung, Diät

Eiweißarme Kost ist bei eingeschränkter Ausscheidung (insbesondere bei Niereninsuffizienz) angezeigt, um die Eiweißabbauprodukte möglichst gering zu halten. Bleiben diese im Körper zurück, kommt es zum Anstieg von Schlackenstoffen (vor allem Harnstoff) im Blut. Die Folge davon ist die Harnvergiftung (Urämie) und die Azidose. Ob eine eigentliche strenge Diät (Kluthe-Diät, Giovanetti-Diät, Schwedendiät nach Bergström) angezeigt ist, muß im Einzelfall entschieden werden. Es gibt keine allgemeingültigen Empfehlungen. Grundsätzlich richtet sich die Eiweißmenge nach den Blutwerten, z. B.

- 60 g Eiweiß bei kompensierter Retention,
- 40 g Eiweiß bei dekompensierter Retention.

Die strenge Eiweißdiät ist für den Patienten eine beträchtliche Einbuße an Lebensqualität. Gemeinsam mit dem Arzt gilt es abzuwägen, ob diese Minderung gerechtfertigt ist oder nicht. Durchführbar ist die Diät ohnehin nur, wenn der Patient genügend Verständnis und Kooperation aufbringen kann.

Grundsätzlich zu beachten ist:

- *Eiweißarme Kost* muß mit hochwertigen Aminosäuren angereichert werden. Verboten sind Fisch, Fleisch, Wurstwaren. Eiweißersatzstoffe sind Sojaprodukte.
- *Flüssigkeitsbeschränkung* ist notwendig, weil die Urinausscheidung eingeschränkt und die Ödembereitschaft groß ist. Es besteht die Gefahr der Überwässerung mit Herzinsuffizienz oder/und „fluid lung“. Die Trinkmenge wird vom Arzt festgelegt. Es kann sein, daß der Patient bei der verordneten Menge subjektiv an Durst leidet → Mund auswischen, Mund spülen, Bonbon lutschen lassen (zuckerfreie), Eiswürfel nur mit Maß, da wasserhaltig!
- *Kaliumarme Kost* ist notwendig, weil die Kaliumausscheidung vermindert ist (Anstieg im Blut). Verboten sind Bananen, Aprikosen, Trockenobst; von den Gemüsen sind Spinat, Petersilie, Krautarten, Hülsenfrüchte verboten. Verboten sind auch Nüsse, Fisch und Schokolade.
- *Salzarme Kost* ist angezeigt bei renaler Hypertonie. Verboten sind wegen hohem Salzgehalt Konservenprodukte, Geräuchertes, Gepöckeltes, Instantsuppen. Salzersatz ist nur erlaubt, wenn nicht gleichzeitig eine Kaliumrestriktion besteht. Das Essen läßt sich mit Gewürzen einigermaßen schmackhaft zubereiten.

25.1.4. Verhüten von Steinen

Die Ursache von Harnwegskonkrementen und Nierensteinen ist nur bei einem kleinen Prozentsatz von Steinbildnern bekannt. Bei ihnen ist die Möglichkeit einer echten *Steinprophylaxe* gegeben:

- *Gesunde Lebensweise:*
  - Ausreichend körperliche Bewegung, bei

sitzenden Berufen Ausgleich durch Wandern, Schwimmen, Gymnastik. Ungewohnte Anstrengung vermeiden.
- Rumpf- und Bauchübungen regen die Peristaltik an, unterstützen den Harnabfluß.
- Konsequentes Erreichen und Erhalten des Normalgewichts.
- Gesunde Ernährung: normale Mischkost; üppige Mahlzeiten und Alkoholkonsum vermeiden.

- *Flüssigkeitszufuhr; Dehydratation vermeiden:*
  - „Steinbildner" sollen Flüssigkeitsverluste durch Schwitzen vermeiden (Sonnenbäder, Sauna) bzw. Verluste sofort durch *kalkarme* Flüssigkeit ersetzen (wiegen!).
  - Reichliche und gleichmäßige Flüssigkeitszufuhr. Es soll ein verdünnter Urin von mindestens 1500 ml mit einem spezifischem Gewicht von 1012–1015 ausgeschieden werden. Die Flüssigkeitszufuhr soll an der Ausscheidung bemessen werden (1,5 bis 2,5 l).
- *Behandlung eines Harnwegsinfekts:*
  - Infektsanierung, Chemotherapie.
  - Urin ansäuern (s. unten).

Je nach *Steintyp* bzw. chemischer Zusammensetzung vorgefundener Steine sind als *Rezidivprophylaxe* zusätzlich folgende Ernährungsgrundsätze zu beachten:

Harnsäure- und Uratsteine:

- *Getränke,* die besonders zu empfehlen sind:
  - alkalische Mineralwässer: Vichy, Fachinger;
  - Zitronensaft (2–3 frische Zitronen pro Tag), zur Alkalisierung des Harns Kräutertee;
  - *wenig* Kaffee, Kakao, Schwarztee.
- *Kost* basenreich, alkalisierend:
  - Hanrsäurebildner meiden: Innereien, Fleischextrakt;
  - Eiweißzufuhr auf 1 g/kg Körpergewicht reduzieren (Eiweißabbau → Harnsäurebildung).
- *Alkalisation des Urins* (z. B. durch Uralyt U). Der günstige Urin-pH-Wert liegt zwischen 6,4 und 6,7.
  - Urin täglich mittels Indikatorpapier kontrollieren und protokollieren → Hausarzt.

Oxalat-, Phosphat-Calcium-Steine:

- *Getränke:*
  - viel calciumarme Mineralwässer (Zurzacher, Fachinger), Fruchtsäfte, Früchtetees. *Einschränken* von Milch, keine alkalischen Mineralwässer, kein Kakao.
- *Kost* vitaminreich, calciumarm:
  - Einschränken von Milch und Milchprodukten sowie von
  - Rhabarber, Spinat, Beeren, Feigen, Zitrusfrüchten.

Zur Therapie von Nierensteinen gelten die prophylaktischen Maßnahmen; evtl. muß eine Nierensteinzertrümmerung (S. 706) vorgenommen werden.

25.2. Grundlagen zur Pflege

Die Pflege entspricht dem Zustand (Befinden, Befindlichkeit) des Patienten und berücksichtigt die durch die Diagnose (Befund) vorgegebenen therapeutischen Maßnahmen.

25.2.1. Bezug zu den fünf Funktionen der Pflege

1. *Unterstützen und/oder stellvertretende Übernahme der ATL,* die durch die Ausscheidungsstörung beeinträchtigt sind:
   - *Ausscheidung.* Beobachten der Miktion, Unterstützen der Ausscheidung mit harntreibenden Tees (Zinnkraut, Wollblumen, Anisöl, Wacholder u. a.). Bei Diuretikatherapie Kaliumverlustprophylaxe (S. 701).
   - *Ernährung.* Nach Zustand bzw. Verordnung (S. 701).
   - *Körperpflege.* Unterstützung brauchen Bettlägrige und Patienten mit Ödemen. Nierenkranke neigen zu Dekubitus und Thrombosen (infolge der Ödeme) sowie zu Hautinfektionen und Pneumonie (infolge mangelhafter Infektabwehr). Die *Prophylaxen* müssen gezielt, systematisch und kontinuierlich ausgeführt werden.
   - *Hilfe bei der Schmerzbewältigung, Streßprophylaxe.* Hier muß vor allem an jene Gruppe von Patienten gedacht werden, die infolge andauernder Streßsituationen (mit Leistungsabfall, bohrenden Kopf- oder Rückenschmerzen) zu chronischen Analgetikaverbrauchern geworden sind. Es ist erwiesen, daß es bei regelmäßiger Einnahme von Analgetika über lange Zeit zu einer degenerativen Veränderung im

Markinterstitium und schließlich zu chronischer Entzündung kommt – Analgetikanieren. Diesen Kranken wird nicht geholfen, indem einfach das schädigende Medikament verboten wird. Solange Schmerzen und/oder Streßsituationen anhalten, wird der Kranke immer wieder zu „seinen Helfern“ greifen. Es geht dann darum, daß er lernt, seine Lebenssituation zu überblicken, Stressoren zu erkennen und zu meiden, positive Werte zu aktivieren (Streßprophylaxe S. 426f.).

2. *Begleiten in Krisensituationen.* Nierenkranke sind oftmals Schwerstkranke und Sterbende (Urämie), oder sie sind infolge der Therapie erheblichen physischen und psychischen Belastungen ausgesetzt (Nierenersatztherapie oder -transplantation). Die Beratung und Begleitung sowie die Schaffung eines Klimas, in dem Ressourcen erkannt und aktiviert werden können, ist dabei vordringlichste Aufgabe.
3. *Mithilfe bei diagnostischen, präventiven und therapeutischen Maßnahmen.* Sie sind auf S. 700ff. nachzulesen.
4. Die *Gesundheitsbildung* spielt bei der Verhütung von Nierenkrankheiten eine sehr große Rolle. Es gilt, Risikofaktoren bewußt zu machen: ungesunde Lebensweise, Medikamentenkonsum (insbesondere Analgetikaabusus). Die *Rehabilitation* betrifft vor allem Patienten mit Dialyseprogrammen.
5. *Mitarbeit an der Verbesserung* der Gesundheitsqualität der Bevölkerung (z.B. innerhalb des WHO-Programms Gesundheit 2000) oder Mithilfe in Pflegeforschungsprogrammen im Bereich der ATL Ausscheidung.

25.2.2. Standardisierte Pflegeplanung

Die Grundlagen sind in Kap. 3 und 4 nachzulesen. Bei der *Pflege* von Nierenkranken bzw. bei *Patienten mit Ausscheidungsproblemen* sind vor allem zu beachten

- die *komplexen Einflußfaktoren.* Sie sind insbesondere Kap. 9 *Ausscheiden* und Kap. 15 *Kind, Frau, Mann sein* zu entnehmen;
- die *Körperstrukturen* und -funktionen, die damit zusammenhängen (S. 698f.).

In bezug zur Pflegeplanung:

- *Einschätzung der Situation.* Im folgenden einige Denkanstöße:
  - □ Risikofaktoren können eine erhebliche Rolle spielen, z. B. Medikamentenabusus.
  - □ Alter des Patienten und Schweregrad der Krankheit (insbesondere bei Urämie) bestimmen die Wahl der Therapie und beeinflussen die Abhängigkeit/Unabhängigkeit des Patienten.
  - □ Akuter oder chronischer Verlauf spielen für Behandlung und Pflege eine große Rolle.
  - □ Langzeitpatienten sowie Patienten an der Dialyse stellen ganz spezifische Anforderungen.
  - □ Persönlichkeit, Krankheitsverarbeitungskapazität, psychisch-geistige Kräfte, soziales Umfeld sind für das Befinden und für den Verlauf der Krankheit von ausschlaggebender Bedeutung.
  - □ Kooperationsfähigkeit – auch der Angehörigen – bestimmt das Maß der Selbständigkeit in der Langzeitbehandlung, insbesondere bei der Dialyse.
  - □ usw.
- *Beurteilung der Probleme.* Hier geht es um Fragen wie diese:
  - □ Welche ATL sind mit betroffen?
  - □ Wie sind das Befinden, der Abhängigkeitsgrad?
  - □ Wie ist die Krankheitsbewältigung möglich?
- *Gesundheitsressourcen.* Innere Kräfte und Fähigkeiten sowie äußeres (soziales) Auffangnetz.

  Beachten Sie dazu S. 61 u. 557 (Standardplan).

  Im folgenden finden Sie einige allgemeintypische Problemfelder im Bereich der Nierenerkrankungen.

Exemplarische Pflegesituationen

25.3. Entzündungen von Nieren und Harnwegen

Entzündungen können durch Infekte (Harnwegsinfekte) oder durch immunologische Faktoren (Glomerulonephritis) ausgelöst werden.

25.3.1. Harnwegsinfekte

Infekte der ableitenden Harnwege treten sehr häufig auf. Sie verlaufen meist ohne nachteilige Folgen für die Nieren, können aber als rezidivierende und/oder aufsteigende Form zu Nierenbeteiligung führen.

Je nach Ausbreitung lassen sie sich einteilen in:

- *urethrales Syndrom* = symptomatischer Befall der Urethra (meist mit Chlamydien);
- *akute Zystitis* = Harnblasenentzündung (häufiger bei Kindern und Frauen als bei Männern) mit den typischen *Beschwerden* der Dysurie, Pollakisurie, Blasentenesmen;
- *akute Pyelonephritis* = Entzündung des Nierenbeckens und des Nierenparenchyms (interstitielle Nephritis), wobei die Bakterien durch die Harnleiter aufsteigen oder hämatogen bzw. lymphogen in die Nieren eindringen. Die *Disposition* und der Einfluß anderer Ursachen spielen dabei eine große Rolle, z.B. bei chronischem Analgetikamißbrauch, Prostatahypertrophie, Schwangerschaft, Diabetes mellitus u.a. Zu den *Zystitisbeschwerden* gesellen sich Fieber, Schüttelfrost, Schmerz und Beeinträchtigung des Allgemeinzustandes;
- *chronische Pyelonephritis*. Sie tritt häufig als Rezidiv akut, intermittierend oder latent schleichend auf. Leitsymptome sind neben evtl. noch indifferenten *Beschwerden* die Polyurie, Bakteriurie und erhöhte Blutsenkung;
- *asymptomatische Bakteriurie* = hohe Keimzahl im Urin ohne Hinweis auf eine Harnwegserkrankung.

Krankheitszeichen und Pflegeprobleme

Sie sind oben ersichtlich:
- Dysurie, Pollakisurie, Tenesmen;

bei Mitbeteiligung der Nieren zusätzlich:
- Fieber, Schüttelfrost;
- allgemeine Entzündungszeichen;
- Beeinträchtigung des Allgemeinzustandes.

Der Urin enthält Bakterien, Leukozyten, evtl. auch Erythrozyten und Eiweiß.

Pflege- und Behandlungsplan

- *Ausschalten der prädisponierenden Faktoren:*
  - Analgetikaverzicht, Streßprophylaxe, Individualhygiene, vernünftige Bekleidung (warmhalten).
- *Infekt-* bzw. *Entzündungsbehandlung:*
  - Bettruhe, lokale Wärme;
  - Anregen der Ausscheidungsfunktion, viel trinken lassen (2 l Tee, z.B. Bärentrauben- oder Blasenmischung).
  - Bei Blasentenesmen Kompressen mit Eukalyptusöl auflegen (verdünnen 1:10). Sie können mehrere Stunden liegenbleiben.
- Antibiotika- oder Sulfonamidtherapie nur bei akut schmerzhaftem Infekt (Arzt).
- *Überwachung der Ausscheidung:* Urinkontrollen (Menge, Urinkultur, Sediment) sollen auch nach Abschluß der Behandlung regelmäßig durchgeführt werden (Rezidivprophylaxe bzw. rasches Erkennen eines Rezidivs).

25.3.2. Glomerulonephritis

Die Glomerulonephritis geht einher mit den nephritischen Zeichen Hämaturie, Proteinurie, Hypertonie. Der Verlauf kann akut, subakut oder chronisch sein.

- Die *akute* Glomerulonephritis ist eine typische Zweitkrankheit, die in der Regel 1–3 Wochen nach einem Infekt auftritt.
  Beginn akut mit Hämaturie (Urin ist rostbraun) Lidödemen.
  Urin: Erythrozytenzylinder, Eiweiß.
  Blut: Senkung hoch, Komplementreaktion tief (Eiweißkörper, der in der Immunabwehr verbraucht wurde).
  Pathogenese: Z.B. wirken Streptokokken als Antigen (Bakterienantigen – BA); dieses bildet zusammen mit dem antibakteriellen Antigen einen Komplex, der bei seiner Filtration durch die Glomeruli eine Entzündung verursacht.
  Der *Verlauf* ist beim jüngeren Patienten günstiger als beim Erwachsenen. Immer ist es ein schweres Krankheitsbild, das in eine
- *chronische* Glomerulonephritis übergehen kann. Diese kann auch schleichend beginnen oder als subakute Form zur irreversiblen Schädigung der Nieren führen.

Krankheitszeichen und Pflegeprobleme

- Hyptertonie, Proteinurie und Hämaturie sowie Ödeme, vorwiegend im Gesicht (Augenlider);
- Fieber, Appetitlosigkeit;
- allgemeines Krankheitsgefühl;
- Rücken- und Nierenschmerzen;
- Urin rötlichbraun, kleine Mengen;

- *kardiovaskuläre Mitbeteiligung:* Dyspnoe, Orthopnoe, Zyanose, ein akutes Linksherzversagen mit Lungenödem ist bei 50% der Fälle zu erwarten;
- *atypische Beschwerden* mit u. U. Zufallsurinbefund bei der chronischen Erkrankung.

Pflege- und Behandlungsplan

- *Entlastung von Herz- und Kreislauf.* Relative Bettruhe während 4–6 Wochen, sorgfältige Stoffwechselgymnastik.
- *Entlastung der Nierenfunktion.* Einschränkung von Kochsalz, Flüssigkeit und Eiweiß (S. 701).
- *Betreuung und Hilfe bei den ATL* nach Bedarf. Hilfe bei der Körperpflege, systematische Prophylaxen (Pneumonie, Thrombose, Dekubitus) und Durchbewegen der Gelenke, sorgfältige Mobilisation: Aufsitzen, Bettrand; Aufstehen erst nach Abklingen der Entzündung.
- *Begleitung und psychosoziale Hilfe* je nach Zustand, Miteinbeziehen der Angehörigen, Aktivieren aller Gesundheitsressourcen.
- *Überwachung der Vitalfunktionen.* Blutdruck-, Puls-, Temperaturkontrollen. Urinkontrollen betreffend Menge, Aussehen, Eiweiß- und Erythrozytengehalt, Gewichtskurve.
- *Pharmakotherapie nach Behandlungsplan:*
  - Infektbekämpfung mit hohen Dosen Penicillin, sofern Bakterien die Auslöser sind;
  - Unterstützung von Herz und Kreislauf: Digitalis, Diuretika, Antihypertensiva;
  - Behandlung im akut schweren Stadium mit Cortison, Immunsuppressoren, Ödemausschwemmung und Hebung des kolloidosmotischen Drucks mit Albuminlösungen;
  - Hämodialyse bei Nierenversagen (S. 706ff.).

Herdsanierung nach Ausheilen der Nephritis (Tonsillen, Zahngranulome, Gallensteine u. a. m.).

25.4. Niereninsuffizienz

Man versteht darunter die eingeschränkte Fähigkeit der Nieren, harnpflichtige Substanzen, vor allem die stickstoffhaltigen Endprodukte des Eiweißstoffwechsels, auszuscheiden. Im fortgeschrittenen Stadium geht auch die Regulationsfähigkeit des Elektrolyt-, Wasser- und Säure-Basen-Haushalts verloren. Man unterscheidet die *akute* und die *chronische* Niereninsuffizienz.
Der Verlauf ist unterschiedlich, Symptome bestehen je nach Stadium.

Pflegeprobleme

Es handelt sich um ein sehr schweres Krankheitsbild, das rasch alle ATL beeinträchtigt:

- *Wachsein und Schlafen.* Abnorme Ermüdbarkeit bei bestehender Unruhe und Schlafstörungen; Kopfschmerzen infolge renaler Hypertonie. Im Spätstadium zerebrale Ausfälle.
- *Sichbewegen.* Verlangsamt bis apathisch (allgemein beeinträchtigendes Krankheitsgeschehen). Im Spätstadium diffuse Knochenschmerzen infolge renaler Osteopathie. Wadenkrämpfe weisen auf urämisch bedingte Polyneuropathie.
- *Sichwaschen und -kleiden.* Antriebsarm, abhängig. Haut und Schleimhäute sind blaß infolge Anämie; typisch ist das schmutzig-gelbe Hautkolorit; es besteht Juckreiz (eingelagerte Farbstoffe und Urämiegifte). Oft ist die Haut voller Kratzer. Nasenbluten, Zahnfleischbluten sind eine Folge der Thrombozytopenie.
- *Essen und Trinken.* Es besteht schwerste Appetitlosigkeit, schließlich Übelkeit, Erbrechen, Singultus, Magenschmerzen (urämische Gastritits); Mundgeruch: typischer Foetor uraemicus (harnähnlich).
- *Ausscheiden.* Zuerst Oligurie, dann Polyurie und Nykturie (infolge Isosthenurie); der Urin ist hell. Haut und Schleimhäute trocknen aus (Dehydratation und Exsikkose), oder es kommt zu Ödembildung (peripher und Lungenödem) infolge Natriumretention.
- *Atmen.* Bei akuter Überwässerung kommt es zur Wasserlunge (Fluid lung mit Dyspnoe, begleitet von Todesangst). Bei Übersäuerung des Blutes setzt die Kußmaul-Atmung ein.
- *Sorge für Sicherheit.* Der Patient ist schwer krank; die Abhängigkeit nimmt zu. Die Vitalzeichen sind entsprechend kritisch (Tachykardie, Herzrhythmusstörungen, Bewußtseinstrübungen bis Bewußtlosigkeit).
- *Kommunizieren.* Durch die Apathie und die Erschöpfung erschwert bis gestört,

- *Sinnfinden.* Fragen um Leben und Sterben können drängend werden.

Pflege- und Behandlungsplan

Die *Pflege* entspricht der Situation.
Der Patient braucht Unterstützung, oft stellvertretende Übernahme der ATL (entsprechend den oben beschriebenen Problemfeldern). Die *Behandlung* ist symptomatisch und dem Befund entsprechend. Von großer Bedeutung ist die *exakte Flüssigkeitsbilanz*. Beim akuten Nierenversagen beträgt die erlaubte Flüssigkeitszufuhr 500 ml plus ausgeschiedene Urinmenge, plus Flüssigkeitsverluste über Magen-Darm-Trakt und Haut. Zu den obligaten Kontrollen gehören auch Gewicht, Blutdruck, Atmung, Bewußtsein, Blutwerte.
Weitere Maßnahmen:

- *Angepaßte Ernährung:* kaliumarm bei Hyperkaliämie, natriumarm bei Hypertonie, Eiweißeinschränkung (60-40-30 g; S. 701).
- *Vorbereitung auf die Dialyse,* wo möglich und zweckmäßig (S. 711), oder *Hinführung zur Annahme des Sterbenmüssens*, wo eine Dialyse aussichtslos ist (Kap. 16).

25.5. Nierensteinleiden

Die Behandlung eines Nierensteinleidens (Nephrolithiasis) war bis vor kurzem eine Domäne der offenen Chirurgie. Das völlig neue Konzept der Harnsteintherapie mit der *extrakorporalen Stoßwellen-Lithotripsie (ESWL)* hat dies schlagartig und grundlegend geändert. Die *Lithotripter* werden dauernd verbessert.

Das *Prinzip* der extrakoporalen Nierensteinzertrümmerung besteht darin, daß von außen über ein flüssiges Medium (Wasser; Patient ist in einer Art Badewanne) direkt auf den Nierenstein gerichtete Stoßwellen in den Körper des Patienten eingebracht werden, die so starke Druckstöße auf den Stein ausüben, daß er in sandkorngroße Teile zerfällt, die auf natürlichem Wege über den Harntrakt ausgeschieden werden.
Falls die Konkremente von sehr großen Nierensteinen nicht von selbst weggeschwemmt werden können, wird die ESWL-Behandlung sinnvollerweise ergänzt durch *zusätzliche Maßnahmen* wie die *perkutane Nephrolitholapaxie* (der Nierenstein bzw. die Fragmente davon werden durch Punktion vom Rükken her angegangen, zerkleinert und entfernt) oder durch die *Ureterorenoskopie* (Entfernung größerer Steinteile durch den Ureter).

Vorteile der ESWL:

- Offene Nierenoperationen können weitgehend vermieden werden.
- Eigentliche Rekonvaleszenzzeit entfällt; der Patient ist nach der Behandlung beschwerdefrei.
- Verfahren kann ohne Gefährdung des Patienten mehrfach wiederholt werden (von Bedeutung bei Rezidivsteinen).

Trotz dieser neuen, unproblematischen Möglichkeit der Nierensteinbehandlung muß man daran denken, daß es sich immer nur um eine *symptomatische* Therapie handelt. Das Nierensteinleiden und damit die Möglichkeit des Wiederauftretens von Steinen bleibt dabei bestehen.
Nierensteinprophylaxe S. 701 f.

25.6. Nierenersatztherapie

Erreicht die chronische Niereninsuffizienz das terminale Stadium, muß mit einem Nierenersatzverfahren begonnen werden, sonst treten unweigerlich eine Urämie und der Tod des Patienten ein. Wir unterscheiden prinzipiell zwei Arten des Nierenersatzes: die *Dialyse* und verwandte Methoden sowie die *Nierentransplantation*.

25.6.1. Erfolg der Nierenersatztherapie

Die *Dialyse* ersetzt die Nierenfunktion nicht vollständig. Die exkretorische Nierenfunktion wird nur teilweise ersetzt. Der Wasser-, Elektrolyt- und Säure-Basen-Haushalt wird befriedigend korrigiert. Die Konzentration der harnpflichtigen Substanzen bleibt viel höher als bei Gesunden, etwa auf dem Niveau der sog. präterminalen Niereninsuffizienz. Dies genügt jedoch, daß die Patienten von schweren Urämiesymptomen befreit werden. Die Störungen der endokrinen Funktionen der Niere, d. h. Sekretion von Renin, Erythropoetin und Metabolisierung von Vitamin D, bleiben durch die Dialyse unbeeinflußt. So bleibt bei einem Teil der Patienten, die eine inadäquat hohe Reninsekretion haben, eine Hypertonie weiterhin bestehen und muß medikamentös behandelt werden. Ein Erythropoetinmangel bewirkt, daß auch die Dialysepatienten weiterhin eine renale Anämie haben (kann heute durch Gaben von

gentechnologisch hergestellten humanem Erythropoetin behoben werden). Störungen im Calcium-, Phosphat- und Vitamin-D-Stoffwechsel führen zum sekundären Hyperparathyreoidismus, was bei einigen Patienten nach langjähriger Hämodialyse zu schweren Knochenstörungen, zur sog. renalen Osteopathie, führt.
Durch erfolgreiche *Nierentransplantation* werden alle exkretorischen Funktionen der Niere vollständig ersetzt. Es ist sicherlich das beste Nierenersatzverfahren. Leider ist jedoch nicht jede Nierentransplantation erfolgreich, nur 85% funktionieren ein Jahr lang und 50% 10 und mehr Jahre. Da auch nicht genügend Nieren zur Transplantation zur Verfügung stehen, bleibt für viele Patienten (ca. 100 Patienten auf 1 Mill. Einwohner) zumindest vorübergehend die Dialyse als einzige Behandlungsmöglichkeit bestehen.

25.6.2. Dialyse

Prinzip der Dialyse

Das Prinzip der Dialyse ist in Abb. 25.**3** dargestellt. Blut und Dialysat sind durch eine semipermeable Membran getrennt. Im Dialysat sind neben Wasser auch die wichtigsten Elektrolyte des menschlichen Körpers (Natrium, Calcium, Kalium, Magnesium, Chlorid) vorhanden. Bicarbonat, ein wichtiger Puffer im Blut, wird im Dialysat meist durch Acetat oder Lactat ersetzt. Die semipermeable Membran hat Poren. Diese Poren sind undurchlässig für Eiweiß und alle größeren Blutbestandteile (wie z. B. Blutkörperchen), frei durchlässig für die kleinen Moleküle (wie Wasser, Elektrolyte, Harnstoffe, Kreatinin). Für die mittelgroßen Moleküle (Molekulargewicht ca. 500–5000), in deren Größenbereich die eigentlichen Urämietoxine vermutet werden, sind die Poren je nach Art der Membran besser (Peritonealdialyse, Hämofiltration) oder schlechter (konventionelle Hämodialyse) durchlässig. Wie in Abb. 25.**3** dargestellt, wandern die harnpflichtigen Substanzen durch Poren der Dialysemembran entlang dem Konzentrationsgradienten auf der Seite des Dialysats (Diffusion). Auch die Elektrolyte des Bluts und des Dialysats diffundieren frei durch die Membran, die Konzentration im Blut gleicht sich der Konzentration im Dialysat an, was zur Normalisierung des Elektrolythaushalts und des Säure-Basen-Haushalts führt. Da jedoch auch Wasser aus dem Körper entfernt werden muß, wenn die eigenen Nieren nicht mehr funktionieren, wird ein weiteres physikalisches Prinzip angewandt: die Ultrafiltration. Dazu ist ein Ultrafiltrationsdruck notwendig, der das Wasser von der Blut- auf die Dialysatseite durchpreßt. Bei der Hämodialyse setzt sich der Ultrafiltrationsdruck aus dem hydrostatischen Blutdruck auf der Blutseite und dem Unterdruck auf der Dialysatseite zusammen; er wird auch Transmembrandruck genannt. Bei der Peritonealdialyse ist als Ultrafiltrationsdruck ein osmotischer Druck des Dialysats wirksam (Peritonealdialysat hat eine höhere Osmolarität als Blut).

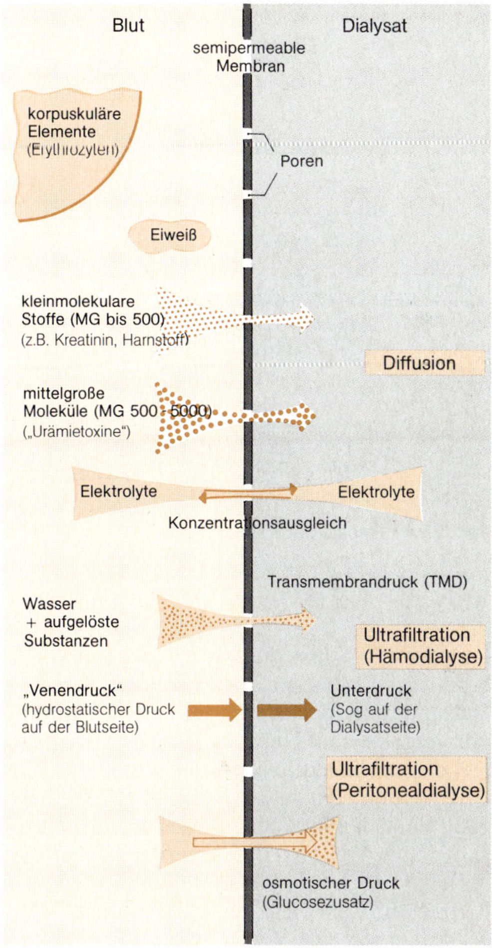

Abb. 25.**3** Prinzip der Dialyse.

Hämodialyse

Die Hämodialyse wurde früher auch als Behandlung mit künstlicher Niere oder Blutwäsche bezeichnet. Das erste Modell der künstlichen Niere haben bereits 1913 *Abel* u. Mitarb. konstruiert. Die erste Hämodialyse am Menschen führte *Haas* in Deutschland im Jahre 1925 durch. *Kolff* entwickelte in Holland An-

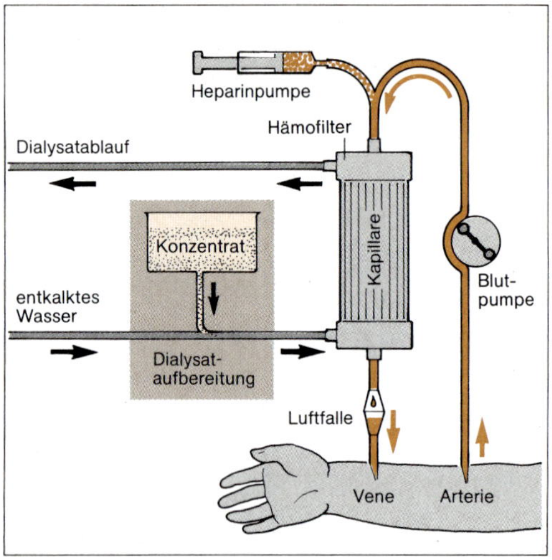

Abb. 25.4 Prinzip der Hämodialyse.

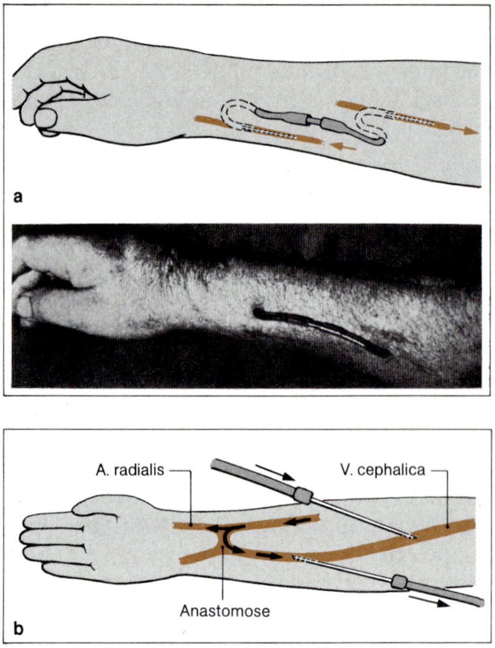

Abb. 25.5 Gefäßpunktion bei Dialyse. **a** Scribner-Shunt, **b** Cimino-Brescia-Fistel.

fang der 40er Jahre die sog. Trommelniere, die bereits als Dialysemembran Zellophan und zur Verhinderung der Blutgerinnung im extrakorporalen Kreislauf Heparin benützte. Es konnte jedoch nur die akute Niereninsuffizienz behandelt werden, ein Hauptproblem war der Zugang zu den Gefäßen. Dieses Problem löste zum ersten Mal 1960 der Amerikaner *Scribner*, der einen nach ihm benannten Shunt (englisch Kurzschluß) entwickelte. Unter einem Shunt verstehen wir eine Verbindung zwischen Arterie und Vene, meist am Vorderarm, die ständig offen bleibt und so wiederholt Anschluß an die künstliche Niere ermöglicht. Seit 1960 ist die chronische Niereninsuffizienz nicht mehr eine tödliche Erkrankung, es begann die Ära der Hämodialyse.

Technik der Hämodialyse

In Abb. 25.**4** ist die konventionelle Hämodialyse schematisch dargestellt. Das Blut wird aus dem Shunt mit Hilfe einer Blutpumpe dem Filter, der eigentlichen „künstlichen Niere", wo die Dialyse stattfindet, zugeführt. Dabei wird dem Blut mit einer Pumpe kontinuierlich Heparin zugesetzt, um eine Gerinnung des Blutes im extrakorporalen Kreislauf zu verhindern. Auf der anderen Seite der semipermeablen Membran des Filters wird das Dialysat zugeführt. Das Dialysat wird aus einem Elektrolytkonzentrat und enthärtetem Wasser im Verhältnis 1:34 in einem Mischgenerator zubereitet. Das Wasser muß nicht sterilisiert sein, da die semipermeable Membran des Filters für Mikroorganismen undurchlässig ist. Während der Hämodialyse zirkulieren durch den Filter ca. 200 ml Blut und 500 ml Dialysat in einer Minute. Dies bedeutet einen Wasserverbrauch von ca. 150 l pro Dialyse. Nachdem das Dialysat den Filter passiert hat, fließt es über Unterdruckpumpe in den Ablauf. Diese Pumpe erzeugt einen negativen Druck (Sog) auf der Dialyseseite der Membran; dieser Unterdruck bildet zusammen mit dem positiven Druck auf der Blutseite den Transmembrandruck. Der Transmembrandruck ist für die Ultrafiltration (Wasserentzug aus dem Körper) verantwortlich. Neuere Geräte messen das Ultrafiltratvolumen ganz genau und stellen den Transmembrandruck entsprechend der gewünschten Ultrafiltration automatisch ein (sog. kontrollierte Ultrafiltration).

Gefäßzugang

Der traditionelle *Scribner-Shunt* (Abb. 25.**5a**) ist heute weitgehend durch die subkutane *Cimino-Brescia-Fistel* (Abb. 25.**5b**) verdrängt: Durch einen ope-

rativen Eingriff wird am Vorderarm die A. radialis mit der Vene direkt kurzgeschlossen. Dank hohem Druck in der Abflußvene wird diese bald erweitert, und die Wände werden dicker – Arterialisation der Vene. Dieses dicke Gefäß kann nun leicht punktiert werden und stellt heute den idealen Gefäßzugang für die Hämodialyse dar.
Wenn diese Fistel infolge Thrombosierung unbrauchbar wird, müssen „Fisteln zweiter Wahl" angelegt werden. Dies geschieht meist durch Kunststoffmaterial (PTFE) und Nabelschnur. Die sorgfältige *Shuntpflege* sowie eine vorsichtige Punktion beim Anschluß an die Hämodialyse sind für die langdauernde Funktion des Shunts entscheidend.

Am Shunt-*Arm* darf
- kein Blutdruck gemessen,
- keine andere Venenpunktion vorgenommen werden.

Filter

Als Filter (s. oben) werden vorwiegend kleine *Kapillarfilter* und *Plattenfilter* verwendet. In Abb. 25.**6** ist ein Kapillarfilter dargestellt. Das Blut fließt durch dünne Kapillaren mit einem Durchmesser von ca. 300 µm. Die Wand dieser Kapillaren (Membran) ist aus Cuprophan oder Celluloseacetat; die Wandstärke beträgt 9 bis 16 µm. Ein Filter enthält zwischen 5000 und 10000 solcher Kapillaren, die vom Dialysat im Gegenstrom umspült werden. Beim Plattenfilter werden mehrere Membranen in Schichten aufgelegt. Abwechselnd fließt Blut und Dialysat in den einzelnen Schichten, meist auch im Gegenstrom (das Prinzip ist das gleiche).

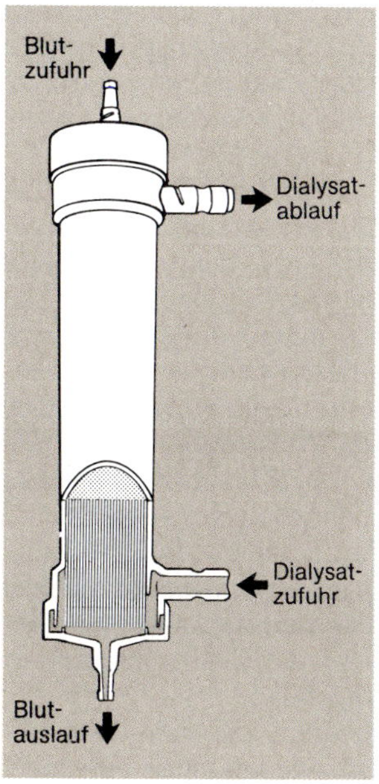

Abb. 25.**6** Prinzip des Kapillarfilters.

Neuere Dialyseverfahren

Sequentielle Hämodialyse

Die Durchführung der sequentiellen Hämodialyse ist mit modernen Hämodialysegeräten möglich. Die Dialyse verläuft in zwei Phasen. In der ersten Phase wird ausschließlich ultrafiltriert mit Hilfe eines hohen Transmembrandrucks, ein Dialysat wird gar nicht angeschlossen. Das erwünschte Ultrafiltrationsvolumen wird genau abgemessen. Anschließend führt man eine übliche Hämodialyse durch mit dem errechneten Transmembrandruck, ausgehend vom Restvolumen. Dieses Verfahren ist insbesondere geeignet für Patienten, bei welchen in relativ kurzer Zeit ein großes Wasservolumen entzogen werden muß.

Hämofiltration

Das Schema der Hämofiltration ist in Abb. 25.**7** dargestellt. Für die Reinigung des Blutes ist allein die Ultrafiltration verantwortlich, auf Dialysat wird bei diesem Verfahren verzichtet. Als Filter werden spezielle Kapillarfilter verwendet, die eine semipermeable Membran aus Polyamid haben. Diese Membran hat besondere Eigenschaften:
- eine sehr hohe Ultrafiltrationsleistung und
- etwas größere Poren als die übliche Hämodialysemembran, was eine bessere Entfernung der mittelgroßen Moleküle ermöglicht.

Mittels Unterdruckpumpe wird ein hoher Transmembrandruck erzeugt, der die Ultrafiltration in Gang setzt. Die Menge des Ultrafiltrats wird auf einer Waage genau registriert. Während der Behandlung werden meistens ca. 18 l ultrafiltriert. Gleichzeitig mit der Ultrafiltration wird mittels Pumpe das gewünschte Volumen einer Substitutionslösung in den Kreislauf zurückgegeben. Falls Wasserentzug erwünscht ist, wird entsprechend weniger infundiert (z. B. werden bei angestrebtem Volumenentzug von 1 kg 18 l ultrafiltriert und 17 l zurückgegeben).
Der Vorteil der Hämofiltration liegt neben der höheren Effektivität in der Entfernung der mittelgroßen Moleküle, auch ist eine bessere Kreislaufstabilität gewährleistet. Patienten, die

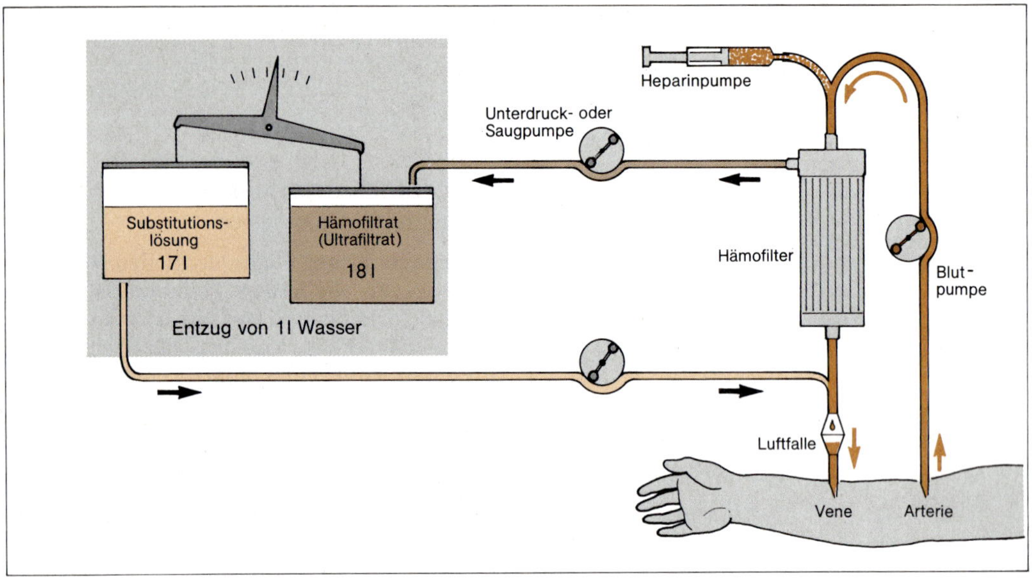

Abb. 25.**7** Prinzip der Hämofiltration.

bei der Hämodialyse unter schwerwiegenden Nebenwirkungen (Kreislauflabilität, Kopfschmerzen) leiden, werden unter der Hämofiltration oft beschwerdefrei. Eine verfeinerte Sonderform ist die kontinuierliche *arteriovenöse Hämofiltration* (AVH), die eine physiologische Filtration über Tage oder Wochen erlaubt.

Hämoperfusion

Die Hämoperfusion ist ein der Dialyse ähnliches Verfahren, in welchem Blut durch eine Patrone mit Aktivkohle oder mit Ionenaustauschern perfundiert wird. Wie bei der Hämodialyse ist auch hier eine Heparinisierung des Blutes im extrakorporalen Kreislauf notwendig. Aktivkohle oder Ionenaustauscher haben eine riesige Oberfläche, an welcher verschiedene Toxine absorbiert werden. Da kein gleichzeitiger Wasserentzug und keine Normalisierung der Elektrolyte möglich ist, ist dieses Verfahren für chronische Behandlung der Niereninsuffizienz nicht geeignet. Große Bedeutung hat die Hämoperfusion jedoch zur Behandlung *akuter exogener Vergiftungen* (Schlafmittelintoxikation, Pilzvergiftung u. a.).

Praxis der Dialyse

Dank der modernen Geräte kann die Hämodialyse/Hämofiltration in 3–5 Stunden durchgeführt werden, je nach Restfunktion der Nieren ein- bis zweimal, ohne Restfunktion dreimal pro Woche. Da immer mehr Patienten der Dialyse zugeführt werden, die dann zeit ihres Lebens davon abhängig sind, sucht man nach immer neuen Wegen, um diese anspruchsvolle Therapieform für den Patienten ertragbarer zu machen. Die heute üblichen Verfahren sind die folgenden:

- *Zentrumsdialyse.* Hier werden die Patienten von speziell geschulten Ärzten und Pflegepersonen dialysiert. Jeder Dialyseplatz wird von 2–3 Patienten pro Tag ausgenützt. Die Morgenschicht übernimmt die erste Patientengruppe, führt deren Dialyse durch, entläßt sie auf die Station oder (meistens) nach Hause, sorgt für die Aufbereitung der Geräte, des Bettes usw. Bei Schichtwechsel ist ein reges Kommen und Gehen, bis Personal und Patienten der Morgenschicht fort sind und die zweite Gruppe an die Dialyse angeschlossen ist. Vom Zentrum aus wird auch das Trainingsprogramm und die Überwachung der Heimdialyse durchgeführt.
- *Heimdialyse.* Patienten, die heimdialysefähig und -willig sind, werden durch ein länge-

res Schulungsprogramm darauf vorbereitet. Auf längere Sicht kann diese Selbstbehandlung nur bei gleichzeitiger hoher Kooperationsbereitschaft des Partners durchgeführt werden.

- *Limited-care-Dialyse-Stationen* sind Einrichtungen, wo der Patient hingehen, das Dialysegerät und – wenn nötig – die Unterstützung der Fachperson in Anspruch nehmen kann, aber dabei die Dialyse möglichst selbständig durchführt. Der Vorteil gegenüber der Heimdialyse liegt darin, daß das Dialysegerät doppelt genutzt werden kann und der Patient Hilfe zur Verfügung hat. Der *Nachteil* gegenüber der Heimdialyse ist das Abhängigsein von Ort und Zeitplan.

Vorbereitung und Nachsorge

Patienten, die für die Heimdialyse oder für die Limited-care-Dialyse vorgesehen werden, sowie deren Partner, bedürfen über Monate im voraus eines theoretischen Unterrichts und der praktischen Übung. Dieser *Vorunterricht* wird von Ärzten, Pflegepersonen, Dialysetechnikern und Psychologen erteilt. Zusätzlich wichtig ist der Kontakt mit Patienten, die bereits mit der Heim- oder Limited-care-Dialyse Erfahrungen haben. Die *Nachbetreuung* umfaßt eine ständige ärztliche, pflegerische und technische Rufbereitschaft, 8- bis 12wöchige Kontrollen (Laborkontrollen, verbunden mit ärztlicher, pflegerischer und sozialpsychologischer Beratung) sowie die Gewährleistung von Hausbesuchen durch eine fachlich und menschlich qualifizierte Person. Fortbildungs- und Erfahrungsaustausch-Wochenenden werden von den Dialysezentren oder von den *Organisationen* von Nierenpatienten durchgeführt.

Kontaktadressen:

- In Deutschland: Interessenverband der Dialysepatienten Deutschlands.
- In Österreich: Gesellschaft Nierentransplantatierter und Dialysepatienten Österreichs.
- In der Schweiz: Verein der Nierenpatienten.

Offizielles Organ dieser Verbände: „Der Dialysepatient"; Zeitschrift für Nierenkranke, deren Angehörige, Ärzte und Pflegepersonal.

Die *Problematik* des Dialysepatienten in medizinischer, psychisch-geistiger und sozialer Hinsicht ist enorm. Pflegepersonen, die in Dialysezentren oder als Hausbesucher(innen) arbeiten wollen, bedürfen einer großen menschlichen Reife und einer fundierten *Zusatzausbildung* für den/die

- *fachgerechten Umgang* mit der „künstlichen Niere" während der Dialysebehandlung sowie für die Wartung der Geräte;
- Mitarbeit beim Training der *Heimdialysekandidaten* und deren *Angehörigen*;
- Mitarbeit bei der stationären Intensivpflege der frisch *transplantierten* Patienten;
- Mitarbeit bei der *ambulanten Beratung* und *Überwachung* der Heimdialysepatienten (einschließlich Hausbesuche) und der Patienten mit Transplantationen.

Krankheitsbewältigung

Dialysepatienten sind bis zum Tod oder bis zur geglückten Transplantation auf die Dialyse und damit auch auf andere Menschen (Pflegepersonal oder/und Angehörige) angewiesen. Der Bewältigung dieser Situation kommt höchste Bedeutung zu. Es geht um die folgenden *Problemfelder*:

- Abhängigkeit von der Technik (Maschine) und immer wiederkehrende Konfrontation mit dem Pflegepersonal (das auf der Dialysestation häufig wechselt, wodurch auch noch unterschiedliche Ansichten und Anweisungen auf den Patienten zukommen);
- Hoffnung/Enttäuschung im Warten auf eine Spenderniere;
- Einschränkung der Berufsarbeit oder Berufsunfähigkeit und damit Verzicht auf eine Karriere;
- familiäre Probleme durch das Dauerkranksein (Kap. 34) des einen Partners und das Angebundensein des anderen;
- gesellschaftliche Behinderungen – der Dialysepatient darf nicht unkontrolliert trinken, kann kräftemäßig nicht mehr jede Party durchhalten, der Urlaub ist auf Orte beschränkt, wo es Feriendialysezentren gibt.

Das *Verstehen* ist die beste Ausgangslage zum Umgehen mit diesen Patienten. Auf unsachliche oder „anklagende" Reaktionen („jetzt haben Sie schon wieder zuviel zugenommen") reagiert der Patient mit Aggression oder Regression.

Die Grundpfeiler helfender Begleitung gelten auch hier (Kap. 14):

- Offenheit und Interesse zeigen, um Zusammenhänge und biographische Prägungen mitzubekommen.
- Verständnisvoll reagieren, um Kooperation nicht abzublocken.
- Hilfestellung anbieten (Copingstrategien S. 71f.).

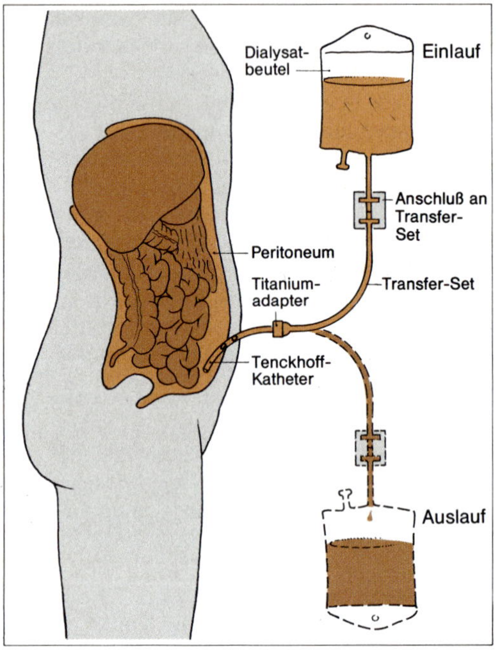

Abb. 25.**8** Prinzip der kontinuierlichen ambulanten Peritonealdialyse (CAPD).

Peritonealdialyse

Das Prinzip entspricht der Hämodialyse mit dem Unterschied, daß die Peritonealdialyse nicht außerhalb des Körpers stattfindet. Als Membran dient das Peritoneum (Abb. 25.**8**). Das sterile Dialysat (in der Regel 2 l) wird mittels Katheter (z. B. Tenckhoff-Katheter) in die Bauchhöhle eingebracht. Durch ständiges Wechseln des Dialysats kann ein hohes Konzentrationsgefälle zwischen Blut und Dialyse aufrechterhalten werden. Der Tenckhoff-Katheter wird chirurgisch in die Bauchhöhle eingeführt. Gegenüber den früheren Kathetern hat er den Vorteil, daß er extrem gewebefreundlich ist und über mehrere Jahre problemlos funktioniert. Am Ende des Katheters wird ein Metallstück, ein sog. Titaniumadapter, eingesetzt. Er schafft eine sichere Verbindung zum Transferset und senkt wesentlich die Peritonitisgefahr. Das Transferset führt zu einem Plastikbeutel mit der Dialyseflüssigkeit. In einem Beutel sind 2 l Dialysat mit ähnlicher Zusammensetzung wie bei der Hämodialyse (statt Acetat wird meist Lactat gebraucht). Als osmotisches Agens, das eine Ultrafiltration und somit einen Wasserentzug aus dem Körper ermöglicht, wird Glucose in verschiedener Konzentration (1,5–2,5%) zugesetzt. Durch höhere Glucosekonzentration und somit höhere Gesamtosmolarität kann bei Bedarf ein entsprechend höherer Wasserentzug aus dem Körper erzielt werden. Nach der Infusion der Dialysatlösung wird der Plastikbeutel eingerollt und in einer kleinen Tasche am Gürtel getragen. Nach ca. 5–8 Stunden wird die Dialysatlösung in den gleichen Beutel entleert, und an das Transferset wird ein neuer Beutel angeschlossen. Der Patient wird während ca. 10 Tagen in der Klinik für einen selbständigen Beutelwechsel trainiert. Er lernt auch selbständig eine Bilanz der Dialyse zu führen. Die Beutel werden meist um 7, 12, 17 und 22 Uhr gewechselt. Nachdem das Training abgeschlossen ist, führt der Patient die Behandlung selbständig zu Hause durch. Alle 4–6 Wochen kommt er zur Kontrolle in die Klinik, wo das Transferset gewechselt wird.

Heute gibt es auch Sets, die einen abnehmbaren Beutel haben und kosmetisch akzeptabler sind.

Der *große Vorteil* dieser Behandlung sind die Unabhängigkeit vom Krankenhaus und von einer Dialysemaschine, niedrigere Kosten sowie kurze Lernzeit. Ein weiterer Vorteil ist eine bessere Clearance der mittelgroßen Moleküle, verglichen mit der Hämodialyse, oft bessere Blutdruckeinstellungen bei Hypertonikern und deutlich bessere Einstellung des Blutzuckers bei Diabetikern. Der Patient braucht keine einschränkende Diät zu halten, er sollte nur genügend Eiweiß zu sich nehmen, da durch die Peritonealdialyse auch Plasmaeiweiß verlorengeht. Die wichtigste Komplikation ist eine Peritonitis. Durch Anwendung eines geschlossenen Systems mit Plastikbeuteln, Titaniumadapter sowie einer sorgfältigen Technik kann die Peritonitisrate wesentlich reduziert werden. Kommt es zu einer Pilzperitonitis, so wird eine stationäre Behandlung notwendig. Bei dieser Komplikation muß der Tenckhoff-Katheter für mehrere Wochen entfernt und zur Überbrückung eine Hämodialyse durchgeführt werden. Anschließend ist eine Fortsetzung der CAPD meist möglich.

25.6.3. Nierentransplantation

Die erste Transplantation einer Leichenniere wurde bereits 1934 von *Vorany* durchgeführt. Das Hauptproblem bei der Nierentransplantation ist die immunologische Abstoßung der fremden Niere, die zur Zerstörung der Niere führt. Erste Fortschritte in der Immunologie, die ein besseres Verständnis für die Ursachen der Abstoßung brachten, haben eine weitere Entwicklung der Transplantation ermöglicht. Die Entdeckung der Gewebsantigene (sog. HL-Antigene) und deren genaue Bestimmung – Typisierung genannt – ermöglichte eine Auswahl des passenden Empfängers für die zur Verfügung stehende Spenderniere. In den letzten Jahren wurde sowohl auf nationaler als auch internationaler Ebene ein dichtes Informations- und Transportnetz aufgebaut, das die Auswahl des besten Empfängers erleichtert und einen raschen Transport der Leichenniere in das entsprechende Transplantationszentrum ermöglicht. In der Schweiz erfüllt diese Aufgabe Swiss-Transplant, im übrigen Europa Euro-Transplant.

Vorbereitung des Patienten

Patienten mit terminaler Niereninsuffizienz werden nach entsprechender Vorbereitung ins Transplantationsprogramm aufgenommen. Eine Ausnahme bilden lediglich Diabetiker, bei welchen die Aufnahme in dieses Programm bereits beim Erreichen der präterminalen Niereninsuffizienz erfolgt (sog. Frühtransplantation). Die Patienten werden gründlich untersucht, um Komplikationen nach der Transplantation zu vermeiden. Alle Infektherde werden saniert. Bei Patienten mit früherer Ulkuskrankheit oder mit Ulkusbereitschaft wird eine operative Sanierung des Magens durchgeführt. Anschließend werden alle Kandidaten für die Nierentransplantation typisiert und auf eine Warteliste gesetzt. Falls eine geeignete Spenderniere vorhanden ist, wird anhand der Typisierung des Spenders und anhand der Kreuzproben zwischen Spender und Empfänger ein optimaler Empfänger ausgesucht. Die Spenderniere wird dann in das entsprechende Transplantationszentrum transportiert.

Postoperative Maßnahmen

Die schon präoperativ begonnene und nun weitergeführte immunsuppressive Therapie (meist mit Sandimmun und Prednison) hat die Aufgabe, eine immunologische Abstoßung der fremden Niere zu verhindern. Trotzdem kann es insbesondere in den ersten Wochen nach der Transplantation zu einer Abstoßungskrise kommen. Eine frühzeitige Erkennung und Behandlung entscheidet über den Erfolg der Transplantation. Die Krise wird mit hochdosierten Steroiden oder mit Antilymphozytenserum behandelt.

Der Patient wird während der ersten postoperativen Tage *isoliert*. Es werden ähnliche Vorsichtsmaßnahmen getroffen wie bei einer Agranulozytose (protektive Isolierung), da auch bei diesen Patienten die Immunabwehr (durch Immunsuppression) geschwächt ist.
Folgende Maßnahmen sind bei der Pflegeplanung vordergründig:

- *Überwachung.* Vitalzeichen, Ausscheidung (stündliche Bilanzierung), Temperatur (4- bis 6stündlich, da eine Abstoßungsreaktion sich am ehesten in Fieber äußert), Blutwerte.
- *Medikamenteneinnahme.* Sandimmun (oral) ist eine ölige Flüssigkeit; sie wird am besten mit Kakao oder Orangensaft eingenommen (kräftig rühren, sonst legt sich das Medikament an der Glaswand an).
- Isolierung und Hygiene S. 402f.
- *Sorgfältige Katheterpflege.* Der Ureterkatheter wird wegen Infektgefahr baldmöglichst (am 3.–5. Tag) entfernt.

Im übrigen gelten die allgemein gültigen Maßnahmen (Kap. 38; Nephrektomie S. 714ff.). Der psychologisch-menschlichen Führung und Unterstützung kommt große Bedeutung zu; sie bedarf einer großen Erfahrung und Einfühlung.

Komplikationen und Probleme

- *Akute Tubulusnekrose.* Anurie wie bei Schockniere anderer Ursache.
- *Akute Abstoßung.* Fieber, Schmerzen im Transplantat, Schwellung des Transplantats, Hypertonie, Verschlechterung der Nierenfunktion, Rückgang des Urinvolumens (bis zur Anurie). Je früher solche Abstoßungsereignisse auftreten, um so schlechter ist die Prognose (die ersten 6 Monate gelten als Risikozeit).
- *Ureterstenose.* Schmerzen, Rückgang der Nierenfunktion (Kreatininanstieg im Serum).
- *Nierenarterienstenose.* Entstehung am häufigsten 4–6 Monate nach Transplantation.
- *Ängste.* Die Sorge um das Transplantat bzw. die Angst vor dessen Abstoßung kann sehr groß sein. Sie ist z. T. berechtigt, wie die neuesten Zahlen zeigen: Nach 1 Jahr funktionieren ca. 80–90% der transplantierten Nieren, nach 10 Jahren noch ca. 40–50%.
- *Sozialethische Probleme.* Organtransplantationen lösen nicht alle Probleme. Der technischen Machbarkeit stehen die ethischen Gesichtspunkte gegenüber.

Zum ethischen Verantwortungsbewußtsein gehören die *Abstinenz* auf der einen Seite – nicht alles, was technisch machbar ist, ist auch ethisch verantwortbar (Beispiel: Multiorganentnahme, Handel mit Organen usw.) – und die *Solidarität* auf der anderen Seite (wieweit bin ich selber zu einer eventuellen Organspende bereit → Organspenderausweis!). Es besteht weltweit ein großer Organmangel.

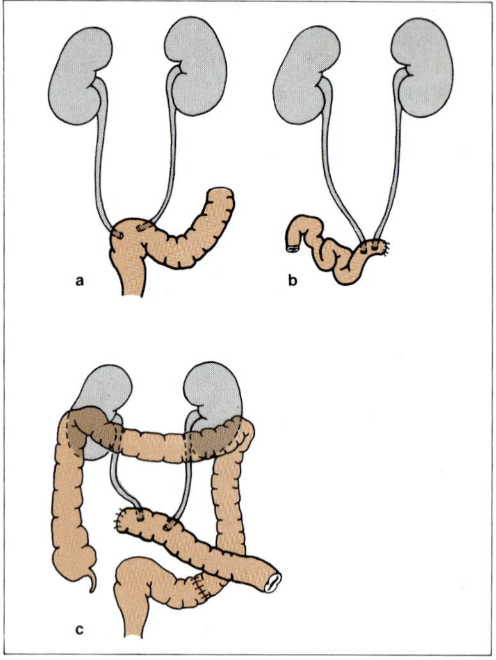

Abb. 25.**9** Möglichkeiten supravesikaler Harnableitung (Urostomie). **a** Ureterosigmoidostomie (Coffey), **b** Ileum-Conduit (Bricker), **c** Kolon-Conduit.

25.7. Urologische Operationen

25.7.1. Operationsmethoden

Die häufigsten Operationsverfahren sind die

- *Eröffnung* der Nieren = *Nephrotomie;* des Nierenbeckens = *Pyelotomie;* des Ureters = *Ureterotomie* oder der Blase = *Sectio alta*. Diese Eingriffe werden vor allem zur Entfernung von Steinen vorgenommen.
- *Nephrostomie* – Anlegen einer Nierenfistel zur temporären Entlastung einer geschädigten, funktionstüchtigen Niere, postoperativ oder als Dauerplastik bei inoperablem Tumor.
- *Zystostomie* meint die Drainage der Harnblase temporär oder definitiv bei Verlegung durch Hindernis.
  Nephrektomie, Hemi- oder *Teilnephrektomie* – Entfernung einer ganzen Niere oder von Teilen davon.
- *Thorakoretroperitoneale Nephrektomie* – breite Thoraxeröffnung und Entfernung der Nieren samt umliegendem Gewebe und Lymphknotenmetastasen.
- *Nierenbeckenplastik* – Behebung von Stenosen durch Resektion im Nierenbecken, Durchtrennung des Ureters und Schienung desselben (Abb. 25.**10** u. 25.**11**).
- *Antirefluxoperation* bei vesikorenalem Reflux, um das Rückfließen von Urin aus der Blase in den Ureter durch eine Verlängerung des Ureterverlaufs zu beheben.
- *Zystektomie* – Entfernung der Harnblase nach *supravesikaler Harnableitung = Urostomie* als
  - *Ureterosigmoidostomie* – retroperitonale Implantation beider Ureteren in das Sigma mit oder ohne Refluxschutz, als Not- oder Dauerableitung (Abb. 25.**9a**);
  - *Ileum-Conduit* (Ileoblase) – beide Ureteren werden retroperitoneal in eine isolierte Ileumschlinge implantiert und diese an die Haut ausgeleitet (Abb. 25.**9b**);
  - *Kolon-Conduit* – Implantation der Ureteren in ein isoliertes Sigmasegment, welches an die Haut ausgeleitet wird (Abb. 25.**9c**).

25.7.2. Präoperative Maßnahmen

Grundsätzlich gilt, was in Kap. 38 nachzulesen ist.

Besonderheiten sind:

- Prüfung der Nierenfunktion, Förderung der Diurese, evtl. wird bereits präoperativ ein Verweilkatheter eingelegt.
- Bei der *thorakalen Nephrektomie* gilt zusätzlich die Einübung der Atemtechnik (S. 347f.).
- Ist eine *Urostomie* vorgesehen, so muß eine gezielte psychologische Vorbereitung getroffen werden. Sie entspricht grundsätzlich derjenigen der Ileostomie oder Kolostomie (S. 644ff.).

25.7.3. Postoperative Pflegeplanung

Das Ziel liegt in der Erhaltung oder Wiederherstellung der Nieren- bzw. Ausscheidungsfunktion und der Rehabilitation des Patienten.

Die *Maßnahmen*, die getroffen werden, sind je nach Zustand des Kranken, Operationsverfahren, Erfolg der Operation und individuell erreichbaren Zielen verschieden.

Behandlung

Für die Behandlung ist in erster Linie die Arztverordnung maßgebend. Orientierungshilfen sind die *allgemeingültigen Maßnahmen* (Kap. 38) sowie die *standardisierten Pflegepläne* (wie exemplarisch aus Tab. 25.**1** ersichtlich).
Spezifische Ziele:

- *Sorge für Katheter und Drainagen* (Abb. 25.**10** u. 25.**11**): Abfluß, Durchgängigkeit, Lagestabilität, Infektverhütung.
Der übliche *Wunddrain* kann nach Eröffnung und Naht der Harnwege manchmal neben dem gewöhnlichen Wundsekret beträchtliche Urinmengen ableiten (die natürlich der Ausscheidungsmenge zugerechnet werden müssen), weil die Harnwegsnaht selten ganz wasserdicht und der normale Harnabfluß vorübergehend gestört ist.
  - Der *Nephrostomiedrain* ist meist ein relativ dicker Schlauch (oder ein Katheter), der durch das Nierengewebe hindurch in das Nierenhohlsystem eingeführt wird. Er hat die Aufgabe, den Harn der betreffenden Niere vorübergehend direkt nach außen abzuleiten, um den plastisch operierten Harnwegen die Aufgabe der Harnableitung bis zur Wundheilung abzunehmen. Dauernde und exakte Überwachung des Urinabflusses aus einer Nephrostomie ist entscheidend, da bei Verstopfung des Drains infolge Überdrucks im Nierenbekken der Erfolg der Operation in Frage gestellt wird. *Nie* abklemmen! Spülungen (z. B. mit physiologischer Kochsalzlösung) sollten wenn möglich unterlassen oder höchstens vom Arzt vorsichtig durchgeführt werden. Ein *reichlicher Urinfluß* (gute Diurese) gewährleistet die Draindurchgängigkeit (s. unten).
  - Der *Schienungsdrain* (Splint) ist meist aus gewebefreundlichem Kunststoffmaterial (PVC, Silicongummi). Er liegt in den ableitenden Harnwegen und hält diese durchgängig während der Zeit der Wundheilung. Ist der Nierenurin durch eine separate Nephrostomie abgeleitet, führt er meist keine wesentlichen Urinmengen. Bei Harnleiterneueinpflanzungen (UCN = Ureterozystoneostomie) und bei Antirefluxoperationen dient der Schienungsdrain meist gleichzeitig als Urinableitung (Abb. 25.**11**) aus der betreffenden Niere.
  - Ein *Blasenkatheter* hat bei Operationen am blasennahen Harnleiter, bei Harnleiterneueinpflanzungen (UCN) und bei plastischen Operationen an der Blase (z. B. auch bei Korrektur von vesikoureteralem Reflux) die Aufgabe, die Blase bis zur Wundheilung ruhigzustellen, von Druck zu entlasten und das Zurückfließen von Harn aus der Blase in den Ureter zu verhindern.
- *Unterstützung und Förderung der Diurese* durch reichliche Flüssigkeitszufuhr (Infusionen und reichliches Trinken, sobald als möglich). Eventuell muß die Diurese durch Diuretika (Mannitol oder Lasix) forciert werden. Eine Abnahme der Ausscheidungsmenge ist unverzüglich dem Arzt zu melden.
- *Kontrolle von Sekreten/Urin* durch *Messen, Abschätzen* der Blut- und Urinbeimengung aus den Drainagen, exakte *Bilanzierung. Ersetzen* von Verlusten nach individueller Verordnung (Infusionsplanung Kap. 41).

Betreuung und Begleitung

- *Unterstützung bei den ATL.* Sie ist situationsabhängig. Ältere Patienten oder Patienten mit vorbestehenden Leiden sind oft sehr pflegebedürftig. Alle sind in den ersten Tagen durch die Drainagen und Katheter behindert, was besonders die *Mobilisation* und die *tägliche Toilette* erschwert. Thorakotomierte Patienten brauchen Unterstützung der *Atmung*. Orale *Ernährung* und Flüssigkeitszufuhr ist abhängig von der *Ausscheidung*. Sie muß überwacht, kontrolliert und nach Bedarf (und Verordnung) angeregt werden. Bei liegendem Katheter ist die Katheterpflege wichtig. Der *Schlaf* ist in den ersten postoperativen Tagen immer beeinträchtigt (Behinderung durch Drainagen usw.). Die *Schmerzbekämpfung* richtet sich nach den allgemeingültigen Richtlinien bzw. nach der Größe des Eingriffs. Der Arzt wird nicht mit Analgetika sparen, damit nicht unnötige Verspannungen den Abfluß behindern.
- *Sorge für die Sicherheit.* Sie umfaßt die Überwachung, Prophylaxe und Früherfassung von eventuellen Komplikationen wie
  - Blutungen, Urinfisteln,

Tabelle 25.1 Standardisierter Pflegeplan bei urologischen Operationen

Pflegeplan	Nephrostomie*	Nephrektomie	Thorakoperitoneale Nephrektomie	Plastische Operationen*	Supravesikale Harnableitung
Drainagen/Katheter * von der Pflege und sorgfältigen Handhabung der Drainagen ist der Operationserfolg abhängig	• Nephrostomiedrain – Kontrolle von Lage und Funktion, Drain darf nicht verrutschen – bei Verstopfung mit physiol. NaCl-Lösung anspülen • Wunddrain – Kontrolle auf Blutung – Entfernung am 2.–10. Tag	• Redon-Drain für 1–2 Tage • Wunddrain – Kontrolle auf Blutung – Entfernung am 4.–6. Tag • Blasenkatheter je nach Ausgangslage; er bleibt entsprechend lang liegen	• Thoraxdrain am Dauersog von 3 kPa (30 cmH_2O) • Wundcrain retroperitoneal – Kontrolle auf Blutung – Entfernung nach 7 Tagen →	• Nephrostomiedrain – Kontrolle von Lage und Funktion – bei Verstopfung mit physiol. NaCl-Lösung anspülen • Uretersplint – Kontrolle von Lage und Funktion – Entfernung je nach Operation, z. B. nach Nierenplastik am 13. Tag • retroperitonealer Drain bleibt 9 Tage liegen • Blasenkatheter bis zur Wundheilung (→ Ruhigstellung der Blase)	• Urostomieüberwachung und -pflege (S. 644 ff.) • Darmrohr zur Drainierung des Darmes wird schon vor der Operation eingelegt und bleibt einige Tage liegen • Wunddrain und Redon-Drainagen bedürfen der sorgfältigen Überwachung und Pflege
Infusion/ Trinkmenge	während 2–3 Tagen, Tee ab 2. Tag, steigern bis 2 l und mehr (durchspülen der Harnwege)	→ →	→ →	→ →	→ →
Mobilisation	sofort	sofort	sofort	je nach Plastik Bettruhe für 2–3 Wochen	sofort
Thromboembolie-prophylaxe	unspezifisch	unspezifisch	unspezifisch	Antikoagulation, sobald der Urin aus der Nephrostomie nicht mehr blutig ist	unspezifisch
Darmtätigkeit	stimulieren ab 3. Tag	→	→	→	→
Ernährung	nach Einsetzen der Darmtätigkeit Ernährung steigern	→	→	→	→

Tabelle 25.1 Fortsetzung

Pflegeplan	Nephrostomie*	Nephrektomie	Thorakoperitoneale Nephrektomie	Plastische Operationen*	Supravesikale Harnableitung
Krankenhausaustritt nach	2 Wochen	2 Wochen	2–3 Wochen	3–4 Wochen	2–3 Wochen
Rehabilitation	• Nephrostomiekatheter zum erstenmal frühestens nach 6–8 Wochen wechseln, dann alle 4 Wochen • für Kontrolle und Katheterpflege evtl. Anmeldung bei Gemeindeschwester • Patient soll viel trinken	• Erholungsaufenthalt einplanen	• Erholungsaufenthalt einplanen	• Erholungsaufenthalt einplanen; in den ersten 4 Wochen keine schweren Lasten heben (entsprechende Information)	• Urostomie-Versorgungssystem anpassen und einüben. Im Prinzip gilt alles, was bei der Kolostomie/Ileostomie auf S. 644 ff. nachzulesen ist • Kontakte mit Urostomieträger-Gesellschaft aufnehmen

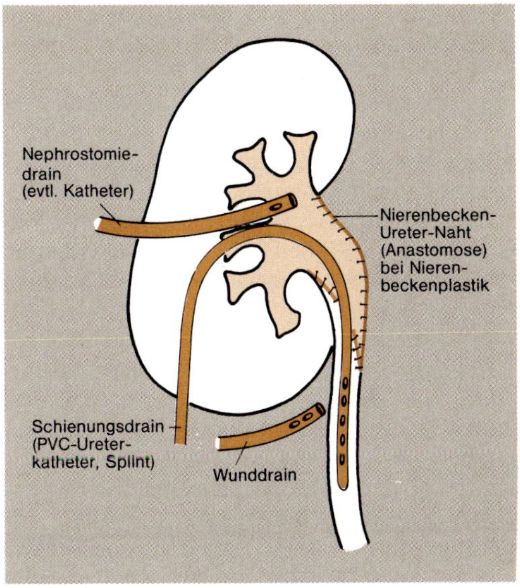

Abb. 25.**10** Mögliche Drainagen nach Nierenoperationen.

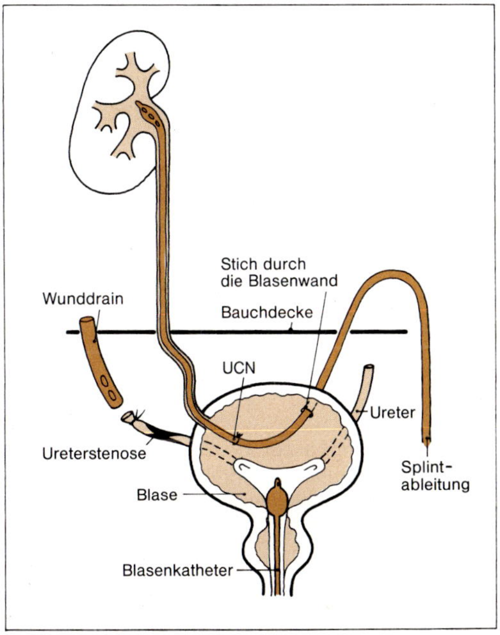

Abb. 25.**11** Schienungsdrain (Splint) als Urinableitung. UCN Ureterozystoneostomie.

- Inkrustationen der Drains/Katheter,
- Abflußbehinderung (Steinrezidiv, Stenosen),
- Infektion (evtl. ist eine antibiotische Abschirmung verordnet).

- *Versorgung der Urostomie.* Es gibt die klebende Versorgung und die haftende (Adhäsivverbände). Als Beutel kommen der Urinbeutel, der Beinbeutel und sog. Nachtbeutel in Frage. Versorgung und Selbstversorgung (S. 644ff.).
- *Psychosoziale Wiedereingliederung.* Größere Probleme stellen sich vor allem nach wiederholten Eingriffen bei bleibender Inkontinenz und bei der Notwendigkeit einer Urostomie. Liegt ein Karzinom vor (z.B. Blasenkarzinom, Hypernephrom), so ist der Heilungserfolg oft nur vorübergehend, es stellen sich Probleme wie beim Tumorkranken (Kap. 36). Grundsätzlich ist zu sagen, daß die Pflege von urologischen Patienten eine anspruchsvolle Pflege ist, die viel Einfühlungsvermögen und menschliche Reife voraussetzt.

25.8. Männliche Geschlechtsorgane

25.8.1. Spezifische Probleme

Die Entwicklung der Gesellschaft bringt es mit sich, daß auch Männer in steigendem Maße bei sexuellen und biologischen Problemen, bei Fragen um Potenz und Impotenz, Fertilität und Sterilität, bei psychogen-funktionellen wie auch bei organisch bedingten Beschwerden den Arzt aufsuchen. In der Parallele zum traditionellen Frauenarzt *(Gynäkologe)* müßte demnach im Bereich der Urologie vom „Männerarzt" *(Androloge)* gesprochen werden. Die Probleme des Patienten sprengen den Rahmen einer organisch gedachten Urologie. Sie betreffen nicht nur das Urogenitalsystem, sondern immer den Menschen in seiner Ganzheit sowie in seinen Bezügen zur Umwelt, als Mann mit seinen spezifischen Bedürfnissen, Gefühlen und Verhaltensweisen (Kap. 15 u. 26). Die häufigsten, primär organisch bedingten Probleme verursacht die Prostata (Prostatahypertrophie s. unten). In der Krebsmortalität des Mannes steht das Prostatakarzinom an dritter Stelle (nach dem Bronchus- und Magen-Darm-Karzinom), ein typisches „Altersleiden", das

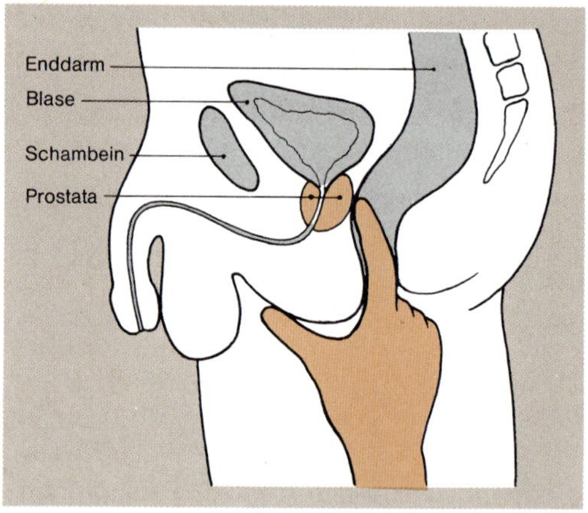

Abb. 25.**12** Palpation der Prostata bei der Rektaluntersuchung.

nach dem 50. Altersjahr auftritt. Bei einer gewissen Größe kann es rektal palpiert werden (Abb. 25.**12**). Blut im Urin könnte ein relatives Frühwarnzeichen sein. Venerologische Krankheiten S. 730ff.

25.8.2. Prostatahyperplasie

Prostatazeichen

Die Lage der Prostata ist aus Abb. 25.**12** ersichtlich. Es ist eine Geschlechtsdrüse, deren Sekretion von endogenen und nervösen Faktoren abhängt. Die tägliche Produktion von 1–2 ml Sekret enthält das Ejakulat und wird mit dem Urin ausgeschieden.

Die Prostatahyperplasie ist das häufigste Leiden aller Männer zwischen 60 und 70 Jahren. Die zunehmend knötchenartige Vergrößerung der Drüsen verdrängt den Blasenhals und verursacht die typischen *Prostatikerbeschwerden*. Sie werden in drei Stadien eingeteilt:

- *Stadium I:* Dysurie, dünner Harnstrahl, evtl. Harnverhaltung, terminales Nachträufeln, Pollakisurie, Nykturie (Prostatazeichen).
- *Stadium II:* Prostatazeichen + Resturin. Hämaturie, Fieber infolge Harnwegsinfekts, stauungsbedingte Nierenschmerzen, Inkontinenzzeichen (Überlaufinkontinenz S. 285f.).
- *Stadium III:* Prostatazeichen + Restharn + Niereninsuffizienz (Urämie S. 705f.).

Die Behandlung ist stadiumabhängig. Bei einer „noch nicht" oder „nicht mehr möglichen" Operation ist die Therapie symptomatisch. Das *Ziel* liegt in einer größtmöglichen Beschwerdefreiheit:

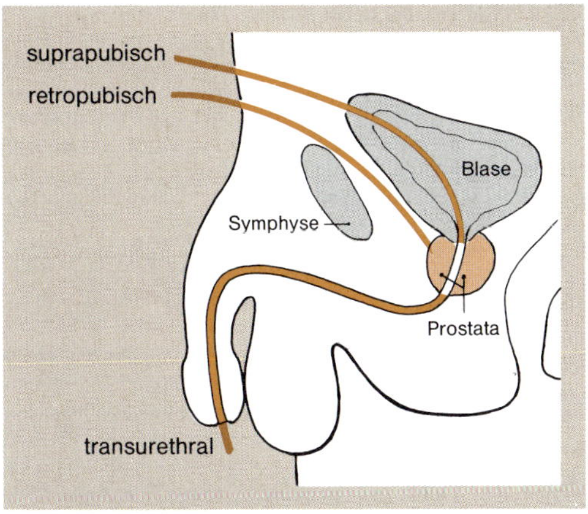

Abb. 25.**13** Prostatazugänge.

- Beheben der Dysurie mit Wärme und Anticholinergika.
- Behandeln eines Harnweginfekts, je nach Uricultprobe (S. 704).
- Dauerkatheterbehandlung mit intermittierender oder freier Urinableitung bei inoperablem Zustand bzw. bis zur Operationsfähigkeit (S. 293 ff.).

Prostatektomie

Je nach Zugang unterscheidet man (Abb. 25.**13**):
- *retropubische* Prostatektomie (extravesikal) bei mittleren bis großen Adenomen;
- *suprapubische* Prostatektomie (transvesikal) für große Adenome;
- *transurethrale* Prostatektomie oder Elektroresektion (TUR) für kleinere bis mittlere Adenome.

Seltenere Methoden sind die sog. Kyrochirurgie (Vereisung) und die totale Prostatektomie (inkl. der Samenblasen) bei Malignomen.

Postoperative Pflegeplanung

Sie entspricht derjenigen der urologischen Operationen (S. 714 f.). Besonderer Beachtung bedürfen *Katheter, Spülung* und *Drainagen* (Abb. 25.**14**).
- *Nach retropubischer Operation:*
  - Kontinuierliche Spülung durch die Zystostomie für 2–3 Tage.
  - Sobald der Urin klar und eine Spülung nicht mehr notwendig ist, wird der Harnröhrenkatheter u. U. entfernt.
  - Einübung der normalen Miktion (Blasentraining S. 286 ff.).

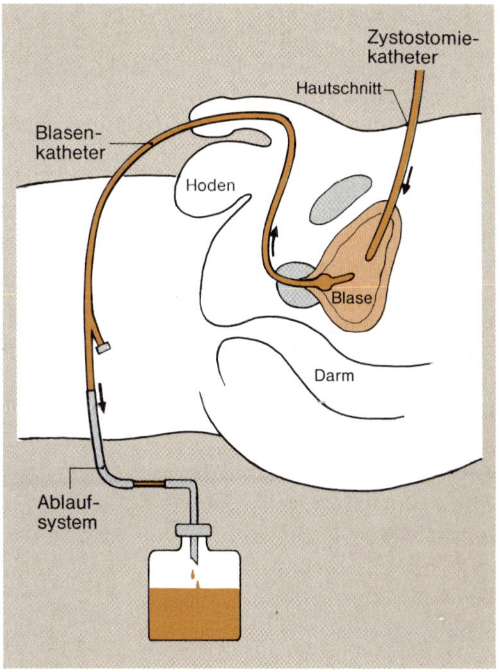

Abb. 25.**14** Spülsystem nach Prostatektomie.

  - Entfernung der Wunddrains am 5. bis 7. Tag.
  - Entfernung der Zystostomie am 10. Tag.
- *Nach transvesikaler Operation.*
  - Am 4. postoperativen Tag Entfernung der Tamponade unter Analgetika (sehr schmerzhaft!) und maximaler Spülung durch den Zystostomiekatheter.
  - Entfernung des Zystostomiekatheters je nach Resturin.
  - Entfernung der Wunddrains am 7. Tag.
  - Entfernung des Blasenkatheters am 10. Tag.
- *Nach transurethraler Operation:*
  - Spülung durch den Blasenkatheter nach Bedarf.
  - Entfernung des Katheters am 3.–5. Tag.

Rehabilitationsplanung

Sie ist ein wichtiger Teil der Pflegeplanung und bedarf gezielter Maßnahmen:
- *Zeitpunkt des Krankenhausaustritts vorbereiten:* bei komplikationslosem Verlauf nach 2–3 Wochen, nach transurethraler Resektion schon nach 10–14 Tagen.

- Die *Blasenentleerung* muß eingeübt sein. Kriterium: negative Restharnbestimmung (S. 288) sowie willkürliche Blasenkontrolle.
- Als *Harnwegsinfektionsprophylaxe* bekommt der Patient ein harndesinfizierendes Medikament für 2–3 Monate, der Urin muß sauer bleiben und der Patient über die Wichtigkeit der Diurese (reichlich trinken) orientiert sein.
- *Nachkontrolle* – vor allem die erste Arztkontrolle – muß organisiert sein.
- *Betreuung* und *Begleitung* des Kranken müssen bis zur Wiedererlangung der Selbständigkeit in allen Belangen gewährleistet sein.

Weiterführende Literatur

Asbach, H. W., C. Hermann-Schüssler, M. Lorenz: Urologie. Springer, Berlin 1980
Bulla, M., U. Spiering: Diät-Ratgeber für Nierenerkrankungen im Kindes- und Erwachsenenalter. Bibliomed, Melsungen 1979
Colombi, A.: Hämodialyse-Kurs für Ärzte und Pflegepersonal, 4. Aufl. Enke, Stuttgart 1987
Colombi, A.: Kontinuierliche ambulante Peritonealdialyse und verwandte Verfahren. Enke, Stuttgart 1988
Dreikorn, K.: Leben mit der neuen Niere. Thieme, Stuttgart 1983
Franz, H. E.: Dialysebehandlung. Ratgeber für Patienten und Pflegepersonal. Trias, Stuttgart 1989
Mayer, E., P. Bastian: Besondere Aspekte zur Therapie und Prophylaxe von Harnwegsinfektionen. Fischer, Stuttgart 1979
Mayor, G., D. Hauri: Checkliste Urologie, 2. Aufl. Thieme, Stuttgart 1986
Moeller, J.: Ärztlicher Rat für Nierenkranke, 3. Aufl. Thieme, Stuttgart 1981
Müller-Wiefel, D.: Der jugendliche Dialysepatient. Bibliomed, Melsungen 1985
Scheler, F.: Praxis der CAPD. Bibliomed, Melsungen 1981
Sökeland, J.: Urologie für Krankenpflegeberufe, 5. Aufl. Thieme, Stuttgart 1987
Sökeland, J.: Urologie, 10. Aufl. Thieme, Stuttgart 1987

26. Weibliche Geschlechtsorgane

Unterstützen der Patientin bei gynäkologischen Problemen

Sequenzziel

Dieses Kapitel gibt Ihnen einen Einblick in das Gebiet der Frauenheilkunde. Für ein vertieftes Wissen muß auf den entsprechenden Fachunterricht bzw. auf die weiterführende Literatur verwiesen werden. Das vorliegende exemplarisch ausgewählte Wissensangebot soll Ihnen helfen, Zusammenhänge besser zu verstehen, sensibilisiert zu werden für die Situation der von Krankheit betroffenen Frauen mit dem Ziel, *die Grundsätze der Pflegeplanung* (S. 102ff.) *in die Praxis der gynäkologischen Station umzusetzen.*

Dynamik des Pflegeprozesses

Situation: Patientin mit gynäkologischen Störungen.

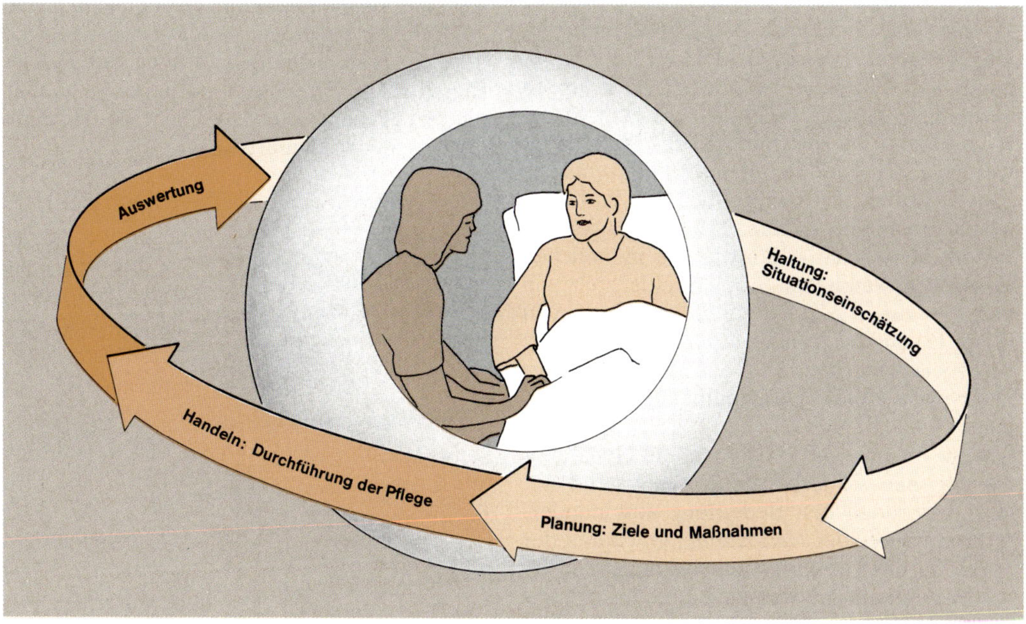

Prinzipien/Impulse

- Die *biologischen Gesetzmäßigkeiten* des weiblichen Hormon- und Geschlechtsapparates prägen die geschlechtliche Identität der Frau und somit ihre Lebensform und Lebensart.
- Die *Psyche der Frau* steht in enger Wechselbeziehung zu den biologischen Geschlechtsmerkmalen und -hormonen. Sie reagiert äußerst subtil auf Veränderungen, insbesondere auf Störungen und/oder Verluste von geschlechtsspezifischen Merkmalen.

- Die *soziale Rolle der Frau* ist von Erwartungen (Fremd- und Selbsterwartungen) geprägt. Wieweit sie von dieser Rolle bestimmt wird bzw. in der Lage ist, sich selbst zu bestimmen (in der Annahme als die, die sie ist oder auch durch die Krankheit geworden ist), hängt weitgehend von entwicklungs- und umweltbedingten Faktoren ab.

26.1. Allgemeine Grundlagen

26.1.1. Bezug zu den ATL

Gynäkologie bedeutet Frauenheilkunde im Gegensatz zur *Andrologie*, die sich mit Erkrankungen des Mannes beschäftigt. Die beiden Teilgebiete müßten eigentlich als Ganzes betrachtet und im Zusammenhang abgehandelt werden (dem traditionellen Denken entsprechend werden in diesem Buch die typischen Männerprobleme im Kap. 25 beim Urogenitalsystem besprochen). Sowohl die männlichen als auch die weiblichen Problemfelder stehen in bezug zur ATL *Kind-Frau-Mann-Sein* (Kap. 15) und müßten logischerweise auch dort besprochen werden. Für das Buch muß der Querverweis diesen Zusammenhang herstellen.

Sowohl für die Andrologie wie die Gynäkologie gilt, daß sie sich wieder zunehmend mit ihrer ursprünglichen Bedeutung auseinandersetzen müßten, der *Heil-Kunde*, und damit der Sorge für das Gesunde (Lebenskunde), in deren Mittelpunkt der weibliche und der männliche Körper stehen bzw. die menschliche Geschlechtlichkeit im Spannungsfeld von Enttabuisierung und nahezu vollständiger Liberalisierung der Sexualität einerseits und unterschwelliger Ängste, geprägt von einem oft „verklemmten" biographischen Hintergrund oder einer von verfälschter Religiosität geschürten „AIDS-Phobie" andererseits. Dieser kulturelle Hintergrund der Geschlechtlichkeit und seine Deutung tangiert die Einstellung zur Sexualität des einzelnen (Frauenarzt, Pflegepersonen wie Patient oder Patientin), was natürlich auch eine erhebliche Bedeutung hat in bezug auf ein freies (oder befangenes) Umgehen mit Fragen und Problemfeldern, welche die Sexualität (und die andrologischen bzw. die gynäkologischen Krankheiten) betreffen.

So sind psychosomatisch-ganzheitliche Blockaden der Person häufig Auslöser von gynäkologischen (andrologischen) Krankheiten. Ist dieser Prozeß weit fortgeschritten und hat er sich dementsprechend pathologisch etabliert, dann wird auch die Therapie bzw. die Heilung äußerst schwierig sein. Anregungen, damit umzugehen, Abhilfe zu schaffen, Verkrampfungen zu lockern bzw. die Sensibilisierung für das eigene Frausein/Mannsein zu verbessern, finden Sie in Kap. 15.

26.1.2. Anatomie, Physiologie

Überprüfen Sie anhand der Abb. 26.**1** Ihr Wissen über die *anatomischen* Grundlagen und rekapitulieren Sie die *physiologischen Gesetzmäßigkeiten* von Bildung und Weg der Eizelle: Eierstock → Eitrichter → Eileiter → Gebärmutter (Fruchthalter) → Scheide (Kopulationsorgan und Geburtsweg).

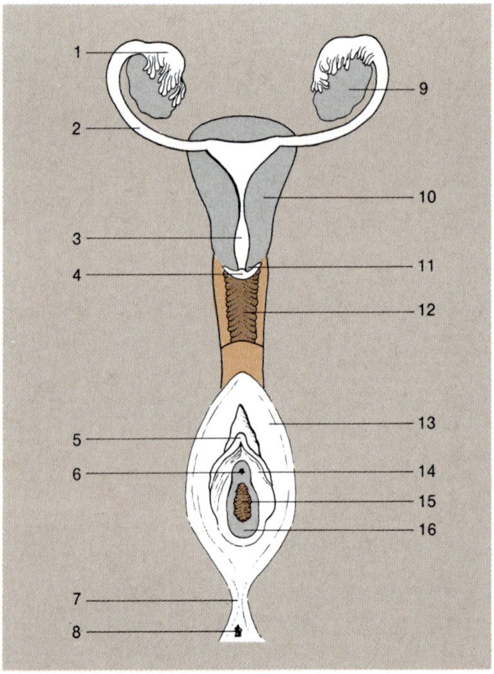

Abb. 26.**1** Innere und äußere Geschlechtsorgane der Frau. Bezeichnen Sie die Strukturen 1–16 (S. 1144).

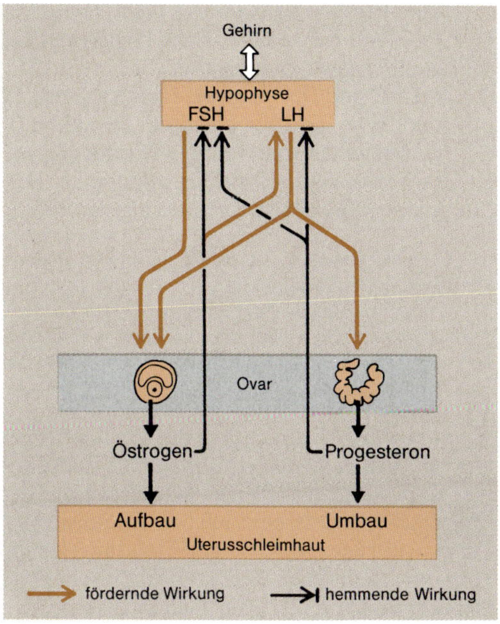

Abb. 26.**2** Hormone, welche die Vorgänge im Ovar steuern (s. Text).

Die Vorgänge im Ovar werden durch Hormone aus der Hypophyse gesteuert, die ihrerseits vom Gehirn beeinflußt werden (Abb. 26.**2**).
Durch die Wirkung des von der Hypophyse abgegebenen *FSH* werden in den Eierstöcken die Follikel (Eizelle mit umgebenden Zellen) zum Wachstum angeregt. Unter dem Einfluß des *LH* (*l*uteinisierendes *H*ormon, identisch mit ICSH, S. 684) beginnen die Follikelzellen, *Östrogen* zu produzieren. Dieses wirkt einerseits auf die Gebärmutterschleimhaut (Aufbau), andererseits zurück auf die Hypophyse, indem es die Bildung von FSH hemmt, so daß keine weiteren Follikel mehr reifen. Unter dem Einfluß des LH werden die Follikelzellen nach dem Eisprung (Ovulation), der nach 12–16 Tagen stattfindet, zum Gelbkörper umgewandelt, der nun ein anderes Hormon produziert, das *Progesteron*. Dieses wirkt wieder einerseits auf die Uterusschleimhaut (Umbau, Vorbereitung zur Aufnahme einer evtl. befruchteten Eizelle) und andererseits auf die Hypophyse, indem es die Produktion von FSH und LH hemmt. Falls eine Befruchtung ausbleibt, degeneriert der Gelbkörper nach 2 Wochen, die Gebärmutterschleimhaut wird abgestoßen, und die Produktion von FSH und LH beginnt von neuem.
Wenn eine Befruchtung stattfindet, bleibt der Gelbkörper (Corpus luteum) erhalten und produziert weiter Progesteron, wodurch eine weitere Eireifung verhindert wird.

26.1.3. Diagnostik, Prävention

Die Mithilfe bei *diagnostischen Maßnahmen* ist in Kap. 40–47 dieses Buches beschrieben. Bezogen auf die Gynäkologie sind sie im untenstehenden Kasten aufgeführt (Andrologie Kap. 25).

Gynäkologische Untersuchung

Die gynäkologische Untersuchung wird bei entleerter Blase in sog. Steinschnittlage vorgenommen (Rückenlage, Oberschenkel gebeugt und gespreizt, Knie angewinkelt). Je besser das Schamgefühl der Frau dabei berücksichtigt wird, um so entspannter kann sie die Untersuchung geschehen lassen. Die sachlich-diskrete Anwesenheit der Schwester soll daher in erster Linie dem psychischen Wohlbefinden der Frau dienen und erst in zweiter Linie der Assistenz des Arztes.
Grundsätzlich wird die gynäkologische Unter-

Übersicht über die wichtigsten diagnostischen Maßnahmen im Bereich Gynäkologie

Maßnahmen	Aufgabenbereich der Pflege	Nachlesen
Gynäkologische Untersuchung	Begleiten der Frau und Assistenz des Arztes	oben und S. 724 ff.
Hormonanalysen	Blutentnahme, Sammeln von Urin	Kap. 9 u. 45
Aufwachtemperaturkurve	Anleitung und Information	Kap. 15
Tubenuntersuchungen	Information der Frau und Assistenz des Arztes	S. 724
Röntgen, Ultraschall Urologische Untersuchungen	Information, Vorbereitung je nach hausinterner Regelung	Kap. 47

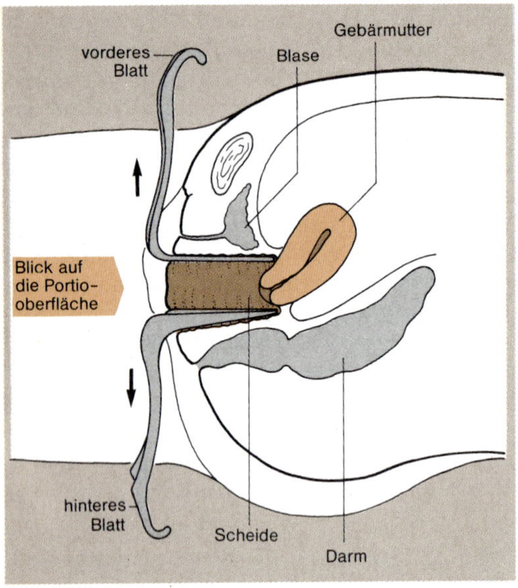

Abb. 26.**3** In die Vagina eingeführtes Spekulumpaar.

suchung in der folgenden Reihenfolge vorgenommen:

- *Allgemeine* und *gynäkologische Anamnese*. Letztere umfaßt Fragen über Zyklus, Menarche, Zyklusablauf, Menopause, jetzige Beschwerden.
- *Inspektion* des äußeren Genitales auf Entzündungen, trophische oder neoplastische Veränderungen sowie Senkungszustände.
- *Spekulumuntersuchung*. Mittels Spekula (getrennte Blätter – Abb. 26.**3** – oder aufklappbares Spekulum) wird die Scheide entfaltet und die Portiooberfläche freigelegt. Dann kann der Arzt folgende Untersuchungen vornehmen:
  - *Inspektion* des unteren Genitales.
  - *Sekretentnahme* mit Watteträger (→ Objektträger) am Zervikalkanal (Zervixabstrich), evtl. zusätzlich am hinteren Scheidengewölbe. Bei der *Nativuntersuchung* sind Epithelzellen, Döderlein-Stäbchen, Pilzfäden, Bakterien und besonders die sich lebhaft bewegenden Trichomonaden sowie Leuko- und Erythrozyten zu erkennen. Eine *Gramfärbung* ist bei Verdacht auf Gonorrhö notwendig.
  - *Zytologischer Abstrich* mit Watteträger (→ Fixation in Ätheralkohol oder mit Fixierspray) von Portiooberfläche und Zervikalkanal. Die *Färbung nach Papanicolaou* und deren Einstufung basiert auf der Zellkernmorphologie und wird in fünf Stadien (I und II = negativ, III = suspekt, IV und V = positiv) eingeteilt. Stadium III bedarf einer weiteren Abklärung (Kürettage, Konisation) zur Feststellung der Diagnose (chronische Entzündung, Krebs).

Suspekt bedeutet, daß eine Diagnosestellung notwendig ist. Es kann sich um eine chronische Entzündung handeln. Nach entsprechender Therapie ist der Befund wieder negativ. Es ist wichtig, daß die Frau weiß, daß Stadium III kein Anlaß für Krebsangst ist.

Kolposkopie = Betrachtung der Portiooberfläche mit dem Kolposkop (Prinzip der Endoskopie Kap. 46), wobei zur Verbesserung des Oberflächenreliefs eine leichte Anämisierung durch Auftragen von 3%iger Essigsäurelösung vorgenommen wird. Das kolposkopische Bild wird geprägt von der Oberflächenstruktur, den Zervixepithelien sowie deren Transparenz. Anschließend wird die

Schiller-Jodprobe vorgenommen. Normales Plattenepithel enthält reichlich Glykogen, das durch Jod dunkelbraun gefärbt wird. Bringt man eine 3%ige Jodlösung auf die Portiooberfläche, so färben sich Bezirke mit normalem Plattenepithel dunkelbraun an. Epithelien, die wenig oder kein Glykogen enthalten, färben sich nicht oder sind als hellbraune oder ockerfarbene Flecken sichtbar. Normales dunkelbraunes Epithel nennt man *jodpositiv*. *Verändertes Plattenepithel,* z.B. atypisches Epithel bei Karzinom oder Ektopie (Verlagerung nach außen), ist als jodhelle oder *jodnegative* Flekken sichtbar.

Biopsien (Prinzip Kap. 44) an der Vulva, Vagina oder an der Portio können unter Führung des Kolposkops als Knipsbiopsien vorgenommen werden.

Tubenuntersuchungen. Die *Pertubation* dient der Prüfung der Tubendurchgängigkeit. Es handelt sich dabei um eine vaginale Insufflation von CO_2 unter steigendem Druck. Bei Gasaustritt in die Bauchhöhle (durchgängige Tuben) kann ein charakteristischer wellenförmiger Druckabfall registriert werden. Normale Werte liegen bei 5–13 kPa (40–100 mmHg) bei gleichzeitiger Seitenlokalisation (wird durch Auskultation festgestellt).

Die *Hysterosalpingographie* (HSG) wird mit wasserlöslichem Kontrastmittel vorgenommen (leichte Tubenpassage, rasche Resorption bzw. rascher Abtransport). Bei normaler Durchgängigkeit der Tuben kann schon nach Injektion weniger Milliliter Kontrastmittel der Austritt in die Bauchhöhle durch Röntgenaufnahmen verfolgt werden. Die *Vorbereitung* der Frau auf diese Untersuchungen liegt in der Rasur der Schamhaare, Blasen-Darm-Entleerung und der Verabreichung einer Prämedikation.

Präventive Maßnahmen

Es handelt sich in erster Linie um Vorsorge- und Hygienemaßnahmen; sie sind in Kap. 15 nachzulesen:
- Vorsorgemaßnahmen und Selbstkontrolle der Brust,
- Sexualhygiene,
- „Anti-AIDS"-Bewußtsein.

Eine **Gesundheitsberatung**, in der die Leiblichkeit ihren ihr zustehenden Platz einnimmt, hilft den Frauen/Männern, sich umfassender und vollständiger zu erleben, wodurch der wichtigste Beitrag zur Gynäkologie/Andrologie geleistet wäre.

26.2. Grundlagen zur Pflege

Die klassische gynäkologische Praxis ist heute ein vielschichtiges Arbeitsgebiet. Betrachtet man es aus der Sicht der *Heil-Kunde*, müßte deren Hauptaugenmerk auf die pflegliche Behandlung des eigenen Körpers und auf die Hinführung der Frau (des Mannes) zum bewußten Umgang mit der Sexualität in ihrer umfassendsten Bedeutung für den ganzen Menschen als einer Einheit von Körper, Geist, Gefühlen und sozialen Beziehungen liegen. Ausgehend von der ATL Kind-Frau-Mann-Sein (Kap. 15) stehen im Mittelpunkt:
- das *Kind*, über das in gynäkologischen Praxen entschieden wird, sei es im Zusammenhang mit der Geburtenregelung oder bei bestehenden Schwangerschaftsproblemen (Schwangerschaftsabbruch);
- die *Frau*, die Rat sucht und Antworten auf ihre Fragen betreffend Sexualität und Empfängnis; dabei handelt es sich um ganz *junge/gesunde Frauen*. Dann sind es *erwachsene Frauen*, oftmals verheiratete, die Hilfe suchen bei organischen und/oder funktionalen Sexualproblemen, Organstörungen und/oder für die Familienplanung. Schließlich ist es die u. U. schon *ältere Frau*, deren Leiden sich häufig als Krebsleiden herausstellt;
- der *Mann*, der als Lebenspartner nie unbeteiligt ist und sein dürfte.

26.2.1. Bezug zu den fünf Funktionen der Pflege

1. *Unterstützen und/oder stellvertretende Übernahme der ATL.* Außer in der postoperativen Pflege (S. 731 ff.) oder in der Onkogynäkologie (Kap. 36) bzw. in der Langzeitpflege (Kap. 34), wo alle oder doch manche ATL betroffen sind, geht es primär um die ATL *Kind-Frau-Mann-Sein* (Kap. 15). Da es sich häufig um Lebensfragen handelt, auch um die ATL *Sinnfinden* (Kap. 16).
2. *Begleiten in Krisensituationen.* Es betrifft alle drei oben angeführten Frauentypen:
   - Die *ganz junge Frau* braucht Hilfe im Prozeß des Erwachsenwerdens, insbesondere im Umgang mit der erwachenden Sexualität.
   - *Frausein* ist nie endgültig. Wachstums-, Werde- und Reifeprozesse (z. B. Verlust eines Kindes durch Abort, ein schwieriges Klimakterium) brauchen zur positiven Bewältigung die Begleitung (Lebensprozesse S. 44 ff.).
   - *Kranksein* – insbesondere wenn es sich um ein terminales Krebsleiden handelt – betrifft die Frau ganzheitlich. Nie kann die Krankheit losgelöst von der Identität als Frau betrachtet werden. Sie braucht Lebens- und wo nötig Sterbebegleitung.
3. *Mithilfe bei diagnostischen und therapeutischen Maßnahmen* S. 723 f.
4. *Mithilfe an Programmen der Gesundheitsbildung und Rehabilitation.* Hier zeichnen sich große, z. T. ganz neue Aufgabenfelder ab: die Mitarbeit in Frauengruppen, Frauenhäuser, AIDS-Hilfe, alternative Pflegeangebote usw.
5. *Verbesserung der Pflege- und Lebensqualität.* Ich denke vor allem an die Hinterfragung überkommener Geschlechterrollen, den Sexismus in der Sprache sowie an die Frauenarbeit (Krankenpflege als typischer Frauenberuf!). Hier steht noch ein weites, auch berufsspezifisches Feld der Erforschung offen.

26.2.2. Standardisierte Pflegeplanung

Die Grundlagen dazu sind in Kap. 4 und 15 nachzulesen.
Im folgenden einige Informationen zu den *Schritten der Pflegeplanung*:
1. Situationseinschätzung,
2. Pflegeprobleme,
3. Zielsetzung und Pflege.

Situationseinschätzung

So gleichbleibend scheinbar die Probleme auf der gynäkologischen Station sind, so vielschichtig ist der Hintergrund und so unterschiedlich die Situation der einzelnen Patientin, insbesondere als

- □ Wartende auf ein Untersuchungsergebnis (Angst, Befürchtung, Erwartung, Hoffnung);
- □ Frau nach einem Abort (ungewollter Verlust des Kindes, Schwangerschaftsunterbrechung) oder bei drohendem Abort mit gleichzeitig großer Hoffnung der Erhaltung;
- □ Betroffene von einer Krankheit, die tiefgreifend ihr Frausein bedroht, z. B. die Notwendigkeit der Entfernung der Geschlechtsorgane oder einer Brust;
- □ Leidende bei fortgeschrittener Krankheit mit dem Wissen (oder der Verdrängung von Wissen) um das unausweichliche Schicksal.
- □ usw.

Pflegeprobleme

Zyklus- und Menstruationsstörungen

Probleme, die im Zusammenhang mit der Geschlechtsreife der Frau auftreten können, sind

- Zyklusstörungen: verkürzte, verlängerte, unregelmäßige Zyklusabschnitte;
- Blutungsstörungen als Verringerung, Ausbleiben oder Vermehrung der Blutung;
- prämenstruelle Beschwerden;
- klimakterische Probleme.

Siehe dazu S. 481 ff.

Ausfluß/Fluor

Unter *Fluor genitalis* versteht man den Ausfluß aus dem weiblichen Genitale als Folge gesteigerter Sekretion.
Eine geringe Sekretion ist immer vorhanden, da die Vagina durch Transsudation im Bereich der Vagina selbst sowie durch Sekretion der Zervixdrüsen feucht gehalten wird.
Fluor kann aus den höher oder tiefer gelegenen Genitalabschnitten stammen. So spricht der Arzt z. B. von zervikalem Fluor, vaginalem Fluor oder Fluor von der Vulva. Ursachen:

- funktionelle Störungen, Infektionen;
- chemische Milieuveränderung in der Scheide;
- Fremdkörper, Karzinome u. a.

Juckreiz als eventuelle Begleiterscheinung von Ausfluß ist für die Frau oft ebenso unangenehm wie der Ausfluß selbst.
Funktioneller Fluor. Er findet sich bei jungen Mädchen häufig zusammen mit vegetativer Dystonie. Therapeutisch kommen eine Umstellung der Lebensweise (Schlaf, Ernährung) und physikalische Maßnahmen wie Saunabäder oder Solebäder, Gymnastik und Schwimmen in Frage. Funktioneller Fluor tritt auch auf bei reduziertem Allgemeinzustand, psychischen Belastungen oder als Begleiterscheinung z. B. bei Infektionskrankheiten. Mit der Heilung der Grundkrankheit verschwindet auch der Ausfluß.
Entzündlicher Fluor. Fluor ist ein obligates Symptom aller entzündlichen Veränderungen im Bereich der Vagina. Als Erreger kommen Trichomonaden, Strepto- und Staphylokokken, Kolibakterien, Gonokokken, Candida albicans (Soor), Chlamydien u. a. in Frage.
Fluor bei Karzinom (Scheidenkarzinom, Zervixkarzinom oder Korpuskarzinom) ist meist bräunlich bis eitrig-blutig.
Vermehrter Fluor bei Gravidität ist normal und braucht keine besondere Behandlung, wenn nicht gleichzeitig eine Kolpitis (Scheidenentzündung) vorliegt.

Inkontinenz

Die Inkontinenz (unwillkürlicher Urinabgang S. 285 f.) wird unterteilt in

- *Inkontinenz nur bei Anstrengung* – Streß-, Belastungs- oder relative Inkontinenz. Es handelt sich um eine Insuffizienz des Blasenverschlußapparates (postoperativ, nach Geburten, nach der Menopause) infolge Erschlaffung der Beckenbodenmuskulatur.
  1. Grad: bei Husten, Niesen;
  2. Grad: bei raschem Gehen, Treppensteigen;
  3. Grad: bei Stehen, Aufstehen, nach dem Sitzen.

- *Inkontinenz unabhängig von Anstrengung* bei irritativen Zuständen von Blase und Urethra (Drang- oder Urgeinkontinenz) bei neurogener oder psychogener Blasenstörung.
- *Absolute Inkontinenz* – auch im Liegen – bei Ureterfisteln.

Im Zusammenhang mit gynäkologischen Problemen wie Genitaldeszensus (Prolaps), Myomen und anderen Krankheiten, die den Halteapparat des Beckens beeinträchtigen, handelt es sich immer um eine *Streß-* oder *Belastungsinkontinenz*. Prophylaktisch und therapeutisch ist beim 1. Grad eine konsequente Beckenbodengymnastik angezeigt (S. 729). Beim 2. und 3. Grad ist die operative Korrektur notwendig (Blasenhalsraffung oder Blasenhalssuspension).

Gynäkologische Schmerzen

Schmerzen sind nach Blutung und Fluor die *dritthäufigste* Klage von Frauen, die die gynäkologische Sprechstunde aufsuchen. Schmerz als subjektives Symptom muß objektivierbar werden, d.h. in einem Zusammenhang mit anderen *Befindlichkeitsstörungen* gebracht werden.

- *Zyklische Schmerzen* – in Perioden auftretende Beschwerden. Ein Beispiel dafür ist die Dysmenorrhö (Menstruation mit deutlich stärkeren Schmerzen als die üblichen Menstruationsbeschwerden). Auch Myome können zuweilen zu verstärkten Schmerzen während der Menstruation führen. Gelegentlich klagen Frauen über einen Schmerz in der Mitte des Zyklus (Mittelschmerz), der mit dem Eisprung in Zusammenhang steht.
- *Azyklische Schmerzen* – nicht an Perioden gebundene Schmerzzustände. Zu azyklischen Schmerzen führen vor allem Entzündungen wie die Adnexitis (Eileiterentzündung) oder die Endometritis (Gebärmutterschleimhautentzündung). Relativ häufig treten bei einer Endometriose Schmerzen auf, die azyklisch oder zyklisch sein können.
- *Situationsabhängige Schmerzen* beim Gehen, Stehen, nach dem Aufstehen oder im Zusammenhang mit Inkontinenz weisen auf eine Gebärmuttersenkung (Deszensus) hin, Schmerzen beim Wasserlassen auf eine Zystitis. Kreuzschmerzen sind etwa in der Hälfte der Fälle gynäkologisch bedingt, ebenso häufig orthopädisch, urologisch oder psychosomatisch verursacht.

Je genauer die *Schmerzangaben* sind (zeitliches und örtliches Auftreten, auslösende Momente usw.), um so besser kann der Arzt eine Diagnose stellen und die Therapie einleiten.

Sterilität, Infertilität

Die ungewollte Kinderlosigkeit ist für ein Ehepaar eine große Belastung.
Sterilität kann von Beginn an bestehen (primäre Sterilität) oder nach Eileiterentzündungen, Abtreibungen, Fehlgeburten erworben sein (sekundäre Sterilität). Die Ursache kann grundsätzlich beim Mann *oder* bei der Frau liegen.
Infertilität ist die Unfähigkeit, ein lebensfähiges Kind auszutragen. Häufig liegt eine Nidationsstörung vor. Die Konzeption wird dann gar nicht bemerkt, da das befruchtete Ei zum Zeitpunkt der erwarteten Periode ausgestoßen wird. Auch andere Ursachen, z.B. Insuffizienz der Gebärmutter (Uterus) können dafür verantwortlich sein. Je früher die Fertilitätschancen beider Ehepartner untersucht werden, um so höher ist die Behandlungserfolgsquote. Beide Partner bedürfen dabei oft großer Geduld. Die Beratung soll in erster Linie unterstützend sein.

Pflegeziele und -maßnahmen

Die *Pflegeziele* beinhalten gleichsam die Prognose. Sie sollen realistisch sein und keine Wunschziele. So sehr uns das Schicksal der Frau berührt, Heilung ist nicht immer möglich, wohl aber *Begleitung, Unterstützung,* häufig auch *Erweckung* oder *Wiederbelebung* von Energien, Kräften (Ressourcen) und dadurch

- Erreichung optimal möglicher Lebensqualität;
- Erhaltung oder Wiederherstellung eines gesunden Selbstwertgefühls und
- erfülltes Frausein trotz eventueller biologischer oder krankheitsbedingter Grenzen und Einschränkungen;
- Freude am Möglichen, am Erreichbaren, Annahme des Unausweichlichen.

Die *Maßnahmen* entsprechen den allgemeinen Pflegegrundsätzen, die im ersten Teil des Buches beschrieben und dort nachzulesen sind. Gynäkologiespezifische Maßnahmen sind im folgenden beschrieben.

Hygiene und Intimtoilette

Infektionen, insbesondere deren Folgen (aufsteigend, übergreifend auf das Urogenitalsystem), bedeuten eine große Gefahr für die Frau und müssen möglichst vermieden werden:

- Sauberkeit von Bettwäsche, Pflegemitteln und -hilfsmitteln (Steckbecken, Unterlagen).
- Sorgfältige Körperpflege, tägliches Duschen, wo möglich (Individualhygiene S. 379).
- Exakte Intimpflege: Waschung, Abspülung, Gebrauch eines Closomaten.
- *Abspülen der Genitalien* durch die Schwester nach Bedarf und je nach Operation. Zum Spülen eignet sich z.B. Kamillosanlösung. Die Flüssigkeit wird über die inneren Oberschenkel und das Genitale gegossen. Durch leichtes Spreizen mit der behandschuhten Hand können auch die kleinen Schamlippen und der Vorhof gesäubert werden. Anschließend Abtrocknen mit sauberen Kompressen.
- Einwandfreies Umgehen mit Vorlagen, häufiges Wechseln (nur mit Handschuhen!), sorgfältige Entsorgung.

Die gynäkologische Pflege ist eine Pflege, die aufs engste mit den *Scham- und Tabuzonen der Frau* in Berührung steht. Nur wer gelernt hat, mit Einfühlungsvermögen, Takt und Ehrfurcht auf den Mitmenschen zuzugehen, wird den Intimbereich eines anderen „betreten" können, ohne ihn zu verletzen oder zu beschämen. Scham und Schamgefühl S. 277 u. 490f.

Vaginaltabletten und -spülung

Zur lokalen Bekämpfung entzündlicher Vorgänge der Scheide werden vorwiegend Adstringenzien und Chemotherapeutika als Vaginaltabletten oder als Vaginalspülung angewendet. Den *Vaginaltabletten* wird heute der Vorzug gegeben.

Vaginalspülungen werden nur noch selten durchgeführt, z.B. bei Frauen mit Genitalkarzinom bei starkem Ausfluß zur Erleichterung der Pflege.

Präoperativ (z.B. für die Mikrochirurgie) werden zur Reinigung der Scheide Ovula (z.B. Betadine-Ovula) verabreicht.

Vaginaltabletten. Sie werden auch Ovula, Globuli oder Vaginalkugeln genannt. Es handelt sich um Arzneimittel zur vaginalen Anwendung aus elastischen oder festen Substanzen, die bei Körpertemperatur schmelzen oder sich im Vaginalsekret auflösen. Die Grundmasse ist eine Gelatine- oder Suppositorienmasse.

Die Einführung des Ovulums in die Scheide geschieht mit einem kleinen Trägergerät oder mit der behandschuhten Hand:

- Spreizen der großen und kleinen Schamlippen.
- Einführen des Ovulums. Beim Einführen mit der Hand muß mit dem Zeigefinger nachgeschoben werden, damit das Ovulum richtig in die Vagina zu liegen kommt. Anschließend soll die Patientin für ca. 30 Minuten liegen.
- Vorzugsweise werden die Ovula vor dem Schlafengehen verabreicht.

Vaginalspülung. Sie wird mit *Irrigator* und *Vaginalrohr* (Mutterrohr) vorgenommen. Die Spülflüssigkeit (nach Verordnung) muß körperwarm sein. Heute sind auch gebrauchsfertige Lösungen im Handel – *Vago-Clyss* (ähnlich den Practo-Clyss).

Zusätzlich zu richtende Gegenstände sind Handschuhe, Klemme, Steckbecken, Schale, Tuch zum Trocknen.

Ausführung:

- Die Patientin soll Wasser lassen und dann so auf die Bettschüssel sitzen, daß die Spülflüssigkeit hineinlaufen kann.
- Mit der linken, behandschuhten Hand die Schamlippen spreizen.
- Mit der rechten Hand das Vaginalrohr in die Scheide einführen, den Irrigator anheben und die Spülflüssigkeit ohne Druck einlaufen lassen.
- Durch leicht drehende Bewegung am Mutterrohr werden die Scheidengewölbe, insbesondere das längere hintere, gründlich gespült.
- Vaginalrohr herausziehen und mit einem kleinen Rest von Spülflüssigkeit das äußere Genitale abspülen.
- Trocknen des Genitales, Spülflüssigkeit auf Beimengungen kontrollieren und entsprechend protokollieren (evtl. Binde vorlegen).

Beckenbodengymnastik

Neben der Stoffwechselgymnastik (S. 206), die der Thromboembolieprophylaxe dient, ist insbesondere die Beckenbodengymnastik notwendig für den Therapieerfolg nach vaginalen Operationen. Dadurch wird die postoperative (schmerzbedingte) Schonhaltung des Beckenbodens gelockert und die Muskulatur gefestigt. Die Beckenbodengymnastik muß besonders

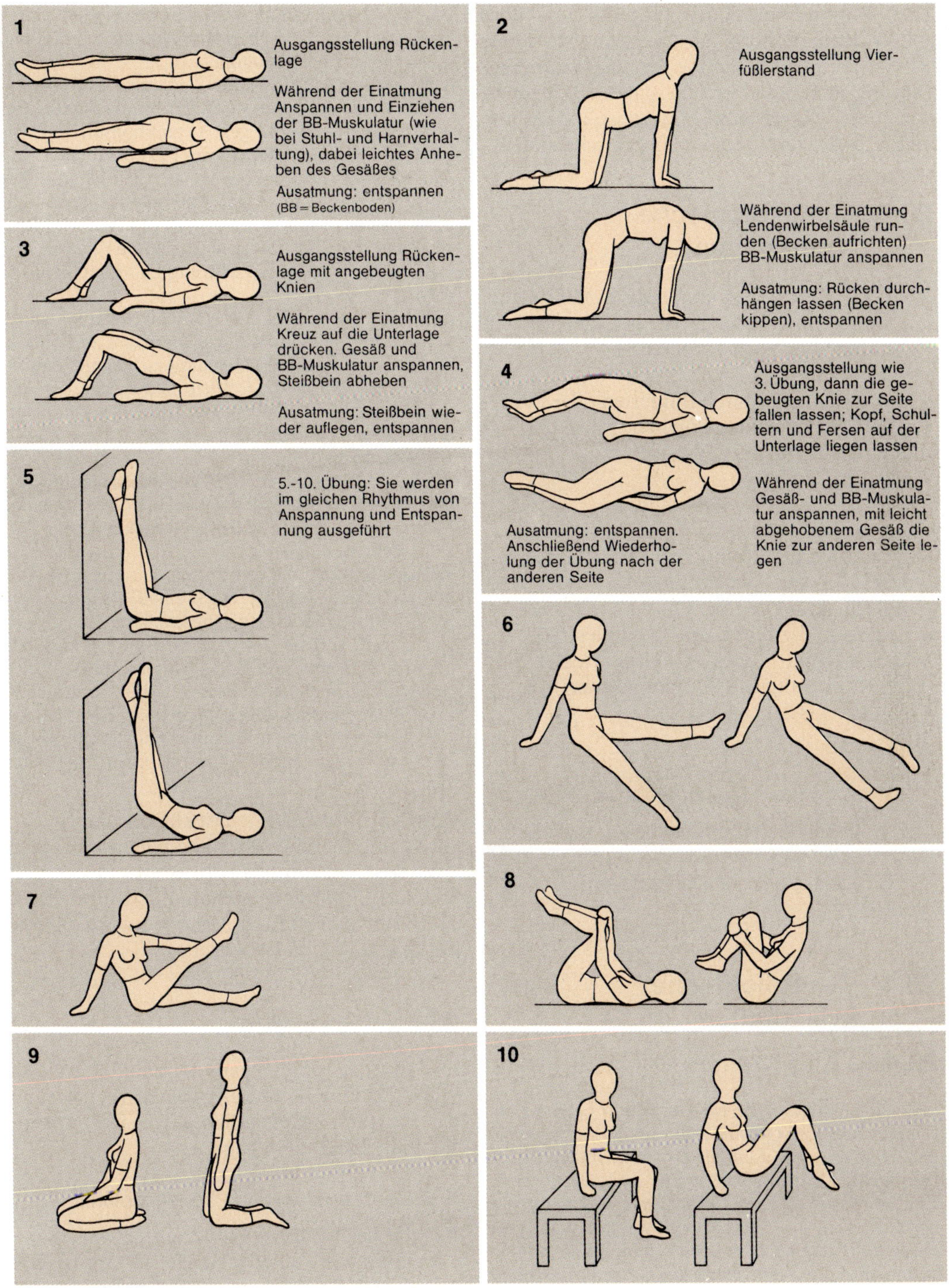
1
Ausgangsstellung Rückenlage
Während der Einatmung Anspannen und Einziehen der BB-Muskulatur (wie bei Stuhl- und Harnverhaltung), dabei leichtes Anheben des Gesäßes
Ausatmung: entspannen
(BB = Beckenboden)
2
Ausgangsstellung Vierfüßlerstand
Während der Einatmung Lendenwirbelsäule runden (Becken aufrichten) BB-Muskulatur anspannen
Ausatmung: Rücken durchhängen lassen (Becken kippen), entspannen
3
Ausgangsstellung Rückenlage mit angebeugten Knien
Während der Einatmung Kreuz auf die Unterlage drücken. Gesäß und BB-Muskulatur anspannen, Steißbein abheben
Ausatmung: Steißbein wieder auflegen, entspannen
4
Ausgangsstellung wie 3. Übung, dann die gebeugten Knie zur Seite fallen lassen; Kopf, Schultern und Fersen auf der Unterlage liegen lassen
Während der Einatmung Gesäß- und BB-Muskulatur anspannen, mit leicht abgehobenem Gesäß die Knie zur anderen Seite legen
Ausatmung: entspannen. Anschließend Wiederholung der Übung nach der anderen Seite
5
5.-10. Übung: Sie werden im gleichen Rhythmus von Anspannung und Entspannung ausgeführt
6
7
8
9
10

Abb. 26.**4** Beckenbodengymnastik nach Semm und Penning.

nach Prolapsoperationen eingeübt und über 2–3 Monate weitergeführt werden. Wo keine Physiotherapeutin für die Übungen zur Verführung steht, ist es wichtig, daß die Pflegeperson ein einfaches Gymnastikprogramm (Abb. 26.**4**) vermitteln und überwachen kann.

26.3. Gynäkologische Krankheiten

Sie sind allgemeiner und spezifischer Natur. Die *allgemeinen* sind jene, die bei allen übrigen Organsystemen auch auftreten:

- Mißbildungen,
- Entzündungen (durch Bakterien oder Pilze),
- gutartige Tumoren (Polypen, Fibromyome) und Neubildungen (Zysten),
- bösartige Tumoren.

Die *spezifischen* Probleme sind:

- ungewollte Sterilität bei Mann und Frau;
- spezifische Infektionskrankheiten, insbesondere die sog. venerologischen oder Geschlechtskrankheiten;
- Lageveränderungen des Genitales, so z. B. die Vaginal- oder Gebärmuttersenkung (Descensus vaginae, Descensus uteri);
- gynäkologische Urologie.

Exemplarische Pflegesituationen

26.4. Venerologische Krankheiten (bei Mann und Frau)
26.5. Gynäkologische Operationen

26.4. Venerologische Krankheiten

26.4.1. Allgemeines

„Alle Krankheiten, die *ein Geschlecht* bevorzugen, könnte man als ‚Geschlechtskrankheiten' bezeichnen, wie z. B. das Mammakarzinom, Gallensteine (weiblich), Bronchialkarzinom (männlich) usw. Ebenso wäre es gerechtfertigt, *alle Erkrankungen der Genitalien* so zu bezeichnen, wie z. B. auch eine Hodentuberkulose, oder doch zumindest die Krankheiten, die *vorwiegend durch den Geschlechtsverkehr übertragen* werden und/oder sich ausschließlich oder *weitgehend nur an den Genitalien manifestieren*, wie z. B. die Trichomoniasis.

Das *Gesetz zur Bekämpfung der Geschlechtskrankheiten* nennt aber nur die *Gonorrhö* (Tripper), die *Syphilis* (Lues), das *Ulcus molle* (weicher Schanker) und das *Lymphogranuloma inguinale* (venerische Lymphknotenentzündung).

Das erst seit einigen Jahren bekannte AIDS ist ein durch Virusinfektion erworbener Immundefekt, also eine Abwehrschwäche gegen Infektionserreger. Bis jetzt zumeist bei männlichen Homosexuellen und (parenteral) Drogenabhängigen gefunden, aber auch bei weiblichen Partnern männlicher AIDS-Kranker und Kindern aus entsprechendem Milieu. Kontakte mit Blut, Sekreten, Exkreten und Geweben der Erkrankten sind streng zu vermeiden! [S. 496 ff.].

Um die Ausbreitung der Geschlechtskrankheiten verhindern oder zumindest eindämmen zu können, und auch um evtl. eine Behandlung einzuleiten, besteht eine *bedingte Meldepflicht*. Jeder Arzt, der eine Geschlechtskrankheit diagnostiziert, ist verpflichtet, den Kranken zu behandeln bzw. die Behandlung zu veranlassen und eine besondere Karteikarte (sog. Stammblatt) anzulegen. Erfolgt eine Behandlung, so meldet der Arzt nur jedes Vierteljahr die Anzahl der Patienten mit einer Geschlechtskrankheit (nur Anzahl, nicht die Namen!).

Wird die Behandlung vom Patienten verweigert oder unterbrochen, oder besteht gar eine Gefahr der Weiterverbreitung der Geschlechtskrankheit, so müssen Name und Adresse des Patienten an das Gesundheitsamt gemeldet und evtl. sogar eine zwangsweise Behandlung eingeleitet werden. Die Geschlechtskrankheiten sind mit Penicillin heilbar! Nicht jedoch z. B. der zur Sterilität führende Tubenverschluß nach zu spät behandelter Adnexgonorrhö!" (Brehm 1985).

Aus dem oben Gesagten ist klar ersichtlich, daß die venerologischen Krankheiten – wenn schon irgendwo eingeordnet – ebenso zur *Andrologie* wie zur *Gynäkologie* gehören. Da oftmals die Haut mit betroffen ist, sind sie auch für die *Dermatologie* von Bedeutung.

26.4.2. Gonorrhö

Die Erreger (gramnegative Gonokokken) befallen den Urogenitaltrakt, die Cervix uteri und das Rektum, gelegentlich die Konjunktiven. Inkubationszeit 2–8 Tage.

Krankheitszeichen und Pflegeprobleme

Beim Mann:

- Infektion als akute eitrige Urethritis mit Brennen, Schmerzen, Ausfluß.

Bei der Frau:

- oft symptomlos,
- Urethritis mit unspezifischen Beschwerden.

Komplikationen, Folgen:

- Entzündungen der Adnexe,
- Sterilität,
- chronische Urethritis,
- Prostatitis.

Pflege- und Behandlungsplan

- Hohe Dosen Spectinomycin (Trobicin). Erwünscht sind ein schnell ansteigender Initialspiegel und Depotwirkung.
- Sorgfältige Körperpflege, insbesondere der Genitalien.
- Verantwortliches Umgehen mit der Diagnose. Allzuleicht werden Patienten mit Geschlechtskrankheiten „stigmatisiert". Die Vorurteile und Verurteilungen sitzen tief im Denken und Empfinden der Gesellschaft. Auch wir sind diesen Gesetzen unterworfen und haben deshalb unsere *Verhaltensmotive* (und die Gespräche in der Pflegegruppe) daraufhin zu kontrollieren.
- Beobachten des Patienten, besonders zu Beginn der Behandlung, da eine Penicillinallergie (toxische Reaktionen mit hohem Fieber, Kreislaufkollaps) auftreten kann.
- Psychosoziale Hilfe und Stützung. Das setzt voraus, daß Bedürfnisse und Probleme wie auch Ressourcen erkannt und bei der Pflegeplanung berücksichtigt werden.

26.4.3. Syphilis (Lues)

Der Erreger ist das Treponema pallidum. Die Auseinandersetzung zwischen Organismus und Erreger erfolgt in Stadien, man spricht von einer Lues I, II und III (Tab. 26.**1**).

Pflege- und Behandlungsplan

Zusätzlich zum vorher Gesagten gilt:

- *Überwachung der Seroreaktionen* (TPHA-VDRL-Test) mit Titerbestimmung (der TPHA-Test ist zwar der beste Suchtest, ist aber für die Verlaufskontrolle nicht brauchbar, da der Titerverlauf über den Behandlungserfolg nichts aussagt).
- *Isolierungsmaßnahmen* (nur für die 3 ersten Behandlungstage). Eine eigentliche Isolierung ist nicht nötig, da der Erreger nur eine sehr kurze Überlebenszeit hat. Trotzdem soll der Patient in den ersten 2–3 Tagen ein Einzelzimmer bekommen. Während dieser Zeit gelten folgende Vorsichtsmaßnahmen:
  - Eßbesteck und Geschirr in Desinfektionslösung (Aldosan) einlegen.
  - Möglichst wenig Manipulationen am Krankenbett (Patient soll in dieser Zeit sein Bett selber machen).
  - Nach jeder Berührung mit Bett oder Patientin Hände desinfizieren. Grundsätze der Händehygiene S. 395.

Beachte: Die *gesetzlichen Bestimmungen* sind für Arzt und Patient verbindlich. Voraussetzung für die Handhabung ist aber immer die Vertrauensbasis. Oft steht die Schwester oder der Pfleger dem Patienten menschlich näher als z.B. der Arzt. Es ist dann wichtig, daß unter Wahrung der Intimsphäre all jene Informationen weitergeleitet werden, die einerseits für den Patienten, andererseits für den Arzt nötig sind, damit die therapeutischen Mittel zweckmäßig eingesetzt und die Lebensumstände des Patienten so gut wie möglich berücksichtigt werden können.

26.5. Gynäkologische Operationen

26.5.1. Operationsverfahren

Gynäkologische Operationen können vaginal oder abdominal vorgenommen werden, es kann sich um kleine Eingriffe oder um große, sog. Totalexstirpationen von einem oder mehreren Organen handeln.

Vaginale Eingriffe

Zu den *kleineren* Eingriffen gehören:

- *diagnostische Kürettage* bei Blutungsanomalien, positivem zytologischen Abstrich Stadium IV oder V (s. oben);
- *therapeutische Kürettage,* z.B. bei inkomplettem Abort (Abbruch der Schwangerschaft vor Eintritt der Lebensfähigkeit des Kindes);
- *Konisation der Portio:* diagnostische oder therapeutische Exzision eines konusförmigen Gewebestücks aus der Portio;
- *Cerclage* (Umschlingung) zum Verschluß des Zervix bei drohender Fehl- oder Frühgeburt bei Zervixinsuffizienz.

Zu den *großen* Eingriffen gehören:

- *vaginale Hysterektomie:* Exstirpation des Uterus von der Vagina her, wenn dieser nicht zu groß ist und keine Neoplasmen der Ovarien bestehen. Der Eingriff ist weniger belastend als die abdominale Operation;
- *vordere und/oder hintere Scheidenplastik:* Behe-

Tabelle 26.1 Stadien der Syphilis

Infektion	Krankheitszeichen	Zeit des Auftretens nach der Infektion
1. Stadium Lues I	• Primäraffekt mit Erosion	3½ Wochen
	• Lymphknotenbefall	
	• Ulzeration	4½–5 Wochen
	• Seroreaktion (TPHA oder FTA-Test)	+ ab 2. Woche
2. Stadium Lues II	• Allgemeinerkrankungen: Müdigkeit, Fieber Lymphknotenschwellung	10 Wochen
	• Exantheme makulös, später papulös	
	• Abheilung ohne Narbenbildung	4 Monate
	• syphilitische Leukodermie	5 Monate
Erste Latenz	erstes Rezidiv – zweite Latenz	
3. Stadium Lues III	• typische, meist solitäre und asymmetrische Hautveränderungen (mit oder ohne Ulzeration), lokal als – papulosquamöse Syphilide – ulzerokrustöse Syphilide – tief ulzeröse Syphilide – Gumma = Knoten (Syphilom) an allen Körperteilen (Gehirn, Aorta, Leber)	2–5 Jahre
Spätformen	• Neurosyphilis – Tabes dorsalis (Rückenmarkschwindsucht) – progressive Paralyse • kardiovaskuläre Syphilis – Aortenklappeninsuffizienz – Aortenaneurysmen	

bung einer Harnblasensenkung (Zystozele) und/oder einer Aussackung der hinteren Scheidewand (Rektozele).

Abdominale Eingriffe

Zu den *kleinen* Eingriffen gehört die
- Laparaskopie.

Zu den *großen* Eingriffen gehören:
- *abdominale Hysterektomie:* Exstirpation des Uterus nach Eröffnung des Abdomens durch Pfannenstiel- oder unteren Medianschnitt (S. 960), z.B. bei Myom;
- *Zystourethropexie nach Marshall-Marchetti:* Suspension der Blasenhalsregion durch Fixation des paraurethralen Gewebes an die Symphyse bei Urininkontinenz;
- *Adnexoperationen:* Eingriffe am Eileiter und/oder Eierstock;
- *Wertheim-Operation:* Entfernung des Uterus, der Adnexe (je nach Situation auch der Lymphknoten), des Paragewebes und des oberen Scheidenanteils bei fortgeschrittenem Genitalkarzinom;
- *mikrochirurgische Eingriffe* zur Wiederherstellung der Funktion des Eitransports (z.B. bei Eileiterverschluß oder Verwachsungen nach Entzündungen oder nach Sterilisationsoperationen).

26.5.2. Operationsvorbereitungen

Es gelten die allgemeinen Maßnahmen (Kap. 38), die je nach Situation modifiziert und ergänzt werden müssen. Beeinflussend sind insbesondere die folgenden Aspekte:

☐ Ist die Patientin über die Operation und deren Folgen informiert, bzw. hat sie die vom Arzt gegebenen Informationen verstanden? Kann sie sie verarbeiten? Braucht sie besondere Unterstützung und/oder Anleitung?

☐ Wird ein großer oder kleiner Eingriff vorgenommen? Hat er hormonelle Umstellungen zur Folge?

☐ Ist der Zugang abdominal oder vaginal (entsprechend ist die Vorbereitung des Operationsgebietes und die Rasur)?

☐ Sind Ovula zur Desinfektion der Vagina notwendig?

☐ Ist eine Vollnarkose, eine Kurznarkose oder eine Lumbalanästhesie vorgesehen?
☐ usw. (Checkliste S. 959).

26.5.3. Postoperative Pflege

Das *Ziel* liegt in der rasch- und bestmöglichen Wiederherstellung der Selbständigkeit und des Wohlbefindens:

- *Kontrolle und Überwachung* während der Aufwachphase; es gelten die allgemeinen Richtlinien zur postoperativen Pflege (Kap. 38).
- *Verhütung von Komplikationen:* vordergründig sind die
  - *Thromboembolieprophylaxe.* Sofortmobilisation (außer bei Cerclage, drohendem Abort), Bett- oder Stoffwechselgymnastik mindestens 2mal täglich, Anlegen von Stützstrümpfen vor dem Aufstehen (S. 181 ff.).
  - *Blaseninfektionsprophylaxe.* Vor bzw. nach gynäkologischen Eingriffen wird oft ein *Blasenkatheter* (suprapubisch und/oder transurethral) eingelegt. Die *Katheterpflege* ist auf S. 294 ff. nachzulesen.
- Die *Entfernung* des Blasenkatheters – transurethral oder suprapubisch – wird von Haus zu Haus verschieden gehandhabt. Im folgenden ein allgemeingültiges Behandlungsschema:
  - bei abdominaler Hysterektomie, Second look, Mikrochirurgie, vaginaler Hysterektomie – transurethraler Katheter – nach 24 Stunden (1. postoperativer Tag morgens) ohne Gabe eines Harnwegsdesinfektionsmittels;
  - bei vaginaler Hysterektomie mit vorderer und/oder hinterer Raffung (VHR) – suprapubischer Katheter – nach Blasentraining und Restharnbestimmung ab 3. postoperativem Tag (bei Restharn unter 100 ml); gleichzeitig wird einmal ein Harnwegsdesinfektionsmittel instilliert (z. B. Furadantin retard oder Bactrim forte);
  - bei Zystourethropexie nach Marshall-Marchetti – suprapubischer Katheter – nach Blasentraining und Restharnbestimmung ab 5. postoperativem Tag (bei Restharn unter 100 ml);
  - bei Wertheim-Operation – transurethrale oder suprapubische Harnableitung – es wird zwischen dem 7. und 10. Tag mit Blasentraining und Restharnbestimmung begonnen.
- *Regulierung von Darmtätigkeit, Ernährung und Flüssigkeitszufuhr.* Sie ist abhängig von der Art der ausgeführten Operation. Ab 3. Tag soll der Darm stimuliert werden (milde Laxanzien, Klysma). Tee darf ab 1. postoperativem Tag gegeben werden, jedoch soll mit der Ernährung bis zum Einsetzen der Peristaltik gewartet werden. Nach abdominalen Operationen ist während 3 Tagen parenterale Ernährung angezeigt (Laparotomie S. 635).
- *Pflege des Wundgebietes,* abdominal und/oder vaginal:
  - *Abdominalwunde.* Redon-Drains können am 1.–2. Tag entfernt werden, Klammern am 5. bzw. Fäden am 8. Tag. Verbandwechsel nach Bedarf.
  - *Dammpflege.* Das nach der Operation abfließende Wundsekret findet in der Vagina und am äußeren Genitale ein außergewöhnlich gutes Milieu für die Zersetzung vor. Es ist deshalb notwendig, der Intimtoilette spezielle Beachtung zu schenken.
- *Kräftigung der Beckenbodenmuskulatur* durch spezielle Gymnastik (S. 729) ist grundsätzlich nach allen gynäkologischen Eingriffen notwendig, unerläßlich nach Prolapsoperationen.
  Regel: während 3 Monaten Beckenbodengymnastik, nicht mehr als 5 kg heben und tragen.
- *Psychosoziale Begleitung und Beratung* kann, je nach Erkrankung bzw. vorgenommenem Eingriff, von übergeordneter Bedeutung sein. Eine echte tragende Beziehung kann es möglich machen, daß die Frau Probleme aussprechen und krankheitsbedingte oder sonstwie Not-wendende Veränderungen ihres Lebens in Partnerschaft, Alltag und Beruf zu realisieren beginnt. Unter Umständen müssen die Möglichkeiten einer weiterführenden Begleitung erwogen werden.
  Zu Mammakarzinom und *Mammaamputation* S. 932 ff.

Weiterführende Literatur

Amendt, G.: Die bevormundete Frau oder die Macht der Frauenärzte. Fischer, Frankfurt/M. 1985
Barth, V.: Ärztlicher Rat bei Erkrankungen der weiblichen Brust. Trias, Stuttgart 1986
Brehm, H. K.: Frauenheilkunde und Geburtshilfe für Krankenpflegeberufe, 6. Aufl. Thieme, Stuttgart 1985
Döring, G. K.: Die Temperaturkontrolle zur Empfängnisverhütung. Trias, Stuttgart 1989
Glatthaar, E., J. Benz: Checkliste Gynäkologie, 3. Aufl. Thieme, Stuttgart 1985
Keep, P.: Die Wechseljahre der Frau, 2. Aufl. Econ, Düsseldorf 1985
Kern, G.: Gynäkologie. Ein kurzgefaßtes Lehrbuch, 4. Aufl. Thieme, Stuttgart 1985

Müller, H. J.: Reproduktionsmedizin und Gentechnologie. Schwabe, Basel 1988
Schneider, J., C. Goecke, E. Zysno: Praxis der gynäkologischen Balneologie und Physiotherapie. Hippokrates, Stuttgart 1988
Stingl, A.: Frauenheilkunde und Geburtshilfe, 5. Aufl. Urban & Schwarzenberg, München 1980
Trömel, S.: Frauensprache: Sprache der Veränderung. Fischer, Frankfurt/M. 1987
Weller, S.: Schmerzfreie Regel, 2. Aufl. Beltz, Weinheim 1989

27. Knochen und Gelenke

Unterstützen des Patienten mit Problemen des Skelettsystems

Sequenzziel

Das vorliegende Kapitel kann keine „Orthopädie für Krankenpflegeberufe" anbieten, wohl aber das notwendige Wissen für das Verständnis einer sachgerechten Pflege (Standards, Grundlagen) sowie Impulse für eine zweckmäßige *Pflegeplanung* (S. 102ff.) für Patienten mit Erkrankungen des Skelettsystems bzw. für die Pflege vor und nach orthopädischen Eingriffen.

Dynamik des Pflegeprozesses

Situation: Patient mit Haltungs- und Bewegungsstörungen.

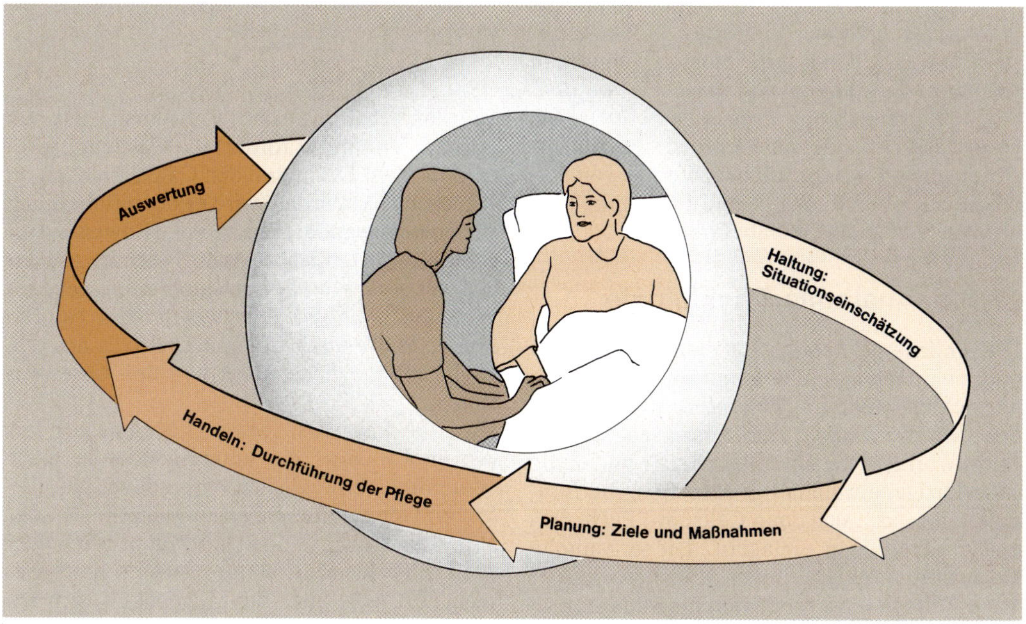

Prinzipien/Impulse

- Die *aufrechte Haltung, Vorwärtsbewegung* und die *Gestalt* des Menschen sind weitgehend von der Intaktheit des *Bewegungsapparates* abhängig (Knochen und Gelenke im Zusammenspiel mit Muskeln, Sehnen, Nerven). Gewisse Knochen schützen zudem lebenswichtige, empfindliche Organe, z. B. der Schädel das Gehirn, die Wirbelkörper das Rückenmark.
- *Sich bewegen* ist eine lebensnotwendige Aktivität (S. 159ff.), ist wesentlich für das

persönliche Wohlbefinden und für die *sozialen Bezüge* zur Um- und Mitwelt. So sind Bewegung und Haltung auch *psychosoziale Ausdrucksmittel*: Sie ermöglichen Kommunikation (Körpersprache), Be-Greifen, In-Besitz-Nehmen, auf ein Du oder eine Sache zugehen.

27.1. Allgemeine Grundlagen

27.1.1. Bezug zu den ATL

Die ATL *Sichbewegen* (Kap. 6) steht in direkter Beziehung zur Pflege von Patienten mit Erkrankungen und/oder Eingriffen am Skelettsystem. Diese beiden Kapitel müssen demnach in direktem Zusammenhang gesehen werden. Die obengenannten *Prinzipien* bilden die Grundlagen, aus denen eventuelle Pflegedefizite abgeleitet werden können: Verlust von Stabilität, Flexibilität, Statik und Dynamik, Verlust von Schutz und Wohlbefinden.

27.1.2. Anatomie, Physiologie

Das knöcherne Skelett hat eine *mechanische Stütz- und Schutzfunktion* und spielt zudem eine wichtige Rolle im *Mineralstoffwechsel*. Für den *Knochenaufbau* sind spezifische Zellen verantwortlich, die *Osteoblasten*; sie bilden die gallertartige, eiweißhaltige Knochengrundsubstanz, in welche sich dann Calcium-, Phosphat- und andere Ionen einlagern. Die organische Grundsubstanz verleiht dem Knochen eine gewisse *Elastizität*, während ihm die Mineralsalze *Härte* und *Festigkeit* geben. Der *Abbau* erfolgt durch die *Osteoklasten*. Der lebende Knochen wird den Bedürfnissen entsprechend in einer Wechselwirkung von Osteoblasten und Osteoklasten laufend umgebaut. Dieser Prozeß ist beim lebenden Individuum im Gleichgewicht. Der Mineralstoffwechsel wird reguliert durch das *Parathormon* der Nebenschilddrüse und das Vitamin D (Parathormon löst Calcium und Phosphat aus dem Knochen und sorgt für die

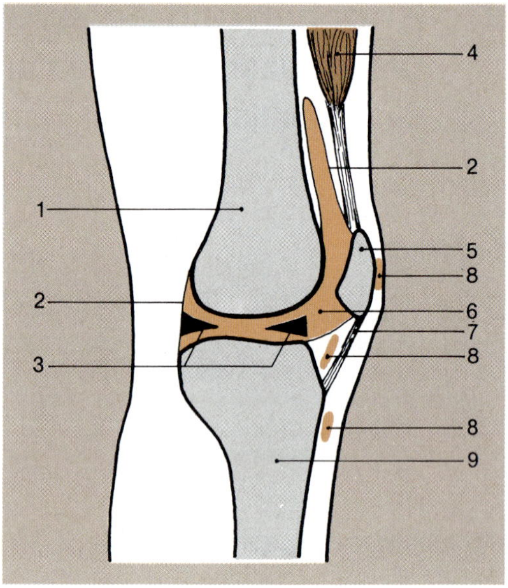

Abb. 27.**1** Seitlicher Längsschnitt durch ein Gelenk. Um welches Gelenk handelt es sich? Bezeichnen Sie die Strukturen 1–9 (S. 1144).

Konstanterhaltung des Calciumspiegels im Plasma, Vitamin D fördert die Calciumresorption aus dem Darm und den Calciumeinbau im Knochen). Außerdem wird er beeinflußt durch verschiedene andere Hormone. Hinweis auf einen gesteigerten Knochenstoffwechsel gibt das Enzym, das von den Osteoblasten gebildet wird, die *alkalische Phosphatase*. Ein Teil der *sauren Phosphatase* stammt ebenfalls aus den Knochen, möglicherweise von den Osteoklasten.

Das *Knochengerüst* (Skelett) besteht aus einzelnen *Knochen*, die untereinander in mehr oder minder beweglicher Verbindung sind *(Gelenke)*. Der gesunde Bewegungsapparat ist sehr anpassungsfähig und gestattet dem Menschen (mit Hilfe der Muskulatur), sich zu bewegen. Abb. 27.**1** gibt Ihnen die Möglichkeit, sich anhand des Kniegelenks (als Wiederholung) mit der Komplexität des Bewegungsapparates auseinanderzusetzen (für die Anatomie und Physiologie des Bewegungsapparates sei auf die weiterführende Literatur verwiesen).

27.1.3. Diagnostik und Prävention

Die Mithilfe bei diagnostischen und präventiven Maßnahmen ist in Kap. 40–47 sowie in den

Kap. 5–16 dieses Buches besprochen. Sie finden dort sowohl die *allgemeingültigen Richtlinien* wie die *spezifischen Maßnahmen*. Bezogen auf die Erkrankungen des Skelettsystems sind sie im untenstehenden Kasten aufgeführt.

27.1.4. Orthopädische Therapien

Technisch-orthopädische Hilfsmittel

Neben *Stützungsmaßnahmen* allgemeiner Natur wie Stützverbände, Fixationsverbände, Leibbinden u.a. gibt es spezifisch orthopädische Hilfsmittel:

- *Orthopädische Apparate und Prothesen* als vorübergehende oder dauernde mechanische Hilfen. Sie kommen zur Anwendung als Stütze gelähmter Gliedmaßen, zur Korrektur von Fehlstellungen oder als Gliedersatz nach Amputationen (S. 750ff.).
- *Orthopädische Schuhe* sind angezeigt bei Fußdeformitäten, um die Auftrittfläche zu normalisieren, Beinlängendifferenzen auszugleichen oder schmerzhafte Belastungspunkte zu entlasten.
- *Einlagen* dienen der Stützung des Fußgewölbes und spielen bei verschiedenen Haltungsschäden eine große Rolle. Sie müssen individuell dem Fuß angepaßt sein, ein Serienartikel kann diese Aufgabe nicht erfüllen.

Allgemeine Regeln zum Umgang mit orthopädischen Hilfsmitteln

Anziehen der Orthesen:

1. Bei *Einlagen* auf rechts und links achten, Längswölbung liegt stets medial.
2. *Beinorthesen* (Stütz- und Führungsapparate) nicht locker anziehen, Patient soll guten Kontakt mit seinem Hilfsmittel haben. Fersenloch in der Sandale erlaubt Kontrolle, ob der Fuß richtig sitzt.
3. *Rumpforthesen* (Korsetts) liegend oder sitzend anziehen (je nach Korsettyp und individueller Fähigkeit des Patienten) bei vollständiger Entlastung der Wirbelsäule. Falten in der Unterwäsche vermeiden.
4. *Beinprothesen:*
   a) *Unterschenkelamputierte* tragen meistens Stumpfstrümpfe, Nylonstrumpf direkt auf der Haut, darüber Wollstrumpf. Diese müssen täglich gewechselt und gewaschen werden. Stumpfstrümpfe straff anziehen.
   b) *Oberschenkelstumpf.* Prothese wird ohne Strumpf getragen. Stumpf mit Trikotschlauch in den Schaft einziehen, wenn nötig pudern. Trikotschlauch durch das Ventilloch führen und unter Pumpbewegungen ganz herausziehen. Dabei Patienten auffordern, die Stumpfmuskulatur nicht zu kontrahieren (Patienten evtl. durch Gespräch ablenken). Auf Fußstellung achten! Ventil schließen. Schaft luftleer machen durch Druck auf Ventilmitte. Dabei muß der Patient die Prothese voll belasten.
5. *Armprothesen.* Stumpf ebenfalls mit Trikotschlauch einziehen. Trägergurten dürfen nicht verdreht sein.

Übersicht über die wichtigsten diagnostischen und präventiven Maßnahmen im Bereich Skelettsystem

Maßnahmen	Aufgabenbereich der Pflege	Nachlesen
Diagnostische Maßnahmen		
• Funktionelle Untersuchungen und Messungen durch den Arzt	Beobachten und Protokollieren von Haltung und Beweglichkeit	Kap. 6
• Bildgebende Verfahren – Tomographie, CT, MRI – Arteriographie – Szintigraphie	Information des Patienten Dokumente vorbereiten; sonst keine besonderen Vorbereitungen nötig	Kap. 47
• Elektromyelographie (EMG)		Kap. 45
• Arthroskopie		Kap. 46
• Punktionen – Knochenbiopsie – Gelenkpunktion		Kap. 44
Präventive Maßnahmen		
• Kontrakturen-, Spitzfußprophylaxe	Durchführung und Anleitung	Kap. 6
• Erhalten der Beweglichkeit	Information, Anleitung Gesundheitsbildung	Kap. 6

Ausziehen der Prothese
Ventildeckel anheben. Wenn sich die Prothese nicht ohne weiteres ausziehen läßt (bei Anschwellung des Stumpfes), Extremität hochlagern.

Prothesenpflege
Ventil über Nacht offen lassen. Schaft austrocknen. Defekte an den Hilfsmitteln sofort durch den Hersteller beheben lassen.

Bezugsquellen
Stumpfstrümpfe, PC30V-Stumpfpflegemittel beim Orthopäden bzw. Bandagisten, selten in Sanitätsgeschäften. Rena-Zweizug-Binde: Sanitätsgeschäfte und Apotheken.
Mit Fragen und bei Unklarheiten sich an den Hersteller des Hilfsmittels wenden.

Unterstützung der Frakturheilung

Die Frakturbehandlung muß schon am Unfallort durch korrekte, sorgfältige Ruhigstellung und Fixierung einsetzen. Reposition und definitive Fixation der Frakturenden werden unterschiedlich ausgeführt:

- *konservativ:*
  - Reposition und Gipsfixation,
  - Extension;
- *operativ* (Osteosynthese).

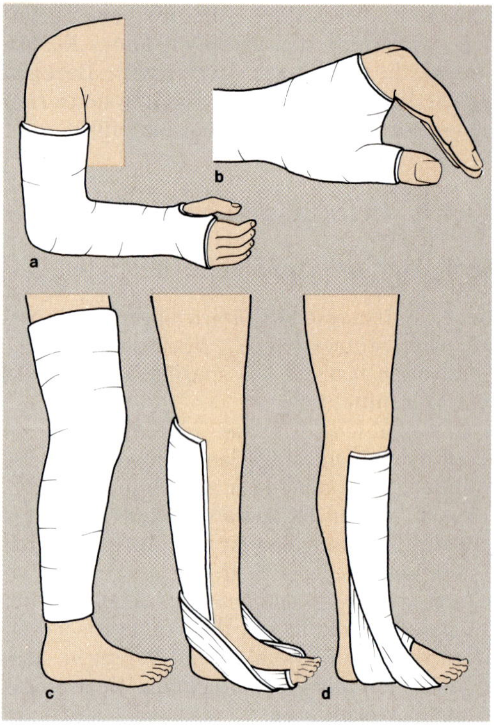

Abb. 27.2 Stützverbände. **a** Zirkulärer Oberarmgips. **b** Navikularegips, **c** Oberschenkelgipshülse, **d** Unterschenkelgipsschienen (statt der Gips- wird heute auch die leichtere Tractomedschiene verwendet).

Pflege bei Gipsverband

Gipsverbände werden als Gipskorsetts (Wirbelsäule), als zirkulärer Gips oder als Gipsschiene (Abb. 27.**2** Extremitäten) angelegt. Anstelle des herkömmlichen Gipsverbandes wird heute in vielen Fällen ein schnellhärtender *Kunststoffverband* verwendet (z.B. Hexelit, Bajcast u.a.). Bei Patienten mit Gipsverband ist eine besonders sorgfältige Kontrolle von Hauttemperatur, Hautfarbe, Motorik und Sensibilität an Fingern und Zehen notwendig. Der Gips soll möglichst sauber gehalten werden. Schmerzäußerungen können Hinweise auf entstehende Druckgeschwüre sein. Ein Gips bleibt über 4–6 Wochen liegen.
Grundsätzlich sind die folgenden drei Pflegeregeln richtungsweisend und *streng* zu beachten:

1. Der Gipsverband soll fest sitzen, aber nicht drücken.
2. Die im Gipsverband ruhiggestellten Gelenke sollen nicht bewegt werden können.
3. • Schmerzen,
   • Klopfen in der Wunde,
   • Anschwellen des Fußes oder der Zehen, der Hand oder der Finger,
   • Kälte- oder Hitzegefühl im Bereich der betroffenen Gliedmaßen,
   • Steifheit der Finger- oder Zehengelenke,
   • blaurote Verfärbung oder fahle Blässe der Haut,
   • Gefühllosigkeit im Bereich der betroffenen Gliedmaßen

   weisen auf eine Störung des Heilungsverlaufs hin und müssen unverzüglich dem Arzt gemeldet werden.
   Tritt eines (oder mehrere) der oben genannten Zeichen auf, muß der zirkuläre Gips gespalten oder entfernt werden. Nach Abklingen der Schwellung wird er neu angelegt.

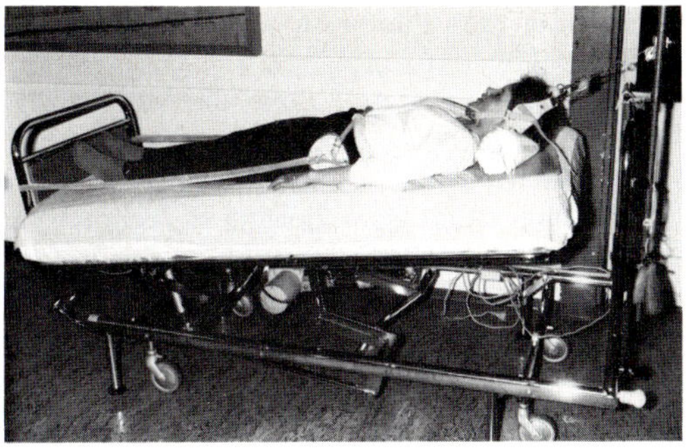

a

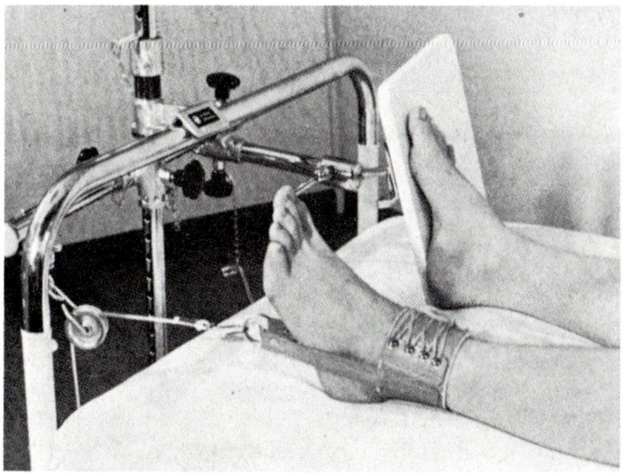

b

Abb. 27.**3** Extensionen. **a** Mit Glisson-Schlinge; im Schrägbett läßt sich der Gewichtszug gut dosieren. Diese Extension eignet sich für kurzfristige Behandlung. **b** Extension eines Beins mit Knöchelmanschette. Am gesunden Bein verhindert ein Gegenhalt in Form einer Sohlenplatte, daß der Patient aus dem Bett herausgezogen wird (aus Schlegel, K. F.: Orthopädie für Krankenpflegeberufe, 3. Aufl. Thieme, Stuttgart 1986).

Pflege bei Extension

Die Extension (Zug) geschieht über die Haut mittels Binden, Pflaster, Zinkleimextensionsverband, Manschetten und entsprechender Aufhängevorrichtung (Flaschenzug).

- Die Haut muß für die Einbringung von Extensionsdrähten, -nägeln oder -schrauben aseptisch vorbereitet werden. Die Ein- und Austrittsstelle ist wie eine aseptische Wunde zu pflegen.
- Die Wirksamkeit des Zuges ist abhängig vom Zuggewicht, von der richtigen Lagerung (möglichst flach) sowie vom optimalen Ansatzpunkt für den gewünschten Zug und Gegenzug. Die entsprechenden Pflegeanweisungen müssen schriftlich festgehalten sein.
- Lochstabgeräte, Rollen u.a. dürfen nicht verschoben werden, die Schienen müssen auf einer glatten Unterlage feststehen, Extensionsbügel und -gewichte frei schweben.

Extensionsverbände:

- an der Halswirbelsäule mittels *Glisson-Schlinge*. Diese Kopfschlinge übt ihren Zug an Kinn und Hinterhaupt aus. Wird das Kopfende des Bettes hochgestellt, kann der Gegenzug des Rumpfes gegenüber der Gewichtsextension an der Halswirbelsäule wirksam werden (Abb. 27.**3a**). Ist eine längere Extensionszeit zu erwarten, wird heute die Crutchfield-Zange angewendet.
- Die *Knöchelextensionsmanschette* wird angewendet bei der konservativen Traktionsbehandlung arthrotischer Zustände der Hüfte und bei der Nachbehandlung vorwiegend muskulärer Entspannungsoperationen am Hüftgelenk infolge Arthrose (Abb. 27.**3b**);
- *Extension am Skelett* = Zug und Gegenzug je nach vorliegendem Schaden: Femurkondylenextension, Schienbeinkopfextension usw.

Bei allen Extensionsverbänden ist zu achten auf

- ausreichende Polsterung, besonders der druckgefährdeten Knochenvorsprünge;
- evtl. auftretende Druckstellen: Verband regelmäßig kontrollieren;
- aseptisches Behandeln der Ein- und Austrittsstelle der Nägel. Es besteht die Gefahr der Infektion der Wundkanäle.

Allgemeine orthopädische Maßnahmen

Außer den oben besprochenen Maßnahmen handelt es sich vor allem um

- Krankengymnastik, Haltungs- und Gehschule sowie die spezielle Übungsbehandlung (Kap. 6);
- Badekuren, Bäder- und Wickelbehandlung (Kap. 10);
- Rehabilitation, Resozialisation und u.U. Umschulung (Kap. 13).

27.2. Grundlagen zur Pflege

Die Pflege von Patienten auf der Orthopädiestation bzw. von Patienten mit Haltungs- und Bewegungsstörungen kann eine geduldfordernde Aufgabe sein. Oft brauchen die Patienten Wochen oder Monate, bis sie wiederhergestellt sind; oft ist eine Wiederherstellung nicht mehr möglich: der Patient bleibt behindert, sei es, weil ein Unfall bleibende Schäden hinterläßt oder eine Krankheit (Rheuma, Arthrose) zum chronischen Begleiter wird. Hier gelten die Richtlinien, die Sie in Kap. 34 finden, des weiteren die Informationen in Kap. 6 *Sich bewegen.*

27.2.1. Bezug zu den fünf Funktionen der Pflege

1. *Unterstützen und/oder stellvertretende Übernahme der ATL.* Hier gilt es daran zu denken, daß Bewegungseinschränkung alle anderen ATL mit betrifft und das Selbstpflegedefizit daher vielschichtig sein kann. Wichtigste Regel: So rasch und so viel wie möglich hinführen zur Selbständigkeit.
2. *Begleiten in Krisensituationen.* Auch scheinbar „kleine Eingriffe" ins gesunde Leben (z. B. durch Unfall) können vom Betroffenen kritisch erfahren werden (Unterbrechung von Studium, Karriere usw.). Um so mehr trifft es jene, die mit einer Langzeit- oder Dauerbehinderung zu rechnen haben. Begleitung von Langzeitkranken und Behinderten s. Kap. 34.
3. *Mithilfe bei diagnostischen und therapeutischen Maßnahmen* S. 736ff.
4. *Mithilfe an Programmen der Gesundheitsbildung und Rehabilitation.* Sie ist ein wesentlicher Teil der Pflege und betrifft die Mitarbeit bei Rehabilitationsmaßnahmen, Umschulung, Beratung, Lebenshilfe.
5. *Verbesserung der Pflegequalität und Mitwirken an der Forschung.* Hier denke ich vor allem an die Befragung traditionell überlieferter Pflegemaßnahmen wie an die systematische Erarbeitung und Überprüfung von prophylaktischen Maßnahmen (Dekubitus, Kontrakturen, Lagerungen usw.).

27.2.2. Standardisierte Pflegeplanung

Die Pflegeplanung bei Patienten mit Haltungs- und Bewegungsstörungen muß berücksichtigen:

- Biographie, Lebensgewohnheiten und Risikofaktoren;
- Befinden des Patienten – Bedürfnisse und Selbstpflegedefizite;
- Gesundheitsressourcen und die Möglichkeit der natürlichen Lebenswelt (Auffangnetz) vor allem dann, wenn mit langdauernder oder bleibender Behinderung zu rechnen ist.

Beachten Sie auch S. 61 und S. 466ff. Das Spektrum der Erkrankungen/Störungen des Bewegungs- und Stützapparates ist sehr groß. Die Probleme sind alle ähnlicher Natur: Bewegungseinschränkung oder Bewegungsverlust, Haltungsschäden, Haltungsschwäche oder/und Schmerzen.
Im folgenden werden einige häufig auftretende Situationen besprochen.

Exemplarische Pflegesituationen

27.3. Entzündliche (und degenerative) Erkrankungen
27.4. Erkrankungen der Wirbelsäule
27.5. Orthopädische Eingriffe
27.6. Amputation von Gliedmaßen

27.3. Entzündliche Erkrankungen

27.3.1. Osteomyelitis

Bei den Entzündungen des Knochenmarks (Osteomyelitiden) sind neben den spezifischen Infektionen (Tbc, Lues u. a.) vor allem die unspezifischen Knocheninfektionen von Bedeutung. Diese können *akut* oder *chronisch* verlaufen, als *hämatogene* (von Streuherden aus), *exogene* (posttraumatische) oder iatrogene (Krankenhausinfektion) Form auftreten. Die *Entzündungszeichen* und der *Verlauf* hängen von der Virulenz der eingeschleppten Keime und von der Resistenz des Organismus ab.

Pflege- und Behandlungsplan

- *Ruhigstellung des Entzündungsherdes.* Bettruhe, Schienung der Extremität, evtl. Gipsverband.
- *Entzündungsbehandlung* mit Antibiotika lokal und systemisch (je nach Erregertyp und Resistenzprüfung). Tritt ein Knochenabszeß auf, muß er operativ ausgeräumt werden.
- *Chirurgische Revision.* Abszeßausräumung und Abtragung des Knochensequesters mit

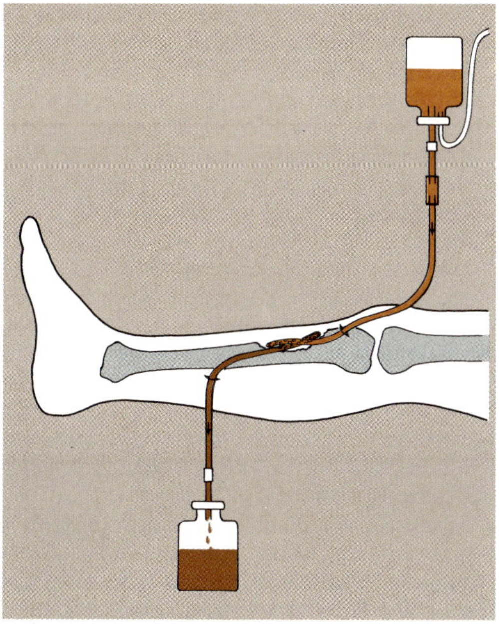

Abb. 27.**4** Spül-Saug-Drainage.

anschließender *Spül-Saug-Drainage* = antibiotische Dauerspülung und Absaugung von Entzündungsprodukten.
- Die *Spüldrainage* (Abb. 27.**4**) bleibt so lange als nötig und so kurz wie möglich (bis klare Flüssigkeit abgesogen werden kann) liegen. Sie bedarf einer sorgfältigen Pflege (Saugdrainagen Kap. 43). Die Spüllösung muß exakt dosiert, das auslaufende Sekret kontrolliert und gemessen werden. Bevor das Spülsystem entfernt wird, wird stundenweise abgeklemmt und der weitere Verlauf beobachtet.

27.3.2. Arthritis

Bei den Entzündungen der Gelenke (Arthritiden) unterscheidet man je nach Ursache und Verlauf verschiedene Krankheitsbilder. Im folgenden einige Beispiele.

Infektarthritis

Sie wird auch eitrige oder bakterielle Arthritis genannt. Die in das Gelenk eindringenden Krankheitserreger (direkte Keimbesiedelung bei Eröffnung des Gelenks oder durch hämatogene Streuung) verursachen einen *Gelenkerguß*.

Pflege- und Behandlungsplan

- Punktion des Gelenkergusses (Kap. 44). Sie ist Voraussetzung für die Einleitung einer infektspezifischen Therapie:
  - Bakteriennachweis mit Resistenzprüfung und entsprechende hochdosierte Antibiotikatherapie;
  - evtl. wiederholt arthroskopische Spülung; u. U. muß eine Spül-Saug-Drainage eingelegt werden.
- Ruhigstellung und Entlastung des Gelenks; Bettruhe, evtl. Schienung.
- Schmerzbekämpfung durch zweckmäßige Lagerung, Analgetika und Eisauflegen (nur nach Verordnung).

Rheumatische Erkrankungen

Man unterscheidet:
- *Allergische Reaktionen* als spezifische Antigen-Antikörper-Reaktion mit unspezifischen Entzündungszeichen.
- *Akuter Gelenkrheumatismus* (rheumatisches Fieber) als Infektion mit hämolysierenden Streptokokken der Gruppe A, eine Folgeerkrankung vorangegangener Infektionen, häufig des Nasen-Rachen-Raumes. Sie kann mit schwersten akuten und lokalen Entzündungszeichen einhergehen.
  Therapieziele:
  - Ausschaltung des auslösenden Faktors (Herdsanierung),
  - Bekämpfung entzündlicher Vorgänge.
- *Chronische Polyarthritis* (primär chronische Polyarthritis – PCP, rheumatoide Arthritis). Sie führt in schubweisem oder schleichendem Verlauf zu schwerer Destruktion der knöchernen Gelenkkörper und schließlich zu Kontraktur und Versteifung. Frauen werden dreimal häufiger betroffen als Männer. Die Erkrankung beginnt in der Regel zwischen dem 20. und 40. Lebensjahr. Typisch ist ein symmetrischer Befall der kleinen Gelenke (Fingergrund- und Zehengrundgelenke).

Krankheitszeichen

Allgemeinsymptome sind Neigung zu übermäßigem Schwitzen, rasche Ermüdbarkeit, Gewichtsabnahme. *Charakteristisch* sind Parästhesien, Morgensteifigkeit, Spannungs- und Schmerzgefühl in den betroffenen Gelenken.
Der *Verlauf* kann in folgende *vier Stadien* unterteilt werden: 1. Gelenkentzündung

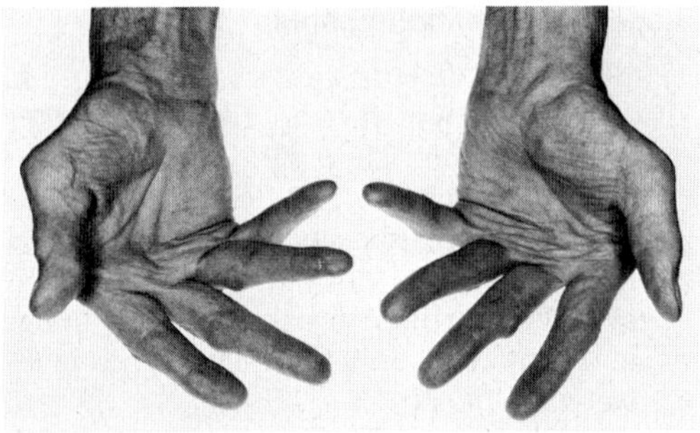

Abb. 27.**5** Schwere Deformation und Behinderung der Hände bei Polyarthritis.

ohne Beeinträchtigung der Funktion, 2. Bewegungseinschränkung, 3. Gelenkdeformierung, 4. schmerzhafte Versteifung mit hochgradiger Achsenabweichung → typische schwerst behinderte Polyarthritishände (Abb. 27.**5**).

Pflege- und Behandlungsplan

Ausschlaggebend sind die Art der Erkrankung und deren Verlauf. Bei der *chronischen Polyarthritis* ist eine Langzeitbehandlung und Begleitung durch ein weitgespanntes *Behandlungs-* und *Betreuungsteam* (Rheumatologie, Orthopädie, Physiotherapie, Ergotherapie, Pflegegruppe) mit dem Ziel der Rehabilitation notwendig.

Verhüten von Kontrakturen. Die systematische Prophylaxe (S. 189f.) muß sehr früh einsetzen. Nur bei konsequentem, kontinuierlichem Durchführen besteht Aussicht auf Erfolg. Bei Vernachlässigung treten infolge Schonstellung schwerste Kontrakturen auf.

- Frühstadium: Lagerung in Mittelstellung, Vermeiden von Beugekontrakturen! Nach Abklingen der akuten Symptome →
- langsam steigernde krankengymnastische Übungen, Bewegungsbehandlung, tägliche Haltungsgymnastik, Selbsttraining.

Schmerz- und Entzündungsbekämpfung. Die medikamentöse Therapie (s. unten) muß durch lokale Maßnahmen unterstützt werden:

- sachgerechte Lagerung;
- Wickel und Umschläge: kalte Wickel und Eisauflagen im akuten Stadium, Wärmeanwendung im Intervall: Heublumen, Kartoffeln, Zwiebeln sind Mittel, die sich gut bewährt haben. Sie bewirken eine Hyperämie → Linderung der Schmerzen, Verbesserung der Beweglichkeit (S. 325ff. u. 528f.).
- Phythotherapie (griech. phython = das Gewächs). Als pflanzliche Rheumatika gelten *Löwenzahn* (Taraxacum officinale) und *Wacholder* (Juniperus communis); innerlich als Tee (entschlackend und harntreibend), äußerlich als Einreibemittel. Sie sind Bestandteile des *Kneipp-Rheumabades*. Entsprechende *Pflanzensalben* sind Kneipp-Rheumasalbe und Kyttasalbe.

Psychosoziale Hilfe und Rehabilitation. Sie stehen im Zentrum aller Bemühungen. Die Krankheit kann nicht geheilt, nur gebessert werden. Es müssen sämtliche aktivierenden Kräfte mobilisiert und in den Behandlungsplan mit einbezogen werden.

- Psychische Unterstützung je nach Situation und Persönlichkeit: Aufmunterung, Stützung der seelisch-geistigen Kräfte, Aktivierung von Ressourcen, Begleitung, Beratung usw.
- Hebung des Allgemeinzustandes durch ausgewogene, eiweiß- und vitaminreiche Kost.
- Bewegungsübungsprogramme aufbauen, überwachen. Sie müssen auch nach dem Krankenhausaustritt ohne Unterbrechung weitergeführt werden (der Patient soll entsprechende schriftliche Anweisungen mitbekommen). Je nach Situation müssen Transport zur Therapie, Aufenthalt in Tageskliniken usw. organisiert werden.
- Abklärung der beruflichen Rehabilitation, der Hilfsmittel bei Funktionsausfällen, Haushaltshilfen u. a.
- Eventuell ist die Organisation eines Mahlzeitendienstes notwendig, wenn durch die Behinderung die Selbstversorgung zu Hause zu stark erschwert ist.
- Integration der Angehörigen in den Therapieplan: Information, Anleitung, Besprechung des Alltags daheim.
- Kontaktadressen von Hilfs- und Selbsthilfeorganisationen vermitteln, evtl. erste Kontakte ermöglichen. Adressen im Telefonbuch:
  - Schweizerische Rheumaliga,
  - Deutsche Rheumaliga e. V.

Unterstützung der medikamentösen Therapie:

- *Basismedikation:* Gold, Mercaptyl, Cortison.
- *Symptomatische*, analgetisch-antiphlogistische Therapie mit Indometacin, Phenylbuta-

zon- oder Salicylatpräparaten. Im akuten Schub kommen Corticosteroide in Frage.
- *Goldsalze* vermindern die Aktivität der Entzündungs- und Destruktionsprozesse.

Viele Medikamente verursachen Nebenwirkungen. Wöchentliche Kontrolle und Überwachung des Blutbildes sind initial notwendig (vor allem bei Basismedikation).

Operative orthopädische Therapie. Synovektomie (= Entfernung des hypertrophen Synovialgewebes, wenn möglich vor Einsetzen der Knochendestruktion), Arthrodesen, Gelenkersatz (S. 745).

27.3.3. Gicht

Als Gicht werden Stoffwechselsituationen bezeichnet, bei denen eine *Hyperurikämie* (Harnsäureanstieg im Blut) besteht. Diese kann sich einerseits in den Nieren auswirken (Gichtniere), andererseits verursachen ausfallende Uratkristalle in Gelenken einen hochschmerzhaften *Gichtanfall*, in den Knochen und Weichteilen jedoch nur eine Knötchenbildung (sog. Tophi). Faktoren, die einen Gichtanfall auslösen, sind zu vermeiden. Sie sind identisch mit den *Gichtrisikofaktoren*:
- purin- und fettreiche Kost (Adipositas),
- Alkoholgenuß,
- psychisch-geistige Verstimmungen, Streß.

Betroffen werden meist die Zehen- und Daumengrundgelenke, weniger häufig auch Finger-, Handwurzel- und Kniegelenke. Der Anfall ist begleitet von gestörtem Allgemeinbefinden, Nervosität, Müdigkeit. Unbehandelt bzw. ohne Änderung der Lebensweise schreitet das Leiden fort bis zur Gelenkdeformation.

Pflege- und Behandlungsplan

- *Änderung der Lebens- und Ernährungsgewohnheiten*, Ausschalten aller auslösenden Faktoren, Suchen einer ausgewogenen Lebensform, Stabilisieren der psychisch-geistigen Kräfte.
- *Schmerzbekämpfung* durch Antiphlogistika, evtl. Umschläge.
- *Kohlwickel* wirken desinfizierend und leiten Giftstoffe ab: grüne Kohlblätter walzen (bis die Blattrippen weich sind und der Saft austreten kann), für 1–12 Stunden auflegen (dachziegelartig) und einwickeln – hat schmerzlindernde Wirkung.
- *Behandlung* der Gicht im Anfall mit stündlichen Gaben von Colchizin, in der Intervallphase ist evtl. eine Dauertherapie mit Allopurinol (Zyloric) angezeigt, das die Harnsäurebildung hemmt und somit den Harnsäureblutspiegel normalisiert.

27.4. Erkrankungen der Wirbelsäule

Erkrankungen der Wirbelsäule (WS) können auftreten als
- angeborene und erworbene Fehlbildungen: Skoliose, Scheuermann-Erkrankung u. a.;
- degenerative Schäden: Bandscheibenerkrankung (S. 784f.), Osteoporose, Wirbelgelenkarthrose;
- entzündliche Veränderungen durch unspezifische oder spezifische Erreger;
- traumatische Schäden mit oder ohne Verletzungen des Rückenmarks und/oder der Nervenstränge – neurologische Mitbeteiligung, die zu Ausfallserscheinungen führt.

Krankheitszeichen und Pflegeprobleme

Sie sind abhängig von der Art und Dauer des Wirbelsäulenschadens. Sie treffen immer das „typisch Menschliche“: *die aufrechte Haltung.* Denn, so sagt schon Aristoteles: „Der Mensch geht als einziges von den Lebewesen aufrecht, da seine Natur und sein Wesen göttlich sind.“ Diese *gerade Haltung* wird durch die normale Krümmung der Wirbelsäule ermöglicht (Abb. 27.**6**).

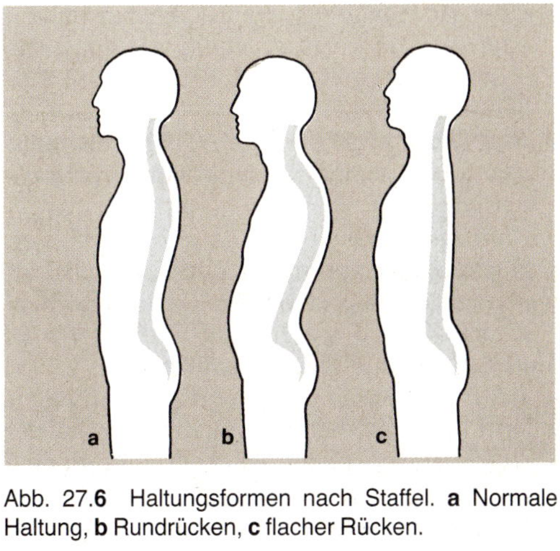

Abb. 27.**6** Haltungsformen nach Staffel. **a** Normale Haltung, **b** Rundrücken, **c** flacher Rücken.

- Abweichungen von der geraden Haltung werden als *Rund-* oder *Flachrücken* bezeichnet – *Haltungsschäden*.
- Fehlhaltungen sind die *Kyphose*, die *Lordose* oder die *Skoliose – Haltungsanomalien*.
- Störungen von Bewegungsabläufen sind immer auch *Gangstörungen*. Sie verursachen auch
- *Gleichgewichtsstörungen*.
- Krankhafte Haltung – Schmerz- und Schonhaltung.
- Eingefallene Haltung kann Ausdruck einer Störung (Verlust) der psychisch-geistigen Ganzheit der Persönlichkeit sein.

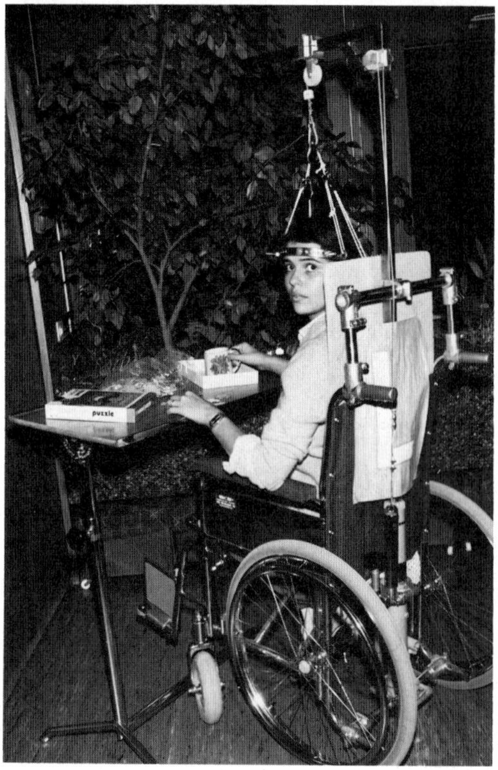

Abb. 27.**7** Skoliosepatientin in Streckextension. Der Rücken wird zur „Geraden" gezogen, wie man einen jungen Baum zur Geraden zieht.

Pflege- und Behandlungsplan

Das *Ziel* liegt in der Rückführung der Wirbelsäule zur geraden Haltung (soweit möglich) und der Wiederherstellung eines stabilen, schmerzfreien, muskelkräftigen Rückens („Muskelkorsett").

Therapeutische Maßnahmen. Sie können außerordentlich aufwendig und zeitintensiv sein (Wochen bzw. Monate). Sie führen nur dann zum Ziel, wenn die Behandlungs- und Pflegegruppe Kooperation, Disziplin, Heilungs- und Gesundungswille des Patienten gewinnen und aufrechterhalten kann.

Beispiele:

- *Aufrichten* der Wirbelsäule mittels *Cotrel-Extension* (Beckengurt, Glisson-Schlinge (S. 739), Selbstextension) oder *Haloextension* (Anlegen eines Kopfringes und Zug (Abb. 27.**7**), evtl. mit anschließender *Spondylodese* (Fixierung der Wirbelsäule durch operative Versteifung), z. B. bei Skoliose.
- *Übungsbehandlung* der Rückenmuskulatur oder *Wirbelkörperaufrichtung* mit Gipsschale oder Dreipunktekorsett bei einfachen Wirbelsäulenverletzungen.
- *Reposition einer Luxation* oder Luxationsfraktur der Halswirbelsäule mittels Haloextension.
- *Chirurgische Reposition nach Cloward:* Verblockung der unstabilen Wirbel mittels körpereigenem Knochenbolzen (vom Beckenkamm) zur Stabilisierung der Wirbelgelenke.

Unterstützende Pflegemaßnahmen:

- *Selbstextensionen* müssen vom Patienten erlernt werden, damit er unabhängig an der Aufrichtung seines Rückens mitarbeiten kann.
- *Haloextensionen* werden am Rollstuhl fixiert, damit der Patient nicht im Bett bleiben muß. Er soll so aktiv an der Therapie teilnehmen, wie es die Korrekturmethode zuläßt.
- Für die *Mobilisations-* und *Wirbelsäulengymnastik* ist der (die) Physiotherapeut(in) zuständig. Für die Einübung und Kontinuität trägt die Pflegegruppe die Mitverantwortung.
- *Bauchmuskel-, Zwerchfell-, Atem-* und *Konditionstraining* sind vor allem bei Extensionsbehandlung ein wichtiger Faktor, da sie die Lungenfunktion und den Rehabilitationserfolg verbessern.
- Die *Lagerung* von Rückenpatienten ist flach, auf harter Unterlage, Kopf auf kleinem Kissen, Schultern frei, die Knie stundenweise mit Knierolle unterlegt. Die Dauer der Ruhigstellung hängt vom Verletzungsgrad bzw. von der vorgenommenen Operation ab (Bettbügel entfernen, Bettmotor des Kopfteils ausschalten).

Operierte Patienten liegen in Bauch- und Rückenliegeschale und werden regelmäßig gedreht, oder sie liegen im Dreh- oder Kippbett. *Drehen:* Es sind drei Personen notwendig, wovon eine Person oberhalb des Kopfendes steht und mit beiden Händen seitlich den Kopf des Patienten faßt (bei Extension muß sie auch auf den Zug achten). Sie gibt das Kommando zum Drehen „en bloc" (S. 195) und hält den Kopf unter leichtem Zug fest, bis die Pflegehandlung abgeschlossen ist.

- Das *Ausführen der ATL* in Rückenlage (Essen, Trinken, Waschen, Ausscheiden usw.) ist erschwert, die notwendigen Hilfsmittel sollen entsprechend gewählt, die Unterstützung muß angepaßt sein (Sorge für Darmentleerung, Dekubitusprophylaxe usw.).
- *Beweglichkeit* und *Aktivität* sind eingeschränkt, müssen es z. B. postoperativ vorerst sein: Persönliche Dinge in Reichweite geben, Lesetisch installieren (zu Strukturierung der Zeit Kap. 13). Für Kinder stellt sich zusätzlich die pädagogische Aufgabe (Führung, Spiel, Schule u. a. Kap. 33).
- *Mobilisation.* Der Patient muß das Aufstehen über die Seitenlage und die korrekte Sitz-Bück-Technik erlernen. Prinzip: gerade, aufrecht, ohne Spannung. Um Ermüdung und Schmerzen zu vermeiden, sollte die Körperhaltung öfter gewechselt werden. Richtige Haltung einüben: Bauch locker, Rücken flach, Knie locker (S. 168 ff.).

27.5. Orthopädische Eingriffe

Operationsmethoden

- *Osteotomie, Osteointerposition.* Bei Durchtrennung des Knochens mit Meißel und Säge und Entnahme eines Knochenkeils kann gleichzeitig die Knochenachse verändert werden.
  Korrekturosteotomie. Korrektur einer Fehlstellung, kommt an den oberen und unteren Extremitäten (Humerus, Vorderarm, Femur, Knieachse, Sprunggelenk) zur Anwendung. Anschließend wird ein Gips angelegt oder eine Osteosynthese vorgenommen.
- *Arthrodesen.* Künstliche Versteifung eines Gelenks, z. B. bei schwerer Zerstörung infolge von Krankheiten oder Unfällen. Operationen dieser Art werden (nach ihrer Häufigkeit) vorgenommen an
  - Sprunggelenk,
  - Hüfte,
  - Knie,
  - Schulter.

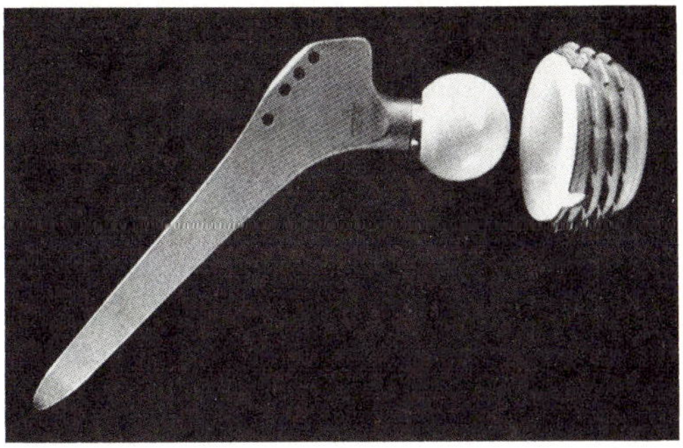

Abb. 27.**8** Beispiel einer zementfreien Hüfttotalprothese nach Ender-Zweymüller.

- *Arthrotomien.* Operative Eröffnung eines Gelenks bei verschiedenen Ursachen.
- *Knochentransplantationen.* Diese können mit körpereigenen (autologen) oder mit körperfremden Knochen (aus der Knochenbank) vorgenommen werden. Durch die Verwendung eines Knochenspans kann in geeigneten Fällen rascher eine knöcherne Konsolidierung erzielt werden.
- *Arthroplastik* der Gelenke (Gelenkersatz, Totalprothese). Einsetzen eines künstlichen Gelenks an Hüfte (Abb. 27.**8**), Knie, Ellbogen, Finger, Schulter.
- *Osteosynthese.* Operative Vereinigung von Knochenfragmenten mittels Schrauben, Platten, Drähten, Marknagel, Fixateur externe (äußere Fixation mit Spannern). Die Osteosynthese wurde in den 60er Jahren von der *A*rbeitsgemeinschaft für *O*steosynthesefragen ausgearbeitet. Sie ist heute allgemein unter der Abkürzung *AO* bekannt.

Pflegeplanung

Vorbereitung auf die Operation

Grundsätzlich gelten die allgemeingültigen Maßnahmen (Kap. 38). *Spezifische Maßnahmen* sind das Richten des notwendigen Lagerungsmaterials (Schienen, Halterungen usw.) sowie die exakte Vorbereitung des Operationsfeldes, Information über den Operationsschnitt und entsprechende Rasur sowie Hautdesinfektion.

- *Eingriffe an den Extremitäten* bedürfen außer der oben erwähnten Hautpflege keiner besonderen Vorbereitung.
- *Eingriffe an der Wirbelsäule* verlangen zusätzliche Vorbereitungsmaßnahmen, wie sie bei abdominalen Operationen notwendig sind (Abführen, leichte Kost usw.).

a

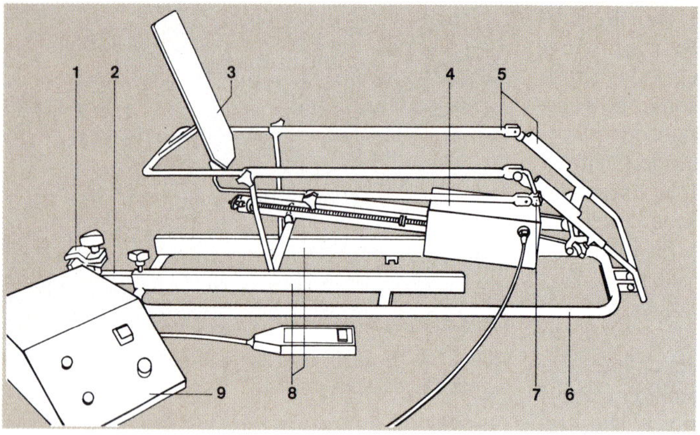

b

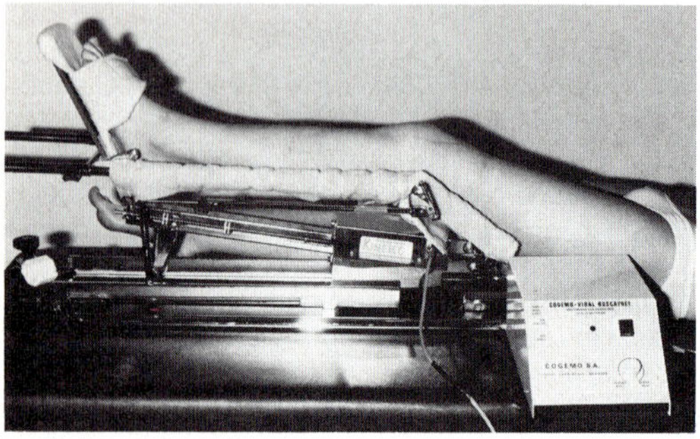

Abb. 27.**9** Autonome Bewegungsschiene. **a** Bezeichnung der Teile: 1 Kunststoffbeschichtete Klemme, 2 Gleitschieber – Arretierung, 3 Sohle, 4 Getriebemotor, 5 Ober- und Unterschenkelstützen, 6 Grundrahmen, 7 Schiebeteil, 8 Laufschienen, 9 Steuergerät. **b** Schiene in Anwendung.

Übernahme nach der Operation

Bei der Übernahme des Patienten nach der Operation (bzw. nach der Aufwachphase) gelten die Grundsätze auf S. 965 ff. Von besonderer Bedeutung sind die Informationen über *Lagerung, Mobilisation, Belastung* bzw. *Belastungsverbot*. Neben standardisierten Mobilisations-, Gymnastik- und Rehabilitationsplänen sind die individuellen Verordnungen bzw. Bedürfnisse zu beachten.

Lagerung und Mobilisation

Die *Lagerung* entspricht der ausgeführten Operation. Die notwendigen Schienen (autonome Bewegungsschiene [Kinetec-Schiene] Abb. 27.**9**), Extensionen, Verbände usw. werden im Operationssaal angelegt bzw. eingebettet.

- Lagerungen dürfen ohne spezielle Arztverordnung nicht verändert werden.

- Schmerzen sind zu erwarten. Übermäßige oder anhaltende Schmerzen sind ein Zeichen, daß die Lagerung oder die Verbände nicht richtig sind, sie können auch Folge von Druckstellen oder Zeichen von Komplikationen sein → Arzt informieren.

Die *Mobilisation* geschieht nach Verordnung. Vorbestehende Leiden, Gebrechlichkeit, Adipositas, Operationen an den unteren Extremitäten und am Rücken erschweren das Aufstehen. Grundsätzlich gilt:

- *Eingriffe an den oberen Extremitäten* erlauben sofortige Mobilisation am 1. postoperativen Tag. Die Extremität muß entsprechend hochgelagert sein.
- Das gleiche gilt für Eingriffe an *Fuß, Unterschenkel, Oberschenkel, Knie, Hüfte.*
- *Operationen an Becken und Wirbelsäule* erfordern eine längerdauernde Bettruhe.

Überwachung des Wundgebietes

- *Verbände, Drainagen* nach Verordnung handhaben, gut überwachen: Blutung, Schwellung, Druck. In der Regel können die Verbände (außer Gips) am 3. postoperativen Tag entfernt werden. Meist wird der Arzt anschließend die Wunde offen lassen, es sei denn, es liegt noch eine Sekretion aus der Wunde oder eine leichte Blutung vor. In diesem Fall wird ein leichter Verband angelegt. *Drainstellen* werden immer mit einer sterilisierten Kompresse bedeckt. Die Fäden werden in der Regel nach 14 Tagen entfernt.
- *Extremitaten auf Durchblutung prüfen* (insbesondere Zehen und Finger): Hauttemperatur, Farbe, Beweglichkeit, Sensibilität, Auffälligkeiten sind sofort zu melden. Besonderer Aufmerksamkeit bedürfen Gipsverbände (S. 738).

Unterstützung der ATL

- *Essen und Trinken* richten sich nach der Lokalisation des Eingriffs bzw. nach der Anästhesieart. Nach Extremitätenoperationen kann der Patient essen: sofort nach Epiduralnarkose; nach 1–2 Stunden nach Spinalanästhesie; nach 6 Stunden nach Intubationsnarkose.
  Nach Becken- und Wirbelsäulenoperationen haben die Richtlinien für abdominale Operationen Gültigkeit. Ausschlaggebend ist die
- *Darmtätigkeit*. Sie wird ab 3. Tag stimuliert.

Im übrigen sind Situation und Lage des Kranken zu berücksichtigen, um jene Hilfe und Unterstützung zu ermöglichen, die die *Heilung fördern, Komplikationen verhüten*, dem *Wohlbefinden dienen*, die *Rehabilitation einleiten*.

Gymnastik/Übungsbehandlung

- *Fußgymnastik* dient der Thrombose- und Embolieprophylaxe. *Regel:* 21mal pro Stunde rasch hintereinander den Fuß anziehen und strecken sowie 21mal im Fußgelenk kreisen (die Zahl 21 hat psychologischen Charakter).
- *Stoffwechselgymnastik* (S. 206).
- *Übungsbehandlung* je nach Operation. Sie dient der Erhaltung bzw. Verbesserung der Muskelkraft, der Ausdauer, der Beweglichkeit und somit der Rehabilitation.
- *Gehschule* an Stöcken, mit anderen Gehhilfen, ohne Hilfsmittel (S. 199f.).

Standardisierter Pflegeplan

In vielen orthopädischen Kliniken stehen für die prä- und postoperative Pflege standardisierte Pflegepläne zur Verfügung. Sie unterstützen eine *sichere Pflege*, wenn sie nicht starr gehandhabt werden. Für eine *angemessene* oder *optimale Pflege* bedarf es jedoch zusätzlich der Berücksichtigung der individuellen Bedürfnisse und Pflegeprobleme des einzelnen Patienten. Tab. 27.**1** faßt exemplarisch einige standardisierte Pflegepläne zusammen.

Entlassung des Patienten

Nach orthopädischen Operationen müssen die Physiotherapie und/oder die entsprechende Lebensweise nahtlos gewährleistet sein. Der Patient bekommt Informationen bezüglich Nachbehandlung, Selbsttraining und Verhaltensmaßnahmen (s. Kasten).

Wichtig für Patienten mit Kunstgelenken (Wilhelm-Schulthess-Klinik, Zürich)

Sie sind Träger eines oder mehrerer Kunstgelenke aus synthetischen Materialien. Diese sollten möglichst lange in Ihrem Körper die gewünschte Aufgabe erfüllen.
Sobald an einem anderen Ort im Körper eine Infektion auftritt, besteht die Gefahr der Übertragung in den Bereich des Kunstgelenks.
Deshalb sollten Sie in folgenden Fällen Ihren Arzt aufsuchen:

- Entzündung der Mandeln (Tonsillitis),
- Zahninfektion (Abszeß),
- Infektion der Atemwege (Bronchitis, Sinusitis),
- akute Blasenentzündung (Zystitis),
- Furunkel, infizierte Wunde, Hauteiterungen.

Ihr Arzt verordnet Ihnen zum Schutz das entsprechende *Antibiotikum*.

Tabelle 27.1 Standardisierter Pflegeplan für die postoperative Pflege nach orthopädischen Operationen

Häufige Operationen	Verbände/Drains	Lagerung	Lagerungshilfen	Mobilisation Belastung	Physiotherapie Ergotherapie	Spezielles
Hand						
• Fingersehnenruptur, PCP	• Verband • Redon-Drain • Gipsschiene	• Hochlage • Ruhigstellung für 5 Tage	• Handsack zum Hochhängen von Hand und Arm • Fingerkuppen möglichst frei	• je nach Art des Eingriffs	• isometrische Fingerübungen	• Kontrolle der Sensibilität und Zirkulation
• Karpaltunnelsyndrom	wie oben, sofort Mobilisieren der Finger (Faustschluß)	Hochlage wie oben	• Kissen unter den Oberarm • Handsack	• Ruhigstellung, Sehnenrupturen bedingen eine mindestens 6wöchige Ruhigstellung	• Schulter und Ellenbogen durchbewegen, täglich 100mal Pumpbewegungen mit der Hand	
• Dupuytren-Kontraktur	• Gipsschiene	wie oben	• Handsack • Gipsschiene • Kissen unter Oberarm und Ellenbogen			wie oben
Ellenbogen						
• Prothesen	• Verband • Redon-Drain • gepolstert wird der Sulcus ulnaris	• Ruhigstellung in Gipsschiene für 5 Tage, dann alternierende Lagerung in der Mitella	• Kissen • Handsack • Mitella	• Ruhigstellung für 5 Tage • vorsichtige Mobilisation in Flexion und Extension nach 1 Woche	• Mobilisation der Schulter • passive Mobilisation • Ergotherapie nach Wundheilung	
• Synovektomie	• leichter Kompressionsverband • Redon-Drain • Verbandwechsel am 3. Tag	• auf Kissen	• Kissen • Handsack	• evtl. Armschiene ab 7. Tag • Pumpübungen mit der Hand am 1.–3. Tag	• Handbewegungen, Schulterbewegungen • vorsichtige Mobilisation des Gelenks • Ergotherapie ab 10. Tag	• beim Bewegen des Ellenbogens soll das Handgelenk fixiert werden
Schulter						
• habituelle Schulterluxation	• Fixation im Velpeau-Verband • Redon-Drain • Fädenentfernung nach Wundheilung	• kleines Kissen zur Unterstützung des Oberarms	• Kissen	• Pendelübungen ab 3. Woche nach Operation • Außenrotation erst ab 6. Woche		
• Operation nach Neer bei Schulterluxation	• Spezialverband nach Gsell	• ruhigstellen für 5 Wochen			• dann für 1–2 Wochen stationär für Therapie	
• Schulterprothese	• Verband • Redon-Drain	• auf spezielle Abduktionsschiene	• Schaumstoffschiene	• ab 2. Tag passive Therapie Hand, Ellenbogen	• ab ca. 3 Wochen auf Abduktionskeil lagern	
• Rotatorenmanschettenruptur	• Verband • Redon-Drain	• auf speziell maßgefertigte Abduktionsschiene	• spezielle Abduktionsschiene	• Krankenhausaufenthalt bis zur Wundheilung, ca. 2 Wochen • Wiedereintritt 6 Wochen nach Operation • ab 1. Tag passive Bewegung der Hand • ab 5. Tag Ellenbogen durchbewegen	• Pendelübungen ab 3.–7. postoperativem Tag • Außenrotation erst ab 6. Woche	• Entfernen der Abduktionsschiene erst, wenn der Patient den Arm gegen die Schwerkraft heben kann, tagsüber 2mal 1 Std. auf Keil • nach 6 Wochen Schultermobilisation unter Weglassen der Abduktionsschiene (meist ambulant)

- Alle Erstlagerungen immer nach Rücksprache mit dem Operateur vornehmen.
- Gute Beobachtung, Veränderungen melden.

Tabelle 27.1 Fortsetzung

Häufige Operationen	Verbände/Drains	Lagerung	Lagerungshilfen	Mobilisation Belastung	Physiotherapie Ergotherapie	Spezielles
Wirbelsäule						
• Skolioseoperation nach Harrington mittels CD-Instrumentarium	• Saug-Deck-Verband • Redon-Drains	• Rückenlage • Seitenlage nach Absprache mit dem Arzt • keinen Bettbügel	• evtl. Drehbett	• Patient muß 2mal täglich gedreht werden • Aufstehen am 2. postoperativen Tag	• Atemgymnastik • vorsichtige Stoffwechselgymnastik	• Pflege und Ernährung wie bei Diskushernienoperation • neurologische Überwachung
• Spondylodese – dorsal – ventral	• Verband • Redon-Drains	• Rückenlage • Drehen en bloc oder Drehbett, je nach Operationstechnik	• Kippbett oder Drehbett		wie oben	• Entlassung teils mit Korsett, teils ohne • neurologische Überwachung
Hüfte						
• offene Reposition bei kongenitaler Hüftluxation (Kinder)	• Verband • Redon-Drain • oft Beckengips	• Bettruhe für 4–0 Wochen		• Aufstehen im Schede-Rad • Gehen am Eulenburg, dann Stöcke	• beschäftigen • Schule, Kindergarten, je nach Alter der Kinder	
• intertrochantäre Femurosteotomie	• Kompressionsverband • Redon-Drains	• leichte Flexion der Hüfte • Rückenlage • nach 3 Wochen täglich 2 Stunden Bauchlage	• Kissen unter Kniegelenk	• ab 3. Tag Bettrand • aufsitzen über die operierte Seite mit gestrecktem Knie • für 3 Monate nicht tief sitzen (Sattelstuhl)	• spezielle Gehübungen mit überkreuzten Beinen	• Krankenhausaufenthalt 4–6 Wochen • ½ Jahr mit Stöcken gehen
• Totalprothese	• Kompressionsverband • Redon-Drain	• Rückenlage • operiertes Bein in Schaumstoffschiene • keine Innen- und Außenrotation • gewünschte Stellung mittels Keil aufrechterhalten	• Schaumstoffschiene • bei starker Außenrotation Unterschenkelgips mit Brett	• Frühmobilisation: 1. postoperativer Tag Bettrand und aufstehen • evtl. Gehen am Eulenburg, dann Stöcke	• Gehschule	• Blutung nach Operation kontrollieren • Eis auflegen • Nachttischchen auf die operierte Seite
Knie						
• Kniebandplastik • Rekonstruktion der Kniebänder	• Kompressionsverband, Redon Verbandwechsel am 2. Tag, dann Knie mit Eis und abschwellender Salbe behandeln	• Hochlagerung • ab 2. postoperativem Tag autonome Bewegungsschiene 20–60°	• Kissen • Fractomedschiene		• Remobilisation ab 1. postoperativem Tag • Gehschule	• Fractomedschiene möglichst vor der Operation anpassen
• Knieprothese	• Kompressionsverband • Redon-Drain	• erste 24 Std. Strecklagerung in der Schaumstoffschiene	• elektrische Schiene, ab 2. postoperativem Tag bis Schmerzgrenze (2mal täglich 1 Std.)	• Sitzen am Bettrand ab 3. postoperativem Tag	• Flexionsübungen täglich 2mal • während 6 Wochen Entlastung an Stöcken	• Ergußgefahr • Eisbeutel auflegen
Fuß						
• Hallux valgus und Hammerzehen	• Kompressionsverband • Redon-Drain	• Gipsschiene • für 5 Tage Hochlagerung • dann Nachtschiene (Gips) • Sandalen mit Fußbett	• Kissen • Bettfußende hochstellen • evtl. Bettbogen	• ab 5. Tag (Verbandwechsel) Gehen auf Fersen • tagsüber ca. 6 Wochen lang Halluxverband zur Schienung der Zehe	• Fußgymnastik (Zehen)	• offenes Schuhwerk, Sandalen • Sensibilitätskontrolle • spezielle japanische Strümpfe (mit abgesteppten Zehen)
• Klumpfuß (je nach Eingriff)	• Kirschner-Draht • Oberschenkelliegegips • Redon-Drain	• Hochlagerung	• Kissen Bettfußende evtl. hochstellen	• ab 3. Woche Unterschenkelgehgips für 4 Wochen • Gipsentfernung und Nachtschienen noch über 6 Wochen		

27.6. Amputation von Gliedmaßen

Indikation und Technik

Amputation = Absetzen eines Körperteils.
Amputationen können notwendig werden bei

- schwerer Zertrümmerung von Weichteilen und Knochen (Unfälle),
- lebensbedrohlichen Wundinfektionen,
- bösartigen Tumoren (Knochensarkom),
- arteriellen Durchblutungsstörungen, aufsteigender Nekrose oder Gangrän.

Das *Ziel* der Operation ist ein schmerzfreier, gut durchbluteter, aktiv frei beweglicher und prothesenfähiger Amputationsstumpf.
Erfolgt die Amputation durch ein Gelenk, spricht man von *Exartikulation*.
Amputationen der oberen Extremitäten sind seltener als diejenigen der unteren (Abb. 27.**10**), was auf den erheblichen Anteil der *Gefäßerkrankungen* (S. 596ff.) zurückzuführen ist. Um eine optimale *Stumpfdeckung* und Prothesenversorgung zu erlangen, ist eine entsprechende Operationstechnik, die sog. *Myoplastik*, notwendig (die antagonistischen Muskeln oder Sehnen werden vor dem Stumpfende aneinandergenäht).

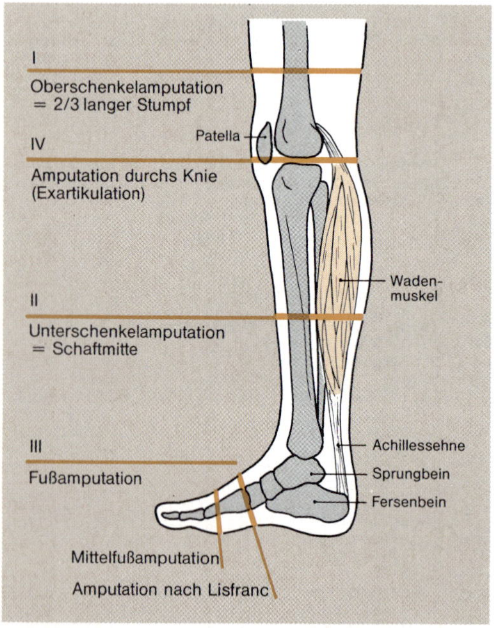

Abb. 27.**10** Amputationen an Bein und Fuß.

Pflegeplanung

Übergeordnetes Pflegeziel. Führung zu optimaler Unabhängigkeit, Gehfähigkeit und Leben mit der Prothese ist nur durch viele kleine Lernschritte sowie Übung und Ausdauer zu erreichen.
Allgemeine Maßnahmen s. standardisierter Pflegeplan Tab. 19.**3**, S. 605.
Spezielle Maßnahmen betreffen die *Stumpfpflege* und das *Prothesentraining*.
Amputationswunde. Sie wird aseptisch versorgt. Da die Stumpfhaut sehr empfindlich ist, sind anstelle von Heftpflaster Schlauchverbände oder elastische Binden zu verwenden.
Stumpfbandagierung. Sie hat die Verhütung eines Wundödems zum Ziel. Sie muß deshalb äußerst korrekt erfolgen, d.h., die Bandagierung muß *distal* stets einen *größeren Druck* ausüben als *proximal*. Die Binden sollen möglichst elastisch sein (längs- und querelastische Dauerbinden), sie werden in Achtertouren vom Stumpfende her angelegt (Abb. 27.**11** u. 27.**12**). Der elastische Verband muß täglich zweimal entfernt und nach 10–20 Minuten wieder angelegt werden. Er darf die Beweglichkeit der Gelenke nicht einschränken, bzw. der Stumpf muß auch eingebunden aktiv bewegt werden können.
Lagerung. Sie geschieht in normaler *Streckstellung*, u.U. muß das Kniegelenk (bei Unterschenkelamputation) zusätzlich gestreckt werden, um eine *Beugekontraktur* zu verhindern:

- Anlegen einer Gipsschiene,
- Auflegen von Sandsäcken,
- zeitweise Bauchlagerung.

Mobilisation so rasch als möglich. Bei Amputation der unteren Extremität ist sie je nach der Prothesenversorgung mehr oder weniger schwierig. Die *aktive Bewegungstherapie* und das *Muskeltraining* müssen sofort einsetzen.
Prothesenversorgung. Als Sofortversorgung, Frühversorgung oder definitive Versorgung.

- *Sofortversorgung.* Direkt nach der Operation wird ein gut gepolsterter Prothesengips angelegt, an den schon am 1. postoperativen Tag eine Behelfsprothese angelegt werden kann. Der Vorteil dieser Sofortbelastung ist eine raschere Resorption des Wundödems. Die Belastung erfolgt langsam. Am 4. Tag dürfen bereits Schrittübungen gemacht werden. Am 14. Tag wird der Gipsköcher entfernt und eine Übungsprothese abgegossen. Jetzt kann mit dem eigentlichen Prothesentraining begonnen werden.

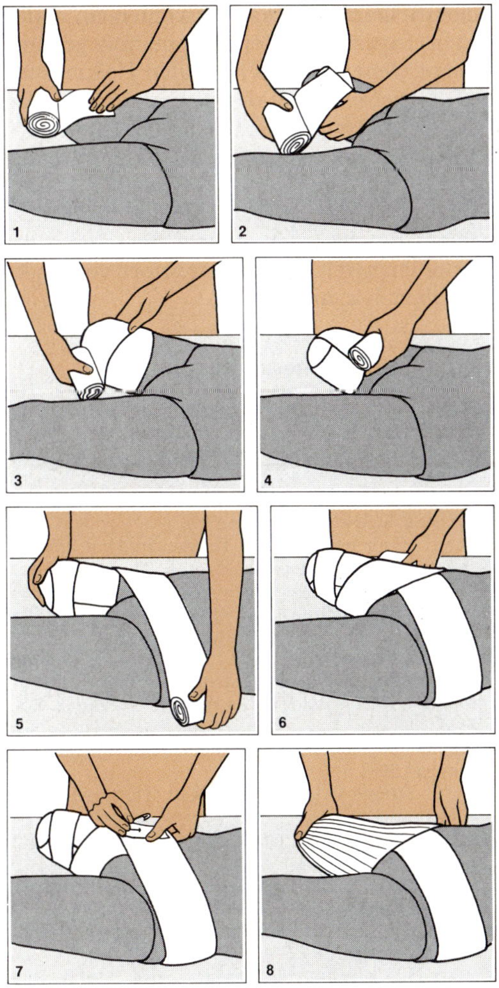

Abb. 27.11 Technik der Stumpfbandage am Oberschenkel.

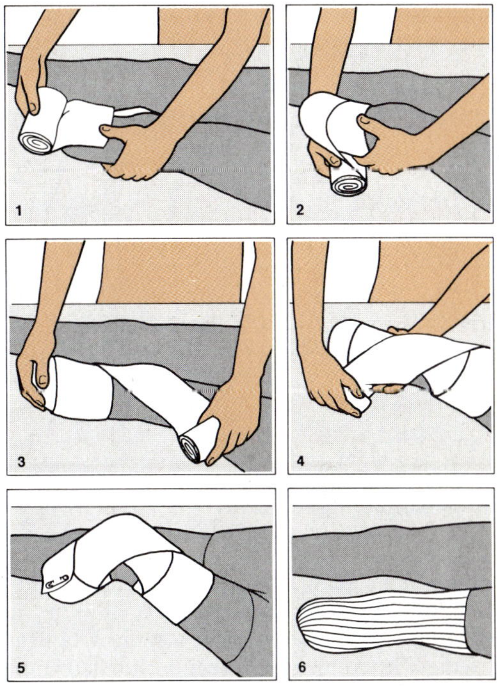

Abb. 27.12 Technik der Stumpfbandage am Unterschenkel.

- *Frühversorgung.* Grundsätzlich ist der Vorgang der gleiche wie oben, nur daß das Anlegen der Behelfsprothese erst nach erfolgter Wundheilung, ca. 2–3 Wochen nach der Operation, vorgenommen wird.
- Die *definitive Prothese* wird vom *Orthopädietechniker* hergestellt, der möglichst früh, evtl. schon vor der Operation, mit dem Patienten in Kontakt gebracht werden muß.

Das *Anfertigen* einer Prothese ist eine Kunst, die großer Einfühlungsgabe bedarf. Je besser die Kommunikation *Patient-Prothesentechniker* gelingt, um so größer ist die Chance, daß der Betroffene eine Beziehung zu seiner Prothese finden und sie als „Stück seiner selbst" annehmen kann. Damit steht und fällt häufig das Selbstwertgefühl und die Sicherheit des Sichbewegens in Gesellschaft, Beruf und Alltag. Die Pflegegruppe kann Prothesentraining und Kontakte mit dem Prothesentechniker wesentlich unterstützen und fördern.

Prothesenschulung. Sie umfaßt das Bedienen und Anlegen der Prothese, das Einüben der einzelnen Bewegungsfunktionen, Übungen mit angelegter Prothese, Gebrauch von Hilfsmitteln u. a. An vielen Orten gibt es spezielle *Gehschulen* für Beinamputierte.

Armprothesen dienen sowohl der kosmetischen als auch der funktionellen Versorgung:
- *Schmuckarme* bzw. *Schmuckhände* in perfekter Form und Farbe; sie haben keine funktionelle Bedeutung, wohl aber psychologische.
- *Passive Greifarme* sind Ersatzstücke (Haken, Haltevorrichtungen), die für die Kraftübertragung bei vorwiegend kraftfordernden Be-

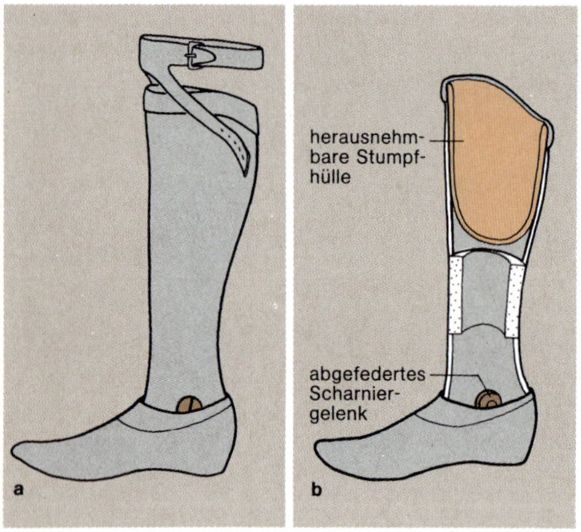

Abb. 27.**13** Unterschenkelprothese. **a** Außenansicht, **b** Querschnitt.

tätigungen genutzt werden können (Arbeitshand).

- *Aktive Greifarme* ermöglichen die Übertragung körpereigener Bewegung auf die Hand.
- *Fremdkörperprothesen* werden pneumatisch oder elektrisch in Bewegung gesetzt und gesteuert.

Beinprothesen sind ein rein passiver Ersatz, der abhängig ist von der jeweiligen Stumpflänge.

- Die *Unterschenkelprothese* (Abb. 27.**13**) besteht aus einem Schaft (Hülse) und einer Befestigungsvorrichtung am Oberschenkel mit oder ohne Gelenk.
- Die *Oberschenkelprothese* besteht aus einem Schaft für den Stumpf mit Beckengürtel oder Fixation am Becken sowie einem künstlichen Kniegelenk und Unterschenkel-Fuß-Teil.

Prothesenpflege S. 737f.

Stumpfpflege. Sie muß sorgfältig und kontinuierlich geschehen, da immer wieder *Hautprobleme* auftreten. Bei Druckstellen muß abgeklärt werden, warum diese aufgetreten sind. Eine sofortige Rücksprache mit dem Prothesentechniker ist notwendig.

- Stumpf *abhärten*: Luft, Sonne, Bürstenmassage u.a.
- Stumpf *reinigen*: täglich waschen oder baden (kurz, um die Haut nicht aufzuweichen); nur hautfreundliche Pflegemittel benützen; Stumpfstrümpfe täglich waschen.
- *Hautaffektionen* sorgfältig pflegen. Nur spezielle Stumpfpflegemittel verwenden (z.B. PC 30 V).

Stumpfschmerzen, Phantomschmerzen. In den ersten Tagen nach der Amputation gehören Stumpfschmerzen zum normalen Heilungsverlauf. Gleichzeitig hat der Amputierte das Gefühl, als ob der abgesetzte Gliedabschnitt noch vorhanden, ja beweglich und empfindlich sei. Bei ungestörtem Verlauf verliert der Stumpf die Schmerzhaftigkeit, auch gehen die unangenehmen Beschwerden im *Phantom* (dem in der Vorstellungswelt des Patienten noch vorhandenen Gliedabschnitt) zurück.

Weiterführende Literatur

Baud, B.: Leben mit der Bandscheibe. Ein Brevier für Bandscheibengeschädigte, 4. Aufl. Huber, Bern 1988
Baumgartner, R.: Checkliste Orthopädie, 2. Aufl. Thieme, Stuttgart 1986
Beitel, H., C. Haselreiter: Wirbelsäulengymnastik, 3. Aufl. Müller & Steinicke, München 1985
Cotta, H.: Orthopädie, 4. Aufl. Thieme, Stuttgart 1984
Exner, G.: Kleine Orthopädie, 11. Aufl. Thieme, Stuttgart 1985
Gräff, Chr.: Konzentrative Bewegungstherapie in der Praxis, 2. Aufl. Hippokrates, Stuttgart 1989
Hackenbroch, M. H., H. J. Refior, C. J. Wirth: Fortschritte in der Orthopädie. Thieme, Stuttgart 1989
Hart, F. D.: Rheumatologie. Deutscher Ärzte-Verlag, Köln 1985
Heide, M.: Rückenschmerzen überwinden. Hippokrates, Stuttgart 1983
Held, T.: Fit durch Gymnastik, 2. Aufl. Thieme, Stuttgart 1986
Hermichen, H. G.: Das künstliche Hüftgelenk. Trias, Stuttgart 1989
Hettenkofer, H. J.: Rheumatologie, 2. Aufl. Thieme, Stuttgart 1989
Kaganas, G.: Ärztlicher Rat für Rheumakranke, 2. Aufl. Thieme, Stuttgart 1983
Kersten, H.: Gehschule für Beinamputierte, 2. Aufl. Thieme, Stuttgart 1975
Kleinmann, D.: Sport als Medizin für jedermann, Hippokrates, Stuttgart 1985
Kratzsch, G.: Rheumatologie in der Praxis. Hippokrates, Stuttgart 1989
Risch, E.: Gesunder Rücken – gesunder Nacken. Fischer, Stuttgart 1989
Sacks, O.: Der Tag, an dem mein Bein fortging. Rowohlt, Reinbek 1989
Schlegel, K. F.: Orthopädie für Krankenpflegeberufe, 3. Aufl. Thieme, Stuttgart 1986
Schweiz. Rheumaliga: Hilfsmittelsortiment; Rheuma und partnerschaftliche Beziehung, Zürich 1983 und 1988 (diverse Broschüren)
Stoddard, A.: Leben ohne Rückenschmerzen. Hippokrates, Stuttgart 1982
Thomann, K. D.: Arthrose ist kein Schicksal. Trias, Stuttgart 1989
Tilscher, H., M. Eder: Reflextherapie, 2. Aufl. Hippokrates, Stuttgart 1989
Weiss, R. F.: Moderne Pflanzenheilkunde. Rheumamittel, 2. Aufl. Kneipp-Verlag, Bad Wörishofen 1983
Weiss, R. F.: Lehrbuch der Phytotherapie, 6. Aufl. Hippokrates, Stuttgart 1985

28. Nervensystem
Unterstützen des Patienten mit Problemen des Nervensystems

Sequenzziel

Das Kapitel befaßt sich mit den Erkrankungen des Nervensystems. Es bietet Ihnen die wichtigsten theoretischen Grundlagen an für das Verständnis der Pflege dieser Patienten. Die ausführlichen Hinweise zur Pflegeplanung beim Hemiplegiepatienten sind als Denkanstoß für die Planung der Pflege aller Patienten mit ähnlichen Problemen gedacht. Voraussetzung ist, daß Sie übend lernen, die Situation des Kranken einzuschätzen, seine *Ressourcen* und *Probleme* zu erkennen, von davon ausgehend die *Pflege zu planen* und stets neu seinem Befinden und seinen Bedürfnissen anzupassen (S. 102ff.).

Dynamik des Pflegeprozesses

Situation: Patient mit spinalen und zerebralen Störungen.

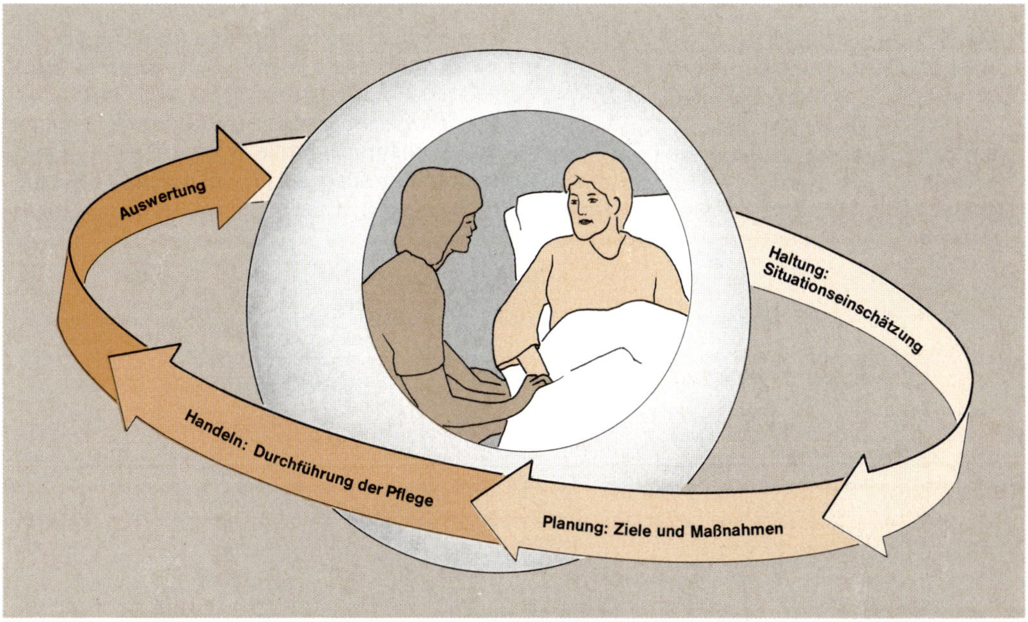

Prinzipien/Impulse

Das *Nervensystem* ist die *übergeordnete Zentrale* zur Steuerung und *Koordination* aller Lebensvorgänge. Es ist Sitz des Bewußtseins und aller geistigen Regungen wie Verstand und Gedächtnis. Es lenkt unbewußte und willkürliche Lebensäußerungen und verarbeitet Wahrnehmungen der Sinnesorgane zu bewußten Empfindungen. Kurz: Es *steuert* und *dirigiert* die Leistungen aller Körperteile und Organsysteme so, daß die Teilleistungen aufeinander abgestimmt sind und diese sich den Bedürfnissen des Menschen in einer wechselnden Umwelt anpassen können.

- *Menschliches Werden:* Wachstum (Aufbau/Erhaltung) wie Abbau/Zerfall und *menschliches Tun*: Wahrnehmung, Informationsverarbeitung und -beantwortung wie auch
- *aktive Impulse:* Gemüt, Gefühl, Erleben, Wille, Verstand und *freiheitliches Tun*: Vernunft, Verstehen, Sich-Entscheiden sind Funktionen, die alle vier Dimensionen des Personseins umfassen: die physische, psychische, geistige und soziale. Das Nervensystem spielt dabei eine ordnende und vermittelnde Rolle, ist gleichsam eine Schaltstelle im gesunderhaltenden Regelkreis.

28.1. Allgemeine Grundlagen

28.1.1. Bezug zu den ATL

Das Nervensystem ist gleichsam ein Grenzbereich zwischen Körper und Psyche, weshalb man häufig auch von *Neuropsychologie* spricht. Alle ATL – sowohl die physiologischen wie die psychisch-geistigen – sind bei Schädigungen des zerebralen und/oder spinalen Nervensystems betroffen. Bei einigen kommt es sehr rasch zu vitalen Ausfällen wie z.B. Bewußtseinsverlust (Kap. 5 *Wach sein und schlafen*), Lähmungen (Kap. 6 *Sich bewegen*), Atemstillstand (Kap. 11 *Atmen*), Aphasie (Kap. 14 *Kommunizieren*).

28.1.2. Anatomie, Physiologie

Nervensystem

Die ca. 25 Milliarden *Nervenzellen* im menschlichen Gehirn und Rückenmark bilden ein sehr komplexes System, denn jede einzelne Nervenzelle ist zwar eine strukturelle und funktionelle Einheit (Neuron), steht aber über verschiedene Fortsätze mit mehreren anderen Nervenzellen in Verbindung. Die Nervenzellen bilden die graue Substanz von Hirn und Rückenmark, die weiße Substanz besteht aus Nervenzellfortsätzen (Fasern) und Stützzellen (Abb. 28.**1**).
Die *Tätigkeit der Nervenzellen* ermöglicht eine außerordentlich große Vielfalt von Funktionen: willkürliche und unwillkürliche Muskelbe-

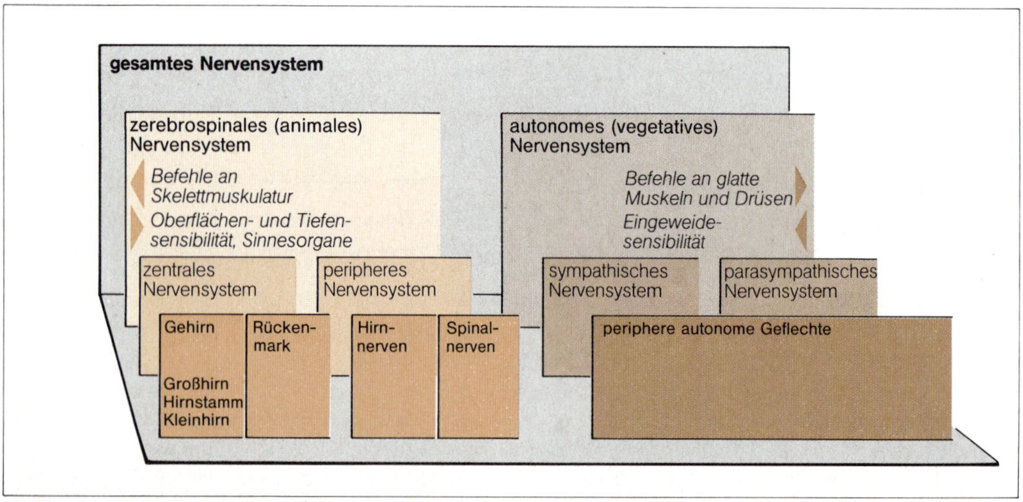

Abb. 28.**1** Übersicht über das Nervensystem.

wegungen, zentrale Vorgänge der Informationsverarbeitung (mit oder ohne Überschreiten der Schwelle des Bewußtseins). Dennoch sind die Elementarprozesse der Erregungsübertragung im Nervensystem recht einheitlich und relativ einfach. Es gibt im Prinzip nur zwei Signalformen: die Aktionspotentiale der Nervenfasern und die chemische Erregungsübertragung an den Synapsen (Kontaktstellen zweier Nervenzellen). So werden jeden Tag Millionen von Signalen *aufgenommen* und *verarbeitet* bzw. *weitergeleitet* und *beantwortet*. Die Informationsmengen, die täglich in unser Nervensystem gelangen, müssen einer kritischen Auswahl („Filterung") unterworfen, zugeordnet und – zum Teil – gespeichert werden. Die entscheidende Rolle bei der Übertragung von Erregungs- und Hemmeffekten spielen die *Überträgerstoffe,* die *Neurotransmitter*. Da ihre Wirkungsmechanismen in den letzten Jahren immer besser erforscht wurden, konnten viele Psychopharmaka in ihrer Wirkung besser erkannt und zielgerichteter eingesetzt werden.

Zusammengefaßt lassen sich die Leistungen des Nervensystems auf drei Funktionen zurückführen:

- *Aufnahme von Reizen* (z.B. durch Hören, Sehen, Fühlen, Riechen usw.);
- *Weiterleitung* der auftretenden Erregungen von der Aufnahmestelle über Nervenbahnen ins Rückenmark und Gehirn, wo die Reize geordnet und verarbeitet werden;
- *Beantwortung* der Reize über die Nervenbahnen zu den Erfolgsorganen, die mit entsprechenden Reaktionen antworten.

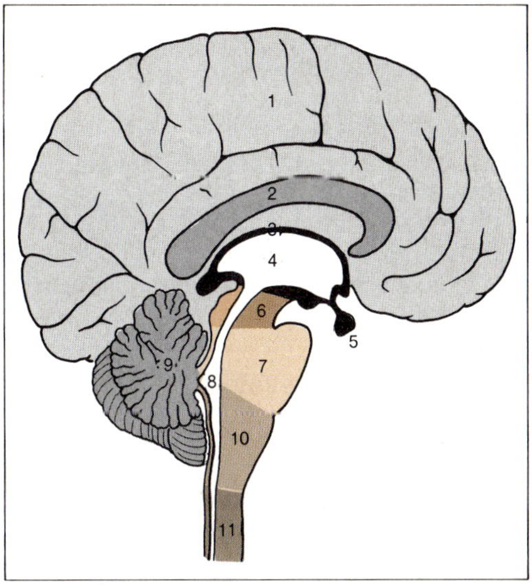

Abb. 28.**2** Mittelschnitt durch das Gehirn. Linke Hirnhälfte von der Mitte her gesehen. Bezeichnen Sie die Strukturen 1–11 (S. 1144).

Zentralnervensystem (ZNS)

Die beiden *Großhirnhemisphären* mit ihren Furchen und Windungen bilden die Hauptmasse des menschlichen Gehirns (Abb. 28.**2**). Auf der äußeren Oberfläche jeder Hemisphäre verläuft senkrecht die tiefe Zentralfurche; ihr liegen die vordere und die hintere Zentralwindung an.

In der vorderen Zentralwindung befinden sich die motorischen Zentren für die willkürlichen Bewegungen (Beine, Rumpf, Arme, Hände, Kopf, Zunge usw.). Man spricht von Bewegungsfeldern. Ihre Nervenfasern bilden die *Pyramidenbahn*, die wichtigste Nervenbahn der Willkürmotorik. Sie sammeln sich in der inneren Kapsel und endigen an den motorischen Kernen der Hirnnerven und den motorischen Vorderhornzellen des Rückenmarks. Die Fasern der linken und rechten Pyramidenbahn kreuzen sich im verlängerten Mark. Somit werden die Bewegungsimpulse für die rechte Körperhälfte durch die linke motorische Gehirnregion ausgelöst und umgekehrt. Die Pyramidenbahn leitet also die willkürlichen, motorischen Reize zur Muskulatur, sie überträgt aber auch unwillkürliche hemmende Impulse (Babinski-Reflex S. 165).

In der hinteren Zentralwindung wird das Körpergefühl bewußt gemacht, d.h. Tast-, Schmerz-, Temperaturempfindung und Tiefensensibilität (Gefühl für Muskelspannung und Gelenkstellung).

An anderen Stellen des Großhirns liegen Zentren für Riechen, Hören, Sehen sowie Erinnerungsfelder (Geruchserkennen, Hörverständnis, Sehverständnis, Lesezentrum).

Der *Hirnstamm* gliedert sich in vier Abschnitte: das Zwischenhirn, das Mittelhirn, das Hinterhirn mit der Brücke und dem Kleinhirn und das verlängerte Mark. Im Hirnstamm befinden sich die meisten Schaltungen, die nicht direkt dem Willen oder dem Bewußtsein unterliegen, z.B. für die Muskelkoordination bei Bewegungsabläufen. Hier liegen auch die Zentralen des *vegetativen Nervensystems*.

Das *Rückenmark (RM)* schließt sich an das verlängerte Mark an und durchzieht als weißlich-grauer Strang den Wirbelkanal bis zur Lendengegend.
Gehirn und Rückenmark werden von den *Hirn-* bzw. *Rückenmarkshäuten* umschlossen. Dazwischen befindet sich *Liquor*, der die Masse des ZNS praktisch schwerelos hält und vor Erschütterungen schützt. Der umgebende Liquorraum steht mit den Ventrikelräumen im Gehirn in Verbindung.

Peripheres Nervensystem

Die 12 Paar *Hirnnerven* vermitteln die Wahrnehmung der Sinnesorgane (Sehen, Hören, Riechen usw.) und steuern die Betätigung der Kopf- und Augenmuskulatur. Über den X. Hirnnerv (N. vagus) verteilt sich der größte Teil des Parasympathikus im Körper. Das Ursprungsgebiet der Hirnnerven liegt im Hirnstamm.
Die 31 Paar *Spinalnerven* treten jeweils zwischen zwei Wirbeln aus dem Rückenmarkskanal aus. Sie verteilen sich im Bereich des Rumpfes und der Gliedmaßen und sind dort für die Motorik und Sensibilität verantwortlich.

28.1.3. Diagnostische, therapeutische und präventive Maßnahmen

Die Mithilfe bei diagnostischen, therapeutischen und präventiven Maßnahmen ist in Kap. 40–47 bzw. in Kap. 5–16 dieses Buches besprochen. Sie finden dort sowohl die *allgemeingültigen Richtlinien* wie die *spezifischen Maßnahmen*. Bezogen auf die Erkrankungen des Nervensystems sind sie im untenstehenden Kasten aufgeführt.

28.1.4. Neurologische Probleme

Typische neurologische Probleme
- Leitsymptome
- Epileptische Reaktionen
- Kopfschmerzen
- Krankheiten des Nervensystems

Übersicht über die wichtigsten diagnostischen, therapeutischen und präventiven Maßnahmen im Bereich des Nervensystems

Maßnahmen	Aufgabenbereich der Pflege	Nachlesen
Diagnostische Maßnahmen		
Liquoruntersuchungen	Vorbereiten des Patienten zur Lumbalpunktion, Nachsorge	Kap. 44
EEG, EMG, NLG	Information des Patienten	Kap. 45
Bildgebende Verfahren		Kap. 47
• kraniale und spinale CT • Kernspintomographie • zerebrale Angiographie • Myelographie • Szintigraphie der Liquorräume • Doppler-Sonographie	Vorbereitung und Nachsorge nach speziellen Richtlinien	
Präventive und therapeutische Maßnahmen		
Gesundheitssorge und Unfallverhütung	eigenständiger Bereich der Pflege und/oder interdisziplinäre Mitarbeit	Kap. 12
Mitarbeit an Rehabilitationsprogrammen z. B.	Mitarbeit in Spezialkliniken und Rehabilitationsabteilungen	Kap. 13
• Bobath-Methode	Durchführung in Zusammenarbeit mit den Physiotherapeuten	S. 763 ff.
• Langzeitpflege und Leben mit Behinderung	Anleitung von Laien und Angehörigen, Übernahme der Pflege bei Bedarf	Kap. 34

Leitsymptome

Die typischen Leitsymptome neurologischer Erkrankungen betreffen

- den *Bewegungsapparat* (Kap. 6):
  - Lähmungen und Reflexstörungen,
  - unwillkürliche Bewegungsstörungen (extrapyramidale Symptome),
  - Sensibilitätsstörungen,
  - Koordinationsstörungen;
- die *Kommunikation* (Kap. 14):
  - Aphasie – Störungen im Sprachsystem,
  - Apraxie – Störungen im geordneten Handlungsablauf,
  - Agnosie – Störungen im Erkennen von Sinneseindrücken, z. B. als visuelle Agnosie (Rindenblindheit) oder als akustische Agnosie (Rindentaubheit);
- die *Gesamtheit der ATL* (Kap. 5–16);
- *vegetative Störungen;* beeinträchtigt sind vor allem
  - Blasen- und Mastdarmfunktion,
  - Kreislauf (Puls, Blutdruck),
  - Atmung und Schweißsekretion,
  - Schlaf- und Wachrhythmus;
- das *hirnorganische Syndrom* (psychoorganisches Syndrom – POS). Viele Hirnschädigungen oder -traumen führen zum *chronischen POS*:
  - Veränderung der Persönlichkeit (zu Beginn oft unmerklich), meist von den Angehörigen besser wahrgenommen als vom Betroffenen selbst;
  - Antriebsminderung, selten -steigerung;
  - vermehrte Reizbarkeit und Affektlabilität;
  - Gedächtnisstörungen, zuerst das Frischgedächtnis, später auch das Altgedächtnis betreffend;
  - Beeinträchtigung der Merkfähigkeit → Gedankenarmut, Urteilsschwäche;
  - erhöhte Ermüdbarkeit.

Von einer *Demenz* im eigentlichen Sinn spricht man erst, wenn die Hirnleistung so stark beeinträchtigt ist, daß die soziale Kompetenz verlorengeht und der Kranke sich nicht mehr selber versorgen kann (Alzheimer-Krankheit und Umgehen mit diesen Kranken S. 944 f.).

Das *akute POS* ist eine Begleiterscheinung bei akutem Krankheitsgeschehen: Vergiftungen, intrakraniellem Druckanstieg, Hirnhautentzündungen oder Durchblutungsstörungen.

Vordergründig sind Störungen

- der psychischen Fähigkeiten;
- der Orientierung – Person, Raum, Zeit;
- des Bewußtseins – Somnolenz → Sopor → Koma.

Eine Sonderform des POS ist das *Delir*. Die Ursache liegt fast immer im Suchtverhalten:

- Medikamentenabusus bzw. langjährige Einnahme von Tranquilizern,
- Alkoholabusus.

Ausgelöst wird das Delirium tremens durch plötzlichen Entzug der Droge, häufig provoziert durch Krankenhauseintritt, insbesondere bei einem operativen Eingriff. Der Kranke ist unruhig, hat einen ungerichteten Bewegungsdrang, optische Halluzinationen (z. B. weiße Mäuse) und hört Stimmen. Dazu kommen ausgeprägte vegetative Symptome: Zittern, Schwitzen, Tachykardie.

Epileptische Reaktionen

Jackson definiert Epilepsie als ein Symptom von gelegentlichen und unvermittelt auftretenden exzessiven und lokalen Entladungen der Hirnzellen, die sich klinisch als kurzdauernde Trübungen des Wachbewußtseins, als tiefe, brüsk einsetzende Bewußtlosigkeit mit tonisch-klonischen Krämpfen, als längerdauernde Dämmerzustände oder als Klonismen einzelner Muskelgruppen bei erhaltenem Sensorium äußern.

Jedes menschliche Hirn ist grundsätzlich krampffähig und kann bei entsprechender Reizeinwirkung mit epileptischen Anfällen antworten. Etwa 10% aller Menschen neigen zu erhöhter Krampfbereitschaft. An Anfällen leiden 0,5% der Bevölkerung.

Man unterscheidet die primäre und die sekundäre Epilepsie:

- Die *primäre* Epilepsie ist durch genetische Faktoren bedingt;
- die *sekundäre* Epilepsie, deren Ursache umgehend abgeklärt werden muß, ist z. B. Folgezustand bei traumatischer Hirnschädigung, Tumor, Enzephalitis, Hypoxie oder metabolischer Azidose.

Die *Anfalltypen* können unterschiedlich sein. Die größte Bedeutung hat der

- *generalisierte tonisch-klonische Krampfanfall.* Der Patient wird plötzlich bewußtlos, die Pupillen werden weit und reaktionslos, die Atmung setzt aus (Zyanose). Über einige Sekunden tritt eine allgemeine Versteifung ein (tonische Phase). Anschließend kommt es über Minuten zu generalisierten Muskelzuckungen (klonische Phase). Während des Anfalls können Schaum vor dem Mund, Zungenbiß, Urin- und Stuhlabgang beobachtet werden. Nach dem Anfall klingt die Bewußtlosigkeit meist innerhalb von Minuten (bis zu einer halben Stunde) ab. Der Patient wird allmählich wach. Er kann sich nicht an den Anfall erinnern (Amnesie).

- *Partielle Anfälle* treten mit motorischen und/oder sensiblen Phänomenen auf. Am häufigsten ist der *Jackson-Anfall*; er weist hin auf eine Schädigung in der Zentralregion.
- Von einem *Status epilepticus* spricht man, wenn zwischen den sich ständig wiederholenden Anfällen das Bewußtsein nicht wiedererlangt wird.

Therapie. Die Häufung der Anfälle muß wirksam und schnell unterbrochen werden. Die medikamentöse Behandlung wird sowohl zur Anfallprophylaxe wie auch als Dauermedikation eingesetzt.

Verhalten während des Anfalls

Sicherheit gewährleisten! Den Patienten risikofrei lagern: Decke unterlegen, seitlich stützen, Kopf flach. Evtl. Schaumgummikeil oder Taschentuch zwischen die Zähne schieben (Zungenbiß vermeiden), keine Gewalt anwenden! Sobald die Krampfbewegungen aufhören, lagert man den Kopf des Patienten seitlich, um das Aspirieren von Blut und Erbrochenem zu verhüten. Gute Überwachung bis zum vollständigen Abklingen des Anfalls ist notwendig (Verlaufsprotokoll!).
Die zweckmäßigen Hilfsmaßnahmen sind auf der folgenden SOS-Ausweiskarte für Epilepsiekranke zusammengefaßt (der Betroffene sollte das Kärtchen immer bei sich tragen):

SOS-Maßnahmen bei Anfall
(Schweizerische Epilepsieliga)

- Wenn ich einen Anfall haben sollte, öffnen Sie mir bitte meinen Kragen, sorgen Sie dafür, daß ich frei atmen kann (seitliche Lagerung), und legen Sie mir nach Möglichkeit etwas Weiches unter den Kopf.
- Heben Sie mich **nicht** auf, geben Sie mir **nichts** zu trinken, und versuchen Sie **nicht,** meine Bewegungen einzudämmen, aber räumen Sie Gegenstände, an denen ich mich verletzen könnte, aus dem Weg. Gewöhnlich bin ich bald wieder bei Bewußtsein.
- Wenn ich verletzt bin oder nach einer Viertelstunde nicht bei Bewußtsein bin, rufen Sie bitte einen Arzt.

Kopfschmerzen

Kopfschmerzen gehören zu den häufigsten menschlichen Leiden. Die Ursachen dafür können sehr unterschiedlich sein. Die schmerzempfindlichen Strukturen im Bereich des Kopfes sind die Hirnhäute und die Schmerzrezeptoren der Kopfhaut und der Gefäße. Das Gehirn selbst hat keine Rezeptoren, d.h., es ist schmerzunempfindlich.
Chronische Kopfschmerzen stehen häufig überhaupt nicht mit dem Gehirn im Zusammenhang (Tab. 28.**1**), sie sind gefäßabhängig.
Treten Kopfschmerzen *akut* und heftig auf, muß aber immer an eine hirnorganische Ursache gedacht werden: Hirntumor, Hirnblutung (und Erhöhung des intrakraniellen Drucks) oder Entzündung der Hirnhäute.
Gefäßabhängige Kopfschmerzen:

- *vasomotorischer Schmerz.* Typischer Spannungskopfschmerz infolge Streß (er verschwindet im Schlaf); verstärkt werden die Schmerzen durch Hypoglykämie, Alkohol und hormonelle Einflüsse.
- *Migräne.* Anfallweise auftretender Halbseitenschmerz, der sich periodisch wiederholt. Begleiterscheinungen sind Lichtscheu, Übelkeit und Erbrechen, häufig auch Flimmern vor den Augen, Sehstörungen (ophthalmische Migräne) oder Sprachstörungen, im Extremfall Hemianästhesie.
  Hilfe: Möglichst schon beim Auftreten der ersten Symptome Aspirin einnehmen. Ruhen in abgedunkelten Räumen. Bei Vollbild helfen Ergotamine. Lindernd wirken kalte Kompressen im 10-Sekunden-Rhythmus (10 s auflegen, dann 10 s Pause usw.) → schmerzstillendes Gefäßtraining.

Krankheiten des Nervensystems

Die Erkrankungen des Nervensystems sind vielfältig und komplex. Es würde den Rahmen dieses Buches sprengen, auch nur annähernd eine umfassende Auswahl anzubieten. Tab. 28.**2** gibt einen Überblick über eine mögliche Einteilung der Erkrankungen. Im übrigen sei auf die weiterführende Literatur verwiesen.

28.2. Grundlagen zur Pflege

Neurologische und neurochirurgische Pflege ist eine höchst anspruchsvolle Aufgabe. Die *Pro-*

Tabelle 28.1 Ursachen von Kopfschmerzen (aus Schweiz. Hausapotheke 1988, H. 9)

Was steckt dahinter?	Was passiert?	Was hilft?
Eisenmangel	Kopfschmerz mit Ohrensausen, rissige Mundwinkel, Haarausfall (v. a. bei Frauen)	Eisenpräparate
Muskelverspannungen	ziehender Schmerz vom Nacken bis in die Schläfen „verknotete" Muskeln drücken auf Nerven	Körperhaltung korrigieren (Büroarbeit!) Wärmebehandlung, Gymnastik, Akupunktur
Kreislaufstörungen (Verengung/Erweiterung der Blutgefäße)	Kopfdruck gleich am Morgen oder nach starker Anstrengung (vor allem bei hohem Blutdruck), verbunden mit Schlappheit (vor allem bei niedrigem Blutdruck)	kreislaufregulierende Präparate Entspannungsübungen
Neuralgie	blitzartige Schmerzen entlang des Trigeminusnervs, der vom Hirnstamm über beide Gesichtshälften verläuft	Medikamente, neurochirurgische Behandlung
Hormonstörungen	oft migräneartiger Schmerz durch die „Pille" mit zu hohem Östrogenanteil	Wechsel auf ein Präparat mit niedrigerem Östrogenanteil, ggf. Pillenpause
Zahnprobleme	schiefe Zähne oder schlecht sitzende Prothesen führen zu verspannter Kaumuskulatur und damit zu Kopfschmerz	zahnchirurgische Korrektur
Nierenentzündungen	Kopfschmerz durch hohen Blutdruck, der durch Nierenentzündung entstehen kann	Harnwegsinfektion/Verkühlung vermeiden ärztliche Behandlung (sonst evtl. chronische Entzündung!)
Augenfehler	überbeanspruchte Augenmuskulatur durch Kurz-/Weitsichtigkeit oder zu hohen Augendruck	Korrektur der Sehkraft durch Brille augenärztliche Untersuchung
Seelische Probleme	seelische Spannungen können auch den Körper verspannen	ärztliche Beratung oder Behandlung, prophylaktische Psychohygiene, Entspannungsübungen

bleme sind vielfältig (Leitsymptome S. 757) und die *Abhängigkeit* oft sehr groß. Die *Resozialisierung* und die Wiedereingliederung sind meist sehr lange Prozesse und bedürfen einer engmaschigen Zusammenarbeit von Pflege- und Therapiegruppen. Auch eine „optimale Wiederherstellung" bedeutet für viele Patienten/Betroffene Leben mit Krankheit und/oder bleibende Behinderung (Kap. 34).

28.2.1. Bezug zu den fünf Funktionen der Pflege

1. *Unterstützen und/oder stellvertretende Übernahme der ATL.* Je nach Schweregrad der Störung können *einzelne* ATL (z.B. Bewegung, Sprache) beeinträchtigt sein, oder es sind *alle* ATL in Mitleidenschaft gezogen. Das Prinzip der Hilfeleistung muß sein: soviel Pflege wie nötig, soviel Selbstpflege wie möglich (Selbsthilfetraining).
2. *Begleiten in Krisensituationen.* Sowohl zerebrale als auch spinale Schädigungen sind existentielle Ereignisse. Die Krankheitsbewältigung (S. 67ff.) oder die Begleitung ins Sterben (S. 542ff.) fordern von allen Beteiligten (Patient, Angehörige, Betreuer) die Bereitschaft, auch lange und schwierige Prozesse durchzustehen.
3. *Mithilfe bei diagnostischen und therapeutischen Maßnahmen* S. 756.
4. *Mithilfe bei Rehabilitationsprogrammen* und/oder Mitarbeit in Spezialkliniken fordert ein hohes Maß an Geduld, Liebe zur

Tabelle 28.2 Erkrankungen des Nervensystems

	Peripheres Nervensystem	Zentrales Nervensystem
Reizsymptome	• Neuralgien • Dysästhesien	• Epilepsie generalisiert oder fokal
Ausfallsymptome	• Paresen einzelner oder mehrerer Nerven (motorische und/oder sensible Lähmungen)	• Halbseiten- oder Querschnitt-lähmungen (Hemiplegie/Paraplegie) • zentrale Sinnesstörungen
Ursachen:	Beispiele:	
• Druckschädigungen	• Karpaltunnelsyndrom • Radialis-, Fibularisparese • Meralgia paraesthetica • Ischialgie	• raumfordernde intrakranielle oder spinale Hämatome, Tumoren, Ödeme • zervikale Diskushernie
• Gefäßprozesse	• entzündliche, thrombotische oder embolische Arterienverschlüsse (Morbus Buerger, Diabetes mellitus, Periarteriitis nodosa)	• Enzephalomalazie durch Thrombose oder Embolie • Aneurysmablutung
• Stoffwechselstörungen	• diabetische Neuropathie • urämische Neuropathie • Porphyrie, Amyloidose • Resorptionsstörungen (B_{12})	• Coma diabeticum • urämisches Hirnödem • Thyreotoxikose • funikuläre Myelose
• exogene Intoxikation	• Äthyl-, Blei-, Arsen-, medikamentöse Polyneuropathie (z. B. durch Rimifon)	• Intoxikationen: Medikamente (Digitalis, Diuretika, Antidiabetika, Sedativa, Tranquilizer, Neuroleptika, Morphine, Steroide) CO, CO_2
• Infektionen	• Neuritis, Polyneuritis • Polyradikulitis (Guillain-Barré) • diphtheritische Lähmungen • Botulismus	• Meningitis/Enzephalitis • Myelitis transversa • Poliomyelitis • Herpes zoster • Lues cerebrospinalis
• Tumoren	• Neurinom • Neurofibrosarkom	• Meningeom • Gliom • Gefäßgeschwülste • Hypophysentumoren • Metastasen (Bronchus-, Mammakarzinom, Struma, Hypernephrom, Chorionepitheliom usw.)
• Degenerationen	• neurale Muskelatrophie • posttraumatische Degeneration	• hirnatrophische Prozesse • Parkinson als lokale Atrophie • multiple Sklerose (MS) • amyotrophische Lateralsklerose

rehabilitativen Pflege und die Fähigkeit zur interdisziplinären Zusammenarbeit.

5. Zur *Verbesserung* der Situation der Betroffenen und der Pflegeeffizienz sind fundiertes Pflegewissen und Forschung notwendig: Spezialausbildung, Mitarbeit in Evaluationsgruppen usw.

28.2.2. Standardisierte Pflegeplanung

Die Grundlagen sind in Kap. 4 (S. 102 ff.) und die Problemanalysen bei den einzelnen ATL nachzulesen, insbesondere Bewußtsein (Kap. 5), Bewegung (Kap. 6), Sprache

(Kap. 14). Der Differenziertheit des Nervensystems entspricht eine ebenso große Vielschichtigkeit in der Pflege von Patienten mit spinalen und/oder zerebralen Schädigungen. Dies muß natürlich bei der **Pflegeplanung** mit berücksichtigt werden:

- in der *Einschätzung* der Situation – Alter des Patienten, Biographie, Familienstruktur, Sozialnetz usw.;
- bei den *Problemen* bzw. zur Problembewältigung:
  - ☐ Welche ATL sind eingeschränkt?
  - ☐ Wie ist das Abhängigkeits- bzw. Unabhängigkeitspotential?
  - ☐ Welche Bewältigungsstrategien und Ressourcen stehen zur Verfügung: dem Betroffenen selbst? – im Bereich der Lebenswelt? – vorhandene Sozial- und Rehabilitationseinrichtungen? usw.;
- bei der *Zielformulierung*: Was ist möglich, sinnvoll, zumutbar?

Beachten Sie auch S. 555 ff u. 859 ff.

Die Auswahl der Krankheitsbilder ist exemplarisch; d. h., es wurden jene ausgewählt, bei denen pflegetypische (allgemeingültige) Probleme anzutreffen sind.

Exemplarische Pflegesituationen

28.3. Zerebrovaskuläre Erkrankungen

Das wichtigste Geschehen akuter und chronischer Hirndurchblutungsstörung kennen wir unter dem Namen *Hemiplegie* oder *Apoplexie*. Apoplexie (griech. = schlage nieder) als Apoplexia cerebri = Gehirnschlag, Schlaganfall oder apoplektischer Insult; Hemiplegie = Halbseitenlähmung als motorische Lähmung einer Körperhälfte, die durch Krankheitsherde im Gehirn verursacht ist. Betroffen sind die Extremitäten-, die Gesichts- und Zungenmuskulatur der Gegenseite. Die Lähmung ist anfangs *schlaff*, später *spastisch* und führt zu typischen *Haltungsanomalien* und zum charakteristischen *Gangbild* (Arm an den Körper gepreßt, Ellenbogen-, Hand- und Fingergelenke gebeugt, Bein gestreckt, wirkt dadurch zu lang und wird beim Gehen nach außen herumgeführt (zirkumduziert, Abb. 28.**3**).

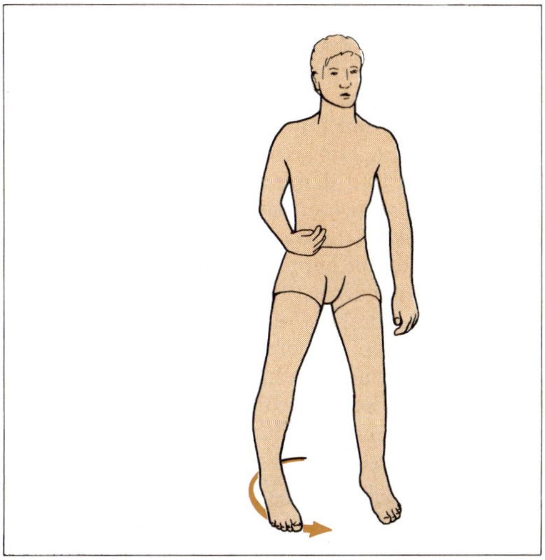

Abb. 28.**3** Typische Haltung eines Hemiplegikers.

Die beiden Begriffe Apoplexie und Hemiplegie werden für das gleiche Krankheitsgeschehen verwendet. Vom pflegerischen Gesichtspunkt aus steht die Hemiplegie im Vordergrund, weshalb ich die Besprechung der Pflege unter den Titel der *Hemiplegie* stellen möchte.

28.3.1. Hemiplegie

Ursache und Auswirkung

Die Ursache ist eine mit Sauerstoffmangel einhergehende Kreislaufstörung im Bereich einer umschriebenen Gehirnregion als Folge von Hirnblutung oder Hirninfarkt.

Hirnblutung (Massenblutung, Enzephalorrhagie). Betroffen werden Menschen mit vorbestehender Hypertonie, Arteriosklerose oder einem Hirnarterienaneurysma. Meist zerreißt ein Arterienast infolge eines plötzlichen Blutdruckanstiegs. Die Blutung ist intrazerebral, seltener (vor allem beim Einriß eines Aneurysmas) subarachnoidal. Das Auftreten ist akut, meist nur mit kurzen Vorboten wie Kopfschmerzen, Schwindel, Erbrechen. Der Patient bleibt längere Zeit bewußtlos. Oft tritt der Tod schon bald nach dem Geschehen ein.

Hirninfarkt (Enzephalomalazie, ischämischer Insult), häufigste Ursache der Apoplexie. Verursacht wird der Hirninfarkt durch eine *Arteriosklerose*, eine *Thrombose* oder eine *Embolie*. Die Hirngefäße wer-

den eingeengt, es kommt zu Mangeldurchblutung mit ischämischer Nekrose (Erweichungsherd) der beeinträchtigten Hirnregion.
Die *Arteriosklerose* des Gehirns führt zu starren, verengten Arterien mit Anstieg des Blutdrucks in diesen Gefäßen. Im Normalfall kann dabei die Durchblutung und damit die Sauerstoffversorgung des Gehirns aufrechterhalten werden. Fällt jedoch der Blutdruck ab (z.B. in der Nacht), kommt es distal der arteriosklerotischen Stenose zu ischämischen Insulten, welche oft über längere Zeit nur geringfügige zerebralsklerotische Erscheinungen verursachen wie Kopfschmerzen, Schwindelgefühl, Ohrensausen. Die eigentliche Enzephalomalazie tritt mit oder ohne Bewußtseinstrübung, plötzlich oder doch sehr rasch ein. *Hirnvenenthrombosen* pfropfen sich auf eingeengte Gefäße auf oder treten in Verbindung mit allgemeinen Venenerkrankungen oder Veränderung der Blutgerinnung auf.
Die *Hirnembolie* wird ausgelöst durch ein Blutgerinnsel (Thrombus), das sich z.B. im linken Herzen gebildet hat. Häufigste Ursachen sind Herzklappenfehler, Endokarditis, Koronarthrombosen, Vorhofflimmern. Seltener ist es ein venöser Thrombus, der bei offenem Foramen ovale oder Septumdefekt in die Hirngefäße gelangen kann.
Risikofaktor ist Nikotinabusus, bei Frauen vor allem in Kombination mit der Antibabypille.
In seltenen Fällen ist spontane Erholung nach einem apoplektischen Insult möglich, meist bildet sich aber ein schweres Krankheitsbild aus.

Krankheitszeichen und Pflegeprobleme

Sie treten je nach Lokalisation und Ausmaß des Krankheitsherdes auf:

Bewußtseinsstörungen

- Bewußtlosigkeit vor allem bei Blutung;
- Bewußtsein klar, getrübt oder komatös bei Hirninfarkt (S. 131f.).

Lähmungen

- *Motorische Lähmung einer Körperseite* (Hemiparese, Hemiplegie). Die Lähmungen sind zu Beginn schlaff (während Tagen oder Wochen), dann spastisch (S. 162f.).
- *Stereotypes Haltungs- und Bewegungsbild.* Der Kopf ist zur gelähmten Seite geneigt und von der gesunden weggedreht. Die Augen weichen von der gelähmten Seite ab (Schauen zum Krankheitsherd). Typische Lage im Bett: Der Kopf neigt sich zur gelähmten Seite, Schulter und Arm sind zurückgezogen, das Bein gestreckt und außenrotiert.
- Der Patient kann sich nicht auf die gesunde Seite drehen und aufsetzen, nicht ohne Unterstützung sitzen, stehen oder gehen. Er tendiert dazu, auf die gelähmte, d.h. betroffene Seite zu fallen – *Verlust des Gleichgewichts.*
- Zerebrale Fazialislähmung. Herabhängen eines Mundwinkels, „Tabakblasen" und evtl. Speichelfluß.
- Lähmung der Zungenmuskulatur (Hypoglossuslähmung), Schluckstörungen.
- Augenlidlähmung.

Begleiterscheinungen

- Es handelt sich um Ausfallerscheinungen, die je nach der betroffenen Seite unterschiedlich sind. Man weiß heute, daß im rechten Hirn die Felder für die Sinneswahrnehmungen und links die Kommunikations- und Bewußtseinszentren liegen.
- *Aphasie, Agraphie* u.a. (S. 457f.). Die Aphasie ist meist gemischt (sensorisch-motorisch). Betroffen ist der Rechtshänder mit Rechtsseitenlähmung.
- *Hemianopsie* – Gesichtsfeldeinschränkung auf der betroffenen, d.h. gelähmten Seite.
- *Verlust der Orientierung im Raum.*
- *Verlust der Sensibilität.* Bei fehlender *Oberflächensensibilität* ist die gelähmte Seite empfindungslos und kann keine äußeren Reize wahrnehmen. Bei Verlust der *Tiefensensibilität* weiß der Patient nicht, wo die gelähmte Seite ist und was mit ihr geschieht. Die gesunde Seite kann deshalb die kranke nicht unterstützen, es kann kein Wechselspiel mehr stattfinden. Der Patient „vergißt" seine gelähmte Seite: *Verlust der Orientierung am eigenen Körper* (Körperschema S. 160f.).
- Eventuell Urin- und Stuhlinkontinenz.

Psychische Veränderungen

Sie hängen mit dem mehr oder weniger stark auftretenden psychoorganischen Syndrom (POS) zusammen:
- Wesensveränderungen; die Persönlichkeit ist gestört, es besteht aber kein Persönlichkeitsverlust;
- Gefühlsschwankungen;
- Tendenz zu depressiver Verstimmung;
- Angst (vorherrschende Ängste sind Angst vor einem zweiten Insult, Angst vor dem Fallen);
- Antriebslosigkeit;
- Konzentrations- und Gedächtnisschwäche.

Pflege und Rehabilitation

Im akuten Stadium stehen die *Überwachung* des Patienten (Vitalzeichen, Bewußtseinszustand), die *Flüssigkeits-* und *Nahrungszufuhr* durch Infusion oder Magensonde sowie die Unterstützung der *Blasen-* und *Darmtätigkeit* im Vordergrund. Von großer Bedeutung sind die Maßnahmen der *Dekubitus-*, *Pneumonie-* und *Kontrakturenprophylaxe*. Große Anforderungen stellt die Pflege des *bewußtlosen Patienten*.

Tabelle 28.**3** Therapeutische Dienste, die unsere Rehabilitationsbemühungen unterstützen

Arzt	er ist für die medizinische Behandlung und die Koordination der Dienste zuständig
Physiotherapeut	er/sie übernimmt die krankengymnastische Behandlung
Ergotherapeut	er/sie gibt Hilfe zur Selbsthilfe, d. h. analysiert und beobachtet die noch vorhandenen Fähigkeiten und übt die Selbsthilfetechniken und Adaptationen ein. Wichtigste Aspekte sind Sitzbalance, Einhänder-, Selbsthilfe- und Haushaltstraining sowie die Vermittlung von Einhänderhilfsmitteln
Sprachtherapeut	die gezielte Behandlung der Aphasie eines Hirngeschädigten kann nur von ausgebildeten Therapeuten (Logopäden) wirkungsvoll ausgeführt werden
Sozialarbeiter	er/sie ist zuständig für den Übergang aus der medizinischen Rehabilitation in das Leben daheim. Die Abklärung, ob die bisherige Wohnung den Ansprüchen des Hemiplegikers genügt, geschieht in Zusammenarbeit mit dem Ergotherapeuten. Übergangspflege S. 441 ff.
Psychologe	der spezialisierte Neuropsychologe kann die psychologische Hirnfunktion mittels Testverfahren erfassen, auch ein gezieltes Hirntraining im Bereich der Merkfähigkeit, Konzentration und des Gedächtnisses ermöglichen
Krankenhaus-externe Stellen	Gemeindeschwester, Gesundheitsschwester, Laienhilfen, Nachbarschaftshilfe, Angehörige usw. ermöglichen ein Leben daheim

Die Gewährleistung einer ungehinderten Atmung verlangt intensivpflegerische Maßnahmen (Kap. 39). Bei Besserung des Zustandes (Beginn der Rückbildungsphase) muß der Patient in die Pflege mit einbezogen werden. Das aufbauende, kontrollierte *Selbsthilfetraining* soll so bald als möglich beginnen, d. h., der Patient übernimmt in zunehmendem Maße die Aktivität in bezug auf Körperpflege, An- und Ausziehen, Essen und Trinken usw. Die Aufgabe der Pflegenden beschränkt sich dann darauf, ihn dort zu unterstützen, wo die hemiplegische Seite noch nicht kompensiert ist. Auch bei zunehmender Selbständigkeit dürfen die Maßnahmen der obengenannten Prophylaxen nicht vernachlässigt werden.

Pflege und Rehabilitation gehen Hand in Hand. *Krankengymnastik* (Physiotherapie), *Selbsthilfetraining* (Ergotherapie) und *Pflege* überschneiden sich, sie müssen sich gegenseitig ergänzen und unterstützen. Nur die Kooperation der verschiedenen Dienste ermöglicht es dem Patienten, die Selbständigkeit und Unabhängigkeit wieder zu erlangen.

Die Rehabilitation kann grundsätzlich auf zwei Wegen geschehen:

- *Kompensationstraining der gesunden Seite.* Erstes Ziel ist die rasche Umgewöhnung auf die gesunde Seite. Sensibilität, Körperschema und räumliche Wahrnehmung werden dabei aber nicht verbessert, auch nehmen Angst, Körperasymmetrie, Spastizität und die pathologischen Haltungs- und Bewegungsmuster meist zu.
- Aus diesem Grunde wird heute zunehmend das **Bobath-Konzept** angewandt. Hier geht es um die *Förderung* und *Verbesserung der hemiplegischen Seite in Koordination mit der gesunden*. Das Ziel der Therapie liegt im
  - Hemmen der abnormen Haltungs- und Bewegungsmuster,
  - Einschleifen (Bahnen = Fazilitieren) der normalen Bewegungsabläufe im Alltag,
  - Stimulieren der Sensibilität,
  - gezielten Betreuen des Patienten „rund um die Uhr" (d. h. während 24 Stunden).

Im folgenden finden Sie Anregungen, um die *Bobath-Behandlungsprinzipien* (und -Ziele) in die aktivierende Pflege zu integrieren – *Ganzheitspflege* und *-behandlung*. Der *Pflegegruppe* stehen (z. T.) die Therapiedienste zur Verfügung, die in Tab. 28.**3** aufgeführt sind.

Für eine optimale Rehabilitation sind Motivation und Kooperation des *Patienten* (d. h. seine

Mitarbeit), Voraussetzung. Sie wird aber nur dann erreicht, wenn er spürt, daß alle Beteiligten die gleichen Ziele anstreben. Am besten kann dies durch *gemeinsame Besprechung* erreicht werden. Hier können Informationen ausgetauscht und gemeinsame *Pflege-* und *Behandlungsziele* (Nah- und Fernziele) formuliert und überprüft werden. Damit diese Ziele auch in das tägliche Leben übertragen werden können, sind die *Angehörigen* des Patienten so früh wie möglich in die Planung mit einzubeziehen.

Pflege- und Behandlungsplan bei Hemiplegie
- Raumgestaltung und Verhalten im Raum
- Lagerung
- Aktivitäten im Bett
- Transfer
- Sitzen im Stuhl oder Rollstuhl
- Selbstaktivitäten
- Stehen und Gehen
- Angepaßte Ernährung, Behandeln von Mund- und Schluckproblemen
- Unterstützung der Blasen- und Darmentleerung
- Unterstützung der psychisch-geistigen Aktivitäten
- Bewältigen der Sprachprobleme

Raumgestaltung und Verhalten im Raum

Hemiplegiepatienten haben die Tendenz, ihre gelähmte Seite zu ignorieren. Die Zimmergestaltung sollte deshalb so sein, daß der Nachttisch an der betroffenen, d.h. hemiplegischen Seite zu stehen kommt, damit der Patient vom Bett aus über seine behinderte Seite greifen und schauen muß, um die Dinge, die er haben möchte, zu erreichen. Auch die Besucher sollen sich auf dieser Seite aufhalten (Abb. 28.**4**). Siehe dazu den Erfahrungsbericht S. 773f.
In besonderem Maß gilt das für das *Pflegepersonal, das möglichst alle pflegerischen und therapeutischen Verrichtungen von der hemiplegischen Seite her ausführt.* Dadurch machen wir dem Patienten die betroffene Seite bewußt und schulen ihn im Gebrauch seines gesamten Körpers. Er lernt seinen Kopf frei zu bewegen und seine betroffene Seite in die Aktivitäten mit einzubeziehen. Bei einer Hemianopsie besteht die Möglichkeit, daß er das ausgefallene Gesichtsfeld zu kompensieren lernt.

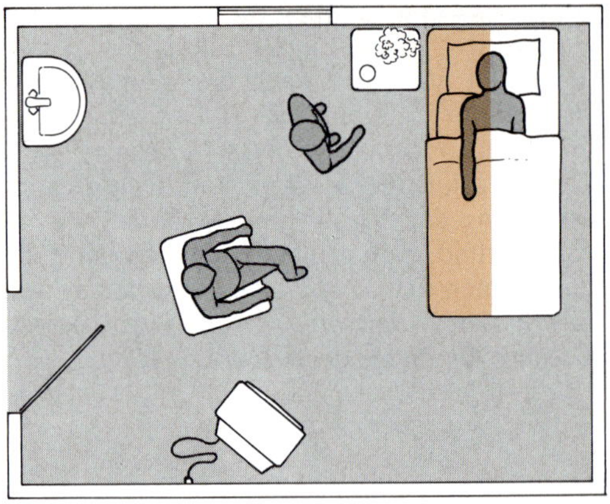

Abb. 28.**4**

Lagerung

Die korrekte Lagerung ist in jeder Phase der Rehabilitation Voraussetzung. Wir unterscheiden Früh- und Spätphase.
- *Frühphase.* Der Tonus ist zumeist herabgesetzt (schlaff). Die therapeutische Lagerung sollte sofort nach dem akuten Geschehen einsetzen; die Umlagerung muß 2- bis 3stündlich erfolgen (als Kontraktur- und Dekubitusprophylaxe und als erster Schritt zur Mobilisierung).
- *Spätphase.* Der Tonus ist meistens erhöht; es haben sich spastische Muster entwickelt.

Zweck der Lagerung in der Frühphase:
- Vermeiden von abnormen Haltungsmustern,
- Vorbeugen gegen Schulterschmerz,
- Erreichen besserer Orientierung, d.h., der Patient muß wieder lernen, seinen eigenen Körper wahrzunehmen.

Zweck der Lagerung in der Spätphase:
- Hemmung der Spastizität; der Patient muß lernen, seine Spastizität selber zu kontrollieren und diese Kontrolle auch daheim weiterzuführen.

Bett und Lagerungsmaterial:
- 3–4 Federkissen (Maße: 90 × 65 cm).
- Bett flach stellen.
- Keinen Bettbügel verwenden; führt zu unerwünschtem Einsatz der gesunden Seite und zu erhöhter Spastizität durch Anstrengung.
- Kein Kistchen zum Ansperren der Füße, Bettbogen erlaubt.
- Keine Rollen in die gelähmte Hand geben.

Therapeutische Lagerung auf die hemiplegische Seite

Vorteile, Ziele:
- Stimulation der Wahrnehmung (der Tiefen- und Oberflächensensibilität) in bezug auf Raum und Beziehung zum eigenen Körper.
- Verhinderung (Abbauen) von Angst, auf die betroffene Seite zu liegen.
- Hemmung der (auch beginnenden) Spastizität, da nur geringer Zug an den Schulterblattmuskeln.
- Kontaktermöglichung mit der gelähmten Seite, da der Arm im Gesichtsfeld liegt.
- Bewegungsfreiheit der gesunden Seite.

Nachteile:
- Bei stark geschwollener Hand nicht günstig.
- Patient muß sich zuerst an diese Lagerung gewöhnen.

Ausführung (Abb. 28.**5**):
- Der Patient liegt parallel zur Bettkante, möglichst weit hinten, damit der ganze Arm im Bett ausgestreckt werden kann.
- Der Kopf wird durch Kissen unterpolstert, die Schulter soll nicht auf Kissen liegen.
- Von vorne: vorsichtiges Vorziehen des Armes vom Schulterblatt her.
- Von hinten: Vorschieben des Schulterblattes, so daß der Patient nicht direkt auf der Schulter liegt.
- Der Arm soll mindestens 90 Grad abgewinkelt liegen, Ellenbogen gestreckt, Hand geöffnet.
- Das Bein liegt so, daß die Hüfte gestreckt, das Knie leicht angebeugt ist.
- Becken etwas nach vorne ziehen, um den Trochanterpunkt zu entlasten, der Rücken darf am Rückenkissen anlehnen.
- *Zuletzt Kontrolle:* Der mediane Schulterblattrand darf nicht abstehen, er muß flach am Brustkorb liegen.

Therapeutische Lagerung auf die gesunde Seite

Vorteile:
- Gezielte Lagerung des Armes möglich (besonders wichtig bei geschwollener Hand).

Nachteile:
- Gesunde Seite ist blockiert.
- Lagerung der Schulter nicht so günstig.
- Ausführung schwerer, braucht mehr Lagerungsmaterial.

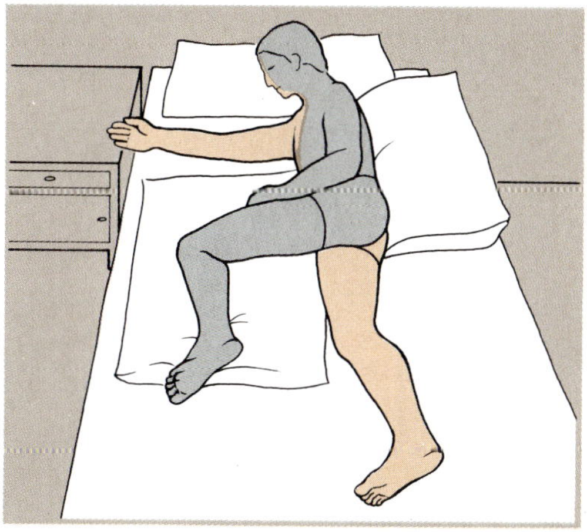

Abb. 28.**5**

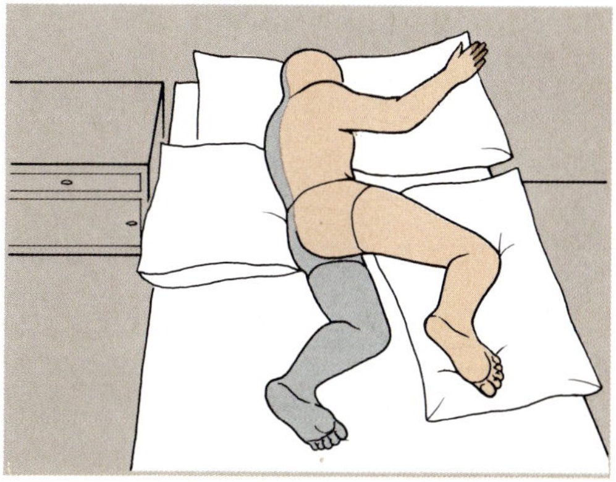

Abb. 28.**6**

Ausführung (Abb. 28.**6**):
- Der Patient liegt parallel zur Bettkante in voller Seitenlage.
- Die Schulter muß körpernah und physiologisch unterstützt sein. Der Schultergelenkkopf darf nicht nach ventral abgleiten → Schmerzen. (Rückenkissen nicht unbedingt erforderlich.) Hand nach Möglichkeit offen.
- Bei geschwollener Hand sollen Hand und Arm etwas höher gelagert werden (ganz auf dem Kissen).
- Bein in leichter Beugestellung, d. h. Beugung ohne Abduktion und Außenrotation auf einem Kissen (der Fuß muß mit auf dem Kissen gelagert sein).

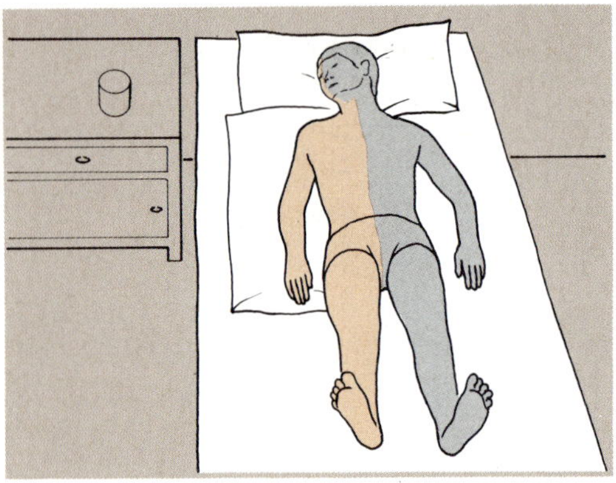

Abb. 28.**7**

Therapeutische Lagerung auf dem Rücken

Ungünstigste Lagerung, da Tonuserhöhung am größten: stimuliert alle pathologisch tonischen Nackenreflexe.

Ausführung (Abb. 28.**7**):

- Der Patient soll gerade im Bett liegen.
- Kopf in Mittelstellung zur hemiplegischen Seite gedreht.
- Schulter, Arm und Becken mit einem Kissen unterpolstern.
- Bein in Mittelstellung (Bettbogen einbetten).

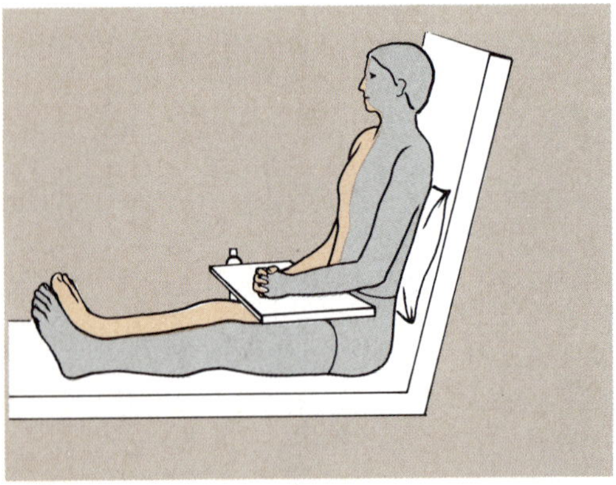

Abb. 28.**8**

Lagerung beim Sitzen im Bett

Diese Lagerung ist keine therapeutische Lagerung und soll möglichst vermieden werden, d.h., der Patient soll so rasch als möglich die Mahlzeiten außerhalb des Bettes zu sich nehmen.

Wird er z.B. für das Frühstück im Bett belassen, gilt (Abb. 28.**8**):

- Kopf soll frei liegen, nicht gestützt.
- Oberkörper gerade und aufrecht (möglichst keine oder nur kleines Kissen).

Aktivitäten im Bett

Voraussetzung für das aktive Bewegen: Der Patient kann den betroffenen Arm mit dem gesunden heben und die Hände falten. *Der Daumen der hemiplegischen Seite liegt obenauf*, die Handballen aneinander – *„einfädeln"* (Abb. 28.**9**). Die Abduktion des Daumens wirkt der Spastizität entgegen.

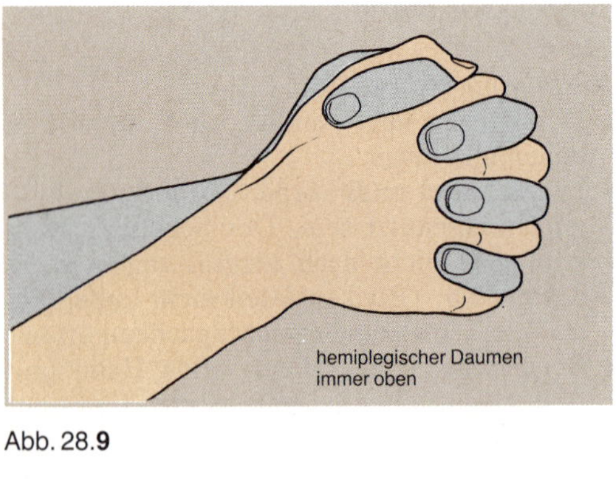

Abb. 28.**9**

Drehen auf die gesunde Seite

- *Mit Hilfe:* Von der *gesunden* Seite aus das hemiplegische Bein führen (Abb. 28.**10a**);
- *ohne Hilfe:* Abb. 28.**10b**.

Drehen auf die hemiplegische Seite

- *Mit Hilfe:* Von der *hemiplegischen* Seite aus den gelähmten Arm vorsichtig nach außen legen und die Schulter gut unterstützen. Den sich drehenden Patienten leicht am Becken bremsen, damit er nicht auf die hemiplegische Seite fällt (Abb. 28.**11**).

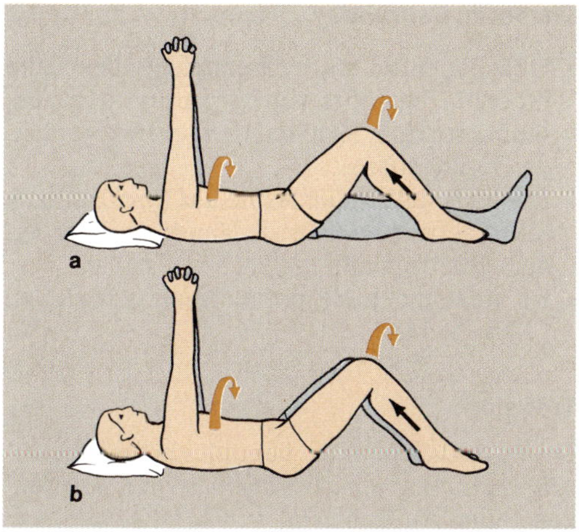

Abb. 28.**10**

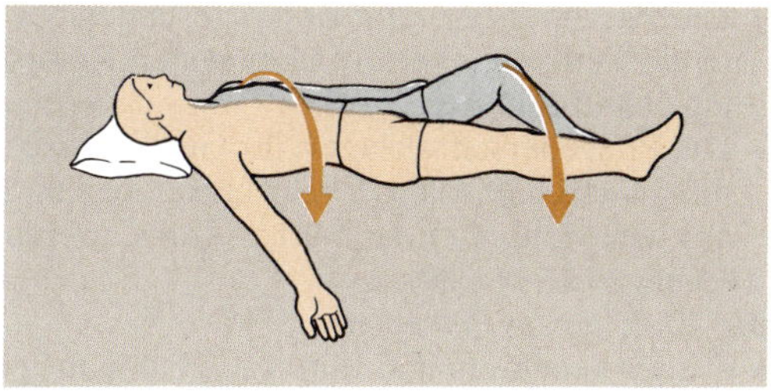

Abb. 28.**11**

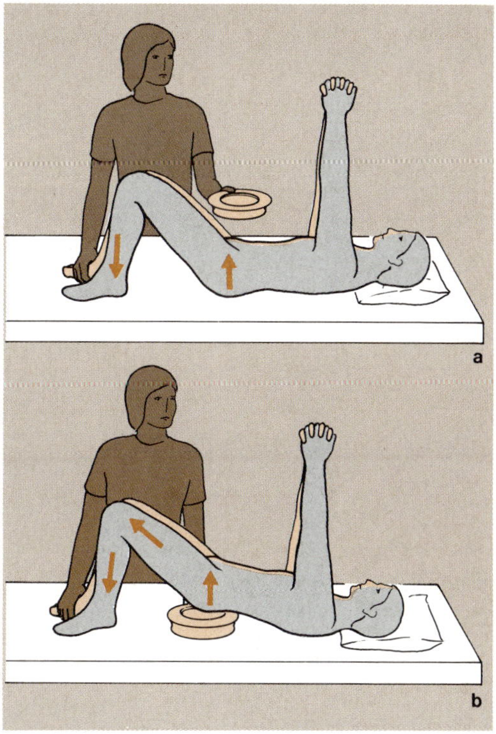

Abb. 28.**12**

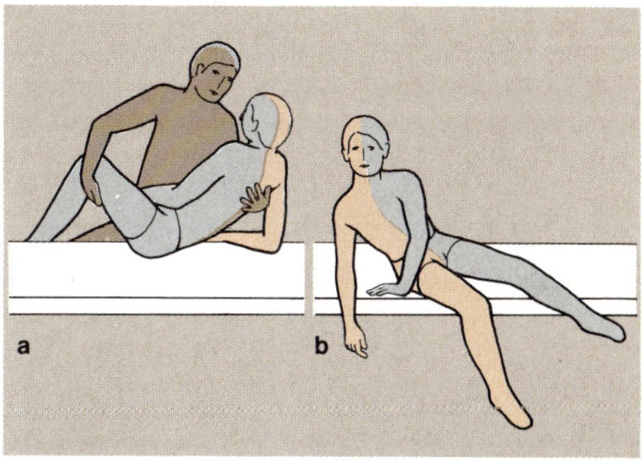

Abb. 28.**13**

Gebrauch der Bettschüssel

- Falls nötig, hilft man dem Patienten, das betroffene Bein zu beugen und den Fuß flach auf das Bett zu stellen.
- Der Patient beugt das gesunde Bein und setzt seinen Fuß parallel und nahe zum kranken.

Hilfeleistung (Abb. 28.**12a** u. **b**):
- hemiplegischen Fuß mit der Hand fixieren.
- Zug und Druck am Knie zur Erleichterung des Beckenhebens.

Vom Liegen zum Sitzen

Der Patient dreht sich auf die betroffene Seite und richtet sich von da her auf.
- Die Pflegeperson stützt mit ihrem Arm Kopf und Nacken des Patienten. Ihre Hand reicht bis zum Schulterblatt.
- Mit der anderen Hand führt sie die Beine des Patienten über den Bettrand und bringt den Patienten zum Sitzen (Abb. 28.**13a**).
- Ist der Patient fähig, allein oder mit geringer Hilfe aufzusitzen, bringt er sein gesundes Bein über die Bettkante, legt den betroffenen Arm gestreckt (etwas vom Körper weg) auf das Bett und stützt sich mit dem gesunden Arm beim Aufrichten des Rumpfes (Abb. 28.**13b**).

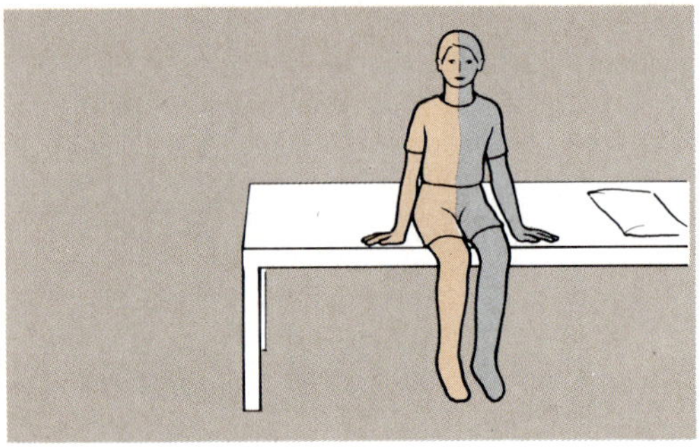

Abb. 28.**14**

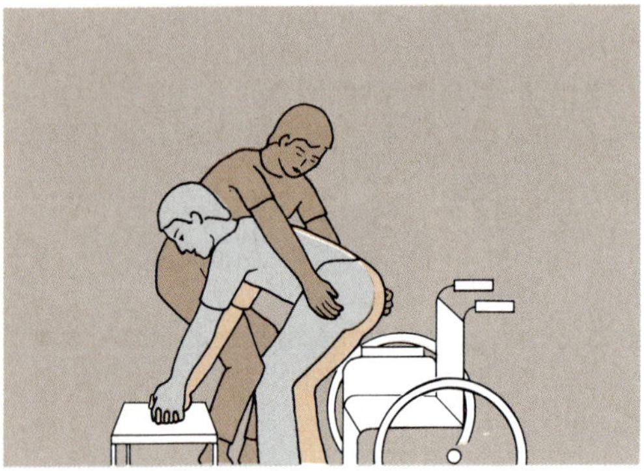

Abb. 28.**15**

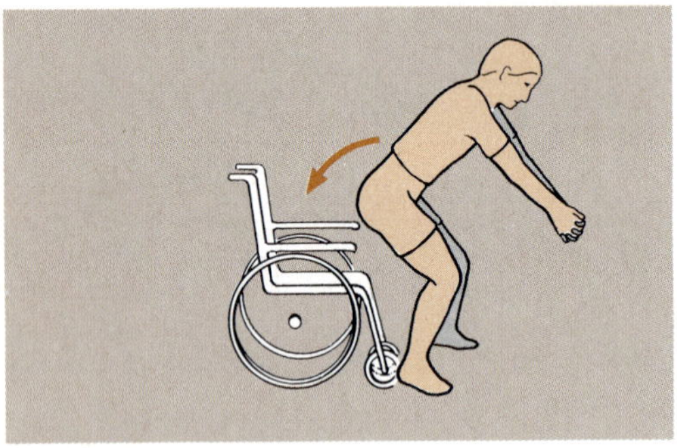

Abb. 28.**16**

Vom Sitzen zum Liegen

Grundsätzlich gleiches Vorgehen, jedoch in umgekehrter Reihenfolge.
Vorsicht: Schulter schützen, nicht darauf fallen lassen! Schulter etwas nach vorn holen.

Sitzen am Bettrand

- Den Patienten an der hemiplegischen Seite unterstützen (oder von vorn) und ihm zum symmetrischen Sitzen helfen (er belastet beide Gesäßhälften).
- Er stützt seitlich die Arme auf (*nicht* stützen mit einer *geschwollenen* Hand; sie liegt auf dem Oberschenkel).
- Er stellt die Füße parallel auf den Boden (Abb. 28.**14**).

Transfer

Grundsätzlich über die hemiplegische Seite.
Mit wenig Aktivität des Patienten (nur „schwenken" ohne Aufstehen):

- Der Patient fädelt die Hände ein und bringt die Arme nach vorne auf einen Hocker.
- Die Füße stehen parallel.
- Die Pflegeperson steht auf der gesunden Seite des Patienten; sie faßt über seinen Rumpf am Gesäß (möglichst tief).
- Die Pflegeperson verlagert ihr Gewicht nach hinten und hilft so das Gesäß anzuheben und auf den Stuhl oder das Bett zu transferieren (Abb. 28.**15** u. 6.**39**).

Mit Aktivität des Patienten:

- Patient fädelt ein und führt die Hände möglichst weit nach vorn.
- Füße stehen parallel.
- Die Pflegeperson steht vor dem Patienten und hilft am Rumpf (unterhalb der Schulterblätter), um gut drehen zu können.

Durch vermehrte Beugung von Hüfte und Knie kommt sein Körpergewicht über die Standfläche der Füße nach vorn (Abb. 28.**16**). Erst jetzt darf sich der Patient aufrichten, oder er schwenkt sein Gesäß direkt über die betroffene Seite auf den Stuhl oder die Bettkante. Die korrekte Vorlagerung des Oberkörpers ermöglicht ein langsames und sorgfältiges Hinsetzen.

Sitzen im Stuhl oder Rollstuhl

Die sitzende Position unterstützt das Gleichgewichtstraining und hilft mit zur Verhütung von Kontrakturen, Schulterschmerz, Retraktion der Schulter und des Beckens, Dekubitus und Spitzfuß. Voraussetzung für ein längeres Sitzen im Stuhl oder Rollstuhl ist eine genügende *Sitzbalance*, die mit Hilfe des Therapeuten wieder erlernt werden muß. Eine ausreichende Sitzbalance ist auch Vorbedingung für das Selbsthilfetraining. Sobald sich der Patient außerhalb des

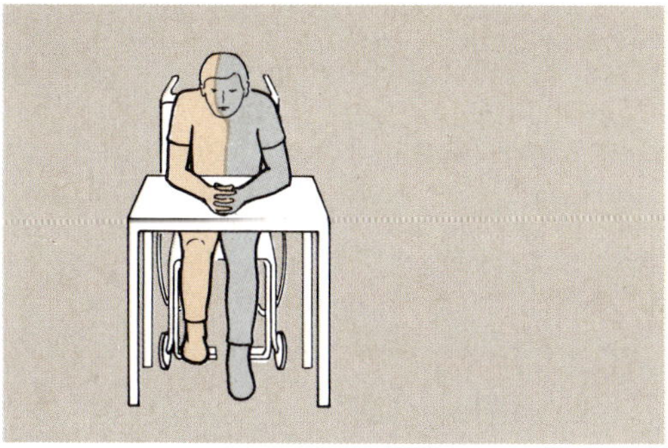

Abb. 28.**17**

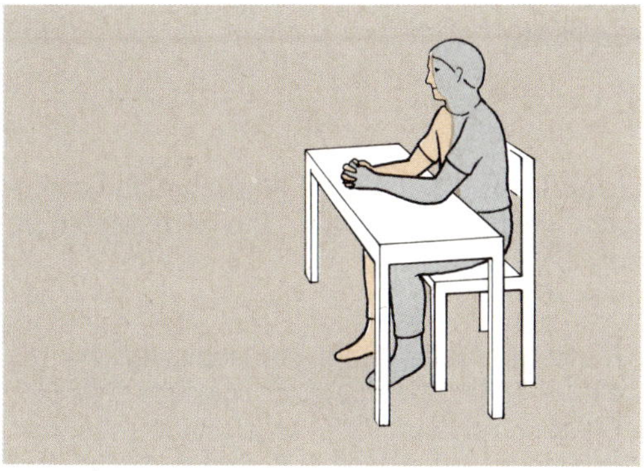

Abb. 28.**18**

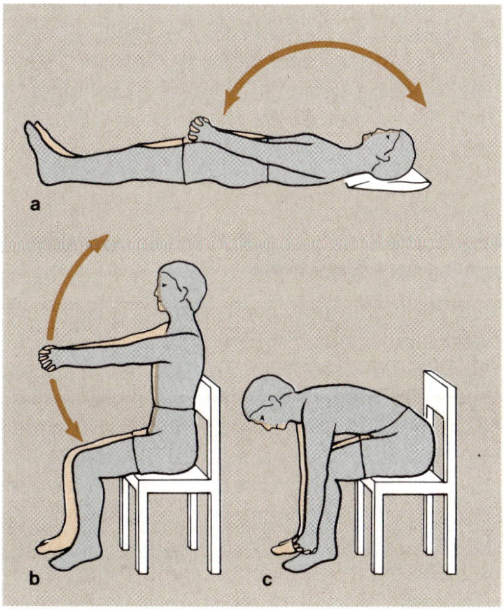

Abb. 28.**19**

Bettes aufhalten kann, trägt er *normale und bequeme Kleidung*. Der Stuhl oder Rollstuhl muß gerade sein (Sitzfläche und Rückenlehne; Abb. 6.**44**).

Sitzen im Rollstuhl

- Möglichst aufrecht und symmetrisch (Abb. 28.**17**) mit Rücken- und Sitzkissen.
- Hemiplegischen Arm evtl. auf Spreukissen gelagert (evtl. auf fixiertem Rollstuhltischchen).
- Hemiplegischen Fuß auf Fußraster (Hüft- und Kniebeugung bei ca. 90 Grad).
- Bei genügender Sitzbalance kann man die Seitenlehnen abnehmen.
- Gesunder Fuß muß den Boden erreichen, um abstoßen zu können.

Das Rollstuhlfahren ist die erste Möglichkeit des selbständigen sich Fortbewegens.

Sitzen am Tisch

Sobald als möglich sitzt der Patient auf gewöhnlichem Stuhl am Tisch (Abb. 28.**18**).

- Hemiplegischer Arm liegt auf dem Tisch, Ellenbogen ist unterstützt (Patient muß mit dem Stuhl nahe zum Tisch rücken!).
- Symmetrisches, aufrechtes Sitzen, beide Füße auf dem Boden.
- Der Patient soll seinen Arm selbst lagern, heben und hemmen lernen.

Bewegungen im Sitzen am Tisch

- Einfädeln, beide Hände zum Gesicht, zu den Schultern führen.
- Mit beiden Händen Glas umfassen und zum Mund führen. Die Ellenbogen und Oberarme liegen auf dem Tisch.

Selbstaktivitäten

Den Patienten immer wieder dazu auffordern, die Bewegungen, die er selbst ausführen oder wieder lernen kann, zu kontrollieren. Sie dienen

- der Prophylaxe gegen schmerzhafte Schulter und geschwollene Hand,
- als Selbsthemmung,
- dem „Wiedererfahren und Spüren der gelähmten Seite".

Folgende Bewegungen sind zweckmäßig:

- Heben und Senken der Arme in liegender Position (Abb. 28.**19a**).

- Der Patient sitzt am Tisch, hat die Hände eingefädelt und schiebt beide Arme weit nach vorn. Die Arme bleiben dabei auf dem Tisch liegen (er kann sie auch von rechts nach links schieben und zurück). Die gleiche Übung frei im Raum sitzend (Abb. 28.**19b**).
- Beide Hände zum Boden (zwischen die Beine, dann über rechtes, dann über linkes Knie; Abb. 28.**19b, c**).

Stehen und Gehen

Aufstehen

Die Pflegeperson steht auf der hemiplegischen Seite des Patienten. Sie hilft
- am Becken oder
- am Becken und am Knie.

Der Patient streckt seine eingefädelten Hände weit nach vorn.
- Die Füße stehen parallel.
- Die Pflegeperson hilft das Gewicht nach vorn auf die Füße zu bringen und das Gesäß zu heben.
- Auf Symmetrie achten! Das Gewicht muß auch die gelähmte Seite belasten (Abb. 28.**15** u. 28.**16**).

Stehen

Wenn das Knie nicht hält und zusammensinkt, helfen wir und stützen das Knie mit unseren Knien von hinten und von vorn. Wir unterstützen den Patienten so viel, daß er beim Stehen genug Sicherheit hat und die hemiplegische Seite belasten kann.

Gehen

Die *Gehschulung* geschieht durch die Physiotherapeuten. Sie geben uns Hinweise, wie wir bei jedem einzelnen Patienten das Gehen unterstützen und fördern können.

Immer gelten folgende Grundsätze:
- Der Patient hat im Stehen das Gleichgewicht und die Gleichgewichtsverlagerung über das betroffene Bein wieder gelernt. Er kann mit dem gesunden Bein kleine Schritte vor und zurück machen.
- Er trägt rutschsichere, gut sitzende Schuhe.
- Unsere Hilfeleistung geschieht immer auf der betroffenen, nicht auf der gesunden Seite. Beispiel: Die Begleitperson hat beide Hände auf dem Becken des Patienten, gibt ihm so Sicherheit und Halt (Abb. 28.**20**).

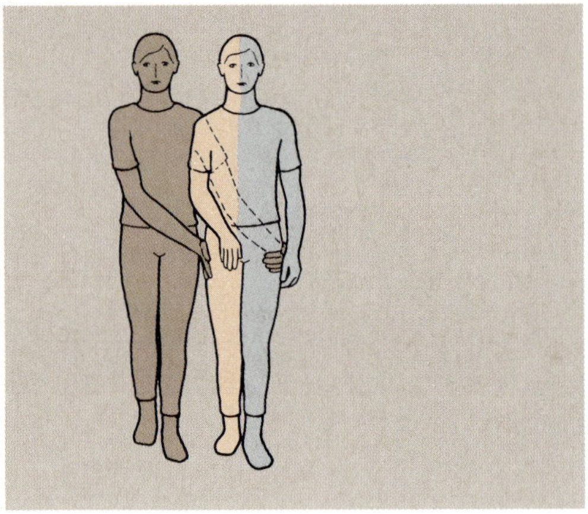

Abb. 28.**20**

Gehhilfen werden nur im Ausnahmefall eingesetzt (Absprache mit Physiotherapeuten, Kap. 6).

Die **kompetente Pflege** des Hemiplegikers ist aktivierende, therapeutisch gezielte Pflege. Sie geschieht sorgfältig, spastizitätshemmend und orientiert sich an den Bewegungsmöglichkeiten des Patienten, die sich dauernd ändern. Bei **Aktivitäten am Patienten** den hemiplegischen Arm immer zuerst an der Schulter unterstützen. Jedes unvorsichtige Bewegen am hemiplegischen Arm heißt Traumen setzen und fördert die „schmerzhafte Schulter“. Zu Beginn ist die gelähmte Schulter nie schmerzhaft. Sie wird es durch unvorsichtiges Bewegen!

Angepaßte Ernährung, Behandeln von Mund- und Schluckproblemen

Weil die Lähmung auch Hals, Gesicht und Zunge einbezieht, hat der Patient oft *Schwierigkeiten mit Essen und Trinken*. Auch dieser Aspekt der Behinderung muß möglichst früh in Zusammenarbeit mit Experten (meist Logopäden) angegangen werden. Die Behandlung hat zum Ziel, die Spastizität zu hemmen oder den Tonus zu stimulieren und zu normalisieren.

Mit der normalen *Nahrungsaufnahme* sollte möglichst bald begonnen werden. Zum Kauen ist Nahrung mit fester Konsistenz (*keine Breikost*, wo der Patient nur schlucken muß) zu

empfehlen. Die Flüssigkeit darf nicht zu dünn sein, günstig sind zu Beginn Mixgetränke.
Zum Essen sitzt der Patient so bald als möglich auf einem normalen Stuhl (Abb. 28.**18**) und hat normales Eßgeschirr zur Verfügung, das mit einem Einhändermesser (und evtl. Tellerrand) ergänzt wird. Damit das Eßgeschirr fest auf dem Tisch steht und nicht durch die einhändigen Bewegungen hin und her rutscht, lege man eine Non-slip-Matte unter.
Oft sind Hemiplegiepatienten übergewichtig, was die Rehabilitation erschwert. Das *Zielgewicht* kann meist nur mittels Diät erreicht werden (kalorien- bzw. joulearme Kost). Da das Essen für den behinderten Patienten eine große Bedeutung hat, fällt diese Einschränkung meist schwer.
Die *Mundpflege* (durch die Pflegenden oder den Patienten selbst) wird zusätzlich zur regelmäßigen Zahnpflege nach jedem Essen durchgeführt, da die Speisereste in den Backentaschen auf der betroffenen Seite oft nicht mit der Zunge entfernt werden können. Eine eventuelle Prothese muß gut sitzen. Zum Reinigen braucht der Patient ein am Waschbecken haftendes Bürstchen.

Unterstützung der Blasen- und Darmentleerung

Mit dem *Blasentraining* soll rasch begonnen werden. Hemiplegiker sind oft nicht inkontinent, können jedoch bei einer Aphasie nicht mitteilen, daß sie Wasser lösen möchten, oder sie können im Gehirn die Meldung „Blase voll" nicht richtig verarbeiten. Auch besteht die Möglichkeit, daß sie „vergessen" haben, wozu das WC da ist. Zum eigentlichen Blasen-/Toiletten-Training kommen Gehübungen zum WC und auf dem WC selber die Übungen: sich entkleiden, hinsetzen, säubern, WC spülen, sich wieder ankleiden, Hände waschen. Beim Wieder-Einüben dieser Tätigkeiten sollen die früheren Gewohnheiten wegweisend sein (S. 286ff.).
Auch beim *Darmtraining* sind die früheren Gewohnheiten des Patienten mit einzubeziehen. Fördernd ist eine vollwertige und schlackenreiche Kost. Bei Problemen sind sog. Weichmacher zu empfehlen: Weizenkleie, Pflanzenschleimpräparate; wenn ungenügend: Agarol. Klistiere sind nur mit großer Zurückhaltung anzuwenden, damit sich der Patient nicht an eine passive Darmentleerung gewöhnt.

Unterstützung der psychisch-geistigen Aktivitäten

Der Hemiplegiepatient ist in ganz besonderem Ausmaß auf eine *ganzheitliche Pflege* angewiesen. Es gilt daran zu denken, daß er nicht nur körperlich, sondern auch zerebral geschädigt ist. Die Erreichung einer möglichst großen Unabhängigkeit ist für ihn lebensnotwendig, braucht aber von beiden Seiten viel Geduld, Ausdauer und Disziplin. Während des Krankenhausaufenthalts steht der Schock der plötzlichen Erkrankung noch stark im Vordergrund. Der Patient durchlebt die Phasen der meist intensiven Trauerarbeit (S. 538), ist oft depressiv, antriebslos oder aggressiv, verstimmt. Er braucht unser Verständnis und ein Milieu, in dem er so sein darf, wie er ist. Geborgenheit und Sicherheit sind für ihn ebenso wichtig wie Lob und positive Kritik. Spürt der Patient, daß er nicht ernstgenommen wird, verliert er die Freude an der Mitarbeit und ist nicht mehr kooperativ. Zur ganzheitlichen Rehabilitation gehören auch die Aktivierung der geistigen Interessen und die Berücksichtigung der seelisch-religiösen Bedürfnisse (Kap. 16).

Bewältigen der Sprachprobleme

Die *Aphasie* (S. 457) trifft den Patienten mit einer zusätzlichen Härte. Plötzlich ist er von der sprechenden Umwelt isoliert. Er möchte seinen Besuch begrüßen, aber kann die Namen nicht sagen. Er versucht eine Karte zu lesen, die er bekommt, und kann es nicht. Er begreift oft nicht, was er gefragt wird, oder kann Antworten, die er geben möchte, nicht formulieren.
Diese neue, ihm fremde Situation erschwert seine durch die Lähmung ohnehin schon schwierige Lage. Niedergeschlagenheit und Mutlosigkeit sind oft sehr groß und können zu enormen Leistungsschwankungen führen. Hier gilt:

- Dem Patienten Mut machen, ihn auf kleine tägliche Fortschritte aufmerksam machen.
- Seine Mutlosigkeit nicht als „schlechte Laune" interpretieren, sondern als Reaktion auf die Krankheit, auf das Nichtsprechen-Können.
- Ihn als Erwachsenen nehmen, auch wenn er nicht sprechen kann; Aphasie ist keine geistige Behinderung.
- Zeit haben und sich Zeit nehmen.

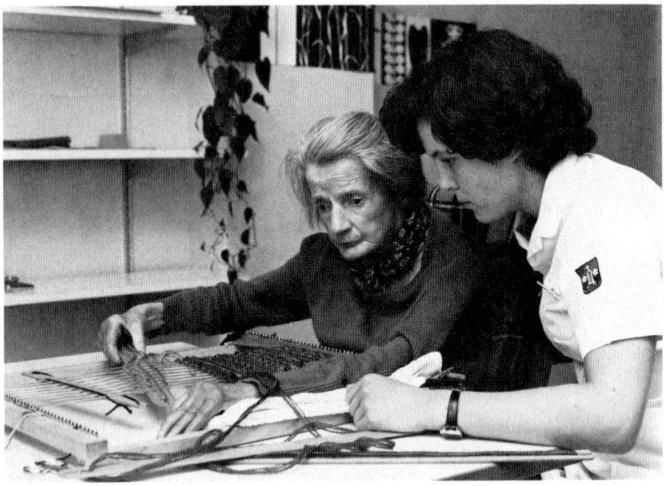

Abb. 28.**21** Einüben von manuellen Bewegungen.

Menschen mit einer Aphasie spüren, ob wir Geduld haben oder nicht.

Neben diesen allgemeinen Problemen ergeben sich aus der Sprachstörung spezifische Probleme:

Der Patient versteht kaum oder nicht, was man sagt:

- Ruhig und deutlich, in kurzen und einfachen Sätzen sprechen. Keine „Kindersprache", kein „Telegrammstil"!
- Kurze Sätze sagen, wenn der Patient etwas tun muß, z.B. „Strecken Sie den Arm" (Arm strecken lassen), „Machen Sie eine Faust" (Faust machen lassen) usw.
- Nie in Gegenwart des Patienten über ihn sprechen.
- Nicht einfach stumm pflegen und denken: er versteht ja doch nicht, sondern ganz natürlich sprechen, z.B. „Hier ist der Kaffee" oder „Ich öffne das Fenster" usw.

Der Patient möchte etwas sagen, aber es gelingt ihm nicht:

- Kurze Fragen stellen, die der Patient mit „Ja" oder „Nein" beantworten kann; z.B. „Haben Sie Schmerzen?" (Antwort abwarten), „Tut der Arm weh?", „Tut das Bein weh?" usw.
- Nicht belächeln, wenn der Patient etwas Falsches sagt.
- Das Fluchen ist bei schwer gestörten Patienten oft die einzige Möglichkeit, Emotionen auszudrücken; deshalb soll es nicht als Unhöflichkeit interpretiert werden.
- Dem Patienten helfen, wenn er etwas benennen will, z.B. zeigt der Patient auf Kaffee und versucht es zu sagen. Fragen Sie: „Herr X, ist das Brot? Ist es Milch? Ist es eine Tasse Kaffee?"

Der Patient möchte lesen, aber er versteht die Zeitung oder das Buch nicht:

- Bildbände aus dem Interessengebiet des Patienten geben (auf keinen Fall Kinderbücher!).

Der Patient versucht zu schreiben, aber es gelingt kaum:

- Schreibmaschine oder Setzkasten sind keine Hilfe, im Gegenteil, sie hemmen den Patienten.

Wichtig ist die Anmeldung des Patienten bei der Sprachtherapie. Die Sprachtherapeuten können weitere Probleme exakter und eingehender beurteilen und angehen. In Kap. 13 Sich beschäftigen, Kap. 14 Kommunizieren, Kap. 16 Sinn finden, finden Sie weiterführende und praktische Vorschläge, um dem Patienten den Zugang zur sprechenden Welt zu erleichtern.

Selbsthilfetraining

Die Rehabilitation beginnt mit dem Selbsthilfetraining (Abb. 28.**21**). Die folgenden *Grundsätze* könnten wegweisend sein (sie wurden von der medizinischen Abteilung Lory-Haus, Inselspital Bern, zusammengestellt):

Eine täglich gleich verlaufende Routine ermöglicht es dem Patienten, Arbeitsabläufe neu zu lernen und mit der Zeit auch selber zu übernehmen. Die Hilfe bei diesem Lernprozeß geschieht

- *verbal* – durch sprachliche Aufforderung,
- *visuell* – durch Vorzeigen (nicht Gegenübersitzen!),
- *taktil* – durch Führen der Hand des Patienten.

Das schrittweise Vorgehen beim Selbsthilfetraining verhindert Überforderung und Frustration des Patienten, und die Rücksichtnahme auf seine „alten Gewohnheiten" (vorausgesetzt, sie verstärken das „Hemi-Muster" nicht) erleichtern das Training.

Das Selbsthilfetraining soll immer auf einer guten, festen Sitzfläche durchgeführt werden, nie auf dem Bettrand.

Zuerst wird in der Regel immer die hemiplegische Seite in den Arbeitsprozeß einbezogen.

Einige *Beispiele* für das schrittweise Vorgehen (sie entsprechen dem Bobath-Konzept):

Transfer:

- Der Patient fährt selbständig mit dem Rollstuhl zum Tisch (Waschbecken).
- Er bremst den Rollstuhl.
- Bei genügender Sitzbalance transferiert der Patient auf einen gewöhnlichen Stuhl; er kontrolliert sein Sitzen.

Zähneputzen:

- Zum Reinigen der Zahnprothese befestigt der Patient die Saugnapfbürste im Waschbecken.
- Die Zahnpastatube wird zum Öffnen in das Überlaufloch gesteckt oder zwischen die Beine geklemmt → einhändig öffnen.

Unterhose und Hose anziehen (Abb. 28.**22**):

- Die Unterhose bzw. die Hose wird zuerst bei überschlagenem „Hemi-Bein" über den „Hemi-Fuß" gestreift und hinaufgezogen, bis der „Hemi-Fuß" das Hosenbein verläßt.
- Mit dem gesunden Bein in die Hosen steigen, so weit wie möglich hinaufziehen.
- Aufstehen, Hose ganz hinaufziehen.

Das **Ziel** des Trainings liegt in der Wiedergewinnung der funktionellen Fähigkeiten (Selbsthilfe) und der täglichen Lebensbewältigung im Bereich aller ATL. Die in diesem Kapitel beschriebenen Behandlungsgrundsätze haben keinen Anspruch auf Vollständigkeit; auch müssen sie – in Zusammenarbeit insbesondere mit den Physiotherapeuten – laufend neu den Reaktionen und den Fortschritten des Patienten angepaßt werden. Die Fortschritte hängen

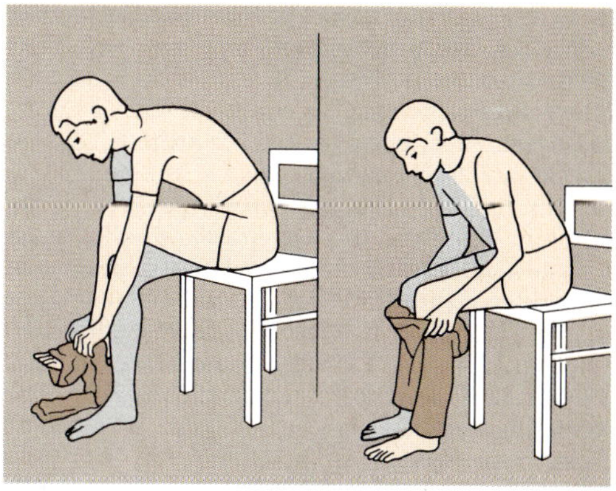

Abb. 28.**22**

wesentlich davon ab, wie Pflege- und Therapiegruppe *beobachten*, Abweichungen wahrnehmen und *darauf reagieren* können. Dazu braucht es:

- *Technisches Können und Wissen.* Zur Einübung der Bobath-Methode werden spezielle Weiterbildungskurse angeboten, z. B. in der Rehabilitationsklinik Valens, Schweiz.
- *Persönliche Motivation* und die Fähigkeit zur kreativen Problemlösung. Dies wird am besten im abschließenden Erfahrungsbericht illustriert.
- *Ganzheitliche Sichtweise.* Die Bobath-Methode muß im Zusammenhang mit der „ganzheitlichen Rehabilitation" gesehen werden. Da die *Ausfallerscheinungen* vielfacher Natur sind, muß u. U. ein gezieltes Zusatzprogramm erarbeitet werden (neurophysiologische Rehabilitation S. 779). Zur *Rückkehr nach Hause* gelten die Prinzipien der Übergangspflege (S. 441 ff.).

Der *abschließende Erfahrungsbericht* zeigt am Beispiel der meist vorhandenen *Hemianopsie* die Differenziertheit der Probleme bei der Pflege von Hemiplegiepatienten:

Augen rechts – ein Erfahrungsbericht

„Mrs. S., eine intelligente Frau in den Sechzigern, hat einen schweren Schlaganfall hinter sich, der die tiefer gelegenen und hinteren Teile ihrer rechten Gehirnhälfte gelähmt hat. Ihre Intelligenz – und ihr Sinn für Humor – sind jedoch unbeeinträchtigt geblieben.

Manchmal beschwert sie sich bei den Schwestern, sie hätten ihr keinen Kaffee oder Nachtisch auf ihr Tablett gestellt. Wenn sie dann antworten: ‚Aber Mrs. S., da steht es doch – links von Ihrem Teller', scheint

sie nicht zu verstehen, was sie sagen, und sieht nicht nach links. Wenn man ihren Kopf sanft nach links dreht, so daß das Dessert in der intakten rechten Hälfte ihres Gesichtsfeldes erscheint, sagt sie: ‚Ach, da ist es ja – aber eben war es noch nicht da.' Sie hat den Begriff ‚links', bezogen sowohl auf die Außenwelt als auch auf ihren eigenen Körper, vollständig verloren. Manchmal beklagt sie sich, ihre Portionen seien zu klein, aber das kommt daher, daß sie nur von der rechten Hälfte des Tellers ißt. Es kommt ihr nicht in den Sinn, daß er auch eine linke Hälfte hat. Manchmal trägt sie Lippenstift und Make-up auf – aber nur auf die rechte Seite ihres Gesichtes. Die linke läßt sie völlig unbeachtet. Eine Behandlung dieses Fehlverhaltens ist fast unmöglich, denn man kann ihre Aufmerksamkeit nicht darauf lenken (‚halbseitiger Gesichtsfeldausfall', vgl. ‚hemi-inattention', Battersby 1956) und sie ist sich keines Fehlers bewußt. Intellektuell weiß und versteht sie, daß sie etwas falsch macht, und lacht darüber, aber es ist ihr unmöglich, es direkt zu erfahren.
Da sie geistig – durch Schlußfolgerung – in der Lage ist, zu begreifen, daß ihre Wahrnehmung fehlerhaft ist, hat sie Strategien entwickelt, um dem zu begegnen. Sie kann nicht direkt nach links sehen oder sich nach links wenden, und daher dreht sie sich nach rechts und beschreibt dabei einen vollständigen Kreis. Um dies tun zu können, hat sie um einen Rollstuhl gebeten, der sich um die eigene Achse drehen kann, und ihn auch bekommen. Wenn sie jetzt etwas, von dem sie weiß, daß es da sein müßte, nicht finden kann, fährt sie nach rechts herum, bis es in Sicht kommt. Diese Methode ist besonders dann erfolgreich, wenn es ihr nicht gelingt, ihren Kaffee oder ihr Dessert zu finden. Wenn ihr die Portionen zu klein vorkommen, dreht sie sich, die Augen nach rechts gerichtet, rechts herum, bis die ‚fehlende' Hälfte in ihr Blickfeld kommt; dann ißt sie diese, oder vielmehr die Hälfte davon, worauf sie sich weniger hungrig fühlt als zuvor. Aber wenn sie noch nicht satt ist oder über die Sache nachdenkt und den Eindruck gewinnt, sie könnte nur die Hälfte der fehlenden Hälfte gesehen haben, macht sie eine zweite Drehung, bis sie das verbleibende Viertel sieht, von dem sie wieder die Hälfte ißt. Das reicht gewöhnlich aus, um ihren Hunger zu stillen – immerhin hat sie jetzt sieben Achtel ihrer Mahlzeit verzehrt. Manchmal aber, wenn sie sehr hungrig oder besonders gründlich ist, führt sie noch eine dritte Drehung aus und ißt ein weiteres Sechzehntel ihrer Mahlzeit. (Dabei bleibt natürlich das linke Sechzehntel auf dem Teller unbemerkt.) ‚Es ist absurd', sagt sie. ‚Ich komme mir vor wie Zenos Pfeil: Ich erreiche nie das Ziel. Mag sein, daß es komisch aussieht, aber was bleibt mir unter diesen Umständen anderes übrig?'
Es wäre wahrscheinlich weitaus einfacher, nicht sich selbst, sondern ihren Teller zu drehen. Das findet sie auch, und sie hat es versucht – oder zumindest hat sie versucht, es zu versuchen. Doch seltsamerweise bereitet ihr diese einfache Handlung Schwierigkeiten. Der erforderliche Bewegungsablauf ist für sie, im Gegensatz zur Drehung um ihre eigene Achse, nicht natürlich, weil ihr Sehen, ihre Aufmerksamkeit, all ihre spontanen Bewegungen und Impulse jetzt instinktiv und ausschließlich nach rechts orientiert sind.
Als besonders verletzend empfand sie die spöttischen Bemerkungen der anderen Patienten, als sie mit einem nur zur Hälfte aufgetragenen Make-up vor ihnen erschien. Sie bot einen absurden Anblick, da auf der linken Seite ihres Gesichtes, im krassen Kontrast zur rechten, keine Spur von Rouge oder Lippenstift zu sehen war" (Sacks 1989).

28.4. Schädel-Hirn-Trauma

Bei 60–70% aller tödlichen Unfälle spielt das Schädel-Hirn-Trauma (SHT) für den letalen Verlauf die entscheidende Rolle. In vielen Fällen kann jedoch Leben gerettet werden, wenn die richtige Behandlung und Hilfe sofort und gezielt einsetzt.

Ziel der Intensivbehandlung ist die Verhütung von sekundären Schäden durch Hypoxie, Hirndruck und Krampfanfälle.

Die **Behandlung** läßt sich in vier Phasen einteilen:

- Akutversorgung – Erste Hilfe am Unfallort, Notfallambulanz,
- Intensivbehandlung – neurochirurgische Intensivpflegestation,
- Frührehabilitation – im Krankenhaus,
- weiterführende Rehabilitation – in Rehabilitationszentren.

Einteilung der Schädel-Hirn-Traumen:

- *offene Schädel-Hirn-Traumen* mit Liquorfistel bei Schuß-, Stich- und Schlagverletzungen;
- *gedeckte Schädel-Hirn-Traumen* (häufig bei Verkehrsunfällen); sie werden nach Graden eingeteilt:
  - I Leichtes gedecktes SHT. Posttraumatische Bewußtlosigkeit bis zu 15 Minuten bzw. Dämmerzustand mit Bewußtseinstrübung bis zu 1 Stunde, retrograde Amnesie (evtl. anterograde Amnesie). Die Schädigungsfolgen sind bis zum 4./5. posttraumatischen Tag abgeklungen.
  - II Mittelschweres gedecktes SHT. Posttraumatische Bewußtlosigkeit bis zu einer Stunde, evtl. Dämmerzustand und Bewußtseinstrübung bis 24 Stunden. Die Schädigungsfolgen sind bis zum 21. posttraumatischen Tag abgeklungen.
  - III Schweres gedecktes SHT. Posttraumatische Bewußtlosigkeit länger als 1 Stunde bzw. länger als 24 Stunden Dämmerzustand und Bewußtseinstrübung. Die Rückbildung der Fol-

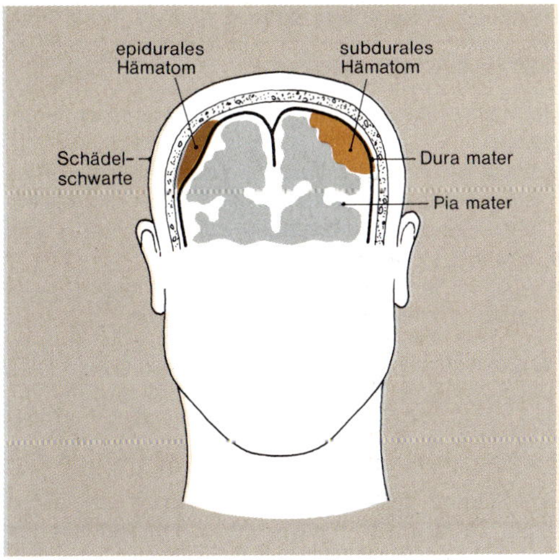

Abb. 28.**23** Epidurales und subdurales Hämatom.

geschäden dauert länger als 21 Tage. Krampfanfälle, Lähmungen, psychische Veränderungen, vegetative Störungen können zurückbleiben.

Je länger die Bewußtlosigkeit anhält, desto schlechter ist die Prognose.

Komplikationen sind

- *Blutung* als epidurales, subdurales, intrazerebrales oder Kopfschwartenhämatom (Abb. 28.**23**);
- *Entzündungen:* Meningitis, Enzephalitis u. a.;
- *Frakturen* des Schädels.

28.4.1. Akutversorgung

Die Sofortmaßnahmen am Unfallort dienen

- der *Schockbekämpfung* und der Sicherung von Atmung und Kreislauf. Noch am Unfallort soll intubiert werden, um eine gefährliche Sauerstoffunterversorgung zu verhüten;
- der *Verhütung weiterer Schäden* durch sorgfältige und gekonnte Handgriffe, z. B. beim Abnehmen des Schutzhelms:

„Der Schutzhelm kann – ohne den Verunfallten zu gefährden – nur in Rückenlage abgenommen werden. Brillen müssen vor der Abnahme des Helms entfernt werden. Das Abnehmen muß schonend, sorgfältig und ohne Hast erfolgen" (Abb. 28.**24**). „Hat der Verunfallte eine nicht wahrnehmbare oder nicht feststellbare Halswirbelsäulenverletzung erlitten, kann unsachgemäßes Entfernen des Schutzhelmes zu einer zusätzlichen Verletzung des Halsmarkes führen. Brüche der Halswirbelsäule können auch ohne sichtbare Spalten, Eindellungen oder Farbabriebe am Schutzhelm vorliegen" (Tab. 28.**4**; Schweizerische Paraplegiker-Stiftung).

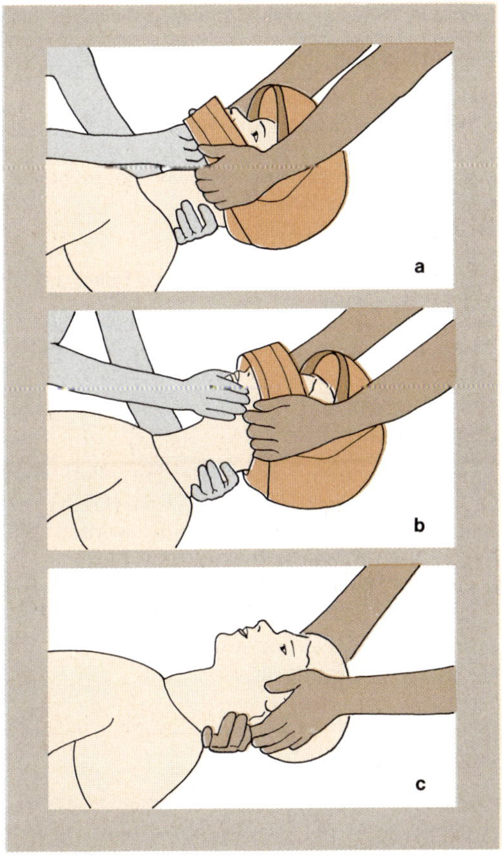

Abb. 28.**24** Schutzhelm abnehmen. **a** Helfer B stabilisiert die Halswirbelsäule, indem er mit einer Hand den Nacken und mit der anderen Kinn und Unterkiefer des Patienten festhält, bis der Helm entfernt ist. **b** Helfer A zieht den Helm sehr sorgfältig und langsam über die Ohren, während Helfer B die Halswirbelsäule stabilisiert. **c** Helfer A übernimmt jetzt die Stabilisierung der Halswirbelsäule durch den Halsschienengriff. Noch besser ist die Stabilisierung durch das Anlegen eines Halskragens.

28.4.2. Intensivbehandlung

Die *drei Pfeiler* der Frühbehandlung umfassen die

- Überwachung zur rechtzeitigen Erkennung sich entwickelnder posttraumatischer intrakranieller Hämatome,
- Behandlung des erhöhten Hirndrucks,
- Unterstützung der ATL.

Tabelle 28.**4** Vorgehen bei Verunglückten mit Schutzhelm (Schweiz. Paraplegiker-Stiftung)

Wann Schutzhelm nicht abnehmen?	Wann Schutzhelm abnehmen?
Der Helm sollte nicht abgenommen werden, wenn • Zeichen oder Verdacht einer Halswirbelsäulenverletzung vorliegen • die nötigen Handgriffe nicht bekannt oder geübt sind • nur *ein* Helfer vorhanden ist Beläßt man den Schutzhelm: • Visier öffnen • beim Transport auf gute Fixierung des Helms auf der Unterlage achten	Der Helm sollte abgenommen werden, wenn der Verunglückte • wach ist und keine Zeichen einer Halswirbelverletzung aufweist; er sollte seinen Helm wenn möglich ohne fremde Hilfe abnehmen • bewußtlos ist • Atemnot hat und/oder beatmet werden muß • sichtbare blutende Kopfwunden aufweist

Überwachung

Zur Überwachung von Schädel-Hirn-Patienten hat sich die *Glasgow-Koma-Skala* (GKS) bewährt (Abb. 28.**25a**). Geprüft werden die Grundfunktionen des Bewußtseins durch

- Öffnen der Augen auf Ansprache bzw. Schmerz,
- motorische Reaktion sowie
- verbale Äußerungen.

Die Summe der in den drei Gruppen erreichten Punktzahl ist ein grobes Maß für den neurologischen Verlauf. Dabei ist bei den Augenreaktionen eine Punktewertung von 1–4, beim Sprechen eine von 1–5 und bei den motorischen Reaktionen von 1–6 möglich. Die tiefste mögliche Summe beträgt somit 3, die höchste 15. Bei jeder Statuserhebung wird auch die Totalsumme notiert. Damit erhält man eine Skala, aus deren Verlauf eine Änderung der *Bewußtseinslage* rascher erkannt werden kann.

Augenöffnen	
spontan	4 Punkte
auf Anruf	3 Punkte
auf Schmerz	2 Punkte
auf Schmerz nicht	1 Punkt

Beste motorische Antwort	
auf Aufforderung	6 Punkte
auf Schmerz gezielt	5 Punkte
auf Schmerz ungezielt	4 Punkte
Beugesynergismen	3 Punkte
Strecksynergismen	2 Punkte
keine Schmerzabwehr	1 Punkt

Verbale Antwort	
koordiniertes Gespräch	5 Punkte
unkoordiniertes Gespräch	4 Punkte
einzelne Wörter	3 Punkte
unverständliche Laute	2 Punkte
keine Antwort	1 Punkt

Durch Addition 3–15 Punkte möglich

a

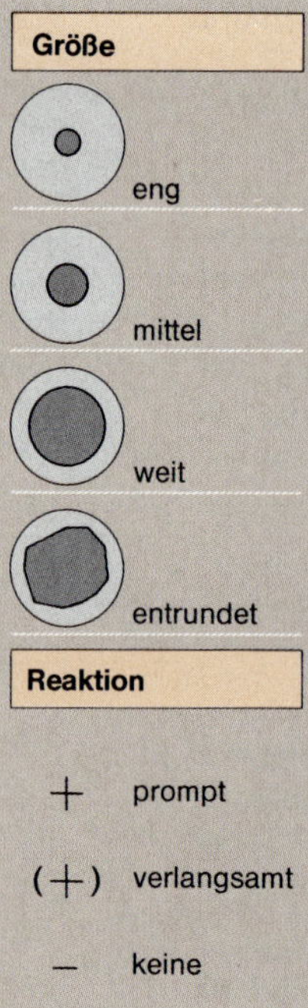

b

Abb. 28.**25** Überwachung bei Schädel-Hirn-Trauma. **a** Glasgow-Koma-Skala, **b** Pupillenlegende.

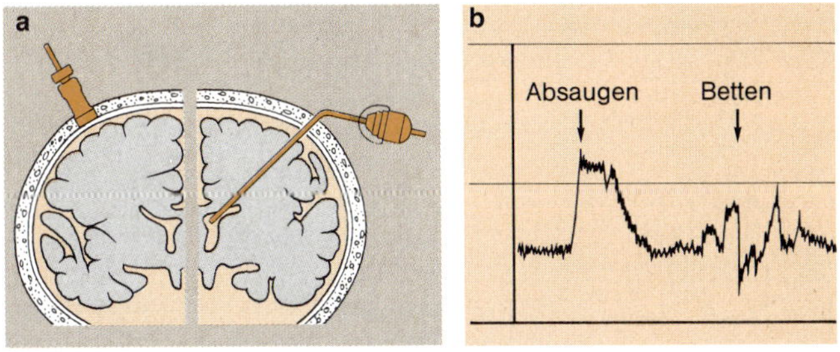

Abb. 28.**26** Schematische Wiedergabe der gebräuchlichsten Methoden zur intrakraniellen Druckmessung. **a** Links epidurale Meßwertaufnahme, rechts Ventrikelkatheter mit externem Druckaufnehmer (nach Gobiet). **b** Intrakranielle Druckkurve mit Reaktionen auf Absaugen und Betten.

Parallel zur Glasgow-Koma-Skala werden die *Pupillen* geprüft: Es werden beide Augen geöffnet und die *Größe* und *Form* der Pupillen beurteilt. Für die Pupillen*reaktion* wird nur ein Auge geöffnet, das andere muß geschlossen bleiben. Ein starker Lichtstrahl wird auf die Pupille gerichtet und die Reaktion beurteilt und protokolliert (Abb. 28.**25b**). Eine zunehmende Erweiterung der Pupille bzw. das Erlöschen ihrer Reaktion auf Licht weist auf ein sich entwickelndes Hämatom hin.

Weitere Überwachungsparameter:

- direkte arterielle Blutdruckmessung,
- zentralvenöser Zugang mit ZVD-Messung,
- intrakranielle Druckmessung bei GKS unter 7,
- intermittierende Blutgasanalysen und kontinuierliche Kapnometrie bei Hyperventilation,
- Magensaftmenge und pH stündlich,
- Urinausscheidung stündlich.

Hirndruckbehandlung

Ein zentrales Problem nach Schädel-Hirn-Traumen ist die Bekämpfung des erhöhten Hirndrucks infolge des posttraumatischen Hirnödems.

Zeichen einer Druckerhöhung sind anhaltende Kopfschmerzen, Wesensveränderung, (schwallartiges) Erbrechen und fokal-neurologische Ausfälle (sichtbar in der GKS).

Der Hirndruck wird *gemessen* zur Diagnose, Überwachung und Verlaufskontrolle. Die Druckmessung kann nur invasiv erfolgen (Abb. 28.**26**):

- im *Liquorraum* nach Einlegen eines Katheters in einen Seitenventrikel (Probleme: Infektionsgefahr, Fehlmessungen durch Verstopfen des Katheters) oder
- *epidural*. Diese Sondenableitung ist einfacher und sicherer. Ein Miniaturdruckwandler wird zwischen Knochen und Dura eingesetzt (Vorteil: geringe Gefährdung des Patienten).

Behandelt werden Hirndruckanstiege über 25 mmHg Mitteldruck.

Die *Behandlung* des Hirndrucks basiert auf fünf Säulen, wovon *eine* pflegerischen Charakter hat:

- *Richtige Lagerung und sorgfältige Pflege.* Rückenlage mit Hochstellen des Oberkörpers um 30 Grad. Der Kopf muß gerade liegen, Kopfneigung und -drehung führen zur Erhöhung des Hirndrucks, hingegen bewirkt der freie venöse Abfluß (durch richtige Lage gewährleistet) eine Senkung des Drucks. Damit zusammenhängend muß die Pflege gesehen werden: Jede Manipulation einschließlich Absaugen ist höchst sorgfältig und überlegt vorzunehmen, auch ist Zurückhaltung geboten bei Pflegemaßnahmen wie Betten, Waschen. Der Zusammenhang von Druckanstieg und Anstrengung des Patienten ist in Abb. 28.**26b** zu sehen.
- *Hirndurchblutung sicherstellen.* Der Arzt wird für einen ausreichenden Perfusionsdruck und für die respiratorische Stabilisierung (kontrollierte Hyperventilation; Beatmung S. 984 ff.) sorgen.
- *Sedierung.* Sie dient der vegetativen Stabilisierung und der Vermeidung von Abwehrreaktionen bei Pflegehandlungen (z. B. beim Absaugen). Zunehmende Krampfbereitschaft *beobachten und sofort* melden!
- *Medikamentöse Hirndrucksenkung.* Der Arzt setzt Barbiturate (sie senken den Druck), Osmodiuretika (wie Mannitol, Sorbit) und Corticoide ein. Eventuell wird eine Neuralgesie vorgenommen.

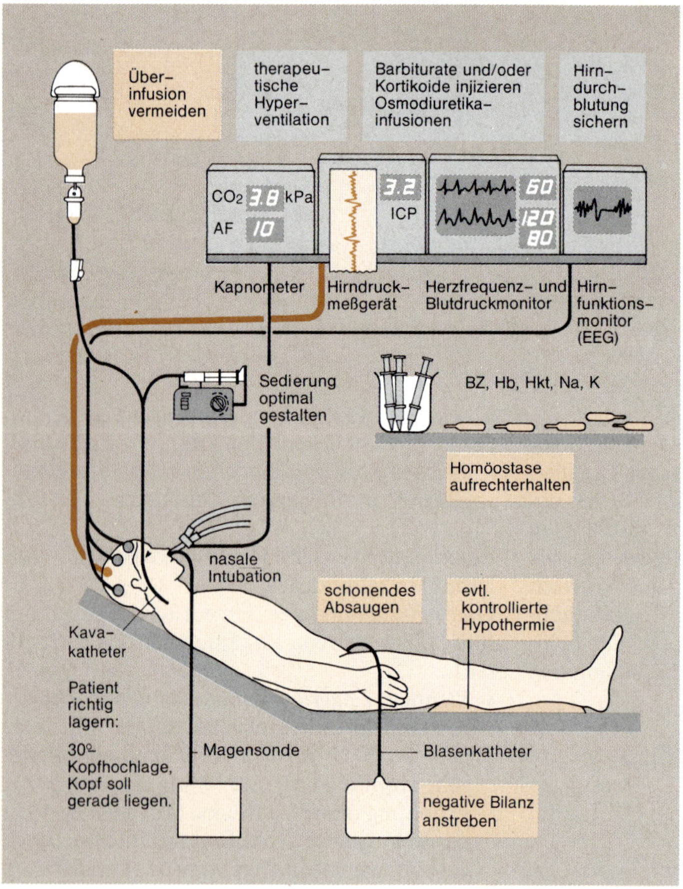

Abb. 28.**27** Prinzipien der Hirnödemtherapie. ICP = intracranial pressure, AF = Atemfrequenz, NLA = Neuroleptanalgesie, BZ = Blutzucker (aus Kretz, F.-J.: Intensivmedizin für Krankenpflegeberufe, 2. Aufl. Thieme, Stuttgart 1989).

- *Homöostase sicherstellen.* Von großer Bedeutung ist eine bilanzierte Infusionstherapie (angestrebt wird eine Negativbilanz). Man muß daran denken, daß bei der hypertonen Dehydrierung (durch die Osmodiuretika) eine Störung des Wasser-Elektrolyt-Haushalts unumgänglich ist, was zu sekundären Schäden führt, wenn die Werte nicht stabilisiert werden. Dazu ist eine umfassende Überwachung notwendig (Abb. 28.**27**).

28.4.3. Pflege und Frührehabilitation

Bei vielen Patienten besteht ein *apallisches Syndrom* (S. 543) als Durchgangsstadium zwischen Bewußtlosigkeit und Remission. Viele bleiben über Monate und Jahre in diesem Zustand, was vollständige Pflegeabhängigkeit rund um die Uhr bedeutet.

Anzeichen der beginnenden Remission:

- Der Patient reagiert auf Schmerzreize zunächst mit ungezielten, dann gezielten Abwehrbewegungen.
- Bei wiederholtem energischen Ansprechen öffnet er die Augen.
- Er drückt auf Aufforderung die Hand und läßt sie auch wieder los.
- Er ist in der Lage, sein Gegenüber kurzfristig zu fixieren.

In dieser Phase ist ein guter Kontakt zum Patienten das Allerwichtigste: häufige direkte Ansprache, Reaktionen provozieren, nicht aufgeben. So kann nach und nach die völlige Passivität durchbrochen und das apallische Syndrom überwunden werden.

W. Gobiet schreibt: „Es hängt im wesentlichen von der Zugewandtheit, Aufgeschlossenheit, Zuverlässigkeit und dem persönlichen Einsatz der Verantwortlichen ab, wie weit ein Patient in diesem Stadium Fortschritte machen kann. Jede Resignation wirkt sich – bewußt oder unbewußt – auf die Aktivität des Betreuers aus und hat damit eine Einwirkung auf die Entwicklung des Patienten."

Unterstützung der ATL

- *Wach sein und schlafen.* Kontrolle von Bewußtseinszustand (s. oben). Der Patient ist meist *bewußtlos*, was die Pflegesituation in allen Belangen erschwert. Es fehlt die Resonanz, und es braucht entsprechend große Motivation, trotzdem eine personale Beziehung zum Patienten zu pflegen.
- *Sich bewegen.* Die Immobilität des Patienten erfordert gezielte Prophylaxen gegen Dekubitus, Thrombose, Spitzfuß, Kontrakturen sowie physiotherapeutische Betreuung: passives Durchbewegen, Mobilisieren.
- *Körperpflege.* Zur Ganzkörpertoilette gehören regelmäßige und gründliche Mund-, Nasen-, Augen- und Hautpflege.
- *Essen und trinken.* Die Ernährung ist parenteral; außer in Ausnahmefällen (wo hochkalorische Ernährung verlangt wird) genügen 1800–2400 kcal/Tag. Die Aminosäuren müssen gezielt zugeführt werden (Regel: 1,25 g/kg Körpergewicht und Tag).
- *Ausscheiden.* Versorgung des Dauerkatheters, Kontrolle der Ausscheidungen, Bilanzierung.
- *Körpertemperatur regulieren.* Vermeiden von Zuständen mit erhöhtem Energiebedarf: Hyperthermie oder Streß. Bei Krämpfen muß sofort sediert werden.
- *Atmen.* Der Patient wird beatmet. Bronchialtoilette mit sehr sorgfältigem Absaugen (wegen Hirndruckerhöhung), Luftbefeuchtung, Atemgymnastik, Pneumonieprophylaxe.
- *Für Sicherheit sorgen.* Neben den oben angeführten Überwachungen ist auf exaktes Einhalten der Hygienevorschriften zu achten (Gefahr der Infektion).
- *Raum und Zeit gestalten; kommunizieren; Kind, Frau, Mann sein.* Diese ATL können vom Patienten nicht oder nur unbewußt wahrgenommen werden. Alles, was dem bewußtlosen Patienten geschieht, beruht auf der Initiative eines anderen. Der Maßstab ist mein eigenes Menschsein: Ich pflege als der Mensch, der ich bin.
- *Sinn finden.* Hier ist auch an die Angehörigen zu denken, die durch die Nachricht von der Verletzung eines Nahestehenden zunächst unter Schock stehen. Sie brauchen Hilfe zur Krisenbewältigung (S. 47f. u. 537ff.). In dieser Phase ist für viele Menschen das Gebet mit dem Patienten und für ihn ein echter Trost und oftmals die einzige Hoffnung. Es gilt, auch diese höheren Werte (Maslow-Pyramide S. 42) zu bedenken und in die Pflegeplanung mit einzubeziehen.

28.4.4. Weiterführende Rehabilitation

Hirnverletzungen sind mit keinen anderen Unfallfolgen zu vergleichen. Sie treffen immer den ganzen Menschen und nicht nur einen Körperteil. Das läßt sich mit dem Aufbau dieses kompliziertesten aller menschlichen Organe erklären. Das Großhirn ist zuständig für das Denken und Sprechen, für Wahrnehmungsvorgänge wie das Erkennen eines Gegenstandes, für Gefühlszustände wie Wut, Schrecken oder Trauer. Im Mittelhirn liegen die Kontrollstellen für den Puls, das Atmen und andere unwillkürliche Körperabläufe. Das Kleinhirn ist wichtig für die Bewegungen. All diese Hirnteile funktionieren nicht unabhängig voneinander, sondern bilden ein komplexes, vernetztes System. Eine Hirnverletzung kann also nicht nur den Körper, sondern auch die Seele/das Gemüt des Menschen bleibend aufs schwerste schädigen.

Die *Rehabilitation* und *Resozialisation* von Schädel-Hirn-Patienten ist entsprechend schwierig, und es bestehen bis heute noch wenig ausgebaute neurophysiologische Rehabilitationsprogramme.

Führend sind die *Kliniken Bogenhausen* (BRD) und *Bellikon* (Schweiz), wo Patienten die Chance bekommen, durch ein höchst individuelles Training

- Störungen zu überwinden,
- Schäden durch gesunde Kräfte auszutricksen, d.h. ungestörte und ungenützte Bereiche zu aktivieren und Ersatzstrategien zu entwickeln,
- die Anpassung an die Behinderung zu lernen und das Leben mit Einschränkungen einzuüben.

Leben mit Behinderung Kap. 34.

28.5. Hirntumoren, Neurochirurgie

28.5.1. Raumfordernde Prozesse

Raumfordernde Prozesse sind Tumoren, intrakranielle Blutungen und der Hydrozephalus.

Tumoren. *Gutartige Tumoren:*
- Meningeome von den Hirnhüllen ausgehend (häufigster Tumor),
- Neurinome, meist vom Gehörnerv ausgehend.

Bösartige Tumoren:
- Glioblastome gehen von den Gliazellen des Hirngewebes aus, wachsen sehr rasch mit dramatischem Krankheitsverlauf;
- Astrozytome, von den Astrozyten aus wuchernd, sind die zweithäufigste Form.

Hirnmetastasen. Die häufigste Herkunft ist das Bronchialkarzinom (ca. 50%), gefolgt vom Mammakarzinom, dem Hypernephrom, den Genitalkarzinomen der Frau u. a.

Intrakranielle Blutungen. Sie treten als Folge von Schädel-Hirn-Verletzungen auf und können durch Erhöhung des Kopfinnendrucks zu lebensbedrohlichen Komplikationen führen (S. 777).

Hydrozephalus. Wir verstehen darunter eine Erweiterung der Hirnkammern auf Kosten des Gehirns. Sie tritt auf als Folge von Störungen der *Produktion* (Überproduktion), der *Zirkulation* und/oder *Resorption* des Liquor cerebrospinalis. Die häufigsten Ursachen sind
- intrauterine Schädigungen und Mißbildungen,
- Schädel-Hirn-Verletzungen,
- Subarachnoidalblutungen,
- Meningitiden/Enzephalitiden,
- Tumoren in Ventrikel-Hirnstamm-Nähe.

Das Vollbild der Hydrozephalus mit gleichzeitiger Vergrößerung des Hirnschädels im Kindesalter wird heute seltener beobachtet. Kindliche Enzephala werden bei den Kopfumfangsmessungen oder durch klinisch neurologische Symptomatik bei den Säuglingsvorsorgeuntersuchungen entdeckt und frühzeitig behandelt.

28.5.2. Krankheitszeichen und Verlauf

Im folgenden beschränke ich mich exemplarisch auf den **Hirntumor**. Die *Symptomatik* ist abhängig von seiner Lokalisation und Ausdehnung, die *Prognose* auch von seiner Gut- oder Bösartigkeit bzw. von Remissions- und Behandlungserfolg.

Allgemeine Zeichen:
- Kopfschmerzen, Erbrechen, Schwindel;
- Bewußtseinstrübung, Verwirrung;
- epileptische Reaktionen in Form von generalisierten oder fokalen Anfällen;
- Stauungspapille als Zeichen intrakranieller Drucksteigerung.

Spezifische Zeichen. Herdförmige neurologische Symptome je nach Sitz des Tumors, z. B. im
- *Frontallappen:* Lähmung des Gesichts und der Extremitäten oder von Anteilen davon, Antriebsstörungen, motorische Aphasie, verändertes Verhalten.
- *Parietallappen:* umschriebene bis halbseitige Ausfälle der Sensibilität, Störungen des praktischen Handelns, alle ATL betreffend.
- *Temporallappen:* sensorische Aphasie, Merkfähigkeitsstörungen.

Charakteristisch ist die Progredienz (Zunahme) der Symptome parallel mit dem Wachstum des Tumors.

Die *Therapie* der Wahl ist der chirurgische Eingriff, die Kraniotomie.

28.5.3. Präoperative Maßnahmen

Der **Arzt** wird Art, Sitz und Ausmaß der Schädigung diagnostizieren und die Operationsfähigkeit einleiten: *medikamentöse Vorbereitung* durch hohe Dosen Steroide (z. B. Prednison oder Decadron) zur Hirnödemprophylaxe und Antiepileptika (z. B. Phenytoin) zur Prophylaxe von Streckkrämpfen und epileptischen Anfällen.

Der **Pflegegruppe** obliegt die *menschliche* Begleitung und Unterstützung. Der Eingriff am Kopf gehört – mit den Herz- und Lungenoperationen – zu jenen Eingriffen, auf die der Mensch *existentiell* reagiert, die Ängste und Sorgen sind groß, sowohl für den Patienten wie für die Angehörigen.

Im übrigen gilt, was unter *präoperativer Pflege* im Kap. 38 nachzulesen ist.

28.5.4. Postoperative Maßnahmen

In der ersten postoperativen Phase

- *Intensivüberwachung.* Alle Patienten mit neurochirurgischen Eingriffen sind während der ersten Tage auf der Intensivpflegestation. Im Vordergrund steht die *Intensivüberwachung* (Dauerüberwachung, ¼- bis ½stündliche Registrierung) von all jenen Parametern, die auf S. 776f. beschrieben und in Abb. 28.**27** abzulesen sind.

- Zur *Hirndruckmessung* gilt, daß die Werte nicht über 50 mmHg ansteigen dürfen. Die *Durchtrittsstelle* von Ventrikelkathetern oder Meßschraube muß äußerst aseptisch behandelt werden.
- *Maßnahmen zur Vermeidung des intrakraniellen Druckanstiegs.* Es gilt, was schon auf S. 777 gesagt wurde. Speziell für die postoperative Situation:
  - Schmerzbekämpfung und Sedierung. Das Auftreten von Krampfanfällen sollte unverzüglich durch i.v. Gaben von Barbituraten bekämpft werden;
  - halbsitzende Lagerung (Oberkörperhochlagerung um 30–45 Grad), um den venösen Rückfluß zu gewährleisten,
  - evtl. sogar sitzende Lagerung des Patienten, wobei ein Abknicken des Kopfes seitlich sowie nach vorn oder nach hinten vermieden werden muß;
  - freie Atemwege, evtl. Intubation und Beatmung;
  - vorsichtige *Bronchialtoilette*, um Hirndruckanstieg zu vermeiden (ausgelöst durch Husten, Niesen, Pressen, Krämpfe). Die kurzzeitige Druckspitze ist nicht zu umgehen, sie normalisiert sich beim sonst Hirngesunden sofort wieder (Abb. 28.**26b**). Bei vorbestehenden erhöhten Druckwerten kann durch unsachgemäßes Absaugen ein bleibender Druckanstieg provoziert werden.
- *Allgemeine prophylaktische Maßnahmen:*
  - Postoperatives Erbrechen bedeutet Aspirationsgefahr, weshalb prophylaktisch eine Magensonde eingelegt wird. Sie muß auf ihre Lage überwacht und abgeleitet werden (S. 1056).
  - *Streßulzera* werden durch die schon präoperativ eingeleitete Corticoidtherapie zusammen mit dem Operationsstreß begünstigt. Prophylaktisch wirken Antazidagaben, auch soll so früh wie möglich mit dem enteralen Nahrungsaufbau begonnen werden (s. unten).
  - *Krankengymnastik*, sobald der Patient aus der Narkose erwacht, um Lähmungen, die als Operationsfolge auftreten können, rasch in den Griff zu bekommen.
  - Anlegen eines *Uhrglasverbands* bei vermindertem Lidschluß, um die Hornhaut vor Austrocknung zu schützen.

Überwachung im späteren Verlauf

- *Kontrollen.* Bis zur Stabilisierung von Bewußtseins-, Kreislauf- und Stoffwechsellage bedarf der Patient grundsätzlich einer Dauer- bzw. Intensivüberwachung. Nach Verordnung können die Messungen der obengenannten Funktionen reduziert werden, z. B. auf Abstände von 2–4 Stunden. Die wache Wahrnehmung der Reaktionen des Kranken, um leiseste Veränderungen wie Anzeichen von Schläfrigkeit und/oder Unruhe rasch zu registrieren und zu melden, sind bei der Pflege von neurochirurgischen Patienten oberstes Gebot.
- *Mobilisation.* Solange die Bewußtseins- und Stoffwechsellage unstabil ist, braucht der Patient Bettruhe. Bewegen und Drehen beim Betten muß sorgfältig geschehen, um keine Unruhezustände und Streckkrämpfe auszulösen. Je nach Zustand Beginn mit langsam steigernder Mobilisation.
- *Nahrungs- und Flüssigkeitszufuhr.* Je nach Zustand kann der Patient ab dem 1. postoperativen Tag aufbauende Kost zu sich nehmen; evtl. muß die Flüssigkeit zu Beginn eingeschränkt sein (Hirndruck, Hirnödem). Bilanzierung s. Schädel-Hirn-Trauma S. 778.
- *Ausscheidung. Blasentätigkeit:* Es ist ein Dauerkatheter eingelegt. Er bleibt bis zur Stabilisierung der Stoffwechsel- und Ausscheidungslage liegen.
  Darmtätigkeit: Der Patient darf nicht pressen. Es ist für eine regelmäßige Darmentleerung zu sorgen (z. B. täglich 15–20 ml Agarol oder Practo-Clyss nach Bedarf).

Menschliche Begleitung

Nach einer intrakraniellen Operation bedarf der Patient der besonderen menschlichen Begleitung und Stützung. Nach dem Aufwachen aus der Narkose ist mit psychischen Auffälligkeiten zu rechnen. Es überwiegen die apallischen Durchgangssyndrome und die Antriebsschwäche; oder es treten Unruhe und Erregungszustände auf. Es gilt, den Zustand richtig einzuschätzen und die entsprechenden Beobachtungen an den Arzt weiterzuleiten, damit er die Therapie der Situation anpassen kann.
Die präoperativ wegrasierten Kopfhaare können durch eine Perücke ersetzt werden, bis sie nachgewachsen sind (sie wird von der Krankenkasse bezahlt).

Rehabilitation

Es gilt, was schon auf S. 772f. (Hemiplegiepatient) und S. 779 (Schädel-Hirn-Trauma) gesagt wurde. Die Therapie muß auch nach dem Krankenhausaufenthalt weitergeführt werden und ein nahtloses Rehabilitationsprogramm gewährleistet sein. Die größte Chance für den Patienten ist, wenn er so rasch wie möglich in ein spezielles Therapieprogramm aufgenommen werden bzw. in eine spezielle neurophysikalische Rehabilitationsklinik (S. 779) verlegt werden kann.

Pflegeplanung. Früh genug an die Entlassungs- und Übergangspflege denken und diese, wenn nötig, so lange ansprechen (Arzt, Sozialarbeiter), bis die notwendigen Schritte unternommen werden und der Patient in einem Spezialtrainingsprogramm angemeldet ist.

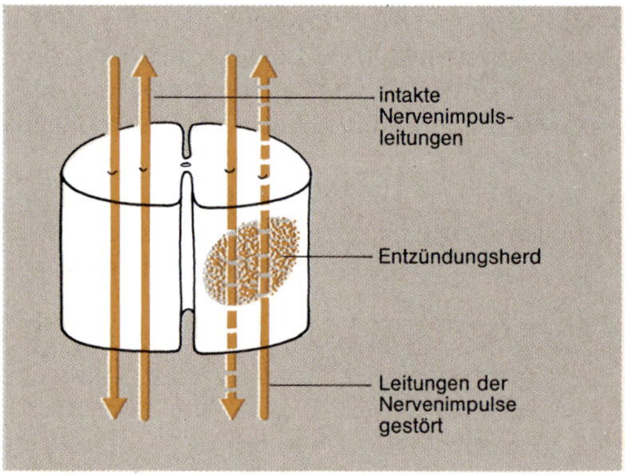

Abb. 28.**28** Ausschnitt des Rückenmarks mit Entzündungsherd.

28.6. Entzündliche Prozesse

Ein wichtiges Gebiet der Neurologie sind die entzündlichen zerebralen Prozesse. Dazu gehören die Meningitis und die Enzephalitis. Da eine strenge Trennung klinisch oft nicht möglich ist, spricht man auch von Meningoenzephalitis. Eine Sonderform ist die multiple Sklerose, auf die ich mich im folgenden beschränke.

28.6.1. Multiple Sklerose

Die multiple Sklerose (MS) ist eine herdförmige Erkrankung des Zentralnervensystems (ZNS), die Nervenfunktionsstörungen im ganzen Körper zur Folge haben kann. Im Rückenmark und Gehirn finden sich umschriebene Entzündungsherde, oft in großer Zahl. Die Entzündung greift vor allem die Schutzhüllen der Nervenfasern (weiße Substanz = Myelin) an. Dies verursacht Leitungsverzögerungen der Nervenimpulse, so daß als Funktionsstörung mannigfaltige Krankheitszeichen/Symptome auftreten können (Abb. 28.**28**).

Krankheitszeichen und Pflegeprobleme

- *Bewegungsstörungen* einzelner oder mehrerer Gliedmaßen, oft als spastische Paresen mit erhöhtem Tonus und Reflexsteigerung (Bauchdeckenreflex erlischt sehr früh).
- *Koordinationsstörungen* (zerebellare Ataxie) mit Intentionstremor, Unsicherheit im Hantieren, torkelnder Gang. Die Sprache wird undeutlich, unartikuliert. Es besteht ein Nystagmus.
- *Blasenstörungen* als Inkontinenz oder Retention.
- *Gesichtsfeldstörungen*, Doppelsehen, Schleiersehen infolge Mitbeteiligung der Augennerven mit Augenmuskellähmung; Lähmung der mimischen Muskulatur.
- *Psychische Auffälligkeiten* im Sinne einer organischen Wesensveränderung. Oft „vernebelt" sie für den Patienten das Krankheitsbild (Euphorie), was das Akzeptieren der Krankheit erleichtert, aber gleichzeitig die Selbsthilfeaktivität einschränkt.
- *Verlauf in Schüben* (häufig) oder *langsam fortschreitend*. Meist treten erst nach 10–20 Jahren erhebliche spastisch-zerebellare Ausfälle auf, die schließlich zum Leben im Rollstuhl oder zu dauernder Bettlägrigkeit führen.

Pflege- und Behandlungsplan

Die **Therapie** ist symptomatisch, da es keine wirksame Kausalbehandlung gibt. Im akuten Schub können *Corticosteroide* oder *Pyramidon* die Entzündungserscheinungen eindämmen. Neuerdings wird auch die *Immuntherapie* (Stärkung des Abwehrsystems) angewendet.
Die **Pflege** richtet sich nach dem Zustandsbild und der Persönlichkeit des Kranken:

- Die *spastische Lähmung* ist die häufigste Ursache einer zunehmenden Behinderung. Die

Spastik muß physiotherapeutisch angegangen und durch die Bobath-Methode beeinflußt werden.

- Massagen, Packungen usw. können bei *umschriebenen Funktionsstörungen* gute Dienste leisten (sie haben aber wenig Einfluß auf die Spastik).
- Die *Ataxie* (Unsicherheit beim Gehen und Agieren) ist durch entsprechende Hilfsmittel zu stabilisieren, z. B. durch geeignete Stützen beim Gehen, durch das Beschweren von Besteck oder Geräten. Der Patient kann die zweihändige Arbeit oder Betätigung besser kontrollieren als die einhändige.
- Der *Intensionstremor* (besondere Form der Bewegungsunsicherheit mit Zittern) ist nur schwer zu beeinflussen. Bei schwerer Störung kommen operative Maßnahmen in Frage (stereotaktische Ausschaltoperationen).
- *Blasenfunktionsstörungen* sind häufig und führen zur „sozialen Behinderung“, auch sind sie Mitursache von Harnwegsinfektionen. Frühzeitiges Blasentraining (S. 286ff. u. 788ff.) ist die beste Prophylaxe.
- *Störungen der Darmentleerung* erstrecken sich von Zeichen imperativen (zwingenden) Dranges bis zur unwillkürlichen Entleerung. Auch hier kann durch das Einhalten bestimmter Entleerungszeiten korrigierend viel erreicht werden (der Darm ist 30 Minuten nach dem Frühstück am besten zur Entleerung disponiert). Im übrigen gelten die Maßnahmen der Obstipationsprophylaxe (S. 282).
- Die *psychischen Veränderungen*, die bei MS-Patienten immer zu erwarten sind, bedeuten oft eine enorme Belastung der zwischenmenschlichen Beziehungen. Eine frühzeitige Aufklärung des Patienten und der Angehörigen über die Krankheit kann viele Ängste und Probleme vermeiden helfen und die Verarbeitung erleichtern.
  Die *MS-Gesellschaften* bieten Beratung, Kurse und Ferienprogramme, die diesem Ziele dienen, an. In schweren Situationen sind evtl. psychotherapeutische Behandlung oder Antidepressiva notwendig.
- *Schmerzen* sind gelegentlich Ausdruck eines MS-Herdes in den sensiblen Nervenbahnen. Viel häufiger treten Schmerzen als Folge von Fehlbelastungen des Bewegungsapparates auf. Hier hilft nur die physiotherapeutische Behandlung bzw. Vorbeugung. Neuralgische Schmerzen (z. B. Trigeminusneuralgie) und quälende Mißempfindungen an den Extremitäten können medikamentös beeinflußt werden (z. B. durch Tegretol in ansteigender Dosierung). Physikalisch wirken positiv die transkutane Elektrostimulation und die Hinterstrangstimulation.
- *Sensible Störungen* an den Extremitäten, häufig an den Händen, können ebenfalls Ursache für Funktionsbehinderung sein. Eine direkte Beeinflussung gibt es nicht. Der Patient muß das Umgehen mit Sensibilitätsstörungen lernen (Vermeiden von Knöpfen an der Kleidung, großgriffiges Besteck usw.).
- *Sexualstörungen* werden erfahren z. B. als Gefühlsstörung in der Genitalregion, Potenz- oder Sekretionsstörung. Sie treten auf bei Herdbildungen im Rückenmark. Häufiger sind die seelisch bedingten Reaktionen infolge Insuffizienzgefühlen, sozialer Minderwertigkeit oder Depression. U. U. ist Fachberatung notwendig (Aufsuchen eines Gynäkologen oder des Hausarztes).
- *Erhöhte Ermüdbarkeit* ist eine immer vorhandene und belastende Situation, auch deshalb, weil sie von Angehörigen oder am Arbeitsplatz oft heruntergespielt wird. Hier hilft nur die entsprechende Information und die Akzeptanz dieser Einschränkung als einer echten Krankheitserscheinung. Eine Verbesserung der Leistung ist durch eine zweckmäßige Strukturierung des Tages möglich: mehr und längere Pausen, Eigenrhythmus ernst nehmen, größere Anstrengungen meiden.

Die **Prophylaxen** sind aus der besprochenen Symptomatik ableitbar. Das *Verhüten von Sekundärschäden* ist mit ein Ziel sinnvoller Pflegeplanung:

- *Übergewichtigkeit* reduzieren, um den Bewegungsapparat nicht zusätzlich zu belasten.
- *Harnwegsinfekte*, die rasch zu aufsteigenden Blasen- und Nierenbeckenentzündungen führen. Prophylaxe: Trinkdisziplin und Blasen-Toilettentraining nach der Uhr. Bei Dauerkatheter ist sorgfältige Pflege unumgänglich.
- *Dekubiti und Kontrakturen.* Früh genug mit Superweichlagerung und Lagewechsel (S. 173ff.) beginnen. Hautpflege konsequent durchführen.
- *Immobilität.* Solange wie möglich die Mobilisation fördern, da Bettlägerigkeit zu Sekundärschäden führt: Osteoporose, Nieren- und Blasensteine, Thrombosen, Pneumonien.

- *Depression und Regression.* Alles, was hilft, ist gut und richtig. Auch alternative Praktiken können Hilfe bringen (ob psychologischer oder organischer Art ist vielleicht gar nicht so wichtig). Viele Patienten reagieren positiv auf Farbtherapie, andere auf Bach-Blüten oder Akupunktur. Autogenes Training kann Entspannung bringen, kreative Medien (Malen, Gestalten, Musiktherapie) die Selbstheilungs- und Durchhaltekräfte fördern.

Die **Gesundheitsressourcen** (S. 61) sollen soweit wie möglich ausgeschöpft und das Sozialnetz (S. 466) einbezogen werden. Auch die Angehörigen brauchen Hilfe. Seit 1968 gibt es die „internationale Föderation der Multiple-Sklerose-Gesellschaft" (IFMSS), der über 20 Länder angeschlossen sind (nationale und regionale MS-Gesellschaften). Sie bieten die folgenden *Dienstleistungen* an:

- Zusammenarbeit mit Spezialkliniken, krankenhausexternen Gesundheitsdiensten u. a.;
- Sozialdienst (Beratung in sozialmedizinischen und rechtsmedizinischen Fragen und Hilfeleistung bei Problemen);
- Organisation von Ferienaktionen, Tagungen, Klubs mit fortbildenden oder therapeutischen Programmen;
- Öffentlichkeitsarbeit (Mitteilungsblatt, Ratgeber).

Die Problematik, Krankheits- und Krisenbewältigung sowie die Pflege des Langzeit- oder chronisch Kranken und Behinderten wird in Kap. 34 ausführlich behandelt. Wer MS-Patienten zu pflegen hat, kann sich dort weiterführende Informationen holen.

28.7. Spinale Schädigungen

Die häufigsten Krankheitsbilder sind die Wirbelverletzungen (S. 787f.), die Tumoren und die Diskushernie. Alle diese Erkrankungen können mit oder ohne sensorische und/oder motorische Ausfallerscheinungen auftreten. Die typische Komplikation der Rückenmarkschädigung ist die Querschnittlähmung (Paraplegie).

Im folgenden werden exemplarisch die Pflegeprobleme bei *Diskushernie* und *Paraplegie* besprochen.

28.7.1. Diskushernie

Bandscheibenkrankheit als Berufskrankheit. Rückenschäden treten häufig zwischen dem 20. und 30. Jahr auf. Dieses Lebensalter entspricht dem der größten körperlichen Aktivität. Zu diesem Zeitpunkt beginnen auch die ersten Degenerationsvorgänge.

Die körperlich Arbeitenden – dazu gehört auch das *Pflegepersonal* – machen den größten Anteil der Betroffenen aus. *Heben* und *Tragen* sind oft unumgänglich, um so wichtiger ist die richtige Technik. *„Bandscheibenbewußtes Leben"* ist prophylaktisch für den körperlich Arbeitenden von ebenso großer Bedeutung wie für den Bandscheibengeschädigten. Es beinhaltet:

- Körpertraining (Bauch- und Gesäßmuskeln), z. B. durch regelmäßiges Rückenschwimmen und Ausgleichsgymnastik (S. 166);
- Körperhaltung (aufrecht, gerade) einüben, Lendenlordose vermeiden;
- Muskelanspannung beim Heben von Lasten antrainieren (S. 168ff.).

Die *Bandscheibe* (Discus intervertebralis; Abb. 28.**29a**) besteht aus einem strukturlosen Gallertkern

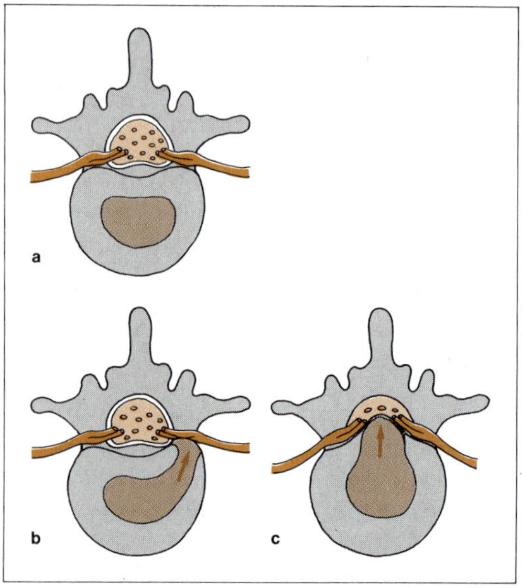

Abb. 28.**29** Bandscheibenschäden. **a** Normale Lendenbandscheibe, **b** lateral gelegener Pulposusprolaps mit Wurzelkompression, **c** medial gelegener Pulposusprolaps mit Kompression des Duralsacks und der Cauda equina.

(Nucleus pulposus), der von einem derben Faserring umgeben ist. Das ganze Gebilde ist einem Wasserkissen vergleichbar, das gute Beweglichkeit gestattet. Nimmt der Quelldruck des Diskus ab, wird die Bandscheibe platt- und über die Wirbelkörperränder hinausgedrückt: Bandscheibenvorfall.

Bandscheibenvorfall/Diskusprolaps

Das prolabierte Gewebe kann je nach Austrittsstelle das Rückenmark und die durch die Foramina intervertebralia hindurchtretende Nervenwurzel komprimieren und dadurch *heftige Schmerzen* (Leitsymptom) hervorrufen. Typisch ist das Lasègue-Zeichen (das gestreckte Bein wird angehoben, wobei es infolge starker Dehnung des N. ischiadicus zu Schmerzen auf der erkrankten Seite kommt).
Die *Schmerzausstrahlung* ist abhängig von der Lokalisation und davon, ob einzelne oder mehrere Segmente betroffen sind. Weiter kommt es zu *sensiblen Störungen* (Parästhesien und Hyperästhesien) sowie zu *motorischen Ausfallerscheinungen,* evtl. auch zu *trophischen Störungen* der betreffenden Segmente.

Lokalisation und Auswirkungen

- *Lumbale und zervikale Diskushernie.* Infolge der Beweglichkeit und entsprechend starker Beanspruchung sind die lumbalen und zervikalen Wirbelsäulenanteile bevozugt befallen. Am häufigsten betroffen sind L5/S1 und L4/L5. Bei Befall der Wurzel (L5) treten die Schmerzen auf der Außenseite des Beines auf = Generalstreifen (Abb. 28.**29b**).
- *Medialer Bandscheibenvorfall im Lumbalbereich.* Hier kommt es zur Schädigung der Wurzeln mit der Folge einer Blasenlähmung und von Mastdarmstörungen, zu Hypästhesie bzw. Anästhesie perianal (Reithosengebiet) sowie zum Fehlen eines oder beider Analreflexe = *Cauda-equina-Syndrom* (Abb. 28.**29c**).

Lumbago (Lumbalgie, Hexenschuß), oftmals als Muskelrheumatismus der Lendenwirbelsäule bezeichnet. Hier handelt es sich meist um degenerative Wirbelsäulen- oder Bandscheibenveränderungen, seltener um einen tumorösen Prozeß, die Rückwirkung auf den Muskelapparat haben.
Von *Lumbago-Ischias-Syndrom* spricht man sowohl bei Bandscheibenschäden als auch bei Bandscheibenvorfall.

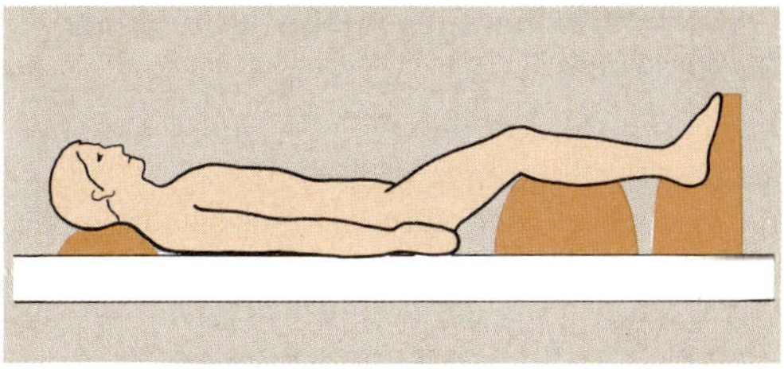

Abb. 28.**30** Entlastungslagerung.

Pflege- und Behandlungsplan

Die *konservativ-orthopädische Therapie* dient in erster Linie der Ruhigstellung, der Schmerzlinderung und der Entspannung der Wirbelsäule bzw. der Muskulatur.

- Bettruhe, Flachlagerung (Brett unter die Matratze, Kissen weg).
- Extension durch Dauerzug mittels Glisson-Schlinge (S. 739) bei zervikalem Vorfall.
- Entlastungslagerung (Abb. 28.**30**) stundenweise, evtl. Extension zur Kyphosierung der Wirbelsäule.
- Wärmeapplikation; im akuten Schmerzzustand Eiswickel.
- Schmerzmittel nach Bedarf: Antiphlogistika, Myotonolytika (evtl. lokale Anästhesierung).

Chemonukleolyse: neurochirurgisches Verfahren zur chemisch-enzymatischen Auflösung des Bandscheibengewebes.
Die *operative Therapie* ist indiziert, wenn

- ein Prolaps mit Paresen und Sphinkterstörungen vorliegt;
- bei akut auftretender motorischer Parese (z. B. vertebrale Peronäuslähmung);
- wenn trotz konsequenter konservativer Therapie nach 6–8 Wochen keine Besserung des Zustandes eintritt;
- bei Rezidiven mit Beschwerden.

Operationsmethoden

Der Nucleus pulposus wird entfernt, der Faserring wird belassen. Der Eingriff geschieht vom Rücken her. Es müssen dabei geringe Wirbelbogenanteile entfernt werden, im Ausnahmefall ist eine *Hemilaminektomie* (Bogen = Lamina) oder eine *Laminektomie* notwendig. Kommt es zu einer Instabilität im entsprechenden Bewegungssegment, so ist eine *Versteifungsoperation* (Einlegen eines dorsalen Knochenspans – Spongiosaplastik) notwendig.

Prä- und postoperative Pflege bei lumbaler Diskushernie

Präoperative Maßnahmen. Es gelten die allgemeinen Richtlinien Kap. 38 .

Postoperative Maßnahmen. Neben den allgemeinen Standards gilt es zu beachten:

- *Lagerung.* Sie dient der *Entspannung* und muß sorgfältig vorgenommen werden:
  - *Seitenlage.* Sie muß in den ersten 4–6 Stunden nach der Operation eingehalten werden. Der Rücken liegt *gerade* und wird abgestützt (Spreukissen), die Knie sind leicht flexiert (Kissen dazwischen). Das obere Bein darf in der Hüfte nicht abkippen.
  - *Rückenlage.* Der Rücken liegt *gerade.* Bett flach, unter dem Kopf ein kleines Kissen, Schultern frei. Zur Entlastung: Spreukissen unter die Beine.
  - *Regelmäßige Lagekontrolle* und evtl. Korrektur der Lagerung sollen eine Lordose verhindern.
  - *Drehen.* Der Patient soll die Hände über der Brust kreuzen und die Beine einzeln anziehen. Die Pflegeperson faßt ihn an Schulter und Knien → En-bloc-Drehen (S. 195).
- *Überwachung und Kontrollen:*
  - Kreislauf: Blutdruck, Puls, Atmung (in den ersten Stunden);
  - Wundgebiet (Redon-Entfernung am 1. postoperativen Tag, Fäden am 8. Tag);
  - Sensibilität und Motorik: Bewegen und Befühlen der Füße und Zehen während der ersten 24 Stunden mindestens 2stündlich.
- *Mobilisation* ab 1. postoperativem Tag. Sorgfalt ist oberstes Gebot.
  - Aufstehen und Wiederhinlegen „en bloc".
  - Der Patient soll oft kurze Strecken gehen.
- *Physiotherapie, Krankengymnastik.* Stoffwechselgymnastik, Bewegungsübungen im Bett, am Boden, später im Gehbad (Beispiel für ein Gymnastikprogramm s. Kasten).
- *Ernährung und Darmtätigkeit.* Sie stellen keine besonderen Probleme. Der Patient darf essen und trinken, sobald die Nachwirkungen der Narkose überwunden sind. Bis zum 3.–4. postoperativen Tag muß der Patient das Essen liegend einnehmen. Für eine mühelose Darmentleerung sorgen. Bei Bedarf am 3. Tag Verabreichen eines Laxativums, z. B. Agarol, am 4. Tag soll der Patient Stuhl haben, sonst muß ein Klistier verabreicht werden.
- *Blasentätigkeit* überwachen, wenn nötig unterstützen (besonders bei vorbestehender Störung).
- *Psychische Unterstützung.* Gute Information fördert die Kooperation des Patienten und diese den komplikationslosen Heilungsverlauf.

Mobilisations-Gymnastikprogramm

1. Tag:	Stoffwechselübungen (S. 206) mit beiden Füßen. Isometrische Quadrizepsübungen in Rückenlage.
2. Tag:	Der Patient soll oft und kurz gehen – kurze Strecken, sich wieder hinlegen. Zum Ausruhen nicht sitzen, immer liegen; zum Essen stehen; später, nach Entfernen der Fäden, ist kurzes Sitzen (langsam steigern) erlaubt.
3. Tag:	Mit angespannter Bauchmuskulatur die Knie einzeln beugen und strecken.
ab 6. Tag:	bzw. 3 Tage nach Mobilisation Versuch des Treppensteigens. Die Steigerung der Belastung richtet sich grundsätzlich nach dem Zustand des Patienten, da Verlauf und Anamnese sehr individuell sind.
8. Tag:	Krankenhausaustritt. Nachkontrolle nach 8 Wochen. Ambulante Bewegungstherapie über 6–8 Wochen. *Rehabilitation:* s. oben, „bandscheibenbewußtes Leben".

„Rückenpatienten" sind oft Patienten, die nicht nur einen „verspannten Rücken" haben, sondern sich häufig auch in einer *gespannten Lebenslage* befinden. „Das innere abgewehrte Kreuz verlagert sich auf das äußere Kreuz und wird auch dort abgewehrt." Verspannungen führen (auch postoperativ) immer neu zu Rückenbeschwerden, wenn dem Patienten nicht zur Einsicht geholfen werden kann. Wir können versuchen, ihn zu einem „liebevollen Umgehen" mit seinem Rücken zu führen (Art und Weise, wie er die in der Therapie gelernten Übungen ausführt). Die *Entspannung* soll auf den *ganzen Menschen* übergehen, nur der entspannte Mensch, „der Mensch im Lot", wird beschwerdefrei bleiben. Siehe dazu auch in Kapitel 6 Haltung und Persönlichkeit, Haltung und Lebensbewältigung, Haltung und Umwelt (S. 157 f.).

28.7.2. Paraplegie

Als Querschnittlähmung bezeichnen wir ein Syndrom, bei dem alle Bestandteile des Rükkenmarks durch einen Krankheitsprozeß (Luxation, Fraktur, Tumor u. a.) geschädigt sind. Im Vordergrund steht die doppelseitige zentrale (und darum spastische) Lähmung mit Sensibilitätsstörung und vegetativen Störungen (Harn- und Stuhlverhaltung, Entwicklung einer Überlaufblase u. a.).

Setzt eine Querschnittlähmung plötzlich ein, z. B. durch Zusammenbruch eines Wirbels bei Unfall, so kommt es zum *spinalen Schock*. Dabei ist die motorische Lähmung komplett, der Muskeltonus schlaff, die Reflexe sind erloschen.
Bei kompletter Querschnittläsion ist die zentrale Steuerung aller Funktionen des Rückenmarks unterhalb der Läsion aufgehoben, bei inkompletter Läsion ist sie teilweise erhalten. Je nach Höhe der Schädigung (Lokalisation) unterscheiden wir:

- *Halsmarkläsion:* Querschnittlähmung mit Tetraparese der Arme und Beine – Tetraplegie;
- *Brustmarkläsion:* Parese oder Paralyse der Beine, evtl. auch der Thorax-, Rücken- und Bauchmuskulatur;
- *Lumbalmarkläsion:* Lähmung der Beine (meistens als schlaffe Lähmung).

Störungen der Blasenentleerung. Nach akuten Querschnittläsionen kommt es neben der Paralyse der Muskeln auch zur Wandlähmung der Blase und damit zu einer Verlegung der inneren Öffnung. Da der Reflexbogen für die Reaktion der Harnblasenwand auf Dehnungsreize unterbrochen ist, tritt eine Überdehnung der Wandmuskulatur ein. Mit zunehmender Füllung wird dann der Blasenausgang überdehnt und passiv geöffnet, so daß die Blase überläuft (schlaffe, atone, sog. Überlaufblase). Daraus entwickelt sich je nach Sitz der Läsion die hypertone oder die hypotone Blase.

- *Hypertone Blase* (Reflexblase), d. h., reflektorisch können durch sensible Reize unwillkürliche Miktionen ausgelöst werden. Der Patient hat weder Harndrang noch das Gefühl für Harnabgang.
- *Hypotone Blase* (autonome Blase), d. h., sie zieht sich bei einem gewissen Füllungszustand wieder teilweise zusammen und entleert sich (es bleibt Restharn zurück).

Zusammenfassend ergeben sich folgende Krankheitszeichen:

- Querschnittläsion als Para- oder Tetraplegie,
- Sensibilitätsstörungen,
- Störungen der Blasen- und Darmfunktion,
- Störung der Sexualfunktion.

Behandlungskonzept

Das Schweizer Paraplegikerzentrum stellt diese **grundlegenden Prinzipien** an den Anfang der Betreuung der Querschnittgelähmten:

1. Die Erkenntnis, daß nur eine *Spezialklinik* mit einem Rehabilitationsteam, das fachkundig und zielstrebig die ärztlichen, pflegerischen, therapeutischen, beruflichen, technischen und sozialen Wiedereingliederungsmaßnahmen koordiniert, eine optimale Rehabilitation für Paraplegiker erreichen kann, und zwar vom Bekanntwerden einer solchen Lähmung bis zum Tode.
2. Eine systematische *Instruktion über richtiges Verhalten* bei Verdacht auf Querschnittlähmung *am Unfallplatz*, basierend auf der Erkenntnis, daß es vor allem der Laie ist, der als erster am Unfallplatz eintrifft. Unerläßlich ist in der Folge ein kompetentes Rettungswesen und der Einsatz von Notfall-Helikoptern mit dem Ziel, für diese Schwersttraumatisierten eine fachkundige Bergung und einen schnellen und schonenden Transport aus allen Teilen des Landes zu garantieren.
3. *Schaffung von Rahmenbedingungen* staatlicher und versicherungstechnischer Art, die eine Betreuung von Querschnittgelähmten in einer Spezialklinik erlauben, basierend auf der Erkenntnis, daß nur durch koordinierte Rehabilitationsmaßnahmen ein adäquates Resultat erreicht werden kann mit dem Ziel, auch schwerbehinderte Mitmenschen wieder vollumfänglich sozial und beruflich einzugliedern.

Rehabilitationsphasen

Die Rehabilitation beginnt am Unfallort (Schädel-Hirn-Traumen S. 775). Der Rehabilitationsverlauf wird in *drei Schritte* unterteilt:

- *Akutphase.* Die richtige Bergung am Unfallort, der schonende und schnelle Transport in eine Spezialklinik, die exakte Diagnosestellung, das frühzeitige Einsetzen der Akuttherapie und die fachgerechte Betreuung in den ersten Stunden sind für den weiteren Verlauf und die Heilungsaussichten nach unfallbedingter Querschnittlähmung von entscheidender Bedeutung.

- *Reaktivierungsphase.* Ein Rückenmarkgeschädigter hat je nach Schweregrad mehr oder weniger komplette sensible, motorische und vegetative neurologische Ausfälle. Substantielle Schäden des Rückenmarks sind nach wie vor irreversibel. Von großer prognostischer Bedeutung sind die therapeutischen Maßnahmen bei inkompletter Symptomatologie, den Para- und Tetraparesen. Um beim spinalgeschädigten Menschen ein gutes Rehabilitationsresultat zu erreichen, braucht es den Einsatz eines koordiniert engagierten Spezialistenteams und entsprechend adaptierter Infrastruktur.
- *Integrationsphase.* Die rehabilitativen Bemühungen um den Querschnittgelähmten ergeben nur dann ein erfreuliches Resultat, wenn frühzeitig (noch während des Aufenthaltes in der Spezialklinik) das spätere Leben in Familie, Beruf und Gesellschaft gründlich vorbereitet wird. Eine kontinuierliche Betreuung nach der Entlassung muß garantiert sein.

Pflegeprinzipien

Stabilisierung der Fraktur

- *Bettruhe* bei korrekter Lagerung während ca. 12 Wochen.
- Die *Lagerung* dient der
  - Stabilisierung der Fraktur (Hyperextension),
  - Ruhigstellung der Wirbelsäule,
  - Entlastung der Auflagestellen zur Vermeidung von Druckschäden,
  - Vermeidung von Spitzfuß, wenn keine Reflexe mehr vorhanden sind.

Anleitung: Merkblatt Abb. 28.**31**.

Blasenrehabilitation

Von *neurogener Blase* spricht man bei Miktionsstörungen infolge einer Läsion des ZNS (Großhirn oder Rückenmark) oder bei Läsion des peripheren Nervensystems (Sakralnerven) oder der intramuralen Ganglien der Blase (Detrusor).

Die neurogenen Blasentypen werden unterschieden wie folgt:

- *Undefinierbarer Blasentyp.* Er ist in der spinalen Schockphase vorherrschend (in den ersten Stunden/Tagen, manchmal während Monaten).
- *Reflexblase.* Bleiben die Blasenentleerungsreflexbogen unverletzt, entwickelt sich eine sog. *zentrale*, automatische oder supranukleäre Blase. Das sakrale Zentrum, S2–S4, ist intakt. Wenn die Reflexerregbarkeit wieder spielt, kontraktiert sich die Blase wieder: *Beginn der Eigenaktivität.*
- *Schlaffe Blase.* Das sakrale Miktionszentrum und/oder die Wurzeln der Cauda equina oder die peripheren Nerven sind zerstört, wobei es zur Unterbrechung der Reflexbogen kommt. Man spricht von einer *peripheren*, autonomen oder infranukleären Blase. Da die Nervenversorgung peripher unterbrochen ist, reagiert der Detrusor nicht mehr, und die Blase füllt sich bis zu dem Moment, wo es zur *Überlaufinkontinenz* kommt.
- *Gemischte neurogene Blase.* Sie ist häufig bei Wirbelsäulentraumen im thorakalen Raum. Je nach Lokalisation und Ausdehnung stellen sich verschiedene Probleme ein, wobei vor allem in späteren Stadien einer Paraplegie sowohl eine Hypo- wie eine Hypertonie des Detrusors nachgewiesen werden kann.

Blasentraining

Ziele und Grundlagen S. 286ff.

Bezogen auf die *neurogene* Situation gilt:

- In der Zeit des *spinalen Schocks* mit undefinierbarem Blasentyp ist eine suprapubische Ableitung notwendig. Eventuell wird für 10–14 Tage ein Verweilkatheter eingelegt. Anschließend ist das 3–4stündliche Katheterisieren aus Gründen der Infektprophylaxe vorzuziehen.
- Die *Reflexblase* wird zur Entleerung angeregt durch suprapubische Perkussion, durch Bestreichen der Oberschenkel oder des Dammbereichs:
  - In ca. 3stündlichen Abständen klopfen.
  - Flüssigkeitsein- und ausfuhr bilanzieren.

  Der Patient erhält ein *Klopfschema* und ein *Trinkschema* (Minimum 2000–2500 ml/Tag). Anfänglich wird unter streng aseptischen Kautelen nachkatheterisiert, bis die Restharnmenge unter 200 ml sinkt. Dann folgt die Reduktion des Nachkatheterisierens bis zum katheterfreien Zustand.

  Zu Beginn des Trainings liegt der Patient im Bett (Männer mit Urinflasche, Frauen auf dem Schiffchen), damit der Urin aufgefangen und gemessen werden kann. Wenn der Urin nicht mehr gemessen wird, kann der Patient das WC benützen.

Richtlinien zur Dekubitusprophylaxe und Dekubitustherapie

Prophylaxe	
Prinzip:	Hautkontrolle adäquat weiche Lagerung
	mobiler Patient
im Rollstuhl	Hautkontrolle morgens und abends, evtl. mittels Spiegel für nicht direkt einsehbare Stellen
	alle 15 Minuten abheben, evtl. Spezialkissen
im Bett	Lagewechsel, evtl. weiche Spezialmatratzen, synthetisches Fell oder Naturfell
	immobiler Patient
	Hautkontrolle bei jedem Lagewechsel, evtl. im dreistündigen Rhythmus
	superweiche Lagerung im Spezialbett
	Fersen durch Kissen freilagern
	bei Dauerkatheter wegen Gefahr einer Penosakralfistel den Penis hochbinden
Therapie	
Prinzip:	absolute Entlastung der betroffenen Stellen
Rötung: entlasten	in wenigen Tagen behoben (präsakraler Dekubitus = Bauchlage, Seitenlage)
Blasen: entlasten	in Tagen bis Wochen behoben eintrocknen lassen, nach dem Eintrocknen die Kruste entfernen
Ulkus: entlasten	in Wochen bis Monaten behoben Nekrosen bis zum Bluten chirurgisch abtragen oder enzymatische Wundreinigung Wunde feucht halten (NaCl, Malvenblattextrakt oder Ringer-Lösung) später bei sauberen Wundverhältnissen plastochirurgische Wunddeckung

keine Gipsverbände im gelähmten Gebiet !

Abb. 28.**31** Merkblatt des Schweizer Paraplegikerzentrums, Nottwil.

- Bei *schlaffer Blase* fährt man mit dem intermittierenden Katheterisieren fort, bzw. der Patient wird zum Selbstkatheterismus angeleitet. Er soll möglichst aktiv und selbständig weitertrainieren; erfahrungsgemäß braucht das Training der schlaffen Blase vom Patienten wie vom Pflegepersonal viel Geduld. Der Urin tröpfelt lange nach, was oft entmutigend wirkt.

Zur *Verhütung von Urininfekten und Urolithiasis* stehen folgende Maßnahmen im Vordergrund:

- Flüssigkeitszufuhr von 2 bis 2,5 l/Tag.
- Tägliche Urinkontrolle: pH, Beschaffenheit.
- Instruktion des Patienten, wie er einen Urininfekt selber frühzeitig erkennt, z. B. durch erhöhte Spastizität, unerwünschten Urinabgang, Temperaturanstieg.

Darmrehabilitation

Der *gelähmte Darm* wird, wie die Blase, in drei Typen unterschieden: Reflexdarm, schlaffer Darm und die Mischform.

Darmtraining

- *Akutphase.* Nach dem Unfall besteht für 3–10 Tage (manchmal länger) ein paralyti-

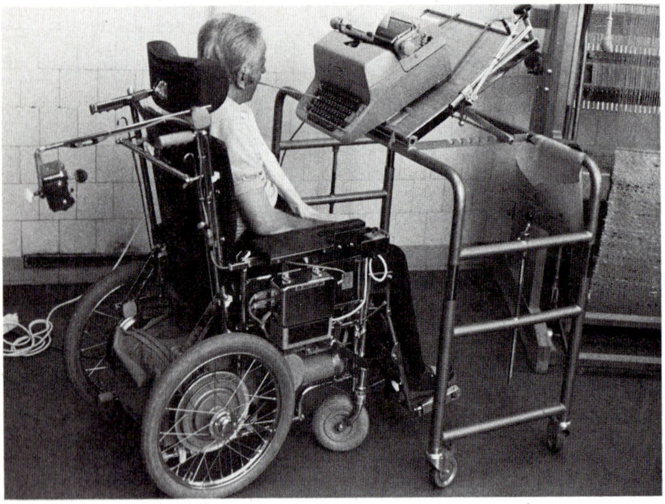

Abb. 28.**32** Aktivitätsbemühungen eines Tetraplegikers.

scher Ileus (S. 640). Nach Überwindung dieser Phase kommt die Peristaltik in den meisten Fällen wieder von allein in Gang.

- *Chronische Phase.* Es muß eine dem Patienten angemessene Rhythmik erreicht werden (Regel: jeden 2.–3. Tag, möglichst zur gleichen Zeit).
- Der *Entleerungsreflex* wird durch eine lokale rektale Reizung ausgelöst (Stuhlzäpfchen, Dehnung des Schließmuskels mit behandschuhtem Finger). Bei starkem Meteorismus vorsichtige Kolonmassage.
- Beim *schlaffen Darm* besteht Stuhlinkontinenz. Kontinenz kann nur erreicht werden, wenn der Enddarm regelmäßig entleert wird. Auch hier führt die Darmfüllung der glatten Muskulatur schließlich zur Stuhlentleerung.

Schlackenreiche Kost ist in jedem Fall von großer Bedeutung. Zur Erreichung von weichem Stuhl eignen sich quellende Substanzen pflanzlicher Art. Eine regelmäßige Nahrungs- und Lebensweise führt bei vielen Patienten zur laxanzienunabhängigen Darmentleerung.

Sexualfunktion

Beim querschnittgelähmten **Mann** ist die Störung der Sexualfunktion abhängig von der Höhe und vom Ausmaß der Rückenmarkschädigung. Bei vollständiger Lähmung fallen meist auch alle Sexualfunktionen aus. Bei Schädigung oberhalb der Reflexzentren (im Conus medullaris) bleibt die Fähigkeit reflektorischer Erektion erhalten. Sie kann durch Reizung der Haut der Glans penis ausgelöst werden. Der Geschlechtsverkehr wird aber nicht gespürt. Grundsätzlich stellt jeder Lähmungstyp eigene Probleme. Es gilt daran zu denken, daß dem Paar auch dann ein befriedigender Geschlechtsverkehr möglich ist, wenn der Mann keine Gefühlsempfindungen verspürt. In diesem Fall kommt der verbliebenen Fähigkeit, die Partnerin zu befriedigen, hohe psychologische Bedeutung zu.

Bei der querschnittgelähmten **Frau** sind die Probleme weitaus geringer als beim Mann. Mit Ausnahme des Ausfalls des Empfindungsvermögens ist die Sexualfunktion ungestört (bei jedem Lähmungstyp).

Soziale Rehabilitation

Die berufliche und gesellschaftliche Wiedereingliederung läuft parallel zur körperlichen. Die Paraplegikerzentren bieten Umschulungs- und Trainingsprogramme an. Das *Ziel* der Reaktivierungs- und Integrationsphase ist erreicht, wenn der Patient – im Rahmen seiner verbliebenen Fähigkeiten – ein „gesundes", möglichst selbständiges Leben zu führen vermag, und wenn er gelernt hat, mit den notwendigen Hilfsmitteln (Rollstuhl, Haushalthilfen usw.) umzugehen" (Abb. 28.**32**).

Langzeitpatient und Umgehen mit Behinderung Kap. 34.

Auch ein Leben im Rollstuhl kann ein reiches und erfülltes Leben bedeuten.

Weiterführende Literatur

Bauer, H. J.: Medizinische Rehabilitation und Nachsorge bei MS. Fischer, Stuttgart 1989

Bobath, B.: Die Hemiplegie Erwachsener, 4. Aufl. Thieme, Stuttgart 1985

Birkmayer, W., W. Danielczyk: Die Parkinson-Krankheit. Trias, Stuttgart 1989

Gobiet, W.: Grundlagen der neurologischen Intensivmedizin, 2. Aufl. Springer, Berlin 1980

Grote, W.: Neurochirurgie, 2. Aufl. Thieme, Stuttgart 1986

Hemiplegie-Merkblatt. Eine Anleitung zum Erreichen weitgehender Selbständigkeit für Menschen mit Halbseitenlähmung, hrsg. von der Schweizerischen Arbeitsgemeinschaft für Rehabilitation. Huber, Bern 1980

Isermann, H.: Neurologie und neurologische Krankenpflege, 3. Aufl. Kohlhammer, Stuttgart 1988

Kretz, F. J.: Intensivmedizin für Krankenpflegeberufe, 2. Aufl. Thieme, Stuttgart 1989

Mäurer, H. Chr.: Schlaganfall. Rehabilitation statt Resignation. Thieme, Stuttgart 1989

Matthes, A.: Der Epilepsiekranke. Trias, Stuttgart 1989

Mumenthaler, M.: Neurologie, 9. Aufl. Thieme, Stuttgart 1990

Sacks, O.: Der Mann, der seine Frau mit einem Hut verwechselte. Rowohlt, Reinbek 1989

Sacks, O.: Der Tag, an dem mein Bein fortging. Rowohlt, Reinbek 1989

Schuster, H. P., T. Pop, L. S. Weilemann: Checkliste Intensivmedizin, 3. Aufl. Thieme, Stuttgart 1988

Soyka, D.: Schlaganfall. Ein Ratgeber für Patient und Angehörige, 2. Aufl. Fischer, Stuttgart 1988

Wüthrich, R.: Die Behandlung der Multiplen Sklerose. Schriftenreihe der Multiple-Sklerose-Gesellschaft Schweiz, Heft 6

29. Haut

Unterstützen des Patienten mit Hautkrankheiten

Sequenzziel

Das vorliegende Kapitel gibt Ihnen einen Einblick in das vielschichtige Gebiet der Hautkrankheiten (Dermatologie). Die Pflege Hautkranker ist eine anspruchsvolle, aber dankbare Tätigkeit, da durch den nahen Kontakt mit dem Patienten (z.B. beim Einsalben) die Aspekte der ganzheitlichen Pflege in ganz besonderer Weise zum Zuge kommen können. Die Auseinandersetzung mit diesem Bereich soll Sie dazu führen, daß Sie für die Pflege Hautkranker motiviert, deren Bedürfnisse und/oder *Probleme erkennen* sowie die entsprechende *Pflege planen* (S. 102ff.) und durchführen können.

Dynamik des Pflegeprozesses

Situation: Patient mit Hautproblemen.

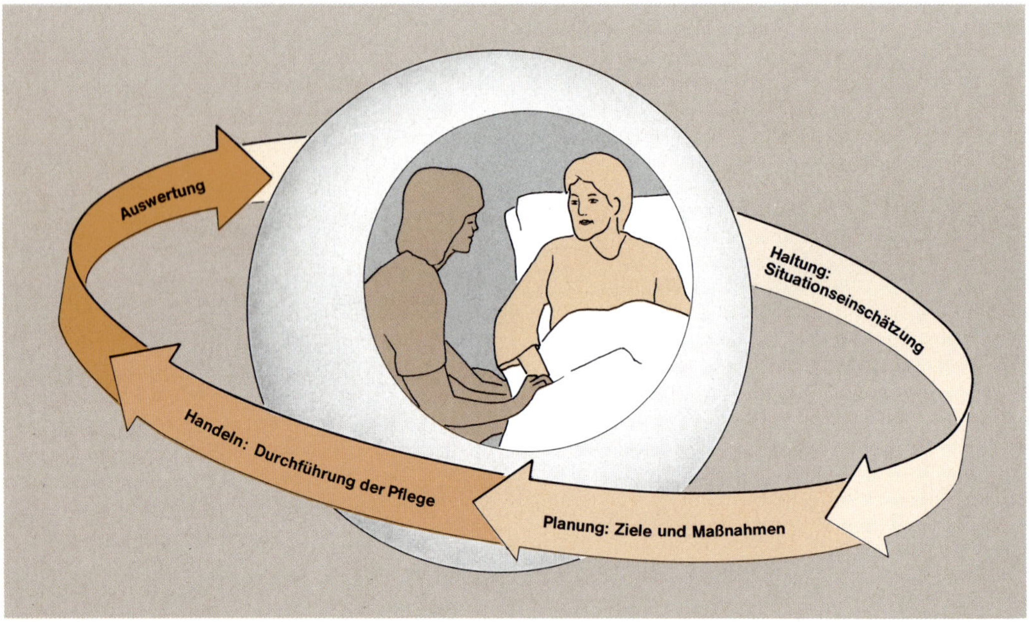

Prinzipien/Impulse

- Der *menschliche Organismus* wird durch die Haut „zusammengehalten". Sie dient als Schutzorgan, nimmt teil an der Wärmeregulation, der Sekretion, Exkretion und Atmung sowie an der Sinnestätigkeit. Sie erfüllt Barrierenfunktion von außen nach innen und von innen nach außen.
- Die *Personmitte* ist in sich gefestigt und geschlossen, ist aber gleichzeitig von der Ganzheit der Strukturen beeinflußt. Sie ist wie ein kostbarer Kern, der eines sicheren

und intakten Gehäuses bedarf, um wachsen und werden zu können.

- Die *Berührungs-* und *Vibrationsempfindungen* der Haut ermöglichen die Wahrnehmung, unterstützen Sehen und Hören, sind somit wichtigste Helfer in den Kontakten zur *Um-* und *Mitwelt*. Die Haut nimmt Signale entgegen, sendet selbst Signale aus.

29.1. Allgemeine Grundlagen

29.1.1. Bezug zu den ATL

In engster Beziehung zur Haut steht die ATL *Sichwaschen und -kleiden* (Kap. 7). Daß aber in Wirklichkeit fast alle Lebensaktivitäten in mittelbarer und unmittelbarer Beziehung zur Haut stehen, kann leicht aus den *Prinzipien* abgeleitet werden. Die Haut ist mit beteiligt an der *Sorge für die Sicherheit* (Kap. 12), an der *Regulierung der Körpertemperatur* (Kap. 10) wie an der *Ausscheidung* (Kap. 9). Hautdefekte und Beeinträchtigung der Hautfunktion können nicht nur zu Störungen und Problemen in all diesen Tätigkeiten führen, sie treffen den Menschen auch ganzheitlich: in seinen Bezügen zur Umwelt, in seinen Beziehungen zur Mitwelt, in seiner Integration in Beruf und Gesellschaft usw. (Kap. 14 *Kommunizieren*).

29.1.2. Anatomie, Physiologie

Wiederholen Sie anhand von Abb. 29.**1** den *anatomischen Aufbau* der Haut.
Dem besseren Verständnis der *Zusammenhänge von Hautphysiologie und Dermatologie* dienen die folgenden grundlegenden Informationen.
Die *Hornschicht* ist an Stellen mit starker mechanischer Beanspruchung besonders dick. Sie wird gebildet aus den sich nach oben abflachenden und schließlich verhornenden *Epithelzellen*. Letztere werden von der untersten Epithelschicht her ständig erneuert. Dort befinden sich auch die pigmentbildenden Zellen. Die *Epidermis* enthält Nervenendigungen für die Schmerzempfindung, jedoch keine Blutgefäße. Ihre Ernährung geschieht durch Diffusion aus der Lederhaut, mit der sie zur besseren Verankerung wellenförmig verzahnt ist. *Zerstörtes Epithel* kann immer nur aus gesunden Epithelzellen neu gebildet werden, d.h., bei einer großflächigen Wunde, wo auch die ganze Epithelschicht zerstört ist, kann die Epidermis nur vom Rand her regenerieren, was bis zum Verschluß des Defektes sehr lange dauern kann. Es entsteht dann eine *Narbe* und weil diese immer auch neugebildetes Bindegewebe enthält, hat sie die Tendenz, mit der Zeit zu schrumpfen, was zu störenden Verziehungen führen kann. Bei einer *Schürfung*, wo einzelne Epithelinseln erhalten bleiben, dauert die Heilung weniger lang, da die Regeneration von verschiedenen Stellen ausgeht.
Die *Lederhaut* besteht aus Bindegewebe, dessen kollagene und elastische Fasern ihr Festigkeit und Elastizität geben. In ihr findet man spezielle Tast-, Wärme- und Kältekörperchen sowie die Anhangsgebilde der Haut: Haare,

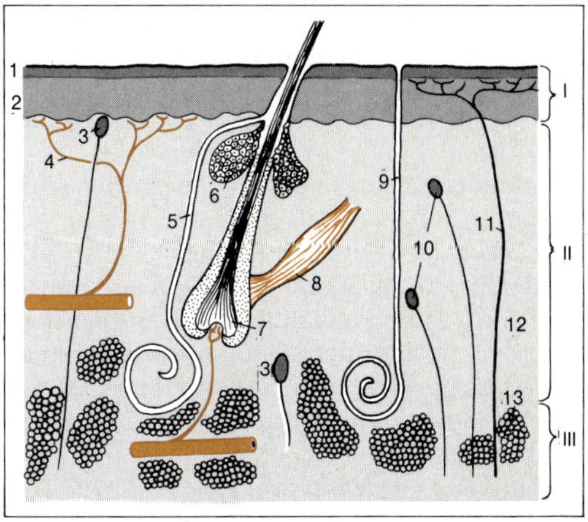

Abb. 29.**1** Aufbau der Haut. Bezeichnen Sie die Strukturen I–III sowie 1–13 und ordnen Sie die Aufgaben a–i den Strukturen 1–13 zu (S. 1144f.):
a Schutz vor mechanischen Einflüssen.
b Schutz vor chemischen Einflüssen.
c Schutz vor Eindringen von Infektionserregern.
d Schutz vor Schädigung durch UV-Strahlen.
e Schutz vor Austrocknung.
f Schutz vor Wärmeverlust.
g Wärmeregulation.
h Speicherung.
i Sinnesorgan.

Nägel, Talgdrüsen, Schweißdrüsen. Bindegewebszellen der Lederhaut, die phagozytieren oder Antikörper bilden können, sind ein wichtiger Bestandteil der Infektabwehr; sie können aber auch krankhaft reagieren und damit Krankheitszeichen an der Haut bewirken (z. B. Ekzem, Allergie).

Das *subkutane Fettpolster* ist nicht an allen Körperstellen gleich dick (Handrücken und Bauchhaut). Wird ein Vollhautlappen transplantiert, so verhält er sich auch später entsprechend seinem Ursprungsort, d. h., daß z. B. Bauchhaut, die ins Gesicht transplantiert würde, Fett ansetzen könnte.

Zu *Funktion der Haut* Kap. 7.

29.1.3. Diagnostik

Die Maßnahmen dienen in erster Linie der allergologischen Diagnostik (die Allergie betreffend).

Epikutanproben

Auf die Haut wird Testsubstanz zur Feststellung von *Kontaktallergien* verabreicht. Zur Anwendung kommen:

- *Einfache epidermale Tests* = Patch-Tests (Läppchenprobe). Die zu prüfende Substanz wird auf ein Leinenläppchen gegeben und für 24 Stunden mit einem Testpflaster auf die gesunde Haut (meist Rücken) geklebt. Danach wird das Pflaster abgenommen und 10 Minuten danach sowie nach 24 und nach 48 Stunden die Reaktion abgelesen.
  Positiver Ausfall: Rötung (+), Papeln (++) oder Blasenbildung (+++).
- *Belichtete epidermale Tests* werden bei Verdacht auf Photoallergie vorgenommen.
- *Abrißproben.* Hier wird durch Aufkleben und Abreißen von Celluxklebeverband die Hornhaut stark verdünnt, bevor der Patch-Test vorgenommen wird.
- *Reibetest.* Bei hochgradiger Allergie (z. B. auf Tierhaare, Pollen, Fisch) kann durch kräftiges Reiben auf der Volarseite des Unterarms mit dem Allergen nach 2–3 Minuten eine Soforttypreaktion ausgelöst werden.
- *Alkaliresistenz.* Durch Aufbringen von Natronlauge auf die Volarseite des Unterarms kann nach 10, 20 und 30 Minuten abgelesen werden, ob eine Überempfindlichkeit (keine Allergie!) auf alkalische Substanzen (z. B. Shampoo, Seife, Bad-Dusch-Mittel, Spülmittel) besteht.
- *Kälte-Wärme-Test* bei Verdacht auf Kälte-Wärme-Urtikaria.
- *Drucktext* zum Feststellen individueller Reaktion auf mechanische Einwirkung.

Intrakutanproben

In die Haut wird eine Testsubstanz verabreicht, um Reaktionen (Intradermoreaktionen) auszulösen (typisches Beispiel ist die Tuberkulinprobe, S. 342). Die Anwendung wird meist an der Volarseite des Unterarms vorgenommen:

- *Picktest.* Der Teststoff wird mit spezieller Nadel in die Haut gestochen (ohne eine Blutung hervorzurufen).
- *Scratch-Test* = mit Lanzette in die Haut geritzt (ohne Blutung).
- *Intrakutantest* = intrakutane Injektion des Stoffes.

Spezielle Testmethoden

- *Konjunktivaltest.* Aufbringen der verdächtigen Substanz auf die Augenbindehaut (entspricht der Wirkung eines Intrakutantests).
- *NPT-Test* – nasaler Provokationstest. Aufbringen der Testsubstanz auf die Nasenschleimhaut.
- *Oraler Provokationstest* – Expositionstest. Die verdächtige Substanz wird in steigender Konzentration (der Patient ist nüchtern) geschluckt. Der Patient wird über Stunden beobachtet; der Test ist nicht ungefährlich, da beim Soforttyp massive Reaktionen auftreten können.
- *Anstrengungstest.* Anstrengungsreaktionen werden mittels Treppensteigen oder Fahrradfahren geprüft.

29.1.4. Dermatotherapie

Bei der Dermatotherapie unterscheidet man die *lokale* (pharmakologische, physikalische, chemische) und die *interne* (orale, parenterale) Therapie. Im folgenden finden Sie Informationen zur *Lokaltherapie* und zu den *Lokaltherapeutika*.

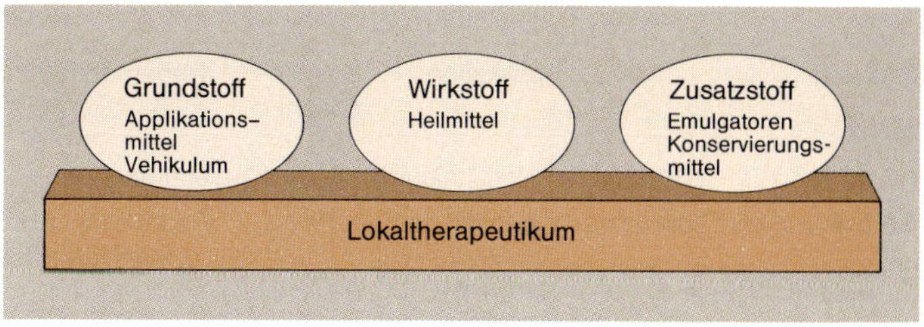

Abb. 29.**2** Zusammensetzung der Lokaltherapeutika.

Pharmakologisch-chemische Therapie

Wirkungsbereich, Grundstoffe

Wirkungsbereich. Man kann Arzneimittel direkt an den Wirkungsort bringen (Lokaltherapie). Der Erfolg oder Mißerfolg ist jederzeit an der Haut ablesbar.

Lokaltherapeutika. Sie sind mit *Trägersubstanzen* (Grund- und Zusatzstoff) aufbereitete Wirkstoffe (Abb. 29.**2**). Je nach Zusammensetzung spricht man von einem zwei- oder dreiphasigen System (Abb. 29.**3**). Man unterscheidet dabei drei *elementare Grundstoffe:*

- flüssige: z. B. Wasser, Alkohol, Äther;
- feste: Puder, Pulver, z. B. Zinkoxid;
- Fette und Öle: z. B. Vaseline, Lanolin, Mandelöl, Rosenöl.

Der Grundstoff sagt noch nichts aus über die Wirkung; dazu braucht es die Zufügung der *Wirksubstanz*. Man kann Wirksubstanzen wie folgt unterscheiden: Adstringenzien, Anästhetika, Antibiotika, Antimykotika, Antiparasitaria, Antiphlogistika, Antipruriginosa, Antipsoriatika, Antiseborrhoika, Ätzmittel, Desinfizienzien, Keratolytika, Teere. *Anwendung, Wirkung* und *Nebenwirkung* sind in Tab. 29.**1** zusammengefaßt.

Anwendungsbereiche

Die Verordnung von Therapeutika ist immer Arztsache. Der Pflegeperson obliegt die Anwendung (Applikation) sowie die Überwachung der Wirkung und der evtl. auftretenden Nebenwirkungen. Damit sie diesen Bereich kompetent wahrnehmen kann, braucht sie Informationen (Wissen) und eine gute Beobachtungs- und Interpretationsgabe – *Handlungsverantwortung und -kompetenz*.

Einige Beispiele zur Anwendung von externen und internen Therapeutika finden Sie in Tab. 29.**2**.

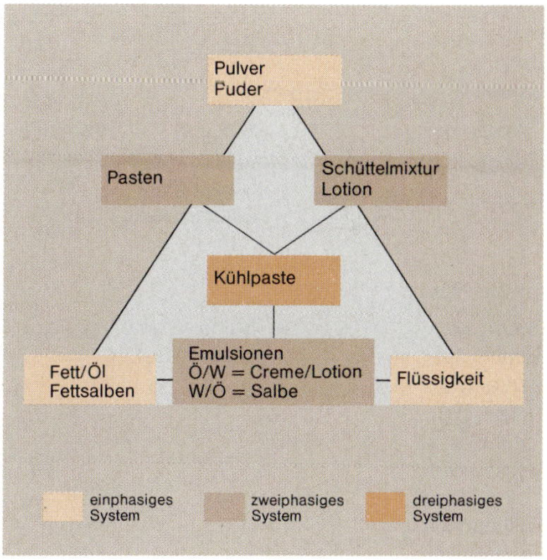

Abb. 29.**3** Das Wirkungsdreieck der Grundstoffe.

Physikalische Dermotherapie

Es können grundsätzlich drei Gruppen unterschieden werden: allgemeine/systemische Therapie, Temperaturanwendung, operative Therapie.

Allgemeine/systemische Therapie

- *Hautpflege:* Einreibungen, Auflagen.
- *Bäder:* Ölbäder, Schwefelbäder, Teerbäder, Bäder mit Desinfizienzien oder Adstringenzien.
- *Klima:* Hochgebirgstherapie, Meerestherapie (Meerwasser und Sonne – z. B. Kuren am Toten Meer).

Temperaturanwendung

Temperatur wirkt als Kälte, Wärme und Wellen (S. 321 ff.).

Tabelle 29.1 Anwendung, Wirkung und Nebenwirkung der wichtigsten Lokaltherapeutika

Wirkstoff	Applikation	Konzentration	Nebenwirkungen	Indikation
Adstringenzien (adstringierend, antiphlogistisch, exsikkierend, leicht antibakteriell)				
Gerbsäure (Acid. Tannic.)	Teil-/Vollbad	s. Pack.	bei zu hoher Konzentration zu stark exsikkierend	• Entzündung
Silbernitrat (Arg. nitric.)	betupfen Umschlag	0,1–10%	bei zu hoher Konzentration ätzend	• nässende Dermatosen
Eichenrinde	Teilbad	s. Pack.	bei zu hoher Konzentration stark austrocknend	• Hyperhidrose
Kaliumpermanganat	Umschlag, Teil-/Vollbad	hellrosa	bei zu hoher Konzentration stark austrocknend	
Huminsäure (Salhumin)	Umschlag, Teil-/Vollbad	s. Pack.	bei zu hoher Konzentration ätzend	
Anästhetika (lokal betäubend)				
Hexoral	Spülung	s. Pack.		• Schleimhauterosion
Phenol. lique-factum	Lotion, Paste, Spülung	nur bis 2%		
Thesit	Lotion, Paste, Salbe	bis 5%		• Hauterosion
Antibiotika				
Neomycin Kanamycin Gentamycin Tetracyclin Paromomycin Meclocyclin Metronidazol Sulfonamide Erythromycin	Salbe, Creme, Lösung, Gel, Spray	s. Pack.	Sensibilisierungen (Allergien) werden beobachtet lokal nur anwenden, wenn wirklich nötig kein Penicillin lokal verwenden!	• Infekte der Haut und Schleimhaut
Antimykotika (pilztötend)				
Anthrarobin (Tinct. Arning)	Lösung	1,5–3%		• Ekzeme + Mykose
Fuchsin (Color Castellani)	Lösung	0,5%		• Ekzeme + Mykose
Gentianaviolett (Pyoctanin)	Lösung	0,5–(1%)		• Infekte + Mykose + Ekzem
Brillantgrün	Lösung	5%		
Jod	Lösung	0,3%	Allergie manchmal	• Mykose Infekte
Vioform	Puder, Salbe	5%	Allergie manchmal	
Schwefel	Puder, Salbe, Bad	5% s. Pack.	Vorsicht bei Kindern	• Mykose + Parasiten
Hexachlorcyclohexan	Creme	1%	Vorsicht bei Kindern toxisch bei zu langer Anwendung	• Mykose + Parasiten + Skabies
Antiparasitatia (gegen Epizoonosen-Skabies, Filzläuse, Kopfläuse)				
Jacutin DDT Hexachlorcyclohexan	Emulsion, Gel Puder Creme	0,3% s. Pack. 1%	Kontraindikation bei Schwangerschaft und Stillen kann bei zu langer Anwendung toxisch wirken (vor allem 1%)	Skabies Kopf-/Filzläuse Pulikosis Phthiriasis
Mesulfen	Salbe	5%		
Benzylbenzoat	Creme	25%	auch für Schwangere und Kleinkinder geeignet	

Tabelle 29.**1** Fortsetzung

Wirkstoff	Applikation	Konzentration	Nebenwirkungen	Indikation
Antiphlogistika (entzündungs-/ekzemhemmend)				
NaCl 0,9%	Umschlag	0,9%	bei zu langer An-	akute exsudative Ekzemphase
Ringer-Lösung	Umschlag	s. Pack.	wendung zu starke	
Ichthyolwasser	Umschlag	2–5%	Austrocknung bzw.	
Aqua Alibour	Umschlag	1:10 (Wasser)	Quellung der Horn-	
Schwarztee	Umschlag	dunkelbraun	schicht	
Adstringenzien	s. dort	s. dort	s. dort	
Desinfizienzien	s. dort	s. dort	s. dort	
Keratolytika	s. dort			subakute nichtexsudative entzündliche Phase
Teere	s. dort			
Glucocorticoide	s. dort			
Antipruriginosa (juckreizhemmend)				
Euraxil	Lotion, Paste, Salbe	10%		• juckende Dermatosen
Menthol	in Alkohol	bis 1%	Allergien wurden	
Phenol. liquefactum	Lösung, Salbe, Puder	bis 0,1%	beobachtet	
Thesit	Lotion, Paste, Gel	bis 5%		
Tumenol	Lotion, Paste, Salbe	bis 10%		
Antihistaminika	s. dort		s. dort	
Glucocorticoide	s. dort		s. dort	
Physikalische Mittel	Umschlag	kaltes Wasser	zu starke Austrocknung der Haut bei zu häufiger Anwendung	zellproduktionshemmend
	Dusche, Bad	lauwarm		
Antipsoriatika				
Dithranol (Cignolin)	Creme, Stift Paste, Salbe	0,25–2%	bei zu schneller Steigerung Überreizung der Haut	• Psoriasis
Pyrogallol	Salbe, Tinktur	bis 10%		
Teere	s. dort		s. dort	
Glucocorticoide	s. dort		s. dort	
Antiseborrhoika (gegen zu fette Haut)				
Ichthyol	Lotion, Salbe, Paste	bis 5%		• Akne • Furunkel
Schwefel	Puder, Lotion, Salbe, Paste	bis 5%		• Akne • schuppende Dermatosen
Zinnober	stets kombiniert bei Aknemitteln			
Ätzmittel				
Höllensteinstift	Stift	10%	Achtung, Verätzungsgefahr	• Rhagaden • Hypergranulationen
Sabinapuder	Puder	s. Pack.		• spitze Kondylome
Podophyllin	alkalische Lösung	25%	nicht bei Schwangeren, nicht auf Schleimhäute Alkoholabstinenz Verätzungsgefahr	• spitze Kondylome

Tabelle 29.1 Fortsetzung

Wirkstoff	Applikation	Konzentration	Nebenwirkungen	Indikation
Desinfizienzien				
Chinosol	wäßr. Lös., Umschlag, Bad	1‰		• infizierte nässende Dermatosen oder Ulzera
Chloramin	wäßr. Lös., Umschlag, Bad	1‰		
Dermatol	Puder, Lotion, Paste	bis 5%		
Formalin	alk. Lös.	10%	gelegentlich Allergie	
Hexachlorophen	alk. Lös., Salbe	0,2% 1%	lichtsensibilisierend	
Kaliumpermanganat	s. Adstringenzien			
Merfen	Pinselung	0,066 g/100 ml		
Salicylsäure	s. Keratolytika			
Schwefel	s. Antiseborrhoika			
Spiritus dilutus	Pinselung	70%		
Sterosan	Puder	s. Pack.		
Vioform	Puder, Lotion, Salbe, Paste	2–5%		
Farbstoffe	s. Antimykotika		Verschmutzen stark die Wäsche und das Mobiliar – Achtung	
Keratolytika (schuppenlösend)				
Resorcin	Paste oft kombiniert	bis 20%	bei zu starker Konz. oder zu langer Anwendung Reizungen und/oder massive Hautauflösungen (epidermal)	• niedere Konz. zur milden Schuppenauflösung • hohe Konz. zur Hornhaut- oder Warzenauflösung
Salicylsäure (Acidum salicylicum)	Salbe Pflaster Öl manchmal kombiniert	bis 10% bis 80% bis 5%		
Schwefel (Sulfur praecip.)	Puder Lotion Paste, Salbe	bis 5% bis 10% bis 5%		
Teere				
Steinkohlenteer (Pix lithantrac.)	pur + überpudern Lotion Paste Salbe	10% bis 10% bis 10% bis 10%	Follikulitisgefahr im Haarbereich (Teerakne), lichtsensibilisierend	• antiakanthotisch (bis 10 Tage) • antikeratoplastisch (über 10 Tage)
Liquor-carbon.-Detergens	Tinktur, Pinselung, Lotion, Salbe, Paste	bis 20% bis 20%	kann reizen	• antiinfektiös • antiekzematös • antiinfiltrativ
Birkenholzteer (Pix betulina)	Lösung	bis 2%	kann reizen	• antipruriginös
Schieferöle und Derivate				
Ichthyol	Lotion, Salbe, Paste	bis 5% bis 5%		• antikanthotisch • antiinfiltrativ • antiseptisch • gegen Reifung von Furunkeln
Tumenol	Lotion, Salbe, Paste	bis 2% bis 2%		• antipruriginös

Tabelle 29.2 Beispiele dermatologischer Krankheiten. Ursache, Morphologie und Möglichkeiten der Therapie

Krankheit	Ursache	Morphologie	Therapie intern	Therapie extern (lokal)
Erythematosquamöse Dermatosen				
Pityriasis rosea	unbekannt	akut entzündlich ovuläre Plaques am Stamm	keine spontane Abheilung in 2–3 Wochen	• evtl. kurzfristig Glucocorticoide • Fetten der Haut • Ölbäder, Lotion alba
Parapsoriasis en plaques	unbekannt	am Stamm Erwachsener: ovuläre, bräunlich-rötliche, schwach infiltrierte, leicht schuppende Herde, parallel zu den Hautlinien jahrelanger Verlauf	keine	• SUP- oder UVB- oder PUVA-Lichttherapie • evtl. kurzfristig Glucocorticoide • Fetten der Haut
Lichenoide Dermatose				
Lichen ruber planus	unbekannt	Erkrankung von Haut (flache Papeln) und Schleimhaut (netzförmige Streifung der Wangenschleimhaut), meist spontane Abheilung innerh. 1–2 Jahren	kurzfristig Glucocorticoide (beim exanthemat. Befall) Glucocorticoid-Kristallsuspension i.v. (beim hypertrophen Lupus)	• kurzfristig Glucocorticoide • PUVA • Fetten der Haut
Granulomatöse Erkrankung				
Sarkoidose	unbekannt	Multisystemkrankheit, befällt vorwiegend hiläre Lymphknoten, Lunge und Haut, kann jedes Organ befallen	richtet sich nach dem jeweiligen Gesamtbefund	wie interne Therapie
Nekrobiotische Dermatose				
Granuloma anulare	unbekannt	asymptomatisch, bogig gruppierte Papeln Selbstheilungstendenz ringförmig hautfarbene Papeln, oft zentral eingesunken, meist 1, selten mehrere Ringe an den Streckseiten der Extremitäten	kurzzeitig Glucocorticoide (bei generalisierter Form)	• PUVA • Glucocorticoid-Kristallsuspension, Glucocorticoide unter Okklusion • Spontanheilung kann eintreten
Genodermatose				
Psoriasis z. B. • P. vulgaris • exanthematische P. • P. inversa • P. intertriginosa • P. guttata • P. erythrodermatica • P. pustulosa • P. arthropatica	Vererbung Ursache unbekannt	kleine, leicht erhabene Papeln, scharf und unregelmäßig begrenzt, rötliche Plaques, groblamelläre, silbrigweiße Schuppung, neigt zum „Zusammenfließen“	Retinoide, meist in Kombination mit PUVA Glucocorticoide (bei erythrodermatischer Form) Methotrexat (Zytostatikum) bei schweren Fällen nichtsteroidale Antiphlogistika bei psoriatr. Arthropathie	• Glucocorticoide bei erythrodermat. Form oder zur kurzzeitigen Unterstützung anderer Therapien • Dithranoltherapie (Cignolin oder Ingram oder Minutentherapie) • Color Castellani in intertriginösen Arealen (Achseln, submammär) • Salicylsäure in Vaseline 5% zur Schuppenlösung • Glucocorticoide am Kopf • UVB-Therapie • PUVA-Therapie • Teer + UVB

Tabelle 29.**2** Fortsetzung

Krankheit	Ursache	Morphologie	Therapie intern	Therapie extern (lokal)
Atopie				
Neurodermitis = atopische Dermatitis	Vererbung genaue Ursache unbekannt IgE spielt eine Rolle (erhöht in akuter Phase)	meist starker Juckreiz, trockene, teils verdickte, schuppende Haut bevorzugt Ellen- und Kniebeugen kann generalisiert sein gerötete Haut (Akutphase)	Antihistaminika (bei Juckreiz besonders) Glucocorticoide (selten) oder ACTH	• fettende Salben • Ölbäder, Ichthyol • Tumenol • Farbtherapien (z. B. Color Castellani, Arningsche Lös.) • Glucocorticoide kurzzeitig • UVA-Therapie, seltener UVB

Kälte (Anwendung und Wirkung S. 325f.):
- *Stickstoff* (N_2) – *flüssig* – bei Nekrosen, vulgären und seborrhoischen Warzen, Hämangiomen;
- *CO_2-Schnee* bei Nekrosen, Akne, Hämatomen, benignen Tumoren;
- *Eisumschläge* bei akuten Entzündungen (kühlend und schmerzlindernd).

Wärme und Wellen. Wärme wird direkt zugeführt (Umschläge, Auflagen) oder indirekt als Wellen. Wärmeanwendungen eignen sich zum Ausreifenlassen von Prozessen (z. B. Abszesse) und bei Dermatosen:
- *warme Umschläge* S. 326f.;
- *Kurzwellen* – Wärme- und Mikromassage bei Neuralgien (Herpes zoster), Ulzera, Abszessen, Phlegmonen, Durchblutungsstörungen;
- *Rotlicht* – Wärme bei Entzündungen;
- *Licht* und *UV-Licht* bei Dermatosen wie Psoriasis, Neurodermatitis, subkutanen Entzündungen, Akne, Furunkulose und Vitiligo;
- *ionisierende Strahlen* bei Tumoren und schlecht heilenden Dermatosen wie z. B. Ekzem, Psoriasis, Pruritus, Erythrodermie.

Operative Therapie

Zur Anwendung kommen neben der klassischen Chirurgie (Ausschneiden):
- *Chemochirurgie.* Einbringen von Chemotherapeutika in den Krankheitsherd oder dessen Umgebung;
- *Elektrochirurgie.* Koagulation z. B. von Blutungsherden;
- *Laserchirurgie.* Anwendung von Laserstrahlen zum Abtragen von Tumoren oder verbrannter Haut;
- *Kryochirurgie.* Anwendung von Kälte (sehr tiefe Temperaturen), die nekrotisierenden oder verklebenden Effekt hat.

29.1.5. Hautkrankheiten

Die häufigsten anzutreffenden Hautkrankheiten kann man in *fünf Gruppen* unterteilen: Psoriasis, Neurodermitis, Ulcus cruris, Hauterkrankungen durch Parasiten, Pemphigoide.

Psoriasis (Schuppenflechte)

Ursache. Unbekannt, oft familiär vorkommend (Vererbung der Disposition).
Definition. Es ist eine chronische bzw. in Schüben verlaufende, charakteristisch schuppende, exanthematische Erkrankung, die durch epidermale Hyperproliferation (Verhornungsstörung) bedingt ist. Die Psoriasis verläuft meist harmlos, kann aber in seltenen Fällen von schweren extrakutanen Symptomen begleitet sein.
Morphologie (morphe = Gestalt, Form). Kleine, leicht erhabene Papeln, scharf und unregelmäßig begrenzt. Rötliche Plaques mit silbrigweißer, großer, groblamellöser Schuppung. Die einzelnen Herde neigen zum „Zusammenfließen“. Vereinzelt kann es zu schweren dermalen Verläufen kommen (Psoriasis pustulosa generalisata, Psoriasis erythrodermatica).

Interne Therapie:
- Retinoide (Tigason), meist in Kombination mit PUVA (s. unten);
- Glucocorticoide bei erythrodermatischer Form;
- Methotrexat (Zytostatikum) bei schweren, therapieresistenten Verläufen;

- nichtsteroidale Antiphlogistika bei psoriatischer Arthropathie.

Externe Therapie:

- Glucocorticoide bei erythrodermatischer Form oder zur kurzzeitigen Unterstützung anderer Therapieformen;
- Diathranoltherapie (Cignolin, Ingram, Minutentherapie);
- Color Castellani, vor allem in intertriginösen Arealen;
- Salicylsäure 5% in Vaseline zur Schuppenauflösung;
- Glucocorticoidlösungen am Kopf;
- UV-Bestrahlung (Höhensonne, UV-Lampe);
- Verbindung von UV-Bestrahlung mit innerlichen Gaben von Retinoid haben sich bewährt.
- Methode nach Göckermann. Hier wird die Wirkung der Teersalbe (Anwendung über Nacht) mit einer genau dosierten UV-Bestrahlung kombiniert.
- Phototherapie. Behandlung mit UV-Strahlen, die sowohl UVA als auch UVB enthalten.
- Photochemotherapie. Hier wird die Behandlung mit UVA-Strahlen kombiniert mit der Verabreichung von Psoralen (Meladinine). Meladinine bewirkt eine Lichtüberempfindlichkeit, wodurch die anschließende Bestrahlung intensiviert wird.

Neurodermitis (atopisches Ekzem, endogenes Ekzem)

Ursache. Im Gegensatz zum vulgären Ekzem, das infolge äußerer Ursachen (Kontaktekzem, Abnutzungsdermatose, toxische Wirkung) entsteht, handelt es sich hier um ein endogen verursachtes, meist im Zusammenhang mit Asthma und Heuschnupfen auftretendes Ekzem. Die genaue Usache ist unbekannt; Vererbung und immunologische Veränderungen (Immunreaktionen) spielen eine Rolle.
Morphologie. Die Krankheit beginnt meist schon im Säuglingsalter und kann bis ins hohe Alter aktiv bleiben. Meist starker Juckreiz, trockene, teils verdickte (lichenifizierte), schuppende Haut. Bevorzugt sind Ellen- und Kniebeugen, aber auch generalisiertes Auftreten ist möglich; gerötete, teils nässende Haut in der Akutphase.

Interne Therapie:

- Antihistaminika (z. B. Hydroxyzin);
- Glucocorticoide (nur selten erforderlich).

Externe Therapie:

- fettende Salben, Ölbäder;
- Ichthyol, Glucocorticoide;
- UV-Therapie.

Ulcus cruris (Unterschenkelgeschwür)

Ursache. Venöse oder lymphatische Durchblutungs- und/oder Abflußstörung.
Morphologie. Substanzdefekt in vorgeschädigter Haut, tiefer reichend als zur papillaren Dermis. Schlechte Heilungstendenz.

Interne Therapie. Ihr kommt nur eine unterstützende Rolle zu:

- Venenmittel auf pflanzlicher Basis (ödemprotektiv), Dihydroergotamin (tonisierend auf Venen);
- durchblutungsfördernde Mittel, welche die Blutviskosität erhöhen (z. B. Trental);
- Liqueminisierung bei Thrombosegefahr (wirkt sofort; Kurzzeitbehandlung), Cumarine zur Langzeitbehandlung.

Externe Therapie:

- Reinigung und Infektionsbekämpfung mit Umschlägen;
- Granulationsförderung: kolloidale Wundverbände, Wundpasten, Gels;
- evtl. Spezialverband, z. B. Varihesiv-Wundverband (Firma Convatec) oder die Verbände der Firma Mölnlycke – Mesalet-Verband in der Reinigungs- und Ete-Verband in der Granulationsphase (Verbandwechsel Kap. 42, Kompressionsverbände S. 184f.);
- richtige Lagerung im Liegen und Sitzen (Venenprobleme S. 595).

Operative Therapie:

- Venenverödung oder Venenstripping (S. 599f.);
- Entfernung des Thrombus;
- operativ arterielle Dilatationstherapie;
- Deckung des Ulcus cruris mittels eines Thiersch- oder Vollhauttransplantats.

Hauterkrankungen durch Parasiten

Ursachen. In Frage kommen Läuse (Pediculi), Flöhe (Pulices), Wanzen, Mücken (Culices). Die dermatologisch wichtigsten Verursacher sind die Milben – *Krätze (Skabies)*.
Morphologie. Durch die Gänge der Skabies im Stratum corneum kommt es nach ca. 6 Wochen (Inkubationszeit) zu den ersten spürbaren und sichtbaren

Symptomen: starker Juckreiz und Kratzspuren, die sich auch teilweise infizieren können. Prädilektionsstellen sind Interdigitalräume, Fingerseitenflächen, Beugestellen des Handgelenks, Fußknöchel, Genitalregion (beim Säugling zusätzlich Handteller, Fußsohlen, Glutäalgegend, Ellenbogen und Fingerrükken).

Therapie und Pflege. Nach einem Reinigungsbad wird der gesamte Körper bei sorgfältiger Berücksichtigung aller Hautfalten an drei aufeinanderfolgenden Tagen behandelt (mit Gammexan, Hexachlorocyclohexan, Crotamiton). Danach erneutes Bad. Leib- und Bettwäsche in der Waschmaschine kochen, Kleider und sonstige Utensilien während mindestens 4 Tagen nicht benutzen, auslüften (dann sind die Milben tot).

Pemphigoide (Alterspemphigus, Parapemphigus usw.)

Ursache. Autoimmunerkrankung.
Morphologie. Große, pralle, subepidermal gelegene Blasen mit recht stabiler Blasendecke. Schleimhäute sind meist frei. Blasen können hämorrhagisch sein; sie heilen zuweilen mit Pigmentierung und Milien (Hirsekorn) ab. Die Blasen können den gesamten Körper befallen oder auch nur lokalisiert (Handteller, Fußsohlen) auftreten.

Interne Therapie. Glucocorticoide meist in Kombination mit Immunsuppressiva.
Externe Therapie:
- Umschläge in der akuten Phase;
- Farbtherapie mit Pyoctanin;
- aseptisches Abpunktieren der gefüllten Blasen;
- Kaliumpermanganatbäder;
- nach der Austrocknungsphase Salben (zeitweise mit Glucocorticoiden oder Antibiotika oder Antimykotika) zum Pflegen und Rückfetten der Haut.

29.2. Grundlagen zur Pflege

Bei Patienten mit Hautproblemen beruht eine ganzheitliche Pflege im wesentlichen auf zwei Säulen:
- *gekonnte Anwendung* der lokalen Dermatotherapie,
- *Stützung und Begleitung* des Patienten.

29.2.1. Bezug zu den fünf Funktionen der Pflege

1. *Unterstützen und/oder stellvertretende Übernahme der ATL* bzw. *Hilfe zur Selbstpflege.* Von Bedeutung sind: Sichwaschen und -kleiden (Kap. 5), Regulieren der Körpertemperatur (Kap. 10) und vom ganzheitlichen Gesichtspunkt her betrachtet, vor allem die sozialen Aspekte (Kap. 12 und 15) sowie jene, die Maslow als „höhere Werte“ bezeichnet: Selbstakzeptanz, Selbstwert und Selbstverwirklichung (Kap. 16).
2. *Begleiten in Krisensituationen.* Hautprobleme können Ausdruck von Krisensituationen sein, sei es, daß die Haut auf Erlittenes reagiert (sie ist „Empfangsorgan“ für Wohlbefinden und Schmerz) oder daß umgekehrt ein gestörtes Hautbild (Effloreszenzen, Knötchen, Flecken, Schuppen, Pusteln, Krusten, Erosionen) Unsicherheit und soziale Insuffizienzgefühle auslösen → ein Circulus vitiosus, der oft zu schwerer psychischer Belastung führt. Ohne begleitende Hilfe (menschliches Mitgehen, Vermitteln von Akzeptanz, Gesprächstherapie usw.) können diese Probleme meist nicht bewältigt werden.
3. *Mithilfe bei diagnostischen und therapeutischen Maßnahmen.* Informationen finden Sie im Text.
4. *Mithilfe bei Programmen der Gesundheitsbildung und Rehabilitation*
   sowie
5. *Verbesserung der Lebens- und Pflegequalität.* Pflegende, die sich entscheiden, auf dermatologischen Stationen mitzuarbeiten, finden ein weites Aufgabenfeld, sei es in der praktischen Pflege (Analyse und Verbesserung traditioneller Anwendungen auf ihre Wirksamkeit) oder in der Pflegeforschung (Mitarbeit im Ermitteln von Zusammenhängen von Hautreaktionen und humanökologischen Faktoren u. v. a.).

29.2.2. Standardisierte Pflegeplanung

Bei der Pflege von Hautpatienten gilt es, schon in der **Situationseinschätzung** an Zusammenhänge wie die folgenden zu denken:
- Beeinflussungsfaktoren (Risiken, Aller-

Tabelle 29.**3** Wahl der Trägerstoffe und der Anwendung

Hautprobleme	Empfehlenswert	Weniger geeignet
Akute Rötung	Puder, Schüttelmixtur, Creme	Pasten, Salben, Fettsalben
Rötung, Schwellung	wie oben, evtl. feuchte Umschläge	wie oben
Bläschen	Puder, Zinkschüttelmixtur, Gele	Salben, Fettsalben, weiche Pasten
Blasen	feuchte Verbände, fettfeuchte Verbände	Puder, Schüttelmixturen, lipophile Cremes, Salben, Fettsalben
Erosionen	feuchte Verbände, fettfeuchte Verbände, Salben	Puder, Schüttelmixturen, Fettsalben
Krusten	feuchte Verbände, fettfeuchte Verbände, weiche Pasten, Salben, Fettsalben	Puder, Schüttelmixturen, harte Pasten, hydrophile Cremes, Gele
Schuppen	fettfeuchte Verbände, weiche Pasten, Salben, Fettsalben	Puder, Schüttelmixturen, Gele, harte Pasten, hydrophile Cremes
Keratosen	fettfeuchte Verbände, weiche Pasten, Fettsalben	Puder, Schüttelmixturen, harte Pasten, Gele, hydrophile Cremes
Chronisch entzündliche Infiltration und Lichenifikation	weiche Pasten, lipophile Cremes, Salben, Fettsalben	Puder, Schüttelmixturen, harte Pasten, Gele, hydrophile Cremes
Narben	weiche Pasten, Salben, Fettsalben, Öle	Puder, Schüttelmixturen, Gele, hydrophile Cremes
Atrophie	weiche Pasten, lipophile Cremes, Salben	Puder, Schüttelmixturen, harte Pasten, hydrophile Cremes, Fettsalben

gien), Lebensgewohnheiten (Stressoren) und Umwelteinflüsse;
- Vielschichtigkeit der Probleme, die auf das biopsychosoziale Wohlbefinden einwirken;
- Gesundheitsressourcen, die zur Unterstützung der Heilung herangezogen werden können.

Pflegeplanung. Es gelten die Grundlagen, die in Kap. 4 (Pflegeprozeß) und in Kap. 7 (Sich waschen und kleiden) nachzulesen sind.
Im folgenden finden Sie Informationen zur *praktischen Anwendung* der Dermatotherapie.

Anwendungsbereiche der Dermatotherapie

29.3. Anwendung von Wirkstoffen

Jedes äußerlich (extern) angewendete Medikament besteht aus Grundstoffen (Trägersubstanzen) und Wirkstoffen (Abb. 29.**2**). Wir kennen diese Trägerstoffe als Flüssigkeiten (wichtigster Träger), Puder, Pasten, Salben, Cremes, Emulsionen (Lotion, Schüttelmixturen), Öle und Gels.
Auch Trägerstoffe allein entfalten eine Wirkung bei der Behandlung von Hautkrankheiten.
Je nach Hautzustand (schuppig, trocken, exsudativ, fettig, juckend, spannend, entzündlich) wird der jeweilige Trägerstoff ausgewählt, je nach Situation mit oder ohne medikamentöse Beimischung.
Auch die *Form der Erkrankung* ist ausschlaggebend für die Auswahl der Trägerstoffe (Tab. 29.**3**).
Die Wirkstoffe werden in exakter Dosierung dem Trägerstoff beigemischt. Nach Möglichkeit wird nur eine Wirksubstanz (oder so wenige wie möglich) verwendet, da die Mischung

verschiedener Wirkstoffe in einem Therapeutikum ihre Wirkung verändern (verstärken, verlängern, vermindern) oder gar aufheben kann. Die *wichtigsten Wirkstoffe zu Salbengrundlagen* sind Glucocorticoide, chemotherapeutische Wirkstoffe, Keratolytika, Mittel gegen Juckreiz, Stoffe zur Granulationsförderung. Manche Stoffe lassen sich in mehreren Gruppen einordnen, z.B. wirkt Salicylsäure desinfizierend, ätzend in hoher Konzentration, schälend in niederer Konzentration und als Antioxidans (z.B. in Dithranolsalben = Antipsoriatika).
Im folgenden eine Auswahl:

Glucocorticoide

Cortisonpräparate haben in der Hautbehandlung eine große Bedeutung. Da sie oft auch unkritisch und in zu hoher Dosierung verwendet werden oder umgekehrt ihre Verwendung radikal abgelehnt wird (es bestehen z.T. große Ängste), sind die folgenden Informationen etwas ausführlicher. Das Ziel ist die bessere Beratung des Patienten. Die Wirkung der Glucocorticoide hängt ab von

- Auswahl des Derivats,
- Konzentration,
- Trägersubstanz,
- Applikationsart,
- Applikationsort.

Nach Sneddon lassen sich die Glucocorticoide in vier Klassen unterteilen:

- Klasse 1 – sehr stark wirksam: Dermovate, Temetex forte, Synalar ultra;
- Klasse 2 – stark wirksam: Diprosone, Betnovate, Temetex, Synalar, Topsym, Locacorten, Halciderm, Ledercort;
- Klasse 3 – mittelstark wirksam: Emovate, Topsymin, Locoid;
- Klasse 4 – schwach wirksam: Hydrocortison-Acetat 0,5–1%.

Nebenwirkungen. Während selbst große Mengen von Glucocorticoiden der Klasse 3 und 4 auch bei längerem Gebrauch praktisch keine Nebenwirkungen machen, verursachen Glucocorticoide der Klasse 1 und 2 relativ häufig und früh vor allem lokale Nebenwirkungen (Atrophie der Haut, Teleangiektasien).

Wirkungsspektrum der lokalen Glucocorticoide:

- *antiphlogistisch/phlogostatisch* auf alle chronischen Entzündungsprozesse der Haut, unabhängig von ihrer Natur;
- *epidermostatisch* (antihyperplastischer Effekt) auf das Oberhautgewebe → Antischuppenwirkung;
- *antiallergisch*, unterdrückt allergische Reaktionen in allen Schichten der Haut;
- *Hypästhesiewirkung*, lokale kontaktanalgetische Wirkung.

Behandlungsplan. Eine sehr *starke* Dermatose wird vernünftigerweise zu Beginn (die ersten 2–3 Tage) mit Glucocorticoiden der Klasse 1 und 2 abgeblockt, dann soll ein schwächeres Steroid angewendet werden (bessere Verträglichkeit, besonders bei chronischen Prozessen). Bei einer *leichten* Dermatose Beginn mit schwachwirksamer Dosierung.
In der Regel kann man davon ausgehen, daß ca. 10% der lokalen Glucocorticoide zwar resorbiert, aber nicht notwendig systemisch wirksam werden. Als Ersatzstoffe für lokale Glucocorticoide wurden verschiedene andere Substanzen entwickelt (ähnliche Wirkung, aber weniger Nebenwirkungen), wie z.B. Bufexamac (Parfenac).

Schäl- und Desinfektionsmittel

Salicylsäure. Je nach Dosierung ist sie

- ein Desinfektionsmittel;
- in hoher Konzentration ein Ätzmittel;
- in niederer Konzentration ein Schälmittel, d.h., sie erweicht Keratin und löst Krusten ab:
  1–2% keratoplastisch – hautaufbauend,
  über 2% keratolytisch – schuppenlösend;
- unter bestimmten Bedingungen, z.B. in Dithranolsalben (Antipsoriatikum), ein wichtiges Antioxidans;
- ihr wird auch ein „Gleitschieneneffekt“ nachgesagt (hilft Medikamente besser in die Haut einzuschleusen).

Vorsicht beim Auftragen auf größere Flächen oder in hoher Konzentration sowie in der Anwendung bei Kindern.
Salicylsäure wird in den Organismus aufgenommen und kann dort eine toxische Wirkung entfalten (Nierenschädigung).

Resorcin. Ähnlich wie die Salicylsäure ist sie ein Desinfektions-, Schäl- und Ätzmittel. Vorsichtsmaßnahmen wie bei der Salicylsäure.
Schwefel. Antiekzematös, leicht antibakteriell, antiparasitär, entschuppend (5% und höher), antimykotisch. Dem Schwefel wird auch ein

hemmender Einfluß auf die Talgsekretion nachgesagt.
Harnstoff (N_2) wirkt proteolytisch (desinfizierend), keratolytisch, penetrationsfördernd („Gleitschieneneffekt"), wasserbindend und juckreizhemmend.
Milchsäure und verwandte Säuren werden zunehmend diversen Externas beigefügt; sie wirken wasserbindend und leicht keratolytisch.
Teere werden gewonnen aus Laub- und Nadelhölzern (sauer) und aus Steinkohle (z.T. alkalisch). Die Wirkung ist leicht desinfizierend, juckreizstillend, ekzemhemmend, leicht entschuppend (antiphlogistische Wirkung?).
Teer wird verschiedenen Wirkstoffen beigesetzt (z.B. Locacorten-Tar-Salbe, Teervaseline, Teersalicylvaseline). Die häufigsten Nebenwirkungen sind

- erhöhte Lichtempfindlichkeit der Haut (besonders bei Steinkohlenteer);
- follikuläre Pusteln (Teerakne);
- bei großflächiger Anwendung kann es zu Vergiftungserscheinungen (Carbolharn, Nephritis, Lähmungen) führen.

Dithranol (Cignolin u.a.) ist ein altbekanntes (seit ca. 70 Jahren) Psoriasismittel; es hat auch heute seine Bedeutung nicht verloren.
Wirkung. Guter, lokal antipsoriatischer Effekt, hingegen keine systemische Wirkung. Dithranol kann mit verschiedenen zusätzlichen Therapieformen ergänzt werden, z.B.

- Cignolin + Teer + UV-Bestrahlung,
- Cignolin + Glucocorticoide (z.B. Locacorten-Tar-Salbe),
- Cignolin + UV-Bestrahlung,
- Cignolin + Retinoide (z.B. Tigason).

Vorteile:

- Es wird in der Haut, dem Zielorgan, vollständig metabolisiert und inaktiviert.
- Es ist durch Veränderung der Konzentration, der Applikationszeit und der Grundlage sowie durch die Kombination mit anderen Therapieformen auch zur ambulanten Therapie geeignet.
- Als sog. Minutentherapie wird die Creme einmal täglich während 10–30 Minuten auf die befallene Haut aufgetragen und leicht eingerieben (dann abwaschen und abduschen). Die Behandlung wird in steigender Konzentration, je nach Verträglichkeit, durchgeführt.
- Keine Spätschäden, weshalb auch wiederholte Anwendung problemlos möglich ist.
- Geringe Kosten.

Nachteile:

- Rötlichbraune Verfärbung der Haut am Rande der Psoriasisherde; verschwindet allmählich nach Beendigung der Therapie (leichte Hautirritation ist zu erwarten; ist sie stark → Dosierung verringern).
- Bei Anwendung über Nacht verfärbt sich die Bett- und Leibwäsche braun bis braunviolett (ältere Bett- und Leibwäsche verwenden).

Granulationsfördernde Mittel

Die granulationsfördernde Wirkung und somit die Epithelialisierung z.B. von Ulzera ist nicht auf einen Wirkstoff beschränkt. Angewendet werden u.a.

- hypertonische Lösungen,
- kolloidale (okklusive) Wundverbände wie Varihesiv, Comfeel, Cutinova,
- Benzoylperoxid, Epigard.

Eine hervorragende Wirkung hat auch Perubalsam. Da er aber häufig Allergien verursacht, kommt er in reiner Form nicht mehr zur Anwendung.

29.4. Applikation lokaler Wirkstoffe

Goldene Regel der Dermatologie

- Auf *nasse* Dermatosen immer eine „nasse Therapieform" (z.B. Umschläge, Tinkturen, Schüttelpinselungen, Bäder).
- Auf *trockene* Dermatosen immer eine fettende Therapieform (z.B. Salben, Cremes, je nach Trockenheit).

29.4.1. Flüssigkeiten

Bei der Anwendung von Flüssigkeiten spricht man von *Umschlägen* (Auflagen).
Wirkung. Durch die *Verdunstung* der Flüssigkeit wird die Hautoberfläche gekühlt. Der Hornschicht werden wasserlösliche Substanzen entzogen; die Wasserbindungsfähigkeit nimmt ab. Daher trocknet die Hautoberfläche aus. Durch die Kühlung wird ein schmerz- bzw. juckreizlindernder, entzündungshemmender und abschwellender Effekt erzielt. Eine weitere Wirkung ist die Reinigung (z.B. von Wunden). Häufig verwendete Flüssigkeiten/Lösungen sind NaCL 0,9%, Phenoxetol 2%, Aqua

Daliboria, Kaliumpermanganat (verdünnt auf hellrosa!).

Anwendung bei Umschlägen:

- Die Lösung wird kalt (Raumtemperatur) verwendet.
- Die Umschläge sollen 2- bis 3lagig und naß (fast tropfend) aufgelegt werden. Bei Hautdefekten immer sterilisiertes Material (Baumwolle, Gaze usw.) verwenden (zur Vermeidung nosokomialer Infektionen). Bei jedem Wechsel wird frisches Material verwendet.
- Einwirkungszeit, je nach Art der Lösung, in der Regel 20–40 Minuten.
- Ist die akute Entzündungs- oder Reinigungsphase vorüber, sollten zwischen den einzelnen Umschlagerneuerungen 30–60 Minuten (später auch 2–4 Stunden) liegen, da sonst die Haut mazeriert (erweicht) wird.
- Bei längerer Anwendung (nach 2–4 Tagen) muß die Umgebungshaut mit Salben oder Cremes gepflegt und gestützt werden. Die intakte Haut rund um den Krankheitsherd wird zwangsläufig mitbehandelt, was zur Austrocknung führt.

29.4.2. Schüttelpinselungen, Öle

Schüttelmixturen sind Aufschwemmungen von Pudern in Wasser oder in Alkohol. Grundsätzliche *Wirkung* einer Schüttelpinselung (ohne medikamentöse Zusätze):

- austrocknend, adstringierend,
- schützend,
- juckreizlindernd.

Zugegebene Wirkstoffe sind häufig Teer, Cortison, Resorcin, Tumenol. Die Wirkung ist dann *zusätzlich spezifisch*.

Öle werden in der Hautpflege, Narbenpflege und in der Bädertherapie oder als Trägersubstanz (z. B. Zinköl, Salicylöl) verwendet:

- Paraffinöl (mineralisch) findet Anwendung in der Balneotherapie als rückfettender Zusatz (z. B. Balneum-Hermal; ein rückfettendes Duschmittel ist Wolo-Öl-Dusch). Auch viele Wundgazen enthalten Paraffinöl.
- Erdnußöl, Sojaöl (pflanzlich) sind in vielen Badezusätzen enthalten.
- Mandelöl, Olivenöl (pflanzlich). Anwendung:
  - in der Psoriasistherapie des Kopfes (in Verbindung mit Salicylöl 5%) zur Entschuppung;
  - zur Reinigung der Haut wie auch zum Auflösen von Salben- und Pastenrückständen;
  - zum Schutz der Haut (besonders Mandelöl). Öl hält oder macht die Haut geschmeidig, z. B. bei großen Operationsnarben, zur Pflege der Haut bei Ulcus-cruris-Behandlung.

29.4.3. Tinkturen, Lösungen

Es handelt sich um *Medikamente* oder *Farbstoffe* (Wirkstoffe), die in Wasser (Lösung, Solution) oder in Alkohol (Tinktur) oder in Äther gelöst sind. Grundsätzliche Wirkung (ohne medikamentöse Zusätze):

- kühlend (Alkohol und Äther stärker als Wasser, dafür aber auch kürzer),
- desinfizierend (Alkohol),
- austrocknend (besonders Äther und Alkohol),
- leicht abschwellend (besonders Wasser und Alkohol).

Häufig verwendete Wirkstoffe sind die Farbstoffe Color Castellani, Brillantgrün, Eosin, die Arningsche Tinktur (verdünnt oder unverdünnt), Liquor carbonis detergens usw.

Das Anwendungsfeld von Tinkturen und Lösungen ist auch in der modernen Dermatologie sehr breit. Sie müssen jedoch gezielt eingesetzt werden. Das *Wirkungsspektrum* muß bekannt sein. Es wirken z. B.

- antibakteriell: Color Castellani, Pyoctanin, Eosin, Arningsche Tinktur;
- antimykotisch: Color Castellani, Pyoctanin, Arningsche Tinktur;
- antipruriginös: Color Castellani, Arningsche Tinktur, Eosin (?);
- ekzemhemmend: Color Castellani, Arningsche Tinktur, Eosin, Brillantgrün;
- antipsoriatisch: Arningsche Tinktur, Liquor carbonis, Eosin (?).

In intertriginösen Regionen (genital, submammär, interdigital, anal, axillär) sind Tinkturen oft die idealen Therapeutika.

Anwendung von Tinkturen. Sie werden normalerweise 1mal/Tag eingestrichen (wenn nötig auch 2mal/Tag). Nach wenigen Tagen ist es nötig, durch zusätzliches Eincremen oder Einsalben die Haut geschmeidig zu halten. Zwischen der Tinkturbehandlung und dem Eincremen sollten 3–5 Stunden liegen, damit die Tinktur ihre Wirkung voll entfalten kann. Ist das nicht möglich, sollte wenigstens die Tinktur kalt oder lauwarm trockengefönt werden – jedoch nie bei offenen Wunden.

Heilkräuteressenzen, wie sie in der Volksheilkunde eingesetzt werden, z. B. Arnika-, Ringelblumen-, Kamillenextrakt, werden in der Dermatologie nicht angewendet, weil sie Allergien auslösen können.

29.4.4. Salben, Pasten, Puder

Salben unterscheiden sich von Cremes durch ihren geringeren Wasser- und hohen Fettanteil, z. B. Vaseline Adeps Lanae (Wollwachs), Cera alba (Bienenwachs). Sie können in reiner Form zur Therapie (Fettung) von trockenen Dermatosen angewandt werden oder als Trägersubstanz für verschiedenste medikamentöse Zusätze dienen (z. B. Salicylvaseline, Teervaseline, Vioform-Salicylvaseline usw.), da sie durch ihre okkludierende (abdichtende) Eigenschaft die Wirkung des Medikaments verstärken.
Salbe wird praktisch nicht am Kopf verwendet, weil sie die Haare zu stark verklebt.
Wirkung:
- fettend (vermindert dadurch das Spannungsgefühl und den Juckreiz),
- vermindert Abdunstung (Austrocknung) der Haut,
- verstärkt die Wirkung medikamentöser Zusätze,
- als Trägersubstanz.

Cremes haben einen im Verhältnis zur Salbe geringeren Fettanteil und höheren Wasseranteil.
Sie werden sehr häufig angewendet, entweder in „reiner" Form oder als Trägersubstanz für verschiedenste medikamentöse Zusätze (z. B. Cortison, Antibiotika, Menthol). Bei wäßrigeren Cremes (mit hohem Wassergehalt) kann es bei zu häufiger Anwendung zum Austrocknen der Haut oder zum Aufquellen der Hornschicht mit anschließender Entzündung kommen (z. B. bei zu häufiger Anwendung von kosmetischen „Feuchtigkeitscremes").
Wirkung:
- pflegend (je nach Fett-/Wassergehalt etwas verschieden),
- feuchtigkeitsspendend,
- lindernd (auf Spannungsgefühl und Juckreiz),
- als Trägersubstanz.

Pasten sind Mischungen von Puder und Salben. Pasten werden vorzugsweise in „feuchten Regionen" (Analspalt, submammär usw.) angewendet, entweder als „reine" Paste oder als Trägersubstanz (z. B. für Antimykotika, Cortison, Zink, Tumenol usw.). Sie können aber auch großflächig angewendet werden, z. B. als Tuchbehandlung mit Tumenol-Zink-Paste bei juckender, gemischter – teils trockener, teils nässender – Dermatose oder als Verband.
Wirkung:
- austrocknend auf nässenden Arealen,
- pflegend auf trockenen Arealen,
- juckreizlindernd,
- entzündungshemmend,
- als Trägersubstanz.

Puder. *Mineralische* Puder sind Zinkoxid, Talk; *pflanzliche* sind Weizenstärke, Reisstärke (quellend).
Puder in reiner Form kommt in der Dermatologie kaum mehr zur Anwendung, auch nicht in den intertriginösen Stellen, weil er vermischt mit Feuchtigkeit (Schweiß) Klümpchen bildet, was zu sekundärer Reibung (→ Hautreizung) führt. In Verbindung mit Sekret bilden sich rasch Krusten (→ behindern die Wundheilung). Puder kommen hingegen noch als Zusatz in Schüttelmixturen (z. B. weißer, roter, Tumenol-, Teerschüttelmixtur) zur Anwendung.
Wirkung:
- austrocknend,
- kühlend (durch Vergrößerung der Hautoberfläche),
- leicht juckreizhemmend.

Vorsicht
- Für Kinder möglichst keine Borsäure oder Salicylsäure verwenden.
- Bei großflächiger Anwendung von Borsäure, Salicylsäure, Resorcin und Teer auf Nebenwirkungen achten.
- Im Haar, wenn möglich, keine reinen Teerprodukte anwenden (Follikulitisgefahr), auch keine Salben, Pasten oder Schüttelmixturen (lassen sich nur schwer auswaschen).
- Im Gesicht keine Tinkturen und Farblösungen auftragen; wenn es unumgänglich ist: größte Sorgfalt, da Konjunktivitisgefahr.
- Immer Handschuhe tragen, sowohl beim Einreiben wie auch beim Auftragen von Lösungen, Tinkturen usw. → Selbstschutz.

29.5. Einsalben des Patienten

Das Einsalben ist eine der Hauptaufgaben in der Dermatologie, deshalb ist die richtige Handhabung sehr wichtig. Üblicherweise wird der Patient 1- bis 2mal, evtl. bis 3mal täglich behandelt. Zu hause, wenn die Dermatose geheilt ist, meist nur noch 1mal. Zwischen den Behandlungen sollten etwa gleichlange behandlungsfreie Intervalle sein, z. B.

1. Einsalbung um 09.00 Uhr,
2. Einsalbung um 13.00 Uhr,
3. Einsalbung um 18.00 Uhr.

Je nach Art und Ort der Anwendung kann die Creme oder Salbe eingestrichen oder als *Verband* oder *Tuchbehandlung* appliziert werden. Die Dicke der Creme- oder Salbenschicht richtet sich nach dem Hautzustand und den Aussagen des Patienten. Die Auflagen sollten im allgemeinen nicht zu dick sein, außer man will dicke Schuppenauflagerungen ablösen.

> Von großer Bedeutung ist die Situationseinschätzung – das *Gespräch mit dem Patienten.* Außer was die rein medizinische Sachlage betrifft, ist *er* der beste Informationsträger. Er spürt am besten, was ihm guttut.

Einsalben oder Eincremen sollte immer in kreisenden Bewegungen vorgenommen werden, da die gesamte Haut von Spaltlinien durchzogen ist, die je nach Körperregion verschieden verlaufen. Einreiben mit leichtem Druck, aber ohne Kraftanwendung.

Befestigen der Salbenauflagen. Es eignen sich:

- *Schlauchverbände.* Es sind rundgestrickte, elastische Schläuche, die mit einem Applikator aufgebracht im Bereich des ganzen Körpers verwendet werden können zur intensiven Fettung bei extrem trockener Haut (sehr aufwendig).
- *Tuchbehandlung* – Einwickeln mit Tüchern. Es wird eine gute Fettung erreicht.
- *Tuch oder Verband* ist angezeigt, sobald der Hautzustand nicht mehr akut ist.

Teilverbände

Hand-/Fußverband. Wird die Salbe dick eingestrichen (Hornhaut, Fußpsoriasis), so ist ein Verband nötig, um die Salbe an der Haut zu halten (sonst wird sie abgestreift). Man kann mit einem doppelten Tubegazestrumpf einen sehr komfortablen und atmungsaktiven Verband anlegen, der sich exakt den Körperteilen anpaßt.
Für Fingerverbände eignen sich Nr. 1 oder 12, für die Arme und Unterschenkel Nr. 58, für die Oberschenkel Nr. 76, für den Körper T2. Muß die Salbe extra dick aufgetragen werden, ist es von Vorteil, als erste Lage Baumwolläppchen zu verwenden und den Schlauchverband darüberzuziehen.

Kopfverband. Schlauchverband wie oben. Zur Anwendung kommt er z. B. bei Psoriasis, Ekzem, Milchschorf u. a. Tubegaze Nr. 1 verwenden.

Verbände bei Kindern

Kinder werden noch mehr als Erwachsene dem Drang, bei Juckreiz zu kratzen, nachgeben. Ermahnungen helfen da nicht viel, da sie diese sehr schnell wieder vergessen. Insbesondere bei Kleinkindern gilt es, dem Kratzen vorzubeugen, ohne die Bewegungsmöglichkeit einzuschränken:

- Betroffene Hautstelle verbinden.
- Finger- und Fußnägel äußerst kurz schneiden.
- Hände einpacken: Baumwollhandschuhe, Schlauchbinden, verlängerte Ärmel (Ärmel des Jäckchens über die Hände ziehen, vorn zubinden).
- Das Kind ablenken und mit „schönen Dingen" beschäftigen.
- Nie tadeln, wenn es kratzt, sondern loben, wenn es sich nicht kratzt.

29.6. Leben mit Hautkrankheiten

Leben mit einer Hautkrankheit (Psoriasis, Ekzem, Neurodermitis) kann eine dauernde Herausforderung bedeuten für die Betroffenen selbst, aber auch für ihren Familien- und Freundes- bzw. Berufskreis. Je besser der Betroffene lernt, daß er selber vieles zu einem erträglichen, beschwerde- und erscheinungsfreien Zustand beitragen kann, um so mehr ist eine optimale Bewältigung möglich.
Mit chronischem Ekzem leben, heißt nicht nur Hautprobleme zu behandeln, sondern auch, neue Schübe zu verhindern. Das bedeutet:

- **Pfleglich mit der Haut umgehen**; ihr das geben, was sie braucht und was ihr guttut. Was das ist, muß letztlich jeder selbst für sich herausfinden und dann auch konsequent durchführen. Trägheit oder Gleichgültigkeit sind schlechte Begleiter.

- **Pfleglich mit dem Körper verfahren.** Die Haut ist „nur der Mantel", und dieser reagiert eben auch auf den Träger. Über das Umgehen mit dem Körper (Leibbewußtsein und Körpertherapien S. 160ff. u. 167ff.) finden Sie Informationen in Kap. 6 (Sich bewegen) und Kap. 15 (Kind-, Frau-, Mann sein). Berührung, Beruhigung und Entspannung wirken sich auf jeden Fall positiv aus, sowohl bei Bestehen von Hautproblemen wie auch zu ihrer Verhütung. Zu empfehlen ist z.B. das entspannende Yoga, die beruhigende Atemschulung, das gleichgewichtfördernde autogene Training. Visualisierung bzw. Ablenkungsübungen eignen sich als „Antikratzübungen".
- **Sich pfleglich verhalten** gegenüber sich selbst und dem Leben. Dies ist einleuchtend und rasch hingeschrieben, aber schwierig im Umsetzen, bedarf es doch eines anhaltenden Bewußtseinsprozesses, der oft den „gängigen Maßstäben von viel, schnell, schön und perfekt" diametral entgegenläuft. Letztlich geht es um das Finden einer *Lebensform*, die der individuellen Wirklichkeit entspricht, und einer harmonischen Lebensführung, die ich schon im Kap. 3 als eine *Lebensordnung* bezeichnet habe. Beides hilft, um „menschlich zu leben". Entsprechende Hinweise finden Sie bei allen ATL unter der Überschrift „gesundes Leben". Sie finden dort Anregungen bezüglich der
- *Eigenwelt* – Umgehen mit sich selbst, Anpassen an eigene Rhythmen, Wahl der Ernährungs- und Genußmittel usw.;
- *Mitwelt* – Zusammenleben (Nähe und Abgrenzung) im privaten Bereich sowie in der Gestaltung von Arbeit und Freizeit;
- *Umwelt* – Umgehen mit den Umweltfaktoren (Luft, Wasser, Klima), der entsprechende Umgang mit Wärme und Kälte sowie die Reflexion der Gewohnheiten des Wohnens und der Kleidung.

Von besonderer Bedeutung sind die Psychohygiene (S. 521) und die Streßprophylaxe (S. 426f.).

Über allem aber gilt: Es gibt auch für das Leben mit Hautproblemen keine Rezepte. Jeder muß selber abwägen, was ihm guttut, was er meiden oder anwenden sollte und wie er mit seinem Ekzem (seiner Neurodermitis, seiner Psoriasis) am besten leben kann. Es ist schon viel gewonnen, wenn die Krankheit nicht verdrängt oder ignoriert und wenn das Gespenst des nächsten Schubes nicht zum Dauerbrenner und allgegenwärtigen Panikmacher wird.

Nicht ignorieren bzw. vernünftig damit leben heißt auch Schübe einkalkulieren, was u.a. bedeutet:

- Die vom Arzt verordneten Maßnahmen nicht vernachlässigen.
- Bei Reisen (Ferien) Verbandzeug, Salben und wenn nötig besondere Wäsche mitnehmen.
- Unverträglichkeit mancher Textilien beim Kleidungskauf berücksichtigen. Überhaupt muß die Kleiderfrage (was ist vorteilhaft, was verdeckt evtl. Verbände?) stets neu gelöst werden.

Akzeptieren heißt, wie für jeden anderen chronisch Kranken (Kap. 34) auch, sich selbst annehmen mit und trotz der Hautkrankheit. Denn jeder Mensch hat sein eigenes Schicksal und jeder seine eigene Art, gesund zu sein, zu bleiben und auch wieder zu werden. Gesundheit müßte dann auch mehr verstanden werden als die Kraft zur individuellen Wirklichkeit und zum individuell möglichen Menschsein.

29.7. Verbrennungen

Unter Verbrennung versteht man eine durch Hitzeeinwirkung oder direkten Kontakt hervorgerufene Gewebezerstörung. Für die Behandlung ist die Kenntnis des *Schweregrades* entscheidend (Tab. 29.**4**). Die *Ausdehnung* wird nach der Neunerregel berechnet (Abb. 29.**4**).

29.7.1. Pathophysiologie

Pathophysiologisch unterscheidet man eine Akut- und eine Spätphase. In der Akutphase steht der *Volumenverlust*, in der Spätphase die *Infektion* im Vordergrund.

Akutphase. Sie umfaßt die ersten 48 Stunden. Sie steht unter dem Zeichen des *Volumenverlustes*. Es kommt zu

- Hypovolämie → hypovolämischer Schock mit gleichzeitiger
- Hämokonzentration und Viskositätssteige-

Tabelle 29.4 Verbrennungsgrade

	Befallene Schicht	Pathologie	Heilungsaussichten
1. Grad	nur Oberhaut (Epidermis)	Rötung, Hyperämie, evtl. Ödem	spontane Heilung durch trockenes Abschuppen
2. Grad	Lederhaut (Korium)	Brandblasen, Nekrose der Epidermis, Exsudat zwischen Epidermis und Korium	spontane Heilung möglich durch Epithelisation
3. Grad	Subkutis (bis ins subkutane Fettgewebe)	trockener, evtl. schwarzer Schorf, Nekrose der Epidermis und des Koriums, Zerstörung der epithelialen Hautanhangsgebilde	spontane Heilung unmöglich, Abstoßen der Nekrose, künstliche Nekroseentfernung und plastische Deckung notwendig

rung des Blutes (→ Blutstromverlangsamung, Sauerstoffmangel),
- Senkung des kolloidosmotischen Drucks durch Verlust von Plasmaeiweiß,
- Verminderung der Abwehrkraft durch Verlust der Immunglobuline.

Die zahlreichen Faktoren, die zum Verbrennungsschock führen, beeinflussen sich gegenseitig (Abb. 29.**5**).

Spätphase. Sie umfaßt den 3.–7. Tag. Im Vordergrund steht die *Infektionsgefahr* durch die Möglichkeit der Keimbesiedlung der Wunde des Patienten, der ein immunologisches Defizit hat und dessen „Infektionsbarriere Haut" geschädigt ist. Trotz strenger Asepsis kommt es bei ca. 40% der Patienten mit schweren Verbrennungen zu einer Keimbesiedlung, die zum infektiösen Schock führen kann. Durch den Flüssigkeitsrückstrom aus der Verbrennungswunde in den Intravasalraum kann es zur *Überlastung des Kreislaufs* kommen → Herzinsuffizienz.

Phase der Rehabilitation. Sie beginnt ab der 2. Woche. In dieser Phase normalisiert sich die

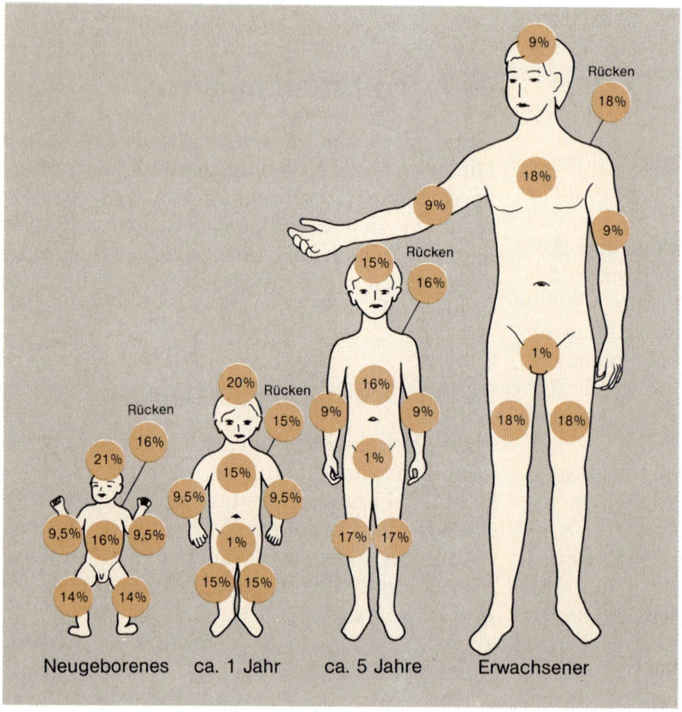

Abb. 29.**4** Ausdehnung der Verbrennung. Berechnung nach der Neunerregel (aus Kretz, F.-J.: Intensivmedizin für Krankenpflegeberufe, 2. Aufl. Thieme, Stuttgart 1989).

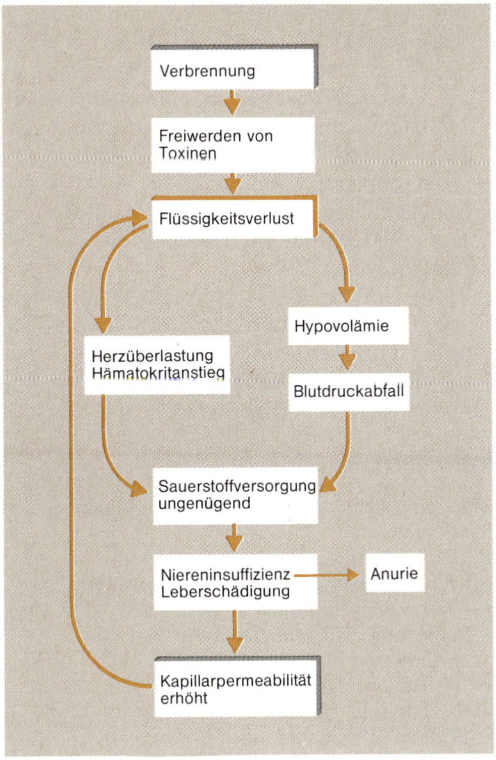

Abb. 29.5 Circulus vitiosus des Verbrennungsschocks.

Stoffwechsellage, die Hautprobleme stehen im Vordergrund.

29.7.2. Behandlungsplan

Allgemeine Therapie

- *Infusionstherapie.* Um die Volumenverluste zu ersetzen, werden Vollelektrolytlösungen (z. B. Sterofundin) verabreicht. Der *Zusatzbedarf* an Flüssigkeit wird durch die Baxter-Formel errechnet:
  - 4 ml/kg Körpergewicht mal Prozent verbrannte Körperoberfläche in den ersten 24 Stunden,
  - davon die Hälfte in den ersten 8 Stunden, die andere Hälfte in den verbleibenden 16 Stunden.
- *Überwachung.* Engmaschig müssen kontrolliert werden:
  - Herz-Kreislauf-Funktion: Blutdruck, Puls, ZVD, Urinmenge,
  - Blutwerte: Blutbild, Elektrolyte, Protein, Gerinnungsfaktoren, Blutgase.
- *Heparinisierung* ist notwendig, um eine intravasale Gerinnung zu verhindern.
- *Isolierung.* Wegen der ungenügenden Infektabwehr (s. oben) muß der Patient isoliert werden (ab 20% Verbrennungsfläche). Es gelten die Maßnahmen, die auf S. 402 besprochen wurden.
  Um eine optimale Behandlung der Verbrennungswunde zu ermöglichen, soll das Zimmer auf 28–32° C erwärmt sein, die Luftfeuchtigkeit 20–40% betragen.
- Das *Bett* wird von einer steril bekleideten Pflegeperson mit steriler Wäsche bezogen. Zur *Dekubitusprophylaxe* muß eine Superweichmatratze eingebettet sein. Evtl. steht ein Spezialbett zur Verfügung (S. 140 ff.).
- *Ernährung.* Infolge schockbedingter Minderdurchblutung des Magen-Darm-Trakts neigen Verbrennungspatienten zu paralytischem Ileus. Eine parenterale Ernährung ist aber meist nur kurzfristig notwendig. Sie soll parallel zum Nahrungsaufbau weitergeführt werden. Um den hohen Energiebedarf zu decken, sind 3000–4000 kcal/Tag (12500–16750 kJ) notwendig.
- *Schmerzbehandlung.* Sie muß großzügig gehandhabt werden: Morphin in regelmäßigen Abständen (zu festen Zeiten) und immer vor der Wundbehandlung, zu der am Anfang u. U. sogar eine Kurznarkose notwendig ist.

Lokale Therapie

Die Behandlung wird unter streng aseptischen Kautelen vorgenommen. Verbandstoffe, Gesichtsmasken, Schutzkittel und Handschuhe müssen sterilisiert sein.

- *Nekroseentfernung* möglichst rasch (Frühnekrotomie), damit eine Einschwemmung von Toxinen aus dem nekrotischen Gewebe (Infektion, infektiöser – septischer – Schock) vermieden werden kann. Wenn immer möglich, werden die durch die Nekrotomie entstandenen Hautdefekte sofort mit Spalthaut gedeckt. Nur wenn dies nicht möglich ist (bei ausgedehnten Verbrennungen), wird Epigard (Fremdhaut, auch Schweinehaut) verwendet. Pro Eingriff sollten nicht mehr als 10% der Körperoberfläche abgetragen und neu gedeckt werden (hoher Blutverlust!).
- *Wundbehandlung.* Grundsätzlich gilt:
  - *offene Wundbehandlung* bei großen Wundflächen. Zur Prophylaxe einer Keimbesiedlung werden mehrmals täglich

Oberflächentherapeutika auf die Verbrennungswunde aufgetragen (oder ins Badewasser gegeben). Ein sehr wirkungsvolles Mittel ist z.B. das Polyvinylpyrrolidon-Jod (Betadine). Es wirkt oxidierend und jodizierend und vermindert dadurch das Wachstum der Mikroorganismen.
- *Geschlossene Wundbehandlung.* Es eignen sich Salben und Salbenkompressen (Gittertülle), die der Heilung dienen und die Verbrennungsoberfläche geschmeidig halten.
  Als Prinzip könnte (außer bei Aluminiumverbrennungen) gelten:
  bis die Wunde sauber ist: Flamazine,
  bis zur Vernarbung: Fettgaze (z.B. Bronolynd),
  danach: Vitaminsalben (Vitamin-A-Salbe, Bepanthen).
- *Débridement.* Entfernung von Blasenresten, schmierigen Belägen, Brandschorf u.a. durch einen Wasserstrahl (Jet-Spray), ein Schleifgerät (Dermabrasion) oder mit einem chirurgischen Messer (Exzision, Entlastungsschnitte = Escharotomie oder Fasziotomie).

- Die *Ruhigstellung* geschieht so, daß bei den Gelenken die Funktionsstellung fixiert wird (z.B. Handgelenk extendiert, Fingergrundgelenke gebeugt, Daumen opponiert). Die verbrannten Extremitäten werden hochgelagert.
- *Rehabilitation und Spätversorgung.* Im Vordergrund steht die Narbenkorrektur; frühzeitig im Gesicht, an den Gelenken und Händen. Alle anderen Korrekturen werden erst nach frühestens 6 Monaten vorgenommen.

29.7.3. Pflegegrundsätze

Die großflächige Verbrennung stellt therapeutisch *und* pflegerisch große, häufig fast unlösbare Probleme. Schmerzen, toxische Einwirkungen, Verlustgefühle u.v.a. sind für den Patienten zermürbend, häufig so sehr, daß der Lebenswille erlahmt und Ressourcen kaum mehr aktivierbar sind. Die Anforderungen an die Betreuer sind dann sehr groß und können nur geleistet werden, wenn

- das *gesamte Pflege- und Behandlungsteam* (Verbrennungszentren verfügen zusätzlich über einen Psychiater) sich gemeinsam um die *ganzheitliche* Betreuung bemüht und sich mit den psychologischen Problemen auseinandersetzt;
- der *einzelne* an der Pflege Beteiligte eine große *Toleranzgrenze* besitzt und Leiden aushalten kann, denn auch große Schmerzmittelgaben können den Patienten auf die Dauer nicht schmerzfrei halten;
- bei der Pflege (d.h. für Behandlung, Betreuung und Begleitung) *genügend* Zeit investiert werden kann;
- *Pflegehilfsmittel* wie Spezialbetten, Lagerungshilfen und spezielle Verbrennungswäsche (sterilisiert) zur Verfügung stehen;
- die Bereitschaft aller Beteiligten für eine *kreative Pflege* vorhanden ist.

Komplikationen

Man unterscheidet die Frühkomplikationen von den Spätfolgen.
Frühkomplikationen sind
- Schock, Sepsis (häufigste Todesursachen);
- Anurie, Magenblutung;
- Pneumonie, Embolie, Depressionen.

Spätfolgen sind
- Narbenkontrakturen;
- Nierensteine, Keloide;
- psychische Veränderungen.

Erste Hilfe bei Verbrennungen ist immer die Kaltwasserbehandlung: Kaltes Wasser während mindestens 20 Minuten reichlich über die Verbrennungsfläche fließen lassen.

Weiterführende Literatur

Brehm, G.: Haut- und Geschlechtskrankheiten. Ein Lehrbuch für Krankenpflegeberufe. 5. Aufl. Thieme, Stuttgart 1987
Gümbel, D.: Ganzheitsmedizinische Hauttherapie mit Heilkräuter-Essenzen. Haug, Heidelberg 1984
Herzog, J.: Verbrennungen. Kohlhammer, Stuttgart 1989
Köhnlechner, M.: Erfolgsmethoden bei Erkrankungen der Haut, 2. Aufl. Heyne, München 1975
Korting, W.: Praxis der Dermatologie. Thieme, Stuttgart 1982
Marks, R.: Psoriasis. Hippokrates, Stuttgart 1984
Schell, H.: Akne. Trias, Stuttgart 1987
Schuster, H. P.: Checkliste Intensivmedizin, 3. Aufl. Thieme, Stuttgart 1988
Ständer, Chr.: Praxis der Haut- und Geschlechtskrankheiten, 4. Aufl. Urban & Schwarzenberg, München 1986
Steiner, E., J. Geißler: Neurodermitis. Trias, Stuttgart 1989
Sterry, W., H. Merk: Checkliste Dermatologie und Venerologie. Thieme, Stuttgart 1987
Zündorf, R.: Mit chronischem Ekzem leben. Wie man die Neurodermitis günstig beeinflussen kann, 2. Aufl. Haug, Heidelberg 1982

30. Hals-Nasen-Ohren-Bereich
Unterstützen des Patienten mit HNO-Problemen

Sequenzziel

Das weite Gebiet der Hals-Nasen-Ohren-Erkrankungen (HNO) kann in diesem Lehrbuch nicht umfassend abgehandelt werden. Schwestern/Pfleger, die sich für einen Einsatz auf einer HNO-Abteilung entschließen, sollten sich durch entsprechendes Studium zusätzliches Wissen erwerben. Die hier angebotene Einführung hat zum Ziel, Ihnen die Vielfalt dieses Fachgebietes aufzuzeigen, insbesondere aber die Bedeutung der Pflege z. B. des hörbehinderten oder kehlkopfoperierten Patienten. Sie sollen für die spezifische Eigenart dieser Pflege sensibilisiert werden, die Zusammenhänge verstehen und für einen Einsatz auf solchen Stationen vorbereitet werden, damit Sie die *Pflegeplanung* (S. 102ff.) bei HNO-Patienten überblicken können.

Dynamik des Pflegeprozesses

Situation: Patient mit Störungen im HNO-Bereich.

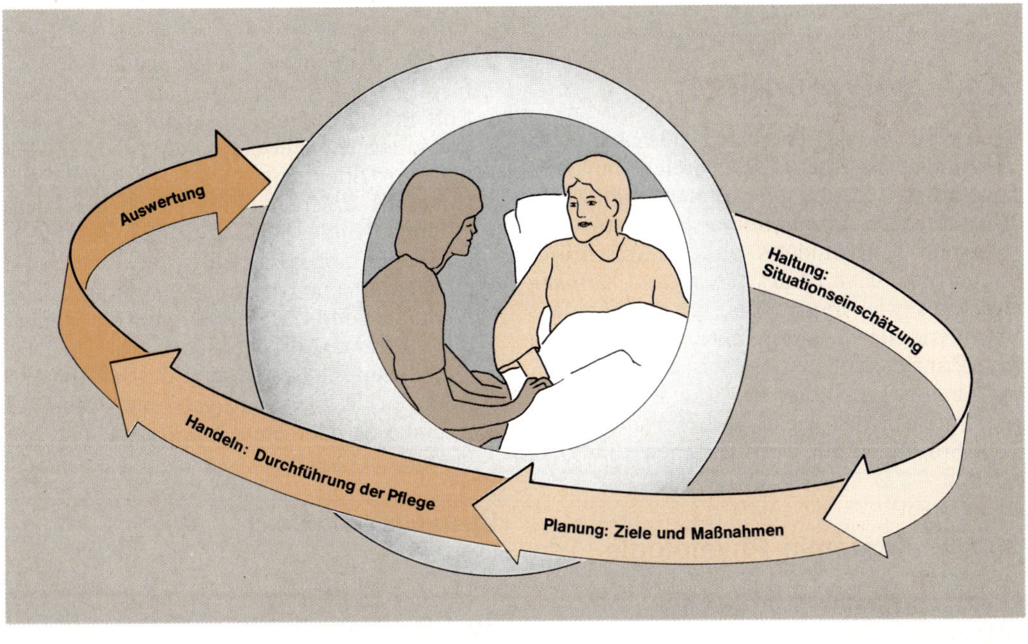

Prinzipien/Impulse

- *Hals-Nasen-Ohren-Bereiche* sind Eingangspforten des Organismus: Atemluft, Nahrung, Meldungen der Sinnesorgane – Gehör-, Gleichgewichts-, Geruchs-, Geschmackssinn u. a. – erreichen den Organismus durch diese Pforten.
- Die *Sinnesorgane* vermitteln Informationen

(Sinneserlebnisse) sowohl über die Außenwelt als auch über die Vorgänge im Körper selbst. Diese Sinneserlebnisse sind unmittelbar, mannigfaltig und mehrdimensional (bezüglich Zeit, Raum, Modalität, Qualität) und sind mitbestimmend für die Qualität von Erleben, Handeln, Sein und Sinn.
- Anthropologisch betrachtet ist der HNO-Bereich „ein unentbehrlicher Mittler von Seele zu Seele, von Geist zu Geist", ist also die Voraussetzung für jede *personale Begegnung* des Menschen. Denn nur „durch unsere Sinnessphäre vermögen Seele und Geist eines Du auf uns zu wirken..., durch Gebärde, Blick, Laut und Schrift vermögen wir ein Du zu erreichen".

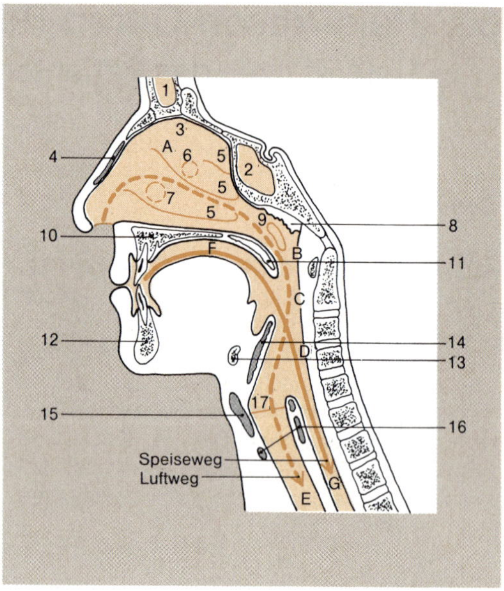

Abb. 30.**1** Schnitt durch Nasen-, Mund- und Kehlkopfregion. ---> Luftweg, → Speiseweg. Bezeichnen Sie die Strukturen 1–17 und die Räume A–G (S. 1145).

30.1. Allgemeine Grundlagen

30.1.1. Bezug zu den ATL

Die obigen Prinzipien zeigen die eindeutigen Zusammenhänge des HNO-Bereiches mit dem Du-Bereich. Das Kapitel 14 *Kommunizieren* steht demnach in unmittelbarster Verbindung und muß dem Studium dieses Lernschrittes vorangehen. Die ATL *Essen und Trinken* (Kap. 8) sowie *Atmen* (Kap. 11) sind ebenfalls betroffene Berührungspunkte. Die Bereiche der Prinzipien – physiologisch-medizinisch, personal-anthropologisch – sind sehr weit gespannt. Sie zeigen, wie tiefgreifend und verheerend Störungen auf den Menschen einwirken können.

30.1.2. Anatomie, Physiologie

Übersicht Nasen-Hals-Bereich
(Abb. 30.**1**)

Aufgaben der Nase:
- *Schutz der unteren Atemwege* durch
  - Beteiligung am Schluckakt, wobei sich der elastische Kehldeckel über den Eingang zur Trachea legt;
  - Hustenreflex.
- *Bildung der Stimme.* Die gespannten Stimmbänder werden durch die vorbeiströmende Luft in Schwingung versetzt → bei starker Spannung entsteht ein höherer Ton als bei mäßiger Spannung. Lange Stimmbänder (Männer) ergeben tiefere Töne als kurze (Frauen, Kinder). Die Lautstärke ist abhängig von der Stärke des Luftstroms. Durch die mitschwingenden Lufträume von Nase, Nebenhöhlen und Rachen bekommt die Stimme ihre charakteristische Klangfarbe. Die verschiedenen Vokale werden durch Veränderung der Rachenweite gebildet. Abb. 30.**2** zeigt das Zusammenwirken der am Sprechen beteiligten Organe.

Übersicht Ohrbereich
(Tab. 30.**1**)

30.1.3. Diagnostik

Ohren

Hörprüfungen

Lautstärke eines Tones (Amplitude) und Tonhöhe (Frequenz) sind definierte Meßgrößen. Die Intensität wird in *Dezibel* (dB), die Höhe in

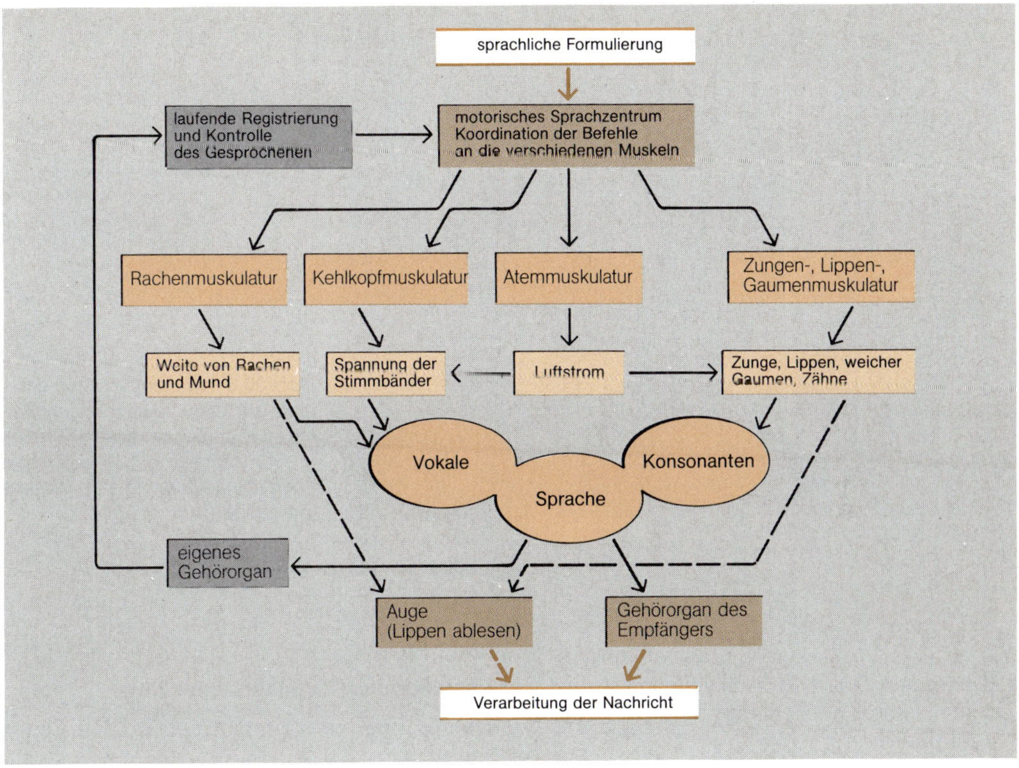

Abb. 30.**2** Zusammenwirken der am Sprechen beteiligten Organe.

Tabelle 30.**1** Hörschäden – Lokalisation, Art der Erkrankung

Lokalisation		Funktion	Erkrankung
Äußeres Ohr	Ohrmuschel Gehörgang		*Schalleitungs*schwerhörigkeit (meist medikamentös oder chirurgisch heilbar)
Mittelohr	Trommelfell Gehörknöchelchen	Schalleitung und -verstärkung	
Innenohr	Schnecke Labyrinth Hör- und Gleichgewichtsnerv	Schalltransformation Gleichgewichtsorgan	*Schallempfindungs*-schwerhörigkeit (nur Hörapparat, nicht heilbar) Gleichgewichtsstörungen
Hörbahn	Hirnbahnen und Hirnzentren	Verarbeitung der akustischen Information	

Hertz (Hz) ausgedrückt. Die Hörfähigkeit kann gemessen bzw. geprüft werden.
Die Hörprüfung setzt einen schallgedämpften Raum voraus. Sie umfaßt in der Regel:

- *Prüfung des Sprachgehörs* durch einfaches Sprechen und Nachsprechenlassen von zweisilbigen Zahlworten aus verschiedener Distanz, sodann mit Hilfe der Flüstersprache die *Hörweitenbestimmung*;
- *Stimmgabeltest*; er gibt Aufschlüsse über den mutmaßlichen Sitz der Hörstörung (Versuche nach Weber, nach Rinne);

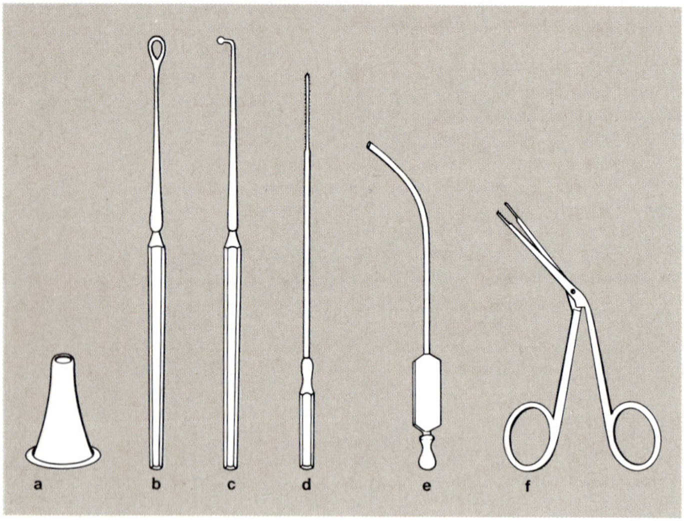

Abb. 30.**3** Standard-Instrumentarium zur Ohruntersuchung. **a** Ohrtrichter, **b** Zerumenöse (Kürette), **c** Ohrhäkchen, **d** Ohrwatteträger (gerieft), **e** Ohrsauger, **f** Ohrtamponzange.

- *Tonaudiometrie* = Hörschwellenmessung für Luft- und Knochenleitung = Schwellenaudiometrie.
  Differenziertere Verfahren sind u. a. die
  - *überschwellige Audiometrie,* Lautheitsausgleichprüfung oder Geräuschaudiometrie;
  - *Sprachaudiometrie*; es handelt sich dabei um eine verfeinerte Hörweitenbestimmung und um eine Prüfung des Sprachverständnisses. Ausschlaggebend ist nicht die Distanz, aus der noch gehört wird, sondern die Intensität des Hörens von standardisierten viersilbigen Zahlen und Einsilbenwörtern.

Gleichgewichtsprüfung

Die Gleichgewichts- oder Vestibularisprüfung erfordert einen abgedunkelten Raum. Geprüft wird die Fähigkeit der Aufrechterhaltung des Gleichgewichts beim Stehen, Gehen, Bewegen und in verschiedenen Lagen.

- Bei Dreh- und Pendelbewegungen können *Unsicherheitsgefühl, Schwindelerscheinungen* und andere Mißempfindungen diagnostisch erfaßt werden.
- Eine Zusatzprüfung ist die *Untersuchung der Nystagmen*. Nystagmus = ruckartige Bewegung beider Augen (bei Erkrankung der Gleichgewichtsorgane und deren Steuerzentralen).

Besichtigung (Inspektion) des Ohres

Die wichtigsten Untersuchungen des Ohres sind:

- *Trommelfelluntersuchung* = Otoskopie. Farbe, Form und Beweglichkeit sowie Narben oder Löcher (Perforationen) lassen Rückschlüsse zu auf die sich in den Hohlräumen des Mittelohres abspielenden Prozesse.
- *Prüfung der Tubenfunktion.* Die Durchgängigkeit ist eine wichtige Voraussetzung für die Hörfunktion. Die Prüfung geschieht mittels Luftdusche oder Tubenkatheterismus.

Standard-Instrumentarium (Abb. 30.**3**):

- Ohrtrichter verschiedener Größe aus Metall oder Kunststoff zur Inspektion von Gehörgang und Trommelfell;
- Ohrtamponzängchen, knieförmig abgebogen oder
- Kniepinzette zur Manipulation im Gehörgang;
- Sauger, leicht abgebogen, zum Absaugen von Sekret und Schuppen;
- Häkchen, Küretten zur Entfernung von Hautschuppen, Ohrschmalz und kleinen Fremdkörpern; Watteträger zur Sekretentfernung;
- feine Silbersonden zum Betasten der Strukturen.

Ergänzende Instrumente zur orientierenden Tubenfunktionsprüfung und zur Luftdusche des Mittelohres durch die Ohrtrompete sind

- Pollitzer-Ballon mit Oliven
- Hörschlauch, Tubenkatheter;
- Ohrenspritze mit Gummiball.

Nase, Nebenhöhlen

Prüfung des Riechvermögens

Die *Geruchsprüfung* gibt Auskunft über die quantitative und qualitative Leistungsfähigkeit des Geruchssinnes. Bei der *Riechprobe* (qualitative und halbquantitative Messung) werden dem Patienten verschiedene bekannte Riechstoffe vor die Nasenöffnung gehalten (die Stoffe müssen in regelmäßigen Abständen erneuert werden).

Bereitzuhalten sind Fläschchen mit

- Vanillin, Lavendelöl;
- Holzteer, Terpentinöl;
- Kaffeepulver;
- Essigsäure, Salmiak.

Besichtigung der Nase

Unter Verwendung des *Stirnreflektors* oder einer Stirnlampe wird Licht in das Naseninnere gebracht und nach Abspreizen des Nasenflügels mit einem *Nasenspekulum* Einblick in die Nasenhöhlen gewonnen.

Möglichkeiten:

- *Vorderer Naseneinblick* = Einblick in die Nasenhaupthöhle. Dazu braucht der Arzt die obenerwähnten Gegenstände.
- *Hinterer Naseneinblick* (Nasenrachen, Nasenhöhlen- und Tubenöffnungen). Es wird zusätzlich ein langer Spiegel (Postrhinoskop) und ein Zungenspatel gebraucht (Abb. 30.**4**).
- *Nasen-Rachen-Endoskopie.* Nach Einführen eines kurzen Endoskops durch die Nase kann der Nasen-Rachen-Raum besichtigt werden.
- *Kieferhöhlenendoskopie* (Sinuskopie) = Einblick in die Kieferhöhle.
  Die beiden letzten Untersuchungen erfordern eine Anästhesie der Nasen-Rachen-Schleimhaut.
- *Diaphanoskopie* = Ausleuchten von Kieferhöhle, Siebbeinzellen und Stirnhöhle mit Glühlampe.

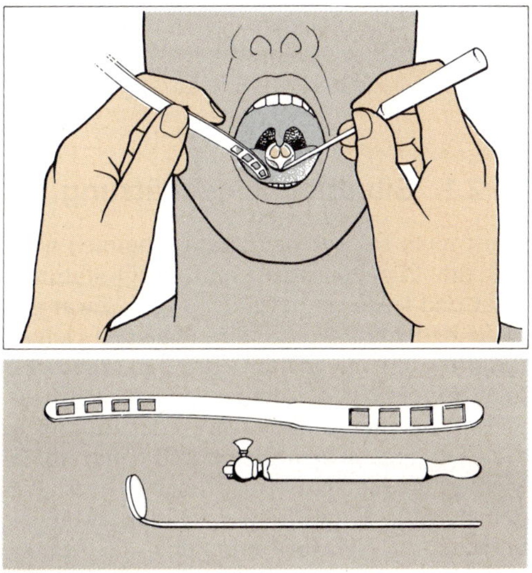

Abb. 30.**4** Hinterer Naseneinblick und Nasen-Rachen-Untersuchung (Postrhinoskopie). Im Spiegel werden die Rückseite des Zäpfchens und die beiden hinteren Nasenöffnungen (Choanen) sichtbar. Darunter Instrumente: Zungenspatel nach Brünings, Nasen-Rachen-Spiegel mit aufschraubbarem Handgriff (nach Fleischer).

Kehlkopf

Zur Anwendung kommen die *indirekte* (Kehlkopfspiegelung) und die *direkte* Laryngoskopie.

Kehlkopfspiegelung

Das Kehlkopfinnere wird mit Hilfe des in den Rachen eingeführten Kehlkopfspiegels betrachtet.

Instrumentarium:

- *Kehlkopfspiegel* verschiedener Größe zur Inspektion des unteren Rachenabschnitts und des Kehlkopfes;
- *Läppchen* aus Leinen oder Einwegmaterial zum Heraushalten der Zunge;
- *Kehlkopfwatteträger* lang, gebogen, zum Aufpinseln von Oberflächenbetäubungsmitteln oder ätzenden Lösungen;
- *Kehldeckelhalter* (nach Reichert) zum Hochhalten eines überhängenden Kehldeckels, da sonst die Sicht auf die Stimmbänder verdeckt ist.

Durchführung. Die Kehlkopfspiegelung wird am sitzenden Patienten vorgenommen (Abb. 30.**5**):

- *Oberflächenbetäubung* (wenn nötig). Das Anästhetikum wird mit Watteträger oder Zerstäuber auf die Schleimhaut gebracht (z. B. 1%ige Pantocainlösung).
- *Erwärmung des Kehlkopfspiegels*, damit ein Beschlagen des Spiegels durch die feuchtigkeitsgesättigte Atemluft verhindert wird → Spiegelfläche ca. 1 Sekunde über Wärmequelle halten.
- *Zunge* wird mit einem Läppchen gefaßt, her-

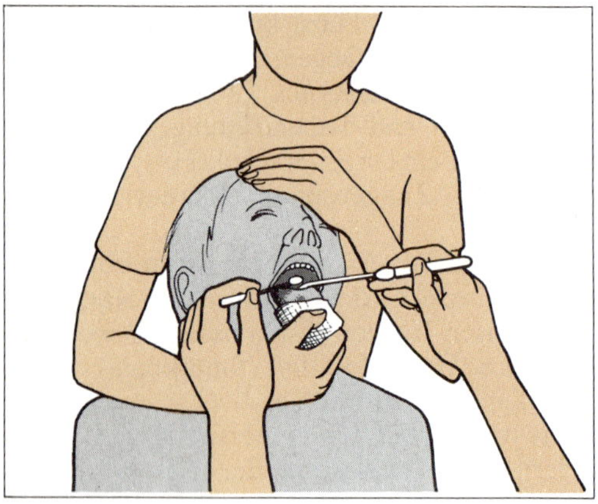

Abb. 30.5 Hilfestellung bei der Kehlkopfspiegelung; gleiche Hilfeleistung auch bei der Kehlkopfprobeexzision im Sitzen (nach Fleischer).

ausgezogen (vom Patienten selbst oder durch einen hinter ihm stehenden Helfer).
- *Biopsiematerial* wird sogleich in eine Fixierlösung gegeben und umgehend zur Untersuchung gebracht.

Nachsorge. Nahrungskarenz während 2 bis 4 Stunden, falls anästhesiert wurde. Der Patient soll während dieser Zeit überwacht werden.

Direkte Laryngoskopie

Zur Einführung des Laryngoskops (S. 981) muß der Kopf des liegenden Patienten stark nach hinten gebeugt werden. Mit dem Laryngoskop
- kann der Kehlkopf besichtigt werden;
- mittels zwischengeschaltetem Mikroskop kann ein Laserstrahl in den Kehlkopf geleitet werden und dort mit großer Präzision punktförmige und unblutige Gewebezerstörung vornehmen – *Kehlkopfmikrochirurgie*;
- können die Bewegungen des Kehlkopfes verfolgt – *Stroboskopie* – und
- Gewebeentnahmen vorgenommen werden – *Probeexzision, Biopsie*.

Vorsorge und **Nachsorge** entsprechen den allgemeinen Richtlinien der Endoskopie (Kap. 46). Bei der Nachkontrolle gilt es besonders auf eine eventuelle Nachblutung und Atemprobleme zu achten.

Röntgenuntersuchungen

Im HNO-Bereich handelt es sich immer um selektive oder umfassende Schädelaufnahmen (Kap. 47).
Zur Abbildung des Gesichtsschädels mit seinen Nebenhöhlen eignet sich vor allem die
- *halbaxiale Aufnahme* (Röntgenstrahl vom Hinterhaupt kommend → auf dem Bild erscheinen die Nebenhöhlen beider Seiten);
- *Tomographie* zum Nachweis von ausgedehnten Frakturen und Tumoren.

Ohrenspezifisch sind
- Standardaufnahmen des Schläfenbeins (nach Schüller und Stenvers),
- Schichtaufnahmen (Tomographie).

30.2. Grundlagen der Pflege

In der Pflege von HNO-Patienten gelten die allgemeinen Grundlagen:
- Umgehen mit Krankheit S. 555ff.
- Pflegeprozeß S. 102ff.

Im folgenden werden die *Schritte der Pflegeplanung* entsprechend der HNO-Situation etwas ausgefaltet.

30.2.1. Situationseinschätzung

Es ist nicht so, wie häufig angenommen wird, daß die Pflegeprobleme auf HNO-Stationen klein und leicht zu bewältigen sind. Zwar gibt es *die* Patienten, welche für kleine und kleinste Eingriffe auf die Station eintreten. Jeder Patient bringt aber sich selber mit, seine Biographie, Probleme, Sorgen usw. – der Eingriff ist ein Einschnitt in sein Leben und daher immer wichtig, nie einfach klein. Daneben handelt es sich stets um Eingriffe, die die Sinneswelt, die Sprache, die Nahrungsaufnahme, die Atmung und das sichtbare Äußere des Patienten betreffen. Die Routine, der „immer gleichen Operationen" darf den Blick auf diese Dimension nicht verstellen. Daneben gibt es aber auch jene Patienten, die mit der Last einer lebensverändernden Diagnose, z.B. für eine Kehlkopfresektion, ins Krankenhaus eintreten. Die

Anforderungen, die dann an die Pflegegruppe gestellt werden, können sehr groß sein. Die Situationseinschätzung hat sich demnach zu orientieren an der

- ☐ organischen/medizinischen Ausgangslage,
- ☐ Befindlichkeit, dem Befinden und der Lebenssituation (Biographie, Gewohnheiten)
- ☐ psychischen Belastung bzw. Belastbarkeit und an der Verarbeitungsfähigkeit des Kranken,
- ☐ sozial-rehabilitativen Situation.
- ☐ Gesundheitsressourcen usw.

30.2.2. Pflegeprobleme

Ohren

Schwerhörigkeit

Die Zahl der Schwerhörigen und Ertaubten steigt in der immer lauter werdenden Umwelt an. Schwerhörigkeit ist für den Arzt ein medizinisches Problem, für den Patienten eine schwere Behinderung bzw. ein Verlust, für die Mitwelt, insbesondere für die im Gesundheitsdienst tätigen Personen, eine nicht immer leichte Aufgabe. Je nach Ursache ist für den betroffenen Patienten nach entsprechender Therapie eine Heilung möglich, für die meisten aber bedeutet sie ein Dauerzustand, eine Beeinträchtigung, die ihr ganzes Leben verändert, und ein Leiden, das für den Du-ausgerichteten Menschen nur schwer akzeptierbar ist.

Der Arzt unterscheidet (je nach Ursache)

- die *Schalleitungsstörung* infolge Ohrschmalzpfropfes, Gehörgangsentzündung, Tubenkatarrh, Mittelohrentzündung, Otosklerose u.a.;
- die *Schallempfindungsschwerhörigkeit*. Sie ist durch äußere Einflüsse verursacht (Lärmeinwirkung, ohrschädigende Medikamente, z.B. Streptomycin). Sie kann aber auch eine Folge von Tumoren, Ménière-Krankheit, eines Hörsturzes oder angeboren sein. Am häufigsten handelt es sich um ein degeneratives, nicht rückgängig zu machendes Altersleiden – *Altersschwerhörigkeit* (Tab. 30.**1**).

Schwerhörigkeit muß erfaßt, abgeklärt und wenn möglich behandelt werden. Dies gilt ganz besonders im *Kindesalter*; für Kinder ist eine ihrer Behinderung angemessene Schulung ganz besonders wichtig. Sofern mit medizinischen Maßnahmen nichts erreicht werden kann (insbesondere bei *Altersschwerhörigkeit*), muß eine apparative Versorgung erwogen werden (S. 825).

Ein großer Teil der Schallempfindlichkeitsstörungen ist mit *Ohrengeräuschen* (Tinnitus) verbunden. Sie sind die unangenehmsten Begleiterscheinungen der Schwerhörigkeit und werden vom Betroffenen häufig schlechter ertragen als die Höreinbuße selber. Dauernde Ohrengeräusche können einen Menschen auf die Dauer zermürben, sie lösen Ängste aus (z.B. vor einem Hirnschlag) und haben die Tendenz, die Gedanken und Gefühle zu absorbieren. Die Folge davon sind Beziehungsprobleme → Isolation und Mißtrauen → Rückzug auf die Hör- bzw. Geräuschprobleme → noch größere Beziehungsprobleme: ein Circulus vitiosus, der nur durch helfende, klärende Gespräche durchbrochen werden kann.

Taubheit

Die Taubheit *beim Kind* muß anders gesehen werden als die Taubheit eines Menschen, der erst im späteren Leben oder im Alter taub geworden ist. Ohne Gehör erlernt das Kind die Sprache nicht. Ohne Sprache fehlt ihm ein wesentliches Merkmal des Menschen. Es bleibt intelligenzmäßig und seelisch retardiert (Probleme, die für das Kind, die Eltern und die Betreuer enorm sind und riesigen Einsatz verlangen). Der *erst später Ertaubte* muß eine ungeheure Umstellung durchmachen. Mit dem Verlust des Hörvermögens verliert der Mensch die bis dahin vertraute und gewohnte Verständigung mit den Mitmenschen. Nicht immer gelingt die Umstellung auf die anderen Sinne (Sehen, Tasten) bzw. das optimale Freisetzen von Ressourcen und Anpassungsmechanismen. Bleibt das Kompensationsvermögen aus, sind häufig Resignation, Isolation und schwerwiegende seelische Einsamkeit die Folge. Dazu kommt, daß die Mitwelt im allgemeinen gerade dieser Behinderung gegenüber weniger Toleranz und Einfühlungsvermögen zeigt als z.B. für Blinde. Taube und Schwerhörige werden „übersehen", „ignoriert", häufig sogar als „dumm und unverständig" abgeschoben.

Es ist für den Gesunden schwer, das harte Los des Ertaubten zu ermessen. Da auch das spontane Mitgefühl erschwert ist, soll dem Lernenden *Gelegenheit zur Selbsterfahrung* ermöglicht werden durch

- Testen des eigenen Hörens;
- Simulieren des Verlusts (z.B. mit Wachsku-

geln im Ohr) in der Spiel- und Übungssituation;
- Auswerten der gemachten Erfahrungen mit dem Ziel der Sensibilisierung für die großen Probleme des Hörbehinderten und Ertaubten.

Ohrschmalz, Ohrpfropf

Das von den Talg- und Ohrschmalzdrüsen des Gehörgangs gebildete bräunliche, wachsartige Ohrschmalz entleert sich normalerweise in kleinen Schüppchen. Bei übermäßiger Produktion kann es sich zu *Pfropf* ansammeln und schließlich den Gehörgang verschließen. Es entsteht eine *Schalleitungsschwerhörigkeit*, gelegentlich verbunden mit *Ohrensausen*. Die Behandlung besteht im Ausspülen des Gehörgangs (S. 824). Für viele Patienten ist der Ohrpfropf ein sich wiederholendes Leiden, das mit Gefühlen von Scham und Peinlichkeit verbunden ist. Sie bringen den Ohrpfropf mit mangelnder Hygiene in Zusammenhang und fühlen sich schuldig. Ein klärendes Gespräch kann eine enorme Hilfe bedeuten und unnötige Probleme beheben.

Gehörgang *nie* mit Wattestäbchen reinigen.
- Die Schüppchen werden zurückgestoßen → fördert die Pfropfbildung;
- Verletzungsgefahr.

Nase

Behinderung der Nasenatmung

Eine intakte Nasenatmung dient der Erwärmung, Befeuchtung und Säuberung der Einatmungsluft. Sie kann deshalb auf die Dauer nicht durch die Mundatmung ersetzt werden, ohne schädliche Auswirkungen zu haben. Die Störung der Luftdurchgängigkeit der Nase ist auch ein psychisches Problem. Eine „verstopfte Nase" verursacht Mißempfindungen, der Mensch fühlt sich gestört, nicht intakt, krank. Ursachen der Behinderung der Nasenatmung sind
- *sporadisch auftretende Störungen*: der Schnupfen (Virusinfektion), die Rhinopathie (oft infolge Allergenen, z.B. als Heuschnupfen);
- *organische Veränderungen*: Nasenpolypen, Tumoren, Verkrümmung der Nasenscheidewand, vergrößerte Rachenmandeln u.a.

Alle diese Störungen können Anlaß oder Auslöser einer *Sinusitis* (Nebenhöhlenentzündung) sein (S. 829f.).

Lindernde Maßnahmen bei Schnupfen (S. 319):
- japanisches Heilpflanzenöl,
- Heilmassage für die Nase.

Nasenbluten

Nasenbluten (Epistaxis) kann eine harmlose, flüchtige Erscheinung oder Begleitzeichen von ernsten Erkrankungen sein. Da die Nasenschleimhaut viele oberflächlich gelegene Blutgefäße hat (feinste Äderchen, die platzen können), tritt Nasenbluten auf bei
- erhöhter Blutungsneigung (hämorrhagische Diathese), Antikoagulation;
- erhöhtem Blutdruck, Arteriosklerose, Herz- und Nierenkrankheiten;
- vermehrter Blutgefäßfüllung bei Infektionskrankheiten (Scharlach, Masern, Grippe).

Patienten, die zu Nasenbluten neigen, müssen die einfachen *blutungshemmenden Maßnahmen* kennen und anwenden können:

- Sitzen, Kopf stützen, Beine tief lagern; dadurch kann der Blutdruck im Kopfbereich gesenkt werden.
- Kalte Kompresse oder Eiskrawatte auf den Nacken legen → reflektorische Kontraktion der Schleimhautgefäße.
- Nasenflügel der blutenden Stelle fest mit dem Finger an die Nasenscheidewand pressen → Kompression der Gefäße.

Eine anhaltende Blutung bedarf der ärztlichen Therapie: blutstillende Medikamente, Ätzen der Schleimhaut, Tamponade der Nase (Austamponieren mit Mullstreifen, Einführen eines speziellen Tampons (Bellocq-Tamponade durch den Mund in den Nasenrachen).

Obwohl Nasenbluten bei einem sonst Gesunden selten ein dramatisches, lebensbedrohliches Ereignis ist, löst es Angst, Sorge und Unruhe aus. Wenn diese Faktoren nicht durch Ruhe und Sicherheit vermittelnde Betreuer gemindert werden, können sie tatsächlich die Blutung verstärken (der Blutdruck steigt an → die Blutung verschlimmert sich). Bei nervösen Patienten kann etwas Baldrian helfen.

Rachen, Kehlkopf

Heiserkeit

Die Heiserkeit ist häufig ein Zeichen einer Entzündung der Schleimhaut des Rachens oder des Kehlkopfes. *Es ist das erste und einzige Frühsymptom zur Erfassung eines Kehlkopftumors.* Je nach Schwere der Mitbeteiligung des Stimmapparates erscheint sie in allen Abstufungen von leicht „belegter" Stimme über Schwierigkeiten bei der Tongebung bis zur völligen *Tonlosigkeit*. Forciertes Sprechen führt zu einer schädigenden Überbeanspruchung des Stimmapparates, weshalb oft striktes Sprechverbot zur Ruhigstellung der Stimmbänder notwendig ist. Zum Problem der Stimmlosigkeit (Verlust der Stimme), z.B. nach Kehlkopfentfernung, S. 831f.

Atemnot

Eine Verlegung oder Verengung des Rachen-Kehlkopf-Bereichs führt immer auch zu Atembehinderung, Ateminsuffizienz oder sogar zum Atemstillstand (S. 336ff.).

Schmerzen

Schmerzen im Bereich des *Gesichtes* sind häufig unerträgliche Schmerzen. Sie werden intensiver wahrgenommen, stärker empfunden und rascher mit Gefühlen von Bedrohung und Angst belegt, als dies bei den anderen Körperregionen der Fall ist. Schmerzäußerungen sind zudem immer Alarmzeichen und bedürfen der Abklärung.

30.2.3. Pflegeziele und -maßnahmen

Je nach Situation handelt es sich um ein kurzzeitiges oder andauerndes Leiden mit entsprechender Pflege:

- *Kurzzeitziele* bei Patienten, bei denen durch eine chirurgische oder medikamentöse Therapie Heilung oder doch Besserung des Zustandes erreicht werden kann.
  Die *Pflegemaßnahmen unterstützen die Behandlung*: Ausführen von Therapien, Schaffen der heilungsfördernden Bedingungen, Verhüten von Komplikationen, Unterstützen der (vorübergehend) eingeschränkten oder ruhigzustellenden ATL, Stützung der psychischen Kräfte usw. Standardisierte Pflegepläne sind eine gute Orientierungshilfe (Tab. 30.**2** u. 30.**3**).
- *Langzeitziele* sind bei Patienten mit bleibender Schädigung notwendig, bei Hörschädigung, bei Kehlkopfverlust u. a.
  Die *Pflegemaßnahmen* sind in erster Linie *stützender und fördernder* Natur. Die Schwerpunkte liegen in der *Begleitung* und *Betreuung*: Information über „Leben mit der Behinderung", Einüben neuer Fertigkeiten (z.B. Kommunikationsverhalten). Umgehen mit Hilfsmitteln, Verarbeitung von Verlustgefühlen, Lebensbewältigung und Sinnfindung. Impulse und Hilfe bieten die Kapitel 14 und 16.

HNO-spezifische Maßnahmen:
- Umgehen mit Schwerhörigen und Tauben
- Verabreichen von Tropfen und Salben
- Ohr- und Kieferhöhlenspülung

Umgang mit schwerhörigen und tauben Menschen

Folgende Grundsätze sind zu beachten:

- Richtiges Sprechen schafft Vertrauen:
  - Langsam, deutlich sprechen mit zugewandtem Gesicht;
  - nicht zu laut, mit kleinen Pausen zwischen den Satzteilen; keine Verschachtelungen, keine Fremdwörter.
- Richtige Beleuchtung fördert das Verstehen:
  - Nicht zwischen Lichtquelle (Fenster) und Patient stehen;
  - Gesicht des Sprechenden beleuchten (Nachtwache).
- Richtige Information bzw. „Behinderung nicht vergessen":
  - Schwerhörigensignet in die Patientendokumentation;
  - Kärtchen über dem Patientenbett anbringen und evtl. dafür sorgen, daß der Patient es bei sich trägt (Abb. 30.**6**).
- Richtiges Einschätzen der Hörbehinderung:
  - Befund in Beziehung bringen zur Physiologie des Ohres: Welcher Teil fällt aus? Wie könnte sich das auswirken? (Abb. 30.**7**).
  - Einfühlung bedeutet Akzeptanz. Akzeptanz fördert das Vertrauen und damit die vorhandenen Kräfte/Ressourcen.

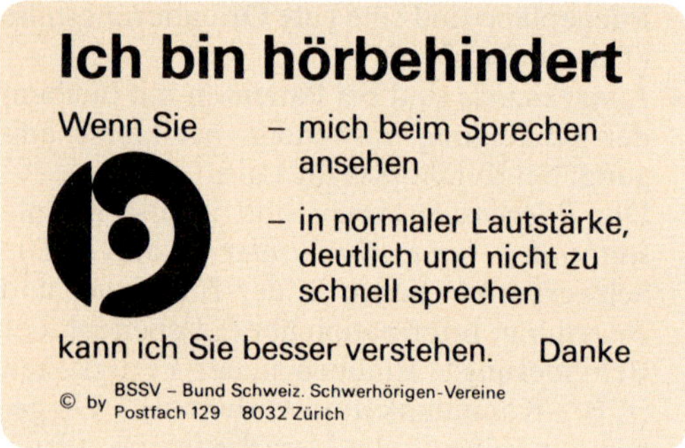
Ich bin hörbehindert
Wenn Sie
– mich beim Sprechen ansehen
– in normaler Lautstärke, deutlich und nicht zu schnell sprechen
kann ich Sie besser verstehen. Danke
© by BSSV – Bund Schweiz. Schwerhörigen-Vereine
Postfach 129 8032 Zürich

Abb. 30.**6** Identitätskärtchen für Hörbehinderte.

Mit dieser Vertrauensbildung geben wir dem Patienten Mut, Bestätigung und die Gewißheit, daß er trotz seiner Behinderung ein „gesundes Leben“ führen kann (S. 823f.). Im folgenden finden Sie zwei Merkblätter – Erfahrungen, die Ihnen helfen können, sich gegebenenfalls richtig zu verhalten.

Verabreichung von Tropfen und Salben

Tropfen und Salben sind Wirkstoffe, die zur Abschwellung der Schleimhaut bei Entzündungen, vor Untersuchungen, zur Schmerzlinderung usw. angewendet werden, z. B.

- Tropfen und Sprays, die vasokonstriktive Substanzen (Adrenalin) enthalten;
- anästhesierende Tropfen, Salben, Sprays;
- Chemotherapeutika (z. B. Antibiotika, Glucocorticoide) usw.

Ohrentropfen

- Der Patient legt sich auf die Seite.
- Tropfen auf Körpertemperatur wärmen.
- Verordnete Tropfenzahl ins oben liegende Ohr einfließen lassen.
- Den Patienten 15–20 Minuten so liegen lassen (evtl. Tropfen nachher ausschütteln lassen, keine Watte ins Ohr geben).
- Tropfenverabreichung nach Perforation des Trommelfells kann Schwindel verursachen, darum soll eine Applikation nur nach spezieller Verordnung und im Liegen vorgenommen werden.

Nasentropfen

- Einträufeln der verordneten Tropfenzahl in beide Nasenseiten. Der Patient neigt dabei seinen Kopf leicht nach hinten und zur Seite und zieht die Flüssigkeit hoch. Dadurch wird ein rasches Ablaufen durch den Rachen verhindert.
- Nasentropfen, die über lange Zeit verabreicht werden, können zu Austrocknung der Schleimhaut, zu Dauerschwellung oder Atrophie führen (Arztverordnung erneuern lassen).

Ohr- und Nasensalben

Die Verabreichung geschieht grundsätzlich wie die Tropfenapplikation. Die Menge der zu applizierenden Salbe muß bekannt sein.

Tropfengläschen, Pipetten, Tuben sind peinlich sauberzuhalten. Die Anweisungsvorschriften (z. B. Aufbewahrung im Kühlschrank) und Verfalldatum sind zu beachten.

Ohrspülung

Indikation. Ausspülen von Sekret, Ohrschmalz, Ohrpfropf, Fremdkörper aus dem äußeren Gehörgang.
Gegenindikation. Bestehende Trommelfellperforation. Es besteht die Gefahr von Schwindel, Entzündung der Mittelohrschleimhaut.

Durchführung:

- Mit großer Ohrspritze (50–100 ml) oder mit einer speziell installierten Spüleinrichtung wird körperwarmes Leitungswasser ohne Zusätze unter Sicht des Auges in den Gehörgang gespritzt.
- Die aus dem Gehörgang zurückfließende Spülflüssigkeit wird in eine Nierenschale, die unterhalb des Ohrläppchens gehalten wird, aufgefangen.
- Ein harter Ohrpfropf wird vor der Spülung aufgeweicht (Wasserstoffperoxid 3%, Borglycerin, Cerumenex-Tropfen, Olivenöl).

Kieferhöhlenspülung

Die Kieferhöhle kann vom Arzt mittels abgebogenem stumpfen Spülröhrchen durch ihre natürliche Öffnung im mittleren Nasengang erreicht werden.
Häufiger wird die Höhle vom unteren Nasengang aus nach Durchstechen der dünnen Wand zwischen Nase und Kieferhöhle punktiert.

Schwerhörigkeit im Krankenhaus (mit freundlicher Genehmigung von Pfarrer Martin Ost, Schwerhörigenseelsorge Unteraltenbernheim)

Zwei Mißverständnisse über Schwerhörigkeit sind auszuräumen:

1. Schwerhörigsein heißt nicht, daß man alles leiser hört, sondern Schwerhörigsein bedeutet, bestimmte Laute der Sprache gar nicht mehr zu hören oder nicht klar von anderen unterscheiden zu können. Schworhörigsein bedeutet also bruchstückhaftes Hören.
2. Schwerhörigkeit ist eine unheilbare Behinderung; ein Hörgerät ist kein Heil-, sondern ein Hilfsmittel. Der schwerhörige Patient braucht also immer eine besondere Zuwendung, auch wenn er ein Hörgerät trägt. Dies bedeutet im einzelnen:

- Sprechen Sie langsam und deutlich und dann erst laut, aber nicht zu laut.
- Sehen Sie den Schwerhörigen an, wenn Sie mit ihm sprechen.
- Stellen Sie sich so, daß das Licht auf Ihr Gesicht fällt, so daß der Schwerhörige von Ihrem Mund ablesen kann.
- Sprechen Sie in kurzen, bildhaften Sätzen ohne Fremdworte.
- Ihr Mund muß frei sein (kein Kugelschreiber, kein Kaugummi, keine Hand vor dem Mund usw.).
- Sie können davon ausgehen, daß der Schwerhörige Lautsprecherdurchsagen grundsätzlich nicht versteht, er wird in aller Regel nicht einmal bemerken, daß eine Durchsage gemacht worden ist.
- Wenn Sie für das ganze Zimmer etwas anzusagen haben oder wenn Sie eine Frage an alle Patienten eines Zimmers richten, dann stellen Sie sich so, daß der Schwerhörige Sie sehen und verstehen kann. Sie können davon ausgehen, daß alle anderen Ihre Ansage auch verstanden haben, wenn der Schwerhörige sie verstanden hat.
- Haben Sie mit einem Schwerhörigen etwas Wichtiges zu besprechen, so sagen Sie am Anfang gleich, worüber Sie mit ihm reden möchten, z.B.: „Ich möchte mit Ihnen jetzt über Ihre Operation morgen sprechen", und versichern Sie sich, daß der Schwerhörige diese Überschrift verstanden hat. Er wird dann alles folgende leichter verstehen.
- Hat er Sie trotzdem einmal nicht verstanden, so fragen Sie ihn, was er verstanden hat. Sie brauchen dann nicht noch einmal ganz von vorne mit Erklärungen zu beginnen, sondern können das Unverstandene mit anderen Worten noch einmal sagen. In aller Regel wird ein Schwerhöriger Sie dann verstehen.
- Im dunklen Röntgenraum wird ein Schwerhöriger Ihre Aufforderungen zum Einatmen, Luftanhalten usw. in aller Regel nicht verstehen. Besprechen Sie mit ihm vorher, solange das Licht noch an ist, wie er sich verhalten soll, und vereinbaren Sie mit ihm entsprechende Zeichen.
- Achten Sie darauf, daß ein Schwerhöriger, der ein Hörgerät hat, dieses auch trägt, insbesondere bei Visiten und wichtigen Besprechungen. Es kann sogar nötig sein, auch auf dem Weg zum OP das Hörgerät noch im Ohr des Schwerhörigen zu lassen, wenn da noch wichtige Dinge zu besprechen wären.
- Sollte das Hörgerät nicht oder nicht befriedigend funktionieren, so sind in aller Regel die Batterien verbraucht. Die Batterien halten durchschnittlich eine Woche; wiederaufladbare Batterien müssen jeden Abend herausgenommen und gegen frisch geladene ersetzt werden (Abb. 30.**8**).
- Machen Sie, wo nötig, auch die Ärzte darauf aufmerksam, welcher Patient schwerhörig ist. Die Ärzte können dann nicht nur ihre Sprechweise auf den Schwerhörigen einstellen, sondern auch bei der Anwendung der Medikamente auf die Schwerhörigkeit Rücksicht nehmen.
- Dies sind nur einige grundsätzliche Hinweise; für den speziellen Fall muß man noch zusätzliche Überlegungen anstellen. Ein Hilfsmittel ist es, wichtige Einzelheiten des Gespräches oder unverstandene Worte aufzuschreiben. Zu diesem Zweck eignet sich besonders eine Wachstafel, wo man ohne Schwierigkeiten Geschriebenes wieder löschen kann. Zum Gespräch mit dem Schwerhörigen empfiehlt es sich, auf jeden Fall Papier und Bleistift mitzunehmen.
- Seien Sie dem Schwerhörigen nicht böse, wenn er Ihnen mißtrauisch begegnet. Diese Mißtrauen ist Folge seiner Behinderung.
- Bedenken Sie bitte immer, daß ein Schwerhöriger gerade im Krankenhaus ein besonders einsamer Mensch ist, da er an den Gesprächen in seinem Zimmer in aller Regel nicht teilnehmen kann. Er ist häufig auch von besonderen Ängsten geplagt, da ihm all die Geräte, mit denen er in Berührung kommt, unbekannt sind und er fürchtet, Erklärungen, wozu diese Geräte dienen könnten, überhört zu haben.

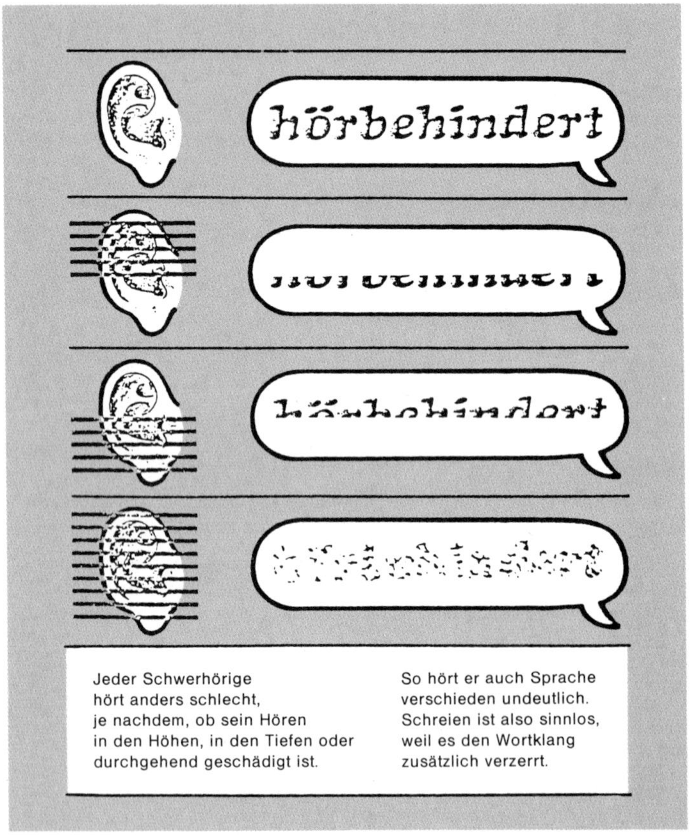
hörbehindert
Jeder Schwerhörige hört anders schlecht, je nachdem, ob sein Hören in den Höhen, in den Tiefen oder durchgehend geschädigt ist.
So hört er auch Sprache verschieden undeutlich. Schreien ist also sinnlos, weil es den Wortklang zusätzlich verzerrt.

Abb. 30.**7** Schwerhörigkeit und Sprache. Verschiedene Hörbehinderungen (nach Sandberger).

Das gehörlose Kind im Krankenhaus (Arbeitsgruppe von Gehörlosen und Hörenden, Zürich 1981)

1. Das gehörlose Kind hört nicht – es liest Ihnen die Sprache vom Munde ab. – Sprechen Sie bitte schriftdeutsch, mit deutlichen Lippenbewegungen, langsam, aber fließend in kurzen, klaren Sätzen und in gewöhnlicher Lautstärke. Achten Sie darauf, daß Ihr Gesicht gut beleuchtet ist; wenn es dunkel ist, kann das Kind nicht ablesen.
2. Das gehörlose Kind lernt in einer Sonderschule sprechen. Es hört sich selber kaum. Seine Stimme ist daher oft monoton, unmelodisch und nicht immer sofort verständlich.
3. Das gehörlose Kind beobachtet sehr gut. Lassen Sie Ihre Mimik spielen. Wenn Sie Ihre Aussagen bisweilen mit einfachen, ruhigen Gesten begleiten, kann das gehörlose Kind Sie besser verstehen.
4. Das gehörlose Kind kann nicht gleichzeitig Ihre Erklärungen vom Mund ablesen und das Vorzeigen einer praktischen Tätigkeit verfolgen. – Sprachliche Erklärungen und Anschauungen müssen einander folgen. Benützen Sie evtl. Bilderbücher und Zeichnungen, wenn die sprachlichen Möglichkeiten noch begrenzt sind.
5. Das gehörlose Kind will am Leben seiner Umwelt teilnehmen. – Nehmen Sie sich als Pflegeperson, als Angehörige, als Mitpatient in regelmäßigen Abständen Zeit für den Kontakt.
6. Bei Gehörlosen finden sich alle Begabungsgrade. Beachten Sie das Interesse von intelligenten Gehörlosen. Zeigen Sie Verständnis und Geduld mehrfachgeschädigten Gehörlosen gegenüber.
7. Das gehörlose Kind wünscht kein falsches Mitleid. Pflegen Sie eine partnerschaftliche Beziehung zu ihm!
8. Das gehörlose Kind braucht Kontakt mit Hörenden. – Scheuen Sie sich nicht, ihm zu begegnen. Wagen Sie es, mit ihm ins Gespräch zu kommen!

allgemeine Hinweise

1. Den Patienten niemals durch plötzliches Anreden oder Berühren erschrecken; ihn vielmehr durch immer gleiches Erkennungszeichen (z.B. Betätigen des Lichtschalters) auf sich aufmerksam machen. Sich vergewissern, ob das Hörgerät eingeschaltet ist.
2. Die Funktionstüchtigkeit des Hörgerätes überprüfen.
3. Mit dem schwerhörenden Patienten deutlich, etwas langsamer und nicht zu laut sprechen. Mit Gehörlosen in der Regel hochdeutsch sprechen. Sich so in das Gesichtsfeld des Hörbehinderten stellen, daß er gut ablesen kann. Nachts eigenes Gesicht beleuchten.
4. Dem Patienten alle ihn betreffenden Vorgänge und Maßnahmen erklären. Prüfen, ob er die Mitteilungen richtig verstanden hat. Nichtverstandene Äußerungen mit anderen Worten umschreiben. Wichtige Mitteilungen schriftlich abgeben.
5. Immer Kontakt mit Angehörigen aufnehmen und Informationen vermitteln.
6. Den schwerhörenden Patienten ins allgemeine Gespräch miteinbeziehen. Ärzte, Pflegepersonal und Mitpatienten informieren (Eintragung in die Krankengeschichte resp. in den Pflegebericht, Kardex).
7. Zum Röntgen, bei Strahlen- und Wassertherapien darf das Hörgerät nicht getragen werden; Verständigungsmöglichkeit vorher vereinbaren.
8. Beim Patienten mit Hörgerät harte Geräusche, z.B. durch metallene Gegenstände, vermeiden. Sie werden besonders laut und schmerzhaft empfunden.
9. Telefonapparat mit Verstärker beschaffen (Magazin/PTT).

Bedienung der Hörgeräte

Hinterohrgerät oder Hörbrille

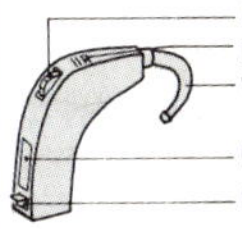

Im-Ohr-Gerät

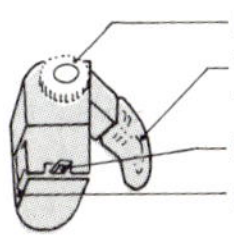

Ein-und Ausschalten:
mit Schalter +, -oder 0 (Null). Bei Nichtgebrauch Gerät abschalten (Batterie sparen!)

Lautstärke regulieren:
mit kleinem Rad, das meistens mit Zahlen versehen ist

Tonübertragung:
M = Mikrofon eingeschaltet (Normalstellung)
T = Telefonspule zum Telefonieren und für Ringhöranlagen
MT = beide Möglichkeiten kombiniert

mögliche Störungen des Hörgerätes

Ursache:	Behebung:
keine oder schlechte Tonübertragung	
• Schalter steht auf 0 oder T anstatt auf M	• ein- oder umschalten
• Batterie ist verbraucht	• neue Batterie einlegen
• Ohrstück ist verstopft	• Ohrstück von Apparat entfernen. Putzen, in Seifenwasser oder Zahnprothesenmittel einlegen, spülen und durchblasen, gut trocknen lassen
• Kabel ist defekt (bei Taschengeräten)	• Kabel auswechseln (Träger hat meistens ein Reservekabel bei sich)
Gerät pfeift	
• schlechter Sitz des Ohrstücks	• Ohrteil mit Drehbewegung gut in den Gehörgang stoßen, Ohrteilspitze muß in der Ohrfalte liegen
• der Patient liegt auf dem Hinterohrgerät	• Lagewechsel oder Gerät herausnehmen
• im Gehörgang des Trägers ist ein Ohrschmalzpfropf	• fachgerecht entfernen lassen
• Gehörgang hat sich ausgeweitet	• neues Ohrstück durch den Hörgeräteakustiker anpassen lassen
andere Störungen	
• der Verbindungsschlauch zum Ohrteil (Hinterohrgerät) ist hart, brüchig oder gerissen	• Schlauch ersetzen lassen
• das Mikrofon (beim Taschengerät) hat nicht genügend Abstand zum Lautsprecher im Ohrteil	• richtige Distanz herausfinden und einhalten

internationales Signet für Schwerhörigkeit

Abb. 30.**8** Umgang mit Hörgeräten. Merkblatt der Schweizer Schwerhörigenvereine.

Benötigte Gegenstände:
- Nasenspekulum;
- sterilisierte Spülröhrchen, scharf oder stumpf;
- Gummischlauch als Zwischenstück;
- Spritze, falls keine „Behandlungseinheit" vorhanden ist, Spülwasser;
- Watteträger, Watte;
- Medikament zur Schleimhautabschwellung (Privintropfen);
- Oberflächenanästhetikum (Pantocainlösung 1%);
- Schutztuch, Nierenschale.

Durchführung:
- Abschwellen der Nasenschleimhaut und Oberflächenanästhesie, die mittels Watteträger unterhalb der unteren Nasenmuschel appliziert wird.
- Einführen bzw. Durchstoßen des Spülröhrchens (der Kopf muß von der assistierenden Pflegeperson geradegehalten werden).
- Spülung mit körperwarmem Leitungswasser (mit Spritze oder Spülvorrichtung):
  - Zwischen Nadel und Handstück bzw. Spritze wird zum Druckausgleich ein dünner, nachgiebiger Schlauch eingesetzt.

- Das Spülwasser fließt durch die normale Öffnung der Kieferhöhle unterhalb der mittleren Nasenmuschel ab.
- Zur Spülung wird der Kopf nach vorne geneigt, damit die Spülflüssigkeit durch die Nase abfließen kann. Damit der Patient „sich nicht verschluckt“, soll er durch den Mund einatmen und durch die Nase ausschneuzen.
- Ausfließende Spülflüssigkeit auf Beimengungen kontrollieren.

30.2.4. Pflege bei HNO-Erkrankungen

Das Fachgebiet HNO nimmt innerhalb der Medizin und Pflege insofern eine Sonderstellung ein, als Erkrankungen im Bereich des Gesichts und in Schädelnähe ganz besonderer Vorsicht und Einfühlung bedürfen. Dies ergibt sich aus der *Eigenart* und *latenten Gefährlichkeit*, die alle Erkrankungen der Hohlräume des Gesichts- und Ohrschädels sowie des Halses und des Rachen-Kehlkopf-Bereichs mit sich bringen. Eine weitere Besonderheit, die insbesondere den Mund-Nasen-Rachen-Raum betrifft, ist der u. U. unkontrollierbare *Speichelfluß*, der zusammen mit *vermehrter Sekretbildung* die Arbeit am Wundgebiet erschwert. Eine Übersicht oder gar Besprechung des großen Gebietes der Ohren-, Nasen-, Rachen- und Kehlkopferkrankungen würde den Rahmen dieses Buches sprengen. Schwestern und Pfleger, die sich entschließen, auf einer HNO-Station zu arbeiten, bedürfen der weiterführenden Grundlagen (theoretische Kenntnisse zwecks besseren Verstehens der Zusammenhänge) sowie des geführten Einarbeitens in die Besonderheiten der Pflege (praktisches Einüben der Handhabung von speziellen Instrumenten, Geräten, Verbandtechniken u. a.).

Exemplarisch werden aus jedem Teilabschnitt des HNO-Bereichs die häufig vorkommenden Pflegesituationen vorgestellt:
30.3. Ohren
30.4. Nase und Nebenhöhlen
30.5. Rachen und Kehlkopf

30.3. Ohren

Man unterscheidet
- Krankheiten des *äußeren Ohres*: Otitis externa, Stenosen, Fremdkörper;
- Krankheiten des *Mittelohres*: Tubenkatarrh, einfache Mittelohrentzündung, Cholesteatom, Otosklerose u. v. a.;
- Krankheiten des *Innenohres*: Knallschäden, Ménière-Erkrankung, Altersschwerhörigkeit, Taubheit, Hörsturz.

Krankheitszeichen und Pflegeprobleme

Sie sind von der Art, der Lokalisation, der Intensität des Auftretens abhängig.
- *Entzündungszeichen:* Ohrschmerz, Ohrfluß (vermehrte Sekretion), evtl. Fieber. Bei der Mittelohrentzündung kann ein Trommelfellloch entstehen, durch das Sekrete/Eiter aus der Paukenhöhle in den Gehörgang übertreten und durchs Ohr auslaufen. Diese *Spontanperforation* des Trommelfells führt zum Rückgang der Schmerzen; das Loch schließt sich später wieder. Beim chronischen Verlauf (Otitis media chronica) entsteht eine Perforation, die sich nicht schließt.
- *Schwerhörigkeit* tritt bei Erkrankungen des Mittel- und Innenohres auf (S. 819 f.).
- *Schwindel* – häufig verbunden mit Hörproblemen, Nystagmus, Übelkeit, Brechreiz, Erbrechen – weisen, wenn sie anfallsweise immer wieder auftreten, auf eine *Ménière-Krankheit* hin (Störung des Labyrinths).
  Diese Symptome können aber auch Zeichen einer *zentralen Hör-* und *Gleichgewichtsstörung* sein. Die Art und Weise, wie die Symptome auftreten, geben dem Arzt Hinweise für die Lokalisation der *Vestibularisstörung*. Sie sprengen z. T. den HNO-Bereich und sind mit neurologischen Problemen verquickt. Man spricht dann auch von *Neurootologie*.
- *Akuter Hörverlust*, auch *Hörsturz* genannt, ist Zeichen einer plötzlichen Funktionsstörung des Innenohres. Sie tritt meist einseitig auf, ist oft begleitet von klingenden Ohrgeräuschen. Es handelt sich um eine sehr ernste Erkrankung. Die Ursache ist ungeklärt, man denkt an eine plötzliche Drosselung der Blutzufuhr und damit an eine Ernährungsstörung der Sinneszellen; möglich ist auch eine Virusinfektion mit einer Schädigung des Hörnervs (Vestibularneuritis).

Therapeutisch wird versucht, durch Infusionen von durchblutungsfördernden Mitteln wie Rheomacrodex die Durchblutung zu verbessern.

Pflege- und Behandlungsplan

Das *Ziel* liegt im Wiederherstellen, Erhalten oder im bestmöglichen Ersatz der Hörfähigkeit. Die Maßnahmen sind:

Beheben, Behandeln von Entzündungen:

- Ruhigstellen, evtl. Bettruhe;
- Schmerzbekämpfung, Ohrentropfen;
- Antibiotika je nach Erreger und Schweregrad.

Rehabilitation des Schwerhörigen:

- hörverbessernde Operationen und/oder
- apparative Versorgung bei Innenohrschwerhörigkeit oder bei inoperabler Schalleitungsschwerhörigkeit (Hörgeräteanpassung);
- Training des Lippenablesens, Fördern und Unterstützen des Sprachverständnisses;
- Information über Hörmittelzentralen, Schwerhörigenvereine, Hörtrainings- und Sprachpflegekurse.

  Kontaktadressen:
  - *Deutschland*: Deutscher Schwerhörigenverbund e.V., Deutsche Gesellschaft zur Förderung der Hör-Sprach-Geschädigten e.V.
  - *Schweiz:* Bund Schweizerischer Schwerhörigenvereine BSSV.

Chirurgische Korrektur, z.B. als

- *Korrektur* von Mißbildungen (abstehende Ohren);
- Einlage von *Paukenröhrchen* zur Belüftung des Mittelohres bei Kindern mit chronischem Tubenkatarrh;
- *Tympanoplastik:* Trommelfellverschluß und evtl. hörverbessernde Operation bei chronischer Mittelohrentzündung. *Prinzip:* Ersatz des Trommelfells durch Faszie und Wiederaufbau einer funktionierenden Gehörknöchelchenkette;
- *Cholesteatomausräumung* (Cholesteatom = geschwulstige Wucherung von äußerer Haut ins Mittelohr unter Zerstörung von Gehörknöchelchen, sie tritt nach Mittelohreiterungen auf). *Prinzip:* Radikaloperation des Ohres, meistens mit Rekonstruktion der Gehörknöchelchenkette und des Trommelfells;
- *Otoskleroseoperation* (Otosklerose = Fixation des Steigbügels durch abnormen Knochen). *Prinzip:* Ersatz des fixierten Steigbügels durch eine Prothese (Knorpel oder Metalldraht);
- *Faszialisdekompression* (bei Fazialislähmung, S. 762). *Prinzip:* Freilegung des Gesichtsnervs im Knochenkanal hinter dem Ohr und Entlastung des beeinträchtigten Nervs.

Die *prä-* und *postoperative Pflege* ist in Tab. 30.2 aufgeführt.

30.4. Nase und Nebenhöhlen

Die Nasenerkrankungen werden unterschieden in Krankheiten der

- *äußeren Nase*: Entzündungen, Verletzungen, Frakturen, Fehlstellungen, Tumoren;
- *inneren Nase*: Fremdkörper, Septumdeformitäten, Polypen, Nasenschleimhautentzündungen (Rhinitis), Stinknase (ausgeprägte Verkrustung), Geruchsstörungen;
- *Nebenhöhlen:* Nebenhöhlenentzündung (Sinusitis). Sie tritt auf als Sinusbronchitis bei Kindern, als Kieferhöhlenentzündung (Sinusitis maxillaris), Stirnhöhlenentzündung (Sinusitis frontalis).

Krankheitszeichen und Pflegeprobleme

- *Behinderung der Atmung* infolge Schwellung bei Entzündung, Verlegung durch Tumoren, Polypen, Septumverkrümmungen.
- *Entzündungszeichen* sind in erster Linie das „Nasenlaufen", vermehrte Sekretion und Verstopfen der Nase. Die akute Nasenentzündung ist im allgemeinen harmlos, sie kann aber von einer Nebenhöhlen- oder Mittelohrentzündung gefolgt sein, kann chronischen und/oder atrophischen Charakter annehmen. Steigen die Erreger über die natürlichen Verbindungswege in die benachbarten Höhlen, so resultiert die
- *Nebenhöhlenentzündung* (Sinusitis). Man unterscheidet die *akute* Sinusitis, die mit heftigen Symptomen einhergeht (Schnupfen, Eiterabsonderung, Kopfschmerzen, gelegentlich Fieber) und sich rasch entwickelt, von der *chronischen* Sinusitis. Diese verläuft schleichend, kann Wochen und Monate dauern.

Pflege- und Behandlungsplan

Die *Behandlung* einer Sinusitis ist je nach Art der Entzündung (betroffene Höhle) verschieden. Immer geht es darum, den Abfluß aus der Höhle sicherzustellen und für ihre Belüftung zu sorgen:

- Abschwellen der Schleimhäute durch Nasentropfen oder Einlage von entsprechenden Mullstreifen;
- Durchblutung verbessern durch Wärmeanwendungen (Kopflichtkasten, Dampfinhalationen, evtl. Kurzwellen).

Entleert sich das Sekret nicht, nimmt der Arzt

Tabelle 30.**2** Standardisierter Pflegeplan bei Ohrenoperationen

	Otoskleroseoperation (Stapesplastik)	Tympanoplastik Fazialisdekompression	Operationen am äußeren Ohr (z. B. abstehende Ohren)
Operationsvorbereitung	allgemeine Maßnahmen S. 957 ff.	→	→
• Röntgen	• Schädelaufnahme nach Schüller	• Schädelaufnahme nach Schüller und Stenvers	
• Rasur	→	→	→
• Operationsgebiet reinigen, desinfizieren, sterilisierte lokkere Kompresse und Ohrkappe auflegen	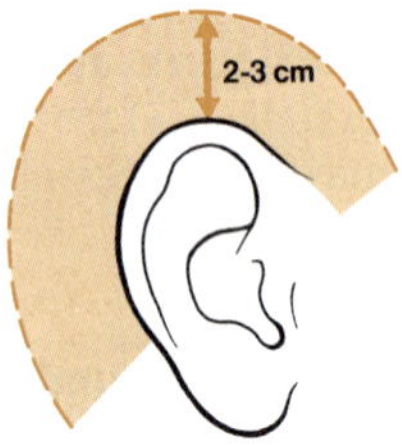	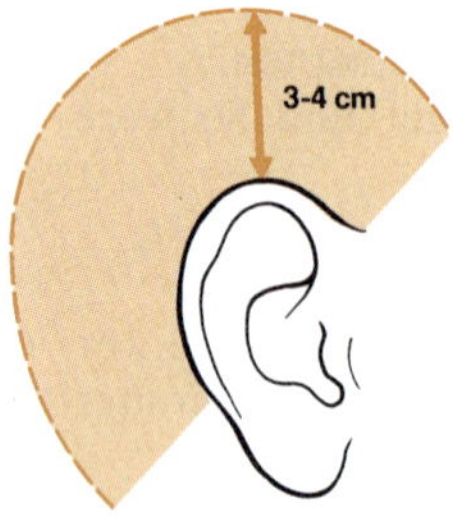	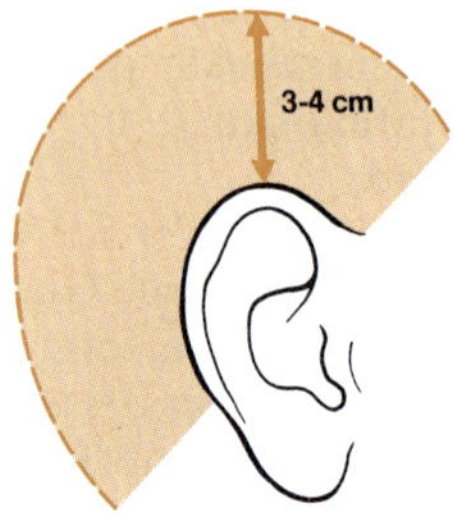
Postoperative Maßnahmen			
• Verband	• äußeren Verband am 3. Tag wechseln • inneren Verband am 5. Tag durch den Operateur	→ • inneren Verband am 7. Tag durch den Operateur wechseln	→
• Lagerung	• Rückenlage • Kopf ruhig halten • keine brüsken Bewegungen (Schwindel, Brechreiz)	• keine Vorschriften	• keine Vorschriften
• Mobilisation Betten	• am Operationstag nicht betten, keine Bewegung • 24 Std. Bettruhe, dann je nach Befinden	• am Operationstag Bettruhe, dann aufstehen zum Betten, Essen usw.	• sofortige Mobilisation
• Ernährung	• Tee nach 6–7 Std. • ab 1. Tag weiche Kost, ab 3. Tag normales Essen • für weichen Stuhl sorgen	• Tee nach 5–6 Std. →	• Tee nach 5–6 Std. →
• Spezielles	• bei starkem Erbrechen Infusionen, Nahrungskarenz, Antiemetika bis zur Stabilisierung des Zustands		• Patient hat postoperativ heftige Schmerzen; genügend Schmerzmittel geben
• Krankenhausaustritt	• am 6. postoperativen Tag • Gehörkontrolle 5 Wochen nach Austritt • Arztkontrolle organisieren	• am 3.–8. postoperativen Tag • Gehörkontrolle 5 Wochen nach Austritt →	• am 2.–3. postoperativen Tag →

Tabelle 30.**3** Standardisierter Pflegeplan bei Nasen- und Rachenoperationen

	Nasenseptum- und Nasenplastikoperation	Kieferhöhlenoperation	Tonsillektomie nach Negus (bei Erwachsenen)
Präoperativ • Vortag	allgemeine Maßnahmen • Nasenschleuderreserven richten	→ →	→ • Patient soll nicht rauchen, keinen Alkohol trinken
Postoperativ • Verband	• Nasenschleuder nach Bedarf wechseln • (bei Nasenplastik ist ein Gips angelegt) • Tampon entfernen am 2.–5. postoperativen Tag (Arzt), Schmerzmittel	• Nasenschleuder nach Bedarf wechseln • Eisblase schwebend auf die Wange; erneuern während 1–2 Tagen • Tampon entfernen am 2.–4. postoperativen Tag (Arzt)	• sofort nach der Operation Eiskrawatte um den Hals legen; erneuern bis 1.–4. postoperativen Tag am Abend → Blutungsprophylaxe
• Lagerung	• Oberkörper leicht erhöht	→	• Seitenlage oder halbsitzend
• Mobilisation	• aufstehen am Operationstag	→	→ • 1. postoperativer Tag: gelockerte Bettruhe
• Ernährung	• 5–6 Std. nach der Operation Tee • 1.–2. Tag weiche Kost, dann normal essen	→ Tee am Abend: café complet • ab 1. Tag pürierte Kost, während 5–6 Tagen	• 5 Std. nach der Operation kalter Tee • ab 1. postoperativem Tag: püriert, kalt (keine Früchte, Säuren, Gewürze)
• Darmtätigkeit	• meist ohne Unterstützung	→	• anregen ab 2. Tag
• Medikamente nach Verordnung	• Antiphlogistika, evtl. Antibiotika	• Antiphlogistika • Antibiotika	• ½ Std. vor dem Essen ein Analgetikum-Supp., ab 2. Tag als Tabl., keine Salicylate, sie wirken blutungsfördernd
• Spezielles		• nach dem Essen Mund spülen (Kamillosan)	• gute Überwachung: Nachblutungsgefahr bis zum 1. postoperativen Tag • Zähne putzen erst ab 2. Tag (nur vordere Schneidezähne) • keine Bäder, Duschen, Haare nicht waschen
• Krankenhausaustritt	• nach Septumoperation am 3.–6. Tag • nach Nasenplastik am 6. postoperativen Tag	• am 6.–7. postoperativen Tag • es kann noch längere Zeit ein Taubheitsgefühl zurückbleiben	• am 3.–6. Tag *Verhaltensregeln* (für die 1. Woche nach Austritt): – *keine* Sonnenbäder, übermäßige Anstrengung, lange Reisen – keine heißen Vollbäder, Haare nicht waschen, vorsichtig Zähne putzen (Zahnpasta nicht mit dem Wundbett in Berührung bringen), nicht gurgeln – Kost: weich, ohne Gewürze – kein Alkohol, nicht rauchen

die *Nebenhöhlenspülung* vor, oft mit gleichzeitiger Instillation eines Chemotherapeutikums. Treten Nebenhöhlenentzündungen gehäuft auf, liegen oft ungünstige Abflußbedingungen vor; sie können durch einen *Korrektureingriff* verbessert werden:

Die wichtigsten *chirurgischen Eingriffe* sind:
- *Entfernung* von Nasenpolypen:
- *Septumplastik* – Begradigung der verkrümmten Scheidewand.
- *Kieferhöhlenoperation.* Verbesserung der ungünstigen Abflußverhältnisse durch
  - Anlegen einer bleibenden Öffnung (Fenster) – *endonasale Kieferhöhlenfensterung* nach Claoué (von der Nase her ausführbarer Eingriff mittels Bohrer und Stanze);
  - *Radikaloperation* nach Caldwell-Luc – vollständige Entfernung der geschädigten Schleimhaut und Herstellung einer breiten Öffnung zur Nase.
- *Stirnhöhlenoperation.* Herstellung einer Verbindung zwischen den Stirnhöhlen und der Nase. Sie wird in der Regel von außen durchgeführt.

Die *prä-* und *postoperative* Pflege ist in Tab. 30.**3** zusammengefaßt.

30.5. Rachen und Kehlkopf

30.5.1. Rachen

Häufigste Rachenerkrankungen sind die
- Vergrößerung der Rachenmandeln,
- Mandelentzündungen (akute, chronische Tonsillitis; Angina).

Rachenkranke (im Krankenhaus) sind in erster Linie Patienten nach Tonsillektomie (Entfernung der Gaumenmandeln) oder Adenotomie (Entfernung der Rachenmandeln).

Zur *prä-* und *postoperativen* Pflege Tab. 30.**3**.

Komplikationen. Nach Rachenoperationen steht die Gefahr der Nachblutung im Vordergrund. Zeichen sind Blutung nach außen, Blutschlucken oder Zeichen eines beginnenden Schocks: zunehmende Blässe, flacher Puls, oberflächliche Atmung (bei Kindern oft erstes Zeichen einer Nachblutung).

30.5.2. Kehlkopf

Als wichtigste Kehlkopferkrankung gilt das *Kehlkopfkarzinom*. Es trifft vor allem Männer, bevorzugt ist das höhere Lebensalter. Die Wucherung beginnt oft an den Stimmbändern, weshalb die Heiserkeit als Frühsymptom betrachtet werden kann. Die Krebserkrankung des Kehlkopfes hat – offenbar im Zusammenhang mit *Rauchen* und *Alkoholkonsum* – erheblich zugenommen.

Behandlung des Kehlkopfkarzinoms

- Im *Frühstadium*: Strahlentherapie (Kobaltanwendung Kap. 47).
- *Chirurgische Therapie als Kehlkopfteilresektion* mit Erhalten der Funktion des Kehlkopfes kann nur in wenigen Fällen angewendet werden. Meist ist eine *Totalexstirpation* mit Anlegung eines definitiven *Tracheostomas* notwendig. Dadurch verlieren der Schlund und der Speiseröhreneingang die Beziehung zu den Luftwegen (Abb. 30.**1**): Trennung der beim Gesunden sich kreuzenden Atem- und Speisewege. Die Atmung beginnt nun mit dem Tracheostoma (Abb. 30.**9**). Die Nase fällt aus, damit auch die *Luftfiltration, Befeuchtung* und teilweise das *Geruchsvermögen*. Das *Sprechvermögen* geht durch Verlust der Stimmbänder verloren.

Aus dem Wissen um diese Zusammenhänge ist die große *Problematik* des Kehlkopflosen ableitbar. Sie bestimmt die Pflege.

Pflegeplanung nach Kehlkopfexstirpation

Die *Ziele* umfassen die optimale Wundheilung, das Erlernen der Tracheostomapflege sowie die psychosoziale Wiedereingliederung in Fa-

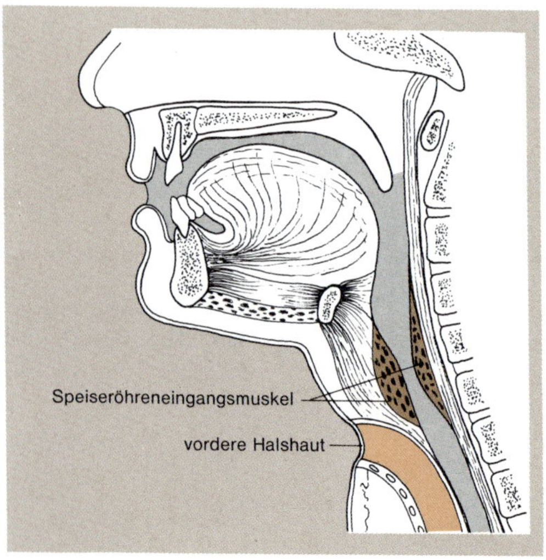

Abb. 30.**9** Zustand nach Entfernung des Kehlkopfes. Die Luftröhre mündet in die vordere Halshaut (nach Fleischer).

milie, Beruf und Gesellschaft. Wichtigstes Anliegen dabei ist die Erlernung einer Ersatzsprache (s. unten). Die *Maßnahmen* umfassen neben der allgemeingültigen prä- und postoperativen Pflege (Kap. 38) in erster Linie die folgenden.

Wundversorgung

Kontrolle, später Entfernung der Redon-Drains, Pflege der Halswunde, Sauberhalten des Tracheostomas. Wunde und Luftröhre sondern zu Beginn reichlich Sekrete bzw. Schleim ab. Der Verband muß daher häufig gewechselt werden.

Tracheostoma- und Kanülenpflege

Die mit einer Kanüle versehene Luftröhre muß (nach Bedarf) abgesaugt werden. Zu

- Absaugen,
- Kanülenpflege (Abb. 30.**10**),
- Kanülenwechsel (Abb. 30.**11**)

sind unter dem Stichwort „Tracheotomie" auf S. 980ff. alle notwendigen Informationen aufzufinden. Nach Abheilen des Wundgebietes können die Maßnahmen der Asepsis gelockert werden. Der Patient bekommt eine einfache Selbstpflegeanweisung (S. 832).

Ernährung

Sie muß in der ersten Zeit durch eine Sonde sichergestellt werden. Sobald es der Zustand des Patienten erlaubt und er sich kooperativ verhält, lernt er, die Sondenernährung selbständig auszuführen. Das Ziel liegt in der raschmöglichen Unabhängigkeit (Sondenkost S. 267f.). Im Normalfall kann die Sonde später (nach Prüfung der Dichtigkeit der Naht im unteren Rachen) entfernt werden (nach ca. 10 Tagen).

Sprache, Ersatzstimme

Der kehlkopflose Patient hat die Fähigkeit zur normalen Tonbildung verloren. Die Konsonanten können zwar wie beim Gesunden durch die von der Operation nicht betroffenen Artikulationsorgane Lippen, Zunge, Gaumen usw. gebildet werden, die *Vokalbildung* muß der Betroffene aber neu lernen. Durch das kontrollierte Einüben eines „Rülpstones" entwickelt sich die *Speiseröhrensprache* (Bauchreden). Die meisten Kehlkopflosen sind nach anfänglichen Schwierigkeiten in der Lage, mit dieser

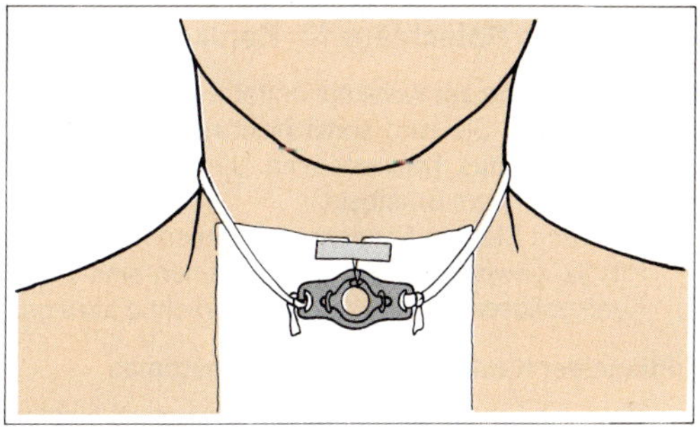

Abb. 30.**10** Kanülenträger mit Schutzverband. *Über die Kanüle wird ein leichtes Halstuch getragen.*

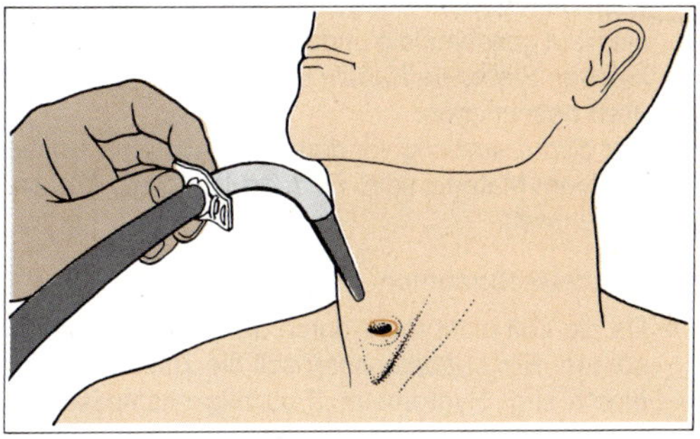

Abb. 30.**11** Einführen der Trachealkanüle mit einem Führungskatheter.

Speiseröhrenersatzstimme verständlich zu sprechen.
Für diejenigen, denen das Erlernen der Speiseröhrensprache nicht gelingt, stehen sog. *Sprechapparate* zur Verfügung (Abb. 30.**12**).

Dies sind Instrumente, die auf elektrischem Weg einen kräftigen, schnarrenden Ton erzeugen. Setzt man das Gerät außen an die Haut des Mundbodens, wird die Luft im Innern des Rachens in tönende Schwingungen versetzt. Der sich so im Rachen ausbreitende Ton kann mit Hilfe der noch erhaltenen Rachen- und Mundmuskeln zu den verschiedenen Vokalen umgeformt werden (es lassen sich auch die Konsonanten bilden). So entsteht eine gut verständliche Sprache, der aber jede menschliche Wärme abgeht (Robotersprache). Das ist ein bleibendes Problem, das nicht nur die Patienten selber, sondern auch deren Angehörige erschreckt.

Die **Sprachprobleme** sind in der ersten postoperativen Phase sehr groß. Vorübergehend können *Sprechhilfen* (S. 461) eine Hilfe sein (Kommunikationsprobleme S. 455ff.).

- *Pflegende*, die auf HNO-Stationen arbeiten, sollten Anleitung bekommen, damit sie die

Praktische Ratschläge für Kehlkopfoperierte

- Da bei Ihnen der Kehlkopf entfernt werden mußte, strömt die Luft beim Atmen nicht mehr durch Mund und/oder Nase. Sie wird somit nicht mehr gefiltert, gereinigt und vorgewärmt. Die Öffnung der Halsluftröhre (Trachea), das Tracheostoma, durch welche die Luft ein- und austritt, liegt zudem tiefer und ungeschützt direkt über dem Brustbein.
- Während Sie Ihre Essengewohnheiten nicht zu ändern brauchen, verlangt das Tracheostoma eine gewisse Pflege, gewisse Vorsichtsmaßnahmen sind zu beachten. Folgen Sie diesen Regeln, damit Sie auch als Kehlkopfloser Ihr Leben weitgehend ohne allzu große Schwierigkeiten weiterführen können.

Pflege der Kanüle und des Tracheostomas

- Reinigen Sie die ganze Kanüle wenigstens einmal täglich. Nachdem Sie die Kanüle entfernt haben, nehmen Sie die Innenkanüle heraus. Beide Kanülen unter fließendem Wasser mit einem feinen Flaschenputzer reinigen. Nachher während einer Viertelstunde auskochen. Die wieder erkaltete Kanüle mit etwas Paraffinöl bestreichen und wieder einführen.
- Während Sie die Kanüle auskochen, wird die Umgebung des Tracheostomas mit einem weichen, feuchten Tuch gewaschen. Benützen sie keine Seife, sie kann Hustenreiz erzeugen. Auch Watte ist ungeeignet. Um die Haut geschmeidig und reizlos zu halten, empfiehlt sich das Auftragen von Vaseline oder Borcoldcreme.
- Müssen Sie *keine Kanüle* tragen, so reinigen Sie das Tracheostoma mindestens morgens und abends wie oben beschrieben.
- Der *Schutzvorhang* vor dem Tracheostoma funktioniert wenigstens teilweise als Filter. Er soll aus luftdurchlässigem Material sein. Er hilft auch, die Luftfeuchtigkeit zu regulieren und versteckt das Tracheostoma vor der Umwelt.

Vorsichtsmaßnahmen

- Da die Luft nicht mehr durch die Nase angefeuchtet wird, müssen Sie für eine genügende *Luftfeuchtigkeit* sorgen. Ein *Luftbefeuchter* soll die Zimmerluft immer über 50% Feuchtigkeit halten. Es empfiehlt sich, mit einem sog. Hygrometer (Feuchtigkeitsmesser) die Feuchtigkeit stets zu prüfen. Am besten eignen sich Luftbefeuchtungsapparate, welche Dampf erzeugen. In größeren Räumen müssen u. U. zwei oder sogar mehrere Apparate aufgestellt werden.
- Beim *Duschen* und *Baden* müssen Sie verhindern, daß Wasser ins Tracheostoma eindringt. Handduschen sind deshalb Wandduschen vorzuziehen! Sitzbad statt Liegebad! Eine gerippelte Gummimatte in Dusche und Badewanne verhindert, daß Sie ausgleiten. Der Dampf, der beim Duschen und Baden entsteht, ist für die Schleimhaut der Luftwege sehr nützlich. Baden oder duschen Sie daher so oft wie möglich.
- Wenn Sie trocken *rasieren*, lassen Sie den Schutzvorhang über dem Tracheostoma, damit die feinen Härchen nicht eingeatmet werden. Rasieren Sie mit Seifenschaum, binden Sie ein Tuch um den Hals, und beginnen Sie die Rasur am Kinn und Hals.
- Beim *Sonnenbad* ist Vorsicht angezeigt. Hautbezirke, welche früher Röntgenstrahlen ausgesetzt waren, müssen unbedingt vor direkter Sonneneinwirkung geschützt werden, d.h., sie sind mit einem Tuch oder einem Kleidungsstück abzudecken. Auch das Tracheostoma soll nicht direkt der Sonnenbestrahlung ausgesetzt werden. Am Strand ist besonders vor Sand und Staub zu warnen.

Behandlung von Erkältungen im Tracheostoma, Krusten

- Zum Ablösen von Krusten oder zur Behandlung entzündeter Schleimhaut sind Dampfinhalationen sehr zu empfehlen, mit oder ohne Medikamente. Diese müssen immer vom Arzt verordnet sein.
- Gießen Sie kochendes Wasser in ein Gefäß. Setzen Sie sich davor und bedecken Sie Kopf, Schulter und Gefäß mit einem großen Tuch. Atmen Sie normal während 10–15 Minuten den warmen Dampf ein. Die äußeren Krusten oder zäher Schleim können nun mit einer ausgekochten Pinzette leicht entfernt oder mit starkem Hustenstoß ausgehustet werden.
- Vor dem Spiegel unsichtbare Krusten müssen immer vom Arzt entfernt werden.
- Geben Sie nie Tropfen oder Spray ins Tracheostoma, ohne daß der Arzt Ihnen diese Behandlung verschrieben hätte.
- Nehmen Sie auch keine Medikamente ohne Verordnung des Arztes. Gewisse Medikamente gegen Erkältung trocknen die Schleimhaut der Luftröhre aus. Auch Alkohol und Rauch sind für die Schleimhaut schädlich.
- Wenn Probleme entstehen, so zögern Sie nicht, Ihren Hausarzt oder Ihren Hals-Nasen-Ohren-Arzt aufzusuchen.

Schweizerische Krebsliga
Union schweiz. Kehlkopflosen-Vereinigung

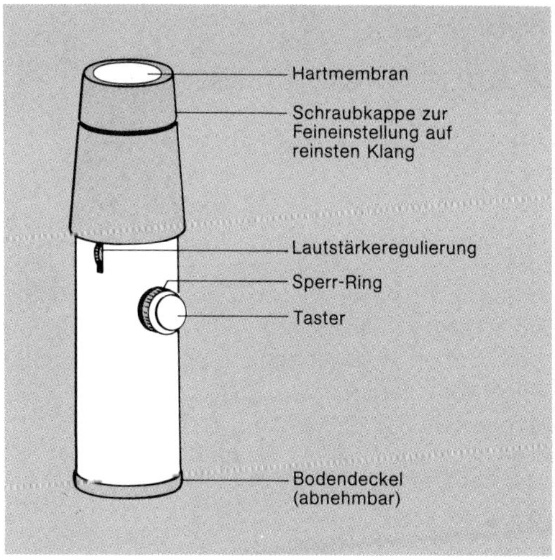

Abb. 30.**12** Sprechhilfe (gegenüber der Lautstärkeregulierung liegt die Tonhöhenregulierung).

„laut- und stimmlose Sprache" der Patienten verstehen und das Ablesen der Konsonanten lernen können. Wo diese Fähigkeit fehlt, oder auch bei häufigem Personalwechsel leidet nicht nur die Kontinuität der Pflege, sondern auch die Qualität der Kommunikation und damit ganz wesentlich die Lebensqualität der Betroffenen.

- Die *Patienten* brauchen fachgerechte Hilfe in der Bewältigung ihrer Sprachlosigkeit. Es gilt, die individuell bestmögliche *Bewältigungsstrategie* (S. 71) zu finden und die notwendigen Schritte in die Pflegeplanung mit einzubeziehen.

Psychosoziale Rehabilitation

Durch die neue Situation – ein Leben ohne die gewohnte Stimme führen zu müssen – steht der Kranke plötzlich vor einer Menge Probleme, die nur schwer voraus abschätzbar sind. Die postoperative Phase hat eine enorme Bedeutung für

- die *Auseinandersetzung* mit dem unausweichlichen Schicksal und der damit verbundenen Sinnfrage, die Trauerarbeit über den Verlust der Stimme, die Bewältigung der Angst (Angst vor Selbstverlust, da die Sprache ein wesentlicher Teil der gewordenen Persönlichkeit ist);
- das *Erlernen* der Ersatzstimme, der Kanülenpflege und die Auseinandersetzung mit allen Einschränkungen, Behinderungen und Verzichtleistungen, die damit verbunden sind;
- die *Umschulung*, wenn der Kranke noch erwerbstätig ist und seinen Beruf nicht mehr ausüben kann.

Für diese und viele andere Fragen und Probleme stellen sich die Beratungsstellen für die psychosoziale Betreuung von Kehlkopflosen sowie die entsprechenden Selbsthilfegruppen zur Verfügung. Dort sind auch Informationen und Selbsthilfeprogramme erhältlich, wie z.B. das nebenstehende Merkblatt.

Kontaktadressen:

- *Schweiz*: Schweizerische Kehlkopflosenvereinigung.
- *Deutschland*: Bundesverband für die Kehlkopflosen e.V.

Weiterführende Literatur

Berkeley Health Center: Das Buch der ganzheitlichen Gesundheit. Scherz, München 1982

Biesalski, P.: Ärztlicher Rat bei Sprachstörungen im Kindesalter. Thieme, Stuttgart 1978

Boenninghaus, H. G.: Hals-Nasen-Ohrenheilkunde. Für Medizinstudenten, 7. Aufl. Springer, Berlin 1986

Fleischer, K.: Hals-Nasen-Ohren-Heilkunde für Krankenpflegeberufe, 5. Aufl. Thieme, Stuttgart 1988

Matzker, J.: Ärztlicher Rat für Kehlkopflose. Thieme, Stuttgart 1975

Niemeyer, W.: Abc für Hörbehinderte. Thieme, Stuttgart 1972

Niemeyer, W.: Kleines Praktikum der Audiometrie. 4. Aufl. Thieme, Stuttgart 1990

31. Augen
Unterstützen des Patienten mit Augenproblemen

Sequenzziel

Das vorliegende Kapitel bietet Ihnen Anregungen zum Umgang mit sehbehinderten Menschen sowie wichtigstes Grundlagenwissen für die „Augenpflege". Die Anwendung dieser Kenntnisse ermöglicht es Ihnen, die besonderen Probleme von Augenpatienten zu erkennen, zu analysieren und zweckmäßige Hilfe anzubieten. Sie können aktiv an der Pflege teilnehmen und mit zunehmender Erfahrung die Pflegeplanung (S. 102ff.) für Augenpatienten selbständig gestalten.

Dynamik des Pflegeprozesses

Situation: Patient mit Sehstörungen.

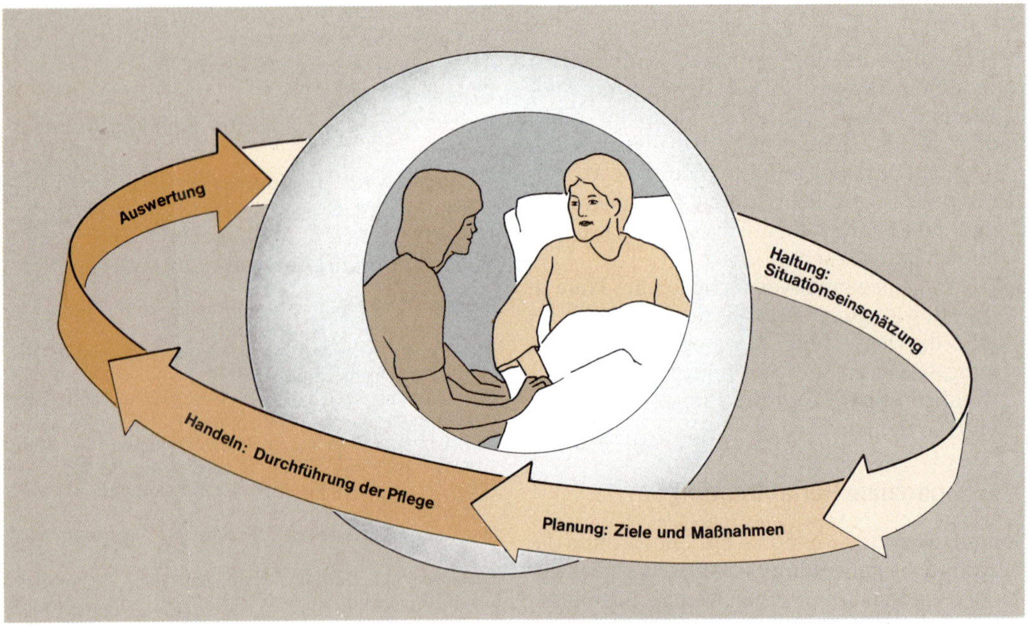

Prinzipien/Impulse

- Das *Auge* ermöglicht dem Menschen das äußere Sehen, ein differenzierter Vorgang, der nur bei Funktionstüchtigkeit aller Anteile möglich ist. Das *Sehen* stellt funktionell und psychosozial das dominierende menschliche Sinnessystem dar; wir können uns nah und fern orientieren.
- *Sehen* als „Schauen", „Anschauen" ist mehr als ein physiologischer Vorgang. Die innere Welt des Menschen – das innere Auge – bestimmt weitgehend die Informationsaufnahme von der äußeren Welt (der Glückliche sieht helle Farben, der Depressive erfährt die gleiche Umwelt düster). „Ich schaue die Welt als der Mensch, der ich bin". Weltanschau-

ung und Menschenbild basieren auf der „Anschauung", dem „Sehen".

- *Durch das Sehen erschließt sich uns die Welt:* Der Blickkontakt ist Teil unserer Körpersprache (averbale Kommunikation), er ermöglicht, zusammen mit den Worten, Beziehung und Kommunikation → *Bezüge zur Mitwelt.* In der Koordination von Auge und Hand geschieht das Begreifen der Dinge → *Bezüge zur Umwelt.*

31.1. Allgemeine Grundlagen

31.1.1. Bezug zu den ATL

Das Auge sieht die Dinge und die Menschen. Sehen ist aber nicht nur ein physiologischer Vorgang, es ist eng mit den psychisch-geistigen Initiativen verbunden, ja davon abhängig. Schon Goethe sagt: „Wär das Auge nicht sonnenhaft, wie könnt die Sonne es erblicken", und St. Exupery: „Man sieht nur mit dem Herzen gut." Sehen als ganzheitlicher Vorgang ist Teil des *Kommunizierens* (Kap. 14) und ist mitbeteiligt an der *Sinnfindung* (Kap. 16). Sehbehinderung trifft den Menschen demnach ganzheitlich, in physischen (Verlust des räumlichen Sehens), in psychisch-geistigen (Einschränkung des Selbstwertgefühls) und in sozialen (Abhängigkeit von Hilfsmitteln, Institutionen, Menschen) Belangen.

31.1.2. Anatomie, Physiologie

Wiederholen Sie Ihr *anatomisches* Wissen anhand von Abb. 31.**1**. Im folgenden eine kurze Ergänzung: Zu den Hilfseinrichtungen des Auges gehören die *Augenmuskeln*, die *Lider* und der *Tränenapparat*, der die Hornhaut vor Austrocknung schützt. Die Tränendrüse liegt oben/lateral in der Augenhöhle. Die laufend produzierte Tränenflüssigkeit wird durch den Lidschlag über Bindehaut und Hornhaut verteilt und fließt vom inneren Lidwinkel über die Tränenpünktchen und Tränenkanälchen in den Tränensack und von dort über den Tränennasengang in die Nasenhöhle ab.

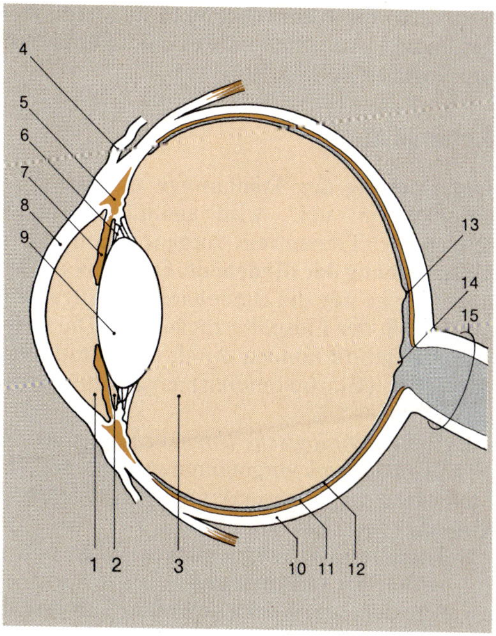

Abb. 31.**1** Horizontalschnitt des rechten Auges von oben gesehen. Bezeichnen Sie die Strukturen 1–15 (S. 1145).

Der *physiologische Vorgang* ist das Sehen. Voraussetzungen für normales Sehen sind:

- ungetrübte Lichtdurchlässigkeit von Hornhaut, Kammerwasser, Linse und Glaskörper;
- Brechung der Lichtstrahlen durch Hornhaut, Linse und Glaskörper so, daß auf der Netzhaut ein scharfes Bild entsteht. Das bedeutet:
  - normal langer Augapfel,
  - normale, regelmäßige Krümmung der Hornhaut,
  - Anpassungsfähigkeit der Linsenkrümmung an die Entfernung des betrachteten Objektes und Steuerung derselben durch den Ziliarmuskel;
- normale Funktion der Netzhaut, deren Sinneszellen durch die Lichtstrahlen gereizt werden;
- intakte Erregungsleitung über den Sehnerv;
- richtige Verarbeitung der Erregungen im Gehirn.

31.1.3. Diagnostik

Zu den wichtigsten Untersuchungen am Auge gehören (neben den subjektiven Aussagen des

Patienten) die Untersuchung des äußeren Auges und des Augeninnern sowie die Funktionsprüfungen.

Äußeres Auge

Untersuchung der Tränenwege und der Tränensekretion; u.U. wird anschließend eine Spülung der Tränenwege vorgenommen.
Untersuchung der Bindehaut. Durch bloße *Betrachtung* ist nur die Bindehaut des Augapfels im Bereich der Lidspalte zugänglich. Die übrigen Abschnitte können durch das Umstülpen der Lider (Ektropionieren) eingesehen werden.
Für die *bakteriologische Untersuchung* muß ein *Bindehautabstrich* vorgenommen werden.
Man unterscheidet zwei Arten von Vorgehen:

- *Ausführung mit Watteträger:*
  - Patienten nach oben blicken lassen (nach vorheriger Information).
  - Mit dem sterilisierten Watteträger direkt aus dem Bindehautsack Sekret entnehmen.
  - Watteträger sofort in das Transportmedium stecken und den hinteren Teil abknicken → bakteriologisches Labor zur Kultur- und Resistenzprüfung.
- *Ausführung mit Platinöse* (vorher spült der Arzt die Tränenwege):
  - Spiritusflamme anzünden (vorherige Information des Patienten).
  - Platinöse ausglühen und erkalten lassen (ca. 30 Sekunden).
  - Patienten nach oben blicken lassen.
  - Aus der unteren Übergangsfalte Epithel, d.h. etwas von der oberflächlichen Schicht abschaben (Abb. 31.**2**) und in der Mitte des Objektträgers ausstreichen. Es genügt nicht, lediglich Bindehautsekret zu entnehmen, da manche Keime im Epithel sind.

Mit einer evtl. notwendigen antibakteriellen Behandlung soll (wenn möglich) erst *nach dem Abstrich* begonnen werden.
Untersuchung der Hornhaut. Von Bedeutung sind Größe, Wölbung, Oberflächenglanz, Durchsichtigkeit und Berührungsempfindlichkeit.

Inneres Auge

Augeninnendruck. Er wird mit dem Tonometer gemessen – *Tonometrie*. Die Messung ist sowohl für die Diagnose als auch für die Behandlung des grünen Stars von Bedeutung. Zur Anlegung einer *Augen-Tagesdruckkurve* wird der Druck 4mal/Tag gemessen.

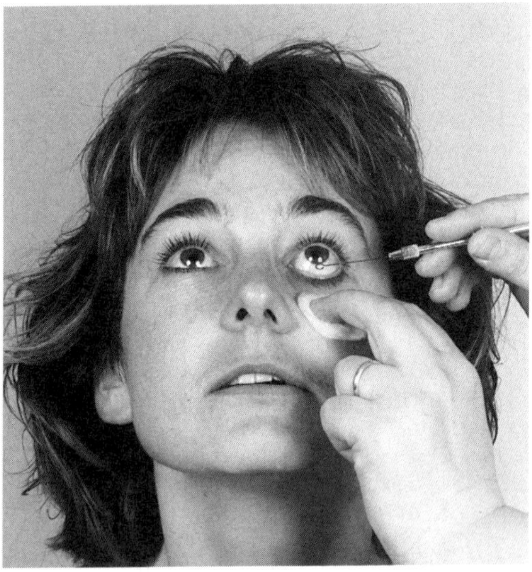

Abb. 31.**2** Entnahme von Bindehautsekret aus der unteren Übergangsfalte mit der ausgeglühten Platinöse zur mikroskopischen Untersuchung der Keime.

Gesichtsfeld – Wahrnehmungsfeld des Auges bei unbewegtem Geradeausblick (S. 133).
Augenhintergrund (Fundus oculi). Die Untersuchung geschieht mit dem Augenspiegel – *Ophthalmoskopie*. Durch die Pupille hindurch können Sehnervpapille, Netzhaut und Macula lutea betrachtet werden.
Spezielle Methoden sind:

- Dreispiegelkontaktglas (ein dem Auge anliegendes Kontaktglas wird in den Strahlengang der Spaltlampe gebracht). Es wird nach oberflächlicher Tropfanästhesie direkt auf die Hornhaut gesetzt;
- Fluoreszenzangiographie: fotografische Darstellung des Gefäßsystems des Augenhintergrundes.

Ultraschall-Echoverfahren (Kap. 47) ermöglichen Aussagen über die Dichte eines verdrängenden Prozesses, seine Lokalisation und Ausbreitung; das Echo dient auch der Ausmessung (Biometrie) der Kunstlinse, die heute in der Regel bei Kataraktoperationen eingesetzt wird.

Funktionsprüfungen

Prüfung des Sehvermögens und der Sehschärfe. Man unterscheidet dabei:
- *Sehleistung* = Sehwert ohne korrigierendes Glas,
- *Sehschärfe* = Sehwert mit bestmöglich korrigierendem Glas,
- *Sehvermögen* = Gesamtleistung des Sehorgans (Visus, Gesichtsfeld, Farbensehen, Dunkelsehen).

Die Prüfung geschieht für jedes Auge einzeln (monokular), sodann für beide Augen gemeinsam (binokular), für Ferne und Nahe:
- Die *Fernprüfung* (5 m Abstand) mittels Sehzeichen bzw. Leseprobetafeln erfaßt die Sehschärfe.
- Die *Nahprüfung* (30–40 cm Abstand) mit Lesetafeln (nach Nieden oder Jäger) erfaßt die Lesefähigkeit.
- Für die *Brillenbestimmung* braucht man das Probierbrillengestell, den Probiergläserkasten oder den Phoropter (modernes Sehprüfgerät, das sämtliche Probierbrillengläser für jedes Auge getrennt enthält).

Untersuchung des Lichtsinns = Anpassungsfähigkeit des Auges an verschiedene Helligkeiten: Hellanpassung, Anpassung an Dämmerung und Dunkelheit. Eine wichtige Bedeutung hat die Prüfung der *Nachtfahrtauglichkeit*.

Untersuchung des Farbsinns. Feststellung der Farbtüchtigkeit. Praktische Bedeutung hat die Rot-Grün-Störung.

Pupillenreaktion S. 776f.

Untersuchungen beim Schielen. Reflexbilder auf der Hornhaut, Abdeckprobe, Beweglichkeit der Augen und ihre Stellung zueinander usw.

31.2. Grundlagen der Pflege

Zur Pflege von Augenpatienten bzw. im Umgang mit Menschen mit Sehstörungen gilt es zu beachten:
- *Beeinflussungsfaktoren* und Risiken, denen diese Menschen ausgesetzt sind (Situationseinschätzung);
- *Probleme*, mit denen kurzzeitig oder dauernd zu rechnen ist: Befinden, Bedürfnisse, Abhängigkeit;
- *Gesundheitsressourcen*, die zur Rehabilitation bzw. zur Erreichung höchstmöglicher Lebensqualität herangezogen werden können. Beachten Sie auch S. 37f. u. S. 61.

31.2.1. Standardisierte Pflegeplanung

Die Grundlagen sind in Kap. 4 nachzulesen. Im folgenden einige Gedankenanstöße zu den *Schritten des Pflegeprozesses*.

Situationseinschätzung

Die Situation von Augenpatienten ist nicht nur abhängig von der Art der Krankheit (S. 844ff.), sondern auch
- ☐ vom vorgegebenen Abhängigkeitsgrad: betagte Menschen (S. 936ff.) oder Kinder (S. 866ff.) stellen zusätzliche bzw. jeweils andere Anforderungen an die Pflegenden;
- ☐ vom Entwicklungsstand und der Fähigkeit, die Welt bzw. die Situation zu sehen, wie sie ist – Realitätsbewußtsein bezüglich Gesundheit, Krankheit, Krankheitsbewältigung (S. 63ff.);
- ☐ von der Dauer der Behinderung – es ist ein Unterschied, ob ein Mensch z.B. von Geburt an blind ist und damit aufwächst oder ob er als Erwachsener umlernen muß oder mußte;
- ☐ usw.

Pflegeprobleme

Schmerzende Augen:
- Umschriebener Druckschmerz bei Gerstenkorn, Tränendrüsen- oder Tränensackentzündung.
- „Oberflächliche" Augenbeschwerden wie Zucken, Brennen, Kratzen, Stechen bei Bindehautentzündung (verklebte Lider), Schmerzen bei Augenverletzungen, Hornhautentzündungen; starke Lichtscheu mit Lidkrampf und vermehrtem Tränenfluß („Abwehrtrias") bei entzündlichen Erkrankungen im Bereich der vorderen Augenabschnitte.
- Tiefer Augenschmerz von bohrendem Charakter, der häufig in die Umgebung des Auges ausstrahlt, ist typisch für die akute Regenbogenhautentzündung oder das akute Glaukom (grüner Star); beim akuten Glaukom oft zugleich Kopfschmerzen, Übelkeit, Erbrechen.
- Schmerzen hinter dem Auge bei Augenbewegungen oder Druck auf den Augapfel lassen z.B. an Retrobulbärneuritis (Sehnervenentzündung) denken.
- Augenbedingte Kopfschmerzen S. 758f.

- Augenschmerzen bei Erkrankungen in der Umgebung des Auges kommen vor bei Sinusitis, Trigeminusneuralgie usw.
- Keine Schmerzen verursachen Erkrankungen der Linse, des Glaskörpers, der Aderhaut und der Netzhaut.

Sehstörungen. *Plötzliche*, meist einseitige Erblindung oder hochgradige Sehverschlechterung, z. B. bei Verschluß der Netzhautzentralarterie (ohne Schmerzen); rasche Sehverschlechterung bei akutem Glaukom (unerträgliche Augen- und Kopfschmerzen). Sofortmaßnahmen sind erforderlich!

Allmähliche, meist doppelseitige Abnahme des Sehvermögens beim älteren Menschen:

- Altersweitsichtigkeit: herabgesetztes Sehvermögen, besonders in die Nähe;
- beginnende Katarakt (grauer Star) oder Makuladegeneration: herabgesetztes Sehvermögen in die Ferne *und* Nähe;
- Netzhautveränderungen bei Diabetes mellitus: herabgesetztes Sehvermögen.

Art der Sehstörung:

- Unscharfes Sehen bei Brechungsfehlern, Altersweitsichtigkeit usw.
- Verschleiertes Sehen spricht für Trübungen in der Hornhaut, in Kammerwasser, Linse und Glaskörper: typisch für Glaskörpertrübungen ist das Sehen von „fliegenden Mükken".
- Ausfälle im Gesichtsfeld, Sehen von Schatten bei Erkrankungen von Aderhaut, Netzhaut, Sehnerv, Sehbahn.
- Verzerrtsehen ist typisch für Krankheitsprozesse der Netzhautmitte (Netzhautablösung, Entzündungs- und Degenerationsherde in der Makulagegend).
- Wahrnehmung farbiger Ringe um Lichtquellen beim akuten Glaukom.
- Doppelsehen bei Augenmuskellähmung (evtl. Doppelsehen bei Katarakt, bei Linsenluxation nur von einem Auge wahrgenommen).
- Farbensinnstörungen.
- Beeinträchtigung des Sehens in der Dämmerung oder Dunkelheit bei Nachtblindheit.

Pflegeziele und -maßnahmen

Ziele. Erhalten und Wiederherstellen der Sehkraft bzw. Hilfe zu optimaler Lebensqualität bei Sehbehinderung. Die wichtigsten *Maßnahmen* werden im folgenden beschrieben.

31.2.2. Schutzmaßnahmen und Soforthilfe

Allgemeine Schutzmaßnahmen

Das Auge ist ein äußerst empfindliches Organ und bedarf der Sorge und des Schutzes:

- Gute Beleuchtungsverhältnisse mit richtiger Schattenverteilung am Arbeitsplatz und optimale Gläserkorrektur (Brille),
- Sonnen-, Schutzbrille bei ultravioletten Strahlen (Höhensonne, Hochgebirge, Schweißarbeiten).
- Angurten in Kraftfahrzeugen (Windschutzscheibenverletzungen).
- Vorsicht bei Kindern mit spitzen Gegenständen (Pfeil, Luftgewehr, Bleistift).
- Vorsicht mit Laugen (Kalk) und Säuren.
- Schutzmaßnahmen bei Staub, Gasen und Dämpfen und chemischen Giftstoffen.
- Schutzgläser bei infraroten Wärmestrahlen (Glasbläser).

Bei allen Manipulationen am Auge ist die Hygiene (Asepsis) sehr wichtig und unbedingt zu beachten (Hände, Tropfen, Salben, Instrumente).

Augenentlastungsmaßnahmen

Ein zunehmendes Problem des Computerzeitalters sind *überlastete Augen*. Dies äußert sich in verschwommenem Sehen, Doppelsehen, Augenbrennen und -rötung, erhöhter Blendempfindlichkeit. Wichtig ist es zu wissen, daß es sich bei diesen Problemen nicht um Dauerschäden handelt. Eine spezielle, der Situation genau angepaßte *Arbeitsbrille* sowie ein konsequentes *Entspannungstraining für die Augen* können wesentliche Erleichterung schaffen.

Möglichkeiten der Selbsthilfe:

- *Palmieren.* Die Ellenbogen werden aufgestützt, die Augen mit den Händen bedeckt. So können sich die Augenmuskeln entspannen, die Augen in ihre Ruhelage (leicht auseinander und nach oben gedreht) abweichen.

Dazu ruhig und tief atmen. Mehrere Minuten in dieser Stellung verharren.

- *Blick in die Ferne richten.* Bei intensiver Bildschirmarbeit spätestens nach 30 Minuten. So können Akkodommation (Distanzeinstellung) und Konvergenz (Ausrichten beider Augen auf einen Gegenstand) entspannt werden.
- *Auflegen von Augenkompressen* bei entspannter (liegender) Haltung während 10 Minuten (Kamille, Optrex).

Notfallsituationen, Soforthilfe

Verätzung durch Laugen (Natronlauge, Kalilauge, Kalk, Ammoniak, Tintenstift usw.). Der Grad der Schädigung ist abhängig von der Konzentration und der Einwirkungsdauer der chemischen Substanz.

Soforthilfe: ausgiebige Spülung mit erreichbarer Flüssigkeit (mit Händen, Wasserschlauch).

In der Klinik: intensive Spülung (bei umgestülpten Lidern) mit 3%igem Borwasser mittels Undine oder Spritze; anschließend mechanische Reinigung des Bindehautsacks mit Tupfer, dann Einstreichen von Vitamin-A-haltiger Augensalbe (z. B. Unguentolan, Bepanthen).

Verätzung durch Säure (Salzsäure, Salpetersäure, Schwefelsäure). Säureverätzungen führen zu schweren Komplikationen durch Verklebung und Verwachsung der Bindehautblätter.

Soforthilfe: ausgiebige Spülung des Bindehautsacks (nach Umstülpen der Lider) mit Wasser, bis 2%ige Natriumbicarbonatlösung zur Verfügung steht (mit Kupfersulfatlösung bei Phosphorsäureverätzung). Keine Salben oder Öle anwenden!

31.2.3. Umgang mit Sehbehinderten

Ohne Einfühlung in die Situation des Sehbehinderten ist „Hilfe" eher eine Qual für ihn. Nützliche, korrekte und vor allem menschliche Hilfe setzt die richtige Geste im richtigen Augenblick voraus.

Neben der völligen Erblindung im wissenschaftlichen Sinne (keine Lichtwahrnehmung = Amaurose) besteht der Begriff der *sozialen Blindheit*: Blind im Sinne des Gesetzes ist jemand, der auf dem besseren Auge 1/50 oder schlechter sieht bzw. eine gleichwertige Behinderung aufweist. Diese Menschen sind auf fremde Hilfe angewiesen. Zur Erleichterung ihrer Situation stehen *Hilfsmittel* zur Verfügung: weißer Blindenstock, gelbe Armbinde mit drei schwarzen Punkten, Blindenhund. „Lesen" ist durch die Braille-Blindenschrift möglich, auf Schallplatten und Tonband gesprochene Bücher erleichtern den Zugang zu geschriebenen Informationen.

Jedes blinde Kind, jeder Neuerblindete oder von Erblindung Bedrohte soll möglichst schnell der zuständigen *Blindenorganisation* gemeldet werden, damit Betreuung, sachgemäße Beratung und Ein- bzw. Umschulung unverzüglich in die Wege geleitet werden können (Sonderschulen, Berufsberatung, Berufsbildungsstätten, Selbsthilfetraining usw.).

Kontaktadressen (s. Telefonbuch):

- *Schweiz:* Schweizerischer Zentralverein für das Blindenwesen (SZB) und regionale Blindenverbände.
- *Deutschland:* Deutscher Blindenverband e. V.

Zum *Umgang mit Sehbehinderten im Krankenhaus* s. die beiden Merkblätter S. 840f.

31.2.4. Anwendung lokaler Wirkstoffe

Wirkstoffgruppen und deren Wirkung am Auge

Verordnung immer durch den Augenarzt; keine kritiklose Selbstmedikation!

- Oberflächenanästhetika: Betäubung der vorderen Augenabschnitte; nicht selten verursachen sie Allergien; langfristige Anwendung führt zu schweren Hornhautschäden.
- Gefäßverengung, Schleimhautabschwellung: bei Reizzuständen der Bindehaut, bei chronischer Bindehautentzündung (z. B. Oculosan, Otriven); bei allergischen Entzündungen der vorderen Augenabschnitte (Antistin-Privin).
- Betablocker: zur intraokularen Drucksenkung durch Hemmung der Kammerwasserproduktion.
- Antibiotika: bei infektiösen Entzündungen, als Infektionsprophylaxe; bei perforierenden Augenverletzungen und intraokularen Eingriffen (z. B. Spersanicol, Statrol, Neotracin).
- Glucocorticoide (oft mit Zusatz von Antibiotika): symptomatische lokale Entzündungshemmung (z. B. Maxitrol, Spersadex, Prednitracin).
- Gefäßerweiternde und resorptionsfördernde Medikamente (z. B. Priscol).
- Epithelregeneration bei Trophik der Hornhaut: bei Erosionen, Ulzera und anderen typischen Störungen (z. B. Vitamin-A+D-Salbe, Keratyl).

Umgang mit Sehbehinderten
(Merkblatt des Schweizerischen Zentralvereins für das Blindenwesen)

Einem ungezwungenen Umgang mit Sehbehinderten liegen u. a. folgende Regeln zugrunde:

- Trotz seiner äußeren Abhängigkeit von der Umwelt steht beim Sehbehinderten der Mensch mit eigener Persönlichkeit im Vordergrund, nicht das Behindertsein. Diese Persönlichkeit ist ernstzunehmen. Sprechen Sie daher ihn an (nicht seine Begleitperson), wenn Sie eine persönliche Auskunft benötigen. Fragen Sie jeweils, ob und wie Sie ihm helfen können. Begegnen Sie ihm so unbefangen und natürlich wie möglich. Mitleidsäußerungen, taktlose Fragen oder Bemerkungen wirken verletzend und stören die gegenseitige Beziehung.
- Erklären Sie dem Sehbehinderten bald nach Krankenhauseintritt, wo sich was im Zimmer befindet. Es ist dabei von Vorteil, wenn Sie systematisch vorgehen und den Sehbehinderten die einzelnen Gegenstände abtasten lassen, damit er sich eine genaue Vorstellung von ihnen und deren Standort machen kann. Lassen Sie ihn, sobald er sich etwas auskennt, möglichst viel selbständig tun. Ein solches Vorgehen – den individuellen Möglichkeiten des Patienten angepaßt – kann den Sehbehinderten aktivieren, seine Selbständigkeit fördern, sein Selbstvertrauen stärken und damit zu seinem allgemeinen Wohlbefinden sowie zur Entlastung des Pflegepersonals wesentlich beitragen.
- Sprechen Sie den Sehbehinderten an, wenn Sie sein Zimmer betreten, und teilen Sie ihm Ihren Weggang mit. Sollte er Sie an der Stimme nicht sofort erkennen, so stellen Sie sich mit Ihrem Namen vor. Bei Ihren Verrichtungen im Zimmer, am Krankenbett oder am Patienten selber erzählen Sie ihm, was Sie gerade tun, damit er durch ungewohnte Geräusche oder eine unerwartete Berührung nicht verängstigt wird. Sagen Sie ihm jeweils, was es zu essen gibt, wo sich der Teller, das Glas, das Besteck usw. auf dem Tisch befindet. Fragen Sie ihn beim Schöpfen, wieviel er möchte, und beschreiben Sie, wie die Speisen auf dem Teller angeordnet sind (z.B. nach dem Uhrzeigersinn: Fleisch bei 12, Spinat bei 3, Kartoffeln bei 6 Uhr usw.). Schenken Sie Gläser oder Tassen nicht zu voll ein, um die Gefahr des Ausschüttens zu verringern.
- Wenn Sie den Sehbehinderten zum Röntgen, ins Labor usw. führen, bieten Sie ihm Ihren Arm an, und gehen Sie immer voraus. Es genügt, die Hand des Sehbehinderten auf die Stuhllehne zu legen, damit er die Sitzfläche findet.

Weitere Hinweise für den Umgang mit Sehbehinderten finden Sie im Büchlein „Nicht so – sondern so“, herausgegeben vom Schweizerischen Zentralverein für das Blindenwesen. Wer im Krankenhaus mit Sehbehinderten zu tun hat, sollte diesen kleinen Ratgeber unbedingt kennen. Der Zentralverein vermittelt auch die Adresse der für das Wohngebiet Ihres Patienten zuständigen Beratungsstelle, die Ihnen bei allen weiteren Fragen gerne beisteht. Auch gutgemeinte Ratschläge können beim Patienten Hoffnungen wecken, die sich bei näherer Abklärung seiner persönlichen Situation oft zerschlagen. Aus dieser Erfahrung empfiehlt es sich, die Beratung eines Sehbehinderten den hierfür spezialisierten Fachleuten zu überlassen.

- Virushemmende Medikamente: z.B. bei Herpes corneae (z.B. Zovirax).
- Pupillenerweiternde Mittel (Mydriatika, z.B. Atropin, Mydriaticum): zu diagnostischen Zwekken und bei Entzündungen zur Ruhigstellung der Iris; durch falsche Anwendung kann u.U. ein Glaukomanfall ausgelöst werden.
- Pupillenverengende Mittel (Miotika): bei Glaukom (z.B. Sperascarpin). *Nebenwirkungen:* vorübergehende Kopfschmerzen, Übelkeit.

Anwendung von Augentropfen und -salben

Es ist streng darauf zu achten, daß
- ein Verwechseln von Medikamenten ausgeschlossen ist;
- das Verfalldatum nicht überschritten ist;
- keine Verfärbung, Ausflockung besteht;
- die Tropfen auf Zimmertemperatur erwärmt sind;
- die Hygienemaßnahmen einwandfrei sind;
- jeder Patient seine eigenen Fläschchen und Tuben hat;
- auch die Deckel derselben nicht verwechselt werden.

Verabreichung von Augentropfen

Der Patient liegt oder sitzt, neigt den Kopf leicht nach hinten und *blickt nach oben.* Der Behandelnde zieht das Unterlid nahe dem Wimpernrand *leicht* nach unten und läßt aus dem senkrecht gehaltenen Fläschchen einen Tropfen in den unteren Bindehautsack fallen;

Wünsche eines sehgeschädigten Kindes an das Pflegepersonal
(Schweizerischer Verein Kind und Krankenhaus)

- Sage mir, wer Du bist.
- Laß mir Zeit, Dich (Arzt, Schwester) kennenzulernen.
- Nenne mich bei meinem Namen, wenn Du mit mir sprichst.
- Sage etwas zu mir, bevor Du mich berührst, pflegst, denn ich kann Dich nicht sehen.
- Sprich viel mit mir, damit ich hören kann, wo Du bist, und genügend Erklärungen bekomme.
- Sprich eine bildhafte, klare, einfache, für mich verständliche Sprache (Alter).
- Erkläre mir, was Du an mir machst.
- Stelle mir die Patienten im gleichen Zimmer vor.
- Erkläre mir das Zimmer und die Toilette. Mache einen Rundgang mit mir und laß mir Zeit, damit ich die wichtigsten Sachen betasten und ausprobieren kann.
- Verändere die Ordnung im Zimmer und bei meinen Sachen nicht, ohne es mir zu sagen.
- Hilf mir bei den alltäglichen Lebensverrichtungen (Essen, Toilette usw.), denn mein Sehen ist evtl. nach einer Operation vorübergehend noch schlechter geworden. Zum Beispiel führe meine Hand zum bereitgestellten Stuhl oder erkläre mir mein Essen.
- Weil ich nicht gut sehe, möchte ich bekannte Sachen (Spielsachen) nahe bei mir haben, evtl. in einer Schachtel.

anschließend bleibt das Auge ein paar Sekunden geschlossen (nicht zukneifen). Fließt ein wenig Flüssigkeit aus dem Auge, wird sie mit einem Tupfer abgewischt (Abb. 31.**3** u. 31.**5**).

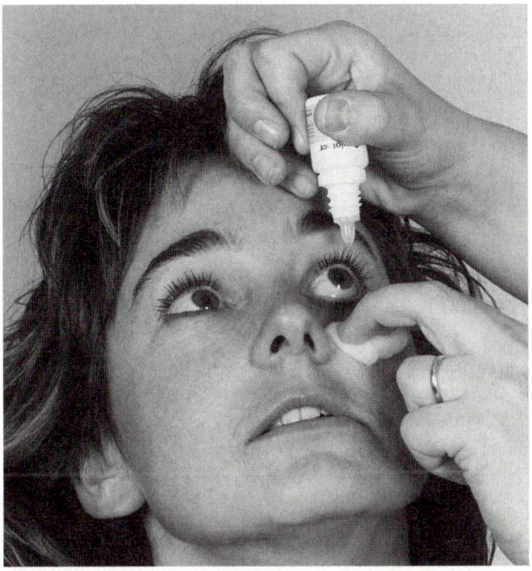

Abb. 31.**3** Richtiges Eintropfen von Augentropfen. Die körperwarmen Augentropfen kommen zuerst mit der hautartigen Karunkel in Berührung, laufen in den unteren Bindehautsack, wo sie sich mit der Tränenflüssigkeit mischen, und benetzen erst nach dem Lidschlag die Hornhaut.

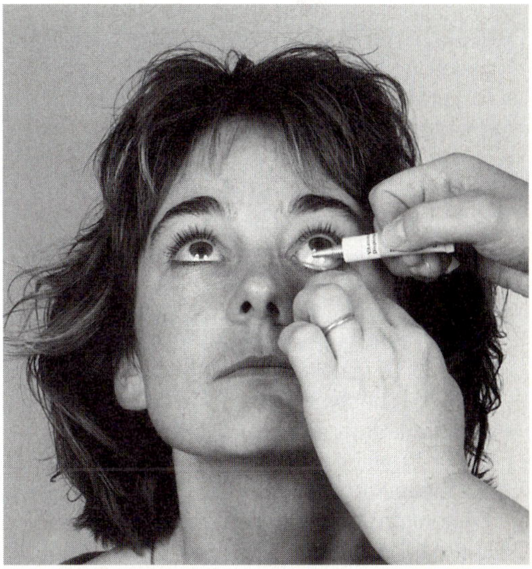

Abb. 31.**4** Die Augensalbe wird am linken Auge mit der rechten Hand, nach leichtem Abziehen des Unterlids, in den unteren Bindehautsack von nasenwärts nach schläfenwärts eingestrichen.

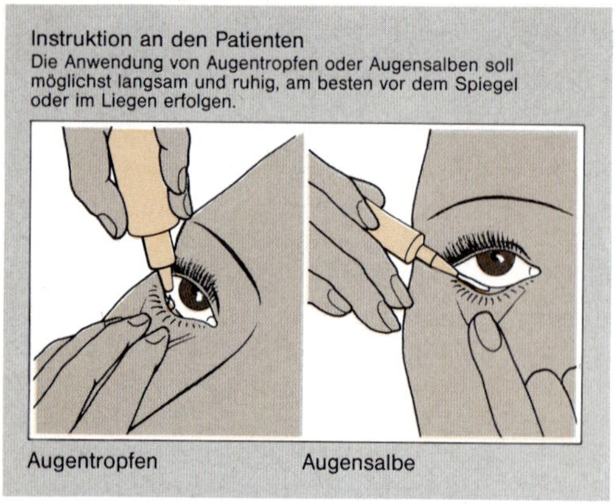

Abb. 31.**5** Merkblatt für die Anwendung von Augentropfen und -salben.

Verabreichung von Augensalbe

Der Vorgang bei der Anwendung von Augensalben ist prinzipiell gleich: Einen ca. 5 mm langen Salbenstrang horizontal in den Bindehautsack einstreichen. Während der Patient das Auge schließt, das Unterlid mit Tupfer noch leicht festhalten, somit wird die Salbe nicht durch die Lidspalte hinausgepreßt (Abb. 31.**4** u. 31.**5**).

- Braucht der Patient Tropfen und Salbe zugleich, so haben die Tropfen den Vortritt.
- Braucht der Patient zweierlei Tropfen zugleich, dazwischen 5 Minuten warten.
- Niemals mit dem Fläschchen, der Pipette oder der Tube Wimpern, Bindehaut oder gar Hornhaut berühren (Gefahr der Verunreinigung und oberflächlichen Hornhautverletzung).
- Unterlid nicht zu fest hinunterziehen, da sonst die Flüssigkeit wieder hinausläuft (Gefahr der Ektropiumbildung = Umstülpung des Lides nach außen).
- Beim Einträufeln mit dem Watte- oder Gazetupfer einen leichten Druck auf den nasalen Augenwinkel ausüben (damit werden die Tränenkanälchen kurzfristig verschlossen, und das Medikament hat Zeit, in die Bindehaut und durch die Hornhaut einzudringen).

Augenverbände

Augenverbände sind sorgfältig, unter Beachtung der Asepsis, mit hautschonendem Heftpflaster anzulegen. Auch die Verbandentfernung soll behutsam ausgeführt werden (empfindliche Gesichtshaut).
Vor dem Anlegen des Verbandes soll der Patient das Auge schließen.

- Für den *einfachen Augenverband* verwendet man eine ovale Augenkompresse (sterilisiert), die von oben innen nach unten aufgelegt und mit 2–3 schmalen Heftpflasterstreifen befestigt wird. Dieser Verband dient als Schutz vor Infektionen und äußeren Einwirkungen und zur Erwärmung des Auges (Abb. 31.**6**). Zusätzlich mit einer Plastikschale darauf dient er auch als Schutz vor Stößen nach intraokularen Operationen.
- Für den *Druckverband* verwendet man 2 Augenovalen, zwischen welche man 2 Wattekugeln legt, und befestigt diesen mit breiterem Heftpflaster. Der Patient soll die Lider unter

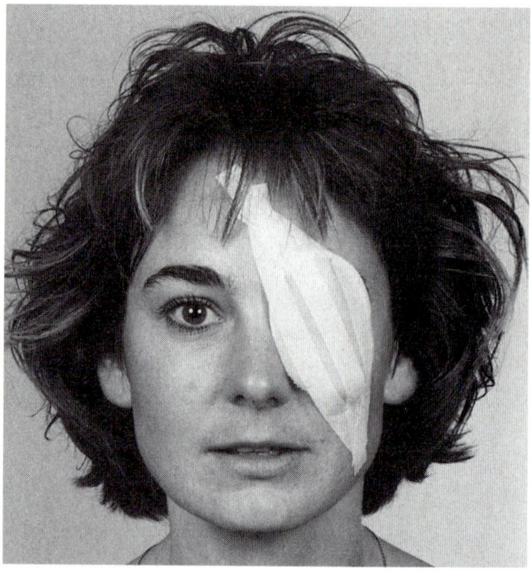

Abb. 31.**6** Augenverband. Einseitiger ovalärer Augenverband mit drei hautschonenden Pflasterstreifen auf der Stirn und über dem Jochbein befestigt. Zuerst wird der mittlere Pflasterstreifen über die Längsachse des ovalären Augenverbandes mit Fixierung auf der Stirn und über dem Jochbein plaziert. Anschließend werden die beiden äußeren Streifen halbbogenförmig über den freien Rand des Verbandes gelegt und an Stirn und Jochbein über dem zuerst geklebten Pflasterstreifen fixiert.

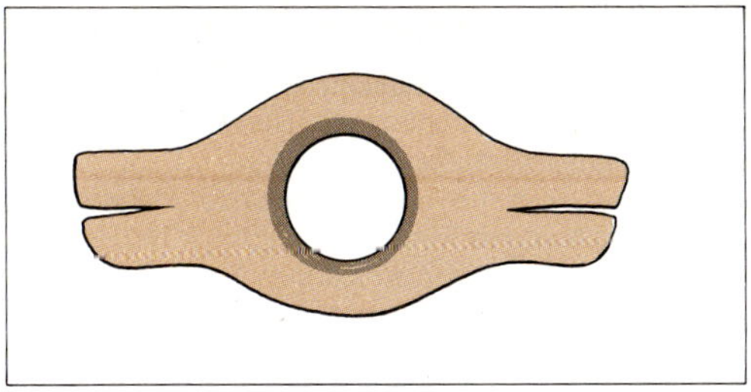

Abb. 31.7 Gebrauchsfertiger Uhrglasverband.

dem Verband *nicht* mehr bewegen können. Dieser Verband wird bei Verletzungen des Hornhautepithels angelegt.
- Der *Uhrglasverband* (Abb. 31.7) wirkt wie eine feuchte Kammer. Er besteht aus durchsichtigem Plexiglas, das dem Rand der Augenhöhle aufliegen muß. Man benützt ihn, wenn kein Lidschluß möglich ist (z. B. bei Fazialislähmung, bei Bewußtlosen). Fehlender oder schlechter Lidschluß führt zur Hornhautaustrocknung und Geschwürsbildung. Auch nach Augenoperationen, wenn das andere Auge blind ist, wendet man ihn an.

31.2.5. Augenprothesen, Kontaktlinsen

Augenprothesen

Bei bösartigen Tumoren, bei schwerer Bulbusruptur, bei Vereiterung des ganzen Auges (Panophthalmie) und bei schmerzhaftem Sekundärglaukom wird das Auge operativ entfernt (Enukleation, Eviszeration). Das hat für den Betroffenen schwerwiegende Konsequenzen:
- Verlust eines Organs;
- Angst, den Beruf aufgeben zu müssen;
- Angst vor der Reaktion der Familie und Gesellschaft;
- verändertes Aussehen, Hemmungen;
- Risiko für das gesunde Auge.

Vor dem Eingriff wird dem Patienten möglichst Zeit gelassen zur Vorbereitung auf den Verlust des Auges und zur Zustimmung zur Operation. Einige Zeit nach der Operation wird die kosmetische Entstellung durch das Einsetzen einer individuellen, geblasenen, doppelwandigen Glasschale, die farbengleich zum Partnerauge paßt, behoben.

Einsetzen und Herausnehmen

Das Einsetzen und Herausnehmen der Augenprothese muß vom Patienten erlernt werden. *Eingesetzt* wird das in lauwarmem Wasser angefeuchtete künstliche Auge, indem man es an der breitesten Stelle faßt und den stumpfen Teil unter das hochgehaltene Oberlid schiebt. Der größere Teil kommt nach der Schläfe zu liegen, der kleinere, spitzere Teil nach der Nase zu. Ein geringes Abziehen des Unterlides genügt, um die Prothese in die richtige Lage zu bringen. *Herausgenommen* wird das Auge, indem man das Unterlid mit dem Zeigefinger etwas nach unten drückt, wodurch die Prothese meist schnell entfernt ist. Wenn nötig, benutze man ein Glasstäbchen. Ein weiches Tuch ist als Unterlage ratsam, damit das Kunstauge nicht hart fällt.

Pflege der Prothese

Gereinigt wird die Prothese zweckmäßig durch kurzes Aufweichen der Schmutz- und Salbenreste in lauwarmem Wasser. Nach etwa 10 Minuten Prothese mit einem trockenen Tuch abwischen, damit ist sie vollends gesäubert.
Die Prothese sollte täglich einmal herausgenommen und gereinigt werden. Bei leichten Entzündungen kann eine milde Augensalbe oder spezielles Prothesenöl angewendet werden.

Kontaktlinsen

Kontaktlinsen (Haftschalen) sind kleine Schalen aus lichtbrechenden Materialien, die zum Ausgleich einer refraktionsbedingten Fehlsichtigkeit (Brechungsfehler) unmittelbar auf der Hornhaut getragen werden (Verordnung durch den Augenarzt).
Harte Kontaktlinsen haben eine gute optische Qualität und sind pflegeleicht. Allerdings bedarf die Angewöhnung längerer Zeit (bis zu 6 Monaten).
Weiche Kontaktlinsen weisen zwar eine geringere optische Qualität auf, haben aber den Vorteil einer erheblich besseren Verträglichkeit. Bei schnellen Kopf- und Blickbewegungen bleiben sie haften. Sie splittern nicht bei Traumen. Eine sorgfältige Pflege ist unerläßlich.
Weiche Kontaktlinsen finden auch als Therapeutikum Verwendung, denn durch ihren Schutzeffekt für die Hornhaut können sie zur

Epithelisierung bei Oberflächendefekten beitragen.

Pflegegrundsätze: Wichtig ist das sorgfältige (vorgeschriebene) Reinigen (auch der Kontaktlinsenbehälter braucht regelmäßige Reinigung).
Während des Tragens von Kontaktlinsen dürfen keine Augentropfen und -salben ohne Erlaubnis des Arztes verabreicht werden.

31.2.6. Pflege bei Erkrankungen

Die Augenpflege ist insofern auch eine spezielle Pflege, weil die Pflegenden einer Augenabteilung ein gut fundiertes Wissen im Bereich der Augenheilkunde brauchen, um dem Patienten, dem Krankheitsgeschehen und den verschiedenen medizinischen Behandlungsmöglichkeiten *menschlich* und *fachlich* (d.h. ganzheitlich) gerechtwerden zu können.
Tab. 31.**1** gibt eine *Übersicht* über die wichtigsten Erkrankungen.

Exemplarische Pflegesituationen

31.3. Katarakt
31.4. Glaukom
31.5. Netzhautablösung
31.6. Entzündungen

Tabelle 31.**1** Stichworte zur Pathologie des Auges

- Lider: *Entzündungen,* Stellungsanomalien, Tumoren
- Tränenorgane: Entzündungen, Tränen (Epiphora), verminderte Sekretion
- Bindehaut (Konjunktiva): *Entzündungen*, degenerative Veränderungen, Tumoren
- Hornhaut (Kornea): *Entzündungen*, Formanomalien, degenerative Veränderungen
- Lederhaut (Sklera): Entzündungen, Vorwölbungen, blaue Skleren
- Regenbogenhaut (Iris) und Strahlenkörper (Ziliarkörper): Mißbildungen, *Entzündungen*
- Linse: Lageveränderungen, Trübungen der Linse = *Katarakt, grauer Star*
- erhöhter Augeninnendruck = grüner Star (Glaukom): primäres, sekundäres, malignes, absolutes Glaukom
- Glaskörper: Glaskörperdestruktion, hintere Glaskörperabhebung, Glaskörpertrübungen
- Aderhaut und Netzhaut (Chorioidea, Retina): Entzündungen, Degenerationen, *Gefäßerkrankungen,* Fundusveränderungen, *Netzhautablösung,* Tumoren
- Sehnerv: *Entzündungen,* Stauungspapille, Durchblutungsstörungen, Optikusatrophie
- Augenhöhle (Orbita): Orbitaphlegmone, endokriner Exophthalmus
- Schielen (Strabismus) = Abweichung der Augen aus der Parallelstellung, Bewegungsstörungen der Augenmuskeln: Begleitschielen, Lähmungsschielen
- Verletzungen des Sehorgans: Fremdkörper, Verbrennungen, Verätzungen, Kontusion/Prellung, perforierende Augenverletzungen
- Brechungsfehler (Refraktionsanomalien): Weitsichtigkeit, Kurzsichtigkeit, Stabsichtigkeit (Astigmatismus)
- Naheinstellung des Auges (Akkommodation): Alterssichtigkeit = verminderte Naheinstellungsreaktion = Presbyopie

31.3. Katarakt (grauer Star)

Bei fortgeschrittenen Trübungen der Linse (grauer Star) leidet der Patient an der allmählichen Abnahme der Sehschärfe sowie an vermehrtem Geblendetwerden. Er sieht „wie durch Nebel“ oder sogar nur noch einen Lichtschein, hat aber keine Schmerzen oder sonstige Beschwerden. Er kann nicht mehr lesen (handarbeiten) und ist in der Verrichtung der täglichen Arbeit sehr eingeschränkt.
Die einzig wirksame Behandlung ist die operative Entfernung der getrübten Linse.

Behandlung der Katarakt*

Operationsindikation

Da jeder operative Eingriff Risiken mit sich bringt, soll die Katarakt erst operiert werden, wenn dies unbedingt erforderlich ist. Der Operationszeitpunkt läßt sich mit einem festen Sehschärfenwert nicht bestimmen, vielmehr kommt es darauf an, welche Sehschärfe der Patient für seine täglichen Aufgaben benötigt. Ein Berufskraftfahrer muß beispielsweise schon bei einer Sehschärfe operiert werden, die für einen Landwirt noch völlig ausreichend wäre.
In unserer technisierten und aufgeklärten Zeit wird heute die Katarakt wesentlich früher und damit häufiger operiert als in den vergangenen Jahrzehnten.

---

* In Anlehnung an W. Daus, in Deutsche Krankenpflegezeitschrift 1985, Heft 7.

Operationsmethoden

Intrakapsuläre Staroperation. Entfernung der ganzen Linse (einschließlich Linsenkapsel).
Extrakapsuläre Staroperation. Bei dieser Methode wird zunächst nur die vordere Linsenkapsel entfernt, anschließend der Linsenkern herausgedrückt, und schließlich werden die verbliebenen Rindenmassen herausgespült. Der Linsenaufhängeapparat mitsamt der hinteren Linsenkapsel verbleiben im Auge und bilden eine Begrenzung zum hinter der Linse gelegenen Glaskörper.
Ein Nachteil der extrakapsulären Operation ist, daß sich auf der hinteren Linsenkapsel durch Wachstum der Linsenepithelzellen wieder Linsenmaterial bilden kann. Man spricht dann von einem Nachstar, der beseitigt werden muß, wenn er zu einer erheblichen Sehverschlechterung führt. Dies kann durch einen kleinen operativen Eingriff mit Freisaugen oder Durchtrennung der hinteren Linsenkapsel geschehen, wodurch eine Öffnung für die eintretenden Lichtstrahlen geschaffen wird. Neuerdings steht auch ein besonders energiereicher Laser (YAG-Laser) zur Verfügung, mit dem ohne operative Eröffnung des Auges eine optische Lücke in der hinteren Linsenkapsel geschaffen werden kann.
Phakoemulsifikation. Variante der extrakapsulären Staroperation. Bei dieser Methode wird nach Entfernung der vorderen Linsenkapsel die Augenlinse durch Ultraschalleinwirkung zerstört und die zerkleinerten Linsenfasern abgesaugt. Ein Vorteil der Phakoemulsifikation ist, daß der Schnitt zur Eröffnung des Auges kleiner angelegt werden kann.
Lensektomie, Phakektomie. Hierunter versteht man die Linsenentfernung mit schneidenden und saugenden Instrumenten, wie sie zur Glaskörperentfernung benutzt werden. Diese Methode hat sich insbesondere beim angeborenen Star bewährt, da sich hierbei die hintere Linsenkapsel vollständig entfernen läßt und eine Nachbildung daher unmöglich ist.

Korrektur der Linsenlosigkeit

Nachdem die Augenlinse entfernt wurde, muß ihre Brechkraft durch eine entsprechende optische Korrektur ersetzt werden, um eine scharfe Abbildung auf der Netzhaut zu erreichen. Hierfür stehen drei Möglichkeiten zur Verfügung:
Starbrille. Sie ist die älteste Methode zur Korrektur der Linsenlosigkeit (Aphakie). Es handelt sich um eine Brille mit Sammellinsen von etwa + 13 dpt Stärke bei Normalsichtigen.
Nachteile der Starbrille sind, daß es sich um relativ starke und damit schwere Gläser handelt, die zu einer etwa 30%igen Bildvergrößerung führen. Alle vertrauten Gegenstände erscheinen dem Patienten deshalb nach der Operation um ein Drittel größer. Da der Patient nur durch die Mitte des Brillenglases scharf sieht und die Vergrößerung zu einer Gesichtsfeldeinengung führt, kann es anfänglich zu Gewöhnungsschwierigkeiten kommen. Alle diese Nachteile der Stargläser lassen sich jedoch durch moderne, hochbrechende Brillengläser mit speziellem Schliff günstig beeinflussen.
Kontaktlinsen. Sie haben gegenüber den Stargläsern nur eine etwa 8%ige Eigenvergrößerung und gestatten ein gutes peripheres Sehen. Leider vertragen jedoch nicht alle Patienten Kontaktlinsen. Kinder sowie ältere Patienten sind zudem oft mangels manueller Fertigkeit nicht in der Lage, die Linsen einzusetzen und herauszunehmen. Für diesen Kreis stehen neuerdings Dauertragelinsen zur Verfügung, die jedoch engmaschige augenärztliche Kontrolluntersuchungen erfordern.
Intraokularlinsen. Bei den Intraokularlinsen handelt es sich um Plexiglaslinsen mit geeigneter Halterung, die in der Regel unmittelbar nach der Entfernung der getrübten Linse für immer in das Auge eingesetzt werden.
Vorteile einer implantierten Linse sind, daß nahezu identische optische Brechungsverhältnisse wie vor Eintritt der Linsentrübung geschaffen werden. Dadurch ist die Sehqualität maximal, und es treten keine Eingewöhnungsschwierigkeiten nach der Staroperation auf. Trotz dieser Vorteile muß die Intraokularlinse als Fremdkörper im Auge angesehen werden, der durch entzündliche Reaktionen das Auge gefährden kann.

Pflege- und Behandlungsplan

Für die prä- und postoperativen Maßnahmen gelten die allgemeingültigen Richtlinien (S. 959), die Pflegestandards und die Verordnungen des jeweiligen Arztes bzw. der Klinik.
Postoperativ gilt es speziell zu beachten:
Überwachung:
- Bei Schmerzen den Arzt benachrichtigen. Sie können u. U. durch einen intraokularen Druckanstieg verursacht sein.
- Den Patienten, insbesondere den *betagten*, gut überwachen. Der Orts- und Umgebungswechsel genügt oft, um vorübergehende Verwirrtheit und Desorientiertheit auszulösen (psychoorganisches Syndrom S. 757f.). Eventuell Bettrahmen anbringen.

Applikation von Augentropfen/-salben nach Verordnung:
- Ab 3. Tag wird oft von Salben auf Augentropfen umgestellt, abends Salbe mit Verband.
- Der Patient soll auch nach dem Krankenhausaustritt mit der Therapie weiterfahren (Kontrolle und Verordnung des weiterbehandelnden Arztes).

Ruhigstellung, Mobilisation:
- Grundsätzlich geschieht die Mobilisation

langsam, vorsichtig und schrittweise. Meist liegt ein Mobilisationsplan vor, in dem auch Weisungen für das Verhalten *nach* Klinikaustritt enthalten sind. (Anstrengungen und Bücken vermeiden, Leseverbot für die ersten Tage usw.)

- Austritt je nach Verlauf und Situation, meist am 4.–5. Tag. Oft sind die Patienten alt, es muß auf die Möglichkeiten und Grenzen alter Menschen Rücksicht genommen werden (Kap. 37).

31.4. Glaukom (grüner Star)

Akutes Glaukom

Beim akuten Glaukom (krankhafte, plötzliche Erhöhung des intraokularen Drucks durch Verlegung der Abflußwege bei verengtem Kammerwinkel) leidet der Patient an vorübergehenden Gesichtsfeldverdunklungen, Nebelsehen, Regenbogenfarben um Lichtquellen (Hornhautepithelödem), Druckgefühl oder plötzlich heftigen bis unerträglichen Schmerzen, die häufig in die Umgebung des Auges (Stirn, Schläfe, Oberkiefer, Zähne) ausstrahlen, oftmals verbunden mit Übelkeit oder Erbrechen. Fast immer ist das Sehvermögen hochgradig herabgesetzt. Der Arzt findet ein palpatorisch steinhartes, gerötetes, tränendes Auge, manchmal mit Blepharospasmus (Lidkrampf), mäßiges Lidödem, übermittelweite, etwas entrundete, oft lichtstarre Pupille usw.
Die *Behandlung* muß sofort (notfallmäßig) einsetzen.
Das *Ziel* liegt in der möglichst schnellen Herabsetzung des intraokularen Drucks, um eine Sehnervschädigung zu verhüten. Die *Arztverordnungen* betreffen

- Schmerzlinderung;
- Herabsetzung der Kammerwasserproduktion (Diamox i.v., zugleich oft Mannitolinfusionen → Wasserentzug aus dem Körper, dem Auge);
- Pupillenverengung durch Timolol-Augentropfen (Betablocker).

Unter dieser Therapie soll der Druck raschmöglichst absinken (in einer Stunde). Nach Drucksenkung und Abklingen der entzündlichen Reizung wird eine operative Behandlung vorgenommen als

- *YAG-Laser-Iridotomie;*
- *basale Iridektomie* (operativer Ausschnitt der Regenbogenhaut);
- *Trabekulektomie* (s. unten) bei Zustand nach wiederholten akuten Anfällen bzw. chronischem Winkelblockglaukom, das sich aus einem akuten Glaukom entwickeln kann.

Weitwinkelglaukom

Beim *Glaucoma chronicum simplex*, dem Weitwinkelglaukom, besteht eine krankhafte Erhöhung des intraokularen Drucks durch anlagebedingte Veränderungen im Abflußsystem des Kammerwassers, trotz meist normal weitem Kammerwinkel. Der Patient hat *keine* Beschwerden, keine Kopfschmerzen! Es besteht ein langsamer Erkrankungsverlauf mit nur *mäßiger Drucksteigerung* (oft über viele Jahre, Druckwerte zwischen 25 und 40 mmHg). Einmalig gemessene normale Druckwerte schließen ein Glaucoma chronicum simplex nicht aus. Infolge längere Zeit bestehender ständiger (oder zeitweiser) Druckerhöhung im Auge kommt es durch Druckschädigung des Sehnervs im Laufe von Jahren zur glaukomatösen Exkavation (Aushöhlung) der Papille (Sehnervenkopf). Diese Druckschädigung der Sehnervenfasern führt zu *typischen Gesichtsfeldausfällen*, die *irreversibel* sind. Erst im Spätstadium dieser *gefährlichen*, chronischen Erkrankung kommt es zur Abnahme der zentralen Sehschärfe und schließlich zur vollständigen Erblindung. *Jede Therapie kann bestenfalls die Erhaltung der noch vorhandenen Sehfunktion bewirken, weshalb die Früherkennung sehr wichtig ist.* Es wird empfohlen, ab dem 40.–45. Lebensjahr regelmäßig den Augendruck kontrollieren zu lassen.

Bei *Glaukomverdacht* wird der Patient u. U. zur exakten Diagnostizierung ins Krankenhaus eingewiesen:

- Erstellen einer Tagesdruckkurve (Druckmessung mindestens 3mal täglich);
- Frühdruckmessung frühmorgens vor dem Aufstehen;
- Gesichtsfelduntersuchung;
- Gonioskopie (Inspektion des Kammerwinkels).

Das *Behandlungsziel* liegt in der Drucknormalisierung und -stabilisierung durch medikamentöse Maßnahmen; Augentropfen und -salben:

- Miotika (z.B. Spersacarpin, Carbachol);
- Medikamente, die die Kammerwasserproduktion herabsetzen (z.B. Timoptol).

Das Gesichtsfeld wird weiter kontrolliert und die Tagesdruckkurve weitergeführt: *vor der Druckmessung dürfen keine Medikamente verabreicht werden.*

Bleibt der Augendruck erhöht und/oder verfällt das Gesichtsfeld weiter, wird eine Laserbehandlung oder Glaukomoperation vorgenommen.

Operationsmethoden

Lasertrabekuloplastik. Teilweise Koagulation des Trabekelwerks mit dem Zweck, die Poren zu erweitern und damit den Abfluß des Kammerwassers zu verbessern.

Trabekulektomie. Häufigste, fistelbildende Operation, die dem Kammerwasser einen Abfluß unter die Bindehaut ermöglicht; wirkt wie ein „Überlaufventil". Als Zeichen ausreichender Funktion entsteht eine kissenartige Vorwölbung der Bindehaut (Filterkissen).

Trabekulotomie. Eröffnung des Schlemm-Kanals von außen zur Vorderkammer.

Zyklodialyse. Es wird eine Verbindung zwischen Vorderkammer und suprachorioidealem (über Aderhaut) Raum geschaffen, in dem das Kammerwasser absickern und dann von der Aderhaut resorbiert werden kann (dabei teilweise Ablösung des Ziliarkörpers von seiner Basis). Diese Operation wird vor allem bei Aphakie gemacht.

Die Operationen werden in Lokalanästhesie durchgeführt. Der Patient bekommt bis zum Vortag wie üblich seine Glaukomtherapie. Sonstige Vorbehandlungen, postoperative Maßnahmen und Verhaltensregeln wie bei Kataraktoperationen (S. 845).

Wird der Patient mit einer *medikamentösen Glaukombehandlung nach Hause entlassen, ist es außerordentlich wichtig, daß er*

- seine Augentropfen und -salben zuverlässig immer zur gleichen Zeit appliziert. Er soll das Einträufeln möglichst selber erlernen;
- die regelmäßigen Nachkontrollen beim Augenarzt einhält.

Die Glaukomtherapie verlangt von allen Beteiligten Geduld und Disziplin, meistens bis ans Lebensende.

31.5. Netzhautablösung

Eine Abhebung der Netzhaut (Amotio, Ablatio) von ihrer Unterlage entsteht meistens durch Rißbildung in der Netzhaut. Dabei kann die Disposition eine Rolle spielen, wie Alter (Sklerose), Myopie (Kurzsichtigkeit) und Aphakie (Linsenlosigkeit). Zunächst entsteht eine Verflüssigung des Glaskörpers (Alter, Myopie) und eine hintere Glaskörperabhebung. Durch die Schleuderbewegungen (rasches Umherblicken) des Glaskörpers wird an der Glaskörper-Netzhaut-Befestigung gezogen, wodurch es zum Netzhautloch kommt (Hufeisenriß). Durch das Loch dringt verflüssigter Glaskörper und führt zur Ablösung der Netzhaut.

Sekundär entsteht eine Amotio durch Rißbildung nach Verletzungen (Kontusion, Perforation) oder nach Entzündungen. Der Patient hat *keine Schmerzen*. Als frühe Sehstörung nimmt er Lichtblitze, Funken oder Rußregen (sich bewegende schwarze Punkte) wahr, später allmählich größer werdende *Schatten* oder *Vorhang* vor dem Auge. Nähert sich die Amotio der Makulagegend (Notfallsituation), so sieht der Patient *verzerrt*, die Sehschärfe nimmt dann sehr stark ab bis auf Wahrnehmung von Handbewegungen.

Behandlung, Operation

- Bei *Netzhautlöchern* wird eine Koagulation mit *Laserstrahl* oder eine Kryokoagulation durch die erweiterte Pupille gemacht. Als Folge von solchen kleinen Verbrennungsherden um das Loch kommt es zur Vernarbung (Verklebung) und somit zur Verwachsung der Netzhaut mit ihrer Unterlage. So kann sich also kein verflüssigter Glaskörper mehr zwischen Netzhaut und Aderhaut drängen. Die Laserkoagulation wird an der Spaltlampe mit Kontaktglas durchgeführt. Die Pupille muß möglichst weit sein. Die vorderen Augenabschnitte werden mit Tropfen betäubt. Diese Behandlung ist schmerzlos und kann auch ambulant durchgeführt werden. Der Patient soll sich nachher ruhig verhalten. Die Nachbehandlung besteht aus 2stündlicher Glucocorticoidtropfen-Applikation für 1–2 Tage.
- Bei *abgelöster Netzhaut* kommt nur die *Operation* in Frage, so früh wie möglich, denn unbehandelt kommt es fast immer zur Erblindung: Verschluß des Netzhautloches durch *Aufnähen* einer *eindellenden Plombe* auf die Lederhaut über dem Netzhautloch. Unter Umständen kommt auch eine temporäre Plombe (Ballonplombe) in Frage. Zusätzliche Verschweißung der umgebenden Netzhaut mit Kryo- (Kälte) oder Diathermie (Hitze).

  Unter der Netzhaut liegende Flüssigkeit wird durch Punktion abgelassen; bei schwerer Amotio zusätzlich Umschnürung des Augapfels (Cerclage), vor allem bei Aphakie-Amotio und Reamotio.

  Diese Eingriffe werden meistens in Narkose vorgenommen.

Pflegeplanung

Es gelten die allgemeinen prä- und postoperativen Maßnahmen (Kap. 38). Die standardisierte Pflegeplanung hat nur wegweisenden Charakter. In erster Linie sind der Zustand und das Befinden sowie die jeweiligen Verordnungen des Arztes maßgebend.

- *Spezielle Seitenflachlagerung* ist gelegentlich vor und nach der Operation notwendig (je nach Lokalisation der Ablatio), Bettruhe nach Verordnung, Thromboseprophylaxe.
- Leseverbot (2–3 Wochen) je nach Schweregrad der Ablatio.
- Bei postoperativer Lidschwellung werden Glucocorticoide, kombiniert mit Breitbandantibiotika (oral), verordnet.
- Schmerzbekämpfung.

Der Augenarzt empfiehlt nach Operationen am Auge sowie bei Patienten mit Myopie (ab 35.–40. Lebensjahr) oder Aphakie regelmäßige Untersuchungen der Netzhaut.

31.6. Entzündungen

Lider

Gerstenkorn (Hordeolum) – akute Infektion der Lidranddrüsen durch Staphylokokken:

- diffuse Rötung mit Spannungs- und Druckgefühl;
- später umschriebene Rötung und Schwellung am Lidrand mit Ausbildung eines kleinen Eiterpünktchens, stärkere Schmerzen bei Berührung;
- spontaner Durchbruch des Eiters und Abheilung.

Behandlung:

- 2- bis 3mal täglich Rotlichtbestrahlung (10 Minuten);
- sonst keinen Verband (Sekretstauung, Keimverschleppung);
- desinfizierende oder antibiotische Augentropfen, -salben.

Hagelkorn (Chalazion) – chronische Entzündung der Meibom-Drüsen infolge Sekretstauung.

Behandlung:

- Nach Abklingen der Entzündung wird der indolente Knoten in Lokalanästhesie operativ entfernt → histologische Untersuchung;
- für kurze Zeit Verband mit antibiotischer Salbe.

Lidabszeß – lokale Infektion nach Verletzung oder Insektenstich, Infektion eines Lidhämatoms oder fortgeleitet bei eitriger Sinusitis mit

- starker entzündlicher Rötung und Schwellung;
- starken Schmerzen bei Berührung;
- Fieber, Krankheitsgefühl.

Behandlung:

- Meistens operative Eröffnung und Drainage;
- Abstrich zur bakteriellen Untersuchung und Resistenzprüfung;
- lokale Rivanolumschläge;
- orale Antibiotikagaben.

Wegen der Gefahr einer eitrigen Sinusthrombose (Sepsis, Endokarditis), vor allem bei Lidabszeß in der Nähe des inneren Lidwinkels, wird der Patient stationär behandelt: Isolierung, gute Prophylaxe, vermeiden der Keimverschleppung.

Bindehaut

Die Ursachen der Bindehautentzündungen sind sehr vielfältig:

- Bakterien: Pneumokokkenkonjunktivitis → Abstrich zur bakteriellen Untersuchung;
- Viren: Keratoconjunctivitis epidemica, sehr ansteckend, Mitbeteiligung der Hornhaut: vorübergehend beeinträchtigtes Sehvermögen, manchmal über Monate;
- Verätzungen, Verletzungen;
- allergisch: Medikamente, Pollenstaub.

Allgemeine Symptome:

- Brennen der Augen,
- Jucken, Kratzen,
- Druck- oder Fremdkörpergefühl,
- verklebte Lider am Morgen,
- keine stärkeren Schmerzen,
- Schwellung, Rötung der Bindehaut.

Die *Behandlung* richtet sich nach den Ursachen und kann ambulant stattfinden:

- mehrmalige Reinigung der Lidränder;
- Anwendung desinfizierender und astringierender oder antibiotischer Augentropfen und -salben;
- keine Verbände.

Die Prognose ist meistens gut, die Abheilung ohne Narben; bei der *Keratokonjunktivitis* kann sie ernster Natur sein.

Hornhaut

Die Ursachen sind auch hier sehr verschieden: exogen, trophisch, endogen.

Allgemeine Symptome:
- Fremdkörpergefühl;
- stechender Schmerz;
- Lichtscheu, Tränenfluß und Blepharospasmus (sog. Abwehrtrias);
- rotes Auge;
- Hornhauttrübung mit mattem Hornhautspiegelbild infolge Epithelödem oder Oberflächendefekt;
- geringe bis stärkere Sehverschlechterung je nach Sitz des Entzündungsprozesses.

Kriechendes Hornhautgeschwür (Ulcus serpens) – bakterielle Infektion eines Epitheldefekts nach oberflächlicher Hornhautverletzung (Erosio corneae). In wenigen Tagen entwickelt sich ein schnell größer werdendes Ulkus mit gleichzeitiger Eiteransammlung am Boden der Vorderkammer (Hypopyon).
Die möglichst schnelle *Behandlung* und *Früherkennung* kann über das Schicksal des Auges entscheiden:
- Abstrich zur Keim- und Resistenzprüfung,
- subkonjunktivale Antibiotikainjektionen,
- antibiotische Augentropfen und -salben, 1%ige Atropinsalbe,
- antibiotische Infusionstherapie,
- Isolierung des Patienten,
- evtl. operative Bindehautdeckung bei Gefahr der Perforation.

Keratitis dendritica – virale Infektion (Herpes simplex) der oberflächlichen Hornhautschichten. Diese Erkrankung führt gerne zu Rezidiven. Behandlung möglichst früh:
- Virostatikum: Zovirax-Augensalbe oder TFT-Tropfen.

Tiefe Form der herpetischen Keratitis (Keratitis disciformis). Sie ist eine ernste Erkrankung, da die scheibenförmige Trübung und Verdikkung der Hornhaut zu (Hornhaut-)Narben führt. Eine häufige Komplikation ist die Iridozyklitis (s. dort) mit nachfolgendem Sekundärglaukom. Bei intaktem Epithel erfolgt die Behandlung mit lokalen Glucocorticoiden.

Keratitis e lagophthalmo. Sie entsteht bei Austrocknung und mechanischer Schädigung infolge mangelhaften Lidschlusses bei Faszialislähmung (häufig bei Hemiplegie) mit Gefahr der Ulkusbildung und Infektion.
Behandlung:
- Tränenbildende Tropfen (z.B. Oculotect), Vitamin-A + D-Salbe und abends Neotracinsalbe;
- Uhrglasverband;
- evtl. teilweise Vernähung der Lidspalte.

Regenbogenhaut und Strahlenkörper

Die Ursache der *Iritis* und *Iridozyklitis* bleibt in den meisten Fällen ungeklärt. Es wird aber eine genaue Durchuntersuchung des Patienten vorgenommen:
- Untersuchung auf einen Infektionsherd (HNO-Bereich, internistischer Bereich, Genitalorgane);
- verschiedene Blutuntersuchungen auf Toxoplasmose, Leptospirosen, Brucellen;
- Untersuchungen auf Tuberkulose, Morbus Boeck, Rheumatismus.

Symptome bei akuter Iritis:
- starke Schmerzen in der Tiefe des Auges,
- Abwehrtrias,
- Herabsetzung des Sehvermögens,
- rotes Auge, Hornhaut klar,
- Trübungen des Kammerwassers,
- Irisstrukturen verwaschen, Pupille eng.

Bei chronischer Iridozyklitis:
- häufig nur geringe oder keine Beschwerden,
- Herabsetzung des Sehvermögens (mehr oder weniger),
- zipflige hintere Synechien,
- Glaskörpertrübungen.

Behandlung. Beheben der Ursache; Unterstützung durch
- Glucocorticoide (Tropfen, Salben, subkonjunktivale Spritzen);
- Mydriatika (Atropin oder Scopolamin);
- evtl. Antibiotika.

Komplikationen. Sekundärglaukom, Linsentrübungen, Glaskörpertrübungen usw.

Sehnerv

Retrobulbärneuritis = Entzündung des Sehnervenabschnitts, der hinter dem Auge liegt; die Papille ist oft unauffällig. Typisches Symptom: „Der Patient sieht nichts, und der Arzt sieht auch nichts." Der Patient hat Schmerzen hinter dem Auge bei Blickbewegungen oder Druck auf den Augapfel.
Behandlung. Je nach Ursache:
- orale Gaben von Cortison;
- viel Ruhe, Bettruhe.

Die Retrobulbärneuritis kann ein Frühsymptom der multiplen Sklerose sein. Oft kommt es zu raschem Abklingen der Entzündung, manchmal zu neuen Schüben.

Weiterführende Literatur

Benjamin, H.: Ohne Brille bis ins hohe Alter. 19. Aufl. Bauer, Freiburg 1989

Brückner, R.: Ärztlicher Rat für Augenkranke, 2. Aufl. Thieme, Stuttgart 1986

v. Dyck, H.: Nicht so, sondern so. Ratgeber für einen guten Umgang mit Sehgeschädigten. Schweizerischer Zentralverein für das Blindenwesen, St. Gallen o. J.

Hollwich, F.: Augenheilkunde, 11. Aufl. Thieme, Stuttgart 1988

Hollwich, F.: Taschenatlas der Augenheilkunde, 3. Aufl. Thieme, Stuttgart 1987

Hollwich, F., B. Verbeck: Augenheilkunde für Krankenpflegeberufe. 4. Aufl. Thieme, Stuttgart 1988

Hubel, D.: Auge und Gehirn. Neurobiologie des Sehens. Spektrum der Wissenschaften, Heidelberg 1989

Leydhecker, W.: Alles über den grünen Star. Trias, Stuttgart 1989

Leydhecker, W.: Was Sie über Ihre Augen wissen müssen. Trias, Stuttgart 1989

Pennington, G.: Kleines Handbuch für Glasperlenspieler, 2. Aufl. Irisiana, Haldenwang 1986

IV. Begleiten in Lebens- und/oder Krisensituationen

In den Wachstums- und Veränderungsprozessen des Lebens erfährt der Mensch auch Grenzen, die sich u. U. als Störung – Krankheit oder Leiden (Krisen S. 46ff.) – manifestieren. Einige dieser Krisen sind vorgezeichnet (Lebensphasen S. 44ff.), andere stellen sich als individuelles Schicksal ein. Wie und wann auch immer Krisen auftreten, alle sind sie eingebettet in die beiden *unausweichlichen Existenzkrisen Geburt und Tod;* und alle dienen sie dem Wachstum (Abb. unten).

Die Begleitung der Geburt durch die *Hebamme* ist seit uralten Zeiten selbstverständlich (das Wort Hebamme setzt sich zusammen aus *hevi* = heben und *ana* = Ahne, Großmutter, weise Frau). Die „Hebeahnin" hatte die Aufgabe des „Hebens, Zupackens, Handhabens" während der Geburt, was mit „sinnvollem und zweckmäßigem Helfen" übersetzt werden könnte: Sie steht der Frau bei „in ihrer schweren Stunde" und dem neugeborenen Kind „in der ersten Anpassungsleistung", die ihm abverlangt wird. „Hebammendienste" braucht der Mensch eigentlich in allen Krisensituationen des Lebens, sicher auch in seiner letzten, im Sterben. Begleiten in Krisensituationen des Lebens könnte

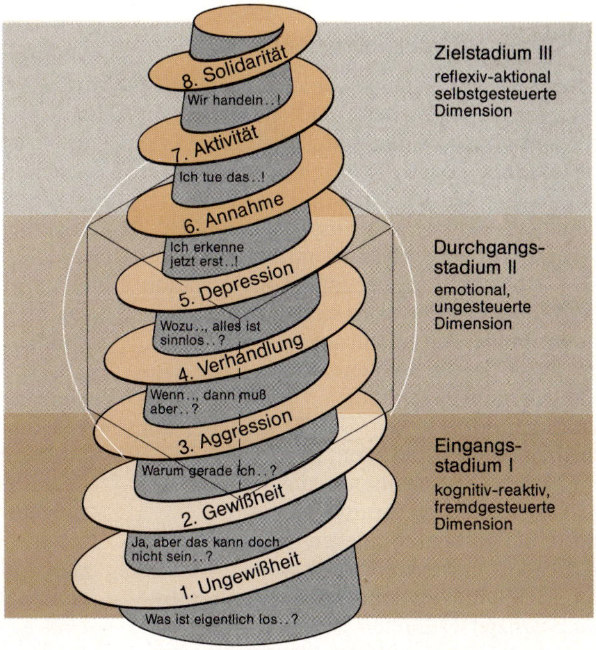

Krisenverarbeitung als Lernprozeß in acht Spiralphasen (nach Schuchardt). Vergleichen Sie dazu S. 877ff. sowie die Phasen des Trauerprozesses S. 538 u. 543ff.

übersetzt werden mit „sinnvolle und zweckmäßige Hilfe leisten". Bezogen auf die *fünf Funktionen der Krankenpflege* (S. 101 u. 121f.) bedeutet dies:

1. Unterstützen oder/und stellvertretende Übernahme der Pflege im Bereich der ATL, wo der/die Betroffene es nicht (mehr) selber tun kann, bzw. gekonnte Anleitung zur Selbstpflege und Selbstsorge.
2. Begleitend zur Seite stehen, wo er/sie menschliche Hilfe braucht, um die Krise zu bestehen bzw. zu verarbeiten (Abb. S. 853) oder um friedlich sterben zu können (546f.).
3. Mithilfe bei notwendigen Diagnostik- und Therapiemaßnahmen.
4. Sich beteiligen an Präventions- und Rehabilitationsmaßnahmen, die zur Krisenverhütung (Hilfe zur Bewältigung schwieriger Lebenssituationen) oder zur Rückfindung und Reintegration ins normale Leben (Übergangspflege S. 441ff., Resozialisation S. 779, sozialpsychiatrische Dienste S. 898ff. usw.) notwendig sind.
5. Im Einzelfall auch mithelfen an neuen Programmen (z.B. im Bereich der krankenhausexternen Gesundheits- und Krankenpflege) und/oder bei Forschungsprojekten, die der besseren Bewältigung bzw. der Vorbeugung von Krankheit und Krise dienen können.

Gesundheit und Krankheit als Aufgabe

Krise und Krankheit sind Probleme, mit denen der Mensch „fertigwerden" muß, auch wenn sie (z.B. chronische Krankheit, bleibende seelische oder/und körperliche Behinderung usw.) nicht beseitigt werden können, sondern bestehen bleiben. Der Mensch – und auch die Medizin – ringen oft vergeblich darum, sie zu bewältigen. Nach dem Sieg über Infektionskrankheiten und Kindersterblichkeit steht nun die Medizin den modernen Zivilisationskrankheiten, die mehr und mehr auch chronische Krankheiten sein werden, gegenüber:

- den Langzeitpatienten, die 30, 40 Jahre am gleichen Leiden „kurieren";
- den Mehrfachgeschädigten, die mehrere Gebrechen zugleich verkraften müssen;
- den Unfallpatienten, deren Rehabilitation oft eine lebenslange Aufgabe bleibt;
- den Vielfachleidenden, deren längeres Leben potenziertes Leiden „weiterschleppt".

Der „Wandel der Krankheiten" hängt weitgehend auch mit *Umweltfaktoren* und *Verhaltensnormen*, also mit den Bedingungen unserer Lebensführung zusammen. Gestörte Gesundheit *heute* ist meist auch vom Menschen mitverursacht: psychosozialer Streß, Alkoholmißbrauch, Fehlernährung, Drogenkonsum, Umweltverschmutzung usw. Bisher unbekannte *Viren* führen zu neuen und bedrohlichen Seuchen (z.B. AIDS). Das wachsende Medikamentenangebot bewirkt sog. Pharmakogenosen.

Im Hintergrund all dieser Erscheinungen stellt sich die *immer drängender werdende Frage* nach einer Medizin bzw. einer Pflege, bei der es neben der Therapie um diese **Ziele** geht:

1. Erhalten der Gesundheit,
2. Vermeiden von Krankheit,
3. Akzeptieren von Einschränkung und/oder Behinderung,
4. Festigen von Sozialbindungen (wie Laien- und Nachbarschaftshilfe).

Zu den Zielen 1 und 2 finden Sie in den Kapiteln 3 und 5–16 ausführliche Hinweise. Die Ziele 3 und 4 möchte ich zusammenfassen unter dem Stichwort *palliative Behandlung/Pflege*.

Palliative Hilfe

Palliativ (lat. palliare = mit einem Mantel bedecken) bedeutet lindernde Mittel, die gegen einzelne Symptome, nicht gegen die Ursache der Krankheit selbst wirken. Die *palliative Behandlung* ist demnach eine lindernde Behandlung im Gegensatz zur therapeutisch-heilenden.

Dieser Ansatz entspricht der Anerkennung der Tatsache, daß es in vielen Fällen nicht möglich ist, eine Krankheit und ihre Folgen oder Schmerzen durch therapeutische Bemühungen (Kap. 17–31) völlig zu beseitigen. Damit verbunden ist die in der Euphorie der Maximalmedizin fast in Vergessenheit geratene Forderung, Krankheit als „eine Lebensgestalt mit eigenem Wert und eigener Würde" (Schipperges) anzuerkennen:

- Ein durch eine Verkrümmung der Wirbelsäule gebeugter, alter Mensch ist zwar ein behinderter, aber gerade in seiner Behinderung auch ein bemerkenswerter Mensch: Bemerken wir nur die pathologische Veränderung oder eben auch den Menschen, der gleichsam gebeugt unter der Last seines Lebens gezeichnet oder auch ausgezeichnet dafür ist, daß er es getragen hat?

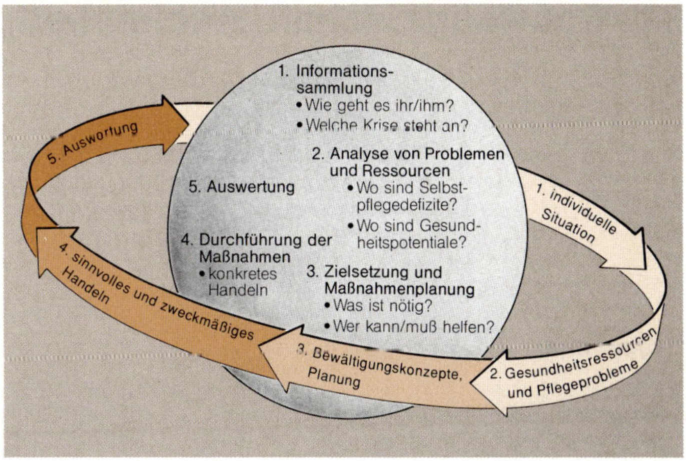

Krisenbewältigungsstrategien im Pflegeprozeß.

- Ein an einer unheilbaren Krankheit Leidender (z. B. an einer Krebsart) ist zwar ein u. U. schwer kranker, auf Hilfe angewiesener Mensch, aber er ist auch eine auf Reife und Lebenserfüllung hin tendierende Persönlichkeit, in der trotz Krankheit auch gesunde Kräfte schlummern.

Die Krankheit, auch die bleibende, ist wie die vorübergehende Krisensituation eine Realität des Lebens, die es anzuerkennen und zu bewältigen gilt.

Unterstützung in Krisensituationen

heißt demnach zuerst und vor allem
- Bewahren der Gesundheit und Ausschließen von Krisen (Risiken),
  dann auch
- Überwinden von Gefährdung (und Krankheit) durch zweckmäßige Hilfe.
- In vielen Fällen aber, in denen eine Einschränkung auf Dauer akzeptiert werden muß und in denen der Kranke lernen muß, mit seiner Krankheit/Behinderung zurechtzukommen, geht es um das Begleiten und um die Hilfe zur Bewältigung (man könnte auch sagen, um die bleibenden Hebammendienste!). Es geht um jene Unterstützung, die auf S. 70f. als *Bewältigungskonzepte* oder *Copingstrategien* beschrieben wurde (to cope with = bewältigen; Abb. oben).

Schipperges meint: „Wenn der Kranke erkennt, daß er ja nur so krank sein kann, wie seine Gesundheit dies zuläßt, ja, daß die ertragene Krankheit ein Beweis für seine größere Gesundheit ist, würde ein entscheidender, psychologisch intendierter Prozeß der Heilung in Bewegung gesetzt." Dazu beschreibt er ein Lebensschicksal:

„Einer der illustren Vertreter der deutschen Kulturgeschichte, der Physiker Georg Christoph Lichtenberg, war ein Krüppel, der, als er einmal die Zahl seiner Krankheiten ermittelte, auf 13 kam. Aber er war auch im Besitz jener „großen Gesundheit", die Nietzsche beschrieb und danach bemaß, ‚wieviel von Krankheit sie auf sich nehmen und überwinden kann'. Lichtenberg ist noch heute, nach 200 Jahren, einer der Großmeister unserer Sprache, dessen Vorbild und Lehrwirkung ungebrochen ist.
Er ist gewiß ein überzeugendes Beispiel für die Tatsache, daß selbst einer, der für krank und gebrechlich gar gehalten werden muß, durch überragende Leistung Zeugnis geben kann für die Kraft und Gesundheit, über die er gleichwohl verfügt. Wieviel Dürftigkeit wird dagegen oft mit strammen Muskeln und auf prallen Waden zur Schau gestellt."

Bei den folgenden ausgewählten Kapiteln aus dem Gebiet der Lebens- und Krisensituationen werden Teilbereiche des Lebens angesprochen, in denen der Mensch u. U. der besonderen Hilfe bzw. der sinnvollen und zweckmäßigen Unterstützung, vor allem aber der *Begleitung* bedarf.

32. Schwangerschaft, Wochenbett, Säuglingspflege

Wenn die Frauen doch begreifen und spüren würden:
„Ich bin seine Mutter" und nicht: „Es ist mein Kind."
Zwischen beiden liegt eine Welt und die ganze Zukunft des Kindes.
F. Leboyer

Sequenzziel

Ziel dieses Kapitels ist *nicht* die Vermittlung des für die Betreuung von Mutter und Kind notwendigen Wissens (dafür muß auf die weiterführende Literatur bzw. auf die notwendige Zusatzausbildung verwiesen werden), sondern *die Hinführung zu Fragenkomplexen*, die sich rund um die Geburt eines kleinen Erdenbürgers ergeben. Daraus soll die Bereitschaft und Fähigkeit erwachsen, für die Probleme und Bedürfnisse einer schwangeren Frau bzw. einer Wöchnerin offen zu sein (wenn sie z. B. außerhalb von Spezialabteilungen versorgt werden muß). Im weiteren soll das Kapitel eine knappe Einführung in die Pflege von „Mutter und Kind" anbieten, *ohne Anspruch auf Vollständigkeit zu erheben.*

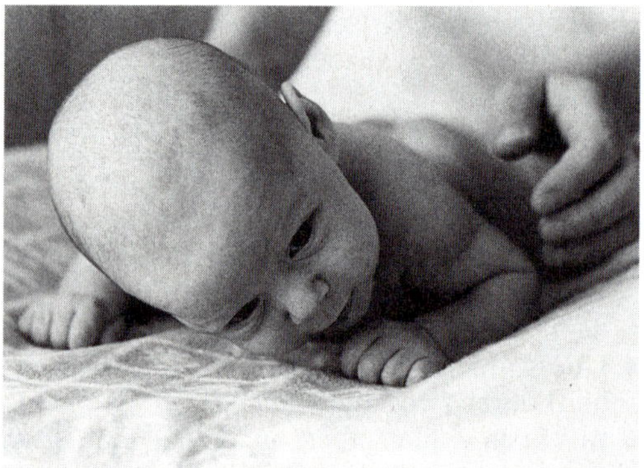

Prinzipien/Impulse

- *Schwangerschaft* und *Geburt* sind physiologische Vorgänge, deren gesetzmäßiger Ablauf sich von Generation zu Generation fortpflanzt.
- Die *Mutter-Kind-Beziehung* prägt sich nach der Geburt in einer Phase erhöhter Empfindsamkeit von Mutter und Kind.
  Die Mutter liebt das Kind als Teil von sich selbst. Bei der Geburt trennt sie sich von diesem Teil, dem Baby „innen", und sie begegnet dem Baby „außen". So überträgt sie ihre Eigenliebe auf das Kind, liebt und umsorgt das Kind als einen geliebten Teil von sich selbst – primäre Mütterlichkeit.
- Das *vorherrschende Welt- und Menschenbild* prägt das ursprüngliche, naturhaft angelegte Verhalten des Menschen, verändert es und kann ganze Generationen zu einem naturfremden Verhalten führen (z. B. Geburtsverhalten einer industrialisierten Gesellschaft in einer Zeit der Enteignung der Gesundheit [Illich]).

Einstimmung zum Thema

„,Schade'", sagte ein Naturwissenschafter, ,die meisten suchen die Wunder dort, wo sie nicht sind...' Eltern brauchen nicht weit zu suchen. Man mag noch so aufgeklärt sein und vieles für selbstverständlich halten: Ein Wunder ist und bleibt die Entwicklung des Kindes während der Schwangerschaft.

Nach 8 Wochen mißt es 3 cm und ist 11 g schwer, schwerer als zwei Luftpostbriefe. Alle Organe sind im Rohbau schon angelegt.

Nach 10–12 Wochen ist sein Herzschlag mit Ultraschall schon hörbar.

Nach 12 Wochen ist es bereits 7,5–10 cm groß und deutlich ein Mädchen oder ein Bub. Die Stimmbänder entwickeln sich, die Arme wachsen etwas schneller als die Beine.

Nach 16 Wochen (im 4. Monat) beginnen Talg- und Schweißdrüsen der Haut zu arbeiten. Das Herz schlägt doppelt so rasch wie das Herz der Mutter. Die Nieren arbeiten. Auf dem Kopf und über den Augen wachsen die ersten Härchen. Es ist eine Handspanne lang, 18 cm, und wiegt ca. 225 g.

Nach 20 Wochen (im 5. Monat) ist das Kind schon halb so lang wie bei der Geburt: 25 cm! Auch Erstlingsmütter spüren jetzt seine zaghaften Bewegungen, ein leises Klopfen und Stoßen. Jetzt blinzelt das Kind, bewegt die Finger und übt das Saugen. Das Kopfhaar wird dichter, und an den Fingerspitzen sieht man die Nägel wachsen. Laute Geräusche von außen hört es bald ebenso deutlich wie den Herzschlag der Mutter und ihre Stimme.

Nach 24 Wochen (zu Beginn des 6. Monats) ist die Flaumbehaarung am ganzen Körper ausgebildet. Handteller und Fußsohlen zeigen ihre endgültige persönliche Prägung. Jetzt kräftigen sich die Muskeln, das spürt die Mutter an den häufigeren Bewegungen. In Ruhestellung faltet es die Arme über der Brust und zieht die Beinchen an. Gewicht: 1 kg, Länge: gut 30 cm.

Nach 28 Wochen (Anfang 7. Monat) wachsen zwischen den einzelnen Nervenzentren Verbindungsstränge. Die Sinnesorgane entwickeln sich. Das Auge ist fertig ausgebildet. Bei 40 cm Länge wiegt das Kind jetzt 1700 g. Theoretisch wäre es bei verfrühter Geburt jetzt lebensfähig.

Nach 32 Wochen (Anfang 8. Monat) funktionieren Magen und Darm. Fettpölsterchen spannen die Oberhaut, die Runzeln glätten sich, die Formen runden sich, und eine Talg-Schutzschicht ersetzt den Körperflaum.

Nach 36 Wochen (Anfang 9. Monat) rutscht das Erstlingskind tiefer, es ,tritt ins Becken ein'. Die Mutter fühlt sich weniger beengt und atmet wieder freier. Normalerweise dreht sich das Kind nun nicht mehr. Es ist 45 cm lang, und da der Kopf der schwerste und größte Teil ist, senkt er sich natürlicherweise von selber nach unten in Geburtsposition" (aus: Ein Leben beginnt. Nestlé-Produkte AG, Zürich).

32.1. Situation der werdenden Mutter, des Vaters

Für *junge Paare*, die ihr erstes Kind erwarten, ist die Situation „Mutter werden/Vater werden" etwas Neues, noch nie Erlebtes. Wo eine Schwangerschaft sich in eine geregelte Paarbeziehung hinein anzeigt, ist die Freude groß, vor allem dann, wenn es sich um ein Wunschkind handelt. Die jungen Eltern machen sich Gedanken über das Kind, das unterwegs ist und das sie miteinander erwarten, auch darüber, daß ihre Lebensform zu zweit sich grundlegend ändert.

Wo schon Kinder da sind, werden die *Eltern* der sich anzeigenden Schwangerschaft schon vertrauter gegenüberstehen, je nach den gemachten Erfahrungen freudig und unbesorgt oder mit bangen Fragen und Sorge erfüllt. Mit ihnen warten die *Geschwister*. Für das Einzelkind wird eine ganz neue Situation eintreten; nicht immer nehmen sie das Geschwisterchen positiv auf. Die Rivalität kann für das Kind und für die Eltern zum großen Problem werden. Wo mehrere Kinder da sind, kommt ein neues in die Geschwisterreihe. Welchen Platz das Ankommende in dieser Reihe einnimmt, kann für seinen Sozialisierungsprozeß von großer Bedeutung sein.

Ganz anders ist die Situation für die *alleinstehende Frau*. Die Gefühle der Freude sind meist über lange Zeit überschattet von Unsicherheit und Sorgen. Das Ringen, das Kind zu bejahen und ohne Ablehnung auszutragen, kann diese Zeit sehr belasten. Dies muß aber nicht sein, denn wenn eine Frau Rat und finanzielle Hilfe bekommt, kann sie ihr Kind auch allein großziehen. Gesetzlich ist die ledige Mutter gestellt wie eine verheiratete. Ihr Kind erhält ihren Namen und von Gesetzes wegen die gleichen Unterhaltsbeiträge wie ein eheliches Kind (Kinderzulagen oder Sozialversicherungsrente). Ein Beistand, der ihr vom Gesetz zusteht, wird ihr in der Sorge für das Kind und in der Wahrung seiner Rechte beratend und helfend zur Seite stehen. Nicht immer sind die Probleme, die auf sie zukommen, einfach zu lösen, nicht immer kann die finanzielle Situation befriedigend gestaltet werden. Die Statistiken zeigen, daß ein großer Prozentsatz der „neuen Armen" in unseren Industriestaaten junge, unverheiratete Mütter sind.

Eine andere Sorge betrifft Frauen mit sog. *Risikoschwangerschaften*. Das sind Frauen mit

EPH- oder Spätgestose (schwangerschaftsspezifische Krankheit mit Eiweiß- und Blutdruckproblemen), nach Kaiserschnitt, Abort, Frühgeburten, bei Mehrlingsschwangerschaft, über 40jährige sowie Frauen mit vorbestehendem chronischen Leiden, insbesondere Erkrankungen der Vitalorgane (Herz/Kreislauf, Lungen, Nieren) sowie des Stoffwechsels (Diabetes mellitus). Sie bedürfen der besonderen Begleitung, sowohl der medizinischen wie der menschlichen Betreuung.

32.2. Schwangerschaft

32.2.1. Schwangerschaftszeichen

Man unterscheidet drei Gruppen von Zeichen, die mit unterschiedlicher Sicherheit eine Schwangerschaft anzeigen:

- *Unsichere* Schwangerschaftszeichen: Veränderungen des Gesamtorganismus (Übelkeit, Erbrechen, Vergrößerung des Bauches).
- *Wahrscheinliche* Schwangerschaftszeichen: von den Genitalorganen ausgehende Veränderungen (Amenorrhö, Anschwellen der Brüste, Vergrößerung des Uterus).
- *Sichere* Schwangerschaftszeichen: Nachweis eines Kindes. Herztöne (Sonicaid ab 12. Schwangerschaftswoche [SSW], Stethoskop ab 24. SSW), Kindesbewegungen (ab 18.–21. SSW), palpable Kindsteile (spät); ferner Ultraschalluntersuchungen.
  Die geläufigen Schwangerschaftstests (Gravindex, Pregnosticon usw. beruhen auf dem Nachweis von HCG (Plazenta!) und können aufgrund ihrer Treffsicherheit von 98% als fast sicher bezeichnet werden. Ein positiver Schwangerschaftstest ist ab 40. Tag nach Beginn der letzten Periode zu erwarten.

32.2.2. Terminbestimmung

Die menschliche Schwangerschaft dauert 267 Tage nach der Befruchtung bzw. 281 Tage nach Beginn der letzten Menstruation (40 Wochen = 10 Lunarmonate = etwas mehr als 9 Kalendermonate). Schwangerschaften, die nach 37–42 Wochen enden, werden als Termingeburten bezeichnet. Vor der 37. SSW handelt es sich um Frühgeburten, nach der 42. SSW um Übertragungen.
Der zu erwartende Geburtstermin kann anhand der *Naegele-Regel* bestimmt werden: Man zählt vom 1. Tag der letzten Menstruation 3 Monate ab und 7 Tage dazu. Begann die letzte Menstruation z. B. am 1. Mai, ist der errechnete Geburtstermin der 8. Februar. Aber nur 5% aller Kinder kommen genau am Tage des Termins zur Welt, die meisten Geburten finden in einem Zeitraum 10 Tage vor bis 10 Tage nach dem Termin statt. Deshalb spricht man von *Übertragung*, wenn der errechnete Geburtstermin um 10 Tage überschritten ist. Die Naegele-Regel gilt aber nur dann, wenn ein mehr oder weniger regelmäßiger Menstruationszyklus von 28 Tagen vorliegt. Ist der Zyklus kürzer, liegt der Termin früher, ist der Zyklus länger, liegt er später.
Bei ganz *unregelmäßigen Zyklen* oder wenn die Frau das Datum der letzten Regel vergessen hat oder aber, wenn noch einmal trotz bestehender Schwangerschaft eine Blutung auftritt, kann die Terminberechnung Schwierigkeiten bereiten. Dann kann der Arzt durch eine oder zwei *Ultraschalluntersuchungen* in der Frühschwangerschaft die Größe und damit das Alter der Frucht bestimmen. Damit kann der Geburtstermin mit annähernder Genauigkeit bestimmt werden.

32.2.3. Veränderungen des mütterlichen Organismus

Die Schwangerschaftsumstellung erstreckt sich auf *alle* Zellen, Organe und Funktionen. Ursache dafür sind u. a. die von Ovar und Plazenta gebildeten Hormone und die neurovegetative Umstellung. Im Vordergrund stehen die folgenden Veränderungen.

- *Genitalorgane* und *Brüste*. Sie werden größer, besser durchblutet und bereiten den Geburtsvorgang vor.
- *Haut und Hautanhangsorgane*. Vermehrte Pigmenteinlagerung führt zu braunen Flekken der *Haut*, die Schweiß- und Talgdrüsen arbeiten vermehrt, die *Haare* wachsen schneller. Im Wochenbett kommt es dann zu einer Lockerung der Haarwurzeln, überalterte Haare fallen aus (in dieser Zeit soll die Haarpflege vorsichtig vorgenommen werden). Die *Nägel* werden oft brüchig.
- *Kreislauf, Herz, Gefäße*. Die Blutmenge nimmt um rund 1 Liter zu. Eisen- und Folsäurekonsum des wachsenden Fetus begünstigen eine Anämietendenz. Der Blutdruck neigt zu Labilität, nach oben darf der Wert

von 135/85 mmHg nicht überschritten werden. Die erhöhte venöse Belastung der unteren Körperhälfte fördert das Auftreten von Hämorrhoiden und Varizen.

- *Verdauungstrakt.* Die erhöhte Kariesanfälligkeit erfordert vermehrte Zahnpflege und evtl. Einnahme von Fluortabletten. Vermehrter Speichelfluß, Druckgefühl im Magen, Brechreiz, Obstipation können sich störend auf das Wohlbefinden der Schwangeren auswirken.
- *Körpergewicht.* Die Gewichtszunahme beträgt durchschnittlich bis höchstens 12 kg vom Beginn der Schwangerschaft bis zum Termin oder 300 g pro Woche. Die Gewichtszunahme ist gegen Ende der Schwangerschaft stärker als zu Beginn. Liegen die Werte höher als 400 g pro Woche, muß an eine Störung gedacht werden.
- *Psyche.* Schwankungen in der seelischen Verfassung der Schwangeren sind die Regel. Freude und Ängste, Appetit auf bestimmte und Ablehnung anderer Speisen usw. wechseln miteinander ab. Gegen Ende der Schwangerschaft und in den ersten Wochen nach der Geburt kann man bei Müttern manchmal eine *erhöhte Sensibilität* beobachten, die als „primäre Mütterlichkeit" bezeichnet wird. Es ist ein Zustand des „Entrücktseins" (die Frauen sind wie geistesabwesend, sie leben mehr nach innen, zum Kind hin, als nach außen). Dieser Zustand geht vorüber, sobald die Bindung an das Kind lockerer wird. Die Natur erleichtert es offensichtlich der Mutter, sich eine Zeitlang ganz ihrem Kind zuzuwenden und für es dazusein. Diese erhöhte Sensibilität vermag auch vorübergehende Gemütsschwankungen (Wochenbettpsychose) auszulösen.

32.2.4. Verhalten während der Schwangerschaft

Schon Aristoteles schreibt: „Schwangere Frauen müssen für ihren Körper Sorge tragen. Ihr Gemüt aber sollen sie freihalten von Sorgen, denn das werdende Kind nimmt vieles von der tragenden Mutter an wie die Pflanze von dem Erdreich, in dem sie wurzelt."

Idealerweise nimmt nicht nur die Mutter, sondern auch der werdende Vater an der Geburtsvorbereitung teil. Es ist in dieser Zeit ganz besonders wichtig, daß die angehenden Eltern Vertrauen in die Vorgänge des Körpers gewinnen. Für die Mutter gilt in dieser Zeit (unterstützt vom Vater):

- sorgfältige, bewußte (auch innerlich nachvollzogene) Körperpflege und Bekleidung;
- gesundes Bewegungsverhalten (ausgiebige Spaziergänge, Schwimmen u. a.);
- Schwangerschaftsgymnastik, Atemtraining;
- Körperwahrnehmungs- und partnerschaftliche Entspannungsübungen;
- Gespräche mit anderen Paaren (in Geburtsvorbereitungsgruppen).

Dadurch und durch allgemein körper- und schwangerschaftsbejahendes Verhalten und Üben bekommen Mann und Frau Antennen für die körperlichen Signale und lernen, darauf einfühlsam und geduldig einzugehen.

Die *Schwangerschaftsberatung* und *-begleitung* durch einen Arzt ermöglicht den Eltern,

- *informiert* zu sein über die notwendigen Einschränkungen, die für die Gesundheit von Mutter und Kind ausschlaggebend sind;
- *sich sicher zu fühlen*, da der Verlauf der Schwangerschaft von kompetenter Seite mit überwacht wird;
- die *Unterstützung* bei der *Suche* nach einer *geeigneten Klinik* mit Berücksichtigung der eigenen Vorstellungen und Wünsche betreffs Geburt, Rooming-in oder bei der *Planung einer Hausgeburt.*

32.2.5. Adressen für die werdende Mutter

Hilfreiche Kontaktadressen für werdende Eltern sind:

„Rooming-in" auf der Neugeborenenstation. Die Adressen der Krankenhäuser, die das Rooming-in anbieten, sind z. B. im Büchlein von H. Schetelig (s. weiterführende Literatur) zusammengestellt.

La-Lèche-League-Gruppen. In LLL-Gruppen können sich Schwangere und stillende Frauen informieren, sich aussprechen, Erfahrungen austauschen und sich Ermutigung holen. Die LLL entstand 1956 in Chicago, als sieben Mütter sich zufällig beim Picknick trafen und im Gespräch miteinander erkannten, daß sie sich gegenseitig unterstützen können. Sie gaben ihrer Gruppe den poetischen Namen *La Lèche League* nach einer spanischen Madonna „der guten Entbindung und der reichhaltigen

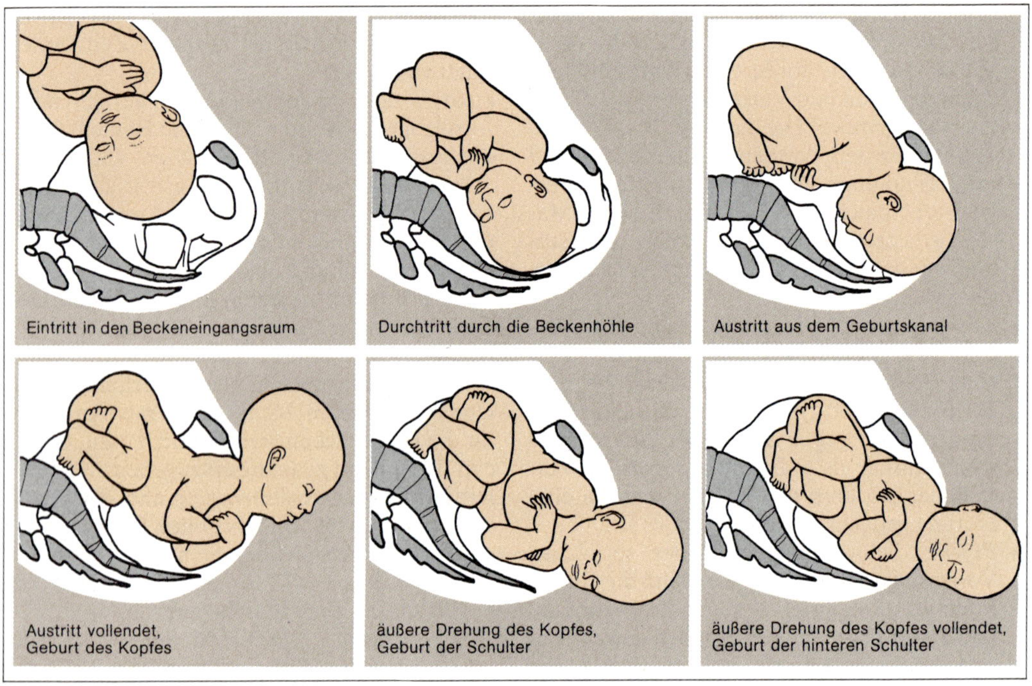

Abb. 32.1 Verlauf der normalen Entbindung bei Hinterhauptlage.

Milch". Heute existieren mehr als 5000 LLL-Gruppen in 43 Ländern.

- *Schweiz:* Briefadresse LLL Schweiz, Postfach 197, 8053 Zürich.
- *Bundesrepublik Deutschland:* in jeder größeren Stadt.
- *LLL International*, 9616 Minneapolis Avenue, Franklin Park, Illinois 60 131, USA.

Andere Hilfe- und Selbsthilfegruppen können im Telefonbuch gesucht werden, u. a.:

- Pro Familia,
- Liga für Kind und Familie,
- Mütterberatungsstellen.

32.3. Geburt

32.3.1. Geburtsvorbereitung

Je besser die Frau auf die Entbindung vorbereitet ist, um so leichter verläuft die Geburt. Diese Erkenntnis liegt den Kursen und Trainings zugrunde, die der Frau bzw. den Eltern zur Vorbereitung auf die Geburt angeboten werden. Eine erfolgreiche Geburtsvorbereitung ist nicht an eine ganz bestimmte Methode gebunden (es gibt deren heute viele), sie muß aber folgende Punkte umfassen:

- Entspannungsübungen,
- Lockerungsübungen,
- Atemübungen (Bauchatmung),
- Gespräche über Ängste und Befürchtungen,
- Haltungsübungen zur Preßperiode,
- Informationsgespräche mit Hebamme und Arzt.

32.3.2. Geburtsvorgang

Die Geburt ist der Vorgang der Ausstoßung der Frucht aus dem Mutterleib unter Wehentätigkeit (Abb. 32.**1**). Dieser Geburtsvorgang wird von drei Faktoren wesentlich bestimmt: Geburtskanal, Kind, Wehen. Unter dem Druck der Wehen versucht das Kind, sich den Gegebenheiten des Geburtskanals (knöcherner Beckenring mit Weichteilauskleidung) anzupassen. Die relative Verformbarkeit des Kopfes und die Biegsamkeit der Körperachse helfen ihm dabei. Das Kind verhält sich stets so, „wie es muß".

Die Geburt verläuft in drei Phasen: Eröffnungsperiode, Austreibungsperiode und Plazentaperiode (s. weiterführende Literatur).

Die *Geburtsdauer* ist von Frau zu Frau ver-

schieden und hat sich im Lauf der letzten 100 Jahre wesentlich verkürzt. Bei der Erstgebärenden beträgt die Eröffnungsperiode im Durchschnitt 10–14 Stunden, die Austreibungsperiode 1–1½ Stunden (Abb. 32.**1**). Bei der Mehrgebärenden liegen die Werte bei 6–10 Stunden bzw. 10–40 Minuten.
Nach der Geburt des Kindes ist die *Plazenta* noch an ihrem Platz in der Gebärmutter. Durch weitere Wehen wird sie gelöst und dann ausgestoßen.
Blutverlust und Vollständigkeit der Plazenta werden dabei genau kontrolliert.

32.3.3. Hausgeburt, Klinikgeburt

Heute wird viel über die *Hausgeburt* im Gegensatz zur *Klinikgeburt* diskutiert. Allgemein anerkannt ist, daß die Umgebung des Krankenhauses ein Maximum an Sicherheit bietet, daß aber die voranschreitende Entwicklung mobiler und zuverlässiger Überwachungseinrichtungen die Rückkehr zur Hausgeburt begünstigt. Das heute zunehmend übliche *Rooming-in* (bzw. Baby-in) bietet eine ideale Möglichkeit, den Schutz und die Sicherheit der Klinik mit einer möglichst privaten Sphäre, wo Mutter und Kind beisammenbleiben und sich kennenlernen können, zu verbinden.
In diesem Zusammenhang ist auch auf die *ambulante Geburt* hinzuweisen als einer empfehlenswerten Alternative zur *Hausgeburt* (ambulante Geburt = Geburt im Krankenhaus, Wochenbett daheim). Viele junge Eltern hinterfragen heute wieder viel bewußter die Möglichkeiten für die Geburt ihres Kindes und befassen sich aktiv mit diesem bevorstehenden Ereignis. *Entscheidungen* sind nur *gemeinsam* möglich: Eltern, Hebamme, Arzt.

32.3.4. „Sanfte Geburt"

Seitdem sich der französische Arzt F. Leboyer für die „sanfte Geburt" eingesetzt hat, haben viele andere (Ärzte, Hebammen, Mütter) ein „sanftes Geborenwerden" gefordert. Die Erkenntnis, daß ein möglichst früher körperlicher Kontakt zwischen der Mutter und ihrem Kind sowohl die mütterliche Einstellung der Frau wie auch die seelische Entwicklung des Kindes positiv beeinflußt, haben diesen Ideen zum Erfolg verholfen.

F. Leboyer spricht von einer Doppelaufgabe des Geburtshelfers oder der Hebamme:

„1. Dafür zu sorgen, daß der Übergang vom intrauterinen Leben zum Leben an der Luft ohne Schädigung der empfindlichen Organe vonstatten geht, insbesondere des Gehirns, dessen Sauerstoffversorgung immer sichergestellt werden muß.
2. Nichts zu tun, was die Entstehung der Eltern-Kind-Beziehung unnötig behindern könnte. Nichts zu tun, was unnötig die ersten Phasen in der Libido-Entwicklung des Neugeborenen stören könnte."

Leboyer schlug vor, das Gebärzimmer zu verdunkeln, die Nabelschnur nicht sofort zu durchtrennen und das Kind unbekleidet der Mutter an den Körper zu legen. Viele seiner Vorschläge lassen sich durchaus mit den Anforderungen der normalen Geburtshilfe, die in erster Linie auf Sicherheit ausgerichtet ist, verbinden. So könnte man sagen:

> Die idealen Voraussetzungen für eine glückliche Geburt sind dort gegeben, wo die Verbindung von notwendiger Überwachung mit Menschlichkeit und Liebe garantiert ist.

32.3.5. Das Neugeborene

Das gesunde Neugeborene weist als *Zeichen der Reife* Merkmale auf, die in Tab. 32.**1** aufgeführt sind.
Die *Zustandsbeurteilung* des Neugeborenen wird *nach Apgar* vorgenommen, d.h., 1, 5 und 10 Minuten nach der Entbindung werden fünf Kriterien mit den Zahlen 0, 1 oder 2 bewertet. Die Summe 10 bedeutet optimale Bedingungen. Die Beurteilungskriterien sind Puls, Atmung, Muskeltonus, Reflexe beim Absaugen, Hautfarbe. Das Neugeborene ist aber trotz dieser Messungen in erster Linie ein *Mensch*, ein kleines, hilfloses Menschlein, das der Sorge und des Schutzes bedarf.

32.4. Wochenbett

Das Wochenbett, das Puerperium (lat. puer = Kind, parere = gebären) oder die postpartale (lat. post = nach, partus = Geburt) Periode beginnt mit der Geburt des Kindes und der vollständigen Ausstoßung der Plazenta und dauert 6–8 Wochen.

Tabelle 32.1 Reifezeichen des Neugeborenen

Gewicht	3000–3500 g
Körperlänge	48–50 cm
Hautfarbe	rosig, samtigweich
Fettpolster	gut entwickelt
Bewegungen	„stramm“
Schreien	kräftig
Nagelwachstum	bis an Finger- und Zehenkuppen
Ohr- und Nasenknorpel	gut tastbar
Schluck- und Saugreflex	funktioniert einwandfrei
Äußere Geschlechtsorgane	Hoden im Skrotum, große Schamlippen decken die kleinen
Kopf	relativ groß, ca. ¼ der Körpergröße (beim Erwachsenen nur ⅛), Fontanellen durch straffe Membran verschlossen

Die biologischen Aufgaben des Puerperiums lassen sich in vier Vorgänge einteilen, die durch einen gemeinsamen Steuermechanismus ineinandergreifen:

1. Involution (Rückbildung) der Schwangerschaftsveränderungen an genitalen und extragenitalen Organen und Funktionen der Frau;
2. Heilung der Geburtswunden, insbesondere im Uterus, aber auch an der Vagina und am Damm;
3. Ingangkommen und Aufrechterhaltung der Laktation (Milchbildung);
4. Wiederaufnahme der Ovarialtätigkeit.

Da die hauptsächlichen Involutionsprozesse innerhalb der ersten 5–10 Tage post partum erfolgen, ist es notwendig, daß die Frau während des (klinischen) Wochenbettes (Klinikaufenthalt nach der Entbindung) gezielt überwacht und gepflegt wird.

Die Pflege der Wöchnerin im Krankenhaus ist im Rahmen der arbeitsteiligen Organisationsstrukturen vielerorts noch in drei Tätigkeits- und Kompetenzbereiche aufgeteilt (neue, ganzheitlichere Ansätze S. 863f.).

- Die *Hebamme* übernimmt die Erstversorgung der Wöchnerin bis ca. 2–3 Stunden nach der Geburt. Sie gibt die notwendigen Informationen an das Pflegepersonal weiter.
- Die *Krankenschwester* übernimmt dann die Betreuung der Wöchnerin.
- Der *Kinderkrankenschwester* obliegt die Pflege der Brust und die Versorgung des Säuglings.

32.4.1. Wochenbettpflege

Sie beinhaltet im wesentlichen folgende Aufgaben:

- psychosoziale Begleitung,
- Überwachung, Anleitung,
- prophylaktische und pflegerische Maßnahmen.

Im folgenden die wesentlichen Aspekte:

- *Viel Ruhe und Schlaf* dienen der Erholung, wobei die Liegezeiten schon unmittelbar nach der Geburt durch *Aufstehen* und *Gymnastik* unterbrochen werden sollen (Thromboembolieprophylaxe!)
- Die *Ernährung* soll ausgewogen und vollwertig sein. Stillende Frauen sollen viel trinken.
- *Hygiene.* Schon ab dem 1.–2. Tag kann die Wöchnerin duschen (evtl. Closomat benützen). Kurze Sitzbäder ab ca. 5. Tag werden bei schmerzenden Wunden als wohltuend empfunden. Vollbäder sind erst nach ca. 6 Wochen erlaubt.
- *Blasentätigkeit.* Im Frühwochenbett ist mit einer vermehrten Harnbildung zu rechnen, da die während der Schwangerschaft entstandenen Ödeme jetzt ausgeschieden werden (Entödematisierung der Wöchnerin). Diese plötzlich einsetzende Harnflut, die in den ersten 3 Tagen 3–4 l/24 Std. beträgt, kann zu einer Überdehnung der Blase führen, wenn die Miktion gestört ist. Sechs Stunden nach der Geburt muß die Blase entleert sein (es gilt, was für die postoperative Blasenentleerung auf S. 968 gesagt wurde). Zweckmäßige Wochenbettgymnastik unterstützt und fördert auch die Blasentätigkeit.
- *Darmfunktion.* Eine verstärkte Neigung zu Obstipation, die auch während der Schwangerschaft infolge der Organverdrängung durch den Fetus vorhanden war, besteht auch im Wochenbett. Prophylaktisch ist auf eine regelmäßige Darmentleerung ab dem 2.–3. Tag zu achten:
  - Schlackenreiche Kost, am 2. Wochenbetttag 1 Eßl. Agarol verabreichen, bei fehlender Darmentleerung am 3. Tag ein Glyce-

rin-Supp., evtl. mit Weizenkleie nachhelfen.
- Sowohl Analfissuren wie Hämorrhoiden können der Frau erhebliche Schmerzen bereiten. Neben der Sorge für weichen Stuhl helfen Kälte- bzw. Wärmeapplikationen, Zäpfchen und Salben.

- *Uterusrückbildung.* Nach der Geburt des Kindes und der Ausstoßung der Plazenta beginnt die Rückbildungsphase des Uterus. Sie kommt in Gang durch den Wegfall der Plazentahormone sowie durch die verminderte Blutversorgung des Uterus infolge von Uteruskontraktionen (Wochenbettwehen), die durch das Hypophysenhormon Oxytocin gesteuert werden. Man unterscheidet drei Arten von *Wochenbettwehen*:
  - *Dauerkontraktion.* Sie dient der Verhärtung des Uterus in den ersten 4–6 Stunden nach der Geburt;
  - *Nachwehen* = spontane rhythmische Kontrakturen. Sie dauern 2–3 Tage und treten anfangs in kurzen, dann in immer längeren Intervallen auf;
  - *Stillwehen* (Reiz- oder Laktationswehen). Der Saugreiz des Kindes führt zu einer vermehrten Ausschüttung von Oxytocin aus dem Hypophysenhinterlappen (Abb. 32.**2**), das seinerseits die Uteruskontraktion auslöst.

  Die Gebärmutterrückbildung muß überwacht werden. Nach der Geburt ist der Uterus auf Nabelhöhe, dann senkt er sich pro Tag 1–2 Querfinger. Fühlt er sich weich an, kann Blutungs- oder Entzündungsgefahr bestehen.

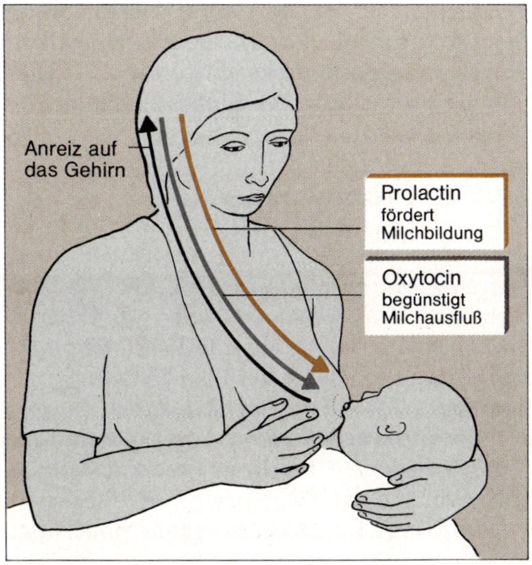

Abb. 32.**2** Milchflußreflex.

- Die *Lochien* (Wochenfluß) sind in den ersten 2 Stunden sehr stark und blutig. In der Regel soll die Vorlage zu Beginn 1- bis 2stündlich gewechselt werden, später nimmt die Blutung ab. In der 2. Woche wird der Ausfluß gelblich, dann mehr oder weniger klar und verschwindet nach 4–6 (evtl. 8) Wochen (einwandfreie Hygiene und Sauberkeit ist oberstes Gebot!). *Kontrolle* der Lochien auf Menge, Beimengungen, Farbe, Geruch → protokollieren.
- *Episiotomie* (Dammschnitt). Je nach Wunde können mehr oder weniger starke Schmerzen auftreten. Mehrmaliges Abspülen der Vulva (ohne die Labien zu spreizen), evtl. Sitzbäder, Wärmeapplikationen (Solluxlampe), Sitzring oder andere Hilfsmittel lindern die Beschwerden. Die Fäden lösen sich von selber auf.

32.4.2. Brustpflege und Stillen

Brustpflege

Die Pflege der Brust muß schon in der Schwangerschaft beginnen (tägliches Waschen mit Seife und Eincremen). Im Wochenbett soll die Brust nicht mit Seife gewaschen, sondern bloß abgeduscht werden. Durch Auflegen von Salbenläppchen bleiben die Brustwarzen weich und elastisch. Das Einmassieren von Lanolincreme (ausschließlich der Brustwarzen) hält die Haut geschmeidig.

Brust und Stillen

Während der Schwangerschaft wird die Brust der Mutter von einem ruhenden Zustand durch hormonelle Einflüsse in eine aktive Drüse umgewandelt, die zur Milchbildung befähigt ist. Für die eigentliche Milchbildung spielt dann aber das Saugen des Kindes eine entscheidende Rolle. Häufiges Ansetzen begünstigt die Milchproduktion. Das Saugen des Kindes an der Brust löst bei der Mutter zwei Reflexe aus. Der eine führt zur Ausschüttung des Hormons Prolactin aus der Hirnanhangdrüse, welches die Milchdrüsen zur Produktion anregt. Der andere bewirkt eine Freisetzung von Oxytocin (s. oben und Abb. 32.**2**).

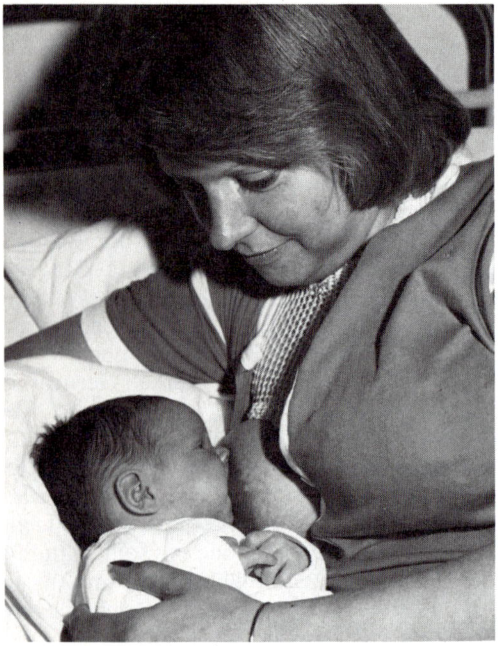

Abb. 32.**3** Mutter-Kind-Beziehung beim Stillen.

In den ersten Stunden nach der Geburt sind Mutter und Kind für den gegenseitigen Kontakt besonders empfänglich. Eine bequeme Lage, Intimität, eine entspannte Atmosphäre und das Gefühl, viel Zeit zu haben, sind die besten Stillbedingungen. Mutter und Kind brauchen Zeit, um sich gegenseitig kennenzulernen, sich zu verstehen und auf die gegenseitigen Bedürfnisse einzugehen (Abb. 32.**3**). „Das Stillen und die ganze Elternschaft sind in der Tat – wie jede Form der Liebe – eine Entdeckungsreise", sagt die erfahrene Mutter und Stillberaterin Hanny Lothrop in ihrem „Stillbuch" (s. dazu sowie zur Sorge für die Brüste die weiterführende Literatur).

32.5. Pflege des Säuglings

32.5.1. Überwachung

Die Besonderheiten, die die Anpassung des kindlichen Organismus an die neue Situation außerhalb des Uterus mit sich bringen, verlangen vom Pflegeteam besondere Aufmerksamkeit, insbesondere in bezug auf

- die *Wärmeregulation*, die von gleichmäßig warmer Innentemperatur auf äußere Einflüsse umstellen muß:
  - Wärmelampe über dem Wickeltisch,
  - in den ersten Tagen Temperatur messen,
  - Bettchen vorwärmen, gleichmäßige Raumtemperatur (um 20 °C).
- *Umstellen zur selbständigen Atmung* auf eine Frequenz von 45–55 Atemzügen pro Minute:
  - Seiten- oder Bauchlagerung,
  - Überwachung.
- *Umstellung des Herz-Kreislauf-Systems* auf eine selbständige Frequenz von 120 bis 140 Schlägen pro Minute:
  - Pulskontrolle,
  - Hautfarbe und Durchblutung der Extremitäten beobachten.
- *Blasen- und Darmfunktion* setzen langsam ein. Die erste Entleerung erfolgt im Verlauf der ersten 24 Stunden:
  - Beobachtung und Protokollierung.
- Das *noch im Wachstum befindliche Nervensystem:*
  - Beobachten von Verhalten, Schreien, Bewegungen, Reflexen (Saug- und Schluckreflex, Greifreflex u. a.).
- *Entwicklung der Persönlichkeit:*
  - Beobachten der geistigen und sozialen Fähigkeiten.
- *Physiologischer Ikterus* mit Gelbfärbung der Haut und Skleren (Auftreten ab dem 3. Tag, Abklingen am 8. Tag):
  - Beginn, Dauer und Stärke beobachten.
- *Nabelwunde.* Sie verheilt normalerweise problemlos, der Nabelrest trocknet ab. Bis zum Abtrocknen mit steriler Gaze abdecken.

Abweichungen von der Norm müssen sofort dem Arzt gemeldet werden, da schon kleine Unregelmäßigkeiten ein Risiko für das Leben und die Entwicklung des Kindes bedeuten.

32.5.2. Prophylaktische Maßnahmen

Die *Neugeborenenuntersuchung*, die Maßnahmen zur *Früherkennung* von *Stoffwechselkrankheiten* sowie spezifische *Verhütungsmaßnahmen* werden heute bei allen Kindern vorgenommen.

- *Geprüft werden* Gesamteindruck, Herz-Lungen-Tätigkeit, Hüftgelenk- und Fußstellung, Entwicklungsstand bzw. Reifezeichen, Bauch- und Geschlechtsorgane, Sinnesorgane.
- *Blutungsprophylaxe.* Infolge Mangels ver-

schiedener Gerinnungsfaktoren (teils bedingt durch Vitamin-K-Mangel im Darm) kann eine Blutgerinnungsstörung vorliegen, die zu Darm- und Hirnblutung führen kann. Wenn nötig wird dem Neugeborenen Konakion verabreicht.

- Der *Guthrie-* und *Hypothyreosetest* vermag eine Phenylketonurie und andere Stoffwechselstörungen sowie eine Unterfunktion der Schilddrüse zu erfassen.
  Vorgehen: Ca. am 4. Lebenstag wird aus der Ferse Kapillarblut entnommen und auf ein Spezialfilterpapier gebracht (pro Kreis ein Blutstropfen).
- *BCG-Impfung* (Impfplan S. 385).
- *Rachitisprophylaxe* wird ab der 2. Lebenswoche bis Ende des 1. Jahres täglich durchgeführt (Vitamin D).

32.6. Rooming-in

Unter Rooming-in-Pflege (nach Doris Schiemann) ist eine gemeinsame Unterbringung und Versorgung von Mutter und Neugeborenem zu verstehen. Neben diesen räumlichen Bedingungen beinhaltet Rooming-in außerdem die Förderung der Eltern-Kind-Beziehung durch die Kinderkrankenschwester und die Hebamme.

Die folgenden drei Kriterien können dadurch erfüllt werden:

- Kontinuität des Zusammenseins von Mutter und Neugeborenem,
- Übergabe der Verantwortung an die Mutter,
- Schaffung der bestmöglichen Bedingungen für das Wohlbefinden von Mutter und Kind.

32.6.1. Kontinuität des Zusammenseins von Mutter und Kind

Die Krankenhäuser bieten heute verschiedene Möglichkeiten für die Wochenbettpflege an:

- Vollzeit-Rooming-in – kontinuierliches Zusammensein von Mutter und Kind.
- Teilzeit-Rooming-in – zeitweises Zusammensein; das Kind kann während der Ruhezeiten der Mutter (vor allem nachts) ins Säuglingszimmer gegeben werden.
- Rooming-out – Mutter und Kind werden nach der Verlegung aus dem Gebärsaal getrennt; das Kind kommt in das zentrale Neugeborenenzimmer.

Vorteile des Rooming-in

Das Rooming-in entspricht den natürlichen Bedürfnissen von Mutter und Kind:

- für die *Mutter*, weil sie dadurch Gelegenheit hat, mit dem Kind zusammenzuwachsen, es kennenzulernen;
- für das *Kind*, dem die Mutter wie kein anderer Mensch (auch keine Pflegeperson) helfen kann;
- der *Tagesablauf* kann entstreßter gestaltet, dem Rhythmus von Mutter und Neugeborenem kann besser entsprochen werden.

32.6.2. Verantwortung der Mutter für die Pflege des Kindes

In der Rooming-in-Pflege übernimmt die Mutter die volle Verantwortung für die Pflege ihres Neugeborenen, während die Pflegeperson/Hebamme in nur beratender oder/und unterstützender Funktion zur Verfügung steht. Mit der „freien Besuchszeitregelung“ kann sich daran auch der Vater beteiligen. So kann das Zusammengehörigkeitsgefühl von Mutter–Vater–Kind in diesen ersten Tagen und Wochen auf ideale Art und Weise gefördert werden (Abb. S. 475).

Für die *Kinderkrankenschwester* kann es schwierig sein, den Schritt des „Loslassens der alten Pflegerolle“ ohne weiteres zu leisten. Es gelingt nur, wenn sie ihre eigene Rolle *und* die Rolle der Mutter neu reflektiert und definiert.

Dies muß natürlich schon in der Ausbildung durch eine entsprechend gewichtete Stoffauswahl geschehen: weniger „körperliches Pflegewissen“, dafür mehr „Wahrnehmungs-, Verhaltens- und Kommunikationstraining“, weniger „Handlungsanweisungen“, dafür mehr „Grundwissen zu den Vorgängen rund um die Geburt“. Hilfreich könnten dabei die neuen Forschungsergebnisse (Spitz, Gsell, Ainsworth, Jackson) sein, z. B. über

- das Bindungsverhalten von Neugeborenen;
- ihre emotionalen, geistigen, sozialen und körperlichen Fähigkeiten;
- die individuellen Ausprägungen in bezug auf Schlaf- und Nahrungsbedürfnisse;
- die postnatalen Vorgänge (nicht nur die körperlichen) bei der Mutter.

32.6.3. Bestmögliche Bedingungen für Mutter und Kind

Die Schaffung eines „idealen Milieus" auf den Wöchnerinnen- und Neugeborenenstationen ist von vielen Faktoren abhängig. Viele Probleme können nur durch die Bereitschaft vieler Stellen, d.h. interdisziplinär und vernetzt, gelöst werden:

- *Bauliche und ausstattungsmäßige Bedingungen.* Zu denken ist z.B. an die Verringerung der Bettenzahl in den Zimmern der Wöchnerinnen, die Anschaffung fahrbarer Säuglingsbetten, schließlich auch – was vielleicht weniger eine Frage des Geldes als der Phantasie ist – die Veränderung des „nüchternen, sterilen Krankenzimmers" in einen eher gemütlichen Wohn- und Arbeits- (bzw. Pflege-) Raum.
- *Organisatorische Abläufe.* Hier sind es das vielerorts noch übliche frühe Wecken oder die starr festgelegten Pflege- und Essenszeiten, die sicher zum Teil zugunsten einer freieren Tagesgestaltung mit mehr Raum für die Selbstpflege verändert werden könnten und müßten.
- *Personelle Situation.* Ich möchte nur zwei Problemkreise ansprechen:
  - die große Personalbewegung, die es (vor allem dort, wo noch das Funktionspflegesystem vorherrscht) verhindert, daß die Schwestern den entwicklungspsychologischen und pädagogischen Aufgaben gerecht werden können. Die Rooming-in-Pflege läßt sich bei dauernd wechselndem Personal kaum verwirklichen, weil die notwendige Bezugsperson nicht zur Verfügung steht. Ist diese nicht einigermaßen konstant anwesend, kann es sein, daß die Mütter mehr verunsichert als unterstützt werden, weil sie z.B. auf ein und dieselbe ängstliche Frage pro Person eine jeweils andere gutgemeinte aber verunsichernde Antwort bekommen;
  - die heute vielerorts noch übliche Aufteilung in eine „Pflege für unten" (Kontrolle/Überprüfung der Vitalfunktionen und Pflege des Intimbereichs → Hebamme) und eine „Pflege für oben" (Brustpflege, Stillen, Beratung und Anleitung zur Neugeborenenpflege, wofür das Team der Kinderkrankenpflege zuständig ist).

Diese zweigeteilte Pflege läuft natürlich einer ganzheitlichen Pflegeauffassung zuwider und muß – was vielerorts schon der Fall ist – durch eine *integrierte Wöchnerinnen- und Neugeborenenpflege* abgelöst werden.

32.6.4. Rückkehr nach Hause

Je besser die Mutter während des Wochenbettes in die Pflege integriert war, um so leichter gestaltet sich der Übergang nach Hause. Trotzdem stellen sich ihr viele Fragen und Probleme, die insbesondere das 1. Lebensjahr des Kindes mit sich bringt. Hier bietet die *Mütterberatung* ihre Dienste an. Mütterberatung ist ein weiteres interessantes Arbeitsfeld für Kinderkrankenschwestern:

- Sie begleitet die Mutter und steht ihr zur Seite bei allen Fragen bezüglich Pflege und Ernährung des Kindes während des 1. Lebensjahres.
- Sie kontrolliert den Verlauf der Entwicklung des Kindes, das sie jede Woche einmal gründlich untersucht und prüft.
  Weitere Beratungsstellen S. 857f.

32.7. Beurteilung von Wissen und Können in der Pflege

Wenn Sie ein Praktikum machen auf der Säuglings- und Wochenbettstation (oder anläßlich eines Besuches dort), so versuchen Sie die folgenden Problemkreise zu bearbeiten.
Erstellen Sie einen kurzen Bericht über:

- Strukturen der Wochenbett- und Säuglingsstation: Welche „Rooming-Form" wird praktiziert?
- Pflege von Mutter und Kind: Bei wem liegt die Hauptverantwortung (Mutter/Pflegeteam)? Wie ist die Arbeitsteilung (gibt es eine „Pflege für unten" und eine „Pflege für oben")?
  Sehen Sie Ansätze zur integral-ganzheitlichen Pflege? Wie äußert sie sich?
- Wie sind die Mütter auf die Entlassung vorbereitet? Wie gestaltet sich die Pflegeplanung grundsätzlich? Überprüfen Sie die Pflegeziele und den Pflegebericht, und beurteilen Sie die Gewichtung der Pflege (körperorientiert oder Leib-Seele-Geist-bezogen bzw. ganzheitlich).

Weiterführende Literatur

Berg, D.: Schwangerschaftsberatung und Perinatologie, 3. Aufl. Thieme, Stuttgart 1988

Bianchi, D.: Wochenbettpflege. Recom, Basel 1988

Carrera, J.: Schwangerschaft - Geburt - Wochenbett. Trias, Stuttgart 1989

Gaskin, I. M.: Praktisches Hebammenbuch, 2. Aufl. Papyrus, Hamburg 1988

Gotved, H.: Beckenboden und Sexualität. Trias, Stuttgart 1989

Grosjean, M.: Mutter und Kind nach der Geburt. Lernen, miteinander zu leben. Recom, Basel 1989

Kitzinger, S.: Natürliche Geburt, 2. Aufl. Kösel, München 1981

Klaus, M. H. u. a.: Mutter-Kind-Bindung. Deutscher Taschenbuch Verlag, München 1987

Leboyer, F.: Geburt ohne Gewalt, 5. Aufl. Kösel, München 1988

Lothrop, H.: Das Stillbuch, 14. Aufl. Kösel, München 1989

Martius, G., U. Cammann: Gynäkologie. Geburtshilfe und Neonatologie, 8. Aufl. Kohlhammer, Stuttgart 1988

Meier, F.: Fördert Rooming-in die frühe Mutter-Kind-Beziehung wirklich? Med. Mensch Ges. 8 (1983) H. 3

Nehr, M.: Schwangerschaft und Geburt. Erfahrungen, Risiken, Probleme. Beltz, Weinheim 1989

Odent, M.: Die sanfte Geburt. Die Leboyer-Methode in der Praxis, 6. Aufl. Kösel, München 1986

Schetelig, H.: Entscheidend sind die ersten Lebensjahre, 5. Aufl. Herder, Freiburg 1988

Schiemann, D.: Studie zur postnatalen Mutter-Kind-Situation in Krankenhäusern. Pflege 1 (1988) 67–75

Seiler, T.: Erste Hilfe bei Säuglingen und Kindern. Trias, Stuttgart 1989

Steidinger, K., K. Uthicke: Frühgeborene - Babys, die nicht warten können. Mosaik, München 1985

Weidenbach, T.: Der achte Tag der Schöpfung. Die Gentechnik manipuliert unsere Zukunft. Kiepenheuer & Witsch, Köln 1989

Wichmann, V.: Kinderkrankenpflege, 3. Aufl. Thieme, Stuttgart 1990

33. Pflege kranker Kinder

Denn wir können die Kinder nach unserem Sinne nicht formen.
So wie Gott sie uns gab, so muß man sie haben und lieben.
J. W. v. Goethe

Sequenzziel

Die Pflege kranker Kinder läßt sich aus dem Verständnis des Menschen im Kontinuum zwischen Geburt und Tod zum Teil ableiten. Das Kind ist in erster Linie ein Mensch (häufig zwar noch ein kleiner) im Werden. Es ist *Werdender* aber auch *Seiender*, d.h. eine in sich geschlossene Person mit sich entwickelnder Individualität und Persönlichkeit. Die *Pflegegrundsätze, die den ganzen Menschen meinen, gelten darum auch für das Kind* (nur die Maßstäbe sind dabei viel kleiner). Andererseits bedarf die Pflege kranker Kinder eines *Spezialwissens*, das dieses Kapitel nicht anbieten kann und will. Es sei dafür auf die entsprechende Fachliteratur (S. 874) verwiesen. Damit ist das Ziel dieses Kapitels umschrieben: Es will Ihnen helfen, Ihr Pflegeverständnis auf die Situation kranker Kinder anzuwenden, wie auch Ihr Interesse zu wecken, sich durch weiterführendes Studium zusätzliches Wissen zu erwerben.

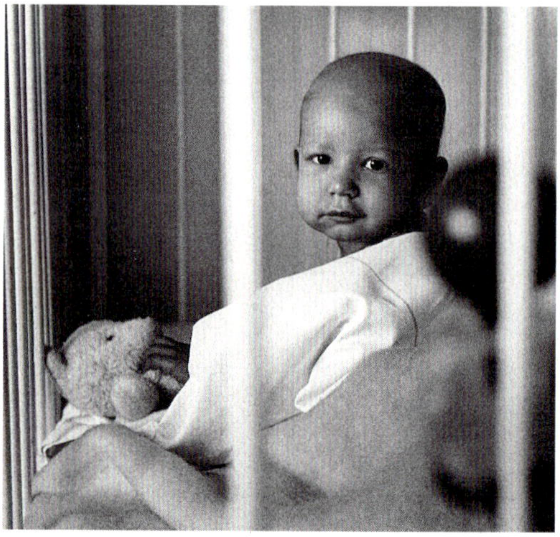

Prinzipien/Impulse

Kinder stehen noch am Anfang des Lebensweges. Sie sind deshalb in ganz besonderer Weise von den Gesetzen des Werdens geprägt und von den Bedingungen der Mit- und Umwelt abhängig.

- Der *Körper* wächst langsam der Gestalt des Erwachsenen entgegen, besitzt alle Funktionen, ohne schon über alle frei und willkürlich verfügen zu können.
- Die *Seele* (Psyche) ist immer schon anwesend, ist Teil des Befindens und der Befindlichkeit des Kindes. Sie reagiert auf äußere Ereignisse mit Wachstum und Entwicklung oder Regression und Stillstand.
- Der *Geist*, an dem auch das kleine Kind schon teilhat, bedarf eines Klimas, das Wachstum ermöglicht, damit er sich frei entfalten und den brachliegenden Initiativen zum Leben verhelfen kann.

Einstimmung

Ein Kind durch den Krankheits- und Genesungsprozeß zu begleiten, kann für alle Beteiligten ein Lernfeld sein. Hier ein entsprechendes Echo:

„Vor einem Jahr kam mit der Post ein zerknittertes, wasserfleckiges Blatt Papier, aus einem Notizblock gerissen und mit blauem Filzstift beschrieben. Kein Brief begleitete es.

Für Torey mit viel ‚Liebe'

Alle anderen kamen
Sie wollten mich lachen machen
Sie spielten ihre Spiele mit mir
Manche Spiele zum Spaß und manche für immer
Und dann gingen sie fort
Ließen mich in den Ruinen der Spiele, mich
Die ich nicht wußte, welche für immer waren
Und welche zum Spaß und
Ließen mich allein mit dem Echo des
Lachens, das nicht meins war.

Dann kamst du
Mit deiner komischen Art
Nicht richtig menschlich
Und du machtest mich weinen
Und es schien dich nicht zu kümmern
Wenn ich weinte
Du sagtest nur die Spiele sind vorbei
Und wartetest
Bis alle meine Tränen zu Freude wurden."
(Epilog zu T. L. Hayden: Sheila, 1988.)

33.1. Theoretische Grundlagen

Für die Pflege kranker Kinder ist das Kennen und Verstehen der kindlichen Verhaltensweisen, seiner Bedürfnisse und Reaktionen ebenso wichtig wie medizinisches Fachwissen. Schwestern, die in der Pflege Erwachsener (allgemeine Krankenpflege – AKP) ausgebildet sind, müssen lernen, sich in die kindliche Welt hineinzudenken und hineinzufühlen. Im folgenden einige Impulse.

33.1.1. Unterschiede zur Erwachsenenpflege

Die Unterschiede liegen in der kindspezifischen Bedürftigkeit, Abhängigkeit und Entwicklungsfähigkeit und betreffen vorwiegend die folgenden Aspekte:

- *Alter und Entwicklungsstand* des Kindes. Seine Aussagemöglichkeiten und Verständnisfähigkeiten sind anders als beim Erwachsenen. Sie sind beim unter 4jährigen z. B. noch kaum entwickelt. Das Kind bedarf deshalb einer differenzierten und gezielten Beobachtung.
- *Reaktionsweisen.* Kinder sind unberechenbar, sie folgen ihren Impulsen und bedürfen einer sicheren Umgebung und eines risikofreien Bewegungsraumes. *Gefahren* müssen vorausgesehen, und es muß entsprechend vorgesorgt werden (sichere Aufbewahrungsorte für Medikamente, technische Geräte, Desinfektionsmittel u. a.).
- *Informationsbedürfnis* und *-verarbeitungsfähigkeit* hängen vom Alter und Entwicklungsstand ab. Es braucht großes Einfühlungsvermögen, um die altersspezifische „Sprache" zu verstehen bzw. in einer dem Kind verständlichen Sprache zu sprechen.
- *Beschäftigung.* Spiel und Bewegungsdrang sind fundamentale Lebensbedürfnisse des Kindes. Der Beschäftigung muß daher große Bedeutung beigemessen werden. Sie muß einerseits den Fähigkeiten, den Bedürfnissen und Wünschen des Kindes entsprechen und zugleich gesundheits- und entwicklungsfördernden Charakter haben. Das bedeutet, daß die Beschäftigung (Spiel, Lernen) bewußt und gezielt in die Pflegeplanung einbezogen, durchgeführt und kritisch gewertet werden muß.
- Die *Zusammenarbeit* mit der Kindergärtnerin oder der Lehrerin zusätzlich zu den therapeutischen Diensten bedarf großer Flexibilität, Kooperations- und Teamfähigkeit. Der Schwester fällt die Aufgabe der Vermittlung und der Kontinuität zu. An ihr liegt es, ob das Kind eine Basis des Vertrauens zu einer Bezugsperson aufbauen kann, ohne von der Vielzahl der Kontaktpersonen verwirrt zu werden.
- Die *Integration der Eltern* in die Pflege hängt häufig weniger von der vorgegebenen Struktur als von der Bereitschaft der Pflegepersonen ab. Man kann die Kinder *neben* den Eltern (Mutter) oder *mit* den Eltern betreuen, die Schwerpunkte können beim „Ich" oder beim „Wir" gesetzt werden. Letzteres bedarf einer reifen Persönlichkeit. Die Pflegeperson hat die Mutter bei deren Abwesenheit zu *vertreten* und keineswegs zu verdrängen.
- *Klarheit und Konsequenz in erzieherischen Belangen* sind ebenso notwendig wie eine gewissenhafte Sachpflege. Kinder brauchen Liebe, aber kein Verwöhnen; Aufbauen und Weiterführen der elterlichen Erziehung und nicht eine Umerziehung; ein liebevolles auf das Kind Eingehen und Zugehen, nicht ein Abhängigmachen; Sorge und taktvolle Len-

kung, nicht Bevormundung und Überbesorgtheit usw.

33.1.2. Kindliche Reaktionen auf den Krankenhausaufenthalt

Infolge der Alters- und Entwicklungsunterschiede hat der Krankenhausaufenthalt für jedes Kind eine andere Bedeutung. Besonders Kinder zwischen 6 Monaten und 5 Jahren werden durch eine längere Trennung von den Eltern seelisch stark belastet, weil sie bereits eine personale Beziehung aufgebaut haben, von deren Beständigkeit und Zuverlässigkeit sie in ihrem Wohlbefinden noch sehr abhängig sind. Die Trennungsreaktionen verlaufen in verschiedenen Phasen:

1. Proteststadium (Schreien, Rufen nach der Mutter).
2. Beginnende Depression (Rückzug von der Umgebung der Eltern).
3. Manifeste Depression (äußerliche Anpassung mit Abwehr von Gefühlsbeziehungen).
4. Hospitalismuserscheinungen bei langdauerndem Aufenthalt mit Auftreten von kinderneurotischen Symptomen wie Nägelbeißen, Wiedereinnässen usw.
5. Nach der Entlassung aggressiver Protest gegen die engsten Beziehungspersonen, meist die Mutter.
6. Regression in eine enge, anklammernde Mutterbindung.
7. Allmähliche Stabilisierung und Normalisierung oder dauernde Fixierung an die Mutter mit Störungen der Persönlichkeitsentwicklung (Deutsche Krankenpflegezeitschrift 10 [1975] 575).

Die Empfindungen, denen das krankgewordene Kind ausgesetzt ist, können sehr verschieden sein. Im folgenden einige bezeichnende kindliche Erfahrungen bzw. *Reaktionen*, die mit der Aufnahme ins Krankenhaus verbunden sind:

- Die Einschränkung der Motorik bremst (vor allem in den ersten Lebensjahren) die Entwicklung im körperlichen und geistigen Bereich.
- Die Einengung des Lebensraumes hat eine Verminderung der Interessen zur Folge.
- Gefühle, die nicht abreagiert werden können, sowie Mangel an Kontakt bewirken, daß das Kind müde und lustlos oder nervös und gereizt wird.
- Die u. U. eben erst errungene Selbständigkeit muß preisgegeben und eine erneute Abhängigkeit akzeptiert werden. Dies bewirkt eine Regression auf eine unreifere Altersstufe.
- Das Kind fühlt sich verlassen und äußert dies in seinem veränderten Verhalten: Apathie, Abkapselung, Aggression u. a.

Eine wesentliche Rolle spielt dabei die Art der Krankheit und deren Auftreten, akut oder chronisch, und damit vor allem die Art und Weise der *Vorbereitung des Kindes auf den Krankenhausaufenthalt*. Grundsätzlich gilt, daß das Kind darauf vorbereitet und hingeführt werden sollte, d. h., daß Klinikaufenthalte, die nicht akut notwendig sind, von den Eltern weitsichtig geplant werden müssen. Die Kinder sollen altersgemäß informiert werden, denn was bekannt ist oder wo Zusammenhänge und Handlungsabläufe verstanden werden, entsteht weniger Angst. Mal- und Bilderbücher (z. B. A. Weber, J. Blass: Elisabeth wird gesund. Herder, Freiburg 1978; G. Biermann, R. Biermann: Gabi geht ins Krankenhaus. Reinhardt, München 1973; M. Gydal u. a.: Ole kommt ins Krankenhaus. Carlson, Reinbek), aber auch das Spiel mit dem Spielzeug-Arztkoffer u. a. lassen Fremdes und Unbekanntes vertrauter werden. Ein Besuch im Krankenhaus zum Kennenlernen und eine kurze Begegnung mit den Schwestern ermöglichen das Einfühlen in die Atmosphäre, die auf das Kind zukommt. Die Zeit, die für solche vorbereitenden Besuche investiert wird, ist für beide Seiten (Kind/Mutter und Pflegegruppe) von großem Wert und kann viel Not verhindern.

33.2. Situation kranker Kinder

Das kranke Kind braucht, mehr noch als das gesunde, seine vertraute Umgebung und seine Bezugspersonen. Idealerweise wird es *daheim* gepflegt, z. B.

- bei normalem Verlauf der Kinderkrankheiten;
- nach kleineren Eingriffen, die heute häufig auch ambulant durchgeführt werden;
- bei schweren, evtl. terminalen Krankheiten (Krebs, AIDS), wo die Familie das Kind heimnehmen kann (unterstützt von der Gemeindekrankenschwester).

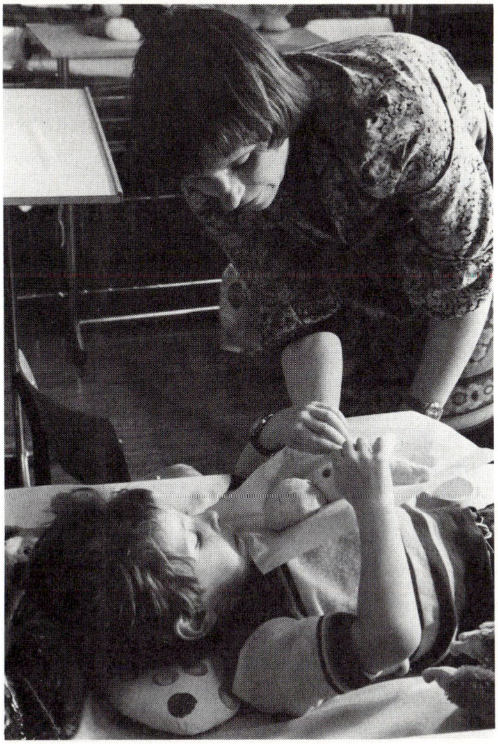

Abb. 33.1 Aufrechterhaltung der Eltern-Kind-Beziehung im Krankenhaus.

Die Mutter kann sich das für die Pflege notwendige Wissen in speziellen Kursen aneignen (z. B. Kurse des Roten Kreuzes in häuslicher Kinderkrankenpflege).

Für das Kind im *Krankenhaus* soll der Kontakt mit seiner Mutter (den Eltern und Geschwistern) weitmöglich aufrechterhalten bleiben. Die vertraute, anwesende Mutter *schafft Beruhigung* und *mindert Angst*. Die Kinder haben sichtbar die *Gewißheit*, nicht vergessen worden zu sein. Die Einbeziehung der Mutter in die Pflege und Therapie der Kinder innerhalb der Klinik läßt die zur Heilung notwendigen Maßnahmen leichter erdulden, und häufig tritt dadurch auch die Genesung rascher ein.

Die anwesende Mutter kann zu einem großen Teil die *Betreuung* und *Begleitung* ihres kranken Kindes übernehmen – meist ist sie durchaus kompetent dazu (Abb. 33.**1**); sie kann auch bei der *Behandlung* assistierend mitwirken.

Umgekehrt können anwesende Eltern für die Therapie- und Behandlungsgruppe zum *Problem* werden, sei es, daß sie (häufig mehr als das Kind selber) von Ängsten und Unsicherheit geplagt sind und der Hilfe bedürfen oder daß sie unkooperativ und gefährdend ins Pflegekonzept eingreifen (Nüchterngebote überschreiten, unsinnige Schleckwaren mitbringen usw.). Diese kurzen Hinweise zeigen, wie sehr sich die Situation des Kindes im Krankenhaus und somit auch die Aufgabe der Pflegepersonen, insbesondere der Kinderkrankenschwester, gewandelt hat und eigentlich eine zweifache geworden ist:

- Verantwortung für die Planung, Durchführung und Auswertung der Pflege (pflegerischer Aspekt);
- Beratung und Begleitung der Eltern, insbesondere der Mutter (pädagogischer, gesundheitserziehender Wert).

Die wichtigsten Voraussetzungen sind aber auch heute die Fähigkeit und Bereitschaft zur *Zuwendung* und die *Liebe* zum Kind.

33.3. Pflegeplanung

33.3.1. Situationseinschätzung

Grundsätzlich gilt auch für das Kind, was auf S. 103ff. nachzulesen ist (allgemeingültige Aspekte zur Situationseinschätzung). Der wesentliche Unterschied liegt darin, daß wir nicht nur mit *einer* Person vertraut werden müssen, nämlich dem Kranken (dem Kind), sondern in ebenso großem Ausmaß auch mit der Mutter des Kindes. Diese beste (und wichtigste) Informationsquelle spielt nicht nur bei der Aufnahme des Kindes eine Rolle, sondern während des ganzen Krankenhausaufenthalts. Niemand kennt die kindlichen Bedürfnisse, Wünsche, Nöte und Probleme besser als die Mutter, niemand vermag so gut wie sie, kindliche Reaktionen zu verstehen und zu beantworten. Die Frage, was man denn vor allem über das Kind wissen müsse, läßt sich nicht mit einem Rezept beantworten. Umgekehrt werden intuitiv die richtigen Fragen gestellt, wenn man sich in die „Welt des Kindes" hineinversetzt. *Einige Denkanstöße als Ergänzung bzw. Modifizierung der allgemeinen Checkliste* (S. 105) sind z. B. die Fragen bezüglich

- ☐ Vorbereitung auf den Krankenhausaufenthalt,
- ☐ Entwicklungsstand des Kindes,
- ☐ Zeitbegriff und Denkvermögen,

- ☐ Stellung in der Familie (Einzelkind), Stellung in der Geschwisterreihe, andere Familienmitglieder,
- ☐ Alter und Namen der Geschwister,
- ☐ gebräuchliche Ausdrücke, wichtige Bezeichnungen (Kosenamen, Rufname für Mutter und Vater usw.),
- ☐ Gewohnheiten (Schlafritual, Lieblingsspeisen, Aversionen, Ausscheidungsverhalten usw.),
- ☐ Lieblingsspielzeug,
- ☐ bei größeren Kindern: Sozialkontakte, Kindergarten, Schule, Hobby, Freunde,
- ☐ spezielle Probleme infolge Krankheit.

Da sich das Kind häufig nicht (noch nicht) selber mitteilen kann, ermöglicht nur eine gezielte Informationssammlung das *Erfassen und Beurteilen der Pflegeprobleme sowie der möglichen Ressourcen* bei Mutter und Kind (letztere sind naturgemäß bei einem Kleinkind vorwiegend bei der Mutter zu suchen).

33.3.2. Pflegeziele und -maßnahmen

Die *Pflegeziele* sind allgemeiner Natur (S. 108f.). Sie beinhalten aber immer neben den Zielen, die der *Erhaltung und/oder Wiederherstellung der Gesundheit* dienen, auch Ziele, die der *Aufrechterhaltung der Mutter-Kind-Beziehung* sowie der *Entfaltung des kindlichen Geistes* dienen.

Die *Pflegemaßnahmen* müssen alle drei Ziele abdecken.

- *Behandlung.* Grundsätzlich handelt es sich um die gleichen Maßnahmen wie beim Erwachsenen. Die *Anpassung an das Kind*, insbesondere an das Kleinkind, bedarf einer einfühlsamen und geschickten Hand sowie der Fähigkeit, den Konsequenzen, die durch die „Kleinheit des Menschen“ gegeben sind, zu entsprechen (sie zu kennen, zu verstehen und entsprechend handeln zu können). Idealerweise dient dazu die Fachausbildung zur Kinderkrankenschwester.
- *Betreuung.* Im Gegensatz zum Erwachsenen müssen beim Kind vielfach neben den durch die Krankheit eingeschränkten Aktivitäten des täglichen Lebens *auch die noch nicht erlernten Aktivitäten* ganz oder teilweise durch die Pflegeperson ausgeführt werden. Dafür ist die Mutter die beste Partnerin, was eine gegenseitig sich akzeptierende und kooperative Zusammenarbeit erfordert. Das bestmögliche Miteinbeziehen der Mutter in die Pflege setzt eine flexible Handhabung der Besuchszeit voraus (oder u. U. das Rooming-in, S. 863). Die Vor- und Nachteile bzw. die individuell notwendige bzw. mögliche Variante muß gemeinsam (Pflege- und Therapiegruppe *und* Eltern) gesucht werden.
- *Begleitung.* Die Mutter ist normalerweise die beste Begleitung. Das bedeutet, daß der Pflegeperson in erster Linie vermittelnde und kontakterhaltende Funktion zukommt. Nicht Muttterersatz, sondern situationsgerechte Überwachung und Förderung der individuell notwendigen und wünschbaren Pflege ist das Ziel einer Mutter-Kind-gerechten Pflege.

Beschäftigung

Der Beschäftigung ist innerhalb der Pflegeplanung viel Gewicht beizumessen.

Das Spiel

- entfaltet die Persönlichkeit,
- hilft emotionale Eindrücke zu verarbeiten,
- schult die Sinnesorgane,
- fördert die Sprachentwicklung,
- entwickelt die körperliche Beweglichkeit,
- gibt der kindlichen Phantasie neue Impulse und vermittelt Freude an schöpferischer Betätigung,
- führt zur Selbstbehauptung und zur Anerkennung der eigenen Persönlichkeit,
- schafft Beziehungen zu Mitmenschen und zur Umwelt,
- hilft Krankheit und Behinderung zu bewältigen.

Bei der Wahl des Spielzeugs ist uns die Kindergärtnerin und/oder die Ergotherapeutin behilflich (S. Stöcklin-Meier: Kranksein und spielen. Orell Füssli, Zürich 1982). Bei der *therapeutischen Spielzeugwahl* ist außer den allgemeingültigen Kriterien auch der Aspekt der Funktion und Rehabilitation von Bedeutung; d.h., daß neben dem Lieblingsspielzeug auch zweckgerichtetes Funktionsspielzeug eingesetzt und dem Kind zugänglich und „liebgemacht“ werden muß (Spielzeug zum Bewegen, Sichausdrücken, Gestalten, Konstruieren, Lernen usw.). Zu Beschäftigung und Spiel s. auch Kap. 13. Zuwendung und Zeithaben sind tragende Elemente (Abb. 33.**2**).

Geschenke

Die Geschenke werden dann zum Problem, wenn das Kind damit überhäuft wird. Im Krankenhaus ist der Platz, den das Kind als Eigenraum und individuellen Spielplatz (Kuschelekke) zur Verfügung hat, auch bei besten Voraussetzungen klein. Die Eltern müssen daher wissen, daß teure und große Spielzeuge ungünstig sind. Umgekehrt kann man aber davon ausgehen, daß „unsinnige Geschenke" eine kompensierende Reaktion der Eltern ist, die ihr Kind allein lassen (müssen). Das bedeutet: Je selbstverständlicher die Eltern im Krankenhaus ein und aus gehen können, je kontinuierlicher ihre Anwesenheit gewährleistet ist, um so kleiner wird das Problem der „Überhäufung" des Kindes mit Geschenken sein. Die Eltern bedürfen u. U. einiger helfender Gedanken, damit ihre Ideenfindung angeregt wird (eine einzelne Blume aus dem Garten, ein Zweig aus dem Wald, ein Stein aus dem Fluß, leere Kalenderblätter für jeden neuen Tag usw.). Wichtiger als die täglichen Mitbringsel ist die Geschichte, die dazu gehört, der Beziehungspunkt mit der vertrauten Umwelt, aus der das Kind kommt und in die es wieder zurückkehrt.

33.3.3. Dokumentation und Anpassung der Pflege

Eigenheiten bei der Pflegedokumentation (S. 109f.) sind auf der Kinderabteilung z. B.
- kinderspezifische Ernährungs- und Gewichtsprotokolle,
- spezifische Beschreibung kindlicher Funktionen und Verhaltensweisen (z. B. Spielverhalten),
- Reaktionen (Verhalten und Probleme) der Mutter,
- Beziehung von Mutter und Kind usw.

Die *Besprechung* der Pflege (gegebene Pflege, Auswirkung und Anpassung S. 470f.) ist beim heute üblichen Schichtwechsel – der notgedrungen immer auch einen Wechsel der für das Kind so notwendigen Bezugsperson mit sich bringt – unumgänglich. Ohne gezielte Rapporte gehen notwendige (u. U. wirklich Notwendende) Informationen verloren, und das Kind vermißt jene Geborgenheit und Sicherheit, die nicht nur für die Genesung, sondern für seine ganze weitere Entwicklung unabdingbare Voraussetzung sind.

33.4. Impulse zur Pflege

33.4.1. Langzeitpatienten

Bei Kindern, die über Wochen und Monate im Krankenhaus sein müssen, stehen die erzieherischen Aspekte im Vordergrund. Das Kind steht in einem Reifeprozeß, der durch den Krankenhausaufenthalt nicht gestoppt oder unterbrochen werden darf.
- Erziehungsziele und -maßnahmen sind von der Pflegegruppe gemeinsam mit den Eltern und der Kindergärtnerin/dem Lehrer zu besprechen.
- Bei Schulkindern muß die Gewähr für die lückenlose Aufarbeitung des Schulstoffes gegeben sein.
- Kontakte mit dem Lehrer und den Mitschülern des Kindes sollen gefördert und Besuche eingeplant werden.
- Überwachung der Schulaufgaben, wenn die Mutter z. B. aus Gründen der weiten Entfernung des Wohnorts diese Aufgabe nicht wahrnehmen kann.
- Größere Kinder brauchen größtmögliche Selbständigkeit und altersentsprechende Medien (Telefon, Tonband, geeigneten Lesestoff) sowie zweckmäßiges Spiel- und Hobbymaterial.
- Wichtigste Vorbeugungsmaßnahmen sind diejenigen gegen die Langeweile, den Krankenhauskoller, die sinnentleerte Routine, die Entwicklungsstagnation.

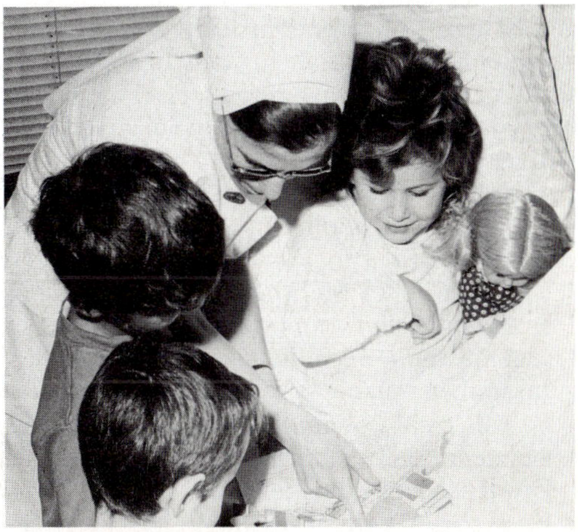

Abb. 33.2 Das Kind im Krankenhaus bedarf der Zuwendung und Liebe.

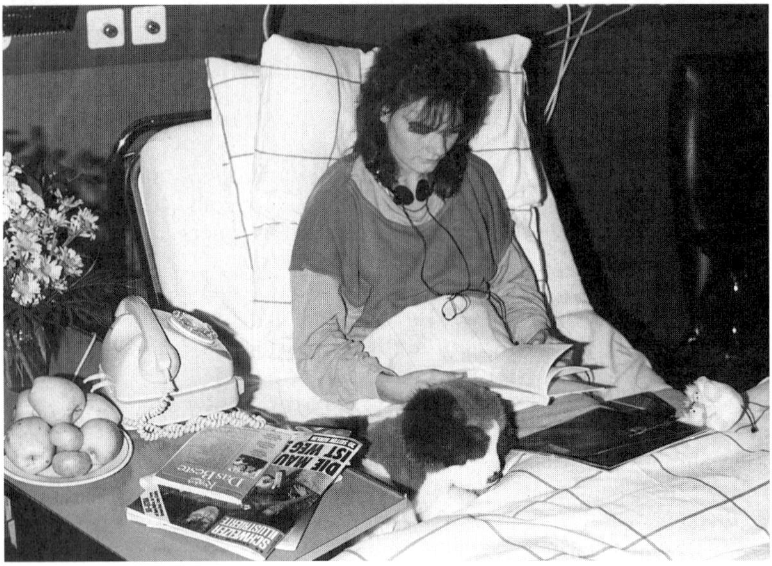

Abb. 33.**3** Jugendliche im Krankenhaus brauchen ihren persönlichen „Lebensraum“.

- Viel Zeit für die Gespräche – auch Gespräche über Religion und Gott – sowie liebevolle Zuwendung sind unerläßlich.

33.4.2. Jugendliche im Krankenhaus

Der Jugendliche hat außer den Krankheitsproblemen die Probleme der Pubertät zu bewältigen. Unter Umständen steht er sogar in einer Phase der seelischen Überforderung aufgrund der schnellen körperlichen Entwicklung. Dieser Entwicklungsaspekt muß immer beachtet und berücksichtigt werden. Umgekehrt ist der Krankenhausaufenthalt für den Jugendlichen, solange er kein Schwerkranker, Unheilbarer oder besonders Belasteter (Suizidversuch, Drogenabhängigkeit u.a.) ist, ein „Abenteuer“, das er genießt. Im folgenden einige Bedürfnisse des Jugendlichen, die meist leicht zu erfüllen sind:

- Ein Zwei- oder Mehrbettzimmer empfindet er als angenehm, er möchte aber mit anderen Jugendlichen oder jüngeren Erwachsenen zusammen sein.
- Er will nicht „bemuttert“ werden, erwartet vielmehr, daß er auch im Krankenhaus als Erwachsener betrachtet wird.
- Er verlangt Toleranz seinem „So-Sein“ gegenüber, schätzt aber dabei eine konsequente Haltung der Schwester.
- Er will über seine Krankheit gut informiert sein und verlangt ausführliche Erklärungen über alle Pflege- und Therapiemaßnahmen.
- Er beansprucht eine gewisse Großzügigkeit vom Pflegepersonal in bezug auf seine Beschäftigungen (z.B. Hören von Musik) und seinen privaten Lebensraum (Abb. 33.**3**).
- Er diskutiert gerne über aktuelles Geschehen, über Filme, Sport usw. und versucht herauszufinden, wie weit die Pflegeperson, vor allem wenn es sich um eine jüngere, vielleicht gleichaltrige Schwester handelt, darüber informiert ist und mitsprechen kann. Hier bestehen viele Möglichkeiten der positiven Beeinflussung im Sinne der Gesundheitserziehung und der gesunden Lebenshaltung.
- Schüler und Studierende, vor allem wenn es sich um Langzeitpatienten handelt, bedürfen der Ruhe, damit sie ihr Studium ungestört fortsetzen können.

33.4.3. Behinderte Kinder im Krankenhaus

Bei behinderten Kindern ist die Situationseinschätzung, d.h. die Information (Eltern, Heimleiter usw.) über Entwicklungsstand, Möglichkeiten und Grenzen, Gefahrenmomente usw. ganz besonders wichtig. Die Eltern bedürfen einer verständnisvollen Begleitung. Sie werden bestmöglich in die Pflege mit einbezogen, sollen wenn nötig auch Ermutigung bekommen, für sich selber eine kurze Verschnaufpause einzulegen. Dies kann bedeuten, daß sich die Mutter ohne Schuldgefühle zwischendurch einen wirklich freien Tag ohne Krankenhaus und ohne behindertes Kind leisten soll. Je besser sich das Vertrauensverhältnis einspielt, um so leichter kann gemeinsam die *für Mutter und Kind ideale Lösung* gefunden werden.

Von besonderer Bedeutung ist die Förderung des Kindes, die durch den Krankenhausaufenthalt nicht gehemmt oder gar unterbrochen werden darf. Es müssen auch zusätzlich Therapien (Ergo-, Physio-, Logotherapie u. a.) in den Pflege- und Behandlungsplan integriert werden. Allgemeingültige Aspekte zum Langzeitpatienten und Behinderten in Kap. 34.

Neben den *offensichtlichen Behinderungen* (körperlich, psychisch) bedürfen auch die Kinder mit sog. *unsichtbaren Behinderungen* der besonderen Beachtung und der situationsgerechten Pflege. Es sind dies z. B.

- gehörlose oder sehgeschwächte Kinder,
- POS-Kinder (psychoorganisches Syndrom),
- zuckerkranke Kinder, Bluter.

Lesen Sie dazu, was in den entsprechenden Kapiteln gesagt wird, z. B.:

- Umgang mit sehbehinderten Kindern S. 841;
- Umgang mit hörgeschädigten Kindern S. 824.

33.4.4. Fremdsprachige Kinder

Die Vermischung der Völker macht sich auch auf der Kinderabteilung bemerkbar. Die fremdsprachigen Kinder sind Kinder von Gastarbeitern, Ferien- oder Erholungskinder oder Kinder, die aus der dritten Welt, z. B. durch die Organisation „Terre des Hommes", für ein spezielles Behandlungsverfahren nach Europa gebracht wurden. Sind Gastarbeiterkinder häufig schon in etwa mit unserer Art zu leben und zu sprechen vertraut, so sind es diese letzteren überhaupt nicht. Neben der Entwurzelung bestehen Sprachbarrieren, die oft unüberwindlich scheinen. Es ist dann notwendig, daß die Kontakte mit den für die Kinder zuständigen Stellen aufrechterhalten und gepflegt werden. Für die Kommunikation ist viel Zeit und Phantasie zu investieren (Symbole, Zeichen, averbale Kommunikation usw.), u. U. findet sich unter dem heute häufig internationalen Hilfspersonal jemand, der die Sprache des Kindes versteht, spricht und der uns zusätzliche Informationen über Mentalität, Sitten und Gebräuche des betreffenden Landes sowie über die individuellen Bedürfnisse und Probleme des Kindes vermittelnd Auskunft geben kann.

33.4.5. Das Kind als Notfall

Für das Kind ist die Notfalleinweisung infolge Unfalls oder akut bedrohlicher Erkrankung eine viel größere Bedrohung als für den Erwachsenen. In dieser Situation sind auch die Eltern häufig nicht in der Lage, dem Kind Sicherheit und Geborgenheit zu vermitteln. Sie bedürfen vorerst selber der Hilfe, um Angst und Schrekken zu verarbeiten. Voraussetzung dafür ist eine möglichst klare Information über den Zustand des Kindes durch den Arzt sowie die Unterstützung der Informationsverarbeitung durch die Pflegepersonen. Sich widersprechende Informationen führen zu einem extremen Vertrauensverlust, der sich auf das Kind negativ auswirkt.

Verständnis, Zuwendung und Geduld können diese schwierige Zeit für Eltern und Kind erträglich machen. Bei Kindern, die *isoliert* oder auf *Intensivstationen* verlegt werden müssen, ist die situationsgerechte mit der kindgerechten Pflegeplanung bestmöglich zu verbinden.

33.4.6. Isolationspflege

Die Hauptprobleme liegen im mangelnden Kontakt nach außen und im Nichtbegreifen der Hygienevorschriften. Dazu kommen häufig architektonische Barrieren, insbesondere dort, wo Glaswände noch fehlen. Die Probleme sind um so größer, je kleiner die Kinder sind, auch bei fremdsprachigen erschwert sich die Verständigung.

Problemlösung:

- Genügend Zeit einräumen.
- Wenn möglich immer die gleiche Schwester.
- Eltern in die Pflege mit einbeziehen (sie mit den Hygienevorschriften vertraut machen); uneingeschränkte Besuchszeit ermöglichen.
- Für eine attraktive Beschäftigung sorgen; Tagesablauf und Pflege so planen, daß Pflegende auch einmal länger im Isolierzimmer verweilen können. Älteren Kindern Telefon, TV, Radio u. a. ermöglichen.
- Evtl. ein zweites Kind mit isolieren (wo möglich und machbar).

Die Isolierung soll nur solange sie *wirklich nötig ist* aufrechterhalten werden.

33.5. Beurteilung von Wissen und Können in der Pflege

Übung

Lösen Sie anläßlich Ihres Kinderpflegepraktikums die folgende Aufgabe:

- Nehmen Sie bei einem Kind (das Sie wenn möglich mit der zuständigen Vorgesetzten auswählen) eine gezielte Situationseinschätzung vor, und analysieren Sie die Probleme und möglichen Ressourcen.
- Formulieren Sie die sich daraus ergebenden Pflegeziele, und stellen Sie einen situationsgerechten Maßnahmenkatalog auf.
- Dokumentieren Sie die gegebene Pflege sowie die Reaktionen des Kindes (bezogen auf die Krankheit, die Pflege selbst, die Beziehungen usw.).
- Nehmen Sie nach einigen Tagen eine Überprüfung der realen Pflegesituation vor, vergleichen Sie die Resultate mit den allgemeingültigen Maßnahmen (S. 102ff.) sowie den auf S. 867ff. gegebenen Impulsen und Denkanstößen.
- Formulieren Sie eine kritische Stellungnahme, oder besprechen Sie die weitere Pflegeplanung mit der zuständigen Schwester oder wo möglich in der Pflegegruppe selbst.

Weiterführende Literatur

Blass, J.: Kinderspital Sonnenberg. 8 Bastelbogen. Ex Libris, Zürich 1989

Buck, P. S.: Geliebtes unglückliches Kind. Zsolnay, Wien 1952

De Myer, M.: Familien mit autistischen Kindern. Enke, Stuttgart 1986

Fröhlich, F.: Die seelische Verarbeitung lebensbedrohlicher Krankheit im Jugendalter. Schwabe, Basel 1986

Hayden, T. L.: Sheila, 8. Aufl. Deutscher Taschenbuch Verlag, München 1988

Hertl, M.: Kinderheilkunde und Kinderkrankenpflege für Schwestern, 7. Aufl. Thieme, Stuttgart 1989

Janosch: Ich mache dich gesund, sagte der Bär. Diogenes, Zürich 1985

Klee, E.: Behindert. Über die Enteignung von Körper und Bewußtsein. Fischer, Frankfurt/M. 1987

Lüders, D.: Lehrbuch für Kinderkrankenschwestern, 2 Bde., 10. Aufl. Enke, Stuttgart 1983

Maymann, U.: Kranke Kinder begleiten. Wie Eltern, Schwestern, Ärzte und Seelsorger helfen können. Herder, Freiburg 1981

Orff, G.: Orff-Musiktherapie. Aktive Förderung des Kindes. Kindler, München 1978

Robertson, J.: Kinder im Krankenhaus, 2. Aufl. Reinhardt, München 1982

Rossi, E.: Pädiatrie, 2. Aufl. Thieme, Stuttgart 1989

Simon, C.: Kindermedizin. Droemer, München 1987

Spielhofer, K. u. a.: Kind und Krankheit. Selbstverlag W. Willi, Balingen, o. J.

Spielhofer, K., W. Willi: Kind und Entwicklung. Selbstverlag W. Willi, Balingen o. J.

Stone, L. J., J. Church: Kindheit und Jugend, 2 Bde. Thieme, Stuttgart 1978/1980

Ströder, J.: Unser Kind ist krank – was tun? Überlegungen und Ratschläge für Eltern. Herder, Freiburg 1981

Ude-Pestel, A.: Ahmet. Geschichte einer Kindertherapie. Deutscher Taschenbuch Verlag, München 1983

Veeneklaas, G. M. H., J. I. A. Gobée, W. J. van der Kloot Meijburg: Kind im Krankenhaus. Psychosoziale Betreuung am Krankenbett. Thieme, Stuttgart 1975

Wichmann, V.: Kinderkrankenpflege, 3. Aufl. Thieme, Stuttgart 1990

34. Pflege von chronisch und Langzeitkranken

Es ist nicht leicht zu lernen, wie man diese unausweichliche Sorge trägt. Heute, da ich die Aufgabe gelernt habe, kann ich darauf zurücksehen und die Stufen erkennen; aber sie zu erklimmen, war wirklich hart: jede einzelne schien unübersteigbar.

Pearl S. Buck

Sequenzziel

In diesem Kapitel finden Sie Informationen zu Themen wie „Leben mit Krankheit", „Gesundsein trotz Behinderung", „Umgehen mit chronischer Krankheit und chronisch Kranken".

Ein Teilkapitel befaßt sich mit der Situation des chronisch Kranken im Akutkrankenhaus. Sie finden Leitlinien zur Situationseinschätzung und zur Pflegeplanung.

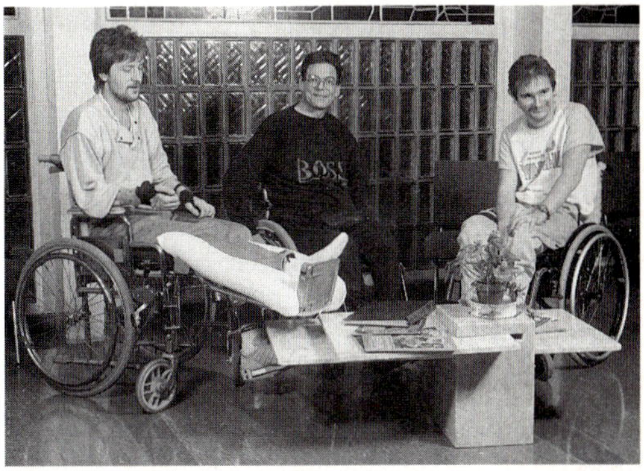

Prinzipien/Impulse

Chronisch bedeutet: langsam sich entwickelnd, langsam verlaufend, lang anhaltend.
Chronische Krankheiten können von Geburt an bestehen oder sind Folge einer Krankheit bzw. eines Unfalls.
Behinderung ist die nicht nur vorübergehende Minderung der Erwerbstätigkeit von mindestens 10%. Es kann sich dabei um eine körperliche, geistige oder seelische Beeinträchtigung handeln, unabhängig davon, ob sie angeboren oder erworben (Unfall, Krankheit) ist.
Chronisches Kranksein (behindert bleiben) bedeutet Lebenmüssen mit dem Unausweichlichen. Wo der Lernprozeß gelingt (positiver Krisenverlauf s. Abb. S. 851 sowie S. 46ff.) und die soziale Integration erreicht wird, sprechen wir von *bedingter Gesundheit* – Gesundheit trotz Behinderung oder Krankheit (S. 851ff.).

Einstimmung

„Als ich mich vor 20 Jahren damit abfinden mußte, für den Rest meines Lebens blind zu sein, hat mir meine damals elfjährige jüngste Tochter sehr den Rücken gestärkt.
‚Papa', fragte sie mich eines Samstagvormittags, ‚baust du mir ein Fernrohr?' Das war eine gewaltige Aufgabe. Verlegen wiegte ich den Kopf und erläuterte ihr, daß ich dafür keine Linsen hätte. Dann fügte ich rasch hinzu: ‚Wenn du aber vielleicht ins Dorf gehst und mir ein paar kleine Spiegel kaufst, mache ich dir ein Periskop.'
Ehe ich mich anders besinnen konnte, war sie weg und kurz darauf wieder da. Auf den Tisch klatschten Pappe und Klebstreifen, und nach einer knappen halben Stunde war das Periskop fertig.
Einige Minuten später hörte ich, wie sie im Nebenzimmer dem Nachbarsjungen das neue Spielzeug

vorführte. ‚Hat mein Papa für mich gemacht', flocht sie dabei ein.
‚Hat dein Papa gemacht?' echote er ungläubig. Ich wartete gespannt, was sie darauf erwidern würde.
‚Hat mein Papa gemacht', wiederholte sie. Und fügte acht Worte hinzu, die für mich die Welt wieder geraderückten: ‚Er ist doch nicht an den Händen blind' "
(D.B. aus Das Beste).

Behinderte, Langzeitkranke sind nie nur behindert und krank. Man muß vielleicht länger mit ihnen zusammenleben, um auch ihre Fähigkeiten und ihr Gesundsein zu sehen. Wenn wir uns von ihnen absondern oder sie als „krank, verkrüppelt und invalid" abstempeln, werden wir immer nur die „gestörten Funktionen", nicht aber die oft höchst intensiv gelebten Gesundheitsressourcen erkennen. Es sind dies die intakten Fähigkeiten, all das, wo der Blinde nicht blind, der Behinderte nicht behindert, der Bettlägerige nicht abhängig ist; und es sind die inneren Heilkräfte (der innere Arzt), die höchstens verschüttet und vergessen, aber nie krank sind (Ressourcen S. 37f.).

34.1. Theoretische Grundlagen

Die Problematik des chronisch Kranken und Behinderten darf nicht isoliert betrachtet werden. Diese Menschen müssen primär gesehen werden in Verbindung mit dem *natürlichen Auffangnetz* (S. 49), d.h., sie stehen in einem System sozialer Sicherung und haben teil am allen zur Verfügung stehenden *Sozialnetz* (S. 466) wie auch an den Gesundheitsressourcen (S. 61). Humanökologischer Bereich S. 49ff.
Gesundheitsbildung und **Prävention** (S. 673ff.) sind nicht Privilegien der Gesunden, sie müssen sich an alle Menschen richten; Schipperges spricht dabei von sechs Zielgruppen, von denen eine auch die chronisch Kranken sind:

- „Gesunde oder jedenfalls solche, die sich gesund fühlen und demgemäß auch ‚nichts zu klagen' haben;
- Bedingt-Gesunde, die über die Last des Alltags klagen, Belastete also und dann bald auch Überlastete;
- Risikopersönlichkeiten, die vor allem unter den zivilisationsbedingten Risiken (Nikotin, Alkohol, Streß) zu leiden haben;
- Kranke, die einer kurativen Behandlung bedürfen;
- Chronisch-Kranke, die mit ihrer Krankheit auf Dauer zu leben haben;
- Todkranke, die gleichwohl und besonders eines Beistandes bedürfen.

Den beiden ersten Gruppen dienen wir mit der *primären* Prävention, mit Gesundheitsberatung und Gesundheitsbildung. Den beiden mittleren Gruppen kommen wir mit der *sekundären* Prävention zu Hilfe, mit Früherkennung und ärztlicher Behandlung. Für die beiden letzten Gruppen steht uns die *tertiäre* Prävention zur Verfügung, das Umgehen mit Chronisch-Kranken und mit Sterbenden."

Mit diesen Aussagen wird sichtbar, was in der **Pflege** von chronisch und Langzeitkranken/Behinderten heute und für die Zukunft notwendig ist, nämlich eine Wendung

- weg vom verwahrenden Umsorgen,
- hin zu einem ganzheitlichen Denken und zu aktivierend-therapeutischem Handeln;

einem Wechsel auch von der reduzierenden krankheitsorientierten Denkweise hin zu einer Pflege und Begleitung, die auch die Bereiche der Umwelt und Mitwelt umfaßt (z.B. Übergangspflege S. 441ff.).

34.1.1. Begriffe und Definitionen

Die Deutsche Krankenhausgesellschaft hat 1965 folgende Definition herausgegeben:
Langzeitkranker – Kranker, der während einer längeren, aber zeitlich absehbaren (im allgemeinen 12 Wochen) stationären Unterbringung intensiv ärztlich behandelt und gepflegt werden muß.
Chronisch Kranker – Kranker, der während einer langen, zeitlich nicht absehbaren (im allgemeinen über 78 Wochen) stationären Unterbringung intensiv gepflegt und anhaltend, in der Intensität wechselnd, ärztlich behandelt werden muß.
Eine *weitere Definition*: Der Langzeitkranke ist ein Mensch, der chronisch erkrankt, behindert oder invalid ist, sowohl physisch als auch psychisch und in jedem Alter. Er wird pflegerisch in einem Krankenhaus oder in einer Pflegeeinheit betreut.
Alle diese Definitionen sind einem Gesundheits- bzw. Krankheitsverständnis zuzuordnen, bei dem die „gestörten Funktionen" im Vordergrund stehen.
Eine *ganz andere Definition* wäre z.B. diese: Der Behinderte/chronisch Kranke ist, wie jeder andere Mensch, eine auf Reife und Lebenserfüllung hin tendierende Persönlichkeit, die aber unter erschwerten Bedingungen das Le-

ben zu meistern hat. Wo die Bewältigung gelingt, ist bedingtes Gesundsein möglich. Gesundsein als Kraft zum Leben und als Mut zum Menschsein, wie es ist (oder eben durch Krankheit bzw. Unfall geworden ist).
Eine weitere Unterscheidung betrifft die beiden Begriffe chronisch krank und behindert:
Als **chronisch krank** wird ein Mensch bezeichnet, der an einer lang andauernden, vielleicht lebenslänglichen und in der Regel unheilbaren Krankheit leidet, am Erwerbsleben nicht mehr oder nur partiell teilhaben kann, von der Pflege und Fürsorge anderer – sei es in der Familie, im Heim, im Krankenhaus – abhängig ist.
Als **behindert** bezeichnet man Menschen mit gestörten oder fehlenden Funktionen, seien diese von Geburt an bestehend oder durch einen Unfall bedingt (früher als invalid klassifiziert). Der Betroffene muß sich anpassen, braucht eine spezielle Schulung bzw. Umschulung. Er kann die verbliebenen Funktionen und Fähigkeiten trainieren, im besten Fall kann eine soziale Integration erreicht und die Situation stabilisiert werden, so daß das Leiden nicht fortschreitet – ein „gesundes Leben trotz Behinderung".
Dazu sagt J. Wunderli:

> „Man muß auch aus psychologischer Sicht unterscheiden: Wer ist chronisch krank und hat auch die Psyche eines Chronischkranken? Und wer leidet zwar an einer chronischen Krankheit [gilt auch für die Behinderung], hat aber die Psyche eines Gesunden? Noch eine andere Unterscheidung ist zu treffen, die freilich viel von dem Gesagten enthält: Es gibt den *passiven Chronischkranken* zu Hause, im Heim oder im Spital, mit einer starken Tendenz zur Einengung seiner Existenz auch dort, wo dies seine Krankheit nicht im selben Ausmaß erfordern würde. Er neigt, wenn auch unbewußt, dazu, seine Leistungen abzubauen, abhängig zu werden und seine Behinderung, Beschwerden und Schmerzen zusätzlich zu betonen. Andererseits gibt es den *aktiven Chronischkranken*, der aus seinem Leben herausholt, was eben herauszuholen ist. Eine geregelte Arbeit, sei es im Beruf, sei es im Haushalt, und mag sie noch so geringfügig sein, ist ein entscheidendes Merkmal."

34.1.2. Formen der Behinderung

Chronisch krank, langzeitkrank, behindert sein sind letztlich austauschbare Begriffe; sie alle weisen hin auf „fehlende Gesundheit und Störungen der Integrität der Strukturen" auf einer oder allen Ebenen des Menschseins:
- *körperlich* – körperliche Behinderung und chronische Organ- oder Systemerkrankungen;
- *psychisch* – psychische Probleme und Verhaltensstörungen;
- *geistig* – geistige Einschränkung.

Als Sonderformen könnte man noch anfügen
- *Sinnesbehinderung*: Blindheit, Sehbehinderung, Gehörlosigkeit, Schwerhörigkeit;
- *Sprachbehinderung*: Stottern, Stummheit.

Tab. 34.**1** gibt eine Übersicht über einige der häufigsten Behinderungen und Krankheiten.

34.2. Situation der Betroffenen

34.2.1. Verarbeitungsphase

Der Einbruch von Krankheit, insbesondere einer chronischen, oder eines Unfalls mit bleibenden Folgen bedeutet eine große Herausforderung für den Betroffenen und stürzt ihn in eine existentielle Lebenskrise. Zu den Schmerzen und den körperlichen Problemen kommen Sorgen, Ängste und Befürchtungen. Alles ist schlagartig verändert. Ein unendlich langes und schwieriges Lernen und ein ebenso schwieriger Bewältigungsprozeß setzt ein. Studien haben gezeigt, daß die Stadien dieses Lernprozesses unabhängig vom Krisenauslöser (Krankheit oder Unfall) immer wieder ähnlich verlaufen und daß sie von den Betroffenen wie von den Bezugspersonen (Angehörige, Partner, Betreuer) durchlebt und bewältigt werden müssen, wenn eine soziale Integration und/oder Rehabilitation erreicht werden soll.
Die Phasen des Verarbeitungsprozesses wurden in diesem Buch bereits beschrieben (S. 46ff. u. 434ff.). Auf S. 859 habe ich weiterführend darauf hingewiesen, daß man diesen Phasenverlauf auch spiralartig sehen kann. Das Symbol der Spirale sagt am besten aus, wie sehr die Dynamik der Bewältigung einem lebenslangen Ringen nach Identität entspricht. E. Schuchardt (1987) beschreibt diese Phasen als

1. *Ungewißheit.* Im Vordergrund steht das „noch nicht wissen, was werden soll". Unsicherheit und Unannehmbarkeit beherrschen die Gefühle.
2. *Gewißheit.* Sie wird eines Tages die Ungewißheit ablösen; die Realität läßt keine Verdrängung mehr zu; es gilt, der Situation ins Auge zu schauen. Dieses Wissen ist begleitet von höchst ambivalenten Gefühlen.
3. *Aggression* mit Protestausbrüchen wechseln ab mit Phasen der
4. *Verhandlung*, die meist von fast kindlich-naiven

Tabelle 34.1 Formen des chronischen Krankseins und der Behinderung

Behinderungsform	Lokalisation	Probleme	Progredienz/ Rehabilitation
Körperliche Formen			
Rheumatismus Entzündungen und Degeneration der Gelenke (Kap. 27)	• entzündliche und degenerative Veränderung der kleinen und großen Gelenke • Weichteilrheumatismus	• oft starke Schmerzen und Bewegungseinschränkung mit Verlust der Arbeitsfähigkeit und Autonomie	• ohne regelmäßiges Selbsttraining und Schonung der Gelenke fortschreitende Beeinträchtigung
Chronisch obstruktive Lungenerkrankungen (Kap. 17)	• chronische Bronchitis • Asthma bronchiale • Lungenemphysem	• Atemprobleme • Infektanfälligkeit • Abhängigkeit von Sauerstoff	• Besserung des Zustandes unter Dauertherapie möglich; eingeschränkte Lebensqualität fast immer zu erwarten
Chronische Niereninsuffizienz (Kap. 25)	• Ausscheidungssystem Nieren	• Abhängigkeit von ambulanter Peritonealdialyse, Heimdialyse, Hämodialyse im Zentrum • insuffizienzbedingte zerebrale Veränderung • Bangen um Aufnahme in ein Transplantationsprogramm • Unsicherheit nach der Transplantation	je nach Therapieerfolg: • relative Stabilisierung dank Dialyse • eingeschränkte Lebensqualität, oft Lebensminderung • Heilung bei erfolgreicher Transplantation
Diabetes mellitus (Kap. 23)	• Inselzellen des Pankreas	• Blutzuckerentgleisung mit entsprechenden Komplikationen an Gefäßen und Nerven	• Einstellung mit Diabeteskost und Insulin • lebenslange Therapieabhängigkeit
Krebs (Kap. 36)	• an jedem Organ möglich	• Symptome abhängig vom betroffenen Organsystem und vom Karzinomtyp	• Heilung/Remission und Lebenserwartung abhängig vom Erfolg der Therapie
Paraplegie Tetraplegie (Kap. 28)	• Schädigung des Rückenmarks – höher und tiefer gelegen (HWS/LWS)	• Lähmung zweier oder aller vier Extremitäten • Sensibilitätsstörungen (Blase, Darm, Sexualität) • vegetative Störungen • Störung des Körperschemas	• Rehabilitation bei gelungener Reaktivierungs- und Integrationsphase • gut ausgebaute Paraplegikerzentren • bleibende Behinderung (Rollstuhlabhängigkeit)
Status nach Apoplexie: Hemiplegie (Kap. 28)	• Schädigung im Gehirn, häufig in der Capsula interna	• Halbseitenlähmung, verbunden mit • sensorischen Ausfällen • gestörte Tiefensensibilität • Störung des Körperschemas	• Rezidive sind möglich • Rehabilitation abhängig vom Schweregrad • Lebenserwartung abhängig von den Rezidiven • (braucht evtl. Gehhilfe oder Rollstuhl)

Tabelle 34.**1** (Fortsetzung)

Behinderungsform	Lokalisation	Probleme	Progredienz/ Rehabilitation
Status nach Schädel-Hirn-Trauma Tumor (Kap. 28)	• Großhirn, Kleinhirn oder Hirnstamm	• abhängig von der Lokalisation, meist bleibende motorische Einschränkung, Gleichgewichtsstörung • psychische Veränderung • vegetative Probleme	• Rehabilitation möglich, jedoch nur effizient unter gezieltem Training (noch kaum spezielle Rehabilitationsprogramme entwickelt)
Multiple Sklerose (Kap. 28)	• MS-Herde im ganzen ZNS möglich	• Bewegungsstörungen bis Lähmungen • Koordinationsstörungen • Intensionstremor • Blasenstörung • Gesichtsfeldausfälle • psychische Veränderungen	• Verlauf in Schüben mit teilweiser Remission oder • chronisch progredient bis zur Rollstuhl- bzw. Pflegeabhängigkeit
Epilepsie (Kap. 28)	• Krampfherde im Gehirn, häufig am Schläfenlappen	epileptische Anfälle: • Absencen, Petit mal, Grand mal	• bei guter medikamentöser Einstellung gute Prognose
Muskeldystrophien, verschiedene Formen	• alle willkürlichen Muskeln	• Beginn je nach Form in der frühen Kindheit, im jungen Erwachsenenalter; fortschreitende Behinderung bis zur Rollstuhlabhängigkeit	• Progredienz je nach Form langsam oder rasch • Lebenserwartung verkürzt • Abhängigkeit nimmt zu
Myasthenia gravis	• Störung der neuromuskulären Reizübermittlung zwischen peripheren und motorischen Nerven und Muskeln	• erhöhte Ermüdbarkeit besonders der Sprach-, Kau- und Schluckmuskulatur und des Lidhebers	• langsame Progredienz • Probleme nehmen zu, wenn sie unbehandelt bleiben • Therapie mit Prostigmin möglich
Sinne und Sprache			
Blindheit Sehbehinderung (Kap. 31)	• Augen, Sehnerven oder Sehzentrum im Hinterhauptlappen des Großhirns; angeboren oder erworben	• mehr oder weniger eingeschränktes Sehvermögen bzw. völliges Fehlen des Sehenkönnens	• Schulung bzw. Umschulung der Fähigkeiten auf die Situation
Gehörlosigkeit Schwerhörigkeit (Kap. 30)	• Ohren, Hörnerv oder Hirnzentren im Großhirn	• fehlendes oder mehr oder weniger eingeschränktes Hörvermögen	• spezielle Gehörlosenschulung
Sprachstörungen (Kap. 14 und 28)	• Sprechwerkzeuge (Kehlkopf) oder Sprachzentren im Großhirn	je nach Ursache: • Stottern • Stummheit • Aphasie	• Verhaltens- und Sprachschulung • soziale Integration möglich
Psychisch-geistige Formen			
psychische Störungen, Verhaltensprobleme, geistige Behinderung: Kap. 35			

Wunderhoffnungen begleitet sind, die jedoch fast immer zum Scheitern verurteilt sind.
5. *Depression* und grenzenlose Traurigkeit treten auf. Wo die Trauer verarbeitet wird (S. 538), kann
6. *Annahme* wachsen. Charakteristisch für diese Windungen der Spirale ist die bewußte Erfahrung der Grenze. Diese Grenze, die Vergangenheit und Zukunft trennt, verlangt eine neue Ausrichtung, eben die, mit dem was ist, leben zu können. Erst jetzt kann in der Phase der
7. *Aktivität* ein neues Selbstbild erarbeitet und können Bewältigungsstrategien (S. 71f.) bewußt angepeilt werden. Jetzt geht es um das Suchen und Gestalten neuer Lebensmöglichkeiten.
8. *Solidarität.* Daß diese Bewältigungsschritte nicht möglich sind ohne die Hilfe anderer, liegt auf der Hand. Je nach Behinderung und Schwierigkeit der Reintegration bedarf es der Hilfe vieler. Sicher braucht es die menschliche Begleitung, ohne die sich der Betroffene kaum an der Spirale aufwärts bewegen und im lebenslangen Lernen und Dranbleiben durchhalten kann.

Wo die Krisenverarbeitung zu neuen Integrationsmöglichkeiten hinführt (z.B. Leben im Rollstuhl für den Paraplegiker), ist das zwar ein harter, langer, nie endgültig bewältigter Weg, aber er ist z.B. für einen MS-Patienten noch weit beschwerlicher.

Nach einer Umfrage, welche die Schweizerische MS-Gesellschaft 1978 bei 2250 Betroffenen in der ganzen Schweiz durchführte, stellen der zunehmende Verlust der Selbständigkeit bzw. die Zunahme der Abhängigkeit und die Ungewißheit über den Krankheitsverlauf für den MS-Patienten die psychisch belastendsten Faktoren dar. Das Erleben der allmählich oder plötzlich eintretenden großen Abhängigkeit, ja der Hilflosigkeit, ist um so schwerwiegender, je mehr das Gespenst des allmählichen Zerfalls zum Begleiter wird. Solch schwere und fortschreitende Krankheiten konfrontieren den Betroffenen mit der Vergänglichkeit des Lebens und bedeuten schließlich auch hautnahe Auseinandersetzung mit dem Sterben. Die Alternative zum Verdrängen und Ablehnen ist das *Akzeptieren.*

Die *Krisenbewältigung* (Trauerarbeit) kann gelingen oder mißlingen. Wo sie nicht gelingt, führen Resignation, Hoffnungslosigkeit und zunehmender Verfall der Kräfte und Fähigkeiten wirklich zur nur noch progredient bösartig sich entwickelnden *chronischen Krankheit.*

Wo Bewältigung gelingt, wirkt sie lebensverändernd, setzt sie Kräfte frei und schafft Sinn, ja Lebensreife. Diese Menschen werden fähig, *mit* der Behinderung (und nicht gegen sie) zu leben. Sie können neue Werte (Sinnwerte, schöpferische Werte), ja am Ende ihr eigenes ihnen zugemessenes Menschsein finden (Selbstfindung → Entwicklung eines neuen Selbstkonzepts). Daraus finden sie schließlich die Kraft, ein bedingt *gesundes Leben* zu gestalten.

Von dieser Krisenbewältigung sind selbstverständlich auch die *Angehörigen* betroffen; auch ihnen bleibt es nicht erspart, den Trauerprozeß Schritt um Schritt für sich selbst und mit dem Betroffenen zu vollziehen.

34.2.2. Reintegration

Die Reaktivierungs- und -integrationsphase setzt nach Ende der Akutphase einer Krankheit oder eines Unfallgeschehens ein. Sie dauert je nach Auslöser verschieden lang und verläuft unterschiedlich erfolgreich.

Schwerpunkte in dieser Phase sind z.B.
- Training der Mobilisation;
- Darm- und Blasenrehabilitation (nach zerebralen und spinalen Traumen);
- Selbsthilfe- bzw. Selbstpflegetraining;
- Stärkung vorhandener Fähigkeiten und Stützung bzw. Förderung der behinderten Aktivitäten, meist durch Ergo- und Physiotherapeuten (oder Sprach- und andere Trainings);
- berufliche und soziale Integration. Hier ist natürlich zu unterscheiden zwischen jungen und alten Menschen.

Eine wichtige Aufgabe in dieser Zeit ist die Hilfsmittelberatung und -erprobung: Gehhilfen, Rollstuhl, Haushalthilfen, Hörgerät usw. Sie sind Voraussetzung für die gesellschaftliche Wiedereingliederung bzw. für die Entlassung nach Hause und das Leben in größtmöglicher Selbständigkeit im eigenen Heim, für die Arbeitsfähigkeit (Nützlichkeit) und die möglichst selbständige Fortbewegung.

34.2.3. Desintegration

Der positive Verlauf der Integrationsphase ist von vielerlei Faktoren abhängig, z.B.
- *Persönlichkeit* des Betroffenen und seine Biographie;
- *Beziehungsnetz* – Sozialnetz, Familienstruktur, Partnerschaft;
- *Krankheitsgeschehen* (Diagnose, Prognose) – Grad der Reversibilität, medizinische In-

terventionsmöglichkeiten und erprobte Rehabilitationsprogramme (so hat z. B. der Paraplegiker weitaus bessere Rehabilitationsmöglichkeiten als der Schädelverletzte);
- *Zeitpunkt des Geschehens.* Es ist ein großer Unterschied, ob eine Krankheit oder Behinderung schon bei der Geburt vorhanden war oder erst später erworben wurde. Im ersten Fall war sie seit jeher Teil der Körperschemas (S. 160) des Betroffenen (und ist somit nicht als Krankheitsphase aufzufassen). Im zweiten Fall liegt auf der Hand, daß junge, gesunde Menschen rehabilitationsfähiger sind als alte und kränkliche.

Wo einer oder mehrere Faktoren sich zu einem gesundheitsfeindlichen Netz zusammenballen, kommt es zur eigentlichen *chronischen Krankheit* mit (oft zunehmender) *Pflegebedürftigkeit* und/oder zur *Einweisung ins Pflegeheim*.

34.3. Chronisches Kranksein

In Anlehnung an R. A. Gerber (Loryspital Bern) zähle ich all jene Menschen zu den chronisch Kranken, die unabhängig von ihrem Alter oder der auslösenden Grundkrankheit, „viel Hilfe und Betreuung in Anspruch nehmen, aber aufgrund ihres langdauernden Leidens keine Aussicht auf Heilung haben".

34.3.1. Problemfelder

Die Probleme sind äußerst vielfältig. Sie betreffen

- die *körperlichen Symptome* bzw. die somatischen Folgen ihrer Krankheit wie Lähmungen, Ausfallerscheinungen, Funktionseinbußen und Risiken wie Infektionen, Kontrakturen, Druckstellen, Schmerzen usw. Dazu gesellen sich eine Reihe *psychosomatischer Störungen* wie Schlafprobleme, Eß- und Verdauungsstörungen, psychische Probleme (Aggression oder Depression). Zu berücksichtigen sind auch
- *Persönlichkeits-* und *Charakterveränderungen*, die wiederum mit einer Fülle von Beschwerden einhergehen können (Tab. 34.**2**).
- *Rehabilitationspotential.* Darunter versteht man „die körperlichen und psychischen Fähigkeiten eines Menschen, die es ihm ermöglichen, eine Behinderung mit Zuhilfenahme von Physiotherapie, Ergotherapie, neuropsychologischem Training, Sprachtherapie, Psychotherapie, operativen Sanierungen usw. auf das kleinstmögliche Ausmaß einzuschränken.
  Das Rehabilitationspotential wird üblicherweise anhand von einschränkenden Kriterien beurteilt (Tab. 34.**3**). Diese Rehabilitationskriterien geben einen Überblick, erheben aber keinen Anspruch auf Vollständigkeit" (Gerber).

Es ist klar, daß die Summe der Probleme zu großen pflegerischen und zwischenmenschlichen Herausforderungen führen kann. Je mehr z. B. das Rehabilitationspotential beeinträchtigt ist, um so mehr treten auch belastende Persönlichkeitsveränderungen auf (und positiv umgekehrt). Eine große Bedeutung hat dabei

Tabelle 34.**2** Häufig beobachtete Veränderungen beim chronisch Kranken (aus Gerber, R. A.: In Heim, E., J. Willi: Psychosoziale Medizin, Bd. II. Springer, Berlin 1986)

Persönlichkeit	psychomotorische Verlangsamung Reizbarkeit Hypochondrie Depressivität
Verhalten	fordernd-manipulativ Suchtentwicklung sekundärer Krankheitsgewinn schlechte Compliance soziale Isolation
Somatische Folgen	Schlafstörungen Obstipation Adipositas Appetitstörungen
Schmerzverhalten	Absinken der Schmerzschwelle

Tabelle 34.**3** Einschränkende Kriterien der Rehabilitation (aus Gerber, R. A.: In Heim, E., J. Willi: Psychosoziale Medizin, Bd. II. Springer, Berlin 1986)

Zentralnervensystem	eingeschränkte kortikale Leistung (POS, Demenz) Läsion der nichtdominanten Hemisphäre zentrale Lähmungen Visusverminderung Gesichtsfeldausfälle Hörverlust Sprachstörungen
Kreislauferkrankungen	schwere Herzinsuffizienz koronare Herzkrankheit orthostatische Dysregulation Synkopen
Metabolische Störungen	schlecht einstellbarer Diabetes mellitus Leberinsuffizienz Niereninsuffizienz
Urininkontinenz	
Stuhlinkontinenz	
Adipositas	
Deformierende Skeletterkrankungen	
Eingeschränkte Lungenfunktion	
Gleichzeitige Erkrankung an Malignom	
Fehlende soziale Einbettung (verwitwet, geschieden, ledig)	
Gleichzeitig vorhandene Psychose	
Fehlende Motivation	
Schlechte Compliance	
Ausgeprägte Regression	

Tabelle 34.**4** Konzept der Betreuung chronisch Kranker im Krankenhaus (aus Gerber, R. A.: In Heim, E., J. Willi: Psychosoziale Medizin, Bd. II. Springer, Berlin 1986)

Erster Schritt	tragfähige Patient-Arzt-Beziehung herstellen
Zweiter Schritt	Aktivierung Abbau der Regression/des Hospitalismus
Dritter Schritt	Bündnis mit gesunden Anteilen bilden
Vierter Schritt	Abbau des pathologischen Kommunikationsverhaltens
Fünfter Schritt	Konfrontation mit der Realität
Sechster Schritt	Planung der Langzeitbetreuung

die Vorgeschichte des Patienten (Biographie). Diese verstehen hilft uns, daß wir uns toleranter und humaner auf seine Situation einstellen (ohne in den eigenen ambivalenten Gefühlen hängenzubleiben) und auf Prägung aus seiner Lebensgeschichte verständlicher reagieren können – *geschulte* und *professionelle Empathie*.

34.3.2. Betreuung chronisch Kranker

Für die Betreuung chronisch Kranker hat Gerber ein Konzept erarbeitet (Tab. 34.**4**), das für die Pflegegruppe eine Hilfe bzw. eine Leitlinie sein kann, eine Checkliste gleichsam für eine individuelle bzw. ganzheitliche Pflegeplanung. Die Leitlinien, bezogen auf die **Pflege**:

- *Tragfähige Beziehung herstellen.* Damit ist die Grundlage angesprochen für die Situationseinschätzung als erstem Schritt der Pflegeplanung (S. 102ff.). Eine tragende Beziehung ist Voraussetzung dafür, daß wir nicht nur einen chronisch Kranken, sondern einen individuellen Menschen vor uns sehen können. Die *Biographie* des Patienten wird uns zum Schlüssel besseren Verstehens. Woher kommt dieser Mensch? Wie ist seine Familiensituation? Wie hat er früher gelebt? Was sind seine Fähigkeiten, seine Gewohnheiten, seine Grenzen, seine Lebenserwartungen und -erfahrungen, seine Wünsche und Hoffnungen? Was sind seine Ängste?
Die Erforschung der Lebensgeschichte (S. 43f.) ist Ausgangspunkt für die nächsten Schritte:
- *Aktivierung.* Nicht nur der medizinisch mögliche Aktivierungsgrad hat dabei Bedeutung, sondern auch die Motivation und das Gesundheitsverständnis (Selbstbild S. 36) des Patienten. Wie mobil war er vor der Erkrankung? Wie hat er das Leben früher gemeistert? Wenn es gelingt, mit dem Patienten zusammen Möglichkeiten und Grenzen zu besprechen, ist es leichter möglich, Unmündigkeit, Abhängigkeit und Hilflosigkeit auf ein Minimum zu reduzieren. Wenn wir aus dem lebensgeschichtlichen Bezug seine Befürchtungen und Wünsche kennen, können wir individuell sinnvolle Aktivierungswege finden. Aktivierung soll Freude machen und nicht nur eine „Aktivierung um jeden Preis" oder eine „Aktivierung nach Schema" sein. Je besser wir an das vergangene Leben anknüpfen, dort, wo der Patient auch früher aktiv war, nämlich im Bereich der ATL (Abb. 34.**1** und 34.**2**), dort, wo er anfangen kann – wenn auch nur in ganz kleinen Schritten –, für sich selbst zu sorgen, werden seine Ressourcen aktiviert. Hier können wir an seine
- *gesunden Kräfte anknüpfen.* Darin gelingen die Aufrechterhaltung von Eigenverantwortung (Copingstrategien S. 71), die Stützung von Selbstwert und das Wiederentwickeln eines der Regression entgegenwirkenden Selbstbildes. Damit wird auch die Grundlage geschaffen, dem
- *pathologischen Kommunikationsverhalten entgegenzuwirken.* „Chronisch Kranke kommunizieren meist nur über ihre Beschwerden oder über indirekte Klagen in bezug auf ihre Betreuer" (Gerber) oder in bezug auf das Essen, die Mitpatienten usw. Wo dieses Kommunikationsmuster, das von Pflegenden und Angehörigen über kurz oder lang mit Abstumpfung und Resignation quittiert wird, überhand nimmt, führt es zu massiven Beziehungsstörungen und schließlich zu Pflegefehlern (Symptome werden falsch interpretiert, Mängel nicht oder nur ungenügend behoben).

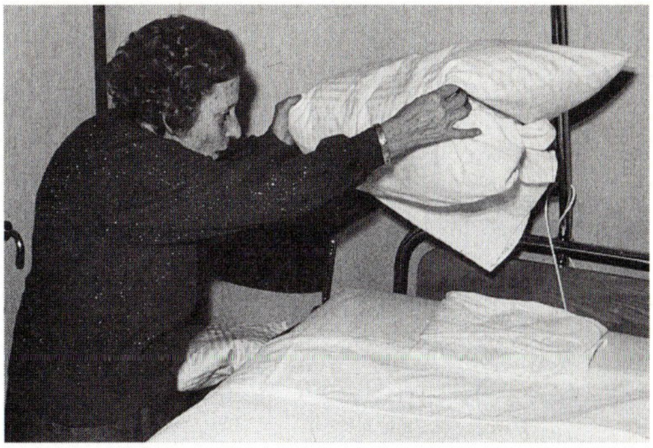

Abb. 34.**1** Der Alltag, auch der Krankenhausalltag, ist das beste Übungsfeld zur Reaktivierung.

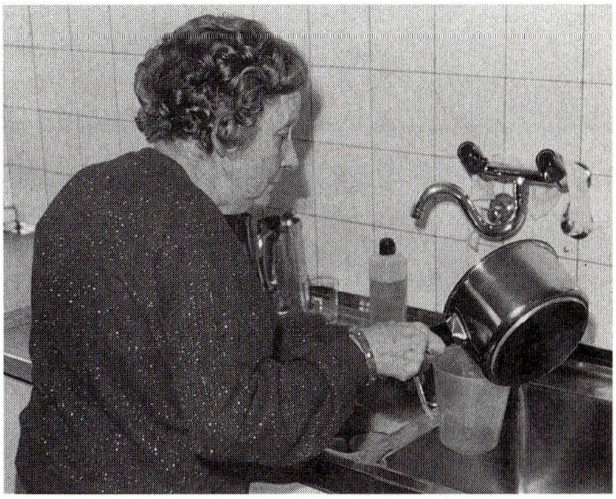

Abb. 34.**2** Teekochen auf der Abteilung.

- Die *Konfrontation mit der Realität* kann am besten mit dem Konzept der *Übergangspflege* (S. 441ff.) erreicht werden. Hier entscheidet es sich, ob der Patient nach Hause zurückkehren kann oder ob ein Heimplatz gesucht werden muß, d.h.,
- die *Planung der Langzeitbetreuung* muß früh genug einsetzen. Je besser der Patient dabei *aktiv mit einbezogen* ist, um so besser können

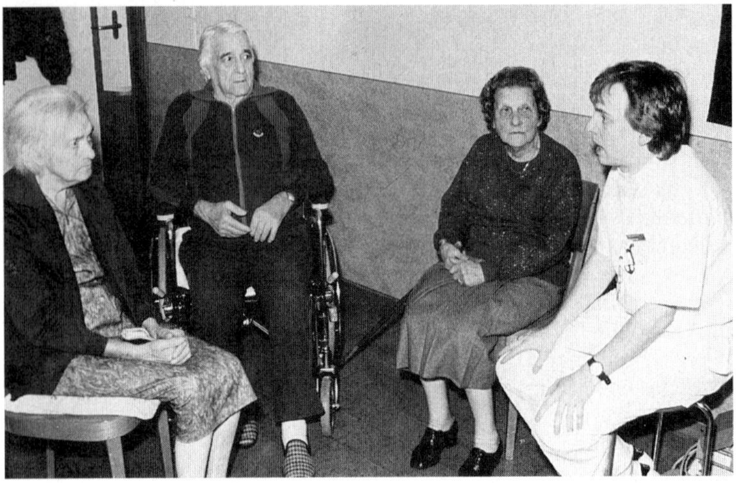

Abb. 34.**3** Wöchentliche Gesprächsgruppen erleichtern das Zusammenleben und fördern ein gesundes Kommunikationsverhalten.

adäquate Mittel und Wege gefunden werden. Die Übergangspflegegruppe Zürich (S. 442f.) macht gute Erfahrungen mit wöchentlichen Gesprächsgruppen (Abb. 34.**3**). Hier werden Kräfte und Fähigkeiten eingeübt, die für jede Reintegration und Rehabilitation notwendig sind:

- Leben und Sprechen miteinander,
- Informationsaustausch über Hilfsmittel und Hilfen, über Aktivierungsprogramme und soziale Dienste,
- Kontakt zu Bezugspersonen,
- Aussprechen von Wünschen und Hoffnungen,
- aktive Teilnahme an Entscheidungen und an der Planung der nächsten Schritte,
- Einüben der Selbstpflegeplanung.

34.3.3. Langzeitpflege

Es gibt nicht „den chronisch Kranken", und es gibt nicht „den Langzeitkranken", aber für alle gilt: Je mehr sie behindert und je ausgeprägter ihre körperlichen Störungen werden, um so mehr sind sie auf den Betreuer/die Schwester angewiesen.

Was sie vor allem brauchen, ist *Pflege* und *menschliche Nähe*:

- *Unterstützung* und *stellvertretende Übernahme im Bereich aller ATL*. Wo Patienten nur für einen kurzen Eingriff ins Krankenhaus kommen, können sie eine „routinemäßige Versorgung mit dem Nötigsten" verschmerzen; wo Menschen aber über Wochen, Monate, ja Jahre auf Pflege angewiesen sind, ist Routine lebensfeindlich und für beide Teile – für die Pflegenden wie für den Patienten – unbefriedigend. Wie sehr sich die Geister scheiden, zeigt schon die Sprache. Urteilen Sie selbst: Wo möchten Sie selbst krank sein oder sich pflegen lassen: dort, wo man „Behinderte füttert" oder wo man ihnen beim Essen hilft? Wo „Invalide an den Rollstuhl gefesselt sind" oder wo diese Menschen nach eigenem Ermessen aktiv und mobil sein können? Wo man „Patienten fertig macht" oder mit ihnen das Abendritual gestaltet?
  Die Beispiel können beliebig fortgesetzt werden.
  Grundpflege heißt, den Grundbedürfnissen entsprechen – *allen* Grundbedürfnissen (Hierarchie nach Maslow S. 42 und Kap. 5–16) – heißt, dort Hilfe anbieten, wo der Kranke sich nicht selbst helfen kann (Ergänzen des Selbstpflegedefizits), heißt soviel Pflege geben, wie er braucht und wünscht (nicht das, was die Struktur vorschreibt oder „unser Gutmeinen" ihm überstülpt), heißt *Selbstpflege* unterstützen, fördern und ergänzen.
- *Begleitung in Krisensituationen* bedeutet ein Klima zu schaffen, wo Kranksein ebenso Platz hat wie die Förderung gesunder Kräfte, heißt akzeptieren (lehren und lernen!) dessen, was ist: die Realität, die eben besondere Abhängigkeit, die irgendeinmal auch sterben bedeutet (Kap. 16).

Chronisch Kranke, Langzeitkranke pflegen oder mit Behinderten zusammenleben kann nur, wer gelernt hat, *Einschränkungen* zu akzeptieren. Hier gilt es, mit dem Kranken zu lernen, mit der Krankheit/Behinderung auszukommen. Wo das gelingt, werden Pflegepersonen (in Verbindung mit den medizinischen und therapeutischen Diensten) zu echten Helfern und Betreuern. Sie werden fähig, sich jener Möglichkeiten zu bedienen, die ich im Kap. 13 vorgestellt habe als die *Copingstrategien*. Für sie selbst und für die Patienten wird das „to cope with" (bewältigen, umgehen können damit) zunehmend möglich. Darin können jene Kräfte freigesetzt werden, die ich (in Anlehnung an Maslow) als die „höheren Werte" bezeichnen möchte – Werte, die in jedem Fall höher zu bewerten sind als die manuellen Pflegetätigkeiten (Waschen, Betten). Mit der Krankheit umgehen, mit kranken Menschen leben, mit der Realität auskommen, ist für Pflegende lehr- und lernbar!

34.4. Chronisch Kranke im Krankenhaus

Chronisch Kranke werden im Idealfall so lange wie möglich *daheim* gepflegt; wo dies nicht mehr möglich ist, ist die **Heimeinweisung** unumgänglich. Sowohl zu Hause als auch im Heim sollen die Strukturen so sein, daß dem Kranken/Behinderten ein höchstmögliches Maß an *Handlungsspielraum* (S. 946) gewährleistet ist. Es sollen behindertengerechte Gebäude und Einrichtungen (Heim) sowie, vor allem für die Pflege daheim, genügend pflegeerleichternde Hilfsmittel und Hilfen zur Verfügung stehen.

Das **Akutkrankenhaus** hingegen ist nicht in erster Linie für Langzeitkranke und -behinderte eingerichtet. Es dient der sog. Akutversorgung, weshalb hier bezüglich Strukturen und Abläufen andere Bedingungen bestehen, ja oftmals ganz andere Gesetze gelten (z.B. bezüglich Schnelligkeit und Effizienz). So kommt es, daß Behinderte und verlangsamte Menschen den reibungslosen Ablauf z.B. einer prä- oder postoperativen Pflege ganz erheblich beeinträchtigen; und es braucht u.U. einiges an Anstrengung und Haltung, um eben *diesem* Patienten gerecht zu werden. Das bedeutet in diesem Fall ein Zweifaches:

- optimale prä- und postoperative Überwachung und Pflege *und*
- Berücksichtigung der bestehenden Behinderung oder chronischen Krankheit.

Hier gilt es, eine möglichst umfassende **Situationseinschätzung** vorzunehmen, um dem Patienten nicht nur gerecht zu werden, sondern ihm nicht zu schaden.

Es gilt, daran zu denken:

- Langzeitpatienten sind „Langzeitleidende". Sie stehen immer wieder neu im Prozeß der Krankheitsverarbeitung (Stufen zur Trauerarbeit S. 538 bzw. Krankheits- und Sterbeverarbeitung nach Kübler-Ross S. 543ff.). Wir erleben solche Kranke, je nach Situation:
  - als stark, reif, uns reich beschenkend;
  - als aggressiv, „nörgelnd";
  - abhängig von der Krankheit oder/und von der Umwelt/Mitwelt; das schafft Spannungen und Probleme;
  - mit großem Resonanzbedürfnis und kleinem Selbstwertgefühl. Solche Kranke wollen immer wieder hören, daß sie „in Ordnung" sind.
- Gewohnheit, Resignation oder allzugroße Abhängigkeit können Ressourcen verdeckt oder verschüttet haben. Kräfte liegen dann lahm und ungenutzt. Signale werden kaum gesetzt. Solche Patienten sind
  - passiv, übermäßig hilfsbedürftig, mit wenig Eigeninitiative;
  - sie sehen nur das, was sie behindert; vergessen das „Gesunde, das sie haben" oder fördern könnten.
- „Eigenheiten" des Kranken sind Ausdruck seiner Persönlichkeit (die sich anders geformt hat, als bei einem Nichtbehinderten). Sie sollen, wo sie nicht zu ändern sind, angenommen werden. Auf keinen Fall dürfen sie als persönlicher Angriff gedeutet werden.

Echte Hilfe setzt **Wissen und Verstehen** voraus, sinnvolle Hilfe heißt zuerst und über allem, wissen, wer dieser andere Mensch ist und was er braucht. Das aber müssen wir uns von ihm und/oder von seinen Angehörigen/Betreuern sagen lassen.

Einige Anregungen

- Jeder chronisch Kranke (auch der Gesunde) hat *Gewohnheiten*, sei es beim Essen, der Lagerung, der Mobilisation, die wir – auch zu unserem Vorteil – eruieren und bei der Pflege berücksichtigen sollen.
- Ein behinderter Mensch hat meist viel mehr

Angst, in ein Krankenhaus einzutreten, weil er eine noch größere *Abhängigkeit* befürchtet und oft durch seine krankheitsbedingte Isolation menschenscheu geworden ist.

- Viele Krankheiten, wie z.B. die multiple Sklerose, sind in der Regel fortschreitend, dies ist in der Pflege zu berücksichtigen, d.h. sich immer neu *anpassen*; die Pflege muß flexibel sein.
- Ein besonderes Handicap für viele Patienten ist ihre Verlangsamung und rasche Ermüdbarkeit. Ein vernünftiges, individuelles Maß an Aktivierung ist angezeigt.
- Bei einem Patienten mit spastischer Lähmung oder starkem Tremor sind pflegerische und therapeutische Maßnahmen (z.B. Blutentnahme, Röntgenuntersuchungen usw.) *schwieriger* durchzuführen. Wir berücksichtigen dies in der Tagesplanung (jede Verrichtung erfordert mehr Zeit als üblich). Die Dienste, mit denen der Patient in Kontakt kommt, entsprechend informieren, wenn möglich den Patienten zu einer Untersuchung begleiten und dabeibleiben.
- *Angehörige*, die den Patienten zu Hause pflegen, mit einbeziehen, wenn sie (und der Patient) es wünschen; evtl. neue Tips geben, sich von ihnen Tips geben lassen, neue Hilfsmittel zeigen usw. Meist sind die Angehörigen besser informiert als wir. Darum mit ihnen und dem Patienten im Gespräch bleiben. Die Angehörigen während der Zeit, da ihr Patient im Krankenhaus ist, ermuntern, daß sie auch einmal an sich denken und diese Zeit nützen, um sich auszuruhen, anderes zu machen usw. (z.B. an einem Tag gar nicht ins Krankenhaus zu kommen, vielleicht sogar in die Ferien zu gehen).
- Schwerbehinderte besonders gut in die *Pflege mit einbeziehen*, sie haben meist viel mehr Erfahrung als wir.
- Anregungen zur Zeit- und Lebensgestaltung, zur Förderung/Stützung des Handlungsspielraumes finden Sie in Kap. 13 und S. 946.
- Fragen der Sinnfindung, Hinweise zur religiösen Lebensgestaltung und Hilfe bei ethischen Konflikten werden in Kap. 16 bedacht.
- Umgehen mit Nähe, Berührung und Zärtlichkeit wie auch der Fragenkreis der Sexualität (im Alter, bei Behinderten) ist in Kap. 15 nachzulesen.

Über allem gilt: Wenn es uns gelingt, den Kranken anzunehmen als das, was er ist: ein Mensch, der Hilfe braucht, und ein Mensch, der bis zum letzten Augenblick seines Lebens menschlich spürt, agiert und reagiert, werden wir ihm am ehesten gerecht werden können.

Wenn wir in der Arbeit und im Leben mit Langzeit- und chronisch Kranken nicht nur *ihre* Pflege und Lebensqualität im Auge haben, sondern auch *mit uns selbst* pfleglich umgehen (Hilfe holen, wenn wir Hilfe brauchen; nein sagen, wenn wir nein sagen möchten und auch müßten!), bleiben auch wir gesund und brennen nicht aus.

Wenn der Kranke erkennt – vielleicht mit unserer Hilfe –, daß er ja nur so krank sein kann, wie seine ihm noch bleibende Gesundheit (gesunde Kräfte) dies zuläßt und daß „die ertragene Krankheit ein Beweis für seine größere Gesundheit ist“ (Schipperges), wird ein entscheidender „psychologisch intendierter Prozeß der Heilung in Bewegung gesetzt“ – und sei es nur ein weiterer Schritt in Richtung Selbstbejahung und Realitätsbewältigung. Denn:

Gesundheits- und Krankenpflege ist auch, zu lernen, daß die Krankheit ein Teil der Lebenswirklichkeit ist:

- für den, den sie trifft, *Aufgabe und unausweichliches Schicksal* (er hat sie nicht gewählt und nicht gesucht), deren Erfüllung einen eigenen – den ihm individuell zugemessenen – Wert hat;
- für den, der begleitend mitgeht, eine *frei gewählte Aufgabe* (nichtsdestoweniger eine oft schwierige und belastende), deren Erfüllung ihm oft zur menschlichen und beruflichen Herausforderung wird.

Damit umgehen können ist lernbar, daraus neue, kreative Strategien entwickeln (Forschung im Alltag) eine schöpferische Leistung.

34.5. Beurteilung von Wissen und Können in der Pflege

Wählen Sie ein Krankheitsbild aus den Kapiteln 17–31, bei dem die Komponente „chronisch“ eine Rolle spielt.
Bringen Sie es in Verbindung mit einer konkreten Pflegesituation.

- Sammeln Sie Informationen zur Situation des Kranken.
- Vergleichen Sie mögliche Entwicklungen für den Patienten.
- Bearbeiten Sie die Schritte des „Konzepts der Betreuung chronisch Kranker“ (Tab. 34.**3**) bezogen auf „Ihren“ Patienten.

Weiterführende Literatur

Böhm, E.: Krankenpflege – Brücke in den Alltag. Psychiatrie-Verlag, Rehburg-Loccum 1985

Dass, R., P. Gorman: Wie kann ich helfen? Sadhana, Berlin 1988

Dörig-Hug, V.: Ermutigung zur Ganzheitlichkeit. Recom, Basel 1988

Füsgen, I.: Pflege und Betreuung des chronisch kranken, alten Menschen zu Hause. Thieme, Stuttgart 1980

Hastings, D.: Praktisches Handbuch der Hauskrankenpflege. Herder, Freiburg 1986

Heim, E., J. Willi: Psychosoziale Medizin, Bd. II, Springer, Berlin 1986

Jecklin, E.: Arbeitsbuch Krankenbeobachtung als Teil der Krankenpflege. Fischer, Stuttgart 1988

Juchli, L.: Pflegen – Begleiten – Leben, 2. Aufl. Recom, Basel 1987

Juchli, L.: Sein und Handeln, 3. Aufl. Recom, Basel 1988

Meier, F., S. Meier: Heute hat es nicht geregnet. Gedanken und Gebete eines behinderten Mädchens. Pendo, Zürich 1988

Schipperges, H.: Homo patiens. Piper, München 1985

Schipperges, H.: Die Regelkreise der Lebensführung. Deutscher Ärzte-Verlag, Köln 1988

Schuchardt, E.: Warum gerade ich? Leiden und Glauben, 4. Aufl. Burckhardthaus-Laetare, Offenbach 1987

Sporken, P.: Begleitung in schwierigen Lebenssituationen. 2. Aufl. Herder, Freiburg 1987

Welter, R.: Anregungen zur Förderung und Belebung des Wohnens und Betreuens in Heimen. Duttweiler-Institut, Rüschlikon 1985

Welter, R.: Heime, Dienstleistungen und Lebensqualität. Ein Arbeitsbuch für Heimleiter, Heimkommissionen, Behörden und ambulante Dienste. Pro Senectute, Zürich, 1988

35. Pflege psychisch Kranker

Der Mensch ist der grundsätzlich ins Wagnis Gesandte.
Das Scheitern schadet ihm weniger
als das vermeintliche Abgesichertsein.
Herbert Fritsche

Sequenzziel

Dieses Kapitel will keinen Psychiatrielehrgang ersetzen. Schwestern und Pfleger, die ausschließlich mit psychisch Kranken arbeiten möchten, bedürfen einer gut fundierten Spezialausbildung. Was das Kapitel leisten kann, ist eine *Einführung in die Welt* (Befinden und Befindlichkeit) des *psychisch Kranken.* Sie sollen dadurch seine Bedürfnisse und Probleme besser verstehen, in der Pflegeplanung (S. 102ff.) berücksichtigen und sich in der realen Pflegesituation therapeutisch und hilfreich verhalten können.

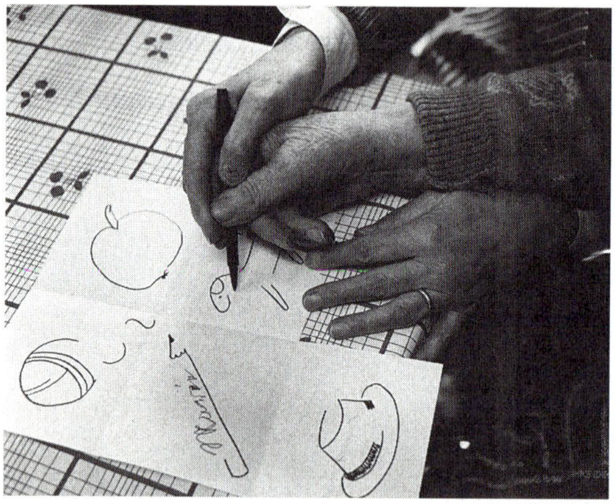

Prinzipien/Impulse

- Das *Leben* steht in einer Spannung zwischen Innen und Außen, zwischen physischem Geschehen einerseits und psychischer Gestimmtheit andererseits.
- Das *Innen* ist ein Bereich, dessen Komponenten – Seele/Psyche/Geist – nicht leicht zu fassen sind. Da sie menschliches Leben wesentlich bestimmen, sind sie reale Gegebenheiten, deren Äußerungen wir beobachten müssen, um von daher auf den inneren Zustand Rückschlüsse ziehen zu können.
- Das *Außen* als *Träger* von Geist und Seele – Soma/Körper/Leib – ermöglicht es dem Menschen, zum Du und zur Umwelt in Beziehung zu treten.
- *Störungen*, wo immer sie ihre Ursache haben, treffen den ganzen Menschen, sowohl in sich selbst (Eigenwelt) als auch in seinen Bezügen zu Umwelt, Mitwelt, u. U. auch zur Überwelt.

Einstimmung

Gelebte und erfüllte Zeit oder ungelebte, leere und tote Zeit sind entscheidend für das Lebensgefühl eines Menschen; es richtet sich z. B. danach, ob er bedeutsame Begegnungen mit sich selbst und anderen Menschen haben kann. Wie es der Philosoph Martin Buber ausdrückt: „Begegnung liegt nicht in Raum und Zeit, sondern Raum und Zeit liegen in der Begegnung." Ammon sagt: „Die Lebenszeit hängt von uns selber ab. Die echte Lebenszeit liegt in der Begegnung und im Tätigsein."
Die Dimension, die die Persönlichkeit eines Menschen kennzeichnet und umspannt, ist die Identität. Die dynamische Psychiatrie versteht unter Identität einen lebenslangen, nie abgeschlossenen Prozeß, was an die alte chinesische Weisheit erinnert: Der Weg ist das Ziel. „Identität ist das Bleibende in einer

Persönlichkeit und sie ist gleichzeitig nichts Bleibendes. Identität ist ein Prozeß, ein fortwährendes Suchen, eine fortwährende Entwicklung, die aber jeweils Spuren hinterläßt." Aus dieser Sicht kommt dem Werden im Verhältnis zum Sein größere Bedeutung zu. Die Begriffe Dynamik und Energie haben in diesem Denken Vorrang vor den Begriffen Struktur und Materie, letztere sind lediglich sichtbarer Ausdruck einer prozeßhaften Dynamik. Unter prozeßhafter Dynamik versteht Ammon den Menschen als ein offenes System, das im sozialenergetischen Austausch mit der Umwelt ständig Neues erfährt, sich verändert, seine Grenzen erweitert und überschreitet, was letztlich seine Kreativität ausmacht. Denn „Kreativität bedeutet immer, etwas ganz Neues, bisher nicht Gedachtes zu denken, zu tun und zu gestalten und somit auch noch völlig unbekannte Möglichkeiten aus dem nichtbewußten Persönlichkeitsreservoir (Ressourcen) freizulegen" (Heidi Mönnich).

35.1. Theoretische Grundlagen

35.1.1. Psychotherapie

Psychotherapie (Behandlung der Seele) bezieht sich auf eine Vielzahl psychologischer Methoden, die dazu verwendet werden, seelische, emotionale und Verhaltensstörungen zu beheben. Das kann im individuellen Gespräch *(Einzeltherapie)*, in Gruppen von 6–12 Personen *(Gruppentherapie)* oder – wie es bei Kindern gehandhabt wird – in Form eines Spiels zwischen Therapeut und Kind *(Spieltherapie)* stattfinden.

Die Psychotherapie ist eigentlich uralt:

„Schon seit über 2000 Jahren versuchen Menschen, menschliches Verhalten wissenschaftlich zu erfassen. Medizin, Religion, Philosophie und Psychologie haben über Jahrhunderte hinweg Theorien aufgestellt, um eine Definition für ‚normales' Menschsein zu finden und ‚unnormales' Verhalten zu verstehen und zu verändern. Man hat, von verschiedenen Standpunkten ausgehend, die menschliche Seele in Einzelteile zerlegt und schließlich wieder zusammengefügt. Jede Wissenschaft für sich hat eigene Konzepte erstellt, die Menschen zu einem besseren ‚Miteinander' befähigen sollen. Als Folge immer neuer Erkenntnisse über ‚das Innere' des Menschen, dem Zusammenspiel von Körper und Seele und der Bedeutsamkeit einer ‚gesunden Ausgewogenheit' von beidem, hat man immer wieder versucht, neue Behandlungsformen zu gestalten, die eine Beeinträchtigung des Körpers, der Seele oder des Verhaltens zu mildern imstande sind. Heute existieren schätzungsweise 150 bis 200 verschiedene Psychotherapieformen" (Rüdiger u. Porep).

Die gegenwärtig verwendeten Techniken reichen von *Existenzanalyse*, in deren Mittelpunkt religiöse und philosophische Werte wie Sinn und Lebenszweck stehen, bis hin zur *Verhaltenstherapie*, die auf Konditionierungstechniken beruht und wesentlich spezifischer und mechanistischer ist. Dazwischen gibt es eine ganze Reihe von Therapieansätzen wie die *Gestalttherapie* oder die *systemischen Ansätze*, die sich mit dem Individuum bzw. mit Paaren oder Gruppen in seinem/ihrem Umfeld (institutionellem Rahmen) befassen.

Man kann heute *fünf Richtungen* unterscheiden, die gleichzeitig auch ein Spiegel der geschichtlichen Entwicklung sind. Tab. 35.**1** und Abb. 35.**1** geben einen Überblick.

Psychoanalyse

Man sagt, daß die *Psychoanalyse Sigmund Freuds* nach wie vor die eigentliche Grundlage jeder Psychotherapie ist und es auch immer bleiben wird.

Tatsächlich war der Wiener Neurologe der erste, der den Versuch einer umfassenden Theorie der Persönlichkeit wagte und hierbei sowohl für die verschiedenen menschlichen Charaktere als auch deren unterschiedliche Lebensentwicklung eine Erklärung fand.

Psychoanalyse meint ein von Freud entwickeltes Verfahren, das auf drei Ebenen Aussagen zu machen versucht, nämlich über

- die Entstehung und Verhinderung psychischer (neurotischer) Symptome (Neurose meint hier eine Störung im Erleben/Verhalten einer Person, die durch Umwelteinflüsse mit verursacht wird und sich negativ auf die Umwelt auswirkt, z.B. Ängste, Alkoholismus);
- den Sinn und Zweck dieser Symptome;
- die Therapie derartiger Symptome.

Die in Tab. 35.**1** unter 1 erwähnten Schulen haben schon zu Lebzeiten Freuds (Adler, Jung) seine Theorie modifiziert oder, z.T. später, eigenständig weiterentwickelt (Berne, Reich, Janov usw.).

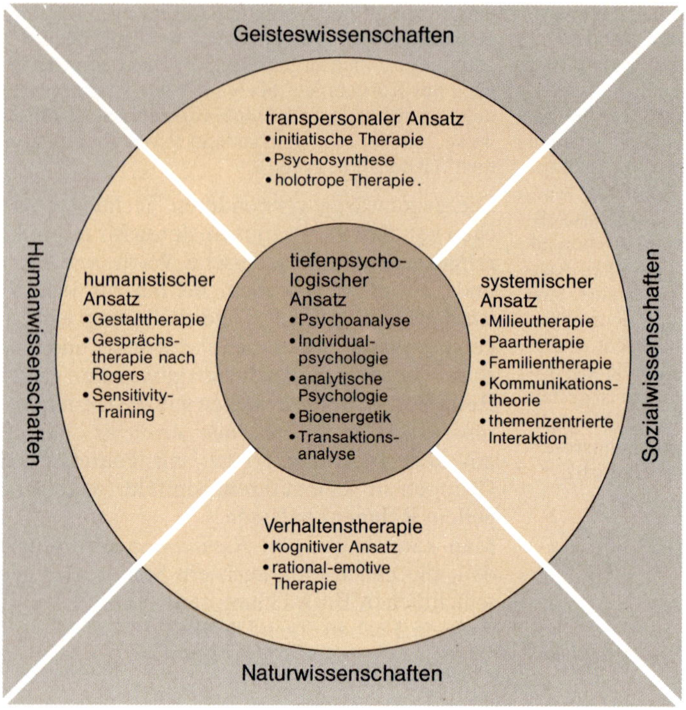

Abb. 35.**1** Die verschiedenen Therapieschulen (eine Auswahl) im Zusammenhang mit den Wissenschaften.

Behaviorismus

Darunter versteht man eine extrem objektive (operante) Form der Psychologie, aus der sich die verschiedenen *Verhaltenstherapien* ableiten (Tab. 35.**1**/2). Man kann grundsätzlich die folgenden Ansätze unterscheiden:

- Prinzip des *operanten Lernens*. Es wird zur Kompensation von Defiziten oder beim Abbau von Verhaltensstörungen herangezogen (Belohnung und Strafe bzw. positive und negative Verstärkung).
- Prinzip der *klassischen Konditionierung* bei der Behandlung von Angst und Phobien. Stufenweise Konfrontation mit dem angstauslösenden Faktor mit dem Ziel der Desensibilisierung.
- *Kognitive Methode* (z.B. rational-emotive Therapie – RET). Sie wird eingesetzt zur Überwindung von Sinnkrisen und in der Behandlung von Depression.

In der verhaltenstherapeutischen Praxis werden stets Verfahren aus allen drei Bereichen zur Geltung kommen. Das *Ziel* liegt im Erlernen neuen Verhaltens (z.B. effektive soziale Kompetenz).

Humanistische Therapie

Die Verhaltenstherapie hatte sich gleichsam als Antithese gegen die Psychoanalyse entwickelt: Den Konflikten der Vergangenheit wurde das Lernen in der Gegenwart gegenübergestellt. Die humanistischen Therapien nehmen diese Ansätze auf, konzentrieren sich jedoch auf den Gegenspieler der Konflikte, nämlich auf die *selbstheilenden Kräfte im Menschen*. In diesem Sinn schlossen sich 1968 Psychologen wie Abraham Maslow, Charlotte Bühler, Carl Rogers, Erich Fromm zur „dritten Kraft" zusammen, wie sie diese neue Richtung der humanistischen Psychologie nannten.

Das *Ziel* liegt in der Entfaltung der ganzheitlichen Persönlichkeit und der Stärkung der positiven Kräfte (Ressourcen). Zu den in Tab. 35.**1**/3 erwähnten Therapieformen haben sich eine Reihe von selbstregulierenden bzw. die Eigenkräfte unterstützenden Methoden entwickelt wie

- Entspannungstechniken: progressive Relaxion, autogenes Training, Meditation usw.;
- Suggestions- und Visualisierungsmethoden.

Tabelle 35.**1** Übersicht über die wichtigsten Therapierichtungen

1. Tiefenpsychologischer Ansatz
   - Psychoanalyse (S. Freud)
   - Individualpsychologie (A. Adler)
   - analytische Psychologie (C. G. Jung)
   - Primärtherapie (A. Janov u. a.)
   - Orgontherapie (W. Reich)
   - Bioenergetik (A. Lowen)
   - Transaktionsanalyse (E. Berne)
2. Verhaltenstherapeutischer Ansatz
   - operantes Konditionieren (T. Ayllon, N. Azrin)
   - kognitiver Ansatz (Pawlow, Skinner, Watson)
   - rational-emotive Therapie (A. Ellis)
3. Humanistischer Ansatz
   - Gestalttherapie (F. Perls)
   - Gesprächspsychotherapie (C. Rogers)
   - Logotherapie (V. Frankl)
   - Psychodrama (J. Moreno)
4. Systemischer Ansatz
   - Kommunikationstheorie (P. Watzlawick)
   - Paartherapie (J. Willi)
   - Psychodynamik (H. E. Richter)
   - themenzentrierte Interaktion (R. Cohn)
5. Transpersonaler Ansatz
   - initiatische Therapie (K. Graf von Dürckheim)
   - Daseinsanalyse (Binswanger, Boss, Condson)
   - Existenzanalyse/Logotherapie (V. Frankl)
   - Psychosynthese (R. Assagioli)
   - holotrope Therapie (St. Graf)

Systemische Ansätze

Noch neueren Datums sind die Therapieverfahren, die sich mit Systemen beschäftigen: mit Gruppen, Familien und Paaren. Im Mittelpunkt stehen Prozesse bzw. Konflikte, die in einem solchen „lebendigen System" ablaufen. Die Systemtherapie (Tab. 35.**1**/4) arbeitet grundsätzlich nach den folgenden Schritten:

- Analyse und Definition des Problems;
- Erstellen/Aushandeln von Spielregeln;
- Suchen und Planen von Schritten zur Neugestaltung;
- Einüben neuen Verhaltens und Übernahme von Eigenverantwortung.

Ziel der Systemtherapie ist es, intra- und extrasystemische Prozesse zu verbessern, so daß Raum für die Weiterentwicklung des/der Betroffenen entsteht.
Am Rande gehört auch die *Supervision* dazu.

Transpersonale Psychotherapie

Die von der humanistischen Psychologie angestrebten Werte der „Selbstverwirklichung und Selbstakzeptanz" (S. 519) sind an sich positive Werte, die aber auch mißverstanden und mißbraucht werden können. Viele der humanistischen Psychologen haben diese Gefahr erkannt und betont, daß die Entwicklung des Menschen eigentlich über die Selbstaktualisierung hinausgeht und daß der Mensch letztlich „auf höhere Werte" hin angelegt ist. Der Mensch kann Erfahrungen machen, die die Person transzendieren. Die transpersonale Therapie (seit 1970) befaßt sich deshalb neben der humanen (personalen) auch mit der transpersonalen Ebene: den Grenzerfahrungen, der religiösen und metaphysischen Dimension des Menschen. Die in Tab. 35.**1**/5 erwähnten Schulen arbeiten z.T. mit Atem-, Musik-, Mal- und Körpertherapien. Die Medien bei v. Dürckheim sind z.B. psychotherapeutisches Gespräch, geführtes Zeichnen, Meditation und personale Leibtherapie.

35.1.2. Psychosomatik

In der Bezeichnung Psychosomatik wird zum Ausdruck gebracht, daß die Psyche oder Seele einen wie auch immer gearteten Einfluß auf das Soma, den Körper, ausübt. Die Annahme lautete, Seele und Körper seien zwei verschiedene Dinge, die unabhängig voneinander bestehen, auch wenn sie sich wechselseitig in hilfreicher oder schädigender Weise beeinflussen können.
Diese dualistische Auffassung vom Menschen geht auf René Descartes, den französischen Philosophen des 17. Jahrhunderts, zurück. Menschen unterschieden sich von anderen Lebewesen durch ihre Seele, daher sei ein Teil ihres Wesens göttlicher Natur. Wie andere Lebewesen habe der Mensch aber auch einen Körper, der nach bestimmten mechanischen Prinzipien funktioniere; diese Mechanik unterliege aber der Kontrolle der Seele oder des Geistes (Burkhard).

Diese Betrachtungsweise hat sich bis heute so hartnäckig aufrechterhalten, daß es vielen immer noch schwerfällt, Seele und Körper des Menschen als eine Einheit zu sehen. So wird beispielsweise in der herkömmlichen körpermedizinischen Behandlung (Medizin, Chirurgie) der Mensch meist so behandelt, als ob nur der Körper krank sei und möglichst rasch wieder funktionsfähig gemacht werden müsse. In der psychiatrischen Medizin ist „nur" die kranke Seele Gegenstand der Behandlung, der Körper spielt dabei kaum eine Rolle. Aber der

Mensch ist beides, Körper und Seele, ja mehr: Er ist *Körper-Geist-Seele*, und alle wirken sie aufeinander ein = **Seele-Körper-Modell**. Jede starke Gefühlsregung, wie beispielsweise Freude, Angst, Trauer oder Wut, wird im körperlichen Bereich von einer spezifischen Erregung des autonomen Nervensystems begleitet, die normalerweise nach einiger Zeit von selbst wieder abklingt: Der Zorn ist verraucht, die Angst verschwindet, und die Freude klingt aus. Bei psychosomatischen Störungen hingegen bleiben diese normalerweise reversiblen autonomen und hormonalen Reaktionen auf seelische Belastungen und Streß lange bestehen, so daß sie irreversible Gewebeschädigungen verursachen. Eine psychosomatische Störung ist demnach eine reale Krankheit mit einem tatsächlichen körperlichen Schaden, die durch den jeweiligen emotionalen Zustand des Patienten hervorgerufen, aufrechterhalten und auch wieder geheilt werden kann.
Je nachdem, welcher Bereich im Körper betroffen ist, unterscheiden sich die psychosomatischen Störungen. Jedes Organ und Organsystem kann gestört werden.
Neben diesem linearen Seele-Körper-Modell (lineares Ursache-Wirkung-Konzept) haben sich auch **Kreismodelle** entwickelt, die zunehmend an Bedeutung gewinnen. Dazu gehören (chronologisch) u. a.: der Gestaltkreis (v. Weizsäcker 1933), der kybernetische Regelkreis (N. Wiener 1943) und neuerdings der von J. v. Uexküll vorgeschlagene Situationskreis (1979).
Alle diese Kreismodelle beschreiben „eine primäre Einheit, die aus einem Körper und den Teilen seiner Umgebung besteht" (v. Uexküll), womit zusätzlich zum Körper-Seele-Modell die Zusammenhänge zwischen inneren und äußeren Faktoren im Lebensgeschehen, also das *Gesamt von Lebensbiographie und Lebenswelt*, berücksichtigt werden.
Damit ist die Grundlage angesprochen, auf der auch eine ganzheitliche Gesundheits- und Krankenpflege basiert: das **gesamtheitliche Lebensmodell** (Kap. 2 und 3). Dieses macht sichtbar, daß das Beziehungsgefüge (Abb. 2.**21**), das unsere individuelle Wirklichkeit wie eine zweite Haut umgibt, bei der Situationseinschätzung immer mit gesehen werden muß. Als wichtigstes Instrument dient uns – schon bei der Begegnung mit dem Patienten – die *Pflegeanamnese*. Sie kann uns helfen,

- einen Einblick zu bekommen in die Situation, in der der Patient lebt und krank geworden ist und in die er wieder zurückkehren muß;
- seine Biographie zu sehen und zu verstehen;
- wichtige Informationen über die Krankheitserfahrung (S. 67ff.) und -bewältigung (Coping) mit einzubeziehen.

35.1.3. Psychiatrie

Psychiatrie heißt Lehre von den seelischen Erkrankungen und ihrer Behandlung. Heute unterscheidet man zwei Richtungen:

- *statische* Psychiatrie. Sie fragt nach Abweichungen von der Norm mit dem Ziel einer möglichst exakten Diagnose (befundorientierte Psychiatrie);
- *dynamische* Psychiatrie. Sie fragt nach den Motiven, nach dem, was der Kranke ausdrücken will, was ihn veranlaßt, krank zu sein (befindensorientierte Psychiatrie).

Die *Sozialpsychiatrie* fragt nach den Zusammenhängen zwischen individuellem Verhalten eines psychisch Kranken und den gegebenen sozialen Bedingungen. Ausgehend von den sozialpsychiatrischen Erkenntnissen haben sich einerseits die *gruppenorientierten Therapieformen* und andererseits die Einführung der *sozialpsychiatrischen Dienste* (enge Zusammenarbeit mit den betroffenen Familien) entwickelt. Sonderformen der Psychiatrie sind die Kinder- und Jugendpsychiatrie sowie die Psychogerontologie (Kap. 37).

Psychiatrische Behandlung

Je nach Krankheitszeichen, gestellter Diagnose oder einweisendem Arzt wird der Patient in ein psychiatrisches Krankenhaus, auf eine psychiatrische oder psychosomatische Station eines Allgemeinen Krankenhauses oder in eine gerontopsychiatrische (oder kinderpsychiatrische) Abteilung eingewiesen. Ist keine *stationäre* Behandlung notwendig (oder im Anschluß daran), gibt es im Sinne einer gestuften Betreuungskette einer regionalen Versorgung

- halbstationäre Dienste: Tages- oder Nachtkliniken;
- komplementäre Dienste: Übergangsheime, Wohngruppen, geschützte Wohnbereiche;
- rehabilitative Dienste: Behindertenwerkstätten, geschützte Arbeitsplätze;
- ambulante Betreuung: Polikliniken, psycho-

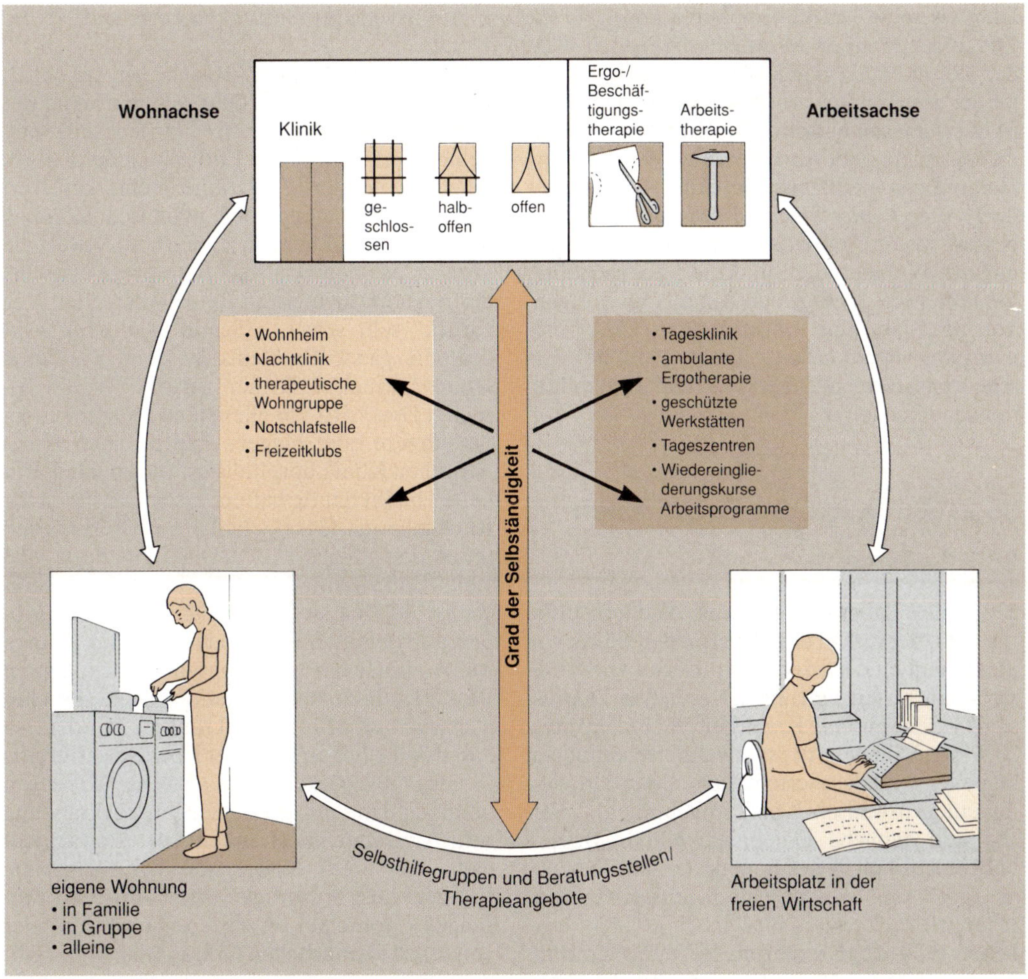

Abb. 35.**2** Der „Weg zurück" bedarf einer verbindenden Brücke von krank zu gesund, von der Klinik zur Integration in die Gesellschaft. Die soziale Rehabilitation eines psychiatrischen Patienten orientiert sich am Grad seiner Selbständigkeit im Wohn- und Arbeitsbereich. Jeder genesende Patient kann in beiden Achsen (Bereichen) einen unterschiedlichen Selbständigkeitsgrad haben; z. B. lebt er in einer eigenen Wohnung und besucht eine geschützte Werkstätte, oder er lebt in einem Wohnheim und hat seinen Arbeitsplatz in der freien Wirtschaft usw.

soziale Beratungsstellen, psychosomatische/psychotherapeutische Praxen.

Von ausschlaggebender Bedeutung ist das Zusammenwirken aller Institutionen, die der Prävention, der Therapie, der Begleitung und der Rehabilitation dienen (Abb. 35.**2**) – Sozialpsychiatrie.

35.1.4. Psychiatrische Krankheiten

Psychosen, Neurosen, psychosomatische Krankheiten, psychogene Reaktionen sind Begriffe, die den größten Teil psychischer oder psychisch beeinflußter Störungen umfassen. Auch wenn sie als Diagnose in der Krankengeschichte des Patienten vermerkt sind, müssen wir uns unter allen Umständen hüten, einen Menschen „diagnostisch zu etikettieren". Auch wir sind abhängig von der Macht der Worte, von Vorurteilen und Meinungen und deshalb geneigt, uns der „Diagnose entsprechend" zu verhalten. Dies ist aber immer falsch, denn der Mensch läßt sich weder in ein Schema noch in eine Diagnose pressen. Begriffe sind notwendig (besonders für den Arzt, der anhand der

Diagnose eine Therapie einleiten muß); *für die Pflege* des kranken Menschen ist jedoch nicht der Befund ausschlaggebend, sondern das *Befinden* des Kranken, wichtiger als die Diagnose ist die *Biographie*. Bei vielen Kranken kann der Befund nicht gebessert werden – es gibt keine Heilung im medizinischen Sinn –, was aber durch eine *kompetente* und *bewußte Pflege* gebessert werden kann, ist das Befinden und damit das Wohlbefinden und die Lebensqualität des Patienten, häufig auch seiner Angehörigen. Tab. 35.**2** gibt eine *Übersicht über die psychiatrischen Krankheiten*, deren Ursache, Erscheinungsformen, Therapie- und Rehabilitationsmöglichkeiten.

35.2. Situation der Betroffenen

35.2.1. Patient

„10% aller Patienten, die einen Arzt konsultieren, sind depressiv, und bei etwa der Hälfte von ihnen liegt eine larvierte Depression vor“ (hinter somatischen Störungen verdeckte Depression). „Chronische Krankheiten sind in etwa 20% der Fälle von depressiven Erscheinungen begleitet.“ „Jedes vierte Krankenhausbett wird für einen psychisch Kranken gebraucht.“ Solche und ähnliche Ergebnisse von Umfragen und Statistiken aus der neueren Zeit zeigen, wie groß die Zahl psychisch leidender Menschen ist.

Schon 1974 haben Experten der WHO die Häufigkeit allein der Depression auf 3% der Weltbevölkerung geschätzt. Diese Zahl ist im Steigen begriffen, und zwar aufgrund von vier Tatsachen:

- die Zunahme der Lebenserwartung in den meisten Ländern und dementsprechend eine steigende Zahl der mit erhöhtem Risiko belasteten Menschen;
- die rasch sich wandelnde psychosoziale Umwelt des Menschen mit einer ganzen Reihe von Streßsituationen;
- die Lebensverlängerung bei chronischen Erkrankungen oder bei solchen, die früher zu einem raschen Tod führten (Kreislaufstörungen aller Art, Niereninsuffizienz u. v. a.), die häufig von psychischen Reaktionen, vor allem von Depressionen begleitet sind;
- der exzessive Konsum von Medikamenten wie Neuroleptika, Glucocorticoiden, oralen Kontrazeptiva, die bei langfristiger Medikation psychische Störungen hervorrufen können.

Mit diesem steigenden Risiko, ein psychisch Leidender zu werden, sieht sich vor allem der Betroffene selbst einer sich nur langsam wandelnden, abwehrenden Einstellung der Gesellschaft gegenüber. Trotz einer bemerkenswert hohen Anstrengung, den psychisch Kranken der Gesellschaft bewußt zu machen, Vorurteile abzubauen, den Sozialisierungsprozeß zu fördern, ist für die meisten Betroffenen „der Weg zurück“ sehr schwer. (Schon in diesem Wort liegt die ganze Problematik, denn was heißt schon „zurück“? Woher zurück? Wohin zurück?) Dies trifft vor allem jene Menschen, die für kürzere oder längere Zeit in einer psychiatrischen Klinik hospitalisiert waren. Die „Etikette“ bleibt häufig haften, erschwert ihnen die Rückkehr ins Gesellschafts- und Berufsleben (eben den Weg zurück). Das führt dazu, daß viele Betroffene den Weg des „Verheimlichens“ wählen, was aber häufig zu noch größeren Problemen führt, oder aber der Kranke wählt „unbewußt“ einen gesellschaftsfähigeren Weg. Das bedeutet, daß er der Seele (Psyche) gleichsam nicht erlaubt, krank zu werden, so daß sich die Störung auf der Ebene des Körpers (Soma) ausdrücken muß. Solche Menschen kommen dann mit einer „legalen“ Erkrankung zum Arzt oder ins Krankenhaus. Man spricht dann von einer Konversion der Symptome (körperlicher Ausdruck von psychischen Störungen), von einer larvierten Depression oder von psychosomatischen Erkrankungen. Es gibt auch Störungen (dies gilt vor allem für viele Formen von Neurosen), die über lange Zeit unauffällig bleiben oder die nur in einzelnen, ganz bestimmten Situationen, z. B. dann, wenn sich bestimmte Umstände im Erleben belastend auswirken, sichtbar werden. Sie äußern sich dann z. B. als jähe, unkontrollierbare Angst, als Zwang usw. Solche Menschen sind häufig im zweifachen Sinn Leidende: Man erwartet von ihnen die Leistung des Gesunden, obwohl sie innerlich behindert sind. Unangepaßte Reaktionen stoßen auf Unverständnis und Ablehnung (obwohl sie eigentlich ein Signal der Hilfsbedürftigkeit setzen). Der Situation des offensichtlich psychisch Kranken (Psychosen) steht der Mensch des Leistungszeitalters völlig hilflos gegenüber. Diese Kranken haben darum häufig keinen Platz in der Gesellschaft und werden in psychiatrische Kliniken „abgeschoben“. Aber auch jene Menschen, die

Tabelle 35.**2** Übersicht über die psychiatrischen Krankheiten (nach R. Schwarz)

Psychische Gefährdungen, Krankheiten und Behinderungen	Ursachen	Wesentliche Symptome und Erscheinungsformen	Therapie und Rehabilitation
Endogene Psychosen • Schizophrenie	Ursprung nicht ausreichend geklärt Erb- und Umweltfaktoren tragen zu Entstehung und Verlauf bei	Denkstörungen, Wahrnehmungsstörungen, Störungen des Gefühlslebens und der Kontaktfähigkeit, Persönlichkeitsveränderungen, Unruhe, Antriebs- und Konzentrationsstörungen, Wahnvorstellungen,	psychiatrische Betreuung, medikamentöse, sozio- und psychotherapeutische Behandlung, Kette rehabilitativer Maßnahmen bis hin zur beruflichen Wiedereingliederung
• affektive Psychosen (endogene Depression, Manie)	Ursprung nicht ausreichend geklärt	starke Stimmungsschwankungen, Störungen des Gefühlslebens, häufig in abgrenzbaren Phasen verlaufend	
Exogene Psychosen	Infektions- und Stoffwechselkrankheiten, direkte Schädigung oder Erkrankung des Gehirns	Unruhe, Angst, Wahnvorstellungen, Bewußtseinsstörung, Gedächtnisschwund, Persönlichkeitsveränderung	medikamentöse Behandlung, psychiatrische Betreuung, Behandlung der auslösenden Schädigung
Psychische Alterskrankheiten	Vereinsamung, Isolierung, Entwurzelung, hirnorganische Abbauprozesse, Krankheiten	Unsicherheit, Angst, Vereinsamung, Depressionen, Verwirrtheitszustände, Erinnerungsstörungen, Bewußtseinstrübung	soziale und familiäre Bindungen und Aufgaben erhalten, psychotherapeutische Betreuung, Behandlung auslösender Krankheiten
Suchtkrankheiten Drogen-, Arzneimittelabhängigkeit, Alkoholismus	Umwelteinflüsse bei labiler psychischer Struktur, Ausweichen vor Konflikten	Angst-und Unruhezustände, Sinnestäuschungen, Delirien, Depressionen, Wesensveränderungen, Körperschäden (Herz-Kreislauf, Leber)	Entziehungsbehandlung, psycho- und soziotherapeutische Betreuung, Therapiegemeinschaften
Neurosen • Persönlichkeitsstörungen	Störung der frühkindlichen Sozialentwicklung, Konflikte mit der Umwelt	quälende Zwiespältigkeit, Angst, unangemessenes (z. B. infantiles, unechtes, stimmungslabiles, zwanghaftes) Verhalten	psychotherapeutische Behandlung
• Verhaltensstörungen	Störung der frühkindlichen Sozialentwicklung, Umwelteinflüsse	Apathie, Hemmungen, Kontaktschwierigkeiten, Aggressivität, Bettnässen, Nägelbeißen	psychotherapeutische Behandlung
Psychosomatische Krankheiten	körperliche Störungen (faßbare Organstörungen), die psychisch (mit) bedingt sind	Störungen des Magen- und Verdauungstraktes (Ulkus), der Atmung (Asthma), des Herz-Kreislauf-Systems (Blutdruckkrankheiten) u. a.	Behandlung der Organstörungen bei gleichzeitiger psychotherapeutischer Betreuung
Psychische Gefährdung in Lebenskrisen (psychogene Reaktionen)	Konfliktsituation, menschliche und berufliche Enttäuschung, Pubertät, Klimakterium, Alter	Depressionen, Verzweiflungsausbrüche, Kontaktstörungen, Lebensüberdruß (Suizidversuch)	Beratung, psychotherapeutische Behandlung

sich in großer Zuwendung um solche Kranke bemühen, stoßen bei ihnen auf Grenzen, die u. U. nie mehr verschoben werden können, und auf ein inneres Erleben, das nur schwer einfühlbar, zu verstehen und zu beantworten ist. Damit stehen wir vor dem Grundproblem des psychisch Kranken, einem Problem, das mehr oder weniger auch den sog. Gesunden betrifft: *Die innere Welt (Wirklichkeit) entspricht nicht der äußeren.* An dieser Gespaltenheit leiden heute viele Menschen, letztlich auch Helfer und Betreuer selbst. Hier liegt die Not, aber auch die Chance der Annahme und Integration krank Gewordener wie auch der Bemühungen um die Gesunderhaltung und die Aufrechterhaltung des inneren Balancevermögens (Psychohygiene S. 521).

35.2.2. Pflegende, Betreuer

Die oben beschriebene Situation findet nicht nur in dem betroffenen Menschen, sondern im Kreis seiner Umgebung, anderer Menschen – in einem Milieu – statt. Betroffen sind auch Angehörige, Betreuer, Pflegepersonen. Häufig sind Hilflosigkeit, ja Ohnmacht, bedrängende Begleiter. Der Drang nach Aktivität und Helfen ist oftmals auch ein Selbsthilfeversuch. „Etwas tun“ scheint immer noch besser zu sein, als „hilflos danebenzustehen“, vor allem dann, wenn vom Patienten entsprechende Appelle – verbal oder averbal – ausgehen.

Die Abgrenzung ist oft schwierig und muß von den Pflegenden/Betreuern erlernt und geübt werden. Lebenserfahrung und gesunder Menschenverstand können dabei eine große Hilfe sein, genügen aber nicht. Gezielte *Schulung* und *Weiterbildung* sind Voraussetzung, um

- besser *mit Patienten* umgehen, sich abgrenzen und schützen zu können und
- in der *interdisziplinären Zusammenarbeit* besser zurechtzukommen. Das Verständnis füreinander muß gefördert, Polarisierung vermieden oder aufgelöst werden.

Persönlichkeitsbildung und Einüben von Selbstreflexion und Selbsterkenntnis sind eine weitere Notwendigkeit. Hilfreich sind Supervisionen oder Balint-Gruppen.

Supervision S. 472.

Das Prinzip der *Balint-Gruppe* (benannt nach dem aus Ungarn stammenden Psychoanalytiker Michael Balint) liegt darin, daß bei Problempatienten vorerst das eigene Verhalten kritisch reflektiert werden soll. In regelmäßigen Gruppensitzungen lernen die Gruppenteilnehmer in Zusammenarbeit mit einem Therapeuten über die anstehenden Probleme mit Patienten zu diskutieren, diese besser zu verstehen und einzuordnen. Damit wird eine Reflexion über die konkreten Schwierigkeiten ihrer Arbeit unter psychologischen Gesichtspunkten möglich. (Balint-Gruppen gibt es heute für Ärzte und für das Pflegepersonal, für krankenhausinterne und krankenhausexterne Gruppen.)

Selbstpflege – oder die Sorge für uns selbst, für unsere eigenen Bedürfnisse – heißt, daß Pflegende auch lernen müssen, über das nachzudenken, was ihnen selbst guttut. Wer mit schwierigen Situationen fertig werden muß, sollte sich immer wieder auch genügend Zeit für sich selbst nehmen. Denn gerade hier gilt das Wort aus der Bibel: Liebe (pflege) Deinen Nächsten *wie Dich selbst*. Das Wohlbefinden, das dabei gewonnen werden kann, kommt schließlich doch wieder dem Kranken zugute – vor allem aber kann dadurch das Burn-out-Syndrom vermieden werden.

35.3. Die drei Säulen der Therapie

Grundsätzlich arbeitet die Psychiatrie mit drei Säulen: den Psychopharmaka, der Psychotherapie und der Sozialtherapie.

35.3.1. Psychopharmakotherapie

Als Psychopharmaka bezeichnet man ZNS-wirksame Stoffe, die sich in der psychiatrischen Therapie als nützlich erweisen. Sie verändern – dämpfend oder anregend – Stimmung, Gefühle und Antrieb, Erleben und Handeln der Menschen, die eben in diesen Bereichen leiden. Psychopharmaka lösen nicht die Probleme psychisch kranker Menschen (sie beheben auch nicht die Ursachen), sie machen sie aber häufig erst der Problembearbeitung zugänglich. In diesem Sinne fördert ihre Anwendung auch die gemeindenahe (ambulante und rehabilitative) Psychiatrie (Abb. 35.**2**).

Die heute gebräuchlichsten Gruppen sind:

- *Neuroleptika.* Sie wirken dämpfend auf affektive Spannungen, psychomotorische Erregtheit und aggressives Verhalten;
  Nebenwirkungen können sein: Bewegungs-

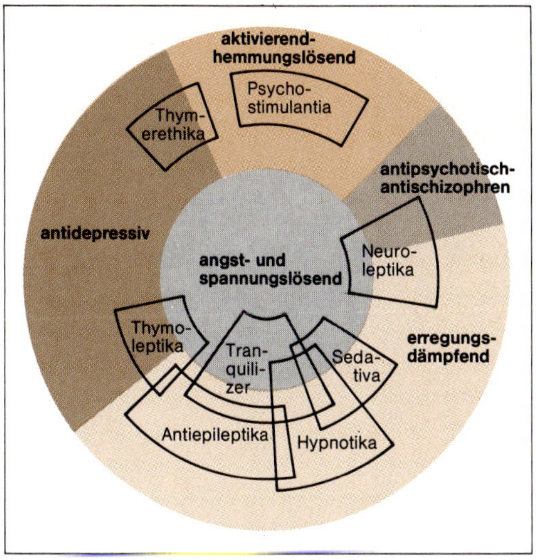

Abb. 35.**3** Wirkung von Psychopharmaka (nach Pöldinger).

störung (Zittern, Muskelsteifheit, unwillkürliche Bewegungen).

- *Antidepressiva.* Sie wirken depressionslösend und stimmungsaufhellend;
  Nebenwirkungen sind vegetative Begleiterscheinungen und unerwünschte Wirkungen auf das Herz-Kreislauf-System.
- *Tranquilizer.* Sie wirken angstauflösend, muskelentspannend und antikonvulsiv (gegen hirnorganische Anfälle);
  Nebenwirkungen: Gefahr der Abhängigkeit.

Abb. 35.**3** zeigt das Ineinandergreifen der einzelnen Medikamente in ihrem Wirkungsspektrum.

Für die **Pflege** von Bedeutung ist

- grundsätzliches Wissen über Wirkung und Nebenwirkungen der verordneten Mittel;
- Stützung und Information des Patienten, damit er selbst besser mit entscheiden kann, welche und wieviel Medikamente er braucht;
- die stellvertretende Betreuung dort, wo der Patient selbst dazu nicht in der Lage ist: Medikamente abgeben, Einnahme überwachen, Wirkung und Nebenwirkung einschätzen usw.

35.3.2. Psychotherapeutische Behandlung

Die wichtigsten Psychotherapierichtungen sind auf S. 889ff. nachzulesen. Psychotherapie ist immer „Arbeit am Menschen und mit dem Menschen". Es ist viel mehr eine *Beziehung* zwischen zwei (oder mehreren) Menschen als eine Technik. Therapeut ist immer der sog. Gesunde, Klient oder Patient der sog. Kranke. Heilung geschieht durch das Aktivieren und Freisetzen der inneren gesunden Kräfte.

Die Psychotherapie erfordert eine gute Mitarbeit des Patienten und letztlich die Bereitschaft zur Veränderung.

Welche Richtung gewählt wird, hängt von vielen Faktoren ab, sicher auch von der Veränderungswilligkeit und -fähigkeit des Patienten. So stehen folgende Verfahren zur Wahl:

- *Stützende Verfahren.* Bei diesen Methoden will man dem Patienten das zugrundeliegende Problem seines Leidens nicht bewußt machen, sondern „zugedeckt" lassen. Solche Methoden sind alle Maßnahmen, die Suggestivwirkung haben. Man nimmt auf das Denken, Fühlen und Wollen des Patienten Einfluß. Die wichtigsten Verfahren sind die Verhaltenstherapie, z. B. als Selbstsicherheitstraining, und die „kleine Psychotherapie" (S. 907).
- *Aufdeckende Verfahren.* Diese analytischen Verfahren basieren auf den Erkenntnissen der *Tiefenpsychologie*. Die verschiedenen Schulrichtungen sind auf S. 891 nachzulesen.
- *Entspannungsprogramme* (und Körperarbeit) sind z. B. die Eutonie, das autogene Training, Yoga, Meditationstechniken. Von zunehmender Bedeutung sind die *kreativen* Programme (Malen, Gestalten, Musik, Tanzen, Märchenarbeit usw.) und Körpertherapien (S. 167f.).
- *Persönlichkeitsbildende Verfahren* nennen sich die Gestalttherapie, die Transaktionsanalyse, die themenzentrierte Interaktion (S. 464ff.).

Für die **Pflege** von Bedeutung sind

- das Informiertsein über die Therapierichtung, die beim einzelnen Patienten angewendet wird, damit sie wirkungsvoll unterstützt werden kann (Rolle der Pflegeperson bei den verschiedenen Auffassungen S. 901f.);
- die Information des Patienten bzw. seiner Angehörigen, wenn entsprechende Fragen offen sind;
- die Integration dieser Säule ins Gesamt der Pflegeplanung.

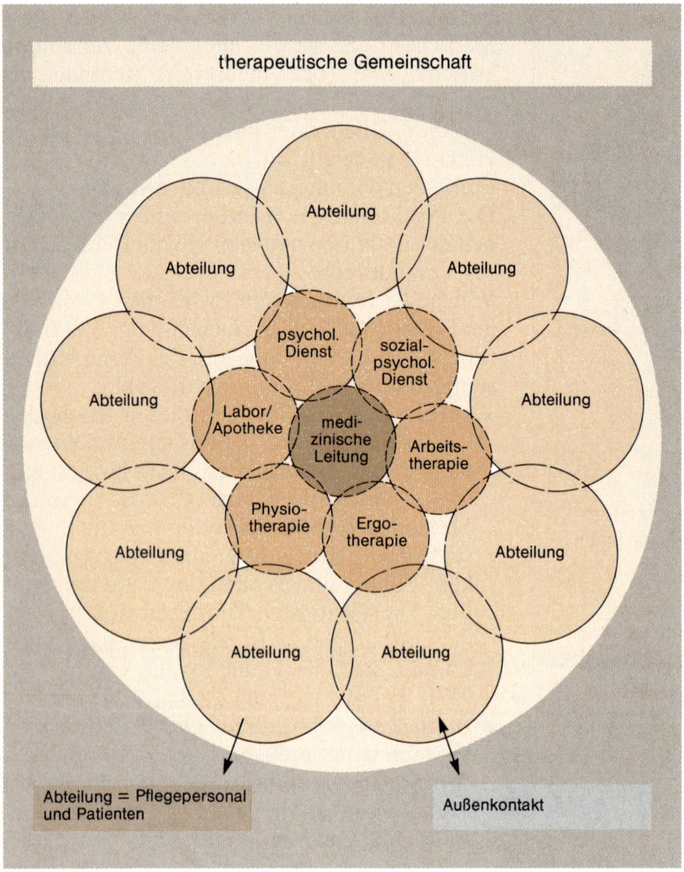

Abb. 35.**4** Modell der therapeutischen Gemeinschaft. Es wird versucht, alle Quellen und Mittel einer Institution, von Mitarbeitern und Patienten zusammenzuschließen, um in selbstkritischer und reflektierender Weise die Behandlung zu fördern. Entscheidend ist, daß dem Patienten selbst ein Beitrag zum therapeutischen Geschehen zugemutet wird. Die Pflegeperson trägt ein hohes Maß an Mitverantwortung. Es wird Partnerschaft und Teamarbeit von ihr erwartet (nach Heim).

35.3.3. Sozialtherapie, Milieutherapie

Alle *sozialtherapeutischen Maßnahmen* haben die Rückführung und Einordnung des Patienten in die Gesellschaft zum Ziel. Von Bedeutung sind die sog. *sozialpsychiatrischen Dienste*.

Sie entsprechen dem Bedürfnis langzeitkranke Patienten und solche, die einer begleitenden sozialen Wiedereingliederung bedürfen, langfristig, gezielt und unter Einbeziehung aller Möglichkeiten der Sozialtherapie zu behandeln und zu betreuen. Dadurch kann häufig eine Verhinderung oder Verkürzung der Hospitalisierung erreicht werden: *Verhinderung der Ausgliederung* aus der Gesellschaft (Familie, Beruf, Gemeinschaft) und *Förderung der Wiedereingliederung* ausgegliederter Patienten in die Gesellschaft (Abb. 35.**2**).

Die *Milieutherapie* beeinflußt die Alltagsgestaltung und wird getragen vom *therapeutischen Team* (Abb. 35.**4**). Sie erstreckt sich somit auf die Organisation der Klinik, wirkt sich aber auch auf das Leben der einzelnen Kranken aus. Das *Ziel* ist die verbesserte soziale Kompetenz und Integration, was nur durch aktive Partizipation und gezielte Konfliktlösung erreicht wird.

Konfliktlösung führt zu verbesserter sozialer Kompetenz – verbesserte soziale Kompetenz trägt zur Konfliktlösung bei (Eliane Aumming).

Was beeinflußt die Milieutherapie? E. Heim erwähnt drei Faktoren:

- Verteilung der Verantwortlichkeit und der Entscheidungsbefugnisse;

- Klarheit der Behandlungsprogramme, der Rollen und der Führung;
- hoher Grad an Personal- und Patientenintegration.

Die *Eigenschaften*, die das Milieu in der therapeutischen Gemeinschaft von dem in einer starren Krankenhausstruktur unterscheiden, faßt Heim in *vier Kategorien* zusammen, nämlich:

- Partizipation,
- offene Kommunikation,
- soziales Lernen,
- Leben in Gemeinschaft.

E. Bernstein hat diese Kategorien in einem Referat für Pflegepersonen wie folgt modifiziert:

- *Förderung der offenen Kommunikation.* Es ist ein wichtiges Anliegen der therapeutischen Gemeinschaft, daß die Kommunikation in allen Bereichen möglich ist. Die Voraussetzungen dazu sind:
  - *Hohe Informationsdichte.* Jede vorhandene, relevante Information wird unter Bewahrung der menschlichen und beruflichen Ethik (Arztgeheimnis, Taktgefühl) allen mitgeteilt.
  - *Persönliche Mitteilung, persönliche Orientierung.* Zwischenmenschliche Gefühle, Probleme und persönliche Erfahrungen werden offen ausgesprochen und diskutiert.
  - *Klarheit der Mitteilungen.* Diese sollen so formuliert werden, daß sie sprachlich und inhaltlich möglichst allen Mitgliedern des Milieus verständlich werden.

  Die offene Kommunikation ist eine Grundbedingung für das Milieu, ohne sie ist keine Psychotherapie möglich.
- *Soziales Lernen.* Das Milieu soll lebendige Lerngelegenheiten bieten können. In realitätsnahen Situationen können die Mitglieder Gefühle, Gedanken und Verhaltensweisen erkennen und ihre Umwelt im Sinne realitätsgerechter, zwischenmenschlicher Beziehungen beurteilen lernen. Das soziale Lernen wird im „Milieu" angestrebt und gefördert durch:
  - *kontinuierliche Reflexion* über das eigene Verhalten sowie über das Geschehen im „Milieu";
  - *Miteinbeziehung der Affektivitätsebene* mit dem Ziel, mit eigenen und fremden Gefühlen adäquat umgehen zu können;
  - *Aktivierung der Patienten*, die sich innerhalb der alltäglichen, zwischenmenschlichen Beziehungen im Milieu abspielt. Sie soll soweit möglich die Selbstverantwortung fördern, zugleich aber vor Überforderung schützen (optimale Stimulation).
- *Förderung von Gruppenaktivitäten – Leben in Gemeinschaft.* Die therapeutische Gemeinschaft sieht die Gruppe als den geeigneten Ort für das Verständnis des eigenen und des fremden Verhaltens wie auch für die Übung neuer Verhaltensweisen (soziales Lernen). Deshalb werden Gruppenaktivitäten verschiedener Art für Patienten (Gruppengespräche, Ergotherapiegruppe, Abteilungsversammlung) und Personal (Teamsitzungen, Balint-Gruppen) gefördert. Die Gruppe ist auch das wichtigste Kommunikationsfeld der therapeutischen Gemeinschaft.
- *Abbau erstarrter hierarchischer Strukturen – Partizipation.* Ohne Hierarchie kann keine Institution, kein Milieu funktionieren. Es ist aber wichtig, dafür zu sorgen, daß starre hierarchische Strukturen das Milieugeschehen nicht behindern bzw. die nötige Autonomie nicht unmöglich machen. Voraussetzung ist dafür die *Förderung* von
  - *Mitentscheidung*, möglichst in allen Bereichen des Alltagslebens. Das bedeutet, daß eine Situation angestrebt wird, in der Entscheidungen durch „Konsensus" (optimale Übereinstimmung) getroffen werden können;
  - *Mitverantwortung* aller im „Milieu" beteiligten Mitglieder für das Alltagsgeschehen. Es soll eine Situation angestrebt werden, in der eine Verantwortung (mit entsprechender Kompetenz) auch „von oben nach unten" delegiert werden kann;
  - *persönlicher Autonomie und Selbständigkeit* im Denken und Handeln, bei den Patienten und beim Personal.

Auch in der therapeutischen Gemeinschaft gibt es „Autoritäten". Sie bestehen indessen nicht bloß in ihrer hierarchischen Stellung im Krankenhausbetrieb, sondern entstehen durch ihre fachliche und persönliche Kompetenz sowie durch ihre Fähigkeit, Verantwortung zu übernehmen.

Modelle der Milieutherapie

Je nach Patientengruppen und Differenzierung des Betreuungsangebots ist eine gezielte Modifizierung der Milieutherapie notwendig. Im folgenden die Milieutypen, wie Heim (1985) sie unterscheidet:

Strukturierendes Milieu. Zur Behandlung erregter, angetriebener, schwer suizidaler Patienten (Triage- bzw. geschlossene Akutabteilung).

Therapeutische Maßnahmen: sedierende Medikamente mit psychotherapeutischen Interventionen, Begegnung vorwiegend zwischen Patient und Therapeuten, womöglich gemeinsames Gespräch mit Angehörigen. Soziale Lernvorgänge sind bedeutungsvoll, optimales Aktivieren.

Equilibrierendes Milieu. Zur Behandlung akut Kranker mit *hohem Aktivitätsniveau*; akute Aufnahmeabteilung.

Therapeutische Grundlagen: Kontinuität, Konstanz der Betreuung und Patientengruppe. Gemeinsames Leben nimmt eine zentrale Stellung ein.

Hauptanliegen ist, das erhöhte *Aktivitätsniveau* dieser agilen bis angetriebenen, überstimulierten Patienten sinnvoll zu *senken*, ohne durch einseitige

pharmakologische Dämpfung die gesunden Funktionen zu beeinträchtigen. Daher ist *lebhafte, abwechslungs-* und *beziehungsreiche Umgebungsgestaltung* notwendig.
Den stabilisierten Patienten kommt als Bezugsperson wie als Lernmodell eine bevorzugte Stellung zu.
Nicht geeignet sind Patienten mit geringem Aktivitätsniveau (hier führt Überstimulation zu pathologischem Rückzug). In der Partizipation wird der Patient aufgefordert, sein erhöhtes Aktivitätsniveau so weit einzudämmen, daß er das *Gemeinschaftsleben nicht stört* – Mitverantwortung. Aktives und autonomes Handeln soll regressiver Abhängigkeit vorbeugen.
Gestörte Kommunikationsvorgänge sind meist Teil der auf solchen Stationen behandelten Kranken, daher ist *Informationspflege* sehr wichtig, insbesondere *Informationsklarheit* (Struktur).
Soziales Lernen hat große Bedeutung, insbesondere für stabilisierte Patienten (Lernen am Modell), dazu ist *intensive Interaktion* notwendig.
Animierendes Milieu. Für subakut bis chronisch Kranke mit *geringem Aktivitätsniveau* (Rehabilitation, Wohnheim). Der Hauptunterschied zum equilibrierenden Milieu liegt im Aktivitätsniveau.
Vergleichbare Krankheitszustände werden erfahrungsgemäß mit Vorteil gemeinsam angegangen. Kranke mit beschränktem Aktivitätsniveau sind in betriebsarmem Milieu eher überfordert; es kommt zu regressiver Abkapselung (oft unbemerkt) und zu Scheinanpassung; therapeutische Prozesse kommen nicht an.
Optimale Ausgangslage: *beruhigende, entspannte, übersichtliche* und *beschützende Atmosphäre.* Gemeinschaftsleben am ehesten in Gruppen von 12–15 Patienten, möglich mit angemessener Partizipation.
Aktivierung: soziale Integration – soziales Lernen.
Kommunikation weniger qualitativ gestört als *quantitativ gehemmt.* Diese Patienten profitieren speziell vom Milieuprozeß.
Reflektierendes Milieu. Für akut bis subakut Kranke mit vorwiegend *reaktiven* und/oder *neurotischen Störungen* und nach *stabilisierten psychotischen Krisen.*
Psychotherapeutisch orientierte Akutabteilung, Psychotherapieabteilung, Wohngemeinschaft für Suchtkranke.
Geeignetes Milieu für diese heikle und sensible Gruppe zu finden, ist schwierig.
Hier hat die Beziehung Patient–Patient/Patient–Therapeut mehr Bedeutung; *Kleingruppe* ist wichtig. *Großgruppe* ist als Ergänzung notwendig, insbesondere für die Partizipation. Bewußtsein für *soziale Verantwortung* und *Solidarität* gegenüber der Gemeinschaft ist wichtig.
Neben sozialem Lernen: *Mitverantwortung, Autonomie als Selbstverantwortung.*
Durch Psychotherapie sind die Patienten häufig auf Eigenerfahrung ausgerichtet. Kommunikation muß gepflegt, aber nicht speziell gefördert werden.
Modell: Reflexion des Hier und Jetzt und in sozialen Lernschritten Neuanpassung anstreben.
Betreuendes Milieu. Für chronisch Kranke, die nicht länger der Rehabilitation zugänglich sind, wie *geriatrische, psychoorganische, oligophrene Patienten.*
Abteilungen: Geriatrie, Langzeit, Wohnheim.
Auch diese Patienten weisen *gesunde Anteile* auf; diese zu pflegen und zu stimulieren, steht im Mittelpunkt, und zwar im *Gemeinschaftsrahmen* wie auch im *individuellen Kontakt.*
Nonverbale Aktivitäten bringen das Gefühl der *Zusammengehörigkeit.* Auch wenn der Inhalt von Sitzung zu Sitzung vergessen wird, bleibt von der Stimmung ein wichtiger Anteil.
Informationsfluß und Außenbezug sollen aufrechterhalten werden.
Partizipation hat geringe Bedeutung. Trotzdem *Menschenwürde* und *Eigeninteressen* beachten in bezug auf Wohnen, Kleider, Eßkultur usw.

35.4. Psychiatrische Krankenpflege

35.4.1. Erwartungen

Psychiatrische Anliegen sind in den letzten Jahren vermehrt an die Öffentlichkeit gelangt; Öffentlichkeitsarbeit wird deshalb zunehmend ein fester Bestandteil der Aufgaben des Pflegepersonals. Darin liegt die Herausforderung und die Chance, daß Sie Ihre Rolle neu reflektieren und definieren: Was ist das Besondere der psychiatrischen Krankenpflege?
Von der *Gesellschaft* kommen eindeutige Erwartungen und Forderungen: optimale Betreuung und bestmögliche Rehabilitation einerseits und „Aufbewahrungs- und Kontrollfunktion" bei all jenen Menschen, die für eine leistungsorientierte Gesellschaft als nicht tragbar abgeschoben werden andererseits. Damit ist ein Interessenkonflikt aufgezeigt, mit dem die in der Psychiatrie Tätigen konfrontiert sind.
Die *Patienten* selbst sind zunehmend selbstbewußter und kritischer. Sie vertreten ihre Forderungen oder schließen sich in Selbsthilfegruppen zusammen (was in der Schweiz zur Gründung der überregionalen Interessengruppe „Pro mente sana" führte). Auch hat sich die Rechtssituation der psychisch Kranken erheblich gebessert.

35.4.2. Pflegeleitbilder

Die für die Psychiatrie erstellten Pflegeleitbilder sind grundsätzlich die gleichen wie in der allgemeinen Krankenpflege (Kap. 4). Die Ausgangslage ist insofern etwas anders, als schwerpunktmäßig die Auffassung von *psychischer* Krankheit und Gesundheit und das dahinter stehende Menschenbild das Pflegeverständnis in eben diese Richtung hin beeinflussen und prägen (Kap. 1–3). Im folgenden exemplarisch für viele andere Ansätze verschiedene Auffassungen (idealtypische Beispiele) aus der Diplomarbeit am Seminar für angewandte Psychologie Zürich von Imelda Schachteler und Andreas Rohrer-Bürgi:

Medizinische Auffassung. Anhänger sind Neurologen und organizistische Psychiater. Sie definieren Geisteskrankheiten als Krankheiten des Gehirns und therapieren sie mit Medikamenten und medizinischen Kuren und selten mit chirurgischen Maßnahmen.

Die Rolle des Psychiatriepflegepersonals ist hier beziehungsmäßig eher distanziert und vor allem auf die somatische Pflege ausgerichtet.

Psychoanalytische Auffassung. Sie stellt das Individuum in den Mittelpunkt des Geschehens. Die Verfechter einer dynamischen Psychiatrie und alle diejenigen, die sich auf Freud berufen, sehen psychische Krankheiten als einen Zustand gestörter Affektivität, deren Ursache in der Kindheitsgeschichte des Patienten zu suchen ist. Sein Verhalten ist symptomatisch für seine Problematik. Als Therapie vertreten sie die Psychotherapie, die es dem Patienten ermöglicht, den Ursprung seiner Schwierigkeiten zu entdecken und durchzuarbeiten, um damit geheilt zu werden. Unter diese Gruppe fallen auch alle anderen tiefenpsychologischen Richtungen (z. B. Jung, Adler, Szondi usw.)

Die Rolle des Psychiatriepflegepersonals besteht in einer pflegerischen und stützend begleitenden Tätigkeit, wobei die Beziehung zu einzelnen Patienten im Vordergrund steht. Die psychoanalytische Therapie ist den speziell dafür ausgebildeten Therapeuten vorbehalten.

Systemische Auffassung. Deren Anhänger sind bestimmte Psychiater und Psychologen, wie z. B. Bateson, Schule von Palo Alto und Lidz u. w. m. In der Schweiz zum Beispiel G. Guntern, Brig, E. Heim, Bern, u. w. m.

Sie untersuchen die Pathologie von Beziehungen und sehen psychische Krankheiten als Folge von krankmachenden familiären oder mikrogesellschaftlichen Beziehungen. Das Verhalten des Patienten in der Krankheit sehen sie als Symptom auf die Manipulationen, denen er im System unterworfen ist. Behandelt wird mit einer Kollektivtherapie (Gruppentherapie, Familientherapie), damit die Familie oder Gruppe ihre Beziehungsmuster erkennen und ändern kann.

Die Rolle des Psychiatriepflegepersonals besteht in einer Teilnahme am System (Gruppe), wobei die Schwester/der Pfleger einerseits ein Teil des Systems wird und sich persönlich mit einbezieht, andererseits Distanz zum System haben muß, um die Funktion der therapeutischen Begleitung wahrnehmen zu können (Interrollenkonflikt).

Auffassung der ‚erlernten Hilflosigkeit'. Sie geht davon aus, daß alles Verhalten angelernt sei und durch gezielte Anleitung umgelernt werden kann. Die bekanntesten Vertreter dieser Richtung sind Eysenck, Skinner, Watson und Seligmann. Die Behandlung wird als Verhaltenstherapie bezeichnet.

Die Rolle der Psychiatrieschwester/des -pflegers ist klar umschrieben. Sie nehmen am Therapieprogramm teil und üben therapeutische Maßnahmen aus. Sie verstärken gewünschtes Verhalten oder lernen solches an und bestrafen oder ignorieren unerwünschtes Verhalten. Die Psychiatrieschwester/der -pfleger haben hier auch eine Modellfunktion durch das Vorleben erwünschter Verhaltensweisen.

Humanistisch-psychologische Auffassung. Sie geht von einer ganzheitlichen Sichtweise des Menschen aus. Rogers, einer der bekanntesten Vertreter dieser Richtung, geht von der Überzeugung aus, daß in jedem Menschen eine Tendenz enthalten ist, seelisch zu wachsen und sich zu entwickeln. Psychische Beeinträchtigungen und pathologische Störungen des Erlebens und Verhaltens sind Ergebnisse und Ausdruck von Blockierungen und Einengungen dieser auf Entwicklung und Selbstaktualisierung ausgerichteten Tendenz. Ziel der Therapie ist die wissenschaftlich abgestützte und kontrollierte Hilfe an psychisch beeinträchtigte Menschen zur Klärung und Beseitigung von Hindernissen, Hemmungen, Einschränkungen und zur Freisetzung der selbstheilenden Kräfte und zur Übernahme der Verantwortung des Klienten für sich selbst. Auf dieses Ziel sind alle Aktivitäten der Therapeuten in der Einzel- und Gruppentherapie ausgerichtet. Weitere bekannte Vertreter dieser Richtung sind: Perls, Moreno, Lowen, Ruth Cohn, Tausch u. a.

Die Rolle der Psychiatrieschwester/des -pflegers beinhaltet sowohl pflegerische als auch begleitende und stützende Maßnahmen. Angestrebt wird eine Grundhaltung von einfühlender Zuwendung, Echtheit und Respektierung der Persönlichkeit des Patienten.

Erwünscht ist eine möglichst hohe Übereinstimmung zwischen Persönlichkeit und Rollenmerkmalen (Rollenidentifikation). Das Psychiatriepersonal ist beteiligt am therapeutischen Prozeß, sowohl in Einzel- wie auch in Gruppenbeziehungen.

Die Diskrepanz der psychiatrischen Lehrmeinungen spiegelt sich in der Variationsbreite der Ausbildungsprogramme an Psychiatrischen Krankenpflegeschulen und in Klinik- und Abteilungskonzepten.

Als wichtige Konsequenz ergibt sich für die Pflegenden die Notwendigkeit, sich über das eigene Menschenbild Klarheit zu verschaffen, damit dieses dem Menschenbild der Rollensender gegenübergestellt werden kann. Der Arbeitsort sollte bewußter ausgewählt werden, um eine möglichst hohe Rollenidentifikation zu erreichen.

35.4.3. Die fünf Funktionen der Pflege

Selbstverständlich gelten die fünf Funktionen der Krankenpflege auch in der Psychiatrie:

1. *Unterstützen und/oder stellvertretende Übernahme der ATL* (bezogen auf das Gesamt der Bedürfnishierarchie nach Maslow, S. 41 ff.) hat höchste Priorität. Es gilt alles, was in den Kapiteln 5–16 nachzulesen ist. Einige spezifische Beispiele finden Sie auf S. 903f.
2. *Begleiten in Krisensituationen.* Jede psychische Störung oder Krankheit ist Ausdruck einer Krisensituation, oder sie wird für den Betroffenen selbst zum krisenhaften Geschehen, vor allem dort, wo Langzeitprobleme zu erwarten sind oder wo eine Störung an sich zu chronischem Verlauf neigt (Kap. 34). Von zunehmender Bedeutung sind *Verhaltensstörungen*, die zu schwersten Krisenzuständen führen können: emotionale (und materielle) Verarmung, Arbeitslosigkeit, Suchtverhalten (mit AIDS-Gefahr) und weil es „keinen Ort“ für die Betroffenen gibt, die Ghettoisierung (Randgruppen), das Abgleiten in die Kriminalität, Verwahrlosung und als Folge davon Depression, Aggression → Zunahme der Verhaltensstörung - ein Circulus vitiosus, der nur schwer unterbrochen werden kann. Zu Krisen und Krisenbewältigung S. 851 ff.
3. *Mithilfe bei diagnostischen, therapeutischen und präventiven Maßnahmen.* Psychiatrische Therapie ist immer interdisziplinär - nichts läuft ohne Teamarbeit (Abb. 35.**4**).
4. *Sich beteiligen an Programmen der Prävention und Rehabilitation.* Hier bietet sich ein weites Feld an, sei es in den auf S. 892f. angeführten Diensten oder in der Gemeinde- und Jugendarbeit: Beratung, Aufklärung, Auffangstellen (für Menschen mit Sucht- und Suizidproblemen), Arbeit mit Selbsthilfegruppen, Erarbeiten von Copingstrategien (S. 70f.) usw. Je mehr sich in einem Gesellschaftssystem „Wohlangepaßtheit“ bzw. „Leistungsoptimum“ und „Anders-leben-Wollen“ polarisieren, desto größer und vielschichtiger sind die Problemfelder, die zu bewältigen sind.
5. *Mitarbeit an der Verbesserung der psychiatrischen Pflege* und Mitwirken an *Forschungsprogrammen.* In diesem Zusammenhang verweise ich auf die oben schon angesprochene Öffentlichkeitsarbeit sowie auf die Erarbeitung bzw. Erprobung von psychiatriespezifischen Pflegemodellen.

35.5. Pflegeplanung

35.5.1. Situationseinschätzung

Mehr noch als bei allen anderen Patienten ist eine professionelle Situationseinschätzung von Bedeutung. Der Unterschied zur allgemeinen Krankenpflege liegt darin, daß die Pflege hier als *Teamarbeit* vorgenommen werden muß, was nur in einer offenen Kommunikation möglich ist. Es gilt, vor allem im Blick auf die Lebensgeschichte, nicht nur die Probleme, sondern auch die Ressourcen festzustellen. Hier sind oftmals, stellvertretend für den Kranken (der dies infolge seiner Krankheit nicht mehr/ noch nicht wieder kann) seine *echten Bedürfnisse* zu erfassen. Viele dieser Kranken könnten verglichen werden mit Diogenes, von dem es heißt: Er zündete am hellichten Tag eine Laterne an. „Ich suche“, sagte er, „einen Menschen.“ Wenn er diesen Menschen findet (Abb. 35.**5**), findet er einen Therapeuten/eine Therapeutin (unabhängig von der Berufsrolle), er findet das, was der griechischen Wortbedeutung (therápôn) entspricht, „einen Menschen, der für einen anderen Menschen begleitend da ist“. In diesem Sinne wurden die ersten Christen Therapeuten genannt, und in diesem Sinn kann eine begleitende Pflege (Beziehungspflege) zur *heilenden Pflege* werden.

35.5.2. Pflegebereiche

Pflege in der Psychiatrie darf nicht verwahrenden Charakter haben. Verwahrung führt über kurz oder lang zum *psychischen Hospitalismus* und damit zu *Sekundärschäden* wie Abhängigkeit, Hilflosigkeit und „institutioneller Verwahrlosung“ (z.B. der Eß- und Sprachkultur). Die Pflege muß und kann dem entgegenwirken (Übergangspflegemodell S. 441 ff., Reintegra-

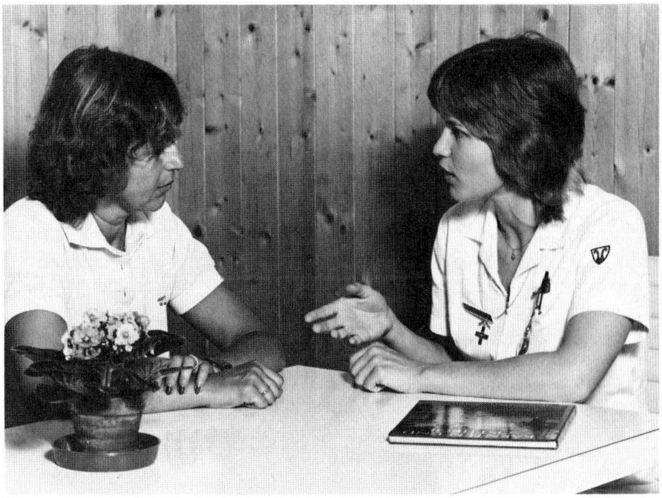

Abb. 35.**5** Das helfende Gespräch: Beziehung und Bindung auf Zeit.

tion in der Langzeitpflege S. 880, Rehabilitation in der Psychogeriatrie S. 951f.).
Die Pflegebereiche umfassen alle Ebenen der ATL (S. 77ff.). Im folgenden einige Vorschläge zur *Gestaltung der Pflege in der stationären Psychiatrie* (deshalb die Unterteilung in Wohnbereich und Arbeitsbereich). Die Liste erhebt keinen Anspruch auf Vollständigkeit, es sind lediglich Beispiele angeführt.

ATL und eigenständige psychiatrische Pflege		
Wohnbereich, z. B.	ATL	Arbeitsbereich, z. B.
• Vitalzeichen, Befinden und Wachsein überwachen • Schlafgewohnheiten beachten • Ruhe und Schlaf fördern: Schlaf- und Beruhigungstees, Bäder, Massagen, Abendritual, autogenes Training	wach sein und schlafen	• Pausengestaltung • Aufmerksamkeit beachten
• Morgenturnen, spazieren gehen, wandern, joggen, spielen usw. • Teilnahme an Abteilungsarbeiten	sich bewegen	• Lockerungsübungen • Arbeitsweggestaltung: zu Fuß, mit dem Fahrrad
• Selbstsorge und Selbstpflege unterstützen und fördern • Sinn für Schönheit und Abwechslung ansprechen	sich waschen und kleiden	• angemessene Kleidung und Schuhe: praktisch und der Situation entsprechend
• Eßbedürfnisse erkennen • Essen und Trinken planen: einkaufen, zubereiten, aufräumen • Eßkultur pflegen	essen und trinken	• sinnvolle Zwischenmahlzeiten
• WC-Training • Obstipationsprophylaxe	ausscheiden	• hygienische Sanitäranlagen
• angemessene Raumtemperatur, Kleidung und Schuhe	Körpertemperatur regulieren	• wie Wohnbereich
• Lüften der Räume • Nichtraucherzonen • Atemübungen, Spaziergänge im Freien	atmen	• wie Wohnbereich

Fortsetzung von S. 903

ATL und eigenständige psychiatrische Pflege		
Wohnbereich, z. B.	ATL	Arbeitsbereich, z. B.
• Rechte und Pflichten besprechen • Suizidprophylaxe (Ausgang mit Begleitung usw.) • hygienische und Sicherheitsmaßnahmen in allen Bereichen	für Sicherheit sorgen	• sicherer Arbeitsplatz • zweckmäßige Abreitsinstrumente und Hilfsmittel
• Freizeit und Wohnbereich gestalten • differenzierte Beschäftigungsmöglichkeiten, Anreiz zum Spiel • Hilfe in der Strukturierung des Tages	Raum und Zeit gestalten – arbeiten und spielen	• Arbeitstherapie
• Kommunikationsmöglichkeiten verbal und averbal suchen, gestalten und ausschöpfen • gezielt Zeit und Räume für Gespräche anbieten (Einzel- und Gruppengespräche) • Kommunikationsinhalte sind auch alle Bereiche der ATL – Alltagsgespräche	kommunizieren	• wie Wohnbereich
• persönlichen sexuellen Ausdruck kennenlernen • realitätsbezogenes Verhalten einüben • Präventionsmaßnahmen (Schwangerschaft, AIDS, Geschlechtskrankheiten) • Partnerschaft und freundschaftliches Verhalten trainieren	Kind, Frau, Mann sein	• Schutz der sexuellen Integrität am Arbeitsplatz
• transparente Tagesstruktur in Zusammenarbeit mit dem Patienten entwickeln und gestalten • kulturelles Leben fördern • religiöses Leben ermöglichen • Trauer und Angst sowie Gefühle wie Zorn, Wut und Verzweiflung zulassen • Sterbenwollen akzeptieren, Gespräche über Suizid aufnehmen	Sinn finden	• Arbeitsplatz möglichst persönlich und den Bedürfnissen entsprechend wählen/gestalten

35.6. Exemplarische Situationen

Ich beschränke mich im folgenden auf einige Hinweise zu Problemsituationen (Krankheiten, Zustände, Symptome), die auch im Akutkrankenhaus oder in der krankenhausexternen Pflege anzutreffen sind.

35.6.1. Psychosen

Eine akute Psychose liegt vor, wenn ein Mensch unter dem Eindruck krankhafter Gedanken und Vorstellungen die Wirklichkeit verkennt und nicht mehr einsehen kann, daß er sich täuscht (Wahnvorstellungen).
Man unterscheidet körperlich nicht begründbare *endogene* Psychosen (z.B. Schizophrenie, manisch-depressives Irresein) und organisch begründbare *exogene* Psychosen (z.B. Alkoholdelirium, senile Demenz).

Schizophrene Psychosen

Erscheinungsbild und *Verlauf* schizophrener Erkrankungen sind vielfältig. Die Kranken können sich verfolgt und beobachtet fühlen; sie leiden oft unter Sinnestäuschungen und Wahnideen. Viele haben Kontaktschwierigkeiten, sind mißtrauisch, sie ziehen sich in sich zurück und sprechen kaum oder gar nicht mehr mit anderen. Beginnt jemand, sich abzusondern, seine gewohnte Arbeit, seine bisherigen Interessen zu vernachlässigen, sich in Haltung und Gesichtsausdruck zu verändern, plötzlich vor sich hinzusprechen, dann können das Anzeichen für eine Schizophrenie sein.

Für den Laien besonders augenfällig sind die folgenden Anzeichen: Jemand gibt an, Stimmen zu hören, von fremden Mächten und Kräften beeinflußt zu werden, äußert Verfolgungs- und Vergiftungsangst, fühlt sich grundlos von seiner Umgebung beobachtet und hintergangen.

Affektive Psychosen

Zu den affektiven Psychosen zählt man die Manie. Die Manie tritt häufig im Wechsel mit Depressionen in Erscheinung, kann aber auch isoliert bestehen. Im Gegensatz zum depressiven Patienten ist der Maniker gehobener Stimmung. An eine manische Erkrankung muß man denken, wenn jemand ohne verständliche, einfühlbare Erklärung entgegen seinem früheren Verhalten plötzlich leichtsinnig, großsprecherisch, enthemmt und gereizt auftritt. Dem Maniker droht der soziale Ruin, wenn nicht Hilfe eingeleitet wird. Die Überschätzung seiner physischen Kräfte und das fehlende Gefühl von Müdigkeit führen häufig zu totaler körperlicher Erschöpfung, in Extremfällen sogar zum Tod.

Eine weitere Form affektiver Psychosen ist die *endogene Depression* (S. 906).

Umgang mit Wahnkranken

Zum Umgang mit Wahnkranken ein Zitat von K. Ernst (1981):

„Vom Wahnkranken werden häufig Dinge als zusammengehörig oder zur Person gehörig gesehen, die nicht zusammengehören oder nicht zur Person gehören. Gewisse Teile der Umwelt werden in einer Weise bedeutungsvoll, daß der Kranke meint, er werde von ihnen gemeint, beobachtet, bedroht. Der Wahnkranke kann auch Wahrnehmungen haben, für die es in der Umwelt keine entsprechenden Reize gibt (Halluzinationen). Immer aber sind sie für ihn Realität. Wahnideen und Halluzinationen kommen bei Schizophrenie oft vor, sie sind aber auch bei vielen anderen psychiatrischen Erkrankungen anzutreffen.

Wahnkranken sollte man nicht versuchen, die Wahnideen auszureden, noch ihnen unseren Glauben an sie vorheucheln. Nun versucht aber ein Wahnkranker oft inständig, uns davon zu überzeugen, daß nicht der Arzt, sondern die Polizei für seinen Fall zuständig sei – z. B. wenn er sich von einer Clique Krimineller mit Radar bestrahlt fühlt. In diesem Fall kann es angebracht sein, dem Kranken den Hauptinhalt seines Wahns zu resümieren und ihm wahrheitsgemäß zuzugestehen, daß es für ihn sehr schwer sein müsse, wenn eine derart wichtige Angelegenheit für niemand außer ihm selbst, nicht einmal für seinen jetzigen Gesprächspartner, der Wirklichkeit entspreche, das sei, so werden wir beifügen, eine Erfahrung, die uns im beruflichen Alltag immer wieder beschäftige. Um diese Erscheinung wenigstens etwas besser zu verstehen, seien wir dem Patienten für eine möglichst detaillierte Schilderung darüber dankbar, was ihn überhaupt zur Annahme der von ihm vertretenden Wirklichkeit geführt habe."

Neben diesen Bemühungen des Sicheinfühlens gelten die beiden folgenden Grundsätze:

- mit dem Patienten in Beziehung bleiben – der Faden zu unserer Welt darf nicht abbrechen;
- auf die eigenen Gefühle achten – wir spüren oft intuitiv eine beginnende akute Psychose.

35.6.2. Depressionssyndrom

Depressionen nehmen nicht nur zu (S. 894), es hat sich im Verlauf der Jahre auch ein *Symptomwandel* vollzogen. Immer mehr Patienten suchen ihren Arzt nicht wegen depressiver Verstimmung auf, sondern wegen somatischer Beschwerden, hinter denen sich die Depression versteckt (larvierte Depression). Besonders in zivilisierten Ländern wird schon seit Jahren eine stete Zunahme depressiver Erkrankungen registriert.

Krankheitszeichen

Depressive Patienten sind häufig hoffnungslos, „ausgehöhlt" und antriebsarm. Sie sehen oft keinen Sinn mehr im Leben, haben Schuldgefühle; nicht selten äußern depressive Patienten Selbstmordabsichten. In anderen Fällen können körperliche Beschwerden – Verstopfung, Appetitmangel, Schlaflosigkeit, Konzentrations- und Gedächtnisstörungen – im Vordergrund stehen. Depressive Patienten können gehemmt sein und sich völlig von der Umwelt abschließen. Andere wiederum leiden unter starker innerer Unruhe, innerer Spannung und Nervosität. Eine systematische Übersicht der wichtigsten Krankheitszeichen des depressiven Syndroms bringen Tab. 35.**3** und 35.**4**.

Tabelle 35.**3** Psychische Grundsymptome des depressiven Syndroms (nach Kielholz)

Depressive Verstimmung
„vitale Traurigkeit", Gefühlsverlust, innere Leere und Unruhe, Angst

Denkhemmung
depressive Gedankeninhalte, Monotonie, Entschlußunfähigkeit, Grübeln (kann sich bei primär oder sekundär devitalisierten Depressionen bis zu Wahnideen steigern)

Psychomotorische Hemmung
Bewegungsarmut, Hypo- oder Amimie, Entäußerungshemmung
oder

Psychomotorische Agitiertheit
äußere Unruhe, Getriebenheit, leerer Beschäftigungsdrang

Tabelle 35.**4** Begleitsymptome des depressiven Syndroms (nach Kielholz)

Körperliche Störungen
- Schlafstörungen, Kopfschmerzen, Schwindelgefühl, Mundtrockenheit (Salivationshemmung)
- Druck- und Engegefühl im Hals („Globusgefühl"), im Thorax (beengte Atmung, „Atemkorsett")
- Schweißausbrüche, häufig nachts
- Herzklopfen, Herzbeklemmung, Tachykardie, Bradykardie, Rhythmusstörungen, Extrasystolie, pektanginöse Zustände mit Präkardialangst
- Anorexie, Gewichtsverlust, Magenschmerzen, Magendruck, Meteorismus, Obstipation, chronische Durchfälle
- Pollakisurie, diffuse Schmerzen im Bereich des Urogenitaltrakts
- chronische Schmerzzustände neuralgischer oder rheumatischer Art
- gestörte Sexualfunktion, nachlassende Libido und Potenz, Frigidität, Menstruationsbeschwerden

Störung der Vitalgefühle
- Kraftlosigkeit, fehlende Frische

Ursachen und Verlaufsformen

Die verschiedenen Depressionszustände lassen sich in drei Gruppen einteilen: somatogen, endogen und psychogen. Jede dieser Depressionsformen kann mehr oder weniger larviert (hinter körperlichen Symptomen versteckt) verlaufen. Abb. 35.**6** gibt einen Überblick über die Einordnung der Depressionszustände.

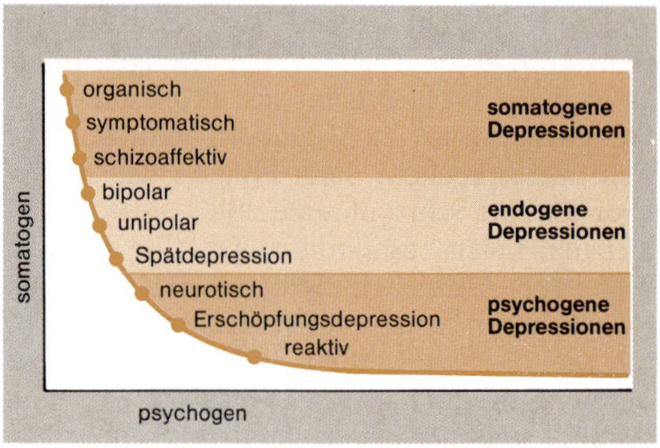

Abb. 35.**6** Einordnung der Depressionszustände (nach Kielholz).

Behandlung

Die Behandlung des depressiven Syndroms richtet sich nach der Ursache, den Entwicklungsbedingungen und dem Erscheinungsbild der Erkrankung. Das wichtigste Therapeutikum ist und bleibt bei allen Depressionsformen die mitmenschliche, *tragende Beziehung* und, als ein Ausdruck davon, das Gespräch. Die *Psychopharmakotherapie* (Antidepressiva) hat ihre größte Bedeutung bei der Behandlung der endogenen Depressionen, z. T. ist sie auch bei psychogenen und somatogenen Depressionen angezeigt. Eine Sonderstellung nimmt die *Lithiumtherapie* ein, sie dient der *Prophylaxe* der manisch-depressiven Psychosen. Spezielle *Psychotherapie* wird bei neurotischen Depressionen angewandt, und die *internistischen Therapien* sind vor allem bei somatogenen Depressionen angezeigt.
Tab. 35.**5** zeigt den Ablauf einer sog. kleinen Psychotherapie, die jeder leisten kann; von großer Bedeutung sind die kreativen Therapieformen und die Körpertherapien (S. 167f.).

Umgang mit Depressiven

Depression wirklich einfühlend zu verstehen, ist etwas, was dem Nichtdepressiven nur schwer möglich ist. Ingrid Weber-Gast (1981) schreibt dazu aus eigenem Erleben:

„Nein, wer noch den mindesten Trost, die mindeste Selbstgewißheit aus seiner Traurigkeit schöpfen kann, der steht noch diesseits des Grabens, der weiß noch nicht, was jenseits auf Menschen warten kann, weiß noch nicht, welche Hölle auf Erden es gibt. Weiß noch nicht, daß es nachher zu den größten Wundern gehören wird, daß man ihr wieder lebend

Tabelle 35.5 Das „helfende Gespräch" (kleine Psychotherapie), möglicher Ablauf (nach Kielholz)

1. *„Schale öffnen"*
   - „aktives" Zuhören, ernst nehmen
   - Verständnis zeigen
   - Fragen stellen, die das Gefühlsleben des Patienten ansprechen
2. *Helfen, Situation klar darzustellen und zu erkennen*
   - Fördern der „Auseinandersetzung mit sich selbst"
   - Gegenfragen stellen, bis Patient selber klar sieht
   - auf paradoxe Kommunikation achten
3. *Lösungsmöglichkeiten suchen lassen*
   - keine Ratschläge, keine Lösungsangebote von außen!
   - verschiedene Varianten suchen und gegeneinander abwägen lassen
   - Konsequenzen überdenken lassen
4. *Patient soll Entscheidung über mögliche Lösung selber treffen*

entkommen kann. (...) Denn es scheint ja gerade das Tückische jener Krankheit zu sein, daß sie die Hoffnungskraft eines Menschen von innen aushöhlt. Wer an einer Depression erkrankt, den erreicht eben der Trost des Glaubens nicht mehr, anders als bei jeder anderen Krankheit, und gerade diese Unerreichbarkeit macht das Verzweifelnde des Leidens aus. (...) Manchmal denke ich darum, daß wir für diese Kranken ganz besonders beten müssen, aber vor allem, daß wir uns ihrer ganz besonders annehmen müßten."

Mit diesem Zitat ist die Hilflosigkeit der Betreuer (und Angehörigen) depressiver Patienten aufgezeigt. Gleichzeitig zeigt es aber auch, wo echte Hilfe einsetzen kann und muß: *im Dasein* und *Dableiben* beim leidenden Menschen – ohne ihm dieses Leiden abnehmen zu wollen:

- in einer Begleitung, die von professioneller Empathie getragen ist;
- in der Unterstützung der ärztlichen Therapie:
  - für regelmäßige Einnahme der Medikamente sorgen, auf Nebenwirkungen achten;
- in der Unterstützung der ATL, wo der Kranke dies nicht mehr selber tun kann:
  - auf angemessene Nahrungs- und Flüssigkeitsaufnahme achten,
  - die Strukturierung des Tages (besonders bei Arbeitsunfähigkeit) liebevoll, aber bestimmt lenken: aufstehen, Toilette machen, Spaziergänge, Übernahme von kleinen Aufgaben.

35.6.3. Krisenintervention

Dem Krankenhaus/der Psychiatrischen Klinik fällt in der Krisenintervention eine ganz spezielle Rolle zu; entsprechend hat auch das Pflegepersonal eine wichtige Aufgabe zu erfüllen. Krisen, die, weil sie sich zugespitzt haben, der Intervention bedürfen, sind vielschichtig:

- *Seelische Krisensituationen*, in der der Betroffene ein deutliches Gefühl des „Nicht-mehr-weiter-Könnens" erlebt, das ihn zwingt, eine Erholungspause einzulegen oder therapeutische Hilfe in Anspruch zu nehmen (evtl. ist ein Krankenhaus- oder Sanatoriumsaufenthalt notwendig). Im Volksmund spricht man von „Nervenzusammenbruch".
- *Akute schwere Zustände des „Außersichseins"* als Erregung, Delirium, Manie, Rausch oder als Störung des Bewußtseins. Aggressionen und Tätlichkeiten können Begleiterscheinungen einer bestehenden Krankheit oder erste Symptome sein. Grundsätzliche Erste-Hilfe-Maßnahmen umfassen den Schutz des Patienten und den Schutz der Umgebung.
- *Suizid/Suizidalität.* Sie kommen bei allen psychischen Krankheiten, vor allem bei Depressionen vor, häufig aber auch bei sog. Gesunden im Verlauf von Lebensschwierigkeiten, bei denen es scheinbar keine andere Lösung gibt. Hauptursache ist die Isolation. Der Betroffene greift nach dem Mittel der *Intoxikation* (Medikamente, Gas) oder des *Unfalls* (Überfahrenlassen, Ertrinken, Erschießen, Schnittverletzungen). Die WHO nennt den Suizid an 7. Stelle der Todesursache (an 3. bei 15- bis 44jährigen). Die Suizid*versuche* sind etwa 10mal häufiger.

Nach Ringel (1989) geht dem Suizidversuch häufig ein sog. *präsuizidales Syndrom* voraus. Es entwickelt sich in drei Phasen:

1. Einengung der Wahrnehmung und Gefühle, Rückzug auf sich, Gefühl der Vereinsamung, Sinn- und Ausweglosigkeit.
2. Ohnmächtige Aggressionen und Vorwürfe gegen andere, schmerzliche Resignation, Ankündigung der Suizidabsicht.
3. Flucht in die Phantasie, die zunehmend von der Selbsttötungsabsicht besetzt wird und Ausmalen der den anderen durch die Selbsttötung entstehenden Leiden.

Umgang mit Suizidalen

Vorbeugende Maßnahmen: Psychohygiene (S. 521). Die beste Prophylaxe ist eine tragende Beziehung, in der die Situation des Leidenden ernst genommen und reflektiert werden kann (Umgang mit Depressiven S. 906f.).

Hilfe in der Krise:

- *Psychotherapeutisch.* Die therapeutische Hilfe beinhaltet die psychosoziale Diagnose, das offene Aussprechen des Suizidversuchs, einen Vertrag mit dem Patienten in bezug auf erneute Suizidimpulse und die
- *Nachbetreuung.* Diese muß nahtlos an die Krisenintervention anschließen. Der Patient wird an einen Psychotherapeuten, an eine Selbsthilfegruppe oder eine Suizidvorsorgeeinrichtung überwiesen.

Die *Pflegeperson* nimmt eine wichtige Stellung ein, wenn Patienten *nach einem Suizidversuch* auf einer Überwachungs- oder Intensivstation erwachen. Das erste Gesicht, dem diese Patienten begegnen, prägt sich ein und kann positive oder negative Auswirkungen haben. Die Pflegeperson ist es auch, an die die ersten Fragen des Patienten (häufig nach Zeit und Ort) gerichtet sind. Die Pflegepersonen können den Kriseninterventionserfolg entscheidend beeinflussen: Zuhören ist auch in diesem Fall hilfreicher als Reden: Entgegennehmen von Problemen nützlicher als das Anbieten von Problemlösungsrezepten; Trauern lassen sinnvoller als auf „bessere Zeiten" hinweisen; schweigen und danach behutsam antworten besser als fragen. (Die Frage: „Warum haben Sie das getan?" ist eine Frage, die an den Entschluß zum Freitod zurückbindet, sie muß in jedem Fall unterlassen werden.)

Je mehr jemand gelernt hat, auf sich selber zu hören und sich selber anzunehmen, um so mehr wird er fähig sein, in solch schwierigen Situationen ein Klima zu schaffen, in dem aufgegebenes Leben wieder angenommen werden kann.

35.6.4. Sucht- und Drogenproblematik

Unter *Mißbrauch* verstehen wir die nicht sachgerechte oder über das sachgerechte Maß hinausgehende Anwendung von Arznei- oder Genußmitteln.

Die *Gewöhnung* ist eine reflexartige Griffbereitschaft nach dem Mittel als „Befreier" von unhaltbar gewordenen Lebenssituationen.

Zur *Sucht* wird es, wenn das Leben ohne dieses Mittel nicht mehr denkbar ist und die Beschaffung immer mehr in den Mittelpunkt des Alltags rückt. Die regelmäßige Einnahme wird obligatorisch, ohne Rücksicht auf die Folgen. Ist das Mittel nicht rechtzeitig zu haben, treten unerträgliche Entzugserscheinungen auf. Die WHO definiert Sucht als „einen Zustand periodischer und chronischer Vergiftung, der durch den wiederholten Genuß eines natürlichen oder synthetischen Arzneimittels hervorgerufen wird, schädlich für den einzelnen und/oder die Gesellschaft".

Zusätzlich zu dieser Definition prägte die WHO 1965 den Begriff der *Drogenabhängigkeit.* Diese Definition umfaßt neben allgemeinen Kennzeichen wie psychischer oder physischer Abhängigkeit, die nach periodischer oder chronischer Anwendung einer Droge entsteht, auch eine genaue Beschreibung der für die Droge charakteristischen Eigenschaften.

Abhängigkeit erzeugende Stoffe

Der verständliche Wunsch, die verschiedenen Drogen bezüglich Gefährlichkeit klar unterscheiden zu können, läßt sich nicht so einfach erfüllen. I. Schachtler formuliert dies so:

„Körperlichen, psychischen und sozialen Gefahren kommt je nach Art und Konzentration der konsumierten Droge, nach individuellen und gesellschaftlichen Gegebenheiten sowie nach Dauer und Intensität des Konsums ein unterschiedlicher Stellenwert zu. Auch zeigt nicht jede Droge dasselbe Abhängigkeitspotential, was bei vergleichenden Überlegungen ebenfalls ins Gewicht fällt.
Die in Tab. 35.**6** verwendete *Typologie* umfaßt nicht sämtliche Stoffe, die als Drogen im Sinne der Rauscherzeugung verwendet werden können. So *fehlen* einige pflanzliche Stoffe, wie z.B. Muskatnuß; vor allem sind darin aber nicht enthalten die sogenannten *Schnüffelstoffe*, wie Toluol, Benzin, Äther, Lösungsmittel etc., die verschiedene Wirkungen und Risiken aufweisen und die sich nicht so einfach einstufen lassen."

Vergleicht man die Drogen untereinander bezüglich *Suchtwirkung* und *Gefährlichkeit*, sind viele Faktoren ausschlaggebend, so z.B.

- einmalige oder chronische Einnahme der Droge;
- Art der Einnahme – die intravenöse Verabreichung birgt eine größere Gefahr der *tödlichen Überdosierung* als andere Anwendungsformen;
- Höhe der Dosierung – je höher die Dosie-

Tabelle 35.6 Vergleichende Übersicht über die Wirkungen der Abhängigkeit erzeugenden Stoffe (nach A. Uchtenhagen)

Stofftyp	Risiko der Überdosierung (Tod)	Organschäden nach chronischem Gebrauch	Abhängigkeitspotential	Psychosen (Intoxikation)		Süchtige Wesensveränderungen mit sozialen Folgen
				akut	chronisch	
Opiate	++	+	++	–	–	+
Cocain	+	+	++	+	+	+
Cannabis	–	+	(+)	+	(+)	(+)
Halluzinogene	–	(+)	–	+	(+)	–
Amphetamine	+	(+)	+	+	+	+
Barbiturate	+	+	+	–	–	+
Alkohol	+	++	(+)	+	+	+
Nikotin	(+)	+	+	–	–	–
Tranquilizer	+	–	(+)	–	–	+

++ hohe Wahrscheinlichkeit
+ Wahrscheinlichkeit
(+) geringe Wahrscheinlichkeit
– nicht nachgewiesen

rung, um so größer ist die Gefahr des Auftretens *psychischer Ausnahmezustände* (Psychosen);
- Dosis und Dauer der Einnahme stehen in engem Zusammenhang mit dem Auftreten von *körperlichen Schäden*, wobei zusätzliche Faktoren wie Ernährung, Hygiene usw. eine Rolle spielen.

Die meisten Drogen, mit Ausnahme der Halluzinogene und des Nikotins, vermögen eine *süchtige Wesensveränderung* mit oder ohne soziale Auswirkungen hervorzurufen. Dabei wirken verschiedene Faktoren wie die eigentliche Giftwirkung, die Reaktion auf Versagenserlebnisse, psychologische Verdrängungsprozesse sowie andere im Verlauf der Abhängigkeit auftretende Schwierigkeiten zusammen. Auch wenn es sich bei der süchtigen Wesensveränderung um eine schwerwiegende individuelle Beeinträchtigung, unter der nicht zuletzt auch die Umgebung zu leiden hat, handelt, so ist sie unter Abstinenz grundsätzlich doch rückbildungsfähig. Dies gilt für praktisch alle Drogentypen, wobei der chronische Alkoholiker am ehesten Gefahr läuft, daß sich solche Veränderungen nicht mehr ohne weiteres rückgängig machen lassen.
Auch beim *Abhängigkeitspotential* sind recht deutliche Gefährdungsunterschiede festzustellen. Am stärksten ist das Abhängigkeitspotential erfahrungsgemäß bei den Opiaten sowie beim Cocain einzustufen.

Maßnahmen der Drogenhilfe

Die beste Therapie ist die *Vorbeugung*:
- Persönlichkeitsbildung, Aufklärung und Information;
- Gestaltung des sozialen Milieus – Schule, Beruf, Freizeit, Umwelt;
- Erschweren der Zugänglichkeit zu Drogen;
- Früherfassung des Drogenproblems.

Die *therapeutischen Möglichkeiten* erstrecken sich auf
- ambulante Hilfe – Kontaktstellen, Anlaufstellen;
- Notfallbehandlung, Krisenintervention;
- Abstinenzbehandlung (Methadon statt Heroin);
- Eingliederung, Resozialisierung;
- Langzeitbetreuung/Wohngruppen.

Die *Erfolgsaussichten* sind von vielen Faktoren abhängig, so z. B. von
- Zustimmung zur Behandlung;
- früherer Lebenstüchtigkeit;
- Lebensalter, Suchtbeginn;
- Typ der gebrauchten Drogen.

Im allgemeinen gilt: Die Abhängigkeit hält über längere Zeit an, die Gefährdung für Rückfälle kann ein Leben lang bestehen.

35.7. Beurteilung von Wissen und Können in der Pflege

Beobachten Sie die Gespräche und Rapporte in Ihrer Pflegegruppe. Wann und in welchem Zusammenhang werden Begriffe gebraucht wie: „Das ist psychisch“, „Er/sie hat eine Depression“?

- Eruieren Sie die diesen Aussagen zugrundeliegenden Probleme.
- Suchen Sie nach weiteren, vielleicht nicht so offensichtlichen Problemen und Zusammenhängen bei einem bestimmten Patienten.
- Stellen Sie eine Problemliste auf. Suchen Sie nach möglichen Ressourcen.
- Überprüfen Sie Ihr Verhalten (evtl. auch dasjenige der Pflegegruppe) gegenüber diesem Patienten, und ziehen Sie Schlüsse für Ihren weiteren pflegerischen Einsatz.
- Versuchen Sie, Ihre Erkenntnisse in Stichworten zu formulieren.

Weiterführende Literatur

Abderhalden, C.: Psychiatrische Krankenpflege und Soziotherapie. Recom, Basel o. J.

Arieti, S.: Schizophrenie, 3. Aufl. Piper, München 1989

Barz, H.: Praktische Psychiatrie, 3. Aufl. Huber, Bern 1987

Battegay, R.: Handwörterbuch der Psychiatrie. Enke, Stuttgart 1984

Ciompi, L.: Affektlogik. Klett-Cotta, Stuttgart 1982

Dörner, K.: Freispruch der Familie. Angehörige, Patient und die Psychiatrie. Psychiatrie-Verlag, Bonn 1989

Dörner, K., U. Plog: Irren ist menschlich, 5. Aufl. Psychiatrie-Verlag, Bonn 1989

Ernst, K.: Praktische Klinikpsychiatrie für Ärzte und Pflegepersonal, 2. Aufl. Springer, Berlin 1988a

Ernst, A.: Schlucken und schweigen. Wie Arzneimittel Frauen zerstören können. Kiepenheuer & Witsch, Köln 1988b

Feldmann, H.: Psychiatrie und Psychotherapie, 9. Aufl. Karger, Basel 1984

Fengler, C., T. Fengler: Alltag in der Anstalt. Psychiatrie-Verlag, Bonn 1988

Feuerlein, W.: Alkoholismus – Mißbrauch und Abhängigkeit. Entstehung, Folgen, Therapie, 4. Aufl. Thieme, Stuttgart 1989

Finzen, A.: Alkohol, Alkoholismus und Medizin. Ein Beitrag zur Sozialgeschichte der Psychiatrie. Psychiatrie-Verlag, Bonn 1984

Finzen, A.: Tags in der Klinik – abends zu Hause. Die Tagesklinik. Psychiatrie-Verlag, Bonn 1988

Finzen, A.: Das Ende der Anstalt. – Vom mühsamen Alltag der Reformpsychiatrie. Psychiatrie-Verlag, Bonn 1989

Finzen, A.: Medikamentenbehandlung bei psychischen Störungen. Psychiatrie-Verlag, Bonn 1989

Gassmann, R.: Suchtprophylaxe in Theorie und Praxis. Schweiz. Fachstelle für Alkoholprobleme, Lausanne 1988

Green, H.: Ich hab' dir nie einen Rosengarten versprochen. Bericht einer Heilung. Radius, Stuttgart 1988

Grof, St.: Das Abenteuer der Selbstentdeckung. Heilung durch veränderte Bewußtseinszustände. Kösel, München 1987

Heim, E.: Praxis der Milieutherapie. Springer, Berlin 1985

Hohl, J.: Gespräche mit Angehörigen psychiatrischer Patienten. Psychiatrie-Verlag, Bonn 1988

Hug, H.: Die Zukunftspflege in der Psychiatrie. Recom, Basel o. J.

Juchli, L.: Bilder einer Depression. Kreuz, Stuttgart 1987

Kielholz, P.: Die larvierte Depression. Deutscher Ärzte-Verlag, Köln 1981

Kindler, U.: Tagebuch einer Depression. Goldmann, München 1985

Kraiker, Chr.: Psychotherapieführer, 2. Aufl. Beck, München 1988

Ladewig, D.: Drogen unter uns. Karger, Basel 1983

Maurer, I.: Bedeutende Psychiatriereformen der Gegenwart. Hippokrates, Stuttgart 1985

Needham, I.: Pflegeplanung in der Psychiatrie. Recom Basel o. J.

Olbrich, I.: Alles psychisch? Der Einfluß der Seele auf unsere Gesundheit. Kösel, München 1989

Payk, Th. R.: Checkliste Psychiatrie. Thieme, Stuttgart 1988

Revenstorf, D.: Psychotherapeutische Verfahren, 4 Bde. Kohlhammer, Stuttgart 1982–1985

Ringel, E.: Selbstmord – Appell an die anderen, 4. Aufl. Kaiser, München 1989

Rothschild, B.: Seele in Not – was tun?, 4. Aufl. Fachverlag, Zürich 1983

Rowe, D.: Ich entscheide mich für das Leben. Der Weg aus der Depression. Kösel, München 1980

Sahihi, A.: Designer-Drogen. Die neue Gefahr. Beltz, Weinheim 1989

Salvador, M.: Psychosomatische Krankheiten in der Familie, 3. Aufl. Klett-Cotta, Stuttgart 1986

Scharfetter, Chr.: Allgemeine Psychopathologie, 2. Aufl. Thieme, Stuttgart 1985

Scharfetter, Chr.: Schizophrene Menschen, 2. Aufl. Urban & Schwarzenberg, München 1986

Schmidbauer, W., J. Scheidt: Handbuch der Rauschdrogen. Nymphenburger, München 1988

Schmidt, L.: Alkoholkrankheit und Alkoholmißbrauch, 2. Aufl. Kohlhammer, Stuttgart 1988

Seifert, Th.: Therapie und Selbsterfahrung. Einblick in die wichtigsten Methoden. Kreuz, Stuttgart 1986

Sheehan, S.: Ich bin nicht da, wo ihr mich sucht. Kreuz, Zürich 1987

Völger, G.: Rausch und Drogen – Drogen im Kulturvergleich, Bd. 1–3. Rowohlt, Reinbek 1982

Weber-Gast, I.: Weil du nicht geflohen bist vor meiner Angst. Ein Ehepaar durchlebt die Depression des einen Partners, 8. Aufl. Matthias-Grünwald-Verlag, Mainz 1989

Wedler, H. L.: Der Suizidpatient im Allgemeinkrankenhaus. Krisenintervention und psychosoziale Betreuung von Suizidpatienten. Enke, Stuttgart 1984

Wunderli, J.: Und innen die große Leere. Die narzißtische Depression und ihre Therapie. Kreuz, Stuttgart 1989

36. Pflege von Tumorkranken

... und diese Menschen spüren, das, was bisher galt, stimmt nicht, trägt nicht mehr. Es erhöht sich ihre Bereitschaft, in die Not-wendende innere Leere einzuwilligen. Wo diese dann angenommen werden kann, birgt sie als schöpferische Krise die Chance zu einem Verwandlungssprung in die Verwesentlichung.

Maria Hippius

Sequenzziel

Das Ziel des vorliegenden Kapitels liegt nicht darin, eine „Onkologie für Pflegeberufe" anzubieten (dafür sei auf die weiterführende Literatur verwiesen), sondern in der Absicht, Sie für die Probleme und die individuelle Pflege von Tumorpatienten (Patienten mit *bösartigen Tumoren*) zu sensibilisieren. Eine gezielte *Pflegeplanung* (S. 102f.) ist nur möglich, wenn Sie die wichtigsten theoretischen Grundlagen, in diesem Fall vorwiegend der Behandlungsgrundsätze, der dabei zu erwartenden Nebenwirkungen und die psychosozialen Hilfemöglichkeiten kennen und verstehen. Dafür möchte Ihnen dieses Kapitel eine Hilfe sein.

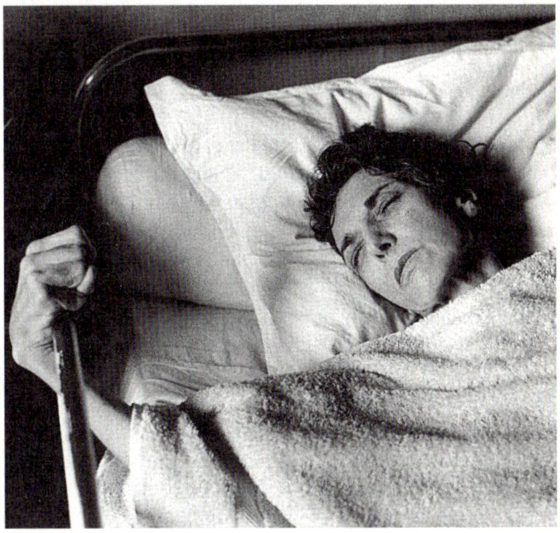

Prinzipien/Impulse

Tumoren und *Tumortherapie* sind „unphysiologische Eingriffe" in die Funktionen und Strukturen des Organismus, wodurch

- die menschliche Person in ihrer Ganzheit bedroht,
- die Organfunktionen in ihren Abläufen gestört und
- die Integration in die Um- und Mitwelt erschwert

werden.

Dadurch werden Lebensqualität, Befinden und Befindlichkeit vorübergehend oder chronisch (oder zum Tode führend) beeinträchtigt und bedürfen der begleitenden Unterstützung und Hilfe.

Einstimmung

„Man gewöhnt sich daran, daß der Krebs sich ausbreitet. Neue Symptome tauchen auf und wenn sie anhalten oder stärker werden, erwähnt man sie, Untersuchungen werden gemacht, und die Ergebnisse bestätigen den Verdacht. Die Krankheit scheint unbarmherzig in meinem Körper zu wandern – Brüste, Nacken, Schulter, Rückgrat, Hüfte, Lunge. Eines Tages wird sie ohne Zweifel ein lebenswichtiges Organ befallen. In der Zwischenzeit besteht meine Hauptbeschäftigung darin, zu lernen, damit fertig zu werden und trotz jeder neuerlichen Einschränkung und Begrenzung meiner Möglichkeiten tätig zu bleiben.

Ich pflegte zu sagen: ‚Ich kann den Verlauf der Krankheit nicht ändern, und ich kann sie nicht verstehen oder den Grund angeben, weshalb ich sie habe. Das liegt außerhalb meiner Kontrolle.' Hin und wieder wird mir klar, wie ich einen Teil meiner Erfahrung nutzen könnte, etwa um anderen zu helfen. Aber der Grund, weshalb die Krankheit da ist, war eigentlich nie von besonderer Bedeutung. Das übersteigt mein Fassungsvermögen, und ich erwarte gar nicht, daß ich die Ursache verstehe. Wichtig ist, die Krankheit zu akzeptieren. Ich habe erkannt, daß ich einzig meine Reaktion auf die Krankheit in der Hand habe; *wie* ich damit fertig werde, *wie* ich damit lebe, und vielleicht, *wie* ich damit sterben werde. Das ist meine Aufgabe. [...]

Was mir als erstes bewußt wurde, war die eigentliche Bedeutung, das Unausweichliche dieser Krankheit. Vor dem Krebs hatte ich mehrere lebensbedrohliche Herz- und Gefäßerkrankungen. Nun bemerkte ich eine interessante Veränderung in meiner Reaktion gegenüber dieser neuen Erkrankung. Während ich niemals gezögert hatte, zu sagen, ich hätte rheumatisches Fieber oder einen Herzinfarkt oder sonst irgend etwas gehabt, wenn ich danach gefragt wurde, hatte ich aus irgendeinem Grund Hemmungen zu sagen: ‚Ich habe Krebs.'

Tief in meinem Inneren erkannte ich das Stigma, das dieser Krankheit anhaftet. Wenn sich Leute nach deiner Krankheit erkundigen und du ihnen sagst, daß es Krebs ist, mußt du auf eigenartige Reaktionen gefaßt sein: eine Art Zurückweichen, Verlegenheit, so als ob sie sich wegen dieser Enthüllung für dich schämen würden. ‚Oh, das tut mir leid', heißt es da gewöhnlich, dann wechseln sie schnell das Thema und bringen vielleicht eine fadenscheinige Entschuldigung vor, daß sie ganz dringend noch etwas zu erledigen haben und deshalb weg müssen.

‚Wenn du zu nahe herankommst, steckst du dich an. Ich bin unrein.' Krebs ist die Lepra unserer Zeit. Manchmal fühle ich mich tatsächlich unrein. Bei keiner anderen Erkrankung habe ich je dieses Gefühl gehabt. Vielleicht hängt es mit der besonderen Natur dieser Krankheit und mit den Körpersymptomen zusammen. Selbst jetzt hasse ich jene häßlichen Krebsgeschwüre richtig. Aber die Angst vor ‚Ansteckung' ist ohne jeden Bezug zur Realität, und man ist nicht darauf gefaßt, daß gute Freunde so reagieren" (Cameron 1983).

36.1. Theoretische Grundlagen

36.1.1. Begriffe und Definitionen

Onkologie. Lehre von den Geschwulst- und Tumorkrankheiten.

Tumor. Geschwulst, Schwellung, Gewebeneubildung (Neoplasma). Tumoren sind
- gutartig oder
- bösartig. Infiltration, Metastase.

Geschwür. Defekt in Haut und Schleimhaut; es ist entzündlicher Natur und hat primär nichts mit einem bösartigen Tumor zu tun.

Tumorkrankheiten, Malignome, bösartige Tumoren sind Synonyme.

Präkanzerose. Vorstadium einer bösartigen Geschwulst.

Primärtumor. Ausgangsherd eines bösartigen Tumors (Muttergeschwulst).

Metastase auf dem Blut- und/oder Lymphweg abgesiedelte Tochtergeschwulst (Ableger).

Krebs. Bösartiger Tumor *epithelialer* Natur; d.h., daß dieser Name eigentlich nur für die *Karzinome* gebraucht werden sollte (z.B. Magenkrebs, Brustkrebs) und nicht für andere Neubildungen.

Im Zusammenhang mit Verlauf und Behandlung werden die folgenden Fachbegriffe gebraucht:

Remission. Objektiv meßbare Rückbildung eines oder mehrerer Tumorherde durch Strahlen- oder Chemotherapie als

Vollremission – vollständiges Verschwinden aller meßbaren Tumorherde und Krankheitszeichen,

Teilremission – teilweise Rückbildung der Tumorherde und -symptome.

Remissionsdauer. Zeitspanne der meßbaren Tumorrückbildung bis zum Nachweis eines weiteren Tumorwachstums.

Rezidiv. Rückfall, Wiederaufflackern der Tumorkrankheit nach erfolgreicher Behandlung.

Progression. Dokumentierbares Fortschreiten des Tumorwachstums.

36.1.2. Häufigkeit des Auftretens

„Bösartige Neubildungen sind heute in den westlichen Industrieländern nach den Herz- und Kreislaufkrankheiten die zweithäufigste Todesursache. Etwa 25% der Menschen sterben an Krebs. Die scheinbare Zunahme der Krebssterblichkeit in diesem Jahrhundert läßt sich weitgehend durch zwei Umstände erklären: Erstens sind früher wichtige Todesursachen wie z.B. die Tuberkulose stark zurückgegangen; Krebskrankheiten haben dadurch *relativ* an Bedeutung gewonnen. Zweitens hat die durchschnittliche Lebenserwartung laufend zugenommen, wodurch mehr Menschen das mit einer größeren Krebswahrscheinlichkeit verbundene höhere Alter erreichen.

Betrachtet man die Summe aller Krebsarten, sind

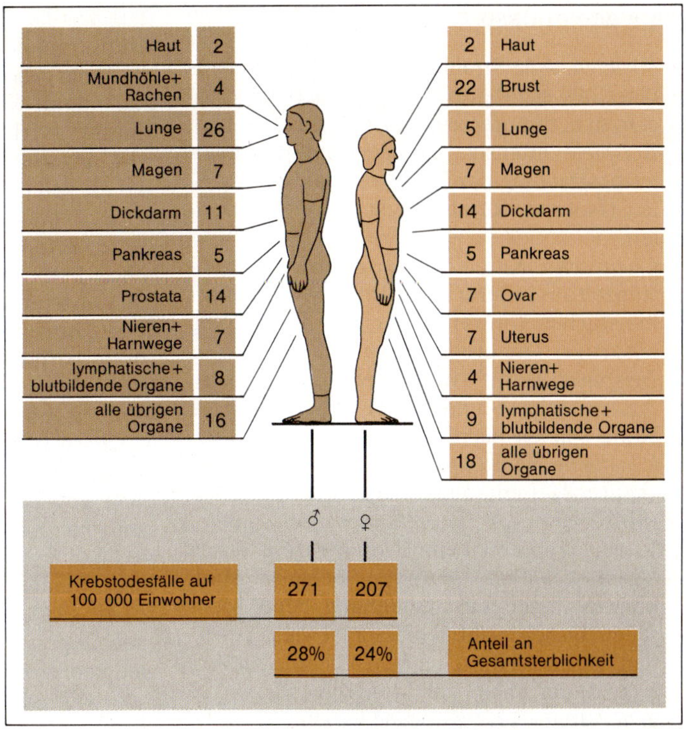

Abb. 36.**1** Prozentuale Verteilung der Krebstodesfälle bei Mann und Frau in der Schweiz 1984 (aus Gloor, F., u.a.: In Glaus, A., u.a.: Onkologie für Krankenpflegeberufe, 3. Aufl. Thieme, Stuttgart 1988).

sowohl Krebserkrankung wie -mortalität bei Männern etwas höher als bei Frauen. Die Verteilung auf die einzelnen Organe ist allerdings unterschiedlich, wie aus der Abb. 36.**1** hervorgeht. Beim Mann steht der Lungenkrebs an erster Stelle der Krebstodesursachen, bei der Frau der Brustkrebs. Die Häufigkeit der meisten Krebsarten ist in den letzten Jahrzehnten etwa gleichgeblieben. Lediglich der Lungenkrebs hat im Laufe dieses Jahrhunderts bei Männern stark zugenommen. In neuester Zeit beobachtet man zudem ein deutliches Ansteigen der Lungenkrebshäufigkeit auch bei Frauen, was fast ganz auf das Rauchen zurückgeführt werden kann. Auch der Hautkrebs zeigt – allerdings weit weniger ausgeprägt als der Lungenkrebs – eine steigende Tendenz. Deutlich rückläufig sind aus noch ungeklärten Gründen Inzidenz und Mortalität des Magenkrebses sowie die Mortalität der Uteruskarzinome.
Die in Abb. 36.**1** dargestellte Verteilung der Krebsarten gilt für westliche industrialisierte Länder. In Entwicklungsländern finden sich ganz andere Verteilungsmuster, was weitgehend mit den grundsätzlich anderen Lebensbedingungen erklärt wird" (Glaus u. Mitarb. 1988).

36.1.3. Krebsursachen

Bei der großen Vielfalt bösartiger Tumoren ist es nicht verwunderlich, daß es keine gemeinsame, einzelne Krebsursache gibt. Die Grundlagenforschung hat, trotz größter Anstrengung, die Tumorentstehung bisher nicht endgültig klären können. Man unterscheidet die im folgenden genannten Ursachen.

Innere Ursachen

- *Vererbung.* Bösartige Tumoren werden mit seltenen Ausnahmen (z.B. kindlicher Netzhauttumor – Retinoblastom) nicht vererbt. Dagegen kann eine Veranlagung (Disposition) zur Entwicklung von Tumorkrankheiten in bestimmten Rassen oder Familien beobachtet werden. Eigentliche „Krebsfamilien" sind selten.
- *Immunität.* Damit bezeichnen wir die Gesamtheit der natürlichen, vererbten und nach der Geburt erworbenen körpereigenen Abwehrkräfte. Die körpereigene Immunabwehr beruht auf *humoralen* (Antikörper) und *zellulären* (Lymphozyten, Makrophagen) Faktoren. Angeborene oder erworbene Störungen der Immunabwehr (Immundepression) können gehäuft zur Entstehung bösartiger Geschwülste führen.

Umwelteinflüsse

- *Strahlen.* Alle Strahlen mit kürzerer Wellenlänge als sichtbares Licht können *karzinogen*, d.h. tumorerzeugend, wirken.
  Beispiele: intensive, langdauernde Ultraviolettbestrahlung der Haut, radioaktive Strahlen (Isotope, Kernspaltung), Röntgenstrahlen.
- *Chemische Karzinogene.* Zahlreiche Substanzen aus unserer natürlichen sowie aus der künstlichen Umwelt können die Entstehung bösartiger Tumoren fördern.
  Beispiele: Berufskrebse bei Anilinfarben-, Arsen-, Asbest- und Nickel-Arbeitern. Eine Rolle spielen auch die *Luftverschmutzung, künstliche Nahrungsmittelzusätze* sowie eine eventuelle Immundepression durch *Arzneistoffe.*
- *Viren.* Während beim Tier mehrere durch Viren bewirkte Tumoren bekannt sind, konnte dieser Zusammenhang beim Menschen bisher nicht schlüssig bewiesen werden. Dennoch bestehen gute Gründe zur Annahme, daß auch beim Menschen sog. *onkogene* Viren als Karzinogene wirken.
  Als wahrscheinliche *Beispiele* sind anzuführen: das afrikanische Lymphom (Burkitt-Tumor), die Lymphogranulomatose (Morbus Hodgkin) und gewisse Leukämieformen.

Lebensgewohnheiten

- *Ernährungsweise.* Das übermäßige Essen, der überdurchschnittlich hohe Fettgehalt, das Fehlen von Rohfaserprodukten u.a. bewirken eine Veränderung der Darmflora, die möglicherweise eine Mitursache für den Dickdarmkrebs ist.
- *Rauchen.* Das Rauchen, vor allem das Inhalieren von Zigarettenrauch, ist die mit Abstand wichtigste heute bekannte Krebsursache. Das erhöhte Krebsrisiko trifft alle Organe, in erster Linie die Mundhöhle, die Lungen, den Kehlkopf und den Ösophagus.

36.1.4. Wechselwirkung von Psyche und Soma auf die Krebsentstehung

Vom 16. bis 19. Jahrhundert wurde von verschiedenen Ärzten festgestellt, daß seelische Traumen, Belastungen und Sorgen einen Einfluß auf die Entstehung und den Verlauf der Krebskrankheit ausüben. Man nahm an, daß die Innervation bei der Krebsentstehung eine bedeutende Rolle spiele. Dies wurde durch den Einfluß psychischer Spannungen auf die Entwicklung des Krebses deutlich.
Als die zelluläre Natur des neoplastischen Prozesses erkannt und verschiedene karzinogene Noxen gefunden wurden, stand die experimentelle, naturwissenschaftliche Krebsforschung im Vordergrund. Die *ganzheitlich orientierten Krebskonzepte*, in denen auch psychische Faktoren berücksichtigt werden, wurden lange Zeit aufgegeben.
„Die eigene Auseinandersetzung mit der Wechselwirkung Psyche-Soma kann einen Bewußtseinsprozeß in Gang bringen, der den Umgang mit Krebskranken verbessert, und das heißt *natürlicher* und *selbstverständlicher* werden läßt“, meint Gabriela Vetter (Zürich). In ihrer Studie (Deutsche Krankenpflege-Zeitschrift 1984, Heft 3) erforschte sie die Zusammenhänge von geschwächtem Selbstwertgefühl und kanzerogenen Noxen, die sie in einem Circulus vitiosus darstellt (Abb. 36.**2**).

36.1.5. Wachstum und Ausbreitung

Bösartige Tumoren entstehen durch ungehemmte, der Kontrolle des Gesamtorganismus zum größten Teil entzogene Vermehrung und Anhäufung von Tumorzellen. Im Gegensatz zu den Zellen gutartiger Tumoren, die sich nicht von normalen Körperzellen unterscheiden, sind maligne Tumorzellen in Aussehen und Funktion entartet. Sie haben die Fähigkeit zu geregeltem Wachstum und zur Ausreifung zu funktionsfähigen Organzellen in unterschiedlicher Ausprägung verloren. Ein bösartiger Tumor kann theoretisch (zumindest im Tierversuch) durch die krebsige Umwandlung einer einzigen Zelle entstehen! Bösartige Tumoren können ihre begrenzenden Hüllschichten durchbrechen und invasiv in Nachbargewebe eindringen (infiltratives Wachstum) und dieses zerstören (destruktives Wachstum). Sie können auf drei Wegen metastasieren:

- auf dem *Lymphweg* (lymphogen). Anatomischen Gesetzmäßigkeiten folgend, werden zuerst regionale, später entferntere Lymphknoten entlang der Lymphdrainage befallen.
  Beispiel: Mammakarzinom, zuerst Befall regionaler Lymphknoten in der Achselhöhle, später u.U. Lymphknoten des Halsgebietes und des Mediastinums;

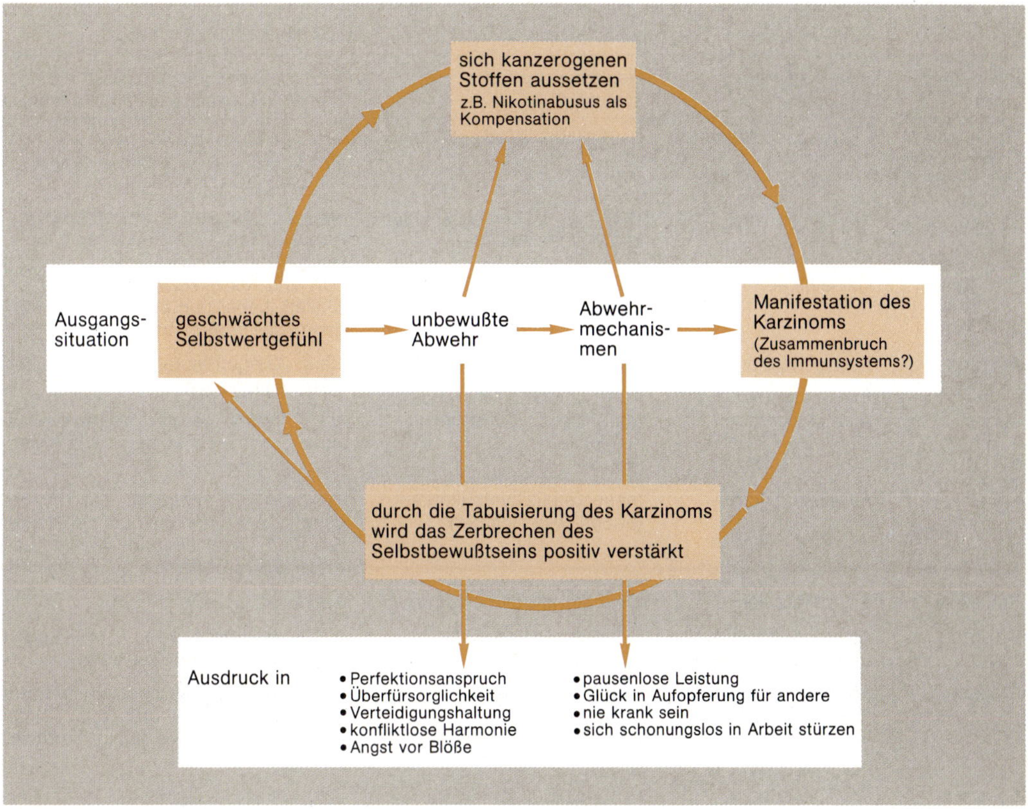

Abb. 36.**2** Zusammenhänge bei der Krebsentstehung (nach Vetter).

- auf dem *Blutweg* (hämatogen). Auch diese (Fern-) Metastasierung folgt meist gewissen Gesetzen (venöser Abfluß!):
  Beispiele: Tumoren des Magens und des Dickdarms metastasieren über den Pfortaderkreislauf zuerst in die Leber, Tumoren im Bereich der Hohlvenen in der Regel zuerst in die Lunge, dann ins Skelett und ins Gehirn;
- durch *Ausbreitung auf serösen Häuten*. Beispiele: gleichseitiger Pleuraerguß bei Brustkrebs, maligner Aszites (Peritonealkarzinose) bei Ovarialkarzinom.
  Die häufigsten Metastasierungen sind in Tab. 36.**1** zusammengefaßt.

36.1.6. Tumorprophylaxe

Man unterscheidet
- die *primäre* Tumorprophylaxe – Maßnahmen zur Verhütung der Erkrankung;
- die *sekundäre* Tumorprophylaxe – Maßnahmen zur möglichst frühen Erfassung eines Krankheitsprozesses, wo eine Verhütung nicht möglich ist (z. B. infolge mangelhafter Kenntnis über die Ursachen oder wenn sich diese nicht ausschalten lassen).

Primäre Krebsprophylaxe

Es sind Maßnahmen, die im Zusammenhang mit der Gesunderhaltung der Aktivitäten des täglichen Lebens bereits erwähnt wurden. Sie sind, außer bei der Bekämpfung des Berufskrebses und des Rauchens, unspezifische Maßnahmen:
- *pädagogisch-erzieherisch*: Aufklärung über die schädliche Wirkung des Nikotins (S. 340), Anleitung zu gesunder Lebensführung und Ernährung (S. 165 ff. u. 253 ff.) usw.;
- *technisch-organisatorisch*: Abschirmung vor Strahlenquellen, Ausschaltung krebserzeugender Chemikalien in der Industrie usw.;
- *gesetzlich*: Strahlenüberwachung, Nahrungsmittelkontrolle, Arbeitsgesetze u. a.

Tabelle 36.1 Häufige Metastasierungsmuster einiger ausgewählter Primärtumoren (Karzinome, Sarkome) (aus Glaus, A., W. F. Jungi, H.-J. Senn: Onkologie für Krankenpflegeberufe, 3. Aufl. Thieme, Stuttgart 1988)

Primärtumororgan	Histologischer Tumortyp	Regionärer Lymphknotenbefall	Typischerweise Fernmetastasen in folgenden Organen bzw. Organsystemen
Hals-Nasen-Ohren-Bereich	Plattenepithelkarzinom	häufig (Hals, Mediastinum)	spät und langsam wachsend in Lunge, später auch in Organen des großen Kreislaufs (Gehirn, Leber usw.)
Lunge	Plattenepithelkarzinom	Hals, supraklavikuläre Lymphknoten, Mediastinum	spät und langsam wachsend, vorwiegend im Gehirn, Skelett, Leber, anderen Lungenanteilen
	kleinzelliges Karzinom	Mediastinum, Hals, supraklavikuläre Lymphknoten, Axilla	früh und rasch wachsend, in Gehirn, Skelett, Leber und praktisch allen Organen des großen Kreislaufs
Mamma	Adenokarzinom	Axilla, supraklavikuläre Lymphknoten, Mediastinum	Haut, Lunge/Pleura, Skelett, Leber, relativ spät Gehirn
Magen	Adenokarzinom	perigastrisch (äußerlich unsichtbar)	evtl. Lymphknoten supraklavikulär links, sonst „Pfortadertyp" wie Kolonkarzinom, s. unten
Kolon	Adenokarzinom	mesenteriale Lymphknoten (äußerlich unsichtbar)	Pfortadertyp: zunächst und ausgedehnt Leber, dann evtl. Lunge (kleiner Kreislauf) und Organe des großen Kreislaufs (s. oben)
Pankreas	Adenokarzinom	mesenteriale Lymphknoten	wie Kolonkarzinom
Rektum	Adenokarzinom, selten Plattenepithelkarzinom	Lymphkoten im kleinen Becken, inguinal	Lunge (kleiner Kreislauf) und später Organe des großen Kreislaufs
Ovar	Adenokarzinom (diverse Formen)	wenig ausgeprägt	Peritonealhöhle (Aszites), später übergreifend auf Pleurahöhle, durch Netz- und Peritonealbefall häufig Darmverschluß (Ileus)
Uterus (Korpus)	Adenokarzinom	Lymphknoten im kleinen Becken	Lunge, dann häufig Skelett, früh auftretend
Uterus (Portio)	Plattenepithelkarzinom	Lymphknoten im kleinen Becken, inguinal	wie Uteruskorpus, in der Regel spät und langsamer auftretend
Niere	Hypernephrom	unbedeutend	vorwiegend Lunge, Skelett und ZNS (früh)
Hoden	diverse Formen	parailiakal, paraaortal	vorwiegend Lunge, früh und rasch auftretend
Skelett	Sarkome	unbedeutend	vorwiegend Lunge, früh und rasch auftretend

Sekundäre Krebsprophylaxe

Es geht darum, alle Möglichkeiten zur frühzeitigen Erkennung von Tumoren auszuschöpfen, die in Anfangsstadien noch mit hoher Wahrscheinlichkeit geheilt, in Spätstadien aber nicht mehr unter Kontrolle gebracht werden können. Während einzelne Geschwülste (z. B. der Gebärmutterhalskrebs) bereits im Vorstadium als sog. *Präkanzerosen* (z. B. zytologisch) erfaßt werden können, ist dieses erfolgreiche Vorgehen bei anderen Tumoren oft nicht möglich. Das Haupthindernis liegt in der Tatsache, daß eine Geschwulst erst dann im Röntgenbild, bei Spiegelungen oder mit nuklearmedizinischen Methoden sichtbar wird, wenn sie eine bestimmte kritische Größe erreicht hat. Dann ist es aber oft zu spät, da der Tumor inoperabel geworden ist oder eine lymphogene und/oder hämatogene Absiedelung von Metastasen erfolgt sein kann.

Tumoren, bei denen eine Früherfassung und damit eine erfolgreiche Behandlung möglich ist:

- Gebärmutterhalskrebs (Portiokarzinom);
- viele Hautkrebse (Basalzellkarzinom);

- kolorektale Karzinome, vor allem Rektumkarzinom;
- Krebs der Vorsteherdrüse (Prostatakarzinom);
- Tumoren des einsehbaren Nasen-Rachen-Raumes und des Auges.

Nur bei bestimmten Tumorarten (z.B. Portio-, Rektum-, Mammakarzinom) sind gezielte Reihenuntersuchungen von besonderen Risikogruppen der Bevölkerung sinnvoll und zahlenmäßig überhaupt durchführbar.

Die *Methoden der Krebsfrüherfassung* sind meist dieselben, wie sie auch sonst zur Tumordiagnostik Verwendung finden. *Aufklärung* und *Mitarbeit der Bevölkerung* können die Situation nur wenig verbessern, da viele bösartige Tumoren anfänglich überhaupt keine für den Laien (und oft auch für den Arzt) erkennbare Leitsymptome oder dann nur uncharakteristische Beschwerden (wie z.B. Müdigkeit, Leistungsverminderung, langsame Gewichtsabnahme usw.) zeigen. Den sog. Krebswarnzeichen (Tab. 36.**2**) kommt in der Frühdiagnostik wenig Bedeutung zu, da sie oft Zeichen einer schon *fortgeschrittenen* Tumorkrankheit sind.

Tabelle 36.**2** Die sieben Krebswarnzeichen

1. Änderung der Stuhl- und Uringewohnheiten
2. Auffallend schlecht heilende Wunden/Schwellungen
3. Ungewöhnliche Blutungen oder Ausfluß
4. Verhärtung bzw. Knoten in der Brust oder anderswo
5. Schluckstörungen
6. Veränderung einer Warze oder eines Muttermals
7. Andauernder, hartnäckiger Husten oder Heiserkeit

36.2. Situation der Betroffenen

36.2.1. Der Krebskranke

Die Diagnose Krebs ist für alle Betroffenen ein tiefer Schock, verbunden mit der Vorstellung eines meist unheilbaren, chronischen, unter Schmerzen letztlich zum Tode führenden Leidens. Die Konfrontation damit leitet fast regelmäßig eine existentielle Lebenskrise ein: Die Patienten halten Rückblick auf ihr Leben vor der Diagnose und denken über ihre Haltung dem Leben gegenüber nach. Sie reflektieren ihre Beziehungen und ihre Arbeit und erinnern sich an wichtige Ereignisse in ihrem Leben. Fragen wie diese werden wichtig: Habe ich meine Möglichkeiten ausgelebt? Wie habe ich meiner Arbeit, dem Ehepartner, der Familie entsprochen? Sie beschäftigen sich mit den Verlusten und Einschränkungen, die die Krankheit ihnen auferlegt. Der Gedanke an den Tod taucht auf, wird wieder verdrängt oder, im positiven Fall, reflektiert. Diese Auseinandersetzungen sind fast immer begleitet von starken Gefühlen, Gefühlsschwankungen. Sie bewegen sich zwischen tiefer Angst, Verzweiflung, Depression und der Erfahrung von Hoffnung, Freude und einer vorher nicht gekannten Liebe (Aussagen einer Krebskranken S. 911 f.).

Diese psychischen Reaktionen können in Anlehnung an die Untersuchungen von Kübler-Ross als Schock, Verleugnung, Auflehnung, Depression und Annahme bezeichnet werden (Trauerprozeß S. 538 u. 543 ff.).

Schwerpunkte dieser Krise sind (nach F. Meerwein):

- Angst vor den Folgen der physischen Bedrohung durch die Krankheit;
- Trauer um den Verlust der körperlichen Integrität und der Lebensfreude;
- Veränderungen vieler zwischenmenschlicher Beziehungen und der bisherigen Lebensziele;
- Angst vor sozialer Isolierung und Einsamkeit.
- Schließlich ist die Bewältigung der mit der Krankheit verbundenen Todesangst möglich.

In diesem Prozeß ist der Kranke angewiesen auf ein tragendes *Beziehungsnetz* (Bezugspersonen: Familie, Freunde, Bekannte), aber auch auf ein ihm zur Verfügung stehendes *medizinisch-soziales Auffangnetz* (Pflegepersonen, Ärzte, Sozialarbeiter usw.) sowie schließlich auf die Möglichkeit, *seelsorgliche Hilfe* in Anspruch nehmen zu können.

36.2.2. Die Angehörigen

Die Konfrontation mit der Diagnose Krebs trifft auch die Angehörigen und Freunde, die ihrerseits mit krisenhaften Reaktionen antworten. Nicht selten treten Todesängste, Berührungsängste, Wünsche nach Rückzug und Kontaktvermeidung oder heimliche Auflehnung gegen den als Belastung oder Bedrohung erlebten Kranken auf. Auch Schuldgefühle können auftauchen, Hilflosigkeit und Versagensängste, was den Umgang mit dem Erkrankten behindern kann. Dies wiederum verstärkt die Gefahr der sozialen Isolierung, kann aber auch – in der Bewältigung – zu neuen und reiferen Beziehungen führen. In der Studie, die A. Kesselring (1987) mit Krebspatienten durchgeführt hat, wird sichtbar, daß die Krebskrankheit

„immer Auswirkungen hat auf die Gefühle jener, die dem Patienten nahestanden, auf die Beziehungen zu diesen Menschen sowie auf Arbeit und Rollen der Familienmitglieder daheim. [...] Die Patienten berichteten über viel Mitgefühl und Mitleiden von seiten der Familien. Beziehungen hatten sich durch das Krankheitserleben für 14 der Patienten verbessert und vertieft. Acht Patienten glaubten, daß die Krankheit ihre Beziehungen zu andern verschlechtert habe, und 12 meinten, daß keine Veränderungen eingetreten seien oder daß sie nicht wüßten, ob sich etwas verändert habe. Klar trat zutage, daß Angehörige, Freunde und Nachbarn im Haushalt aktiver wurden; zum Beispiel übernahmen sie Haushaltarbeiten, die vorher Sache der Erkrankten waren, oft auch den Transport des Patienten ins Spital oder zu den Therapien. Als weitere Folgen der Erkrankung eines Elternteils hörten zwei Töchter mit Rauchen auf, eine Tochter wurde Krankenschwester, und zwei Adoleszente somatisierten das Mammakarzinom der Mutter, indem sie auch einen Knoten in der Brust zu spüren glaubten."

Im folgenden noch ein interessantes Detail aus dieser Studie bezüglich *Beziehungsnetz des Kranken*:

„54,8% des totalen Beziehungsnetzes dieser Gruppe waren Familienangehörige und 11,4% Partner. Zusammen erbrachten diese beiden Kategorien 69,6% der gesamten wahrgenommenen Unterstützung. Im Gegensatz dazu wurden die medizinischen Betreuer mit einem Anteil von 3,1% im Gesamtnetz und von 2,6% an der Gesamtunterstützung wahrgenommen."

Davon kann abgeleitet werden:

Wo Patienten in ein gut funktionierendes Sozialnetz eingebettet sind, braucht die Pflegeperson *nicht* „Bezugsperson" zu sein. Unsere Aufgabe liegt eher darin, die Situation für den Patienten und seine Familie so erträglich wie möglich zu machen, mit dem Ziel, dem Patienten die Unterstützung seiner Familie zu erhalten.
Wo Patienten wenig unterstützt und begleitet sind, wo also das natürliche Auffangnetz fehlt, brauchen sie die Pflegenden als *Bezugsperson*. Hier gilt es, eine tragfähige Beziehung aufzubauen, damit der Patient die menschliche Begleitung nicht vermissen muß (Abb. 36.**3**).

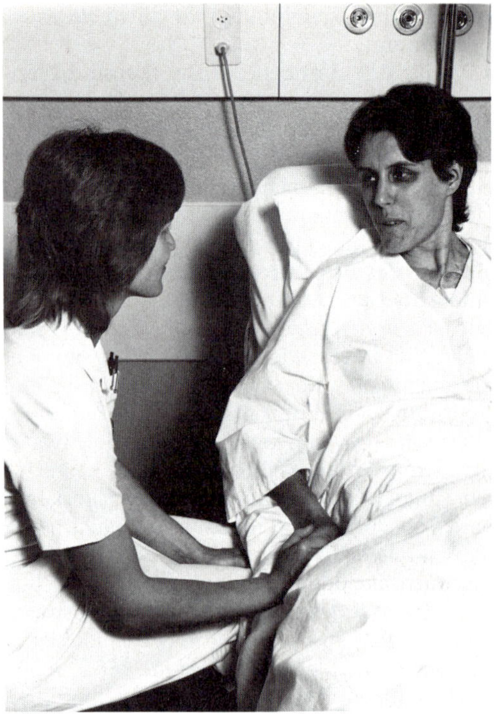

Abb. 36.**3** Nur eine ernsthafte, tragende Beziehung hält die Frage dieser Patienten aus: „Warum ich?"

36.2.3. Die Pflegenden

Wer es sich zur Aufgabe macht, Krebskranke zu pflegen, muß die folgenden Gesetze kennen:

- Die Krebsdiagnose löst eine *Krise* aus, die weder vom Patienten noch von den Pflegenden verdrängt werden darf.
- Um die *Krisenbewältigung* aktiv unterstützen zu können, sind Kenntnisse nötig sowohl über zu erwartende Reaktionsphasen (S. 851ff.) wie auch über mögliche Bewältigungsstrategien (S. 70f.).
- Die *Interpretation* – Wahrnehmung und Deutung – der Krankheit ist individuell und eng verbunden mit der Biographie des Betroffenen. Diese wiederum ist mit geprägt von seinem *Selbstkonzept*, davon, wie er sich selbst wahrnimmt und an welchen Kriterien er sein Verhalten ausrichtet (Selbstkonzept S. 36). Auch gilt es einübend zu lernen, daß immer nur der Kranke selbst weiß, wie es ihm geht, was er braucht, wieviel Wahrheit er erträgt und wem er vertrauen kann und will.

Unterstützen und begleiten heißt in erster Linie, die Krankheit akzeptieren zu können. Für den, den sie betrifft, wird sie zur Aufgabe, deren Erfüllung einen eigenen (vielleicht ganz neuen) Wert entwickelt. Unsere Unterstützung kann dabei wesentlich beitragen, daß neben den Heilmitteln auch Heilkräfte mobilisiert und wirksam werden können: heilsame Kräfte im Wort, im Zuhören und im Vermitteln von Hoffnung; heilsame Kräfte in der Person der Pflegenden, nicht zuletzt im Kranken selbst, „in jener Urkraft der eigenen Natur, welche so viel bewirken kann" (Gesundheitsressourcen S. 37f. u. 61).

Die **unterstützende Begleitung** ist zweifellos die wichtigste und schwierigste Aufgabe in der Pflege Krebskranker, auch deshalb, weil die Situation der jeweils Betroffenen so unterschiedlich ist, sei dies betreffend

- *Lebensphase* – es sind Kinder, Jugendliche, Erwachsene oder alte Menschen;
- *Wachstums- und Metastasierungsverhalten* des Tumors, was zu verschiedenem Krankheitsgrad und Verlauf der Krankheit führt – zu Heilung (Kurz- oder Langzeitremission), Rezidiv und Verlauf auf das Sterben hin;
- *Therapiemaßnahmen* – Operation, Bestrahlung, Chemotherapie usw.

Die Pflege Tumorkranker kann deshalb nicht nur ein Thema in der Grundausbildung in Krankenpflege sein, es braucht dafür eine qualifizierte Spezialisierungsmöglichkeit für Diplomierte. Dafür gibt es die Ausbildung zur Onkologieschwester bzw. zum Onkologiepfleger. Sie/er ist dann Expertin/Experte in onkologischer Krankenpflege.

36.3. Pflege- und Behandlungsplan

Die Pflegeplanung muß die Therapieplanung unterstützen und begleiten. Sie muß sich an der Situation (Befinden und Befindlichkeit des Kranken) sowie an der Art der medizinischen Behandlung orientieren.

36.3.1. Situationseinschätzung

Zur Situationseinschätzung kann die vorgegebene Checkliste auf S. 105 dienen, wobei daran zu denken ist, daß der Kranke selbst (evtl. auch die Krankheit) die Priorität der Bedürfnisse und die Unterstützungsbedürftigkeit bestimmt.

Zur Feststellung des Ist-Zustandes und zur Einschätzung der individuellen Pflegebedürftigkeit bzw. der Fähigkeit zur Selbsthilfe sind Informationen in den folgenden Bereichen ausschlaggebend:

- ☐ Lebensgewohnheiten im Bereich aller ATL;
- ☐ Abhängigkeits- bzw. Unabhängigkeitsgrad (biographisch und krankheitsbedingt);
- ☐ Veränderlichkeit des Befindens und/oder des Abhängigkeitsgrades;
- ☐ Wissens- und Informationsstand über die Krankheit, Therapie und Prognose (Patient und Angehörige);
- ☐ Bezugspersonen (Angehörige, Freunde, Seelsorger u. a.), entsprechende Bedürfnisse und Wünsche;
- ☐ Signale, die Ressourcen anzeigen;
- ☐ vorgesehene Therapie bzw. zu erwartende Nebenwirkungen und Probleme.

Je besser eine Pflege- und Behandlungsgruppe in der Lage ist, den Kranken als *Menschen* (als der, der er ist und angenommen werden möchte) zu sehen und zu respektieren, um so angepaßter und hilfreicher kann die Pflege geplant (und durchgeführt) werden.

36.3.2. Ziele und Maßnahmen

Die *Behandlungsziele* (und dadurch die Behandlungsart) sind abhängig von folgenden Faktoren:

- Art (histologischer Zelltyp) und Lokalisation des Primärtumors,
- Ausbreitungsstadium,
- Allgemeinzustand, Alter, Bewältigungsstrategien.

Die *Pflegeziele* werden bestimmt von

- der Art der vom Arzt gewählten Therapie,
- der Situation und dem Befinden des Kranken,
- den Möglichkeiten des Pflegeangebotes (daheim, stationär, in onkologischen Zentren).

Übergeordnete Ziele sind

→ optimal mögliche Lebensqualität,
→ Hilfe zur Selbsthilfe (auch wenn dies nur in kleinen Belangen möglich ist),
→ Rehabilitation ins Familien-, Gesellschafts- (und Berufs-)Leben

oder

→ Durchtragen des unumgänglichen Sterbeprozesses.

Die *Maßnahmen* betreffen die Pflege (s. unten) und die Therapie (S. 926ff.).

36.4. Pflege des Tumorpatienten

In der Krebskrankenpflege kommen alle fünf Funktionen der Krankenpflege zur Anwendung:

1. *Unterstützen und/oder stellvertretende Übernahme der ATL*, dort, wo der Betroffene dies nicht mehr selbst tun kann. Priorität dabei hat die Unterstützung, Förderung oder das Wiederermöglichen eines höchstmöglichen Grades von Selbstpflege, was ohne Aktivierung der innern Heilkräfte (Selbstheilungskräfte) nicht möglich ist (Gesundheitsressourcen S. 61). Für einzelne Informationen dazu sei auf die Kapitel 5–16 verwiesen.
2. *Begleiten durch die Krankheit* mit allen Krisen, die sie mit sich bringt, bis (wo unausweichlich) hin zum Sterben. Das Aufbauen einer tragenden Beziehung ist nicht möglich ohne eine Haltung, in der immer wieder um Akzeptanz, innere Präsenz und aktives Hinhören gerungen wird (Impulse zur Pflege in Krisensituationen S. 851 ff.).
3. *Mithilfe bei diagnostischen, therapeutischen und präventiven Maßnahmen*, sei es im Bereich
   - der prä- und postoperativen Pflege,
   - der Verabreichung bzw. Überwachung der Zytostatikatherapie,
   - dem Verhüten von Strahlenschäden durch sachgerechtes Beobachten und Handeln.

   Hier geht es in erster Linie um Fachwissen und -können, z. B. um Kenntnisse über den Therapieplan, über die Wirkungsmechanismen und Nebenwirkungen der Zytostatika sowie um das sichere Umgehen damit.
4. *Mitarbeit bei den Nachsorge- und Rehabilitationsmaßnahmen* im Zusammenhang mit
   - praktischen Übungen, die die Genesung fördern;
   - Versorgung mit Prothesen;
   - Leben zu Hause, Wiederaufnahme des Berufslebens;
   - Information über Selbsthilfegruppen und Beratungsstellen.
5. *Reflexion der Pflege*, Beurteilung der Wirkung der Unterstützungsmaßnahmen und der Informationspolitik (Wahrhaftigkeit am Krankenbett) sowie um die Mitarbeit an alternativen Pflegemodellen für Tumorkranke oder die Teilnahme an Projekten im Bereich der Krebsforschung.

Pflegemaßnahmen

36.4.1. Verhüten und Bekämpfen von Blutungen

Die Blutungsneigung bei Tumorpatienten tritt auf infolge

- Thrombozytopenie, d. h., der Patient hat zu wenig Thrombozyten, verursacht durch
  - Tumorinfiltration ins Knochenmark mit Verdrängung der blutbildenden Zellen,
  - Zytostatikabehandlung mit vorübergehender Knochenmarksdepression,
  - Splenomegalie (= vergrößerte Milz) mit vermehrtem Abbau der Thrombozyten,
  - Antikörperbildung gegen die Blutzellen;
- gestörter Thrombozytenfunktion, z. B. bei chronischer myeloischer Leukämie;
- Gerinnungsstörungen bei Mitbeteiligung der Leber, der Gefäße u. a.

Therapie: Blutersatz, Thrombozytenersatz usw. Transfusionen Kap. 41.

Bei der Pflege gilt es zu beachten:

- Bei Thrombozytenwerten unter $10 \cdot 10^9$/l ist Bettruhe empfehlenswert, zumindest sorgfältiges Bewegen im Zimmer wegen Blutungsgefahr bei Sturz.
  Diese Maßnahme gilt auch bei instabilen Knochen wegen Frakturgefahr.
- Sorgfältige Mund- und Zahnpflege zur Infektionsprophylaxe und damit von Schleimhaut- und Zahnfleischblutungen.
- Keine i. m. Injektionen verabreichen, da ausgedehnte Hämatome (evtl. auch schon bei s.c. Injektionen) entstehen könnten. Das gleiche gilt natürlich auch für andere Eingriffe wie Biopsien, Punktionen usw.

- Weiche, evtl. pürierte, säure- und salzarme Kost zur Schonung der Schleimhäute des Mund-Rachen-Raumes und des Magen-Darm-Kanals.

36.4.2. Verhüten und Bekämpfen von Infektionen

Die Infektionsanfälligkeit stellt ein großes Pflegeproblem dar und ist bei Tumorpatienten häufig. Die verminderte Infektionsabwehr ist verursacht durch

- Beeinträchtigung der zellulären Abwehr, vor allem Verminderung der Leukozyten (insbesondere der Granulozyten). Sie tritt bei Strahlen- und Zytostatikatherapie regelmäßig als vorübergehende Erscheinung auf;
- Antikörpermangelsyndrom.

Die Infektionen können lokaler oder allgemeiner Natur sein:

- *lokal*, z.B. Pilzinfektionen bei Entzündungen der Mund- oder Ösophagusschleimhaut (Stomatitis, Ösophagitis), Furunkel, Herpes u.a.;
- *allgemein* als Sepsis mit entsprechenden Zeichen wie Schüttelfrost, Fieber, schwerem Krankheitsgefühl usw.

Der Patient bedarf in der Phase der vermehrten Infektanfälligkeit einer guten Überwachung. Bei auftretenden Infektionen wird der Arzt eine sofortige Behandlung einleiten (Antibiotika bei bakterieller Infektion, Mykostatika bei Pilzbefall). Bei voraussehbarer langfristiger Granulozytopenie (häufig unter intensiver Zytostatikatherapie) werden hochwirksame Breitspektrumantibiotika intravenös alle 6–8 Stunden verabreicht. Bei Nichtansprechen auf die Antibiotika innerhalb 24–72 Stunden werden u.U. gezielte Granulozyteninfusionen eingesetzt.

Besondere Pflegemaßnahmen

Bei voraussehbarer langfristiger Granulozytopenie gilt es in erster Linie, das Aufkommen schwerwiegender und lebensbedrohlicher Infektionen zu verhüten. *Zwei Wege* stehen zur Verfügung: gezielte Infektionsprophylaxe und Pflege in der Sterilbetteinheit.

Gezielte Infektionsprophylaxe

Ziel: Durch Schaffung und Erhaltung eines **keimarmen** Milieus wird der gefährdete Patient vor Infektionen geschützt. Dieses Vorgehen wurde früher „Umkehrisolation" genannt. Die wichtigsten Maßnahmen sind:

- *Keimreduktion* von innen nach außen durch gezielte Maßnahmen:
  - *Körperpflege.* Tägliche Ganzwaschung oder Dusche sowie sorgfältige Mund- und Zahnpflege (Stomatitisprophylaxe S. 237f.) mit desinfizierender Lösung. Zusätzliche desinfizierende Intimpflege nach jeder Darmentleerung (Handschuhe tragen).
    Für die Waschungen eignet sich z.B. Chlorhexidin, für die Mundspülungen Povidon-Jod (Betadine, Betaisodona).
  - *Ernährung.* Es sollen nur gut gekochte Speisen und abwaschbare Früchte verabreicht werden; zu vermeiden sind Schimmelkäse und rohe Salate.
  - *Darmtätigkeit.* Der bedingte Schutz vor Keimen aus der Umwelt wird ergänzt durch die medikamentöse Darmdekontamination (orale Antibiotikagaben, z.B. Kombination von Sulfamethoxazol Trimethoprin, Colistin und Ketoconazid).
- *Protektive Isolierung.* Der Patient wird in ein sauberes Einer- oder Zweierzimmer gelegt. Es gilt dabei alles, was auf S. 402 nachzulesen ist. Zusätzlich ist zu beachten:
  - Der Kranke verläßt sein Zimmer nur nach Absprache mit dem Arzt.
  - Alle Personen, die das Zimmer betreten, führen eine gründliche Händedesinfektion durch.
  - An Infektionskrankheiten leidende Personen betreten das Zimmer nur, wenn es dringend nötig ist.
  - Im Zimmer des Patienten sollen keine Topfpflanzen sein.
  - Bei der täglichen Reinigung des Zimmers und des Mobiliars ist auf Gründlichkeit besonderer Wert zu legen.

Besonders notwendig sind
- gute Instruktion des Patienten über mögliche Infektionszeichen,
- tägliche Inspektion der Mundhöhle, der Haut und der Analregion,
- Kontrolle der Körpertemperatur (2mal täglich),
- Information der Angehörigen (Besuchszeit freigeben).

Zur menschlichen Begleitung s. „der isolierte Patient" S. 402f. Bei Blutungs- und Infektionsverdacht sofortige Meldung an den Arzt.

Pflege in der Sterilbetteinheit

Ziel ist die Schaffung eines möglichst **keimfreien** Milieus zum Schutz des Patienten mit schwerer Knochenmarkdepression bei günstiger Prognose.
Solche speziellen Sterilbetteinheiten (auch Life island = Überlebensinsel genannt) stehen in größeren Tumorzentren zur Verfügung und werden für Patienten mit folgenden Krankheiten gebraucht:

- Agranulozytose bei sonst gesunden Patienten (z.B. nach Reaktion auf ein Medikament);
- aplastische Anämien, Panzytopenien (ohne bekannte Ursache), Knochenmarktransplantation;
- akute Leukämien in der Anfangsphase;
- Patienten mit zytostatikasensiblen Tumoren, bei denen unter Schutz der keimfreien Umgebung hohe Dosen in kurativer (heilender) Absicht verabreicht werden sollen (z.B. bei Hodentumoren, malignen Lymphomen usw.).

In der Sterilbetteinheit besteht weitgehend Keimfreiheit (der Patient wird durch eine 2–3 Tage dauernde Umkehrisolierung vorbereitet).

- Die von Bakterien freigefilterte Luft wird nach dem sog. Laminar-flow-Prinzip vom Kopfende des Patientenbettes strömend nach dem Fußende bewegt und dort abgesaugt.
- Alle vom Patienten benötigten Gegenstände werden sterilisiert in die Sterilbetteinheit „eingeschleust" (das gilt auch für Zeitungen, Bücher u.a.).
- Die Ernährung erfolgt nur durch keimfreie Nahrungsmittel (spezielle Zubereitung oder Dosennahrung).
  Das Mahlzeitenangebot ist eingeschränkt, und es braucht Phantasie und Einfühlungsvermögen von seiten der planenden Personen, um für den Patienten annehmbare Mahlzeiten zusammenzustellen (Wirtschaftlichkeit!).
- Alle pflegerischen Maßnahmen einschließlich Körpertoilette werden nur mit sterilisierten Hilfsmitteln durchgeführt.
- Der Patient hat während seines Aufenthaltes in der Einheit selbst für die Desinfektions- und Reinigungsarbeiten (seiner selbst und seines Zimmers) zu sorgen. Er muß darauf vorbereitet, entsprechend instruiert, selbständig, kooperativ und mobil sein.

Die Betreuung und Begleitung eines Patienten in der Sterilbetteinheit (der u.U. über Wochen) durch eine durchsichtige Trennwand von der Um- und Mitwelt abgeschlossen ist, erfordert von ihm selbst, den Angehörigen und von der Pflege- und Behandlungsgruppe viel Einfühlungs- und Durchhaltevermögen – eine tragende Beziehung.

36.4.3. Verhüten und Bekämpfen von Schleimhautentzündungen

Die Schleimhautzellen sind während einer Phase von Granulozytopenie oder während Chemo- und Radiotherapie besonders gefährdet. Entzündungen der Mund-, Rachen- und Magenschleimhaut, Ulzerationen, Aphthen, Soor treten häufig auf, sind sehr schmerzhaft und können den Allgemeinzustand wesentlich beeinträchtigen. Durch gute Instruktion des Patienten und seine aktive Mithilfe kann dieser Nebenwirkung mindestens teilweise vorgebeugt werden.

- *Stomatitisprophylaxe.* Die effiziente Mund- und Zahnhygiene steht und fällt mit der Unterweisung und Kooperation des Patienten. Zur Verlaufskontrolle ist der täglichen Mundinspektion (durch den Patienten selbst und/oder die Pflegeperson) großes Gewicht beizumessen. Der Verzicht auf Alkohol und Nikotin ist angezeigt.
- *Stomatitispflege.* Bei Auftreten von Entzündungserscheinungen sind bakterien- oder pilzabtötende Mittel zu gebrauchen (Spülungen mit Povidon-Jod); bei Schmerzen eignet sich ein Oberflächenanästhetikum.
- *Soorbehandlung.* Zusätzlich werden Mykostatika z.B. in Form von Suspensionen oder Lutschtabletten verabreicht.

Die *Ernährung* ist (wie oben schon erwähnt) weich, säurearm aber nährstoff- und vitaminreich. Bei Schluckbeschwerden kann vor den Mahlzeiten ein Lokalanästhetikum verabreicht werden.

36.4.4. Verhüten und Bekämpfen von Übelkeit und Erbrechen

Bestrahlung wie auch Zytostatikatherapie führen vorübergehend zu unangenehmen Begleiterscheinungen. Übelkeit und Erbrechen belasten den Patienten physisch und psychisch. Das Ausmaß der Symptome ist jedoch sehr unterschiedlich. So hat man z.B. festgestellt, daß schlecht informierte bzw. ihrer Krankheit und

der Therapie hadernd-ablehnend gegenüberstehende Patienten ihre Mittel oft schlechter vertragen als gut informierte und positiv gesinnte.
Der Schweregrad ist auch abhängig davon, wie das Brechzentrum im Hirnstamm von den unterschiedlichen Zytostatika beeinflußt wird.

Die Pflegeperson muß über die zu erwartenden Nebenwirkungen der angewandten Chemotherapie genauestens informiert sein. Nur dann kann sie dem Patienten wirksam helfend zur Seite stehen.

Besonders zu beachten:
- Das *Antiemetikaprogramm* mit dem Arzt vor Beginn der Therapie gezielt planen und zeitlich exakt einhalten.
- *Nebenwirkungen* protokollieren, unerwartete sofort dem Arzt melden. Nur so ist eine gezielte Bekämpfung möglich.
- *Praktische Tips für den Patienten:*
  - Orale Zytostatika immer bei vollem Magen einnehmen.
  - Essen, worauf man Lust hat, möglichst nicht „fasten".
  - Während der Zytostatikaverabreichung Geschmackablenkung mit Bonbons, Kaugummi usw.
- Hilfreich sind *Entspannungstechniken*, z.B. eine geführte Visualisierung (S. 925), Musikhören; evtl. sind sedierende Medikamente nötig.

36.4.5. Verhüten und Bekämpfen von Haarausfall

Die Haarwurzeln werden wegen ihrer raschen Zellteilung von bestimmten Zytostatika intensiv betroffen, was zu totalem Haarausfall (Alopezie) führen kann. Für viele Patienten bedeutet der Verlust der Haare eine außerordentlich große, oft traumatisch erlebte Belastung. Wichtig ist, daß der Patient *vor* der Therapie über diese mögliche Komplikation informiert ist, auch darüber, daß wir ihm zur Seite stehen bezüglich Verhütung des Haarverlusts bei Zytostatikatherapie oder eines akzeptablen Haarersatzes (Perücke) bei Verlust der Haare.

Verhüten von Haarausfall

Durch *Kopfhautunterkühlung* (Skalphypothermie) durch Auflegen einer Kühlhaube (z.B. Spenco-Haube) kann bei 50% der Patienten der Haarausfall verhütet werden.
Die Kopfhautunterkühlung bewirkt eine Vasokonstriktion der Skalpblutgefäße. Dank dieser Minderdurchblutung werden die Haaransatzzellen vor der Anflutung der i.v. verabreichten Zytostatika verschont.
- Vor Auflegen der Kältehaube die Haare leicht anfeuchten (bessere Kälteleitung).
- Schutz der empfindlichen Kopfpartien (Stirn, Schläfe, Ohren, Nacken), z.B. mit Wattekissen.
- Die Haube mindestens 5 Minuten vor Beginn der Zytostatikaverabreichung aufsetzen und sie bis ca. 30 Minuten nach Beendigung der Injektion belassen.

Haarersatz

Patienten, die trotz Unterkühlung der Kopfhaut oder infolge Bestrahlung die Haare verlieren, sollen frühzeitig beim Perückenspezialisten angemeldet werden, damit eine Perücke angepaßt werden kann, bevor alle Haare ausgegangen sind (die Kosten werden von der Krankenkasse getragen).

36.4.6. Verhüten und Bekämpfen von Schmerzen

Nicht alle Tumorpatienten haben Schmerzen. Häufig spielt sogar die Angst vor evtl. auftretenden Schmerzen eine größere Rolle als der Schmerz selbst. Dann geht es vor allem darum, im Kranken Vertrauen und Hoffnung zu wekken. Statistiken zeigen, daß hospitalisierte Patienten im terminalen Stadium zu ca. 75% starke Schmerzen haben und etwa 25% ohne Analgetika auskommen. Schmerzen sind trotz der modernen Therapiemöglichkeiten häufig nicht zu verhindern, sie sind u.U. ein unausweichlicher Begleiter im Sterbeprozeß. Hier muß eine gezielte *Schmerztherapie* einsetzen. Das ideale Mittel ist Morphium; auch in hohen Dosen und kurzen Intervallen macht es schmerzfrei, *ohne* daß die Patienten sich in ihrem Denken und Handeln behindert fühlen (S. 531). Wo die Schmerzbehandlung vernachlässigt wird, setzt die sog. Schmerzspirale ein (Abb. 36.**4**). Im üb-

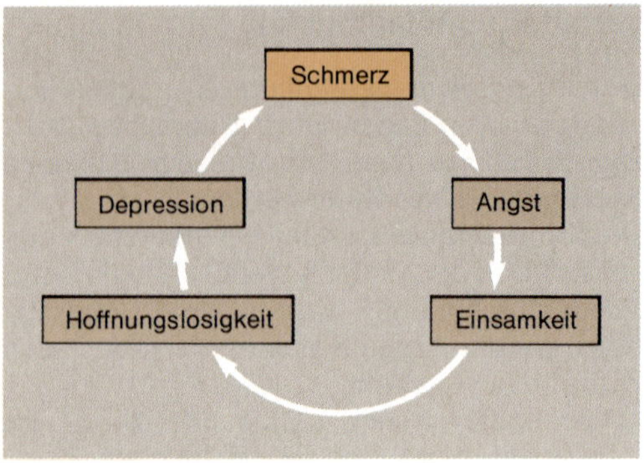

Abb. 36.**4** Krebs-Schmerz-Spirale (aus KhA-Klinik aktuell).

rigen gilt alles, was im Kap. 16 nachzulesen ist, insbesondere die Informationen zu

- Schmerzforschung und Schmerztherapie (S. 528ff.),
- Schmerzmedikation (S. 530),
- Interventionsprogramm bei Dauerschmerz (S. 532f.),
- Schmerztherapie im terminalen Stadium (S. 535f.) sowie
- die zehn Gebote hilfreichen Verhaltens (S. 531).

Richtig angewendete Schmerzmedikation (orale Morphingaben) bei schwerkranken Patienten erzeugen weder Sucht noch euphorische Zustände, noch beschleunigen sie den Sterbeprozeß. Sie können dem Schmerzpatienten oder dem Sterbenden jedoch leidvolle Zustände und Erschöpfung ersparen und ihm und seinen Angehörigen die Leidenszeit und/oder die letzten Tage gemeinsamen Lebens erleichtern.

36.4.7. Angehen von Ernährungsproblemen

Die Ernährungsprobleme beim Tumorpatienten haben häufig nicht nur eine einzige Ursache, weshalb sie u.U. schwierig anzugehen sind.

- *Tumoren sind „konsumierende" Krankheiten*, weshalb es im fortgeschrittenen Stadium häufig zu Ernährungsstörungen bis zu Kachexie kommt.
- Das *Stadium der intensiven Behandlung*, insbesondere der Strahlen- und Chemotherapie, führt regelmäßig zu Appetitverlust.
- *Schluckstörungen* sind eine Begleiterscheinung bei *Ulzerationen* der Mundschleimhaut (häufig bei Agranulozytose, reduziertem Allgemeinzustand, Infektion). Sie können aber auch eine Folge von *lokalen Tumorwucherungen* im Bereich des Ösophagus oder des Kehlkopfes sein.
- *Fehlende Geschmacksempfindung* kann eine Reaktion auf die Zytostatikabehandlung oder eine Begleiterscheinung des allgemeinen Appetitverlustes sein.
- *Mundtrockenheit* ist häufig eine Nebenwirkung der medikamentösen Behandlung.

Alle diese Ursachen (meist komplex) führen zu Ernährungsproblemen, die rasch zu Gewichtsverlust, Müdigkeit, Schwäche, Erschöpfung und entsprechender psychischer Beeinträchtigung führen. Sind die Organe, die primär an der Ernährungs- und Stoffwechselarbeit beteiligt sind, vom Tumor und/oder der Bestrahlung mitbetroffen, so ist mit zusätzlichen Problemen zu rechnen.

Grundsätzlich sind die Ernährungsprobleme in Kapitel 8 *Essen und trinken* (S. 253ff.) besprochen. Ausschlaggebend für die Einschätzung der Ernährungslage und für die Wahl zweckmäßiger Unterstützungsmaßnahmen ist die individuelle Situation des einzelnen Kranken. Einfühlungsvermögen, gepaart mit Wissen über die Ernährungsgrundsätze, ermöglicht eine angepaßte Nahrungszufuhr.

Von besonderer Bedeutung:

- möglichst *vollwertige Ernährung* (keine einseitigen Diätkuren, sie schaden mehr, nützen nicht viel), genügend Kalorien;
- Unterstützung bei *Appetitverlust* durch kleine Mahlzeiten, Wunschkost, mit Rahm angereicherte Getränke und Zwischenmahlzeiten.
- *Schluckstörungen* ernst nehmen und vor dem Essen ein Oberflächenanästhetikum verabreichen, um Eßverweigerung vorzubeugen.

36.4.8. Entspannende Maßnahmen

Der Bewältigungsprozeß, der mit der Diagnosestellung unausweichlich auf den Kranken zukommt, löst Streß und Spannung aus. Entspannende Maßnahmen sind deshalb ein wichtiger Teil des Bewältigungsprozesses. Alle auf S. 429f. (Streßmodell und Bewältigung) angeführten Strategien kommen auch hier zum Tragen. Hilfreich sind vor allem

- das gut *funktionierende Beziehungs- und Sozialnetz* oder/und die „Bereitstellung" einer Bezugsperson (S. 917f.);

- *Entspannungstechniken*, wie
  - An- und Entspannen verschiedener Muskelgruppen,
  - autogenes Training,
  - therapeutische Berührung und Massage,
  - Reflexzonenmassage,
  - Akupunktur und Neuraltherapie.

Zu diesen und ähnlichen Maßnahmen finden Sie Informationen in Kap. 6 *Sich bewegen* (besonders S. 165 ff.) und Kap. 13 *Raum und Zeit gestalten* (besonders S. 431 ff.). Im folgenden möchte ich exemplarisch die Musiktherapie und die Visualisierungsmethode nach Simonton erwähnen.

Musiktherapie

Fast jeder Mensch erfährt Musik als Bereicherung des Lebens, als Gemeinschaftserlebnis oder als Mittel zum Entspannen und Träumen. Wo sie bewußt in die Arbeit mit Krebskranken (und Sterbenden) einbezogen wird, bekommt sie auch einen therapeutischen Wert. Susan Munro hat im Royal Victoria Hospital in Montreal erstmals die Musiktherapie gezielt bei Krebskranken und Sterbenden eingesetzt. Sie definiert diesen Einsatz so: „Musiktherapie ist der kontrollierte Einsatz von Musik, ihrer Elemente und ihrer Einflüsse auf das menschliche Sein, um dem Individuum bei der physiologischen, psychologischen und emotionalen Integration während der Behandlung einer Krankheit oder einer Beeinträchtigung zu helfen."

Ziele sind die nonverbale Kommunikationsförderung, die Entspannung und die Ablenkung, d.h.

„Musik wird in ihrer Bedeutung und in ihrer Vielfältigkeit als Katalysator und als Stimulus eingesetzt. Sie soll helfen, die komplexen Prozesse voranzutreiben, in denen sich ein Mensch nach und nach auf eine lebensbedrohende Krankheit und auf seinen bevorstehenden Tod einstellt. Das Ziel der Musiktherapie liegt also auch darin, die schwerwiegenden Auswirkungen unheilbarer Erkrankungen und des Sterbens zu vermindern. Sie kann sie nicht beseitigen. Das Wichtigste ist, sich auf die spezielle Situation zu konzentrieren, die jeweils gegeben ist."

Gezielter Einsatz:

„Im physiologischen Bereich,
- um die Muskelentspannung zu fördern;
- um aus dem Teufelskreis chronischer Schmerzen auszubrechen, indem Ängste und Depression gemildert werden und damit die Schmerzwahrnehmung verändert wird;
- um die körperliche Beteiligung an Aktivitäten soweit es geht zu ermöglichen.

Im psychologischen Bereich,
- um die Identität und das Selbstkonzept zu stärken;
- um die Stimmung des Patienten zu verbessern einschließlich Ängste zu lindern und Depressionen zu mildern;
- um den Patienten zu helfen, sich an frühere bedeutsame Erlebnisse zu erinnern;
- um nonverbale Möglichkeiten zu schaffen, einen weiten Bereich erkannter und unbewußter Gefühle auszudrücken;
- um personale Identität zu stärken;
- um Phantasie auszudrücken;
- um Gefühle zu wecken.

Im sozialen Bereich
- als Mittel, um von anderen bestätigt zu werden;
- als Überwindung von kulturellen Unterschieden und Vereinsamung;
- als Band und Gefühl von Gemeinschaft mit Familienangehörigen und anderen, früher und jetzt, durch die geistigen Verbindungen, die geweckt werden;
- als Verbindung zum Leben des Patienten vor der Erkrankung;
- als Möglichkeit, mit einer Gruppe zu sein;
- als Unterhaltung und Ablenkung.

Im religiösen Bereich
- um religiöse Gefühle auszudrücken und sich getröstet und geborgen zu fühlen;
- um Möglichkeiten zu eröffnen, Zweifel auszusprechen, Angst und Furcht vor Strafe auszudrücken und Fragen nach dem letzten Sinn des Lebens zu stellen."

Visualisierung

O. Carl Simonton und seinen Mitarbeitern fällt das Verdienst zu, durch die kreative Vorstellung – die Visualisierung – Patienten zu helfen, die positive Seite ihrer Erkrankung zu erkennen und zu stärken und auf diesem Wege krankhafte Störungen zu vermindern, zu bessern, vielleicht sogar ihre Heilung zu beschleunigen. Es werden dabei *Entspannungsübungen* (S. 166 f.) *in Verbindung mit Vorstellungsbildern* (Visualisierungstechniken) eingesetzt, die gezielt der Stärkung des Vertrauens auf die inneren Heilkräfte (Kräfte der Selbstheilung) dienen.

Solche Vorstellungsbilder sind individuell verschieden. Ihr wichtigstes Kriterium ist die positive Einstellung und ihr Symbolcharakter, z.B.:

- Der innere Heiler ist stark und mächtig.
- Die Behandlung ist gut, richtig und hilft mir.
- Der Schmerz wird immer geringer, und ich werde bald ganz gesund sein.

Simonton selbst sagt dazu in seinem Buch „Wieder gesund werden" (S. 195/196):

„Trotz der individuellen Unterschiede haben unsere Forschungen ergeben, daß wirksame Bildvorstellungen die unten aufgeführten Charakteristika aufweisen sollten. Da die Bilder wie gesagt individuell sehr verschieden sind, geht es uns hier um die bedeutsamen *Wesenszüge* der Symbole und nicht um die Symbole als solche."

Solche positiven Symbolbilder, die sich der Kranke so konkret wie möglich vorstellen soll, sind, bezogen auf die Krebskrankheit, z. B. diese:

- Krebszellen sind schwach und ungeordnet.
- Die Therapie ist stark und mächtig.
- Gesunde Zellen können die Schäden, die ihnen durch die Behandlung zugeführt werden, beheben.
- Die weißen Blutkörperchen bilden ein riesiges Heer, das die Krebszellen überwältigt.
- Weiße Blutkörperchen sind angriffslustig und kampffreudig; sie sind in der Lage, die Krebszellen rasch aufzuspüren und unschädlich zu machen.
- Abgestorbene Krebszellen werden auf normalem und natürlichem Weg aus dem Körper befördert.
- Ich habe den starken Wunsch, gesund zu sein.

Welche Bilder beim einzelnen Patienten eine Resonanz hervorrufen, ist sehr verschieden. Sie können aufgespürt und verstärkt werden. Entscheidend ist, daß die inneren, natürlichen Heilkräfte (Ressourcen) aktiviert und in den Dienst der Genesung bzw. der Bewältigung von Krankheit oder Sterben eingesetzt werden.

36.4.9. Paramedizinische Krebstherapien

Wenn man davon ausgeht, daß bei der Krebsentstehung sowohl organisch-physische als auch psychisch-geistige Ursachen eine Rolle spielen, wird man bei der Krebsbehandlung (und bei der Prophylaxe) beide mit einbeziehen müssen.

Der Einsatz von paramedizinischen, sog. alternativen Behandlungstechniken soll nicht als Gegensatz zur Schulmedizin gesehen werden, sondern als eine Möglichkeit, diese zu ergänzen und zu stützen. Richtigerweise müßte deshalb von einer *komplementären* (ergänzenden) bzw. *additiven Therapie* gesprochen werden.

Dazu gehören z. B. auch die oben angeführten Entspannungstechniken. Wo solche Maßnahmen als flankierende Maßnahmen zusätzlich zur Schulmedizin eingesetzt werden, können sie symptomlindernd (palliativ) und lebensfördernd (Stützen der Selbstheilungskräfte) wirken.

Wo sie hingegen kritiklos, oder gar anstelle einer notwendigen, ja lebenserhaltenden medizinischen Tumortherapie angewendet werden, können sie auch lebensgefährdend sein.

In der täglichen Pflege gilt deshalb auch:

- *Beobachten und Wahrnehmen,*
  - wie der Patient mit seiner Krankheit umgeht;
  - wie er zu alternativen Praktiken eingestellt ist;
  - ob und wie er solche zusätzlich einsetzt.
- *Informieren und steuern*, so daß er
  - ein gesundes (kritisches) Verhältnis zu den Angeboten findet;
  - Sinnvolles von Unsinnigem trennen kann;
  - positive Wege zur Aktivierung der Selbstheilungskräfte für sich finden kann.

- Krankenpflege ist, wenn man paramedizinische Methoden sympathisch findet (Gerda Jagnow).
- Krankenpflege ist, wenn man gelernt hat, alternativ zu denken und zu handeln.

Wir brauchen dazu keine neuen Techniken und Praktiken; was wir vor allem brauchen, ist, daß wir das, was wir tun, *anders* tun: bewußter, aufmerksamer, kreativer. Darin liegt eine echte Chance „alternativer Pflege", weil sie palliativ sein kann: lindernd, bergend, unterstützend, helfend und darin loslassend-begleitend.

36.5. Tumortherapie

36.5.1. Erfolgserwartungen

Nur eine exakt *dokumentierte Behandlungs-* (Arzt) und *Pflegeverlaufskontrolle* ermöglicht die Beurteilung des Therapieerfolgs und die Anpassung der Pflege beim einzelnen Patienten.

Ziel jeder auf Heilung ausgerichteten Tumorbehandlung ist die möglichst vollständige Entfernung (Operation) bzw. möglichst weitgehende Zerstörung (Strahlentherapie, Chemotherapie) der vorhandenen Tumorzellmasse. Erst wenn dieser Schritt nicht gelingt oder von Anfang an wegen weit fortgeschrittenem Tumorstadium nicht mehr möglich ist, konzentrieren sich die Maßnahmen auf die Verhinderung oder zumindest Bremsung des weiteren Tumorwachstums. Oft werden mehrere Behandlungsarten nacheinander oder auch gleichzeitig eingesetzt (postoperative Bestrahlung oder Bestrahlung kombiniert mit zytostatischer Chemotherapie usw.). Der Arzt wird die Behandlung wählen, die die beste Heilungsaussicht bzw. Wirkung verspricht. Über das optimale Vorgehen stehen ihm neben seiner persönlichen Erfahrung statistische Auskünfte größerer Tumorbehandlungszentren über die zu erwartenden Erfolge einer bestimmten Behandlungsart zur Verfügung. Die gute Zusammenarbeit der verschiedenen medizinischen Fachdisziplinen ist entscheidend für die planmäßige Durchführung einer optimalen Tumortherapie.

Die Mehrzahl der Tumorpatienten wird nicht durch einen einzigen, z. B. chirurgischen, Eingriff von ihrem Leiden geheilt, sondern muß regelmäßig nachkontrolliert und u. U. sogar prophylaktisch mit zusätzlichen Maßnahmen (zytostatische Medikamente, Bestrahlungen) behandelt werden, um ein Wiederaufflackern der Tumorkrankheit an derselben oder an anderen Körperstellen (Metastasen) zu verhindern bzw. rechtzeitig erfassen zu können. Diese Patienten bedürfen besonders verständiger Beratung und Pflege wegen möglicher vorübergehender Nebenwirkungen der Tumornachbehandlungen.

Der Erfolg einer Tumorbehandlung kann oft erst nach jahrelanger *Beobachtungszeit* endgültig beurteilt werden. Damit bezeichnen wir die Zeitspanne, die ein Patient nach Diagnosestellung bzw. Behandlungsbeginn überlebt. Er kann diese Periode frei von Beschwerden seitens eines nicht mehr nachweisbaren Tumors verbringen oder mit bestimmten, tragbaren Beschwerden mit seinem „Resttumor" leben.

Die Erfahrung größerer Behandlungsstatistiken lehrt uns, nach welcher rückfallfreien Überlebenszeit bei einem bestimmten Tumor eine *Heilung* mit sehr hoher Wahrscheinlichkeit angenommen werden kann. Diese Zeitspanne ist von Tumor zu Tumor verschieden.

Beispiele:

Die häufig zitierte „5-Jahres-Überlebenszeit" ist bei Kindern mit erfolgreich behandelter akuter lymphatischer Leukämie oder bei Patienten mit erfolgreich operierten Knochen- und Weichteilsarkomen praktisch gleichbedeutend mit einer Heilung. Bei Frauen mit scheinbar „radikal" operiertem Brustkrebs können jedoch Tumorrezidive und Fernmetastasen auch noch nach 6, 10 und 15 Jahren auftreten: Die 5-Jahres-Überlebenszeit ist hier *nicht* gleichbedeutend mit der Heilungsrate. Im übrigen ist der Begriff „Heilung" zeitlich schwer zu fassen: Für einen 68jährigen Patienten mit erfolgreich behandeltem Prostatakarzinom bedeuten 5 Jahre Überlebensgewinn sehr viel (er erreicht damit die allgemeine mittlere Lebenserwartung); für eine 40jährige Mutter mit Brustkrebs bedeuten 5 Jahre Überleben bis zum Krankheitsrückfall mit 45 Jahren „weniger Heilung".

Der Begriff Heilung läßt sich angesichts der unterschiedlichen Ausgangslage und Bewertung durch den Patienten nicht starr zeitlich fassen. Es ist auch zu berücksichtigen, daß viele (vor allem ältere) Tumorpatienten nicht an ihrem Tumor, sondern an anderen Krankheiten wie Herz-Kreislauf-Leiden, Infektionskrankheiten, Stoffwechselstörungen usw. sterben.

Diese und andere Beispiele zeigen uns, wie sehr die Krebsbehandlung von den individuellen biographischen und menschlichen Gegebenheiten beeinflußt ist. Dazu kommt, daß *Lebensqualität* nicht an „Überlebensjahren" meßbar ist, sondern von der Art und Weise der Lebens-, Leidens- und Sterbensbewältigung abhängt. Es gilt auch hier, daß Gesundheit ein relativer Begriff ist und es letztlich darum geht, die Kraft zu finden, um mit der Realität bestmöglich leben zu können.

Die wichtigsten Therapien

36.5.1. Tumorchirurgie
36.5.2. Zytostatikatherapie
36.5.3. Hormontherapie
36.5.4. Immuntherapie
Kap. 47 Strahlentherapie

36.5.2. Tumorchirurgie

Durch einen operativen Eingriff soll der ganze oder zumindest der größte Teil eines technisch operablen Tumors entfernt werden. Die Tumormasse wird im Idealfall radikal entfernt oder derart dezimiert, daß u. U. die an anderer Stelle erwähnten körpereigenen Abwehrmechanismen wieder aktiv werden können.

Vorteile:

- rasche Tumorverkleinerung ohne toxische Nebenwirkungen auf dem Blutweg (Abbauprodukte), oft vollständige Tumorentfernung;

- Möglichkeit einer gleichzeitigen Diagnosesicherung durch Biopsie und Tumorentfernung.

Nachteile:
- Tumorentfernung ist eine lokale Maßnahme: Sie erfaßt versteckte Mikroabsiedelungen in der Umgebung und in weiteren Organen nicht.
- Aus Sicherheitsgründen und weil der Tumor von bloßem Auge oft nicht sicher abgegrenzt werden kann, muß oft auch gesundes Gewebe der Umgebung geopfert werden, was zu Organverlust, körperlicher Entstellung und Funktionseinbuße führen kann.
- Postoperative Sterblichkeit an Komplikationen ist, je nach Allgemeinzustand, Art des Tumors und der Operation, ein unterschiedliches Risiko.

Radikaloperationen

Das tumorbefallene Organ kann als Ganzes radikal entfernt werden. Beispiele oft erfolgreicher Radikaloperationen:
- Entfernung von Hautkarzinomen,
- Mammaamputation (Mastektomie) mit Achseldrüsenausräumung bei Brustkrebs,
- En-bloc-Entfernung von Mastdarm- oder Dickdarmanteilen bei Rektum- bzw. Kolonkarzinom,
- Tumorentfernung im Hals-Nasen-Ohren-Bereich,
- Magenkrebsoperation im Frühstadium,
- Radikaloperation (Gebärmutter, Eierstöcke),
- Semikastration (einseitige Hodenentfernung) bei Hodentumoren.

Für Einzelheiten bezüglich chirurgischer Tumorentfernung sei auf die Kapitel der Organkrankheiten sowie auf das Teilkapitel Mammakarzinom (S. 932ff.) verwiesen.

Palliative Eingriffe

Der Tumor läßt sich aus technischen Gründen oder wegen verminderter Operabilität des Patienten (begleitende Herz-Kreislauf-Krankheiten) nur zum Teil entfernen. Tumorbedingte Passagestörungen (in Hohlorganen) oder andere Komplikationen können behoben werden (Beispiel: Anastomosen zwischen Darmabschnitten, künstlicher Darmausgang [Anus praeter naturalis], Osteosynthese pathologischer Knochenbrüche bei osteolytischen Metastasen usw.).

Auch „Solitärmetastasen" können in bestimmten Organen (z. B. in Weichteilen, Lunge oder Leber) mit Erfolg chirurgisch entfernt werden.

Erfolgserwartungen bei chirurgischer Therapie

Tab. 36.**3** gibt über die zu erwartenden 5-Jahres- bzw. 10-Jahres-Überlebenswahrscheinlichkeiten primär operierter Tumorpatienten mit bestimmten Karzinomen und Sarkomen gewisse Richtzahlen. Die Erfolge der chirurgischen Tumorbehandlung sind stark abhängig vom anfänglichen Tumor-Ausbreitungsstadium und lassen sich nur bei genauer Diagnosestellung und Stadienangabe (nach speziellen Klassifizierungssystemen) zwischen einzelnen Ländern und Kliniken vergleichen.

Tabelle 36.**3** Chirurgische Heilungsziffern einiger häufiger Tumoren (lokalisierte Stadien), mittlere Schätzung (aus Senn, H.-J.: Literatur und Daten, Krebsregister Basel u. St. Gallen)

	5 Jahre	10 Jahre
Mammakarzinom	50–60%	30–40%
Rektumkarzinom	50–60%	40–50%
Uteruskarzinom	50–60%	40–50%
Kolonkarzinom	40–50%	30–40%
Ovarialkarzinom	30–40%	20–30%
Lungen-/Bronchuskarzinom	20–30%	10–20%
Magenkarzinom	10–20%	0–15%

Nebenwirkungen bzw. Auswirkungen

- Funktionseinschränkung und psychologische Störungen durch Organverlust (z. B. nach Brustamputation, Ovarektomie, Kehlkopfentfernung, Magenresektion, Amputation von Gliedmaßen usw.).
- Häufige, oft schwer zu umgehende Komplikationen:
  - Lymphödeme (Lymphstauung) nach ausgedehnten Operationen in Lymphknotensammelgebieten (z. B. Lymphödem des Armes nach Ausräumung der Achsellymphdrüsen bei Mammakarzinom; Lymphödem des Beines bei Ausräumung der Leistenlymphknoten beim malignen Melanom usw.);
  - Infertilität nach retroperitonealer Lymphknotenausräumung (z. B. bei Hodentumorpatienten);
  - neurologische Ausfälle und Sehstörungen nach Hirntumoroperationen.

Aspekte der Pflege

Die *Pflegeprobleme* sind aus den oben beschriebenen Auswirkungen des Eingriffs auf den Menschen in seiner Ganzheit abzuleiten:

- auf die *Person* – Verlustgefühle, ästhetische Probleme, Selbstwertbeeinträchtigung usw.;
- auf den *Organismus* – Störungen von Funktionen, Ausfallerscheinungen, Balanceverlust u. a.;
- auf die *Beziehungen* – Kontaktbarrieren, soziale Probleme, bezogen auf Umwelt und Mitwelt.

Die *Pflegeplanung* ist in erster Linie problemorientiert. Die *Ziele* und die *Pflegemaßnahmen* bezwecken eine bestmögliche Rehabilitation. Im einzelnen s. auch die Pflegevorschläge in den Kapiteln 17–31 sowie die Pflege bei Mammaamputation (S. 932 f.).

36.5.3. Zytostatikatherapie

Zytostatika sind Substanzen, die an unterschiedlichen Stellen in den Zellteilungszyklus und/oder die Eiweißsynthese sich vermehrender Tumorzellen eingreifen – *Tumorhemmstoffe*. Analog den ionisierenden Strahlen hemmen sie vorwiegend die in Zellteilung befindlichen Zellen, die ruhenden Zellen weniger oder gar nicht. Sie wirken am stärksten bei Zellen, die sich rasch und häufig teilen. Da medikamentöse Tumorhemmstoffe (Zytostatika) wie andere Medikamente auf dem Blutweg verteilt werden, treffen sie vorübergehend stets auch gesunde Zellen mit relativ hoher Teilungsrate (wie z. B. die Schleimhäute des Magen-Darm-Kanals, das Knochenmark, die Haarbälge).

Vorteile:

- systemische (d. h. im ganzen Organismus gleichzeitig verteilte) Wirkung;
- rascher Wirkungseintritt (vor allem bei hochdosierter Stoßtherapie);
- unabhängig von technischen Einrichtungen einsetzbar.

Nachteile:

- Die Wirkung ist abhängig von der Tumormasse, d. h., sie ist schwach bei großem Tumor;
- nicht alle Tumorarten sind damit beeinflußbar;
- keine selektive Wirkung auf die Tumorzellen;
- oft ausgeprägte, jedoch vorübergehende Nebenwirkungen;
- rasche Resistenzentwicklung.

Behandlungsgrundlagen

1. Zytostatika werden primär bei bereits von Anfang an generalisierten (im Körper verstreuten) Tumorkrankheiten, wie z. B. den Leukämien, sowie bei fortgeschrittenen Stadien anfangs lokalisierter Tumoren eingesetzt (Beispiele: Spätstadien III und IV der malignen Lymphknotentumoren, metastasierende Organkarzinome).
2. Ihre Wirkung ist um so besser, je früher sie zum Einsatz kommen bzw. je kleiner die zu vernichtende Tumormasse ist (mangelhafte Blutversorgung im Zentrum größerer Tumormassen, Nekrosen).
3. Meistens werden heute zwei oder mehr Zytostatika (Tab. 36.**4**) unterschiedlicher Wirkungsweise und Toxizität kombiniert (Kombinations- oder Polychemotherapie). Damit wird die zytostatische Wirkung gegen den Tumor in der Regel intensiviert. Die Nebenwirkungen werden dabei nicht unbedingt stärker, jedoch komplexer, da sie auf verschiedene Organsysteme verteilt sind.
4. Zytostatika müssen in genügend hoher Dosis gegeben werden (keine Homöopathie, Gefahr der frühen Resistenzentwicklung). Da ihre „therapeutische Breite“ gering ist, entspricht die wirksamste Dosis meist der vom Patienten subjektiv und objektiv gerade noch tolerierten Dosis. Dies unterstreicht die absolute Notwendigkeit geordneter Behandlungskontrollen (z. B. regelmäßige wöchentliche Blutbilder usw.).

Tabelle 36.**4** Gruppen der Zytostatika. Einteilung entsprechend ihrer Wirkungsweise

- Alkylierende Substanzen, z. B. Cyclophosphamid, das unter dem Namen Endoxan bekannt ist
- Antimetaboliten, z. B. 5-Fluorouracil, als 5-FU bekannt
- Mitosehemmer, z. B. Vincristin, das wir unter dem Namen Oncovin verwenden
- Zytostatische Antibiotika, z. B. Adriamycin, auch Adriblastin genannt
- Nitrosoharnstoffderivate, wie z. B. BCNU und CCNU
- Hormone, z. B. Cortison, Östrogene
- Andere, die nicht in eine Spezialgruppe eingestuft werden, z. B. das Procarbazin, als Natulan im Handel, oder das Cis-Platin

5. Eine medikamentöse Tumortherapie kann und muß oft durch gezielte lokale Maßnahmen (Operationen, Bestrahlungen) im Behandlungsplan ergänzt werden.
6. Wegen der durch Zytostatika bedingten Störung der Immunabwehrlage und der Gefahr einer karzinogenen (tumorfördernden) Wirkung bei Langzeitgebrauch werden Zytostatika heute meist nicht mehr als Dauerbehandlung, sondern als „Stoßtherapie" mit Behandlungspausen (intermittierend) gegeben.

Nebenwirkungen

- *Knochenmark/Blut.* Die meisten Zytostatika (außer Bleomycin und Oncovin sowie den Hormonen) führen bei wirksamer Dosierung zu vorübergehendem Abfall der Leukozyten, evtl. auch der Thrombozyten und des Hämoglobins. Regelmäßige Laborkontrollen (je nach Intensität der Behandlung 1- bis 2mal wöchentlich) sind nötig, um die optimale Dosis den neuen Blutwerten anzupassen. Die Nebenwirkungen auf die Blutbildung sind nach vorheriger ausgedehnter Strahlentherapie des blutbildenden Knochenmarks (z. B. Wirbelsäule, Becken) meist verstärkt.
- *Haarausfall.* Einige Zytostatika (wie z. B. Adriblastin, Endoxan, Oncovin, Bleomycin) führen zu mehr oder weniger starkem, lediglich vorübergehendem Haarausfall. Viele andere Tumorhemmstoffe (wie z. B. Leukeran, Alkeran, Myleran, 5-Fluorouracil, Velbe usw.) beeinträchtigen dagegen die Haarbildung nicht oder nur in geringem Maße.
- *Schleimhauttoxizität.* Stomatitis, Übelkeit und evtl. Erbrechen treten bei gewissen Zytostatika in wechselndem Ausmaß auf, sind jedoch keineswegs obligat.
- *Störungen der Keimdrüsen.* Unter längerdauernder Zytostatikabehandlung tritt eine oft vorübergehende Fertilitätsstörung auf (z. B. Amenorrhö, Aspermie).
- *Immunsuppression.* Die meisten Zytostatika vermindern die natürliche Immunabwehr, was sich klinisch in einer erhöhten Infektanfälligkeit äußern kann. Bei jahrelangem Einsatz von Zytostatika und Schwächung der Immunabwehr besteht auch die Gefahr der Induktion (Auslösung) von „Zweit-Tumoren", was vor allem beim Einsatz von Zytostatika als Immunsuppressiva bei Nichttumorkrankheiten berücksichtigt werden muß (chronische Polyarthritis, chronische Hepatitis, chronische Nephritis, Psoriasis u. a.).
- *Spezielle, nur bei einzelnen Zytostatika auftretende Toxizität.* Zum Beispiel hämorrhagische Zystitis durch Endoxan, Neurotoxizität (Gefühlsstörungen in den Händen und Füßen, Kraftverlust usw.) durch Oncovin, Hals- und Schleimhautveränderungen sowie Fieberschübe und Lungenfibrose durch Bleomycin, Nierenschädigung durch Platinsalze.

Verabreichung von Zytostatika

Ein sicherer, sorgfältiger und vorsichtiger Umgang mit Zytostatika ist zwingend bei der Anwendung zytostatischer Therapien. Falsche Anwendung oder Fehldosierung kann zu lebensbedrohlichen Zuständen führen (eine Gefahr, die bei allen anderen Medikamenten auch besteht!). Es gelten deshalb die allgemeinen Maßnahmen (S. 410ff.); *zusätzlich* sind einige wichtige Punkte zu beachten (Kasten).
Die besten Sicherheitsfaktoren sind
- das Eingeführtwerden durch eine erfahrene Onkologieschwester/einen -pfleger sowie
- die Übung und die Selbstkontrolle.

36.5.4. Hormontherapie

Die hormonale Behandlung maligner Tumoren beruht auf der Tatsache einer tumorhemmenden Wirkung von Hormonen bzw. der Wirkung eines Hormonentzugs auf gewisse Tumoren hormonabhängiger Organe (weibliche Brust, Uterus, Eierstöcke, Prostata). Voraussetzung für ihre Wirksamkeit ist das Vorhandensein spezifischer *Hormonrezeptoren im Gewebe*, die heute chemisch gemessen werden können.
Vorteile:
- ähnlich wie diejenigen der zytostatischen Chemotherapie;
- weniger Nebenwirkungen;
- in Einzelfällen sehr gute, lange Remission.

Nachteile:
- Nur ein kleiner Teil (20–30%) der entsprechenden hormonabhängigen Tumoren lassen sich günstig beeinflussen, bei positiven Rezeptoren sind es 60%.

Möglichkeiten der hormonellen Tumortherapie

- *Ablatio.* Die Hormonproduktion wird z. B. durch Entfernung der Geschlechtsdrüsen (Ovarektomie beim Mammakarzinom, Orchiektomie beim Prostatakarzinom), durch Zerstörung übergeordneter endokriner Drüsen (z. B. Hypophysenspickung, Nebennierenentfernung) oder *medikamentös* (Hemmung der Nebennieren, des Hypothalamus/der Hypophyse, Verabreichung von Anti-

Merkpunkte für die Anwendung von Zytostatikatherapien
(A. Gaus, St. Gallen)

1. Zytostatika müssen oft mit *speziellen Lösungsmitteln* gebrauchsfertig gemacht werden. Auflösungsart und eventuelle Verdünnungslösungen müssen bekannt sein.
2. Anwendungsart und -dauer der Verabreichung kennen. Einige Zytostatika können nur direkt intravenös, als Kurzinfusion über 30 Minuten oder als Dauerinfusion über 24 Stunden verabreicht werden.
3. Gebräuchliche Dosierungen und Höchstdosen sollten bekannt sein, um Fehlern vorbeugen zu können.
4. Haltbarkeit der aufgelösten Zytostatika kennen. Einige Zytostatika können nur frisch aufgelöst angewendet werden.
5. Vorgeschriebene Schutzmaßnahmen müssen beachtet und angewendet werden. Schutzmaßnahmen für das Pflegepersonal werden in verschiedenen Ländern sehr unterschiedlich gehandhabt. Ein direkter Hautkontakt mit den Zytostatika sollte unbedingt vermieden werden. Darum ist es ratsam, beim Umgang mit Zytostatika Handschuhe (Polyvenyl) zu tragen.
6. Korrektes, aseptisches Arbeiten bei der Auflösung und Verabreichung von Zytostatika sind notwendig. Aseptisches Arbeiten wird nicht nur das Pflegepersonal vor möglichem Kontakt mit dem Zytostatikum schützen, sondern ist von größter Wichtigkeit, um den Patienten vor Infektionen zu schützen.
7. Mögliche Nebenwirkungen müssen bekannt sein, um vorbeugende Maßnahmen treffen zu können.
8. Vor Applikation der Medikamente muß der Patient informiert sein über die möglichen Nebenwirkungen.
9. Für einmalige intravenöse Injektionen von Zytostatika sollten nur Butterfly-Nadeln verwendet werden. Diese können gut fixiert werden und ermöglichen das Wechseln der Spritze ohne Verschieben der Nadel in der Vene.
10. Bei lokal nekrotisierenden Mitteln, zum Beispiel Vinblastin, Vincristin und Adriablastin, immer zuerst mit Kochsalzlösung vorspülen, um sich zu versichern, daß die Nadel in der Vene liegt. Nach der Injektion muß mit Kochsalzlösung nachgespült werden.
11. Bei oft angestochenen Venen das Blut für das Blutbild möglichst kapillär entnehmen. Die Therapie dauert oft lange, was zu großen Venenproblemen führen kann.

östrogenen und Antiandrogenen) ausgeschaltet.

- *Additiv.* Zugabe von natürlichen Hormonen, jedoch in pharmakologischen Dosen: Gestagene, selten Östrogene oder Androgene beim Mammakarzinom; Östrogene beim Prostatakarzinom.
- *Unspezifisch.* Glucocorticoide (Nebennierenrindenhormone) bei lymphatischen Leukämien, malignen Lymphomen beim Mammakarzinom, in der Regel kombiniert mit Zytostatika.

Eine begonnene Hormontherapie braucht mindestens 4–8 Wochen Zeit, bis eine Erfolgsbeurteilung möglich ist. Eine erfolgreiche Tumorbehandlung mit Hormonen soll bis zum Nachweis einer weiteren Tumorverschlechterung nicht abgebrochen werden.

Nebenwirkungen

- *Ausfallerscheinungen bei Hormonentzug.* Klimakterische Beschwerden nach Ovarektomie, Hormonmangel und entsprechende Auswirkungen nach außen nach Hypophysen- oder Nebennierenausschaltung.
- *Gegengeschlechtliche Hormonwirkung.* Androgene führen bei der Frau zu Virilisierung (Stimmbruch, Bartwuchs, Libidosteigerung); Östrogene führen beim Mann zu Feminisierung, Brustdrüsenschwellung.
- *Genitale Blutungen* unter der Behandlung mit Östrogenen.
- *Flüssigkeitsansammlungen, Gewichtszunahme* treten vor allem bei Östrogenen, Gestagenen, aber auch bei gewissen Androgenderivaten auf und führen zu Beinödemen, Pleuraergüssen, oft auch verstärkter Herzinsuffizienz bei älteren Patienten.
- *Störungen der Blutgerinnung.* Erhöhte Gefahr von Venenthrombosen und Lungenembolien besteht bei Östrogenen, Gestagenen und Nebennierenrindenhormonen.
- *Hyperkalzämie.* Vor allem bei Patientinnen mit Mammakarzinom und Knochenmetastasen kann es nach Einleitung einer Hormontherapie mit Östrogenen zum *raschen Ansteigen des Serumcalciums* mit den entsprechenden Symptomen kommen (Schläfrigkeit, Verwirrtheit, starker Durst, trockene Haut und Schleimhäute, Erbrechen, Abdominalschmerzen). Diese Stoffwechselkomplikation tritt meist in den ersten beiden Behandlungswochen einer Hormontherapie auf, vor allem bei Verwendung von Östrogenen. Das Hyperkalzämiesyndrom ist *lebensgefährlich*, kann jedoch,

wenn erkannt, heute in der Klinik relativ einfach und *erfolgreich behandelt* werden.

36.5.5. Immuntherapie

Die Erkenntnis, daß die Tumorentstehung eng mit Störungen in der körpereigenen Immunabwehr zusammenhängt, hat in den letzten Jahren vermehrt zu Versuchen geführt, die natürliche Abwehrkraft des Tumorpatienten soweit als möglich zu verstärken. Dies kann durch *spezifische Maßnahmen* (Impfungen mit veränderten Tumorzellen oder -bestandteilen) oder *unspezifischen Maßnahmen* (Impfungen mit bekannten wirksamen anderen Impfstoffen, z.B. dem Tuberkulose-Impfstoff BCG) erfolgen. Eine Wirkung von seiten immuntherapeutischer Maßnahmen ist in der Regel nur bei ganz kleiner Tumormasse, z.B. in Remission nach erfolgreicher Chemo- oder Strahlentherapie, zu erwarten.

Immunmodulatoren sind Stoffe, welche die Immunreaktionen verändern. Am bekanntesten sind die *Interferone*, auf die viele Patienten große Hoffnungen setzen. Die Ansprechbarkeit ist aber äußerst unterschiedlich.

36.6. Mammakarzinom

36.6.1. Auftreten

Das Mammakarzinom ist in den meisten westlichen Industrieländern (Westeuropa, USA) nicht nur der häufigste maligne Tumor des weiblichen Geschlechts, sondern der häufigste bösartige Tumor eines einzelnen Organs überhaupt. Jede 14.–17. Frau wird im Laufe ihres Lebens an diesem Leiden erkranken, was ca. 5–7% der weiblichen Bevölkerung entspricht. Pro Jahr erkranken in der Schweiz und in Österreich zwischen 1600 und 1800 und in der Bundesrepublik Deutschland ca. 16000 Frauen *neu* an diesem Tumor.

Die *Altersverteilung* der Patientinnen zum Zeitpunkt der Diagnose reflektiert die in den letzten Jahren beobachtete starke Zunahme des Mammakarzinoms in der Prämenopause. Etwa 35–40% der Patientinnen sind bei Entdeckung ihres Leidens unter 50 Jahre alt. Nach der Menopause tritt ein „Knick" in der altersabhängigen Inzidenzkurve auf. Der Tumor kommt jedoch auch in der 7. und 8. Lebensdekade immer noch recht häufig vor – und wird bei älteren Frauen nicht selten durch schamhafte Verheimlichung ihres Leidens erst in weit fortgeschrittenem Stadium ärztlich erfaßt (Senn u. Mitarb. 1988).

36.6.2. Symptome und Diagnose

Das Mammakarzinom tritt als (scheinbar) lokalisierte Krankheit in Erscheinung. Führendes, häufig einziges Symptom ist die *Verhärtung* bzw. ein *tastbarer Knoten* in der Brustdrüse. Weitere Symptome können sein:

- Schmerzen, Druck, Spannungsgefühl;
- Hautveränderungen (Peau d'orange);
- Mamillenveränderung;
- Entzündung, Sekretion aus der Mamille.

Der *Primärtumor* wird am häufigsten durch die oben beschriebenen Lokalsymptome erfaßt. Dies weist auf die Wichtigkeit der auf S. 486f. beschriebenen *Selbstkontrolle durch die Frau* hin. Weitere Beurteilungsmöglichkeiten bieten u.a.

- *Mammographie* (Röntgendarstellung), *Thermographie* (Wärmestrahlung), *Ultraschalluntersuchung, Biopsie*;
- *vollständige körperliche Untersuchung* zur Feststellung eventueller Metastasen (Skelett, Thorax, Knochenmark).

36.6.3. Behandlungsmöglichkeiten

Der heute mögliche *Behandlungsplan* ist aus Abb. 36.**5** ersichtlich.

Bei Primärtumor

- *Mastektomie* = Brustamputation. Es wird heute im allgemeinen eine *eingeschränkte radikale* Mastektomie (Ausräumung der Achsellymphknoten, Belassen des Brustmuskels) durchgeführt, in gewissen Fällen auch nur Tumorentfernung mit obligater Nachbestrahlung.
  Radikalere Operationen können die Fernmetastasierung nicht verhindern, die Überlebenszeit deshalb auch nicht verlängern, die Komplikationen jedoch wesentlich vermehren.
- *Nachbestrahlung*. Diese wird heute in der Regel nur bei lokal stark fortgeschrittenen, infiltrierenden und wahrscheinlich nicht radikal operierten Tumoren angewandt sowie nach weniger radikalen Operationen.

Bei Metastasen

- *Primär inoperable Tumoren.* Solche Patientinnen werden oft kombiniert mit Bestrahlung plus Hormonen oder Zytostatika behandelt.

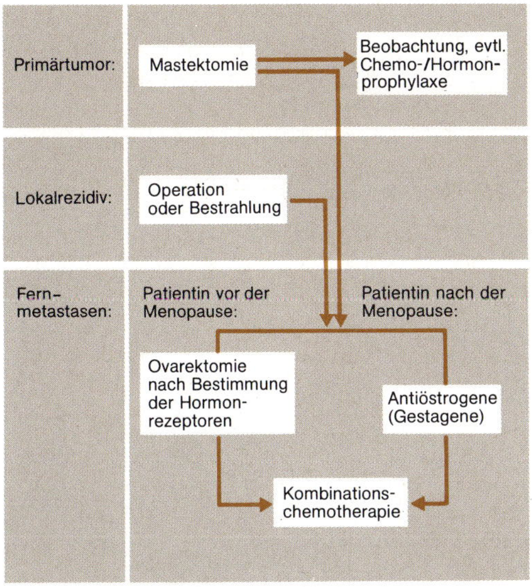

Abb. 36.5 Therapeutische Möglichkeit bei Mammakarzinom je nach Stadium der Erkrankung.

- *Hormonale Maßnahmen.* Spricht eine Patientin bei Metastasierung auf die erste hormonelle Behandlung gut an, so kommt u. U. (vor allem bei Vorliegen von Skelettmetastasen) ein hormoneller Zweiteingriff, wie z. B. die Ausschaltung der Hypophyse oder der Nebennieren, in Frage.
- *Einfluß des Metastasierungstyps.* Wir unterscheiden Skelett-, Weichteil- und viszerale (Eingeweide-)Metastasen:
  - Skelettmetastasen sind mit Chemo- und Hormontherapie schwieriger zu beeinflussen als andere Metastasierungsorte, sind aber oft mit jahrelangem Überleben vereinbar.
  - Weichteilmetastasen (Haut, Lymphknoten) lassen sich mit Strahlen, Zytostatika und Hormonen am erfolgreichsten behandeln.
  - Viszerale Metastasen sind Beweise eines weit fortgeschrittenen, oft terminalen Tumorleidens (vor allem in Leber und Gehirn). Lungen- und Pleurametastasen haben eine viel bessere Prognose.
- *Kombinationschemotherapie.* Es werden heute meist 3–5 Zytostatika zusammen mit Glucocorticoiden eingesetzt. Damit lassen sich bei 60–70% der Patientinnen mit metastasierendem Mammakarzinom Tumorrückbildungen während 1–2 Jahren (Mittelwert) erzielen.
- *Ovarektomie.* Sie geschieht meist in Form der chirurgischen Entfernung beider Eierstöcke, jedoch nur bei Östrogenrezeptor-positiven Frauen, seltener durch Bestrahlung der Ovarien von außen.

36.6.4. Aspekte der Pflege

Das *Pflegeziel* ist ein zweifaches:
- optimale Unterstützung des Therapieerfolgs und Verhüten von Komplikationen;
- psychosoziale Wiedereingliederung in Familie, Beruf und Gesellschaft.

Die *Pflegemaßnahmen* umfassen die allgemeinen prä- und postoperativen Aufgaben (S. 957ff.) sowie die situationsabhängige und zielorientierte Betreuung und Begleitung der Frau in der Unterstützung der Genesung. Speziell zu beachten sind die folgenden Aspekte:

Bewältigung des Organverlusts

Der Verlust einer Brust ist ein von der Frau nur schwer akzeptierbarer Zustand. Dies vor allem deshalb, weil für die Frau die Brust Symbol ihrer Weiblichkeit ist. Der Verlust führt fast immer zu Unsicherheit, Trauer, Ängsten und Verwirrung. Die hilfreiche Begleitung und Unterstützung ist nur auf der Basis der echten Beziehung und des Vertrauens möglich. Sie umfaßt
- offene Gespräche mit der Frau selber und mit ihren Angehörigen;
- Begleitung durch den Trauerprozeß (S. 538f.);
- Vermitteln von Kontakten mit Leidensgefährtinnen schon in der präoperativen Phase. Kontaktadressen sowie Informationsmaterial sind bei der Schweizerischen bzw. der Deutschen Krebsliga erhältlich (s. unten);
- Takt und Einfühlungsvermögen beim Versorgen des Wundgebietes postoperativ.

Verhüten des Lymphödems

Die prophylaktischen Maßnahmen beginnen sofort nach der Operation und werden (nach entsprechender Information) von der Patientin auch daheim weitergeführt:
- Gezielte Bewegungstherapie des Schultergürtels und des Armes (später ist auch Schwimmen in nicht zu warmem Wasser erlaubt) zur Erhaltung der Beweglichkeit.
- Häufiges Hochlagern des Armes mit Betätigung der Muskelpumpe zur Förderung des Rückflusses der Gewebeflüssigkeit.
- Arm schonen, keine Überbelastung (Heben, Tragen von schweren Gegenständen, Wäscheaufhängen, Fensterputzen u. a. ist zu vermeiden).
- Schutz vor Verletzung u. a. schädigenden Einflüssen:

- keine Blutdruckmessung, Blutentnahmen, Injektionen am betroffenen Arm;
- keine Sonnen- und Hitzeeinwirkung (Lymphstauung!);
- kein Druck, keine Einschnürung (nur weite Ärmel tragen).

• Ausgewogene Ernährung: wenig Kochsalz, genug Flüssigkeit, um eine Eindickung des Blut- und Lymphstromes zu vermeiden.
• Bei auftretender Schwellung (postoperativ ist eine vorübergehende leichte Schwellung normal), Rötung, Überwärmung ist sofortige Arztkontrolle notwendig.

Ein *auftretendes Lymphödem* kann durch flüssigkeitsauspressende Maßnahmen mittels Spezialgeräten (z.B. Flowtron-Wechseldruckmanschette) oder durch Lymphdrainage (S. 622f.) behandelt werden (Massagen sind kontraindiziert).

Versorgung mit Brustprothesen

Bis zur Wundheilung kann der Patientin eine provisorische Prothese (synthetisches Gewebe mit Baumwollhülle) empfohlen werden. Als definitive Prothesen sind verschiedene Modelle im Handel. Die Spezialgeschäfte leisten unentgeltliche Beratungsdienste. Die Kosten werden von der Krankenkasse oder in der Schweiz von der Invalidenversicherung übernommen.

Grundsätzlich bestehen folgende Alternativen (Glaus u. Mitarb. 1988):

• *Flüssigkeitsprothese* (Vollprothese). Die poröse Schaumstoffbasis schmiegt sich dem Körper an und erwärmt sich auf Körpertemperatur, vermittelt damit ein natürliches Gefühl. Die Prothese kann direkt auf der Haut getragen oder in einer Trikothülle in den Büstenhalter eingenäht werden (Abb. 36.**6a**). Diese Prothesen sind pflegeleicht und beständig gegen Sonneneinstrahlung, Chlor- und Salzwasser. Die meisten der heute verwendeten Materialien verhindern ein Auslaufen oder Schrumpfen der Prothese. Sie können direkt in einem gut gearbeiteten Büstenhalter getragen werden.
• *Naturbrustprothese* (meist Schalen- bzw. Hohlraumprothesen). Das wärmeleitende Prothesenmaterial (sog. additionsvernetztes Silicon oder Siliconkautschuk) erreicht sehr schnell die Körpertemperatur. Das Gewicht entspricht dem der natürlichen Brust. Das hautähnliche Material fühlt sich weich an, ist gut verträglich und kann entweder direkt auf der Haut getragen werden (u. U. auf Haftring) oder in einer Prothesentasche aus Baumwolle (Abb. 36.**6b**).

Entscheidend ist die Wahl des für die betreffende Patientin passenden Typs in der richtigen Größe. Als sichere Haltevorrichtung empfiehlt sich ein spezieller Prothesenbüstenhalter.

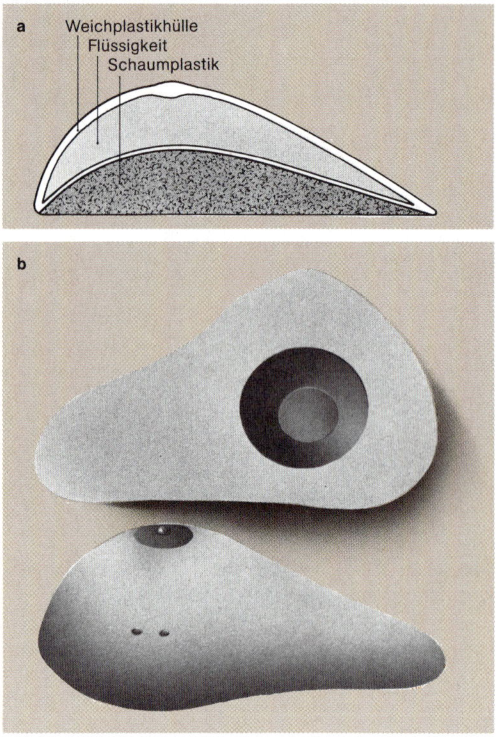

Abb. 36.**6** Beispiele von Brustprothesen. **a** Flüssigkeitsgefüllte Brustprothese, **b** Naturbrustprothese (aus Glaus, A., u. a.: Onkologie für Krankenpflegeberufe, 3. Aufl. Thieme, Stuttgart 1988).

Rehabilitation

Zurück zum Alltag ist die Bezeichnung einer von vielen Gruppen von Frauen, die das Schicksal der Brustamputation verbindet. In Informationsbroschüren wenden sie sich an die betroffenen Frauen und vermitteln Orientierung über die psychosoziale Hilfe und Wiedereingliederung: Kontakte mit selbst betroffenen Helferinnen und Selbsthilfegruppen, finanzielle Unterstützungsmöglichkeiten, Beratung bei medizinischen Fragen.

Kontaktadressen sind

• *in der Schweiz*: die Schweizerische Krebsliga (Monbijoustr. 61, Bern) sowie die kantonalen und regionalen Krebsligen, die Frauenzentralen;
• *in Deutschland*: Deutsche Krebshilfe e.V. (Thomas-Mann-Str., 5300 Bonn) sowie verschiedene Beratungsstellen.

„Sie werden es schaffen", schreibt die Zürcher Frauenzentrale und fügt bei: „Fassen Sie Mut, Sie sind nicht allein! Ihr Wohlbefinden ist nicht nur Sache der ärztlichen Behandlung, sondern ebenso abhängig von Ihrem Lebensmut und Ihrer Bereitschaft, an die Zukunft zu glauben. Ihre Anziehungskraft und Ihre ureigene Persönlichkeit bestehen unverändert."

36.7. Beurteilung von Wissen und Können in der Pflege

Übung

Wenn Sie Gelegenheit haben, auf einer onkologischen Station zu arbeiten, oder sonstwie an der Pflege eines Tumorpatienten beteiligt sind, so versuchen Sie, an einem konkreten Beispiel eine individuelle Pflegeplanung vorzunehmen.

- Orientieren Sie sich für die Schritte der Pflegeplanung (S. 102ff.) sowie an den Impulsen im vorliegenden Kapitel.
  - Beschreiben Sie die aktuellen *Probleme*, versuchen Sie *Ressourcen* festzustellen.
  - Setzen Sie erreichbare *Ziele*, orientieren Sie sich dabei am übergeordneten Pflegeziel: Erreichen bestmöglicher Lebensqualität.
- Beobachten Sie die Wirkung der Pflege, und beurteilen Sie (mit Hilfe der zuständigen Vorgesetzten sowie des Pflegeberichts) die Wirksamkeit und Zweckmäßigkeit Ihrer Bemühungen.

Weiterführende Literatur

Anders, A., H. Altheide: Krebs – Entstehung und Vorbeugung. Thieme, Stuttgart 1986

Aulbert, E., N. Niederle: Die Lebensqualität des chronisch Krebskranken. Thieme, Stuttgart 1990

Cameron, J.: Heute will ich leben. Kreuz, Stuttgart 1983

Glaus, A., W. F. Jungi, H.-J. Senn: Onkologie für Krankenpflegeberufe, 3. Aufl. Thieme, Stuttgart 1988

Hornung, R.: Krebs. Wissen, Einstellung und präventives Verhalten der Bevölkerung. Huber, Bern 1986

Juchli, L.: Pflegen – Begleiten – Leben, 2. Aufl. Recom, Basel 1989

Juchli, L.: Heilen durch Wiederentdecken der Ganzheit, 3. Aufl. Kreuz, Stuttgart 1988

Kesselring, A.: Krebs. Was bedeuten Krankheit und Unterstützung für den Patienten? Recom, Basel 1987

Meerwein, G.: Einführung in die Psychologie, 3. Aufl. Huber, Bern 1983

Munro, S.: Musiktherapie bei Sterbenden. Fischer, Stuttgart 1986

Niederle, N.: Der Krebskranke und sein Umfeld. Thieme, Stuttgart 1987

Oepen, I., O. Prokop: Außenseitermethoden bei Krebs. Wissenschaftliche Buchgesellschaft, Darmstadt 1986

Scherer, E.: Strahlentherapie. Eine Einführung in die radiologische Onkologie, 4. Aufl. Thieme, Stuttgart 1989

Schüle, K., S. Trimborn: Rehabilitation nach Mammakarzinom. Pflaum, München 1984

Seeger, P. G.: Leitfaden für Krebsleidende und die es nicht werden wollen. Mehr Wissen, Düsseldorf 1982

Senn, H.-J., P. Drings, A. Glaus, W. F. Jungi, R. Sauer, P. Schlag: Checkliste Onkologie, 2. Aufl. Thieme, Stuttgart 1988

Simonton, O. C.: Wieder gesund werden. Rowohlt, Reinbek 1983

Tausch, A.: Gespräche gegen die Angst. Rowohlt, Reinbek 1984

Therapie tumorbedingter Schmerzen. AMV-Kommunikation und Medizin-Verlag, München 1988

Vester, F. u. a.: Krebs – fehlgesteuertes Leben, aktualis 1990

Vetter, G.: Krebs – Krankheit der Seele? Fachverlag, Zürich 1986

37. Pflege Betagter

Wenn man versteht und fühlt, daß man schon in diesem Leben an das Grenzenlose angeschlossen ist, ändern sich Wünsche und Einstellung.
Letzten Endes gilt nur noch das Wesentliche.
C. G. Jung

Sequenzziel

Alles, was bei den Aktivitäten des täglichen Lebens gesagt wurde und in den Kapiteln 5–16 nachzulesen ist, gilt grundsätzlich auch für den Betagten. Berücksichtigt werden muß aber die jeweils *alters-, person-* und *biographiespezifische Situation* des einzelnen alten Menschen. Es gibt nicht „den alten Menschen“, denn Altern als Entwicklungsprozeß des Lebens hängt von vielen Faktoren ab, und die Art und Weise, wie der alte Mensch mit der Bewältigung der Lebensaktivitäten zurechtkommt, ist sehr individuell. Das folgende Kapitel will einige Impulse geben sowohl zur Situation des Betagten als auch zur individuellen Pflegeplanung (S. 102 u. 851 ff.) bei Krankheit und Behinderung. Im Vordergrund steht dabei die Rehabilitation bzw. Gesunderhaltung/Gesundheitsförderung des Betroffenen; das bedeutet, daß die Pflegeplanung sinnvollerweise auch *Rehabilitations-* bzw. *Förderungsplanung* genannt werden kann.

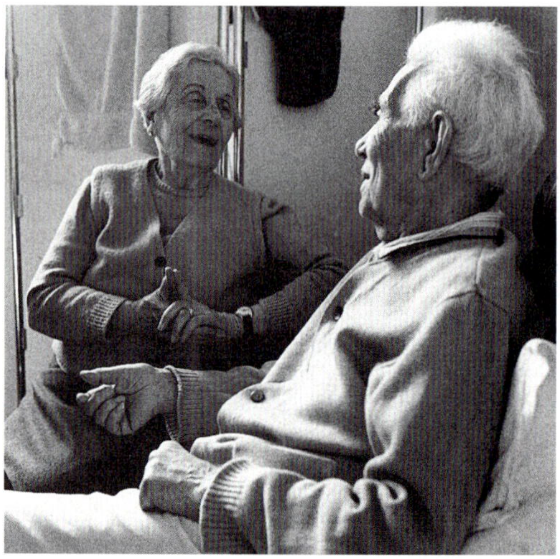

Prinzipien/Impulse

- Der *Mensch* steht im Kontinuum des Lebens als Werdender, Seiender, Vergehender. *Altern* ist Teil dieses Entwicklungsprozesses, der seinerseits von biologischen, sozialen und gesellschaftlichen Faktoren beeinflußt wird. Betagte Menschen haben einen großen Teil dieses Weges hinter sich. Sie gehen mehr oder weniger bewußt auf das Sterben zu. Die Probleme der Trennung, des Abschieds, des Loslassenmüssens sind zu unausweichlichen Begleitern geworden und bedürfen der aktiven Bewältigung.
- Die *Strukturen* und *Funktionen des Organismus* nehmen ab, verlieren an Vitalkraft und Regenerationsvermögen. Die Dynamik läßt nach, das Stoffwechselgleichgewicht ist leichter störbar, der Betagte ist anfälliger für beeinträchtigende Veränderungen.
- Die *Mitwelt* und *Umwelt* entwickeln sich ohne Rücksicht auf das Individuum. Je nach

Gesellschaftsstruktur und Wertbewußtsein der umgebenden Menschen behält der Betagte einen ihm entsprechenden sinnerfüllten Platz, oder er wird an die Peripherie „abgeschoben".

Einstimmung

Immer mehr betagte Menschen leben in unserer Gesellschaft. Es sind Menschen, die auf ein aktives, erfülltes Leben zurückblicken können und die gleichzeitig die Schwerpunkte ihres Menschseins von den Dimensionen des „Habens und Handelns" auf die Werte des „Seins und Werdens" (wobei es sich um ein anderes Werden als beim Werden des Kindes und Jugendlichen handelt) verlegen müssen. Wie sie sich dabei fühlen können und was sie von uns erwarten, zeigt der folgende afrikanische Text „Seligpreisungen eines alten Menschen":
„Selig, die Verständnis zeigen für meinen stolpernden Fuß und meine lahmende Hand.
Selig, die begreifen, daß mein Ohr sich anstrengen muß, um alles aufzunehmen, was man zu mir spricht.
Selig, die zu wissen scheinen, daß meine Augen trüb und meine Gedanken träge geworden sind.
Selig, die mit freundlichem Lachen verweilen, um ein wenig mit mir zu plaudern.
Selig, die niemals sagen: ‚Diese Geschichte haben Sie mir schon zweimal erzählt.'
Selig, die es verstehen, Erinnerungen an frühere Zeiten in mir wachzurufen.
Selig, die mich erfahren lassen, daß ich geliebt, geachtet und nicht alleingelassen bin.
Selig, die in ihrer Güte die Tage erleichtern, die mir noch bleiben auf dem Weg in die ewige Heimat."

37.1. Theoretische Grundlagen

37.1.1. Phänomen Alter

Das Alter stellt ein Entwicklungsstadium des menschlichen Lebens dar, das von biologischen Veränderungen begleitet ist.
Trotzdem ist Altern keine Krankheit. Altern ist die logische Konsequenz des Lebens, das sich verbraucht und in seiner Leistungskapazität gemindert wird. Darum definiert die WHO Altern als „Abnahme der Anpassungsfähigkeit an Umwelteinflüsse".
„Die Alten" sind jedoch keine homogene Altersgruppe; es wird deshalb unterschieden zwischen „jungen Alten" – das sind die 60- bis 74jährigen – und dem „höheren Alter" – das sind die über 75jährigen. Auch diese Zahlen sind willkürlich; so kann man, unabhängig vom kalendarischen Alter, zwei Gruppen unterscheiden:

- jene, die zwar nicht mehr erwerbstätig sind, jedoch bei guter Gesundheit ihr Leben kreativ und konstruktiv gestalten und aktiv am gesellschaftlichen Leben teilnehmen;
- jene, die den „Schwund ihrer Kräfte" (bei höherem Alter) mehr und mehr spüren und sich stärker aus Aktivität und Gesellschaft zurückziehen.

Die jungen Alten

Die wichtigsten Veränderungen, die zwischen dem 60. und 74. Lebensjahr geleistet werden müssen, sind:

- Pensionierung;
- neue Gestaltung der Ehe infolge Pensionierung des einen Partners;
- Verlust von Bezugspersonen durch den Tod (eigene Eltern, Freunde, Geschwister);
- Abnahme der Leistungskraft, Zunahme von Krankheitsanfälligkeit;
- soziale und (für viele auch) finanzielle Einschränkungen.

Das höhere Alter

Die ständig zunehmende Lebenserwartung älterer Menschen, die an sich erfreulich ist, führt aber auch dazu, daß immer mehr Menschen mit „Altersproblemen" bzw. Veränderungserscheinungen konfrontiert sind; so sind ab dem 75. Lebensjahr zu erwarten:

- Vereinzelung, die dort zur Vereinsamung führt, wo das Sozialnetz, z. B. Integration in eine Familien- oder Wohnstruktur, Übernahme von Urgroßelternaufgaben, nicht trägt;
- ausgeprägte Leistungseinschränkung und Krankheitszunahme;
- Verlust von Autonomie, Zunahme von Abhängigkeit (von Kindern oder anderen Personen);
- Krankheit und Tod von eigenen Kindern (die unterdessen auch alt sind);
- evtl. Hilfs- und Pflegebedürftigkeit und/oder Notwendigkeit der institutionellen Unterbringung.

Jede Aufteilung, auch die in „junge Alte" und „höheres Alter", ist eine künstliche. Menschen altern unterschiedlich, und keine Festlegung oder Einordnung entspricht der Wirklichkeit. Man muß deshalb verschiedene Aspekte des

Alterns berücksichtigen und diese miteinander in Beziehung bringen.

Chronologischer Aspekt des Alterns

Das chronologische Alter meint das jeweilige Lebensalter (darum auch *kalendarisches* Alter genannt) mit seinen bestimmten körperlichen und psychischen Erscheinungsweisen. Problematisch wird eine solche Sichtweise, wenn z. B. das aus ökonomisch-politischen Erwägungen ausgewählte 60. bzw. 65. Lebensjahr (Ruhestandsalter) von der Gesellschaft allgemein als Beginn des Alters angesehen wird. Ein derartiges kalendarisches Datum gibt wenig Auskunft über die tatsächliche physische und psychische Verfassung des Menschen. So kann ein 80jähriger mit guter Konstitution evtl. körperlich jünger und in seiner Gesamtverfassung frischer erscheinen als ein früh gealterter 60jähriger.

Biologischer Aspekt des Alterns

Gemeint ist hier das Lebensalter der Organe. Altern in anatomisch-physiologischer Sicht ist ein alle Lebensalter umfassender Veränderungsprozeß. Dieser Vorgang bezieht sich auf den ganzen Menschen und hat im Laufe des Lebens Veränderungen der Organ- und Funktionssysteme zur Folge. Solche Funktionsminderungen des Körpers führen vor allem im hohen Alter zu alterstypischen Beschwerden bzw. zu medizinisch-somatischen Problemen.

Psychologischer Aspekt des Alterns

Auch das psychische Alter (d. h. das geistig-seelische Befinden) ist als Veränderungsprozeß nicht an ein bestimmtes Lebensalter gebunden. Die Veränderungen des geistig-seelischen Lebens, speziell die Veränderungen der geistigen Leistungsfähigkeit des alternden Menschen, sind vor allem durch Biographie, Persönlichkeitsstruktur, intellektuelle Leistungsfähigkeit, sozialen Status, Schulbildung, Berufserfahrung, Gesundheitszustand sowie durch die persönliche Wahrnehmung der Welt bestimmt. Die Einstellung zum eigenen Selbst, d. h. die Art und Weise, wie sich das Individuum selbst innerhalb eines sozial bedingten Bezugssystems wahrnimmt, aber auch der Wandel des Selbstbildes im Laufe des Lebens sowie die Verarbeitung einer möglichen Diskrepanz zwischen Selbstbild und Fremdbild sind für Ablauf und Ausgestaltung des Alterns entscheidend.

Soziologischer Aspekt des Alterns

Soziologisches Altern heißt Altern in der Gesellschaft. Mit dem Verlust sozial wichtiger Rollen und Bezüge sowie mit der Annahme der Altersrolle wird der Mensch „alt", d. h., er wird in seiner sozialen Umwelt als alter Mensch angesehen und als alter Mensch behandelt. Nicht immer entsprechen die eigenen Empfindungen dieser Zuschreibung, und so können Zuschreibungsprozesse u. U. zu zusätzlichen Problemen führen. Dies vor allem dann, wenn die materiellen Lebensbedingungen dadurch frühzeitig eingeschränkt und die Bezugs- und Betätigungsfelder entscheidend eingeengt werden. Das kann zu Statusunsicherheit, zu Verlust an Selbstwertgefühl, zu Unzufriedenheit und Isolierung führen.

Anthropologischer Aspekt des Alterns

Die anthropologische Betrachtungsweise des Alterns befaßt sich mit der menschlichen Seite, stellt Fragen nach dem *Menschsein* im Alter und danach, *wie* dieser Mensch mit der unabdingbaren, für ihn schicksalhaften Tatsache des Alterns umgeht. Vor allem in der Zeit des Ruhestands erlebt der Mensch sehr oft das Gefühl eines „existentiellen Vakuums", das nicht selten zu Langeweile, Resignation und schließlich zum Gefühl eines nun sinnentleerten und sinnlosen Dahinlebens führt. In der positiven Beantwortung der Frage nach Selbsterfüllung kann dem alternden Menschen die Kraft erwachsen, Altern anzunehmen: die Grenzen und Einschränkungen zu akzeptieren und schließlich die „Endlichkeit des Daseins in der redlichen Auseinandersetzung auch und zuletzt mit der Realität des Todes" zu bejahen.

Die verschiedenen Aspekte ergänzen sich einerseits, können andererseits aber stark auseinanderklaffen (wie z. B. kalendarisches und biologisches Alter).

37.1.2. Demographische Situation

Die Situation ist bekannt: Mit der Verbesserung der medizinischen Versorgung erreichen immer mehr Menschen die Ruhestandsgrenze (Tab. 37.**1**, Abb. 37.**1**). Bezogen auf die Bevölkerung in *Europa* beträgt heute die Anzahl der über 60jährigen etwa 18,5%, eine Zahl, die sich noch erhöhen wird. Nach der Bevölkerungsstatistik der *Vereinten Nationen* werden wir erst im Jahr 2034 ein Maximum der Altersbevölkerung

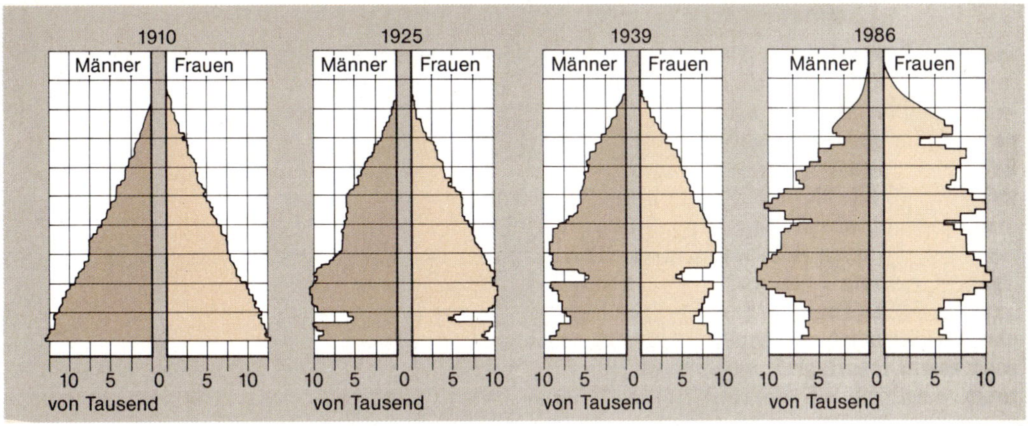

Abb. 37.**1** Die Bevölkerungsstruktur verändert sich. Bis nach dem Jahr 2000 wird der Anteil der jüngeren Bevölkerung abnehmen, während derjenige der älteren Bevölkerung zunimmt. Das heißt auch, daß sich gleichzeitig das Verhältnis der beruflich aktiven zugunsten der beruflich inaktiven Bevölkerung verschiebt.

Tabelle 37.**1** Steigende Lebenserwartung des Menschen. Schätzungen zeigen, daß sie sich seit 3000 Jahren fast vervierfacht, allein seit 100 Jahren mehr als verdoppelt hat (natürlich bestehen hohe Differenzen zwischen den verschiedenen Ländern, je nach industriellem Entwicklungsgrad)

Jahr	Mittlere Lebenserwartung in Jahren
0 (Beginn unserer Zeitrechnung)	etwa 22
1000	etwa 33
1700	etwa 35
1860	etwa 49
1960	etwa 70
2000	etwa 80

erreicht haben, denn erst dann werden jene Menschen, die heute bereits geboren sind und den kinderreichen Jahrgängen angehören, an der Ruhestandsgrenze angelangt sein. Unterdessen steigt die Anzahl alter Menschen weiter an. Man rechnet mit den folgenden Zahlen:

- 1980 376 Millionen,
- 2000 590 Millionen,
- 2020 976 Millionen.

Im Blick auf diese Situation gilt es, neue *Sozialisations-* und *Betreuungsformen* zu finden und zu fördern. Die Richtung ist eindeutig:

- weg vom „Versorgungssystem", Kampf der Isolation und Abhängigkeit (Übergangspflege S. 441 f.);
- hin zu mehr Selbsthilfe und Selbstpflege: Entwicklung von Selbsthilfegruppen, Rückkehr nach Hause nach Krankenhausaufenthalt, überhaupt längeres Wohnen zu Hause, z. B. so, wie das *dänische Modell* es vorsieht: angepaßte Wohnungen, ausgebaute Hilfe und Pflege zu Hause, Aktivitätszentren, Dezentralisierung (privates Wohnen, weniger Altersheime).

37.1.3. Beeinflussungsfaktoren

Die wichtigsten Einflußfaktoren sind in Abb. 37.**2** sichtbar. Sie ergeben das individuelle und einmalige Altersbild. Dieses wiederum steht in enger Wechselbeziehung zur Biographie: Altern ist auch ein Spiegel der Lebensgeschichte, und wie diese kann das Altern gestaltet bzw. beeinflußt werden – Altern ist zwar unausweichliches Schicksal, aber die *senile Demenz* ist es *nicht*. Der Leistungsabnahme steht Leistungszunahme gegenüber (Tab. 37.**2**). Die *Abnahme* ist unausweichlich (sie kommt von selber), die *Zunahme*, die diese Abnahme kompensieren kann, tut es *nicht*, d. h., der ältere Mensch zeigt dann einen raschen und progressiven Abbau seiner geistigen und körperlichen Aktivitäten, wenn er *nicht durch aktives Umweltinteresse und Eigeninitiative* seinen Horizont zu erweitern sucht:

- Denk- und Merkfähigkeit muß trainiert,
- Kommunikation und Kontakte müssen bewahrt,

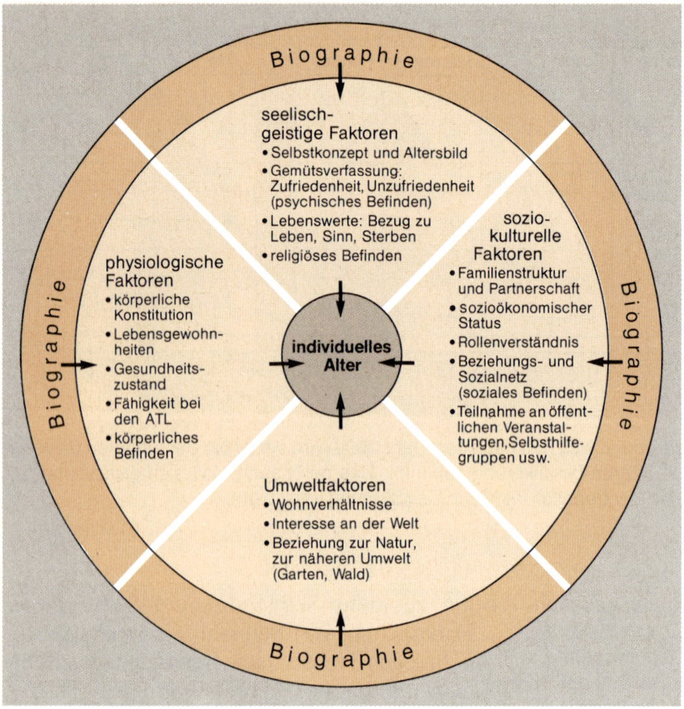

Abb. 37.**2** Beeinflussungsfaktoren auf das individuelle Alter. Die Biographie prägt den Alterszustand auf allen Ebenen des Seins: physiologisch, psychologisch-geistig, sozial und ökologisch-individuelles Alter.

Tabelle 37.**2** Altern bedeutet nicht allein Leistungsminderung, sondern auch Leistungssteigerung (aus Meier-Ruge, W.: Dtsch. Krankenpfl.-Z. 41 [1988] 51)

Leistungsabnahme	**Leistungszunahme**
• Sehvermögen (kompensierbar)	• Arbeits- und Berufserfahrung
• Hörfähigkeit (kompensierbar)	• Assoziationsvermögen für Sinnzusammenhänge
• Tastsinn (kompensierbar)	• Urteilsfähigkeit
• Muskelkraft (kompensierbar)	• Selbständigkeit
• Anpassungsfähigkeit an körperliche Dauerleistung	• planendes Denken
• Widerstandsfähigkeit gegenüber seelischer Dauerbelastung	• Verantwortungsbewußtsein
• Kurzzeitgedächtnis	• Zuverlässigkeit
• geistige Wendigkeit	• Ausgeglichenheit
	• positive Arbeitseinstellung
	• Allgemeinwissen

- körperliche und manuelle Fähigkeiten gebraucht,
- schöpferische Werte (Musizieren, Malen usw.) gepflegt werden.

Wie weit der einzelne Mensch diese Initiativen wahrnehmen kann, hängt ab von der
- Animation durch seine Umwelt,
- eigenen Biographie,
- Fähigkeit und dem Wissensstand seiner Betreuer (Kompetenz in der Alterspflege, Kenntnisse über Altersprozesse und mögliche Wohnformen).

Es gibt nicht „die Alten", es gibt nur den *individuellen alten Menschen.*
So unterschiedlich wie seine Bedürfnisse sind, ist auch sein Befinden. Wer sich die Mü-

he nimmt, die *individuelle Lebensgeschichte* wahrzunehmen (diese Biographie setzt sich zusammen aus Zeitgeschichte und persönlichen Erlebnissen), wird erfahren, wie individuell jeder Mensch gelebt und dieses Leben interpretiert hat, ja, daß letztlich jeder Mensch die Wirklichkeit anders wahrnimmt, sowohl die vergangene wie auch die gegenwärtige.
Alles, was wir an Pflege und Betreuung anbieten, ist so lange „nichts als eine Vermutung", bis es an der persönlichen Biographie des Betroffenen überprüft wurde.

37.1.4. Altenarbeit

Die Literatur über Alter, Gerontologie und Geriatrie ist heute sehr groß und leicht zugänglich. Ich beschränke mich daher auf einige grundlegende Definitionen und verweise auf die weiterführende Literatur (S. 956).

Gerontologie

Die Gerontologie ist eine interdisziplinäre Wissenschaft vom Alter und vom Altern. Sie vereinigt die Teilgebiete der Geriatrie (s. unten), der experimentellen Gerontologie (Altersbiologie), der Gerontopsychiatrie, der Geragogik (in Ergänzung zur Pädagogik und Andragogik), der Soziogerontologie usw. Mit ihren vielfältigen Arbeitsmethoden (Auswerten von Erfahrungen und wissenschaftliche Forschung) versuchen diese Teildisziplinen das Phänomen des Alterns verschiedener Bevölkerungsgruppen in der Gegenwart zu untersuchen und Wege bestmöglicher Verständnis- und Handlungsstrategien abzuleiten, so z. B. demographische u. a. Prognosen, Empfehlungen für die Gestaltung des eigenen Lebens und des Umgangs mit älteren Menschen.

Geriatrie

Die Geriatrie (Altersheilkunde) umfaßt die ganzheitliche Betreuung des Betagten und versucht Hilfe in *medizinischen, psychologischen* und *sozialen* Schwierigkeiten anzubieten. Dazu gehören die *Präventivmaßnahmen* (es haben sich bereits Begriffe wie „Gerohygiene" und „Geroprophylaxe" gebildet) und die *Rehabilitation*. Diese haben zum Ziel, dem Betagten zu ermöglichen, daß er so lange, so gut und so selbständig wie möglich in seiner vertrauten Umgebung leben kann – geriatrische Rehabilitation.

Geriatrische Rehabilitation

„Die Neuorientierung in der geriatrischen Krankenpflege verbessert die Chancen insbesondere für gerontopsychiatrische Patienten, damit sie wieder selbständig und allein leben können" (Böhm 1985; Übergangspflege S. 441 f.).
Die *reaktivierend-therapeutische Pflege* orientiert sich grundsätzlich an zwei Zielen:
- Wahrung der Selbständigkeit und Eigenverantwortlichkeit des alten Menschen;
- raschestmögliche Wiedereingliederung des alten Menschen in seine vertraute und selbstgestaltete Umgebung, da diese am ehesten Gewähr bietet für Lebensfreude, Lebenssinn und Unabhängigkeit.

Ambulante Altenhilfe

Unter diesem Titel möchte ich all jene Bestrebungen zusammenfassen, deren Ziel es ist, *präventive* und *therapeutisch-pflegerische* Hilfe außerhalb von stationären Einrichtungen anzubieten. Es handelt sich um Modelle, deren Ziel es ist, den alten Menschen bis ans Lebensende in der eigenen Wohnung zu begleiten:
- Das *dänische Modell*. Hier werden in der Alterspolitik neue Wege beschritten, indem gezielt altersgerechte Wohnungen eingerichtet, die ambulanten Dienste erweitert, Pflegeplätze hingegen abgebaut werden (weiterführende Literatur).
- Die *Sozialstation* (BRD) und die *Spitex-Dienste* (Schweiz) zeigen ebenfalls Entwicklungstendenzen, die dahin gehen, die häusliche Betreuung älterer Menschen zu verbessern.

Nach Abelin leben 90% aller Betagten (d. h. der über 65jährigen) und etwa 65% der Hochbetagten (das sind die über 75jährigen) noch zu Hause und können auch weiterhin zu Hause leben, wenn sie entsprechende Hilfe bekommen. Diese Hilfe setzt sich wie folgt zusammen (in Chappuis 1989):
- 8% der Betagten und 14% der über 85jährigen dieser Studie benötigen Haushalthilfe;
- Pflege: 6% der erfaßten über 65jährigen brauchen täglich Pflege; bei den über 85jährigen sind es 32%. Nimmt man noch jene dazu, die gelegentlich, also nicht täglich, Pflege brauchen, so sind es

bei der gesamten untersuchten Bevölkerung 21%, bei den über 85jährigen 42%. Es ist bekannt, daß die Zahl der über 85jährigen in den kommenden Jahren und Jahrzehnten zunehmen wird, und zwar anteilmäßig mehr als die Zahl der Jungen. Daraus läßt sich schließen, daß die Bedürfnisse nach Hilfe und Pflege bei dieser Menschengruppe zunehmen werden.

Daß diese Pflege nur möglich ist, wenn die sozialen, pflegerischen und medizinischen Dienste für diese Bevölkerungsgruppe ausgebaut werden, leuchtet ein. Insbesondere geht es um folgende Aspekte:

- Rund um die Uhr funktionierende Spitex-Dienste (Sozialstationen) auch am Wochenende und nahtlose Zusammenarbeit von Hauspflege, Krankenpflege, Laienhilfe usw.
- Integration und gezieltes Inanspruchnehmen der verschiedenen Dienstleistungen: Mahlzeitendienst, Telefonkette, Hol- und Bringdienste usw.
- Hilfe für pflegende Angehörige, sowohl in menschlichen Belangen (Beratung, Begleitung) als auch in der konkreten Entlastung (Ferienbetten, Nachtkliniken, Kostendekkung durch Krankenkassenleistungen usw.).
- Gezielte Reaktivierung und Reintegration jener Betagten, die ins Krankenhaus oder Heim verbracht werden mußten, mit entsprechender Begleitung für die (nach der) Rückkehr nach Hause (Übergangspflege).
- Schaffung neuer Wohnformen für die häusliche Betreuung: Wohngemeinschaften, altersgerechte Wohneinheiten (mit Alarmanlage, abrufbarer Betreuungsperson, leicht zugänglicher und zweckmäßiger Infrastruktur).

Das *Ziel* aller Bemühungen in der Altenarbeit liegt im *Verbessern der Lebensqualität des alten Menschen*, indem

- *seine Gesundheit*, auch die gebrechliche, gefördert wird;

Gesundheit verstanden als Kraft, mit der Realität und dem jetzt Möglichen zu leben (S. 66), oder „Gesundheit als die Kraft zum Menschsein".

- *sein ihm angestammter und vertrauter Wohnraum* erhalten wird bzw. er mit der notwendigen Betreuung dahin zurückkehren kann.

Ambulante Betreuung steht und fällt mit einem Versorgungssystem rund um die Uhr (uns fehlen heute noch die Hilfen für den Abend, die Nacht und das Wochenende). Wo diese lückenlose Hilfe nicht gewährleistet ist, scheitert die Hilfe und Pflege zu Hause bei allen pflegeabhängigen Menschen, so z.B. bei Gehbehinderten, Desorientierten, Inkontinenten.

37.2. Situation des Betagten

Sie ist mit dem oben Gesagten offensichtlich. Zwei Faktoren spielen eine wesentliche Rolle:

- der *alte Mensch selbst*, sein *Gewordensein* (individuelle Lebensgeschichte) und seine *Gesundheitsprobleme*. Diese wieder sind mehr oder weniger gravierend:
  - Kann er in seiner vertrauten Umgebung bleiben, werden die Zeichen der Leistungsabnahme (Vergeßlichkeit, Unaufmerksamkeit) weniger ins Gewicht fallen. Sie können weitgehend kompensiert werden.
  - Wird, z.B. infolge eines Sturzes, die Krankenhauseinweisung nötig, können diese vorher noch tragbaren Symptome plötzlich zum Verwirrungszustand führen, der seine Situation rapid verschlechtert (S. 944f.);
- die *Betreuungspersonen*, die Art und Weise, wie sie agieren bzw. auf alte Menschen reagieren. Darauf bezieht sich die WHO (1986), wenn sie in ihrem Bericht feststellt, daß sowohl das Fach- als auch das Hilfspersonal für die Betreuung geistig oder psychisch kranker Menschen im hohen Alter *besonderer Kenntnisse* bedürfen, wenn diese erfolgreich sein und wenn auch den Angehörigen mit Rat und Hilfe beigestanden werden solle. Die Ausbildung in der Altenpflege müsse daher verbessert werden. Ich denke an die Ausbildung zur Expertin/zum Experten in Altenpflege, z.B. nach der Diplomierung. Entsprechende Projekte stehen in der Entwicklung. Grundlegend dazu muß dem Thema „alter Mensch" in der Ausbildung in Gesundheits- und Krankenpflege ein zunehmend großes Gewicht beigemessen werden.

37.3. Altersprobleme

Altersprobleme sind immer auch *gesundheitliche Probleme*. Je nach Situation sind diese mehr körperlicher, psychischer oder sozialer Art.

37.3.1. Körperliche Probleme

Die Funktionseinbußen, denen ein Organ oder Organsystem (z. B. Herz, Nieren) im Verlaufe des Lebens unterliegt, sind altersbedingt oder/und krankhaft. Da viele Veränderungen sich mit zunehmendem Alter häufen, sind die Symptome des Patienten oft durch viele Krankheiten verursacht – *Polymorbidität.*
Die im Alter besonders häufig auftretenden *körperlichen* Behinderungen und/oder Einschränkungen können sein:

- *Beeinträchtigung der Sinnesorgane* – Gehör, Geruchsinn, Gesichtssinn. Die Augen reagieren mit Weitsichtigkeit, Abnahme der Anpassungsfähigkeit auf Hell/Dunkel, Verlust der Sehschärfe; Abnahme der Hörfähigkeit führt zu Kommunikationsproblemen usw.
- *Bedürfnisverschiebung* (z. B. weniger Durst) und *Verkümmerung der Geschmacksorgane*, die zu ungenügender Flüssigkeitszufuhr und/oder zu unkontrollierter Zucker- oder Salzaufnahme führen. Die Folge davon sind u. U. schwere Dehydratationserscheinungen und/oder Stoffwechselentgleisungen, was wiederum die Verwirrtheit begünstigt.
- *Abnahme der Reaktionsfähigkeit* auf Sinneswahrnehmungen und sensitive Einflüsse. So kann das langsamere Funktionieren der körperlichen Anpassung auf thermische Veränderungen zu erhöhter Empfindlichkeit für Erkältungen und Hitzschläge führen, das verminderte Empfindungsvermögen zu Verbrennungen.
- *Zunehmende Schwerfälligkeit* des Bewegungsapparates führt zu Stolpern und Stürzen mit Verletzungen oder Frakturen sowie zu
- *Erschwerung oder Behinderung von Bewegungsabläufen*, wie sich beugen, sich hinlegen, sich strecken, den Kopf heben, einen Gegenstand mit den Fingern fassen, ihn drücken usw.
- Die *Berührungssensibilität* wird größer, der alte Mensch wird empfindlicher bis überempfindlich für Berührung (Aufschreien beim Waschen; bei Bewegung usw.). Die *Schmerzschwelle* und damit die Schmerzwahrnehmung kann sich nach oben oder nach unten verschieben (S. 527 ff.).

Tabelle 37.**3** Häufige Alterskrankheiten

In allen Organsystemen: • Erkrankungen, die in jedem Alter möglich sind • Abnützungs- und Alterserscheinungen mit minimaler bis schwerer Beeinträchtigung
Sehr beeinträchtigend können sein: • Abnahme der Sinnesorgane, besonders Sehen, Hören (S. 819 ff. u. 837 ff.) • Bewegungsprobleme: Osteoporose, Arthrosen, Gicht, Rheuma (S. 740 ff.)
Von Bedeutung sind die Störungen des ZNS, insbesondere: • Schlaganfall (S. 761 ff.) • Parkinson-Syndrom (S. 164) • multiple Sklerose (S. 782 ff.) • dementielle Prozesse: POS (S. 757), Alzheimer-Krankheit (S. 944 f. u. 954 f.)

- *Verlust des normalen Schlaf-Wach-Rhythmus* und Abnahme des Schlafbedürfnisses können Anlaß zu Ermüdungserscheinungen und Passivität sein. Die Patienten „verdösen den Wachzustand" oder leiden an bipolaren Schlafmustern (S. 129).
- *Schlechtsitzende Zahnprothesen* machen eine gesunde Ernährung unmöglich und beeinträchtigen das Selbstwertgefühl und die sozialen Konktakte (Korrekturen soweit möglich vornehmen lassen!).
- *Neigung zu Atembeschwerden* und zu schnellerem Ermüden führt zu Schwindelgefühlen, Ohnmachten, plötzlichen Schwächeanfällen. Dies wiederum begünstigt Unfälle und Verwirrtheit.

Übersicht über die im Alter häufig auftretenden Krankheiten in Tab. 37.**3**.

37.3.2. Psychisch-geistige Probleme

Psychologische Forschungen haben ergeben, daß

- *normale Alterungsprozesse* sich auch im Gehirn abspielen. Betroffen ist vor allem der *Nervenzellstoffwechsel* – die stoffwechselabhängige Nervenleistung nimmt ab. Dies manifestiert sich in einer begrenzteren Leistungsfähigkeit bei erhöhter Leistungsanforderung. Die Abnahme der *Nervenzellzahl* liegt hingegen weit innerhalb der Reservekapazität des Gehirns. Erst wenn diese überschritten ist (man spricht von einer 40%-

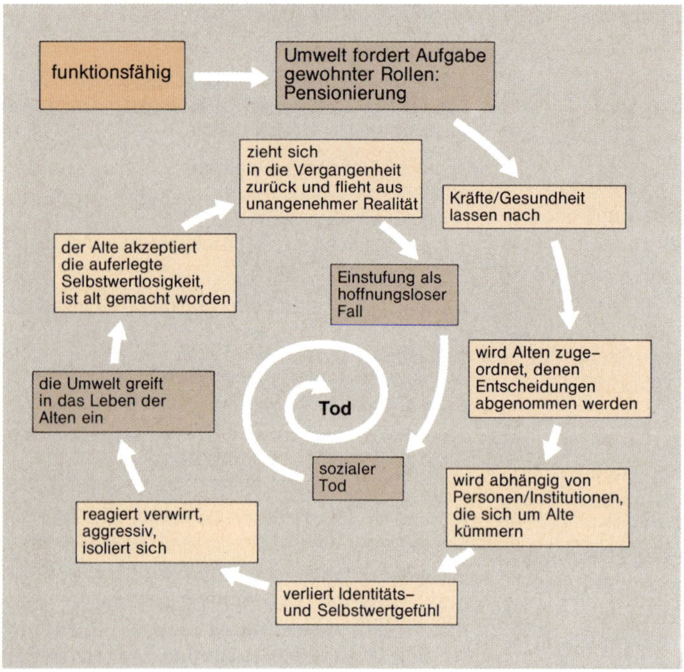

Abb. 37.**3** Senilitätsspirale nach Barn, Sack u. Shore. Nur die Möglichkeit, aktiv am Leben teilzunehmen, kann diese Spirale unterbrechen. Je früher dies geschieht, um so leichter kann der alte Mensch unabhängig und selbständig bleiben.

Grenze), ist mit dem Auftreten von psychoorganischen Störungen zu rechnen.
Nicht nur für die Technik gilt „was rastet, rostet", sondern auch für das Gehirn. Der Abbau wird dann rascher voranschreiten, wenn der alternde Mensch nicht durch aktives Umweltinteresse und Training der Hirnfunktionen (Denk- und Merkfähigkeit, Aufmerksamkeit) „seinen Geist am Leben erhält". Der negative Verlauf ist in der „Sensibilitätsspirale" der Abb. 37.**3** sichtbar.

- Anders ist es bei *Schädigung des Hirngewebes* und/oder bei Hirnstoffwechselstörungen, wo der Abbau schnell und progressiv ist und die geistigen und körperlichen Fähigkeiten z.B. der Patienten, die an *Alzheimer-Demenz* leiden, rapide abnehmen. Es ist jedoch erwiesen, daß nur bei einem kleinen Prozentsatz der Patienten mit Alzheimer-Krankheit der degenerative Prozeß zur völligen Hilflosigkeit führt (Tab. 37.**4**), wenn aber entsprechendes Wissen vorhanden ist, viele Funktionen erhalten bleiben können. Umgehen mit Alzheimer-Patienten S. 954f.

Die wichtigsten *psychischen Probleme:*

- Folgen der *Minderung* von Organfunktionen (s. oben), denn jede körperliche Störung (z.B. Sauerstoffmangel, Stoffwechselentgleisung) führt zu ganzheitlichen Beeinträchtigungen. Zu denken ist auch daran, daß viele *Medikamente* (z.B. Schlaf- und Beruhigungsmittel) die Fähigkeit sich zu orientieren beeinträchtigen. Auch führt unkontrollierte Medikamenteneinnahme (zuviel, zuwenig, zur falschen Zeit) oft zur Verschlechterung statt zur Besserung des Zustandes.
- Das *Gedächtnis* läßt nach, doch wird die Vergeßlichkeit (an der ja auch junge Menschen leiden!) meist überschätzt. Es kommt dazu, daß das, was alte Menschen für Vergeßlichkeit halten, eher als *Unaufmerksamkeit* bezeichnet werden müßte – sie machen sich Sorgen, sind zerstreut oder in Gedanken vertieft und hören so nicht richtig zu. Wenn sie sich dann nicht an das Gespräch erinnern, halten sie es für Gedächtnisschwäche.
- *Depression* ist oft Ausdruck des Leidens an der Minderung und Einschränkung. Insofern ist sie eine normale Reaktion innerhalb des Trauerprozesses, welcher der Verarbeitung von unausweichlichen Verlustereignissen dient: Verlust von Angehörigen, Allein-leben-müssen, Schwund der Kräfte usw. (Depression S. 905f.).
- *Orientierungsverlust, Desorientiertheit.* Die meisten Menschen, die im höheren Alter ver-

Tabelle 37.4 Stadieneinteilung der Alzheimer-Krankheit (nach Reisberg)

Stadium	Beschreibung
Sehr geringe Störung	• die Betroffenen vergessen, wo sie Dinge hingelegt haben oder wie ihnen bekannte Personen heißen; Wortfindungsstörungen; keine Beeinträchtigung des beruflichen oder sozialen Lebens • bei der Untersuchung sind keine sicheren Gedächtnisstörungen nachweisbar
Geringe Störung	• stärkeres Nachlassen der Merkfähigkeit, z. B. beim Lesen oder beim Suchen wertvoller Gegenstände; Versagen bei beruflichen Anforderungen, das Mitarbeitern auffällt; verstärkte Probleme bei unbekannten Situationen • bei der Untersuchung lassen sich die Gedächtnis- und Konzentrationsstörungen zumindest testpsychologisch deutlich nachweisen
Mäßige Störung	• die Betroffenen sind über aktuelles Geschehen schlecht informiert, sie haben Probleme beim Lösen schwieriger Aufgaben (z. B. Umgang mit Geld, Einkaufen, Verreisen). Es zeigt sich eine nachlassende Aktivität und ein Vermeiden von Konkurrenzsituationen • die Störungen lassen sich in einem Gespräch leicht feststellen
Mittelschwere Störung	• Unfähigkeit, sich an wichtige Dinge des täglichen Lebens (eigene Telefonnummer, Adressen, Namen von Verwandten) zu erinnern; Probleme bei der Auswahl passender Kleidungsstücke, u. U. Vernachlässigung der Körperpflege; die Betroffenen sind auf Hilfe Dritter angewiesen (Beginn der Demenz)
Schwere Störung	• die Betroffenen haben gelegentlich Probleme, sich an den Namen ihrer Lebenspartner zu erinnern; keine bewußte Wahrnehmung der Umwelt mehr, vollständige Abhängigkeit von der Hilfe Dritter (auch beim An- und Auskleiden und der Körperpflege); u. U. Kontrollverlust für Blasenentleerung und Stuhlgang
Sehr schwere Störung	• extreme Verminderung des Wortschatzes mit weitgehendem Verlust der Sprachfähigkeit; Verlust der Gehfähigkeit, Probleme beim Sitzen; Verlust der Fähigkeit, zu lächeln; häufig Kontrollverlust für Blasenentleerung und Stuhlgang

wirrt werden (eine Demenz entwickeln), leben vorerst weiter zu Hause. Die Probleme nehmen oft nur langsam zu. Sie wären zwar noch beweglich genug, um sich selbst zu helfen, aber sie sind zu verwirrt, um allein zu sein. Der Ablauf einer Handlung ist nicht mehr klar, sie leben in einer anderen Welt, sie nehmen Schaden, sie stürzen usw. Zunehmend zerrt dies auch an den Nerven ihrer Angehörigen oder Betreuer, die immer auf dem Sprung sein müssen, weil sie nie wissen, was dem alten Vater, der alten Mutter bzw. dem Patienten/Heimbewohner wieder einfällt.

- Wird eine *Einweisung ins Krankenhaus* notwendig, z. B. nach einem Sturz oder wenn Dekompensationserscheinungen aufgetreten sind (die häufig mit Dekompensationsstörungen der Angehörigen zusammenfallen), wird verschärft sichtbar, daß der Patient „desorientiert“ ist. Die fremde Umgebung, unvertraute Menschen, Verlust von gewohnten Rhythmen führen unweigerlich zur Verschlechterung des Verwirrungszustandes.

37.3.3. Soziale Probleme

Soziale Probleme sind nie isoliert zu betrachten. Sie sind verflochten mit dem körperlichen Zustand und dem psychologisch-geistigen Befinden des einzelnen. Ausgehend von der Bedürfnishierarchie nach Maslow sind es vor allem jene *Aktivitäten*, die die Bereiche Sicherheit, Zugehörigkeit, Eigenwelt und Selbstbestimmung (Abb. 3.**11**) umschreiben:

- *Bedürfnis nach sozialer Anerkennung.* Der Mensch will geachtet und als vollgültiges Glied der Gesellschaft anerkannt sein.
- *Bedürfnis nach Identifikation mit der Gesellschaft.* Der Mensch ist angewiesen auf andere Menschen und behauptet in dieser Gesellschaft einen ihm entsprechenden Platz.
- *Bedürfnis nach Aktivität für die Gesellschaft.* Jeder Mensch möchte „gebraucht werden“, „nützlich sein“ und etwas Sinnvolles leisten.
- *Bedürfnis nach Selbstbestimmung.* Der Mensch, auch der alte, will für seine Entscheidungen und Handlungen möglichst selbst einstehen. Er braucht Freiheit zur Selbstentfaltung und will in seinem Dasein einen Sinn finden.

Entscheidend für ein „zufriedenes Alter" und ein bestmögliches Aktivbleiben ist der sog. **Handlungsspielraum** des Menschen. Studien belegen, daß Personen mit weitem Handlungsspielraum zufriedener und leistungsfähiger sind; das ist im Alter nicht anders. Man unterscheidet dabei verschiedene Ebenen (nach Ulrich, Alioth u. a.):

- *Entscheidungs- und Kontrollspielraum.* Das betrifft die Entscheidungen im Bereich der ATL, z. B. die Frage, ob man morgens oder abends duschen will, welches Kleid man anziehen, wann man aufstehen oder sich hinlegen will.
- *Tätigkeitsspielraum.* Er wird bestimmt von den Tätigkeiten, die man ausführen kann. Der Radius erstreckt sich vom Zeitunglesen über Handarbeiten, Haus- und Gartenarbeiten bis hin zu „etwas für andere tun".
- *Interaktionsspielraum.* Er umfaßt die sozialen Kontakte, seien sie wohnraum- oder gesellschaftsbezogen.
- *Anerkennungsspielraum.* Er ist gekennzeichnet durch das Statusniveau der Tätigkeiten, die man ausführen kann.

Die Weite des Handlungsspielraums wird durch Einschränkungen im Gesundheitszustand und selbstverständlich auch durch das zunehmende Alter beeinflußt. Hier gilt es (auch in der Pflege), dem größtmöglichen Handlungsspielraum und damit der Mobilität, der Selbständigkeit sowie dem „etwas tun können für andere" größte Priorität beizumessen. Damit kann auch der Übernahme der meist *negativen Betagtenrolle*, die durch Vereinsamung, geistigen und körperlichen Abbau (Verwirrtheit), Abhängigkeit, Hilfsbedürftigkeit und Hilflosigkeit charakterisiert ist, vorgebeugt werden.

Alter ist die Summe aller Gesundheitsprobleme *und* Gesundheitsressourcen. Wo die Gesundheitsprobleme zunehmen, muß die Selbstpflege ergänzt werden durch die Pflege. Bei der Diskussion über die Integration der Angehörigen in die Pflege (entsprechend dem Rooming-in beim Kind) ist daran zu denken:

- *Kinderpflege ist eine Naturgabe*, sie erfüllt sich leicht und wie selbstverständlich.
- *Altenpflege ist eine Kulturleistung*, sie ist ein oft harter Dienst, der nicht immer so selbstverständlich gefordert werden kann.

Trotzdem gilt:

- Altenpflege sollte in unserer Gesellschaft so selbstverständlich werden wie Säuglingspflege.
- Ehret die Alten, sie waren, was ihr seid. Ihr werdet, was sie sind.

37.4. Pflegeplanung

37.4.1. Situationseinschätzung

Wird ein Patient in die Tagesklinik für Betagte oder stationär aufgenommen, sollen alle zugänglichen und erhaltbaren *Informationen* zu einer ersten Beurteilung des Zustandes und als Ausgangspunkt für die Gesundheits- und Rehabilitationsplanung ausgewertet werden.

Bezogen auf den **Patienten**:

- *Informationen von ihm selbst* über Lebensgewohnheiten, Befinden, Erwartungen, Befürchtungen, Hoffnungen, Umfeld. Wie hat er gelebt (in Familie oder allein)? In einem ersten Gespräch wird er angehalten, darüber zu sprechen und seine Hospitalisationsziele zu formulieren. Dieses Vorgehen ist nicht utopisch, denn der Patient spürt oft sehr gut, was möglich und erreichbar ist.
- *Informationen der Angehörigen und des zuweisenden Arztes.* Sie kennen den Patienten und sind in der Lage, realitätsbezogene Angaben zu machen (bezüglich Lebensgewohnheiten, Befinden, Rehabilitationserwartungen und -ziele).

  Diese Informationen liefern die Grundlage zu einer umfassenden *Pflegeanamnese*. Schwerpunkte für die Ist-Zustand-Erfassung sind

☐ die körperliche Aktivität,
☐ die geistige Aktivität,
☐ die soziale Aktivität,
☐ das Verhaltensspektrum,
☐ das „Bild von sich selbst" (in Kleidung, Gebaren usw.).

Bezogen auf die **Angehörigen**:

- *Informationen über die Situation.* Wie stehen sie zum Patienten, zu seiner Rehabilitation bzw. Rückkehr nach Hause? Vielleicht haben sie den Vater/die Mutter lange daheim betreut – vielleicht ohne entsprechende Hilfe –, nun können, mögen oder wollen sie nicht mehr. Einfach, weil sie an einer Grenze angekommen sind. Ist dies der Fall, sind die

Patienten meist auch nirgends für einen Heimplatz vorgemerkt.

Das gleiche passiert bei Patienten, die von einem *Alters-* oder *Leichtpflegeheim* kommen. Sehr oft sagen die Heimleiter, daß sie den Patienten nicht mehr zurücknehmen wollen (vielleicht gibt es keine Nachtwache oder kein gelerntes Pflegepersonal, oder das Heim ist nicht für Pflegebedürftige eingerichtet, es gibt keinen Lift, usw.).

- *Informationen über die finanzielle Situation.* Nicht alle Rentner sind finanziell gesichert, vor allem Frauen, Hochbetagte, Verwitwete oder Alleinstehende verfügen oftmals über wenig finanzielle Mittel, sie gehören zu den „sozial Benachteiligten", sie leben unter dem Existenzminimum, wenn sie allein leben; oder sie belasten das Familieneinkommen ihrer Angehörigen, was u. U. zu zusätzlichen Belastungen oder Ermüdungserscheinungen im Zusammenleben führt. Ein gesichertes Einkommen ist Voraussetzung für eine „zufriedene und zufriedenstellende Teilnahme am Leben"; fehlt es, ist mit zusätzlichen Problemen zu rechnen.

  Diese Informationen bieten die Grundlage für die Planung

☐ der Beratung und Stützung der Angehörigen,
☐ der Ausschöpfung möglicher Ressourcen des natürlichen Auffangnetzes,
☐ der Entlassung: wann? wie? wohin?,
☐ der sozialen Sicherung (frühzeitige Anmeldung beim Sozialdienst).

37.4.2. Pflegemaßnahmen

Die allgemeingültigen *Pflegeziele* dienen der
- Verhütung der Verwirrung,
- Aktivierung der Kräfte,
- Unterstützung der ATL,
- Rehabilitation, Resozialisation.

Verhütung der Verwirrung

Krankenhauseintritt kann Verwirrung auslösen oder den daheim noch tragbaren Verwirrungszustand verschlimmern.

Zeichen für akut auftretende Verwirrung sind:
- nächtliche Unruhe oder auch unruhiges Verhalten am Tag;
- Ängstlichkeit;
- getrübtes Bewußtsein, d. h. Schläfrigkeit, verlangsamte Gefühlsreaktionen und verlangsamte Gedächtnisleistungen kommen vor;
- unzusammenhängende Gedankengänge, Konzentrationsschwierigkeiten, ablenkbar;
- nervöses Zupfen an Tisch- oder Bettdecke;
- Umherirren;
- Verwechslung von Wohnung oder Zimmer;
- Verwechslung des Bettes;
- Verwechslung von Tag- und Nachtzeit;
- Verwechslung von bekannten Personen;
- zeitliche, örtliche und personelle Desorientierung;
- Erregung, Wut;
- Delirium mit Halluzinationen (Trugwahrnehmungen wie weiße Mäuse, krabbelnde Käfer);
- Zittern oder Schwitzen.

Was ist zu tun?

Vorbeugend gilt es, dem Patienten Orientierung im neuen Umfeld zu ermöglichen, ihm zu helfen, das Orientierungsvermögen zu erleichtern bzw. zu verbessern (Tab. 37.**5**). Hilfe zur Gestaltung von Raum und Zeit S. 440f.

Im *Umgang mit Verwirrten* ist daran zu denken, daß sie nicht nur ängstlich reagieren, sondern oftmals auch mit Wut und Aggression. Wo Betreuer nicht angemessen darauf antworten, nimmt die Aggression zu. Wichtig ist:
- Vertraute Umgebung so lange wie möglich aufrechterhalten bzw. ermöglichen.
- Schwankungen im Befinden sind zu erwarten, sie müssen mit dem Patienten durchgestanden werden.

Tabelle 37.**5** Das Orientierungsvermögen wird über vier Aspekte thematisiert: Durch häufige Wiederholung (z. B. des Namens) und durch Beschränkung auf einfache Orientierungspunkte (z. B. im Wohnbereich) kann ein besseres Bewältigen der Situation erreicht werden → weniger Angst, Unsicherheit → weniger Verwirrtheit

Personelle Orientierung
- eigener Name, Alter, Biographie
- Namen und Merkmale anderer Personen

Zeitliche Orientierung
- Tageszeit, Wochentag, Monat, Jahreszeit, Jahreszahl
- Merkmale zeitlicher Kategorien
- Unterscheidung von Vergangenheit und Gegenwart

Räumliche Orientierung
- Wohnbereich
- Haus und Umgebung
- geographische Merkmale (Heimatort, Geburtsort)

Situative Orientierung
- Leben in einem Altenpflegeheim, Pflegebedürftigkeit
- Waschen, Ankleiden, Essen und Trinken, Toilette, Inkontinenz
- Erkrankungen

- Grenzen, eigene und die des Patienten bzw. der Angehörigen, akzeptieren.
- Erfolge stellen sich nicht sofort ein, sind nicht andauernd, nicht groß. Darauf müssen wir uns einstellen, sonst sind wir enttäuscht.
- Unsere eigene Einstellung und Haltung prägen den Schwierigkeitsgrad der Pflege; der Patient ist und bleibt, wie sehr er auch gestört ist, eine Person, eine Ganzheit, ein Mensch und nicht ein „Verwirrter". Positive Einstellungen setzen Kräfte frei, sie bewirken häufig mehr als das, das wir tun.

Pflegende müssen lernen, mit der eigenen Aggression umzugehen und damit fertig zu werden.
- Aggressives Verhalten beim Patienten verschwindet, wenn es nicht bestraft wird.
- Ein Verwirrter reagiert um so gereizter, je gereizter ein Betreuer wird.
- Wenn Betreuer sich ruhig und gütig verhalten, verpufft die Aggression des Kranken.

Aktivierung der Kräfte

Vor allem dann, wenn Patienten über längere Zeit hospitalisiert bleiben (insbesondere in der Heim- oder Langzeitpflege), gilt es, die vorhandenen *Handlungsspielräume* zu entdecken und zu nutzen (Langzeitpatient S. 875ff.). Daneben ist insbesondere die Selbstpflege im Bereich der ATL zu fördern, um der Inaktivität und Abhängigkeit entgegenzuwirken:

- *Körperliche Aktivität* ist nach neueren Untersuchungen eine wichtige Voraussetzung für ein zufriedenes Altwerden und Altsein. Das Beweglichbleiben oder aber Wieder-bewegen-Lernen muß jedoch trainiert werden. Besser als das Bewegenmüssen ist das Bewegen, weil es Spaß macht oder weil man für einen anderen etwas Hilfreiches tun kann. Es müssen kleine Ziele gesetzt und das Erreichte soll honoriert werden, sei es als äußeres Lob und Anerkennung, sei es als innere Zufriedenheit. „Fördern durch Fordern" heißt nicht Aktivismus um jeden Preis, sondern *aktive Lebensgestaltung*, durch welche der alte Mensch für seine eigene Lebensqualität mit verantwortlich sein kann. Es gilt das, was schon Hippokrates vor mehr als 2000 Jahren gesagt hat: „Alle Teile des Körpers, die zu einer Funktion bestimmt sind, bleiben gesund, wachsen und haben ein gutes Alter, wenn sie mit Maß gebraucht werden und in den Arbeiten, an die jedes Teil gewöhnt ist, geübt werden. Wenn man sie aber nicht braucht, neigen sie eher zu Krankheiten, nehmen nicht zu und altern vorzeitig."
- *Geistige Aktivität.* „Fördern durch Fordern" gilt auch hier. Je größer die Interessenvielfalt, je besser der alte Mensch informiert und orientiert ist über die Vorgänge in der Welt, in seiner kleinen wie in der großen Welt, desto größer ist sein geistig-seelisches Wohlbefinden. Geistige Fähigkeiten, die nicht gebraucht werden, verkümmern, der Mensch wird passiv, fühlt sich ausgeschlossen. Hier gilt es, Anregung und Stimulation zu geben (Zeitung lesen, Nachrichten hören, Besuche machen lassen bei anderen, die auch oder noch mehr behindert sind usw.).
- *Soziale Aktivität.* Einsamkeit und Isolation (häufig auch die Inkontinenz) im Alter sind oft „eine Funktion der Erwartungshaltung und der Langeweile". Gegen beides kann man angehen. Ob ein alter Mensch wirkliche Sozialkontakte hat, hängt aber weniger mit der Quantität als mit der Qualität der Kontakte zusammen.

Dies gilt natürlich auch für die Interaktion Pflegeperson – Patient (Abb. 37.**4**) wie für die Förderung der Beziehung der Patienten untereinander (Abb. 37.**5**).

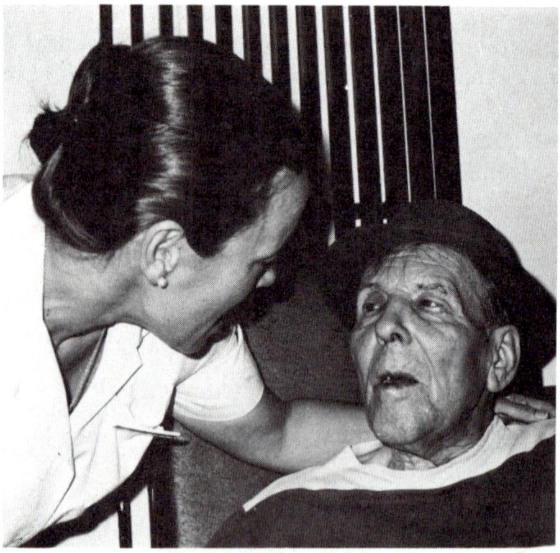

Abb. 37.**4** „Selig, die bei mir verweilen."

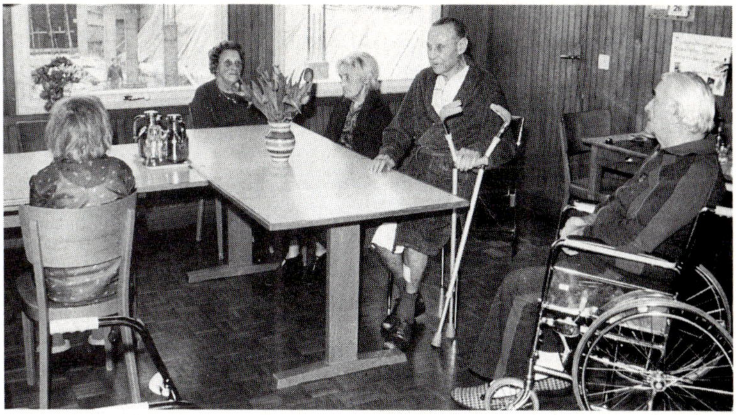

Abb. 37.5 Zusammensitzen und gemeinsam essen statt einsam und allein im Zimmer leben (Foto: Waidspital Zürich).

Unterstützung der ATL

Je besser der *Ist-Zustand* bzw. der *Abhängigkeitsgrad* im Bereich der einzelnen ATL erfaßt und in der Pflege berücksichtigt wird, um so besser kann eine rehabilitative bzw. fördernde Pflege erreicht werden, eine Pflege, die Pflegende und Gepflegte befriedigt und die eine höchstmögliche Lebensqualität ermöglichen kann. Die *Grundlagen* dazu sind in Kap. 5–16 nachzulesen. Im folgenden einige altersspezifische *Ergänzungen* dazu:

Wach sein und schlafen (Kap. 5)

- Älteren Patienten muß man erklären, daß der Körper nicht auf einen Schlaf von 7–8 Stunden angewiesen ist, daß im Alter häufigeres Erwachen normal ist und Schlafstörungen keine Krankheit verursachen. Das Defizit wird in Nickerchen nachgeholt. Schlafstörende Faktoren sind oft seelischer Natur, wie Leidensdruck, Gefühl der Vereinsamung usw.
- Bei Schlafstörungen aufklären und beraten; Zurückhaltung mit Medikamenten. Alle natürlich den Schlaf fördernden Maßnahmen sind bei alten Menschen sinnvoll (S. 133f.). Schlafstörungen können als Nebenwirkung eines verabreichten Medikamentes auftreten (S. 413).
- Wirkung von verabreichten Schlafmitteln am Morgen nachprüfen.
- Trotz des erhöhten Ruhebedürfnisses so oft und lang wie möglich aufstehen und anziehen lassen. Besuche sind hilfreich und positiv, sollten aber nicht zu lange dauern (sonst große und rasche Ermüdung).
- Gewohnheiten und eventuelle Einschlafrituale erfragen und beibehalten.
- Bei nächtlicher Desorientiertheit (durch Absinken des Blutdrucks, Wetterfühligkeit usw.) Nachtlicht brennen lassen, Blutdruckwerte kontrollieren, wo nötig stabilisieren (Arzt), um Gefahren vorzubeugen.

Bewegen (Kap. 6)

- „Sich regen bringt Segen“ – ein Sprichwort, das durch die moderne Altersforschung erhärtet wurde.
- Im Rahmen der Möglichkeiten viel bewegen: spazierengehen, tanzen, Gymnastik usw. Nur durch ständige Inanspruchnahme bleiben die Organe funktionstüchtig. Einen Vorschlag macht Tab. 37.**6**.
- Einschränkungen berücksichtigen, um Unfälle (Stolpern, Stürzen) infolge verlangsamter Reaktion zu vermeiden.
- Hemmnisse, Barrieren gegenüber körperli-

Tabelle 37.**6** Trainingstherapie – Selbstaktivierungsprogramm

Nach dem Aufstehen	5–10 Minuten Frühturnen, Atemübungen
Vormittag	30–45 Minuten Wandern, Einkaufengehen
Nachmittag	1–1½ Stunden Mittagsruhe 1 Stunde Wandern, Schwimmen, Radfahren usw. im Winter Langlaufen
Abend	5 Minuten Atemübungen

cher Aktivität ergründen und bearbeiten. Solche Barrieren sind oft Ängstlichkeit, Risikoscheu, Furcht vor Blamage.
- Alterstypische Unrast kann gedämpft, Aktivität stimuliert, Starre gemildert werden. Hier hilft nur Phantasie, denn oft sind es kleine Anreize, die den alten Menschen in Bewegung bringen (z. B. Neugier auf etwas Neues).
- Hilfeleistung beim Aufstehen, Gehen usw. mit dem Ziel der Selbsthilfe anbieten (angepaßte Gehhilfen, zweckmäßige Sicherheitsvorkehrungen).

Körperpflege (Kap. 7)

- Sinnvolle Auswahl der Körperpflegemittel. Alte Haut ist trocken: alkalifreie Seife verwenden, Haut eincremen, evtl. Massageöle verwenden.
- Besuch bei Friseur wie Fußpfleger unterstützen oder anregen.
- Technische Hilfsmittel: Hörgerät, Brille, Zahnersatz überprüfen, nach Bedarf einstellen bzw. erneuern lassen.
- Auch ältere Menschen freuen sich, gut gekleidet zu sein (Sonntags- und Festkleidung), Schmuck zu tragen, Parfüm zu gebrauchen.
- Insbesondere hier gilt, daß alle Bemühungen, die alte Menschen selbst unternehmen, honoriert werden sollen.
- Grundsatz: Soviel Hilfe wie nötig – so wenig wie möglich.
- Körperkontakt ist eine Sprache, die bis zuletzt verstanden wird. Körperpflege *ist* Körperkontakt, wenn sie liebevoll geschieht.

Essen und trinken (Kap. 8)

- Eine ausgewogene Kost ist Hauptvoraussetzung für gesundes Altern. Weil der Grundbedarf und die körperlichen Aktivitäten abnehmen, braucht der Mensch mit zunehmendem Alter weniger Energie. Der Eiweißbedarf bleibt aber unverändert. Die Energiemenge ist am besten zu senken, indem weniger Fett konsumiert und der Energiebedarf zu 55–60% durch leicht verdauliche, nahrungsfaserreiche Kohlenhydrate gesichert wird. Unverändert ist im Alter der Mineralstoffbedarf, insbesondere ist auf ausreichende Calciumzufuhr (800–1200 mg/Tag) sowie auf einen Natriumkonsum von höchstens 6 g/Tag zu achten. Im übrigen gelten die Regeln S. 253ff.
- Aufmerksamkeit gegenüber einer möglichen Bedürfnisverschiebung und Verkümmerung der Geschmacksorgane, um Fehlernährung und Flüssigkeitsmangel (alte Menschen brauchen 1,5 l Flüssigkeit) zu steuern. Exsikkose führt zu Verwirrung, begünstigt Stuhlprobleme und Harnwegsinfekte.
- Altersbedingte Schwierigkeiten beim Essen und Trinken fürsorglich begleiten. Die Hilfe zur Selbsthilfe ist der beste Berater. Hast (z. B. beim Essen-Eingeben) bewirkt Eßprobleme bis zu Eßverweigerung.
- Eßkultur – ein schön gedeckter Tisch (Eßtabletts) bei Festen, an Sonntagen usw. ist ebenso wichtig wie eine ruhige, freundliche Atmosphäre.

Ausscheiden (Kap. 9)

- Kontrolle ist unumgänglich, da der alte Mensch u. U. die Übersicht verliert und rasch vergißt.
- Neigung zu Obstipation ist häufig; vorbeugen möglichst mit natürlichen Mitteln.
- Inkontinenz hängt oft ebenso mit dem psychischen wie mit dem physischen Zustand zusammen. Studien haben gezeigt, daß Langzeitpatienten auf Stationen mit und solchen ohne individuelle Pflegeplanung beträchtliche Unterschiede aufweisen; gezielte aktivierende Pflege fördert auch die Kontinenz. Toilettentraining S. 280ff. u. 771.

Körpertemperatur (Kap. 10)

- Das Bedürfnis nach äußerer Wärme nimmt beim alten Menschen zu; er fröstelt leichter, auch bei Erregung, Angst, Unwohlsein; die Erkältungsgefahr ist größer.
- Die Reizempfindung ist herabgesetzt – Vorsichtsmaßnahmen im Umgehen mit Wärmespendern sind daher besonders wichtig.
- Fieber erschöpft alte Menschen schneller und stärker als jüngere; eine entsprechend verlängerte Erholungsphase ist notwendig.
- Rektale Temperaturmessung ist der axiliaren vorzuziehen, da die Hautdurchblutung geringer und die Hohlraumbildung in der Achselhöhle größer ist; auch ist „10 Minuten dran denken müssen“ u. U. eine Überforderung.

Atmen (Kap. 11)

- Infolge flacherer Atmung im Alter ist die Anfälligkeit für Erkrankungen der Atem-

wege größer; Pneumonieprophylaxe ist besonders wichtig.
- Bei Husten, überhaupt bei allen Anzeichen von Erkrankungen der Luftwege, sind sofort entsprechende Maßnahmen einzuleiten: abhusten lassen, Inhalationen usw.

Sicherheit, Beschäftigung, kommunizieren (Kap. 12–14)

- Gute Vorbereitung auf einen Milieuwechsel (Krankenhaus, Heim) oder den Wechsel einer Bezugsperson unterstützt das Vertrauen und verhindert Verwirrtheit, die schon bei kleinen Veränderungen auftreten kann.
- Je mehr Gewohntes der alte Mensch in fremder Umgebung beibehalten kann, desto eher findet er sich zurecht. Er leidet darunter, wenn er nicht weiß, ob er wieder entlassen werden und nach Hause zurückkehren kann oder ob er in ein Heim verlegt werden muß.
- Das soziale Netzwerk mit einbeziehen (Angehörige, Freunde, jüngere Senioren). Möglichkeiten und Grenzen der Familie vernünftig – ohne Schuldgefühle hervorzurufen – einsetzen.
- Vergnügen, Fröhlichkeit, spielerisches Tun anregen und fördern.
- Informations- und Orientierungsbereitschaft oder -bedürfnis unterstützen; auch der alte Mensch soll Zeitung lesen, sich eine Meinung bilden und darüber sprechen können.
- Kulturelle Programme sind dann sinnvoll, wenn gleichzeitig die Motivation zur Eigeninitiative gestärkt wird.
- Örtliche Orientierung durch altengerechte Räumlichkeiten und Weghilfen (Farben, Symbole, Bilder) erleichtern.
- Zeitliche Orientierung durch Fixpunkte im Tagesablauf unterstützen; Vergeßlichkeit einkalkulieren.
- Bei Schwerhörigkeit langsam sprechen, nicht ungeduldig reagieren.

Frau/Mann sein (Kap. 15)

- Der alte Mensch ist nicht einfach alt, er ist als Frau oder Mann ein älterwerdender Mensch.
- Sexualität spielt auch im Alter noch eine Rolle. Den asexuellen alten Menschen gibt es nicht. Er hat das Recht auf Zuwendung, Nähe und selbstgewählte Partnerschaft (Leben im Heim und Sexualität (S. 495), auch darauf, daß seine Sexualität respektiert wird und er die Möglichkeit hat, sie auch zu leben. In der Gesellschaft wird dies heute durch die allgemeine Toleranz im sexuellen Bereich leichter, im Alters- und Pflegeheim, wo der Betagte praktisch immer von anderen beobachtet wird, sind dazu Offenheit, Diskretion und viel Einfühlungsvermögen von seiten der Betreuer notwendig, auch muß eine entsprechende Privatsphäre ermöglicht werden.

Sinnfindung, Sterben (Kap. 16)

- Altern im positiven Sinne des Reifens gelingt dort, wo Enttäuschungen und Abnahme der Leistung nicht zu Resignation führen, sondern wo die Kunst des Auskostens des noch Möglichen wachsen kann.
- Altersheime und Langzeitstationen dürfen deshalb nicht in erster Linie „Bewahranstaltscharakter“ haben; sie sollen vielmehr ein Klima bieten, in dem die letzte Lebensphase wirklich „gelebt“ werden kann.
- Der Tod gehört zum Leben, auch im Krankenhaus und im Altenheim. Der alte Mensch weiß das, auch wenn er es oft nicht wahrhaben will, verdrängt, Angst hat.
  Als Betreuende gilt es zu wissen, daß nicht wir dem alten Menschen sagen müssen, welches der Sinn seines Lebens oder die richtige Art des Sterbens ist, wir können ihm nur bei der Suche behilflich sein.

Krankenpflege ist auch, dem alten Menschen ein Klima zu ermöglichen, in dem er über Leben und Sterben, über Freuden und Leiden sprechen kann. Darin können wir ihm eine dreifache Botschaft vermitteln:
- Du darfst nun alles, worin du abnimmst, loslassen.
- Du darfst alles, was dir zuinnerst zugedacht ist, zulassen.
- Du darfst sein, wie du bist, und so *wie* du bist, wirst du von uns geliebt.

Einschätzung der ATL

Zur Einschätzung des Abhängigkeitsgrades im Bereich der einzelnen und im Gesamt der ATL dient das auf S. 103ff. besprochene Punktemodell (s. auch Abb. 4.**9**). Abb. 37.**6** zeigt ein vereinfachtes Schema zur Erfassung und Protokollierung des Pflege- bzw. Rehabilitationsverlaufs. Die Punkte 0–4 sind im Code (Abb. 37.**6a**) aufgeführt. Das Verlaufsblatt

(Abb. 37.**6b**) wird von der jeweils zuständigen Pflegeperson in regelmäßigen Abständen ausgefüllt und dient als Grundlage für das Pflege- bzw. Rehabilitationsgespräch.
Das Rehabilitationsblatt wird so für alle Beteiligten ein *Arbeitsinstrument*, an dem sie sich *orientieren* können und an dem rückblickend der Rehabilitationserfolg *beurteilt* werden kann.

Ernährung	0	Sonde
	1	Einlöffeln
	2	braucht noch Hilfe beim Zerschneiden
	3	ißt allein, Hilfe beim richtigen Hinsitzen, Schöpfen, Hilfsmittel anbringen
	4	ganz selbständig, evtl. mit Hilfsmittel
Ausscheidung Tag und Nacht	0	stuhl- und urininkontinent
	1	Urininkontinenz/Katheter
	2	Topf/Flasche
	3	Nachtstuhl/Toilette mit Hilfe
	4	Nachtstuhl/Toilette allein
Waschen und Körperpflege	0	Ganzwaschung durch Pflegeperson
	1	Beine und Intimbereich durch Pflegeperson, oben z. T. selbständig
	2	Beine und Intimbereich durch Pflegeperson, oben ganz selbständig inkl. Zähneputzen, Rasieren
	3	Ganzwaschung am Waschbecken, z. T. noch etwas Hilfe nötig
	4	ganz selbständig inkl. Frisieren
An- und Ausziehen	0	ganz unselbständig
	1	mit viel Hilfe und/oder Anleitung
	2	mit wenig Hilfe und/oder Anleitung
	3	nur noch kleine Handreichungen
	4	ganz selbständig
Beweglichkeit	0	bettlägerig/Bettrand
	1	Lehnstuhl/Rollstuhl, mit Hilfe
	2	Gehen mit viel Hilfe/Rollstuhl, unselbständig
	3	wie 2, wenig Hilfe
	4a	Fortbewegung selbständig, aber mit Hilfsmitteln
	4b	Fortbewegung selbständig
Orientierung	0	findet Bett, Zimmer und Toilette nicht
	1	findet Zimmer und Toilette nicht
	2	findet Toilette nicht, kann sich im Zimmer orientieren
	3	kann sich auf der Abteilung orientieren
	4	kann sich auf der Abteilung und im Krankenhaus orientieren
Möglichkeit, mit der Umwelt Kontakt aufzunehmen	0	kein Kontakt
	1	wenig Kontakt auf Anregung
	2	wenig Kontakt, spontan
	3	guter Kontakt, wechselhaft
	4	guter Kontakt, stabil
Verbale Kommunikation	0	kein Sprechen, kein Verstehen
	1	kein Sprechen, aber z. T. Verstehen
	2	Sprechen: einzelne Wörter, einfachste Sätze Verstehen: z. T. oder gut
	3	komplexe Sätze (sprechen) mit vereinzelten Ausfällen
	4	Kommunikation ungestört

a

Abb. 37.**6a** Code zum Rehabilitationsblatt.

37.5. Rehabilitation

37.5.1. Rehabilitationsmethoden

Die Rehabilitation alter Menschen kann nur interdisziplinär – meist in Verbindung von individuellem Training und Arbeit in Gruppen – durchgeführt werden. Neben Pflegepersonen und Arzt sind dafür Physiotherapeuten, Ergo- und Aktivierungstherapeuten, Logopäden, Sozialarbeiter, Psychologen, Seelsorger zuständig. Wer wann und wie einbezogen wird, ist in der Praxis oft noch wenig geklärt. Auch das Wissen über die heute diskutierten Rehabilitationsmethoden ist noch lange nicht überall bekannt oder wird praktisch nicht erst oder erst in Ansätzen angewendet, so z. B.

- *Leistungstraining*. Gezielt trainiert werden die Sinne (visuell, akustisch, taktil), die körperliche Leistungsfähigkeit (durch gezielte Aktivierungsübungen), die geistigen Funktionen (Lesen, Sprechen, Reagieren im Spiel) usw. Von großer Bedeutung ist das Rehabilitationstraining bezüglich Zeit, Ort, eigene Person und Gedächtnis (Tab. 37.**2**).
- Das *Motivationstraining* will bei leicht desorientierten Patienten wieder Interesse an der Umwelt wecken – Remotivierung. Örtlichkeiten und Heimordnung werden in die Trainingsarbeit mit einbezogen.
- Die *Resozialisation* bedient sich insbesondere pädagogischer Methoden: Gesprächstraining, strukturierte Lerntherapie, Selbstbehauptungstraining sowie Verstärkung erwünschter Verhaltensweisen.
- Die *Übergangspflege* will Patienten auf die Rückkehr nach Hause und selbständiges Wohnen vorbereiten (S. 441 ff.).

Die Wahl der Rehabilitationsmethode ist abhängig von den vorhandenen Möglichkeiten und ausgebildeten Therapeuten. Das gleiche gilt für die *langfristige Betreuung und Pflege Betagter*. Sie kann nur dann wirkungsvoll gestaltet werden, wenn

- das Pflegepersonal gut ausgebildet ist, d. h. über genügend Fachwissen in der gerontologischen Pflege und Rehabilitation verfügt;
- der Patient in die Rehabilitationsbemühungen aktiv einbezogen ist und er bei den regelmäßigen Rehabilitationsbesprechungen angehört und ernst genommen wird;
- die Bedürfnisse und Probleme der Angehöri-

Geriatrie-Rehabilitation, Zieglerspital, Bern — Rehabilitationsblatt

Name des Patienten *Herr X*

Datum der Ist-Zustand-Aufnahme/ Situationseinschätzung		28.1	13.2.	25.2.	14.3.	5.4.	24.4.		Bemerkungen
Ernährung		3	3	3	3	3	3		braucht „Ergomesser" und Teller mit Rand
Ausscheidung	Tag	2	2	2	2	3*	3		*macht Fortschritte
	Nacht	1	1	2	2	2	2		
Waschen/Körperpflege		2	2	2	1-2*	1-2*	2-3		*ist nicht bei der Sache, hilft nicht recht mit
Anziehen		2	1	0-1*	0*	1	1		*will nicht mehr mitarbeiten, sagt, daß er nicht mehr heim will
Ausziehen		2	2	1*	1*	1	2		*Ausziehen etwas besser als Anziehen
Orientierung		2	1	1*	1*	2	2		
Beweglichkeit		2	1-2	1*	1-2	1-3**	3		*weigert sich, die Gehübungen zu machen **macht zeitweise Fortschritte
Kontaktaufnahme mit der Umwelt		2-3	2-3	2	2	2-3	3		
Verbale Kommunikation		4	4	3	3	4	4		
Sonstiges				*	*				*depressive Verstimmung infolge Konflikt mit dem Ehepartner
(Abzeichnung Pflegerin/Pfleger)		St.	B.	An.	fri	W.G.	J.L.		

b

Abb. 37.**6b** Praktisches Beispiel für einen Rehabilitationsverlauf (aus der Abteilung für Geriatrie-Rehabilitation, Zieglerspital Bern).

gen, die ihn wieder in ihre Familie aufnehmen wollen (oder nicht wollen), berücksichtigt werden.

- Wo alte Menschen allein gelebt haben, gilt es, Mittel und Wege zu suchen, um ihnen das selbständige Wohnen trotz Abnahme der geistigen und körperlichen Funktionen zu ermöglichen. Hier bedarf die Rückkehr nach Hause der besonderen Sorgfalt und Begleitung.
- Vielleicht muß nach einer neuen Wohnform gesucht werden, weil der Patient nicht mehr allein leben oder nicht mehr in die angestammte Familie zurückkehren kann oder weil Heimeinweisung nicht in Frage kommt (der Patient will nicht, er will in seinem Dorf/ seiner Stadt bleiben, es gibt keinen Platz). In solchen Situationen angemessene Lösungen zu finden, kann sehr zeitaufwendig sein. Wichtig ist es, jene Stellen zu kennen und mit einzubeziehen, die vielleicht helfen können.

Rehabilitationsmethoden und Pflege

Eine erfolgreiche Rehabilitation/Übergangspflege ist nur möglich, wenn „multiprofessionelles Personal" und eine entsprechende Fachstelle beratend und arbeitsteilend zur Verfügung steht. Nur dann können *spezielle Trainingsprogramme* auch unabhängig von Methoden erarbeitet werden. Hier gilt es, sich für das notwendige (und geschulte) Personal einzusetzen. Eine einzelne Pflegeperson oder die Pflegegruppe im Alleingang kann nicht die folgenden Ziele erreichen (sie sind Teil der Übergangspflege):

- Training des Altgedächtnisses und der Orientierung,
- Training von Handlungsabläufen des Alltags (ATL-Training),
- Wohnungs- und Stadttraining,
- Hilfe zur Daseinsbewältigung,
- Schaffung einer normalen Umgebung.

Pflegepersonen können aber diese Ziele anstreben, anregen und in *kleinen Schritten* darauf hinarbeiten. Jeder, auch der kleinste Baustein, kann zum Fundament werden, dem alten

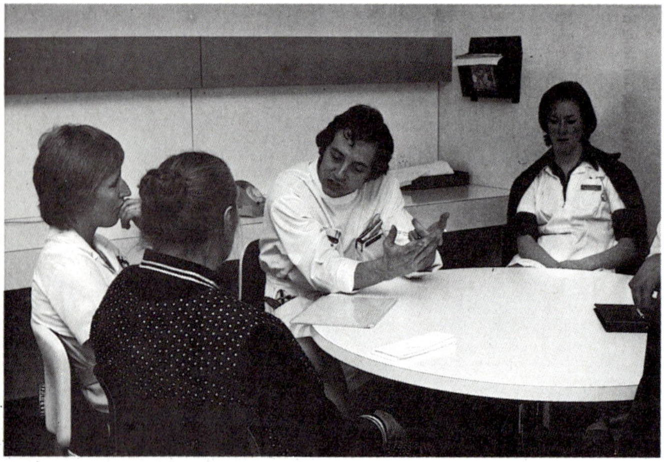

Abb. 37.**7** Der Patient als Mittelpunkt der Rehabilitationsbesprechung.

Menschen (auch im Krankenhaus) sozial und gesundheitsfördernd zu begegnen.

Sozial sein heißt: im anderen Menschen die Not erkennen und das Not-Wendende tun.
Not wenden heißt, alle Ressourcen der natürlichen Lebenswelt (Gesundheitsressourcen S. 61) zu aktivieren, um *Selbstpflege* zu fördern oder wieder zu ermöglichen.

37.5.2. Rehabilitationserfolg

Die Rehabilitationsbesprechung (Abb. 37.**7**) sowie die Rehabilitationsprotokolle (Abb. 37.**6**) geben Auskunft über den Rehabilitationsverlauf. Die Analyse des Ist-Zustandes ermöglicht das *Erfassen der Zusammenhänge* zwischen medizinischen, psychologisch-geistigen und sozialen Problemen. Das Gruppengespräch kann der Grund für Mißerfolg aufdekken und die Beteiligten zum Verstehen, warum eine Bemühung nicht erfolgreich sein kann, hinführen. Es schafft Klarheit in der Frage, ob die Zielerwartung zurückgenommen werden muß oder ob sie u. U. auf einem anderen Weg, unter Einsatz von anderen Mitteln (bzw. durch Ausschalten von Hindernissen), realisiert werden kann.
So können Rehabilitationsschritte richtig gesehen und eingeordnet werden. *Meßbar* aber sind immer nur die sichtbaren Erfolge, d. h. der erzielte, sichtbare Fortschritt.
Nicht *meßbar* sind Engagement/Einfühlung und menschliche Wärme und Nähe, die vor allem dann zum Zuge kommen müssen, wenn der Zustand des Patienten keine sichtbaren Erfolge im Sinne einer Rehabilitation zuläßt und die Stufe 0–1 kaum überschritten wird. Auch dann bleiben die konsequenten Bemühungen hinsichtlich einer Zielsetzung sinnvoll, denn auch das *Erhalten* kann ein erstrebenswertes Ziel sein, wenn Fortschritt unerreichbar ist. Es ist dann für die Pflegenden motivierend, daß auch das *Erhalten behinderter Lebensaktivitäten* bzw. das geduldige und ausdauernde Betreuen sowie das *Begleiten zu einem friedlichen Sterben* ein dokumentationswürdiges Pflegeziel ist.

Rehabilitationserfolg bei Alzheimer-Krankheit?

Darüber wird heute viel geschrieben, und die Forschungen sind noch voll im Gang. Die *allgemeingültigen Grundsätze* für die Betreuung von Alzheimer-Kranken (S. 945) dienen der *Verhütung von zusätzlicher Verwirrtheit.* Rehabilitation heißt in diesem Fall: Alles tun, um das gewohnte Leben solange wie möglich führen zu können. Das bedeutet auch bei notwendig gewordenen Krankenhausaufenthalten eine raschmögliche Rückkehr nach Hause.
Wer mit Alzheimer-Kranken zusammenleben oder solche Patienten *zu betreuen hat*, kann sich an die folgenden Regeln halten:

- Die *Kranken nehmen, wie sie sind.* Sie können ihr Verhalten nicht ändern, noch viel weniger sich neuen Anforderungen (auch gut gemeinten) anpassen.
- Den *Lebensraum* und die *Lebensbedingun-*

gen unverändert lassen. Nichts umstellen, ihnen Gewohnheiten lassen, nichts Neues aufdrängen.
- *Einfache Strukturierungsprogramme* entwikkeln. Tagesablauf gestalten, kleine Spaziergänge unternehmen. Ruhe und Bewegung sollen sich die Waage halten.
- Der *Unsicherheit infolge der zunehmenden Vergeßlichkeit solange wie möglich entgegenwirken.* Listen anfertigen, Terminkalender führen, wichtige Telefonnummern hervorheben. Wenn der Kranke die Uhrzeit nicht mehr richtig lesen kann, hilft ihm die Digitaluhr (er kann die Zahlen besser einordnen).
- Der *Abbau der geistig-intellektuellen Kräfte* und die *Veränderung im Gefühlsleben* können das Zusammenleben sehr erschweren. Hier müssen sich Betreuer immer wieder Freiräume aussparen (freie Tage, Ferien) und selber möglichst viele „gesunde Beziehungen" pflegen.
- Im *fortgeschrittenen Stadium* zusätzliche *Orientierungshilfen* anbringen, z.B. deutliche Unterscheidung der Kalt- und Warmwasserhähne sowie der Ein- und Ausschaltknöpfe an elektrischen Geräten, Gefahrenpunkte bezeichnen, nachts Licht brennen lassen usw.
- Bei *Auftreten von organischen Störungen* (im Spätstadium) so rasch als möglich nach Erleichterung bzw. Hilfe suchen:
  - Bei Blasenentleerungsstörungen ist das regelmäßige Aufsuchen der Toilette sinnvoll (einfaches, der Situation angepaßtes Toilettentraining). Eine Inkontinenz tritt erst spät auf; damit werden dann natürlich die pflegerischen Probleme erheblich verschärft.
  - Bei Gangbewegungs- und Koordinationsstörungen die Umgebung sichern und Gehhilfen einsetzen, um Stürze (Prellungen, Frakturen) zu verhindern.
  - Bei auftretenden Muskelzuckungen (Myoklonien) oder epileptischen Anfällen – sie treten bei etwa 10% der Betroffenen auf – beschränkt sich die Hilfe auf das Verhüten von Unfällen (gefährliche Gegenstände wegräumen).
  - Wo im *Spätstadium* solche Störungen zunehmen, soll der Kranke nicht mehr alleingelassen werden. Er vergißt einfach alles: das Essen, das Trinken, das Sichanziehen oder -ausziehen usw.

Rehabilitation heißt nicht nur „wieder in den früheren Stand versetzen", sondern auch „geeignet und fähig machen". In diesem Sinn gibt es eine Rehabilitation von Alzheimer-Kranken: Indem wir die *Lebensbedingungen an ihr Leiden anpassen* (soweit dies möglich ist), ermöglichen wir ihnen das Lebenkönnen.
Wir befähigen sie zu einem höchstmöglichen Maß an Selbstpflege und schaffen ihnen – im Spätstadium – einen geeigneten Raum, wo sie ohne allzu großen Streß die ihnen noch mögliche Lebensqualität (hin zu einem friedlichen Sterben) vorfinden.

Adressen von Alzheimer-Gesellschaften und -Selbsthilfegruppen finden Sie im Telefonbuch und Anregungen in der weiterführenden Literatur.

37.6. Beurteilung von Wissen und Können in der Pflege

Übung

Betagte Patienten sind häufig Langzeitpatienten, weshalb sich diese Pflege besonders eignet zum Einüben der Pflegeplanung (S. 102ff.) und der Pflegedokumentation.
- Wählen Sie (mit Hilfe Ihrer Vorgesetzten) einen Patienten aus, und nehmen Sie eine sorgfältige Situationseinschätzung vor (z.B. Checkliste S. 105).
- Legen Sie ein Rehabilitations-Dokumentationsblatt an (orientieren Sie sich dazu an Abb. 37.**6**) und
- nehmen Sie in regelmäßigen Abständen (z.B. wöchentlich) eine neue Einschätzung vor. Besprechen Sie die Pflegeanalyse mit Ihrer Vorgesetzten oder der Pflegegruppe.

Weiterführende Literatur

de Beauvoir, S.: Das Alter. Rowohlt, Reinbek 1977

Beychlag, R.: Altengymnastik und kleine Spiele. Anleitung für Übungsleiter, 3. Aufl. Fischer, Stuttgart 1989

Billig, N.: Depression im Alter muß nicht sein. Ihre Anzeichen und ihre Behandlung. Kreuz, Stuttgart 1988

Böger, J., S. Kanowski: Gerontologie und Geriatrie für Krankenpflegeberufe, 2. Aufl. Thieme, Stuttgart 1982

Böhm, E.: Krankenpflege – Brücke in den Alltag. Psychiatrie-Verlag, Rehburg-Loccum 1985

Böhm, E.: Verwirrt nicht die Verwirrten. Psychiatrie-Verlag, Rehburg-Loccum 1988

Böhm, E.: Pflegediagnose nach Böhm. Recom, Basel 1989

Chappuis, C.: Der Beitrag der Spitex-Dienste zur Lebensqualität im Alter. In: Lebensqualität im Alter. Schweizerisches Krankenhaus-Institut, Aarau 1989

Feldmann, L.: Leben mit der Alzheimer-Krankheit. Eine Therapeutin und Betroffene berichten. Piper, München 1989

Franke, H.: Hoch- und Höchstbetagte. Springer, Berlin 1987

Fuhrmann, A.: Das Alzheimer-Schicksal meiner Frau: Lebend begraben im Bett? Trias, Stuttgart 1990

Grond, E.: Praxis der psychischen Altenpflege. Betreuung körperlich und seelisch Kranker, 7. Aufl., Werk-Verlag, München-Gräfeling 1988

Grond, E.: Die Pflege verwirrter alter Menschen, 6. Aufl. Lambertus, Freiburg 1989

Hohmeier, J., H. Pohl: Alter als Stigma. Suhrkamp, Frankfurt/M. 1978

Holtmeier, H. J.: Ernährung des alternden Menschen, 5. Aufl. Thieme, Stuttgart 1987

Juchli, L.: Pflegen – Begleiten – Leben, 2. Aufl. Recom, Basel 1987

Juchli, L.: Alt werden, alt sein, 3. Aufl. Recom, Basel 1988

Kielholz, P., C. Adler: Der alte Mensch als Patient. Deutscher Ärzte-Verlag, Köln 1986

Kliemke, Chr.: Wohnungsanpassung – Anpassung an die Wohnung bei zunehmender Hilfebedürftigkeit. Technische Universität – Institut für Krankenhausbau, Berlin 1988

Knobling, C.: Konfliktsituationen im Altenheim. Eine Bewährungsprobe für das Pflegepersonal, 2. Aufl. Lambertus, Freiburg 1988

Köther, I., E. Gnamm: Altenpflege in Ausbildung und Praxis. Thieme, Stuttgart 1990

Krämer, G.: Alzheimer-Krankheit. Ursachen, Krankheitszeichen, Untersuchungen, Behandlung. Trias, Stuttgart 1989

Lehr, U.: Psychologie des Alterns, 6. Aufl. Quelle & Meyer, Heidelberg 1987

Mace, N. L., P. V. Rabins: Der 36-Stunden-Tag, 2. Aufl. Huber, Bern 1988

Martin, E., J. P. Junod: Lehrbuch der Geriatrie, 2. Aufl. Huber, Bern 1986

Meier, R.: Die grauen Panther. Beltz, Weinheim 1982

Neues aus Dänemark. Angepaßte Wohnungen, ausgebaute Hilfe und Pflege zu Hause. Aktivierungszentren, Dezentralisierung, Modelle. Informationsstelle des Zürcher Sozialwesens 1989

Petzold, H.: Mit alten Menschen arbeiten. Pfeiffer, München 1985

Pincus, L.: Das hohe Alter. Kreuz, Stuttgart 1982

Reimann, H., H. Reimann: Das Alter. Einführung in die Gerontologie, 2. Aufl. Enke, Stuttgart 1983

Schachter, Chr.: Störfall Alter. Für ein Recht auf Eigensinn. Fischer, Frankfurt/M. 1988

Schachter, Chr.: Ein neues Leben. Altwerden in einer Wohngemeinschaft. Fischer, Frankfurt/M. 1989

Scharll, M.: Bewegungstraining mit alten Menschen. Trias, Stuttgart 1989

Schiefele, J., I. Staudt: Praxis der Altenpflege, 4. Aufl. Urban & Schwarzenberg, München 1984

Schmachtenberg, W.: Modelle ehrenamtlicher Mitarbeit in der Altenhilfe. Kohlhammer, Stuttgart 1980

Schmauch, J.: Ich will mit euch zusammen alt werden. Mathias-Grünewald-Verlag, Mainz 1983

Schmidt, K.: Physikalische Medizin. Balneotherapie und Rehabilitation im höheren Lebensalter. Steinkopff, Darmstadt 1987

Schneider, H. D.: Sexualverhalten in der zweiten Lebenshälfte. Kohlhammer, Stuttgart 1980

Sieber, H., B. Weh: Ganzheitliche Grund- und Behandlungspflege. Lehrbuch der Altenpflege. Vincentz, Hannover 1987

Sporken, P.: Was alte Menschen brauchen. Herder, Freiburg 1986

Thompson, M. K.: Altenpflege in der Familie. Trias, Stuttgart 1990

Tournier, P.: Erfülltes Alter. Älterwerden will gelernt sein, 5. Aufl. Humata, Bern 1987

Wallrafen-Dreisow, H.: Tagebuch aus dem Altenheim. Beltz, Weinheim 1984

Weakland, J. H., J. J. Herr: Beratung älterer Menschen und ihrer Familien. Huber, Bern 1984

Welter, R: Anregungen zur Förderung und Belebung des Wohnens und Betreuens in Heimen. Duttwiler-Institut, Rüschlikon 1985

Wunderli, J.: Mensch und Altern, 4. Aufl. Karger, Basel 1984

Zgola, J. M.: Etwas tun! Die Arbeit mit Alzheimer-Kranken und anderen chronisch Verwirrten. Huber, Bern 1989

38. Prä-, intra- und postoperative Pflege

Jede Krankheit ist ein musikalisches Problem – die Heilung eine musikalische Auflösung. Je kürzer und dennoch vollständiger die Auflösung, desto größer das musikalische Talent des Arztes.

Novalis

Sequenzziel

Prä- und postoperative Maßnahmen gehören auf chirurgischen Stationen zum Alltag. Rasches, routiniertes Handeln kann in Notfallsituationen lebensrettend sein, ist aber, wenn es zum seelenlosen Funktionieren wird, bedenklich, weil gefährlich. Das vorliegende Kapitel will daher einerseits Wissen und Techniken vermitteln, die ein *sicheres* und *rasches Handeln ermöglichen*, und andererseits Denkanstöße und Impulse setzen, um eine für alle Betroffenen befriedigende Pflege zu gewährleisten.

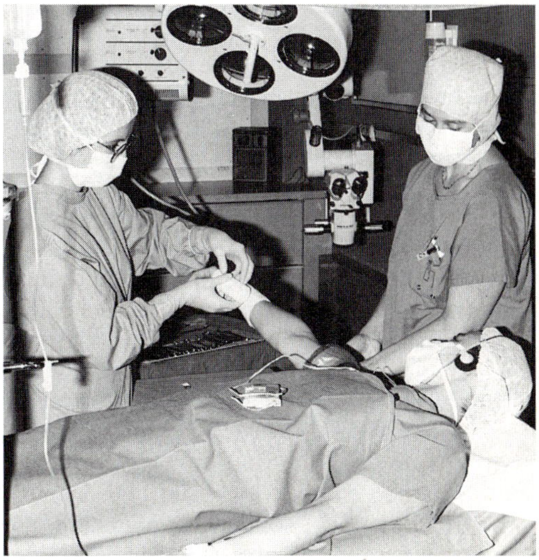

Prinzipien/Impulse

Die Operation ist ein Eingriff,

- der die *seelisch-geistigen Dimensionen* des Menschseins indirekt und mittelbar betrifft, wodurch die Erlebnisebene der menschlichen Person betroffen wird und Gemütsreaktionen (Emotionen) wie Angst und Furcht ausgelöst werden;
- der in die *Strukturen des menschlichen Organismus* direkt und unmittelbar eingreift, wodurch das innere Gleichgewicht (auch Homöostase genannt) gestört oder beeinträchtigt wird;
- der in einer *Umwelt* stattfindet, die, wenn nicht speziell vorbereitet, Träger von Mikroorganismen ist, die eine Infektion hervorrufen können.

Einstimmung

„Das Wohlbefinden des Menschen in all seinen Dimensionen zu verbessern, unterscheidet sich vom herkömmlichen Ausführen von Verrichtungen, die sich im Hinreichen und Abnehmen von Instrumenten begrenzt. V. Henderson macht aufmerksam, daß viele Pflegetätigkeiten an sich einfach sind, aber durch die Anpassung an die Bedürfnisse des Patienten komplex werden. (Das Lagern eines Patienten auf dem OP-Tisch ist eine einfach pflegerische Tätigkeit. Berücksichtigt man aber die individuellen Bedürfnisse dieses Patienten, erfordert sie Kenntnisse über seine Ängste, seine Gebrechen...) Sie folgert daraus, daß Pflege aus Denk-, Entscheidungs- und Handlungselementen besteht.

Den Patienten in das Zentrum unseres Denkens, Entscheidens und Handelns zu stellen, gehört zur Arbeit der Operationsschwester. Sich informieren, wer der Patient ist, wie er lebt, was für ihn ein Spitalaufenthalt, als besondere Episode in seinem Leben, bedeutet, ist ein Teilbereich unserer Aufgabe.
Die Erweiterung unseres Handlungs- und Entscheidungsspielraums ist sinnvoll, denn sie dient der Optimierung der Pflege, erhöht nicht nur die Lebensqualität der Patienten, sondern auch jene der Operationsschwestern" (Marie Wenger, Bern).

38.1. Situation des Patienten

Eine bevorstehende Operation löst beim Patienten zwiespältige Gefühle, oft sogar Angst aus; Angst davor, den Ärzten ausgeliefert zu sein, nicht zu wissen, was mit ihm geschieht, nicht zu wissen, was und wer im Operationssaal auf ihn wartet. Ganzheitliche Pflege darf sich deshalb nicht auf die *prä-* und *postoperative Phase* erstrecken, sondern muß die *intraoperative* mit einbeziehen. Dies ist zunehmend wichtig, weil heute ein Großteil der Patienten in Lokalanästhesie operiert wird, was vom Operationspersonal eine bewußtere Auseinandersetzung mit dem „wachen Patienten" verlangt.
Nur eine gute Pflegeplanung vermag die Nahtstellen zwischen der prä-, intra- und postoperativen Pflege zu schließen und dem Patienten eine bereichsübergreifende Pflege – und darin Sicherheit – zu gewährleisten. Mehr als früher befassen sich auch die Operationsschwestern mit den menschlichen Belangen, die neben den technischen (Vorbereiten, Instrumentieren, Gerätepflege) die Operationssituation bestimmen.
Die Krankheit ist eben nicht nur eine Störung der Organfunktion, sondern immer auch ein empfindlicher Eingriff in das Gleichgewicht der menschlichen Dimension. Und jede Operation, sei sie noch so klein, ist ein nicht zu unterschätzender Eingriff in das Leben eines Menschen. Sie steht nie isoliert, sondern im Kontinuum von Gesundheit und Krankheit, d. h., die Notwendigkeit einer Operation wurde vielleicht durch eine längere Zeit des Krankseins oder des sich Darauf-Einstimmens vorbereitet, oder sie bricht akut bedrohend in das Leben des Individuums ein.
Daran zu denken und danach zu handeln, ist die Voraussetzung für eine individuelle, d. h. patientengerechte Pflege, sowohl *vor* dem Eingriff als auch *im* Operationssaal und *nach* der Operation.
Je besser die *Einschätzung der Situation* beim Eintritt des Patienten vorgenommen wird und auch dem Operationsteam zur Verfügung steht (was dank der Pflegeplanung möglich ist), desto wirkungsvoller können situationsgerechte Maßnahmen (Begleitung, Prophylaxen, Lagerung usw.) getroffen werden. Neben den allgemein biographischen Informationen sind Fragen bezüglich der individuellen Ausgangslage zu stellen. Je nachdem handelt es sich um

- *gesunde Menschen*, die für einen zwar notwendigen, aber nicht akut dringenden Eingriff ins Krankenhaus eintreten (z. B. Korrekturen von Fehlstellungen, Hernien, Narben usw.). Die Gestimmtheit dieser Menschen gleicht häufig einer Mischung von Furcht/Angst und erwartungsvoller Offenheit;
- *äußerlich gesunde Menschen*, bei denen anläßlich einer Routineuntersuchung ein *Befund* (z. B. ein Knötchen in der Brust) festgestellt wurde, der einen Eingriff nötig macht. Hier nimmt die Erwartungsangst oft einen sehr großen Raum ein;
- *akut erkrankte Menschen*, die sich einer plötzlich oder schleichend einsetzenden Krankheit gegenüber sehen, wo die Operation unausweichliche Notwendigkeit wird. Die Hoffnung und Erwartung auf Schmerzbehebung und/oder Heilung ist hier häufig größer als die Angst;
- *verunglückte Menschen*, die von der Straße weg ins Krankenhaus eingewiesen werden und die häufig nicht einmal „ihr" Krankenhaus" selber wählen können. Sie fühlen sich als „ohnmächtig Ausgelieferte", lehnen sich dagegen auf oder resignieren.

Die Gefühle des Kranken und somit seine Befindlichkeit sind von dieser Ausgangslage geprägt, und sie beeinflussen sein Verhalten bzw. die Art und Weise, wie er mit Krankheit, Schmerz und einer neuen Situation umgehen kann. Die Frage nach dem Menschen als *Person* (Individuum und gewordene Persönlichkeit) stellt sich daher *vor* der Frage nach der *Diagnose* oder der vorgesehenen *Operation*.
Diese Erkenntnis müßte zunehmend auch die *Operationsprogramme* beeinflussen, denn nicht „eine Cholezystektomie", sondern ein Mensch (der einen Namen trägt und eine Person ist) wird zur Operation gebracht.
Weisungsabhängigkeit/Eigenständigkeit sowie

Arbeitsbereiche in der prä-, intra- und postoperativen Pflege S. 993.

38.2. Präoperative Pflege

38.2.1. Grundsätzliche Maßnahmen

Bei der *Operationsvorbereitung* ist die Situation maßgebend; man unterscheidet

- *Elementarvorbereitungen*, die sich auf die Operation beziehen und die dem einzelnen Patienten angepaßt werden (Abb. 38.**1**);
- *spezielle Vorbereitungen* sind vom Grundleiden und vom Zustand des Kranken abhängig. Sie erfordern meist eine längere präoperative Phase und dienen der
  - *Erkennung von vorhandenen Leistungsminderungen* der Vitalorgane und des Stoffwechsels. Es werden die notwendigen Untersuchungen vorgenommen;
  - *Einleitung der notwendigen Behandlungsmaßnahmen* wie Herzunterstützung oder parenterale Ernährung bei Mangelzuständen usw.;
- *Notfallvorbereitungen.* Der Arzt handelt nach dem Prinzip: so viel wie nötig, so rasch wie möglich.

Entsprechend dem ärztlichen Behandlungsplan ist auch der *Pflegeplan* individuell. Er umfaßt drei Schwerpunkte:

1. *Unterstützung und/oder stellvertretende Übernahme der ATL.* Hier gilt es, anhand einer Checkliste (S. 105) Problemfelder zu erkennen und den Bedürfnissen des Patienten gerecht zu werden. So gilt es u. a.
   - Behinderungen zu erfragen, die u. U. für die intra- und postoperative Phase von Bedeutung sein können, z. B. bezüglich Lagerung oder Mobilisation, Sehen, Hören usw.;
   - Ängste und Unsicherheiten anzusprechen und dem Informationsbedürfnis zu entsprechen, idealerweise in Zusammenarbeit mit dem Anästhesie- bzw. Operationsteam (das am besten Auskunft geben kann über das, was im Operationssaal abläuft). Hier gilt es auch, die Aussagen des Arztes in eine dem Laien verständliche Sprache umzusetzen.
2. *Begleiten des Patienten*, der den Eingriff immer krisenhaft erfährt, auch dann, wenn es sich medizinisch betrachtet um „eine Routineangelegenheit" handelt. Die Begleitung erstreckt sich durch die Vorbereitungsphase bis zur Übergabe an das Operationsteam, das sie nahtlos weiterführt durch die intraoperative Phase hindurch bis zur Überwachung durch das Team der Aufwachstation. Möglich ist diese Kontinuität nur durch die Zusammenarbeit und den optimalen Informationsaustausch aller Beteiligten.
3. Die *Mithilfe bei diagnostischen und therapeutischen Maßnahmen* betrifft die ärztlichen Verordnungen, die der optimalen Vorbereitung des Patienten für den Eingriff dienen.

Elementarvorbereitung für — Name: *X. Y.* Diagnose: *Inguinalhernie re. Raucherbronchitis*

Operation: *Herniotomie*

Gewünschtes ankreuzen und präzisieren

X	Nahrungskarenz	*ab Vorabend 18.00 h*				
X	Darmreinigung	*abends: Reinigungseinlauf*				
X	Atemtraining	*mit dem Bird-Respirator inhalieren 2stündlich ab sofort*				
	spezielle Krankengymnastik					
X	Desinfektion und Rasur des Operationsfeldes	*lokale Hautbehandlung mit Physiohex-Waschung*				
X	Thromboseprophylaxe	*Heparinisierung mit Heparin-Dihydergot 2500 E s.c. alle 12 Stunden*				
X	Befragung nach Allergiebereitschaft					
	parenterale Ernährung					
X	Blutdruck		EKG	X	Blutgruppe	Blut bestellen
X	Gewicht		Thorax		Testblut	
X	Urinstatus	*postoperative Diurese*				
	Blutbild					
	Gerinnungsfaktoren					
X	Quick					
X	Blutchemie	*s. Laborkarte*				
X	Prämedikation	*s. Anästhesieverordnung*				

Abb. 38.1 Ausgefülltes Schema der Operationsvorbereitung für eine Herniotomie.

38.2.2. Spezielle Operationsvorbereitung

Woran ist zu denken? Auf chirurgischen Stationen stehen *Standardpläne* zur Verfügung. Auch *Checklisten* (Abb. 38.**2**) können eine sinnvolle Hilfe sein, sei es als Arbeitsinstru-

Name: Operation:

Einüben postoperativer Fertigkeiten
- Atemtechnik
-
- Miktion in Rückenlage
- postop. Aufstehen
- ______

Operationsgebiet
- Rasur
- Bad/Dusche
- Desinfektionsverband
- ______

Darmreinigung
- Reinigungseinlauf
- orthograde Spülung
- Laxanzien
- ______

Nahrungskarenz
- ab Uhr nüchtern
- Magenspülung
- ______
- ______

Thromboseprophylaxe
- TED-Strümpfe
- Beine gewickelt
- Low-dose-Heparinisierung
- ______

Besondere Maßnahmen
- venöser Zugang
- Magensonde
- Blasenkatheter
- suprapubische Blasenfistel
- ______

Prämedikation
- Unterlagen gerichtet
- Medikation verabreicht
- ______

Labor/EKG/Röntgen Lungenfunktion
- Routine
- ______
- ______
- Blutkonserven bestellt

Operationstag
- Prothesen, Schmuck, Kleidung entfernt
- Blase entleert
- Unterlagen vollständig
- Patientenplatz gerichtet

Datum Unterschrift

Abb. 38.**2** Checkliste präoperative Vorbereitung; sie wird ausgefüllt und individuell ergänzt. Sie dient der Pflegegruppe als Arbeits- und Kontrollinstrument (nach P. Jacops, Institut für Anästhesiologie, Universität München).

ment (was ist zu tun?) oder als Kontrollmittel (ist alles getan?).
Im folgenden werden die wichtigsten präoperativen Maßnahmen beschrieben.

Vorbereiten des Operationsgebietes

Der Ablauf kann wie folgt geplant werden:

1. *Ganzkörperreinigung.* Gründlich duschen (Ganzwaschung, wenn Dusche nicht möglich ist): Zuerst mit Wasser benetzen, dann ein mildes Hautdesinfektionsmittel auftragen und gründlich waschen. Besondere Sorgfalt gilt den Achselhöhlen, der Genital- und Analgegend, dem Bauchnabel und den Zehenzwischenräumen. Am Schluß gut abspülen, trocknen, frische Wäsche anziehen.
2. *Rasur* der betreffenden Hautstellen ausschließlich mit Einmalrasiermessern, um Infektionen bei eventuellen Hautverletzungen zu vermeiden. Die Rasur muß weit um das Operationsfeld herum vorgenommen werden; auch hier erleichtern Standards (Rasurschema) die Arbeit. Prinzipiell ist die Rasur von der *Schnittführung* des Operateurs abzuleiten (Abb. 38.**3**) – Rasur im Durchschnitt 15–20 cm im Umkreis.
   - Bei geringem Haarwuchs (z.B. Extremitäten) genügt die trockene Rasur; bei der Schambehaarung ist die nasse angenehmer und sicherer. Verletzungen vermeiden!
   - Anstelle der Rasur kann spezielle *Haarentfernungscreme* angewandt werden: Mit Handschuhen auftragen → einwirken lassen → abduschen (Prospekt beachten).
3. *Waschen* der Hautstelle mit einer antibakteriellen Waschlotion und *Inspektion* des Operationsfeldes. Auffälligkeiten, auch kleine Verletzungen infolge der Rasur, sind dem Arzt zu melden.
4. *Applikation der Desinfektionslösung* (z.B. Betadine) mit einem sterilen Tupfer (bei großen Flächen mit sterilen Gazen). Es ist auf eine vollständige Benetzung der Hautfläche zu achten. Zur Sicherheit kann die Haut ein zweites Mal bestrichen werden. Die Wirkstofflösung muß gut antrocknen. Anschließend wird das Hautgebiet mit steri-

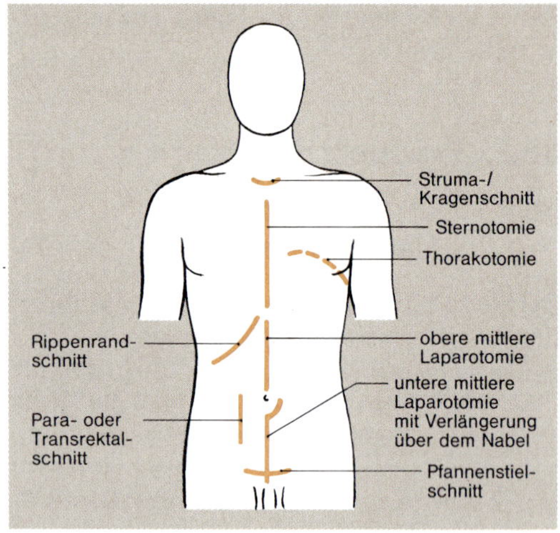

Abb. 38.**3** Typische Schnittführung im Bereich des Abdomens und des Thorax. Das Rasurfeld kann davon abgeleitet werden. Regel: je 20 cm im Umkreis.

len Tüchern oder speziellen Operationsfolien luftdurchlässig, aber ganzdeckend umwickelt. Der Verband wird am Vorabend angelegt und erst im Operationssaal abgenommen.

Darmreinigung und Nahrungskarenz

Die *Darmreinigung* dient der Entleerung des Darmes. Sie wird nach Vorschrift bzw. nach Notwendigkeit (je nach Art und Größe des Eingriffs) vorgenommen. In Frage kommen Laxanzien, Klistiere, Einläufe oder die Darmspülung. Siehe dazu die jeweiligen Vorschläge bei den einzelnen Operationen (Kap. 17–31).

Nahrungskarenz ist mindestens *6 Stunden* vor der Operation einzuhalten. Wurde diese Grenze aus irgendeinem Grunde nicht beachtet, ist entsprechende Information an den Arzt bzw. den Anästhesisten notwendig. Er entscheidet, ob die Operation verschoben wird oder ob eine Magenspülung vorgenommen werden muß.

Bei größeren Operationen ist eine längere Nahrungskarenz, u. U. eine parenterale Ernährung, notwendig. Im einzelnen gilt die jeweilige Verordnung oder grundsätzlich, was bei den einzelnen Organen nachgelesen werden kann.

Prophylaxen und gesunde Funktionen

Das *Einüben postoperativer Fähigkeiten* betrifft Verrichtungen, die für den Kranken postoperativ wichtig oder die voraussichtlich erschwert sind. Sie werden vorteilhaft vor der Operation eingeübt und besprochen.

Einige Beispiele:

- Erlernen richtiger Atemtechnik und richtigen Aushustens,
- Miktion in flacher Rückenlage,
- postoperatives Aufstehen,
- Gehen an Krücken usw.

Die *Thromboseprophylaxe* dient der Venenstabilisierung und muß präoperativ eingeleitet werden (S. 181 ff.). Zu den Standardmaßnahmen gehören:

- Injektion von Heparin oder Heparin-Dihydergot s. c.;
- Anlegen von sog. Antithrombosestrümpfen (z. B. TED-Strümpfe, S. 184 f.). Die Strümpfe werden so gewählt, daß sie gut sitzen; sie werden in den ersten Tagen auch nachts belassen.

Prämedikation

Der Anästhesist macht am Vortag die sog. Anästhesievisite. Er nimmt Kontakt mit dem Kranken auf, orientiert sich über seine physische Lage und psychische Gestimmtheit und verordnet schriftlich die Prämedikation. Sie umfaßt

- *für den Vorabend* (Nachtwache informieren):
  - ein Schlafmittel oder Sedativum, zusätzlich
  - bei Schmerzen ein Analgetikum,
  - bei Fieber ein Antipyretikum;
- *vor der Operation* (45–30 Minuten vor Narkosebeginn):
  - ein Sedativum (z. B. Thalamonal) und
  - Atropin als Vagolytikum (zur Vermeidung von Bronchospasmus, Bradykardie, Arrhythmie und zur Verminderung der Speichelsekretion).

Die Applikation ist mit Angabe der Uhrzeit und Unterschrift auf dem Anästhesieblatt zu protokollieren.

Zur wirkungsvollen Prämedikation gehört das *präoperative Gespräch*, damit möglichst viele Ängste abgebaut werden können (S. 962).

38.2.3. Operationstag

Dem Kranken ist Ruhe und ein Klima der Geborgenheit zu ermöglichen. Hast ist ein schlechter Operationsbegleiter.

Für den Patienten gilt:

- Nüchtern bleiben, Rauchen unterlassen.
- Morgentoilette gründlich, aber ruhig vornehmen (ihm genügend Zeit einplanen).
- Kosmetika und Nagellack entfernen (sie verhindern eine klare Situationseinschätzung bezüglich Hautfarbe).
- Alle „Anhängsel" ablegen: Schmuck, Prothesen jeder Art (Zahnprothesen, Kontaktlinsen, Brillen usw.).
- Offenes Krankenhaushemd anziehen (andere Kleidungsstücke nur mit ausdrücklicher Erlaubnis).
- Wertgegenstände wegschließen (keine Geldbeutel u. ä. im Nachttisch liegen lassen).
- Blase und Darm entleeren; ein evtl. notwendiger Dauerkatheter wird normalerweise intraoperativ eingelegt.

Für die Pflegeperson gilt:

- Dem Patienten in seiner individuellen Situation begegnen. Es gibt nicht „die Gallenblasenoperation“, es gibt nur *den einzelnen Menschen*, für den die Stunden vor der Operation oft eine große Belastung sind. Es sind kleine Dinge, die ihm helfen können: ein aufmunternder Blickkontakt, ein Händedruck, ein paar gute Worte usw. Der Kranke soll spüren: Ich bin gemeint, nicht die Gallenblase.

- Kontrolle von Temperatur, Puls, Blutdruck, Befinden; Auffälligkeiten sind zu melden.
- Alle Unterlagen (Krankenblatt, Begleitscheine für Anästhesie usw.) für den Transport vorbereiten.
- Prämedikation zeitlich und bezüglich Art und Dosierung nach Verordnung. Die Injektionsverabreichung soll so geplant werden, daß sie in Ruhe vorgenommen werden kann, damit ein Klima der Geborgenheit und Sicherheit gewährleistet ist, in dem der Kranke Angst aussprechen, Anliegen vorbringen und letzte, bedrängende Fragen stellen kann.
- Transport in den Operationssaal. Begleiten muß eine qualifizierte und, wenn immer möglich, die für den Patienten zuständige Pflegeperson.
- Übergabe des Patienten an die Anästhesieschwester, sei es im Vorbereitungsraum oder an der Schleuse. Der Kranke soll die Übergabe mitvollziehen können und spüren, daß er erwartet wird.

Für das Operationsbett wird bereitgelegt:

- Bettschutz, das Bett wird flach gestellt;
- Lagerungsmaterial je nach Operation;
- Aufhängevorrichtung für Infusionen, Sekretflaschen, Urinbeutel, Nierenschale u. a.

Je nach Situation und Einrichtung kommt der Kranke nach der Operation

- ins Zimmer zurück (kleinere Eingriffe);
- in den Aufwachraum (für die ersten Stunden);
- auf die Wachstation oder die Intensivstation (nach großen Eingriffen).

Der Kranke bekommt die entsprechende Information *vor* der Operation.

38.2.4. Angst und Entspannung

Wohl nie sonst muß sich ein Mensch derart auf andere verlassen können wie während einer Operation. Hat die Narkose begonnen, hat der Patient nicht mehr die kleinste Möglichkeit, einzugreifen. Er ist den Maschinen und fremden Menschen vollkommen ausgeliefert.

Nicht minder ausgeliefert fühlt sich der Patient in Lokalanästhesie: vollwach, aber ohne Bewegungsfreiheit. *Angst* oder mindestens ein Gefühl von Hilflosigkeit wird da wohl jedermann befallen, mag er sich noch so sehr dagegen wehren.

Studien haben ergeben, daß ungefähr 32% der Patienten Angst haben, 39% unangenehmen Gefühlen ausgesetzt sind und 29% angeben, keine Angst zu verspüren. Männer neigen vermehrt dazu, Angst und innere Spannung zu verdrängen, jüngere Patienten stehen unter ausgeprägterer Spannung als ältere Menschen.

Die Angst vor Narkosen und Operationen nimmt mit der Erfahrung kaum ab. Negative Erlebnisse steigern Angst und Spannungszustände in extremer Weise. Bedeutend ruhiger sind oft ältere Menschen und Patienten, die in ihrem Leben Sinn und geistigen Halt gefunden haben.

Entspannungsformen

In erster Linie ist das *präoperative Gespräch* zu nennen. Ein Gespräch, das nicht nur auf medizinische Fakten ausgerichtet ist, sowie das Besprechen von Fragen, welche die postoperative Zeit betreffen, helfen dem Patienten, die Streßsituation zu meistern und sich besser auf das Geschehen im Operationssaal einzustellen. Zusätzlich dazu wurden in den letzten Jahren eigentliche *Entspannungstechniken* auf ihre Wirkung für die prä- und intraoperative Anwendung geprüft. Es sind dies:

- *aktive*, also von Patienten selbst anwendbare Formen: Entspannungsübungen (autogenes Training, Atemübungen, Eutonie), Visualisierungsübungen (bildliche Vorstellung von Ruhe, Wohlbefinden und Förderung des Heilungsprozesses):
- *passive* Formen: akustische und optische Reize zur Ablenkung, Hypnose und Suggestion, Massageformen;
- *gemischte* Formen: geführte Entspannungstechniken, Verbindung von Musik und Suggestion.

Die Bedingungen zur Anwendung von Entspannungstechniken sind im Kasten auf S. 963 nachzulesen.

38.3. Intraoperative Pflege

Es gilt, dem *Menschen* (personal-individuelle Ebene) und dem *Eingriff* (körperliche und technische Ebene) gerecht zu werden.

Bedingungen für die Anwendung von Entspannungstechniken zur Herabsetzung präoperativer Ängste (B. Bettschen-Steiner: Krankenpflege 1985, H. 11)

- Ausreichende Kenntnis der angewandten Techniken, Gesprächsbereitschaft.
- Genügend Zeit.
- Möglichst ruhiger Ort.
- Möglichst ruhige und ausgeglichene Haltung der betreuenden Person (aus der Gruppe des den Patienten betreuenden Anästhesiepersonals sollte ein und dieselbe Person die Verantwortung für das psychische Wohlbefinden des Patienten während der prä-, per- und postoperativen Zeit übernehmen).
- Bereitschaft des Patienten zu den angewandten Methoden.
- Erkennen der Ängste des Patienten.
- Vertrauen zwischen Bezugsperson und Patient.
- Mitverantwortung des Patienten, freiwilliger Entscheid für das eine oder andere Vorgehen (die Wahl des Patienten ist vor allem abhängig von seiner Motivation und dem Vertrauen, das er in uns und unsere Methoden haben kann).
- Gebrauch einer gut verständlichen Sprache und positiver Formulierungen (anstelle von „Angst" und „Furcht" die Wörter „Sorge", „Besorgnis" oder „unangenehmes Gefühl" benutzen; „Operationstisch" = „Operationsbett"; „stechen" = „die Infusion anlegen"; „Schmerzen haben" = „etwas verspüren", „ein Brennen, Ziehen bemerken" usw.).

38.3.1. Der Eingriff

Als Eingriff sind alle in die Struktur und Ganzheit des Organismus eingreifenden therapeutischen Maßnahmen zusammengefaßt (Injektionen, Punktionen, Eröffnungen von Körperhöhlen usw.). Allen gemeinsam ist die direkte mittelbare oder unmittelbare *Verbindung mit dem Körperinnern* und damit die *Infektionsgefahr.*

Der *Aufwand an Vorsichtsmaßnahmen* wie

- Desinfektion, Sterilisation (Geräte, Instrumente usw.),
- Raumwahl (Krankenzimmer, Untersuchungszimmer, Operationssaal),
- Schutzkleider, Abdecktücher, Masken usw.

richtet sich nach dem Ausmaß bzw. der Größe und/oder Tiefe des Eingriffs.

Der *Operationssaal* bietet als keimärmster Raum des Krankenhauses die anspruchsvollsten prophylaktischen Möglichkeiten zur Infektionsverhütung. Das Prinzip der Keimarmut wird auch innerhalb der Operationsabteilung genau beachtet.

- „Aseptische" und „septische" Operationsräume sind streng voneinander getrennt.
- Personal- und Patientenschleuse bilden notwendige Barrieren.
- Der Waschraum bietet Gelegenheit für die sog. chirurgische Händedesinfektion.
- Intubations- und Extubationsräume ermöglichen Vorbereitungs- und Nachsorgearbeiten außerhalb des eigentlichen Operationssaales.

38.3.2. Anästhesie

Anästhesie – Ausschaltung der Schmerzempfindung als

- örtliche Betäubung – Lokalanästhesie,
- allgemeine Betäubung – Narkose.

Lokalanästhesie

Bei der Lokalanästhesie wird die Nervenleitung für die Impulsübertragung zum Gehirn blockiert, so daß die Schmerzempfindung ausgeschaltet wird. *Wirkungseintritt* nach Minuten. Je nach Dosierung kann zunächst nur die Schmerzempfindung unterbrochen sein, während mit höheren Dosen auch die Motorik der betreffenden Region ausgeschaltet wird. Die *Wirkungsdauer* hängt von der chemischen Struktur, der Resorptionsgeschwindigkeit und dem Abbaumechanismus ab. Durch den Zusatz von Adrenalinsubstanzen (Suprarenin) wird eine Vasokonstriktion und dadurch eine verzögerte Resorption mit länger dauernder Anästhesiewirkung erreicht (dadurch sind auch weniger Nebenwirkungen zu erwarten).

Für die Wahl der Lokalanästhesie sind die anatomischen Gesetzmäßigkeiten ausschlaggebend. Man unterscheidet:

Oberflächenanästhesie. Sie dient der Betäubung von sensiblen Nervenendigungen in Haut und Schleimhaut. Der häufigste Anwendungsbereich sind Mundhöhle, Nasen-Rachen-Raum sowie die Endoskopie und die Augenheilkunde (für das Auge als Anästhesielösung, für die Schleimhäute als Spray oder Gel, häufig in 4%iger Lösung). Es werden nur kleine Mengen benutzt, da das Mittel resorbiert wird.

Infiltrationsanästhesie. Sie dient der örtlichen Betäubung kleiner umschriebener Bezirke (häufig in der Unfallchirurgie, Zahnheilkunde). Das Medikament (z.B. ½- bis 2%ige Xylocainlösung) bewirkt durch eine horizontal um das Gebiet verlaufende Einspritzung und durch Infiltration tieferer Gewebeschichten die Blokkade von Nervenendigungen und endständigen Nervenbahnen.

Leitungsanästhesie. Durch Blockade großer Nervenstämme können größere Gebiete unempfindlich gemacht werden, indem alle Nervenleitungen blockiert werden, die diesen Bezirken entsprechen, z.B. Plexusanästhesie für chirurgische Eingriffe an Arm und Hand. Es werden 1- bis 2%ige Anästhesielösungen verwendet.

Periduralanästhesie. Bei dieser Methode wird das Anästhetikum in den Periduralraum, also außerhalb des Durasackes, in den Wirbelkanal injiziert – epidural (darum auch Epiduralanästhesie genannt). Tut man das im Bereich der Lumbalwirbelsäule, so spricht man von *lumbaler Periduralanästhesie*, injiziert man dagegen durch den Sakralkanal, so wird das als *Kaudal-* oder *Sakralanästhesie* bezeichnet.

Das Anästhetikum trifft dort auf die austretenden Nervenstränge, wodurch ein gürtelförmiger Bezirk schmerzunempfindlich wird. Die Periduralanästhesie wird heute häufig auch zur postoperativen *Schmerztherapie* angewandt. Es wird ein feiner Katheter in den Epiduralraum eingeführt, den man beliebig lang liegen lassen kann. Durch Injektion von Analgetika oder Anästhesielösung kann eine Schmerzfreiheit über Stunden erreicht werden. Nachinjektionen meist durch den Arzt, Blutdruckkontrollen ¼stündlich während der jeweils 1. Stunde durch das Pflegepersonal.

Spinalanästhesie. Darunter versteht man die Injektion von Lokalanästhetika in den Liquorraum.

Die Punktionsstelle entspricht derjenigen der Lumbalpunktion (S. 1083f.). Der anästhesierte Bezirk hängt von den Bereichen des Rückenmarks ab, die direkt mit dem verabreichten Anästhetikum in Kontakt stehen. Die aus diesem Bereich abgehenden Nerven werden blokkiert, und dadurch wird ihr typischer Versorgungsbereich anästhesiert (Becken, untere Extremitäten).

Durchführung der Spinalanästhesie. Sie entspricht grundsätzlich der auf S. 1083f. besprochenen Lumbalpunktion. Sie erfolgt nach Setzen einer Hautquaddel und subkutaner Infiltration, z.B. mit Procain mittels *extrafeiner Lumbalkanüle* → Aspiration von Liquor → Injektion des Anästhetikums (z.B. 1%ige Tetracainlösung). Die Dosierung hängt von der gewünschten Ausbreitung und Intensität der Anästhesie ab. Wird dem Anästhetikum 10%ige Glucoselösung beigemischt, so entsteht gegenüber dem Liquor eine sog. hyperbare (überschwere) Lösung mit einem höheren spezifischen Gewicht. Dadurch vermag der Arzt die Spinalanästhesie gut segmental begrenzt einzustufen.

Vorsichts- und Überwachungsmaßnahmen:

- Prophylaxe und Therapie von Blutdruckabfall; Verabreichung von Vasokonstriktoren (Ephedrin) und häufige Blutdruck- und Pulskontrollen.
- Verhüten von Kopfschmerzen (Übelkeit, Erbrechen) durch Verwendung von extradünnen Kanülen.
- Die vorübergehende vasomotorische Lähmung im betreffenden Körperareal ist nicht zu vermeiden, wohl aber Angst und nervöse Spannungen infolge ungenügender Information. Unwissende, d.h. schlecht orientierte Patienten erleiden unnötige existentielle Ängste.
- Das Wasserlassen kann in den ersten Stunden erschwert bzw. nicht kontrollierbar sein.

Narkose

Unter Narkose versteht man:

- Ausschalten von Bewußtsein und Schmerzempfindung,
- Dämpfung oder Ausschaltung der Reflexe,
- Erschlaffung der Muskulatur.

Das Narkosemittel kann auf verschiedenem Weg dem Organismus zugeführt werden. Es bewirkt immer einen gezielten Lähmungszustand am zentralen Nervensystem, der bei richtiger Dosierung nach Abklingen der Wirkung schadlos in den normalen Wachzustand zurückführt.

Man unterscheidet:

Inhalationsnarkose. Dämpfe flüssiger Narkotika (z.B. Halothan) oder Gase (Lachgas) werden eingeatmet – inhaliert.

Injektionsnarkose. Narkosemittel werden in-

travenös (selten auch intramuskulär) verabreicht.
Kombinationsnarkose. Die Narkose wird durch die Injektion eines kurzwirkenden Präparates eingeleitet und durch Inhalation von Gasen fortgesetzt. Diese Narkosekombination wird heute am meisten angewendet.
Intubationsnarkose. Diese Narkose ist eine spezielle Form der *Kombinationsnarkose* und hat gegenüber den obengenannten große Vorteile. Sie wird deshalb bei allen größeren Operationen angewendet. Eingriffe, bei denen der Thorax eröffnet wird, können nur unter Anwendung dieser Narkoseform vorgenommen werden. Bei der Intubationsnarkose wird dem Patienten, der bereits eine Prämedikation erhalten hat, i.v. ein Narkotikum gespritzt. Anschließend erhält er ein kurzwirkendes, muskelerschlaffendes Mittel. Nun kann mittels Kehlkopfspiegel der Kehlkopfeingang sichtbar gemacht und ein *Endotrachealtubus* eingeführt werden. Dieser wird nach Abdichtung (mit Luft gefüllte Abdichtungsmanschette) an das Narkosegerät angeschlossen. Die Beatmung erfolgt durch ein Sauerstoff-Lachgas-Gemisch. Die Narkosetiefe richtet sich nach dem Verlauf der Operation, und zwar so, daß der Patient kurz nach Beendigung der Operation wieder ansprechbar ist.
Die *Vorteile* der Intubationsnarkose liegen darin, daß die Beatmung gesteuert werden kann. Das Sekret der Luftröhre kann jederzeit abgesaugt werden. Blut, Schleim und Mageninhalt können nicht aspiriert werden, da die Manschette des Tubus dies verhindert.
Die Wirkung der muskelerschlaffenden Medikamente kann nach Bedarf (Ende der Operation) durch Verabreichung von Prostigmin aufgehoben werden.

Narkoseüberwachung

Im Vordergrund steht intraoperativ die Überwachung von Atmung und Kreislauf, besonders bei relaxierten Patienten, um sofort eine Beatmungsunterbrechung oder eine Kreislaufveränderung irgendwelcher Ursache zu erkennen. Therapeutische Hilfe muß unmittelbar und zweckmäßig einsetzen. Mehr zu Narkose und Narkoseüberwachung s. weiterführende Literatur S. 971.

38.3.3. Intraoperative Begleitung

Was oben bereits zum Thema Angst und Entspannung gesagt worden ist, gilt auch hier. Studien haben ergeben, daß das Zentralnervensystem trotz Narkose fähig bleibt, Reize und Botschaften aufzunehmen. Das Einsetzen von *Musik* und *Entspannungstechniken* (und die Kontrolle über die geführten Gespräche!) kommt dieser Erkenntnis entgegen. Im übrigen haben *alle ATL* auch Bedeutung für die intraoperative Phase (Krankenpflege im Operationssaal 1988, Nr. 9):

Wach sein und schlafen:
- Für Ruhe und gelöste Atmosphäre bei der Ankunft des Patienten im Operationssaal sorgen.
- Vermeiden von lauten Auseinandersetzungen oder Privatgesprächen.
- Bewußtseinszustand überwachen.

Sich bewegen:
- Patient gut und bequem umlagern.
- Einschränkungen durch Gebrechen, Lähmungen, Frakturen mit einbeziehen.

Körpertemperatur regulieren:
- Patient nach der Umlagerung und besonders Patienten in Lokalanästhesie mit warmen Tüchern zudecken (Schultern und Füße besonders beachten).
- Für langdauernde Eingriffe in Lokalanästhesie Wärmematratze benützen.

Sich beschäftigen:
- Mit einbeziehen in unser Tun, z.B. etwas zum Halten geben, informieren darüber, was gemacht wird.

usw.

38.4. Postoperative Pflege

Das **Ziel**, die raschmögliche Wiedererlangung der Selbständigkeit und Unabhängigkeit, wird in zwei Etappen erreicht:
1. durch kontinuierliche *Überwachung* in der ersten postoperativen Phase (Phase, in der die Aufrechterhaltung und Wiederherstellung des inneren Gleichgewichts (Homöostase) im Vordergrund steht (s. unten);
2. durch unterstützende *Therapie* (Arztverordnung) und *begleitend-unterstützende Pflege* im Sinne der Hilfeleistung nach Bedarf in allen Bereichen der ATL sowie durch eine tragende *Beziehung*, die ein heilendes (heilungförderndes) Klima bewirkt.

38.4.1. Postoperative Überwachung

Aufwachraum

Der Aufwachraum ist normalerweise direkt an die Operationsabteilung angegliedert. Er untersteht der *ärztlichen Leitung* der Anästhesieabteilung und ist mit speziellen Überwachungsgeräten ausgestattet. Hier werden die durch die Narkose teilweise ausgeschalteten oder beeinträchtigten Funktionen (Atmung, Kreislauf, Bewußtsein) so lange überwacht, bis sie voll wiederkehren und sich stabilisiert haben.

Übernahme des Frischoperierten

Der Anästhesist und die Operationsschwester begleiten den Operierten zum Aufwachraum und informieren über etwaige Besonderheiten, den Verlauf der Narkose und die weiterführenden Maßnahmen. Folgende Informationen sollen mündlich *und* schriftlich erfolgen:

- Infusionslösungen, Infusionsgeschwindigkeit;
- bei Bedarf zu verabreichende Schmerzmittel, Antiemetika u. a.;
- Hämoglobin- und Hämatokrit, evtl. Elektrolytkontrollen;
- eingelegte Drainagen, Sonden, zu erwartende Sekret- bzw. Blutmengen sowie Verordnungen betreffs Ersatz, Sogstärke usw.;
- Vermerk bezüglich Lagerung, Mobilisation und Verlegung des Patienten usw.

Atmung

Die meisten Patienten kommen extubiert und unter Spontanatmung aus dem Operationssaal. Die Atemkontrolle ist nötig, weil der aus der Narkose erwachte Patient in einen tiefen Nachschlaf versinkt, sobald die Stimulation durch Operation, Absaugen und Extubation vorbei ist (dies besonders nach längeren Narkosen). Dadurch kann die Spontanatmung wieder insuffizient werden, und bei Erschlaffung der Kiefermuskulatur kann auch der Atemweg durch die zurückfallende Zunge wieder verlegt werden. Aus diesem Grund wird für die Nachschlafzeit ein Güdel-Tubus eingelegt und *Dauerüberwachung angeordnet*. Patienten mit *schwacher Spontanatmung* bleiben vorerst intubiert, bis eine sicher ausreichende Atmung vorhanden ist, u. U. wird sie vorübergehend maschinell unterstützt.

- *Schmerzen* beeinträchtigen die Spontanatmung, vor allem bei thorakalen und abdominalen Eingriffen; umgekehrt bewirken auch Analgetika eine Atemdepression, weshalb die Wahl und Dosierung der Schmerzmittel exakt (Arztverordnung) gehandhabt werden muß.
- Die *Sauerstoffzufuhr* in der ersten postoperativen Phase dient der Vermeidung einer Hypoxie (O_2-Mangel). Die Sauerstoffmenge beträgt in der Regel 4l/Minute und wird mittels Kunststoffmaske oder Nasensonde zugeführt.
- Die *Befeuchtung der Raumluft* dient ebenfalls der Atemunterstützung. Es sollen Anfeucht- oder Ultraschallverneblergeräte zur Verfügung stehen.
- *Atemkomplikationen.* Eine der häufigsten Formen ist die *Rekurarisation* oder der *Relaxansüberhang*. Gemeint ist die Nachwirkung der Muskelrelaxanzien über die Dauer der eigentlichen Narkose hinaus. Das bedeutet, daß, nachdem die Wirkung der Narkosemittel abgeklungen ist und der Patient das Bewußtsein erlangt hat, immer noch eine extreme Ateminsuffizienz besteht. Es kann ein Atemstillstand eintreten. Als *Antidot* steht Prostigmin zur Verfügung. Damit kann die relaxierende Wirkung rasch aufgehoben werden. Die Überwachung solcher Patienten muß auch nach Besserung des Zustandes intensiv weitergeführt werden, da nach Abklingen der Prostigminwirkung eine erneute Rekurarisation eintreten kann.
- Für Zwischenfälle muß ein Beatmungsgerät (Ambu-Beutel), ein Tubussortiment und ein funktionstüchtiges Intubationsbesteck griffbereit sein (Reanimation S. 988ff.).

Herz- und Kreislauffunktion

Zur Herz-Kreislauf-Überwachung wird der Patient u. U. an einen EKG-Monitor mit Herzfrequenzmesser angeschlossen. Außerdem werden in Abständen von 15 Minuten Kontrollen vorgenommen:

- Pulsfrequenz,
- Blutdruck, evtl. Venendruck,
- Hautdurchblutung, -farbe und -feuchtigkeit.

Patienten mit bestehender Kreislauflabilität und/oder Kollapsbereitschaft werden medikamentös unterstützt (z. B. durch Vasokonstriktoren). *Blutdruckabfall* ist häufig ein Zeichen von Volumenverlust. Zur Therapie stehen

Plasmaersatz- und Expanderlösungen zur Verfügung (Kap. 41).

Bewußtsein

Die Ansprechbarkeit und Reaktionsfähigkeit des Patienten wird wie die obigen Kontrollen in regelmäßigen Abständen geprüft. Besonderer Aufmerksamkeit bedürfen

- neurochirurgische Patienten. Bei ihnen besteht in ganz besonderem Maße die Gefahr einer Eintrübung durch Komplikationen (S. 775f.). Eine notwendige Sedierung muß äußerst vorsichtig gehandhabt werden.
- An dieser Stelle soll auch auf die unbedingt erforderliche Ruhe für alle Patienten in der Ausschlafphase nach „Ketalar-(Ketanest-) Narkose“ hingewiesen werden.

Überwachungs- und Therapieplan

Neben den oben erwähnten Beobachtungsgrößen sind je nach Ausmaß und Schwere des Eingriffs weitere Kontrollen und Therapiemaßnahmen notwendig:

- Temperaturüberwachung, besonders bei Säuglingen und Kleinkindern oder nach Hypothermie.
- Infusionstherapie fortsetzen, entsprechend der Verordnung.
- Drainage und Sonden ableiten und auf freie Durchgängigkeit achten. Thoraxdrainagen an Sog anschließen (S. 572f.).
- Verbandkontrolle.
- Bilanzierung zwischen Infusionstherapie und Ausscheidung einschließlich Verlust aus Drainagen, Sonden und evtl. Nachblutungen (S. 1028) einleiten.
- Kontrolle von Blutwerten (Hämoglobin, Hämatokrit, Elektrolyte, Blutgase u.a.) nach Verordnung.

Abb. 38.**4** zeigt schematisch die zu überwachenden Parameter nach größeren Eingriffen.

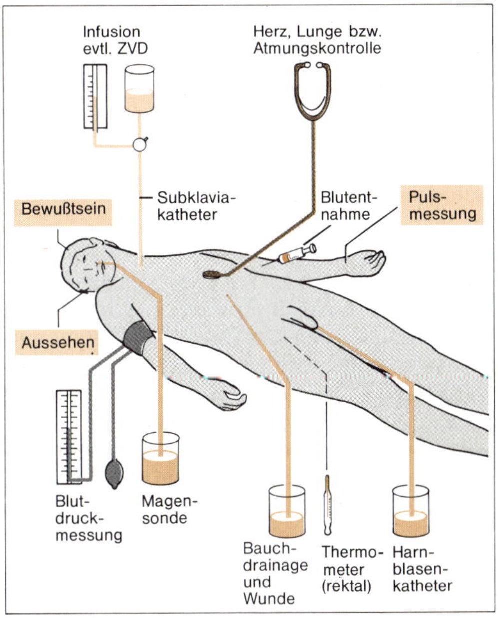

Abb. 38.**4** Postoperative Überwachung (nach Reifferscheid).

38.4.2. Unterstützende Pflege

Bewegung, Mobilisation

- Die *Lagerung* im Bett erfolgt je nach Operation abwechselnd halb sitzend oder flach, außerdem mit Drehen auf die rechte oder linke Seite. Ausnahmen sind
  - *Thoraxoperierte:* Seitenlage je nach operierter Seite bzw. Art der ausgeführten Operation;
  - *Rücken- und Schädeloperierte:* flache Rükkenlage, evtl. Kopftieflage;
  - *Orthopädie:* die Lage wird von Schienen und/oder Extension bestimmt.
- Die *Physiotherapie* ist ein wesentlicher Teil der *Frühmobilisation* (S. 183) und der Prophylaxen. In der Regel umfaßt sie
  - Atemgymnastik: atmen, aushusten, abklopfen sowie
  - Bettgymnastik: Stoffwechselgymnastik, passive und aktive Bewegungstherapie.
- Das *erste Aufstehen* erfolgt so rasch als möglich, meist am Operationsnachmittag: Bettrand → neben das Bett stehen → gehen.

Körperpflege

Das Maß der Hilfeleistung ist vom Zustand und den beeinträchtigenden Bedingungen (Drainagen, Sonden, Kathetern) abhängig. Grundsätzlich gilt: So viel Hilfe als nötig, so wenig wie möglich, so liebevoll wie denkbar. Das Maß wird dann gefunden, wenn die Situation des Kranken gezielt eingeschätzt und die Pflege geplant wird. Besondere Aufmerksamkeit ist den Prophylaxen zu schenken (S. 172ff.).

Wach sein und schlafen

Die *Bewußtseinsüberwachung* wurde oben schon erwähnt. Der *Schlaf* ist in der ersten postoperativen Phase fast immer gestört. Daran sind viele Faktoren beteiligt: ungewohnte Lage, eingeschränkte Bewegung, behindernde Leitungen, Schmerzen, psychische Beeinträchtigung u. a.

- *Schlaf-, Beruhigungs-* oder *Schmerzmittel* (in den ersten Tagen als Injektion) sind so einzusetzen, daß nicht ein *Zuwenig* zu schmerzvollen Nächten oder ein *Zuviel* zur Betäubung auch tagsüber Anlaß geben (zu Schmerz S. 523ff.).
- *Ruhezeiten.* Der Frischoperierte braucht viel Ruhe, damit sich sein Organismus und seine seelisch-geistigen Funktionen erholen bzw. stabilisieren können. In Mehrbettzimmern kann nur das disziplinierte Einhalten der Ruhezeiten (durch Besucher *und* Personal) die notwendige Ruhe gewährleisten.

Ausscheidung

Der Ausscheidungsfunktion ist neben der Kontrolle der Vitalzeichen die größte Aufmerksamkeit zu schenken.

Blasenfunktion. Miktionsschwierigkeiten sind, wenn kein Katheter liegt, sowohl nach Lokalanästhesie wie nach Narkose häufig. Sie beruhen auf der anfänglich geringen Urinproduktion und auf Anpassungsschwierigkeiten körperlicher und psychischer Natur. Vielfach kann der Entleerungsreflex durch einfache Hilfsmittel unterstützt werden: Warmes Wasser in Bettschüssel geben, hörbar Wasser laufenlassen, private und gelöste, d.h. angst- und schmerzfreie Atmosphäre schaffen. Helfen diese Mittel nicht, wird der Arzt u.U. Gaben von Doryl i.m. oder i.v. verordnen. Wenn alle Mittel versagen, muß katheterisiert werden, denn *spätestens 8 Stunden nach der Operation muß der Patient Wasser gelassen haben.*

Bei *Dauerkatheter* (transurethral oder retropubisch) wird die Durchgängigkeit geprüft. Weitere Pflege dabei S. 294ff.

Die *Urinkontrolle* erfolgt zu Beginn stündlich (bei größeren Eingriffen, urologischen Operationen mittels Urimeter), dann als 24-Stunden-Diurese. Urin ist der wichtigste Anteil der Minusseite einer Bilanzierung (S. 1028).

Bei *ungenügender Urinausscheidung* ist auch an ein *Kreislaufversagen* zu denken. Mangelnde Urinproduktion ist ein wichtiges Schock- bzw. Kreislaufsymptom.

Darmfunktion. Nach jedem abdominalen Eingriff muß mit einer vorübergehenden Darmatonie gerechnet werden (s. unten).

Zur Anregung der Darmtätigkeit kann das Darmrohr eingelegt oder lokale Wärme angewendet werden. Abführmittel, Klysmen und Einläufe werden nach ärztlicher Verordnung am 2. bis 3. postoperativen Tag verabreicht.

Sekrete. Sekrete aus Sonden und Drainagen müssen mit zu den Ausscheidungen gerechnet werden. Gleichzeitig wird das *Wundgebiet* kontrolliert und werden die notwendigen Verbände vorgenommen (postoperative Wunde S. 1050f.).

Essen und trinken

Die Ernährung bzw. Nahrungskarenz richtet sich nach der Art der ausgeführten Operation und dem Zustand des Kranken.

- *Nach Operationen außerhalb des Abdomens* (bzw. ohne Eröffnung des Peritoneums) kann der Patient trinken, sobald er will, wach ist und keinen Brechreiz verspürt (üblicherweise ab 4 Stunden nach dem Eingriff). Beginn mit kleinen Mengen Tee, steigern und Übergang auf Suppe/Creme und normale, gut bekömmliche Kost bei normalem Verlauf bzw. nach Einsetzen der Darmtätigkeit (Windabgang).
- *Nach Operationen im Bereich des Magen-Darm-Traktes* ist eine längere Nahrungskarenz notwendig: im Bereich des *Ösophagus* bis 8 Tage, des *Magens* 2–4 Tage und des *Darmes*, insbesondere des Dickdarmes, 5–8 Tage, d.h. so lange, bis einerseits die Magen- und/oder Darmatonie behoben ist, andererseits die Nähte (insbesondere Ösophagus- und Darmnähte) verheilt sind. Der Aufbau geschieht langsam nach vorgegebenem Schema bzw. individueller Verordnung (S. 629 u. 642).
- *Infusionen, Ersatztherapie.* Bei kleineren Eingriffen kann die Infusion nach 24 Stunden entfernt werden. Bei großen Eingriffen bedeutet sie u.U. eine aufwendige Berechnungs- und Angleichungsmaßnahme. Ersetzt wird, was fehlt: Volumen, Elektrolyte, Blutzellenpräparate, Plasmafraktionen, Vitamine usw. (Infusionstherapie Kap. 41, insbesondere parenterale Ernährung S. 1016 und Infusionstherapieplan S. 1027).

Temperaturregulierung

Die Temperatur ist ein Parameter für die Anpassungsvorgänge im Organismus. Die Operation wirkt im Sinne eines Stressors (S. 426ff.), der die Homöostase bedroht und somit die Anpassungsmechanismen aktiviert. Dadurch kommt es vorübergehend zu unspezifischen Reaktionen wie Temperaturanstieg, Kräfteverlust, Gefühl des Krankseins. Eine *leichte, vorübergehende Temperaturerhöhung* ist daher die Regel. *Anstieg auf Werte* über 37,8 °C sind ein Hinweis auf eine Infektion. Der Arzt wird therapeutisch, u. U. auch prophylaktisch, Antibiotika verordnen. Sehr *hohes Fieber* kann zentralbedingt sein und ist z. B. bei hirnoperierten Patienten Hinweis auf eine hyperaktive Stoffwechsellage. Es werden hypothermische Maßnahmen verordnet (S. 326 u. 329f.).

Seelisch-geistiges Gleichgewicht

Eine Operation ist nicht nur ein Eingriff in das *unmittelbare Gefüge des Organismus*, sondern ebensosehr ein Eingriff in die *Strukturen der menschlichen Person*. Betroffen ist die Leib-Seele-Geist-Einheit. *Homöostase*, um diesen Begriff von Cannon zu gebrauchen, ist eine *gleichgewichtserhaltende* Fähigkeit der menschlichen Person auf der Bios- *und* auf der Psyche-Geist-Ebene. Die Beeinträchtigung der Regelmechanismen ist daher nie genau voraussehbar. Die Reaktionen sind individuell und abhängig von vorhandenen Ressourcen, von Dispositionen, Anfälligkeiten usw. Dieses Gesetz ist vor allem in der Chirurgie deutlich erfahrbar. Wird ein „Gesunder", d. h. ein im Gleichgewicht wenig oder nicht gestörter Mensch operiert, verläuft die Wiederherstellungsphase meist rasch und komplikationslos. Anders beim reduzierten, schon kranken Menschen, bei dem die Ressourcen klein oder nur schwer aktivierbar sind. Er braucht oft viel Zeit, sein Befinden ist veränderlich, häufig schwankend, nicht immer steuerbar. Diese und ähnliche Überlegungen helfen uns, den postoperativen Verlauf in seinem Auf und Ab, insbesondere die Phasen der häufig eintretenden Erschöpfung (2–4 Tage nach dem Eingriff und nachdem es dem Patienten doch so gut ging!) zu verstehen. *Unsere Enttäuschung* über schwierig zu bewältigende Tage (Mißbehagen, depressionsähnliche Zustände, Auftreten von Fieber u. a.) wirkt sich auf den Kranken ebensosehr aus wie *unsere Hoffnung* auf Besserung und auf Heilung und unser *Glaube* an innere, mobilisierbare (weil vorhandene) Ressourcen.

Für Sicherheit sorgen

Thromboembolieprophylaxe. Sie dient der Verhütung von *Thrombosen* und *Embolien*, wozu besonders adipöse Menschen sowie Patienten mit Varizen, Polyglobulie u. a. neigen. Die Maßnahmen haben ein zweifaches Ziel:

- *Steigerung der Blutstromgeschwindigkeit* durch Bewegung, Ausstreichen (nicht Massieren) der Venen, Atemübungen, Tragen von Kompressionsstrümpfen sowie die Frühmobilisation (S. 181ff.). Beim Aufstehen soll der Kranke dazu angehalten werden, auf den Zehen einige Male auf und ab zu wippen.
- *Medikamentöse Maßnahmen zur Gerinnungshemmung.* In der Chirurgie wird üblicherweise, wie bereits erwähnt, die Heparinisierung präoperativ (S. 961) angewendet. Auch die Infusionstherapie wirkt durch Verdünnung des Blutes (Hämatokritsenkung) prophylaktisch.

Lungen- und Herz-Kreislauf-Unterstützung:

- Für *Pneumonie* und *Atelektase* infolge ungenügend belüfteter Lungenbezirke sind vor allem Raucher, adipöse, betagte Menschen und sog. Vorgeschädigte (z. B. der Asthmatiker) disponiert.
  Die *Prophylaxe* (und eine evtl. Therapie) besteht in Atemgymnastik, gezieltem Aushusten, Schmerztherapie, Aerosoltherapie (S. 357f.), evtl. Trachealtoilette (S. 352f.).
- *Andere Lungenkomplikationen* sind die Insuffizienz (Atemdepression, Atemstillstand S. 978ff.), das Lungenödem bei Linksherzversagen (S. 582f.), die Übersättigung mit Kohlensäure (Hyperkapnie S. 579) oder der Sauerstoffmangel (Hypoxie S. 579) u. a.
  Zur *Behandlung* solcher Störungen muß der Kranke auf die Intensivstation verlegt werden.
- *Kardiale Störungen* können neben leichten Kollapsneigungen schwere, lebensbedrohliche Formen annehmen, die ebenfalls eine Verlegung auf die Intensivstation notwendig machen (Herzinsuffizienz, Rhythmusstörungen, Herz-Kreislauf-Stillstand S. 988f.).
- *Blutungen* führen rasch zu lebensbedrohlichen Kreislaufsituationen. Die Blutung nach innen (ins Körperinnere) äußert sich durch einsetzende Schockzeichen (S. 612), nach *außen* (durch die Wunde) zusätzlich durch Blu-

Überwachungsblatt
Therapie und Flüssigkeitbilanz

Name	Geb.-Datum	Patienten-Nr.	Zimmer-Nr.	Blatt-Nr.
B. B.	28.2.19..		A2 Z 15	1

Datum und Zeit	Puls	Blutdruck	Temperatur	Atmung	Medikamente/ Infusionen	Beobachtungen/ Pflegemaßnahmen	Flüssigkeitszufuhr		Ausscheidung	
							per os	Infusionen	Urin	Varia
12.7.					Macrodex 6% 300			300		
					in NaCl 9‰					
					Glukose 5% 1000 ml					
11 h	80	115/90		18		zurück vom Op				
12 h	84	120/90			Novalgin 2 ml i. v.					
13 h	96	120/80								Erbr. 100
14 h	84	120/80				Seitenlage			500	
15 h	88	125/90	37,2	25			100			
18 h	80	120/90						1000		
20 h	76	120/80		20	Hartmannsche Lösung 1000 ml					
22 h	80	120/80			Novalgin 2 ml i. v.		200			
2 h	84	125/90				schläft gut				
6 h	76	115/80	37,0	20		stand gut auf		1000	1200	
							300	2300	1700	100
					Einfuhr 2600					
					Ausfuhr 1800					
					Bilanz +800					

Abb. 38.**5** Beispiel eines Überwachungsblattes.

tung in den Verband oder durch große blutige Sekretmengen.

Prophylaktisch werden gestörte Gerinnungsmechanismen behandelt. Eine Blutung muß rasch erkannt (genaue Kontrolle von Zustand, Befinden, Wundgebiet) und zweckmäßig behandelt werden (→ Blut- und Blutersatztherapie).

Diureseunterstützung. Zur Erfassung einer postoperativ auftretenden Störung der Herz-Kreislauf-Funktion, der Nieren und Harnwege ist die exakte Überwachung der Ein- und Ausfuhr von Flüssigkeit (Bilanzierung S. 1028) sowie die regelmäßige Elektrolytbestimmung notwendig. Eine *postoperative Anurie* als Zeichen eines akuten Nierenversagens kann verschiedene Ursachen haben, entsprechend ist die Therapie (S. 705 f.).

Magenatonie- und Ileusprophylaxe:

- Die *postoperative Magenatonie* (Atonie = fehlender oder stark herabgesetzter Tonus) äußert sich als akut auftretendes Überlauferbrechen von Galle, Magen- und/oder Darmsekreten. Sie ist die Folge einer Lähmung der motorischen Funktion der Magenmuskulatur mit Organerweiterung, Sekretstau und Reflux (S. 635).
  Prophylaktisch wird eine Magenverweilsonde eingelegt, meist mit intermittierendem Sog. Auch *therapeutisch* ist die Absaugung (und Spülung) des Magens die erste Maßnahme, gleichzeitig müssen die verlorenen Sekrete ersetzt (Flüssigkeit, Elektrolyte) und die Peristaltik angeregt werden.
- *Übelkeit und Erbrechen.* Übelkeit beeinträchtigt das Wohlbefinden. Erbrechen führt zusätzlich zu Flüssigkeits- und Elektrolytverlust; die dabei hervorgerufene Bauchpresse ist eine Gefahr für die frische Wunde.
  Prophylaktisch sind Antiemetika zu verabreichen (Siquil, Marzine). Die eingelegte Magensonde dient der Prophylaxe *und* der Therapie.
- Die *postoperative Darmträgheit* ist eine häufige Operationsfolge. Sie wird mit Klysmen, Einläufen und/oder Laxanzien angegangen.

Von großer *prophylaktischer* Bedeutung ist neben der Anregung der Darmträgheit die raschmögliche Wiederaufnahme der normalen Lebensgewohnheiten. Schwere Störungen führen rasch zu Ileuserscheinungen, die eine intensive konservative und/oder operative *Therapie* (S. 639f.) benötigen.

Zusammenfassend sei auf das *Überwachungsblatt* hingewiesen, das in den ersten postoperativen Stunden oder Tagen der *Protokollierung* der wichtigsten Meßwerte, Beobachtungen und Therapien dient. Abb. 38.**5** zeigt exemplarisch ein einfaches Therapie- und Bilanzblatt.

Bezogen auf die Funktionen der Krankenpflege (S. 100f.) im Bereich der prä-, intra- und postoperativen Pflege gilt:

- Sie ist in erster Linie *weisungsabhängig*, weil sie als Teil der medizinischen Intervention direkt von den Entscheidungen des Arztes abhängig ist (Funktion 3).
- Der *unabhängige Bereich* der Pflege erstreckt sich auf jene Bereiche der ATL, die nicht vom Operationsgeschehen direkt beeinflußt sind (Funktion 1).
- Die menschliche *Begleitung* ist eine interdisziplinäre Aufgabe (Pflegepersonen, Operateur, Anästhesist); sie muß gemeinsam gestaltet werden (Funktion 3).

38.5. Beurteilung von Wissen und Können in der Pflege

Übung

Wählen Sie (mit Hilfe der zuständigen Vorgesetzten) einen neueintretenden Patienten aus, und

- eruieren Sie in einem 1. Schritt seine Situation und Lage (S. 958f.).
- Stellen Sie einen individuellen Vorbereitungsplan auf (S. 959f.).
- Begleiten Sie, wenn möglich, den Kranken in den Operationssaal.
- Stellen Sie nach der Operation anhand der vorgegebenen Daten (Situation, Befinden, Verordnungen, Verlauf) einen Pflegeplan auf. Orientieren Sie sich dafür an den Grundlagen (S. 102ff.) und den allgemeingültigen postoperativen Maßnahmen (S. 965ff.).

Weiterführende Literatur

Ahnefeld, F. W. et al.: Fachschwester-Fachpfleger, Anästhesie-Intensivmedizin. Weiterbildung, Teile 1–4, 2. Aufl. Huber, Bern 1982

Auberger, H., H. C. Niesel: Praktische Lokalanästhesie, 4. Aufl. Thieme, Stuttgart 1982

Droh, R., R. Spingte: Angst – Schmerz – Musik in der Anästhesie. 1. Internationales Symposium, Sportkrankenhaus Hellson, Lüdenscheid. Roche, Basel 1988

Langen, D., Th. Spörri: Hypnose und Schmerz. Die Hypnosuggestive Analgesie. Karger, Basel 1986

Lebowitz, P. W. et al.: Praktische Anästhesie. Thieme, Stuttgart 1982

Oppikofer, C.: Operationsführer. Das Patientenhandbuch durch die Chirurgie. Unionsverlag, Zürich 1988

Sacks, O.: Der Tag, an dem mein Bein fortging. Rowohlt, Reinbek 1989

Schindler, H.: Arbeitsgebiet Operationssaal, 2. Aufl. Enke, Stuttgart 1989

39. Intensivpflege

Wo nur noch Profanes war, muß wieder auch Sakrales werden.
Wir haben uns aufzumachen, die in all unserm Tun,
Sein und In-Beziehung-Sein unverwüstlich innewohnende
zweite Wirklichkeit neu wieder zu erfahren. B. Staehelin

Sequenzziel

Schwestern und Pfleger, die die Intensivpflegestation als Arbeitsort wählen, haben heute Gelegenheit, sich in *Spezialkursen* das notwendige Rüstzeug anzueignen und sich in *Intensivfachpflege* ausbilden zu lassen. Ziel dieses Kapitels kann es nicht sein, einen solchen Kurs zu ersetzen oder einen Kurzlehrgang anzubieten. Es geht vielmehr darum, Schülerinnen/Schülern, die z. B. im 3. Jahr ihrer Ausbildung ein Praktikum auf der Intensivstation absolvieren, einige Schwerpunkte in der Intensivpflege aufzuzeigen.

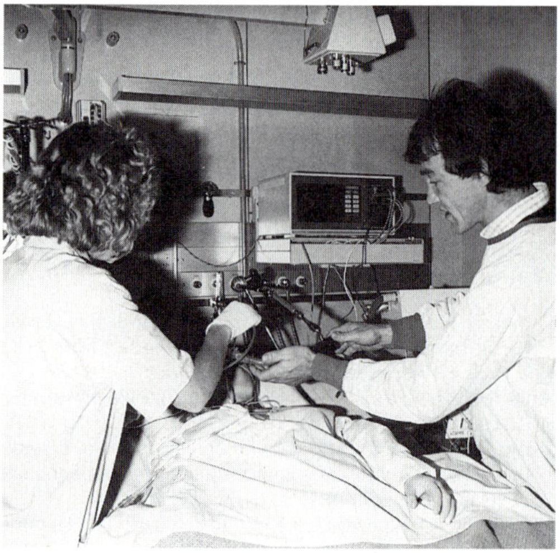

Prinzipien/Impulse

Die *Homöostase* ist von der Intaktheit und Aufrechterhaltung der vitalen Organe (Herz, Lungen) sowie der Stoffwechsellage abhängig. *Störungen der Homöostase* durch Beeinträchtigung der Vitalorgane führen zu lebensbedrohlichen Zuständen, die nur durch die gezielte Anwendung aller therapeutischen Möglichkeiten behoben werden können.
Das *Ziel der Intensivtherapie* ist die Wiederherstellung der Homöostase; dazu setzt sie folgende Maßnahmen ein:

- temporärer Ersatz gestörter oder ausgefallener Organfunktionen bei gleichzeitiger Behandlung der Ursache – *Intensivbehandlung*;
- Unterstützung bei beeinträchtigten ATL – *Intensivpflege*;
- kontinuierliche Überwachung der Vitalfunktionen – *Intensivüberwachung*.

Einstimmung

„Die Intensivstation war leicht zu erreichen, vorbei an der Pförtnerloge, 40 m etwa geradeaus zur linken

Hand war die Glastür mit der Aufschrift: kardiologische Intensivstation. Sie war mit einer Glocke versehen, ‚Besucher bitte läuten', stand daran. Auf das Läuten hin wurde man eingelassen, man trat in einen Vorraum, in den vier Krankenzimmertüren mündeten. ...

Wenn ich draußen vor dem Zimmer warten mußte, stand ich fasziniert vor dem Fernsehapparat, der die EKG-Ableitungen aller anwesenden Kranken wiedergab. Da waren Arkaden und Girlanden, die in verwirrender Fülle über den Bildschirm liefen. Manche EKGs liefen wie stille, stumme Bilder mit großer Regelmäßigkeit ab, gestochen, sauber, klar. Andere verwirrten sich immer wieder, zeigten kaum einen Ausschlag, kamen in unregelmäßigen Abständen in die Höhe oder in die Tiefe. Ich hatte das Gefühl, den Menschen nahe zu sein, deren Herzschlag sich auf dem Bildschirm widerspiegelte. Mein Herz begann zu klopfen, weil ich meinte, das Leben dieses Menschen verfolgen zu können, immer in der Furcht, daß es im nächsten Augenblick verlöschen könne. Ich sah auch, daß einzelne Anstrengungen, z. B. das Aufrichten eines Patienten, eine Unregelmäßigkeit im EKG hervorriefen.

Mit der Zeit entdeckte ich, daß der Bildschirm nicht nur die EKG-Ableitungen wiedergab, sondern auch Ausschnitte aus den Krankenzimmern. Ich sah auf dem Bildschirm schwer atmende Kranke mit zurückgelegtem Kopf, die um Luft rangen, Schwerkranke, vielleicht Sterbende.

Die Pflegerinnen waren ununterbrochen mit diesen Bildern konfrontiert. Wie ertragen sie es, ständig diese Not und dieses Sterben zu sehen! N. habe ich auf diesem Bildschirm nie erblickt" (R. Kautzky: Sterben im Krankenhaus. Herder, Freiburg 1981).

„Diese ‚Eindrücke auf einer Intensivstation' sprechen für sich. Viele Menschen und nicht zuletzt auch die Medien haben ein unklares Bild von der Intensivmedizin. Die Intensivstation wird da als ‚Sterbestation' gesehen, es wird nicht selten von einer ‚unmenschlichen, übertechnisierten' Pflege gesprochen. Es ist jedoch wichtig, die Intensivmedizin ins rechte Licht zu rücken. Erst durch sie ist es zum Beispiel möglich, daß es bei einem vorübergehenden Ausfall der Atemmuskulatur nicht zum Erstickungstod kommt. Daß zum Beispiel lebensbedrohliche Komplikationen nach einem Herzinfarkt früher erkannt und therapiert werden können. Daß beispielsweise ein vorübergehender Ausfall der lebenswichtigen, steuernden Hirnfunktionen (durch Medikamente, Intoxikation, neurologische Erkrankungen) durch entsprechende Maßnahmen überbrückt werden kann.

Die Intensivmedizin hat wesentlich dazu beigetragen, daß die Mortalität und die Krankheitsdauer schwersttraumatisierter Patienten reduziert werden konnte.

Durch neue medizinische Erkenntnisse und vor allem durch die Technologie wurden therapeutische Möglichkeiten geschaffen, die vor 20 Jahren noch undenkbar waren.

Das Ausschöpfen aller technischen Möglichkeiten hat jedoch ethische Grenzen. Diese sind da erreicht, wo sie nicht mehr das Leben, sondern das Sterben verlängern. Die Entscheidung, wann dieser Punkt erreicht ist, ergibt eine hohe ethische Verantwortung für das Team auf der Intensivstation.

Der überlegte Einsatz der technischen Möglichkeiten hat das Ziel, eine menschliche Medizin und Pflege zu unterstützen, nicht diese zu ersetzen.

Eine Medizin, die dazu beiträgt, Leben zu erhalten und Leiden zu verringern, ist eine menschliche Medizin. Unter diesem Gesichtspunkt ist die Intensivmedizin zu sehen, und so wird sie auch in das rechte Licht gerückt" (W. Harzenetter).

39.1. Theoretische Grundlagen

39.1.1. Definition und Indikation

Unter **Intensivpflege** verstehen wir eine kontinuierliche, professionelle Pflege und Überwachung des Patienten, der in der momentanen Situation teilweise oder ganz abhängig ist.

Intensivbehandlung bedeutet das Wiederherstellen, Unterstützen und Aufrechterhalten der vitalen Funktionen eines Patienten, die vorübergehend lebensbedrohlich gestört sind. Intensivpflege und -behandlung ist nur auf einer speziell eingerichteten Station optimal möglich: Der räumliche, materielle und personelle Aufwand, den eine solche Station erfordert, ist groß und kostspielig. Das Ziel besteht darin, die gefährdeten Kranken zu zentralisieren, um ihnen durch speziell ausgebildetes Personal die Pflege, Überwachung und Behandlung zukommen zu lassen, die ihr momentaner Zustand erfordert. In erster Linie geht es dabei darum, alle vitalen Funktionen wie Atem-, Herz- und Kreislauffunktion zu überwachen und bei Bedarf zu unterstützen. Eigentlich umfaßt das Ziel eine unspezifische Therapie, nämlich die Erhaltung aller lebenswichtigen Funktionen, um Zeit für die Behandlung des Grundleidens zu gewinnen.

Dadurch werden gestörte, lebenswichtige Organsysteme eines Patienten in Grenzwerte zurückgeführt, die mit dem weiteren Leben vereinbar sind.

Intensivpflege und -behandlung *kann notwendig werden* bei

- Patienten mit respiratorischer Insuffizienz und schweren kardiovaskulären Erkrankungen;

- tiefer Bewußtlosigkeit verschiedener Ätiologie;
- Patienten mit schweren postoperativen Komplikationen sowie
- schweren Störungen des Wasser-Elektrolyt- und Säure-Basen-Haushalts;
- Blutungen, Schockzuständen;
- komatösen Zuständen, wie Coma hepaticum, Coma uraemicum, hyperthyreotischer Krise;
- schweren Verletzungen, z.B. Thorax-, Herz-, Schädel-Hirn-Trauma, Mehrfachverletzungen;
- Verbrennungen, Intoxikationen;
- neurologischen Erkrankungen, Tetanus

sowie für Patienten

- nach Wiederbelebung, zur Periduralanalgesie;
- nach Herzoperationen und anderen großen Eingriffen.

Die Verlegung eines Patienten auf die Intensivpflegestation ist immer eine Entscheidung des zuständigen Arztes.

39.1.2. Intensivstation

Es handelt sich um eine Betteneinheit für Schwerstkranke, deren vitale Funktionen in lebensbedrohlicher Weise gestört sind und wiederhergestellt oder durch besondere Maßnahmen aufrechterhalten werden müssen. Intensivpflegestationen (IP), wie wir sie heute kennen, haben ihren Ursprung in den 30er Jahren. Die damals bedeutenden Chirurgen F. Sauerbruch und M. Kirschner verlangten Räume für die Überwachung Frischoperierter. Während der Polioepidemien 1947–1952 schuf man die ersten Beatmungsstationen. Verschiedene Anästhesisten und Chirurgen übernahmen den Grundgedanken zentraler Überwachungsstationen und gründeten Intensivpflegestationen. Medizinische IP-Stationen gibt es seit 1965.

Räumliche Gestaltung

In ihrer Grundkonzeption unterscheiden sich die verschiedenen Stationen nicht wesentlich. Folgende Kriterien sollten berücksichtigt sein:

- direkte Sicht auf die zu überwachenden Patienten (vom Arbeitsplatz der Schwester aus), unterstützt durch Monitoranlagen;
- Möglichkeit, die Patienten voneinander zu isolieren (z.B. durch einen Vorhang, möglichst aus Einmalgebrauchsmaterial);
- unmittelbare Nähe zur Operations- bzw. Anästhesieabteilung;
- kurze Arbeitswege;
- zentrale Alarmanlage;
- Gegensprechanlage (wenn möglich auch mit dem Anästhesieteam).

39.1.3. Elektronische Überwachung

Die apparative Überwachung auf IP-Stationen ist eine notwendige Ergänzung der unmittelbaren Patientenüberwachung durch Ärzte und Pflegepersonen. Sie kann diese aber nie ersetzen. Denn nach wie vor ist es der Mensch und nicht die Maschine, die Veränderungen am Patienten, oft intuitiv, erfaßt und entscheidend bei der Erkennung lebensbedrohlicher Situationen mitwirkt. Zusätzlich eingesetzte Monitorgeräte können aber bei sinnvollem Einsatz

- Störungen exakter aufzeigen und objektivieren,
- bestimmte Meßwerte kontinuierlich ermitteln und speichern,
- die differenzierte Überwachung erleichtern.

Heute steht eine große Auswahl von Überwachungssystemen zur Verfügung. Grundsätzlich soll auf einer IP-Station für jedes Patientenbett eine *Überwachungseinheit* mit Grenzwertmelder zur Verfügung stehen, der bei individuell einstellbarer Unter- und Überschreitung kritischer Meßwertbereiche selbständig akustisch und optisch Alarm auslöst. Neben dieser sog. *individuellen Monitoreinheit* stehen in größeren Stationen *zentrale Monitoreinheiten* zur Verfügung, die zusätzlich die Meßwerte aller angeschlossenen Patienten aufnehmen, auf einem Bildschirm aufzeichnen und speichern (wodurch die Ergebnisse jederzeit abrufbar sind). An solchen Monitorzentralen können auch Patienten angeschlossen bleiben, die auf eine Normalstation verlegt werden = *Telemetrie* (drahtlose Überwachung vom Telemetriesender, der am Patienten befestigt ist, zum Telemetrieempfänger in einer Zentrale, wo das EKG oder andere Meßwerte umgesetzt und auf einem Oszilloskop sichtbar werden).

Wichtigste *apparative* Überwachungsparameter sind

- EKG, Herzfrequenz, Pulskurve;
- Temperatur, Atemfrequenz;
- Blutdruck (arteriell, venös).

Wichtigste *klinische* Überwachungsparameter sind:

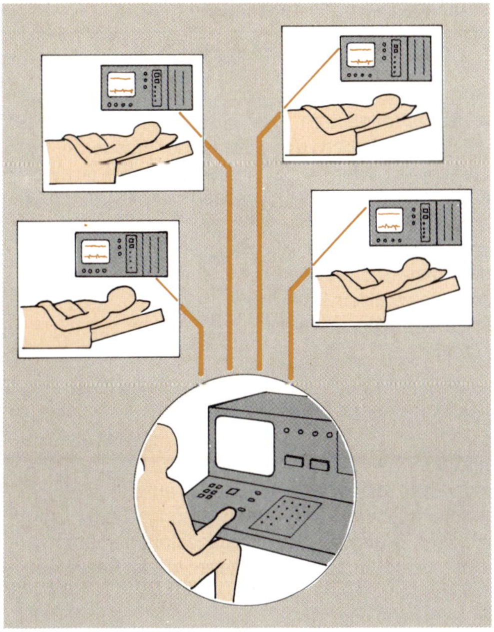

Abb. 39.**1** Beispiel einer kombinierten Überwachungsanlage mit bettseitigen Überwachungsgeräten und zentralem Alarmkontrollgerät.

- Palpieren des Pulses (zentral und peripher);
- Bewußtseinslage, psychischer Zustand;
- Aussehen, Ausdruck, Körperhaltung;
- Atmung (Typ, Frequenz).

Abb. 39.**1** zeigt das System der individuell und zentral kombinierten Monitoreinheit.

Die elektronische Überwachung (Monitoring) ist zwar eine große Hilfe in der IP-Pflege. Sie dient aber nicht primär der Rationalisierung der Pflege, sondern der Optimierung der Patientenüberwachung.

39.2. Situation der Betroffenen

39.2.1. Patient (Tab. 39.**1**)

Die *Einweisung* oder *Überweisung* eines Patienten auf die IP-Station geschieht häufig, ohne daß er diese Entscheidung mitvollziehen kann, sei es, daß er

- als Notfall (bei akuter lebensbedrohlicher Erkrankung oder nach einem schweren Unfall) direkt auf die IP-Station eingewiesen wird;
- infolge lebensbedrohlicher Komplikationen von einer Normalstation verlegt werden muß;
- oder zur engmaschigen Überwachung auf die Intensivstation kommt, um Veränderungen rasch zu erkennen und therapeutische Maßnahmen frühzeitig einzuleiten und so die Dauer des Aufenthaltes auf dieser Station möglichst kurz zu halten.

Vorgesehene Verlegungen, bei denen der Patient vorbereitet werden kann (z. B. vor einem großen Eingriff) sind je nach Art der Erkrankung eher die Ausnahme.

Die *Verweildauer* des Patienten ist beschränkt. Es handelt sich um eine typische Übergangsstation: für Tage, bei andauernd bedrohlichem Zustand aber auch für Wochen. Der Patient ist in vielen seiner ATL eingeschränkt und in hohem Maß vom Intensivpflegeteam und der Technik *abhängig*. Nicht wenige Patienten sind in ihrer Kommunikationsfähigkeit beeinträchtigt (z. B. durch Intubation, Medikamente oder Bewußtseinsstörungen).

Der Kontakt mit den *Angehörigen* und den betreuenden Personen ist erschwert und eingeschränkt.

Hinzu kommt das Bewußtsein der eigenen schweren Erkrankung und die Sorge darüber, ob eine Wiedergenesung möglich ist.

Intensivpatienten müssen meist kontinuierlich (rund um die Uhr) betreut und *überwacht* werden. Das bedingt den 3-Schichten-Betrieb und damit für den Patienten drei verschiedene Pflegepersonen im Verlauf von 24 Stunden, in denen sein normaler Tag-Nacht-Rhythmus häufig gestört, die Unabhängigkeit eingeschränkt oder aufgehoben und die Selbstbestimmung u. U. unmöglich geworden ist. Um in dieser Situation nicht nur „überleben", sondern auch „leben und sein" zu können, bedarf der Kranke einer liebevollen Zuwendung und einer tragenden Beziehung (professionelle Empathie), die ermöglicht, daß der Faden nach draußen (zum Leben, zu den Angehörigen) nicht abreißt, auch dann nicht, wenn sein Bewußtsein und sein eigenes Wollen und Können getrübt oder (scheinbar) aufgehoben sind.

Durch eine gute Information und eine angepaßte Pflege kann der Patient mit der Situation auf der IP-Station meist gut zurechtkommen und die anfänglich befremdende Technik ihm immer mehr vertraut werden. Es hängt viel von den erklärenden Worten der betreuenden Pflegeperson ab, ob dem Patienten und den Ange-

Tabelle 39.**1** Intensivpflegestation im Erleben von Pflegepersonal, Patient und Angehörigen

	Pflegepersonal (Beispiel: Schülerin)	Patient	Angehörige
Situation	• sie geht *vorbereitet* dorthin, um Einblick zu erhalten	• er *muß plötzlich* dorthin, da seine vitalen Funktionen zu versagen drohen, oder • er muß nach einer größeren Operation vorübergehend auf die Intensivstation. Die verantwortliche Schwester auf der Station soll dem Patienten vorher die Intensivstation zeigen	• *plötzlich* befindet sich eines der Eigenen in Lebensgefahr – an einem ihnen nicht vertrauten Ort
Einwirkungen der neuen Umgebung	• Umgebung ist ihr noch fremd • Umgebung wirkt verwirrend • Schülerin wird evtl. unsicher, fühlt sich den Anforderungen nicht gewachsen, wird ängstlich, erkennt ihre beruflichen Grenzen und u. U. Lücken • sie hat Mühe, alle Eindrücke zu verarbeiten	• Umgebung ist ihm total fremd und wirkt evtl. beängstigend • Patient fühlt sich einsam, herausgerissen aus seiner vertrauten Umgebung • er lehnt sich u. U. gegen diese neue Umgebung auf • er kann ängstlich, unselbständig, aggressiv oder fordernd reagieren	• Umgebung ist ihnen total fremd • Umgebung wirkt geheimnisvoll, u. U. auch unpersönlich auf sie • Angehörige fühlen sich ausgestoßen – abrupt getrennt vom Patienten
Erwartungen	• Einblick erhalten in die Probleme der IP-Patienten • eine systematische Einführung • Lernsituation auswerten dürfen • Gruppenrapporte und klinische Visiten, um Fragen zu klären • ein angepaßtes selbständiges Arbeiten (mit Kontrollen) • sich akzeptiert fühlen im Team, damit sie dem Schwerkranken Mitmensch sein kann	• Information über seine Situation • Atmosphäre der Geborgenheit und Sicherheit • mitmenschliches Verhalten ihm gegenüber, Zuhören • die Gesundheit bald wieder erlangen • kontinuierliche Informationen über seinen Zustand • absolutes Beherrschen aller Maßnahmen durch das Behandlungs- und Pflegeteam • Kontakt mit der Außenwelt, soweit möglich	• Verständnis für ihre Not • die Möglichkeit, über ihre Ängste, Hoffnungen und Erwartungen sprechen zu können • Möglichkeiten für Kontakte (Besuche, Telefon) • Information über den Patienten und über das, was mit ihm vorgenommen wird • optimale Betreuung des Patienten

hörigen die Technik Angst macht oder aber ein Gefühl der Sicherheit gibt.

39.2.2. Pflegeteam (Tab. 39.**1**)

Das *Arbeitsteam* einer IP-Station setzt sich zusammen aus Ärzten, speziell ausgebildeten Schwestern und Pflegern, Physiotherapeuten, Hilfspersonal und Raumpflegerinnen. Gute *Zusammenarbeit* ist gefordert. Die Intensivpflege ist von der Komplexität der vorgegebenen Therapieziele geprägt. Die pflegerischen Handlungen müssen zuallererst den Behandlungszielen entsprechen. Das verlangt von den Pflegepersonen höchste *Fachkompetenz*.

Trotzdem ist die Behandlung auf der IP-Station – so anspruchsvoll und differenziert sie ist – nur ein Teilaspekt der Pflege. Der Patient bedarf neben der Behandlung einer ebenso intensiven *Betreuung* und der *Begleitung*; doch nicht nur er, auch die Angehörigen sind darauf angewiesen. Hier ergibt sich denn auch eine große Herausforderung für die Pflegeperson, in der aber auch die Chance höchster Berufszufriedenheit liegen kann. Das gesamte Team ist immer auch besonderen Belastungen ausgesetzt, wie z. B.

- unsteuerbarem Arbeitsanfall,
- häufiger Konfrontation mit lebensbedrohlichen und emotional belastenden Situationen,
- Schichtdienst.

Diese und andere Belastungsfaktoren sind nur zu bewältigen, wenn das Arbeitsteam gemeinsame Ziele hat und der regelmäßige Austausch gewährleistet ist:

- *Übergabegespräche* und *Pflegeverlaufsbesprechungen*. Hier werden Probleme des Patienten besprochen und ein bestmögliches Klima für eine kontinuierliche und optimale Pflege geschaffen.
- *Gruppengespräche* und *Teamsitzungen*. Sie dienen der laufenden Konfliktlösung und damit der verbesserten sozialen Kompetenz. Diese ist auf der IP-Station, wo oftmals innerhalb von Sekunden maximales Aufeinander-Eingespieltsein gefordert ist (z. B. in der Reanimationssituation), von größter Bedeutung (Balint-Gruppen S. 472, Supervision S. 472).

Intensivpflegepersonen bedürfen einer Spezialausbildung (2jährige Zusatzausbildung) und einer permanenten Weiterbildung (persönlich und beruflich) sowie der Fähigkeit, mit Streßsituationen ökonomisch umzugehen.

39.3. Pflegeplanung

Der Pflegeprozeß (S. 102 ff.) auf der IP-Station ist zum Teil anderen Gesetzen unterworfen als in anderen Pflegebereichen. Im folgenden einige Impulse zur situationsgerechten Pflege. Sie muß

- flexibel und gezielt sein,
- laufend mit Ärzten und Therapeuten abgesprochen werden,
- an den folgenden drei Prinzipien gemessen werden:

> – Schaden vermeiden,
> – Homöostase erhalten und/oder herstellen,
> – den Menschen und seine Beziehungen zur Umwelt achten und fördern.

39.3.1. Situationseinschätzung

Die Situationseinschätzung auf der IP-Station ist ein kontinuierliches Geschehen, das der Dynamik des u. U. stündlich wechselnden bzw. veränderlichen Zustandes des Patienten Rechnung tragen muß. Praktisch heißt das, daß es für heute keine gültigen *Informationen* gibt, die gestern für die Pflege richtungsweisend waren, daß der aktuelle Zustand bzw. die davon abgeleiteten Behandlungs- und Pflegeschritte schon in einer Stunde ungültig sein können usw. Die *Pflegeprobleme* sind in erster Linie die sich aufdrängenden aktuellen – ganz vordergründigen – Probleme. *Ressourcen* können primär sehr verdeckt sein. Da die einzelne Pflegeperson auf der IP-Station meist nur für einen Patienten zu sorgen hat, hat sie den Vorteil des kontinuierlichen Realisierens und Erkennens seiner Situation. Diese Bestandsaufnahme geschieht sowohl bewußt (gezielt, wahrnehmend) als auch unbewußt (intuitiv), immer aber wachsam gegenüber dem, was *jetzt* ist.

39.3.2. Pflegeziele und -maßnahmen

Die *übergeordneten Pflegeziele* dienen der eigentlichen Aufgabe der IP-Station und sind mit dem *medizinischen Behandlungsziel* identisch. Sie orientieren sich an den obengenannten Prinzipien und an der aktuellen Situation. Die Pflege hat erhaltenden, unterstützenden und wiederherstellenden Charakter im Bereich einer, mehrerer oder aller Lebensaktivitäten (ATL). Die Ziele sind therapeutischer wie prophylaktischer Natur. Die *Pflegemaßnahmen* umfassen alle Funktionen der Krankenpflege:

- *Unterstützen* und/oder *stellvertretende Übernahme* der ATL. Es gilt, alles, was in den Kapiteln 5–16 nachzulesen ist.
- *Anbieten* von *Begleitung* in Krisensituationen. Diese Hilfe richtet sich in erster Linie an den *Patienten* selbst, dessen Situation immer kritisch, oft lebensbedrohlich ist (sonst wäre er ja nicht hier!). Begleitung aber brauchen auch die *Angehörigen*, die fast immer durch die Situation überfordert sind: oft lebensbedrohlicher, immer ungewisser Zustand des Patienten (der meist der nächste und liebste Angehörige ist), fremde und angstauslösende Umgebung.
- *Mithilfe* bei der Intensivbehandlung sowohl

in diagnostischen als auch in therapeutischen und rehabilitativen Belangen.

39.3.3. Pflegedokumentation

Die Pflegedokumentation muß logischerweise anders gehandhabt werden, als dies auf Normalstationen der Fall ist. Es handelt sich dabei eher um eine chronologische Dokumentation von gemessenen Überwachungswerten, Beobachtungen bezüglich Zustand (Befund *und* Befinden), vorgenommenen therapeutischen und pflegerischen Maßnahmen als um einen Pflegebericht im eigentlichen Sinn. In der Regel werden IP-spezifische Überwachungs- bzw. Protokollblätter verwendet, die fortlaufend numeriert werden und die die Patientenkurve und den Pflegebericht ersetzen.

39.3.4. Pflegesituationen

Sie sind vielfältiger Natur und abhängig davon, ob es sich um eine medizinische, chirurgische oder interdisziplinäre IP-Station handelt.

Chirurgische Station. Hier liegen Patienten, die nach einem schweren Unfall oder nach einem großen Eingriff der Intensivüberwachung bedürfen. Es sind Patienten

- direkt *nach operativen Eingriffen* oder bei postoperativen Komplikationen;
- nach *Unfällen* zur posttraumatischen Versorgung, insbesondere bei Polytraumen (Mehrfachverletzungen), Tetanus.

Medizinische Station. Hier treffen wir vor allem Patienten mit internistischen Problemen, so mit schwereren

- *kardialen und pulmonalen Störungen*, wie koronare Herzkrankheit, Herzrhythmusstörungen, kardiogener Schock, Lungenembolie, Atemwegserkrankungen;
- *akuten Bauchtraumen*, wie gastrointestinale Blutung, akute Pankreatitis, paralytischer Ileus, Leberversagen;
- *Stoffwechselentgleisungen und -krisen*, wie Coma diabeticum, hyperthyreote Krise, hypertensive Notfälle, akutes Nierenversagen;
- *Intoxikationen*, wie Lebensmittelvergiftungen, Suizidversuche mit Medikamenten und Giftunfälle.

Neurologisch-neurochirurgische Station. Hier werden Patienten zusammengelegt, deren Probleme zerebral bzw. spinal verursacht sind:

- nach Schädel-Hirn-Traumen,
- bei entzündlichen Erkrankungen.

Pädiatrische Station (evtl. mit spezieller neonatologischer Intensivmedizin verbunden) für Neugeborene, Kleinkinder und Kinder in kritischem Gesundheitszustand.

In diesem Buch werden nur einige ausgewählte Situationen besprochen; es ersetzt kein Intensivpflegelehrbuch (s. weiterführende Literatur).

Häufige Intensivpflegesituationen

39.4. Pulmonale Störungen
39.5. Intubation, Tracheotomie
39.6. Beatmung mit Respiratoren
39.7. Kardiopulmonale Reanimation

39.4. Pulmonale Störungen

39.4.1. Ateminsuffizienz

Sie wird definiert als eingeschränkte Fähigkeit der Lungen, das Blut mit Sauerstoff zu versorgen und aus dem Blut Kohlenstoff *abrauchen* zu lassen. Dabei ist der Gasaustausch zwischen Außenluft, Lungen, Blut und Gewebe lebensbedrohlich gestört.

Zwischen Atmung, Herz-Kreislauf und Gehirn besteht eine Wechselwirkung. Jeder Funktionsfehler von Lunge, Herz oder Gehirn beeinflußt immer auch die Funktion der anderen Organe (Abb. 39.**2**).

Eine Ateminsuffizienz hat charakteristische Veränderungen der Gasspannungen im arteriellen Blut zur Folge. Anhand der Blutgasanalyse (S. 1101) kann sie daher unterschieden werden in:

- *Partialinsuffizienz* – Störung der O_2-Aufnahme (ins Blut) bei intakter CO_2-Abgabe.
- *Globalinsuffizienz* – Störung der O_2-Aufnahme *und* der CO_2-Abgabe.

Ursachen:

- *pulmonal*: Verteilungsstörungen, z.B. Atelektasen, Schmerz;
  Diffusionsstörungen, z.B. akutes Atemsyndrom des Erwachsenen (ARDS), Lungenödem, Pneumonie (verminderte Diffusionskapazität für O_2, wobei es zu O_2-Mangel kommt);
- *extrapulmonal*: Ventilationsstörungen, z.B. Verlegung der Luftwege, Depression des Atemzentrums durch Medikamente.

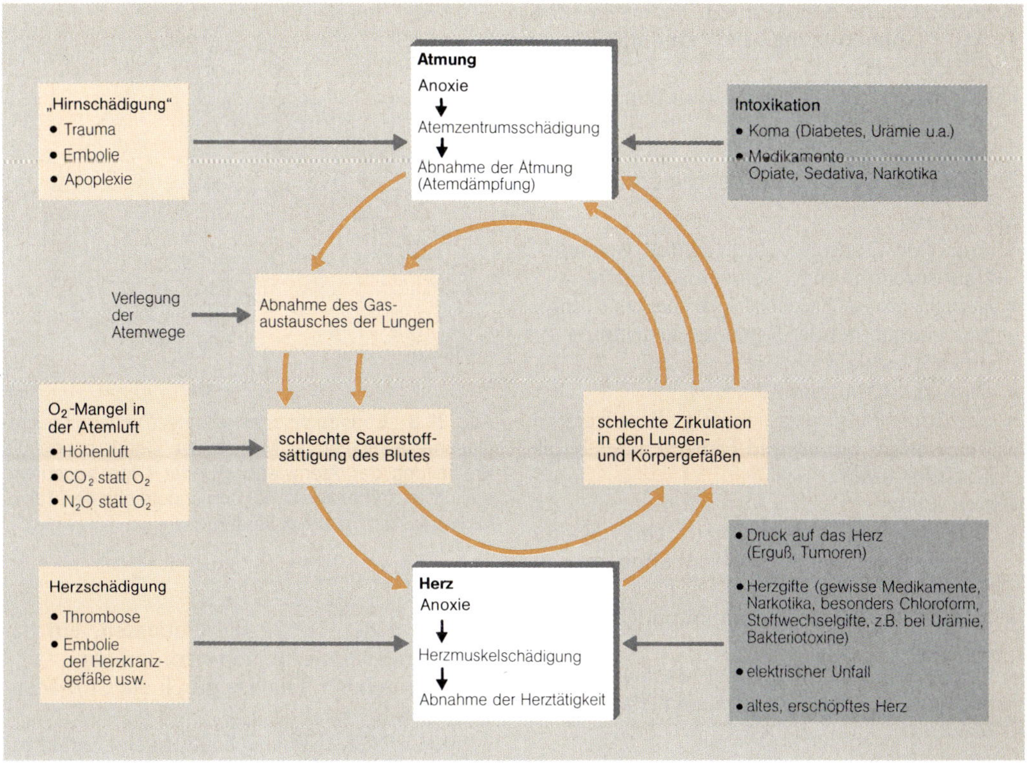

Abb. 39.**2** Circulus vitiosus von Atem- und Kreislaufstörungen. Er erklärt das weitgehend uniforme Bild, gleichgültig, wo primär die Ursache war, da der Zusammenbruch des einen Systems rasch und mit Sicherheit auch denjenigen des anderen nach sich zieht (nach Hossli).

39.4.2. Atemregulationsstörungen

Dies sind pathologische Atemformen infolge Ausfalls der Steuermechanismen, z.B. Cheyne-Stokes-Atmung, Schnappatmung (S. 337) – zentral bedingte Störungen.

Folgen der Atemstörung:

- *Hypoxämie:* Sauerstoffmangel im *Blut*, d.h. erniedrigter pO_2 (Sauerstoffdruck) im arteriellen Blut und damit mangelhafte Sauerstoffbeladung des Hämoglobins.
- *Hypoxie:* Sauerstoffmangel in den *Geweben*.
- *Hypokapnie:* Erniedrigung des pCO_2 (Kohlendioxiddruck) im arteriellen Blut.
- *Hyperkapnie:* erhöhter pCO_2 im arteriellen Blut.
- *Asphyxie:* Erstickung – Kombination von Hypoxie und Hyperkapnie.

Zeichen und Behandlung der Hypoxie

Symptome:

- *Aussehen:* blaßgraue Haut, evtl. Zyanose, kalter Schweiß.
- *Neurologische Zeichen:* Angst, Unruhe, Verwirrtheit (Delirien), Apathie. Somnolenz, Bewußtseinstrübungen (sinkt die Sauerstoffsättigung unter 60–65%, tritt Bewußtlosigkeit auf), Zuckungen, Krämpfe. Tonus- und Reflexverluste, weite, nicht mehr reagierende Pupillen.
- *Atmung:* evtl. oberflächlich und kurz (Schnappatmung), Tachypnoe und Dyspnoe möglich; schließlich kommt es zum Atemstillstand.
- *Kreislauf:* Kreislaufversagen mit einem raschen oder langsamen, schwachen Puls, kleine Blutdruckamplitude, Blutdruckabfall. Es tritt Kreislaufstillstand ein.

Behandlung. Die Ursache, die zum Sauerstoffmangel geführt hat, muß sofort behoben werden.

- Sicherstellung der Atmung: Sauerstoffgabe, evtl. Unterstützung der Spontanatmung (PEEP S. 985).
- Unterstützen der Kreislauffunktion mit vasoaktiven Substanzen.

Zeichen und Behandlung der Hyperkapnie

Symptome:
- *Aussehen:* gerötete Haut (durch vermehrte Hautdurchblutung), Schweißausbruch.
- *Neurologische Zeichen:* Unruhe bis Somnolenz, zunehmende Bewußtseinstrübung bis Bewußtlosigkeit.
- *Atmung:* verlangsamt.
- *Kreislauf:* Puls rasch, kräftig. Blutdruckanstieg, später -abfall und Eintreten des Kreislaufstillstandes.

Behandlung:
- Sicherstellung der Atmung durch Freihalten der Atemwege (meist ist Intubation notwendig).
- Unterstützung der Spontanatmung oder Beatmung.
- Ursache beheben, z. B. bei Muskelrelaxansnachwirkung den Antagonisten (Prostigmin, Mestinon) verabreichen.

Die besondere Gefahr der Hyperkapnie besteht darin, daß durch die rosige Hautfarbe, den kräftigen Puls sowie durch den guten Blutdruck normale Atem- und Kreislaufverhältnisse vorgetäuscht werden.

39.5. Intubation, Tracheotomie

39.5.1. Definition und Indikation

Intubation. Einlegen eines Rohres oder Schlauches von Mund oder Nase aus in die Luftröhre. Man unterscheidet
- *orale Intubation.* Sie ist einfach und schnell durchführbar;
- *nasale Intubation.* Sie ist bei längerdauernder Beatmung auf IP-Stationen die Regel. Vorteile: ruhigere Lage des Tubus, bessere Verträglichkeit für den Patienten, optimale Mundpflege ist möglich.

Tracheotomie. Operativ angelegter Luftröhrenschnitt zum Einlegen einer Kanüle.

Intubation und Tracheotomie haben folgende Funktion:
- Freihalten der Atemwege. Dazu ist, abhängig von der Größe des Patienten, ein bestimmtes Mindestlumen erforderlich;

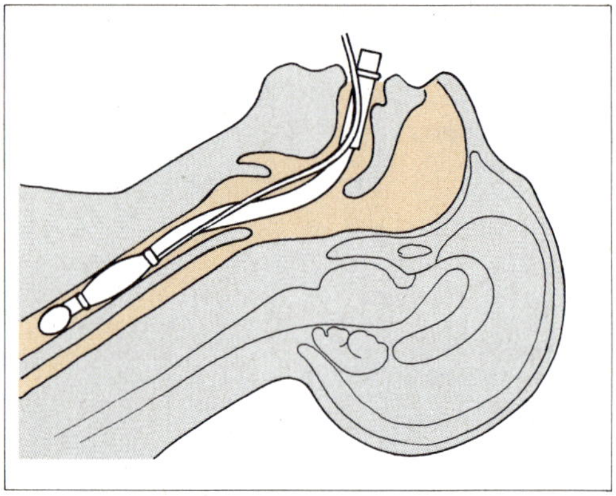

Abb. 39.**3** Endotracheal eingelegter Tubus mit aufgeblasener abdichtender Manschette. Dadurch wird die Freihaltung der Atemwege in jeder Lage bedeutend erleichtert, ferner kann über den endotrachealen Tubus leicht künstlich beatmet werden.

- Abdichten der Trachea durch die Cuff-Manschette.

  Der Cuff (Blockermanschette) ist eine aufblasbare Manschette, welche die Trachea abdichtet. Sie wird mit so wenig Luft wie möglich und so viel Luft wie notwendig aufgeblasen, bis der Patient bei der Inspiration der Beatmung keine Luft mehr verliert. Dadurch wird eine Beatmung mit positivem Druck möglich. Gleichzeitig wird eine massive Aspiration von evtl. zurückfließendem Magensaft verhindert.

Bei allen akut einsetzenden Störungen der Atmung ist die *endotracheale Intubation* die Methode der Wahl (Abb. 39.**3**). Sie ist die sicherste und schnellste Technik zur Herstellung freier Atemwege und zur Verhütung einer Aspiration. Sie ermöglicht das Absaugen von Bronchialsekret, ausreichende O_2-Insufflation, kontrollierte bzw. assistierte Beatmung und bietet die Voraussetzung für die gefahrlose Durchführung einer Tracheotomie ohne Zeitnot. Dadurch ist die Tracheotomie nur noch in wenigen Fällen, z. B. bei Kehlkopfzertrümmerung und ausgedehnten Gesichtsverletzungen, eine Notoperation. Bei einigen Krankheiten, die noch vor kurzer Zeit eine absolute Indikation zur Tracheotomie darstellten, besteht heute zunehmend die Tendenz, den endotrachealen Tubus bis zu 2 Wochen oder mehr zu belassen. Dies ist möglich bei Erkrankungen mit kurzfristiger Ateminsuffizienz (Status asthma-

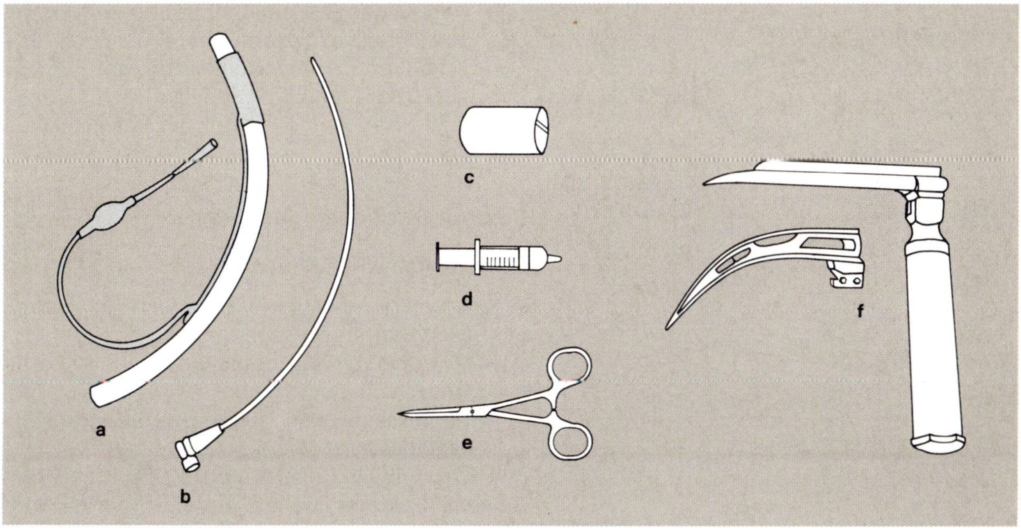

Abb. 39.**4** Intubationsbesteck für Erwachsene. **a** Endotrachealer Tubus. **b** Führungsdraht mit verschiebbarem, festsetzbarem Reiter, der das Abweichen des Tubus beim Einführen verhindert. **c** Mundpfropf aus Hartgummi, der neben dem Tubus zwischen die Zähne in den Mund eingelegt wird und der das Zusammenbeißen des Tubus unmöglich macht. **d** Luftspritze zum Aufblasen der Abdichtungsmanschette. **e** Klemme zum Verschließen des Luftschläuchleins nach dem Aufblasen des Cuffs und des kleinen Prüfballons (moderne Tuben haben selbstschließende Ventile, bei ihnen ist zum Abdichten keine Klemme notwendig). **f** Laryngoskop mit Griff, der die Batterie enthält, und geradem Leuchtspatel, daneben gebogener Leuchtspatel.

ticus, postoperative und posttraumatische Ventilationsstörungen, Vergiftungen, Schädel-Hirn-Traumen u.a.). Die sog. *prolongierte Intubation* ist gegenüber der Tracheotomie mit weniger Komplikationen verbunden. Bei der Pflege bewußtloser und atemgelähmter Patienten, deren Krankheitsverlauf über Wochen oder Monate hinaus voraussehbar ist, wird hingegen die *Tracheotomie* aus prophylaktischen Gründen frühzeitig durchgeführt, um Schädigungen des Nasen-Rachen- und Kehlkopfraumes durch einen lange liegenbleibenden Tubus zu vermeiden.

39.5.2. Material

Intubationsbesteck und -zubehör

- Beatmungsbeutel mit Maske, Sauerstoff, evtl. Beatmungsgerät,
- Absauganlage mit Absaugkatheter,
- Intubationsbesteck (Abb. 39.**4**),
- Heftpflaster oder Stoffband zur Tubusfixation,
- Schleimhautanästhetikum bei nasaler Intubation,
- endotracheale Tuben verschiedener Größen und passende Ansatzstücke.

Zur *kurzfristigen Intubation* (Narkosen und Zwischenfälle) werden häufig wieder sterilisierbare Gummi- oder Spiraltuben verwendet. Diese sollten spätestens nach 24 Stunden entfernt oder ausgewechselt werden.

Zur *Langzeitintubation* werden heute nur noch Einmaltuben aus gewebefreundlichen Materialien gebraucht. Sie haben meist spezielle Abdichtungsmanschetten (Low-pressure-Cuffs). Der Cuff-Druck kann bei ihnen durch ein geeignetes Manometer überprüft werden (im Idealfall weniger als 25 mmHg). Der Vorteil dieser Tuben ist, daß es weniger Schäden an Trachea und Schleimhaut gibt.

Tracheotomiekanülen

- Silberkanülen, bestehend aus Innen- und Außenkanüle ohne Cuff = Sprechkanülen für Dauerkanülenträger (S. 831);
- Gummikanülen, z.T. mit Spiralfeder versehen (z.B. Tracheoflexkanüle);
- Kunststoffkanülen (z.T. mit Innenkanülen und mit Cuff-Manschette, Abb. 39.**5**).

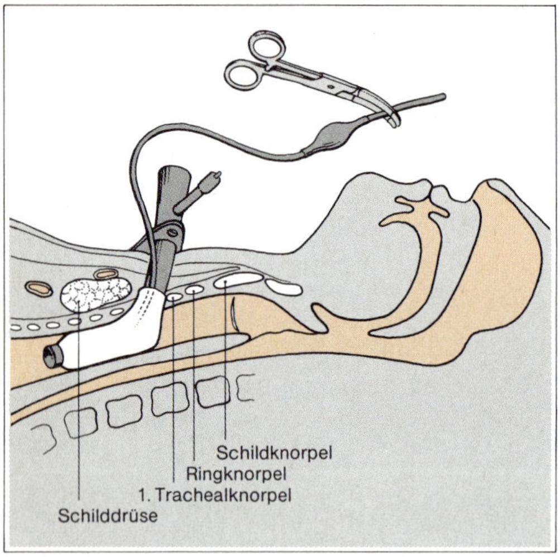

Abb. 39.**5** Einliegende Beatmungstracheotomiekanüle mit blockierender Gummimanschette.

39.5.3. Pflege bei Intubation und Tracheotomie

Ziele sind das Freihalten der Atemwege und das Verhüten von Schäden durch

- Absaugen von Mund-, Rachen- und Nasensekret (Abb. 39.**6**);
- absolut aseptische Trachealtoilette (endotracheales Absaugen);
- Cuff-Druckkontrolle;
- Befeuchten von Einatmungsluft und Luftwegen (Möglichkeiten S. 355);
- Kanülenpflege bei Kanülenträgern;
- gute Mund- und Nasenpflege;
- gute Fixation der Tuben bzw. Trachealkanülen.

Endotracheales Absaugen

Allgemeine Richtlinien

- Die Trachealtoilette erfordert ein absolut aseptisches Vorgehen.
- Vor dem Absaugen sind die Hände zu desinfizieren.
- Mundschutz und sterilisierte Handschuhe anziehen.
- Die Flüssigkeit zum Verflüssigen des Bronchialsekrets darf nur aus sterilisierten Ampullen entnommen werden, um Kontaminationen zu vermeiden.
- Physiotherapeutische Hilfe beim Husten des Patienten unterstützt die Wirkung des Absaugens (z. B. Druck auf unteren Thorax).
- Beim Absaugen sollte die Magensonde immer *offen* am Sog oder der Ableitung sein (sonst Aspirationsgefahr!).
- Anschließend an die Trachealtoilette wird (mit einem frischen Katheter) *oral und nasal abgesaugt*.
- Nach jedem Absaugen ist *Mundpflege* beim intubierten und tracheotomierten Patienten unumgänglich.
- Die Absaugeinheit (Geräte, Absaugkatheter) muß den Hygienerichtlinien entsprechen

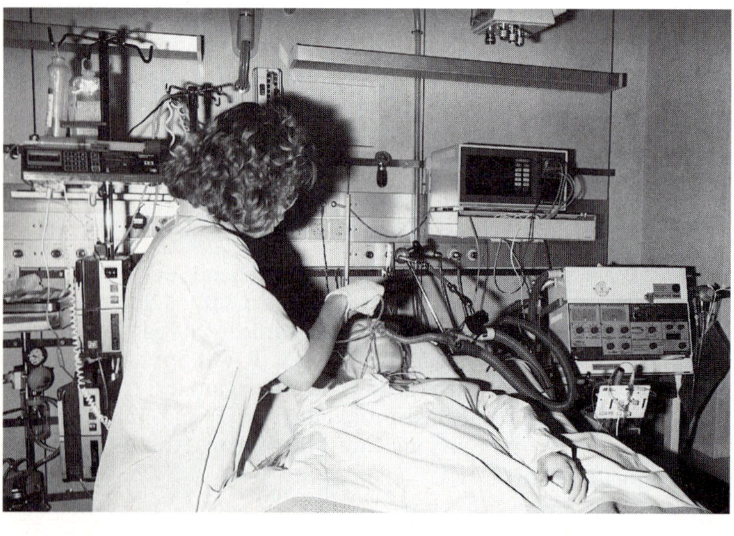

Abb. 39.**6** Intratracheales Absaugen unter streng aseptischen Bedingungen.

(S. 354). Die Häufigkeit des Absaugens richtet sich nach der Menge des Sekrets. Bei Intubierten sollte aber mindestens 2stündlich abgesaugt werden. Es gilt der *Grundsatz*: So oft wie nötig, aber nicht öfter als nötig.

Ausführung

- Patienten informieren, Hände desinfizieren.
- Applikation von 5–10 ml sterilisierter 0,9%iger NaCl-Lösung durch Tubus oder Kanüle zur Verflüssigung des Sekrets und zur Auslösung eines Hustenstoßes (Flüssigkeit durch 3–4 Atemzüge sich verteilen lassen, dann erst absaugen).
- Verpackung von Katheter und Zwischenstück öffnen.
- Katheter und Absaugzwischenstück einsetzen.
- Absaugvorrichtung einstellen (Sog in der Regel 2 mWs = ca. 20 kPa).
- An beide Hände sterilisierte Handschuhe anziehen, rechte Hand sterilhalten für den Katheter (bei Rechtshändern, sonst umgekehrt).
- Mit der linken Hand Beatmungssystem entfernen.
- Katheter *ohne* Sog einführen bis zur Bifurkation (Widerstand), dann 1 cm zurückziehen. Sog herstellen und unter leichten Drehbewegungen Katheter langsam zurückziehen. **Dauer des Absaugvorgangs:** nicht länger als 10–15 s (Apparatealarm)!
- Verbindung zum Beatmungssystem wiederherstellen.
- Absaugkatheter um die Hand wickeln. Handschuh darüber stülpen und in den Abfallsack geben.

> - Den Patienten an der Maschine 10 Atemzüge durchatmen lassen, dann, wenn nötig,
> - Absaugung wiederholen, dafür evtl. neuen Katheter und frische Handschuhe nehmen.

- Absaugschlauch und -zwischenstück durchspülen.
- Dann Mund und Rachen absaugen.
- Saugvorrichtung abstellen, Zwischenstück in Desinfektionslösung geben, Hände desinfizieren.
- Beatmung und Sauerstoffzufuhr kontrollieren.
- Nach jedem Absaugen Mundpflege.

Gefahren des Absaugens

- Hypoxie durch zu langes Absaugen (bei gefährdeten Patienten präoxygenieren);
- Schleimhautschäden der Trachea;
- Bradykardie durch Vagusreiz;
- Keimeinschleppung durch unhygienisches Vorgehen.

Kanülenpflege

Die Kanülenpflege wird unter absolut aseptischen Verhältnissen 1- bis 2mal täglich vorgenommen.

Material:
Auf Tablett oder Mehrzweckwagen griffbereit:
- geeignetes Desinfektionsmittel, evtl. zusätzlich 3%ige Wasserstoffperoxidlösung,
- sterilisierte Watteträger,
- eingeschnittene Gazen, sterilisiert,
- Kanülenbändchen,
- 1 sterilisierte anatomische Pinzette,
- Spritze für Cuff-Kontrolle,
- Klemme (Péan), Schere,
- Einweghandschuhe, Abfallsack,
- Mundschutz (Einwegmaske).

Vorgehen:
- In Trachea und Mund absaugen.
- Entfernung der aufgelegten Gaze mit Handschuhen.
- Reinigung der Wundränder des Luftröhrenschnitts mit Watteträger und Desinfektionslösung.
- Haut und Kanüle mit antiseptischer Lösung oder Spray behandeln.
- Mit Hilfe der Pinzette die frische, eingeschnittene Gaze um die Kanüle legen.
- Neues Kanülenbändchen befestigen, erst dann das alte abschneiden. Man achte darauf, daß das Bändchen straff sitzt (Kontrolle mit zwei Fingern, die sich noch knapp hineinschieben lassen müssen).
- Wurde die Luft des Cuffs abgelassen, wird er nun neu mit der vorgeschriebenen Menge Luft gefüllt.
  Bei Trägern von Silberkanülen muß die Innenkanüle 2- bis 3mal täglich gereinigt und desinfiziert werden.

Kommunikationsprobleme

Intubierte, vor allem tracheotomierte Patienten leiden, wenn sie nicht bewußtlos sind, unter

schwerwiegenden Kommunikationsproblemen. Sie können nicht sprechen, können ihre Bedürfnisse nur beschränkt äußern, und schließlich reagiert auch das Pflegepersonal mit immer geringer werdenden Rückmeldungen – so bahnt sich ein Circulus vitiosus der Kommunikationsunfähigkeit an.
Sprechhilfen (technische Hilfsmittel S. 461) können die Situation erleichtern, aber nicht beheben. Mehr als andere sind diese Patienten auf die Bereitschaft und Fähigkeit der Pflegenden angewiesen, Bedürfnisse wahrzunehmen, damit die Kommunikation aufrechterhalten werden kann.

Einige Tips

- Nehmen Sie sich Zeit zum Zuhören.
- Haben Sie mit sich selbst Geduld, wenn Sie nicht sofort verstehen, was der Patient mit seinen verbliebenen „Ausdruckresten" sagen will – Humor ist eine gute Hilfe dabei.
- Suchen Sie – gemeinsam mit allen Beteiligten (Patient, Mitarbeiter, Angehörige) – geeignete Hilfsmittel; evtl. müssen vorliegende angepaßt oder neue entwickelt werden.
- Versuchen Sie neuartige, auch ungewohnte Schritte der Problemlösung. Jedes neue Hilfsmittel entsteht auf der Basis der Kreativität und des Ausprobierens.
- Auch die *Coping-Strategie* (S. 70f.) kann hilfreich sein: Fragen, die der Bewältigung dienen, sind Fragen bezüglich der
  - *Orientierung:* welche Möglichkeiten, Hilfsmittel, Tips, Ressourcen usw. stehen zur Verfügung?
  - *Identifikation:* wie geht der Patient mit der Einschränkung um? wie reagiert er? welche Lösungen entwickelt er aus sich selbst? wie kann er Ideen umsetzen, wie mit angebotenen Hilfsmitteln umgehen? was können wir von ihm lernen?
  - *Autonomie:* wie „selbständig" geht er mit den eingesetzten Hilfsmitteln um? Welche Impulse eigenständiger Problembewältigung zeigt er?

Komplikationen und Gefahren

Bei liegendem Tubus oder Kanüle:
- Herausfallen oder Tieferrutschen des Tubus/der Kanüle;
- Nasenwandschäden und Nasenhöhleninfekte bei nasaler Intubation;
- Dekubiti durch Tubus und/oder Fixation;
- Verstopfung durch Sekrete (ungenügende Befeuchtung);
- Entzündung oder Arrosion der Kehlkopf- oder Trachealschleimhaut durch den mechanischen Tubus oder Kanülenreiz, durch Infektion, Blutung oder Verletzung durch unsachgemäßen Umgang beim Absaugen.

Nach Extubation/Décanulement:
- Heiserkeit,
- Ulzerationen und Granulationen an den Stimmbändern,
- Glottisödem mit Stridor.
- Spätfolgen können Stenosen, Granulome und Narben sowie tracheoösophageale Fisteln sein.

Konsequenzen für die Pflege. Tracheotomierte und intubierte Patienten bedürfen einer intensiven Überwachung durch geschultes Personal, das in der Lage ist, bei Komplikationen (die rasch lebensbedrohlichen Charakter annehmen) *gezielt und zweckmäßig* zu handeln.

> Die Gegenstände für einen Kanülen- oder Tubuswechsel müssen griffbereit sein.

39.6. Beatmung mit Respiratoren

39.6.1. Definition und Indikation

Künstliche Beatmung bedeutet Ersatz oder Unterstützung der Spontanatmung. Durch die teilweise oder vollständige Übernahme der Atemarbeit wird eine ausreichende alveoläre Ventilation ermöglicht.

Anwendung und Ziel

Die Beatmung hat das Ziel die Atemarbeit zu übernehmen oder zu ersetzen, um so eine effiziente Atmung sicherzustellen. Damit wird die Lunge mit ihren lebensnotwendigen Funktionen so lange unterstützt, bis die Ursache der Ateminsuffizienz durch entsprechende Maßnahmen (Therapien) behoben ist.

Beatmungsprinzipien und -geräte

Die Techniken der Beatmung unterliegen einem großen Wandel. Früher blieb nur die Wahl zwischen voller Beatmung und Spontanatmung. Häufig mußten die Patienten vollständig sediert und relaxiert werden. Die Entwöhnung war meist schwierig, die lange Dauer der Beatmung brachte eine größere Gefahr von Komplikationen mit sich. Nicht zuletzt durch den Einsatz der Elektronik (Mikroprozessorentechnik) sind der Physiologie mehr entsprechende Beatmungsformen möglich, die den Patienten in seiner Atemarbeit angepaßter unterstützen und daher auch besser toleriert werden. Die Vorteile sind, daß weniger sediert und relaxiert werden muß und die Entwöhnung vom Respirator in kürzerer Zeit und schonender erfolgen kann. Dadurch wird die Gefahr von Komplikationen reduziert und die Beatmungsdauer verkürzt.

Die zunehmenden technischen Möglichkeiten machen es immer schwieriger, die Beatmungsformen und -geräte einzuteilen.
Die folgende Aufteilung berücksichtigt einige häufig angewandte *Beatmungsformen* und *Geräteprinzipien* (Tab. 39.**2**). Sie sind beispielhaft zu sehen. Für alle anderen Beatmungsformen und spezifischere technische Informationen muß auf die weiterführende Fachliteratur verwiesen werden.

- *Druckgesteuerte Geräte.* Die Geräte schalten bei erreichtem Beatmungsdruck von Inspiration auf Exspiration. Diese Geräte sind nicht volumenkonstant.
  Beispiel: Bird-Respirator (Abb. 39.**7**).
- *Zeitgesteuerte und volumenkonstante Geräte.* Die Geräte schalten nach einer eingestellten Zeit von Inspiration auf Exspiration, von Exspiration wieder auf Inspiration und liefern ein konstantes Atemzugvolumen.
  Beispiele: Veriflo CV 2000, Draeger UV_1, Bennet MA_2, verschiedene Engström-Modelle, Veolar, Servoventilator u. a.

Einzustellende Parameter

Druckgesteuerte Geräte (z. B. Bird Mark 7; Abb. 39.**7**):
- Sauerstoffkonzentration (2),
- Inspirationsdruck (1),
- Flow (Gasströmungsgeschwindigkeit) (5),
- Trigger-(Auslöser-)Empfindlichkeit (4),
- Automatik (3);

zeitgesteuerte volumenkonstante Geräte (z. T. elektronisch gesteuert):
- Sauerstoffkonzentration,
- Beatmungsform,
- Inspirations-/Exspirationsverhältnis = Frequenz,
- Atemzugvolumen, Atemminutenvolumen,
- Seufzer,
- PEEP,
- Trigger-Empfindlichkeit,
- Inspirationspause bzw. Inspirationsplateau, Inflation hold,

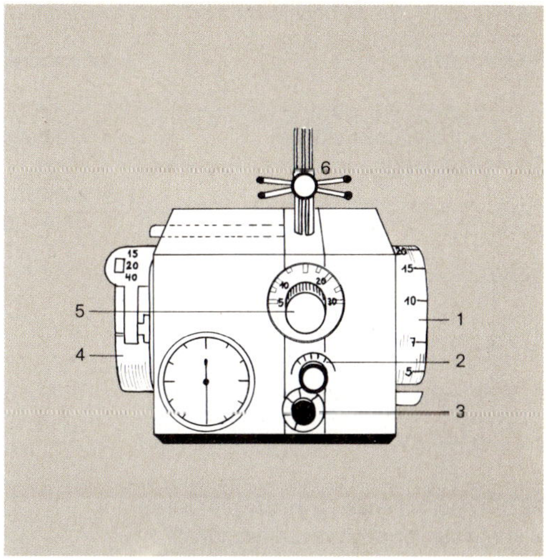

Abb. 39.**7** Bird-Respirator. 1 Inspirationsdruck, 2 Gasmischung, 3 automatische Beatmung, 4 Empfindlichkeitseinteilung, 5 Gasströmungsgeschwindigkeit, 6 Handsteuerung.

- Alarmeinstellung für obere, untere und spezielle Druckwerte.

39.6.2. Pflege des Patienten am Respirator

Es gelten die allgemeingültigen Prinzipien der Pflege des Intensivpflegepatienten auf S. 977.
Die *zusätzlichen Kontrollen* umfassen:
- Funktion des Respirators,
- Beatmungseffekt (z. B. Blutgasanalysen).

Da die Ausgangslage (Art des Respirators, stationsabhängige Schwerpunktsetzung usw.) sowie die Situation des Patienten sehr unterschiedlich sind, muß auf die entsprechenden Vorschriften verwiesen werden. Für die *Betreuung* und *Begleitung* dieser Patienten gilt insbesondere, was oben gesagt wurde (Kommunikationsprobleme beim intubierten bzw. tracheotomierten Patienten). Für die *Beobachtung* und *Überwachung* gibt das Merkblatt Abb. 39.**8** eine Leitlinie.
Voraussetzung für die sichere Betreuung von Beatmungspatienten ist fundiertes Wissen, Beherrschen der Technik und intensivpflegerische Erfahrung. Schülerinnen und Schüler, die im Rahmen ihres Intensivpflegepraktikums einen beatmeten Patienten zur Pflege übernehmen, bedürfen der kontinuierlichen Betreuung

Tabelle 39.**2** Beatmungsformen und ihre Anwendung

Beatmungsformen	Indikationen	Leistung des Patienten	Leistung des Beatmungsgeräts
SB (*s*pontaneous *b*reathing) *Spontanatmung* bei intubierten Patienten 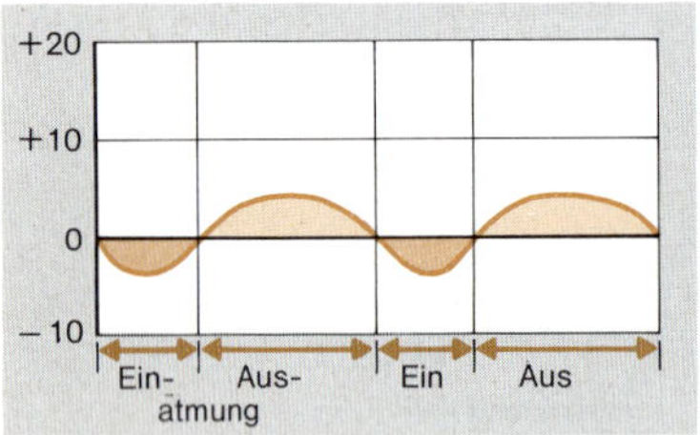	• Freihalten der Atemwege • letzte Phase der Entwöhnung	der Patient bestimmt bei normalem Luftwegsdruck das Atemzugvolumen und die Frequenz	liefert erwärmtes und befeuchtetes Gasgemisch mit der eingestellten O_2-Konzentration
PEEP (*p*ositive *e*nd*e*xspiratory *p*ressure) • kontinuierlich positiver Luftwegdruck • kann bei allen Beatmungsformen angewandt werden			
CPAPB (*c*ontinuous *p*ositive *a*irway *p*ressure *b*reathing) *Spontanbeatmung mit kontinuierlich positivem Luftwegdruck* 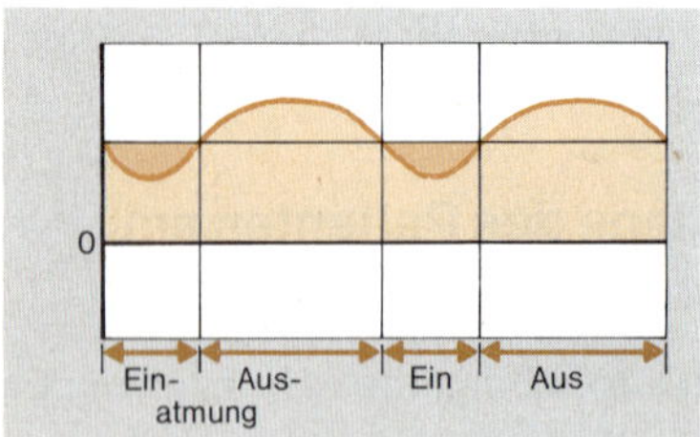	• *respiratorische Partialinsuffizienz* – Lungenödem interstitiell oder alveolar • *schwere Sekretretention bei nichtkooperativen Patienten* – Verflüssigung des Sekrets und Bronchialtoilette – Verhindern und Behandeln von Atelektasen • Phase der Entwöhnung	der Patient bestimmt bei kontinuierlich positivem Luftwegdruck das Atemzugvolumen und die Frequenz selbst	s. oben zusätzlich PEEP
SIMV (*s*ynchronised *i*ntermittent *m*andatory *v*entilation) *synchronisierte intermittierende Beatmung auf Abruf* 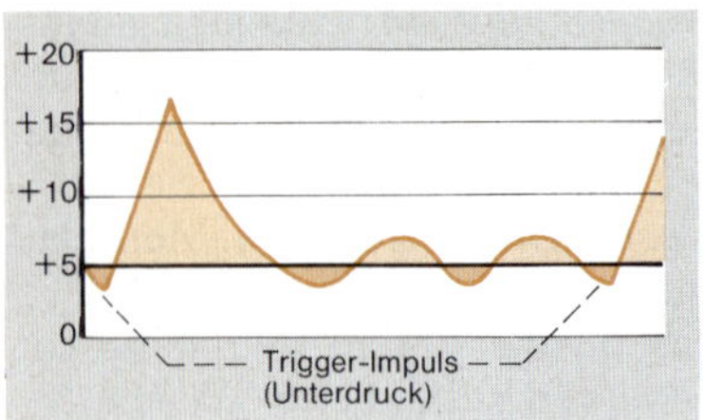	• *respiratorische Globalinsuffizienz*, sofern ein Teil des Atemminutenvolumens vom Patienten selbst erbracht werden kann • Entwöhnung von CV (s. unten) durch zunehmende Reduktion der Maschinenatemzüge	der Patient atmet einen Teil des Atemminutenvolumens spontan und gibt den Trigger-Impuls für die Maschinenatemzüge	liefert intermittierend und synchronisiert das eingestellte Atemzugvolumen

Tabelle 39.**2** (Fortsetzung)

Beatmungsformen	Indikationen	Leistung des Patienten	Leistung des Beatmungsgeräts
CV (*controlled ventilation*) *kontrollierte Beatmung* 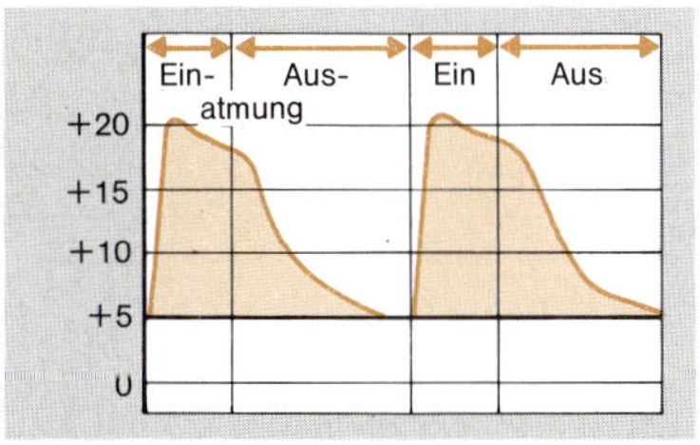	• therapeutische Hyperventilation • Patienten mit instabilem Thorax • kurarisierte und narkotisierte Patienten • Globalinsuffizienz • Übernahme der ganzen Atemarbeit, z. B. – Hypothermie – nach schwerem Herzinfarkt	keine	Maschine übernimmt Atemzugvolumen und Frequenz = Atemminutenvolumen
PS (*pressure support*) *druckunterstützte Spontanatmung* 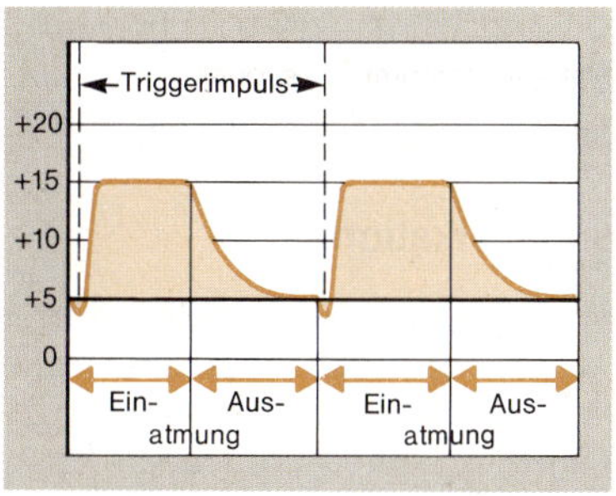	• Unterstützung der Atemarbeit des Patienten, sofern dieser triggern und einen Teil der Atemarbeit selber übernehmen kann • zur schonenden Entwöhnung	• der Patient gibt den Trigger-Impuls. Er bestimmt den Atemzug und die Frequenz selber • ohne Leistung des Patienten übernimmt das Gerät keine Atemarbeit	das Gerät unterstützt jeden spontanen Atemzug des Patienten während der gesamten Inspirationsdauer mit einem bestimmten Druck

Überwachung und Beobachtung des Patienten am Respirator

Da bei jedem, auch nur teilweise beatmeten Patienten andere Vitalfunktionen gestört sein können, gehört zur Überwachung des Patienten am Respirator automatisch auch die Überwachung aller anderen Vitalfunktionen.

1. Bewußtseinslage
2. Blutdruck, ZVD
3. Puls: Frequenz und Rhythmus (Monitor)
4. Haut: Aussehen und Temperatur (Peripherie), Schweiß
5. Urinausscheidung
6. Trachealsekret

Überwachung des Respirators

- Alarmsysteme: Überdruck- und Unterdruckalarm (Monitor)
- O_2-Konzentration im Inspirationsgas (Oxymeter)
- Atemfrequenz (mit Stoppuhr)
- Atemzugvolumen (mit Spirometer)
- Atemminutenvolumen (mit Spirometer und Stoppuhr)
- Beatmungsdruck („Patientendruck"): Verlauf, Kontrolle PEEP
- Befeuchter: Aqua dest.? Temperatur
- Schläuche und Verbindungsstücke: dicht? Kondenswasser
- Ambu-Beutel: An jedem Bett muß ein Ambu-Beutel mit Verbindungsschlauch zu O_2-Spender bereit sein

Abb. 39.**8** Merkblatt zur Überwachung und Beobachtung des Patienten am Respirator (Chirurgische IP-Station, St. Gallen).

Tabelle 39.**3** Symptome des akuten Kreislaufstillstands

• Bewußtlosigkeit • Krämpfe und „Verdrehen" der Augen	→ 6–12 s nach Kreislaufunterbrechung
• Pulslosigkeit	→ an den großen Gefäßen (A. femoralis, A. carotis), tritt sofort auf
• Zyanose	→ bei primärem Atemstillstand
• Graue Hautfarbe • Schnappatmung • Atemstillstand	→ 15–30 s nach Kreislaufunterbrechung
• weite Pupillen	→ bis 1 min nach Kreislaufunterbrechung

durch eine in Intensivpflege erfahrene Pflegeperson.

39.7. Kardiopulmonale Reanimation

39.7.1. Kreislaufstillstand

Definition des akuten Herz-Kreislauf-Stillstands (P. Safar): Der Herzstillstand ist das klinische Bild des Kreislaufstillstands bei einem Patienten, dessen Tod zu dieser Zeit nicht erwartet wurde. Die Folge des Herz-Kreislauf-Stillstands ist die Unterbrechung der Blutzirkulation. Daraus resultiert ein zellulärer O_2-Mangel, der über eine Funktionsstörung zum Zelluntergang führt (besondere Empfindlichkeit der Hirnzellen).

Am Herzen sind beim Kreislaufstillstand grundsätzlich drei Zustände möglich:

- Kammerflimmern,
- Asystolie,
- „weak action" (elektrische Herzfunktion noch intakt, jedoch ohne effektive Auswurfleistung).

Ursachen können sein:

- Hypoxie bei akuter Atemstörung (z. B. Verlegung der Atemwege, Ertrinken);
- Schock im Endstadium (Blutung, kardiogen, septisch);
- primäre Herzrhythmusstörungen bei Myokardinfarkt;
- toxisch – Medikamentenüberdosierung (z. B. Herzglykoside, Narkotika);
- Elektrolytstörung (vor allem Hypo- und Hyperkaliämie);
- Störungen des Säure-Basen-Gleichgewichts;
- allergisch – anaphylaktischer Schock (z. B. Kontrastmittel, Seren);
- Elektrounfall – vor allem Niederspannung (50–500 Volt).

Die *Symptome* des akuten Kreislaufstillstands sind in Tab. 39.**3** zusammengefaßt.

39.7.2. Wiederbelebung – Reanimation

Definition und Indikation

Reanimare = wieder beseelen, beleben. Unter dem Begriff der Wiederbelebung ist eine Kette therapeutischer Maßnahmen zusammengefaßt, die geeignet ist, einen drohenden Energiemangel vitaler Organe zu verhindern und einen gerade eingetretenen zu überbrücken oder zu beheben. Rechtzeitig und in logischer Reihenfolge durchgeführt, können damit irreversible Organschäden verhindert werden, es wird Zeit gewonnen, um insuffiziente oder erloschene Organfunktionen unterstützen zu können, bis sie ihre Funktion wieder selber übernehmen können.

Die Bemühungen der Wiederbelebung sind nur sinnvoll, solange die Wiederherstellung ausreichender Organfunktionen möglich ist (Zeitfaktor) und solange die vitale Bedrohung nicht durch ein inkurables Grundleiden ausgelöst wird, so daß sie anhaltend nicht zu beheben ist. Letztlich ist Wiederbelebung nur dann ein positiver Gewinn für die Menschheit, wenn (nach Lawin) die Erhaltung des menschlichen Geistes möglich ist. Prinzipiell sollte die Pflegegruppe vom Arzt informiert sein, *ob* diese Reanimationsmaßnahmen eingeleitet werden müssen (bzw. ob nicht).

Maßnahmen

Behandlung der Atemstörung

- Freilegen der Atemwege,
- Freihalten der Atemwege,
- künstliche Atmung (Beatmung).

Bei offensichtlicher Verlegung der Atemwege muß logischerweise diese Reihenfolge eingehalten werden, denn die künstliche Atmung wäre bei verlegten Atemwegen zwecklos. Andererseits ist aber oft gerade in Wiederbelebungssituationen der sofortige Beginn der Beatmung angezeigt; eine eventuelle Verlegung der Atemwege, die selbstverständlich dann unverzüglich behoben werden muß, wird ja ohnehin schon beim ersten (Insufflations-)Beatmungsstoß erkennbar.

Freilegen der Atemwege:
- Kopf-Kiefer-Griff (Abb. 39.**9**),
- Inspektion von Mund und Rachen (Zahnprothesen, Blut, Erbrochenes),
- Reinigen von Mund und Rachen (Schleim, Blut, Erbrochenes).

Freihalten der Atemwege:
- Kopf-Kiefer-Handgriff,
- Seitenlagerung,
- Einlegen eines Tubus: Nasen-Rachen-Tubus nach Wendel oder Guedel bzw. endotracheale Intubation (S. 980f.).

Beatmung. Sie ist mit und ohne Hilfsmittel möglich:
- Mund-zu-Mund-Beatmung,
- Mund-zu-Nase-Beatmung,
- Mund-zu-Tubus-Beatmung,
- Beatmung mit Beutel (Maske, Tubus).
  Bei der Beatmung mit Beutel ist die zusätzliche O_2-Zufuhr möglich.

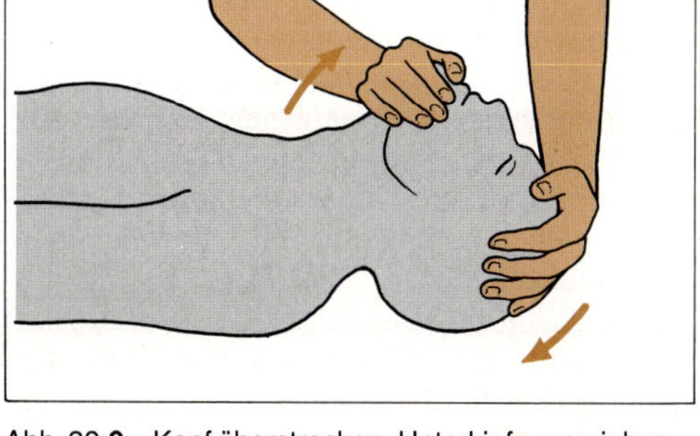

Abb. 39.**9** Kopf überstrecken, Unterkiefer vorziehen.

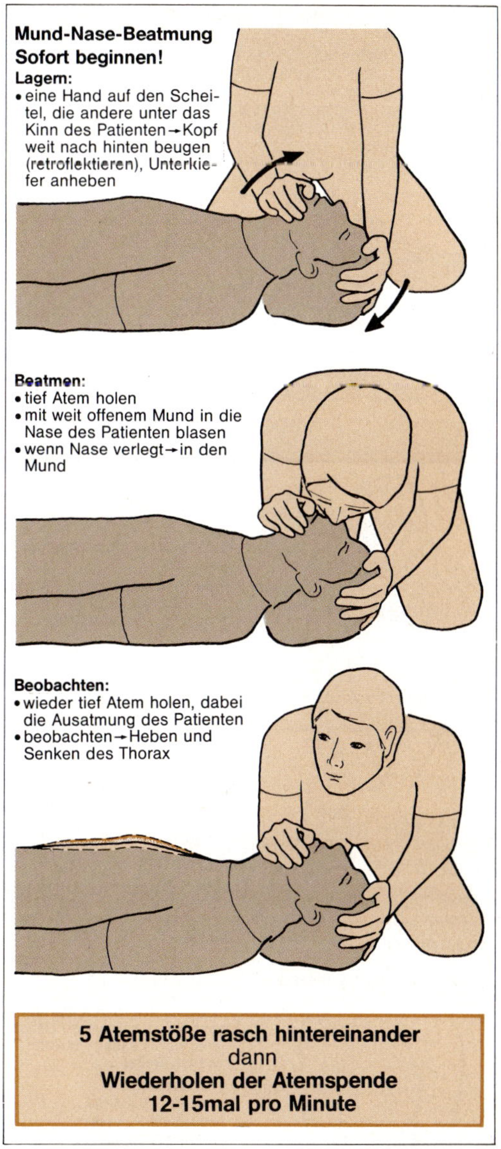

Abb. 39.**10** Beatmung.

Zur *Technik* der Beatmung Abb. 39.**10**. Hilfsmittel nur anwenden, wenn der Umgang damit absolut sicher beherrscht wird.

Behandlung des Kreislaufstillstands

- externe Herzmassage,
- elektrische Defibrillation,
- Medikamente.

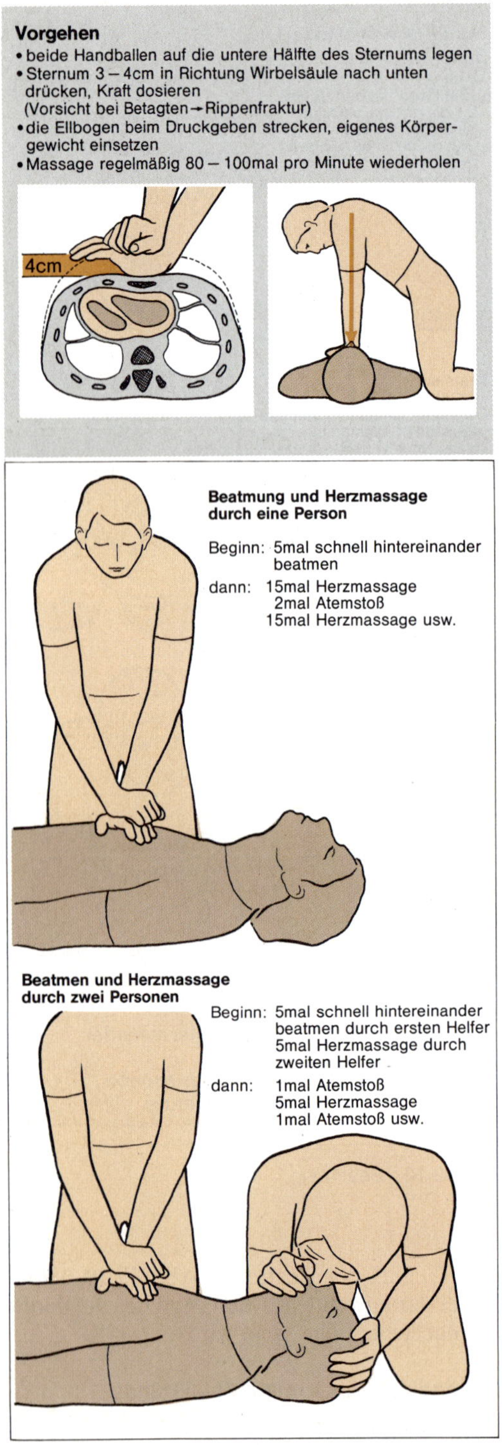

Abb. 39.**11** Herzmassage und Beatmung.

Externe Herzmassage:

- Durch *Druck auf den Thorax* wird das Herz zwischen Sternum und Wirbelsäule rhythmisch komprimiert und der Druck im Thorax erhöht, so daß ein regelmäßiger Volumenauswurf zustande kommt.
- Der Patient muß auf dem *Rücken* und auf einer *harten Unterlage* liegen (evtl. Brett unterschieben).

Zur *Technik* Abb. 39.**11**.

Defibrillation:

- Durch *einen* gezielten *elektrischen Stromstoß* werden die elektrischen Zellen am Herzen für den Bruchteil einer Sekunde depolarisiert, wonach ein intakter Sinusknoten die Rhythmusführung wieder übernehmen kann (depolarisiert = alle Muskelfasern sind entladen, für einen neuen Reiz empfänglich); Abb. 39.**12**.

Die Defibrillation dient der Therapie des Kammerflimmerns und ist synchronisiert mit dem QRS-Komplex bei der Kammertachykardie (Kardioversion). Während der Defibrillation darf der Patient nicht berührt werden (→ Stromstoß).

Medikamente. Bei der Reanimation *müssen* alle Medikamente intravenös verabreicht werden (evtl. intratracheal über Tubus), da subkutan oder intramuskulär verabreichte Substanzen wegen der schlechten Gewebedurchblutung nicht oder nur verzögert wirken.

Die wichtigsten Medikamente (die rasch bereitgestellt werden müssen) sind in Tab. 39.**4** zusammengestellt.

Organisation der Reanimationsmaßnahmen

- Die ersten Minuten sind entscheidend.
- Die *Reanimationshilfsmittel* müssen griffbereit sein und sicher gehandhabt werden:
  - Reanimationswagen auf IP-Station,
  - Reanimationskoffer auf den Stationen.
- Der *Alarmierungsablauf* muß bekannt sein (Patientenglocke → „stürmen“ → Telefon).
- Das *Reanimationsteam* muß rasch abrufbar sein; unterdessen werden die Sofortmaßnahmen von den anwesenden Pflegepersonen eingeleitet.
- Der *Reanimationsablauf* ist standardisiert und muß dem Pflegepersonal bekannt sein: interdisziplinäre Schulung, regelmäßiges Training.

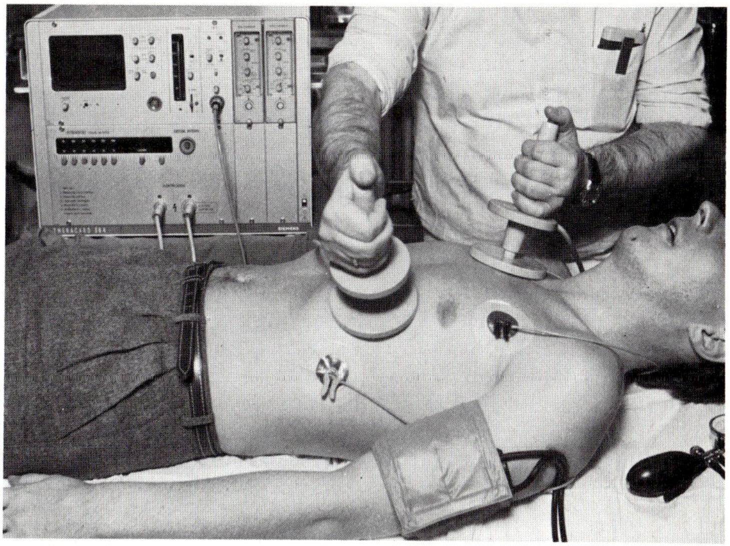

Abb. 39.**12** Technik der externen Defibrillation des Herzens (aus: Lawin, P.: Praxis der Intensivbehandlung, 5. Aufl. Thieme, Stuttgart 1989).

Tabelle 39.**4** Medikamente zur Reanimation

Medikament	Gruppe	Verabreichungsform	Wirkung
Adrenalin (Noradrenalin, Alupent) Isuprel	Sympathikomimetikum	i.v. Injektion	• Erhöhung der Herzfrequenz und Kontraktionskraft • Erhöhung des Herzminutenvolumens • Erhöhung der Reizbildungs- und Reizleitungsfähigkeit
Atropin	Vagolytikum	i.v. Injektion	• Steigerung der Herzfrequenz
Lidocain (Xylocain)	Antiarrhythmikum	i.v. Injektion oder Infusion	• Behebung der Herzrhythmusstörung
Natriumbicarbonat	Puffersubstanz	Infusion	• Korrektur der metabolischen Azidose

- Die *Reanimationsdokumentation* ist zum Zeitpunkt der Hektik und Dringlichkeit der Sofortmaßnahmen zweitrangig; sie soll aber unmittelbar nach (oder bei längerer Dauer während) dem akuten Ereignis durchgeführt werden.

Reanimationsablauf

Grundsätzlich sind die Weisungen (Ablaufschema, Standards) des Krankenhauses zu beachten. Die Aufstellung im nebenstehenden Kasten kann als Raster dienen.

1. Diagnosestellung: Symptome des Kreislaufstillstands → Tab. 39.**3**
2. Alarmierung: Pflegepersonal, Arzt, Reanimationsteam
3. Reanimation
   A Beatmung → Abb. 39.**10**
   Herzmassage → Abb. 39.**11**
   B EKG-Diagnostik → Defibrillation → Abb. 39.**12**
   ↓
   C Medikamente (i.v. Katheter) → Tab. 39.**4**
   → Antiarrhythmika
   → Atropin/Adrenalin
   → Natriumbicarbonat
   → evtl. Volumenersatz

Kontraproduktiv und in dieser Situation lebensgefährlich sind:

- Kompetenzstreitigkeiten oder -unklarheiten,
- verzögerter Reanimationsbeginn,
- nicht gerechtfertigte Unterbrechung von Herzmassage und Beatmung.

Nach der Reanimation

Den *Reanimationserfolg* erkennen wir an
- wieder tastbarem Puls (Karotis),
- meßbarem Blutdruck,
- rosiger Hautfarbe,
- enger werdenden Pupillen,
- Einsetzen der Spontanatmung,
- zurückkehrendem Bewußtsein,
- spontanen Bewegungen.

Treten diese Symptome auf, so spricht alles dafür, die Maßnahmen der Langzeitwiederbelebung zu treffen. Die *intensive Überwachung* des Patienten, der erfolgreich reanimiert wurde, ist von zentraler Bedeutung, da er besonders gefährdet ist, einen erneuten Kreislaufstillstand zu erleiden. Er soll zur engmaschigen Überwachung und evtl. zur Unterstützung der gefährdeten Organe auf die IP-Station verlegt werden.

Nach der Reanimation soll in einem Gespräch unter den Beteiligten (Pflegepersonal, Arzt) die abgelaufene Situation unter folgenden Gesichtspunkten analysiert werden:
- Was hat gut geklappt?
- Welche Fehler sind passiert?
- Welche Lehren können gezogen werden?
- Wie habe ich die Situation erlebt?
- Wie fühle ich mich?

Die Fragen 1–3 dienen der Verbesserung der Leistung (Lernsituation), 4 und 5 der Psychohygiene.

Patient mit Verbrennungen Kap. 29.
Patient mit Intoxikationen Kap. 9.

39.8. Beurteilung von Wissen und Können in der Pflege

Übung

Wenn Sie Gelegenheit haben, bei der Pflege eines intubierten (und beatmeten) Patienten mitzuwirken, so machen Sie sich bitte Gedanken über die folgenden Aspekte:
- *Behandlung*: Sammeln Sie alle zugänglichen Informationen zur Behandlungspflege: Merkblätter, Handbücher, Erfahrungen der Mitarbeiter u. a.
- *Betreuung*: Notieren Sie die Betreuung, die der Patient erhält (durch Sie persönlich und durch das gesamte Pflegepersonal).
- *Begleitung*: Überdenken Sie die gegebene Begleitung. Durch wen und wie wird die Begleitung übernommen (Bezugsperson)?
- Versuchen Sie (mit Hilfe der zuständigen Vorgesetzten oder der Instruktorin), eine kritische *Situationseinschätzung* vorzunehmen und Konsequenzen für die Pflege abzuleiten.

Weiterführende Literatur

Birkenfeld, R.: Überwachung und Pflege beatmeter Patienten. Fischer, Stuttgart 1988
Csapo, G.: Konventionelle und intrakardiale Elektrokardiologie. Documenta Geigy, Baden 1980
Gravenstein, J.: Praxis der Patientenüberwachung (Monitoring). Fischer, Stuttgart 1985
Hossli, G., R. Jenny: Anästhesiologie und Intensivbehandlung für Schwestern und Pfleger. Huber, Bern 1983
Juchli, L.: Sein und Handeln, 3. Aufl. Recom, Basel 1988
Koller, F., K. Neuhaus: Internistische Notfallsituation, 4. Aufl. Thieme, Stuttgart 1987
Kretz, F. J.: Intensivmedizin für Krankenpflegeberufe, 2. Aufl. Thieme, Stuttgart 1989
Larson, R.: Anästhesie und Intensivmedizin. Springer, Berlin 1987
Lawin, O.: Praxis der Intensivbehandlung, 5. Aufl. Thieme, Stuttgart 1989
Leist, M.: Sterben im Krankenhaus. Herder, Freiburg 1990
Lotz, P.: Grundbegriffe der Beatmung. GIT-Verlag, Darmstadt 1984
Meltzer, L. E.: Herzrhythmusstörungen. Praktisches Arbeitsbuch. Recom, Basel 1976
Safar, P.: Wiederbelebung. Herz, Lunge, Gehirn. Thieme, Stuttgart 1984
Schuster, H. P., T. Pop, L. S. Weilemann: Checkliste Intensivmedizin, 3. Aufl. Thieme, Stuttgart 1988
Schwizer, V.: Januarkinder. Vom Überleben auf der Intensivstation. 2. Aufl. Unionsverlag, Zürich
Steinbereithner, K., H. Bergmann: Intensivstation, -pflege, -therapie, 2. Aufl. Thieme, Stuttgart 1984
Swan, H. J., N. Allen: EKG-Übungen. Erkennen von Störungen der Herzaktion. Recom, Basel 1976

V. Mithilfe bei diagnostischen und therapeutischen Maßnahmen

Aufgabenbereiche

Die diagnostischen und therapeutischen Maßnahmen sind Teil des medizinischen Behandlungsplans. Dem Arzt obliegt die Planung und Auswertung. Was die Durchführung betrifft, kann er diese ganz oder teilweise delegieren (Weisungsbefugnis) an

- speziell ausgebildetes Fachpersonal, z.B. Röntgen-, Labor-, Funktionsdiagnostik;
- therapeutisch geschulte Spezialisten verschiedener Bereiche wie Physio-, Ergotherapie;
- den Pflegedienst (Krankenstation, Behandlungseinheit, krankenhausexterne Bereiche) oder an medizinisch-technische Assistenten/Assistentinnen.

Ob eine, zwei oder eine ganze Gruppe von Personen an der Durchführung beteiligt sind, hängt ab von der Komplexität der Maßnahmen.

Die grundsätzliche Arbeitsteilung bzw. Zusammenarbeit ist in untenstehender Abbildung abzulesen (exemplarisch auch Abb. 43.**1**).

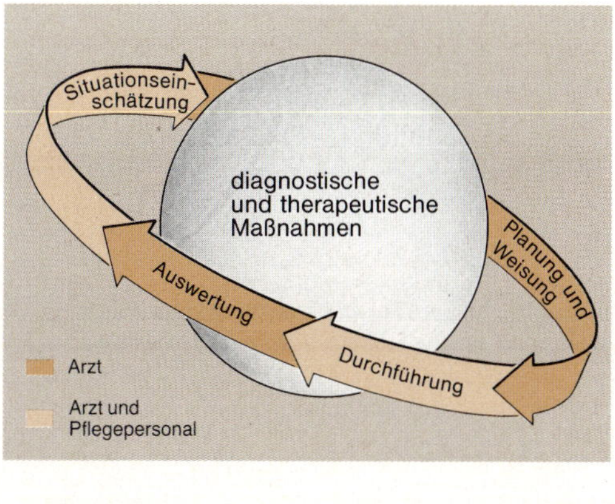

Die Aufgabenbereiche der einzelnen Disziplinen sind je nach Fachkompetenz verschieden. Für die *Pflege* beschreibt die Funktion 3 (S. 100f.) sie als „Mithilfe“, was soviel bedeutet wie Assistenz (ich helfe mit) oder Übernahme von Teilbereichen (ich führe dies auf Weisung hin selbständig durch).

Mit der Übernahme einer entsprechenden Verordnung, die eindeutig und schriftlich erfolgen muß, übernimmt die ausführende Person die *Handlungskompetenz*. Handlungskompetenz bedeutet, daß jemand für sein Tun ausgebildet, qualifiziert und zuständig ist, d.h., die Person übernimmt für ihr Tun die volle Verantwortung.

Mithilfe bei diagnostischen und therapeutischen Maßnahmen bedeutet demnach:

- die *Anweisung* (Verordnung) des Arztes muß vorliegen – *Weisungsabhängigkeit*;
- die *Durchführung* (Ausführung der Technik) muß gekonnt sein: Ausbildung → Einüben → Qualifikation – *Handlungskompetenz*. Parallel dazu ist
- die Verantwortung zu sehen – *Durchführungsverantwortung*.

Risiken und Gefahren

Für den Patienten. Jeder Eingriff am menschlichen Organismus bedeutet auch ein *Risiko* für den Betroffenen:

- Infektionsgefahr bei Schaffung einer Verbindung ins Körperinnere (Injektion, Punktion, Katheterisierung usw.);
- Blutungsgefahr bei größeren Eingriffen (Biopsie oder therapeutische Endoskopie);
- Strahlenschäden bei der diagnostischen und therapeutischen Radiologie.

Die entsprechenden Vorbeugungs- und Schutzmaßnahmen sind bei den einzelnen Maßnahmen nachzulesen.

Für das Personal. Bei vielen der im folgenden beschriebenen Maßnahmen kommen wir mit Blut und anderen Körperflüssigkeiten in Berührung. Dadurch besteht Infektionsgefahr. Von besonderer Bedeutung sind die durch *Blut* übertragbaren Krankheiten, insbesondere Hepatitis B und HIV/AIDS.

Die häufigste Ursache von Hepatitis B und HIV-Infektionen beim Pflegepersonal ist die Nadelstichverletzung, die verbunden ist mit der Gefahr des direkten Kontaktes mit Blut und Körperflüssigkeiten.

Der wichtigste (bei AIDS der einzige) Schutz ist das konsequente Einhalten der Vorsichtsmaßnahmen. Da diese bei fast allen der folgenden Kapitel von Bedeutung sind, sollen sie hier nochmals erwähnt werden (Krankenhaushygiene, Desinfektion, Sterilisation S. 387 ff.).

Vorsichtsmaßnahmen

- Direkten Kontakt mit Blut und Körperflüssigkeit vermeiden: Handschuhe, evtl. auch Überschürze und Filtermaske tragen.
- Händedesinfektion nach jeder Handlung, bei der wir u. U. in Kontakt mit Blut oder Körperflüssigkeiten gekommen sind.
- Vorsichtiges Umgehen mit verletzungsgefährdenden Gegenständen.
- Verletzungssicheres Entsorgen von Spritzen und scharfen Utensilien, insbesondere von Kanülen, Stiletts, Skalpellen. Kanülen (mit der Spritze) und Stiletts in stichfeste Behälter werfen, Skalpelle nicht von Hand zu Hand reichen usw.
- Bei Verletzungen mit blutkontaminierten Instrumenten oder Kanülen ist unverzügliche Versorgung notwendig: Meldung an den zuständigen Arzt, er wird abklären, ob der Patient Infektionsträger ist und ob (bei Hepatitis) eine entsprechende Impfung notwendig ist.

Wichtig ist die Bewußtseinsschulung. Blut und Körperflüssigkeiten sind potentiell infektiös und entsprechend zu behandeln:

- absolutes Einhalten der Hygiene- und Desinfektionsmaßnahmen;
- Verletzung vermeiden. Aufgetretene, auch kleinste (Stich-)Verletzung sofort melden.

Selbstschutz und *Schutz der Patienten* gleichwertig beachten.

Im folgenden sind die wichtigsten Themen der Diagnostik- und Therapiemaßnahmen aufgelistet. Alle anderen Maßnahmen sind in den Bereichen der Aktivitäten des täglichen Lebens (Kap. 5–16), der speziellen Pflegesituation (Kap. 32–39) oder im Zusammenhang mit den Organkrankheiten (Kap. 17–31) zu finden. Zum Aufsuchen dienen das Sachverzeichnis und das Inhaltsverzeichnis.

40. Injektionen

Sequenzziel

Dieses Kapitel bietet Ihnen Grundlagen an zur korrekten und sicheren Handhabung der Injektionstechnik. Vom Inhalt her finden Sie Informationen zum Themenbereich *Kompetenz, Durchführung* und *Verantwortung*. Sie lernen die verschiedenen Injektionsmaterialien und Injektionstechniken kennen und finden Standards zur praktischen Durchführung von Injektionen innerhalb Ihres Zuständigkeitsbereichs.

Prinzipien/Impulse

- Für den *Organismus* bedeutet Injektion: Verletzung der Haut, Eindringen einer Hohlnadel ins Gewebe oder in ein Hohlorgan (Venen, Arterien), Entgegennehmen und Verarbeiten von körperfremden Stoffen.
- Die *menschliche Person* wünscht und/oder fürchtet die Injektion. Als Verletzung (Eindringen der Kanüle) löst sie Angst und Furcht aus, als therapeutische Maßnahme weckt sie Hoffnung und ist u. U. Träger der Heilung (Wirksubstanz).
- *Involvierte Umwelt* sind die gebrauchten Dinge (Spritzen, Kanülen), die, wenn sie Träger von Krankheitskeimen sind, zur Gefahrenquelle werden.

40.1. Zuständigkeitsbereiche

Immer wieder ist der Themenbereich „Zuständigkeit für Injektionen" Anlaß zu Diskussionen.

Grundsätzlich gilt das auf S. 993 zur „Mithilfe bei diagnostischen und therapeutischen Maßnahmen" Gesagte auch hier. Im einzelnen gelten folgende Regeln:

- *Intramuskuläre, subkutane* und *intrakutane Injektionen* werden in der Krankenpflegeausbildung erlernt und unter unmittelbarer Anleitung einer diplomierten Pflegeperson eingeübt. Die Verantwortung trägt vorerst die *anleitende* Pflegeperson.
  Wer entsprechend ausgebildet ist, hat sich die *Handlungskompetenz* erworben und übernimmt für sich selbst die *Durchführungsverantwortung*.
- *Intravenöse Injektionen.* Die Entscheidung, ob die Durchführung einer i.v. Injektion immer vom Arzt vorgenommen oder ob sie an qualifizierte Pflegepersonen delegiert werden soll, entscheidet in der Regel der Chefarzt gemeinsam mit der Leiterin des Pflegedienstes. Die Weisungen sollen schriftlich festgehalten werden und jederzeit einsehbar sein. Der Berufsverband für die BRD nimmt dazu wie folgt Stellung:

  > „Die Krankenpflegeausbildung vermittelt die notwendigen Kontakte über Wirkung und Nebenwirkung von Medikamenten und über Punktions- und i.v. Injektionstechniken *nicht*. Ebenso darf die Krankenpflegeperson im Falle einer unerwünschten oder unerwarteten Reaktion nicht selbständig das notwendige Medikament anordnen und verabreichen.
  > I.v. Injektionen können zwar vom Arzt an die 3jährig ausgebildete Krankenpflegeperson delegiert werden; da diese dann jedoch für die Durchführung allein haftbar ist, ist sie berechtigt, die Tätigkeit abzulehnen, ohne daß ihr daraus arbeitsrechtliche Konsequenzen erwachsen."

- *Intraarterielle Injektionen.* Sie gehören immer in den Tätigkeits- und Verantwortungsbereich des Arztes. Sie werden *nicht* von Pflegepersonen durchgeführt.

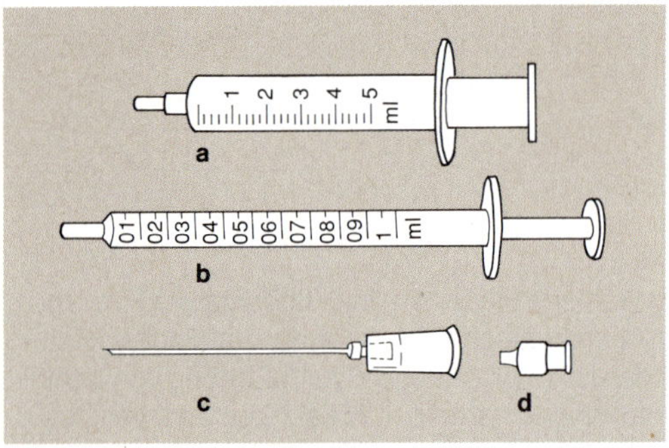

Abb. 40.**1** Injektionsgeräte. **a** Injektionsspritze, **b** Spritze mit Spezialgraduierung (Tuberkulinspritze), **c** Kanüle, **d** Spritzenverschluß.

Immer gilt: Wer eine Weisung/Verordnung annimmt, ist für die sachgerechte Durchführung in jedem Fall verantwortlich (und deshalb auch haftbar).

40.2. Spritzenmaterial

Injektionsspritzen

Metall-Glas-Spritzen (Record- oder Luer-Injektionsspritzen) bestehen aus einem Glaszylinderteil und einem Kolbenteil mit Kolben (Stempel aus Metall).

Einmal-Injektionsspritzen. Sie sind im Handel als

- *zweiteilige Standardspritzen* in verschiedener Größe (Abb. 40.**1a**),
- *Tuberkulinspritzen* mit Millilitereinteilung (Abb. 40.**1b**),
- *Insulinspritzen* (Näheres darüber bei Diabetesbehandlung S. 677f.).

Spezialspritzen. Wie der Name sagt, handelt es sich dabei um Spezialanfertigungen, die z.B. als Ohren- oder Augenspritzen, Blutsenkungsspritzen, Saugspritzen, Wund-, Klistier- und Blasenspritzen u.a. zur Anwendung kommen. Sie sind als Einmalspritzen oder im Baukastensystem erhältlich. Das Besondere betrifft das Fassungsvermögen und die Ansätze.

Injektionskanülen

Injektionskanülen sind Hohlnadeln, bestehend aus *Kanülenschaft* in unterschiedlicher Länge, der meist auch die Spitzenlänge entspricht (Abb. 40.**1c**); es gibt normale *Spitzen* (intramuskulär), kurze Spitzen (intravenös), extrakurze (intrakutan). Die Größen sind nach teilweise internationalen Tabellen (Konversionstabelle genannt) genormt und durch Farben gekennzeichnet:
∅mm/Lmm = Durchmesser/Länge.

Ansatz (Kegelschaft, Konus). Die meisten Spritzen gibt es je nach Ausführung mit unterschiedlichen Ansätzen, wie z.B. Luer, Record, Luer-Lock. Wichtig dabei ist, daß dieser sog. männliche Teil zum entsprechend weiblichen, der Kegelhülse (z.B. der Kanüle), paßt – *Kegelverbindung*. Der heute gebräuchliche *Luer-Ansatz* kann durch das *Luer-Lock-System* ergänzt werden. Das Lock-Gewinde ermöglicht durch eine feste Verschraubung eine zusätzliche Sicherheit, was z.B. bei zentral liegendem Venenkatheter von höchster Wichtigkeit ist.

Ergänzungsstücke. Das Angebot ist groß und entspricht den verschiedenen Spritzenmodellen und dem Bedarf. Erhältlich sind u.a.:

- Spritzenverschlüsse (Abb. 40.**1d**),
- Kanülendeckel,
- Kanülenansätze, z.B. als Verbindungsstücke oder als Durchflußhahn, Dreiwegehahn usw.

Anforderung an Spritzen und Kanülen

Spritzen. Ob Metall-, Glas- oder Einwegspritzen verwendet werden, hängt vom Versorgungs- und Entsorgungssystem eines Krankenhauses ab. Folgende Forderungen muß eine Spritze erfüllen:

- gute, zuverlässige Dichtigkeit;
- leichtes, ruckfreies Gleiten des Kolbens;
- präzise Graduierung, gute Ablesbarkeit;
- zuverlässige Arretierung.

Kanülen. Außer bei den Spezialkanülen wird heute weitgehend Einwegmaterial verwendet. Die Auswahl der Kanüle ist abhängig von der

- Art der Injektion,
- Konstitution des Patienten,
- Konsistenz der Injektionslösung.

40.3. Wirkstoffe und Lösungen

Von Injektionslösungen spricht man bei Mengen bis zu 20 ml. Größere Mengen werden als Infusionen (Kap. 41) bezeichnet.

Die injizierbare Arzneimittelform bietet gegenüber der äußeren (oralen, rektalen) wesentliche Vorteile:

- Wirkungseintritt, -dauer und Lokalisation

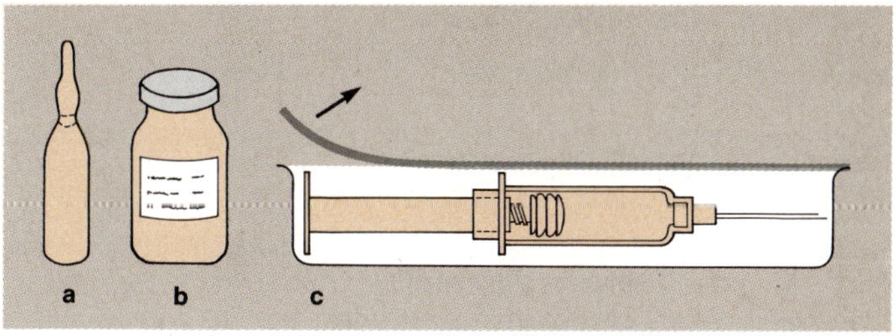

Abb. 40.2 Behälter, **a** Glasampulle (Knickampulle), **b** Stechampulle, **c** Fertigspritze.

lassen sich durch die Wahl des Injektionsortes beeinflussen.

- Der Magen-Darm-Trakt kann umgangen werden, was bei Stoffen, die dort inaktiviert (z.B. Insulin), unvollständig und/oder unkontrolliert resorbiert bzw. nicht aufgenommen würden oder nicht verabreicht werden könnten, eine große Rolle spielt.
- Bei spezieller Bearbeitung der Wirkstoffe kann eine Depotwirkung erzielt werden, die bei oraler Verabreichung unmöglich ist.

Voraussetzungen

Für Injektionen (und Infusionen) gilt, was für die Arzneistoffe bezüglich Zubereitung, Wirkung und Nebenwirkung gesagt wurde (S. 410ff.).

Zusätzlich ist zu beachten:

- Der Wirkstoff muß absolut steril, d.h. frei von Schwebestoffen und Keimen sein.
- Der vorgeschriebene Applikationsweg (z.B. nur i.v., nur i.m.) muß eingehalten werden.
- Eine schriftliche Arztverordnung (Menge, Applikationsart) muß vorliegen.

Nebenwirkungen (Injektionszwischenfälle) treten bei korrekter Einhaltung der Vorschriften relativ selten auf. Eine lokale Unverträglichkeit führt zu Gewebeschädigung (aseptische Nekrose), eine allgemeine Unverträglichkeit entspricht der auf S. 413 besprochenen unerwünschten Wirkung.

Behälter, Ampullen

Die Injektionsstoffe werden in folgenden Behältern aufbewahrt:

Glasampullen. Sie enthalten eine Einzeldosis. Eine Einengung am untern Teil des Ampullenhalses ermöglicht das Aufsägen (mit Ampullenfeile oder Cupfix-Gerät) bzw. das Aufbrechen der Ampulle (Abb. 40.**2a**).

Doppelampulle. Die Ampulle A enthält das Medikament, B das Lösungsmittel. Beide werden in *eine* Spritze aufgezogen, wodurch sie sich mischen.

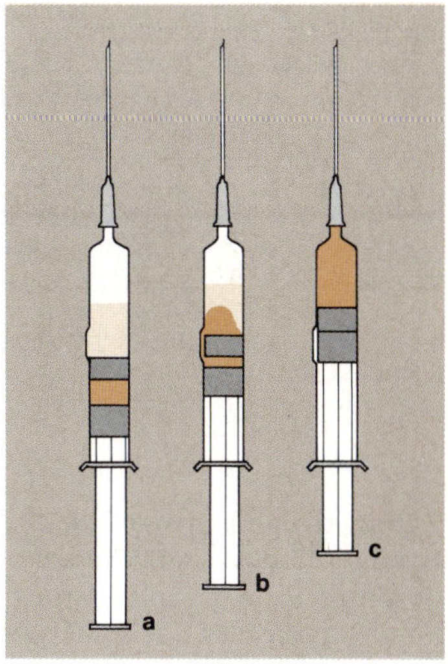

Abb. 40.3 Gebrauch einer Zweikammerspritze. **a** Injektionslösung A und Injektionslösung B sind in einer Spritze zur Applikation bereit. **b** Durch Druck auf den Kolben strömt Lösung B zu Lösung A. **c** Die Injektionslösung ist bereit.

Trockenampulle und Solvens. Die Trockensubstanz darf erst unmittelbar vor Verabreichung aufgelöst werden (wegen Unstabilität der Medikamentenlösung).

Durchstichflasche (Einstichflasche, Flaschenampulle, Stechkappenflasche). Sie gestattet die mehrmalige Entnahme von Einzeldosen. Die Flasche ist mit einem Gummistopfen verschlossen. Ein gebördelter Aluring gewährleistet den sicheren Verschluß (Abb. 40.**2b**).

Fertigspritzen sind gebrauchsfertig (Abb. 40.**2c**).

Doppelkammerspritzenampullen enthalten Injektionslösung A und B. Durch Druck auf den Kolben strömt Lösung B in Lösung A. Die fertige Injektionslösung kann nun injiziert werden (Abb. 40.**3**).

Tabelle 40.**1** Injektionsstellen und -arten

Injektionsart	Injektionsstelle	Resorption	Kanülenwahl	
			∅ mm	Länge mm
Intrakutan – i.c.	Oberste Hautschicht: Unterarminnenseite	sehr langsam	0,30 mm – 0,45 mm	3 mm – 16 mm
Subkutan – s.c.	Unterhautzellgewebe: mittleres äußeres Drittel Oberschenkel, Mitte außen Oberarm, Bauchdecke	langsam	0,45 mm – 0,55 mm	13 mm – 16 mm
Intramuskulär – i.m., ventroglutäal – v.g.	Muskelgewebe: mittlerer Gesäßmuskel (v.g.), Mitte Oberschenkel, Oberarm Mitte außen	schnell, bei öligen Lösungen verzögert	0,70 mm – 0,90 mm	38/55 mm – 55/70 mm
Intravenös – i.v. (Arzt)	Vene: wenn möglich, gut gefüllte, leicht tastbare Vene; Ellenbeuge, Unterarm s. Venenpunktion S. 1005 f.	sofort	0,55 mm – 0,70 mm	25/32/38 mm
Intraarteriell – i.a. (immer Arzt!)	Arterienpunktion S. 1006 f.		je nach Lokalisation	

Zylinderampullen sind die gebräuchlichsten Behälter für Lokalanästhetika. Beim Einsetzen der Ampulle in die Spezialspritze perforiert das hintere Ende der Spezialkanüle die Ampulle. Durch Druck auf den Spritzenkolben wird die Lösung ausgepreßt. Das gleiche gilt für die *Manolen* (gebräuchlich in Zahnarztpraxen).

40.4. Vorbereitung und Durchführung

Die Injektion ist ein Einstich ins Körperinnere mit Hilfe einer Spritze und einer Kanüle zwecks Verabreichung eines Medikamentes ins Gewebe oder in die Blutbahn.
Injektionsstellen und *-arten* sind in Tab. 40.**1** zusammengefaßt.

40.4.1. Injektionstablett

Es wird *vor jedem Gebrauch* frisch desinfiziert (abwischen mit einem mit Desinfektionsmittel getränkten Tupfer).
Auf dem Tablett bereithalten:
- Einmaltupfer und Feindesinfektionsmittel oder/und
- Fertigtupfer (Steri-swab, Skin-Cleanser),
- Spritze, Kanüle, Aufziehkanüle,
- Ampullenfeile,
- Injektionslösung;

zusätzlich für die i. v. Injektion:
- Stauschlauch, Schnellverband.

40.4.2. Aufziehen der Injektion

Für alle gilt:
- Hände und Spritzentablett desinfizieren.
- Überprüfen des Medikamentes (S. 411).

Glasampullen:
- Ampullenhals und Feile desinfizieren.
- Ampulle auffeilen und/oder aufbrechen.
- Spritze und Aufziehnadel zusammensetzen.
- Medikament aufziehen (Abb. 40.**4**).
- Spritze luftleer machen, auf verordnete Menge einstellen, Aufziehnadel entfernen, leere Ampulle auf dem Tablett liegen lassen.
- Injektionskanüle aufsetzen, Kanülenschutz belassen.

Stechampullen:
- Metalldeckel entfernen, Gummikappe desinfizieren, Tupfer auf Gummikappe liegen lassen.
- Spritze und Aufziehkanüle zusammensetzen.
- Soviel Luft in die Spritze aufziehen, wie Lösung aus der Stechampulle gebraucht wird, Gummi durchstechen, Luft einspritzen.
- Stechampulle kippen, gewünschte Medikamentenmenge aufziehen, Stechampulle bis

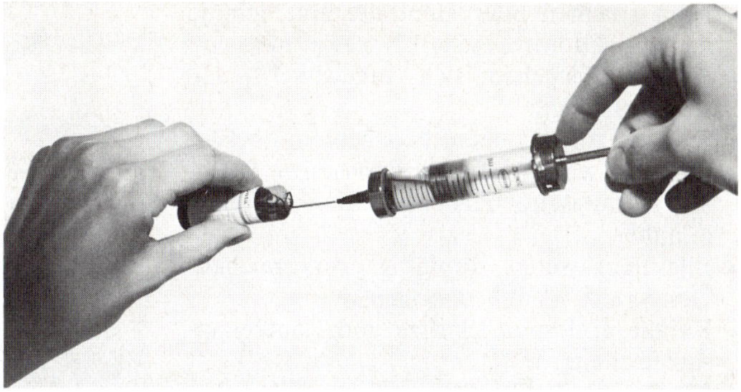

Abb. 40.**4** Aufziehen des Medikamentes aus der Glasampulle.

nach der Injektion auf dem Tablett stehen lassen.
- Spritze luftleer machen, verordnete Menge genau einstellen, Aufziehkanüle entfernen.
- Injektionskanüle aufsetzen, Schutzkappe belassen.

Spezialampullen. Für die Vorbereitung der Ampulle bzw. der Spritze zur Injektion liegt immer eine Gebrauchsanweisung bei.

Es gelten die allgemeinen Regeln: Kontrolle des Medikamentes, Desinfektion wo nötig, sorgfältiges Handhaben beim Auflösen des Medikamentes.
- *Doppelampullen.* Beide Ampullen öffnen, Lösungsmittel aufziehen und in Glasampulle mit Trockensubstanz spritzen. Abwarten, bis das Medikament aufgelöst und klar ist, dann aufziehen.
- Bei *Zweikammerspritzen* gute Durchmischung von Lösung A und B abwarten (Abb. 40.**3**).
- *Stechampullen.* Lösungsmittel aufziehen, Spritze luftleer machen, dann Lösung in Stechampulle mit Trockensubstanz spritzen. Kanüle und Spritze in Stechampulle stecken lassen. Abwarten, bis das Medikament aufgelöst und klar ist. Medikament aufziehen.

Vorbereiten von Spritzen. Injektion erst vor Gebrauch vorbereiten. Wo aus organisatorischen Gründen mehrere Spritzen miteinander vorbereitet werden müssen, darauf achten, daß bis zur Applikation höchstens 30–60 Minuten vergehen:
- Medikamente können sich verändern (Licht).
- Sicherheit/Sterilität sind beim Liegenlassen gefährdet.

40.4.3. Vorbereiten des Patienten

Information über Vorgang (Stich, eventuelle Schmerzen) und Zweck:
- *Individuelle Situation* erfassen; jeder Mensch hat andere Erwartungen und/oder Befürchtungen. Je besser man den Kranken kennt und um seine Lage weiß, desto besser kann erspürt werden, was er braucht.
- Die *Lagerung* entspricht der Injektionsart und dem Befinden des Kranken (liegend, sitzend).
- *Schmerzen* bzw. Schmerzempfindungen sind individuell (S. 525 ff.).

  Auslöser sind:
  - der *Stich* durch die Haut (objektiv kaum wahrnehmbar),
  - der *lokale Reiz* durch das Medikament, vor allem bei gewebeunfreundlichen Stoffen (z. B. Vitamine, Impfstoffe) oder bei größeren, muskelzellgewebeverdrängenden Mengen.

  Schmerzverminderung:
  - Desinfektionsmittel antrocknen lassen, damit es nicht in den Stichkanal gelangt (löst Brennen aus).
  - Medikamente körperwarm (Ampullen aus dem Kühlschrank in der Hand erwärmen, größere Mengen langsam injizieren).
  - Körperkontakt herstellen: die Injektionsstelle nicht „zaghaft anfassen", sondern *in die Hand nehmen* und während der Injektion einen sanften Druck ausüben.
  - Der Patient soll vor der Injektion einatmen und während der Injektion ausatmen.

40.4.4. Durchführung der Injektion

Nach Information und Lagerung des Patienten:
- Einstichstelle desinfizieren.

- Haut spannen oder Hautfalte abheben, je nach Injektion.
- Kanüle einstechen, sich vergewissern, daß sie richtig liegt.
- Stempel zurückziehen, beobachten, ob Blut aspiriert wird – *Aspirationsversuch* (Abb. 40.**14**; Blut ist nur bei der Injektion in Gefäße erlaubt).
- Injektionslösung sorgfältig verabreichen. Den Kranken gut *beobachten*.
- Kanüle entfernen (Spritze und Kanülenansatz festhalten).
- Mit Tupfer Stichkanal verschließen; Kreisbewegungen bei Injektion ins Gewebe; Kompressionsdruck nach Gefäßpunktion.
- Sichtkontakt zum Kranken herstellen, Befinden ablesen, Bedürfnisse und eventuelle Reaktionen zu erkennen suchen.
- Verabreichte Injektion protokollieren (Zeit, Dosis, Verabreichungsart, Reaktion des Patienten).
- Gebrauchtes Material sorgfältig entsorgen (S. 994).

> – Kanülen sofort und ohne unnötige Manipulation (ohne Schutzkappe) in festen Behälter (z.B. in leere Infusionsflasche) werfen → Schutz vor Verletzung.
> Ist eine Verletzung passiert, gilt, was auf S. 994 gesagt wurde.
> – Tablett und Flasche (evtl. Stauschlauch) mit Desinfektionsmittel desinfizieren.

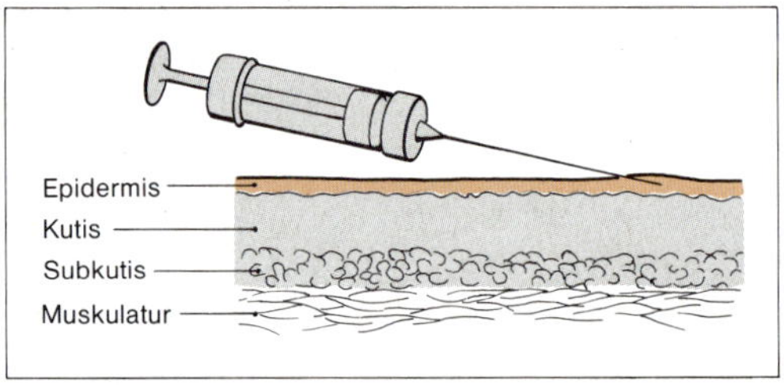

Abb. 40.**5** Intrakutane Injektion.

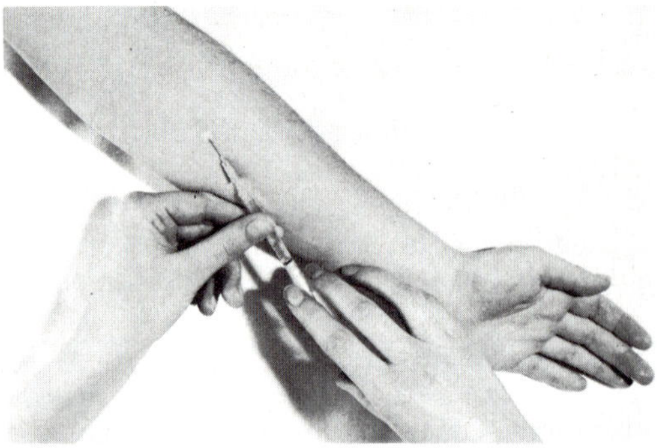

Abb. 40.**6** Ausführung der intrakutanen Injektion. Einführen der Kanüle flach zur Hautoberfläche.

40.5. Injektionsarten

40.5.1. Intrakutane Injektion

Intrakutane Injektionen (Abb. 40.**5**) kommen zur Anwendung bei Impfungen und Sensibilisierungstests (Allergieprobe, Tuberkulintest). Injektionsstelle und Kanülenwahl Tab. 40.**1**.

Durchführung:

- Händedesinfektion.
- Kanülenschutz entfernen.
- Haut spannen. Einstich mit der Kanülenspitze flach zur Haut (Abb. 40.**6**).
- Langsam injizieren. Die intrakutan injizierte Lösung bewirkt eine sofortige Quaddelbildung.
- Trockenen Tupfer auf Einstichstelle legen, Kanüle herausziehen.
- Injektionsstelle bezeichnen (einkreisen mit Fettstift oder Kugelschreiber, evtl. Zeit und Datum dazuschreiben).
- Patient informieren, daß er die Injektionsstelle nicht berührt, nicht wäscht, reibende Kleidung vermeidet.

40.5.2. Subkutane Injektion

Die Injektion erfolgt unter die Haut (Abb. 40.**7**). Injektionsstellen und Kanülenwahl Tab. 40.**1**.

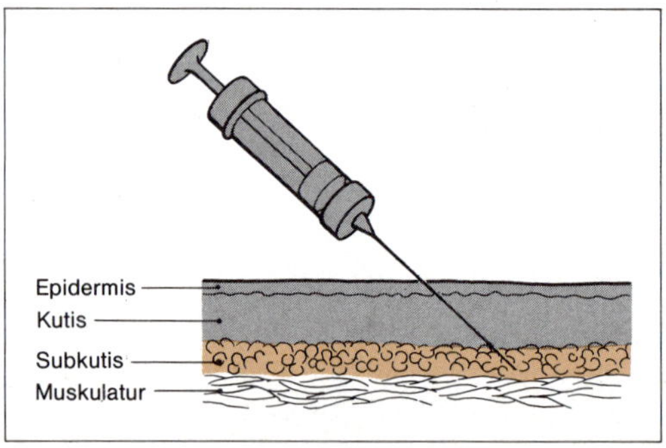

Abb. 40.**7** Subkutane Injektion.

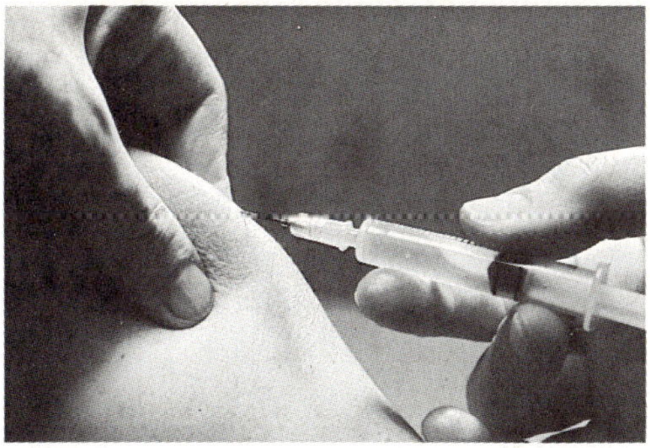

Abb. 40.**8** Ausführung der subkutanen Injektion. Einführen der Kanüle in einem Winkel von höchstens 45 Grad (mit freundlicher Genehmigung von Recom, Basel).

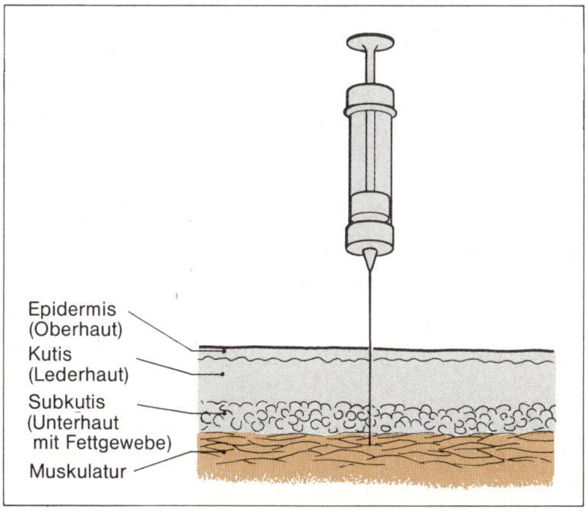

Abb. 40.**9** Intramuskuläre Injektion. Einführen der Kanüle in einem Winkel von 90 Grad.

Durchführung:

- Händedesinfektion.
- Desinfektion der Einstichstelle.
- Kanülenschutz entfernen.
- Hautfalte abheben (bei mageren Patienten Haut spannen), im Winkel von 45 Grad zur Haut ca. 2 cm tief einstechen (Abb. 40.**8**).
- Medikament langsam injizieren, Patient beobachten.
- Trockenen Tupfer auf Einstichstelle drükken, Kanüle herausziehen.
- Mit dem Tupfer durch Kreisbewegungen Medikament leicht verteilen.

Spezielles zur Insulininjektion S. 677 ff.

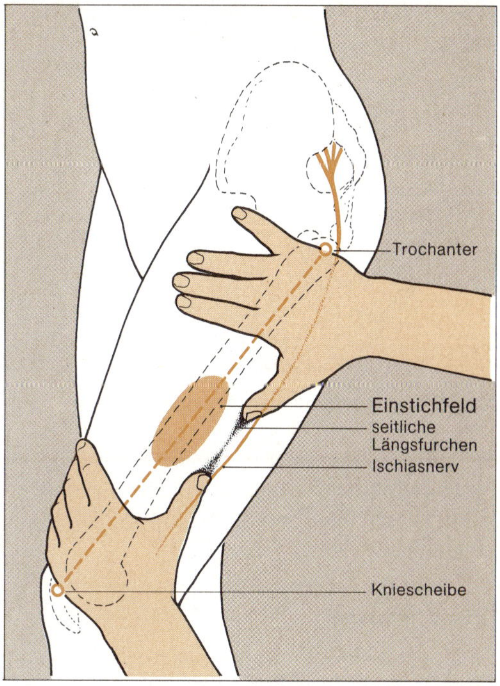

Abb. 40.**10** Intramuskuläre Injektion. Einstichstelle in der Mitte des seitlichen Oberschenkels.

40.5.3. Intramuskuläre Injektion

Die Injektion erfolgt in den Muskel (Abb. 40.**9**). Injektionsstellen und Kanülenwahl Tab. 40.**1**. Bei normalgewichtigen Menschen besteht nur ein geringer Unterschied der Gewebedicke, weshalb im allgemeinen eine 6 cm lange Kanüle benutzt werden kann. Bei adipösen Patienten muß die Stärke des Fettpolsters berücksichtigt werden, weshalb eine Länge von 8 cm benötigt wird, um sicher den Muskel zu erreichen.

Bestimmung der Injektionsstelle

Oberschenkelmuskel

Zur Injektion eignet sich das mittlere Drittel der Vorderseite, da der Ischiasnerv dorsal liegt. Weil die großen Gefäße medial verlaufen, sticht man etwas lateral der Mittellinie (Bügelfalte) (Abb. 40.**10**).

Der Einstich erfolgt senkrecht in Richtung Femur.

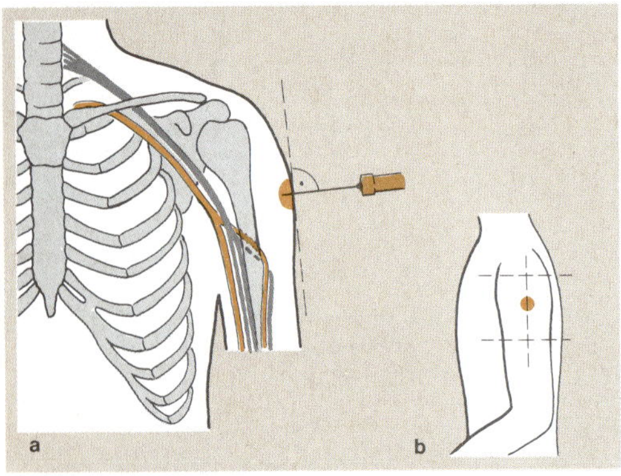

Abb. 40.**11** Injektion in den Oberarmmuskel.

Das Bein darf nicht außenrotiert liegen, da sich dadurch die Injektionsrichtung verschiebt und Gefäße getroffen werden können.

Oberarmmuskel

Es eignet sich das obere mittlere Drittel Außenseite der Mediallinie (mediolateraler Anteil). Je nach Autor wird der M. deltoideus oder der M. biceps als günstigste Einstichstelle bezeichnet. Von großer Wichtigkeit ist die Kanülenführung, d.h., die Injektion muß so vorgenommen werden, daß der medial/lateral gelegene Gefäßstamm nicht beeinträchtigt wird (Abb. 40.**11**).

Auch hier muß darauf geachtet werden, daß der Arm nicht abgedreht (außenrotiert) wird.

Gesäßmuskel

Die häufigste Einstichstelle für die intramuskuläre Injektion ergibt sich aus den idealen anatomischen Verhältnissen des Muskelgebiets, das sich zwischen drei Knochenhöckern, die normalerweise leicht getastet werden können, ausdehnt – **ventroglutäale Injektion** (Abb. 40.**12a** und **b**).

Zum Auffinden der sicheren Injektionsstelle gibt es *zwei verschiedene Methoden*: die Methode nach v. Hochstetter und die Cristamethode.

Methode nach v. Hochstetter. v. Hochstetter bezeichnet als idealen Ort für die intramuskuläre Injektion den gefäß- und nervenarmen Bereich des durch eine gedachte Verbindungslinie zwischen der Eminentia cristae und dem Tro-

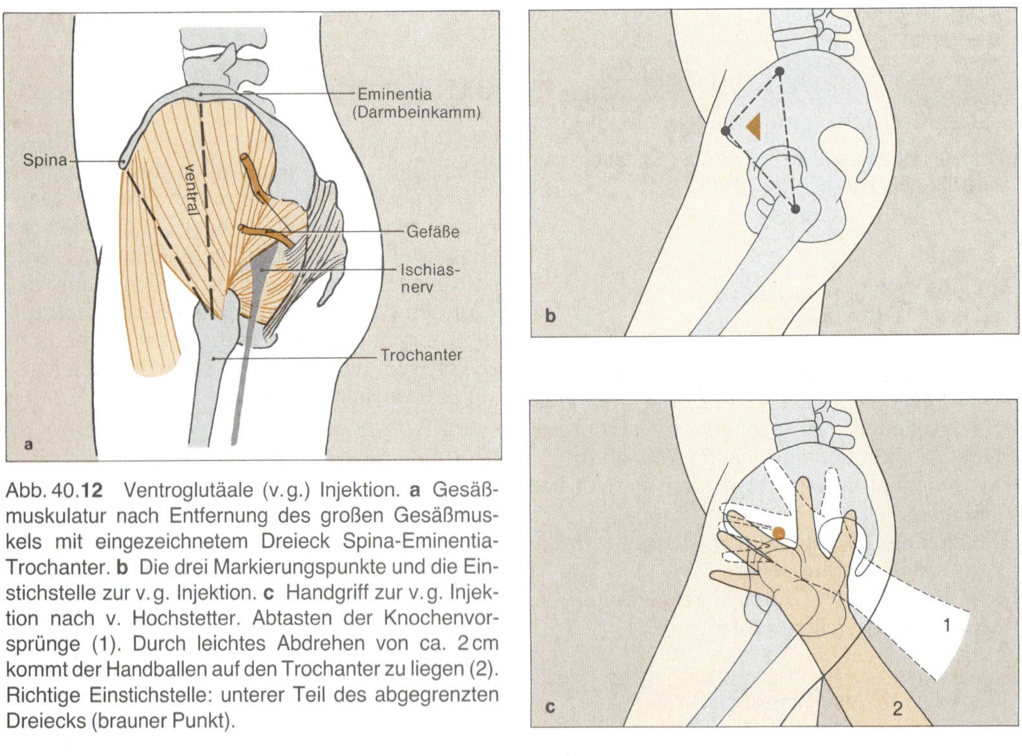

Abb. 40.**12** Ventroglutäale (v.g.) Injektion. **a** Gesäßmuskulatur nach Entfernung des großen Gesäßmuskels mit eingezeichnetem Dreieck Spina-Eminentia-Trochanter. **b** Die drei Markierungspunkte und die Einstichstelle zur v.g. Injektion. **c** Handgriff zur v.g. Injektion nach v. Hochstetter. Abtasten der Knochenvorsprünge (1). Durch leichtes Abdrehen von ca. 2 cm kommt der Handballen auf den Trochanter zu liegen (2). Richtige Einstichstelle: unterer Teil des abgegrenzten Dreiecks (brauner Punkt).

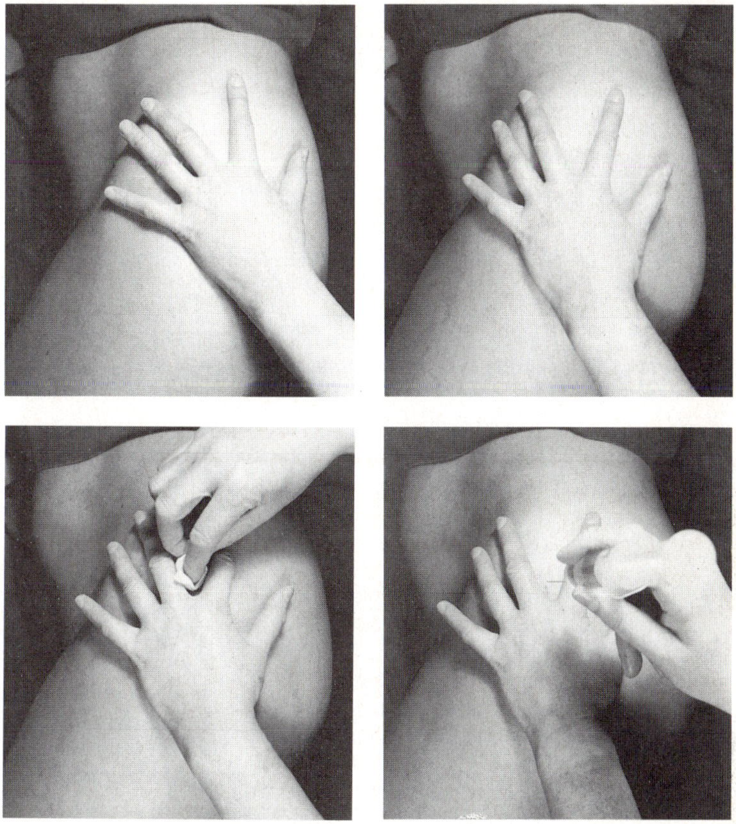

d e f g

Abb. 40.**12** **d** Lage der Hand *vor* dem Verschieben. **e** Lage der Hand *nach* dem Verschieben. **f** Desinfektion der Einstichstelle. **g** Die Einstichstelle liegt zwischen den Fingern.

chanter major gefundenen ventralen Teil des Gesäßmuskels (Abb. 40.**12a**) – *ventroglutäales Injektionsgebiet*:

- Der Patient liegt möglichst flach auf der Seite, das obere Knie leicht angezogen, damit die Muskulatur entspannt ist, den Rücken der Pflegeperson zugewandt.
- Mit der linken Hand das „gedachte Dreieck" suchen:

> – Abtasten der drei Knochenvorsprünge (Spina, Eminentia, Trochanter; Abb. 40.**12b**).
> – Damit der Handballen gut auf den Trochanter zu liegen kommt, ist die Hand auf der Achse der Spina um ca. 2 cm zu verschieben (Abb. 40.**12c** und **e**).
> – Die gespreizten Finger bilden mit dem Darmbeinkamm ein Dreieck, an dessen Spitze die Einstichstelle liegt. Abb. 40.**12d** zeigt die Lage der Hand *vor*, Abb. 40.**12e** *nach* dem Verschieben.

- Desinfektion der Einstichstelle (Abb. 40.**12f**).
- Injektion senkrecht zur Körperachse in Richtung Bauchnabel, d.h. bauchwärts (ventral) tief in den Glutäusmuskel (Abb. 40.**12g**).

Cristamethode nach Sachtleben. Das Abmessen ist etwas einfacher als nach v. Hochstetter; es kann auch problemloser auf Kinder und Säuglinge übertragen werden. Der Injektionsort ist der gleiche wie oben.

Um die Injektionsstelle zu finden, müssen wir von einer gedachten Geraden von der Mitte des Darmbeinkammes bis zum Trochanter ausgehen (Abb. 40.**13**). Die Injektionsstelle liegt dann (beim Erwachsenen) drei Querfinger nach abwärts oder nach kaudal (oder, was dasselbe ist, auf den Trochanter zu).

- Der Patient dreht sich auf die Seite, sein Kopf soll links von der Pflegeperson liegen.
- Die linke Hand in die Flanke (Taille) des Patienten legen, so daß der Zeigefinger auf die Knochenleiste des Darmbeinkammes zu liegen kommt (gedachte Linie): Rechts bzw.

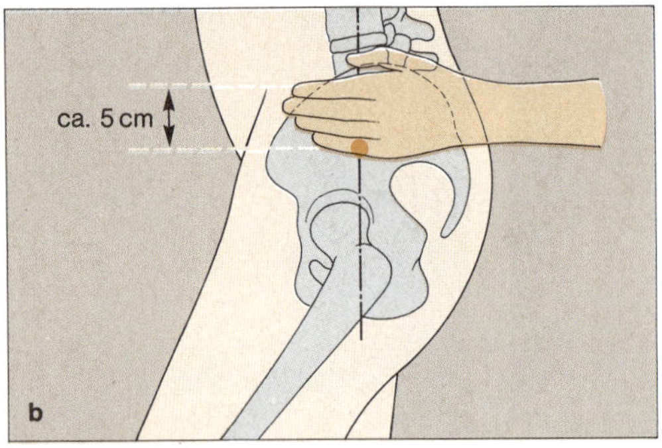

Abb. 40.**13** Cristamethode. Die Injektionsstelle liegt beim Erwachsenen drei Finger breit (5 cm) unterhalb der gedachten Linie (brauner Punkt: Einstichstelle).

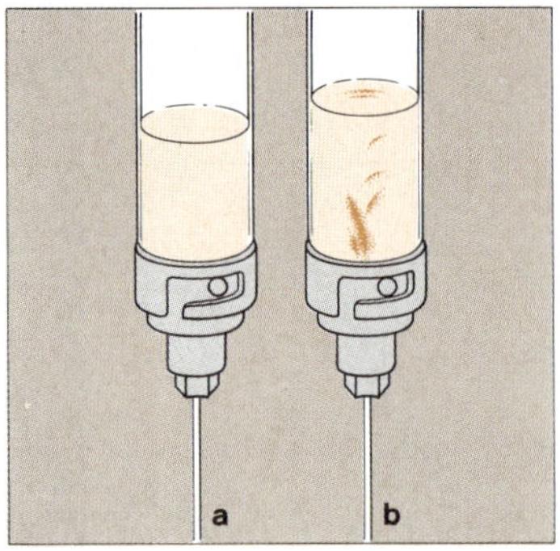

Abb. 40.**14** Kontrollaspiration vor der Injektion. **a** Kein Blut: weiter! **b** Blutspuren: halt!

unterhalb vom Zeigefinger liegt das *Injektionsgebiet*:

- beim Erwachsenen drei Finger breit unterhalb des Beckenkammes (ca. 5 cm),
- bei Kindern zwei Finger breit,
- beim Säugling einen Finger breit.
- Grundsätzlich kann man pro 50 cm Körperlänge eine Fingerbreite rechnen (Durchschnittslänge beim Erwachsenen 150 cm = 3 Finger, Säugling 50 cm = 1 Finger).

Die so gefundene Einstichstelle ist die *seitlich-laterale* Partie des Gesäßmuskels (also die *ventrale*, in Abgrenzung zur dorsalen).

- Desinfektion der Einstichstelle.
- Einstich senkrecht zur Körperachse, Nadelrichtung nach kranial-lateral (oben außen, Richtung Bauchnabel) wie bei der v. g. Injektion.

Durchführung

- Patient je nach gewünschter Einstichstelle und Methode lagern.
- Händedesinfektion.
- Desinfektion der Einstichstelle.
- Kanülenschutz entfernen.
- Einstechen der Kanüle:
  - Oberschenkel und Oberarm: Gliedmaße mit sanftem Druck umgreifen, damit wird das Injektionsgebiet leicht abgehoben, die Muskulatur entfernt sich von den in der Tiefe liegenden Gefäßen und Nerven; die Kanüle im Winkel von 90 Grad einführen (s. oben);
  - ventroglutäal: Haut spannen, Stich ca. 3–5 cm tief, senkrecht (mit einem kurzen Ruck), leicht ventral.
- Blutaspirationsprobe sorgfältig vornehmen (Abb. 40.**14**).
- Medikament langsam injizieren, Patient beobachten.
- Trockenen Tupfer auf Einstichstelle drükken, Kanüle herausziehen.
- Mit dem Tupfer durch Kreisbewegungen das Medikament mit leichtem Druck verteilen.

Injektionstechnik

- Der Stich soll tief hineingehen. Wird der Knochen getroffen, so schadet das nicht, tut aber sehr weh, weil die Knochenhaut besonders schmerzempfindlich ist. In einem solchen Fall wird die Nadel ein wenig zurückgezogen, aber nicht so viel, daß sie wieder aus dem Muskel herausgleitet und die Injektion ins Fettgewebe erfolgt.
- Die Angaben zum Aufsuchen der Injektionsstelle (auch die Abb. 40.**12** und 40.**13**) sind bezogen auf den Rechtshänder; beim Linkshänder ist es natürlich die rechte Hand, die die Einstichstelle sucht und die linke, die injiziert.

Blutaspirationsprobe

Wo die Injektionskanüle in Gewebe eingeführt wird, das mit Blutgefäßen versorgt ist, besteht immer die Möglichkeit, daß ein Gefäß angestochen wird. Viele Medikamente werden aber deshalb i. m. oder s. c. verabreicht, weil eine direkte Injektion in die Blutbahn unerwünscht ist oder sogar zu lebensbedrohlichen Zwischenfällen führen würde. Wenn nun bei der Aspirationsprobe (Abb. 40.**14**) Blut in die Spritze gelangt, weiß man mit Sicherheit, daß sich die Nadelspitze in einem Gefäß befindet, so daß man dementsprechend ihre Lage *korrigieren* muß (wurde viel Blut aspiriert, Nadel herausziehen und Medikament frisch aufziehen).

Komplikationen

Sie sind selten und bei korrekter Technik vermeidbar:

- *Abbrechen der Injektionskanüle* (sie wandert rasch in die Tiefe): Kanüle nie ganz bis zum Ansatz einführen.
- *Anstechen eines Gefäßes und Hämatombildung:* Die Behandlung wird mit Heparinsalbe eingeleitet.
- *Anstechen eines Nervs* mit Sofortschmerz und Sofortlähmung oder subakut (langsam) auftretend. Folge des direkten Verletzens oder über die Ausbreitung eines Injektionsdepots.
- *Abszeßbildung* (Spritzenabszeß) als Folge einer primären oder sekundären Infektion der Injektionsstelle bzw. eines Hämatoms (häufig bei bestehenden sog. konsumierenden Krankheiten, wo die Abwehrkraft fehlt).
- *Aseptische Nekrose:* Unverträglichkeit des Gewebes gegenüber dem eingespritzten Medikament.

Merke

- *Nicht* in Gewebe spritzen, das gerötet, geschwollen, vernarbt oder sonstwie verändert ist.
- Verabreichungsform *genau* beachten: Verordnungs- und Medikamentenkontrolle (S. 411 ff.).
- *Keine* i.m. Injektionen bei Patienten mit Gerinnungsstörungen, Blutungsneigung, Antikoagulation (Hämatomgefahr!).
- *Keine* i.m. Injektion bei Patienten im Schock und bei schlechten Kreislaufverhältnissen (→ ungenügende oder verzögerte Resorption), bei Herzinfarktverdacht (→ verfälscht Enzymwerte).

40.5.4. Intravenöse Injektion

Typische Applikationsorte sind (in der Reihenfolge der Punktionshäufigkeit) die *Venen*

- der Ellenbeuge,

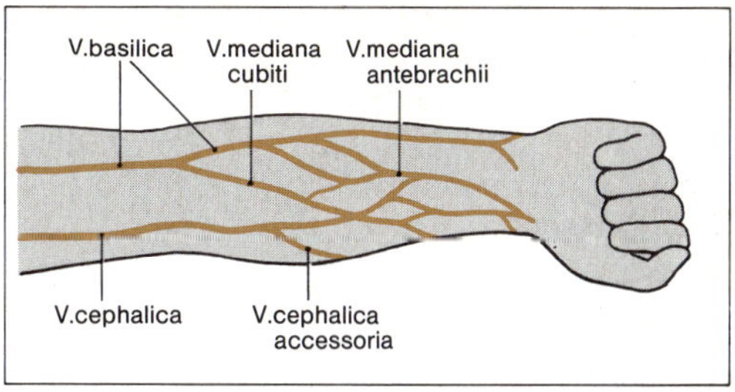

Abb. 40.**15** Venen des Vorderarms.

- des Vorderarms (die entsprechenden Venen sind in Abb. 40.**15** ersichtlich),
- des Handrückens,
- des Fußrückens (möglichst zu umgehen → Thrombosegefahr mit gefährlicheren Auswirkungen als bei den oberen Extremitäten),
- Schädelvenen beim Säugling.

Kanülenwahl

Länge und Dicke der Kanüle hängen vom Zweck der Venenpunktion ab:

- kurze dünne Kanüle für die einmalige Injektion,
- Verweilkanülen oder -katheter für die Infusion (S. 1019),
- dicke Nadel oder Spezialset für die Blutentnahme (S. 1074).

Aufsuchen und Anstechen der Venen

- Zum Aufsuchen und Punktieren der Venen ist die eigene innere Ruhe Voraussetzung. Man soll sich nicht nur äußerlich, sondern gleichsam auch *„innerlich hinsetzen"*. Hast ist ein schlechter Berater.
- *Wärme* – vor allem feuchte Wärme (Handbad, warmer Wickel) – fördert die periphere Durchblutung, schlecht sichtbare Venen füllen sich. Auch Pumpbewegungen (Öffnen und Schließen der Faust) oder Herunterhängenlassen des Armes können die Venenfüllung fördern (bei gewissen Laborkontrollen ist das Pumpen unerwünscht – Kap. 45).
- Dem *Fingerspitzengefühl* kommt eine erhebliche Bedeutung zu. Wer sich Zeit nimmt, das Fingerspitzengefühl zu testen, wird erfahren, daß Unterschiede bestehen zwischen links und rechts, zwischen den einzelnen Fingern überhaupt. (Übung: Welcher Finger ertastet am leichtesten eine unter eine nicht zu dünne Tischdecke gelegte Nähnadel? Mit

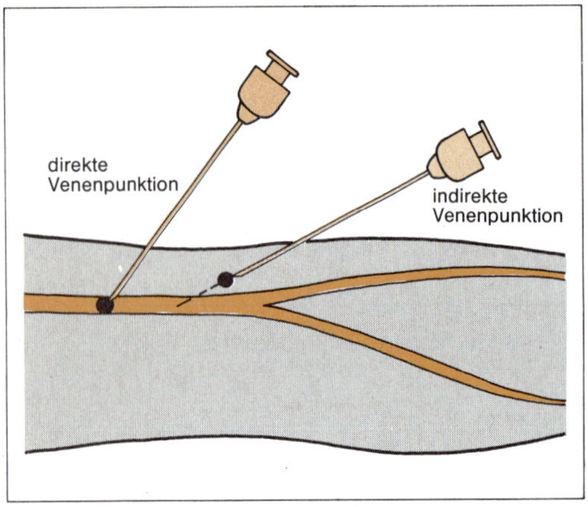

Abb. 40.**16** Schematische Darstellung einer direkten und indirekten Punktion der Vene.

diesem Test können wir *denjenigen* unserer Finger herausfinden, mit dem wir am besten nicht oder schlecht sichtbare Venen palpieren können.)

- *Einwandfreie Stauung* mittels Stauschlauch oder Staubinde (eine Handbreit über der Punktionsstelle): Der arterielle Zufluß muß ungehindert verlaufen, der venöse Rückfluß völlig gestaut sein (Hilfe: Blutdruckmessung → Manschettendruck etwas höher als beim diastolischen Druck beibehalten).
- *Anstechen der Vene.* Gabka schlägt vor, die Vene prinzipiell nicht direkt, sondern indirekt anzustechen (Abb. 40.**16**). Gründe: Eine Vene, die direkt angestochen wird, weicht logischerweise zurück (Kontraktion des Gefäßes), oder sie kann durch einen nicht gut abgeschätzten Stich durchstochen werden. Idealerweise wird die Haut 3–6 mm neben der zu punktierenden Vene durchstoßen, dann wird die Kanülenspitze der Vene genähert, und man läßt sie hineingleiten.

Durchführung

- Aufsuchen und Punktieren der Vene (s. oben).
- Der kontinuierliche Blutrückfluß zeugt von der richtigen Lage der Kanülenspitze.
- Staubinde vorsichtig öffnen.
- Medikament langsam injizieren (wenn keine Spezialvorschrift besteht: 1 ml/min), evtl. zwischendurch aspirieren, dabei den Kanülenansatz halten und die Kanüle nicht verschieben.
- Während der Injektion den Patienten und die Einstichstelle beobachten.
- Nach beendigter Injektion einen trockenen Tupfer auf die Einstichstelle legen, die Kanüle schnell herausziehen, einige Zeit einen leichten Druck auf die Einstichstelle ausüben.
- Hat die Injektion am Arm stattgefunden, soll er eine Weile gestreckt hochgehalten werden.
- Schnellverband anlegen.

Komplikationen

- Durchstechen der Vene mit Verletzung des umliegenden Gewebes: paravenöse Injektion oder Hämatombildung;
- Nekrosegefahr durch paravenöse Injektion (schon kleinster Mengen!), z. B. bei Eisenpräparaten, Zytostatika;
- Nekrose → Abszeßbildung bei Unverträglichkeit des Medikamentes (aseptischer Abszeß);
- örtliche Gefäßschädigung als Phlebitis oder Thrombophlebitis;
- irrtümlich intraarterielle Injektion (macht rasch große Schmerzen).

Diese Komplikationen können geringfügiger oder gravierender Natur sein. Sie sind Gründe, weshalb diese Injektionsart *grundsätzlich in die Hand des Arztes* gehört.

- Sobald sich an der Einstichstelle eine Schwellung entwickelt oder der Kranke über brennende Schmerzen klagt, ist die Injektion abzubrechen.
- Erstinjektionen eines Medikamentes sind *immer* vom Arzt durchzuführen, auch die Injektion von Herzglykosiden und Zytostatika soll die Schwester *nicht* übernehmen (Ausnahme: bei Spezialausbildung IP, Onkologie); die schriftliche Kompetenzbescheinigung *muß* vorliegen.
- Die Beobachtung des Kranken während und nach der Injektion ist sehr wichtig, damit Reaktionen rasch wahrgenommen werden können.

40.5.5. Intraarterielle Injektion

Zugang zu einer Arterie zu diagnostischen und therapeutischen Zwecken – *Arterienpunktion*:

- *diagnostisch:* Gewinnung von Blut, z. B. für

die Blutgasanalyse, Injektion von Kontrastmittel zur radiologischen Gefäßdarstellung;
- *therapeutisch:* Injektion von Medikamenten, meist zur Gefäßdilatation;
- *Einlegen eines Katheters:* zur arteriellen Blutdruckmessung (Herz- und Kreislaufuntersuchungen) oder zur Infusionstherapie (Gefäßdilatation).

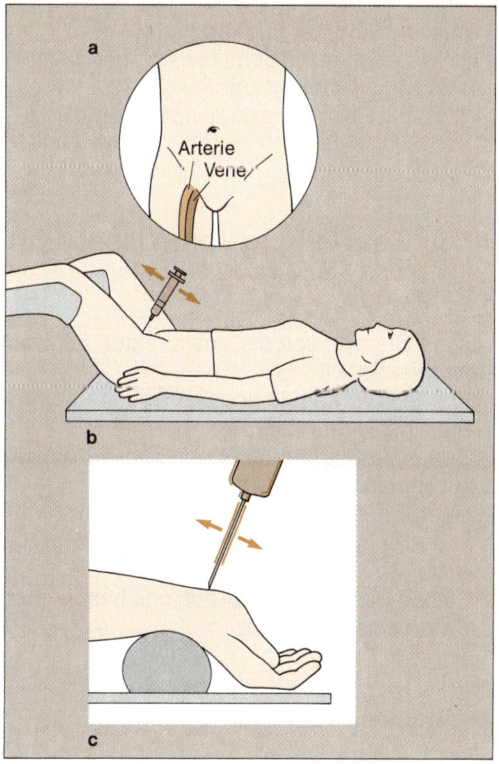

Abb. 40.**17** Arterienpunktion. **a** A. femoralis. **b** Lagerung des Patienten. **c** A. radiālis. Erreicht die Kanüle die Arterie, kommt es zu deutlichem Pulsieren der Kanüle und der Spritze.

Applikationsorte

Die Mehrzahl der therapeutischen Arterienpunktionen werden an der *A. femoralis* vorgenommen. Zur Druckmessung wird die *A. radialis* und zur Arteriographie häufig die *A. carotis* benutzt.

Vorbereitung

Patient:
- informieren über Vorgang und Zweck;
- Lagerung je nach Punktionsstelle (Abb. 40.**17**).

Material:
- alles zur Hautvorbereitung und -desinfektion, evtl. Rasierzeug, Wundbenzin;
- evtl. alles zur Lokalanästhesie;
- Spritze heparinisiert (2 Tr. Heparinlösung oder spezielles Spritzenset);
- Kanüle je nach Lokalisation;
- Tupfer, Gaze, elastischer Verband, Sandsack.

Spezialzubehör je nach Injektion:
- Laborröhrchen (S. 1092);
- Meßgerät für die intraarterielle Druckmessung;
- Infusionszubehör (hoher Infusionsständer oder Infusionspumpe).

Durchführung

Das Aufsuchen und Punktieren der Arterie ist immer Sache des *Arztes*. Wir können seine Bemühungen durch zweckmäßige *Lagerung* (Abb. 40.**17b** u. **c**) und *Vorbereitung* des Kranken unterstützen. Die Umgebung der Punktionsstelle muß evtl. rasiert werden (Leiste).
- Nach Desinfektion der Haut sticht der Arzt die Kanüle ein und schiebt sie vor. Bei Annäherung an die Arterie bzw. beim Anliegen des Kanülenlumens am Gefäß werden die Pulsationen der Arterie auf die Kanüle übertragen (Vibration).
- Nach Anstechen der Arterie fließt Blut aus der Kanüle, nach Ansetzen der Spritze läuft es ohne Aspiration pulsierend in die Spritze.
- Die Injektion bzw. die Blutentnahme kann vorgenommen werden.
- Nach Entfernen der Kanüle muß die Punktionsstelle der Arterie während 2–3 Minuten mit Fingerdruck (Mittel- und Zeigefinger) komprimiert werden. Anschließend ist für ca. 20 Minuten ein Sandsack aufzulegen.

Nachkontrollen

- Einstichstelle und Verband: Blutung, Rötung, Hämatombildung;
- Peripherie: Wärme, Farbe, Puls, Sensibilität, Schmerzen;
- Vitalzeichen und Allgemeinzustand.

Je nach vorgenommener Maßnahme soll der Patient für 1–6 Stunden Bettruhe einhalten. Das gilt *immer* bei antikoagulierten Patienten.

Kompression der Punktionsstelle
- Die sachgerechte Kompression liegt im Verantwortungsbereich der Pflege.
- Falsches oder ungenügendes Komprimieren kann zu erheblichen Hämatomen führen. Zur Erinnerung sei gesagt, daß nicht die Haut, sondern die darunterliegende Arterie komprimiert werden muß.

40.6. Beurteilung von Wissen und Können in der Pflege

Übung

Lassen Sie sich von der zuständigen Schwester eine ärztliche Verordnung geben (Verordnung einer Injektion).
- Wählen Sie Kanüle und Spritze, überlegen Sie insbesondere die Kanülenwahl, und schreiben Sie eine Begründung.
- Sammeln Sie Informationen zum verordneten Medikament, und bringen Sie es in Beziehung zur Situation des Kranken.
- Überprüfen Sie die Injektion selbst:
  - subjektiv: Wie war die Beziehung zum Patienten;
  - objektiv: Ablauf der Injektion.
- Stellen Sie ein Protokoll auf, und besprechen Sie es mit der zuständigen Pflegeperson oder der Unterrichtsschwester.

Weiterführende Literatur

Gabka, J.: Injektions- und Infusionstechnik, 4. Aufl. de Gruyter, Berlin 1988

Hildebrand, N.: Praktische Injektions- und Infusionstechniken. Wichtige Techniken, praktische Tips, typische Komplikationen. Jungjohann, Neckarsulm 1984

Kaiser, H.: Techniken der Injektion, 6. Aufl. Selecta, München 1987

Morger, R.: Die intramuskuläre Injektion beim Säugling und Kind. Kinderspital Basel/Ostschweiz; Säuglings- und Kinderspital St. Gallen o. J.

Ruff, E.: Spritzen und Blutentnahme leicht gemacht. Jungjohann, Neckarsulm 1988

Schell, W.: Injektionsproblematik aus rechtlicher Sicht. Kunz, Hagen 1990

Simon, J., U. Grundmann: Punktions- und Infusionstechnik. Bibliomed. Melsungen 1986

41. Infusionen, Transfusionen

Sequenzziel

Die Infusionstherapie nimmt einen breiten Platz im modernen Krankenhausalltag ein; Infusionen gehören gleichsam zur Tagesordnung. Aus diesem Grunde finden Sie in diesem Kapitel nicht nur Angaben über die Technik der Infusionstherapie, sondern auch einige grundlegende und weiterführende Erläuterungen. Sie sollen nach eingehendem Studium und entsprechender Übung in der Lage sein, eine Infusion vorzubereiten und zu überwachen, einen Infusionsplan zu verstehen sowie in der Durchführung dem Kranken *Wohlbefinden* und *Sicherheit* und von der Sache her *Wirksamkeit* und *Wirtschaftlichkeit* zu gewährleisten.

Prinzipien/Impulse

Homoöstase, Stoffwechselgleichgewicht und Vitalkraft des menschlichen Organismus sind wesentlich von der Funktionstüchtigkeit der Regelmechanismen des Wasser-Salz- und Säure-Basen-Gleichgewichts sowie von der Aufrechterhaltung des Energie- und Eiweißpotentials abhängig.
Therapeutisch gehören die Infusionen zu den wichtigsten Reglern in diesen Systemen, sie müssen genau darauf abgestimmt sein.
Praktisch bedeutet Infusion ein – meist tropfenweises – Einfließenlassen größerer Flüssigkeitsmengen in den menschlichen Organismus (meist in die Vene, seltener in die Arterie oder unter die Haut).

41.1. Zuständigkeitsbereiche

Zur *Durchführungskompetenz* und *-verantwortung* s. Injektion S. 995.
Die **Infusionstherapie** ist eine medizinische Maßnahme; der Arzt kann Teile der Durchführung delegieren.
Die *Mithilfe* erstreckt sich grundsätzlich auf
- das Vorbereiten der Infusionslösung einschließlich der Zugabe von verordneten Medikamenten,
- das Wechseln von Infusionslösungen bei liegender Infusion.

Die *Pflegeperson* ist dabei *weisungsabhängig* (die Verordnung muß schriftlich vorliegen); sie übernimmt aber die Durchführungsverantwortung – *Handlungskompetenz*.
Durch eine Spezialausbildung oder ein entsprechendes Training kann sie sich die Durchführungskompetenz aneignen bezüglich
- Anlegen einer Infusion,
- Injektion von Medikamenten in den Infusionsschlauch.

Die **Transfusionstherapie** (Blut und Blutderivate) ist ebenfalls eine ärztliche Maßnahme. Grundsätzlich muß die Übertragung durch den Arzt eingeleitet werden. Er ist dabei sowohl für die Vorbereitung wie für die Durchführung verantwortlich.
Das gleiche gilt für die Ausführung des AB0-Identitätstests am Krankenbett (Bed-side-Test).
Wo *Pflegepersonen* Blutkonserven vorbereiten (und „anhängen"), ist dies unter unmittelbarer

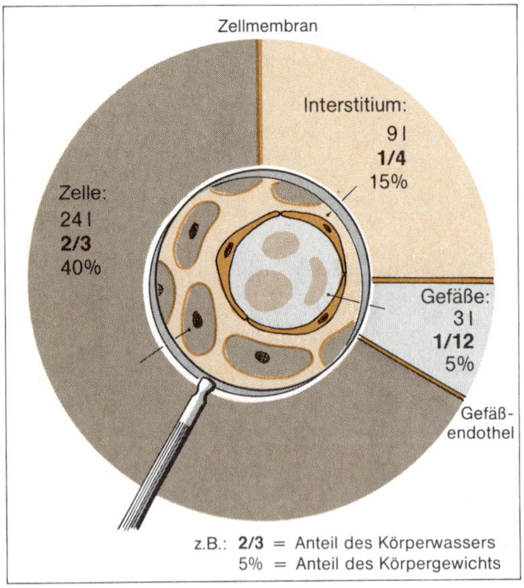

Abb. 41.**1** Verteilung des Körperwassers im Dreikammersystem.

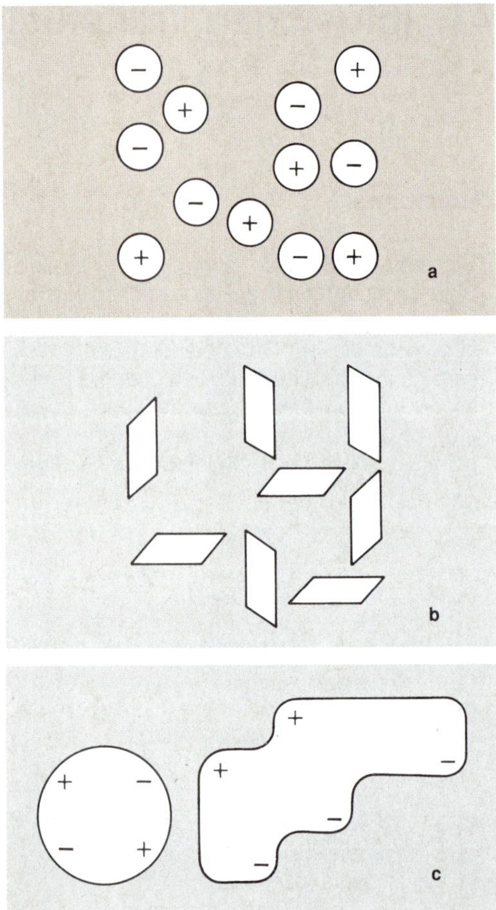

Abb. 41.**2** Gelöste Stoffe. **a** Elektrolyte, **b** Kristalloide, **c** Kolloide.

Aufsicht (Arzt, Oberschwester, Stationsschwester) durchzuführen. *Zu zweit* müssen sie sich von der Identität (Übereinstimmung) des Patienten mit den die Konserve begleitenden Personalangaben vergewissern. Sie tragen für die Richtigkeit dessen, was sie tun, *Verantwortung*.

41.2. Grundlagen der Infusionstherapie

41.2.1. Wasserhaushalt

Der Mensch besteht zu 40% aus fester und zu 60% aus flüssiger Substanz. Bei einem 60 kg schweren Menschen ergibt sich somit folgende Verteilung:
- feste Substanz 24 kg,
- flüssige Substanz 36 l.

Diese 36 l Körperwasser verteilen sich auf drei durch Membranen getrennte Räume, weshalb man auch vom *Dreikammersystem* spricht (Abb. 41.**1**).
Beim Säugling ist der Wasseranteil erheblich größer als beim Erwachsenen (bis zu 90%).

41.2.2. Gelöste Stoffe

Bestandteile des Körperwassers

- *Ionen oder Elektrolyte* (Abb. 41.**2a**). Kochsalz besteht aus den Elementen Natrium (Na) und Chlor (Cl). Gibt man Kochsalz in Wasser, so zerfällt es in ein positiv geladenes Na-Teilchen und ein negativ geladenes Cl-Teilchen. Solche elektrisch geladenen Teilchen nennt man *Elektrolyte* oder *Ionen*; die positiv geladenen heißen Kationen (z.B. Na^+), die negativ geladenen Anionen (z.B. Cl^-). Die wichtigsten Elektrolyte sind Natrium, Kalium, Chlorid, Calcium, Magnesium und Phosphat.

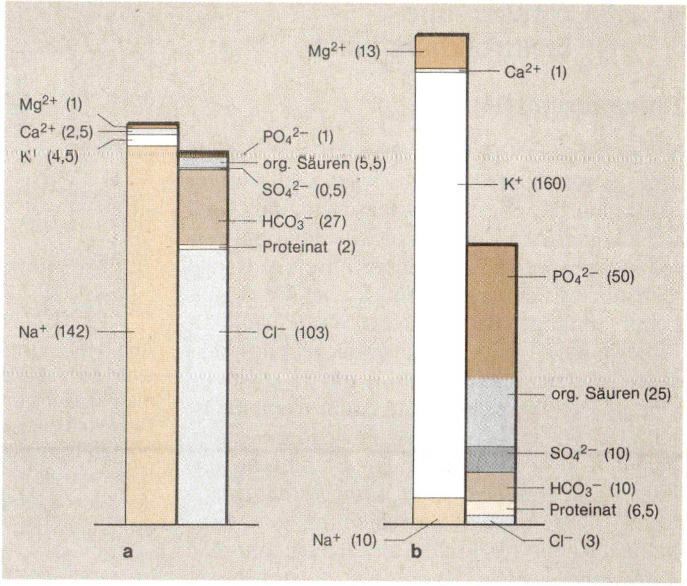

Abb. 41.3 Elektrolytkonzentrationen (mmol/l), **a** im Plasma (Extrazellulärraum) und **b** im Intrazellulärraum. Der osmotische Wert (Summe von Kationen und Anionen) ist in beiden Räumen identisch (288 mmol/l). Es herrscht Elektroneutralität, weil einzelne Ionen zwei- und mehrwertig sind.

Außer diesen Elektrolyten enthält die Körperflüssigkeit auch:

- *Kristalloide* (Mikromoleküle, Abb. 41.**2b**); das sind ungeladene Teilchen, sie werden deshalb auch als Nichtelektrolyte bezeichnet, z.B. Glucosemoleküle, Harnstoffmoleküle.
  Infundierte *Kristalloidlösungen* verteilen sich im Gesamtkörperwasser.
- *Kolloide* (Makromoleküle, Abb. 41.**2c**) sind großmolekulare Teilchen mit unterschiedlichen elektrischen Ladungen, z.B. Eiweißmoleküle.
  Infundierte *Kolloidlösungen* (Blut, Plasma, Dextran) verteilen sich nur im Intravasalraum.

Ionogramm

Extra- und Intrazellulärraum unterscheiden sich wesentlich in ihrer Elektrolytzusammensetzung. Intrazellulär ist Kalium das wichtigste Kation, extrazellulär Natrium (Abb. 41.**3a** u. **b**).

Für die Infusionstherapie ist vor allem die Elektrolytkonzentration im Plasma (Extrazellulärraum) von Bedeutung (Abb. 41.**3a**). Links sind die Kationen und rechts die Anionen dargestellt, je ca. 150 mmol/l, zusammen also ca. 300 mmol/l (genau 288 mmol/l).

Wie aus dem Ionogramm ersichtlich, machen Na^+ und Cl^- den größten Anteil aus. Im Vergleich dazu ist die Teilchenzahl der kleinen organischen Moleküle (Glucose, Kalium, usw.) mit ca. 10 mmol/l sehr gering.

Es ergeben sich z.B. folgende *Normalwerte im Serum:* Natrium 136–142 mmol/l, Kalium 4,1–5,6 mmol/l.

Unter einer dem Serum *isotonen Lösung* versteht man eine Lösung, die pro Liter ca. 300 mmol gelöste Teilchen enthält, gleichgültig welcher Art. Eine isotone Glucoselösung enthält 280 mmol Glucose/l = 280 · 180 mg/l = 50 g/l = 5 g/100 ml = 5%ige Lösung. Wenn alle Teilchen aus Na und Cl bestehen, so ergibt nach analoger Rechnung die 0,9%ige Gewichtskonzentration eine isotonische Kochsalzlösung.

Diese isotonischen Lösungen werden auch physiologische Lösungen genannt. Das bedeutet aber nicht, daß die Glucose- bzw. NaCl-Konzentration dieser Lösungen mit der Normalkonzentration des betreffenden Stoffes im Serum übereinstimmt (Glucose im Blut normal ca. 5 mmol/l = 90 mg/100 ml!), denn im Serum bildet dieser Stoff ja nur einen Teil der insgesamt 300 mmol. Eine *hypertonische Lösung* enthält mehr als 300 mmol Teilchen pro Liter, eine *hypotonische Lösung* weniger als ca. 280.

41.2.3. Wasser- und Elektrolytausgleich

Diffusion und Osmose

Wenn wir ein Stück Zucker auf den Grund einer Tasse Kaffee geben, wird nach einiger Zeit auch die oberste Kaffeeschicht süß, weil sich die gelösten Zuckermoleküle langsam verteilen, auch wenn wir nicht umrühren. Weil alle gelösten Moleküle dauernd kleine Bewegungen in zufälliger Richtung ausführen (Molekularbewegung), ist es eine einfache physikalische Gesetzmäßigkeit, daß sie mit der Zeit von einem Ort höherer Konzentration zu einem Ort mit niedrigerer Konzentration wandern (unabhängig von der Schwerkraft). Es besteht also immer die *Tendenz zum Konzentrationsausgleich*. Diese passive Verschiebung von Molekülen nach physikalischen Gesetzen nennt man *Diffusion*.

Wenn eine Lösung mit hoher Konzentration von einer solchen mit niedriger Konzentration durch eine poröse Membran getrennt ist, deren Poren sowohl Lösungsmittel als auch die gelösten Stoffe durchlassen, so diffundiert der hochkonzentrierte Stoff auf die andere Seite. Wenn aber die Poren der Membran zu klein sind für die gelösten Moleküle und nur das Lösungsmittel durchlassen, wird der Konzentrationsausgleich angestrebt, indem Lösungsmittel von der weniger konzentrierten Seite in die stärker konzentrierte Lösung hinüberdiffundiert und diese damit verdünnt (Abb. 41.**4**).

Diese Diffusion durch eine halbdurchlässige (semipermeable) Membran nennt man *Osmose*. Man könnte sagen, daß die konzentrierte Lösung auf die weniger konzentrierte einen Sog ausübt, der um so größer ist, je größer das Konzentrationsgefälle ist.

Diese Sogwirkung heißt *osmotischer Druck* (ein Sog ist ja ein negativer Druck).

Dem osmotischen Druck entgegen wirkt der Flüssigkeitsdruck, den die Glucoselösung in Abb. 41.**4** auf die Membran ausübt, denn die Flüssigkeit hat ja ein Gewicht, das auf die Membran drückt. Wenn osmotischer Druck und Flüssigkeitsdruck gleich groß sind, verändert sich der Spiegel im Rohr nicht mehr.

Im Organismus sind die Zellmembranen semipermeabel, d.h., sie lassen nur Wassermoleküle passiv durchtreten. Bringt man Erythrozyten in eine isotonische Lösung (isotonisch = gleicher osmotischer Druck), so verändert sich

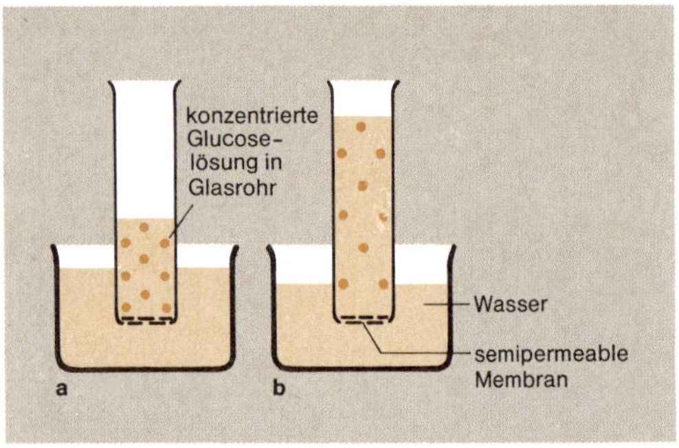

Abb. 41.**4** Osmose. **a** In ein Glasrohr, das unten mit einer semipermeablen Membran verschlossen ist, gibt man konzentrierte Glucoselösung und hängt es in ein Gefäß mit Wasser. **b** Obwohl die semipermeable Membran Wasser durchläßt und der Spiegel im Rohr bei **a** höher war als im Gefäß, ist nach einiger Zeit der Spiegel der Glucoselösung gestiegen, weil durch ihre osmotische Wirkung Wasser aus dem Gefäß angesaugt wurde.

nichts. Bringt man sie aber in eine hypotonische Lösung oder in Wasser, so diffundiert Wasser in die Zellen, bis der Flüssigkeitsdruck im Innern so groß wird, daß sie platzen (Hämolyse: das Hämoglobin tritt ins Wasser und färbt dieses homogen rötlich). Bringt man die Erythrozyten in hypertonische Lösung, so tritt Wasser aus, und die Zellen schrumpfen (Stechapfelform unter dem Mikroskop; im Reagenzglas sinken sie ab und geben einen roten Bodensatz in der farblosen Lösung). *Wenn wir also Flüssigkeit infundieren wollen, ohne die Zellen zu schädigen, so muß diese isotonisch sein* (das heißt aber *nicht*, daß sie die gleiche *Zusammensetzung* wie das Serum haben muß).

Neben diesen passiven physikalischen Vorgängen der Diffusion und Osmose an der Zellmembran gibt es auch aktive, energieverbrauchende Prozesse, die nur die *lebende* Zelle ausführen kann. Wie bereits erwähnt, ist im Innern der Zelle die Kaliumkonzentration höher und die Natriumkonzentration niedriger als außerhalb. Um dieses lebensnotwendige Konzentrationsgefälle aufrechtzuerhalten, braucht es aktive (im einzelnen sehr komplizierte) Transportmechanismen (Abb. 41.**5**).

Während die Zellmembran die intrazelluläre von der interstitiellen Flüssigkeit trennt, bildet die Kapillarmembran die Trennung zwischen Interstitium und Blut (Abb. 41.**1**). Auch die Kapillarmembran ist semipermeabel, doch sind ihre Poren größer als die der Zellmembran. Sie

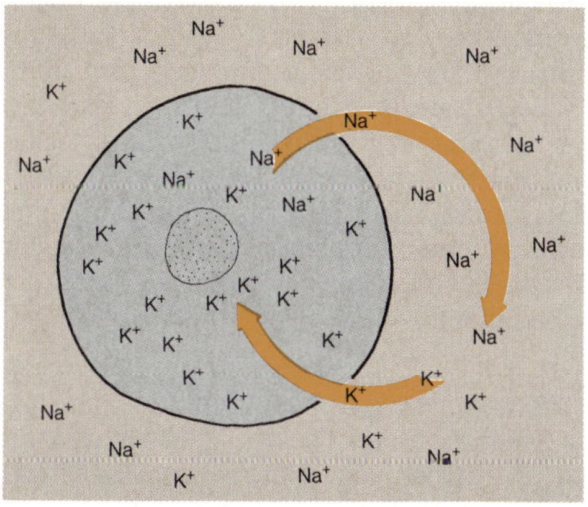

Abb. 41.**5** „Bergauf"-Transport durch die Natriumpumpe. Intrazellulär ist K^+ hoch und Na^+ tief, extrazellulär ist es umgekehrt: K^+ ist tief und Na^+ ist hoch. Ununterbrochen wird Na^+ aus der Zelle gepumpt. Umgekehrt wird durch einen aktiven Transportvorgang K^+ in der Zelle angereichert.

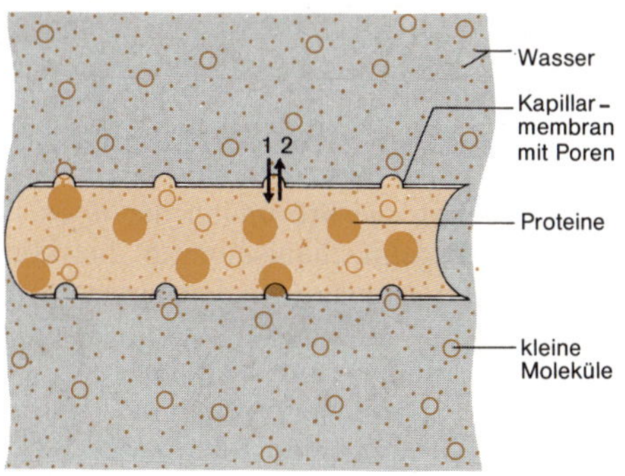

Abb. 41.**6** Wirkung von onkotischem Druck (1) und Blutdruck (2) auf die Kapillarmembran.

lassen nicht nur Wasser, sondern auch kleinmolekulare Stoffe (Elektrolyte, Glucose, Aminosäuren u. a.) durchtreten, sind aber zu klein für große Moleküle (Proteine = Kolloide) und Blutkörperchen. Demnach *wirken die Proteine osmotisch*. Sie üben einen Sog auf die interstitielle Flüssigkeit aus. Diesem *kolloidosmotischen* oder *onkotischen Druck* (oder besser „Sog") wirkt wieder der Flüssigkeitsdruck, d. h. der Blutdruck in den Kapillaren, entgegen (Abb. 41.**6**).

Therapeutische Konsequenz. Wir leiten davon ab, daß

- Elektrolyte, Glucose- und Aminosäurelösungen aus dem Gefäßsystem ins Interstitium austreten.
  Sie sind daher zur Erhaltung des Wasser- und Elektrolytgleichgewichts und als Ersatzlösung bei vermehrten Wasserverlusten geeignet;
- großmolekulare Lösungen oder Kolloidlösungen (Blut, Plasma, Dextranlösungen) im intravasalen Raum bleiben.
  Will man den Kreislauf auffüllen, z. B. bei Schockzustand, wird man demnach diese Lösungen anwenden müssen.

Physiologische Differenzen zwischen onkotischem Druck und Blutdruck führen übrigens zum dauernden Flüssigkeitsaustausch zwischen Kapillaren und Interstitium. Am Anfang der Kapillaren überwiegt der Blutdruck, so daß Flüssigkeit aus den Kapillaren ins Interstitium austritt. Im Verlauf der Kapillaren nimmt der Blutdruck infolge Reibung des Blutes an den Gefäßwänden ab, bis er kleiner ist als der onkotische Druck (Sog), so daß am Ende der Kapillaren wieder Gewebeflüssigkeit in die Kapillaren übertritt.

Bei Eiweißmangel im Blut ist der onkotische Druck gegenüber dem Flüssigkeitsdruck zu gering, so daß Flüssigkeit ins Interstitium austritt (sog. Eiweißmangelödeme, S. 218).

Regulation des Säure-Basen-Haushalts

pH = Maßeinheit für die Konzentration von Wasserstoffionen in wässerigen Lösungen, die den Säure - bzw. Laugengehalt der Lösung bestimmt. Eine Lösung, die weder sauer noch basisch, sondern neutral ist wie Wasser, hat einen pH-Wert von 7,0 (Abb. 41.**7**).

pH über 7,0 – alkalische Reaktion (Lauge),

pH unter 7,0 – saure Reaktion (Säure).

Dabei bedeutet eine pH-Verschiebung um 1 eine Verstärkung oder Abschwächung des Säuregrades um das Zehnfache, d. h., eine Lösung mit pH 5 enthält 10mal mehr Wasserstoffionen als eine Lösung mit pH 6.

Der *Blut-pH-Wert* entspricht demnach einer Wasserstoffionenkonzentration (H^+-Ionen-Konzentration) im Plasma und gibt Auskunft über dessen Säure-Basen-Gehalt.

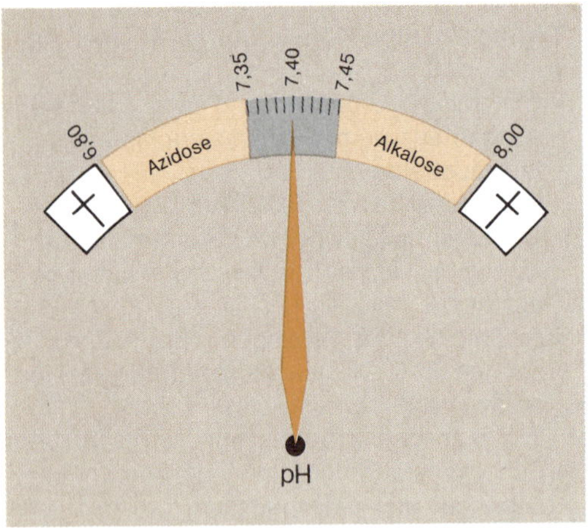

Abb. 41.7 Säure-Basen-Haushalt. Der normale pH-Wert des menschlichen arteriellen Blutes beträgt 7,40. Ersichtlich sind die physiologischen Schwankungen (7,35–7,45), die Azidose und die Alkalose.

Normalerweise übernehmen die Nieren und die Lungen die Ausscheidung der im Körper anfallenden überschüssigen Säuren. Bei Störungen eines oder beider Organe, bei übermäßiger Belastung des Organismus mit sauren bzw. basischen Stoffen oder durch abnormen Verlust von Säuren und Basen kommt es zu einer *Abweichung des pH-Wertes von der Norm*:

- pH unter 7,35 – *Azidose*, Anstieg der Säuren (Erhöhung der H^+-Ionen-Konzentration des Blutes),
- pH über 7,45 – *Alkalose*, Anstieg der Basen (Erniedrigung der H^+-Ionen-Konzentration des Blutes).

Damit eine solche Abweichung möglichst rasch behoben werden kann, verfügt der Körper über *Puffersysteme*, die je nach Bedarf H^+-Ionen binden (bei pH-Erniedrigung) oder abgeben (bei pH-Erhöhung). Diese Pufferkapazität hat aber ihre Grenze erreicht, wenn die Puffersubstanzen aufgebraucht sind (Puffersubstanzen sind Bicarbonat, Phosphat, Proteine; am wichtigsten ist Bicarbonat HCO_3: zusammen mit H^+ gibt es H_2CO_3 = Kohlensäure, die zerfällt in H_2O, und CO_2, welches abgeatmet wird).
Die mittel- und langfristige Regulation des pH geschieht durch *Ausscheidung* der überschüssigen sauren bzw. basischen Stoffe durch die Lungen (raschwirkend: mehr oder weniger starke Abatmung von CO_2) und die Nieren (langsam wirkend: Ausscheidung von sauren bzw. basischen Stoffen durch die Harnkanälchen).
Versagen die Ausscheidungsmechanismen und ist die Pufferkapazität erschöpft, so kommt es zur *Störung des Säure-Basen-Gleichgewichts* (zur pH-Verschiebung). Liegt die Ursache in einem pulmonalen (atmungsbedingten) Versagen, spricht man von einer *respiratorischen*, anderenfalls von einer *metabolischen* (stoffwechselbedingten) *Azidose* bzw. *Alkalose*.

Therapeutische Konsequenz
- Durch die Zufuhr von geeigneten Infusionen kann außer dem Wasser- und Elektrolythaushalt auch der pH-Wert des Blutes reguliert werden.
- *Alkalisierende* Substanzen sind z.B. Natriumhydrogencarbonat, Lactat, THAM. *H^+-Lieferanten* (ansäuernde Substanzen) sind z.B. Ammoniumchlorid und Argininhydrochlorid. Die Lösungen sind als gebrauchsfertige Infusionen oder als Zusatzampullen, die der Infusion nach Bedarf beigegeben werden können, im Handel.

41.3. Ziele der Infusionstherapie

Die Ziele gehen die Störungen der oben besprochenen Regelmechanismen an. Sie korrigieren *Bilanzstörungen* (Ungleichgewicht von Aufnahme und Verlust), *Verteilungsstörungen* (Extrazellulärraum – Intrazellulärraum) und *Defizite*. Infusionen dienen demnach der *Erhaltung*, der *Korrektur* und dem *Ersatz*:

- Ausgleich von Wasserverlusten,
- Herstellung und Erhaltung normaler intra- und extrazellulärer Elektrolytkonzentration,
- Normalisierung des Säure-Basen-Gleichgewichtes,
- Deckung des Energie- und Eiweißbedarfs,
- Ersatz von Defiziten an Albumin, Blut, Blutbestandteilen.

Die *Verordnung* von Infusionslösungen ist immer Sache des Arztes. Die folgenden Informationen dienen lediglich dem besseren Verständnis und damit einer sicheren, *bewußteren Überwachung*.

41.4. Infusionslösungen

Das Angebot an Infusionslösungen ist sehr groß; sie werden industriell oder in der kran-

Tabelle 41.1 Systematisierung der Infusionstherapie (nach Schmitz)

Erwünschte Zufuhr	Gruppe	Auswahl an Infusionslösungen
• Freies Wasser mit geringem Kohlenhydratanteil 5%, 7,5% • Wasser und Elektrolyte • Wasser, Elektrolyte und Kohlenhydrate	• elektrolytfreie Kohlenhydratlösung • Elektrolytlösungen mit ausschließlich Natrium als Kation • Elektrolytlösungen mit Kationenkonzentraten	*Basislösungen* • Glucose • Elektrolyte mit oder ohne Sorbitol – Tutofusin, Sterofundin – Kochsalzlösung 0,9%
• Energie und Wasser (partielle parenterale Ernährung – ppE) • Energie, Elektrolyte und Wasser (ppE) • Proteinbausteine (Aminosäuren, Eiweißhydrolysate) Elektrolyte und Wasser (ppE) • Proteinbausteine, Elektrolyte, Energie und Wasser (ppE) • Proteinbausteine, Elektrolyte, Energie und Wasser (komplette parenterale Ernährung – kpE)	• hochkonzentrierte Zuckerlösungen • Aminosäurelösungen Eiweißhydrolysate • Fettlösungen	Lösungen für die parenterale Ernährung • *Zucker und Zuckeralkohollösungen* – Glucose 5–20% – Fructose 5–20% – Sorbitol 5% – Mannitol 10–20% u. a. • *Aminosäurelösungen* – Alvesin – Aminofusin – Aminoplasmat – Aminosteril u. a. • *Fettemulsionen* – Intralipid 10%, 20% – Lipofundin
• Osmo- und Onkoosmotherapie	• Lösungen zur Osmotherapie • Lösungen zur Onkoosmotherapie	• *Osmotherapeutika* – Dextran = Plasmaexpander, z. B. Macrodex, Rheomacrodex, Physiogel • *hyperonkotische Präparate* (S. 1034)
• Korrektur des Säure-Basen-Haushalts (Azidose, Alkalose) • Korrektur des Elektrolythaushalts	• Lösungen zur Korrektur des Säure-Basen-Haushalts • Konzentrate	• *Korrekturlösungen* je nach Priorität der Störung – Elektrolytkonzentrate – Puffersubstanzen – Osmotherapeutika
• Volumensubstitution (hämoproteinfrei)	• Volumensubstitutionslösungen (hämoproteinfrei)	• *Hämoderivate* – Humanalbumin 5–20% – Plasmaproteinlösung – Fibrinogen – antihämophiles Plasma
• Blut- und Blutderivate	• Blut, Blutderivate	• *Blutkomponenten* – Erythrozyten – Thrombozyten – Leukozyten

kenhauseigenen Apotheke hergestellt und müssen absolut *steril* (frei von Keimen und Schwebestoffen) und *pyrogenfrei* (frei von fiebererregenden Stoffen) sein. Vorbereitung, Zumischung S. 412f.
Tab. 41.**1** gibt einen *Überblick* über Bedarf und Angebot von Infusionslösungen.

41.4.1. Basislösungen

Sie dienen

- der Flüssigkeitszufuhr,
- als Ergänzungslösung (zusätzlich zu den Korrekturlösungen),
- als Trägerlösung für Medikamente,

- zum Offenhalten von Gefäßen (offene Leitung).

Die *drei Hauptgruppen* sind:

- elektrolytfreie Infusionslösungen: Glucose 5%, Fructose 5%;
- Elektrolytinfusionslösungen mit Glucose (Sorbitol) – Mischinfusion; sie deckt bei genügender Dosierung den Tagesbedarf an Wasser und Elektrolyten;
- reine Elektrolytlösungen, isotonisch (nur in kleinen Mengen zu infundieren).

41.4.2. Korrekturlösungen

Es sind je nach Bedarf

- *korrigierende Elektrolytlösungen:* isotone, kalium- und chloridreiche Lösungen (Darrow-Lösung) oder Pufferlösungen (z.B. Trometamol).
- *Elektrolytkonzentrate:* Natrium-, Kalium- und Chloridkonzentrate, die in mmol/l milliliterweise der Basislösung *zugegeben* werden *(nie direkt intravenös!)*.
  Wichtig: Zu hohe Dosierungen führen rasch zu lebensbedrohlichen Zuständen, weshalb bei einer verordneten Zumischung genaue Angaben vorliegen müssen.
- *Osmodiuretika:* Osmotherapeutika zur Prophylaxe und Therapie von Ausscheidungsstörungen sowie zur Ausschwemmung von Ödemen und Hirnödemen: 40%ige Sorbitollösung, 10- bis 20%ige Mannitollösung.
  Wichtig: Dosierung, Einlaufzeit und Urinproduktion sind wichtige Therapiemaßstäbe und können sehr variieren. Die Dosierung bei der Prophylaxe ist anders als bei der Therapie, u.U. wird der sog. *Mannitoltest* verordnet: 75–100 ml 20%ige Mannitollösung werden innerhalb von 5–10 Minuten intravenös verabreicht. Steigt die Urinproduktion danach auf 30–40 ml/Stunde an (positiver Mannitoltest), wird die Behandlung fortgesetzt.

41.4.3. Lösungen für die parenterale Ernährung

Durch die Entwicklung geeigneter Lösungen ist heute eine *vollkalorische hochwertige intravenöse Ernährung* möglich.

Indiziert ist sie grundsätzlich bei allen Kranken, die nicht essen können, wollen oder dürfen:

- *prä- und postoperative Zustände*, bei länger als 3 Tage dauernder Nahrungskarenz zur Verhütung oder Behebung einer katabolen Stoffwechsellage;
- *posttraumatische Zustände*, bei Patienten nach Schädel-Hirn-Traumen, Verbrennung u.a. tritt häufig eine hypermetabole, d.h. überaktive Stoffwechsellage auf, die eine Zufuhr von 9000–13000 kJ (4000–5000 kcal) im Tag erforderlich macht.
- Die *Überwindung* eines durch Erkrankung, Unfall oder Operation bedingten *Stresses* hängt ab vom vorhandenen Energiepotential, der Situation im Proteinhaushalt, der Funktionstüchtigkeit des Herzens und der Stoffwechselschlüsselorgane (Leber, Lunge, Nieren) sowie der Effizienz der therapeutischen Maßnahmen, u.a. auch der „Ernährungstherapie" (Hartig).
  Hochkalorische Infusionen werden nach Kilogramm Körpergewicht (KG) pro Tag berechnet.

Nährlösungen

Aminosäuren

0,6–1,0 g Aminosäuren/kg/Tag. Bei katabolen Zuständen werden bis 2,0 g/kg/Tag benötigt.

Aminosäure-Infusionslösungen sind meist mit Zuckeralkohol gemischt.

Beispiel: Aminofusin L 600: Aminosäure 50 g, Sorbitol 50 g = 2520 kJ (600 kcal) sowie Elektrolyte: Na^+ 40, K^+ 30, Mg^{2+} 10, Acetat 10, Cl^- 14 mval.

Wichtig: Langsam einlaufen lassen (0,1 g/kg/Std.), da sie sonst durch die Nieren ausgeschieden werden und unwirksam sind.

Nebenwirkungen sind keine zu erwarten; selten beobachtet man Übelkeit, Erbrechen, Fieber.

Zucker, Zuckeralkohol

Sie stehen als Glucose, Fructose (Lävulose), Sorbitol, Xylitol sowie als Mischungen zur Verfügung.

Zucker spielt bei der Bewältigung von Streßsituationen sowie bei der Ernährung überhaupt eine große Rolle. Die Tagesdosis muß der Stoffwechsellage angepaßt werden.

Wichtig: Die Infusionsgeschwindigkeit darf höchstens 7,5 ml/kg/Stunde für Glucose (im Streß nur 2,5 ml/kg), 2,5 ml/kg/Stunde für Fructose und Sorbitol, 1,25 ml/kg für Xylitol betragen. Werden hohe Dosen infundiert, muß die

Toleranzgrenze durch häufige Blut- und Urinzuckerkontrollen ermittelt werden, u.U. sind *Insulingaben* notwendig.

Fette

Gut verträgliche Fettemulsionen bestehen aus Triglyceriden (z.B. Sojabohnenöl). Ihr Wert liegt vor allem im hohen Kaloriengehalt (1 g = 37,7 kJ = 9,0 kcal), Erwachsene benötigen 1–2 g Fett pro kg Körpergewicht/Tag.
Beispiel: Intralipid 10% Vitrum: Sojaöl 100 (Fettanteil g/l), Eilecithin 12 (Emulgator g/l), Glycerol 25 (Zuckeralkohol g/l) = 4600 kJ (1100 kcal).
Wichtig: Langsam infundieren. Beginn mit einigen Tropfen; bei guter Verträglichkeit steigern bis 1,0 ml/kg/Stunde. Fettinfusionen (je 500 ml) sollen nur in Abständen von 2–3 Tagen infundiert werden (Plasmalipide kontrollieren!). Es ist vorteilhaft, wenn Fett- und Aminosäurelösungen parallel einlaufen. Eventuell wird zur Steigerung des Stoffwechsels und zur Minderung der Koagulationsbereitschaft bei hohem Fettspiegel im Blut *Heparin* verabreicht.
Nebenwirkungen sind möglich: Temperaturanstieg, Hitze- oder Kältegefühl, Gesichtsrötung, Übelkeit, Erbrechen, Kopf-, Rücken-, Brust- und Knochenschmerzen = *Frühreaktionen* → Infusion langsamer laufen lassen.

Parenterale Ernährung

- Die vollständige, parenterale Ernährung enthält: Flüssigkeit, Nährstoffe (Eiweiß, Fett, Kohlenhydrate), Mineralien, Spurenelemente, Vitamine.
- Da gleichzeitig mehrere Substanzen infundiert werden müssen, sind entsprechende Zufuhrmöglichkeiten zu überlegen, z.B. über den Bypass (Y-Stück, Mehrfachkonnektor), die Anwendung von sog. Komplettlösungen (z.B. TPE 1800 – einfachste Handhabung) oder das Mischen der Tagesdosis in Mischbeuteln (z.B. in Infumix-Pfrimmer-Beuteln).
- Spurenelemente und Vitamine sind Substitutionszusätze, die durch Zusatzinjektionen verabreicht werden müssen.

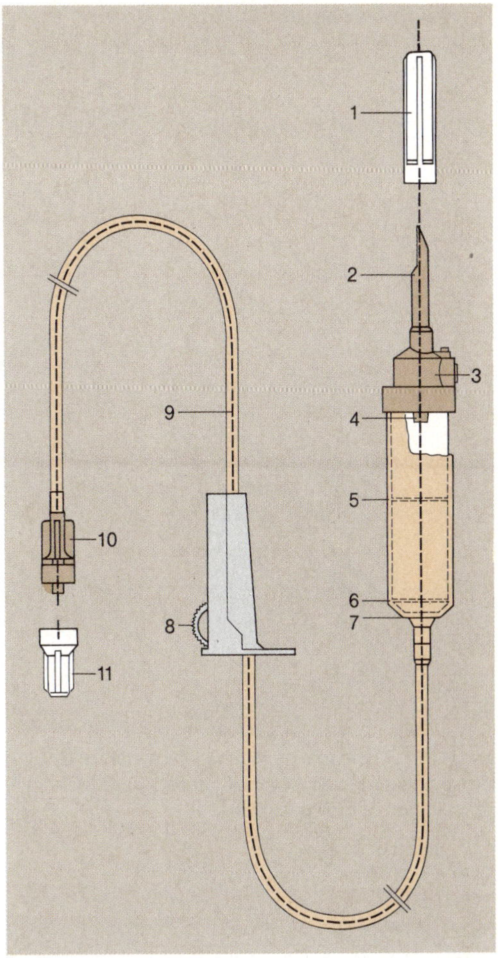

Abb. 41.**8** Schematische Zeichnung eines Infusionsgerätes. 1 Schutzkappe, 2 Einstichteil, 3 Belüftungs- und Rückschlagventil (schützt das Luftfilter vor Benetzen mit Infusionslösung), 4 Tropfenrohr (Standard 20 Tropfen ≙ 1 g ∓ 0,1 g), 5 Tropfkammer mit Niveauring, 6 Flüssigkeitsfilter, 7 Lichtschutzhülle, 8 Durchflußregler, 9 Schlauch, 10 Kanülenhalter (Luer-Lock), 11 Schutzkappe.

41.5. Infusionsgeräte

41.5.1. Infusionsbehälter und -zubehör

Infusionsbehälter sind Glasflaschen, Kunststoffflaschen, Kunststoffbeutel.
Infusionsgeräte (System, Besteck) sind in ihrem Aufbau in Abb. 41.**8** dargestellt.
Spezialzubehör sind u.a.:

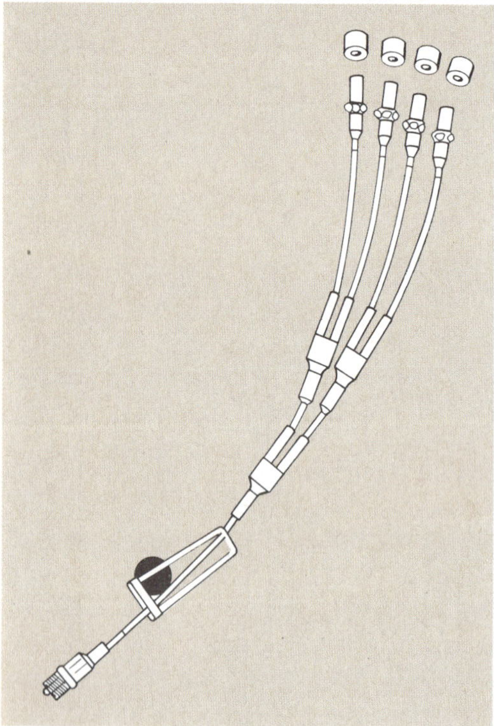

Abb. 41.**9** Mehrfachverbindungsstück mit Y- bzw. V-förmig angeordneten Anschlußstutzen (auch Mehrfachkonnektoren oder Bypass genannt).

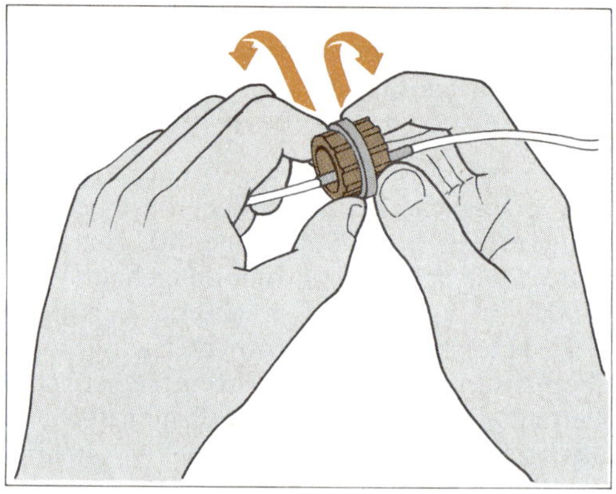

Abb. 41.**11** Dial-A-Flow, Zusatzgerät zur Regulation der Einflußrate. Durch Drehen an den Einstellrädern können bei voraus definierter Potentialhöhe konstante Einlaufraten von 5 bis 250 ml pro Stunde eingestellt werden.

- *Mehrfachverbindungsstücke* für Simultaninfusionen: 2-, 3- oder 4fach (Abb. 41.**9**);
- *Zwei-* oder *Dreiwegehahn* (Abb. 41.**10**);
- *Spezialregulierventil* (Dial-A-Flow). Es gewährleistet bei konstanter Einlaufhöhe und gleichbleibendem Einlaufwiderstand die eingestellte Tropfrate (Abb. 41.**11**).
- *Luer-Lock-Verschlußkappe*. Überall dort, wo man Venenverweilkanülen prophylak-

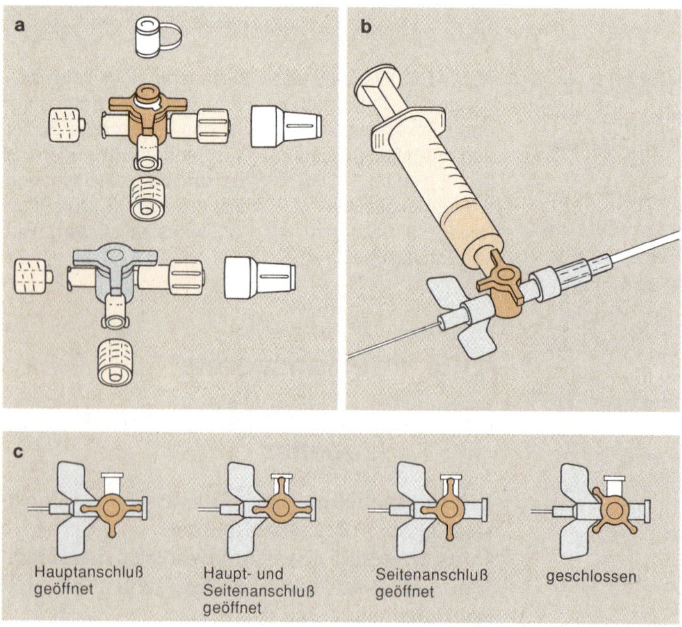

Abb. 41.**10** Dreiwegehahn. **a** braunes Hahnküken = arterieller Anschluß, graues Hahnküken = venöser Anschluß, **b** Anschluß einer Injektionsspritze, **c** Positionen.

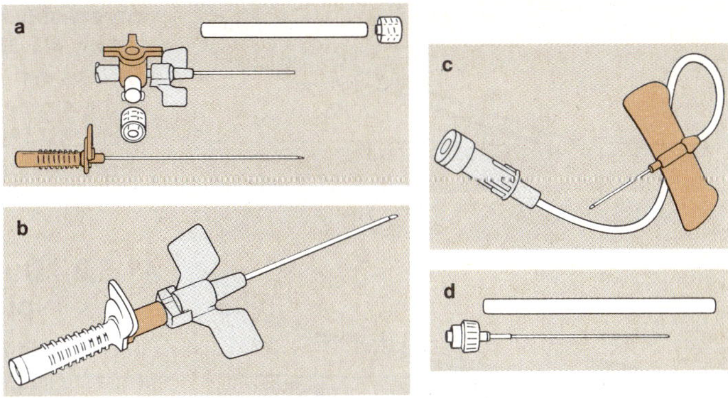

Abb. 41.**12** Venenverweilkanülen. Sie bestehen alle aus flexiblem Texlon. **a** Verweilkanüle mit eingebautem Dreiwegehahn. **b** Verweilkanüle mit transparentem Blutindikator, der eine sofortige Kontrolle der intravasalen Katheterlage ermöglicht. **c** Verweilkanüle mit Kurzkatheter (Butterfly). **d** Luer-Lock-Verschluß für die intermittierende Therapie (Obturator – Verschlußmandrin).

tisch legt, ist das Verschließen der Kanüle mit Luer-Lock-Verschlußkappe (Abb. 41.**12a**) und das Spülen mit isotonischer Kochsalzlösung indiziert. Die Kanüle wird unmittelbar nach der Applikation und nach jedem Gebrauch (Injektion von Medikamenten, Abb. 41.**12b**) mit 3–5 ml Na-Cl-Lösung gespült und sofort verschlossen. Für einen längerfristigen Verschluß einer Venenverweilkanüle (über 8 Stunden) empfiehlt sich ein *Kunststoffmandrin* (Abb. 41.**12d**), der meist zu allen Venenverweilkanülen-Größen geliefert werden kann.

41.5.2. Kanülen und Katheter

Ausschlaggebend für die Wahl sind die Viskosität (Zähflüssigkeit) der Infusionslösung, die Venenverhältnisse und die Verweildauer in der Vene.

Venenverweilkanülen (Venflon, Venülen). Sie bestehen aus Kunststoff und haben einen eingelegten Metalldrain. Dieser wird nach der Venenpunktion entfernt, so daß nur die Kunststoffhülle in der Vene liegenbleibt (Abb. 41.**12a** u. **b**). *Anwendung*: bei prophylaktischem Venenzugang, Kurzzeitinfusion, Transfusionen, wenn kein Venenkatheter gelegt wird.

Dünnwandnadeln (Butterfly – feine Kanüle mit Kurzkatheter, Abb. 41.**12c**).
Anwendung: bei dünnen, feinen Venen zur intravenösen Medikation (Zytostatikatherapie in der Onkologie und für Kurzinfusionen).

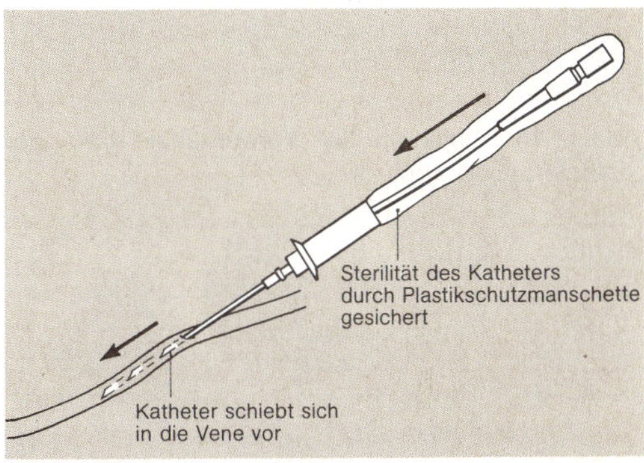

Abb. 41.**13** Venenverweilkatheter, je nach Bedarf kurz oder lang.

Venenverweilkatheter. Sie dienen der langfristigen Infusionstherapie (Abb. 41.**13**). Der Verweilkatheter kann *peripher* eingelegt werden, wird aber, wenn er länger liegenbleiben muß, vorteilhaft in eine große Vene vorgeschoben (*zentraler Katheter* oder *Kavakatheter* S. 1024f.). Der *Venenzugang* erfolgt

- *perkutan* – nach der Venenpunktion wird der Katheter durch die Kanüle in die Vene vorgeschoben (Abb. 41.**14**);
- durch *Implantation* (Einpflanzung). Implantierte Kathetersysteme sind bei Venenproblemen, vor allem bei der Langzeittherapie (z. B. Zytostatikabehandlung) notwendig.
  Die *operative Einlage* des Katheters (Port-System) erfolgt durch den Chirurgen, meist in Lokalanästhesie. Der Venenkatheter wird

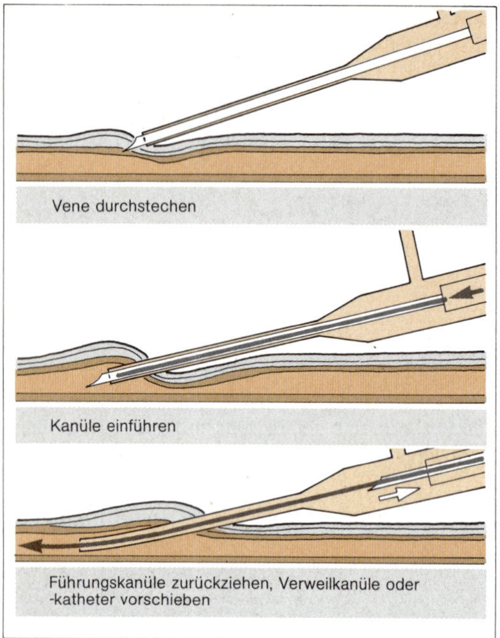

Abb. 41.**14** Einführen der Verweilkanüle bzw. des -katheters in die Vene.

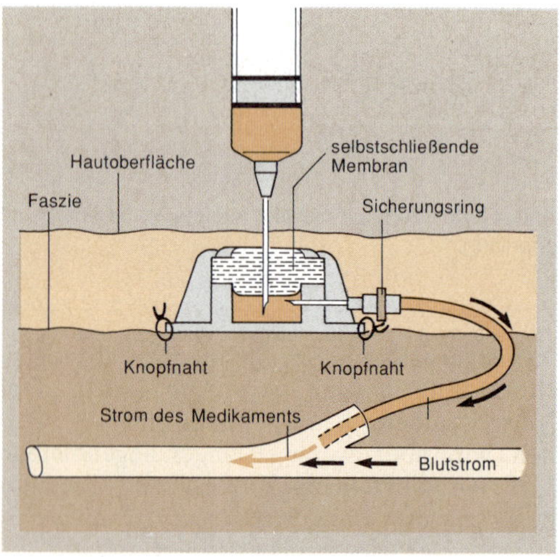

Abb. 41.**15** Darstellung des Ports während der Injektion bzw. Infusion (nach Senn u.a.).

in eine zentrale Vene eingelegt (meist V. subclavia oder V. jugularis) und durch einen subkutanen Tunnel zur Injektionskammer geführt, dort mit ihr zusammengeschlossen und fixiert. Die selbstschließende Membran kann sofort nach der Implantation mit spezieller Huber-Nadel (mit angekoppeltem Dreiwegehahn, s. oben) angestochen werden (Abb. 41.**15**). Sowohl die Injektion wie die *Pflege der Punktionsstelle* muß unter Wahrung strengster Asepsis vorgenommen werden. Als Deckverband eignet sich durchsichtiges Material (Schutzfolie, Verbandmembran).

41.5.3. Durchflußregler und -pumpen

Die Aufrechterhaltung einer konstanten Infusionsrate ist ein großes Problem. Die verordnete Dosierung liegt meist in ml/Stunde oder ml/Tag vor und muß in Tropfenzahl/Minute umgerechnet werden (S. 1024). Da die Infusionssysteme nicht standardisiert sind, kann diese Berechnung schwierig sein. Es gibt Infusionsbestecke, die 10 Tropfen/ml, andere 15 oder 20 Tropfen/ml ergeben. Dazu kommen weitere Faktoren, die die Einlaufzeit beeinflussen:

- Höhe der Infusionsflasche in bezug auf den Kranken bzw. die Vene;
- Zusammensetzung der Infusionslösung (spezifisches Gewicht);
- Druckänderung in der Infusionsflasche (bei Volumenabnahme);
- Störungen der Belüftung der Infusionsflasche;
- Änderung des venösen Druckes (durch Aufsetzen oder Aufstehen des Kranken steigt der venöse Druck, die Tropfenzahl nimmt ab);
- unkontrolliertes Öffnen des Durchflußreglers (Schlauch- und Rollklemmen bieten keine absolute Sicherheit);
- Durchmesser und Durchgängigkeit der Kanüle bzw. des Katheters (Pfropfenbildung);
- Lage der Kanülenspitze (sie kann an der Venenwand anstoßen);
- Veränderung der Venenwand (durch beginnende Thrombose).

Bei wenig differenzierten Lösungen spielen kleine Einlaufunregelmäßigkeiten keine allzu große Rolle. Ein einfacher Fahrplan (Abb. 41.**16**) ermöglicht die Übersicht über die Einlaufzeit. Wo aber hochwirksame Medikamente, z.B. Akrinor, Dopamin oder Heparin, eine *zeitgesteuerte* Zufuhr notwendig machen, genügen solche einfachen Hilfsmittel nicht. Es müssen spezielle *Infusionsregler* oder *-pumpen* eingesetzt werden, die eine gleichmäßige Einstellung einer *Infusionsmenge pro Zeiteinheit* gewährleisten (Abb. 41.**11** u. 41.**17**).

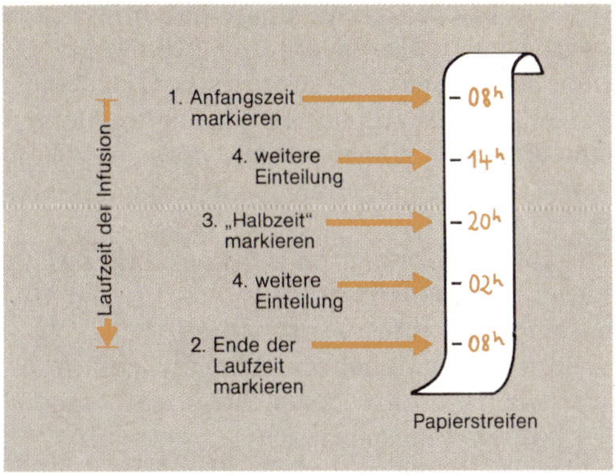

Abb. 41.**16** „Fahrplan" für die Infusionseinlaufzeit. Dauer der „Laufzeit" markieren, z.B. 8 bis 18 Uhr → Mitte des Streifens = Halbzeit, also 20 Uhr (markieren), Streifen nochmals unterteilen: 14 Uhr und 2 Uhr. Damit hat man fünf Orientierungszeiten. Der Streifen wird auf die Flasche geklebt.

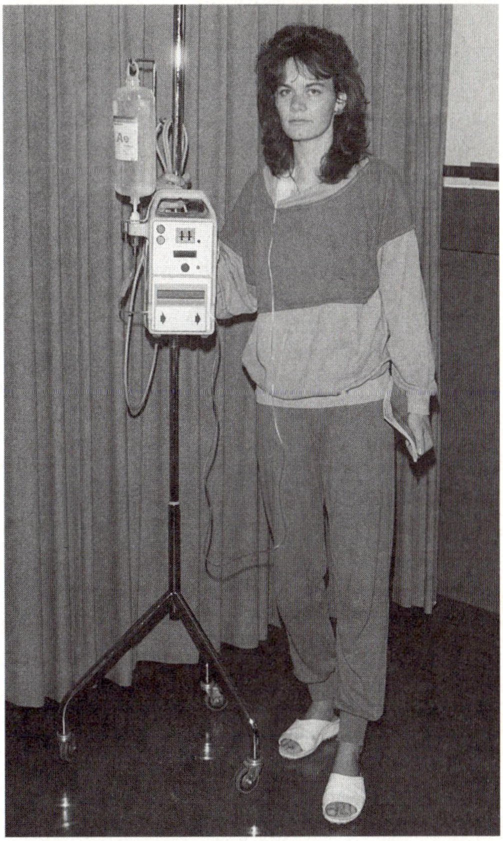

Abb. 41.**17** Infusionspumpe mit eingebauter Batterie. Mobile Patienten sind dadurch „netzunabhängig".

Reglersysteme

- Zeitgesteuerte Zufuhr kleiner Infusionsmengen durch motorgetriebene Kolbenpumpen (z.B. Perfusor, Vario-Infusor);
- Infusionsregler durch Tropfenzähler (z.B. IVAC 231, Dropmeter);
- elektromechanische Rollenpumpen mit zeitgesteuerter Applikation bestimmter Infusionsmengen (z.B. Infusomat, Vario-Infusor);
- elektronisch geregelte tropfenzahlgesteuerte Pumpen. Diese äußerst sicheren Pumpgeräte vergleichen ständig die vorgewählte Tropfenrate (Soll-Wert) mit der tatsächlich verabreichten Tropfenrate (Ist-Wert). Weichen die Werte voneinander ab, veranlaßt die Steuerelektronik das Pumpwerk zur Anpassung. Dadurch werden Abweichungen, die durch Störungen von außen auftreten, automatisch aufgehoben (Chronomat-Infusionscomputersysteme).

Gebrauch von Infusionsreglern

Das *Prinzip* – eingebauter Regler – ist bei allen Systemem gleich. Die *Anwendung* im einzelnen ist von der Konstruktion vorgegeben. Die Gebrauchsanweisung und evtl. notwendige Zusatzteile (z.B. Spezialbestecke) liegen den Geräten bei.

- Auch moderne Apparate gewähren keine absolute Sicherheit, weshalb eine Kontrolle der applizierten Infusionsmenge in bestimmten Zeitabständen vorgenommen werden muß.
- Das eingebaute Alarmsystem ist meist optisch und akustisch. Wenn Alarm eintritt, soll die Pumpe gestoppt (wenn dies nicht automatisch geschieht) und das System kontrolliert werden.
- Eine Batterie ermöglicht einen netzunabhängigen Einsatz (Abb. 41.**17**).

41.6. Infusionstechnik

41.6.1. Vorbereiten der Infusion

Bereitstellen der Gegenstände

- Infusionsständer oder -haken;
- Infusionslösung mit Aufhängevorrichtung und Infusionsbesteck;

- Tablett mit
  - Venenpunktionskanülen (Venülen oder Katheter), 2-ml-Spritze;
  - Feindesinfektionsmittel, Tupfer, Kompressen;
  - Staubinde;
  - Leukoplast, evtl. Netzverband oder Folienverband (z. B. gebrauchsfertiger, transparenter Katheter- und Kanülenverband „Tegaderm" der Firma 3M u. a.);
- Medikamentenbeigabe; evtl. verordnete Medikamente in Zusatzampullen, entsprechende Spritzen und Kanülen;
- Lagerungskissen mit Schutz.

Bereitstellen der Infusion

Sind Beutel und Besteck gebrauchsfertig verbunden, erübrigt sich das *Zusammenstecken*, das unter absolut *aseptischen* Bedingungen vorgenommen werden muß. Je nach System oder Fabrikat variiert das Vorgehen im einzelnen.
Grundsätzlich gilt folgendes Vorgehen:
- Einstichstelle am Behälter desinfizieren.
- Schlauchklemme am Infusionsbesteck schließen.
- Einstichkanüle langsam drehend einstechen, soweit wie möglich einschieben, damit sie gut im Behälter sitzt.
- Bei hängendem Behälter durch kurzen Druck auf Tropfenzähler die Tropfkammer auf ⅔ füllen.
- Schutzkappe am Konus leicht lockern und Schlauch vollständig füllen, bis keine Luftblasen mehr feststellbar sind (Schutzkappe wieder aufsetzen, bis die Infusion angelegt wird).

Zugabe von Zusatzlösungen

- In die *Glasflasche*: Die Medikamente vor der Herstellung der Verbindung mit dem Infusionsbesteck durch die desinfizierte Gummikappe spritzen.
- In den *Plastikbeutel* mittels Kanüle oder spezieller Einlaßkanüle an desinfizierter, markierter Einstichstelle am Beutel einspritzen; Schutzkappe auf Kanüle lose anbringen.

Um eine homogene Durchmischung zu erreichen, müssen Infusionsbehälter *nach dem Zuspritzen von Zusätzen sorgfältig bewegt oder gekippt werden*; dies ist besonders wichtig, wenn die Behälter in Infusionsposition sind oder die Beutel die Zugabestelle unten haben. „Infusionszusätze haben in der Regel ein höheres spezifisches Gewicht als die Infusionslösung, bleiben also im unteren Teil der Lösung oder setzen sich. Versuche zeigen, daß sogar bis 80% der zugemischten Lösung mit den ersten 60 ml der Infusion infundiert werden können" (Hausmann, Kantonsapotheke St. Gallen).
Die Durchmischung von Infusions- und Zusatzlösung ist abhängig von der
- Dichte von Infusion und Zusatz,
- Position des Behälters – hängend (Infusionsposition), aufrechtstehend oder liegend (Vorbereitungsposition),
- Art des Behälters und Kanülenlänge.

Unsachgemäße Durchmischung kann für den Patienten gefährliche Folgen haben.

Zumischen von Medikamenten. Medikamente nicht „auf Vorrat" in Infusionslösungen geben, sondern
- möglichst unmittelbar vor Gebrauch;
- Medikamente, die lichtempfindlich sind (alle Vitamine, Antibiotika), in die Restinfusion geben bzw. als Kurzinfusion (100 ml physiologische Kochsalzlösung) im Bypass infundieren.

Beim Zumischen muß unbedingt eine vollständige homogene Durchmischung erreicht werden;
- erschwert bei hängendem Beutel, der das Zugabeventil unten hat → Beutel in liegende Position bringen und/oder kippen!

Vorbereitung des Patienten

Der Kranke soll vom Arzt so gut als möglich über Zweck, Ziel und vorgesehene Dauer der Infusionstherapie informiert werden. Die weiteren Maßnahmen sind situationsabhängig und müssen jedesmal neu erwogen werden. Sie betreffen
- Information über technische Einzelheiten, je nach Bedürfnis des einzelnen;
- Entleeren von Blase und Darm;
- Lagerung, Einbetten von Hilfsmitteln und Schutzvorlage;
- Wahl und Vorbereitung der Vene (S. 1005 f.):
  - Unterarm für Kurzzeitinfusion (linken Arm wählen bei Rechtshändern und umgekehrt),
  - Klavikulagegend für die Punktion der V. subclavia oder V. jugularis bei Kavakatheter;

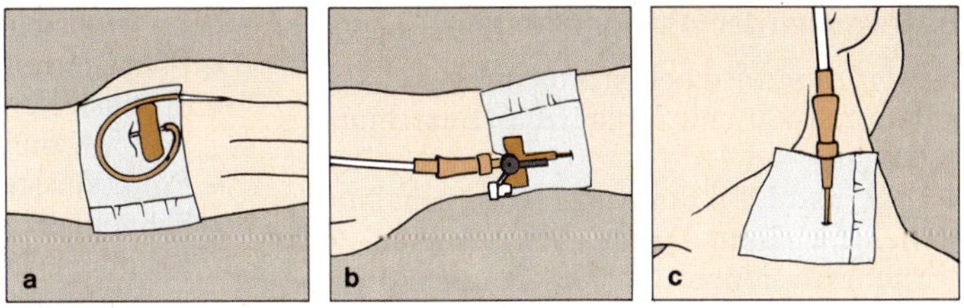

Abb. 41.**18** Schutz der Punktionsstelle mit Verbandmembranen. Sie sind transparent und ermöglichen so die Kontrolle der Einstichstelle ohne Verbandwechsel. Anwendung **a** bei Butterfly, **b** bei Venenkanülen mit einem Injektionsanschluß (mit steriler Schere ein kleines „V" einschneiden und die Folie über den Flügeln fest andrücken), **c** bei Jugulariskatheter.

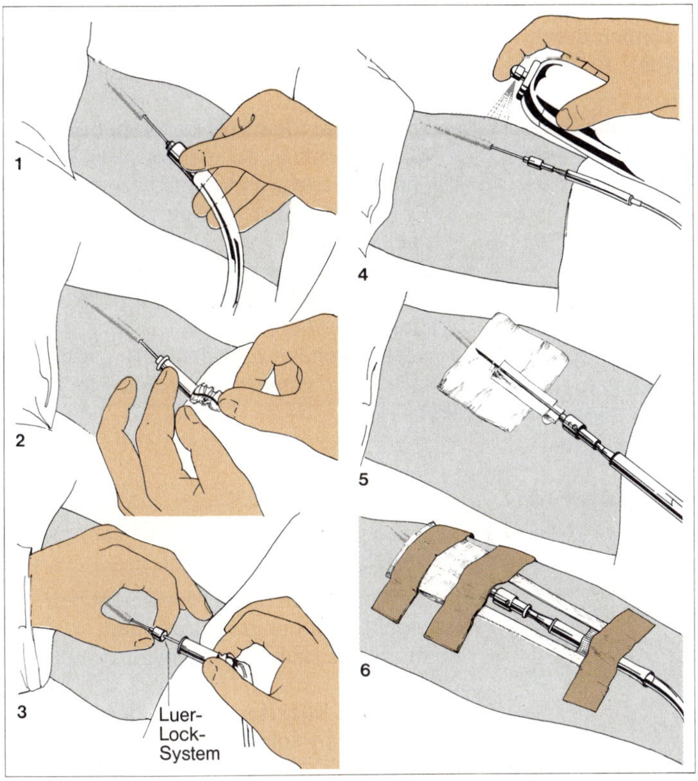

Abb. 41.**19** Venenkatheter. Einlegen und Verband.
1 Einführen der Führungsnadel in die Vene.
2 Vorschieben des Katheters.
3 Zurückziehen der Kanüle und der Schutzhülle → Anlegen des Infusionsschlauches.
4 Schutz der Einstichstelle.
5 Abdecken der Einstichstelle nach Setzen einer Naht.
6 Fixierung (Platte, Straße) und Abschließen mit Heftpflasterstreifen, evtl. Surgifixverband darüberziehen. Oder je nach Lage:
7 Verband mit Transparentmembran: gut andrücken und fixieren.

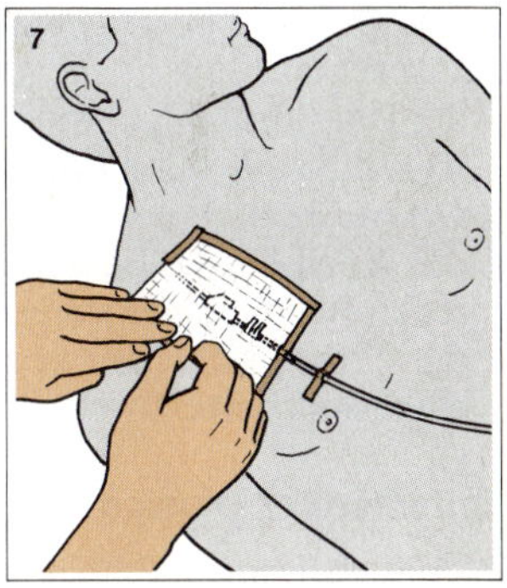

- Rasieren der Einstichstelle im Umkreis der notwendigen Fixierung (besonders bei Männern).

41.6.2. Periphere Infusion

Legen der Infusion

Kompetenz und Verantwortung S. 1009.

- Desinfektion und Punktion der Vene (S. 1006), anschließend
  - bei *Verweilkanüle*: Führungskanüle zurückziehen und Verweilkanüle gut einführen (Abb. 41.**14**);
  - bei *Katheter*: Sobald Blut in Schutzhülle fließt, den Katheter durch die Kanüle vorschieben und Plastikschutzhülle zurückstreifen, dann Kanüle mit Schutzhülle zurückziehen (Abb. 41.**14** u. 41.**19**);
- Einstichstelle verbinden und Kanüle bzw. Katheter fixieren (Abb. 41.**18** u. 41.**19**).

Überwachen der Infusionstherapie

Die *Infusion* wird beobachtet auf

- Tropfenzahl und Einlaufzeit (Berechnung s. Kasten);
- Lage und Funktion von Dreiwegehahn oder Mehrfachkonnektoren bei Simultan- oder Shuntinfusionen;
- Lage der Kanüle oder des Katheters;
- Einstichstelle, Verband;
- Dichtigkeit und freie Lage des Einlaufsystems.

Der *Patient* wird beobachtet auf

- Beschwerden, Schmerzen; sie können durch ungünstige Lage des Armes (der Kanüle) verursacht sein → Lagewechsel;
- Verträglichkeit der Infusionen (mögliche Nebenwirkungen S. 1016f.). Bei Unverträglichkeitserscheinungen Infusion abstellen, Arzt benachrichtigen.

Das *Protokoll* betrifft Infusionsmenge, Verträglichkeit (S. 1027f.).

Wechseln des Infusionsbehälters

Die neue Flasche wird vorbereitet (wie oben), ein neues Besteck ist nur alle 24 Stunden notwendig. Müssen in der Zwischenzeit leer werdende Behälter ausgewechselt werden, ist darauf zu achten, daß

- der Infusionsschlauch nicht leerläuft (läuft er leer, muß auf jeden Fall das Besteck gewechselt werden),
- das Wechseln des Beutels unter streng aseptischen Bedingungen vorgenommen wird,
- die Tropfenzahl neu kontrolliert, evtl. neu eingestellt wird.

Entfernen der Infusion

Ist die Infusionstherapie abgeschlossen oder muß die Infusion wegen geschädigter Vene entfernt werden:

- Infusionsschlauch abklemmen.
- Pflasterstreifen lösen.
- Sterilisierten Tupfer auf die Punktionsstelle legen, Kanüle entfernen.
- Punktionsstelle komprimieren.
- Schnellverband oder wenn erforderlich Venenpflegeverband anlegen.
- Einwegmaterial vernichten, restliches Gebrauchsmaterial desinfizieren.
- Abschluß der Infusionstherapie protokollieren.

Peripher angelegte Infusionen bedeuten

- eine Behinderung der Bewegungsfreiheit des Patienten,
- einen andauernden Reiz der Venenwände (→ Phlebitisgefahr, Schmerzen). Die Schädigung der Venenwände nimmt zu, wenn
  - der Katheter oder Venflon länger liegen bleibt,
  - zusätzlich venenschädigende Substanzen (Antibiotika, Zytostatika, Kalium) verabreicht werden.

Aus diesen Gründen wird für eine längerfristige Therapie ein zentraler Venenkatheter eingelegt.

41.6.3. Zentrale Infusion

Zentrale Venenkatheter werden gelegt bei

- voraussehbaren Langzeitinfusionen,
- parenteraler Ernährung mit hyperosmolaren Lösungen,
- wiederholten Injektionen von Pharmaka mit stark vom Physiologischen abweichendem pH-Wert,
- Notwendigkeit der zentralen Venendruck-(ZVD-)Messung.

Formeln zur Tropfenberechnung

Soll die Einlaufzeit errechnet werden, so verwendet man die Formel:

$$\text{Std.} = \frac{\text{Infusionsmenge in ml} \cdot 20}{\text{Tropfenzahl/min} \cdot 60}$$

Sind Infusionsmenge und Infusionsdauer angeordnet, so rechnet man nach der Formel:

$$\text{Tr./min} = \frac{\text{Infusionsmenge in ml}}{\text{Infusionsdauer in Std.} \cdot 3}$$

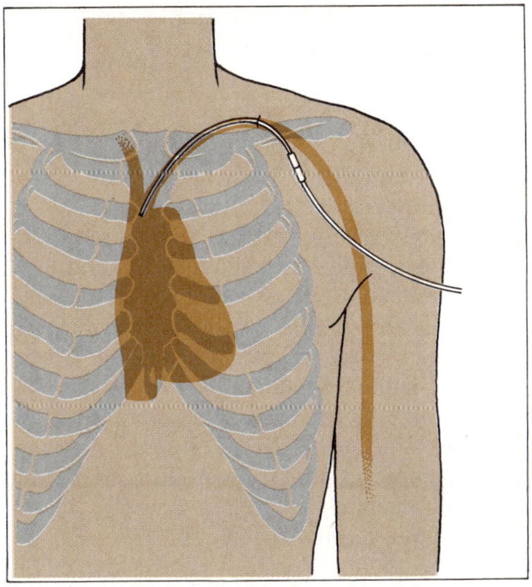

Abb. 41.**20** Lage des zentralen Venenkatheters. Wegen seiner Lage auch Kavakatheter genannt.

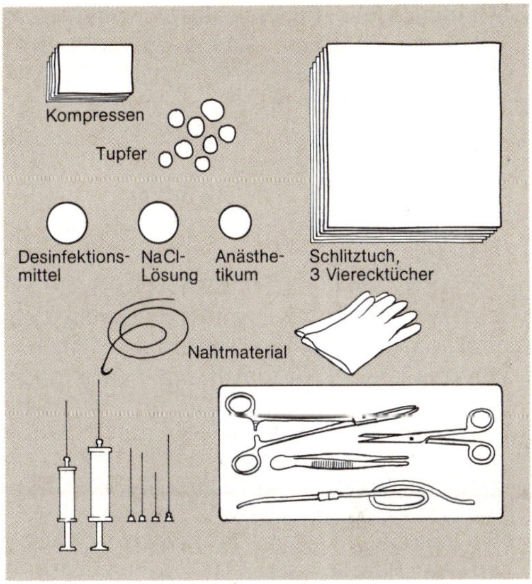

Abb. 41.**21** „Sterile Fläche" für das Einlegen eines Kavakatheters. Alle Gegenstände sind sterilisiert.

Zugänge

Man unterscheidet grundlegend zwischen *peripheren* und *zentralen* Zugängen zur V. cava superior (darum Kavakatheter genannt):

- peripher: V. basilica, V. cephalica (Ellenbeuge) oder V. femoralis (Leiste);
- zentral: V. subclavia oder V. jugularis.

Details über die Punktion oder die Punktionsstellen betreffen den Arzt und werden hier nicht näher erläutert. Zum besseren Verständnis zeigt Abb. 41.**20** die Lage des Venenkatheters.

Legen des Kavakatheters

Gegenstände:

- Bereitgestellte Infusion (evtl. mit speziellem Bakterienfilter);
- Hautreinigungs- und Feindesinfektionsmittel;
- Anästhetikum, 0,9%ige NaCl-Lösung;
- Tupfer, Watteträger;
- Injektionsspritzen, 2 ml, 5 ml und Kanülen;
- extralanger Venenkatheter.
- *Instrumentarium:* 2 Klemmen, Messerklinge, atraumatisches Nahtmaterial, 1 chirurgische und 1 anatomische Pinzette, Schere.
- Set mit Schlitztuch, Abdecktücher, 5 Kompressen, 8–10 Tupfer, Handschuhe.

Vorgehen:
Nach den Grundsätzen des Verbandwechsels (S. 1047 ff.) wird eine sterile Fläche gerichtet; die benötigten sterilisierten Gegenstände werden so angeordnet, daß sie leicht erreichbar sind und die Sterilität gewährleistet bleibt.

- Information, Vorbereiten und Lagern des Kranken; Kopfkissen entfernen.
- Hände desinfizieren.
- Gesichtsmaske anziehen.
- Sterile Fläche richten (Abb. 41.**21**).
- Desinfektionsmittel und 0,9%ige NaCl-Lösung sowie Anästhetikum vorbereiten.
- Bett auf Arbeitshöhe einstellen, Kopfteil in Tieflage stellen → dadurch erreicht man einen positiven Venendruck → Minderung der Emboliegefahr (das gleichzeitige Anhalten des Atems wird teilweise gefordert, teilweise nicht). Sterile Tücher auslegen.
- Der Arzt punktiert nach Desinfektion und Anästhesie die gewünschte Vene und schiebt den Katheter ins Kavasystem vor.
- Die Punktionskanüle wird zurückgezogen.
- Verbinden des Katheters mit der Infusion *immer* durch ein Lock-System → Sicherheit!
- Der Katheter wird durch einen Hautstich fixiert, die Einstichstelle antiseptisch behandelt (Antibiotikaschaum, Betadinelösung) und sorgfältig abgedeckt (Abb. 41.**19**).

- Verbinden und Fixieren des Kavakatheters verlangen Erfahrung und Geschick. Der Katheter darf sich nicht verschieben → Thrombosegefahr. Liegt die Einstichstelle in der Schlüsselbeingegend, so ist das Fixieren oft schwierig. Es eignen sich:
  - durchsichtige Schnellverbände oder Transparentmembran (Abb. 41.**18c** u. 41.**19**/7),
  - Verband und Fixierstraße (Abb. 41.**19**).
- Die Lage des Katheters im Hohlvenensystem muß *röntgenologisch* überprüft werden, bevor mit der Infusionstherapie begonnen wird.

Zentrale Venenkatheter können schwere Komplikationen verursachen:
- Luftembolie (S. 1027) im Zusammenhang mit der Punktion, bei Diskonnektion (Auseinanderfallen der Schlauchverbindungen);
- Thrombosen, Embolien;
- Pneumothorax, Hämatothorax (punktionsbedingte Verletzung).

Aus diesen Gründen
- werden zentrale Venenkatheter nur durch Ärzte und speziell geschultes Anästhesiepersonal eingelegt (immer mit Röntgenkontrolle);
- verlangt die Pflege von Langzeitvenenkathetern von allen Beteiligten Erfahrung, Sicherheit und Zuverlässigkeit!

41.7. Überwachung und Pflege bei Langzeitinfusion

41.7.1. Pflegemaßnahmen

Die sorgfältige Pflege dient dem
- Verhüten einer Infektion,
- Verhüten von thrombotischen und embolischen Komplikationen.

Infusion und Zusätze

- Regelmäßiges Einlaufen, Tropfenzahl und/oder Infusomat kontrollieren.
- Differente mit indifferenter Lösung gleichzeitig einlaufen lassen (z.B. Aminosäurelösung mit Fettemulsion).
- Infusionsprogramm (Reihenfolge der Lösungen, Infusionsgeschwindigkeit, Zusätze u.a.) schriftlich protokollieren (auch die Flaschen bezeichnen).
- Zusätze nur unter streng aseptischen Bedingungen applizieren.

Besteck und Ansätze

- Infusionsbesteck täglich erneuern.
- Keine unnötigen Zwischenstücke; ungebrauchte Zugänge gut verschließen.
- *Dekonnektierung* nur bei dringender Notwendigkeit und bei positivem Venendruck, d.h. bei Kopftieflage des Patienten. Nach jeder Manipulation Ansätze desinfizieren (jodieren), dafür *Tablett richten* mit Watteträger, Tupfer, Klemme.
- *Blutentnahmen* aus dem Kavakatheter sollen auf das Nötigste beschränkt werden. Das entnommene Blut muß frei von Infusionslösung sein. Folgendes Vorgehen versucht dieser Bedingung gerecht zu werden:
  - Blutentnahme durch zwei Personen, damit die Sicherheit gewährleistet ist.
  - Patienten in flache oder Kopftieflage bringen.
  - Katheter dekonnektieren, sofort Spritze ansetzen, Infusionsansatz mit Schutz (Hütchen oder sterilisiertem Spritzenverschluß) versehen, Katheteransatz mit sterilisiertem Tupfer unterlegen.
  - Mit 10 ml 0,9%iger NaCl-Lösung spülen.
  - Blut aspirieren, die ersten 10 ml verwerfen, anschließende Entnahme für Untersuchung benutzen.

Venen und Wundgebiet

- Den Verbandwechsel nach Bedarf durchführen, in der Regel jeden 2. Tag. Feuchte Verbände sofort wechseln, da sie die Haut aufweichen – Infektionsgefahr!
- Gleichzeitig Einstichstelle und umgebende Haut kontrollieren, gründlich desinfizieren; je nach Verordnung antimikrobielle Salbe oder Schaum auftragen.
- Lokale Venenpflege mit antiphlogistischen Salben (Heparin, Ichthyol), wenn zweckmäßig.
- Ob eine Heparinisierung zur Prophylaxe von Gerinnungsvorgängen an der Katheterspitze und in der Vene vorgenommen wird, entscheidet der Arzt.
- *Bei auftretender Entzündung* müssen der Katheter entfernt (Arzt!) und die Venen mit Alkohol- oder Antiphlogistikaverbänden behandelt werden. (Evtl. wird die Katheterspitze bakteriologisch untersucht.)

- Die Infusion ist wichtig, der Kranke ist wichtiger. Anspruchsvolle Infusionsprogramme verlangen viel *Kopf-* und *Handarbeit.* Kommt das *Herz* gleicherweise zum Zug, kann der „technische Dienst" ausgewogen werden. Der Kranke spürt, ob wir *Ihn* oder die Infusion meinen.
- Jedes *offene* Gefäß bedeutet Infektionsgefahr und beim *zentralen* Venenkatheter auch Luftemboliegefahr. Die Vorsichtsmaßnahmen haben oberste Priorität (Asepsis, Kopftieflage bei Manipulationen an Kavakathetern).
- Bei Katheterlage in der Halsgegend *nie* mit Rasiermesser oder -klinge rasieren oder rasieren lassen; würde der Katheter unglücklicherweise dabei durchschnitten, könnte eine Luftembolie zu verheerenden Folgen führen. Der elektrische Rasierapparat ist gefahrlos.

Luftembolie

Die Luftembolie ist eine Folge des Eindringens von Luft in den Kreislauf → Verlegung der Kapillarbereiche. Bei venösen Luftembolien verstopfen die Lungenkapillaren. Die Luftembolie entsteht bei unsachgemäßem Umgehen mit Überdruckinfusionen (wenn Luft in die Venen getrieben wird) oder bei fehlerhaften Manipulationen am Gefäßsystem (z.B. beim Einlegen eines zentralen Venenkatheters).

Sofortmaßnahmen bei Luftembolie
- Hochstellen des Bettes am *Fußende*, damit die Luftblasen in die untere Körperhälfte aufsteigen, wo sie weniger gefährlich sind.
- Sauerstoffzufuhr.
- Arzt benachrichtigen.

41.7.2. Infusionsplan

Der Therapieplan wird vom Arzt anhand der ihm zur Verfügung stehenden Informationen aufgestellt und täglich (oder mehrmals täglich) modifiziert (Abb. 41.**22**). Bei der Informationsbeschaffung ist er auf die Unterstützung der Pflegegruppe angewiesen.

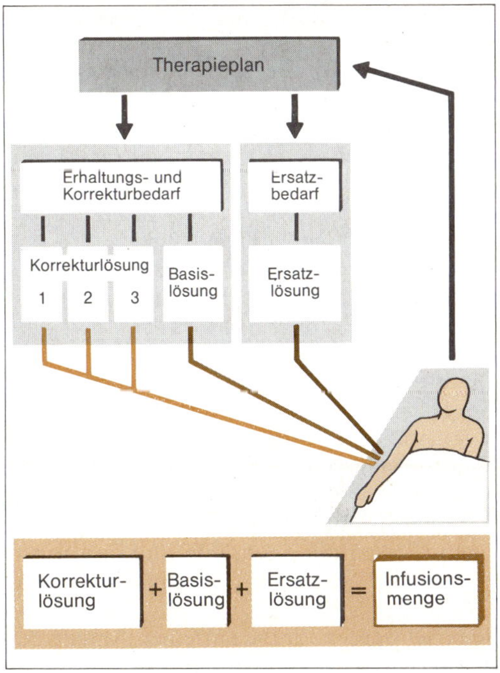

Abb. 41.**22** Therapieplan nach Hartig. Überlegungen des Arztes zur Festlegung der Infusionsmenge.

Summe der Informationen

Sie setzt sich zusammen aus
- *Beobachtungen am Kranken:*
  - Ernährungs- und Allgemeinzustand, subjektives Befinden, Durst-, Hungergefühl;
  - Hautelastizität;
  - Feuchtigkeit von Zunge und Schleimhäuten;
  - Ödembildung, Gewichtskurve;
  - Funktionstüchtigkeit der vitalen Organe, Ausscheidung (Nieren), Puls, Blutdruck, Venendruck (Herz/Kreislauf), Atmung (Lungen).
- *Sammeln des 24-Stunden-Urins:*
  - Messen, Bilanzerstellung (s. unten);
  - pH-Bestimmung (Schnelltest), Elektrolytnachweis (Labor).
- *Blutkontrollen:* Eine Infusionstherapie ist ohne regelmäßige, häufig tägliche Blutkontrolle nicht steuerbar. Der Arzt braucht Resultate bezüglich
  - Elektrolyten (Bestimmung im Plasma oder Serum),
  - Säure-Basen-Haushalt (Blutgase),
  - Hämoglobin-, Hämatokritwerte,
  - (evtl.) Plasmaosmolarität.

41.7.3. Bilanzierung

Mit der Bilanzierung können Teilfunktionen gemessen werden. Gegenübergestellt werden:

- *Aufnahme* von Wasser, Elektrolyten, Stickstoff u.a. mit der Nahrung, mit Getränken oder parenteral sowie
- *Ausscheidung* von Wasser, Elektrolyten, Stickstoff u.a. im Urin und Stuhl.
- Auch *Sekretableitungen* werden quantitativ und in ihrer Zusammensetzung genau bestimmt.
- Weitere an der Bilanz beteiligte Faktoren müssen überschlagmäßig mitgerechnet werden, nämlich auf der Plusseite das Oxidationswasser (Wassergewinn durch Einschmelzung von Körpergeweben) innerhalb 24 Stunden = ca. 300 ml. Auf der Minusseite die Flüssigkeitsabgabe durch Haut und Lungen (Perspiratio insensibilis und Perspiratio sensibilis) innerhalb 24 Stunden = ca. 1000 ml.

Bilanzen werden für die einzelnen Anteile des Gesamtstoffwechsels getrennt aufgestellt, z.B. als Wasser-, Natrium-, Kalium-, Stickstoffbilanz. Die häufigste Bilanzierung, die von der Pflegegruppe durchgeführt werden muß, ist die *Wasser-* bzw. *Flüssigkeitsbilanz*. Man unterscheidet die *positive* (Zufuhr übertrifft den Verlust), die *ausgeglichene* (Zufuhr entspricht dem Verlust) und die *negative Bilanz* (Verlust übertrifft die Zufuhr).

Die *registrierbare* Bilanz entspricht bei einer Plusbilanz von ca. 700 ml der *effektiven* (zu kalkulierenden) Bilanz (Tab. 41.**2** u. Abb. 38.**5**).

Eine Ergänzung zur Flüssigkeitsbilanz bietet die tägliche *Gewichtskontrolle*, bei Bettlägerigen evtl. mit der Bettwaage. So kann der Wasserbestand des Körpers noch besser beobachtet werden.

Das **Protokollblatt** (Überwachungsblatt, Bilanzkarte) hält alle laufenden Informationen und Therapien fest. Es vermittelt dem Arzt einen raschen Einblick in den Behandlungsablauf. Unserer Verantwortung obliegt zu einem großen Teil die Vollständigkeit und Übersicht solcher Bilanz- und Beobachtungsbogen. Die vorgegebenen Formulare variieren je nach Zweck und Informationsbedarf. Grundsätzlich enthalten sie je eine Rubrik für die

- *Vitalzeichen* – Puls, Blutdruck, Atmung sowie für andere Messungen wie Temperatur, ZVD u.a.;
- *Flüssigkeitsbilanz*, geteilt in Einfuhr (Infusionstherapie, orale Zufuhr, Sondenernährung) und Ausfuhr (Urin, Drainagen, Stuhl, Erbrechen);
- *Therapie* und spezielle *Beobachtungen*.

41.8. Zentrale Venendruckmessung

Der zentrale Venendruck (ZVD) ist eine dynamische Größe des zirkulierenden Blutvolumens im Verhältnis zur Leistungsfähigkeit des rechten Vorhofes. Dieser Druck kann im oberen Hohlvenensystem mit Hilfe eines in die V. cava superior vorgeschobenen Katheters durch Flüssigkeitsmanometrie gemessen werden.

41.8.1. Theoretische Grundlagen

Nachdem das Blut das Kapillarnetz passiert hat, ist der Druck in den Venen nur noch gering (Blutdruck S. 364, Abb. 11.**27**).

Tabelle 41.**2** Positiva und Negativa bei der Bilanzierung von Flüssigkeit

	Registrierbare Bilanz		Effektive Bilanz	
	+	–	+	–
Flüssigkeitszufuhr (oral, Infusionen)	2000		2000	
Oxidation			300	
Ausscheidung (Urin, Drainagen, Stuhl)		1300		1300
Perspiratio insensibilis Perspiratio sensibilis				1000
	2000	1300	2300	2300
Bilanz	+700		ausgeglichen	

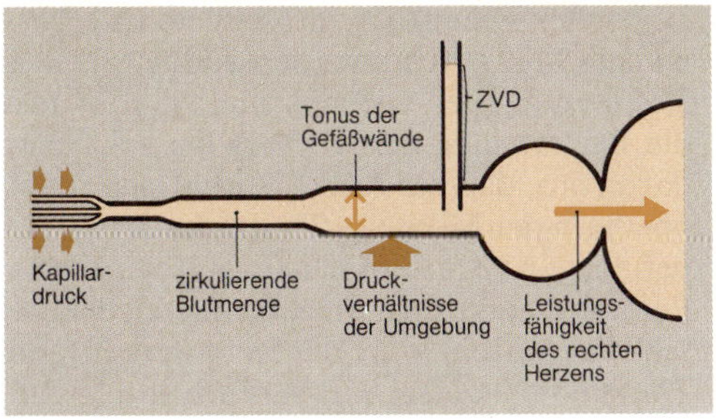

Abb. 41.**23** Faktoren, die den zentralen Venendruck (ZVD) beeinflussen.

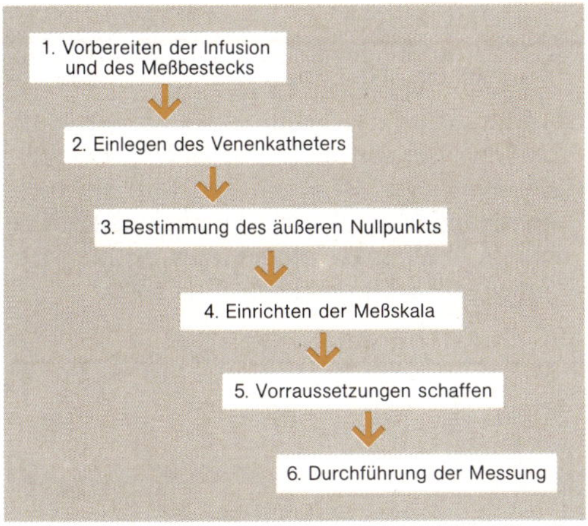

Abb. 41.**24** Messung des zentralen Venendrucks.

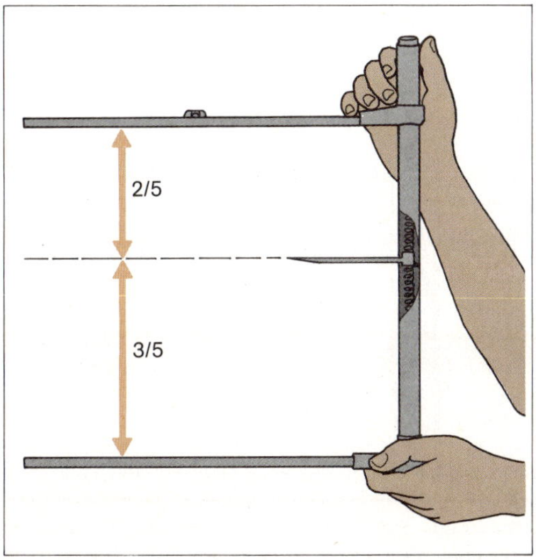

Abb. 41.**25** Thoraxschublehre nach Burri u. Perren.

Der zentrale Venendruck, d.h. der Druck in den Hohlvenen und dem rechten Vorhof, wird von verschiedenen Faktoren beeinflußt, die in Abb. 41.**23** dargestellt sind. Vereinfacht läßt sich sagen, daß der ZVD das Verhältnis zwischen dem venösen Angebot und der Förderleistung des rechten Herzens darstellt.

Werte

Norm: 4–11 cm H_2O.
Der zentrale Venendruck ist
erniedrigt bei
- Hypovolämie;

erhöht bei
- Hypervolämie,
- Rechtsherzinsuffizienz (verminderte Förderleistung),
- Stauung im rechten Herzen
  - wegen Behinderung des Blutstroms im Herzen selbst (z. B. Pulmonalstenose) oder
  - wegen Veränderungen in der Lungenstrombahn.

41.8.2. Prinzip der Messung

Aus der nachstehend genau beschriebenen Meßmethode ergibt sich, daß der ZVD nicht in mmHg oder Pascal gemessen wird, sondern in cmH_2O. Wenn man aus einem offenen Infusionsschlauch Flüssigkeit in die obere Hohlvene des liegenden Patienten einlaufen läßt, bleibt der Spiegel auf einer gewissen Höhe über der Hohlvene stehen (Abb. 41.**23**); das Gewicht dieser Flüssigkeitssäule entspricht dem Gegendruck, der in der Vene herrscht. Ein ZVD von 10,6 cmH_2O entspricht einem Quecksilberdruck von nur 8 mm (weil das spezifische Gewicht 13,6mal höher ist als dasjenige von Wasser) oder 1060 Pascal = 1,06 kPa.
Sechs Schritte sind für die ZVD-Messung einzuhalten, wie Abb. 41.**24** zeigt.

41.8.3. Einrichten des Meßsystems

Material:
- alles zum *Legen eines Kavakatheters* (S. 1025), wenn er nicht schon liegt.
- Zur *Bestimmung des äußeren Nullpunktes*:
  - Thoraxschublehre (Abb. 41.**25**),
  - Fett- oder Filzstift zur Markierung des Nullpunktes am Thorax des Patienten.
- Zur *Venendruckmessung*:
  - Venendruckbesteck, Infusionsständer,
  - Meßskala.

Durchführung:

- Vorbereiten der Infusion mit dem Spezialbesteck (Abb. 41.**26**).

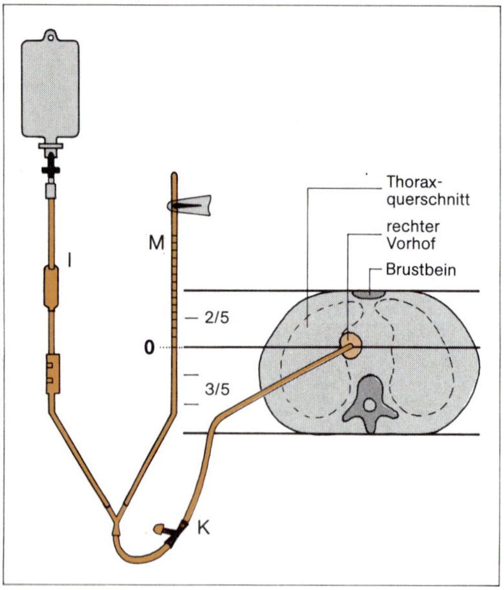

Abb. 41.**26** Venendruckmeßbesteck und -messung. Der erste Schenkel (I) trägt einen Einstichteil, der in den Infusionsbehälter eingestochen wird. Man befestigt den zweiten Meßschenkel (M) neben dem Behälter am Infusionsständer. Der dritte Schenkel (K), der die Verbindung mit dem Katheter herstellt, wird anschließend geöffnet und so das System gefüllt. Luftblasen müssen aus allen Teilen entfernt werden. K muß eine Schlaufe bilden.

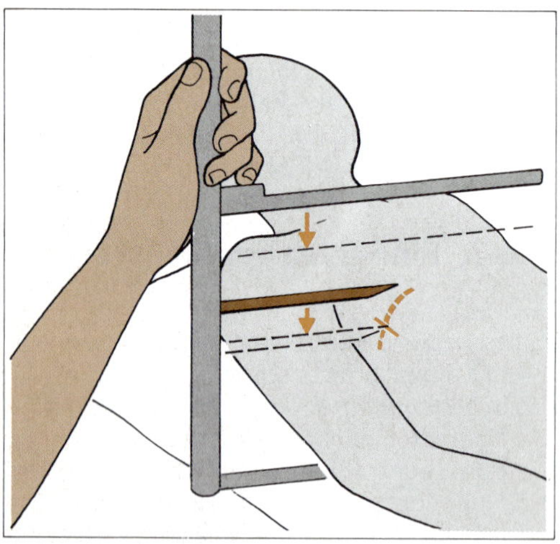

Abb. 41.**27** Anlegen der Thoraxschublehre zur Lokalisierung des Nullpunktes.

- Legen des Venenkatheters und/oder Verbinden des Meßsystems mit dem Katheter.
- Bestimmung des äußeren Nullpunktes. Für die Bestimmung der Vorhofhöhe geht man davon aus, daß der rechte Vorhof sich etwas oberhalb der Mitte des Thoraxdurchmessers befindet (Abb. 41.**26**). Die Ermittlung dieses Punktes kann durch eine Thoraxschublehre sehr vereinfacht werden. Sie unterteilt den Thoraxdurchmesser automatisch in ⅖- und ⅗-Abstände:
  - Schublehre unterschieben.
  - Den oberen Arm des Gerätes auf der oberen Thoraxwand anlegen und die Schublehre mit Hilfe der kleinen Wasserwaage ins Lot bringen.
  - Der rote Zeiger weist nun auf den äußeren Nullpunkt (Abb. 41.**27**).
  - Markieren des Nullpunktes an der seitlichen Thoraxwand (Abb. 41.**27**).
- *Einrichten der Meßskala.* Sie wird am Infusionsständer angeklebt oder aufgehängt. Die beiden Nullpunkte müssen sich für die Messung exakt entsprechen (Abb. 41.**28**).

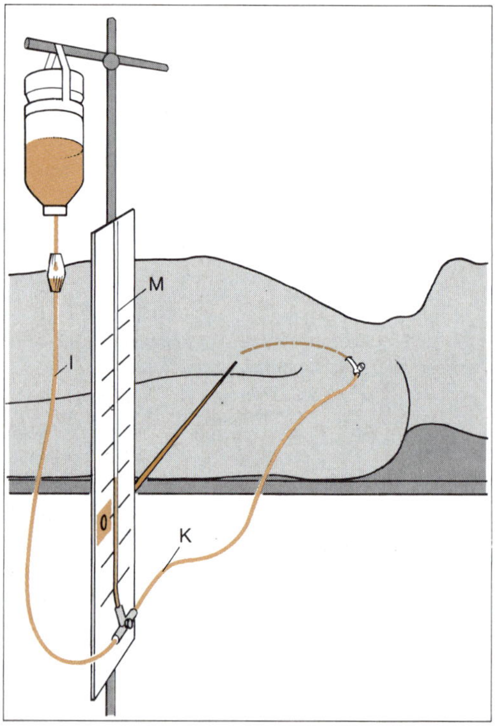

Abb. 41.**28** Der Nullpunkt am Patienten muß vor der Messung exakt dem Nullpunkt am Meßschenkel entsprechen (Bettniveau anpassen).

41.8.4. Durchführung der Messung

Voraussetzungen

- Während 30 Minuten (vor der Messung) soll der Kranke ruhig liegen: keine Anstrengung, keine Erregung.
- Für die Messung liegt er flach. Wo dies nicht möglich ist, wird der Ist-Zustand registriert und mit dem Nullpunkt in Beziehung gebracht.
- Kontrolle und eventuelle Korrektur des Nullpunktes vornehmen.
- Die Lage des Katheters muß frei und die Infusionsströmung unbehindert sein. Man läßt vor der Messung die Infusion während einiger Sekunden rascher laufen, damit der Venenkatheter durchgespült wird.
- Der Infusionsschlauch soll bei der Messung eine Schlaufe aufweisen, da bei negativen Druckwerten die Gefahr einer Luftembolie besteht (Abb. 41.**26**).
- Für die Messung wird eine physiologische Lösung (z. B. 0,9%ige NaCl-Lösung) verwendet. Sie muß zusätzlich angehängt werden, wenn Nährlösungen infundiert werden.

Messung

Durch Abklemmen von K kann das Meßsystem gefüllt, durch Öffnen von K und Abklemmen von I die Messung durchgeführt werden (Abb. 41.**26** oder 41.**28**). Dies entspricht folgendem *Vorgehen*:

- K abklemmen.
- I abklemmen, K öffnen.
- In Schenkel M senkt sich die Flüssigkeitssäule zunächst rasch, dann langsamer. Sie stabilisiert sich unter atemsynchronen Schwankungen auf der Höhe, die dem Druck im oberen Hohlvenensystem entspricht.
- Wert ablesen und als Plus- oder Minuswert (ausgehend vom Nullpunkt) aufschreiben.
- M abklemmen.
- I öffnen und gewünschte Tropfenzahl einstellen.

Häufigkeit der Messung. Nach Arztverordnung z. B. stündlich oder bei großen Infusionsmengen nach jeweils 1000 ml. Übersteigt der ZVD Werte von 12–15 cm Wassersäule, so muß die Einlaufgeschwindigkeit der Infusion gedrosselt werden (Arzt!).

Elektronische Messung. Eine Alternative zur ZVD-Messung mittels Wassersäule stellen elektronische Meßverfahren dar, mit denen Fehlerquellen vermieden werden können. Zu nennen sind die (kontinuierliche) Messung über einen separaten elektromechanischen Drucknehmer (Statham) sowie die integrierte ZVD-Messung (mittels Spezialgerät).

41.9. Intraarterielle Infusion

Indikationen sind:

- lokale Langzeitbeeinflussung der distalen Arterien, z. B. Verbesserung der Mikrozirkulation mit Rheomacrodex;
- kontinuierliche direkte arterielle Blutdruckmessung oder wiederholt notwendige Blutgasbestimmung (nur auf Intensivstation).

Voraussetzungen

- Die arterielle Blutversorgung distal des Punktionsortes muß gewährleistet sein.
- Eine eventuelle Blutung an der Einstichstelle muß gut einsehbar und leicht beherrschbar sein (→ Entfernen der Kanüle bzw. des Katheters, Kompression und/oder Abbinden des Gefäßes mit einem *bereitliegenden großen Stauschlauch*).
- Der Kranke soll möglichst wenig eingeschränkt sein.

Durchführung

- Punktion der Arterie wie S. 1007.
- Kanüle (Katheter) durch Lock-System mit Infusionsschlauch verbinden (Dekonnektion muß unbedingt vermieden werden).
- Die intraarteriell liegende Leitung gut sichtbar als „arteriellen Weg" bezeichnen.
- Zur Überwindung des Arteriendrucks eine Infusionspumpe (S. 1021) einschalten.

Überwachung

Zur Vermeidung von Komplikationen ist eine sorgfältige Pflege der Einstichstelle und eine gute Überwachung des Infusionssystems und des Kranken notwendig.

41.10. Subkutane Infusion

Einspritzung größerer Mengen (1000 bis 1500 ml) von physiologischer Kochsalz-Traubenzucker-Lösung (meist mit Permease) unter die Haut. Die *Einstichstellen* liegen im Bereich der Oberschenkel (je die Hälfte der Flüssigkeit

in einen Oberschenkel – gleichzeitiges Infundieren) als Variante, wenn keine Venen mehr zugänglich sind.
Anwendung in der Geriatrie und in der Hauskrankenpflege. Die Firmen bieten *spezielle Infusionssysteme* und *-kanülen* an.

41.11. Blut- und Blutderivateinfusionen

41.11.1. Blutgruppensysteme

AB0-System

Dieses zuerst entdeckte Blutgruppensystem (Landsteiner 1901) ist auch heute noch für die Transfusionspraxis am wichtigsten. Die *Merkmale* (Antigene) findet man an der Oberfläche der Erythrozyten und an fast allen Zellmembranen des menschlichen Organismus. Sie sind durch entsprechende Erbanlage (Gene) kontrolliert, und zwar sind es A, B und 0, von denen jeweils eines den dafür zuständigen Chromosomenplatz besetzt. Das Gen A bewirkt, daß alle Körperzellen (also nicht nur die Erythrozyten) die für die serologische A-Eigenschaft spezifische Gruppensubstanz (Mucopolisaccharid) ausbilden. Man spricht von *Antigen*, Agglutinogen oder von antigenen Haftstellen, da sie mit dem entsprechenden *Antikörper* in Form einer *Agglutination* der Zellen reagieren. Dasselbe trifft auch für das B zu. Das 0 hat hingegen keine nachweisbare antigene Eigenschaft, es gibt kein Anti-0. (Für die Untergruppen sei auf die weiterführende Literatur S. 1040 verwiesen.) So entsteht das aus Abb. 41.**29** ersichtliche Muster.

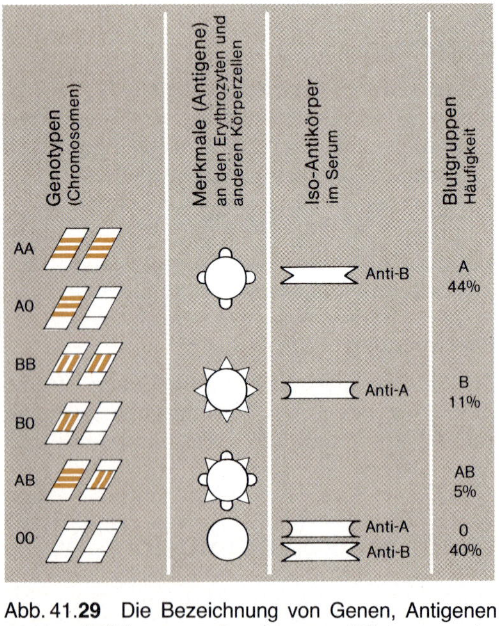

Abb. 41.**29** Die Bezeichnung von Genen, Antigenen und Iso-Antikörpern zu Genotypen und Blutgruppen im AB0-System (aus Spielmann, W., S. Seidl: Einführung in die Immunitätshämatologie und die Transfusionskunde, 2. Aufl. Verlag Chemie, Weinheim 1980).

Antikörpersystem

Neben der AB0-Eigenschaft müssen auch die für die einzelnen Blutgruppen typischen Antikörper im Serum (Anti-A und Anti-B) = *reguläre* Antikörper sowie die selteneren sog. *irregulären* Antikörper (Kälteagglutinine) bestimmt werden. Die Antikörper werden *Isoagglutinine* genannt.

Rh-System

Dieses von Landsteiner u. Wiener (1940) entdeckte System hat eine entscheidende Bedeutung und hat die komplikationslose Transfusion erst richtig ermöglicht.
Die Rhesusantigene (es sind deren sechs: D, d, C, c, E, e) sind ebenfalls Erbanlagen, die als Genpaare Dd, Cc, Ee gekoppelt sind. Bestimmte Genpaare sind häufiger, andere seltener. Der mit dem großen Buchstaben bezeichnete Faktor ist stets dominant und unter diesen hat D die stärkste Ausprägung. Daher werden D-Träger als Rhesus-positiv (Rh^+) bezeichnet. Das D-Antigen ist bei 83% der weißen Bevölkerung vorhanden, fehlt es, spricht man von Rhesus-negativen Personen (rh−).
Die *Antikörper* des Rh-Systems sind vorwiegend *Immunantikörper* (sie entstehen durch Transfusion oder Gravidität). Der häufigste Antikörper ist das Anti-D oder Anti-Rho. Insgesamt gibt es über 30 Antikörper im Rh-System.
Neben diesen wichtigsten Blutgruppensystemen gibt es noch eine große Anzahl *seltener Gruppen* (z. B. das Kell-, Duffy-, Kidd-, MNSs-System u. a.). *Blutgruppenbestimmung* und *Verträglichkeitsprobe* sind auf S. 1106 nachzulesen.

41.11.2. Blutkonservierung

Blutkonservierungen sind erst möglich, seitdem die gerinnungshemmenden Substanzen wie das Natriumcitrat (Dagote u. Mitarb. 1914) und das Heparin (McLean 1916) entdeckt wurden.
Natrium citricum 3,13% vermag das Blut im Verhältnis 1:9 für einige Stunden und im Verhältnis 1:5 für einige Tage ungerinnbar zu machen. Will man eine längere Haltbarkeit, so ist der Zusatz eines *Konservierungsmittels* erforderlich. Die so entstandene Konservierungslösung ist als *ACD-Stabilisator* bekannt (A – Acidum citricum, C – Natrium citricum, D – Dextrose).
Die zulässige *Konservierungsdauer* beträgt bei +4 bis +6 °C drei Wochen.

Risiken der Transfusion

Trotz der großen Fortschritte auf dem Gebiet der Transfusionsmedizin lassen sich Transfusionszwischenfälle (bis zu 2% aller Transfusionen) nicht ganz vermeiden. Die häufigsten Risiken sind aus Tab. 41.**3** ersichtlich, die Anforderungen an den Blutspender aus Tab. 41.**4**.
Alle Blut- und Plasmaderivate sind auf Abwesenheit von HB_s-Antigen, HIV-Antikörper und Lues getestet. Auch sind die Präparate virussicher. Eine Einschränkung: HIV-Antikörper sind erst 12 Wochen nach der Infizierung nachweisbar; Bluttransfusionen *könnten* also infiziert sein, der Prozentsatz sei allerdings verschwindend klein, sagen die Fachleute.

Tabelle 41.**3** Risiken der Blutübertragung (aus Abdulla, W., R. Frey: Bluttransfusion und Blutgerinnung. Fischer, Stuttgart 1979)

Immunologisches Risiko	• pyretische Reaktion • anaphylaktische Reaktion • hämolytische Reaktion
Metabolisches Risiko	• Hypothermie • Gerinnungsstörung, Mikroaggregation • Azidose • Hämolyse • Hyperkaliämie • Ammoniakerhöhung • Citratüberschuß
Infektionsrisiko	• Kontamination • Hepatitis • AIDS • Lues • Malaria • Entero-, Herpesviren

Tabelle 41.**4** Anforderungen an den Blutspender

Gesundheitszustand	• gute Gesundheit • nicht unmittelbar nach Impfungen • nicht unmittelbar nach Krankheit
Alter	18 bis ca. 65 Jahre
Gewicht	über 50 kg
Risikoträger	müssen bekannt sein: • durchgemachte Risikokrankheiten, insbesondere Hepatitis • AIDS-Antikörper-Träger
Häufigkeit	2–3 Spenden pro Jahr

41.11.3. Blut- und Blutderivate

Der Begriff „Bluttransfusion“ (lat. transfundere = hinübergießen) stammt aus der Zeit der *direkten* Transfusion. Blut wurde von einem Menschen zum anderen herübergeleitet. Heute werden die Blutspenden so verarbeitet, daß eine sog. Substitutionstherapie (ersetzt wird, was fehlt) vorgenommen werden kann – *Hämotherapie nach Maß*. Dadurch können die Blutspenden maximal verwertet und das Übertragungsrisiko vermindert werden (größere Wirkung bei kleinerem Risiko).
Man unterscheidet die *Zellpräparate* (Erythrozyten, Thrombozyten, Leukozyten) und die *Plasmafraktionen* (Abb. 41.**30**).
Tab. 41.**5** gibt einen Überblick über die gebräuchlichsten Blutkonserven und -konzentrate.

Prinzipien der Ersatztherapie

Massive Blutverluste müssen sofort und gezielt angegangen werden. Lebensbedrohlich sind:
- Blutvolumenmangel,
- mangelhafte O_2-Versorgung,
- Blutstillungsstörung.

Ein onkotisches Defizit ist nicht akut lebensbedrohlich. Die damit vebundene Überwässerung der Haut und der Schleimhäute kann deshalb nach erfolgter chirurgischer Blutstillung mit konzentrierten Albuminlösungen behoben werden. Deshalb gilt folgende Regel:
- Erythrozytenkonzentrate bei Blutverlust,
- Plasmaersatzlösungen als Volumenersatz,
- Albuminlösungen bei onkotischen Defiziten.

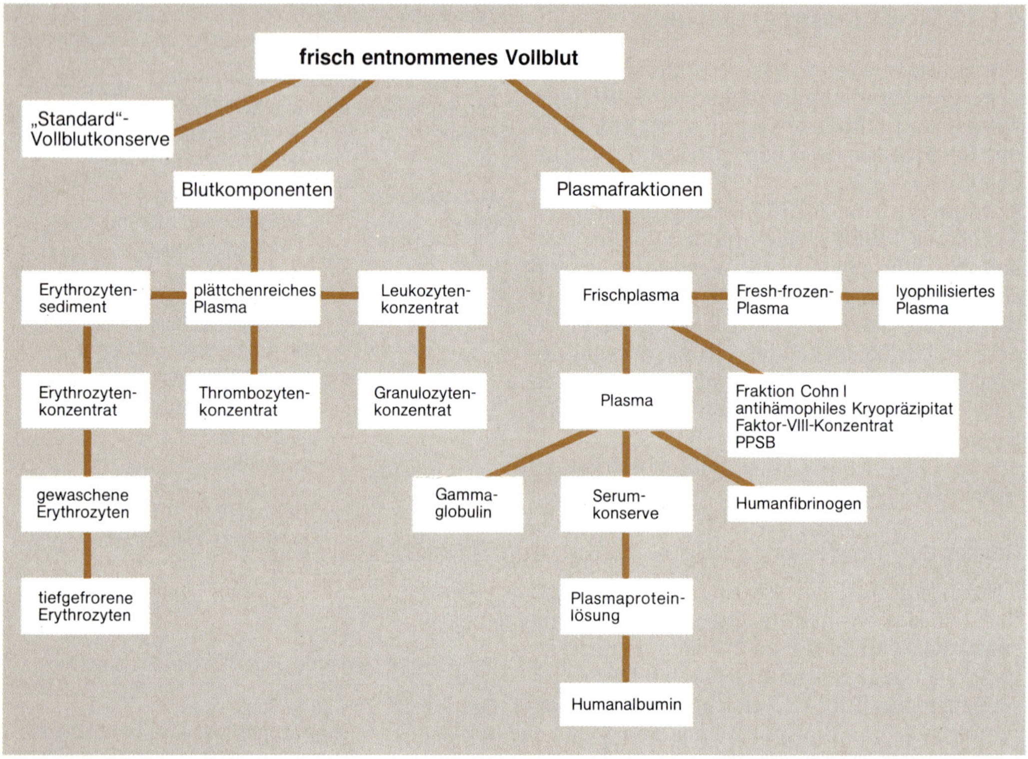

Abb. 41.**30** Schematische Aufgliederung der Blut- und Plasmaderivate (aus Abdulla, W., R. Frey: Bluttransfusion und Blutgerinnung. Fischer, Stuttgart 1979).

Vorbereitung der Blutkonserven

Bestellung:

- Blutkonserven werden durch einen speziellen Anforderungsschein (vom Arzt, evtl. zusätzlich von der Oberschwester unterschrieben) im Blutspendelabor (Blutzentrale, Blutbank) angefordert.
- Ist die Blutgruppe nicht bekannt, wird sie bestimmt (S. 1106).
- Dem Kranken wird Blut für die Verträglichkeitsprobe (S. 1107) entnommen und ins Labor geschickt.

Kühlung:

- Vollblutkonserven und zellhaltige Präparate bedürfen einer ständigen Kühlung.
- Die Kühlkette (zentrale Kühlräume → Kühlraum Blutlabor → Kühlschrank der Abteilung) darf nicht unterbrochen werden. Eine entnommene Konserve muß innerhalb von 24 Stunden infundiert werden.
- Verantwortliches Handhaben erfordert, daß eine Unterbrechung der Kühlung (Liegenbleiben einer Konserve, Ausfall der Kühlkette) der zuständigen Stelle unverzüglich gemeldet werden muß.

41.11.4. Plasma und Plasmaderivate

Plasma wird durch Zentrifugieren der Blutkonserve oder durch Plasmaphorese gewonnen. Der Eiweißgehalt liegt zwischen 7 und 8 g/dl, davon sind 4–5 g Albumine und 0,2–0,4 g Fibrinogen, der Rest setzt sich aus den Globulinen zusammen.

Die wichtigsten *Plasmaderivate* sind (Tab. 41.**6** u. 41.**7**):

- Albuminlösungen,
- Konzentrate von Gerinnungsfaktoren,
- Konzentrate von Gerinnungsglobulinen.

Vorbereitung der Plasmafraktion

- Verfalldatum beachten.
- Trockensubstanz unter streng aseptischen

Tabelle 41.5 Blutkonserven. Gebräuchliche Blutkonserven und Blutpräparate

Bezeichnung	Lagerungsdauer	Besonderheiten	Indikationen
• ACD-Vollblut-Konserve	3 Wochen	ACD-Stabilisator am gebräuchlichsten	bei akuten Blutverlusten, z. B. Verletzungen, Operationen
• ACD + Adenin-Vollblut	bis zu 5 Wochen	–	bei akuten Blutverlusten, z. B. Verletzungen, Operationen
• Kationen-austauscherblut	5–6 Tage	ohne Stabilisator, nicht toxisch, nicht sauer, aber sehr teuer	besonders geeignet für Austausch- und Massivtransfusionen
• Heparin-Vollblut	8–12 Std.	Gefahr: nachlassende Heparinwirkung bedingt zunehmende Gerinnung; vorzeitige Hämolyse	für Dialysepatienten und Patienten an der Herz-Lungen-Maschine
• ACD-Frischblut-Konserve	49–72 Std.	Gefahr der Syphilis-übertragung; nach 72 Std. als Vollblutkonserve zu betrachten	bei akutem Blutverlust mit gleichzeitiger Gerinnungsstörung; zur Austauschtransfusion
• Erythrozyten-konzentrat (buffycoat-haltig)	bis zu 24 Std.; wegen Kontaminationsgefahr in der Glasflasche	durch Zentrifugieren plasmafrei	zur raschen Anhebung des Hb
• Erythrozyten-konzentrat (buffycoat-frei, leukozytenarm)	im geschlossenen Beutel abhängig vom Stabilisator 3–6 Wochen	–	bei beabsichtiger Organtransplantation, um eine Sensibilisierung des Empfängers gegen fremde Gewebeantigene auszuschalten
• Gewaschene Erythrozyten	12–24 Std.	leukozytenarm und praktisch eiweißfrei durch 5–6malige Waschung zwecks Plasmafreiheit	z. B. bei Allergien gegen homologes Plasma und zur Vermeidung der K-Übertragung bei chronischer Niereninsuffizienz
• Thrombozyten-reiches Plasma	bis zu 48 Std.	–	bei Thrombozytopenien
• Thrombozyten-konzentrat	4–6 Std.	–	bei Blutgerinnungsstörungen infolge Thrombozytopenien
• Granulozyten-konzentrat	3–5 Std.	–	bei leukozytopenischen Krankheitsbildern

Bedingungen auflösen. Beiliegende Lösungsmittel oder Aqua destillata verwenden (Verabreichungsset wird auch mitgeliefert).

- Präparate, die aus dem Kühlschrank kommen, auf Zimmertemperatur erwärmen. Damit sich das Präparat rascher löst, empfiehlt es sich, die Lösungsmittelflasche während einiger Minuten in ein Wasserbad von maximal 37 °C zu stellen (vollständiges Auflösen ist wegen Substanzverlust dringend zu beachten!).

Wichtig

- Aufgelöste Substanzen innerhalb von 10 Minuten infundieren, angebrochene Ampullen verwerfen.
- Applikation (Infusionsgeschwindigkeit) der Ampullenpackung entnehmen oder Arztverordnung einholen.
- Die einzelnen Präparate sind kodiert. Dieses Code-Etikett muß in die Patientendokumentation geklebt werden.

Tabelle 41.**6** Plasmaderivate (Schweizerisches Rotes Kreuz)

Bezeichnung	Besonderheit	Indikation	Verabreichung
Albuminpräparate			
• pasteurisiertes Plasmaprotein PPL 5%	Lösung der Albuminkomponente des Blutes, isoonkotisch	Kreislauffüllung bei Blutverlust und Wundschock	als Infusion in Flaschen (zu 100–500 ml)
• Humanalbumin Albumin 20%	wie oben	i.v. Eiweißzufuhr bei Eiweißmangelzuständen	Kurzinfusion (Flasche zu 20–100 ml)
Gerinnungspräparate			
• Fibrinogen 1 g	enthält die Fraktion Cohn I, gefriergetrocknet	Blutstillung bei auf Fibrinogenmangel beruhender Gerinnungsstörung	Trockensubstanz auflösen → Kurzinfusion
• antihämophile Fraktion	enthält den Gerinnungsfaktor VIII	Behandlung, evtl. Verhütung von auf Faktor-VIII-M (Hämophilie A) beruhender Blutung	wie oben
• Faktor-VIII-Konzentrat	enthält 200 bzw. 500 IE Faktor VIII + 75 bzw. 150 mg Fibrinogen	zur Prophylaxe und Therapie von Blutungen bei Hämophilie A	wie oben
• Faktor-IX-Komplex	mit Gerinnungsfaktor IX angereichert; enthält zusätzlich therapeutische Menge Faktor II, VII, X und ist mit Heparin stabilisiert	Behandlung, evtl. Verhütung von auf Faktor-IX-Mangel (Hämophilie B) beruhender Blutung	Trockensubstanz auflösen → i.v. Injektion

Tabelle 41.**7** Immunglobuline (Schweizerisches Rotes Kreuz)

Bezeichnung	Besonderheit	Indikation	Verabreichung
Globuline	Immunglobuline, die aus gepooltem Plasma von 8000 menschlichen Spenden isoliert werden	• alle Formen von angeborenen und erworbenen Antikörpermangelzuständen (Agammaglobulinämie, Hypogammaglobulinämie u. a.) • Prophylaxe bei gesunden Individuen mit erhöhtem Expositionsrisiko, z. B. Hepatitis A, Masern, Röteln • Prophylaxe und/oder Therapie bei reduzierter Immunabwehr infolge immunsuppressiver oder zytostatischer Behandlung, z. B. Varicella-Zoster, Zytomegalie • schwere bakterielle und virale Allgemeininfektionen in Ergänzung zur Antibiotikatherapie • idiopathische Thrombocytopenische Purpura	Trockensubstanz auflösen → Kurzinfusion
Gamma-Globulin 16%	Immunglobuline, die aus mindestens 1000 menschlichen Spenden isoliert werden	Verhütung und Abschwächung von Viruskrankheiten wie Masern, Hepatitis A	i.m. Injektion
Immunglobuline Anti-D	wird aus Muskelplasma hergestellt, das von Rh-negativen Spenderinnen stammt, die durch Schwangerschaft gegen den Rhesusfaktor D sensibilisiert worden sind	Verhütung der auf einer Rhesusunverträglichkeit zwischen Mutter und Kind beruhenden „Rhesuskrankheit des Neugeborenen" und deren Komplikationen	i.v. Injektion

Immunglobuline: Antivaccina (Pocken), Antivaricella (Windpocken), Antitetanus, Antihepatitis B s. Immunisierung S. 383ff.

41.11.5. Transfusionstechnik

Material und Durchführung

- Konserve 30 Minuten vor der Transfusion aus dem Kühlschrank nehmen.
- Gegenstände wie für die Infusion richten (spezielles *Besteck mit Filter*).
- *Kontrolle von Blutgruppe und Rhesusfaktor* des Patienten mit der Verträglichkeitsprobe (Kreuzprobe), der Konservenbeschriftung, der Konservennummer, dem Verfalldatum und dem Begleitformular vergleichen. Diese Prüfung muß von zwei qualifizierten Pflegepersonen oder/und gemeinsam mit dem Arzt vorgenommen werden.
- Je nach Krankenhaus ist zusätzlich ein sog. *Bedside-Test* oder die Kontrolle mit der Eldon-Karte Vorschrift. Bei der Durchführung muß die der Testkarte beiliegende Gebrauchsanweisung genau beachtet werden.
- *Kontrolle der Konserve.* Plasma und feste Bestandteile müssen beim ruhigen Stehen der Flasche scharf voneinander getrennt sein (beim Beutel ist die Kontrolle erschwert). Rötliche Verfärbung ist Zeichen einer Hämolyse und darf normalerweise nicht vorliegen → Rückfrage!
- *Infusionsbereitschaft herstellen.* Grundsätzlich gleiches Vorgehen wie bei der Infusion:
  - *Glasflasche* heute eher selten. Gründliche Desinfektion der Gummikappe und Verbindung herstellen. Transfusionssysteme haben einen Belüftungsschlauch oder eine Belüftungskanüle.
  - *Beutel.* Abreißflasche aufziehen und Dorn des Transfusionssystems sorgfältig (ohne Außenberührung) einstechen. Da die Beutel fabrikatabhängige kleinere Unterschiede aufweisen, ist die beiliegende Gebrauchsanweisung zu beachten. Eine spezielle Belüftung ist normalerweise nicht nötig.
- *Vorbereiten des Kranken* (Information, Lagerung usw.) und *nochmalige Kontrolle* der Transfusion im Vergleich zum Patienten (Personalien, Bettschild) und im Vergleich zu den Daten der Konserve bzw. der Begleitformulare.
- *Venenpunktion* (S. 1006) und etwas Blut aspirieren.
- Bedside-Test (wo vorgeschrieben) mit dem Blut des Kranken und dem Konservenblut vornehmen.

Wenn Kontrollen abgeschlossen sind,

- Transfusionssystem anschließen, fixieren wie bei der Infusion (S. 1023 f.).
- Tropfgeschwindigkeit regulieren. Zu Beginn nur wenige Tropfen pro Minute, dann verordnete Tropfenzahl einstellen.

Überwachen der Transfusion

Die Beobachtung muß so gewährleistet sein, daß ein Transfusionszwischenfall rasch und sicher erkannt werden kann.

- Tropfgeschwindigkeit (ohne spezielle Verordnung beträgt sie 40–60 Tropfen/Minute) und Einlaufzeit vergleichen.
- Kontrolle der Vitalzeichen nach Bedarf (Puls, Blutdruck, Atmung, Temperatur); immer vornehmen und aufzeichnen, wenn objektive und/oder subjektive Symptome auftreten.

Zeichen einer Transfusionsreaktion

- *Unverträglichkeit oder Hämolyse:*
  - Kopf-, Gelenk-, Gliederschmerzen;
  - Unruhe, Beklemmungsgefühl, Atemnot;
  - Übelkeit, Erbrechen;
  - evtl. Schockzeichen: Tachykardie, Blutdruckabfall, Oligurie.

  Sofortmaßnahmen: Transfusion abbrechen → Arzt → Schockbehandlung.
- *Allergie*, kann bei wiederholter Transfusion auftreten:
  - Urtikaria, Hautrötung;
  - Temperaturanstieg, Blutdruckabfall.

  Sofortmaßnahmen: Transfusion langsam stellen → Arzt → weitere Weisungen abwarten (meist symptomatische Hilfe).
- *Bakterielle oder pyrogene Reaktion* bei kontaminiertem Blut oder System:
  - Schüttelfrost, Fieber;
  - evtl. septische Spätfolgen.

  Sofortmaßnahmen: Transfusion unterbrechen → Arzt → symptomatische Therapie und Pflege dem Befinden entsprechend.

Bei allen Zwischenfällen:

- Blutkonserve, Begleitformular, Transfusionsbericht und 10 ml Empfängerblut sofort zur Klärung der Ursache in die Blutzentrale schicken.
- Genaue Protokollierung.

Beendigen der Transfusion

Verläuft die Transfusion normal, soll sie so beendet werden, daß noch ca. 10 ml Restblut für

Kontrolluntersuchungen zurückbleiben. Dieses darf frühestens nach 24 Stunden vernichtet werden, falls bis dahin keine Zwischenfallsymptome eingetreten sind.
Im übrigen gilt das gleiche wie bei der Infusion (S. 1024).
Zusätzlich: Transfusionsbericht ausfüllen über Beginn, Verlauf, Ende und Reaktionen, vom Arzt unterschreiben lassen und an die Blutzentrale zurückschicken. Ein Exemplar wird an das Krankenblatt geheftet.

Bei *Massivtransfusionen* (mehr als drei Einheiten in rascher Folge) und bei *Austauschtransfusionen* muß das Blut erwärmt werden, da sonst die Gefahr der Hypothermie mit Herzrhythmusstörungen besteht. Die Erwärmung geschieht durch ein Diathermie- oder Durchlauf-Blutwärmegerät. Fehlen solche Geräte, muß man sich mit einem Wasserbad (37 °C) behelfen. Der Patient darf nicht frösteln oder gar frieren!

41.11.6. Spezielle Transfusionen

Drucktransfusion

Schnelltransfusionen unter Überdruck, z.B. bei Massentransfusionen. Es sollen dafür nur spezielle emboliesichere Methoden angewendet werden:
- *Druckinfusionsgeräte* (S. 1021);
- *Druckmanschetten*, die speziell für die Beutel angefertigt sind. Die Handhabung ist ähnlich wie bei der Blutdruckmessung: Der Druck entsteht durch Zusammendrücken des Beutels.
- *Ungesicherte Luftgebläse*, die mit einem zwischengeschalteten V-Stück angeschlossen werden, dürfen *nur* von geübten Personen angewandt werden. Der Druck entsteht durch Einblasen von Luft in den Beutel/Flasche, wodurch infolge Überdruck der Blutstrahl in die Vene gepreßt wird. Der Druck muß vor dem Leerlaufen der Konserve aufgehoben sein, da sonst eine Luftembolie entsteht.

Austauschtransfusionen

Man versteht darunter einen schrittweisen Ersatz bzw. Austausch des Patientenblutes mit Spenderblut. Die (Neugeborenen-)Austauschtransfusion ist durch die Prophylaxe (Anti-D-Gaben an die Mutter nach der Geburt eines Rh-positiven Kindes) sowie durch die Einführung der Phototherapie (Ganzkörperbestrahlung des Neugeborenen mit Licht zur Senkung der Hyperbilirubinämie, wobei Augen und Nabel abgedeckt sind) sehr selten geworden.
Die Kinderkrankenschwester, die bei diesem Eingriff zu assistieren hat, findet entsprechende Weisungen in der Fachliteratur.

Autotransfusionen

Zunehmend werden sowohl im Bereich der akuten wie auch der geplanten operativen Ver-

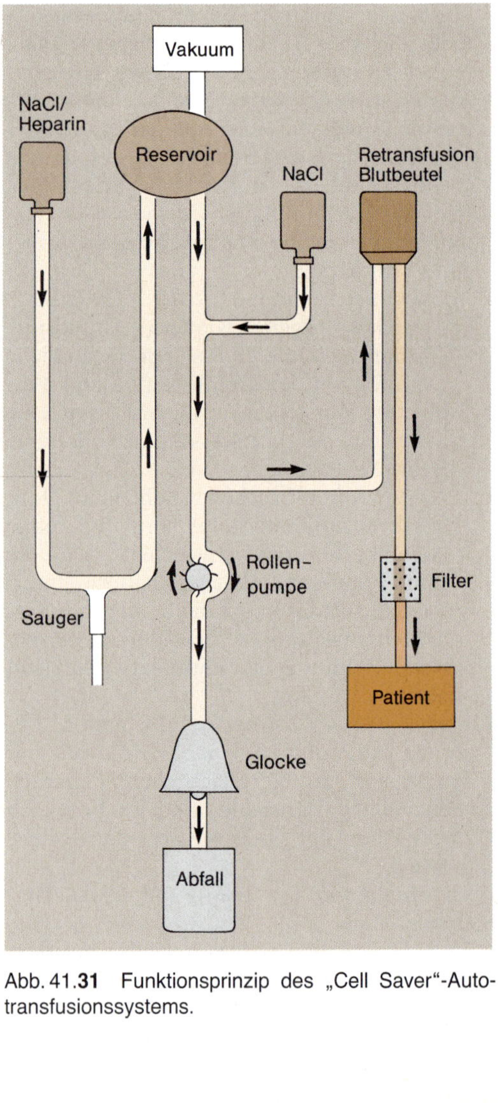

Abb. 41.**31** Funktionsprinzip des „Cell Saver"-Autotransfusionssystems.

sorgung (Traumatologie, Orthopädie, Neurochirurgie) mittels Spezialgerät Autotransfusionen durchgeführt (Eigenblutübertragung).
Zur Zeit werden folgende Verfahren angewendet:

- *präoperative* Blutentnahme (ca. 3 Wochen vor der Operation) mit
  - Leap-frog-Verfahren („springender Frosch"),
  - Tiefkühlkonservierung;
- *intraoperative* maschinelle Autotransfusion (IAT) mit Spezialgerät (Bently ATS-Gerät, Sorensen-Einheit, Haemonetics Cell Saver u. a.; Abb. 41.**31**);
- *postoperative* Autotransfusion, insbesondere bei Hüfttotaloperationen.

Immer mehr Gründe sprechen heute für die Autotransfusion:

- steigender Blutbedarf,
- Minderung bzw. Ausschluß einer Krankheitsübertragung durch Fremdblut (Hepatitis, AIDS),
- schnelle Verfügbarkeit des patienteneigenen Blutes,
- keine hämolytischen Reaktionen (Allergie, Sensibilisierung, Immunisierung),
- keine Fehlermöglichkeiten,
- weniger Kosten (bei Blutbedarf über 1000 ml).

Funktionsprinzip der maschinellen Autotransfusion: Aufbereitung und Wiederverwertung des patienteneigenen Blutes (Gewinnung von autologem Blut).

Das Blut wird über einen Absaug-Antikoagulationsschlauch mit aufgesetztem Saugeranschluß aus dem Operationsgebiet unter einem Maximalsog von 600 mmHg (Vakuum) in ein Reservoir gesaugt, wobei eine ständige Heparinisierung (Standardlösung 1000 ml NaCl 0,9% + 30000 IE Heparin, Mischungsverhältnis Blut : Heparinlösung = 5:1) erfolgt.
Abhängig vom Hämatokrit ist eine Menge von 500 – 1000 ml Blut erforderlich, um die mit 4800 Umdrehungen pro Minute zentrifugierende Glocke zu füllen und ein entsprechendes Erythrozytenkonzentrat herzustellen. Nach Füllung der Glocke läuft das hämolytische Plasma in den Abfallbeutel über.
Anschließend erfolgt ein Waschvorgang mit 1000 ml NaCl 0,9%. Heparin, freies Hämoglobin, aktivierte Gerinnungsfaktoren und Zelltrümmer werden durch das Waschen eliminiert.
Nach Beendigung des Waschvorganges wird das Erythrozytenkonzentrat in den Retransfusionsbeutel gepumpt.
Die autologen Erythrozyten werden dem Patienten über einen Mikrotransfusionsfilter (Pall Ultipor) retransfundiert.

41.12. Beurteilung von Wissen und Können in der Pflege

Übung

Beschriften Sie die Abb. 41.**32** (S. 1040):

- die einzelnen Teile des Infusionssystems;
- das Prinzip der Infusion und die davon ableitbaren Probleme bzw. Handlungs- und Vorsichtsmaßnahmen.

Üben Sie die praktische Handlung auf der Station, indem Sie jeden Schritt bewußt vollziehen: *Wissen – Können – Vergleich.*

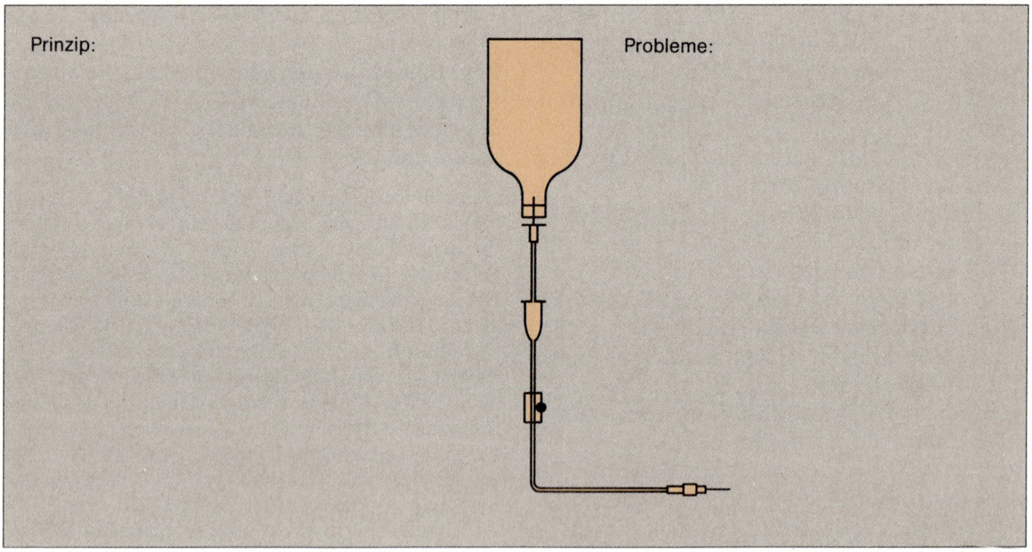

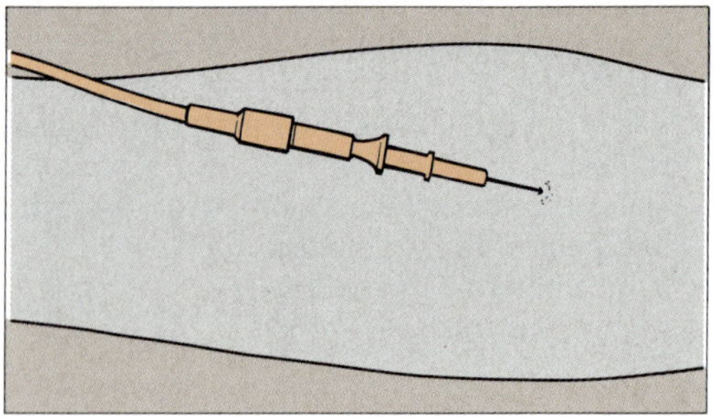

Abb. 41.**32** Beschriften Sie auf dieser Abbildung Prinzip und Probleme bei der Infusionstherapie.

Weiterführende Literatur

Gabka, J.: Injektions- und Infusionstechnik, 4. Aufl. de Gruyter, Berlin 1988
Glück, D., B. Kubanek: Transfusionstherapie. Fischer, Stuttgart 1989
Halmágyi, M., T. Valerius: Weiterbildung 2. Praktische Unterweisung: Punktion, Injektion, Infusion, Transfusion. Springer, Berlin 1986
Hildebrand, N.: Praktische Injektions- und Infusionstechniken. Jungjohann, Neckarsulm 1984
Kaiser, H.: Techniken der Injektionen, 6. Aufl. Selecta, München 1987
Krüger, J. M.: Fortbildung 2, Überwachung des zentralen Venendrucks. Springer, Berlin 1978
Lawin, P.: Neue Aspekte und Trends in der parenteralen Ernährung. Springer, Berlin 1989
Lutz, H.: Plasmaersatzmittel, 4. Aufl. Thieme, Stuttgart 1986
Maass, G.: Virussicherheit von Blut, Plasma und Plasmapräparaten. Springer, Berlin 1988
Metaxas-Bühler, M.: Blutgruppen und Transfusion. Huber, Bern 1986
Mueller-Eckhardt, Chr.: Transfusionsmedizin. Springer, Berlin 1988
Roth, E.: Handbuch der Infusionstherapie und klinischen Ernährung, Bd. II: Grundlagen und Techniken der Infusionstherapie und klinischen Ernährung. Karger, Basel 1985
Schlingen, R.: Infusion – Transfusion – parenterale Ernährung, 2. Aufl. Perimed, Erlangen 1984
Simon, J., U. Grundmann: Punktions- und Infusionstechnik. Bibliomed, Melsungen 1986
Spielmann, W.: Transfusionskunde, 4. Aufl. Thieme, Stuttgart 1990
Zumkley, H.: Wasser-, Elektrolyt- und Säure-Basen-Haushalt. Thieme, Stuttgart 1976

42. Wundbehandlung, Wundpflege

Sequenzziel

Die Kenntnisse über die Prinzipien der Wundheilung sowie das Einüben einer soliden Verbandtechnik befähigen Sie, eine Wunde zweckmäßig zu versorgen und einen Verbandwechsel unter Wahrung der Pflegekriterien – Wohlbefinden, Sicherheit, Wirksamkeit, Wirtschaftlichkeit – durchzuführen.

Prinzipien/Impulse

- Der *Organismus* reagiert auf eine gesetzte Wunde durch rasche Adaptation des Gewebes (Heilung) oder (bei Keimbesiedlung) durch eine langsame Regeneration über einen klaffenden Wundspalt: Reinigung → Granulation → Epithelisation.
- Die *menschliche Person* fühlt sich in ihrer Ganzheit verletzt, reagiert mit Gefühlen von Angst, Trauer (Regression), übermäßiger Abwehr (Aggression) oder angemessener Anpassung (Adaptation), die zur Unterstützung der Heilung führt.
- Die *Wechselbeziehung zur Mitwelt* ist bei einer sichtbaren bzw. angstauslösenden Wunde beeinflußt. Die *Umwelt* (Mikroorganismen, Träger von pathogenen Keimen) kann eine Gefahrenquelle darstellen oder (wenn der Kranke selbst Keimträger ist) gefährdet sein.

42.1. Theoretische Grundlagen

42.1.1. Die Wunde

Die Wunde ist eine *unfallbedingte* (Gelegenheitswunde) oder *iatrogene* (durch den Arzt hervorgerufen → Operationswunde) umschriebene oder flächenhafte Gewebezerstörung.
Weitere Unterscheidungen, die in der Krankenpflege von Bedeutung sind:

- *aseptische Wunden* = Operationswunden, die unter keimfreien Bedingungen in nicht infiziertem Gewebe gesetzt wurden (z. B. Wunden nach Strumektomie, Herniotomie);
- *septische Wunden* = *infizierte* Wunden, z. B. Wunden nach Abszeßeröffnung, Dekubiti, Verbrennungswunden usw.

42.1.2. Wundheilung

Unter Wundheilung versteht man *regenerative* Vorgänge zur Behebung einer Wunde durch Neubildungsvorgänge. Die Phasen sind in Abb. 42.**1** abzulesen. Entscheidend für den *Heilungsverlauf* ist die Keimbesiedlung, d. h., der Grad der Wundinfektion (bzw. Nichtinfektion) entscheidet, ob die Wundheilung *per primam* oder *per secundam* erfolgt. Eine weitere Form der Abheilung ist die relativ aseptische Heilung unter Schorf.

Primäre Wundheilung – per primam – heißt rascher (innerhalb von 4–6 Tagen) und komplikationsloser Verschluß mit weitgehender Wiederherstellung des Gewebes – *Regenerationsheilung* (Abb. 42.**2a**). Zu erzielen ist sie mit Naht-, Pflaster-, Klebe- oder Klammerverschluß der Wunde.

Sekundäre Wundheilung – per secundam – heißt Wundheilung (Spontanverlauf) über einem klaffenden Wundspalt, der sich zunächst reinigt, dann ausgranuliert und darüber epithelisiert. Die so verzögerte Wundheilung nennt man *Reparationsheilung*. Das dabei entstehende Ersatzgewebe (Narbe) ist funktionsuntüch-

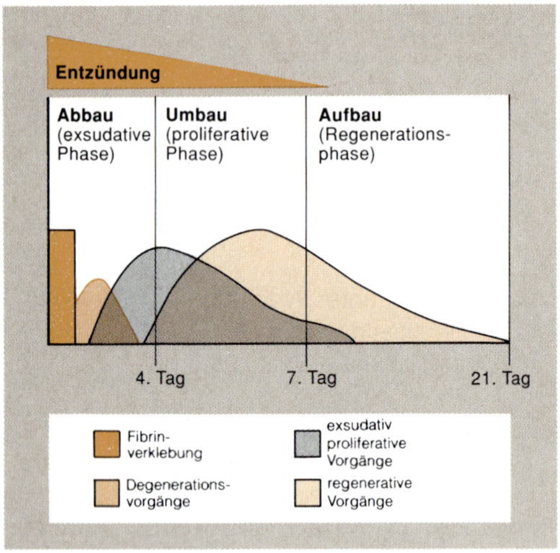

Abb. 42.**1** Phasen der Wundheilung (aus Reifferscheid, M., S. Weller: Chirurgie, 8. Aufl. Thieme, Stuttgart 1989).

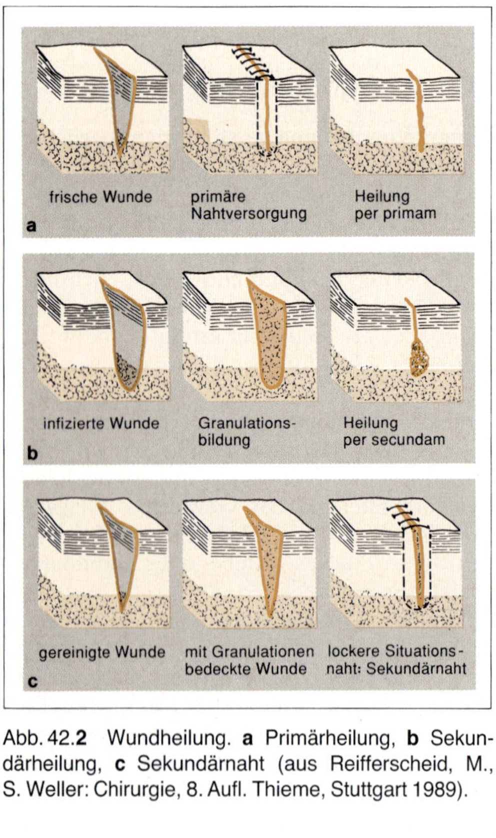

Abb. 42.**2** Wundheilung. **a** Primärheilung, **b** Sekundärheilung, **c** Sekundärnaht (aus Reifferscheid, M., S. Weller: Chirurgie, 8. Aufl. Thieme, Stuttgart 1989).

tig (Abb. 42.2**b**). Im Stadium der Granulation ist eine *Sekundärnaht* möglich (Abb. 42.2**c**).

Erschwerte Wundheilung – verzögerte Wundheilung – ist bei all jenen Wunden zu erwarten, bei denen der normale Heilungsverlauf infolge Allgemeinerkrankung oder lokaler Durchblutungsstörung beeinträchtigt ist. Typische Situationen sind:

- trophisches Ulkus bei neurogener Störung, bevorzugt an Füßen und am Kreuzbein;
- Druckischämie, Dekubitalgeschwüre (S. 173) und Strahlenulzera;
- Infektionsanfälligkeit bei Diabetes mellitus.

42.1.3. Wundinfektion

Jede Gelegenheitswunde ist mit Keimen besiedelt, die Mehrzahl von ihnen ist aber *avirulent*, weshalb die Wunde nach „Anfrischen der Wundränder" sofort vernäht werden kann. Virulent werden die Keime in einer *nicht* versorgten Wunde erst nach Stunden, dann entsteht der Infekt mit allen Zeichen der *Wundentzündung*.

Wo die Keime schon beim Eintritt in eine Wunde virulent sind, z.B. Eintritt von virulenten Krankenhauskeimen in eine Operationswunde, hat der Organismus keine Zeit mehr zur Abschirmung. Solche Infektionen sind deshalb auch sehr gefährlich (Krankenhausinfektionen S. 387ff.).

Der Grad der Wundinfektion hängt infolgedessen ab von Keimart, Keimzahl, Keimvirulenz (Vermehrung von Toxinprodukten), Wundbeschaffenheit und Abwehrlage des Patienten.

42.1.4. Chirurgische Infektionen

Unter chirurgischer Infektion faßt man all jene Entzündungen zusammen, die durch Erregereintritt (Kontamination) entstanden sind und die der operativen Behandlung bedürfen.

Das *Ziel* der operativen Infektionsbekämpfung liegt in der Ausschaltung des septischen (infektiösen) Herdes, um die körpereigenen Heilungsvorgänge zu unterstützen bzw. das Ausbreiten von Keimen zu verhindern. Das Prinzip der chirurgischen Infektionsbekämpfung ist die

- *operative* Ausschaltung streuender Herde, d.h. Ausschneidung von Furunkeln, Spaltung von Abszessen und Phlegmonen;
- allgemeine *Resistenzsteigerung* durch Unterstützung der körpereigenen Abwehrkräfte

durch Blutersatz, Vitamin- und Eiweißzufuhr (Gammaglobuline);
- Einleitung einer gezielten lokalen (und allgemeinen) *Chemotherapie*. Für die Differenzierung und Austestung wird ein Abstrich (mikrobielle Untersuchungen S. 1097f.) bzw. eine Punktion mit Gewebeexzision (Biopsie S. 1071ff.) vorgenommen.

Infektionsherde

Erregerart und Infektionsart bestimmen weitgehend, ob die Infektion als lokalisiertes oder generalisiertes Geschehen auftritt.

Lokale Infektionen:
- *Infizierte Wunde* (Sekundärheilung) s. oben.
- *Abszeß*. Geschlossener Infektionsherd, der eitrig einschmilzt.
- *Empyem*. Es bildet sich in vorgegebenen Höhlen (Gelenke, Pleurahöhle, Gallenblase). Der Infektionsweg ist üblicherweise lymphogen oder hämatogen.
- *Phlegmone*. Einbruch einer vorerst lokalen Infektion ins Nachbargewebe mit flächenhafter Ausbreitung.
- *Ulzeration*. Dekubitalgeschwüre (S. 173), Ulcus cruris (S. 801).

Generalisierte Infektionen:
- *Bakteriämie*. Keime sind in die Blutbahn gelangt. Wenn es sich um virulente Keime handelt, werden rasch metastasierende Herde gebildet.
- *Pyämie*. Es handelt sich um ein hochinfektiöses Krankheitsbild, das schließlich zur eigentlichen *Sepsis* führt, wenn die Erreger die Lymph-Blut-Schranke durchbrechen (schweres Krankheitsbild).

Besondere Infektionsformen

Ihre Erscheinungs- und Verlaufsbilder werden vornehmlich vom Ort der Infektionsansiedlung bestimmt:
- *Furunkel*. Staphylokokkeninfizierte Haarwurzel bei lokaler und allgemeiner Abwehrschwäche (Diabetes!).
- *Karbunkel*. Subkutane Nekrose, die von einem perforierten Furunkel ausgeht.
- *Erysipel* – Wund- und Gesichtsrose. Durch Streptokokken hervorgerufene besondere Form der Lymphangitis und Lymphadenitis. Je nach Schweregrad beobachten wir eine Rötung, Blasenbildung oder Nekrosenbildung.
- *Pseudomonas-Pyozyaneus-Infektion*. Postoperativ häufige Wundinfektion mit typischer Blaugrünfärbung des Verbandes und süßlichem Fötor (die Wunde entleert wäßriges Sekret mit süßlichem Geruch).
- *Maligne Formen* sind der Gasbrand, das Gasödem und das maligne Ödem: schwerste, meist tödlich verlaufende Infektion, hervorgerufen durch hochvirulente anaerobe Keime.

42.2. Wundbehandlung

Das *Ziel* der Wundbehandlung liegt in der frühestmöglichen, funktionsgerechten Regeneration des zerstörten Gewebes und besteht in
- der Beseitigung der Keimbesiedlung und der sie begründenden Faktoren durch Wundausschneidung und Tetanusprophylaxe sowie
- Wundverschluß.

42.2.1. Operative Wundversorgung

Als Voraussetzung für eine *primäre* Wundheilung gilt, daß die Wunde nicht mit virulenten Keimen besiedelt ist, d. h. die Wunde darf
- nicht älter als 8–10 Stunden sein,
- nicht mit zusätzlichen Keimen in Berührung kommen.

Operationswunden erfüllen dieses Kriterium. Sie werden sofort unter strengsten aseptischen Kautelen verschlossen:
- *Nähte* (fortlaufende Einstiche), seltener *Klammern*, dienen dem Verschluß der Wunden. Anschließend wird ein
- *trockener, luftdurchlässiger (poröser), sekretaufsaugender Wundverband* angelegt. Bei komplikationslosen Wunden kann nach 24–48 Stunden der Verband durch einen synthetischen Sprühverband ersetzt werden.

Unfallwunden werden möglichst rasch durch eine Wundversorgung behandelt; kleine Wunden: desinfizieren und Verband; größere Wunden: operative Versorgung.

Da jede Wunde potentiell tetanuskontaminiert ist, wird gleichzeitig ein *Tetanusschutz* je nach Stand der Grundimmunisierung (S. 383ff.) vorgenommen. Bei fehlender Grundimmunisierung gilt folgendes:
- Impfung mit 0,5 ml Tetanus-Adsorbat-Impfstoff (TAI), die nach 14 Tagen wiederholt wird → aktive Immunisierung.
- Auf besondere Einwilligung des Verletzten wird damit gleichzeitig die einmalige Impfung mit

250 IE Tetanus-Immunglobulin kombiniert → passive Immunisierung.
Zur Konsolidierung des Impfschutzes ist die i.m. Injektion von 0,5 ml TAI nach 12 Monaten zu wiederholen.
Bei Grundimmunisierung zur Wiederauffrischung mit 0,5 ml Tetanus-Adsorbat-Impfstoff i.m.

Ein Patient, der eine Grundimmunisierung nicht schriftlich dokumentieren kann (Impfausweis!), gilt juristisch als nicht geimpft!

42.2.2. Behandlung infizierter Wunden

Die beste Therapie ist die Prophylaxe!
- Entstehung von Druckstellen/Wunden verhüten: Dekubitusprophylaxe (S. 173 ff.), Gefäßtraining (S. 207), Weisungen an Diabetiker (S. 679 f.).
- Risikopatienten bekommen zur Verhütung einer postoperativen Wundinfektion intraoperativ eine gezielte und zeitlich begrenzte Gabe von anaerob und aerob wirksamen Antibiotika.
- Absolute Einhaltung der Vorschriften der Krankenhaushygiene (S. 387 ff.).

Behandlungsmaßnahmen

Je nach Schweregrad und Ort der Infektion kommen – nach operativer Sanierung – zur Anwendung:
- *Sekretableitung* mit Drainage und Spülung (S. 1046).
- *Feuchte, bakterizid* wirkende Verbände:
  - Reinigen durch Spülung und feuchte Kompressen (Kochsalz- oder Ringer-Lösung),
  - Desinfizieren durch Jodophorlösungen (z.B. Betadine, Jodobac, Destrobac), alternative Lösungen, z.B. H_2O_2 (Wasserstoffperoxid), oder Epigard-Auflagen.
- *Nekrosebehandlung* durch chirurgische Abtragung oder durch Abtrocknung. Dafür eignet sich H_2O_2, mit dem eine Mumifikation erreicht wird. Danach ist die gefahrlose Austrocknung und Selbstabstoßung möglich.
- *Unterstützung der Granulation und Epithelisation.* Sie kann bei kleineren, relativ sauberen Wunden sofort oder bei infizierten nach der obengenannten Säuberung und Nekroseabtragung einsetzen. Bewährte Mittel sind
  - Salbenkompressen – Jelonete, Adaptic, Sofra-Tüll usw.;
  - Adhäsiv-Varihesiv-Verband, bestehend aus Gelatine und Wirkstoff.

  Diese Mittel sind antibiotika- und farbstofffrei, sie kleben nicht und verhindern das Austrocknen des Granulationsgewebes. Die Ernährung des Gewebes ist in dieser Phase der Heilung durch die Mikrozirkulation wieder gewährleistet.
- Der *Wundverband* umfaßt grundsätzlich drei Schritte: Anfeuchten/Säubern mit Kochsalzlösung → Auflegen des Heilverbands → lokker, porös abschließender Verband.

Applikation der Wirkstoffe S. 805 ff.

Zur Wundbehandlung nicht zu empfehlen sind
- *Salben* – sie verhindern den Sauerstoffzutritt und bilden luftdichte Kammern, die ideale Nährböden für das Bakterienwachstum sind;
- *Puder* – sie trocknen das Granulationsgewebe aus und verhindern die Wundsäuberung;
- *gefärbte Lösungen* – sie erschweren die Beurteilung des Zustands der Wunde.

42.3. Verbandmaterialien

42.3.1. Verbände

Verbände sind Faserstoffe auf verschiedener Grundlage. Sie dienen dem *Schutz* (Wunde) und der *Ruhigstellung* verletzter Körperteile.
- *Auflagen* zum Abdecken von Wunden und zum Aufsaugen von Sekret;
- *Spezialfasern* zum Stillen von Blutungen;
- *Heilgazen* und Spezialverbände zur Behandlung;
- *Materialien* zum Fixieren dieser Auflagen: Binden, Schlauchverbände, Heftpflaster;
- *Verbände*, die der Ruhigstellung dienen: Fixations- und Extensionsverbände bei Frakturen und Luxationen (Kap. 27);
- *Sonderverbände* zur Lagerung, Stützung, Polsterung oder Kompression.

42.3.2. Verbandstoffe

Verbandstoffe sind Gewebe aus natürlichen oder künstlichen Fasermaterialien. Es lassen sich vier Gruppen unterscheiden:

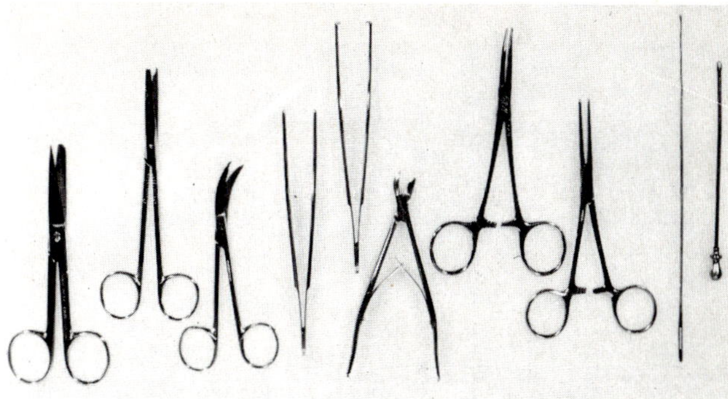

Abb. 42.**3** Gebräuchlichste Instrumente (s. Text).

- *natürliche Fasergewebe* – Leinen, Baumwolle, Zellstoff;
- *Vliesstoffe* (Faserverbundstoffe) aus Natur- und/oder Kunstfasern;
- *synthetische Materialien* – Polyamid, Polyester, Hautersatzmaterialien aus Polyurethan-Schaumstoff. Zu den synthetischen Verbänden gehören auch die Schnell- und Fertigverbände, wie Tegaderm-Transparent-Dressing, Varihesiv-Verbände usw., sowie die synthetischen Sprühverbände.
- *Wundauflagen:*
  - *sterile Kompressen* aus Fasergewebe oder Vliesstoff;
  - *imprägnierte Verbandstoffe* (Fasergerüst in Fett getränkt) für großflächige Wunden, z. B. Verbrennungswunden. Sie verkleben weniger mit dem Wundgrund. Diese Stoffe sind auch Grundlage für die
  - *therapeutischen Wundauflagen.* Sie sind mit Wirkstoffen beschichtet – Antibiotika, Perubalsam, Lokalanästhetika oder Vaseline.
  - *Epigard* ist ein nichttextiler, mikroporöser Spezialverband ohne medikamentöse Imprägnierung. Das Material ist zweischichtig. Die Unterseite bildet eine offene Matrix aus elastisch-weichem Polyurethan-Schaumstoff. Die Oberseite besteht aus dünner, mikroporöser Polytetrafluoräthylen-Folie. Epigard dient sowohl der Wundreinigung (täglich wechseln!) wie auch *nach* Wundreinigung als synthetischer Hautersatz (kann mehrere Tage liegenbleiben).
  - *Debrisan* (Debrisorb = Dextranom) besteht aus sterilisierten Mikroperlen ohne zusätzliche Wirkstoffe. Nach Applikation einer 3–4 mm dicken Debrisanschicht auf die feuchte Wunde saugen sich die Perlen mit Exsudat voll und quellen auf. Toxine, Bakterien, Sekrete werden nach oben, also vom Wundgrund weg, abtransportiert. Es bildet sich zusätzlich ein Drainageweg zu den darunterliegenden Ödemen. Der *Verbandwechsel* wird vorgenommen, sobald das Debrisan vollgesaugt ist.

Alle Verbandmaterialien werden einem Sterilisationsverfahren unterzogen. Je nach Aufbewahrung und Handhabung spricht man von

- *nichtsterilisiertem Material* – Material für äußere Verbände oder Fixierungen;
- *sterilisiertem Material* – alle Materialien, die mit der Wunde in unmittelbare oder mittelbare Berührung kommen. Sie müssen *frisch* sterilisiert und keimfrei in Einzel- oder Mengenverpackungen aufbewahrt sein.

42.3.3. Instrumente

Instrumente für die Wundversorgung – Verbandwechsel, Entfernen von Fäden/Klammern, kleine therapeutische Eingriffe – müssen auf der Station vorrätig sein. Sterilisiert und einzelverpackt sind dies vor allem (Abb. 42.**3** von rechts nach links):

- gerade, spitz-stumpfe Schere,
- gerade Fadenschere,
- gebogene Fadenschere,
- anatomische Pinzette,
- chirurgische Pinzette,
- Klammersetzer und -entferner,
- gebogene Klemme nach Kelly,
- gerade Péan-Klemme,
- Knopfsonde und Knopfkanüle.

Vorrätig und sofort erreichbar sein müssen auch *sterilisierte*

- Spritzen und Kanülen,

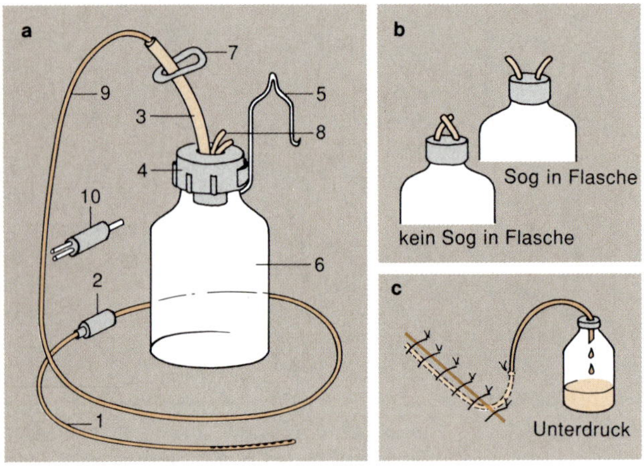

Abb. 42.**4** Redon-Drainage.
a Redon-Vakuumflasche mit Zubehör: 1 Redon-Drain, 2 Gummiverbindungsstück, 3 Manometerpfropf mit Ansatz, 4 Schraubenverschluß, 5 Haken zum Aufhängen der Flasche, 6 Standardflasche 500 ml, 7 Clevid-Schlauchklemme, 8 Gumminippel, 9 Verlängerungsschlauch, 10 Beispiel eines Zweiwegeverbindungsstücks aus Gummi, wenn mehr als ein Drain liegt (weitere Systeme Kap. 43). **b** Gumminippel zeigen an, ob Sog in der Flasche ist oder nicht. **c** Eingelegte Redon-Saugdrainage. Durch Dauersog wird die lockere Unterhautfettschicht adaptiert und bluttrocken gehalten.

- Schalen für Spüllösungen,
- Spatel, Watteträger, Sicherheitsnadeln,
- Fadenmesser oder -klingen.

Spezialinstrumente für Punktionen, größere Wundbehandlungen usw. werden nur bei Bedarf bzw. nach Bestellung auf die Station geliefert.

Sterilisiertes Material nicht horten; zweckmäßig aufbewahren, regelmäßig kontrollieren:
- Steril- und Verfalldatum,
- Verpackung auf eventuelle Schäden.

Material, das nicht mehr gebraucht wird, an die Zentralsterilisation (S. 408f.) zurückgeben.

42.4. Wunddrainage

Drainagen dienen der Ableitung von Blut und Wundsekreten:
- *kurative* Drainage – Ableitung von Sekret bei infizierten Wunden oder Fisteln;
- *präventive* Drainage – kurzfristige (24 bis 48 Stunden) Drainage, die vorübergehende Blut- und Sekretaustritte ableitet. Der Drain wird meist nach 24–48 Stunden mobilisiert (gekürzt) bzw. gezogen.

Zur Anwendung kommen:

Sekretdrains. Es werden häufig mit Kunststoff ummantelte Mulldochte, sog. Penrose-Drains, Wellgummidrains oder Kunststoffschläuche eingelegt = *offene Ableitung* in
- aufklebbare Adhäsivbeutel (Coloplast, Uretroplast),
- Ableitungssystem (analog der Urinableitung).

Wo viel Sekret erwartet wird, kommt u. U. der *Robinson-Drain* zur Anwendung; er hat ein Auslaßventil.

Vakuum-Drains. Angewendet wird die *Redon-Drainage* (Abb. 42.**4**). Redon-Drains werden eingelegt, um Blut und Wundsekret abzusaugen, postoperative Gewebehohlräume zu verkleinern und durch Adaptation und Kompression die Ausbildung eines Hämatoms bzw. eines Seroms zu verhindern (Abb. 42.**4c**). Eingesetzt werden Redon-Drainage-Systeme heute in allen Teilgebieten der Chirurgie, als
- Glasflaschen-System (wiederverwendbare Standardflaschen, Abb. 42.**4a**);
- Einwegflaschensysteme mit 150, 200, 400, 500, 600 und 800 ml Inhalt;
- Ziehharmonikadrainagen.

Die *Erstversorgung* mit Redon-Systemen wird intraoperativ vorgenommen. Häufig werden 400-ml-Flaschen angehängt.

Der *Flaschenwechsel* ist Aufgabe des Pflegedienstes. Wo das Krankenhaus nicht Standardflaschen vorgegeben hat, sollen, sobald der Patient aufstehen kann, kleinere Flaschen (150 ml) verwendet werden. Der Patient kann diese unauffällig in die Tasche des Bademantels stecken.

Wechseln der Flasche:
- *Häufigkeit* nach Bedarf bzw. Verordnung. Nach kleineren Eingriffen genügt meist ein

einmaliges Wechseln am 1. postoperativen Tag.
- *Vorgehen.* Wenn mehr als ein Drain liegt, sind alle Leitungen abzuklemmen. Nach Entfernen der Flasche werden das Ende des liegenden Drains und das Manometer der neuen Flasche (Abb.42.**4a**/1, 3) mit in Desinfektionsmittel getauchten Wattestäbchen desinfiziert → gut zusammenstecken → Leitung öffnen.

Kontrolle und Pflege

Manipulationen an Drainagen dürfen nur unter streng aseptischen Bedingungen vorgenommen werden.
- Die *Drainageaustrittstelle* ist aseptisch abzudecken (eingeschnittene Kompresse um die Austrittstelle legen).
- Der Drain ist *angenäht*; wird er mobilisiert, ohne ganz gezogen zu werden, muß eine sterilisierte Sicherheitsnadel gesteckt werden (Abb. 42.**5**). Vorgehen S. 1051.
- *Ableitungen* kontrollieren, *Sekrete* messen und protokollieren (S. 1028).

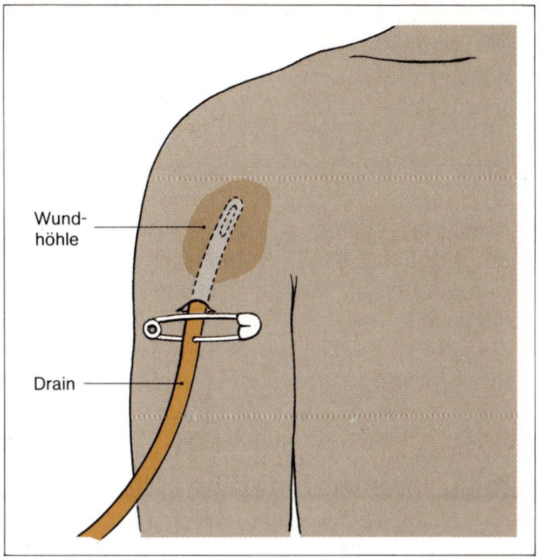

Abb. 42.**5** Schema einer drainierten Wundhöhle. Der Drain ist durch eine Sicherheitsnadel fixiert, damit er nicht in die Tiefe rutschen kann.

42.5. Verbandwechsel

Der Verbandwechsel dient der Wundpflege. Er wird vorgenommen unter Beobachtung der folgenden Kriterien: Wohlbefinden, Sicherheit, Wirksamkeit und Wirtschaftlichkeit.

Wohlbefinden ermöglichen:
- Umfassende Information, so daß der Kranke versteht, was gemacht wird, und sich entsprechend verhalten kann.
- Schutz der Intimsphäre in bezug auf Abdekken des Körpers und der Wunde. Es gilt, Rücksicht zu nehmen auf die Gefühle des Patienten, z.B., wo er seine Wunde nicht anschauen oder nicht über sie sprechen kann/will.
- Erleichterung durch saubere Wunde, bestmögliche Bewegungsfreiheit durch korrekt angelegten Verband.

Sicherheit gewährleisten:
- Korrekte und sichere Verbandtechnik.
- Zweckmäßiges – aseptisches bzw. antiseptisches Vorgehen. Weisungen der Krankenhaushygiene genau einhalten (Kap. 12).

- Bei dringendem Verdacht oder Diagnose einer durch Blut übertragbaren Infektion beim Patienten (z.B. Hepatitis B, Hepatitis non A non B, AIDS usw.) sowie bei infizierten Wunden sind *immer* Handschuhe zu tragen.
- Bei großflächigen Wunden Mundschutz (evtl. auch für den Patienten) und Schutzkittel tragen.
- Spezielle Hygienemaßnahmen bei infizierten Wunden und infektiösen Patienten S. 399ff.

Wirksamkeit unterstützen:
- Beobachten des Wundgebiets und angepaßtes Handeln.

- Korrekte Anwendung der therapeutischen Maßnahmen.
- Klare Berichterstattung mündlich und schriftlich.

Wirtschaftlichkeit berücksichtigen:
- Überlegtes Arbeiten. Grundsätzlich gilt: Möglichst wenig Material kontaminieren, um möglichst wenig Material dekontaminieren zu müssen; nur soviel Material wie nötig vorbereiten.
- Gezielter, verantwortlicher Materialverbrauch. Diese Überlegungen dienen gleichzeitig der *ökologischen* Verantwortlichkeit.

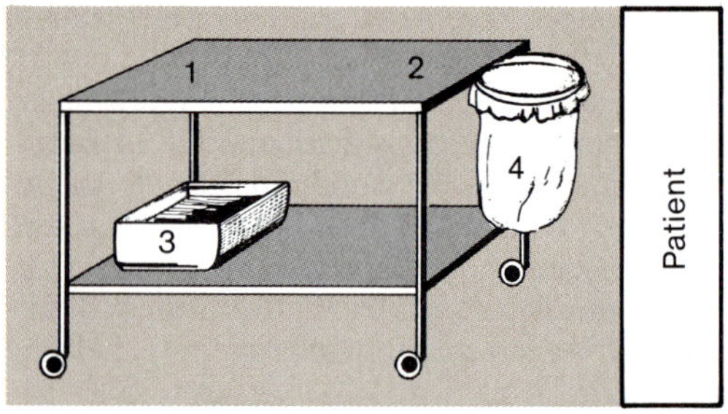

Abb. 42.**6** Verbandwagen. 1 und 2 Abstellfläche oder Arbeitsfläche (sterile und unsterile Seite), 3 Schale mit Desinfektionslösung für die gebrauchten Instrumente. 4 in Ring eingeklemmter Plastiksack für das gebrauchte Verbandmaterial (der Sack muß nach jedem Verbandwechsel geschlossen in den Abwurfsack gegeben werden).

42.5.1. Kompetenz, Durchführung und Verantwortung

Die Wundbehandlung gehört in den Tätigkeitsbereich des *Arztes*. Er ist zuständig für die Entscheidung und die Durchführung der Therapie. Nach Sanierung der Wunden kann er die Maßnahmen der Wundbehandlung an die *Pflegegruppe* delegieren.
Mit der Verordnung übernimmt die Pflegeperson, die durch ihre Ausbildung die Handlungskompetenz erworben hat, die Verantwortung sowohl für die Überwachung wie für die Durchführung der notwendigen Verbände.

Situationseinschätzung

Die zweckmäßige Wundbehandlung ist weitgehend abhängig von der Einschätzungs- und Entscheidungsfähigkeit der Pflegenden bezüglich

- *Befinden des Patienten.* Hat die Wunde Einfluß auf den Allgemeinzustand? Treten Entzündungszeichen auf? Wie verarbeitet der Kranke z. B. einen verzögerten Heilungsverlauf? usw.
- *Bedürfnisse des Patienten.* Zu denken ist an die Bedürfnisse nach Wohlbefinden, Sicherheit, Information usw.
- *Befund.* Der Arzt ist in allen Phasen des Heilungsverlaufs auf kompetente Beobachtungs- und Einschätzungsfähigkeit der Pflegenden angewiesen. Er kann nur dann sachgerecht (z. B. auf einen eintretenden Infekt) reagieren, wenn er die entsprechende Information frühzeitig bekommt.

Durchführung der Pflege

Es gilt, die Wechselwirkung zu beachten: Meine *Haltung* und Einstellung (dem Patienten und der Behandlung gegenüber) beeinflußt die Art und Weise meiner *Planung* (Organisation der Pflegehandlung in bezug auf den Ablauf des Tages und entsprechend den Bedürfnissen des Patienten) sowie schließlich meine *Handlung*: Ist sie Funktionspflege (sachlich und fehlerlos), oder ist sie *auch* Beziehungspflege (zusätzlich heilend in den Gesten der Zuwendung und der Berührung).

42.5.2. Grundsätzliches Vorgehen

Zur Vorbereitung → die W-Fragen:
- **Was** brauche ich? Entsprechendes Material auf der Arbeitsfläche (Mehrzweckwagen) bereitstellen.
- **Wie** organisiere ich den Ablauf? Zweckmäßiges Plazieren der Gegenstände (Abb. 42.**6**):
  - Abfallsack patientennah (4),
  - nichtsterilisiertes Material patientennah (2) (Flaschen, Tuben, geschlossene Sets, Heftpflaster usw.),
  - sterilisiertes Material patientenfern (1),
  - gebrauchtes Material in Desinfektionsmittelschale (3),

  Die Arbeitsfläche (Boy, ausgezogener Nachttisch) immer neben der Pflegeperson, nie hinter ihr.
- **Wer** hilft mir? Ist eine Zweitperson notwendig? *Wie* koordinieren wir das Vorgehen?

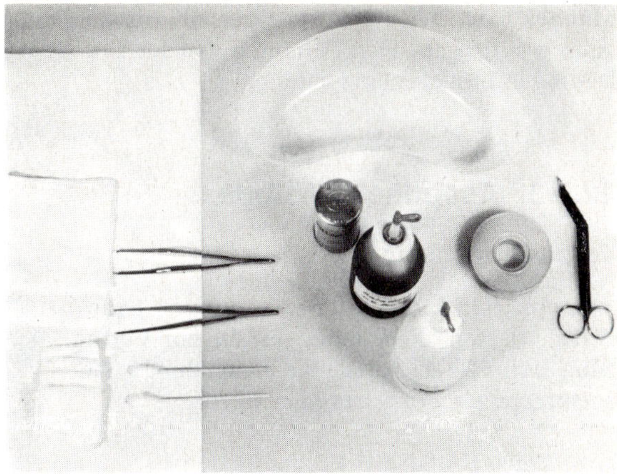

Abb. 42.**7** Verbandwechsel bei aseptischer Wunde. Das sterilisierte Material liegt auf einer sterilisierten Unterlage. Alles übrige Material steht daneben.

- **Welche** Schutzmaßnahmen sind zu treffen?
  - bezüglich Patient – aseptisches bzw. antiseptisches Vorgehen,
  - bezüglich Pflegeperson – Handschuhe, Mundschutz, Schutzkittel.
- **Wo** liegen Störfaktoren (Umgebung)?
  - gute Beleuchtung,
  - genügend Platz, keine Schnittblumen in der Nähe;
  - Bettvorhang oder Stellwand – Intimbereich schützen.
- **Wem** dienen die Maßnahmen?
  - Patient informieren über Zweck, Vorgehen, Verhalten (Hände nicht in den Handlungsbereich bringen, nicht sprechen).
  - Schmerzmittel (z. B. bei Verbrennungswunden, beim Ziehen eines T-Drains oder eines Tampons) ½ Stunde vor dem Verbandwechsel verabreichen.
  - Bequeme, zweckmäßige Lagerung.
  - Zeit einräumen für Fragen.

Zur Durchführung → Standardplan:

- Patient abdecken.
- Händedesinfektion.
- Einweghandschuhe anziehen.
- Material in Griffnähe rücken (Abb. 42.**7**).
- Verband sorgfältig wegnehmen. Wenn er verklebt ist, mit NaCl 0,9% oder Wundbenzin lösen (NaCl für die Wundfläche, Wundbenzin zum Lösen der Pflasterstreifen). Verband anschauen und in den Abfallsack geben.
- Wunde desinfizieren; Watteträger (Tupfer) in den Abfallsack werfen. Handschuhe ausziehen bzw. wechseln für die Wundbehandlung.
- *Wundbehandlung* nach Verordnung. Grundsätzlich gilt:
  - trockene Wunden trocken verbinden;
  - feuchte Wunden feucht verbinden.
- Mit Pinzette neuen Verband auflegen. Pinzette in Schale (Abb. 42.**6**/3).
- Verband befestigen.
- Gebrauchtes Material sofort entsorgen:
  - Instrumente in Desinfektionslösung einlegen;
  - Verbandmaterial in den Abfallsack;
  - äußere Verbände wie elastische Binden zur Wiederaufbereitung aussortieren;
  - Verbandwagen mit Desinfektionsmittel abwischen.

Regeln zur Wunddesinfektion

- Aseptische Wunden:
  - Mit Desinfektionsmittel gut benetzen.
  - Mit Tupfer nur einmal über dieselbe Stelle wischen (mindestens drei Tupfer brauchen).
- Sezernierende Wunden:
  - Mit Tupfer nur einmal über dieselbe Stelle wischen, *aber* so lange, bis die Wunde und ihre Umgebung vollständig gereinigt ist.
  - *Immer* Handschuhe tragen. Wechseln nach Bedarf.

Narbenpflege. Die nach der Wundheilung verbleibende *Narbe* (vor allem nach großen Eingriffen wie Thorakotomie, Mammaamputation) ist für eine heilungsfördernde Pflege dankbar. Es eignen sich dazu Öle (Johannisöl,

Mandelöl S. 206); 2mal täglich mit Wattebausch auftragen. Den Patienten vor der Entlassung informieren und anleiten.

42.5.3. Aseptische Wunde

Verbandwechsel

Situation einschätzen (in bezug auf den Kranken als Person, die Wunde, auf das zur Verfügung stehende Material, die Umgebung) und entsprechende *Vorbereitungen* treffen.

Grundsätze S. 1048f.

Material richten:
- 2 anatomische Pinzetten, sterilisiert;
- 4–6 Tupfer, 2–3 Kompressen, sterilisiert;
- Benzin, Hautdesinfektionsmittel;
- Verbandschere, Pflaster;
- sterilisierte Handschuhe, evtl. Gesichtsmasken;
- Abfallsack, Schale (Abb. 42.**6**).

Durchführung:
- Hände desinfizieren (evtl. Gesichtsmaske anziehen).
- Gegenstände richten (Abb. 42.**7**).
- Einweghandschuhe anziehen.
- Verband bis auf die unterste Gaze entfernen (Heftpflaster mit Wundbenzin lösen).
- Verband und Handschuhe in den Abfallsack werfen.
- Unterste Gaze mit der Pinzette entfernen.
- Mit neuer Pinzette und Tupfer Wunde desinfizieren.
- Neuen Verband mit derselben Pinzette auflegen.
- Oberste Gaze von Hand auflegen und Verband fixieren (Gaze nur an einer Ecke anfassen!).

Abschließende Handlung:
- Patient zudecken, lagern.
- Abfallsack verschließen und entsorgen.
- Verbandwechsel und eventuelle Veränderungen der Wunde protokollieren, Auffälliges sofort melden.

Fäden und Klammern entfernen

Vorbereiten und Verband wie oben.

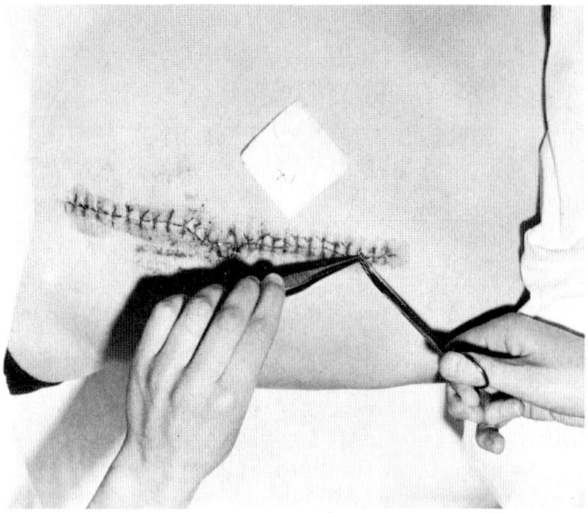

Abb. 42.**8** Entfernung der Fäden.

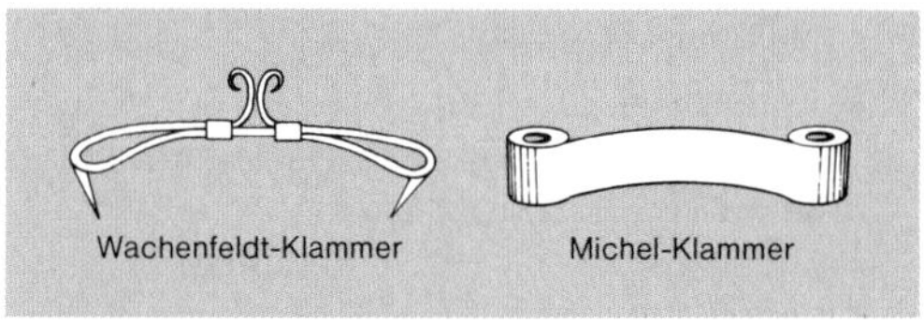

Abb. 42.**9** Wundklammern.

Fäden

Zusätzliches sterilisiertes Material:
- Pinzette und Fadenschere oder
- Pinzette und Fadenklinge oder
- Pinzette und spitzes Skalpell für tiefsitzende, verwachsene Nähte.

Vorgehen:
- Faden mit Pinzette am Knoten hochziehen und ein Fadenteil knotennah durchtrennen (Abb. 42.**8**).
- Abgeschnittenen Faden in Wundnähe auf Gaze ablegen → Abfallsack.

Für Klammern

Zusätzliches sterilisiertes Material:
- Klammerentferner oder
- spezielle Klammerpinzette.

Vorgehen (Abb. 42.**9**):
- *Wachenfeldt-Klammern*: aufstehende Ecken mit Klammerpinzette zusammendrücken;
- *Michel-Klammern*: in der Mitte mit Klammerzange fassen und zusammendrücken.

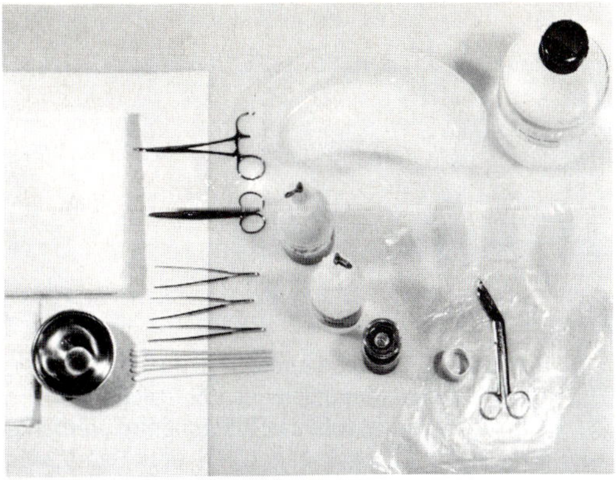

Abb. 42.**10** Vorbereitete Fläche für den Verbandwechsel bei infizierter Wunde.

42.5.4. Infizierte Wunde

Verbandwechsel

Situation einschätzen und entsprechende *Vorbereitungen* treffen, Material und Instrumente richten, Bettschutz bereitlegen.

Grundsätze S. 1048f.

Vorgehen:
- Hände desinfizieren, Schutzkittel, evtl. Gesichtsmaske anziehen.
- Gegenstände richten (Abb. 42.**10**).
- Handschuhe (unsterile) anziehen.
- Verband bis auf die unterste Gaze entfernen, in den Abfallsack werfen.
- Handschuhe wechseln (sterile anziehen).
- Unterste Gaze (Mêche) mit Pinzette entfernen und entsorgen.
- Mit neuer Pinzette und Tupfer Wunde reinigen und desinfizieren. Umgebung in genügendem Umkreis einbeziehen. Pinzette und Handschuhe weglegen.
- Verband mit neuer Pinzette auflegen.
- Oberste Gaze mit der sauberen Hand auflegen und fixieren (Gaze nur an einer Ecke anfassen).
- Patient zudecken und in die gewünschte Lage bringen.

Aufräumen:
- Plastiksack zuknüpfen → Abwurfsack.
- Instrumente und übriges Material nach Hygienevorschriften behandeln.
- Gebrauchte Gegenstände desinfizieren, angebrochene Packungen nicht zurückstellen.

Drains mobilisieren (kürzen)

Vorbereitung und Verband wie oben.

Zusätzliche sterilisierte Gegenstände:
- 1 Schere, Sicherheitsnadeln;
- 2 eingeschnittene Kompressen oder Adhäsivbeutel;
- 1 Paar Handschuhe.

Durchführung:
- Verband entfernen wie oben.
- Drain mit Pinzette soweit als nötig herausziehen.
- Wundgebiet mit Pinzette und Tupfer reinigen und desinfizieren.
- Pinzette in Schale legen.
- Handschuhe anziehen.
- Neue Sicherheitsnadel ca. ½ cm oberhalb des Wundrandes befestigen.
- Drain 2–3 cm oberhalb der Wunde abschneiden.
- Schere in Schale legen, Handschuhe ausziehen → Abfallsack.
- Mit neuer Pinzette Wunde desinfizieren.
- Eingeschnittene Kompresse zwischen Wunde und Sicherheitsnadel legen *oder* Adhäsivbeutel aufkleben (s. unten).
- Wunde abdecken und aufräumen wie oben.

- Wundverbände porös und locker anlegen.
- Salben, Puder, gefärbte Lösungen nur auf spezielle Verordnung.
- Verordnete Wundbehandlung konsequent einhalten. Keine Experimente ohne Rücksprache mit dem Arzt.

Adhäsivbeutel wechseln

Situationseinschätzung und Vorbereitung wie infizierte Wunde.

Zusätzliches sterilisiertes Material:
- Adhäsivbeutel (z. B. Coloplast);
- anatomische Pinzette, Schere;
- Watteträger;
- Bettschutz, Schale.

Durchführung:
- Verband entfernen wie oben.
- Beutel sorgfältig entfernen, in die Schale legen.
- Mit Pinzette und Tupfer die Haut reinigen.

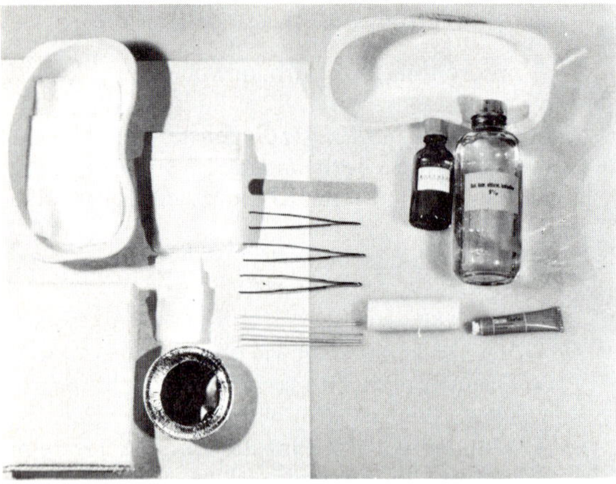

Abb. 42.**11** Vorbereitete Fläche für den Verbandwechsel, exemplarisch bei Ulcus cruris in der Säuberungsphase. Instrumente, Verbandmaterial, Kochsalzlösung, Öl und Salbe zum Schutz der umgebenden Haut und der Wundränder, Schalen für die Lösungen.

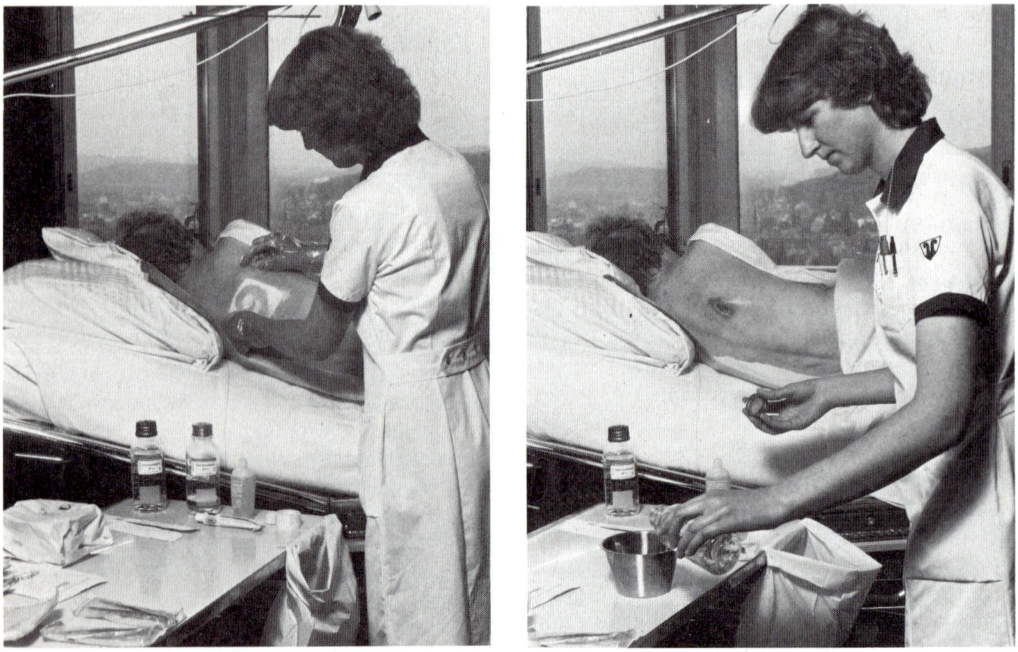

a b

Abb. 42.**12** Verbandwechsel. **a** Stellung von vorbereiteter Arbeitsfläche zu Bett/Patient: links sterlisierte Gegenstände, rechts nichtsterilisierte. Entfernung des Verbands. **b** Der Verband ist entfernt. Vorbereitungen zum Anlegen des neuen Verbands.

- Mit Wundbenzin den Klebstoff entfernen.
- Umgebung des Drains desinfizieren.
- Beutel aus der Verpackung nehmen.
- Wenn nötig mit sterilisierter Schere die Öffnung dem Drain entsprechend vergrößern.
- Beutel sorgfältig auf die Haut legen und gut andrücken.
- Verband fertig machen.

Wundspülung

Vorbereitung und Verband wie S. 1050f.
Zusätzliches sterilisiertes Material (Abb. 42.**11**):
- 20-ml-Einwegspritze;
- Knopfkanüle, -sonde oder feiner Katheter;
- Gefäß für/und Spüllösung;
- Wirksubstanz (S. 803ff.);
- Handschuhe, Bettschutz, Schale.

Durchführung:
- Spülflüssigkeit in sterilisiertem Gefäß richten.
- Nierenschale auf Bettschutz in Wundhöhe stellen.
- Spülflüssigkeit in Spritze aufziehen.
- Knopfsonde oder Katheter sorgfältig in die Wunde (Wundtaschen) einführen.
- Spülen nach Bedarf.
- Nach dem Spülen Wundumgebung sorgfältig säubern und trocknen (Handschuhe wechseln oder ohne Handschuhe mit Pinzette weiterarbeiten).
- Wundränder desinfizieren.
- *Wundbehandlung* vornehmen (S. 1044).
- Kompresse auflegen, fixieren.

- Sind mehrere Verbandwechsel durchzuführen, so ist gute Arbeitsplanung notwendig. Die saubersten und frischen Wunden sind zuerst zu verbinden.
- Die Durchführung des Verbandwechsels ist von der vorgegebenen Situation (Größe und Schwierigkeit des Verbands), vom zur Verfügung stehenden Material sowie von der Art, wie das Material verpackt ist, abhängig. Es geht immer darum, daß die Prinzipien eingehalten und die Kriterien (Wohlbefinden, Sicherheit, Wirtschaftlichkeit) beachtet werden.
- Anordnung der vorbereiteten Fläche für den Verbandwechsel, wie aus Abb. 42.**10** bis 42.**12**) ersichtlich.
- Vorgenommene Wundbehandlung und Verbandwechsel exakt protokollieren.
- Auffälligkeiten so rasch wie möglich dem Arzt melden.

42.6. Beurteilung von Wissen und Können in der Pflege

Übung

Überprüfen Sie in der Praxis (möglichst in Zusammenarbeit mit einer erfahrenen Pflegeperson) einen Verbandwechsel und reflektieren Sie Ihr Tun;
- Studieren Sie die Pflegeplanung für den Patienten, und beurteilen Sie den Stellenwert der Wundbehandlung sowohl objektiv als auch subjektiv.
- Planen Sie die Vorbereitung, und überlegen Sie dabei
  - die Situation des Kranken, seine Bedürfnisse, Wünsche, Ängste;
  - die Situation der Wunde und die entsprechenden Materialien usw.
- Reflektieren Sie nach der Pflegehandlung Ihr Tun und beurteilen Sie es: War es Funktions- oder Beziehungspflege?

Weiterführende Literatur

Fries, M. u. a.: Der Verbandwechsel. Ein Unterrichtsmittel. Recom, Basel 1986

Köhnlein, E., E. Müller, H. D. Seitz: Spezielle Methoden in der Behandlungspflege. Urban & Schwarzenberg, München 1981

Most, E., D. Havemann: Kompendium der Verbandlehre, Thieme, Stuttgart 1984

Reifferscheid, M., S. Weller: Chirurgie, 8. Aufl. (Kapitel: Die Lehre von der Wunde). Thieme, Stuttgart 1989

Rütten, L.: Der elastische Klebeverband. Enke, Stuttgart 1981

Stenger, E.: Verbandlehre, 4. Aufl. Urban & Schwarzenberg, München 1985

43. Sonden, Drainagen, Saugsysteme

Sequenzziel

Dieses Kapitel vermittelt Ihnen die Grundlagen zum Umgang mit Sonden, Drainagen, Saugsystemen. Die *Anwendung* erfolgt auf chirurgischen, medizinischen u.a. Fachabteilungen und ist Teil des ärztlichen Therapieplanes. Grundlegendes Wissen und Verstehen sowie das Einüben von Fertigkeit (technisches Geschick) ermöglichen Ihnen eine *situations-* und *persongerechte* Ausführung der entsprechenden Maßnahmen.

Prinzipien/Impulse

Sonden, Drainagen sind künstliche Verbindungswege ins Körperinnere. Es können Flüssigkeit, Nahrung und Gase zugeführt bzw. Flüssigkeiten (Sekret, Blut) und Luft weggeleitet werden.

- Das *Individuum* fühlt sich in seiner Sicherheit und Ganzheit gestört und antwortet mit subjektiven und objektiven Symptomen.
- Für den *Organismus* ist die liegende Sonde (der Drain) ein Fremdkörper, der Druck und Reiz ausüben, Ulzeration und Scheuerstellen hervorrufen kann.
- Die *Umgebung* (Mitwelt, Umwelt) ist von dieser künstlichen Situation mit betroffen:
  - Offengehaltene Verbindungen ins Körperinnere bedeuten zusätzliche Kontaminations- bzw. Infektionsgefahr.
  - Liegende Drains und Sonden erschweren die Pflege und sind u. U. für die Angehörigen nur schwer zu verkraften.

43.1. Sonden

Sonden (lat. subundare = untertauchen) sind flexible oder starre, meist röhrenförmige Instrumente zur Einführung in die Körperkanäle und Hohlräume. Sie dienen diagnostischen und/oder therapeutischen Zwecken:

- Zuführen von Sauerstoff,
- Zuführen und Ableiten von Sekreten und Flüssigkeiten,
- Offenhalten eines natürlichen oder künstlich geschaffenen Gangsystems,
- Kompression von Blutgefäßen,
- Dilatation von Verengungen,
- Austasten von Wunden und Fisteln (mit Knopfsonden).

Außer Knopfsonden unterscheidet man Hohl-, Verweil-, Doppelballon-, Dilatations- und Ernährungssonden. Die am häufigsten verwendeten Sonden sind in Abb. 43.**1** abgebildet.

43.1.1. Pflege bei liegender Sonde

Die meisten Verweilsonden sind *nasal* eingelegt (Abb. 43.**2**); es sind Sauerstoffsonden (S. 359f.) und die Sonden des Ösophagus-Magen-Darm-Trakts.

Kontrolle und Pflege

Jede Sonde ist ein Fremdkörper und wird vom Patienten als Störfaktor wahrgenommen. Gestört sind:

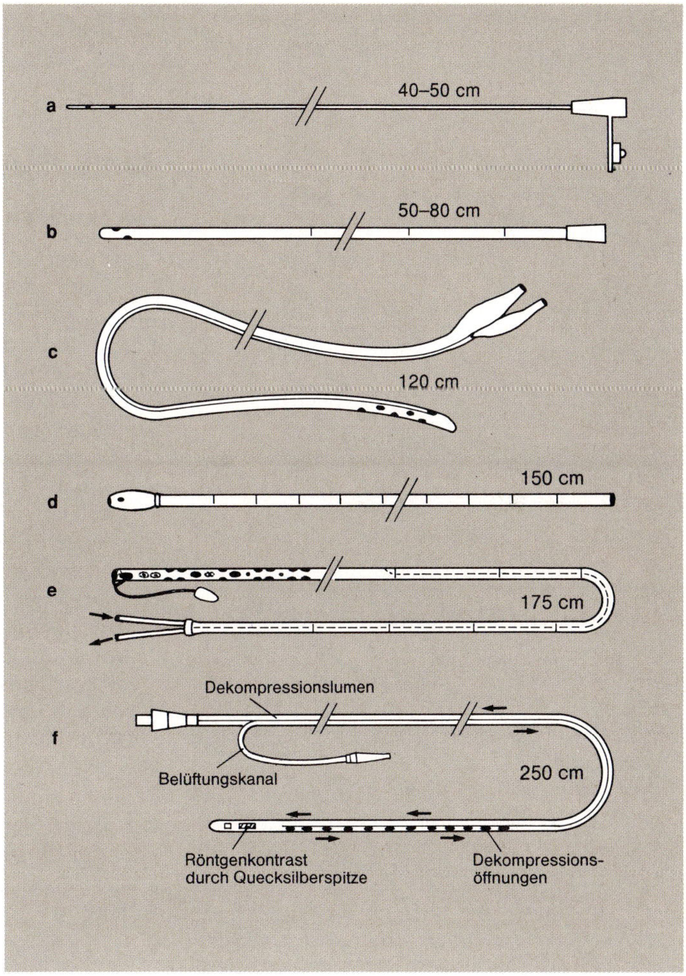

Abb. 43.**1** Sonden. **a** Ernährungssonde, **b** Magensonde, **c** doppelläufige Magensonde, **d** einläufige Duodenalsonde nach Einhorn, **e** doppelläufige Duodenalsonde nach Lagerlöf, **f** intestinale Dekompressionssonde.

- *Wohlbefinden* – es hängt dauernd etwas vor dem Mund bzw. im Gesicht;
- *ästhetisches Empfinden* – das Gefühl, krank zu sein, kann dadurch verstärkt werden;
- *Schlucken* – es ist behindert oder wird gar als schmerzhaft wahrgenommen;
- die *Austrittstelle* der Sonde ist eine stete Reibungsfläche. Das kann zu grundsätzlichen Problemen führen.

Die Pflege soll den folgenden Aspekten Rechnung tragen:

- Fixation der Sonde (Abb. 43.**3**) mit hautfreundlichem Heftpflaster so angenehm wie möglich; die Lage der Situation anpassen, nach Bedarf wechseln.
- Regelmäßiges Lockern und Neufixieren der Sonde; Nasenpflege bzw. Pflege der Eintrittstelle der Sonde.
- Lage der Sonde kontrollieren (S. 267).
- Wechseln bzw. Entfernen der Sonde (S. 271).

Komplikationen und prophylaktische Maßnahmen

- *Nasendekubiti:*
  - regelmäßige Lockerung, Reinigung und Neufixierung;
  - Nasenpflege (S. 232 f.);
  - Wechseln der Sonde nach Bedarf bzw. nach Standardplanung.
- *Soor, Parotitis:*
  - Mundhygiene sowie Soor- und Parotitisprophylaxe (S. 237 f.). Günstig: kauen lassen (Dörrfrüchte, Kaugummi).
- *Pneumonie, Aspirationspneumonie:*
  - Fühlt sich der Patient durch die Sonde be-

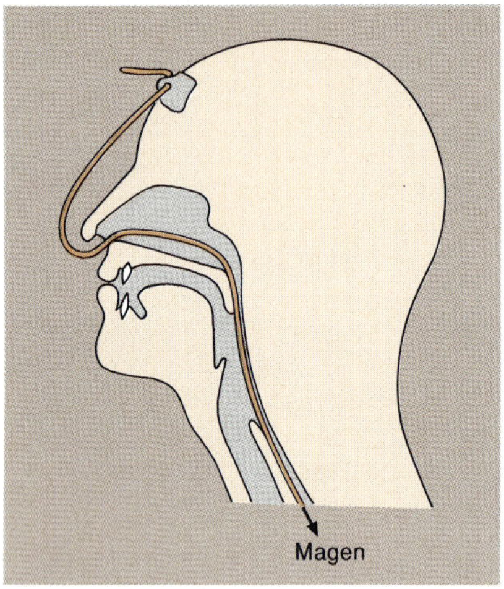

Abb. 43.**2** Lage der nasalen Sonde.

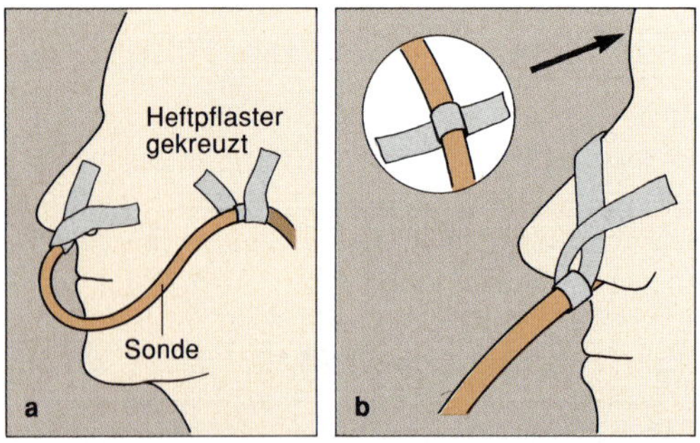

Abb. 43.**3** Fixieren der Sonde. **a** An Nasenöffnung und Wange oder **b** nur an der Nase befestigt. Variante: Sonde nach oben auf die Stirn führen und dort befestigen (Abb. 43.**2**).

hindert, neigt er zu Schonatmung → Pneumoniegefahr → Prophylaxe (S. 357f.).
- Sondenlage kontrollieren.

- *Herausreißen.* Daran ist in der Aufwachphase und bei verwirrten Patienten zu denken: Doppelfixierung und gute Überwachung; evtl. wird die Sonde am Nasenflügel angenäht (was den Schmerz beim unkontrollierten Ziehen natürlich verstärkt).

- Maßnahmen der Krankenhaushygiene korrekt einhalten. Nur sterilisierte Sonden verwenden.

- Sorgfältige Beobachtung und Pflege sind die beste Prophylaxe gegen Komplikationen.

43.1.2. Magensonden

Zweck und Art der Sonden

Magensonden sind dünne, lange Schläuche (∅ ca. 5 mm) aus Weichkunststoff oder Gummi mit Längenmarkierungen (Abb. 43.**1a–c**), evtl. mit „Röntgenfaden".
Außer der schon besprochenen Ernährungssonde (S. 266ff.) sind es die

- *einläufige Sonde*, z. B. als
  - kurzfristige Verweilsonde zu diagnostischen Zwecken (Entnahme von Magensaft),
  - langfristige Verweilsonde zu therapeutischen Zwecken – Absaugen oder Drainage des Mageninhalts (prä- und postoperativ);
- *doppelläufige Verweilsonde.* Sie kommt zur Anwendung bei intensivmedizinischen Problemen (z. B. bei Magenblutung) oder bei verzögerter bzw. unterbrochener Magen-Darm-Passage (z. B. bei Magenatonie).

Zweck der therapeutischen Sonden ist die Vorbeugung einer Aspiration von Mageninhalt mit der Folge einer Aspirationspneumonie und/oder der Entlastung des Magens.

Ableitung

- *Durch Heberprinzip in Beutel.* Von Bedeutung ist die *Aufhängehöhe* des Beutels:
  - tiefhängen, wenn Sekrete abfließen sollen, z. B. nach Operationen, bei Pankreatitis;
  - hochhängen (etwa 50 cm über dem Magen des Patienten), wenn *keine* wertvollen Sekrete abfließen sollen, z. B. in der Intensivpflege, wo die Magensonde bei Beatmungspatienten zu den obligatorischen Sicherheitsmaßnahmen gehört → Prophylaxe von Aspiration bei eventuellem Erbrechen.
- *In Sekretflaschen durch Sog.* Dem *kontinuierlichen* Sog – bei dem sich die Sonde gerne festsaugt → Schleimhautläsion, Ablaufstörung – wird der *intermittierende Sog* vorgezogen. Der dabei zwischen Vakuumregler und Sekretglas eingeschaltete Unterbrecherapparat gibt periodisch eine Öffnung zum atmosphärischen Druck frei. Dadurch wird der Sog zur Sonde immer wieder aufgehoben.

Saugphase und Pause dauern je etwa 1 Minute und sind nicht genau regulierbar.
- Einstellen des Sogs: 1,2–1,5 mH_2O. Die Sogstärke ist am Manometer des Unterbrechers ablesbar.
- Der Sog kann auf intermittierend oder kontinuierlich eingestellt werden.

Heberpumpe S. 1063, Saugsystem S. 1069.

Einlegen der Sonde

Material:
- Magensonde vorbereitet, evtl. gekühlt;
- Gleitmittel oder 1 Glas mit Wasser;
- Papiertaschentücher, Zellstoff;
- Lackmuspapier, Stethoskop;
- 20-ml-Spritze, Klemme;
- Heftpflaster, Wundbenzin, Handschuhe;
- Auffangbeutel oder Saugsystem.

Patient:
- Schutz vor Zuschauern;
- Information (Zweck und Vorgehen);
- Lagerung Abb. 8.**10**.

Vorgehen:
- Einlegen der Sonde wie bei der Nährsonde (S. 266f.).
- Ableiten der Sonde nach Vorschrift, entweder
  - abklemmen, Sondenöffnung schützen oder
  - Beutel anhängen, tief oder hoch (s. oben);
  - Sog nach Verordnung.

Kontrolle und Pflege

Es gilt grundsätzlich, was zu *Pflege bei liegender Sonde* (S. 1054f.) gesagt wurde. *Zusätzlich* ist zu beachten:
- *Kontrolle von Magensaft* in Beutel oder Flasche auf Menge und Aussehen. Wird der Magensaft grünlichgelb und von der Konsistenz her ölig, liegt die Sonde wahrscheinlich zu tief (im Duodenum). In diesem Fall gehen wertvolle Sekrete verloren. Die Kontrolle durch Indikator zeigt eine leicht basische Reaktion.
- *Kontrolle der Ableitungen.* Sie dürfen nicht abknicken. Regelmäßiges Kneten erleichtert den Abfluß.
- Bei Verstopfung Sonde spülen oder wechseln.
- *Protokollieren* und Bilanzieren (S. 1028).

43.1.3. Dünndarmsonden

Es sind 120–160 bzw. 310 cm lange Schläuche aus Weichgummi, die röntgenfähig sind.

Dünndarmsonden (Duodenalsonden) zu diagnostischen Zwecken → Gewinnung von Duodenalinhalt. Es sind 120–150 cm lange weiche Gummischläuche mit einer perforierten Metallolive. Man unterscheidet
- einläufige Sonde nach *Einhorn* (Abb. 43.**1d**). In ähnlicher Ausführung gibt es die *Wangensteen-*, die *Levin-* und die *Ryle*-Duodenalsonde u. a.;
- zweiläufige Sonde nach *Lagerlöf* mit Metallolive, evtl. als Lotse (Abb. 43.**1e**), oder die *Plazer*-Gastroduodenalsonde;
- dreiläufige Sonde nach *Barthelheimer.* Das dritte Lumen ermöglicht die separate Gewinnung von Pankreassaft.

Duodenalsonden zu therapeutischen Zwecken sind die Dauerablaufsonden oder die intestinalen Dekompressionssonden. Sie sind meistens zweiläufig. Die Spitze der Sonde ist mit einem Beutel (eingekapselte Quecksilber- oder Wasserfüllung) versehen, um den Einführvorgang zu erleichtern. Das doppelte Lumen und das Schlürfprinzip gewährleisten eine sichere Dekompression, ungehinderten Abfluß der Flüssigkeiten und reduzieren die Gefahr von Blokkierungen und Schleimhautläsionen. Durch das zweite Lumen können, falls erforderlich, ein Kontrastmittel oder andere Flüssigkeiten appliziert und wenn gewünscht, auch wieder entfernt werden.

Zur Anwendung kommen
- intestinale Dekompressionssonde (Abb. 43.**1f**),
- Miller-Abbot- oder Dennis-Sonde (Abb. 43.**4**).

Einführen der Sonde

Wenn sie nicht intraoperativ eingelegt wird, ist folgender Handlungsablauf zu beachten:
- Material richten und vorbereiten wie bei der Magensonde (S. 1057).
- Gewünschte Sonde mit Zubehör bereitlegen.
- Ballon- und Doppelballonsonden vor dem Einlegen auf Dichtigkeit prüfen durch Einspritzen von Luft in den Ballon. Dann wird abgeklemmt und der Ballon in eine Schale mit Wasser getaucht; wenn keine Luftbläschen entstehen, ist der Ballon dicht.
- Einführen der Sonde in den Magen wie S. 266f.

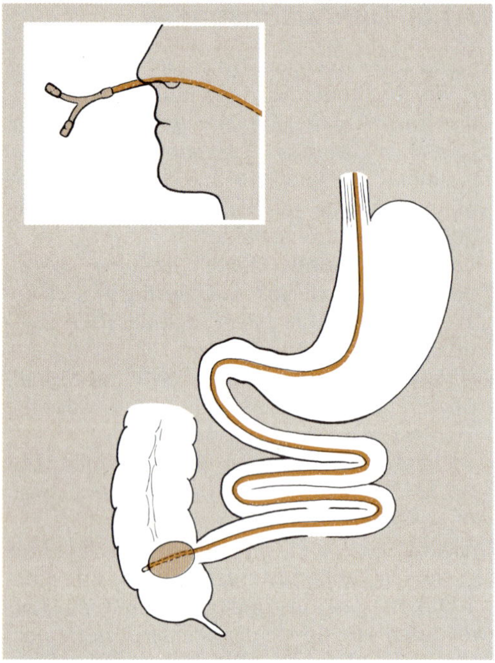

Abb. 43.**4** Miller-Abbot-Sonde, bis zur Ileozäkalklappe vorgeschoben, zur intra- oder postoperativen Leersaugung des Darmes. Eine Rückwanderung von Kot ist nicht zu befürchten, da die Klappe die Sonde umschließt und die Peristaltik ein Aufsteigen von Bakterien verhindert.

- Den Patienten Rechtsseitenlage einnehmen lassen, evtl. Becken hochlagern. Auf diese Weise erreicht man ein leichteres Passieren der Sonde vom Magen in den Zwölffingerdarm.
- Sonde weiter schlucken lassen (sehr langsam).
- Lage der Sonde kontrollieren – durchleuchten.
- Ist die Sonde im absteigenden Dünndarm sichtbar, kann der Ballon gefüllt werden (je nach Verordnung mit Luft oder Wasser).
- Anschließen der Sonde an den Sog und Fixieren nach Verordnung.

Kontrolle und Pflege

Es gilt, was unter *Pflege bei liegender Sonde* (S. 1054ff.) nachzulesen ist. *Zusätzlich* ist zu beachten:

- Darmsonde erst fixieren, wenn sie die erwünschte Tiefe erreicht hat (Arztverordnung!).
- Sondenlage und Absaugvorrichtung kontrollieren.
- Ballon regelmäßig vom Druck entlasten, jedoch nicht ohne eindeutige Anweisung durch den Arzt.
- Sekretmenge, -geruch, -farbe, -konsistenz festhalten; Sekretmenge in der Bilanzierung mit einrechnen.
- Spülen der Sonde nach Bedarf und Verordnung.

Entfernen der Sonde

- Ballon entleeren (wenn entleerbar).
- Sorgfältiges, intermittierendes Entfernen der Sonde, d.h., die Sonde stündlich ca. 20 cm zurückziehen (bei raschem Herausziehen besteht die Gefahr der Darminvagination).
- Sonde jedesmal neu fixieren und das zurückgezogene Stück der Sonde reinigen.
- Den Patienten Mund spülen lassen.
- Die letzten 50 cm werden auf einmal herausgezogen (Vorsicht beim Passieren des Ballons durch die Nase).
  Sonde in desinfizierende Lösung einlegen, reinigen, sterilisieren bzw. entsorgen.

- Sonden sind vorsichtig (mit drehenden Bewegungen) einzuführen und zu entfernen.
- Sonden dürfen nicht ohne spezielle Arztverordnung mobilisiert oder entfernt werden.
- Länger gelegene Sonden in Abfallsack geben (nicht aufsterilisieren).

43.1.4. Ösophagussonden

Die Kompression von Magenfundus und Kardia durch einen Ballon vermindert die Blutzufuhr in die Varizen bzw. komprimiert die Gefäße.

Die *Linton-Nachlas-Sonde* (Abb. 43.**5a**) wird verwendet bei Patienten, bei denen eine endoskopische Ösophagusvarizensklerosierung vorgesehen ist, da sie zu dieser Therapie nicht unbedingt entfernt werden muß. In allen anderen Fällen wird die *Sengstaken-Blakemore-Sonde* (Abb. 43.**5b**) benützt. In Ausnahmefällen, vor allem wenn mit der Sengstaken-Blakemore-Sonde keine Blutstillung erzielt wird, kann ein Versuch mit der Linton-Nachlas-Sonde gemacht werden (Ösophagussklerosierung S. 1122).

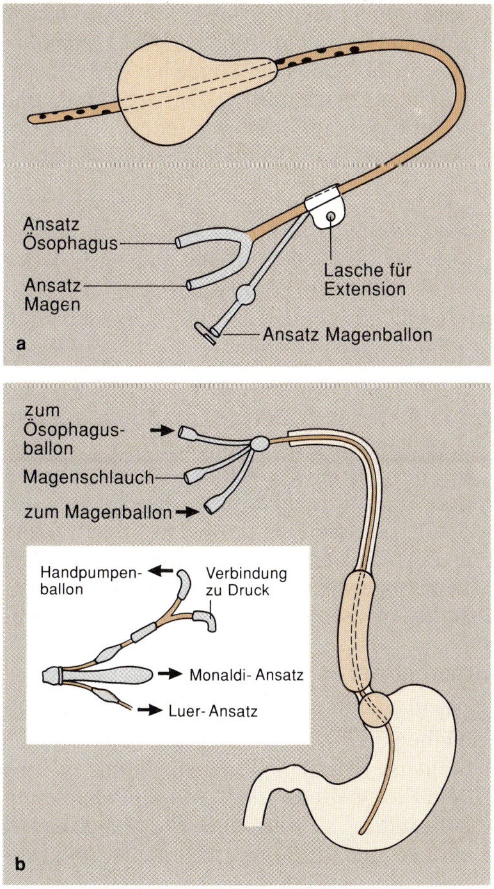

Abb. 43.**5** Ösophagus-Kompressionssonden. **a** Linton-Nachlas-Sonde. **b** Sengstaken-Blakemore-Sonde. Mit dem großen, langgezogenen Ballon kann die Blutstillung von der Speiseröhre aus erfolgen. Der untere (Magen-)Ballon verhindert das Zurückweichen der Sonde nach oben. Der in den Magen ragende Sondenteil ermöglicht das Absaugen des blutigen Mageninhalts, ferner die Sondenernährung und die Medikamentenzufuhr.

Material zum Einlegen der Sonde

- Montierte Sonde (Abb. 43.**5b**);
- Handschuhe;
- Spritze 50–100 ml;
- 3 Klemmen (Greifende mit Gummischlauchstück überzogen);
- Druckmanometer;
- Laryngoskop, Magillzange;
- Absauggerät, Absaugkatheter;
- anästhesierender Rachenspray;
- anästhesierendes Gel oder Siliconspray;
- Watteträger und Watte, Zungenspatel;
- Gefäß mit Wasser, 2 Nierenschalen;
- Auffangbeutel, Schutztuch;
- Zellstoff/Papiertaschentücher, Leukoplast.

Wird die Kompressionssonde unter Zug gesetzt:

- Rolle mit Befestigungsvorrichtung;
- Band, Gewicht.

Behandlung mit Linton-Nachlas-Sonde

- Vor dem Einführen der Sonde den Ballon auf Dichtigkeit prüfen und Material beim Patienten vorbereiten.
- Anästhesieren der Nase mit Spray.
- Reichliches Einsprayen des Ballons mit Siliconspray oder Öl.
- Einführen der Sonde durch die Nase (größeres Nasenloch), und so weit vorschieben, daß sie sicher im Magen liegt.
- Aufblasen des Magenballons mit 400–500 (maximal 700) ml Luft, am besten unter Bildverstärkerkontrolle. Entsprechendes Ansatzstück mit weicher Klemme sofort abklemmen und zum Verhindern eines irrtümlichen Öffnens mit Heftpflaster umwickeln.
- Anschließend Röntgen des Thorax.
- Sonde zurückziehen bis zum federnden Widerstand, wenn möglich unter Röntgenkontrolle. Zugseil in die mit einem Loch versehene Lasche einhängen und über ein geeignetes Rollensystem leiten. Extension mit 500–1000 g Gewicht (je nach Toleranz durch den Patienten) unter Verwendung von 100 g-Gewichtscheiben.
- Nach jeweils 6 Stunden Liegedauer Extensionsgewicht während 10 Minuten vollständig entfernen (um ischämische Schleimhautschäden zu verhindern).
- Spülung des Magens mit Wasser durch den mit „Magen“ gekennzeichneten Ansatz alle ½ bis 1 Stunde (Kontrolle der Blutstillung).
- Absaugen des Speichels durch den mit „Ösophagus“ bezeichneten Ansatz mindestens alle 30 Minuten, evtl. Dauersog (mit 100–200 mmHg Unterdruck) wegen der Gefahr der Aspiration.

Vorsicht: Niemals Spülen durch den Ansatz „Ösophagus“!

Entfernen der Sonde

Reduktion des Extensionsgewichts und der Ballonkompression muß *langsam geschehen*, damit nicht durch plötzliche Dekompression eine Rezidivblutung auftritt.

Vorgehen:

- Extensionsgewicht pro Stunde um 100 g reduzieren.
- Wenn das Gewicht vollständig entfernt ist und kein Hinweis für eine erneute Varizenblutung besteht, pro Stunde 100 ml Luft aus dem Magenballon ablassen.
- Wenn der Ballon geleert ist, Sonde vorsichtig herausziehen (Sonde entsorgen).

Vorsicht: Luft darf erst abgelassen werden, wenn die Extensionsgewichte vollständig entfernt sind, sonst besteht die Gefahr der Asphyxie durch den heraufgezogenen aufgeblasenen Ballon.

Die Sonde darf einschließlich Dekompressionszeit höchstens 36 Stunden liegenbleiben.

Behandlung mit Sengstaken-Blakemore-Sonde

- Vor dem Einführen Sonde und Ballon auf Dichtigkeit und Durchlässigkeit prüfen.
- Anästhesierung der Nase mit Spray.
- Befeuchten der Sonde mit Öl.
- Einführen der Sonde bis zur Marke „50 cm".
- Aufblasen des Magenballons mit 150 ml Luft, dann sofort abklemmen; Klemme mit Heftpflaster umwickeln, um irrtümliches Öffnen zu meiden.
- Sonde bis zum federnden Widerstand an der Kardia zurückziehen und nach Unterlegen des Schaumgummistücks unter Zug an der Nase fixieren.
- Ösophagusballonverbindung an Quecksilbermanometer anschließen. Druck für die ersten 6 Stunden 35–45 mmHg; dann nach Vorschrift senken, z. B.
  - 6–24 Stunden 30–35 mmHg,
  - ab 24 Stunden 25–30 mmHg.

Kontrollen und Vorsichtsmaßnahmen

- Kontinuierliche Druckkontrolle im Ösophagusballon (Portex-Manometer).
- Druckentlastung zur Verhütung von Schleimhautnekrosen: Alle 6 Stunden Druck während 5 Minuten auf Null absinken lassen.
- Das dritte Lumen der Sonde hat vier Öffnungen in das Mageninnere. Durch Spülung und Aspiration kann man sich jederzeit von der Wirksamkeit der Tamponade überzeugen.

Aspirationsgefahr! Patient kann den Speichel nicht schlucken. Daher spätestens alle 30 Minuten den Speichel aus dem Pharynx absaugen (wenn möglich dem Patienten die „Sugi" in die Hand geben).

- 24 Stunden nach Einlegen der Sonde mit dem Arzt Rücksprache nehmen. Er entscheidet, ob der Ösophagusballon entleert werden darf und ob die Fixierung, die den Zug der Sonde und die Komprimierung der Varizen an der Kardia ausmacht, gelöst werden darf. Die Sonde wird danach *bei gefülltem Magenballon* etwas in den Magen zurückgeschoben.

Entfernen der Sonde

- Die Sonde darf nicht länger als 3 Tage liegenbleiben.
- Steht die Blutung (Zeichen dafür: es wird kein Blut mehr aspiriert) während der ersten 24 Stunden, so wird der Ösophagusballon entleert und die Sonde bei gefülltem Magenballon etwas in den Magen vorgeschoben.
- Nach weiteren 24 Stunden kann der Magenballon entleert und die Sonde vorsichtig entfernt werden.
- Sonde und Zubehör in desinfizierende Lösung einlegen, reinigen, sterilisieren bzw. entsorgen.

Gefahren der Behandlung

Die Ausgangslage der Behandlung ist eine lebensbedrohliche Blutung; evtl. ist der Patient bereits in einem reduzierten Allgemeinzustand. Auch die Sonde selbst birgt Gefahren: *Manipulation* an der Sonde (einschließlich Einlegen und Entfernen) sind immer vom Arzt vorzunehmen.

Gefahren bei liegender Sonde sind:

- *Druckulzera.* Vermeiden von
  - Nasenulzera durch richtige Lage der Sondenansätze sowie durch Vermeiden von Druck- und Scheuerkontakt mit dem Nasenloch (Polsterung täglich erneuern);

- Ösophagusulzerationen durch strenge Rückenlage des Patienten. Den Druck im Ballon alle 6 Stunden auf Null ablassen (spätestens nach 24 Stunden). Bei Unruhe den Kopf evtl. mit Sandsäcken keilen. Bei Bedarf sind Sedativa zu verabreichen (Arzt).
- *Aspiration* von Speichel. Er wird nach Bedarf, mindestens alle 30 Minuten, aus dem Pharynx abgesaugt. Wenn möglich wird der Patient zum Ausspeien angehalten.
- *Asphyxie* durch Heraufrutschen des aufgeblasenen Ballons und Verschluß des Larynx.
- Ösophagusruptur, Ösophagitis

43.2. Drainagen

In der Medizin dienen Drainagen (engl. Entwässerung) der Ableitung von Sekreten wie Blut, serösen Flüssigkeitsansammlungen aus Gelenken und Körperhöhlen, Eiter sowie von Urin und Magen-Darm-Sekreten. Man unterscheidet
- *kurative Drainage* – Ableitung unphysiologischer Flüssigkeiten, wie z. B. bei Pleueraempyem, Fisteln usw.;
- *präventive Drainage* – kurzfristige Ableitung von Wundsekreten nach operativen Eingriffen.

43.2.1. Drains und Drainagen

Drainarten

Drains werden eingelegt in Hohlräume, Hohlorgane und Ausführungsgänge sowie in Wundgebiete oder in Gewebe, in das sich Flüssigkeit angesammelt hat.
Drainagen werden bezeichnet z. B.
- nach ihrer *Lage*:
  - Gastrostomiedrain – im Magen (S. 635),
  - Ileostomiedrain – im Ileum (S. 641),
  - Zystostomiedrain – in der Blase (S. 719),
  - Nephrostomiedrain – in den Nieren (S. 715);
- nach ihrer *Form*:
  - T-Drain (nach Gallenwegsrevision S. 662);
- nach ihrem *Erfinder*:
  - Bülau- oder Monaldi-Drain (Lungenchirurgie S. 572 f.);
- nach ihrer *Funktion*:
  - Wunddrain, Ableitungsdrain (S. 1046 f.),
  - Schienungsdrain, z. B. der Harnleiter (S. 717).

Drainagearten

Man unterscheidet:
- *Drainagen ohne Sogsystem.* Flüssigkeit entleert sich infolge Gewebedruck in Auffangbeutel, Coloplastsack, Adhäsivbeutel oder in den Verband.
- *Drainagen mit Sogsystem.* Flüssigkeit wird abgesaugt mit Vakuum (Redon-Flasche), Heberprinzip, Wasserstrahlpumpe, elektrischen Saugapparaten, zentraler Vakuumpumpe.

Die *Redon-Drainage* ist auf S. 1046 f. beschrieben.
Prinzip. In allen diesen Systemen wird ein Unterdruck außerhalb des Körpers hergestellt, so daß sich durch das geschlossene Drainagesystem der Druckunterschied innen/außen ausgleichen kann → *Entleerung nach außen.*
Die *Sogmessung* geschieht durch
- Messung des Höhenunterschieds zwischen Drainspitze und Flüssigkeitsspiegel in der Sekretflasche = Heberprinzip;
- Manometer: 1–4 m Wassersäule = Grobregulierung;
- Wassermanometer: 5–50 cm Wassersäule = Feinregulierung.

Erläuterungen zu Druck und Sog S. 1065 f.
Die Sogart und -stärke wird vom Arzt bestimmt.

43.2.2. Pflege bei liegenden Drainagen

Drainagen sind für den Patienten ebensosehr ein *psychologisches* wie ein *medizinisches* Geschehen, weshalb in der Pflege beide Aspekte beachtet werden müssen.

Auswirkungen auf den Patienten

Saugdrainagen können sich positiv und negativ auf den Patienten auswirken.
Positive Auswirkungen:
- Die Drainage bedeutet eine Entlastung für den Patienten, sie fördert einen evtl. störenden Sekretabfluß und unterstützt die Heilung.
- Saugsysteme müssen regelmäßig kontrolliert werden, was die Kontakte Patient-Schwester fördern und verbessern *kann.*

Negative Auswirkungen:

- *Der Patient kommt sich sehr krank vor*, ausfließende Sekrete erinnern ihn dauernd an sein Kranksein. Er kann daran leiden, darüber nachgrübeln.
- *Der Patient hat Angst.* Er sieht Apparate, Schläuche, Anschlüsse, Klemmen. Das Gefühl der Bedrohung nimmt vor allem dann zu, wenn er ungenügend informiert wird oder wenn jemand sich unsicher im Umgang mit dem Saugsystem zeigt.
- *Der Patient schläft evtl. schlecht*, sei es, daß die Geräusche, die durch das Saugsystem verursacht werden, ihn stören oder daß er das Gefühl hat, er müsse den Apparat überwachen und es könne etwas passieren, wenn er einschläft.
- *Der Patient empfindet Schmerzen.* Die Drains können ungünstig liegen oder ziehen. Manipulationen können zu Reizungen an der Einstichstelle und am Ort des liegenden Drains (Wundbett) führen.
- *Der Patient verspürt Abneigung und Ekel vor dem Sekret*, dies besonders dann, wenn die Sekretflasche in seinem Gesichtsfeld hängt oder wenn man beim Wechseln der Flasche rücksichtslos damit umgeht.
- *Der Patient wagt sich nicht zu bewegen*; er fühlt sich durch Drains und Ableitungen eingeengt, fürchtet auch, diese bei unkontrollierter Bewegung zu verschieben oder gar aus dem Wundbett zu zerren. Aus dem gleichen Grund ist auch *das Betten* erschwert.

Unsere Hilfeleistung

Sie muß dort einsetzen, wo die Nöte und Ängste des Patienten sind, z. B. durch

- angemessene, verständliche Information;
- sichere Handhabung von Drains, Sekretflaschen, Saugsystem;

Überwachung der Drainage

Gefahren	*Vorbeugende oder helfende Maßnahmen*
Austrittstelle des Drains:	
• der Verband kann feucht sein	• regelmäßige Kontrolle; Verbandwechsel nach Bedarf; Haut auf Veränderungen beobachten
• der Drain kann sich lösen und verschieben (Undichtigkeit)	• Drain sicher fixieren, Fixation und Zusammensetzung des Drainagesystems regelmäßig überprüfen; Verbindungsstellen gut abdichten
Ableitungen:	
• sie können verstopfen	• regelmäßig durchkneten, nicht durchhängen lassen; Sekretablauf kontrollieren
• sie können abknicken, ziehen	• zweckmäßige Fixation
Sekret und Sekretflasche:	
• Menge fällt auf (sehr wenig, sehr viel)	• kontrollieren, messen, registrieren; Auffälligkeiten sofort dem Arzt melden
• Verlust von lebensnotwendigen Stoffen (Elektrolyte, Eiweiß u. a.)	• diese müssen ersetzt werden (Laboranalysen)
• Sekret kann ins Saugsystem gelangen (teure Reparaturen!)	• Sekretflasche regelmäßig auswechseln; sie darf sich nicht mehr als ⅓ mit Sekret füllen
Sogerzeuger:	
• Defekt an elektrischer Leitung	• Defekt rasch erkennen und beheben lassen
• Unterbrechung der Leitung (z. B. Herausziehen des Steckers durch eine Person der Putzkolonne)	• Vorbeugen durch Befestigen des Steckers mit Heftpflaster
• Sogregulation ist ungenau oder entspricht nicht mehr der Verordnung	• regelmäßige Kontrolle des Sogs und Neueinstellen nach Bedarf und Verordnung

- regelmäßige Überwachung der Drainagen, verbunden mit persönlichem Kontakt zum Patienten;
- Schmerzäußerungen ernst nehmen, nach der Ursache suchen (ziehende, eingeklemmte Drains), wenn nötig dem Arzt melden;
- Sekretflasche außerhalb des Gesichtsfeldes des Patienten hängen; sorgfältiges und unauffälliges Auswechseln der Flaschen, vor allem dann, wenn das Sekret unansehnlich ist;
- dem Patienten zu erholsamer Nachtruhe verhelfen (beruhigendes Gespräch, Oropax, Medikamente nach Arztverordnung);
- Drains und Ableitungen so fixieren, daß der Patient sich sicher fühlt und er möglichst viel Bewegungsfreiheit hat;
- sorgfältiges Betten und Lagern, verbunden mit allen notwendigen Prophylaxen.

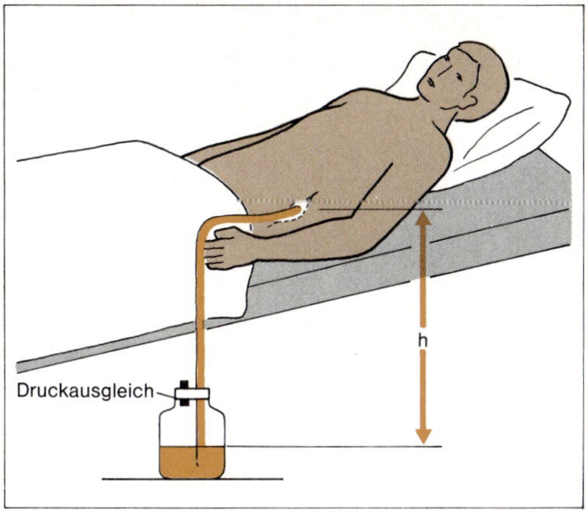

Abb. 43.**6** Drainage des Abdomens. Zur Wirkung kommen der Gewebedruck und das Heberprinzip.

Wichtige Merkpunkte
- Händehygiene und aseptisches Vorgehen bei allen Manipulationen an Drains und Drainagen ist oberstes Gebot. Eine Kontamination kann zu gravierenden Infektionen führen.
- Sekretmengen messen und notieren – Bilanzierung.
- Schläuche nicht durchhängen lassen. Sie sollen nötigenfalls mit Heftpflaster in Schleifen ohne Durchhang fixiert werden (sobald aufsteigende sekretgefüllte Schleifen Soghöhe erreicht haben, wird der Sog unwirksam).
- Informationen zu den verschiedenen Drainage- und Saugsystemen finden Sie in den folgenden Abschnitten.

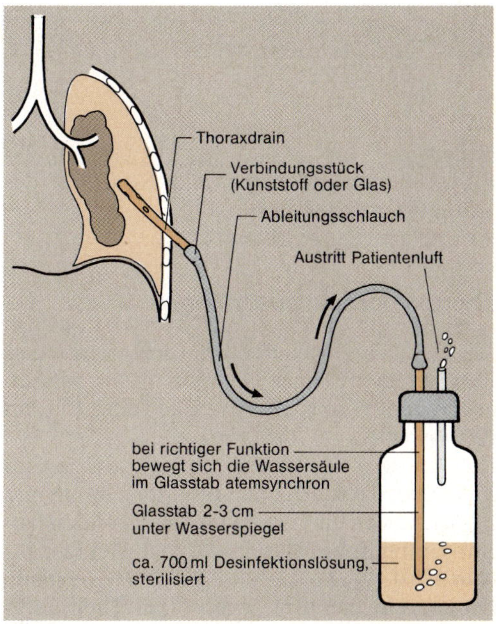

Abb. 43.**7** Prinzip der Bülau-Heberdrainage. „Saugen und Sammeln" in einer Flasche.

43.2.3. Drainagesysteme

Heber-Drainage

Prinzip der Heberdrainage S. 1067.

Anwendung:
- Magenausheberung, Magenspülung, Duodenal- und Dünndarmsondierung;
- Drainagen der Gallengänge, der Blase und des Abdomens (Abb. 43.**6**);
- Lungen- bzw. Bülau-Drainage (Abb. 43.**7** und unten).

Das Sekret wird nach unten in die Sekretflasche gesogen. Der mit Flüssigkeit gefüllte Schlauch mündet unterhalb des vorgegebenen Flüssigkeitsspiegels in die Sekretflasche.

Vorteile:
- billiges System;
- keine Schleimhautreizung, da nur geringe Sogwirkung;
- feiner, jedoch nur ungefähr einstellbarer Sog (Variation der Höhe h).

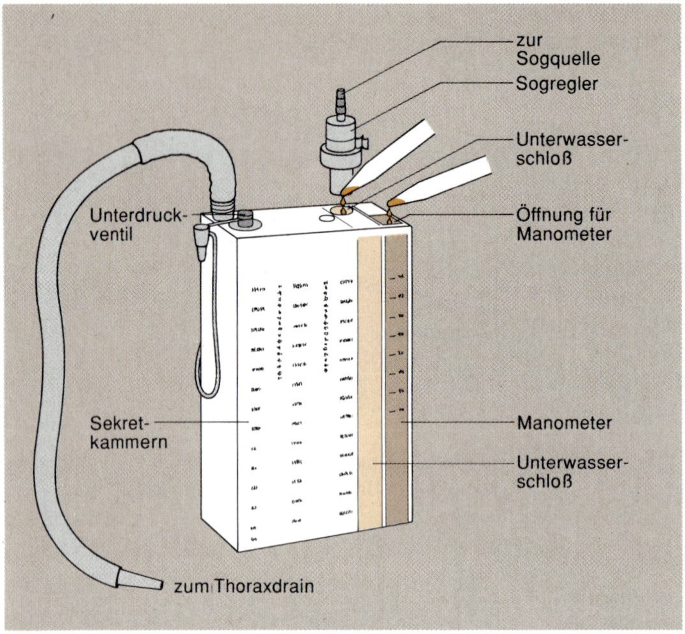

Abb. 43.**8** Sentinel-Seal-System (Einwegsystem).

Nachteile:

- Eine genaue Messung und Kontrolle des Sogs ist nicht möglich.
- nur kleine Saugwirkung.

Thorax- oder Bülau-Drainage

Sie dient der fortlaufenden Entleerung eines Pleuraergusses, eines Pleuraempyems oder eines Pneumothorax (Erguß, Eiter oder Luft im Pleuraspalt).
Das *Einlegen* des Drains geschieht durch Einstich eines Trokars in den Interkostalraum und Nachschieben eines eben hineinpassenden langen Gummirohrs (Drain) in den Pleuraspalt. Nun wird die Trokarhülse über das liegende Gummirohr herausgezogen. Bei Thorakotomien wird der Drain unter Sicht, d. h. intraoperativ, eingelegt. Der eingelegte Drain wird an ein luftdichtes (geschlossenes) *Ableitungssystem* angeschlossen und abgeleitet. Es kommen verschiedene Systeme in Frage:

- *Unterwasserdrainage* nach dem Heberprinzip (Abb. 43.**7**).
- *Sog am freien Schenkel* (Abb. 43.**12**); der Sog soll den inspiratorischen, endothorakalen Unterdruck von −15 bis −20 cm H_2O nicht überschreiten. Die sterile Flüssigkeit in der Flasche verhindert als Wasserschloß den Rückstrom von Außenluft in den Thorax (Thorakotomie S. 572 ff.).
- *Sentinel-Seal-System* (Abb. 43.**8**). Dieses Einmalsystem kann direkt mit dem Wandanschluß verbunden werden (kein Druckreduzierventil nötig). Das System ist einfach zu handhaben:
  - System aufrechtstellen.
  - Blauen Sogregler abschrauben und Unterwasserschloß bis zur Marke „2“ mit Aqua dest. füllen (ca. 90 ml).
  - Sogregler wieder fest aufdrehen.
  - Roten Ring vom Sogregler entfernen.
  - Folie an der rechten oberen Ecke entfernen, und Manometer bis zum roten Strich mit Aqua dest. füllen (ca. 30 ml).
    Das System darf jetzt nicht mehr gelegt werden, da die Flüssigkeiten in den Kammern sich vermischen können bzw. die Flüssigkeit vom Manometer auslaufen kann.
  - Latexschlauch mit dem Thoraxdrain verbinden.

Sicherheitsventil. Beim Sentinel-Seal-System verhindert das eingebaute *Rückschlagventil* einen Pneumothorax; ein Überdruck in der Pleurahöhle kann aber entweichen.
Bei den traditionellen Systemen wird das

„Heimlich-Flatter-Ventil“ eingebaut. Dieses ermöglicht das Austreten von Luft und Sekreten aus der Pleurahöhle (Zustand nach Pneumothorax), wenn der Druck höher ist als der atmosphärische Druck. Das Eindringen von Luft in die Pleurahöhle wird durch Schließen des Ventils verhindert. Das Ventil wird autonom, d.h. durch die Atmung des Patienten, betätigt.

Perthes-Drainage

Es handelt sich dabei um einen *Test* zur Prüfung der Dichtigkeit der Pleura vor Entfernung einer Thoraxdrainage. Das Perthes-System arbeitet nach dem Heberprinzip.

Einrichten des Systems

Material:

- 2 Perthes-Flaschen mit Anschlußstutzen für die Schläuche,
- 2 Verbindungsschläuche,
- 2 große Klemmen, Heftpflaster,
- Untersatz (20 cm hoch), um Niveau-Unterschied der Flaschen A und B herzustellen.

Vorbereiten:

- Aufstellen und Verbinden der beiden Flaschen wie Abb. 43.**9**.
- Verbindungsschlauch 1 abklemmen.
- Flasche A mit Wasser füllen. Anschließend Verbindungsschlauch 1 öffnen und etwas Wasser in die Flasche B einlaufen lassen. Der Höhenunterschied der beiden Wasserspiegel muß mindestens dem Wert entsprechen, den das Manometer (Druckmesser) des Saugapparates aufweist, z. B. 20 cm WS.
- Verbindung Sonde Patient–Sekretflasche abklemmen.
- Verbindungsschlauch Sekretflasche–Saugapparat abziehen und Verbindungsschlauch 2 zur Perthes-Flasche A ansetzen.
- An Flasche A Wasserspiegel mit Heftpflasterstreifen markieren.
- Klemmen am Verbindungsschlauch Flasche A–Flasche B entfernen.
- Prüfen des Systems während einer halben Stunde. Der Wasserspiegel der Flasche A sinkt nun ca. 2–3 cm. Über dem Wasserspiegel der Flasche A entsteht ein Unterdruck entsprechend der Höhendifferenz h. Ist das System dicht, so sinkt der Wasserspiegel in Flasche A nicht mehr weiter ab, und wir können die Dichtheit der Pleura prüfen.

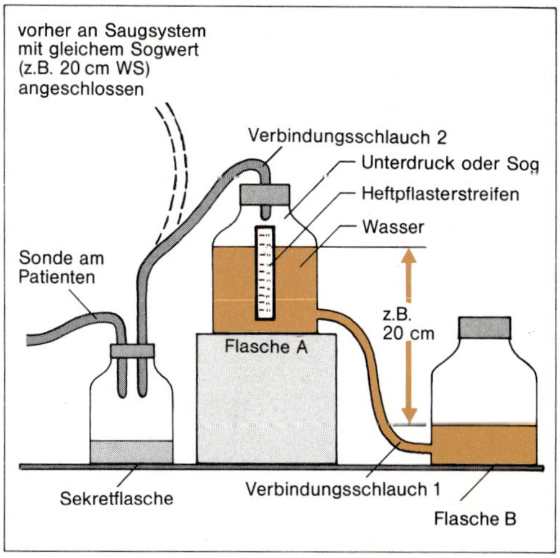

Abb. 43.**9** Perthes-System.

Prüfen des Pleuraraumes auf Dichtigkeit

- Nochmals den Wasserspiegel der Flasche A markieren und die Zeit dazu notieren.
- Klemme der Verbindung Pleurasonde-Sekretflasche öffnen.
- Bleibt der Wasserspiegel während mindestens 4–6 Stunden konstant, so darf angenommen werden, daß der Pleuraraum dicht ist und die Pleurasonde entfernt werden kann.

43.3. Saugsysteme

43.3.1. Druck und Sog

Druck. Überall auf der Erdoberfläche ist ein bestimmter Luftdruck vorhanden. Dieser variiert je nach Höhenlage. Auf Meereshöhe beträgt er ziemlich genau 1 kg/cm^2, d. h., auf eine Fläche von 1 cm^2 drückt eine Kraft von 1 kg. Taucht man ein vollständig mit Quecksilber (Hg) gefülltes Glasrohr, das an einem Ende zugeschmolzen, am anderen Ende jedoch offen ist, mit dem offenen Ende senkrecht in ein mit Quecksilber gefülltes Gefäß, so wird aus dem Rohr soviel Quecksilber abfließen, daß nur eine Säule von 760 mm Höhe über der Quecksilberoberfläche des Gefäßes übrig bleibt (Abb. 43.**10b**). Wird der gleiche Versuch mit Wasser durchgeführt, so wird die stehende Säule 10,332 m lang, da das spezifische Gewicht von Wasser 13,6 mal kleiner ist als dasjenige

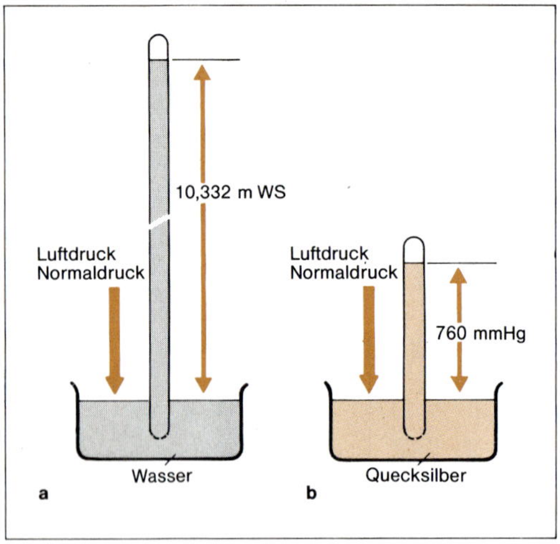

Abb. 43.**10** Luftdruck, bezogen auf die Meereshöhe.

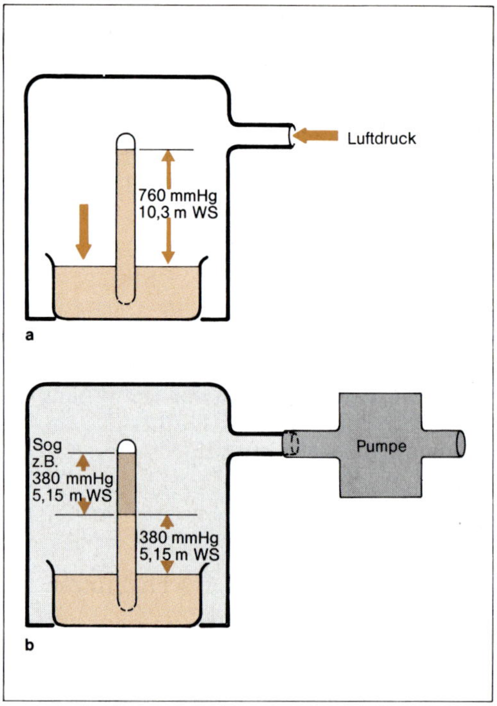

Abb. 43.**11** Unterdruck, Vakuum, Sog.

von Quecksilber (Abb. 43.**10 a**). Die genannten Werte beziehen sich auf Meereshöhe, was einem Druck von 1,0332 kg/cm^2 entspricht.

Im Zusammenhang mit der Einführung der international gültigen SI-Maßeinheiten ist für den Druck die Maßeinheit Pascal festgelegt worden (Einheit Pa). Da es sich um eine sehr kleine Größe handelt, werden Drücke häufig in Kilopascal (kPa; 1 kPa = 1000 Pa) angegeben. Um die Umstellung etwas zu erleichtern, werden während einer Übergangsperiode an Druckmeßgeräten doppelte Meßskalen aufgeführt (Beispiel: bei Sogmeßgeräten Pa bzw. kPa und cmWS bzw. mWS). Die für den Klinikgebrauch wichtigsten Umrechnungsfaktoren und Äquivalente sind aus Tab. 43.**1** ersichtlich.

Wird der Luftdruck (Normaldruck) verkleinert, z. B. durch Absaugen der Luft aus einem luftdichten Behälter, so spricht man von Unterdruck, Vakuum oder Sog (Abb. 43.**11**).

Sog. Wir unterscheiden in der Medizin zwei Arten von Sog:

- *Grobsog.* Darunter versteht man denjenigen

Tabelle 43.**1** Umrechnungstabelle für die Einheiten von Druck und Sog

Druck	Umrechnungsfaktor								
	Pa	bar	kp/cm^2	kp/m^2	Torr	mmWS	mWS	atm	psi
1 Pa	1	10^{-6}	$1{,}01972 \cdot 10^{-5}$	0,101972	$7{,}5 \cdot 10^{-3}$	0,101972	$1{,}01972 \cdot 10^{-4}$	$9{,}87 \cdot 10^{-6}$	$1{,}45 \cdot 10^{-4}$
1 bar	10^5	1	1,01972	$1{,}01972 \cdot 10^4$	750,062	$1{,}01972 \cdot 10^4$	10,1972	0,98692	14,5038
1 kp/cm^2	$9{,}80665 \cdot 10^4$	0,9807	1	10^4	735,56	10^4	10	0,96784	14,2223
1 kp/m^2	9,80665	$9{,}807 \cdot 10^{-5}$	10^{-4}	1	$7{,}356 \cdot 10^{-2}$	1	10^{-3}	$9{,}6784 \cdot 10^{-5}$	$1{,}422 \cdot 10^{-3}$
1 Torr	$1{,}33322 \cdot 10^2$	$1{,}33322 \cdot 10^{-3}$	$1{,}359 \cdot 10^{-3}$	13,5951	1	13,5951	$1{,}35951 \cdot 10^{-2}$	$1{,}32 \cdot 10^{-3}$	$1{,}934 \cdot 10^{-2}$
1 mmWS	9,807	$9{,}807 \cdot 10^{-5}$	10^{-4}	1	$7{,}35556 \cdot 10^{-2}$	1	10^{-3}	$9{,}7 \cdot 10^{-5}$	$1{,}42 \cdot 10^{-3}$
1 mWS	$9{,}807 \cdot 10^3$	$9{,}807 \cdot 10^{-2}$	0,1	10^3	73,5556	10^3	1	$9{,}678 \cdot 10^{-2}$	1,4223
1 atm	$1{,}0133 \cdot 10^5$	1,01325	1,03323	$1{,}03323 \cdot 10^4$	760	$1{,}0332 \cdot 10^4$	10,332	1	14,6966
1 psi	$6{,}89476 \cdot 10^3$	$6{,}895 \cdot 10^{-2}$	$7{,}031 \cdot 10^{-2}$	$7{,}0306 \cdot 10^2$	51,174	$7{,}0306 \cdot 10^2$	0,70306	$6{,}8043 \cdot 10^{-2}$	1

Pa = Pascal (= N/m^2)
bar = Bar
kp/cm^2 = Kilopond pro Quadratzentimeter (= at = techn. Atm.)
kp/m^2 = Kilopond pro Quadratmeter
Torr = Torr (= mmHg)
mmWS = Millimeter Wassersäule
mWS = Meter Wassersäule
atm = physikalische Atmosphäre
psi = pound-force per square inch (= lb/in^2 = psig)

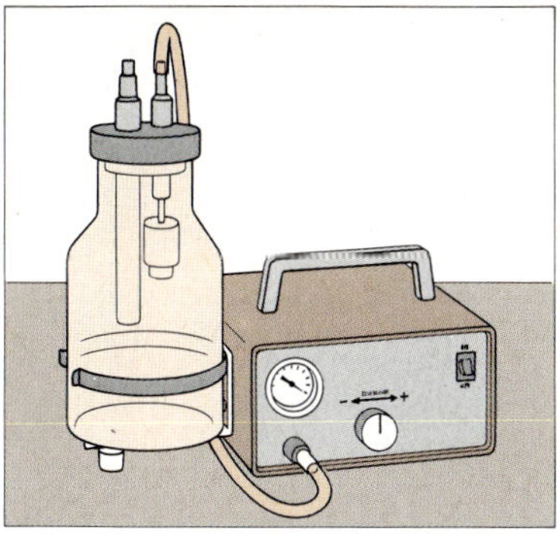

Abb. 43.**12** Beispiel einer Absaugpumpe mit Vakuummeter 0–1 bar, automatischer Überlaufsicherung und Sekretflasche.

Unterdruck, der ein Absinken der Wassersäule (WS) um 1–4 m bewirkt. Ein solcher Sog ist notwendig für das Absaugen von Sekreten aus offenen Operationswunden und für die Schleimentfernung aus Mund, Rachen und Trachea. Der Mittelwert des Endvakuums beträgt ca. 2,5 mWS.

- *Feinsog.* Darunter versteht man denjenigen Unterdruck, der ein Absinken der Wassersäule um 5–50 cm bewirkt. Ein solcher Sog ist notwendig für das Absaugen von Sekreten aus sekundär verheilenden Tiefwunden mittels Sonden und Drainagen, z. B. nach Lungenoperationen. Mit Regulierventil läßt sich das Endvakuum einstellen.

Beispiel einer *Absaugpumpe* in Abb. 43.**12**.

Bei jeder Saugvorrichtung muß nachstehende Reihenfolge beachtet werden:

Vakuumquelle → Regulierventil → Sogmeßgerät → Sekretflasche → Sonde (Patient)

unsteriler Bereich | steriler Bereich

Heberprinzip

Der Luftdruck wirkt in der Darstellung Abb. 43.**13** auf die Wasseroberfläche des Behälters und auf die Austrittstelle am Rohr- oder Schlauchende, bei Darstellung Abb. 43.**13b** auf die Wasseroberfläche des oberen und unteren Behälters. Da sich Flüssigkeiten nicht komprimieren lassen, wird dieser Druck auch gleichmäßig weitergeleitet. Betrachten wir nun die Austrittstelle in Abb. 43.**13a** oder die Wasseroberfläche in Abb. 43.**13b**, so kommt noch das Gewicht der Wassersäule mit der Höhe h dazu. Der Druck von oben setzt sich also aus dem Luftdruck und dem Druck (Gewicht) der Wassersäule zusammen. Diesem genannten Druck setzt sich aber in beiden Anordnungen (Abb. 43.**13a** u. **b**) nur der Luftdruck entgegen. Die oberen Gefäße können somit entleert werden. Das ganze System funktioniert aber nur, wenn das ganze Rohr oder der ganze Schlauch mit Flüssigkeit gefüllt und eine Höhendifferenz h vorhanden ist.

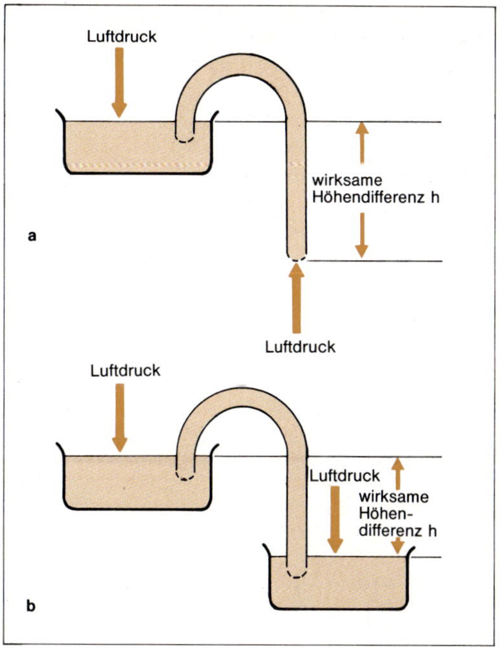

Abb. 43.**13** Heberprinzip.

Eine weitere Möglichkeit besteht durch Ansaugen der Flüssigkeit durch Spritzensog oder Ballonpumpe.

Herrscht im abzusaugenden Gebiet ein Überdruck, so erübrigt sich das Ansaugen.

43.3.2. Wasserstrahlpumpe

Prinzip der Wasserstrahlpumpe

Strömt Gas oder Flüssigkeit durch ein Rohr mit einer Verengung, so kann beobachtet werden,

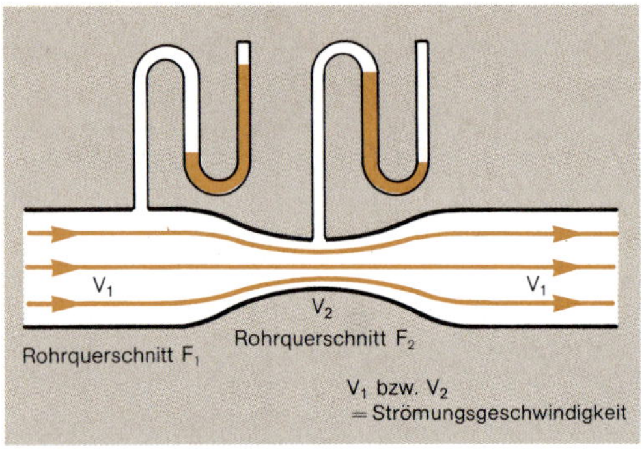

Abb. 43.**14** Prinzip der Wasserstrahlpumpe (s. Text).

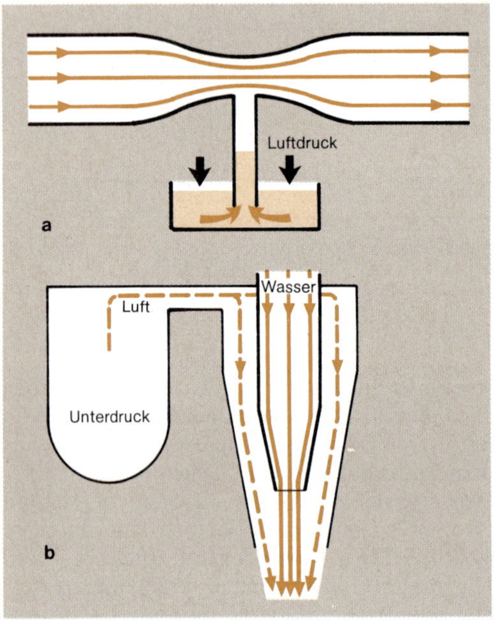

Abb. 43.**15** Möglichkeiten der Wasserstrahlpumpe (s. Text).

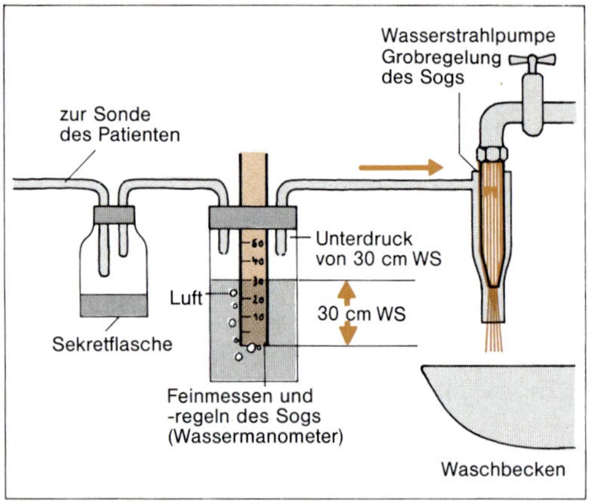

Abb. 43.**16** Anwendung der Wasserstrahlpumpe. Anstelle der Wasserstrahlpumpe wird heute meist ein elektrischer Saugapparat verwendet.

daß der Druck p des strömenden Mediums auf die Wand des Rohres im Bereich der Verengung kleiner ist als im Bereich des weiten (normalen) Querschnitts. Bestimmt man die Strömungsgeschwindigkeit im weiten und engen Rohrteil (Abb. 43.**14**), so läßt sich feststellen, daß die Strömungsgeschwindigkeit V im weiten Rohrteil kleiner ist als im verengten Teil. Die Beziehung zwischen Rohrquerschnitt und Strömungsgeschwindigkeit ergibt die sog. Kontinuitätsgleichung, die für inkompressible Flüssigkeiten besagt, daß das Produkt aus Rohrquerschnitt F und Strömungsgeschwindigkeit V immer konstant und gleich dem Durchflußvolumen Q (pro Zeiteinheit) ist. Bei kleinem Querschnitt muß also die Geschwindigkeit größer sein, damit Q konstant bleibt. Bernoulli konnte auch nachweisen, warum im großen Rohrquerschnitt (V_1 klein) der Druck größer sein muß als im kleineren (V_2 groß).

Anwendung

Eine Anwendungsmöglichkeit dieser Gesetze ist in Abb. 43.**15a** dargestellt. Wird der Druck an der eingeschränkten Stelle geringer als der äußere Luftdruck, so wird aus dem Becherglas Wasser angesaugt; das Glas leert sich schnell. Diesen Effekt benützt man bei der Wasserstrahlpumpe. Durch die Düse fließt ein Wasserstrahl mit großer Geschwindigkeit in ein erweitertes Rohr. Den Stutzen schließt man an ein geschlossenes Gefäß an. Weil der Wasserstrahl einen größeren Teil der Luft im Gefäß und der Zufuhrleitung mitreißt und mit sich wegführt, wird der Behälter „luftleer“ gepumpt; es entsteht ein Unterdruck oder Sog (Abb. 43.**15b**).

Vorteile:
- keine Raumluftverschmutzung,
- genaue Dosierung des Vakuums,
- billig und sicher in der Anwendung.

Nachteile:
- blockiert den Wasserhahn (fällt bei fester Montage von Wasserstrahlpumpen an separate Anschlüsse weg);
- mehrere Wasserstrahlpumpen belasten das

Wassernetz (Trinkwasser); sie werden deshalb heute nur noch selten gebraucht.
Ist das Rohr z.B. 30 cm in das Wasser eingetaucht (Abb. 43.**16**), so muß an der Wasserspiegeloberfläche mindestens ein Unterdruck (Sog) von 30 cm WS herrschen, damit Luft in der eingezeichneten Richtung eintreten kann.
Vorgehen beim Einschalten: Zuerst Rohr bis zum gewünschten Wert in das Wasser eintauchen, anschließend Wasserhahn (Wasserstrahlpumpe) oder Ventil (Regelventil bei Zentralvakuumanlagen, Wandanschluß) langsam öffnen, bis Luftblasen sichtbar werden. Strenggenommen ist der Unterdruck in diesem Moment etwas kleiner als der eingestellte Wert.

43.3.3. Elektrische Saugapparate

Prinzip der Elektrosaugpumpe

Bei der Elektrosaugpumpe (Abb. 43.**12**) handelt es sich um eine Luftpumpe mit einer konstanten Saugleistung. Diese kann auf einen beliebigen Wert eingestellt werden, entweder durch Variation der Tourenzahl, durch Membranregler oder Wassermanometer.

Einsatzmöglichkeiten

- Für den *kurzzeitigen Sog ohne Druckregulation* (Grobsog) bei Trachealtoilette, offenen Wunden (intraoperativ) u.a.;
- für den *Dauersog mit Druckregulation* (Grob- oder Feinsog) zum Absaugen von Sekreten, Luft, Spülflüssigkeit;
- für den *intermittierenden Sog*. Die Saug- und Ruhezeiten sind variabel.

Vor der Elektrosaugpumpe muß zur Sicherheit des Motors eine *Überlaufsicherungsflasche* eingebaut werden. Der gewünschte Sog wird bei nur einstufigen Saugpumpen mittels *Wassermanometer* und *Reduzierventil* eingestellt. Das Rohr des Wassermanometers wird auf den Soll-Wert ins Wasser getaucht. Anschließend wird die Pumpe eingeschaltet und das Reduzierventil so weit geöffnet, bis im Wassermanometer nur noch eine schwache Luftblasenbildung vorhanden ist.

43.3.4. Zentrale Anlagen

Es handelt sich um *Vakuumanlagen* oder um *Druckluftanlagen* mit konstanter oder intermittierender Saugleistung (Abb. 43.**17** S. 1070). Bei letzterer muß ein *Druck-Sog-Umwandler* (Abb. 43.**18** S. 1070) eingeschaltet werden.
Der Druck-Sog-Umwandler arbeitet nach dem gleichen Prinzip wie die Wasserstrahlpumpe. Anstelle von Wasser strömt Druckluft durch die Düse.

Anwendungsgrundsätze
- Bei allen motorbetriebenen Geräten auf das Vorhandensein von Überlaufsicherungen achten.
- Unterbrecherapparat für intermittierenden Sog zwischen Sekretglas und Vakuumregler einbauen.
- Wassermanometer so keimfrei wie möglich halten (Kupferplättchen ins Wasser legen, Wasser erneuern).
- Vor Beginn des Absaugens das System auf Funktionstüchtigkeit kontrollieren (Apparat zuerst anschließen, dann erst einstellen).
- Nach Gebrauch Geräte desinfizieren (einlegen), reinigen und aufbereiten, meist über die Zentralsterilisation.

43.4. Beurteilung von Wissen und Können in der Pflege

Übung

Suchen Sie sich auf der Station einen Patienten aus, der an ein Absauggerät angeschlossen ist, und beantworten Sie die folgenden Fragen:
- Um was für ein Absaugsystem handelt es sich?
- Wie ist der Sog (Dauer, Stärke)?
- Woraus besteht das Sekret?
- Welche Information hat der Patient bekommen?
- Wie erlebt er diese Behandlung?
- Was erfahren Sie aus dem Pflegeverlaufsblatt (Pflegeplan, Pflegebericht)?

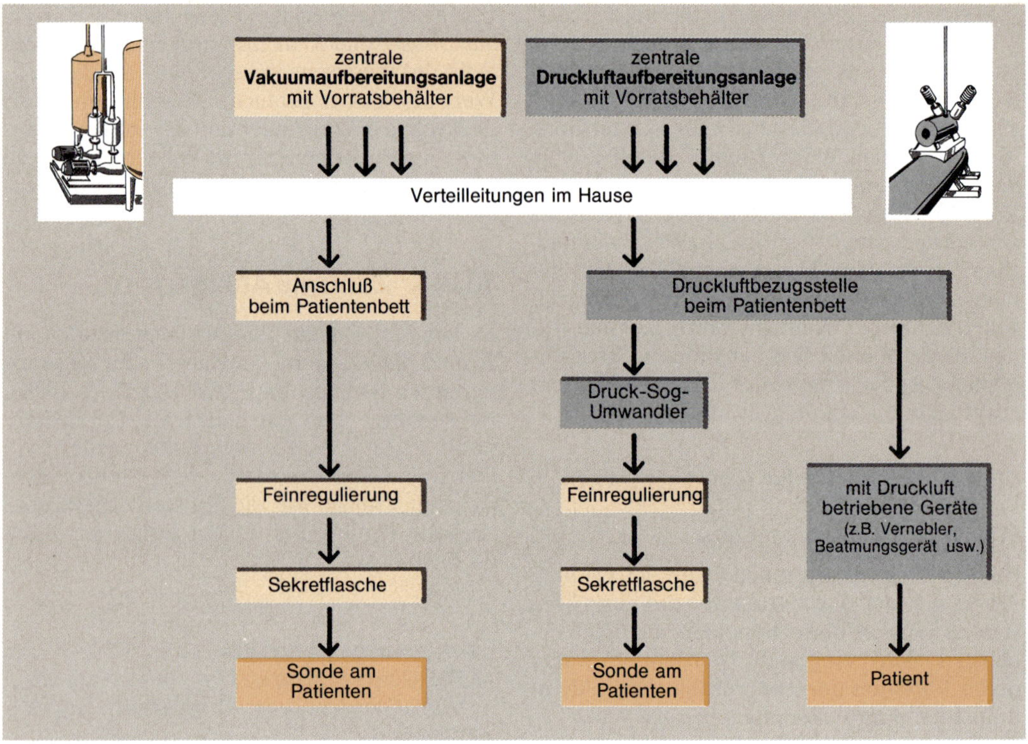

Abb. 43.**17** Schematischer Aufbau je einer zentralen Vakuum- und Druckluftaufbereitungsanlage.

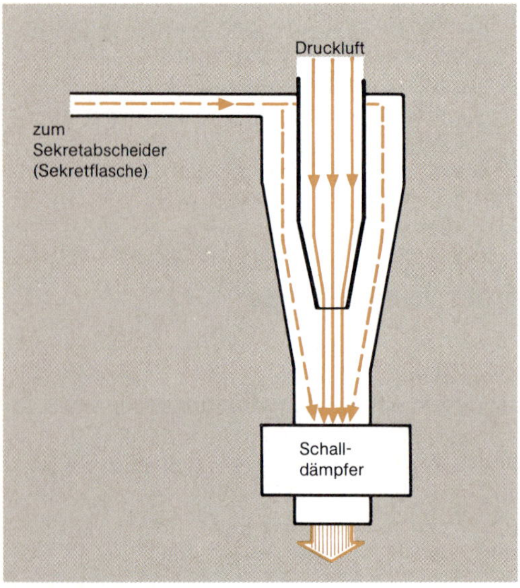

Abb. 43.**18** Druck-Sog-Umwandler.

Weiterführende Literatur

Helmâgyi, M., T. Valerius: Weiterbildung 4. Praktische Unterweisung. Sonde, Drainage, Katheter, Endoskopie. Springer, Berlin 1980

Marsch, F., D. Marsch: Physik für Krankenpflegeberufe, 3. Aufl. Thieme, Stuttgart 1986

Wie funktioniert das? Der Mensch und seine Krankheiten, 3. Aufl. Bibliographisches Institut, Mannheim 1984

44. Biopsien, Punktionen, Blutentnahmen

Sequenzziel

Dieses Kapitel gibt Ihnen eine Übersicht über die wichtigsten Biopsien und Punktionen. Sie erfahren Grundsätzliches über deren Durchführung bzw. über Ihre Mithilfe dabei sowie über die Vorbereitungs- und Nachsorgemaßnahmen.

Da Pflegepersonen vielerorts Gefäßpunktionen zur Blutentnahme durchführen müssen, werden diese so weit besprochen, daß Sie eine Blutentnahme selbständig vornehmen können.

Prinzipien/Impulse

Punktion bedeutet
- für die *menschliche Person* ein subjektiv erlebter Eingriff, an dem sie in ihrer Ganzheit teilnimmt. Je nach Gestimmtheit steht das objektiv Meßbare (Verletzung, Gewebeentnahme) oder das subjektiv Erfahrbare (Angst, Hoffnung), im Vordergrund;
- für den *Organismus* eine iatrogen gesetzte Verletzung von Haut und Gewebe sowie eine kurzfristige Verbindung eines Organs bzw. Hohlorgans nach außen;
- für die *Mitwelt* (an der Punktion Beteiligte, Mitpatienten, Angehörige) eine Herausforderung zur Begleitung (Zuwendung, Nähe), die auch abgelehnt werden kann (Distanz, Abstand).

Die *Umwelt* (das sind die Sachen, Gegenstände, die dazu dienen) wirkt, je nachdem wie wir sie handhaben, fördernd oder schädigend ein.

44.1. Zuständigkeitsbereiche

Biopsien und Punktionen. Sie sind diagnostische – seltener therapeutische – Eingriffe, die zum *Verantwortungsbereich des Arztes* gehören, sowohl was die Anordnung als auch was die Durchführung betrifft.

Die *Aufgaben der Pflegegruppe* erstrecken sich auf
- Vorbereitung des Patienten;
- Koordination der Dienste, wenn die Maßnahme im Bereich der Funktionsdiagnostik vorgenommen wird, oder
- Assistenz bei der Durchführung, wenn die Punktion auf der Station (ohne Hinzuziehung von Personal der Funktionseinheit) stattfindet. In diesem Fall ist sie auch für den sachgerechten Transport der Entnahmematerialien verantwortlich;
- Überwachung des Patienten und Nachsorge.

Gefäßpunktion und Blutentnahme. Auch Gefäßpunktionen sind Eingriffe, die zur medizinischen Kompetenz gehören. Wo sie zum Zweck der *venösen* oder *kapillären Blutentnahme* vorgenommen werden, können sie grundsätzlich in den *Tätigkeitskatalog der Krankenpflege* aufgenommen werden, doch *nur*, wenn sie
- in der Ausbildung gelehrt und geübt werden;
- nicht auf Kosten der eigentlichen Pflege durchgeführt werden müssen. Hier geht es um die Prioritätensetzung und um die klare Entscheidung *für* die Aufgaben der Pflege.

Im übrigen gilt, was allgemein zur *Mithilfe* bei diagnostischen und therapeutischen Maßnahmen (S. 993f.) gesagt wurde.

44.2. Punktion und Biopsie

Prinzip. Einstich in den Körper zwecks Entnahme von Sekreten (Serum, Plasma, Liquor) sowie Geweben und auf der anderen Seite Injektion von Testmedien (Luft, Kontrastmittel) oder Heilstoffen (Medikamente) in Hohlorgane und Hohlräume wie Gelenke, Abdomen, Pleurahöhlen und Gefäße.

Biopsie (griech. bios = Leben, opsis = Betrachtung) – Untersuchung von beim Lebenden entnommenem Material (durch die Punktion); im engeren Sinn: mikroskopische Untersuchung von Gewebe, das dem lebenden Organismus entnommen wurde, z.B. aus dem Bewegungsapparat oder aus Organen (Leber oder Lunge usw.).

Punktion (lat. pungere = stechen) – *Entleerung* von Flüssigkeiten aus Körperhöhlen zu diagnostischen (Probepunktion) oder therapeutischen Zwecken mit Hohlnadel (Kanüle) oder Trokar (Troicart). Punktion bedeutet aber auch einfach *Einstich* in ein Blutgefäß oder in vorgegebene Hohlräume wie Abdomen, Gelenke, Pleura, Gefäße, Lumbalsack.

In der Praxis werden die beiden Begriffe vereinfacht so gehandhabt: *Biopsie:* Entnahme von Gewebe (Gewebezylinder, Gewebelamellen) für die histologische Untersuchung; *Punktion:* Einstich in den Körper.

Biopsiematerial = Haut-, Schleimhaut-, Muskulatur-, Lymphknoten-, Gewebezylinder.

Punktionsmaterial = Blut, Liquor, Knochenmark (physiologische Materialien) oder *Erguß*, der unter pathologischen Bedingungen entstanden ist. Ist er entzündlich verursacht, spricht man von Exsudat, ansonsten (infolge Stauung z.B. bei Herzinsuffizienz) von Transsudat.

Die *häufigsten Punktionen/Biopsien* sind aus Abb. 44.**1** ersichtlich.

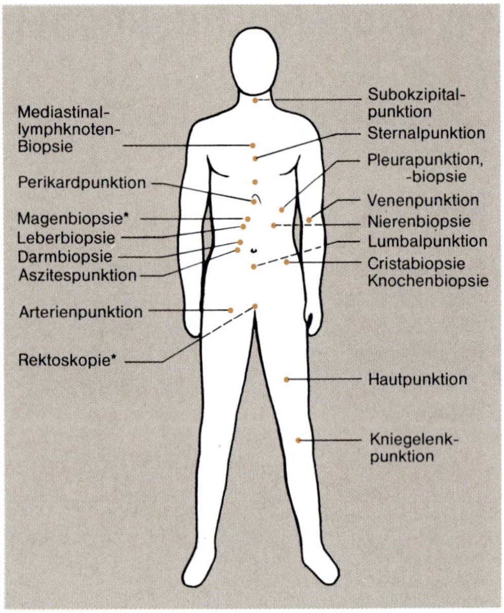

Abb. 44.**1** Übersicht über die wichtigsten Punktionen und Biopsien. * = In Zusammenhang mit Endoskopie.

44.2.1. Risiken der Punktion

Jede Punktion/Biopsie ist mit Risiken verbunden. Grundsätzlich kann man davon ausgehen, daß eine periphere Punktion (z.B. Hautbiopsie, Venenpunktion) weniger Risiken birgt als eine Punktion in die Tiefe (Leber, Nieren); hier muß in der Regel „unter Sicht" gearbeitet werden (endoskopisch, röntgenologisch, durch Ultraschall).

Im folgenden eine *Übersicht über die wichtigsten Gefahrenquellen.*

Spezifische Gefahren bei der *Punktion der Hohlorgane* sind z.B.

- bei *Pleura*punktion die Verletzung der Lunge mit nachfolgendem Pleurathorax oder die Blutung aus einem angestochenen Lungengefäß;
- bei Punktion des *Abdomens* die Verletzung innerer Organe, z.B. mit Gallenaustritt, oder die Blutung aus der Bauchdecke;
- bei *Gelenk*punktion ein temporärer Knorpelschaden oder eine sekundäre Gelenkinfektion;
- bei *Lumbal*punktion die Kleinhirneinklemmung im Tentorium (Kleinhirnzelt), evtl. mit Atem- und Kreislaufproblemen. Bei Fehlpunktion Lähmungserscheinungen.

Bei der *Gewebeentnahme* (Biopsie) aus Organbezirken ist die Komplikationsart vom punktierten Gewebe abhängig. Von besonderer Bedeutung sind dabei

- die *Lungen* – Gefahr der Blutung aus dem Bronchialsystem in die Pleurahöhle (Pneumothorax);
- die *Leber* – insbesondere bei Blindpunktion besteht die Gefahr der Blutung (peritoneal oder intrapleural), des Galleaustritts mit pe-

ritonealer Reizung oder bei Verletzung der Pleura des Pleurathorax.

Bei der *Punktion infizierter Gewebe* wie Drüsen und Abszesse ist an folgende Risiken zu denken:

- Infektion des Punktionskanals mit Ausbreitung der Erreger in die Nachbarschaft;
- nachfolgende Blutung, Verletzung von Nachbargewebe, dann auch Fistelbildung bei Abszeßpunktion.

44.3. Grundsätzliches

44.3.1. Kanülen und Geräte

Für die Punktion sind sterilisierte Spezialkanülen, Spezialspritzen und entsprechende Bestekke notwendig. Die notwendigen Materialien sind bei der entsprechenden Punktion/Biopsie nachzulesen. Grundsätzlich handelt es sich um

- spezielle Hohlnadeln,
- Feinnadelpunktionskanülen mit eingeschliffenem Mandrin,
- Saugspritzen mit Zubehör.

44.3.2. Probeentnahmeröhrchen

Das entnommene Punktat bzw. Biopsiematerial muß möglichst rasch ins Labor geschickt werden, in

- *Biopsieröhrchen.* Sie enthalten ein Konservierungsmittel (Fixierlösung). Das aspirierte Gewebematerial wird unverzüglich hineingegeben → Labor → Ausstrichpräparate;
- *Kulturröhrchen* (für Blut, Urin u.a.). Sie sind mit einer Agarsubstanz beschickt;
- *Rundboden-, Zentrifugen-, Mikro-* und *Pipettenröhrchen.* Sie dienen der Aufnahme von Blut, Urin, Liquor, Gewebeflüssigkeit usw.
  Auftragsformular und *Spezimenbehälter* (welches Röhrchen wozu?) (S. 1091 und Abb. 45.**7**).

44.3.3. Durchführung der Punktion

Das Prinzip einer Punktion bleibt immer gleich, egal, welches Organ punktiert wird. Unterschiedlich ist das Maß der Vorbereitung, Unterstützung und Nachsorge.

Diese richten sich nach der Art der gewählten Zugangsmethode (Feinnadelbiopsie oder Endoskopie) und der Situation bzw. dem Zustand des Patienten.

Prinzipiell kann das folgende für alle Biopsien/Punktionen gelten.

Jede Punktion (außer von Haut und Gefäßen) erfolgt nach örtlicher Betäubung des geplanten Einstichbereiches und Punktionskanals (evtl. in Kurznarkose) unter aseptischen Bedingungen mit sterilisierten spitzenarmierten scharfen Kanülen.

Vorbereitung

Patient:

- Situationseinschätzung in bezug auf seinen Zustand und seine Belastbarkeit, seine Gestimmtheit und sein Informationsbedürfnis.
- Information über Zweck, Ziel, Dauer und evtl. zu erwartende Unannehmlichkeiten.
- Lagerung entsprechend den anatomischen Gegebenheiten.
- Vorbereiten der Punktionsstelle soweit notwendig (Rasur).
- Prophylaktische und unterstützende Maßnahmen nach Bedarf, wie Bestimmung von Blutgruppe, Quick-Test, Gerinnungsfaktoren oder Verabreichung von Schmerzmitteln usw.

Material:

- für die Desinfektion: Desinfektionsmittel, Tupfer;
- für die Lokalanästhesie (wenn nötig): 2–5-ml-Spritze, feine Kanülen, Anästhetikum;
- für die Punktion: Punktionskanülen, Spezialspritzen und -bestecke bzw. Zubehör (evtl. Nahtmaterial);
- Probeentnahmeröhrchen, evtl. zusätzliches Auffanggefäß, Begleitzettel;
- Schnellverband, Deckverband oder Kompressionsverband.

Durchführung, Nachsorge

Die Maßnahmen sind entsprechend dem Ablaufschema in Abb. 44.**2** zu planen.

44.4. Gefäßpunktion

Punktiert werden, je nach gewünschter Blutuntersuchung, die

- *Venen* = *venöse* Blutentnahme – Ausführung durch den Arzt, die Pflegeperson, die Laborantin;

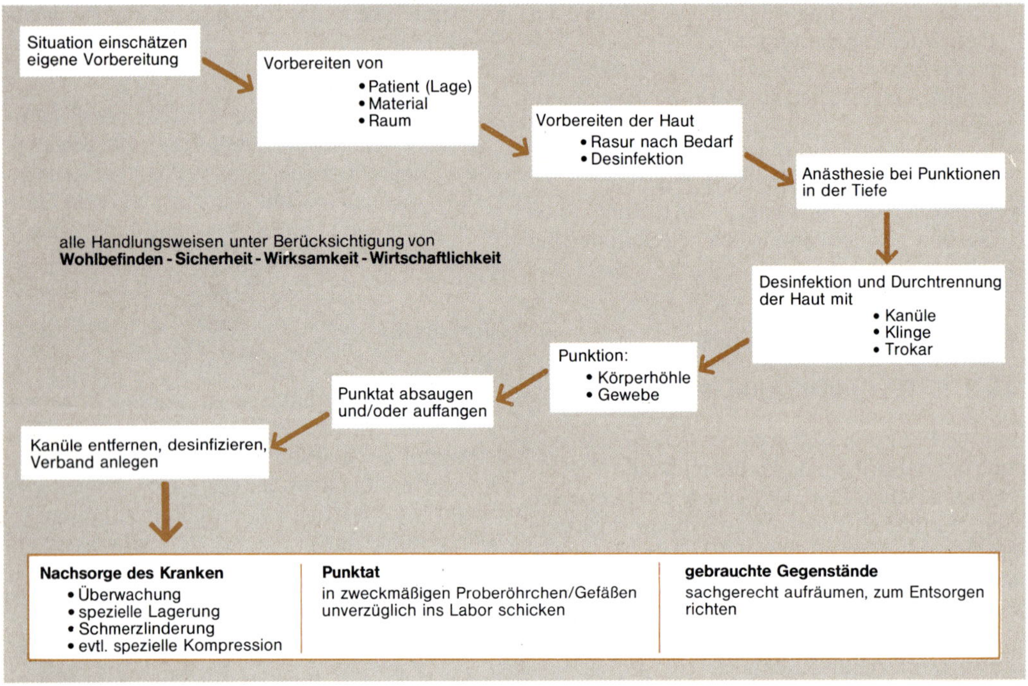

Abb. 44.**2** Ablauf der Punktion.

- *Kapillaren* = *kapillare* Blutentnahme – Ausführung wie venös;
- *Arterien* = *arterielle* Blutentnahme – Ausführung *nur* durch den Arzt.

Standardbedingungen für die Blutentnahme S. 1095.

> **Vorsicht im Umgang mit Blut** (S. 994)
> Besteht Verdacht oder Diagnose einer durch Blut übertragbaren Infektion (z. B. Hepatitis B, Non-A-non-B-Hepatitis, AIDS usw.), sind bei *allen* Blutentnahmen Handschuhe zu tragen.
> **Verletzungen vermeiden**
> - im Umgang mit Kanülen → sie sind nach Gebrauch *sofort in feste Behälter* zu entsorgen; keine unnötigen Manipulationen (→ Schutzkappe nicht aufstecken wegen der Verletzungsgefahr).
> - Eine aufgetretene Verletzung *unverzüglich* dem Personalarzt melden.

44.4.1. Venöse Blutentnahme

Es ist die häufigste Blutentnahmemethode. Als Entnahmestelle wird in der Regel die Kubitalvene der Ellenbeuge gewählt, seltener Unterarm-Handrücken-Venen.

Vorbereitung

Patient:

- Informieren über Zweck und Vorgang.
- Seine Venen anschauen, abtasten: Hautbeschaffenheit, Verlauf der Gefäße und Wahl des Punktionsorts.
- Lagerung so bequem wie möglich, am besten liegend (Kollapsgefahr), evtl. mit gesenktem Arm (Herzhöhe), wenn die Venen sich schlecht füllen.
- Venenerweiternd wirkt ein warmes Handbad oder ein warmer Wickel (i. v. Injektionen S. 1005).

Material:

- Blutentnahmegeräte: Kanüle und Spritze bzw. Vacutainersystem (Abb. 44.**3**);
- Blutröhrchen entsprechend Tab. 45.**2**;
- Desinfektionsmittel, Tupfer;
- Staubinde, Schnellverband;
- Lagerungskissen, Einmalschutztuch.

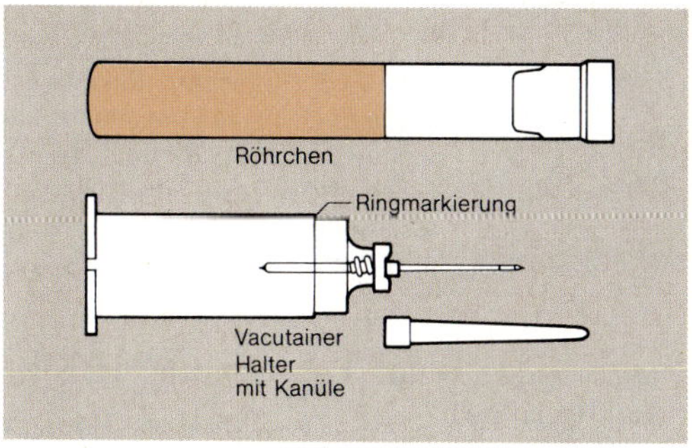

Abb. 44.**3** Vacutainer mit Zubehör.

Durchführung

- Händedesinfektion.
- Kontrolle von Blutröhrchen, Beschriftung, Verordnung, Name des Patienten.
- Lagerung des Armes, so daß der Zugang unbehindert ist.
- Aufsuchen und Punktion der Vene:
  - stauen
  - aufsuchen
  - desinfizieren
  - punktieren

  } i.v. Injektion S. 1005f.
- Blut sorgfältig ansaugen (s. unten).
- Staubinde öffnen, Kanüle herausziehen; gleichzeitig
- trockenen Tupfer auf die Punktionsstelle drücken (Arm hochhalten).
- Schnellverband anlegen.
- Blutröhrchen
  - verschließen,
  - sofort gut kippen (bei allen Zusätzen notwendig),
  - nochmals Kontrolle (Röhrchen, Zettel),
  - Transport an den richtigen Ort, sobald als möglich.
- Material im Ausguß entsorgen:
  - Tablett, Staubinde, Lagerungskissen in Desinfektionslösung einlegen;
  - Einwegmaterial in die entsprechenden Abfallsäcke geben (Kanülen in festen Behälter werfen).

Ansaugtechniken

Punktion mit Spritze und Kanüle:
- Kanüle mit Schliff nach oben richten.
- Haut straff über Punktionsstelle spannen (Vene fixieren).
- Vene punktieren, bis Blut zurückkommt.
- Blut mit Spritze aspirieren, oder

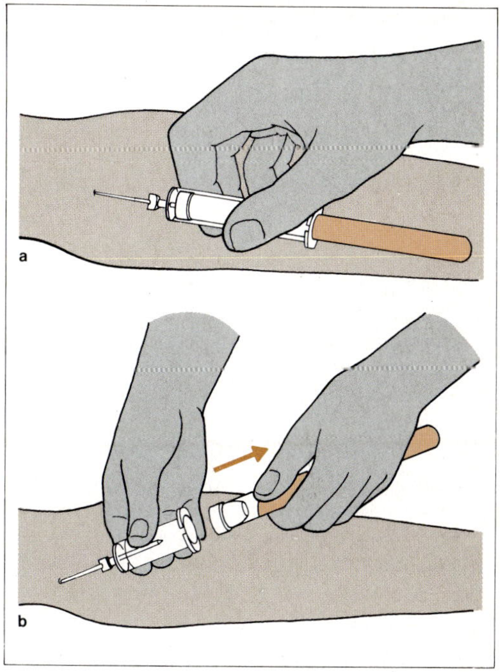

Abb. 44.**4** Blutentnahme mit Vacutainer. **a** Ansaugenlassen des Blutes. **b** Fixieren des Halters → Röhrchen herausziehen → nach Bedarf zweites Röhrchen einstecken (auch mehrere) → Schluß: Kanüle mit Halter entfernen.

- Tupfer unter Kanülenansatz legen und Blut ins vorbereitete Röhrchen tropfen lassen.
- Faust kann geöffnet werden.

Punktion mit Vacutainersystem:
- Kanüle in Halter einschrauben; Röhrchen bis zur Ringmarkierung (Abb. 44.**3**) in den Halter einführen.
- Staubinde anlegen; Venenpunktion.
- Sobald die Kanüle im Venenlumen liegt, Röhrchen auf Stopfen aufschieben, Staubinde lösen → Blut strömt ins Röhrchen (Abb. 44.**4a**).
- Gefülltes Röhrchen sorgfältig aus dem Halter ziehen (Abb. 44.**4b**).

- *Stauung* nicht zu stark anlegen; sie behindert den arteriellen Zufluß und kann Laborwerte verändern und/oder eine Hämolyse verursachen: Puls fühlen, er muß noch tastbar sein = richtige Stauung.
- *Röhrchen*, die ein Antikoagulans enthalten,

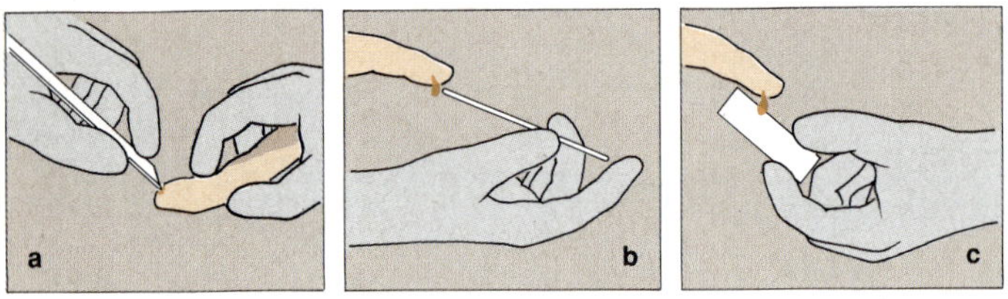

Abb. 44.**5** Kapillare Blutentnahme. **a** Einstich mit Lanzette. **b** Auffangen des Blutes in der Kapillare. Diese wird mit einem Hütchen verschlossen und ins Labor gebracht. **c** Auffangen auf Objektträger.

sofort mehrmals kippen. Bei flüssigen Zusätzen Mischverhältnis genau einhalten.
- Wenn nach dem Einstich *kein Blut aspiriert* werden kann, die Kanüle etwas verschieben; oft genügt es, den Winkel nur leicht zu verändern.
- Nach zweimaligem *Mißerfolg* soll eine erfahrenere Person zugezogen werden (nicht weiter probieren). Mißerfolg erzeugt Nervosität und umgekehrt Erfolg Ruhe.

Fehlerquellen

- „Pumpen" mit der Faust führt zu einem beträchtlichen Kaliumanstieg und ist deshalb zu vermeiden.
- Lange Stauung (> 30 s) verursacht Hämokonzentration und ergibt falsch hohe Werte von Serumprotein, Zellzahlen usw.
- Hämolyse vermeiden durch
  - angemessene Stauung,
  - scharfe (neue) Kanüle,
  - sanftes Aufziehen,
  - vermeiden des Schüttelns,
  - Verwendung von trockenen Spritzen bzw. Einmalartikeln.

  Die Auffassung, weitlumige Kanülen seien besser geeignet, eine Hämolyse zu vermeiden, ist hingegen wissenschaftlich widerlegt.

Weitere Information zu Fehlerquellen und *Einflußfaktoren* finden Sie auf S. 1091 f.

44.4.2. Kapillare Blutentnahme

Zur Entnahme von Hautblut (Kapillarblut) eignet sich die *Entnahmestelle* seitlich an der Fingerkuppe (in der Regel des Ringfingers). Das Ohrläppchen ist unempfindlich, aber weniger gut durchblutet.

Vorbereitung

Patient:
- Information über Zweck und Vorgehen.
- Entnahmestelle/Finger wählen, den der Patient weniger benötigt (Links-rechts-Händigkeit beachten).
- Punktionsstelle vorwärmen: reiben oder in warmes Wasser eintauchen.

Material:
- Desinfektionsmittel, Tupfer;
- Stichlanzette, sterilisiert;
- Blutentnahmepipette bzw. Gefäß nach Bedarf: Röhrchen, Kapillaren, Objektträger.

Durchführung (Abb. 44.**5**)
- Die Einstichstelle muß gut durchblutet sein.
- Desinfektion, dann trocknen mit sterilisiertem Tupfer.
- Durch Druck Haut anspannen, dann kurzer, tiefer Einstich; Einstich je nach Beschaffenheit der Haut „dosieren".
- Den ersten Tropfen Blut wegwischen (enthält Gewebesaft).
- Blutentnahme in das entsprechende Gefäß. Das Blut muß ohne starkes Quetschen von selbst ausfließen und große Tropfen bilden. Wird Blut für mehrere Proben verwendet, muß die Entnahmestelle nach jeder Entnahme gut gereinigt werden (Entfernen von Gerinnseln).
- Mit Tupfer Haut reinigen, evtl. Blutstillung durch Kompression mit Tupfer; Einstichstelle mit Schnellverband abdecken.

Vorgehen bei Neugeborenen
- Entnahmestelle; mediale Fersenkante (Abb. 44.**6**).

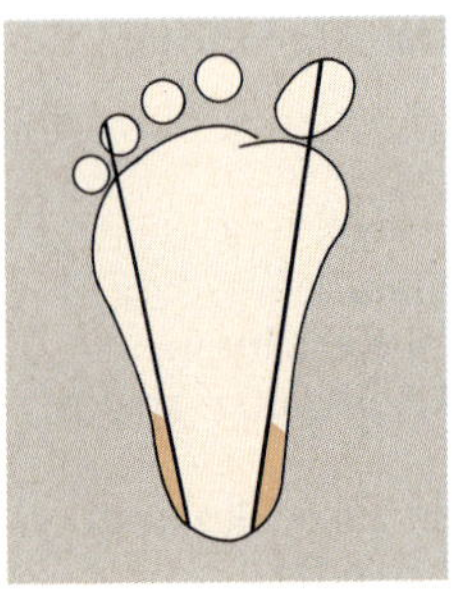

Abb. 44.**6** Empfohlene Punktionsstellen beim Neugeborenen (braun), um Kalkaneusverletzungen zu vermeiden.

- Vor Blutgasanalysen und hämatologischen Untersuchungen Fuß mit 39 °C warmem feuchtem Flanelltuch 3 Minuten vorwärmen.
- Einstich nicht tiefer als 2,4 mm.

Fehlerquellen

Im Kapillarblut liegt eine Zellanschoppung vor, die physiologisch ca. 10% beträgt und im Schock bis zu 50% ausmachen kann. Insbesondere bei Unterlassung der Hyperämisierung kann es zu einer selektiven Leukozyten-, speziell Monozytenanreicherung kommen. Die wichtigsten klinisch-chemischen Differenzen: Glucose ist im Kapillarblut höher, Kalium, Proteine und Calcium dagegen niedriger als im Venenblut.

44.4.3. Arterielle Blutentnahme

Sie wird meist für die *Blutgasanalyse* eingesetzt, wenn arterielles Kapillarblut nicht genügt, z. B. bei

- Schockzuständen,
- rechtsventrikulärer Dekompensation mit erhöhtem Venendruck,
- immer dann, wenn höchste Ansprüche an die pO_2-Werte gestellt werden.

Vorbereitung und Durchführung

Sie entspricht der i. a. Injektion S. 1006f.
Besonders zu beachten. Luftzutritt und Gerinnung des Blutes müssen verhindert werden durch

- rasches, koordiniertes Arbeiten.
- Verwendung von dichten, evtl. mit Heparin benetzten Spritzen; Glasspritzen sind zu bevorzugen, weil sich Gase in Kunststoff lösen. Die Spritze soll möglichst eine Austrittsmöglichkeit für die Totraumluft haben.
- Spritze sofort verschließen und ins Labor bringen.
- Das Blut muß bis zur Verarbeitung *kühl* aufbewahrt werden (Kühlbeutel unterlegen).

44.4.4. Blutentnahme für Kultur

Sie ist besonders heikel in bezug auf Kontamination, weshalb die Entnahme unter strengsten aseptischen Kautelen vorgenommen werden muß.

Material:

- Gegenstände für die Blutentnahme,
- Vacutainer-Entnahmeeinheit mit
- 2 Blutkulturröhrchen (enthalten Nährbouillon).

Durchführung

- Ruhige, hygienisch einwandfreie Atmosphäre schaffen.
- *Desinfektion* der Punktionsstelle, des palpierenden Fingers und der Gummistopfen der Röhrchen *während 2 Minuten.*
- *Blutentnahme:*
  - 1. Röhrchen mit Gummistopfen nach oben bis zur Ringmarkierung (Abb. 44.**3**) in den Halter einführen (das Röhrchen federt beim Loslassen des Halters leicht zurück).
  - Staubinde anlegen, Venenpunktion.
  - Röhrchen ganz über die Ringmarkierung hinaus in den Halter einschieben, Staubinde lösen.
  - Das Röhrchen füllt sich automatisch (Abb. 44.**4a**).
  - Gefülltes Röhrchen sorgfältig aus dem Halter ziehen (Abb. 44.**4b**).
- Kippen des Röhrchens zur Vermischung des Blutes mit der Nährbouillon.
- 2. Röhrchen einschieben.
- Wenn kein Blut mehr fließt, Röhrchen aus dem Halter ziehen.
- Erst jetzt Kanüle aus der Vene entfernen, um eine Belüftung des Kulturröhrchens zu vermeiden.
- Röhrchen beschriften einschließlich Zeit der Blutentnahme → Labor.

Spezielle Punktionen. Für alle folgenden Punktionen und Biopsien gilt:

- Durchführung *nur* durch den Arzt.
- Die Aufgabe der Pflegeperson ist
  - Assistenz während der Punktion, Vorbereitung und Zureichen der Instrumente, Ableitungen, Laborröhrchen, Verbände usw.;
  - Beobachtung des Patienten während der Untersuchung;
  - Vorbereitung und Nachsorge.

44.5. Lungen und Pleura

44.5.1. Pleurapunktion

Prinzip. Schaffen eines Zugangs zum Pleuraraum zu therapeutischen und/oder diagnostischen Zwecken.

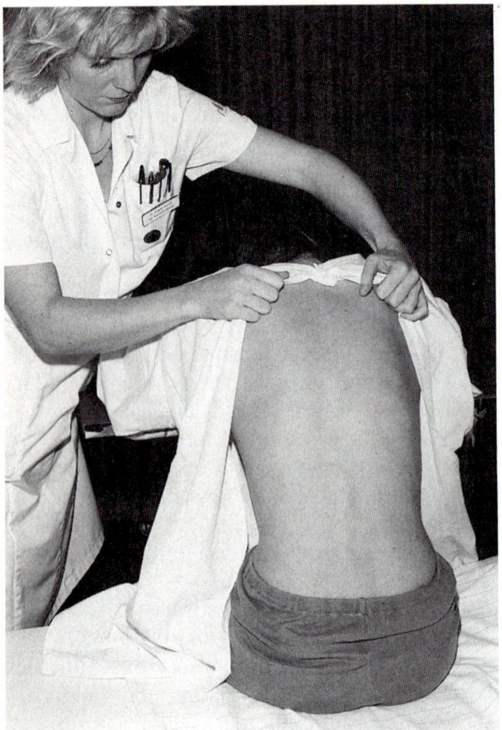

Abb. 44.**7** Lagerung bei Pleurapunktion, sitzend: leicht nach vorn gebeugt, am Bettrand, Tischchen (mit Kissen) zur Unterstützung der Arme.

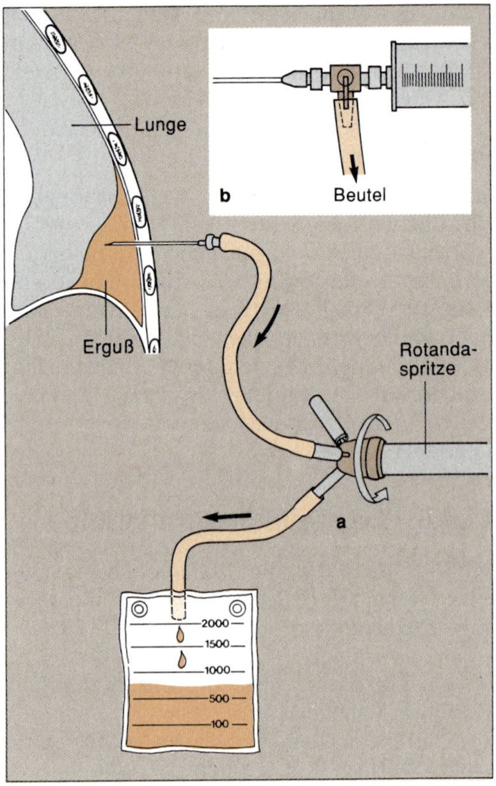

Abb. 44.**8** Pleurapunktion, **a** mit Rotandaspritze, **b** mit Spezialspritze mit eingebautem Dreiwegesystem. Das Punktat wird in einen Beutel abgeleitet.

Zweck:
- Entleeren eines Pleuraergusses – Entlastungspunktion;
- Entlastung bei Spannungspneumothorax;
- Instillation von sklerosierenden und/oder antineoplastischen Medikamenten;
- Einlegen eines Katheters für die Ableitung von Erguß und Saugdrainage.

Physiologie, Pathologie. Der Pleuraraum enthält normalerweise ca. 4 ml Flüssigkeit. Es herrscht Unterdruck. Bei Entzündungen, Tumoren, infolge Stauung bei Herzinsuffizienz nimmt die Flüssigkeit zu (Erguß). Man unterscheidet zwischen Exsudat (proteinreich), Transsudat (proteinarm), blutigem Erguß und eitrigem Erguß.

Vorbereitung

Patient:
- Information über Zweck und Vorgehen sowie über Atemtechnik: kein Husten, kein Pressen;
- Prämedikation nach Verordnung (Antitussiva, Atropin);
- Rasur wenn nötig;
- Röntgenbilder bereitlegen;
- Lagerung zur Punktion am Bettrand:
  - *sitzend:* Abb. 44.**7**,
  - *liegend* (wenn der Patient nicht sitzen kann): flache Seitenlage. Nach Pneumonektomie: Rückenlage, Kopf tief.

Material:
- alles für die Hautdesinfektion;
- alles für die Lokalanästhesie;
- Punktionsset, sterilisiert:
  - Punktionskanülen, ggf. dünner Katheter (Pleuracath) anstelle der Kanüle; dieser ist weniger verschiebbar (Anstechen des Lungenfells kann ausgeschlossen werden);
  - Spritzen: 20-ml-Spritze für die Probepunktion, 50-ml-Spritze mit Dreiwegehahn

(Abb. 44.**8b**) oder Rotandaspritze mit Zubehör (Abb. 44.**8a**);
- Klemme, Stilett oder Skalpell (Trokar);
- Verbandmaterial, Tupfer, Handschuhe, Abdecktuch;

- Einweghandschuhe, Mundschutz,
- Laborröhrchen, Auffanggefäß.

Durchführung

- Aussehen, Puls und Atmung des Patienten werden vor, während und nach der Punktion beobachtet.
- Nach der Lagerung wird der Arzt die Punktionsstelle festlegen und markieren. Anschließendes Vorgehen wie folgt:
- Lokalanästhesie, Wirkung abwarten, nochmalige Desinfektion.
- Hautschnitt und Einführen der Punktionskanüle.
- Fixieren der Kanüle mit Klemme oder festhalten. Beim Wechseln der Spritze darf der Patient nicht atmen, damit keine Luft in den Pleuraraum gelangt (ausatmen lassen und Atempause).
- Der Erguß wird aspiriert, dann durch Senken des Schlauches (Hebergesetz) die Flüssigkeit abfließen lassen.
- Nach Entfernen der Kanüle Kompression der Einstichstelle und Schutzverband.
- Punktat messen, spezifisches Gewicht bestimmen. Probematerial ins Labor schicken.

Nachsorge

- Bequeme Lagerung mit leicht erhöhtem Oberkörper. Bettruhe nach Verordnung.
- Beobachten von Vitalzeichen (Puls, Blutdruck, Atmung), Aussehen und der Punktionsstelle.
- Röntgenkontrollaufnahme.
- Komplikationen S. 1072f. Besonderheiten sind unverzüglich dem Arzt zu melden.

Werden große Ergußmengen abpunktiert, besteht die Gefahr eines Lungenödems bzw. der Hypovolämie wegen Versackung von Blut in der wieder ausgedehnten Lunge. Der Arzt wird die Hypovolämie therapeutisch angehen oder nicht mehr als 1000 ml abpunktieren.
Wird bei der Punktion Eiter festgestellt, legt der Arzt sofort einen Spüldrainageschlauch und leitet eine Saug-Spül-Drainage ein (S. 1061f.).

44.5.2. Pleurabiopsie

Prinzip. Das parenterale Blatt der Pleura kann mit *blinder Nadelbiopsie* bei vorbestehendem Pleuraerguß oder Schwartenbildung biopsiert werden. Das Biopsiematerial dient der Diagnostik bei unklaren Pleuraprozessen.
Vorbereitung und *Nachsorge* entsprechen denjenigen der Pleurapunktion (s. oben). Auch die *Gegenstände* sind die gleichen, außer der speziellen Biopsiekanüle = *Abrams-* oder *Ramel-Nadel*.

Durchführung

- Nach Durchleuchtung (bzw. Ultraschall) wird die günstigste Biopsiestelle markiert.
- Nach Desinfektion und Lokalanästhesie wird die Biopsiekanüle eingeführt.
- Die Gewebeentnahme erfolgt durch Drehung der im Instrument befindlichen sog. Schneidekanüle.
- Herausziehen der Biopsiekanüle und Kompression der Einstichstelle (Schnellverband anlegen).

44.5.3. Lungenbiopsie

Prinzip. Gewinnung von Lungengewebe zur Klärung diffuser Lungenerkrankungen oder isolierter Tumoren.
Biopsiemöglichkeiten:

- *transbronchiale* Zangenbiopsie, s. Mediastinoskopie S. 1119f.;
- *peribronchiale* Punktion, vorwiegend der bronchopulmonalen Lymphknoten bei der Bronchoskopie (S. 1119);
- *transthorakale* Nadelbiopsie in Lokalanästhesie, vorwiegend bei isolierten Lungenherden;
- *Thorakotomie*, wenn die Herde diffus oder über den Bronchialweg nicht erreichbar sind.

Vorbereitung und *Nachsorge* sind je nach Art des Zugangs unterschiedlich. Außer dem oben Gesagten gelten die speziellen Arztverordnungen.

44.6. Knochenmark, Lymphknoten

44.6.1. Knochenmarkbiopsie

Prinzip. Entnahme von Knochenmark zur histologischen Untersuchung (quantitative Beurteilung des Markzellengehaltes).

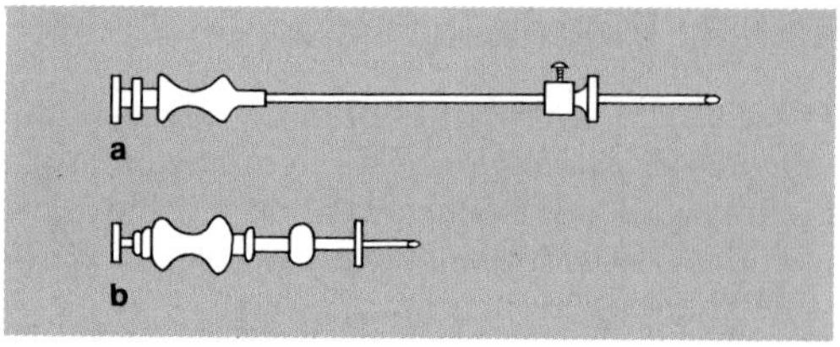

Abb. 44.**9** Punktionskanülen. **a** Kanüle ohne sichere Arretierung für die Spinapunktion. **b** Kanüle mit sicherer Arretierung (Hemmschloß) für die Sternalpunktion.

Vorkenntnisse

Methoden:
- *Nadelpunktion* unter Verwendung von Spezialnadeln mit Hemmschloß bzw. Arretiervorrichtung gegen zu tiefes Eindringen: Sternal-, Lumbalwirbeldornfortsatz- oder Bekkenkammpunktion.
- *Ausstanzung oder Bohrung* (wenn Nadelpunktion unergiebig). Entnahme eines Knochenzylinders am Beckenkamm mit Stanzen und Hohlbohrern.

Wahl der Punktionsnadel. Sie richtet sich nach dem Ort und der Art der Punktion:
- Kanüle mit Hemmschloß für Sternalpunktion (Abb. 44.**9b**);
- Kanüle ohne Hemmschloß für Spinapunktion (Abb. 44.**9a**);
- Myelotomieinstrumentarium: Bohrer, Hammer, Pinzette, Klammern, Klammersetzer (auch für Knochenbiopsie).

Verarbeitung des aspirierten Materials. Die Ausstriche werden sofort am Krankenbett angefertigt (damit das Material nicht gerinnen kann). Idealerweise steht dem Arzt eine geübte Laborantin zur Verfügung:
- Das gewonnene Material wird auf einige entfettete, ungeschliffene, schräggestellte Objektträger aufgetragen, so daß das Blut abfließen kann und die Markbröckel hängenbleiben. Diese werden dann mit einem zweiten Objektträger ausgestrichen.
  Evtl. wird zusätzlich ein Teil des gewonnenen Materials auf sterilisierte Uhrglasschälchen gespritzt, mit NaCl- oder EDTA-Lösung (evtl. Heparin oder Citrat) gespült, dann ausgestrichen.
- Weitere Untersuchungen: bakteriologisch, histologisch (Spezialröhrchen mit Heparinzusatz für Typisierung).

Vorbereitung

Patient:
- Information über Zweck, Durchführung und zu erwartende Schmerzen (Sogschmerz bei Sternalpunktion, nur geringer Schmerz bei Beckenkammpunktion).
- Lagerung:
  - Sternalpunktion: Rückenlage,
  - Cristapunktion: flache Bauchlage, evtl. Seitenlage.
- Evtl. Rasur der Punktionsstelle.

Material:
- alles zur Desinfektion;
- alles zur Lokalanästhesie;
- Punktionskanüle und Zubehör nach Wahl, Klemme;
- Stilett, 20-ml-Spritze;
- Uhrglasschälchen, Objektträger, Filterpapier;
- Fixierlösung (Formalin) für den Knochenzylinder, Laborröhrchen (mit Heparinzusatz);
- Abdecktücher, Kompressionskissen;
- Verbandmaterial, Abfallsack.

Durchführung

- Hautdesinfektion, Lokalanästhesie (Wirkung abwarten), nochmals Desinfektion.
- Hautschnitt mit Stilett und Einführen der Punktionsnadel. Mandrin entfernen und auf steriles Tuch legen.
- Spritze dicht aufsetzen, Aspiration von 1–2 ml Knochenmark.
- Beendigung der Punktion, Einstichstelle komprimieren und Verband anlegen.

Nachsorge

Laborantin: Ausstriche anfertigen (S. 1105).
Pflegeperson: Überwachung des Patienten:
- Kompression der Einstichstelle: bei Patienten mit Antikoagulation mindestens 5–10 Minuten mit dem Finger, dann Kompressionssack auflegen.
- Blutungskontrolle nach 10 und 20 Minuten, bei Thrombozytopenie während 30–60 Minuten.

44.6.2. Lymphknotenpunktion

Die Lymphknotenpunktion ist für den Patienten ein kleiner, gefahrloser und schonender Eingriff. Punktiert werden die oberflächlich gelegenen, palpablen Lymphknoten. Tiefergelegene Lymphknoten werden über den Weg der *Mediastinoskopie* (S. 1119f.) oder unter *Ultraschall-* oder *Computertomographie*-Kontrolle punktiert. Es ist keine spezielle Vorbereitung und Nachbehandlung notwendig, außer ggf. der Rasur der Punktionsstelle.

Material:
- alles zur Desinfektion;
- Punktionsset (sterilisiert), enthaltend
  - Lymphknotenpunktionskanüle oder feine Punktionsnadel,
  - 20-ml-Spritze,
  - Schälchen mit Tupfer;
- Objektträger mit Zubehör für den Ausstrich, Fixationsspray;
- Schnellverband, Schere, Schale, Abfallsack.

44.7. Leber, Abdomen

44.7.1. Leberbiopsie

Prinzip. Punktion des Lebergewebes mit spezieller Kanüle zur Gewinnung eines Lebergewebezylinders.
Die Leberbiopsie kann *blind von außen* = perkutan oder *gezielt mit der Laparoskopie verbunden* bzw. unter Ultraschall- oder Computertomographie-Kontrolle vorgenommen werden. Die Gefahren sind bei der zweiten Methode kleiner.
Der so gewonnene Lebergewebezylinder wird durch den Pathologen in Lamellen geschnitten und kann histologisch auf die Beschaffenheit des Leberparenchyms untersucht werden.

Vorbereitung

Patient:
- Information über Lagerung, Zweck;
- Quick-, Thrombozyten-, Blutgruppenbestimmung (Laparoskopie S. 1123);
- Nahrungskarenz 4 Stunden vor dem Eingriff;
- Puls und Blutdruckmessung.

Material für perkutane Biopsie:
- alles zur Desinfektion, für die Lokalanästhesie und für den Verband;
- alles zur Punktion, sterilisiert:
  - Péan-Klemme, Pinzette, Handschuhe,
  - 20-ml-Spritze mit Zentralansatz,
  - Stilett oder Skalpell,
  - Menghini-Nadel mit Mandrin,
  - Fixierlösung für Biopsiematerial,
  - Uhrglasschälchen und Filterpapier,
  - NaCl-Lösung 0,9%.

Durchführung

Der Patient liegt auf dem Rücken oder auf der linken Seite, die Flanke durch Unterlage oder kleines Kissen erhöht.
In die 20-ml-Spritze gibt man ca. 5–7 ml isotonische Kochsalzlösung. Der Arzt bohrt nach Desinfektion und Anästhesie mit dem Triangel vor oder macht einen kleinen Hautschnitt. Dann führt er die Menghini-Nadel, an der Spritze befestigt, bis zur Leberkapsel. Durch geringen Druck auf den Spritzenkolben wird die Kanüle durchgängig gemacht. Der Patient wird aufgefordert, einzuatmen und den Atem anzuhalten. Jetzt sticht der Arzt blitzschnell ins Lebergewebe, nachdem er in der Spritze ein Vakuum erzeugt hat, und aspiriert einen Lebergewebezylinder. Dieser wird sorgfältig aus der Kanüle in das Uhrglasschälchen gespritzt.

Nachsorge

- Rechte Seitenlage für 2 Stunden (auf Kompressionskissen).
- Bettruhe während 24 Stunden.
- Nahrungskarenz während 6 Stunden.
- Puls- und Blutdruckkontrolle nach 15, 30, 60 und 120 Minuten; Pulsanstieg oder Blutdruckabfall sofort dem Arzt melden.

Komplikationen S. 1072f.

44.7.2. Bauchpunktion

Die Punktion dient dem Ablassen von Flüssigkeit aus der Bauchhöhle, z. B. bei Aszites *(Aszitespunktion)*.

Vorbereitung

Patient:
- Blase entleeren lassen.
- Messen des Bauchumfangs.
- Rückenlagerung mit leicht seitlicher Drehung zum Bettrand (Bett schützen), mit dem Ziel, dem Arzt den Zugang zur Punktionsstelle und das Ablaufen des Punktats zu erleichtern.

Material:
- Alles zur Desinfektion und Anästhesie;
- zur Punktion eine dicke Kanüle mit angesetztem Aszitesschlauch, Trokar;
- Auffanggefäß, Meßzylinder, Urometer;

- sterilisierte Reagenzgläser;
- Verbandmaterial, Laparotomiebinde;
- Abfallsack, Nierenschale.

Durchführung

Der Arzt wird nach Desinfektion und Lokalanästhesie die Punktionsstelle aufsuchen, dann mittels Trokar die Bauchhöhle punktieren:

- Schlauch ansetzen, ins Auffanggefäß leiten. Die Flüssigkeit fließt spontan ab (Hebergesetz).
- Nach Beendigung der Punktion Kanüle entfernen, Einstichstelle verbinden.
- Wurden größere Mengen abpunktiert → Leibbinde umlegen. Der Druck von außen wirkt einem eventuellen Schocksyndrom entgegen.
- Punktat messen, spezifisches Gewicht bestimmen, evtl. zur Untersuchung ins Labor bringen.

Nachsorge

- Kontrolle der Einstichstelle auf Nachsickern von Flüssigkeit, Blutung.
- Kontrolle des Allgemeinbefindens, evtl. auch der Vitalzeichen. Infolge Druckentlastung im Abdomen können Schocksymptome auftreten.
- Messung des Bauchumfanges.
- Blutkontrollen (Eiweiß, Elektrolyte, Kreatinin, Blutharnstoff-Stickstoff sowie Hämoglobin und Gerinnungsfaktoren), damit der Arzt entsprechende Verluste erfassen und kompensieren kann.

44.8. Urogenitalsystem

Es werden Biopsien in allen Teilbereichen des Urogenitalsystems vorgenommen: Nieren-, Blasen-, Prostata- und Hodenbiopsien. Exemplarisch wird im folgenden die Nierenbiopsie besprochen.

44.8.1. Nierenbiopsie

Prinzip. Gewinnung von Nierengewebe durch eine offene Biopsie mit Probeexzision oder häufiger durch eine perkutane Nadelbiopsie unter Ultraschall- (oder Röntgen-)Kontrolle = Feinnadelbiopsie mittels Silvermann-Kanüle. Der Arzt wird die Indikation abwägen, da immer das Risiko einer Nachblutung und Schädigung der Niere besteht.

Zweck. Die Nierenbiopsie ist ein wichtiges Mittel zur Diagnostik von diffusen Nierenparenchymerkrankungen: Glomerulonephritis, Phenacetinniere, interstitielle Nephritis.

Vorbereitung und Durchführung

Grundsätzlich gilt, was bei der Leberbiopsie gesagt wurde (S. 1081).

- Gerinnungsfaktoren (Quick-Wert, Thrombozytenzahl) müssen in Ordnung sein.
- Patient bleibt nüchtern.

Nachsorge

- Engmaschige Überwachung des Patienten: Puls, Blutdruck, Urin, Punktionsstelle.
- Patient soll viel trinken (Diurese anregen).
- Komplikation: eine eventuelle Nachblutung muß rasch erfaßt werden.

44.9. Gelenke und Knochen

44.9.1. Gelenkpunktion

Prinzip. Es wird mit Punktionskanüle Sekret oder Erguß aus dem Gelenkraum abpunktiert. Die Punktion wird aus diagnostischen und/oder therapeutischen Zwecken vorgenommen.

- *Diagnostische Punktion.* Sie dient der *serologischen, bakteriologischen* und *histologischen* Untersuchung. Die Zusammensetzung des Sekrets gibt dem Arzt Anhaltspunkte über die pathologischen Vorgänge im Gelenk.
- *Therapeutische Punktion.* Sie dient der *Entlastung* bei einem *Erguß*, der serös, serofibrinös, eitrig oder blutig sein kann, oder der *intraartikulären Injektion*.
  - Der *seröse Erguß* (Reizerguß) entsteht durch entzündliche Veränderungen der Gelenkkapsel bzw. der Gelenkschleimhaut (Synovia), z. B. bei Traumen, gelenknahen Affektionen, Rheuma, Gicht u. a.
  - Der *serofibrinöse Erguß* entsteht z. B. bei chronischen Polyarthritiden,
  - der *eitrige* bei bakterieller Infektion (von außen oder innen),
  - der *blutige* bei Traumen, Hämophilie, Tumoren.

Die *Punktion* muß unter strenger Wahrung der Asepsis (Antisepsis) vorgenommen werden. Zum *Ablauf* gelten die Grundsätze in Abb. 44.2.

Komplikationen S. 1072 f.

44.9.2. Knochenbiopsie

Die Knochenbiopsie wird bei Verdacht auf Knochen- oder Weichteiltumoren bzw. bei Veränderungen mit ungesicherter Diagnose vorgenommen.

Methoden:
- *Nadel-* oder *Bohrbiopsie.* Material, Durchführung und Nachsorge s. Knochenmarkpunktion S. 1080.
- *Offene Biopsie.* Es handelt sich um einen kleinen chirurgischen Eingriff zwecks zielgerichteter Entnahme von Knochenmaterial.

Nachsorge:
- Ruhigstellen des betroffenen Körperteils bis zum ersten Verbandwechsel nach 5 Tagen, dann entsprechend dem Heilungsverlauf.

44.10. Gehirn und Rückenmark

Hier geht es um die Entnahme von *Liquor cerebrospinalis* (lat. cerebrum = Gehirn, spina = Wirbelsäule). Die Gehirn-Rückenmark-Flüssigkeit, die in den vier Hirnventrikeln und den subarachnoidalen Räumen enthalten ist, beträgt ca. 120–200 ml.

Gewinnung durch
- Lumbalpunktion,
- Zisternenpunktion (subokzipital),
- Ventrikelpunktion.

Liquoruntersuchung S. 1108 f.

44.10.1. Lumbalpunktion

Prinzip. Zugang zum Subarachnoidalraum auf der Höhe der lumbalen Wirbelsäule zu diagnostischen und/oder therapeutischen Zwecken. Es ist die häufigste und übliche Punktion zur Liquorentnahme.

Zugang. Punktiert wird der Duralsack zwischen dem 3. und 4. oder dem 4. und 5. Lendenwirbeldornfortsatz mit langer Hohlnadel (Abb. 44.**10**).

Zweck. Liquorentnahme zur Entlastung oder Untersuchung.
- *Diagnostisch:* Messung des Liquor-(Hirn-) Drucks, Bestimmung der Qualität des Liquors, Prüfung der freien Liquorzirkulation, Injektion von Röntgenkontrastmitteln (selten Luft) mit anschließender radiologischer Untersuchung.
- *Therapeutisch:* Verringerung des Gehirndrucks (Druckentlastung) bei Hydrozephalus, Meningitis usw. Injektion von Medikamenten.

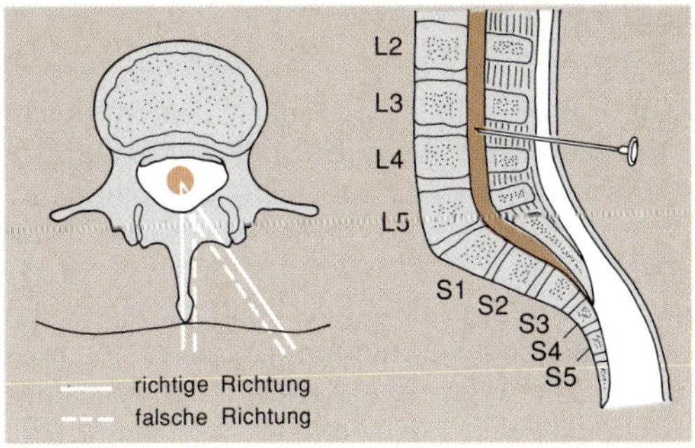

Abb. 44.**10** Lumbalpunktion. Einstich in den Duralsack.

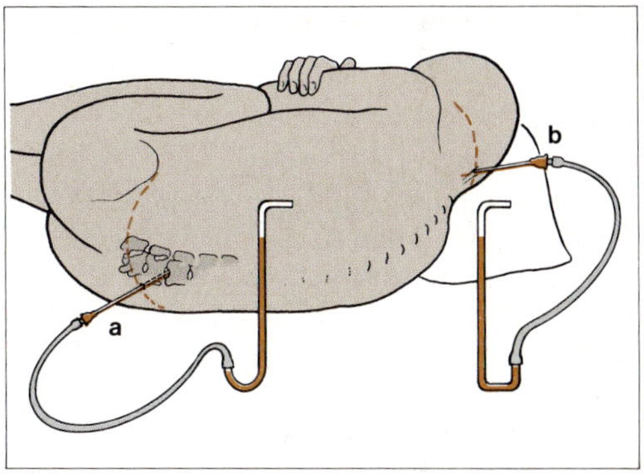

Abb. 44.**11** Lagerung und Instrumentarium beim Queckenstedt-Versuch und Lage der Kanüle. **a** Lumbalpunktion, **b** Subokzipitalpunktion.

Queckenstedt-Versuch (Abb. 44.**11**). Er dient zur Prüfung der freien Liquorpassage. Er wird ausgeführt, nachdem der Arzt das Steigrohr angeschlossen hat. Die Hilfsperson komprimiert auf Aufforderung hin die Jugularisvene am Hals. *Die Behinderung des Blutabflusses aus dem Schädelinnern führt nun zu einer Drucksteigerung, die sich über den Liquor in den Spinalraum fortsetzt.* Die Liquorsäule steigt an und fällt nach Aufhebung des Drucks wieder ab (positiver Versuch). Ist die Liquorpassage nicht frei, beispielsweise durch einen Tumor verlegt oder durch eine Entzündung mit Verklebung der Arachnoidea, bleibt der Queckenstedt-Versuch negativ.

Vorbereitung

Patient:

- Information über Lagerung, Schmerz (leichter Schmerz ist beim Einstich in die Dura zu erwarten). Er soll möglichst entspannt liegen, normal atmen, nicht pressen, nicht husten.
- *Lagerung:* Die Punktion kann am sitzenden oder liegenden Patienten vorgenommen werden. Die Wirbelsäule muß möglichst stark gebeugt sein (Katzenbuckel), damit die Dornfortsätze auseinandertreten. Wird die Punktion am *liegenden* Patienten vorgenommen, faßt die Pflegeperson den Kranken um den Nacken und um die Knie, der Kopf ist gebeugt, die Knie sind angewinkelt (Abb. 44.**11**).

Material:

- alles zur Rasur (falls nötig);
- alles für Hautdesinfektion (farbiges Desinfektionsmittel) und zur Lokalanästhesie;
- Punktionsset, sterilisiert: Kanüle (∅ 1,5 mm, Länge 7–8 cm) mit Mandrin und Arretierknopf, Steigrohr oder Druckmesser mit Schlauch, Ansatzstück oder Dreiwegehahn (für Druckmessung);
- Handschuhe und Tupfer, sterilisiert;
- Schnellverband, Schere, Röhrchen für Untersuchungsmaterial.

Durchführung

- Sorgfältige Desinfektion und Anästhesie.
- Einstich der Lumbalnadel durch den Arzt.
- Mandrin wird herausgezogen (steril ablegen).
- Sobald der Liquor tropft: Steigrohr ansetzen und den Liquordruck an der Liquorsäule ablesen (Queckenstedt-Versuch s. oben).
- Nun läßt man Liquor zur Untersuchung oder Entlastung ausfließen, normaler Liquor ist wasserklar.
- Zuletzt wird der sterilisierte Mandrin (Führungsstab) wieder in die Nadel gesteckt, diese herausgezogen und die Einstichstelle mit einem Schnellverband bedeckt.
- Liquor sofort ins Labor schicken.

Nachsorge

- *Lagerung:* Studien zeigen, daß die traditionell verordnete 24-Stunden-Bettruhe *überflüssig* ist. Etwa 30% aller Patienten bekommen nach der Punktion Kopfweh (mit oder ohne Bettruhe). Kopfweh verbunden mit Nausea jedoch tritt nur halb so häufig auf bei Patienten, die *sofort nach der Lumbalpunktion aufgestanden* waren; d.h., der Patient soll *keine* Bettruhe einhalten, außer
- nach Medikamenteninstillation: 2 Stunden Kopftieflage.
- *Flüssigkeit:* In den ersten Stunden viel trinken; mindestens 1 l.
- *Beobachten:* Wie oben gesagt, sind Kopfweh bei etwa 30%, Nausea und Kopfweh bei etwa 10% zu erwarten. Sie sind harmlos und verschwinden bald wieder. Ein anhaltendes Postpunktionssyndrom (Kopfweh, Übelkeit, Erbrechen) kommt vor, ist aber sehr selten.

Komplikationen S. 1072.

- Die Lumbalpunktion darf *nicht* durchgeführt werden bei erhöhtem Hirndruck.
- Druckmessung und Queckenstedt-Versuch *nicht* beim sitzenden Patienten vornehmen.
- Die punktierte Liquormenge soll gering sein (höchstens 3–5 ml).

44.10.2. Weitere Biopsien

Grundsätzlich können folgende Biopsien Aufschluß über einen Ausschnitt des Nervensystems geben:

- *Muskelbiopsie* – Entnahme eines Muskelzylinders bei neuromuskulären Erkrankungen;
- *Nervenbiopsie* – Entnahme nur aus funktionell nicht wichtigem Nerv;
- *Gehirnbiopsie* – Entnahme eines Gehirngewebezylinders. Der Ort der Biopsie wird mit Computertomographie bestimmt. Mit einem Spezialgerät werden Richtung und Eindringtiefe der durch ein kleines Bohrloch vorzuschiebenden Kanüle errechnet. In seltenen Fällen wird dieser Vorgang auch zu therapeutischen Zwecken angewendet, z.B. zur Elektrokoagulation bei Parkinsonismus.
  Dank der modernen Computertechnik ist der Eingriff klein und gefahrlos.

Vorbereitung, Nachsorge

Außer den allgemeingültigen Maßnahmen (Information, Begleitung, evtl. Rasur) sind keine pflegerischen Maßnahmen notwendig.

44.11. Haut

Prinzip. Entnahme von Hautpartikeln zur Diagnosefindung bei unklaren Hautaffektionen. Die *Entnahme* geschieht je nach Situation (lokale oder generalisierte Erkrankungen) an einer oder mehreren Stellen. Es wird eine möglichst typische Effloreszenz exzidiert und histologisch untersucht.

Vorbereitung

Patient:
- Die Haut muß gereinigt sein, frei von Salbenrückständen.

Material:
- alles zur Desinfektion und Lokalanästhesie,
- Stanzbiopsiematerial,
- kleine Schere und Pinzette,
- Gläschen mit Fixierlösung, beschriftet,
- Schnell- und Druckverbandmaterial.

Durchführung, Nachsorge

- Hautschonend desinfizieren (Hornschicht nicht wegreiben).
- Anästhesie und Biopsie durch den Arzt.
- Fixierlösung bereitstellen und Entnahmestelle(n) auf Gläschen vermerken (mit Begleitzettel ins Labor bringen).

Nachsorge: nichts Besonderes.

44.12. Beurteilung von Wissen und Können in der Pflege

Übung

Beobachten Sie den Handlungsablauf einer Punktion/Biopsie.
- Stellen Sie Überlegungen an zur Anatomie und Physiologie: Wo wird punktiert? Welche Vorkehrungen bezüglich Lagerung und Punktionsmaterial sind zu erwarten?
- Begleiten Sie den Patienten zum Eingriff und während der Durchführung.
- Beschreiben Sie die Schritte der Vorbereitung, Durchführung, Nachsorge.
- Befragen Sie den Patienten über seine subjektiven Erfahrungen: Angst, Schmerzen, Unruhe, Sorge usw.

Weiterführende Literatur

Boerlin, M. u. a.: Entnahme am Patienten. Ein Unterrichtsmittel zu den Prinzipien und Techniken. Recom, Basel 1985

Huber, A., B. Karasek-Kreutzinger, U. Jobin-Howald: Checkliste für Krankenpflege, 3. Aufl. Thieme, Stuttgart 1989

Reifferscheid, M., S. Weller: Chirurgie, 8. Aufl. Thieme, Stuttgart 1989

Ruff, E.: Spritzen und Blutentnahme leicht gemacht. Jungjohann, Neckarsulm 1988

45. Laboratoriumsmedizin, Funktionsdiagnostik

Sequenzziel

Dieses Kapitel macht Sie vertraut mit den *laboratoriumsdiagnostischen Prozessen.* Die Informationen zum Umgang mit Probematerial sollen Sie in die Lage versetzen, kompetent zu handeln und Patienten zweckmäßig zu informieren.
An einigen Beispielen wird Wissen über die Möglichkeiten und Grenzen der Laboratoriumsdiagnostik vermittelt.
Schließlich geht es um das Können bei der selbständigen Durchführung einfacher Laboruntersuchungen. Ergänzend werden Informationen zur medizinischen Funktionsdiagnostik vermittelt.

Prinzipien/Impulse

Die Laboratoriumsmedizin ist Teil der medizinischen Diagnostik, an der drei Arbeitsbereiche – ärztlicher Dienst, Pflegedienst und Laboratorium – beteiligt sind:

- Für den *Mediziner* ist die Laboranalytik ein wichtiger Teil der Gesamtdiagnostik. Er ordnet die Untersuchung an und verarbeitet den Befund für die Diagnosefindung oder als Teil der Verlaufskontrolle (Therapie- und/oder Krankheitsverlauf).
- Dem *Pflegedienst* obliegt in erster Linie die Vorbereitung und Information des Patienten, die selbständige und/oder unterstützende Mitarbeit in der Gewinnung der Proben (Spezimen) sowie die Sorge für den zweckmäßigen Transport.
- Im *Laboratorium* werden die Proben von speziell ausgebildeten Personen – medizinisch-technische Assistenten/Assistentinnen und klinische Chemiker(innen) – untersucht, und es wird ein Befund erstellt.

Entscheidend für die Zuverlässigkeit der Laborresultate ist die *Qualität des Untersuchungsmaterials.* Diese wird weitgehend vom Pflegepersonal beeinflußt bzw. gewährleistet (durch eine sichere Handhabung) oder verfälscht (durch fehlerhafte Gewinnung).

45.1. Regelkreis der Laboranalytik

Die drei Arbeitsbereiche – ärztlicher Dienst, Pflegedienst und Laboratorium – sind im Sinne eines Regelkreises miteinander verknüpft (Abb. 45.**1**). Dabei ist die Pflegestation gleichsam die Drehscheibe, wo die einzelnen Elemente zu einem funktionierenden Ganzen zusammengefügt werden. Bindeglied zwischen Arzt und Pflegedienst ist der Auftrag. Er gelangt als Informationsträger ins Laboratorium. Der Informationsfluß wird abgeschlossen durch den Befund, den der klinische Chemiker an den Arzt übermittelt. Die *Gewinnung der Probe* (Spezimen), Vorbereitung und Transport, obliegen in der Regel dem Pflegedienst. Sie umfaßt ein sehr breites Spektrum und betrifft folgende Proben:

- Ausscheidungen – Urin, Stuhl, Sputum (S. 306f. u. 354);
- Blut, Blutentnahme (S. 1074ff.);
- Punktate und Biopsiegewebe (S. 1072ff.);
- Wundsekrete und Abstrichmaterial von Haut und Schleimhaut, Augen, Hals-Nasen-Rachen-Raum und von weiblichen Geschlechtsorganen (s. dort).

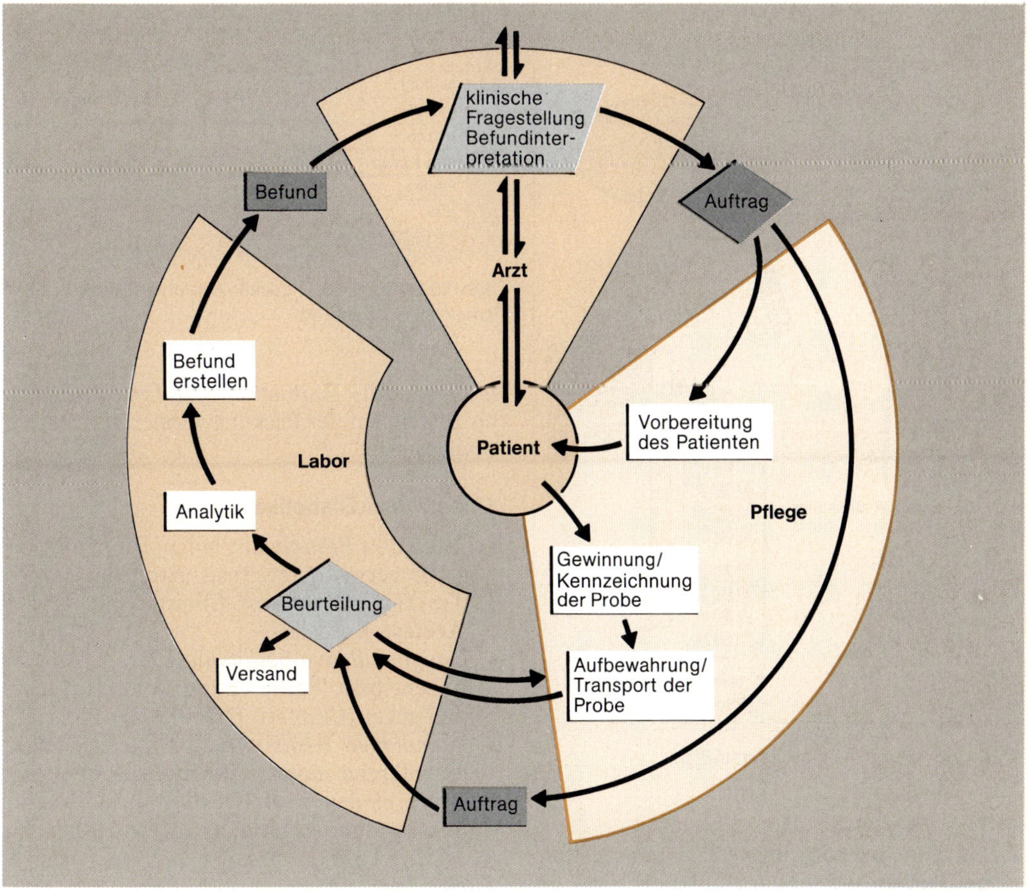

Abb. 45.1 In der Laboranalytik können die Arbeitsbereiche ärztlicher Dienst, Pflegedienst und Laboratorium im Sinne eines Regelkreises miteinander verknüpft werden. Die Kooperation mit dem Patienten ist insbesondere im Pflegebereich von großer Bedeutung.

Entscheidend für die *Qualität der Resultate* sind die korrekte

- Vorbereitung und Information des Patienten,
- Gewinnung und Kennzeichnung der Probe,
- Aufbewahrung und Transport der Probe.

45.2. Nachweis auf der Station

45.2.1. Urinuntersuchungen

Zur raschen Untersuchung von Urin werden heute eigentlich nur noch Teststreifen (Stix) eingesetzt. Der *Universalteststreifen* (z.B. Combur-9-Test) umfaßt folgende Parameter: Leukozyten, Nitrit, pH, Eiweiß, Glucose, Keton, Urobilinogen, Bilirubin, Blut. Weitere Untersuchungen sind nur beim positiven Ausfall dieser Tests notwendig. Der *indikationsspezifische Teststreifen* ist

- eine Einzeluntersuchung, z.B. für Zucker, Eiweiß usw., oder
- eine kombinierte Untersuchung z.B. von
  - Zucker und Aceton (Keto-Diastix) für Diabetiker,
  - Bilirubin, Urobilirubin zum Nachweis von Gallefarbstoffen.

Vorgehen und Ablesen

Da jedes Testfeld alle benötigten Reagenzien in standardisierter und stabilisierter Form enthält, ist die Untersuchung des Harns mit Teststreifen einfach

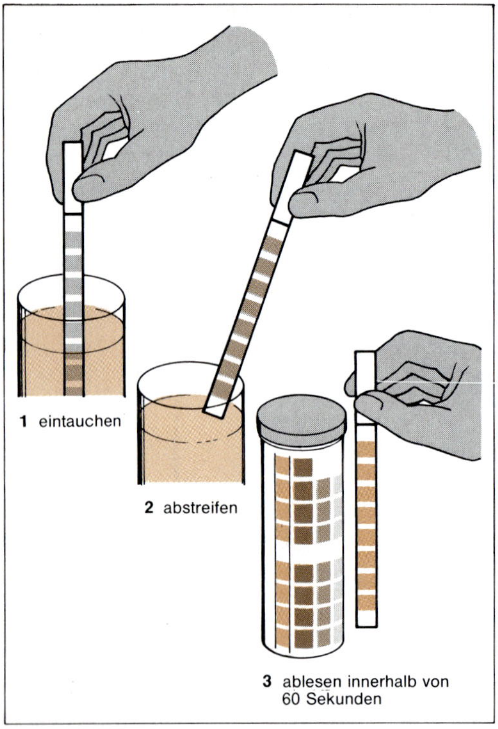

Abb. 45.**2** Schnelltest mit Teststreifen.

- Frischen, unzentrifugierten Harn verwenden, Harnprobe gut durchmischen:
  1. Teststreifen kurz (maximal 1 Sekunde) in den Harn eintauchen.
  2. Beim Herausnehmen seitliche Kante am Gefäßrand abstreifen, um überschüssigen Harn zu entfernen.
  3. Nach 60 Sekunden (Leukozytentestfeld nach 120 Sekunden) Reaktionsfarbe mit der Farbskala vergleichen.
- Ablesen des Teststreifens (Beispiel Abb. 45.**2**).

Die Teststreifen der verschiedenen Herstellerfirmen entsprechen sich nur grundsätzlich, weshalb bezüglich *Farbskala* und *Zeitfaktor* des Ablesens die einschlägige Verpackungsliteratur zu berücksichtigen ist.

Haltbarkeit der Teststreifen

Die Teststreifen sind in einem handlichen, mit einem Trockenmittelstopfen verschlossenen Behälter verpackt. Auf diese Art sind sie vor Luftfeuchtigkeit geschützt. Bei vorschriftsmäßiger *Aufbewahrung* sowie sachgemäßem *Gebrauch* ist die Haltbarkeit der Testsubstanzen bis zu dem auf der Packung vermerkten Datum gewährleistet.

z.B.	morgens	mittags	abends
Montag	X		
Dienstag		X	
Mittwoch			X
Donnerstag	X		
Freitag		X	
usw.			X

Abb. 45.**3** Tägliche Zucker-Aceton-Kontrolle „über Kreuz" = Schachbrett.

Einsatz beim Diabetiker

- *Qualitative Bestimmung* anhand der Farbskala des verwendeten Tests (Stix) für *Zucker* (Tes-Tape, Gluko-test, Clinistix) und *Aceton* (Acetest, Ketostix).
- *Semiquantitative Bestimmung* mit Angabe in Prozent bzw. Farbe des verwendeten Tests für Zucker (Clinitest, Diaburtest).
- *Quantitative Bestimmung* = Zuckermenge, die während einer bestimmten Zeitperiode ausgeschieden wird: im Tagesurin, Nachturin, 24-Stunden-Urin.

Zu beachten:

- Getestet wird der Urin *vor* den Mahlzeiten 3mal täglich (häufig Zucker *und* Acetonnachweis). Ist der Patient gut eingestellt, genügt die tägliche Kontrolle „über Kreuz" (Abb. 45.**3**).
- Im Krankenhaus wird häufig der sog. *zweite Urin* getestet; es handelt sich dann um den Urin, der 20–30 Minuten nach einer ersten Blasenentleerung aufgefangen wird. Diese Urinportion enthält den *momentanen* Zuckergehalt (im ersten Urin sammelt sich der Zucker, der im Anschluß an eine Mahlzeit ausgeschieden wird).
- Für Patienten mit Diät allein oder mit Diät und oralen Antidiabetika ist eine postprandiale Urinzuckerkontrolle wichtig (1 Stunde nach Beendigung der Mahlzeit sollte der Urin zuckerfrei sein).

Handhaben der Testmaterialien. Da immer wieder neue Testmaterialien in den Handel kommen, ist die jeweilige Gebrauchsanweisung genau zu lesen. Wichtig ist dies insbesondere auch beim Gebrauch von *Clinitest-Tabletten*, damit keine Fehlerquellen in der Beurteilung das Resultat verfälschen.

45.2.2. Blutuntersuchungen

Blutzuckerbestimmungen

Der *Teststreifen* dient zur vorläufigen Bestimmung im Notfall, zur Verlaufskontrolle auf der Abteilung sowie zur Selbstkontrolle des Diabetikers.

Durchführung:
- Kapillarblutentnahme, wie auf S. 1076 nachzulesen.
- Teststreifen (z.B. Glucostix) auf saubere Unterlage legen.
- Blutstropfen mit der Testfläche abnehmen, nicht verschmieren, Zeit stoppen.
- Nach genau 1 Minute das Blut sorgfältig und mit mäßigem Druck mit sauberer Verbandwatte (keine Zellstofftupfer verwenden!) abwischen, und mit dem sauberen Teil der Watte zweimal leicht nachwischen.
- Nach einer weiteren Minute den Farbton des Teststreifens anhand der Vergleichsfarben bewerten.

Die *Auswertung* kann auch mit entsprechenden Geräten erfolgen (Abb. 45.**4**); das Resultat wird angezeigt.

Fehlerquellen ausschließen:
- Teststreifen vor Feuchtigkeit und direktem Sonnenlicht schützen.

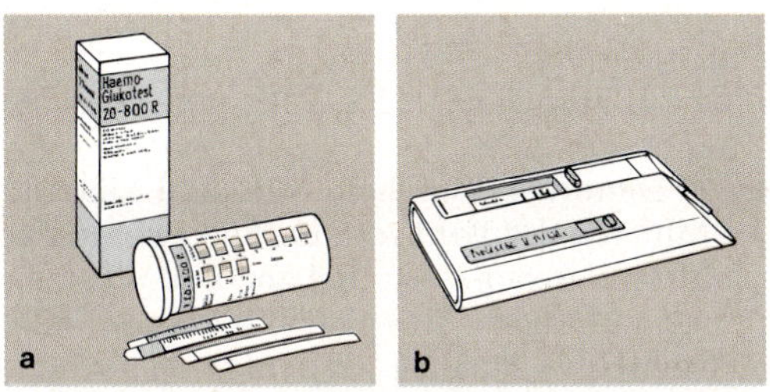

Abb. 45.**4** Blutzuckerbestimmung mit Teststreifen. Die Auswertung kann **a** visuell (Haemo-Glukotest 20–800 R) oder **b** elektronisch mittels Gerät und Codestreifen (Reflolux II M) vorgenommen werden.

- Packung zwischen +2 und +30 °C aufbewahren.
- Test zwischen +18 und +35 °C durchführen.
- Die Haut muß vor der Blutentnahme völlig trocken sein.

Einsatz beim Diabetiker. Von Bedeutung sind:
- Nüchternblutzuckerbestimmung;
- Blutzuckerprofil: nüchtern und vor den Hauptmahlzeiten und/oder postprandial messen zur Ermittlung von Schwankungen und Gipfel (möglichst unter normalen Bedingungen, gewohnte Lebensweise, Diät). Das Blut kann venös oder kapillär entnommen werden.
  Blutentnahme S. 1074 f.

Blutsenkungsreaktion

Gemessen wird die Geschwindigkeit des Absinkens der roten Blutkörperchen im ungerinnbar gemachten Blut. Die Senkungsreaktion (BSG, BSR oder SR) ist abhängig
- vom Albumin-Globulin-Verhältnis im Blut. Bei einer Eiweißverschiebung zugunsten der Globuline sinken die roten Blutkörperchen rascher;
- vom elektrischen Ladungszustand der Erythrozyten, deren Membran normalerweise negativ geladen ist;
- von der Menge und der Größe der Erythrozyten.

Vollblut (1,6 ml) wird mit 3,8%iger Natrium-citricum-Lösung (0,4 ml) vorsichtig gemischt und in 200 mm lange Spezialpipetten des Westergren-Apparates aufgezogen.
Die *Senkungswerte* werden nach 1 Stunde abgelesen (es wird die Grenze der festen und flüssigen Bestandteile festgestellt). *Bei der Schnellmethode erlaubt die Schrägstellung* des Pipettenständers von 60 Grad ein Ablesen der Werte nach 10 Minuten.

Benötigtes Material:
- Gegenstände zur Venenpunktion,
- 3,8%ige Natrium-citricum-Lösung,
- Blutentnahmegerät:
  - 2-ml-Spritze oder
  - Spezialspritze mit Mischkolben und Zweiwegehahn zum Verschließen der Spritze oder
  - Vacutainersystem.
- Pipettensystem:
  - Senkungsständer nach Westergren (Abb. 45.**5a**) oder
  - Pipetten und Pipettenhalter für das Vacutainersystem (Abb. 45.**5b**).

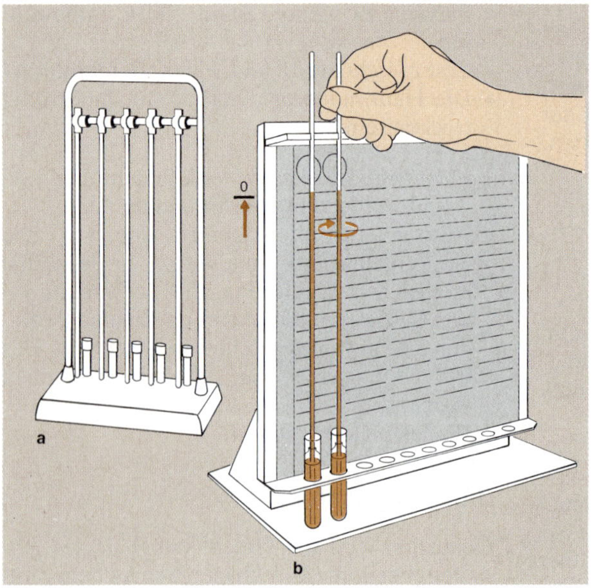

Abb. 45.**5** Senkungsständer mit Pipetten. **a** Nach Westergren, **b** für Vacutainersystem.

Vorgehen:
- Spritze oder Vacutainerröhrchen vorbereiten: 0,4 ml Natriumcitrat auf 2 ml Blut.
- 1,6 ml Venenblut entnehmen.
- Spritze vorsichtig schwenken bzw. Vacutainerröhrchen 8- bis 10mal kippen.
- Blut in die Pipette einfüllen (Vorgehen je nach Pipettensystem, Gebrauchsanleitung beachten) und in den Ständer einhängen.
- Blutniveau auf die Nullinie an der Skala ausrichten.
- Wecker stellen und nach 1 Stunde ablesen.

Normalwerte der Blutsenkung:
- Männer nach 1 Stunde bis 13 mm,
- Frauen nach 1 Stunde bis 21 mm.

Beschleunigt ist die Senkung bei den meisten fieberhaften Erkrankungen, bei ausgedehnten Entzündungen, Gelenkrheumatismus, konsumierenden Erkrankungen wie aktive Tuberkulose, Tumoren sowie bei Dys- und Paraproteinämien.
Verzögert bei Polycythaemia vera, manchen Ikterusformen sowie bei vegetativ bedingten Erkrankungen (bei letzteren schwankt sie sehr stark, häufig sogar innerhalb eines Tages).

Auffallende Plasmaveränderungen:
- dunkelgelb bei Ikterus,
- sehr hell bei Eisenmangelanämie,
- milchig bei hohem Cholesteringehalt.

45.2.3. Gefäßtest

Bei *Blutungsneigung* – hämorrhagischer Diathese (Hämorrhagie = Blutung, Diathese = Krankheitsneigung) kann neben den Blutgerinnungsfaktoren (S. 1106) auch die Beschaffenheit der *Blutgefäße* eine Rolle spielen.
Bestimmte Erkrankungen, z.B. solche entzündlicher oder allergischer Natur oder erhöhte Gefäßbrüchigkeit (Arteriosklerose), können zu einer verminderten Kapillarresistenz, d.h. zu einer vermehrten Durchlässigkeit der Kapillarwände für Erythrozyten führen.
Die *Kapillarresistenz* kann mit *Gefäßtests* gemessen werden. Der einfachste und häufigste Versuch ist der

Stauversuch nach Rumpel-Leede

Durchführung:
- Der Blutdruckwert des Patienten muß bekannt sein.
- Mit Blutdruckmanschette wird nun während 5 Minuten der Arm gestaut, und zwar in der Mitte zwischen systolischem und diastolischem Druck. Beispiel: Blutdruck 120/80 mmHg → Stauung 100 mmHg.

Aussage:
- *negativ:* keine Petechien (keine kapillare Hautblutungen), 1–2 Pünktchen gelten noch als negativ;

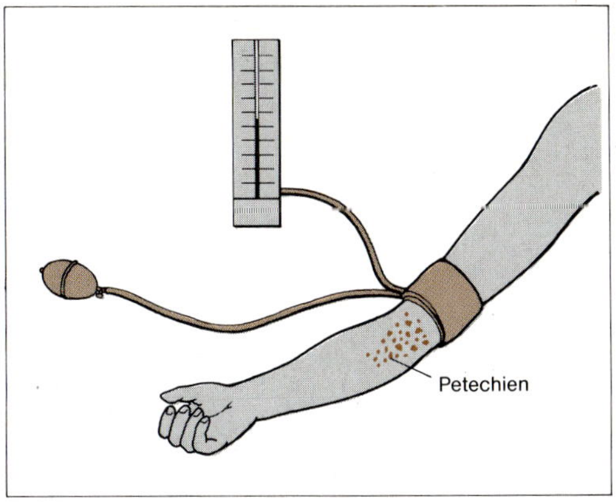

Abb. 45.**6** Positives Rumpel-Leede-Phänomen.

- *positiv:* es treten Petechien auf (Abb. 45.**6**) – Hinweis auf Kapillarstörung und auf Thrombozytopenie.

45.3. Präanalytik

Darunter sind alle Maßnahmen zusammengefaßt, die *vor* der eigentlichen Analyse ablaufen: Verordnung, Planung, Entnahme und Transport.

Der Arzt, der die *Verordnung* vornimmt, muß wissen, daß nicht alle Analysen jederzeit im Labor gemacht werden können. Die zeitliche Verfügbarkeit ist in der Regel in ein Dreistufenprogramm gegliedert:

- *Notfallparameter* – verfügbar über 24 Stunden, Lieferzeit ca. 30 Minuten.
- *Routineuntersuchungen* – verfügbar zur Bürozeit; Resultate in der Regel am selben Tag, Programm gemäß Auftragsformular.
- *Spezialbestimmungen* – verfügbar z. B. 2mal pro Woche; Lieferzeit variabel; Auswahl gemäß Untersuchungsprogramm des betreffenden Krankenhauses.

45.3.1. Laborauftrag

Die *ärztliche Verordnung* umfaßt die Umschreibung der vorzunehmenden Analysen (Analysenparameter) und evtl. zusätzliche Fragestellungen. Das *Auftragsformular* ist normalerweise so gestaltet, daß alle allgemeinen Informationen darauf festgehalten werden können. Es sind folgende Angaben zu beachten:

Patientenidentifikation:
- Name und Vorname des Patienten,
- Geburtsdatum,
- Abteilung bzw. Adresse, Arzt,
- Krankenkasse samt Sektionsnummer.

Patientencharakteristika:
- Krankheit bzw. Symptome (Anlaß),
- je nachdem weitere relevante klinische Informationen (z. B. Gewicht, Zyklustag, Schwangerschaftswoche, Medikamente, insbesondere Ovulationshemmer, Zustand des Patienten – z. B. nüchtern).

Entnahmematerial (Spezimen):
- Zeit der Entnahme,
- Art des Materials (z. B. Pleurapunktat),
- Konservierungsmittel

(sofern diese Informationen nicht durch das Probengefäß gegeben sind).

Zusätzliche Informationen im Bereich der Pharmakologie/Toxikologie. Es sind Angaben zu machen bezüglich
- Medikamenteneinnahme: was, wieviel, wann, wie?
- Zustand des Patienten: Bewußtseinsstand, Pupillen, Vitalzeichen usw.

Richtlinien zum Auftrag

In der Regel gibt das Laboratorium Richtlinien zum Auftragswesen. Teilweise können sie direkt den Auftragsformularen entnommen werden. Sie beziehen sich auf
- Spezimenbehälter – welches Röhrchen wozu (Abb. 45.**7**), Bezug wo, Beschriftung, Markierung infizierter Proben usw.;
- Materialannahme – Annahmezeiten, Verfahren bei Notfällen, Verhalten außerhalb der normalen Dienstzeiten, Spezimentransport;
- Resultatübermittlung – Standardzeiten, Standardadressen.

45.3.2. Einfluß- und Störfaktoren

Die Sicherheit der Laborresultate ist nicht nur abhängig von der qualifizierten Analytik (im Labor selbst), sondern auch von den Umständen, *vor* oder *bei* der Probeentnahme:
- Zustand des Patienten,
- biologische Einflüsse,
- Störfaktoren, seien es
  - Faktoren, welche die Konzentration des zu messenden Materials in vivo oder in vitro verändern (z. B. Kalium infolge Hämolyse),
  - Faktoren, welche von der zu messenden Kenngröße verschieden sind, aber die Analytik stören.

Entnahme – Reihenfolge ↓

Röhrchen / Verwendung	(lila) 5 ml EDTA	(hellblau) 3,15 ml Citrat	(schwarz) 5 ml Citrat	(grün) 9,5 ml Heparin	Kapillare Fluorid	2-ml-Spritze Heparin	(rostrot) 10 ml	(rostrot) 5 ml	Spezialentnahme	Bemerkungen
Hämatologie (Auftrag lila)	X									mehrmals vorsichtig kippen
Gerinnung (Auftrag blau)		X								mehrmals vorsichtig kippen
Blutsenkungsreaktion			X							mehrmals kippen Ausführung auf Abteilung
Chemie (Auftrag grün)				X						
Ausnahmen • Glucosetagesprofil • Glucosetoleranz					X					
• Elektrophorese								X		
• Ammoniak • HbA_{1c}	X									
• Blutgasanalyse						X				bzw. spezielle Kapillaren
• Spurenelemente (Cu, Zn)							X			
Immunhämatologie (Auftrag rostrot)							X			
Serologie (Auftrag blau)								X		
Mikrobiologie (Auftrag dunkelgelb) • Blutkulturen									10 ml BHI	
• Spitzen (Katheter, Drain) Gewebestücke									Thioglykolat	halbflüssig
• Watteträger, Abstriche (Wunde, Vagina, Augen)									Stuart	fest; im Labor anfordern
• Abstrich für Gonokokken									GO-Cult	
• Weitere Materialien									steriles Plastikgefäß Spritze	roter Deckel

Abb. 45.**7** Blutentnahme, Spezimenmenge, korrektes Röhrchen und Reihenfolge der Entnahme.

Für die Praxis wesentlich ist die Kenntnis derjenigen Faktoren, die durch Standardisierung der Probeentnahmen zu eliminieren sind (Tab. 45.**1**).

Im folgenden die wichtigsten Einflußfaktoren (Einflußgrößen).

Arzneimittelinterferenzen:

- Arzneimittel oder deren Stoffwechselprodukte im Untersuchungsmaterial können den chemischen und/oder physikalischen Ablauf des analytischen Verfahrens stören. Dabei kann es zu falsch hohen oder aber zu falsch tiefen Werten kommen.
- Arzneimittel können in den Stoffwechsel der zu messenden Kenngröße eingreifen. Gemessen werden objektiv richtige Resultate, die indessen klinisch unerwartet sind und deshalb als unglaubhaft abgelehnt werden. Solche Störungen sind besonders häufig.

Diagnostische und therapeutische Maßnahmen, z. B.

- *Stichverletzungen*, i. m. Injektionen, Biopsien und perkutane Endoskopien setzen Muskelenzyme frei, die die Resultate bei Enzymanalysen verfälschen. Blutentnahmen für die Bestimmung von CK, ASAT, LDH sollen deshalb frühestens 24 Stunden nach solchen Eingriffen erfolgen.
- *Röntgenkontrastmittel* stören insbesondere die Serumproteinelektrophorese, die Bestimmung aller Serumenzyme sowie Schilddrüsenfunktionstests.
- Nach *operativen Eingriffen* wird fast regelmäßig eine Hyperbilirubinämie beobachtet. Erhöhte Enzymaktivitäten hängen stark von der Art und der Lokalisation des Eingriffs ab.
- *Streß* führt insbesondere bei Hormonbestimmungen zu signifikanten Veränderungen.

Ernährung. Nicht alle Analyseresultate werden durch *Nahrungsmittelstoffe* beeinflußt. Es ist deshalb

Tabelle 45.**1** Faktoren, die das Analyseresultat beeinflussen. Grau: Störfaktoren, die durch Standardisierung der Probeentnahme eliminiert werden können

Einwirkung	Nicht beeinflußbar	Beeinflußbar
Permanent	Geschlecht Rasse	
Langfristig	Alter Sozialer Status Klima	Gewicht Lebensgewohnheiten (?)
Kurzfristig	Defekte Krankheiten Arzneimittel (?)	• chronobiologische Faktoren • Orthostase (Änderung der Körperlage) • körperliche Belastung • Ernährung • Streß
Entnahmebedingungen		• Desinfektion • Stauung (Hämolyse) • Material • Technik

Tabelle 45.**2** Gegenüberstellung der Laboranalysen (Parameter), die von der Ernährung beeinflußt bzw. nicht beeinflußt werden

Vor der Blutentnahme 12stündige Nahrungskarenz erforderlich	Eine leichte Mahlzeit hat keinen Einfluß auf
Natrium (S)	Thromboplastinzeit (P)
Kalium (S)	Leukozyten
Phosphat (S)	Hämatokrit
Eisen (S)	Hämoglobin
Harnsäure (S)	Calcium (S)
AP (S)	Chlorid (S)
Triglyceride (S)	Harnstoff (S)
Adrenalin (S)	Kreatinin (S)
Noradrenalin (S)	Blutgasanalyse
Dopamin (S)	Cholesterol (S)
Cortisol (S)	Protein (S)
	Proteinelektrophorese (S)
	Transaminasen (S)
	LDH (S)

S Serum, P Plasma

wichtig zu wissen, welche Parameter nicht merklich auf eine leichte Mahlzeit reagieren und wo *unbedingt eine 12stündige Nahrungskarenz* eingehalten werden muß. Tab. 45.**2** gibt eine entsprechende Übersicht.

Bei den Genußmitteln ist der Einfluß von Alkohol auf die Laborparameter am meisten zu beachten. Beim chronischen Alkoholiker sind insbesondere γ-GT, ALAT, MCV und Triglyceride erhöht. Hoher Alkoholspiegel verlängert die Thromboplastinzeit.

Orthostase und körperliche Betätigung. Bei der Änderung der Körperlage vom *Liegen zum Stehen* kommt es zu einem Versacken von Wasser ins Gewebe und damit zu einer Hämokonzentration (Tab. 45.**3**). Der Effekt ist nach 10–20 Minuten Liegen aufgehoben.

Im gleichen Sinn wie Orthostase wirkt *körperliche Betätigung*; diese Tatsache ist besonders zu beachten, wenn Patienten ambulant zur Untersuchung

Tabelle 45.**3** Einfluß der Orthostase auf die Laborparameter

Signifikante Orthostaseabhängigkeit	Keine signifikanten Unterschiede
Erythrozyten	Harnstoff (S)
Leukozyten	Glucose (S)
Hämatokrit	Harnsäure (S)
Hämoglobin	Kreatinin (S)
Protein (S)	Natrium (S)
Cholesterol (S)	Chlorid (S)
Triglyceride (S)	und weitere niedermolekulare Komponenten,
Bilirubin (S)	sofern nicht an Protein gebunden
Calcium (S)	
Phosphat (S)	
AP (S)	
CK (S)	
LDH (S)	
ASAT (S)	
Hormone, sofern an Protein gebunden (P)	
Metalle (S)	

S Serum, P Plasma

Tabelle 45.**4** Signifikante zirkadiane Schwankungen klinisch-chemischer Meßgrößen

Meßgröße	Maximum (Uhrzeit)	Minimum (Uhrzeit)	Schwingungsbreite (% des Gleichwertes)
Cortisol (S)	5– 8	21– 3	180–200
Cortisol (U)	5– 8	21– 3	180–200
Testosteron (S)	2– 4	20–24	30– 50
Prolactin (S)	5– 7	10–12	80–100
Aldosteron (S)	2– 4	12–14	60– 80
Renin (S)	0– 6	10–12	120–140
Adrenalin (S)	9–12	2– 5	30– 50
Noradrenalin (S)	9–12	2– 5	50–120
Adrenalin (U)	9–12	2– 5	80–160
Noradrenalin (U)	9–12	2– 5	50–100
Vanillinmandelsäure (U)	14–16	2– 5	30– 50
Eosinophile	4– 6	18–20	30– 40
Eisen (S)	14–18	2– 4	50– 70
Phosphor (S)	2– 4	8–12	30– 40
Natrium (U)	4– 6	12–16	60– 80
Kalium (U)	4– 6	12–16	60– 80
Calcium (U)	4– 6	12–16	60– 80
Phosphor (U)	18–24	4– 8	60– 80

S Serum, U Urin

kommen. Am häufigsten beobachtet werden Erhöhungen von CK, CK-MB, LDH sowie der Gerinnungswerte.

Zeitaspekte. Wie schon auf S. 423f. erwähnt, haben chronobiologische Aspekte einen Einfluß sowohl auf *biologisch-chemische* Abläufe wie auch auf die Wirkung bestimmter *Medikamente*. In diesem Zusammenhang von Bedeutung sind

- die zirkadianen Rhythmen, d. h. die im Laufe eines Tages auftretenden Schwankungen von klinisch-chemischen Meßgrößen (Beispiele in Tab. 45.**4**);
- das Zeitintervall, d. h., die Beobachtung des richtigen Intervalls zwischen Medikation und Probeentnahme ist für die korrekte Messung von *Medikamentenkonzentrationen* im Serum von ausschlag-

Tabelle 45.**5** Blutentnahme unter Standardbedingungen

- Zeitlich zwischen 7.00 und 9.00 Uhr
- In der Regel nüchtern
- Keine erschöpfende körperliche Aktivität in den letzten 3 Stunden
- Nach 15 min Liegen
- Keine kürzlichen Alkoholexzesse
- Nach Absetzen von Medikamenten oder wenigstens deren anamnestischer Erfassung
- Bei normaler Raumtemperatur
- Aus der Vene
- Öffnen und Schließen der Faust vermeiden
- Zum Einstechen der Kanüle maximal 30 s stauen, Stauung lösen, Blut entnehmen

gebender Bedeutung. In der Regel wird die „Talkonzentration" bestimmt, d.h. Probeentnahme unmittelbar vor der nächsten Medikamentengabe.

45.3.3. Probematerialgewinnung

Je nach benötigtem Material kann die Beschaffung delegiert werden (Tätigkeitsbereich S. 993):

- an den Patienten selbst bzw. an seine Betreuer, wo es um das Sammeln von Proben *ohne Eingriffe* in den Körper geht;
- an qualifiziertes Pflege- (oder Labor-)Personal, wo es um *einfache Eingriffe* geht, wie z.B. venöse, kapilläre (*nicht* arterielle) Blutentnahme, Katheterismus der Harnblase;
- *größere* Eingriffe wie Biopsien und Punktionen sind vom Arzt durchzuführen. Er braucht dabei die Mithilfe von speziell dafür ausgebildetem Fachpersonal.

Standardbedingungen zur Blutentnahme

Der häufigste Vorgang der Gewinnung von Probematerial ist die Blutentnahme. Bezogen auf die oben besprochenen Einfluß- und Störfaktoren ist zu beachten:

- Bei hospitalisierten Patienten gelten die in Tab. 45.**5** aufgelisteten Faktoren.
- Ambulante Patienten werden angehalten, die Kriterien gemäß Abb. 45.**8** zu beachten.

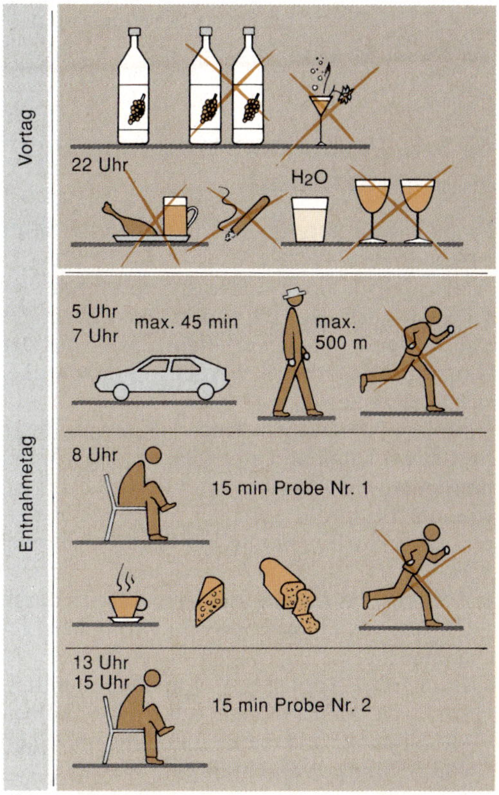

Abb. 45.**8** Anweisung für ambulante Patienten (Maria Hospital, Helsinki).

Kennzeichnung der Proben

Die Spezimenbehälter (Röhrchen, Auffanggefäß) werden nach Weisung des Auftragsformulars bzw. entsprechend den Laboratoriumsrichtlinien vorbereitet (S. 1091 f. und insbesondere Abb. 45.**7**). Die folgenden *Forderungen* müssen beachtet und erfüllt sein:

- Jedes Röhrchen korrekt beschriften: Name, Vorname, Geburtsdatum, Abteilung.
- Aus hygienischen Gründen darauf achten, daß Röhrchen und Etiketten nicht verschmiert sind.
- Bekannt infizierte Proben (insbesondere Hepatitis B und HIV) auf Röhrchen und Auftragsformular bezeichnen.
- Röhrchen so etikettieren, daß man
  - den Inhalt sieht,

- bei vorgeschriebenem Volumen (z. B. Citratblut) den Füllungsstand kontrollieren kann,
- den Stopfen leicht entfernen kann,
- das Röhrchen samt Etikett ungehindert zentrifugieren kann.

Die zweimalige Kontrolle gewährleistet Sicherheit:
- Vergleich von Auftragsformular und Spezimenbehälter anläßlich der *Vorbereitung der Entnahme.*
- Vergleich von Patient und Auftrag: Name auf dem Röhrchen, Name des Patienten *direkt* vor der Entnahme.

45.3.4. Probenaufbewahrung und -transport

Proben sind stets in geschlossenen Gefäßen aufzubewahren.
Andernfalls können flüchtige Substanzen verdunsten (die Konzentration nichtflüchtiger Substanzen kann sich erhöhen), Gase aus der Raumluft absorbiert werden, Staubpartikel sich absetzen.
Einzelne Materialien sind lichtempfindlich; Proben im Dunkeln aufbewahren (Schachteln, umwickeln mit Alufolie, getöntes Gefäß).
In einer Blutprobe geht der *Stoffwechsel* weiter. Dies hat Bedeutung bei der Bestimmung von
- *Glucose* und *Lactat* – die Glucose wird durch Zugabe von Fluorid (im Spezialröhrchen) gehemmt;
- *Blutgasen* – Spritze bzw. Kapillare unmittelbar nach der Entnahme auf 4–8 °C kühlen (Kühlbeutel) und die Bestimmung innerhalb von 30 Minuten durchführen.

Das Untersuchungsmaterial ist möglichst *sofort* ins Labor zu bringen: Eine *Urinkultur* sollte innerhalb von 20 Minuten angelegt werden; die Untersuchung der *Gerinnung* (insbesondere der Thrombinzeit) sowie des *Urinsediments* sollte innerhalb 1 Stunde erfolgen; *Differentialblutbilder* sollten innerhalb von 3 Stunden gemacht, *Chemie*proben möglichst bald zentrifugiert werden (Kontakt mit Erythrozyten beeinflußt insbesondere den Kalium- und den LDH-Wert).
Konservierung. Für einzelne Analysen muß den Proben (Urin, Punktat, Abstriche) ein Konservierungsmittel (Salzsäure, Soda, Thymol u. a.) beigegeben werden. Es sind die hausinternen Regelungen bzw. die Angaben des verarbeitenden Laboratoriums einzuhalten; die Vorschriften variieren sehr stark.

45.3.5. Spezielle Probenvorbereitung

Im folgenden werden einige Proben vorgestellt, bei denen eine spezielle Handhabung notwendig ist.

Bakteriologische Harnuntersuchung

Prinzip. Im Urin vorhandene Bakterien bleiben an dem als Nährbodenträger auf beiden Seiten mit einer Agarschicht überzogenen Objektträger haften. Sie wachsen bei der Inkubation zu makroskopischen Kolonien aus. Die Koloniendichte ist demnach proportional zur Bakterienkonzentration im Urin.
Über das *Vorgehen* orientiert Abb. 45.**9**. Die so vorbereitete Trägereinheit wird ohne Verzug an das Labor weitergeleitet zur Inkubation, Auswertung, evtl. Kultur und Resistenzprüfung.

Nachweis von Blut im Stuhl

Prinzip. Ziel der Untersuchung ist der Nachweis *kolorektaler Neoplasien*. Das Testbriefchen besteht aus einem mit Guajakharz imprägnierten Filterpapier, auf das die Stuhlprobe dünn ausgestrichen wird. Beim Entwickeln im Labor kommt es in Anwesenheit von Blut durch die Peroxidaseaktivität des Hämoglobins zu einer Blaufärbung.

Durchführung:
- 3 Tage hämoglobin- und peroxidasefreie Kost (Peroxidasen sind Enzyme, die oxidierend wirken). Verboten sind rohes Fleisch, Blutwurst, grüne Salate, Tomaten, Bananen.
- Der Patient darf kein Zahnfleischbluten oder Nasenbluten haben.
- Er soll während dieser 3 Vorbereitungstage mindestens einmal täglich Stuhlgang haben.
- Ab dem 4. Tag an 3 aufeinanderfolgenden Tagen Stuhlproben zur Untersuchung ins Labor geben.

Fehlerquellen:
- Durchfall (Stuhl zu verdünnt);
- Medikamente (wie Acetylsalicylsäure, Glu-

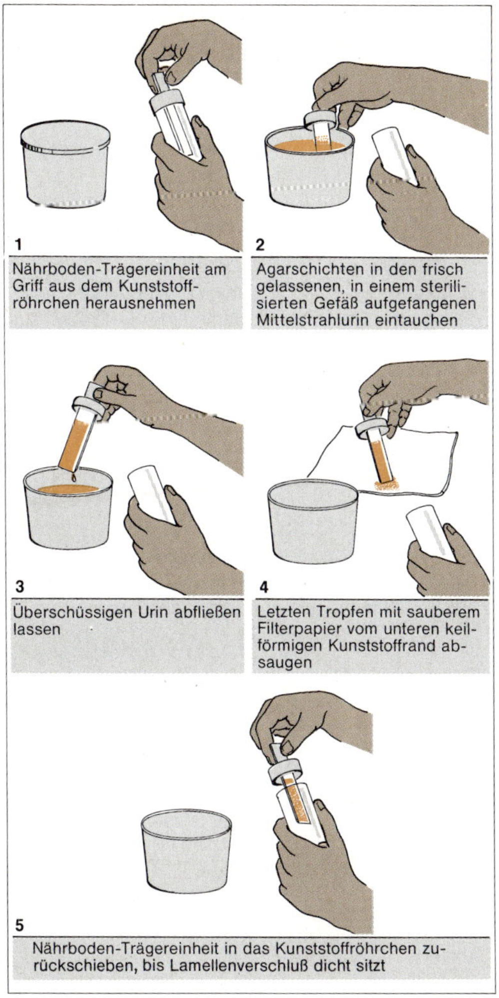

Abb. 45.**9** Vorgehen beim Uriculttest. Eine Variante, anstelle des Eintauchens, ist das Überfluten der Trägereinheit mit Urin.

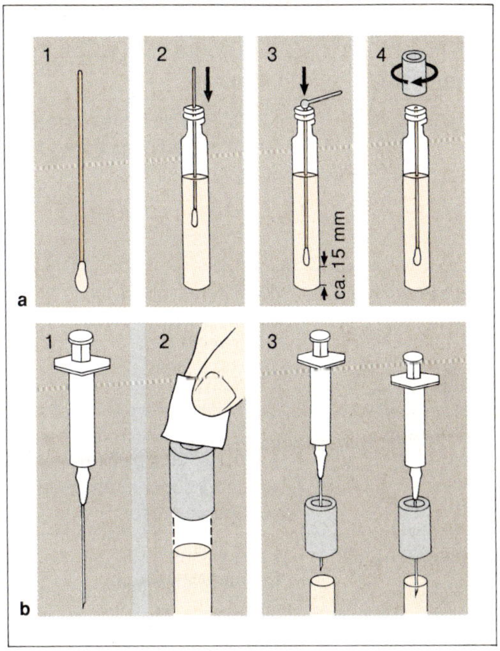

Abb. 45.**10** Handhabung mikrobiologischer Transportmedien (Becton Dickinson). **a** Abstriche. 1. Mit Tupfer Abstrich entnehmen. 2. Tupfer *nicht* bis zum Boden durchstechen. 3. Trägerende direkt am Röhrchenhals abbrechen. 4. Röhrchen verschließen. **b** Punktate, Blut. 1. Flüssiges Untersuchungsmaterial/Blut entnehmen. 2. Septum desinfizieren. 3. Luft aus der Spritze entfernen und diese *über* dem festen Medium entleeren.

cocorticoide, Antirheumatika), die Mikroblutungen verursachen können;
- Peroxidasen pflanzlicher oder tierischer Herkunft.

Mikrobiologische Untersuchungen

Prinzip. Nachweis von Mikroorganismen in Blut (Blutkultur), Sekreten (Abstriche), Ausscheidungen und Körperflüssigkeiten.

Durchführung:
- *Vorbereitung* der Trägereinheit (Blutkulturflaschen, Spritze, Objektträger usw.).
- *Entnahme* unter hygienisch einwandfreien Bedingungen, um jegliche zusätzliche Kontamination auszuschließen. Das Material sofort in die Trägereinheit bzw. ins Transportmedium geben. Handhabung Abb. 45.**10**, für Blutkultur auch S. 1077.
- *Untersuchungsmaterial* unverzüglich ins Labor schicken.

Tab. 45.**6** gibt eine Übersicht über die häufigsten mikrobiologischen Untersuchungen bezogen auf
- Untersuchungsmaterial,
- Transport – Träger und Temperatur,
- Entnahmekriterien.

Das Untersuchungsmaterial ist – wenn immer möglich – *vor* einer Chemotherapie zu entnehmen.

Zu beachten: Wo Pflegepersonen *Wundabstriche* vornehmen, ist daran zu denken, daß dies an der Grenze zu gesundem Gewebe geschieht.

Tabelle 45.**6** Übersicht über die häufigsten mikrobiologischen Entnahmearten sowie die Kriterien, die zu beachten sind

Fragestellung	Entnahme	Transport	Bemerkungen
Bakteriämie	10–20 ml Vollblut im Abstand von 1–2 Std., bei Neugeborenen und Säuglingen 1–5 ml	in Blutkulturflasche Raumtemperatur	aerob/anaerob 3 Paare innerhalb von 24 Std. wichtig bei Schüttelfrost bzw. kritischem Fieberanstieg
Eitrige Prozesse	viel Material (bis 10 ml) stets aerobe und anaerobe Kultur verlangen (Mischinfektion)	Spritze, Tupfer in Stuart- bzw. Cary-Blair-Medium (für Anaerobier)	keine Wattetupfer zur Sammlung von Proben aus Abszessen
Harnwegsinfekt	Tauchnährboden 3mal vollständig in frischen Mittelstrahlurin eintauchen bzw. beim Urinieren mit dem Mittelstrahl überfluten; überflüssigen Urin abstreifen	Trägereinheit Raumtemperatur	
Gonokokken (kult.)	Ausstreichen auf körperwarmen Thayer-Martin-Agar	Go-cult (Roche) Biocult GC (Orion) Jembec (Gibco)	bessere Materialbeschaffung bei Zervikal- als bei Vaginalabstrichen
Tuberkulose	Sputum: 3 getrennte Morgenproben (gilt auch für Urin) an 3 aufeinanderfolgenden Tagen Urin: morgendlicher Mittelstrahlurin	steriles Gefäß Temperatur 4 °C ohne Zusatz	möglichst viel Material Sputum möglichst speichelfrei bei Verdacht auf Urogenital-Tbc
Chlamydien	Abstriche von Urethra und Zervix	Abstriche auf spezielle Objektträger	spezielle Tupfer bzw. Bürstchen
Dermatomykosen	Hautschuppen am Rande der Läsion mit Skalpell und Pinzette entnehmen		
Genitale Mykosen	Vaginalsekret, Vulvaabstrich, Urethralsekret	Abstrich in Transportmedium	
Viren	Abstriche, Urin, Stuhl, Liquor	Transportmedium nativ in sterilem Gefäß	enthält Antibiotika
Darmparasiten	ein erbsengroßes Stück frischen Stuhl innerhalb 10 min zu 10 ml SAF-Lösung zugeben und intensiv verrühren		

45.3.6. Funktionsprüfungen

Die häufigsten Funktionsprüfungen betreffen

- Pankreas – Diabetessuchtest, Pankreasfunktionstest;
- Magen-Darm-Trakt – Absorptionstest,
- Nieren – Funktionstest,
- endokrine Drüsen – Kap. 24.

Pankreas

Diabetessuchtests

Prinzip. Bei Verdacht auf das Vorliegen eines Diabetes können sog. *Belastungs-* oder *Toleranzproben* vorgenommen werden, wobei der Gesunde und der Kranke unterschiedlich reagieren.

- *Glucosebelastung beim Gesunden.* Führt man ihm nach Bestimmung des Nüchternblutzuckers Kohlenhydrate zu, sei es im Sinne eines Belastungsfrühstücks oder von Traubenzucker oral oder intravenös, und werden die Blutzuckerwerte in den folgenden Stunden bestimmt, so findet man kurz nach der Zuckerzufuhr einen deutlichen Anstieg, der in der 1. Stunde seinen Höchstwert erreicht. Nach 2 Stunden sinkt der Blutzucker auf den Ausgangswert zurück.
- *Glucosebelastung beim Diabetiker.* Hier ist je nach Schwere der Erkrankung schon der Nüchternblutzucker erhöht. Die Blutzuckerkurve steigt nach Traubenzuckerzufuhr infolge unzureichender Abgabe von Insulin durch das Pankreas auf sehr hohe Werte an, die auch nach 3 Stunden und mehr noch nicht absinken.
  Nach Überschreiten der Nierenschwelle (10 mmol/l), die bei Nierenschädigung erhöht sein kann, wird in jeder Harnportion Zucker ausgeschieden. Beim Gesunden hingegen finden wir während der ganzen Untersuchung keinen Zucker im Urin.

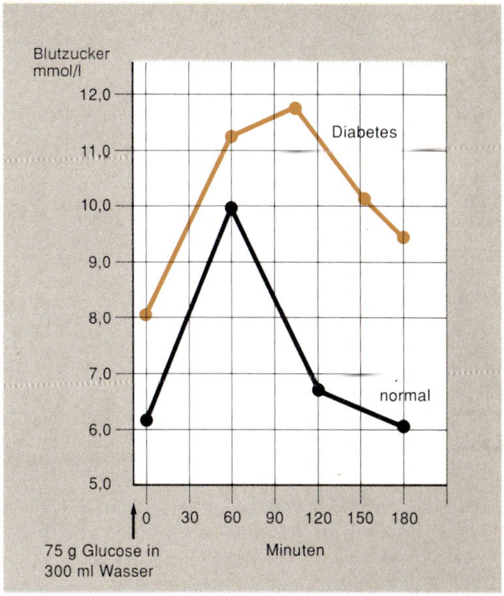

Abb. 45.**11** Oraler Glucosetoleranztest (GTT).

Oraler Glucosetoleranztest (GTT)
(Abb. 45.**11**)

Vorbedingungen (nach den Richtlinien der WHO 1980): normale Ernährung während 3 Tagen vor dem Test mit mindestens 150 g Kohlenhydratgehalt pro Tag.

Ausführung:
- Nüchternblutzuckerbestimmung morgens, anschließend
- Einnahme von 75 g Glucose in 250–300 ml Wasser,
- Blutzuckerbestimmung 2 Stunden nach der Glucoseeinnahme.

Bewertung bei kapillärer Blutentnahme. Der Nüchternblutzucker darf 6,7 mmol/l nicht erreichen, und der 2-Stunden-Wert liegt beim Stoffwechselgesunden unter 7,8 mmol/l.

Es wird ein Diabetes mellitus diagnostiziert, wenn der Nüchternblutzucker 6,7 mmol/l erreicht oder darüber liegt und/oder wenn der 2-Stunden-Wert 11,1 mmol/l erreicht oder darüber liegt. Liegt der 2-Stunden-Glucosewert im Grenzbereich zwischen 7,8 mmol/l und 11,1 mmol/l, so wird von einer verminderten Glucosetoleranz gesprochen.

Bewertung bei venöser Blutentnahme. Der Nüchternblutzucker darf, wie bei der kapillären Blutentnahme, 6,7 mmol/l nicht erreichen.

Es wird ein Diabetes mellitus diagnostiziert, wenn der Nüchternblutzucker 6,7 mmol/l erreicht oder übersteigt und/oder wenn der 2-Stunden-Wert 10,0 mmol/l erreicht oder übersteigt. Liegt der 2-Stunden-Glucosewert im Grenzbereich zwischen 6,7 und 10,0 mmol/l, so wird von einer verminderten Glucosetoleranz gesprochen.

Eine wichtige Rolle bei der Diagnosestellung nehmen die Untersuchungsresultate von $HbA1_c$ und C-Peptid ein.

Pankreasfunktionstests

Pankreolauryltest. *Prinzip.* Es wird eine Testsubstanz (Fluoresceindilaurinsäureester) per os zugeführt, die im Darm durch die proteolytischen Pankreasenzyme abgebaut wird. Das Fluorescein gelangt durch die Darmwand ins Blut, von dort wird es in den Urin ausgeschieden, wo seine Menge bestimmt wird.

Bewertung. Beim Gesunden werden ≥ 30% des Sollwertes im Urin ausgeschieden. Sicher pathologisch ist eine Ausscheidung von ≥ 20% des Sollwertes.

Magen-Darm-Trakt

Absorptionstests

Prinzip. Störungen der Nahrungsmittelabsorption können auf einer mangelhaften Verdauung *(Maldigestion)* oder auf einer Transportstörung *(Malabsorption)* beruhen. Verdauungs- und Absorptionsvorgänge sind eng miteinander verknüpft (die Begriffe Absorption und Resorption stehen synonym).

Eine *Funktionsstörung* wird unter bestimmten Bedingungen (Belastung und/oder Elimination) diagnostisch erfaßt:

- Stuhl- und Serumlipidbestimmung,
- Vitaminbelastungstests (Vitamin A, K),
- Eiweißbestimmungen im Blut, ^{51}Cr-Albumin-Test,
- Kohlenhydratbelastungstests: Glucose, Disaccharide (Lactase), Monosaccharide (Xylose, s. unten als Beispiel),
- Eisenbelastungstest, Serumeisen,
- Vitamin-B_{12}-Resorption: z. B. Schilling-Test.

Xyloseabsorptionstest. Xylose ist ein Monosaccharid, das im oberen Dünndarmabschnitt resorbiert und teilweise im Urin ausgeschieden wird. Eine Malabsorption besteht, wenn nach 25 g oraler Zufuhr weniger als 4 g/5 Stunden im Urin ausgeschieden werden.

Ausführung. Nach 22 Uhr des Vortages Nahrungs- und Flüssigkeitskarenz (auch keine Medikamente).
Untersuchungstag:

- 7 Uhr urinieren lassen, Urin wegschütten, dann Verabreichung von 25 g D-Xylose in 250 ml Wasser.
  Unmittelbar nachher und 2 Stunden später nochmals je 250 ml Wasser trinken lassen. Die Zeit des Trinkens muß notiert werden.
- Während 5 Stunden (7–12 Uhr) *allen* Urin sammeln (Minimum 150 ml, sonst muß der Test unter vermehrter Flüssigkeitszufuhr wiederholt werden). Urin kühl aufbewahren.
- Die gesamte Urinmenge ins Labor schicken zur Bestimmung der Xylose.

Während der Untersuchung soll der Patient absolute Ruhe einhalten: *Nicht* umhergehen, nicht rauchen.

Nieren

Prüfung der Nierenfunktion

Prinzip. Auf der Fähigkeit des Nierenparenchyms, körpereigene oder dem Körper zugeführte Substanzen in *bekannter Menge und Zeit* auszuscheiden, beruhen sämtliche Funktionsproben der Nieren.
Unter *Clearance* versteht man diejenige Plasmamenge, die beim Durchfluß durch die Nieren in einer Sekunde vollständig von der betreffenden, harnpflichtigen Testsubstanz befreit (gereinigt, geklärt) wird.

Durch die Wahl der Testsubstanz kann man verschiedene Teilfunktionen der Niere messen (Abb. 45.**12**):

- *GFR (glomeruläre Filtrationsrate).* Testsubstanz nur glomerulär filtriert, keine tubuläre Sekretion oder Resorption; gilt für Inulin und teilweise für Kreatinin. Norm: 85–150 ml/min. Die Inulin-Clearance wird heute praktisch nur noch zu wissenschaftlichen Zwecken bestimmt. Die endogene (Ausscheidung eines körpereigenen Stoffes) Kreatinin-Clearance ist hingegen die häufigste Nierenfunktionsprüfung. Sie ist notwendig vor allem bei normalem oder nur wenig erhöhtem Plasmakreatinin (bis ca. 200 µmol/l). In diesem Bereich ist die Kreatinin-Clearance ein guter Maßstab für die GFR. Bei stärker eingeschränkter Nierenfunktion

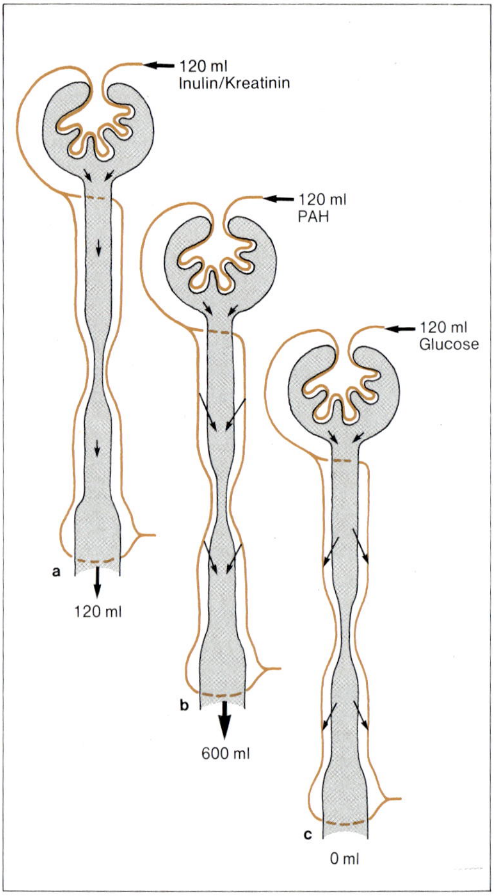

Abb. 45.**12** Clearance-Methoden, **a** Inulin- oder Kreatinin-Clearance. Inulin (und/oder Kreatinin) wird filtriert. Im Normalfall erscheint die gleiche Menge, die in die Blutbahn gebracht wurde, im Harn. Inulin und Kreatinin sind daher ein Maß für die Glomerulusfiltration. **b** PAH-Clearance. PAH wird sowohl filtriert als auch tubulär ausgeschieden und ist deshalb ein Maß für den Plasmadurchfluß, **c** Bestimmung der Glucoseausscheidung. Glucose wird filtriert und normalerweise vollständig rückresorbiert. Sie erscheint also nicht im Harn.

ändern sich jedoch die Ausscheidungseigenschaften des Kreatinins (tubuläre Sekretion und Rückdiffusion), so daß die Clearance-Messung der tatsächlichen GFR nicht mehr entspricht.

- *RPF (renal plasma flow = Gesamtplasmadurchstrom durch die Niere).* Testsubstanz wird glomerulär filtriert und tubular sezerniert; gilt für PAH (Paraaminohippurat) oder radioaktiv markiertes ^{131}J-Hippuran. Norm: 550–720 ml/min.
  Die PAH-Clearance wird heute wegen des zu großen Aufwandes und relativ wenig Zusatzinformation gegenüber der Kreatinin-Clearance im klinischen Alltag nur selten durchgeführt. Interessiert jedoch die prozentuale Verteilung der Funktion auf beide Nieren, wird die Isotopennephrographie durchgeführt. Bei dieser Untersuchung kann auch die ^{131}J-Hippuran-Clearance (Maßstab für RPF) bestimmt werden.

Durchführung der Clearance:

- Sammeln von 24-Stunden-Urin (S. 307). Die Kooperation des Patienten muß gewährleistet sein.
- Um gute Diurese von mindestens 1500–2000 ml/24 Std. zu erreichen, muß der Patient entsprechend viel trinken.
- Die Ausscheidungsmenge wird sehr genau gemessen.
- Einen Teil davon schickt man unter Angabe der Ausscheidungsmenge ins Labor. Der Rest kann verworfen werden.
- Unmittelbar nach den 24 Stunden Ausscheidungszeit wird zur Bestimmung des Serumkreatinins Blut entnommen.
- Ist eine *zweite* Sammelperiode vorgesehen, wird anschließend damit begonnen (alles wie bei der ersten).

45.4. Laboratoriumsdiagnostik

In diesem Abschnitt finden Sie ausgewählte Beispiele zur Labordiagnostik. Im folgenden eine Übersicht:

45.4.1. Blut

Zur *Blutentnahme* gilt, was auf S. 1074f. nachzulesen ist. *Röhrchenwahl* Abb. 45.**7**.

Klinische Chemie

In Tab. 45.**7** finden Sie eine Übersicht über die üblichen blutchemischen Untersuchungen sowie die Referenzintervalle (Normbereich) bei Erwachsenen.

Blutgasanalyse

Prinzip. Der im Blut herrschende Sauerstoffdruck sowie die Kohlendioxidspannung und der pH-Wert sind meßbare Größen.
Unter Blutgasanalyse versteht man demzufolge die Messung der Blutgase im arteriellen Blut (seltener im Venen- oder Kapillarblut). Sie gibt Auskunft, ob die Sauerstoffsättigung und der Sauerstofftransport genügend oder ungenügend sind.

Meßgrößen:

- *Sauerstoffdruck* (pO_2). Er ist vor allem bei Verteilungsstörungen vermindert.
- *Kohlendioxiddruck* (pCO_2). Ein erniedrigter CO_2-Druck bedeutet Hyperventilation, bei erhöhtem Druck liegt eine alveoläre Hypoventilation vor.
- *pH-Wert.* Er gibt Auskunft über das Säure-Basen-Gleichgewicht, das durch Lungen und Stoffwechsel reguliert wird. Man spricht deshalb von einer respiratorischen oder *metabolischen Azidose* (pH unter 7,34) bzw. *Alkalose* (pH über 7,43; Säure-Basen-Gleichgewicht S. 1013f.).
- *Alkalireserve* bzw. Standardbicarbonat – Bicarbonatgehalt, der unter standardisierten Bedingungen gemessen wurde. Er zeigt vor allem die metabolische Azidose bzw. Alkalose an.

Eisenstoffwechsel

Eisen (Symbol Fe = Ferrum) ist ein lebenswichtiger Bestandteil des Organismus.

- *Eisenreserven* (Depot) sind sehr gering, weshalb eine tägliche Eisenzufuhr von 4 mg nötig ist.
- *Eisenverlust* durch Blutungen, intravasale Hämolyse, evtl. mangelhafte Ausnutzung von Nahrungseisen.

Tabelle 45.**7** Klinische Chemie – Referenzintervalle beim Erwachsenen

Osmolalität	280–300 mmol/kg
Natrium	135–148 mmol/l
Kalium	3,8–4,8 mmol/l
Calcium	2,10–2,50 mmol/l
Chlorid	96–108 mmol/l
Magnesium	0,70–0,95 mmol/l
Phosphat anorganisch	0,80–1,55 mmol/l
pO_2 (unter 30 Jahren)	12,0–13,3 kPa
(über 40 Jahre)	10,0–12,0 kPa
O_2-Sättigung	> 94%
pCO_2	♀ 4,2–5,6 kPa
	♂ 4,6–6,0 kPa
pH	7,37–7,44
Basenabweichung	♀ −3,3 bis + 1,2 mmol/l
	♂ − 2,4 bis + 2,3 mmol/l
Hydrogencarbonat	♀ 20–24 mmol/l
	♂ 22–26 mmol/l
Eisen	♀ 7–25 µmol/l
	♂ 11–28 µmol/l
Transferrin	2–4 g/l
Ferritin	junge ♀ 10–155 µg/l
	♂ 14–250 µg/l
Zink	12–18 µmol/l
Harnstoff	♀ 3,0–7,4 mmol/l
	♂ 3,5–8,5 mmol/l
Kreatinin	♀ bis 110 µmol/l
	♂ bis 120 µmol/l
Bilirubin	gesamt bis 20 µmol/l
	direkt bis 4,3 µmol/l
Proteine gesamt	62–80 g/l
Albumin	36–54 g/l (55–69 rel. %)
α_1-Globuline	2,0–2,5 g/l 2–5 rel. %)
α_2-Globuline	6,5–8,4 g/l (5–11 rel. %)
β-Globuline	7,4–9,6 g/l (8–14 rel. %)
γ-Globuline	8,8–11,4 g/l (12–18 rel. %)
Myoglobin	♀ 7–64 µg/l
	♂ 16–76 µg/l
Harnsäure	♀ 140–340 µmol/l
	♂ 180–420 µmol/l
Glucose	venös 3,9–5,6 mmol/l
	kapillär 4,7–6,1 mmol/l
Glucosetoleranz (2 Std.)	bis 7,8 mmol/l
HbA_{1c}	3,4–6,1%
Lactat (vP)	0,63–2,44 mmol/l
Cholesterol	akzeptabel bis 5,2 mmol/l
Triglyceride	akzeptabel bis 2,3 mmol/l

ASAT	♀ bis 36 U/l
	♂ bis 41 U/l
ALAT	♀ bis 37 U/l
	♂ bis 41 U/l
CK	♀ bis 160 U/l
	♂ bis 200 U/l
CK-MB	bis 25 U/l bzw. < 6%
LDH	bis 430 U/l
AP	bis 108 U/l
γ-GT	♀ bis 45 U/l
	♂ bis 64 U/l
α-Amylase	60–200 U/l
Lipase	7,7–56,4 µg/l
CHE	♀ 4,3–11,5 kU/l
	♂ 5,4–13,2 kU/l
Cortisol 0900	220–718 nmol/l
1600	55–497 nmol/l
2400	< 166 nmol/l
Thyroxin (T_4)	64–148 nmol/l
Trijodthyronin (T_3)	1,2–3,0 nmol/l
TSH	0,3–4,0 mU/l
C-reaktives Protein	< 5 mg/l
Immunoglobuline	
IgA	0,9–4,5 g/l
IgG	8–18 g/l
IgM	0,6–2,8 g/l
IgE	< 290 µg/l
Komplementfaktoren	
C3	0,85–1,8 g/l
C4	0,1–0,64 g/l
CEA	< 3,0 µg/l
Prostataphosphatase	< 3,0 µg/l
PSA	< 4,0 µg/l
α-Fetoprotein	< 10 µg/l
HhCG	< 5,0 µg/l

Meßgrößen:

- *Serumeisen* hat große physiologische Schwankungen. *Erhöhte* Werte bei Leberparenchymerkrankungen (bis 45 µmol/l und mehr, z. B. bei akuter Hepatitis). Bei Stauungsikterus bleibt es im Normbereich.
  Von Bedeutung ist auch die pathologisch vermehrte Eisenspeicherung, insbesondere bei der *Eisenspeicherkrankheit* (Hämochromatose oder Siderophilie).
- *Transferrin* (Trägerprotein, Transporteiweiß),
- *Ferritin* (Speichereiweiß).

Gallenfarbstoffe

Gallenfarbstoffe werden im *Blut* als direktes und indirektes Bilirubin, im *Urin* als Bilirubin, Urobilin und Urobilinogen, im *Stuhl* schließ-

lich als Stercobilinogen (gewöhnlich als Urobilinogen bezeichnet) nachgewiesen.

- Gallenfarbstoffe *im Blut*:
  Bilirubin im Serum, davon
  - *direktes* Bilirubin bis 4,3 μmol/l → vermehrt bei hepatischen oder posthepatischem Ikterus;
  - *indirektes* Bilirubin bis 12,8 μmol/l → vermehrt bei prähepatischem Ikterus (z. B. bei hämolytischer Anämie).
- *Gallenfarbstoffe im Harn:*
  - *Bilirubin* im Harn: bei Leberparenchymschädigung und Verschlußikterus. Der Harn ist braun, enthält gelben Schüttelschaum.
  - *Urobilinogen*, Norm 0,8–6,7 μmol. Anstieg des Urobilinogens deutet darauf hin, daß aus dem in den Darm ausgeschiedenen Bilirubin vermehrt Urobilinogen gebildet und resorbiert wird. Da die Leber nicht alles anfallende Urobilinogen wieder ins Gallensystem ausscheiden kann, gelangt es ins Blut und wird durch die Nieren ausgeschieden (Abb. 22.**2**). Anstieg bei prä- und intrahepatischem Ikterus.
- *Gallenfarbstoffe im Stuhl* (Urobilinogen oder Stercobilinogen). Norm 170–420 μmol. Die Menge bestimmt die Farbe des Stuhls. Vermehrte Bilirubinbildung, z. B. bei Hämolyse, vergrößert die Stercobilinogenmenge (dunkle Farbe des Stuhls). Verringerung der Bilirubinmenge im Darm infolge Stauungs- oder Parenchymikterus verringert den Stercobilinogengehalt, der Stuhl wird acholisch.

Enzymdiagnostik

Jedes Organsystem besitzt mehr oder weniger spezifische Enzyme, so daß der Enzymspiegel im Serum einen Hinweis auf das erkrankte Organ geben kann. Es wird dabei auf den Zeitpunkt des Enzymanstiegs im Serum sowie auf das Verhältnis der Enzyme untereinander geachtet (Enzymmuster).

- Beim *Herzinfarkt* gelangen infolge Herzmuskelnekrose Zellenzyme in den Extrazellulärraum. Die entsprechende Enzymaktivität steigt an:
  - CK = Kreatinkinase,
  - CK-MB = herzspezifische Fraktion der Kreatinkinase,
  - ASAT = Aspartataminotransferase,
  - LDH = Lactatdehydrogenase.

  Zwischen Schweregrad des Myokardinfarkts bzw. Ausmaß der Nekrose sowie Höhe und Dauer des Enzymanstiegs im Serum besteht ein Zusammenhang, weshalb die Enzymbestimmung neben dem EKG der wichtigste Meßwert beim Herzinfarkt ist.
- Die wichtigsten *Leberenzyme* sind die *Transaminasen*:
  - ALAT = Alaninaminotransferase,
  - ASAT = Aspartataminotransferase.

  Eine Leberzellschädigung führt je nach Schweregrad zum Austritt der Enzyme. Bei akuten Entzündungen steigen ALAT und ASAT sehr rasch an. Chronische, nur mäßig aktive Krankheitsprozesse zeigen auch nur mäßig erhöhte Transaminasen.
- *Alkalische Phosphatase*. Sie ist ein *Knochen*enzym, kommt vor allem in den Osteoblasten vor und wird über die Galle ausgeschieden. Bei Rückstauung der Galle (Verschlußikterus, Cholestase) steigt sie an (sie ist nicht leberspezifisch); von Bedeutung ist sie auch in der Diagnostik von Knochenkrankheiten.
- Ein membrangebundenes *Zellenzym*, vorwiegend der Tubuluszellen der *Nieren*, des *Pankreas-*, *Leber-* und *Gallenepithels*, ist die γ-Glutamyltransferase.
  Eine Erhöhung findet sich fast ausschließlich bei Erkrankungen der Leber und der Gallenwege (insbesondere infolge Alkoholschädigung). Wichtige Untersuchung zu Verlaufskontrolle bei alkoholbedingten Leberschäden.
- *Pankreasenzyme.* Von Bedeutung sind Erhöhungen der *Amylase* und *Lipase* im Serum. Diese Enzyme werden im Pankreas (Amylase auch in der Ohrspeicheldrüse) gebildet und im Urin ausgeschieden.
  Erhöhte Werte im Serum bei *Pankreatitis* und *Sekretstauung* (z. B. bei Tumoren).

Glucose

Indikationen zur Bestimmung der Blutglucose sind:

- Erkennen einer diabetischen Stoffwechselstörung;
- Therapiekontrolle bei Diabetes mellitus (gegebenenfalls auch Selbstkontrolle),
- Nachweis einer Hypoglykämie.

Die *Meßresultate* sind im venösen Blut 5–10% niedriger als im arteriellen; der Gehalt im Vollblut liegt etwa 15% tiefer als im Plasma. Es ist deshalb wichtig, daß immer mit demselben Probematerial gearbeitet wird.

Tabelle 45.**8** Blutglucosewerte bei guter Diabeteseinstellung

Behandlung	Nüchtern (mmol/l)	Postprandial (mmol/l)
Diät orale Antidiabetika	unter 6,66	unter 8,88
Insulin (Erwachsene)	unter 7,77	unter 9,99
Insulin (Kinder)	unter 8,88	unter 11,1

Ziel der Diabetestherapie ist eine möglichst normale Kohlenhydratstoffwechsellage, vor allem bei der schwangeren Diabetikerin. Wenigstens die Werte von Tab. 45.**8** sollten erreicht werden.

Fettstoffwechsel

Die Vermehrung der Blutfette gilt neben dem Zigarettenrauchen und der arteriellen Hypertonie als wichtigster kardiovaskulärer Risikofaktor. Die wasserunlöslichen Lipide sind im Plasma an Transportproteine (Apolipoproteine) gebunden; den Komplex bezeichnet man als *Lipoproteine*.
Bei der Suche nach einer *Hypolipoproteinämie* gehört die Bestimmung von *Gesamtcholesterin* und *Triglyceriden* zum Basisprogramm. Erhöhte Werte müssen zunächst in einer zweiten Blutentnahme überprüft werden. In einer nächsten Stufe wird das *HDL-* (high-density lipoprotein-)Cholesterin bestimmt. Spezielle Fälle werden durch die Bestimmung der *Apolipoproteine* (A-I, B) differenziert. Beurteilung gemäß Abb. 45.**13**.

Hormonanalysen

Zur Abklärung von Funktionsstörungen (z. B. Amenorrhö), Zyklusstörungen, Sterilität usw. können quantitative Hormonanalysen in Blut und Urin oder hormonale Funktionstests vorgenommen werden.
Häufig werden im Serum der *Gesamthormonspiegel* und im Urin dessen *Hauptmetabolit* bestimmt, z. B. Progesteronnachweis im Blutserum und Pregnandiolbestimmung im 24-Stunden-Urin.
Die wichtigsten Hormon- und Hormonmetaboliten sind in Tab. 24.**2** aufgelistet. Sie finden dort auch die Informationen zu den Hormonanalysen und endokrinen Funktionstests.

Hämatologische Bestimmungen

Das *Blutbild* (Hämogramm, Blutstatus) ist
- eine *Nebeneinanderstellung* der aus einer Blutprobe (Blutentnahme, venös oder kapillär, S. 1074 ff.) durch *Zählung* ermittelten Werte von Erythrozyten, Leukozyten, Thrombozyten und Retikulozyten sowie
- eine *Differenzierung* durch Feststellung der kernhaltigen Blutkörperchen durch *Auszählung* eines Blutausstrichs – Blutbilddifferenzierung.

Die Referenzintervalle für Erwachsene können in Tab. 45.**9** abgelesen werden.

Weißes Blutbild

Bestimmt werden die *Leukozyten* und ihre *Differenzierung*:
- Leukozytose: über $10 \cdot 10^9$/l,
- Leukopenie: unter $4 \cdot 10^9$/l.

Differenziertes Blutbild. Es werden die verschiedenen Zelltypen ausgezählt.

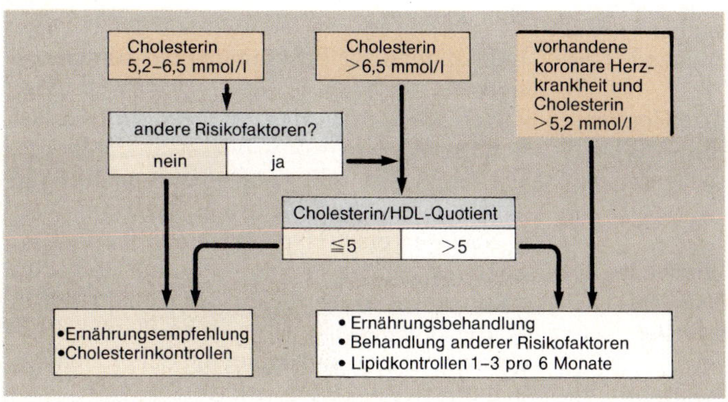

Abb. 45.**13** Bewertung von Cholesterinresultaten.

Tabelle 45.9 Blutbildreferenzintervalle für Erwachsene

Parameter	SI-Einheiten
Erythrozyten	
Männer	$4{,}6-6{,}2 \cdot 10^{12}/l$
Frauen	$4{,}2-5{,}4 \cdot 10^{12}/l$
Retikulozyten	0,8–1%
Thrombozyten	$150-400 \cdot 10^{9}/l$
Leukozyten	$4{,}8-10 \cdot 10^{9}/l$
• stabkernige neutrophile Granulozyten	< 3%
• segmentkernige neutrophile Granulozyten	60–70%
• eosinophile Granulozyten	1–5%
• basophile Granulozyten	< 1%
• Lymphozyten	20–30%
• Monozyten	2–6%
Hämoglobin (Hb)	
Männer	140–180 g/l
Frauen	120–160 g/l
Hämatokrit	
Männer	0,40–0,54
Frauen	0,37–0,47
Hb_E (MCH)	28–32 pg
MCV	84–100 fl
MCHC	310–350 g Hb/l Ec

- Die *Granulozyten* (polymorphkernige Zellen) werden in drei verschiedene Formen unterteilt:
  - *neutrophile Granulozyten*, davon etwa 3% stabkernige, die restlichen sind segmentkernig. Die stabkernigen Zellen sind die jugendlichen Formen. Sie steigen an bei akuten Entzündungen und Infektionskrankheiten, und zwar um so höher, je akuter das Geschehen ist. Man spricht von *Linksverschiebung*;
  - *basophile Granulozyten* (die Granula [Körner] färben sich blau an);
  - *eosinophile Granulozyten* (die Granula färben sich rot an).
- *Monozyten*. Sie stammen aus dem Knochenmark oder aus Makrophagen.
- *Lymphozyten*. Bildungsort sind die Lymphknoten und die Milz.

Knochenmarkuntersuchung

Das Knochenmark wird durch Punktion von Brustbein (Sternum) oder Beckenkamm (Crista iliaca dorsalis) gewonnen (S. 1079f.).

Das entnommene Knochenmark (Bröckel, mit Knochenmarkblut vermischt) wird nach Verarbeitung im hämatologischen Labor untersucht. Gewöhnlich erfolgt eine qualitative Beurteilung des Markzellgehalts und der Zellmorphologie sowie meistens auch eine quantitative Bewertung der Zellverteilung. Durch die Untersuchung der Knochenmarkausstriche und/oder eines Knochenmark-Punktionszylinders können verschiedene Blutkrankheiten (z.B. Leukämien) nachgewiesen werden. Auch kann der Erfolg bestimmter Therapiemaßnahmen und die Auswirkung gewisser Medikamente und/oder Krankheiten auf das Knochenmark erkannt werden. Eine diffuse Verschleppung von Tumorzellen ins Knochenmark ist ebenfalls zu erkennen, oft besser und viel früher als im Röntgenbild (z.B. bei kleinzelligem Bronchuskarzinom).

Auswertung. Im Knochenmark findet man – im Gegensatz zum peripheren Blut Gesunder – normalerweise unreife Blutzellvorstufen und ausgereifte Zellen nebeneinander vorkommend. Bei akuten Leukämien sind die unreifen Vorstufen vermehrt und atypisch. Bei Knochenmarkmetastasen anderer Tumoren finden sich knochenmarkfremde Tumorzellen.

Rotes Blutbild

Dazu gehört die Bestimmung von
- Erythrozyten,
- Hämoglobin,
- Färbeindex bzw.
  - Hb = Hämoglobingehalt des einzelnen Erythrozyten (MCH),
  - MCHC = Hämoglobinkonzentration des Durchschnittserythrozyten,
  - MCV = mittleres Zellvolumen des Erythrozyten,
- Retikulozyten (s. unten),
- Hämatokrit (s. unten).

Retikulozyten. Der Retikulozyt ist die letzte Stufe in der Reifung der Erythrozyten. Er unterscheidet sich von der ganz ausgereiften Zelle dadurch, daß er noch eine feinkörnige Netzstruktur besitzt.

Besteht ein pathologischer Zustand von Reifungsstörung und Knochenmarksperre, wie dies z.B. bei der perniziösen Anämie der Fall ist, kann sie durch Zufuhr von Vitamin B_{12} behoben werden. Die Reifungsstörung wird aufgehoben, und es erscheinen massenhaft Retikulozyten im Blut – *Retikulozytenkrise* (Abb. 45.**14**).

Retikulozytenanstieg bei verstärktem, überstürztem Abbau (Hämolyse S. 613).

Hämatokrit. Der Hämatokrit gibt Auskunft über den Prozentsatz von geformten Bestandteilen im Blutvolumen, d.h. über Wasserverschiebungen zwischen Plasma und Erythrozyten sowie zwischen Blut und Gewebe. Die Be-

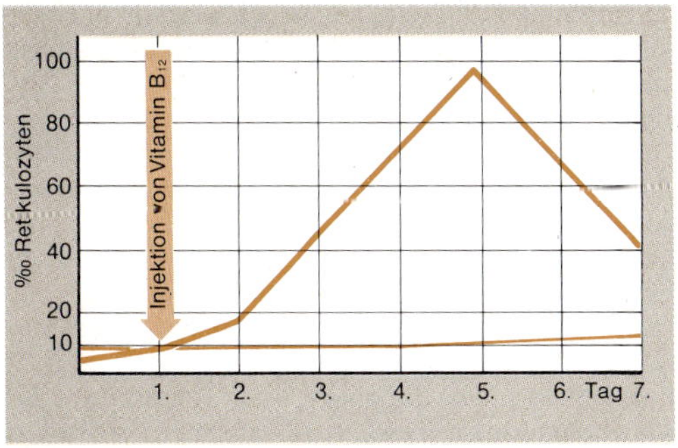

Abb. 45.**14** Möglicher Kurvenverlauf bei Retikulozytenkrise. Flache Kurve bei Anämie, die nicht auf Vitamin B_{12} anspricht; Kurve mit steilem Gipfel bei Anämie, die auf Vitamin B_{12} anspricht. Die Retikulozyten werden vor der Verabreichung von Vitamin B_{12} und nach 2–5 Tagen bestimmt.

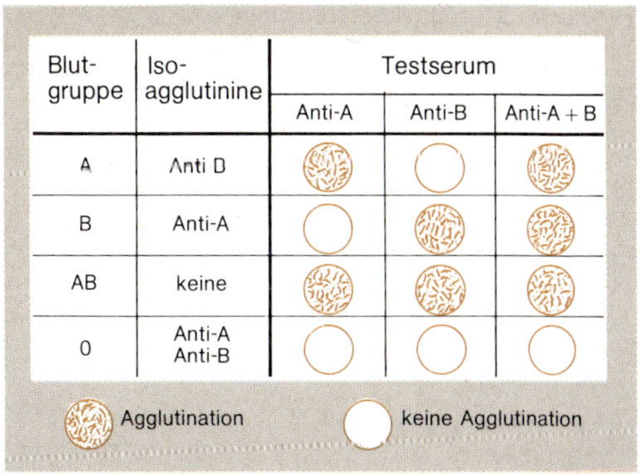

Abb. 45.**15** Einfaches Reaktionsschema für die AB0-Blutgruppenbestimmung.

stimmung hat in der postoperativen Phase sowie bei Patienten mit Dauerinfusionstherapie oder bei bestimmten Erkrankungen und bei der Verbrennung große Bedeutung.
Die Hämatokritbestimmung kann im Venen- und Kapillarblut vorgenommen werden (meist anstelle der Hämoglobinbestimmung).

Gerinnungsanalysen

Die Blutgerinnungsstörungen werden durch den Mangel oder durch das Fehlen einzelner Gerinnungsfaktoren verursacht. Es sind 13 Gerinnungsfaktoren bekannt, die mit römischen Ziffern und fünf thrombozytäre Faktoren, die mit arabischen Ziffern bezeichnet werden. Blutgerinnung S. 591f.
Unter dem *Gerinnungsstatus* wird eine Zusammenstellung der wichtigsten *Blutungs-* und *gerinnungsanalytischen Untersuchungen* verstanden. Der Arzt kann einzelne oder alle der folgenden sechs wichtigsten Tests verordnen:

1. Blutungszeit nach Duke, Norm 3–5 min.
2. PTT = *p*artielle *T*hromboplastinzeit (Zeit in Sekunden), Norm: bis 4 s.
3. Thromboplastinzeit (Quick-Wert), Norm >70%.
4. Thrombinzeit, Norm 13–18 s.
5. Fibrinogenbestimmung, Norm 2,6–5,6 g/l.
6. Thrombozytenzahl.

Neben diesen gebräuchlichen Tests gibt es komplexe Methoden, die seltener verordnet werden, z. B. das *Thrombelastogramm (TEG)* – Kurvenaufzeichnung von Bildung, Elastizität und Retraktion des Fibringerinnsels.

- *Prinzip der Blutungszeit* (1). Es wird nach Stichinzision in die Haut unter standardisierten Bedingungen die Zeit bis zum endgültigen Blutungsstillstand gemessen.
- *Prinzip aller Gerinnungsanalysen* (2–4). Es wird im Citratblut die Zeit bis zum Auftreten eines Fibringerinnsels gemessen und als Maß für bestimmte Faktoren der Faktorengruppen bzw. deren Verminderung genommen. Durch überschüssige Zugabe geeigneter Faktoren als Reagenzien (z. B. Thromboplastin und Calcium für die Quick-Bestimmung) können verschiedene Teilmechanismen oder einzelne Faktoren des Gerinnungsvorganges geprüft werden.

Blutgruppenserologie

Blutgruppenbestimmung

Grundsätzlich müssen zur Bluttransfusion die AB0-Blutgruppe und das Rhesusmerkmal D bekannt sein.
Blutserologisch werden

- die Rhesusbestimmung sowie
- die AB0-Blutgruppenbestimmung

vorgenommen. Es werden geeignete Testseren verwendet. Sind die Resultate nicht eindeutig (Abb. 45.**15**), müssen zusätzlich die weiteren Gruppen ermittelt werden.
Benötigte Blutmenge: 5–10 ml Nativblut (zusatzfrei), begleitet von den vollständigen Personalien des betreffenden Patienten.

Verträglichkeitsprobe

Bei der Verträglichkeitsprobe handelt es sich um Tests zur Sicherung der serologischen Verträglichkeit zwischen Spender- und Empfängerblut. Die wichtigsten Tests sind unter dem Namen *Kreuzprobe* zusammengefaßt (als Dreistufentest, als Enzymtest, als Eilfallserologie).
Benötigtes Blut: 5–10 ml Nativblut (zusatzfrei) mit Begleitzettel.

45.4.2. Urin

Dichte

Die relative Dichte sagt aus, um wieviel schwerer oder leichter ein Stoff ist als das gleiche Volumen Wasser (spezifisches Gewicht). Sie ist ein Maß für die Menge der gelösten Stoffe. Die Osmolalität gibt die Anzahl der gelösten Teilchen wieder.
Übliche Werte der Dichte des Urins sind 1010–1030, je nach Trinkmenge bzw. Konzentration des Urins. Große Urinmengen haben normalerweise eine niedrige Dichte, kleine Urinmengen sind hochkonzentriert und weisen eine entsprechend hohe Dichte auf.
Wird bei Funktionsstörungen nur noch ein schwach konzentrierter Harn ausgeschieden, spricht man von *Hyposthenurie*. Eine ständig gleichbleibende Dichte, etwa bei 1010, wird als *Isosthenurie* bezeichnet, d.h., Verdünnungs- und Konzentrationsvermögen sind eingeschränkt.

Urinsediment

Fällt im Teststreifen der Leukozyten-, Nitrit-, Eiweiß- oder Bluttest positiv aus, muß eine Urinsedimentuntersuchung durchgeführt werden.

Technik. Vor Abfüllen des Urins in ein Reagenzglas wird dieser kurz aufgeschüttelt. Abfüllmenge 12 ml. Im Reagenzglas wird der Urin während 5 Minuten bei einer Drehzahl von 3000/min zentrifugiert.
Makroskopische Beurteilung. Jedes mit bloßem Auge sichtbare, festgeformte Sediment zuunterst im Sedimentglas wird in Höhe (mm) und Farbe registriert:
- rotbraunes, festes Sediment: Erythrozyten;
- pastellrosa, festes Sediment: amorphe Urate (sog. Ziegelmehl);
- gelbweißgraues, festes Sediment: Leukozyten (Pyurie) oder Plattenepithelien (Fluor) oder amorphe Phosphate oder Restmaterial von Vaginalovula (Stärkekörner).

Anschließend wird das Reagenzglas durch Kippen geleert und sorgfältig abgetropft. Der Restüberstand wird mit dem Sediment gründlich homogenisiert (mit Pasteur-Pipette), ein kleiner Tropfen auf den Objektträger gebracht und mit einem Deckglas zugedeckt.
Mikroskopische Beurteilung. Das angefertigte Präparat wird zuerst mit 100facher Vergrößerung unter dem Mikroskop beurteilt. Dabei wird auf die Verteilung der Zellelemente geachtet und nach Zylindern gesucht.
Die eigentliche Untersuchung wird mit 400facher Vergrößerung durchgeführt.
Wichtigste Befunde. *Leukozyten, Erythrozyten.* Zur semiquantitativen Beurteilung wird die minimale und maximale Zellzahl registriert, die in fünf willkürlich eingestellten Gesichtsfeldern (400fache Vergrößerung) gefunden wurde.
Normwerte:
- 0–2 Erythrozyten pro Gesichtsfeld, sicher pathologisch: mehr als 5;
- 0–5 Leukozyten pro Gesichtsfeld, sicher pathologisch: mehr als 10.

Erythrozytenmorphologie: Neuere Untersuchungen haben gezeigt, daß man Erythrozyten glomerulären Ursprungs (bei einer Glomerulonephritis), die beim Durchgang durch Glomeruli typisch verformt wurden, von Erythrozyten anderen Ursprungs (z.B. Nierengeschwulst, Blasenentzündung), die unbeschädigtes Aussehen haben, unterscheiden kann.
Epithelzellen. Man unterscheidet Plattenepithelien (Ursprung Harnröhre, Genitalorgane) und Rundepithelien (Ursprung Urothel der ableitenden Harnwege, tubuläre Nierenepithelien und Basal- und Parabasalzellen des genitalen Plattenepithels).
Normwert:
- „vereinzelt“ = 1 Epithelzelle in jedem 5. Gesichtsfeld

Kommen „mäßig“ (1 Epithelzelle in jedem 2.–4. Gesichtsfeld), „viel“ (1–3 Epithelzellen pro Gesichtsfeld) oder sogar „massenhaft“ (mehr als 3 Epithelien pro Gesichtsfeld) vor, so muß man an der korrekten Durchführung der Harngewinnung mit dem sog. Mittelstrahlurin zweifeln und an eine genitale Verunreinigung denken. Kommen solche Befunde auch nach mehrmaliger Harngewinnung vor und werden jedesmal auch Bakterien nachgewiesen, so muß zum sicheren Nachweis der Bakteriurie der Urin durch eine Blasenpunktion gewonnen werden.
Zylinder. Die Zylinder müssen wegen der großen diagnostischen Bedeutung sehr sorgfältig gesucht werden. Hyaline Zylinder kommen auch bei Gesunden vor (Dursten, Diuretika). Wachszylinder sind Ausdruck einer Nierenparenchymerkrankung, die mindestens 4 Wochen dauert.
Granulierte Zylinder geben einen unspezifischen Hinweis auf eine Nierenparenchymerkrankung.
Leukozytenzylinder beweisen die Nierenparenchymherkunft der Leukozyten (meist bei Pyelonephritis).

Erythrozyten- und Hämoglobinzylinder beweisen die Nierenparenchymherkunft der Erythrozyten bei einer Hämaturie (Glomerulonephritis).
Erreger. Bei Harnwegsinfektionen können Bakterien, Pilze (Hefe) und Trichomonaden erkannt werden. Vorteilhaft ist dazu eine Phasenkontrasteinrichtung. Die Trichomonaden erkennt man zuverlässig an ihrer charakteristischen Beweglichkeit. Diese hält jedoch nur so lange an, als der Urin noch warm ist. Aus diesem Grunde ist für die Trichomonadendiagnose eine sofortige Untersuchung nach der Miktion notwendig.
Lipide. Sie kommen bei einer Vielzahl von Erkrankungen (Proteinurie, Hyperlipidämie, Schockniere) vor. Die diagnostische Bedeutung ist nur gering. Cholesterinkristalle leuchten im polarisierenden Licht mit einer Malteserkreuzform auf.
Kristalle. Sehr wichtig ist die Erkennung der Cystinkristalle (sechseckig). Diese Kristalle kommen im Urin nur bei Zystinose (Stoffwechselerkrankung) und bei tubulärer Aminoazidurie (defekte Tubuli, die Aminosäuren mangelhaft resorbieren) vor. Der Urinbefund ist für diese Diagnosen entscheidend.

Quantitative Bestimmungen

Darüber hinaus wird im Urin – analog zum Serum – eine ganze Anzahl Meßgrößen quantitativ bestimmt (Tab. 45.**10**).

Mikrobiologische Resistenzprüfung

Wenn ein pathogener Keim isoliert und kultiviert werden konnte, interessiert klinisch seine *Empfindlichkeit auf Antibiotika.*
Der zu prüfende Bakterienstamm wird auf einem Standardnährboden als homogener Rasen ausgeimpft. Die in Frage kommenden Antibiotika sind in definierter Konzentration auf Filterpapierblättchen aufgebracht. Werden diese auf die Oberfläche des Nährbodens aufgelegt,

Tabelle 45.**10** Urinanalyse

α-Amylase	bis 500 U/l
Proteine	bis 0,15 g/Tag
Glucose	bis 0,8 mmol/Tag
Harnstoff	82–517 mmol/Tag
Harnsäure	1,5–4,5 mmol/Tag
5-Aminolävulinsäure	bis 45 µmol/Tag
4-Hydroxy-3-methoxymandelsäure	bis 38 mmol/Tag
Natrium	95–310 mmol/Tag
Kalium	40–100 mmol/Tag
Calcium	3,5–7,5 mmol/Tag
Phosphor anorganisch	16–48 mmol/Tag
Osmolalität	50–1400 mmol/kg
pH	5–7

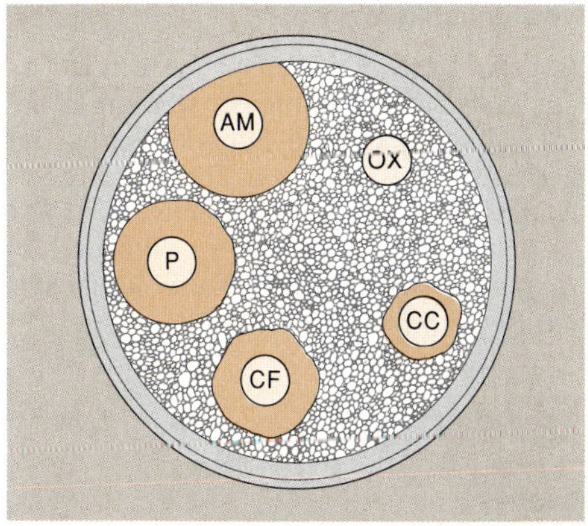

Abb. 45.**16** Beispiel des Resistenzverhaltens von Enterokokken im Agar-Diffusionstest. P Penicillin G, AM Ampicillin, OX Oxacillin, CF Cephalothin, CC Clindamycin.

diffundiert der Wirkstoff ins Medium. Je besser die Wirkung des Medikaments auf den Erreger ist, um so größer wird die Hemmzone um das Blättchen herum (Abb. 45.**16**).

Überwachte Uringewinnung

Im Rahmen der Analytik von suchterzeugenden Drogen versuchen die Probanden immer wieder, falsch-negative Ergebnisse zu erreichen. Wichtigstes Mittel ist Wasser zur Urinverdünnung, entweder in großen Mengen getrunken oder der Probe zugesetzt. Weitere Störsubstanzen, die, wenn in den gelösten Urin gegeben, die Analytik stören können, sind Kochsalz, Säure, Javelle-Wasser (z.B. WC-Reiniger), flüssige Seife, Visine-Augentropfen.
Als Glied einer Verantwortlichkeitskette hat die Pflegeperson durch eine angemessene Überwachung der Uringewinnung sicherzustellen, daß derartige Verfälschungen ausgeschlossen sind.

45.4.3. Liquor

Die Liquorentnahme erfolgt durch Punktion des Wirbelkanals: Lumbal- oder Subokzipitalpunktion (S. 1083f.).

Tabelle 45.**11** Meßgrößen für Liquor (lumbal)

Protein	190–420 mg/l
Glucose	2,7–4,2 mmol/l
Lactat	1,1–1,9 mmol/l
Leukozyten	$< 4 \cdot 10^6$/l

Meßgrößen (Tab. 45.**11**)

- Bestimmung der Zellzahl;
- Differenzierung der Zellen – Erythrozyten, Granulozyten, Lymphozyten;
- Untersuchung des Liquorsediments; wenn Hinweise auf eine Entzündung bestehen, sucht man nach Erregern;
- Bestimmung des Eiweißgehalts;
- Glucose – normal ca. ⅔ der Serumkonzentration; erniedrigt bei bakteriellen Meningitiden;
- Lactat (ein Stoffwechselprodukt der Glucose) – erhöht bei bakteriellen Meningitiden.

45.4.4. Sputum

Man unterscheidet:

- *mikroskopische Untersuchung.* Mikroskopisch nachweisbar sind z. B.:
  - eosinophile Granulozyten, bei allergischem Asthma vermehrt;
  - elastische Fasern als Zeichen von Gewebezerfall;
- *bakteriologische Untersuchung.* Kulturen werden angelegt:
  - bei allen auf Tuberkulose verdächtigen Patienten zum Nachweis von Tuberkelbakterien. Es sind wiederholte Untersuchungen notwendig, da Tuberkelbakterien schwer nachweisbar sind;
  - bei Patienten mit Pneumonie und Bronchitis zum Nachweis des Erregers und zur Resistenzprüfung;
- *Zytologische Untersuchung:*
  - zum Nachweis von Krebszellen (Bronchuskarzinom).

45.5. Medizinische Funktionsdiagnostik

Die medizinische Funktionsdiagnostik wird in kleineren Krankenhäusern häufig auf der Station vorgenommen. In arbeitsteiligen Organisationsstrukturen wird der Patient an die „Funktionseinheit Diagnostik" übergeben. Die Arbeit der Pflegegruppe erstreckt sich auf die

- Information des Patienten,
- die Koordination der Dienste.

45.5.1. Lungenfunktion
- Spirometrie

45.5.2. Herztätigkeit,
- Beurteilung der Kreislauffunktion
- Prüfung des Herzrhythmus
- Herzkatheterismus

45.5.3. Gehirn- und Nervenfunktion
- Elektroenzephalographie
- Elektromyographie
- Elektroneurographie.

45.5.1. Lungenfunktion

Spirometrie

Messung und graphische Darstellung (Spirogramm) der Atmung (Abb. 45.**17**); man unterscheidet dabei *Lungenvolumina* (Unterteilung der maximal möglichen Gasvolumina der Lungen in statische Volumengrößen) und *Ventilationsgrößen* (Lungenfunktionsprüfung).

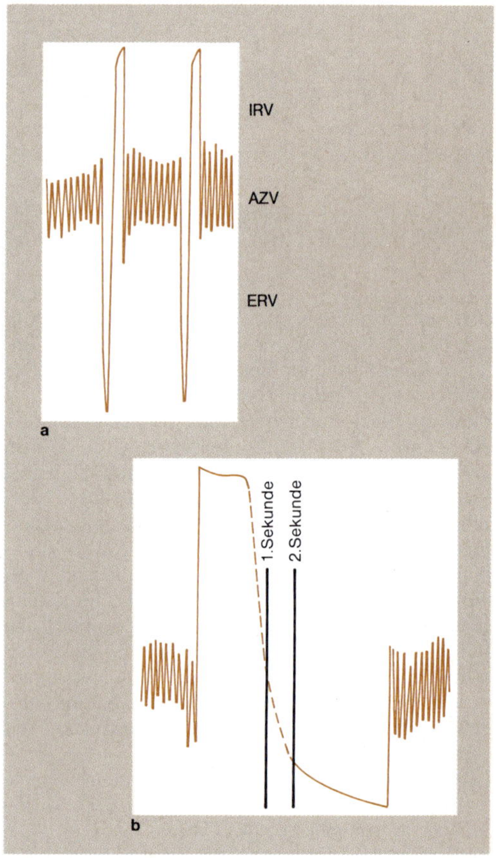

Abb. 45.**17** Lungenfunktionsprüfung mit Spirometer. **a** Vitalkapazität, **b** Tiffeneau-Test. JRV/ERV inspiratorisches/exspiratorisches Reservevolumen.

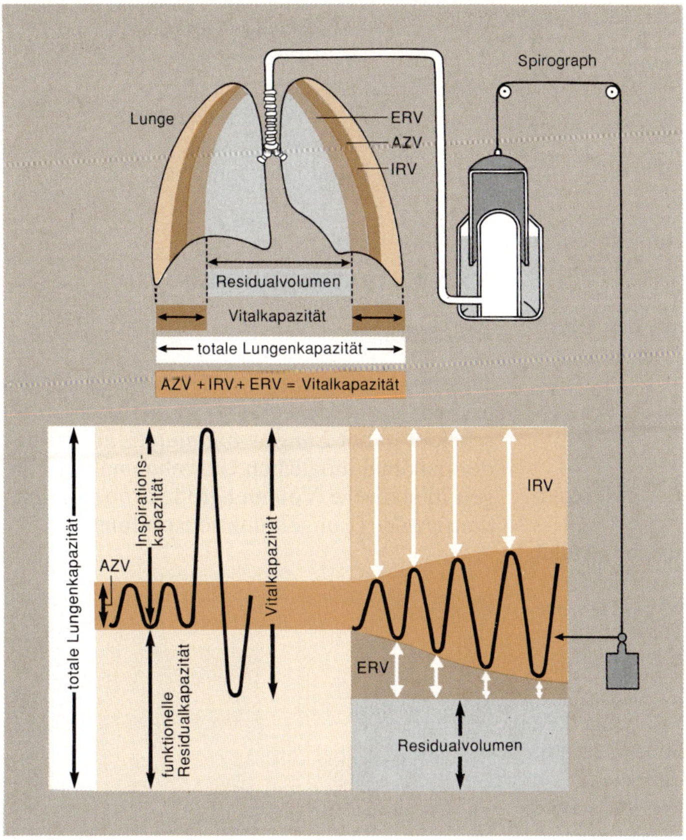

Abb. 45.**18** Messung der Lungenfunktion mit dem Spirographen. Atemzugvolumen (AZV), inspiratorisches und exspiratorisches Reservevolumen (IRV) und (ERV) = Vitalkapazität. Totale Lungenkapazität = maximale Inspiration und Exspiration.

Die *Lungenfunktionsprüfung* umfaßt die Überprüfung der Mechanik und des Gasaustausches der Lungen in Ruhe und unter Belastungsbedingungen. Die wichtigsten Prüfgrößen sind:

Vitalkapazität – Luftmenge, die zwischen maximaler Ein- und Ausatmung bewegt wird; Norm 3500–5000 ml pro Atemzug. Eingeschränkt ist sie bei restriktiven Ventilationsstörungen (durch Verminderung des Gesamtatmungsvolumens wegen herabgesetzter Dehnbarkeit des Thorax), z. B. bei Lungenfibrosen. Die Vitalkapazität nimmt innerhalb gewisser Grenzen mit der Körpergröße zu. Man kann daher auch eine Korrelation zur Körperoberfläche herstellen und kommt dann auf Werte von durchschnittlich $2{,}5\,l/m^2$. Sie sind bei der Frau etwas niedriger als beim Mann. Die relativ großen Schwankungen sind dem unterschiedlichen Trainingszustand des Patienten zuzuschreiben.

Tiffeneau-Test. Es wird diejenige Luftmenge gemessen, welche maximal pro Sekunde ausgeatmet wird – *Sekundenkapazität* (Abb. 45.**17b**).

Der Patient wird zur maximalen Einatmung angehalten und dann aufgefordert, forciert auszuatmen.

Bei normaler Lungenfunktion atmet er in der ersten Sekunde 75–80% der eingeatmeten Luft wieder aus. Eine verlangsamte Ausatmung finden wir bei Widerständen aller Art in Lungen und Atemwegen (obstruktive Ventilationsstörungen durch Erhöhung des Strömungswiderstandes in den Atemwegen).

Bei der *erweiterten Lungenfunktionsprüfung* werden zusätzlich gemessen:

Atemzeitvolumen. Gasvolumen, das während 1 Minute Ruheatmung ein- oder ausgeatmet werden kann (Atemzugvolumen).

Residualvolumen, Restluft. Gemessen wird die Luftmenge, die nach maximaler Exspiration noch in der Lunge verbleibt. Dieser Teil des Lungenvolumens kann nicht durch direkte Spirometrie bestimmt werden, sondern muß indirekt ermittelt werden. Dazu wird ein Fremdgas (Helium) verwendet. Der Versuch dauert 7–10 Minuten. Norm 1200 ml.

Atemgrenzwert. Man versteht darunter die willkürlich durchgeführte, maximal mögliche Ventilationssteigerung, die während 10–15 Sekunden durchgeführt wird. Der ermittelte Wert wird auf eine Minute umgerechnet. Norm 120–130 l/min.

Der Atemgrenzwert nimmt mit zunehmendem Alter ab. Er ist bei allen Erkrankungen mit Verminderung des Lungenvolumens verkleinert (bei Pneumonie, Pleuraerguß, nach Lungenresektion u. a.).

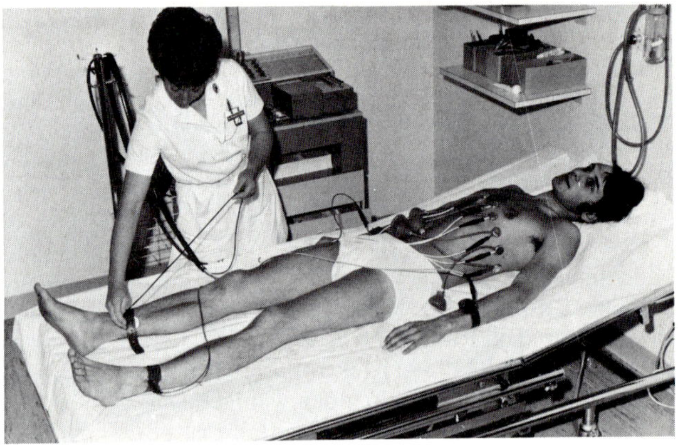

Abb. 45.**19** Vorbereitung des Patienten für das Elektrokardiogramm.

Atemreserve. Als Atemreserve bezeichnet man das über die Ruheventilation hinaus mögliche Atemminutenvolumen.
Eine Übersicht über die Definition der verschiedenen Atemvolumina gibt Abb. 45.**18**.
Vorbereitung des Patienten:
- Zum Vergleich mit den Standardwerten sind folgende Angaben nötig: Gewicht, Körperlänge, Alter, Geschlecht.
- Den Patienten gut informieren und ihm den Vorgang so erklären, daß er ihn verstehen kann. Von seiner Kooperation hängt der Aussagewert der Resultate ab.

45.5.2. Herztätigkeit

Beurteilung der Kreislauffunktion

Die grobe Beurteilung der Herz-Kreislauffunktion ist meist ohne invasive Maßnahme möglich. Für komplexere Situationen (z.B. Blutungsschock bei einer bekannten Herzinsuffizienz) und zur differenzierten Diagnose von Kreislaufstörungen sind jedoch oft aufwendige und invasive Methoden unumgänglich.

Prüfung des Herzrhythmus

Prinzip. Die Herzmuskelkontraktion wird durch rhythmische elektrische Impulse angeregt. Der führende Schrittmacher ist dabei der Sinusknoten. Die Leitungsgeschwindigkeit der Impulswelle (Aktionsströme) kann auf die Körperoberfläche projiziert und mittels Elektroden aufgezeichnet werden – *Elektrokardiogramm* (EKG).

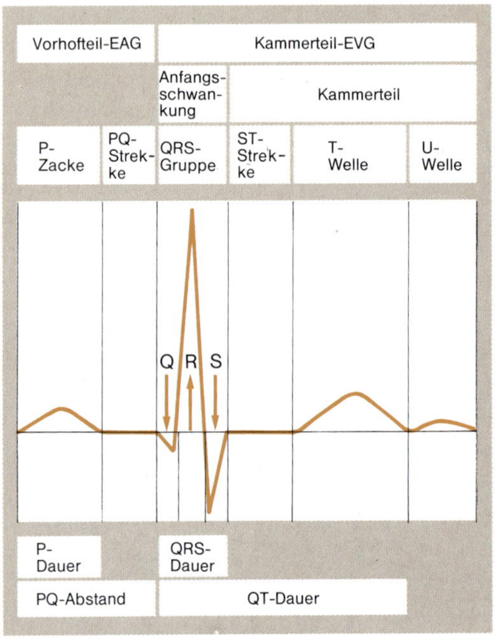

Abb. 45.**20** Benennung der Abschnitte und Ausschläge des Elektrokardiogramms (nach Müller-Seiffert).

Elektrokardiogramm-Ableitung. Zur Registrierung eines Standard-EKG mit 12 Ableitungen werden je eine Elektrode an den Extremitäten und sechs Elektroden an der Brustwand befestigt (Abb. 45.**19**). Ein Mehrfachschreiber zeichnet dann die Kurven auf.
Die Herzstromkurve (Abb. 45.**20**) besteht aus fünf Zacken, die mit den Buchstaben P, Q, R, S, T bezeichnet werden.
Die P-Zacke ist Ausdruck der Erregungsausbreitung in beiden Vorhöfen. Ihr folgt die negative Q-Zacke, die den Beginn der Kammererregung anzeigt. Die

steil ansteigende R-Zacke fällt rasch zur negativen S-Zacke ab. Der sog. QRS-Komplex entspricht der Erregungsausbreitung in beiden Ventrikeln. Es folgt eine normalerweise isoelektrische Linie, die in die T-Welle, welche von einer fast flach verlaufenden U-Welle gefolgt sein kann, übergeht. Die Strecke von S-Ende (Beginn der isoelektrischen Linie) bis T-Ende entspricht der Erregungsrückbildung in beiden Ventrikeln.

Man unterscheidet

- Ruhe-EKG – Aufzeichnung der Herzmuskelarbeit nach Ruhezeit (ca. ½ Stunde);
- Belastungs-EKG – Elektrokardiogramm, das während einer mehr oder weniger starken Belastung (z.B. durch Radfahren) geschrieben wird.

EKG-Veränderungen sind typisch bei

- Herzinfarkt,
- vermehrter Herzbelastung (Links-rechts-Insuffizienz),
- Erregungsbildungs- und Leitungsstörungen.

Der Patient soll so gekleidet sein, daß Oberkörper und Extremitäten bequem freigemacht werden können.

Herzkatheterismus

Prinzip. Untersuchung am Herzen nach Punktion eines Gefäßes. Es wird ein spezieller Katheter ins Herz vorgeschoben.

Arten von Herzkatheterismus (Abb. 45.**20**):

- *Rechtskatheter* – venöse Katheterisierung. Der Katheter wird von der Femoralvene über die untere Hohlvene in den rechten Vorhof und die rechte Kammer in die A. pulmonalis vorgeschoben.
- *Linkskatheter* – arterielle Katheterisierung. Er wird in die A. femoralis, gegen den Blutstrom in die Aorta und bis in den linken Ventrikel geschoben.
- *Transseptaler Katheter.* Dieser wird durch die untere Hohlvene in den rechten Vorhof geführt. Dann wird mittels einer feinen Kanüle, welche durch den Katheter geschoben wird (Abb. 45.**21 b**), das Septum durchstochen. Der Katheter gelangt so durch den linken Vorhof in die linke Kammer.

Diagnostischer Herzkatheterismus. Der Herzkatheterismus kann *vielerlei Informationen* liefern:

- Durch die mit Kochsalzlösung gefüllte Katheterlichtung können mit Hilfe von mechanoelektrischen Druckwandlern die in den Herzhöhlen und Gefäßen des Kreislaufs herrschenden *Drücke* gemessen werden.
- Verschiedene Methoden ermöglichen die Messung der Blutströmung, insbesondere die Bestimmung der vom Herzen geförderten Blutmenge *(Herzminutenvolumen).*
- Besonders aufschlußreich ist die *selektive Angiokardiographie.* Durch den im gewünschten Herz- oder Gefäßabschnitt liegenden Herzkatheter wird ein Kontrastmittel maschinell mit hohem Druck eingespritzt und dessen Fortbewegung im Blutstrom durch eine Röntgenkamera mit hoher Bildfrequenz (25–90 Bilder/s) aufgezeichnet. Damit werden nicht nur Funktionsstörungen, sondern auch Strukturveränderungen im Bereich des Herzens, der Koronararterien und der großen Gefäße bildlich dargestellt.

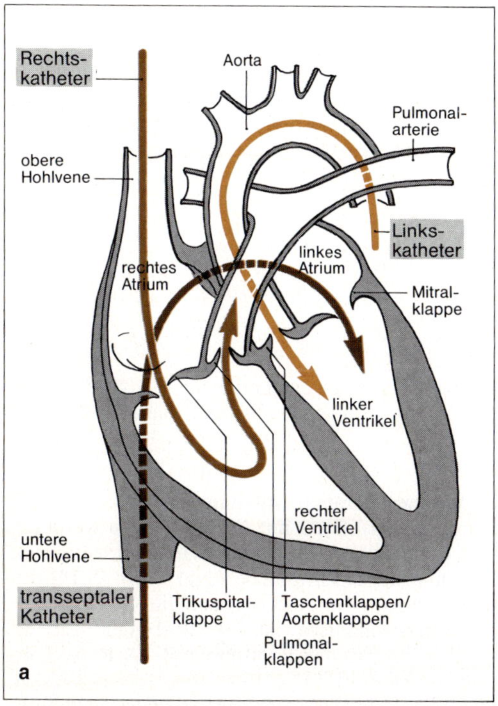

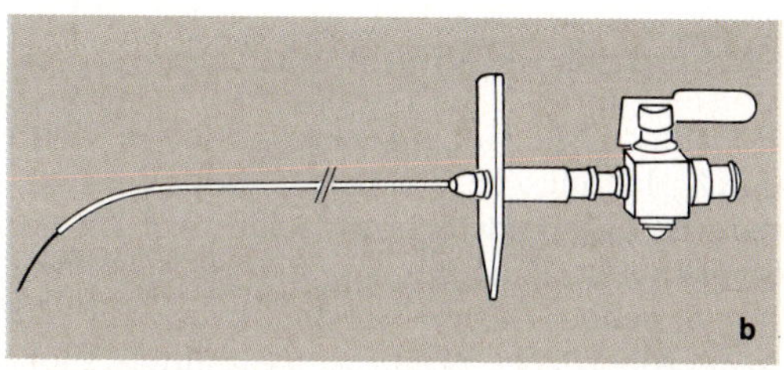

Abb. 45.**21** Herzkatheterismus. **a** Wege der verschiedenen Herzkatheter. **b** Kanüle, die durch den transseptalen Katheter geschoben wird, um das Septum zu durchstechen.

Therapeutischer Herzkatheterismus:
- Zum Einbau des transvenösen Schrittmachers (S. 578f.),
- zur Dilatation verengter Koronararterien mittels Ballonkatheter.

Vorbereitung des Patienten:
- Voruntersuchungen: Blutdruck, Puls, EKG, Gewicht, Größe, Blutgruppe, Gerinnungsstatus, Lungenfunktion.
- Information über Zweck, Dauer (unangenehmes Liegen auf dem Untersuchungstisch) und Verlauf der Untersuchung.
- Rasur der Leistengegend rechts. Bei starkem Haarwuchs Oberschenkel bis Knie und untere Bauchpartie (ohne Schambehaarung).
- Nüchtern lassen (Kontrastmittel S. 1128).

Nachbehandlung und -kontrollen richten sich nach der Art des vorgenommenen Katheterismus. Grundsätzlich gilt:
- *Kompressionsverband* und Sandsack (7–12 Stunden belassen).
- *Kontrollen.* Blutdruck, Puls, Fußpuls und Einstichstelle (Blutung) während 2 Stunden ½stündlich, dann während 4 Stunden stündlich.
- *Lagerung.* Flach lagern, rechte Hüfte und Knie gestreckt. Regelmäßige Quadrizepsübungen, ohne Biegen im Kniegelenk. Flexion/Extension im Fußgelenk. Nach 6 Stunden Entfernen der Lagerungsrolle. Bettruhe bis zum nächsten Morgen.
- *Essen und trinken.* Sofort nach der Untersuchung zu trinken geben (Kontrastmittelelíminierung). Nach 2–3 Stunden leichte, kleine Mahlzeit. Zur Nahrungsaufnahme Kopfende des Bettes nur leicht anheben.

Komplikationen. Bei Fußpulsabschwächung, Blutung, Angina pectoris, Allergie oder anderen Problemen sofort den zuständigen Artz benachrichtigen.

Die Maßnahmen der Vorbereitung sowie der Nachkontrolle und Behandlung gelten auch für die *Koronarangiographie.*

45.5.3. Gehirn- und Nervenfunktion

Die wichtigsten Nervenfunktionsprüfungen sind die elektrophysiologischen Untersuchungen.

Elektroenzephalographie

Mit Hilfe der Elektroenzephalographie (EEG) können die Aktionsströme der Hirnrinde registriert werden. Das EEG ist somit ein *Hirnstrombild* (Abb. 45.**22**).

Das EEG ermöglicht Aussagen über
- Funktionsstörungen allgemeiner Art und über
- umschriebene Gehirnschädigungen, wie z. B. bei Epilepsie (Herdbefunde).
- Beim Hirntod verschwinden die Aktionsströme ganz → Nullinie.

Durchführung. Ableitung mit Elektroden, die auf die Kopfhaut aufgesetzt werden. Der Patient befindet sich in halbsitzender oder liegender Stellung und wird gegen störende Reize (Lärm, Licht) abgeschirmt.

Vorbereitung:
- Unruhige Patienten sedieren.
- Die Haare sind sauber, frei von Haarspray u. a.

Spezielle EEG-Arten:
- Photostimulation, Schlaf-EEG zur Diagnosestellung;
- Telemetrie zum Erfassen von nur sporadisch auftretenden Störungen (über 24 Stunden).

Elektromyographie

Bei der Elektromyographie (EMG) werden die Aktionsströme der Muskulatur abgeleitet.

Die Elektroden werden auf dem zu untersuchenden Muskelgebiet aufgesetzt. Die Ableitung erfolgt in Ruhe und unter Muskeltätigkeit. Abweichungen vom normalen Kurvenverlauf treten bei Muskellähmungen oder bei veränderter Tonuslage des Muskels auf. Das EMG erlaubt dem Arzt, festzustellen, ob eine motorische Störung die Folge einer Muskelerkrankung oder einer Schädigung der peripheren Nervenleitung ist. Es läßt sich somit unterscheiden, ob es sich bei einer Lähmung um eine *myogene*, eine *psychogene* oder eine *neurogene* Parese handelt.

Elektroneurographie

Gemessen wird die Nervenleitgeschwindigkeit (NLG) mittels elektrischer Reize. Es kann die motorische und die sensible NLG gemessen werden. Die Untersuchung eignet sich zur Verlaufskontrolle und zur Lokalisation umschriebener Läsionen eines peripheren Nervs.

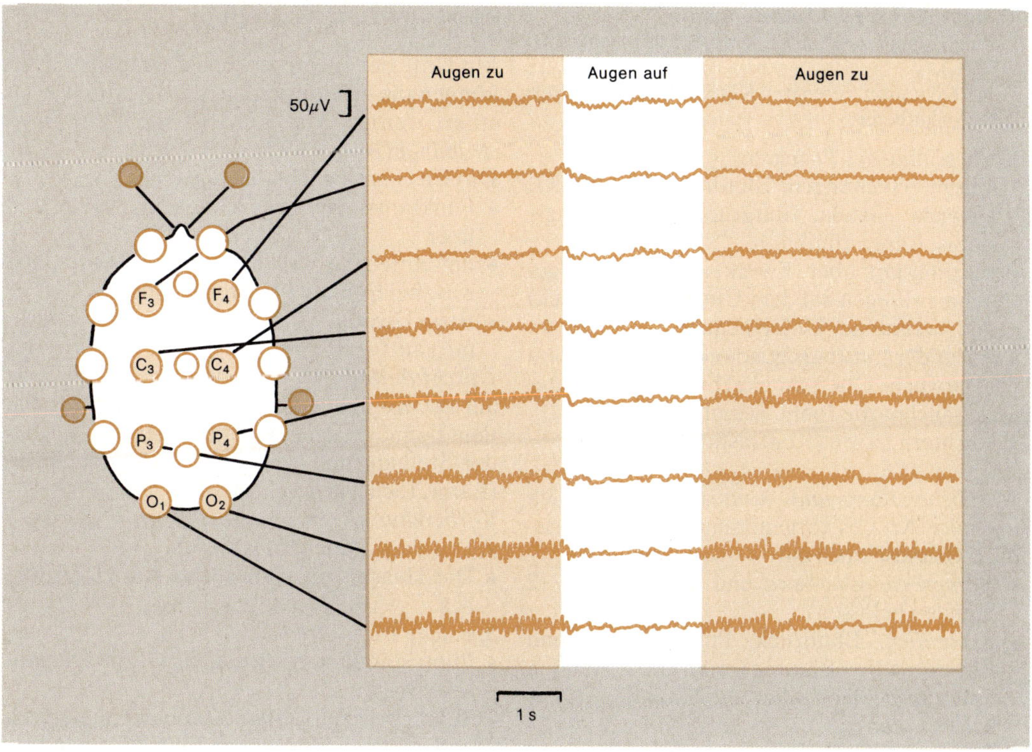

Abb. 45.**22** Normales Elektroenzephalogramm eines Erwachsenen. Der in allen Ableitungen gut ausgeprägte Alpharhythmus von ca. 10/s wird beim Öffnen der Augen blockiert (nach Mumenthaler).

45.6. Beurteilung von Wissen und Können in der Pflege

Befassen Sie sich etwas genauer mit den präanalytischen Maßnahmen, die auf Ihrer Station (in Ihrem Krankenhaus) von der Pflegegruppe durchgeführt werden. Wiederholen Sie die Einflußfaktoren (S. 1091 f.), und bringen Sie diese in Beziehung zu den folgenden Aspekten:

- Entnahme von Blut für klinische Chemie, hämatologische Bestimmungen, Gerinnungsanalysen;
- Nachweis von Blut im Stuhl;
- Untersuchungen von Urin;
- Sammeln von Sputum;
- mikrobiologische Untersuchungen (am Beispiel der Blutkultur).

Woran ist zu denken bezüglich Vorbereitung, Gewinnung der Probe und Transport ins Labor?

Weiterführende Literatur

Hagemann, P., K. Rosenmund: Laboratoriumsmedizin, 3. Aufl. Hirzel, Stuttgart 1989

Hagemann, P.: Auftrag – Spezimen – Befund. GIT-Verlag, Darmstadt 1989

Hallmann, L.: Klinische Chemie und Mikroskopie, 11. Aufl. Thieme, Stuttgart 1980

Jüngst, B. K.: Medizinisches Rechnen für Krankenpflegeberufe. Thieme, Stuttgart 1982

Kretz, F., A. Kretz, P. Schroedl: Medikamentöse Therapie Arzneimittellehre für Krankenpflegeberufe, 3. Aufl. Thieme, Stuttgart 1988

Lüllman, H., K. Mohr, A. Ziegler: Taschenatlas der Pharmakologie. Thieme, Stuttgart 1990

Thomas, L.: Labor und Diagnose, 3. Aufl. Medizinische Verlagsgesellschaft, Marburg 1988

46. Endoskopie, endoskopische Eingriffe

Sequenzziel

Ziel dieses Kapitels ist das Kennenlernen der verschiedenen Endoskopiearten, der Assistenz während der Untersuchung und der Entsorgung gebrauchten Materials. Ausführlicher behandelt werden die zum Tätigkeitsbereich der Krankenpflege gehörenden Maßnahmen der *Vorbereitung* des Patienten sowie die *Nachsorge*.

Prinzipien/Impulse

Die Inspektion des Körperinnern ohne Operation ist ein altes Ziel der medizinischen Wissenschaft; sie wurde seit Hippokrates dauernd verbessert.
Die Möglichkeit, kleinste und feinste Instrumente herzustellen (Endoskope, Sonden, Linsen, Objektive), sowie die Entdeckung des Laserlichts machen es dem Arzt heute möglich, fast jedes Organ im Körperinnern zu erreichen, zu betrachten, videographisch festzuhalten und evtl. pathologische Veränderungen sofort zu behandeln.
Endoskopien werden unter Lokalanästhesie durchgeführt, wodurch das Operationsrisiko weitgehend ausgeschaltet, hingegen die psychische Belastung für den Patienten höher ist, was vom Pflegepersonal ein hohes Maß an Einfühlung und Betreuung erfordert.

46.1. Allgemeine Grundlagen

46.1.1. Tätigkeitsbereiche

Die Endoskopie ist eine ärztlich-medizinische Aufgabe, zu deren Durchführung es eines hohen Maßes an *interdisziplinärer Zusammenarbeit* bedarf. Die Aufgabenteilung kann wie folgt gesehen werden:

- Vorbereitung des Patienten und Nachsorge: Pflegepersonal (Hausarzt bei ambulanten Patienten).
- Durchführung: Arzt/Ärztin.
- Vorbereitung der Untersuchung, Assistenz während der Maßnahme und Entsorgung der gebrauchten Materialien: speziell ausgebildete und qualifizierte Pflegepersonen und/ oder medizinisch-technische Assistenten.

Für Pflegepersonen, die sich für dieses Fachgebiet interessieren, werden entsprechende Weiterbildungslehrgänge angeboten.

46.1.2. Einsatzgebiet

Man unterscheidet Endoskopien und endoskopische Eingriffe.
Endoskopien (Innenspiegelung): optisches Einsehen von Organsystemen mittels Spezialinstrument (Endoskop). Sie werden nach ihrem Zugangsweg benannt (Tab. 46.**1**).
Endoskopische Eingriffe sind z. B. die Polypektomie, die endoskopische Blutstillung, die Bougierung von Stenosen, die Implantation von Endoprothesen in die Speiseröhre, die Papillo- und Sphinkterotomie sowie die Gallengangdrainage; ferner die Gastrostomie, die Fremdkörperentfernung aus dem oberen und unteren Intestinaltrakt sowie aus dem Bronchialsystem, die Sondeneinführung zur Dekompression beim Ileus und die Arthroskopie. Ein besonderes therapeutisches Verfahren ist die rektoskopische Kryotherapie des Mastdarmkarzinoms.

Tabelle 46.**1** Endoskopiearten (nach Huber)

Zielorgan	Bezeichnung	Diagnostische Möglichkeiten
Gehörgang, Trommelfell	Otoskopie	optische Beurteilung, Abstriche, Entnahme für zytologische Untersuchung, Einlegen von Gaze, Spülungen, kleinchirurgische Eingriffe am Trommelfell und Gehörgang, Fremdkörperentfernung
Nasenhöhle	Rhinoskopie	optische Beurteilung, Abstriche, zytologische Entnahme, Einlagen von Gaze, Blutstillung, Fremdkörperentfernung, kleine Eingriffe
Kehlkopf	Laryngoskopie	optische Beurteilung, Abstriche, Intubation, Sekret- und Fremdkörperentfernung, Blutstillung
Bronchien (Larynx, Trachea)	Bronchoskopie	optische Beurteilung, Abstriche, Zangenbiopsie, Sekret- und Fremdkörperentfernung, Blutstillung, Bronchiallavage, Tubuseinlage, Kontrastmitteleingabe zur Röntgenuntersuchung
Magen-Darm-Trakt		Tab. 46.**2**
Bauchhöhle, innere Organe	Laparoskopie	optische Beurteilung, Abstriche, Punktionen und Biopsien, Blutstillung, Spülung, Draineinlage, kleine chirurgische Eingriffe
Vagina, Muttermund	Kolposkopie	optische Beurteilung, Gewinnung von Untersuchungsmaterial, Blutstillung, Spülung, kleine chirurgische Eingriffe, Einlagen, Fremdkörperentfernung, Röntgenuntersuchung
Harnblase	Zystoskopie	S. 1124
Gelenke	Arthroskopie	S. 1124f.
Mediastinum	Mediastinoskopie	S. 1119f.

46.1.3. Gerätekunde

Es gibt eine Vielzahl von Endoskoparten; die Eigenheiten und die Handhabung sind aber für die meisten Geräte ähnlich.

Funktionsprinzip

Endoskope sind medizinische Geräte, die es dem Arzt gestatten, Körperhohlräume zu betrachten und in ihnen Eingriffe vorzunehmen, ohne diese Hohlräume vorher operativ freizulegen. Je nach Lage, Zugänglichkeit und Beschaffenheit dieser Hohlräume werden dazu *starre* (z.B. Zystoskop, Tracheoskop, Mediastinoskop) oder *flexible* (Gastroskop, Bronchoskop) Instrumente verwendet.

In dieses starre oder flexible Rohr ist ein spezielles optisches System für die Beleuchtung des Hohlraumes und zur Betrachtung, auch unter Vergrößerung, eingebaut. Ferner enthält dieses Rohr in der Regel noch einen oder mehrere Kanäle für Absaugung, Spülung, Einführung von Instrumenten usw. Abb. 46.**1** und 46.**2** zeigen ein starres und ein flexibles Endoskop mit Zubehör.

Endoskope sind sehr empfindliche Präzisionsgeräte, die entsprechend vorsichtige und sachkundige Handhabung verlangen, auch bezüglich Aufbewahrung, Reinigungs- und Desinfektionsverfahren.

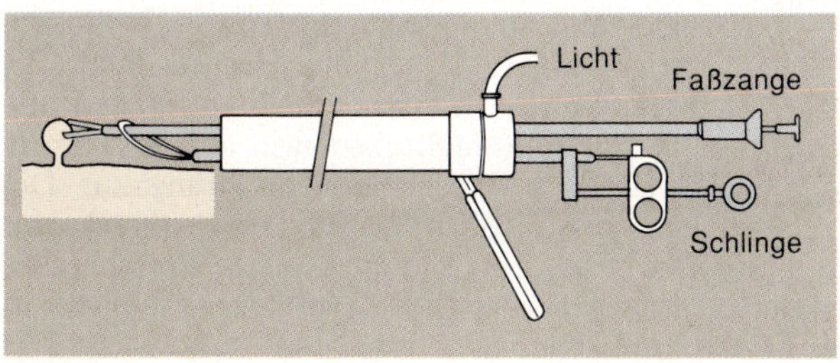

Abb. 46.**1** Starres Endoskop. Hier ein Rektoskop, vorbereitet mit elektrischer Schlinge zur Polypenabtragung (aus Reifferscheid, M., S. Weller: Chirurgie, 8. Aufl. Thieme, Stuttgart 1989).

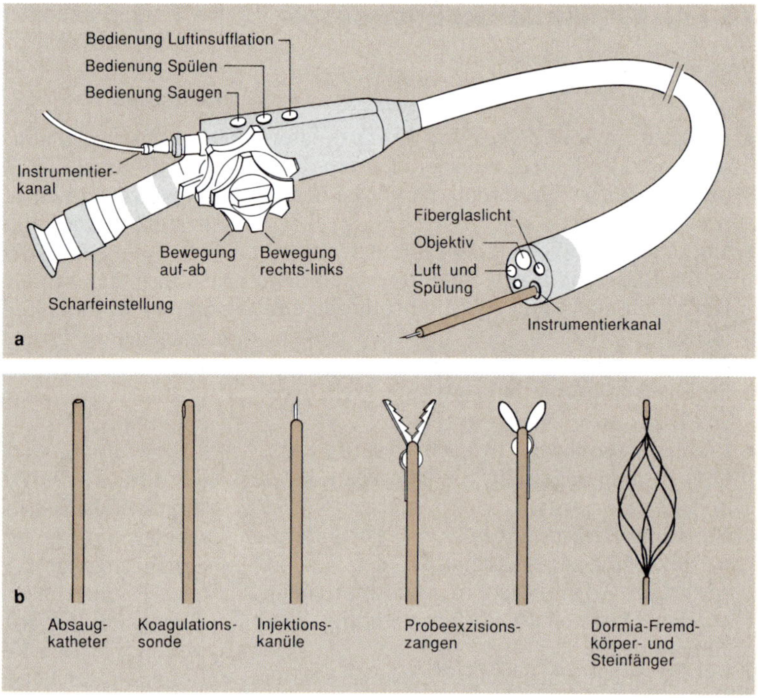

Abb. 46.**2** Flexibles Endoskop. Hier **a** ein Fiberendoskop für Ösophago-, Gastro- und Enterokoloskopie sowie **b** das entsprechende Instrumentarium zur endoskopischen Therapie (aus Reifferscheid, M., S. Weller: Chirurgie, 8. Aufl. Thieme, Stuttgart 1989).

Wartung und Pflege

- Die von den Herstellern zur Verfügung gestellten *Bedienungs- und Pflegeanleitungen* sind genau zu befolgen. Nicht alle Endoskopieteile kann man in Desinfektionslösung legen, nicht alle lassen sich sterilisieren (z. B. Lichtkabel, Generatoren).
- Die *Funktionsprüfung* muß vor jedem Gebrauch vorgenommen werden: Lichtleiter, Lichtkabel, Optik, Spül-, Saug- und Instrumentenkanäle usw.
- *Anwendung.* Bei der Handhabung ist folgendes zu beachten (v. Mosel: Schwester Pfl. 1988, H. 11):
  - Wegen Bruchempfindlichkeit darf das distale Ende eines Endoskops keinerlei Schlag- oder Stoßwirkung ausgesetzt werden.
  - Distale Abwinklungsteile dürfen nur über die dafür vorgesehenen Verstellhebel bewegt werden, niemals direkt von Hand am distalen Ende.
  - Einführungsteile und -kabel für Instrumente dürfen nicht geknickt werden.
  - Lichtkabel zur Verbindung des Endoskops mit der Lichtquelle nicht stark krümmen. Dies gilt ganz besonders für Fluid-Lichtkabel, die steifer sind als Glasfaser-(Fiberglas-)kabel.
  - *Vorsicht! Der Name „Kaltlichtquelle“ ist irreführend.* Die hohe Lichtkonzentration am Ende des Lichtkabels und am distalen Ende des Endoskops führt zu erheblicher Wärmeentwicklung im Brennpunkt der Optik. Bei längerer Einwirkung können dadurch Verbrennungen verursacht werden. Ende des Lichtkabels daher nie auf Abdeckung oder die Haut des Patienten legen!
  - Beim Anschließen und Abziehen von Lichtkabeln an der Lichtquelle und am Endoskop Kabel stets nur am Griffstück fassen, *nie am Lichtkabel selbst ziehen!*
  - Bei oraler Anwendung von flexiblen Endoskopen zur Vermeidung von Bißschäden am Instrument stets dem Patienten vorher ein Mundstück einsetzen.
  - Bei Anwendung von Hochfrequenzchirurgie stets Isolationsschutzhüllen für Okular, Kamera und Teacher benützen, falls diese nicht aus Kunststoff sind.
  - Bei Anwendung von Laser stets Schutzbrille tragen.
  - Alle sonstigen in den Betriebsanleitungen aufgeführten Maßnahmen sind sorgfältigst zu beachten.

46.1.4. Mithilfe bei der Endoskopie

Vorbereitung

Patient:

- Information über Zweck und Art der Untersuchung. Der Patient muß sein Einverständnis (schriftlich) geben. Patientendokumentation bereitlegen.
- Vor dem Eingriff bleibt der Patient nüchtern; er soll Blase und Darm entleeren, bei oralen Eingriffen und Narkose Zahnprothesen entfernen.
- Blutbild und Gerinnungsstatus müssen vorliegen, Blutgruppe bekannt sein (evtl. werden Blutkonserven getestet).
- Prämedikation wird je nach Eingriff (Art, Ort) zusammengestellt. Sie ist meist lokaler und allgemeiner Art.
- Bei Eingriffen in den *oberen* Gastrointestinaltrakt wird zur Ausschaltung der Reflexe zusätzlich 0,5 mg Atropin verordnet, beim *unteren* Darmteil ist Abführen nötig, evtl. Einlauf.
- Bei therapeutischen Eingriffen sowie bei der Laparoskopie wird ein venöser Zugang vorbereitet, der z. B. mit NaCl-Lösung offengehalten wird.
- Reinigung und Rasur bei perkutanen Endoskopien sowie Hautdesinfektion und steriles Abdecken bei Laparo-, Mediastino- und Arthroskopien.

Instrumentarium und Material:

- je nach Zielorgan und vorgesehenen therapeutischen Maßnahmen: Endoskop, Kaltlichtquelle, Zubehör, Medikamente, Laborröhrchen usw.;
- Anästhetikum: Spray oder Injektion;
- Schutztücher, Gazen, Tupfer, sterilisiert;
- Reanimationsset in Reichweite.

Durchführung

Die *Assistenz* ist eine zweifache:

- Unterstützung und Begleitung des *Patienten*:
  - Lagerung und weitere Vorbereitung,
  - Überprüfung der Vitalzeichen und des Befindens,
  - psychische Hilfe bei Bedarf;
- Hilfe an den *Arzt*:
  - beim Einführen des Endoskops,
  - Zureichen der Instrumente,
  - bei therapeutischen Maßnahmen wie Spülung, Sklerosierung usw.,
  - Entgegennehmen und Weiterleiten von Laborproben.

Nachsorge

Die Nachsorgemaßnahmen sind abhängig von Art und Ort des Eingriffs sowie von der Ausgangssituation (Zustand des Patienten, Risikofaktoren, Komplikationsbereitschaft). Die Verordnungen des Arztes sind genau einzuhalten. In erster Linie geht es um die *Sicherheit* und das *Wohlbefinden* des Patienten. Grundsätzlich gelten folgende Regeln:

- Patient bequem lagern, nach größeren Eingriffen ist evtl. Bettruhe über einige Stunden angezeigt.
- Überwachung und Kontrolle: Vitalzeichen (Blutdruck, Puls), Allgemeinzustand; bei thorakalen Eingriffen Atmung; bei urologischen Eingriffen Urin (über 2–6 Stunden).
- Ernährung: bei Anästhesie im Mund-Rachen-Raum frühestens 2 Stunden nach Beendigung des Eingriffs zu trinken geben; im weiteren je nach Verordnung.
- Befinden des Patienten zu erfassen suchen, die notwendige Unterstützung ermöglichen, Informationsbedürfnis wahrnehmen.
- Dokumentation von Untersuchung, Verlauf, Auftreten von Komplikationen.
- Grundsätzlich bestehen folgende *Risiken:*
  - Blutung, Keimverschleppung (Sepsis);
  - Reflexe mit Kollaps, Herz-Kreislauf- und Atemstillstand;
  - Laryngospasmus bei Broncho-, Gastro- und Laryngoskopie;
  - Reaktion auf Kontrastmittel, Medikamente;
  - Angstreaktion mit vegetativen Erscheinungen.

Vorbereitungs- und Nachsorgestandards. Hier können lediglich allgemeingültige Richtlinien angeboten werden; höchste Priorität hat immer die *individuelle* Verordnung.
Als Leitlinie gilt: Bei diagnostischen Maßnahmen ist die Gefahr von Komplikationen geringer als bei therapeutischen, weshalb bei letzteren das Ausmaß der Sicherheitsmaßnahmen größer ist: Legen einer Infusion, Blutungsbereitschaft ausschließen und/oder Testen von Blutkonserven, engmaschige Überwachung.

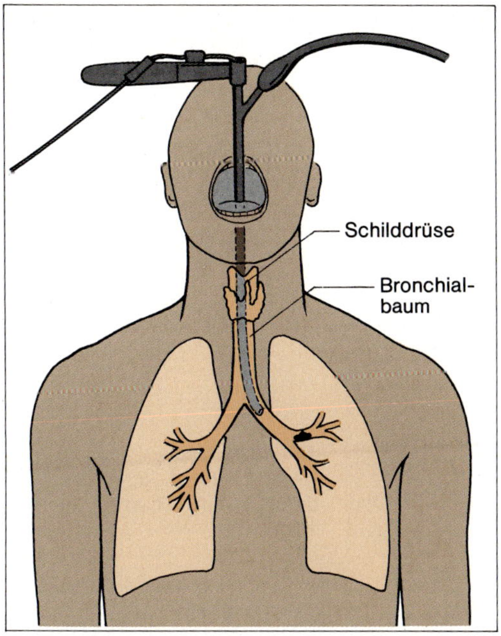

Abb. 46.**3** Bronchoskopie (aus Reifferscheid, M., S. Weller: Chirurgie, 8. Aufl. Thieme, Stuttgart 1989).

46.2 Bronchien, Mediastinum

46.2.1. Bronchoskopie

Prinzip. Spiegelung der größeren Äste des Bronchialbaumes mit einem durch den Mund-Rachen-Raum eingeführten Bronchoskop zu diagnostischen und/oder therapeutischen Zwecken (Abb. 46.**3**).

Vorbereitung

Alles, was auf S. 1118 nachzulesen ist. Besonders zu beachten:

Patient:

- Lagerung sitzend, halbsitzend oder liegend.
- Nüchtern lassen.
- Prämedikation: leichte Sedierung sowie Reflex- und Sekrethemmung (Atropin wirkt gleichzeitig bronchodilatorisch).
- Oberflächenanästhesie der Schleimhaut von Nase, Rachen und Kehlkopf durch Inhalation von Xylocain oder ähnlichem.

Instrumentarium:

- Bronchoskop mit Zubehör:
  - flexibles Fiberendoskop mit flexiblen Zangen oder
  - starres Stahlrohrbronchoskop mit Biopsie- und Faßzange, Führungsrohr für die Absaugung;
- Kaltlichtquelle, Durchleuchtungseinheit.

Durchführung

- Anästhesie der Schleimhäute.
- Transnasale Einführung des *flexiblen* Endoskops in halbschräger Oberkörperhochlagerung. Bei der Verwendung des *starren* Rohres erfolgt die Einführung in Rückenlage mit hochgradig überstrecktem Kopf.
- Spiegelung der Bronchien.
- Zusätzliche Möglichkeiten:
  - *Biopsie* – Entnahme einer Gewebeprobe mit Zange;
  - *Fremdkörperentfernung* mit Fangzange und -körbchen;
  - *Lavage* (Spülung) ist angezeigt zur Gewinnung von Gewebematerial für die zytologische Untersuchung sowie zur therapeutischen Absaugung bei Aspiration und Atelektase.
- Entfernung des Endoskops.

Nachsorge

- Beobachtung von Vitalzeichen (Puls-, Blutdruck, Atmung), Aussehen, Temperatur;
- Nahrungs- und Flüssigkeitskarenz während 2 Stunden;
- auftretende Schmerzen, Atemnot oder Blutung sind sofort dem Arzt zu melden, kleine Blutbeimengungen im Sputum sind ohne Bedeutung.

Komplikationen S. 1118.

46.2.2. Mediastinoskopie

Prinzip. Endoskopische Besichtigung des Mediastinums von einem Hautschnitt im Jugulum aus zur Klärung intrathorakaler Krankheitszustände (Abb. 46.**4**).

Vorbereitung

Alles, was auf S. 1118 nachzulesen ist. Besonders zu beachten:

Patient. Da es sich um eine kleine *Operation* handelt, sind einfache präoperative Maßnahmen zu treffen:

- Am Vorabend nur leichte Kost geben, am Untersuchungstag Patient nüchtern lassen.
- Gerinnungsstatus und Blutgruppe müssen bekannt sein.

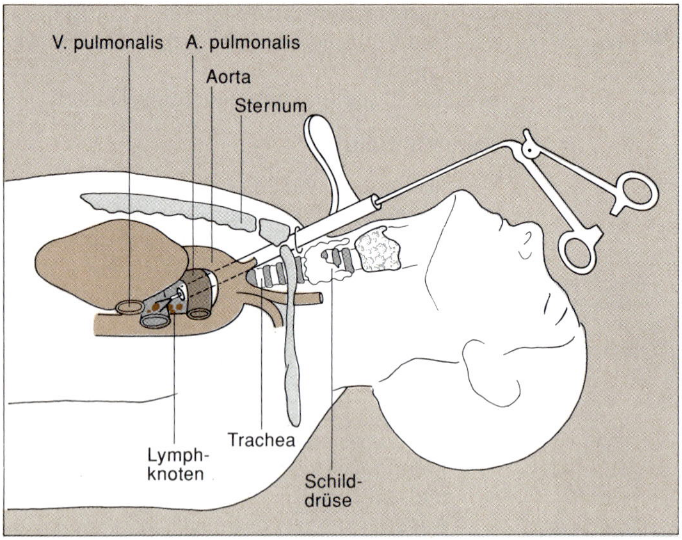

Abb. 46.**4** Mediastinoskopie (aus Reifferscheid, M., S. Weller: Chirurgie, 8. Aufl. Thieme, Stuttgart 1989).

- Rasur: Unterseite des Kinns bis Armansatz, Brusthöhe.
- Prothesen, Schmuck, Make-up entfernen.
- ½ Stunde vor der Untersuchung Mund spülen lassen.

Instrumentarium:
- Mediastinoskop und stumpfes Saugrohr zur Präparation und Koagulation, Biopsiezangen, Probepunktionskanülen, Tupfer;
- Kaltlichtquelle.

Durchführung

Unter Narkose wird nach Hautschnitt (oberhalb des Jugulums) das Mediastinoskop eingeführt. Zusätzlich zur Spiegelung wird eine Lymphknotenbiopsie vorgenommen. Der Hautschnitt wird anschließend mit 3–4 Klammern verschlossen.

Nachsorge

- Beobachtung der Vitalzeichen (Puls, Blutdruck, Atmung), Temperatur, Aussehen und Wundgebiet während 2 Stunden ½stündlich → Blutungsgefahr nach innen und nach außen.
- Lagerung mit leicht erhöhtem Oberkörper.
- Mobilisation am gleichen Tag.
- Nahrungskarenz während 3–6 Stunden, dann darf der Patient trinken, später leichte Kost zu sich nehmen; ab 2. Tag Normalkost.
- Infusionen während 1–2 Tagen.
- Klammern werden am 3. Tag entfernt.

Komplikationen. Blutung infolge Gefäßverletzung, Rekurrensparese, Pneumothorax oder Hämatothorax, Infektion.

46.3. Magen-Darm-Trakt, Abdomen

Die endoskopischen Maßnahmen in diesem Bereich sind vielfältiger Natur. Im folgenden eine Auswahl.

46.3.1. Magen-Darm-Trakt

Die häufigsten diagnostischen und therapeutischen Endoskopien sind aus Tab. 46.**2** ersichtlich. Je nach Zielorgan wird der Eingriff oral (von oben, Abb. 46.**5**) oder anal (von unten) vorgenommen. Er kann selektiv (nur kleine Abschnitte betreffend) sein oder ein größeres Gebiet umfassen.

Vorbereitung

Alles, was auf S. 1118 nachzulesen ist. Es gelten die speziellen Vorschriften des Hauses. Grundsätzlich ist zu beachten:

Bei oraler Endoskopie:
- Nüchtern lassen, Zahnprothesen entfernen.
- Trinken eines Entschäumers (Endo-Paractol) direkt vor dem Einführen des Endoskops.

Tabelle 46.**2** Endoskopien des Gastrointestinalraumes

Zielorgan	Spiegelung mit oder ohne Biopsie	Therapeutische Endoskopie
Ösophagus	• Ösophagoskopie	• Dilatation oder • Bougierung von Stenosen (Abb. 46.**6**) • Einführung von Endoprothesen (S. 630) • Varizensklerosierung (Verödung)
Magen-Duodenum	• Gastroskopie • Gastroduodenoskopie • obere Panendoskopie	• Fremdkörperentfernung • Polypektomie, Sondeneinlage • Stillen einer Blutung, Spülung
Dünndarm	• Duodenoskopie • Enteroskopie	• wie oben • nicht routinemäßig möglich
Kolon	• Rektosigmoidoskopie • Sigmoidoskopie • Koloskopie	• Polypektomie (Schneiden und Bergen des Polyps mit Faßzange) • Stillen einer Blutung
Rektum/Anus	• Rektosigmoidoskopie • Rektoskopie • Anoskopie	• Hämorrhoidensklerosierung • Hämorrhoidenligatur • Fistelspaltung
Duodenum-Pankreas-Gallengang	• endoskopisch-retrograde Cholangiopankreatographie (ERCP, Abb. 46.**7**) • endoskopisch-retrograde Pankreatographie (ERP)	• Papillotomie mit Gallensteinextraktion (Abb. 46.**7**) • Gallendrainage • medikamentöse Auflösung von Gallensteinen

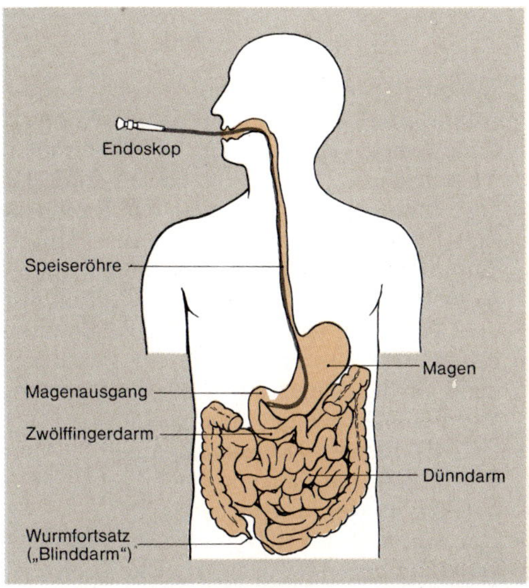

Abb. 46.**5** Gastroskopie.

- Anästhesie des Rachens (Novesine-Spray), bei unruhigen Patienten Sedierung.
- Lagerung: Seitenlage.

Bei analer Endoskopie:
oberstes Gebot ist die optimale Darmreinigung.
Bei Koloskopie:
- Vortag:
  - flüssige Kost, ballastarm, süßer Tee, Bouillon, Mineralwasser;
  - morgens und abends ein Glas Magnesiumsulfatlösung (1 Beutel Salax) und 2 Drg. Cascara (Cascara-Salax).
- Untersuchungstag:
  - nüchtern, evtl. Clyx-Magnum-Einlauf 1 Stunde vor Untersuchung;
  - Prämedikation nur bei unruhigen, ängstlichen Patienten.

Bei *Rektosigmoidoskopie, Anoskopie:*
- Klistier oder Microklist 15–60 Minuten vor der Untersuchung sowie Darmentleerung.
- Lagerung: *Steinschnittlage* bei starrem Endoskop (Rückenlage, gespreizte, in Knie- und Hüftgelenk gebeugte Beine).

Durchführung

Je nach endoskopischer Maßnahme (Grundsätzliches S. 1118):
- *Polypektomie.* Dabei wird der Stil bzw. die Basis des Polypen unter Sicht mit der elektri-

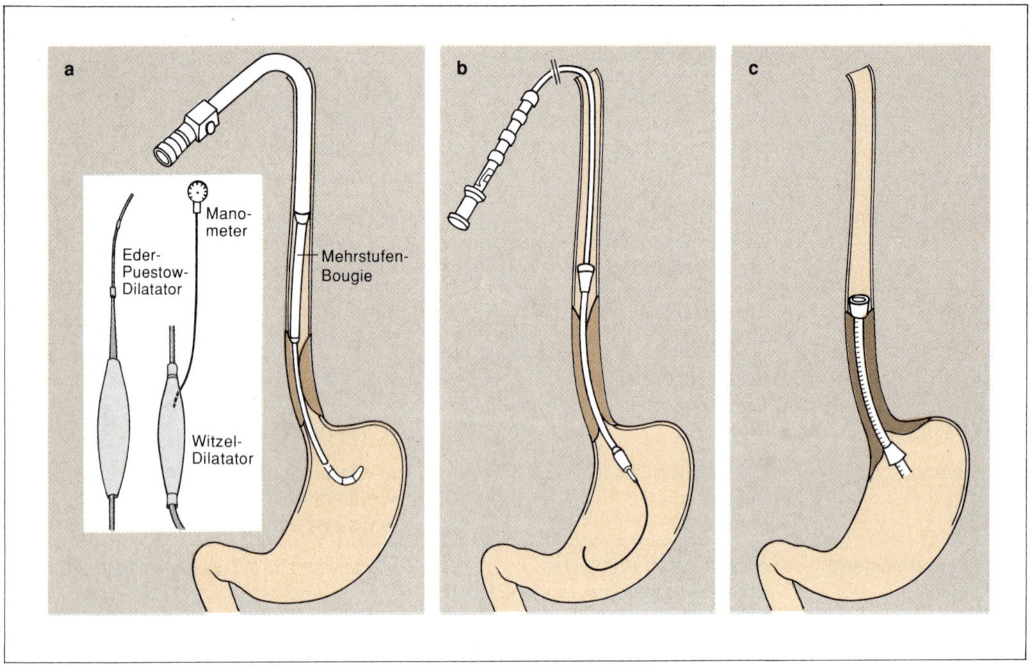

Abb. 46.**6** Therapeutische Maßnahmen. **a** Dilatation und Bougierung einer Ösophagusstenose. **b** Endoskopisches Einlegen eines Tubus bei maligner Ösophagusstenose (aus Reifferscheid, M., S. Weller: Chirurgie, 8. Aufl. Thieme, Stuttgart 1989). **c** Überbrückung eines distalen Ösophaguskarzinoms mit Endoprothese.

schen Schlinge gefaßt; unter wiederholter Applikation von Koagulations- und Schneidestrom wird die Schlinge vorsichtig zugezogen, bis die Basis des Polypen von der übrigen Schleimhaut abgetrennt ist. Die Wucherung kann dann mit der Schlinge geborgen und zur histologischen Untersuchung eingeschickt werden.

Risiken: Blutung (arteriell oder venös) infolge ungenügender Koagulation der Gefäße oder Perforation der Darmwand durch die unter Strom stehende Polypenschlinge.

- *Endoskopische Blutstillung.* 80% aller Blutungsquellen sind im oberen Gastrointestinaltrakt lokalisiert. Dem Arzt stehen verschiedene Verfahren zur Verfügung: die Elektrokoagulation, die Blutstillung mit der Elektrohydrothermosonde, die Photokoagulation.
- *Sklerosierung von Ösophagusvarizen.* Sie wird vorgenommen bei akuten Varizenblutungen oder im Blutungsintervall als Rezidivverhütung – Varizenverödung. Eine Sklerosierung besteht aus drei Sitzungen pro Tag.
- *Bougierung und Dilatation von Ösophagusstenosen* (peptische Stenosen nach Refluxösophagitis, Stenosen nach Varizenverödung, nach Bestrahlung, bei inoperablen Tumoren usw.). Dem Arzt stehen dafür das sog. Mehrstufenbougie oder der Ballonkatheter zur Verfügung (Abb. 46.**6a**). Mit einem Maximaldruck von 300 mmHg kann eine Dehnung bis zu 4 cm bewirkt werden, was dem Patienten für einige Zeit Erleichterung bringt. Bei Wiederauftreten der Beschwerden muß die Bougierung wiederholt werden. Wo dies nicht genügt, kommen die
- *endoskopische Tubusimplantation* (Abb. 46.**6b**) bzw. das Anlegen einer Endoprothese (Abb. 46.**6c**) zur Anwendung.
- Die *endoskopisch retrograde Cholangiopankreatikographie* (ERCP, Abb. 46.**7**) ermöglicht die Darstellung der Gallen- und Pankreasgänge sowie Eingriffe an der Papilla Vateri.
- *Perkutane Gastroskopie* (EPG) s. Ernährungssonde S. 265 f.
- *Fremdkörperentfernung* mittels Faßzange, Klemme und Greifer. Die endoskopische Fremdkörperentfernung muß häufiger im

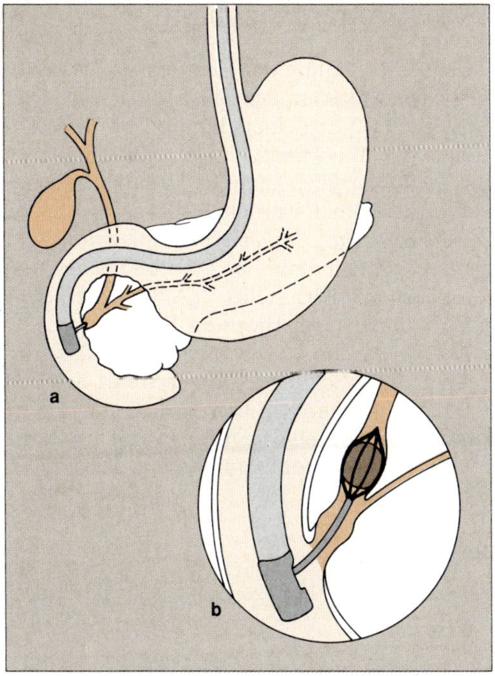

Abb. 46.7 ERCP. **a** Lage des Duodenoskops während der ERCP bei der Einführung des Katheters in die Papilla Vateri. Nun kann der Gallen- bzw. Pankreasgang dargestellt werden (Injektion eines Kontrastmittels durch einen feinen Katheter). **b** Nach Papillotomie (Aufschneiden der Papille mittels Papillotom) kann mit dem Steinfänger (→) ein Stein entfernt werden.

Bronchialsystem (S. 1119) als im Verdauungstrakt vorgenommen werden.

Nachsorge

Je nach vorgenommener Maßnahme, Art der Anästhesie und Zustand des Patienten. Grundsätzlich gilt:

- Nach Rachenanästhesie 1–2 Stunden nüchtern lassen (Aspirationsgefahr), nach Magenbiopsie 3 Stunden.
- Beobachtung der Nachwirkung der Prämedikation (4–6 Stunden) und Kreislaufkontrolle.
- Achten auf evtl. Nachblutung nach Biopsie.

Komplikationen S. 1072 u. 1118.

46.3.2. Laparoskopie

Prinzip. Ausspiegelung des Bauchraumes mit Hilfe eines starren Endoskops. Sie erlaubt die Betrachtung der gesamten Leberoberfläche sowie die Inspektion mehrerer Organe und die gezielte Gewebeentnahme.

- *Diagnostische Laparoskopie.* Sie ergänzt die Ultraschalluntersuchung bei Lebererkrankungen (zur Sicherung der Diagnose bei Fettleber, Hepatitis, Zirrhose). Sie wird auch im Bereich der *Gynäkologie* eingesetzt.
- Die *therapeutische Laparoskopie* dient chirurgischen Eingriffen, z.B. zur Adhäsiolyse (Lösen von Verwachsungen).

Vorbereitung

Es gilt alles, was auf S. 1118 nachzulesen ist. Besonders zu beachten:

Patient:

- Reinigung und Rasur der Bauchhaut (Bauchnabel),
- Blasen- und Darmentleerung (evtl. Einlauf),
- Prämedikation, evtl. Sedierung.

Instrumente:

- Laparoskop mit Instrumentierkanal, Optik, Kaltlichtquelle, Pneukanüle, Zangen u.a., Zusatzgeräte;
- Trokar mit Hülse.

Durchführung

Die Untersuchung wird in Sedierung mit Analgetika und unter Kontrolle der Vitalzeichen durchgeführt.

- Nach Lokalanästhesie der Punktionsstelle sticht der Arzt mit der *Veress-Nadel* in den Bauchraum, insuffliert ca. 3 l Lachgas oder CO_2 bis zu einem intraabdominalen Druckanstieg auf 12–14 mmHg.
- Nach Entfernen der Nadel wird an gleicher Stelle der Trokar eingeführt und das Laparoskop nachgeschoben.
- Jetzt kann die Inspektion oder der therapeutische Eingriff (Punktion, Absaugung, Verwachsungsdurchtrennung) vorgenommen werden. Dann
- Absaugung des Gasdrucks, Wundverschluß mit Naht und sterilem Verband.

Nachsorge

- *Überwachung* von Puls, Blutdruck und Verband zuerst ¼stündlich, nach 3 Stunden noch ½stündlich (im ganzen 6 Stunden). Pulsanstieg von mehr als 15 Schlägen/Minute über dem Ruhewert sofort dem Arzt melden.
- *Schmerzmittelgabe* nach Arztverordnung.
- *Lagerung:* flache Rückenlage während

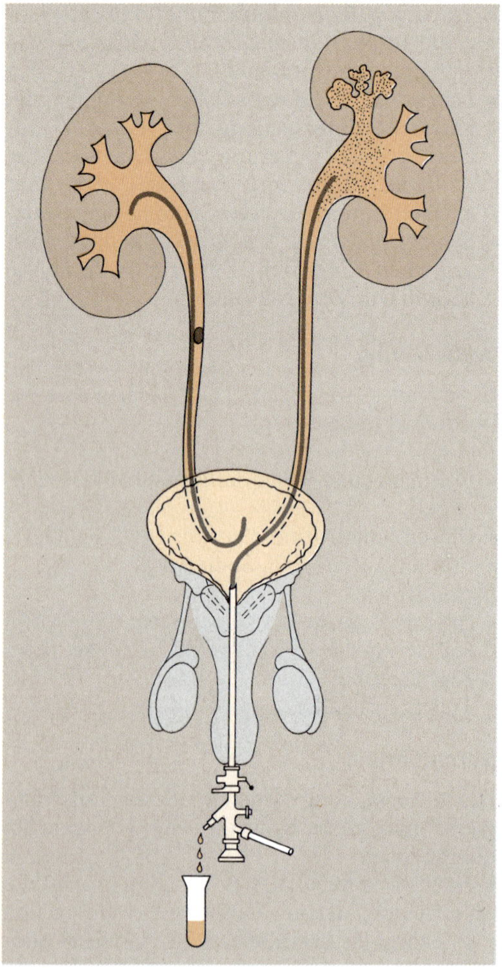

Abb. 46.**8** Sondierung und Auffangen des Harns der linken Niere mit Ureterkatheter oder retrograde Darstellung (nach Sökeland).

24 Stunden, nach therapeutischen Maßnahmen und Biopsien Sandsack auflegen.

- *Ernährung:* Nahrungskarenz während 6 Stunden; löffelweise Tee, evtl. schon etwas früher.
- Temperaturkontrolle.
- *Wundklammern* am 3. Tag entfernen, Fäden am 7. Tag.

Komplikationen. Kreislaufversagen, Blutung ins Abdomen, Bauchdeckenblutung, Haut- und Mediastinumemphysem, Peritonitis, Schmerzen (durch Gasresorption).

46.4. Urogenitalsystem

Prinzip. Spiegelung der Harnblase (Zystoskopie) nach Auffüllen der Blase mit sterilisierter Flüssigkeit. Durch einen dünnen Harnleiterkatheter, der über Spezialeinsätze in die Nieren vorgeschoben wird, kann die Urethrozystoskopie vorgenommen werden.

- *Diagnostische Maßnahmen.* Spiegelung der Blase, röntgenologische Darstellung des Nierenbeckenkelchsystems (Abb. 46.**8**) oder Vornehmen einer Biopsie.
- *Therapeutische Maßnahmen.* Über das Einlegen einer Schlinge können Steine aus den Harnleitern entfernt bzw. zertrümmert werden. Weiter sind Eingriffe möglich wie die Verschorfung von Papillomen, Prostataresektion u. a.

Vorbereitung

Alles, was auf S. 1118 gesagt wurde. Besonders zu beachten:

Patient:

- Anregen der Diurese, mindestens 300 ml Tee trinken lassen.
- Intimtoilette; eventuellen Dauerkatheter entfernen.
- Gegebenenfalls verordnet der Arzt ein Analgetikum (besonders bei Männern, da das Einführen des Zystoskops viel schmerzhafter ist als bei Frauen).
- Kommt anschließend eine retrograde Pyelographie in Betracht, muß der Patient auch abgeführt sein (S. 1130).

Durchführung

Einführen des Zystoskops unter streng aseptischen Bedingungen. Es gilt das bei der Katheterisierung Gesagte (S. 289 f.).

Die Urethrozystoskopie, bei der unter Spülstrahldruck die Harnröhre schonend vor dem Endoskop erweitert wird, ermöglicht die Beurteilung von Harnröhre und Blase im gleichen Arbeitsgang.

Nachsorge

Sie entspricht den allgemeinen Maßnahmen auf S. 1118.

46.5. Gelenke

Prinzip. Die Spiegelung der Gelenke (Arthroskopie) dient der Diagnostik sowie auch intraartikulären Eingriffen.

Durchführung

Nach Lokalanästhesie und sterilem Abdecken des Gelenks wird dieses mit CO_2, Luft oder sterilisierter Flüssigkeit gefüllt.

- Über eine Stichinzision wird der Endoskopmantel oder die Hülse mit dem Trokar eingeführt.
- Die Wahl der Instrumente richtet sich nach dem Gelenk: 5 mm dicke Arthroskope für das Kniegelenk, Nadelarthroskope bis zu 2 mm Dicke für das obere Sprunggelenk.
- Nach Herausziehen des Trokars werden die Optik sowie an anderer Stelle die Instrumente für den vorgesehenen Eingriff eingeführt.
- Mögliche Eingriffe: Fixation freier Knorpeldissekate und freier Gelenkkörper sowie Meniskusrevisionen, u. U. auch Bandnähte.

Nachsorge

Einige dieser Eingriffe können auch ambulant durchgeführt werden. Eine längerdauernde Ruhigstellung und Entlastung entfällt.

46.6. Beurteilung von Wissen und Können in der Pflege

Übung

Nehmen Sie sich Zeit, einen Patienten während einer Endoskopie zu begleiten.

- Studieren Sie die Krankengeschichte, und überlegen Sie sich, in welchem Zusammenhang der Eingriff steht.
- Wiederholen Sie die Anatomie und Physiologie des Inspektionsgebietes.
- Holen Sie Informationen ein zu den Endoskopieinstrumenten und Beleuchtungsvorgängen sowie zur Bereitstellung, Wartung und Pflege.
- Begleiten und betreuen Sie den Patienten vor, während und nach dem Eingriff.
- Schreiben Sie einen ausführlichen Pflegebericht.

Weiterführende Literatur

Anders, A., A. v. Ahlften, H.-J. Altheide: Laser – das andere Licht. Trias, Stuttgart 1989

Blackstone, M. O.: Endoskopie in der Gastroenterologie. Thieme, Stuttgart 1987

Krentz, K.: Endoskopie des oberen Verdauungstraktes. 2. Aufl. Thieme, Stuttgart 1982

Reifferscheid, M., S. Weller: Chirurgie, 8. Aufl. Thieme, Stuttgart 1989

Reuter, H. J.: Atlas der urologischen Endoskopie, Bd. I/II, 2. Aufl. Thieme, Stuttgart 1980, 1984

Schroll, P.: Assistenz in der gastroenterologischen Endoskopie. Kohlhammer, Stuttgart 1986

47. Bildgebende Verfahren und Strahlentherapie

Sequenzziel

Für die Mithilfe bei diagnostischen und therapeutischen Maßnahmen im Bereich der Radiologie bedarf es einer Spezialausbildung (medizinisch-technische Radiologieassistenz – MTRA). Da Pflegepersonen im Krankenhaus täglich mit entsprechenden Verordnungen konfrontiert sind, werden in diesem Kapitel die wichtigsten Grundlagen angeboten, die für das Verständnis der Vorbereitungs- und Nachsorgemaßnahmen sowohl im Bereich der Diagnostik (bildgebende Verfahren) wie in der Therapie (Strahlenbehandlung) notwendig sind.

Prinzipien/Impulse

Bildgebende Verfahren dienen in der *medizinischen Diagnostik* dem Sichtbarmachen von Strukturen, Organen und Organteilen des menschlichen Körpers. Es werden dazu verschiedene Techniken angewandt:

- *Abstrahlung von Wärme* (Infrarot). Die Bildkontraste ergeben sich durch die unterschiedliche Durchblutung der Gewebearten: Thermographie (seltene Anwendung).
- *Durchstrahlung des Körpers* mit Röntgenstrahlen. Hier entstehen die Abbildungskontraste durch Absorptionsdichteunterschiede der verschiedenen Gewebearten: Durchleuchtung, Röntgenbild, Computertomographie.
- *Beschallung des Körpers mit Ultraschall.* Die Abbildungskontraste ergeben sich aus der Reflexion der Schallwellen an den Grenzflächen hintereinanderliegender Gewebe; z. B. als Bildechoverfahren-Sonographie.
- *Emission.* Hier werden im Gewebe strahlende Substanzen angereichert. Der Speicherungsgrad entspricht der Funktionsfähigkeit des Gewebes: Szintigraphie.
- *Änderungen des Magnetfeldes:* Kernspintomographie.

Strahlentherapeutische Verfahren dienen der Therapie gutartiger und bösartiger Neoplasmen (Tumoren). Die prinzipiellen Anwendungsgrundlagen sind:

- *Dosiswirkung.* Sie hängt ab von der Gesamtdosis (Herddosis), von der Dosis pro Bestrahlungssitzung (Fraktionierung) und der Dosisleistung während der Bestrahlung (Protrahierung).
- *Einwirkungsart der Strahlen.* Sie hängt ab von der Bestrahlungsmethode:
  – *Perkutane Bestrahlung.* Bestrahlung von außen durch die Haut, häufig als Mehrfel-

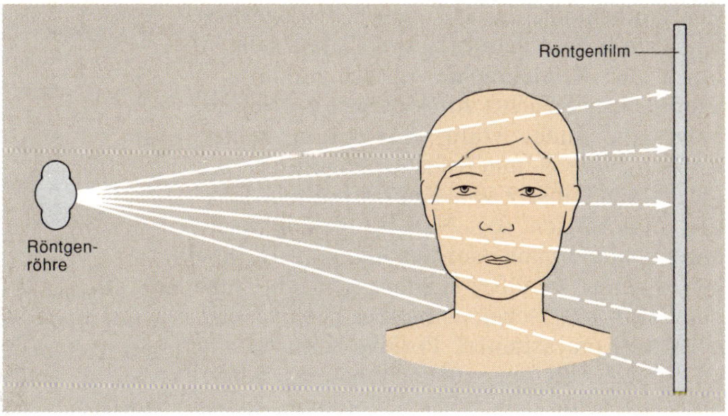

Abb. 47.**1** Prinzip der Durchleuchtung. Werden die Strahlen auf dem Röntgenfilm festgehalten, bekommt man das Röntgenbild.

dertechnik (zur Hautentlastung) angewandt. Durch die sog. Bewegungsbestrahlung kann neben der Hautschonung u. a. die Fokussierung gesteigert werden (z. B. als Pendel-, Konvergenz- oder Pendel-Konvergenz-Bewegungsbestrahlung oder als Hochenergiestrahlungstherapie).
- *Intrakavitäre Bestrahlung.* Die Bestrahlung geschieht durch in Körperhöhlen eingebrachte strahlende Materialien (z. B. Radiumtherapie bei Uteruskarzinom).

47.1 Radiologie

Radiologie bedeutet *Lehre von den Strahlen*. In der Medizin geht es um die Nutzbarmachung bestimmter Strahlungsarten für die *Diagnose* und die *Therapie*. Es lassen sich die Arbeitsbereiche der Röntgendiagnostik und der Strahlentherapie unterscheiden; letztere ist seit einigen Jahren ein eigenständiges Fachgebiet neben der Radiologie (es wird im dritten Teil dieses Kapitels behandelt).

Tätigkeitsbereiche: Die Arbeitsteilung bzw. die Verantwortungsbereiche sehen folgendermaßen aus:

- Der *Arzt* verordnet im Rahmen des Diagnose- und Behandlungsplans die notwendigen Maßnahmen.
- Der *Radiologe* (Spezialist für medizinische Radiologie) erstellt den Behandlungsplan im Bereich der Strahlentherapie oder anhand der ausgeführten Maßnahmen den Untersuchungsbefund. In Zusammenarbeit mit dem zuständigen Arzt wird, wenn nötig, das weitere Prozedere besprochen.
- *Der/die medizinisch-technische Radiologieassistent/in* führt die radiologischen Untersuchungen und Behandlungen in enger Zusammenarbeit mit dem Radiologen durch. Er/sie betreut den Patienten während der Untersuchung oder Behandlung und ist mit zuständig für den reibungs- und fehlerlosen Ablauf der Untersuchungs- und Therapiemaßnahmen.
- Der *Pflegedienst* (bei ambulanten Patienten der Hausarzt) ist verantwortlich für die notwendigen Vorbereitungsmaßnahmen wie Abführen und Nahrungskarenz bei Abdominal- und urologischen Aufnahmen, bei Konstrastmitteluntersuchungen sowie für die sachgerechte Nachsorge bei größeren Eingriffen (Angiographien, therapeutische Maßnahmen usw.).

47.1.1. Diagnostische Radiologie

„Konventionelle“ Röntgendiagnostik

Die sog. konventionelle Röntgendiagnostik bedient sich der **Durchleuchtung** und/oder der *Röntgenaufnahme*. Hierbei werden Röntgenstrahlen eingesetzt, die beim Durchstrahlen eines Körpers bzw. Körperteils durch die verschiedenen Gewebe unterschiedlich geschwächt werden und dementsprechend nach ihrem Austritt aus dem Körper zu einer unterschiedlichen Belichtung („Schwärzung“) des Röntgenfilms – **Röntgenbild** – führen (Abb. 47.**1**).
Eine ergänzende röntgenologische Methode, die eingesetzt wird, wenn die Röntgenüber-

sichtsaufnahmen infolge von Überlagerung keine ausreichende Information bieten, steht in Form der **Tomographie** (griech. tomos = Schnitt oder Schicht) zur Verfügung. Die Tomographie findet häufig Anwendung in der Lungen-, Nieren- und Knochendiagnostik.

Durch den Einsatz von **Kontrastmitteln** können im normalen, sog. Nativröntgenbild nicht erkennbare Organe oder Organteile (z. B. Magen, Nieren, Gefäße) sichtbar gemacht werden. Man unterscheidet hierbei positive und negative Kontrastmittel. Positive Kontrastmittel besitzen als wesentliche schattengebende Substanzen Jod oder Barium. Jodkontrastmittel werden zur Darstellung der Nieren, des Gallengangssystems, des Herzens, der Gefäße, der Lymphbahnen und Lymphknoten sowie des Magen-Darm-Traktes bei Perforationsverdacht angewendet. Bariumsuspensionen dienen in Kombination mit Luft oder kohlensäureentwickelnden Präparaten (negative Kontrastmittel) zur Doppelkontrastdarstellung des gesamten Verdauungstraktes.

Komplikationen durch Kontrastmittel sind seit der Verwendung nichtionischer Kontrastmittel selten geworden. Dennoch sollte man bei der Applikation von Kontrastmitteln auf systemische und lokale Reaktionen vorbereitet sein.

Systemische Komplikationen können in Form eines anaphylaktischen Schocks, einer Urtikaria, eines Quincke-Ödems, eines Asthma-bronchiale-Anfalls, funktioneller Kreislaufdysregulationen, Übelkeit und Erbrechen auftreten.

Lokale Reaktionen können in einer Schädigung einzelner Organe in Folge direkter Einwirkung des Kontrastmittels bestehen. Kritische Organe sind insbesonders Nieren und Gehirn.

Kontrastmittelapplikation. Es sind folgende Punkte zu beachten:

- Kontrastmittelinjektionen dürfen nur vom Arzt vorgenommen werden.
- Es können Kontrastmittelreaktionen auftreten. Dabei besteht die Gefahr des Erbrechens und der Aspiration von Mageninhalt in die Lungen → Aspirationspneumonie (S. 356 f.). Deshalb
  - Patient nüchtern lassen bzw. Nahrungskarenz von ca. 5 Stunden (nicht essen, nicht trinken).
- Kontrastmittel können eine Nierenschädigung bewirken.
  - Bestimmung des Kreatininwertes. Bei erhöhten Werten (vorgeschädigte Nieren) wird die Untersuchung nicht durchgeführt. Ausnahmen stellen akut lebensbedrohliche Situationen dar.

Im folgenden werden die wichtigsten *Untersuchungsmethoden* angeführt. Sie betreffen Thorax, Abdomen/Nieren und Gefäße.

Thorax

Die Röntgenuntersuchung des Thorax ist für die Diagnostik aller Lungenerkrankungen unerläßlich. Normalerweise stehen die *Thoraxaufnahmen* (Abb. 47.**2**) und die *Durchleuchtung* zur Verfügung, die bei speziellen Fragestellungen durch die Tomographie, Computertomographie, Kernspintomographie, Bronchographie und selten durch eine Angiographie ergänzt werden müssen.

Tomographie. Hierbei werden Röntgenröhre und Film während der Aufnahme so bewegt, daß nur eine bestimmte Schicht der Lunge scharf abgebildet wird, während die übrigen Teile verwischen (Schichtaufnahmeverfahren).

Bronchographie. Zur Beurteilung peripherer Bronchialveränderungen werden mittels halbstarrem Katheter die unteren Luftwege (Bronchien) mit jodhaltigen Kontrastmitteln gefüllt und röntgenologisch dargestellt.

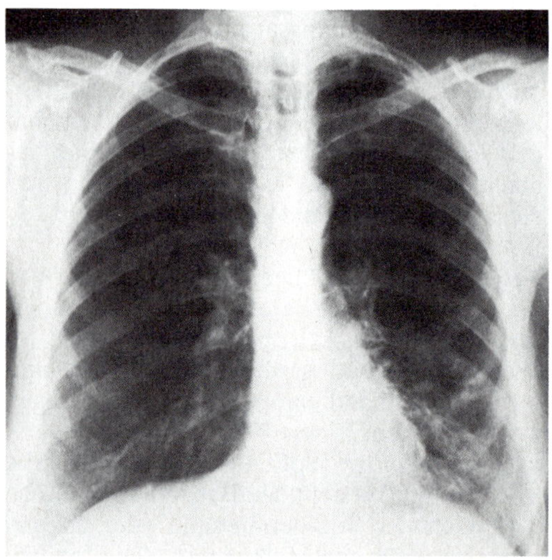

Abb. 47.**2** Negatives Thoraxröntgenbild.

Tabelle 47.**1** Kontrastmitteldarstellungen

Passage	Kontrastmittel-verabreichung	Darstellung	Vorbereitung/Nachsorge
Ösophagus	per os	• Schluckakt • Veränderungen wie Stenose, Tumoren, Divertikel, Spasmen	*allgemein für alle:* nüchtern, Medikamente, die Einfluß auf die Peristaltik haben, weglassen oder nur auf spezielle Verordnung geben
Magen (Magen-Darm-Passage = MDP)	per os	Füllung des Magens • Aussparungen bei Tumor • nischenartige Ausbuchtung bei Ulzera Entleerung des Magens • Verlangsamung bei Atonie, Stenose	*Nachsorge:* für rasche Entleerung des Bariumbreis sorgen (abführen)
Duodenum/ Dünndarm	per os Duodenalsonde	• Darstellung der Duodenalschleife und der Papilla Vateri	*Vorbereitung:* evt. Verabreichung von Buscopan i.v., um eine Erschlaffung der Darmwand auszulösen
Dickdarm	Kontrastmitteleinlauf (Doppelkontrastdarstellung des Kolons)	• Darstellung der unteren Darmabschnitte	*Vorbereitung:* Darmreinigung • Vortag: ab 16 Uhr flüssige Kost, Reinigungseinlauf • Untersuchungstag: nüchtern Einlauf (Veripaque, Steroclysm) *Nachsorge* wie MDP

Vorbereitung. Da bei der Bronchographie Kontrastmittel appliziert wird, muß der Patient wegen der Gefahr der Aspiration von Mageninhalt in die Lungen (Aspirationspneumonie!) 5 Stunden vor Untersuchungsbeginn nüchtern sein.

Nachsorge:

- Nahrungskarenz. Sie muß im Anschluß an die Untersuchung für weitere 6 Stunden eingehalten werden (Gefahr der Aspirationspneumonie). Danach
- ausreichende Flüssigkeitszufuhr und
- Gabe von Expektoranzien zur verbesserten Sekretolyse.
- Den Patienten zum Aushusten auffordern.
- Nach 24 Stunden wird eine Kontrollröntgenaufnahme vorgenommen.

Abdomen

Die Nativröntgendiagnostik des Adomens wird üblicherweise mittels *Abdomenübersichtsaufnahmen* in zwei Ebenen durchgeführt. Hierbei gelingt der Nachweis freier Luft (bei Perforation), Spiegelbildungen (bei Subileus, Ileus) und spontan schattengebender Konkremente (Cholezystolithiasis, Nephrolithiasis).

Die wichtigsten *Kontrastmitteldarstellungen* des Magen-Darm-Traktes sind in Tab. 47.**1** zusammengefaßt.

Magen-Darm-Passage. Es erfolgt meist eine sog. Doppelkontrastdarstellung des Ösophagus, Magens, Duodenums und Dünndarms nach oraler Gabe von Bariumsuspension in Kombination mit kohlensäureentwickelnden Präparaten. Mittels der Bariumsuspension wird ein Beschlag der Schleimhaut erreicht, entzündliche, polypöse oder tumoröse Prozesse können aufgedeckt werden. Zur Erzielung einer Erschlaffung des Verdauungstraktes kann Buscopan oder Glucagon intravenös verabreicht werden.

Vorbereitung. Der Patient darf 12 Stunden vor der Untersuchung nicht essen, trinken und rauchen, da sonst ein ausreichender Beschlag der Schleimhaut mit Barium nicht gewährleistet ist; auch könnten Speisereste zu Verwechslungen mit polypösen oder tumorösen Prozessen führen.

Nachsorge. Für eine rasche Entleerung des Kontrastmittels sorgen (abführen, wenn nötig), da Barium zu Obstipation führen kann.

Kolonkontrasteinlauf. Die Konstrastmitteluntersuchung des Dickdarms kann durch zwei Methoden erfolgen:

- als *Einfachkontrastdarstellung*, indem das

ganze Kolon mit einer Bariumsuspension rektal aufgefüllt wird und jeweils in Prallfüllung und nach Entleerung Aufnahmen des Kolons angefertigt werden;
- heute meist als *Doppelkontrastuntersuchung*, wobei nach Applikation der Bariumsuspension auf die Abbildung der Prallfüllung verzichtet wird. Nach der Entleerung erfolgt eine rektale Luftinsufflation, dann wird das ganze Kolon im „Doppelkontrast" (Barium/Luft) abgebildet. Zusätzlich wird, um eine Erschlaffung der Darmwand zu bewirken, Buscopan oder Glucagon intravenös injiziert. An der mit Barium benetzten Darmwand stellen sich Tumoren, Polypen, Divertikel und entzündliche Veränderungen dar.

Vorbereitung. Die beste Vorbereitung zum Kontrasteinlauf sind diätetische Beschränkungen und Abführmittel. Einen Tag vor der Untersuchung darf der Patient nur schlackenarme Nahrung zu sich nehmen, z.B. Getränke (2 l pro Tag) und klare Suppen. Gut wirkende Abführmittel (z.B. X-Prep oder Prepacol) entleeren den Dickdarm. Bei ungenügender Reinigung des Dickdarms ist die diagnostische Aussagekraft des Kolonkontrasteinlaufs eingeschränkt, da im Darm noch befindliche Nahrungsreste mit polypösen oder tumorösen Prozessen verwechselt werden können.

Nachsorge: wie oben.

Cholezystoangiographie (Cholegraphie). Darstellung der Gallenblase und der Gallenwege mit Kontrastmitteln, die über das Leber-Galle-System ausgeschieden werden.

Vorbereitung:
- Am Vortag keine blähende oder schlackenreiche Kost, da sonst durch eine Darmgasüberlagerung der Gallenblase und Gallenwege die Beurteilbarkeit der Aufnahmen eingeschränkt sein kann.
- Der Patient darf 12 Stunden vorher nicht essen, trinken und rauchen.
- Bestimmung des Bilirubinwertes. Dieser Wert soll unter 85 µmol/l betragen. Bei höheren Werten kommt es aufgrund der Funktionseinschränkung der Leberzellen zu keiner ausreichenden Kontrastmittelausscheidung und Kontrastierung der Gallenblase bzw. Gallenwege.
- Bei oraler Kontrastmittelgabe: Einnahme der Kontrastmittelkapsel unzerkaut am Vorabend.

Nachsorge. Keine besonderen Maßnahmen nötig.

Perkutane transhepatische Cholangiographie (PTC). Unter Lokalanästhesie wird eine Nadel in die Leber vorgeschoben und ein Gallengang punktiert. Nach Kontrastmittelinjektion über diese Nadel in den Gallengang erfolgt die Darstellung der intra- und extrahepatischen Gallenwege. Das Kontrastmittel fließt über die extrahepatischen Gallenwege in das Duodenum ab.

Vorbereitung:
- Patient bleibt 5 Stunden vor der Untersuchung nüchtern (Kontrastmittelgabe!).
- Bestimmung der Gerinnungsparameter (z.B. Quick, PTT, Thrombozyten). Bei einer Störung des Gerinnungssystems ist die Untersuchung wegen der Blutungsgefahr nach Punktion nicht durchführbar.

Nachsorge:
- Überwachung von Puls, Blutdruck und Verband während der ersten Stunden (in festgelegten Zeitabständen);
- Bettruhe während 24 Stunden.

Ausscheidungsurogramm (i.v. Urogramm). Darstellung der Nierenbecken-Kelch-Systeme, der ableitenden Harnwege und der Harnblase nach Injektion eines nierengängigen Kontrastmittels. Hiermit lassen sich Aussagen über die Ausscheidungsfunktion der Nieren und über die Ausschüttung des Kontrastharns aus dem Nierenbecken-Kelch-System über die Harnleiter in die Harnblase treffen. Des weiteren läßt sich die Morphologie der Harnwege beurteilen.

Vorbereitung:
- Abführmittel und leichte, schlackenarme, wenig blähende Speisen am Vortag, um eine Überlagerung durch Darmgase zu vermeiden.
- Der Patient bleibt ca. 5 Stunden vor der Untersuchung nüchtern (Gefahr der Aspirationspneumonie).
- Bestimmung des Kreatininwertes. Da Kontrastmittel eine Nierenschädigung bewirken können, sollten Untersuchungen mit Kontrastmitteln bei bereits vorgeschädigten Nieren (erhöhter Kreatininwert) nicht durchgeführt werden. Ausnahmen stellen akut lebensbedrohende Situationen dar.
- Unmittelbar vor der Untersuchung sollte der Patient die Harnblase entleeren, um eine bessere Ausschüttung des Kontrastharns und eine bessere Kontrastierung der Harnblase zu ermöglichen.

Nachsorge:
- Der Patient soll viel trinken, um die Aus-

scheidung des Kontrastmittels über die Nieren zu fördern.

Gefäße

Angiographie. Bei der Angiographie werden Gefäße durch Injektion von Röntgenkontrastmitteln sichtbar gemacht. Die angiographische Diagnostik erfaßt sowohl primäre Gefäßerkrankungen und Anomalien als auch sekundäre Einbeziehungen von Arterien und Venen in organische Erkrankungen. Die Kontrastmittelinjektion erfolgt meist direkt in das zu untersuchende Gefäß (in die zuführende Arterie vor dem vermutlich erkrankten Organ oder in ableitende Venen). Dies setzt eine Katheterisierung oder eine Direktpunktion mit Blutgefäßkathetern voraus.
Vorbereitung und *Nachsorge:* s. DSA.
Digitale Subtraktionsangiographie (DSA). Die digitale Subtraktionsangiographie ist ein Verfahren zur Darstellung isolierter Gefäßbilder. Von einer Körperregion werden vor und nach einer Kontrastmittelinjektion Bilder in zeitlicher Serie angefertigt. Ein Leerbild (sog. Maske) und ein Bild der mit Kontrastmittel angefärbten Gefäße werden voneinander subtrahiert; dabei entsteht ein reines Gefäßbild, das Subtraktionsbild. Die Kontrastmittelinjektionen werden je nach Untersuchung entweder periphervenös oder über einen Katheter zentralvenös bzw. intraarteriell vorgenommen.
Vorbereitung:
- Nüchtern lassen bzw. Nahrungskarenz von mindestens 5 Stunden (Gefahr der Aspirationspneumonie nach Kontrastmittelgabe S. 1128).
- Bestimmung der Gerinnungsparameter (z. B. Quick, Thrombozyten, PTT). Bei einer gestörten Blutgerinnung ist die Blutstillung nach Punktion eines Gefäßes nur schwer möglich (Gefahr der Nachblutung).
- Bestimmung des Kreatininwertes. Da Kontrastmittel zu einer Nierenschädigung führen können, werden bei vorgeschädigten Nieren (erhöhter Kreatininwert) außer in Notsituationen keine Kontrastmittel appliziert.

Nachsorge:
- Bettruhe während 24 Stunden.
- Kontrolle der Vitalzeichen in festgelegten Zeitabständen sowie
- Kontrolle der Punktionsstelle, um eine Nachblutung oder Hämatombildung frühzeitig zu erkennen.

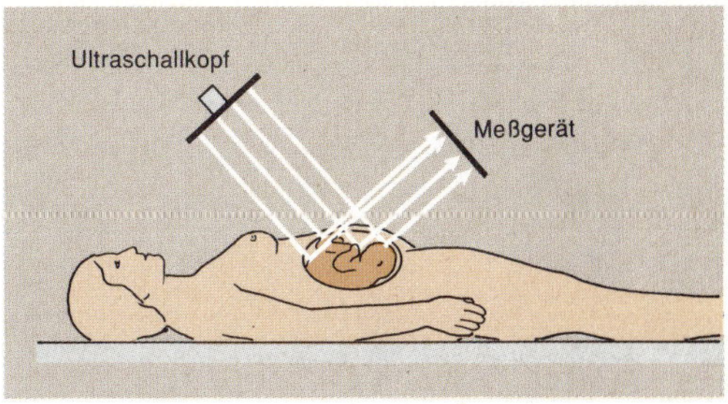

Abb. 47.**3** Prinzip des Ultraschalls. Über den Ultraschallkopf werden die Wellen in den Körper gesandt, dort reflektiert und mit einem Meßgerät wieder aufgefangen. Im Bild wird der Schall in den Bauch der Mutter eingestrahlt und dort an den einzelnen Grenzschichten als Echo zurückgeworfen.

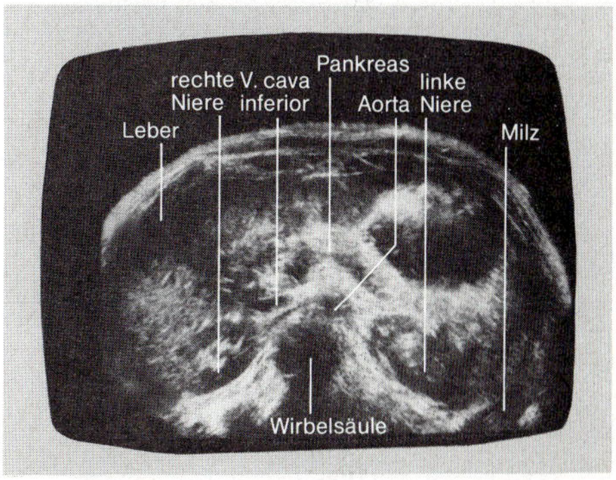

Abb. 47.**4** Ultraschallbild (B-Scan) Leber und Bauchspeicheldrüse.

- Der Patient soll viel trinken, damit die Ausscheidung des Kontrastmittels über die Nieren gefördert wird.

Schnittbildgebende Verfahren

Sonographie

Prinzip. Bei der Sonographie werden Schallwellen, die von einem Schallkopf erzeugt werden, in den Körper geschickt. Diese Schallwellen breiten sich mit der Schallgeschwindigkeit im Körper aus. An den Grenzflächen unterschiedlicher Gewebe werden sie teilweise reflektiert und kehren somit zum Schallkopf zurück (Abb. 47.**3**). Diese reflektierten Echos der Grenzflächen werden dann über einen Verstärker als Helligkeitswerte zu einem Schnittbild verarbeitet (Abb. 47.**4**). Schallwellen können

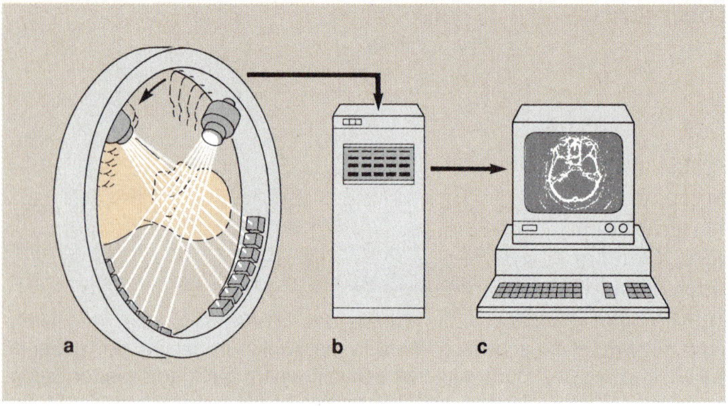

Abb. 47.**5** Prinzip der Computertomographie. **a** Die Röntgenanordnung wird um den liegenden Patienten herum bewegt. **b** Aus den hunderttausenden von Meßwerten errechnet der Computer innerhalb weniger Sekunden ein Schnittbild (**c**). Bei geringem Dosisbedarf werden so Details weit unter 1 mm sichtbar.

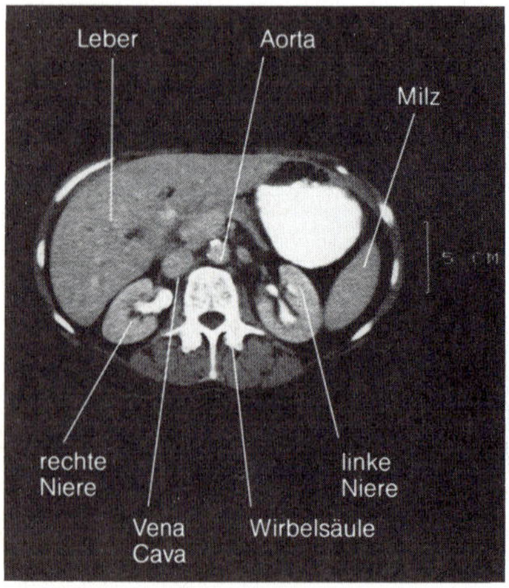

Abb. 47.**6** Computertomogramm Oberbauch.

Luft im Magen-Darm-Trakt nicht durchdringen, sondern werden total reflektiert. Daher ist bei einer Darmgasüberlagerung die Sonographie in ihrer Aussagekraft eingeschränkt.

Vorbereitung. Die Vorbereitungsmaßnahmen dienen der

- Vermeidung von Luft im Magen-Darm-Trakt. Luft reflektiert den Schall und vermindert die Beurteilbarkeit.
  - Patient nüchtern lassen.
  - Bei Meteorismus sollen am Vortag ein Antiblähmittel sowie nichtblähende Speisen verabreicht werden.
- Erzeugung von flüssigkeitsgefüllten Räumen zur Nutzung als Schallfenster bzw. zur besseren Beurteilung der Hohlorgane und deren Umgebung: gefüllte Gallenblase beim nüchternen Patienten bei der Suche von Gallensteinen; gefüllte Harnblase bei Untersuchungen im Beckenbereich.
  - Patient darf die Blase nicht entleeren;
  - evtl. trinken lassen (Tee, Wasser).

Nachsorge. Es sind keine besonderen Maßnahmen nötig.

Computertomographie

Prinzip. Mit der Kombination von Röntgen- und Computertechnik gelingt es, durch selektive Röntgenstrahlenexposition einer ausgewählten Schicht, Querschnittbilder des menschlichen Körpers zu gewinnen. Hierbei rotiert ein Röntgenstrahl um den auf einem Untersuchungstisch liegenden Patienten. Beim Durchdringen des Körpers werden die Röntgenstrahlen geschwächt. Diese Schwächungswerte werden durch Detektoren registriert und durch einen Computer zu einer Abbildung in Grauwerten umgesetzt (Abb. 47.**5**).

Anwendung. Die Computertomographie (CT) wird zur Diagnostik im Bereich des ganzen Körpers eingesetzt, wobei zwischen *Schädel-CT*, die vor allem das Gehirn betrifft, und *Ganzkörper-CT*, die hauptsächlich den Rumpf angeht (Abb. 47.**6**), unterschieden wird.

Vorbereitung. Wird die Aufnahme ohne Kontrastmittel vorgenommen, ist keine besondere Vorbereitung nötig.

- Nüchtern lassen bzw. 5 Stunden Nahrungskarenz bei intravenöser Verabreichung von Kontrastmitteln (Nebenwirkungen S. 1128).
- Trinken lassen von ca. 1 l Kontrastmittel bei Abdomen-CT. Trinkzeit: 1 Stunde vor Untersuchungsbeginn bis kurz vor Aufnahmebeginn.
- Kontrastmitteleinlauf bei CT im Beckenbereich. Der Einlauf wird üblicherweise in der

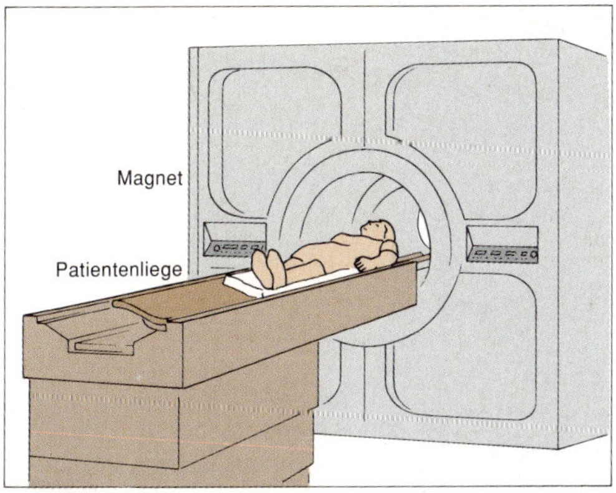

Abb. 47.**7** Das Magneton besteht aus der Patientenliege und dem Magnetfeld, das den liegenden Patienten umgibt.

Röntgenabteilung vorgenommen. Eventuell ist die Applikation eines Scheidentampons notwendig.

Nachsorge. Keine besonderen Maßnahmen nötig.

Magnetresonanztomographie

Prinzip. Bei der Magnetresonanztomographie (MRT) wird der Patient einem von außen angelegten Magnetfeld ausgesetzt (Abb. 47.**7**). Durch Einstrahlung von Radiowellen (Anregungsimpulsen) werden die Wasserstoffkerne aus ihrem Gleichgewicht gebracht. Bei der Rückkehr in ihr Gleichgewicht senden diese Kerne ein Signal aus, aus dem dann anschließend (wie bei der Computertomographie) nach digitaler Verarbeitung das Bild in Grautönen zusammengesetzt wird (Abb. 47.**8**).

Anwendung. Die Magnetresonanztomographie ist ein empfindliches Untersuchungsverfahren, das in der klinischen Routinediagnostik, insbesondere im Bereich des Schädels (Abb. 47.**9**), aber auch des Rumpfes und der Extremitäten zunehmend Verbreitung findet. Hierbei ist es möglich, Weichteile sehr differenziert darzustellen. Eine zusätzliche Anwendung von MRT-Kontrastmitteln führt zu einer besseren Abgrenzung von pathologischen Strukturen, wie z. B. Tumoren, Entzündungen.

Vorbereitung und *Nachsorge.* Da MRT-Kontrastmittel sich als gut verträglich erwiesen haben, muß der Patient für eine Magnetresonanztomographie nicht nüchtern sein. Es sind keine besonderen Vorbereitungs- und Nachsorgemaßnahmen notwendig.

Vorteile:

- Bessere Bildqualität gegenüber anderen Techniken. Das MRT bietet dreidimensionale Darstellungsmöglichkeiten mit z. T. höheren Bildkontrasten im gesunden und kranken Gewebe als das CT.
- Keine Strahlenbelastung, da keine ionisierenden Strahlen angewendet werden. Schädigungen durch das Magnetfeld und die Hochfrequenzwellen auf den menschlichen Körper sind nicht bekannt.
- Schichtbilder sind in allen Positionen möglich, ohne daß der Patient umgelagert werden muß.

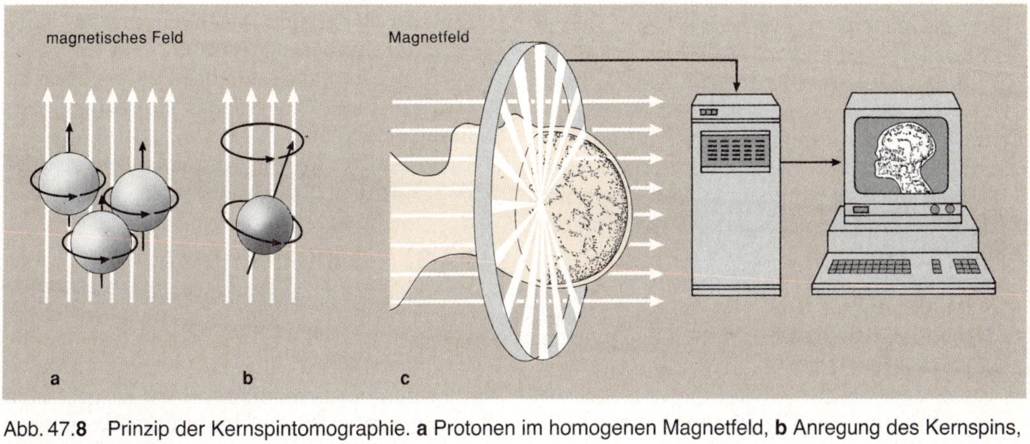

Abb. 47.**8** Prinzip der Kernspintomographie. **a** Protonen im homogenen Magnetfeld, **b** Anregung des Kernspins, **c** Prinzip der Anlage.

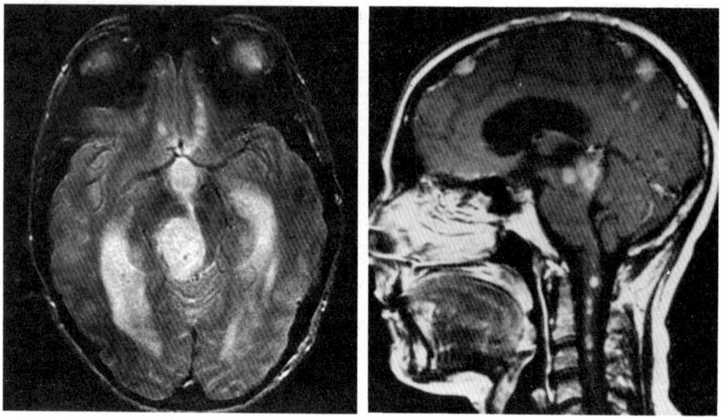

Abb. 47.9 Kernspintomographie des Kopfes. Schädelbilder in zwei zueinander senkrechten Ebenen.

Nachteile:

- Lange Untersuchungszeit, was eine hohe Kooperationsbereitschaft des Patienten voraussetzt. Für unruhige Patienten eignet sich die Untersuchung nicht (ruhiges Liegen ist für das Gelingen der Aufnahmen notwendig).
- Die Kosten sind hoch.

47.1.2. Interventionelle Radiologie

Unter dem Begriff der interventionellen Radiologie ist eine Vielzahl unterschiedlicher Methoden zusammengefaßt, wobei therapeutische Maßnahmen unter röntgenologischer Kontrolle von außen über die Haut mittels Punktionsnadeln und Kathetern, jedoch nicht operativ durchgeführt werden. So können z. B. Gefäße rekanalisiert und/oder erweitert bzw. auch verschlossen *(Embolisation)* werden. Weitere wichtige Anwendungsbereiche der interventionellen Radiologie stellen *Drainagen* (z.B. Pleuradrainagen, Zystendrainagen, Abszeßdrainagen) und *Punktionen* (z.B. zur Gewinnung von Gewebe), *Eingriffe am Gastrointestinaltrakt* (z.B. Ausweitung von Ösophagusstenosen), Entfernung von intravasalen Fremdkörpern (z.B. Venenkathetern) oder die intraarterielle Verabreichung von Pharmaka (z.B. bei der Chemotherapie von Tumoren) dar.

Vorbereitung:

- Nüchtern lassen bzw. Nahrungskarenz von 5 Stunden. Zu Kontrastmittelnebenwirkungen S. 1128.
- Rasur der Punktionsstelle. In der Regel wird ein Katheter über die Punktion eines Gefäßes eingebracht.
- Bestimmung der Gerinnungsparameter (Quick, PTT, Thrombozyten). Um eine ausreichende Blutstillung zu gewährleisten, muß die Blutgerinnung in Ordnung sein.
- Bestimmung des Kreatininwertes (S. 1128).

Nachsorge. Es gelten in der Regel die bei der Angiographie (S. 1131) besprochenen Maßnahmen. Bei den interventionellen Maßnahmen ist jedoch die Komplikationshäufigkeit höher als bei der Angiographie, da die Untersuchungszeit länger ist, dickere Katheter gebraucht werden und größere Kontrastmittelmengen sowie häufige Katheterwechsel nötig sind (exemplarisch S. 1112f.).

- Bettruhe während mindestens 24 Stunden.
- Kontrolle der Vitalzeichen und der Punktionsstelle (Verband) in festgesetzten Zeitabständen; eine eventuelle Blutung muß rasch erfaßt werden.
- Patient auffordern, viel zu trinken, sofern keine Gegenindikation besteht. Eine gute Diurese fördert die Ausscheidung des Kontrastmittels über die Nieren.
- Weitere Maßnahmen je nach durchgeführter Untersuchung bzw. nach Verordnung des untersuchenden Arztes.
- Beim Auftreten von *Komplikationen* ist der Arzt sofort zu benachrichtigen.

47.1.3. Strahlenschutz in der diagnostischen Radiologie

Strahlenexposition

Außer den berufsmäßig Strahlen ausgesetzten Personen ist auch die Gesamtbevölkerung einer *natürlichen Strahlenexposition* ausgesetzt

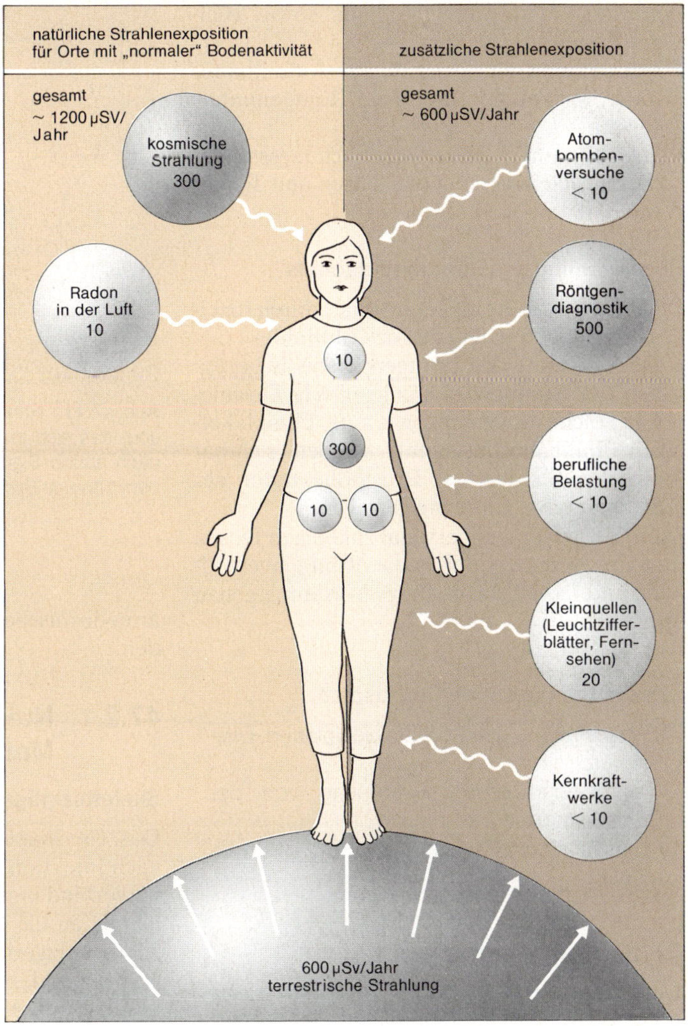

Abb. 47.**10** Mittlere genetische Strahlenexposition des Menschen in der Bundesrepublik Deutschland. In der Schweiz und in Österreich sind die Zahlen ähnlich (nach Frommhold).

und zwar der Strahlung aus der Umgebung (terrestrische Strahlung aus Gesteinen, Gewässern, Baustoffen, Nahrungsmitteln), dem Kosmos (Höhenstrahlung) und der inkorporierten radioaktiven Stoffe wie z. B. ^{40}K der Muskulatur. Gegenüber dieser *natürlichen Strahlenexposition* ist eine Strahlenexposition durch *künstliche Strahlenquellen*, wie Röntgendiagnostik, Strahlentherapie und Nuklearmedizin abzugrenzen (Abb. 47.**10**).

Strahlenschutz des Patienten

Eine Reduzierung der Strahlenbelastung für den Patienten in der Röntgendiagnostik kann erreicht werden durch

- fundierte Kenntnisse über Strahlenwirkung und Schutzmaßnahmen;
- Abschirmung der Geschlechtsorgane (Keimdrüsen) durch Abdeckung mit einer Bleiplatte oder -kapsel, z. B. bei Aufnahmen im Bereich des Beckens, Abdomens- und der Hüftgelenke;
- weitgehenden Verzicht auf Röntgenuntersuchungen in der Schwangerschaft.

Strahlenschutz des Personals

Eine Reduzierung der Strahlenbelastung in der Röntgendiagnostik für das dort tätige Personal kann erreicht werden durch

- Tragen von Schutzkleidung (Bleimantel-

schürzen und Bleihandschuhe sowie Bleiglasbrillen);
- Vermeidung eines unnötigen Aufenthaltes im Arbeitsraum während der Röntgenuntersuchung;
- Abschirmung des Untersuchungsraumes durch Bleieinlagen in den Türen und Trennwänden.

Überwachung des Röntgenpersonals

- Kontrolle des Röntgenpersonals durch regelmäßige Untersuchungen des Blutbildes.
- Überwachung des Röntgenpersonals bezüglich der Strahlenbelastung mittels Dosimeter. Solche Dosimeter, wie z. B. Filmplaketten, Füllhalterdosimeter, werden sichtbar auf der Kleidung in Brusthöhe unter der Strahlenschutzkleidung getragen.

Die für das Röntgenpersonal zulässigen Dosen sind im einzelnen durch die Röntgenverordnung und die Strahlenschutzverordnung genau festgelegt.

Zusammenfassende Grundsätze

- Abschirmung des Körpers (Bleiplatten, Bleischürzen);
- hinreichend große Entfernung von der Strahlenquelle;
- möglichst kurzfristiges Verweilen im Strahlenfeld.

47.2. Nuklearmedizin

Die Nuklearmedizin beschäftigt sich mit der Anwendung von offenen radioaktiven Stoffen in der Medizin. Diese radioaktiven Stoffe verteilen sich im Körper und geben Strahlung nach außen ab. Die Strahlung kann mit Detektoren (z. B. Szintillationskameras) von außen geortet und gemessen werden. Nuklearmedizinische Untersuchungen eröffnen Einblicke in funktionell-morphologische Vorgänge.

Vorgehen. Radiopharmaka, die auf das jeweils zu untersuchende Organ abgestimmt sind, werden dem Patienten je nach Art der Untersuchung entweder injiziert, oral verabreicht oder vom Patienten inhaliert. Mittels Szintillationskameras werden dann Aufnahmen (Szintigramme) angefertigt (Abb. 47.**11**).

Da die Nuklearmedizin eine Vielzahl von Untersuchungsverfahren beinhaltet, sollen im folgenden exemplarisch nur einige wichtige nuklearmedizinische Methoden kurz dargestellt werden.

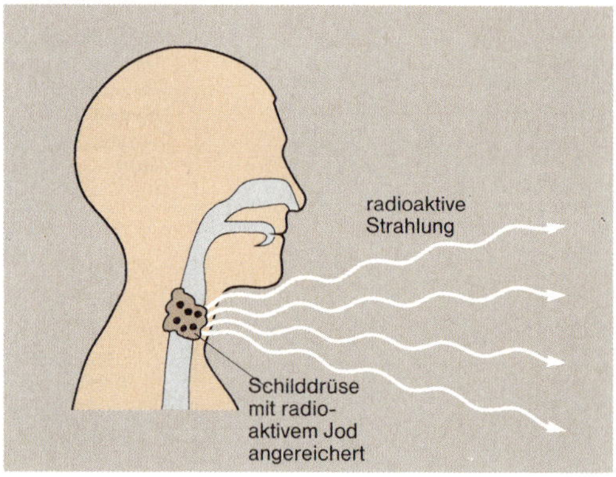

Abb. 47.**11** Prinzip der Szintigraphie. Radioaktives Jod, das sich in der Schilddrüse gesammelt hat, gibt nach außen Signale ab. Mit dem Scanner erfolgt die punktförmige Bildaufzeichnung – Szintigramm.

47.2.1. Nuklearmedizinische Methoden

Skelettszintigraphie

Das *Untersuchungsprinzip* besteht darin, daß nach Injektion von ^{99m}Tc-markierten Phosphonatverbindungen, diese sich durchblutungsabhängig an die Calciumapatitkristalle des Knochens anlagern und somit den Knochenstoffwechsel widerspiegeln. 2 Stunden nach Injektion werden Aufnahmen mit einer Gammakamera zur szintigraphischen Darstellung von Knochengewebe angefertigt.

Anwendung. Die klinisch wichtigsten Indikationen der Skelettszintigraphie sind die Metastasensuche, die Erkennung und Differentialdiagnose von entzündlichen, degenerativen und traumatischen Knochenveränderungen.

Vorbereitung:

- Falls keine Kontraindikationen (Nieren- und Herzinsuffizienz) bestehen, sollte der Patient vor der Untersuchung mindestens 1 l Flüssigkeit trinken, um die über die Nieren einsetzende Ausscheidung des Radiopharmakons zu beschleunigen.
- Metallteile (Ketten, Ringe, Gürtelschnallen, Schlüssel und Geldbörsen) müssen vor der Untersuchung abgelegt werden, da sie Strahlung absorbieren und so Minderanreicherun-

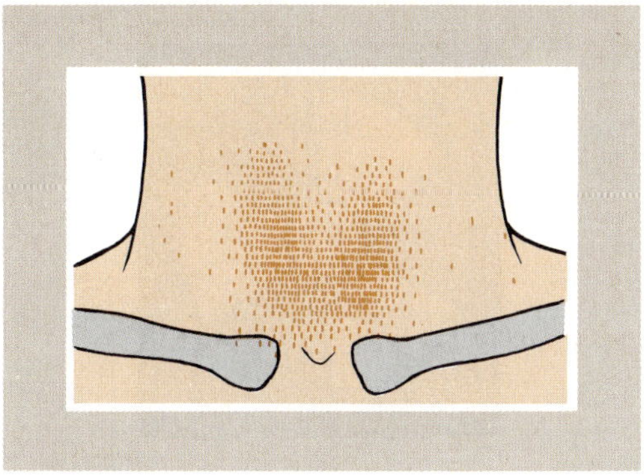

Abb. 47.**12** Normales Schilddrüsenszintigramm. Wird statt des Scanners eine Gammakamera verwendet, entsteht eine sog. momentane Bildaufzeichnung.

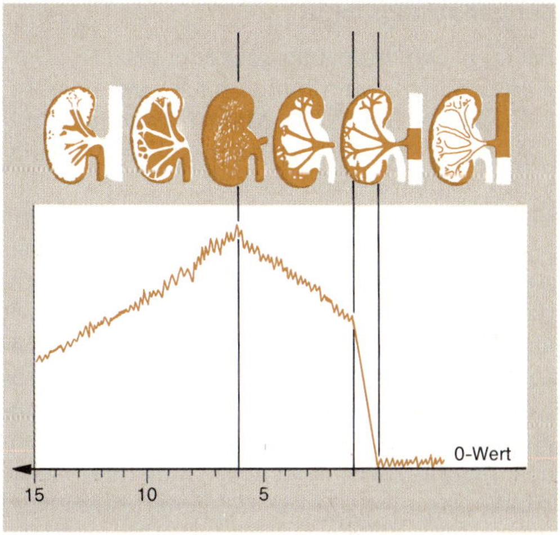

Abb. 47.**13** Funktionsuntersuchung der Nieren. Entstehung der normalen Kurve des Isotopennephrogramms. Die braun gezeichneten Gewebeteile stellen die Organabschnitte mit hohem Aktivitätsgehalt dar.

gen vortäuschen und daher zu Fehldiagnosen führen können.

- Vor Anfertigung der 2-Stunden-Aufnahmen soll der Patient die Blase entleert haben, um Überlagerungen von Blase und Beckenknochen zu vermeiden.

Nachsorge:

- Um die Strahlenbelastung zu reduzieren, wird der Patient aufgefordert, nach der Untersuchung möglichst viel zu trinken und häufig die Blase zu entleeren.

Schilddrüsenszintigraphie

Prinzip. 20 Minuten nach Injektion von ^{99m}Tc-Pertechnetat, das in die Schilddrüse aufgenommen wird, erfolgt die Untersuchung an der Gammakamera mit Aufnahmen.
Anwendung. Mittels der Schilddrüsenszintigraphie in Kombination mit einer Hormonbestimmung kann die Schilddrüse bezüglich Form, Größe, Lage und Funktion beurteilt werden. Pathologische Prozesse, die eine Über- oder Unterfunktion bedingen, Fehlanlagen, Strumen, funktionslose Knoten, Zysten und Karzinome können diagnostiziert werden (Abb. 47.**12**).
Vorbereitung.

- Vor einer Schilddrüsenszintigraphie muß eine Medikation mit Schilddrüsenhormonen und schilddrüsenblockierenden Medikamenten in der Regel 4 Wochen abgesetzt sein, da sonst eine Anreicherung des Radiopharmakons in der Schilddrüse verhindert wird.
- Aus demselben Grund darf vorher keine Untersuchung mit jodhaltigen Röntgenkontrastmitteln (z. B. Ausscheidungsurogramm, Angiographie, Computertomographie) stattgefunden haben.
- Zusätzlich können jodhaltige Hautdesinfektionsmittel eine Schilddrüsenblockade verursachen.

Nachsorge: keine.

Nierenszintigraphie

Mit entsprechenden, auf die jeweilige Fragestellung abgestimmten Radiopharmaka (z. B. ^{99m}Tc-DTPA, ^{131J}-Hippuran, ^{99m}Tc-MAD 3) können die Nieren und ableitenden Harnwege szintigraphisch dargestellt und in ihrer Funktion (Clearance) und Morphologie beurteilt werden (Abb. 47.**13**).
Vorbereitung:

- 3 Tage vor der Untersuchung sollte keine Kontrastmitteluntersuchung mit nierengängigen Substanzen durchgeführt werden.
- Eine halbe Stunde vor Untersuchungsbeginn muß der Patient mindestens einen halben Liter Flüssigkeit getrunken haben, damit eine gute Hydrierung erreicht wird.
- Unmittelbar vor Beginn der Aufnahme muß der Patient die Blase entleeren.

Nachsorge:

- Um die Strahlenbelastung zu reduzieren, sollte der Patient nach der Untersuchung viel trinken und häufig die Harnblase entleeren.

Lungenszintigraphie

Prinzip. Durchführung entweder als

- Perfusionsszintigraphie nach intravenöser Injektion von ^{99m}Tc-Makroalbumin-Aggregaten (^{99m}Tc-MAA) oder ^{99m}Tc-Albumin-Mikrosphären oder als
- Ventilationsszintigraphie nach Inhalation von radioaktiven Gasen (z. B. ^{133}Xe, ^{81m}Kr).

Anwendung. Die Hauptindikation zur Lungenperfusionsszintigraphie ist der Ausschluß einer abgelaufenen Lungenembolie. Das Lungenventilationsszintigramm wird hauptsächlich zur Korrelation mit dem Lungenperfusionsszintigramm bei der Diagnostik von Lungenembolien eingesetzt. Eine weitere Indikation ist die Abklärung obstruktiver Lungenerkrankungen (chronische Bronchitis, Asthmabronchiale, Bronchialkarzinom).

Vorbereitung: keine.

Nachsorge: Bei der Lungenperfusionsszintigraphie können sehr selten die applizierten Albuminpartikel zu Überempfindlichkeitsreaktionen führen. Daher ist der Patient hinsichtlich etwaiger Reaktionen zu überwachen.

47.2.2. Strahlenschutz in der Nuklearmedizin

Strahlenschutz für den Patienten

Der erste Schritt zum Strahlenschutz für Patienten ist die gezielte Indikationsstellung zur Untersuchung sowie die sachgerechte Durchführung. Zu beachten ist weiterhin:

- Schwangere dürfen grundsätzlich nicht nuklearmedizinisch untersucht werden. Ausnahme ist der extrem seltene Fall, daß eine akut lebensbedrohliche Situation nicht durch andere Maßnahmen abgeklärt werden kann.
- Bei Radiopharmaka, die über die Nieren ausgeschieden werden, muß der Patient aufgefordert werden, viel zu trinken und häufig die Blase zu entleeren. Dadurch wird der Harnfluß erhöht und die Gesamtkörperbelastung und besonders die Blasen- und Gonadenbelastung reduziert.
- Bei Säuglingen und Kleinkindern muß die Windel häufig gewechselt werden, um die Gonadenbelastung gering zu halten.

Strahlenschutz für das Personal

Die Strahlenschutzverordnung enthält die Vorschriften, die beim Umgang mit Radionukliden

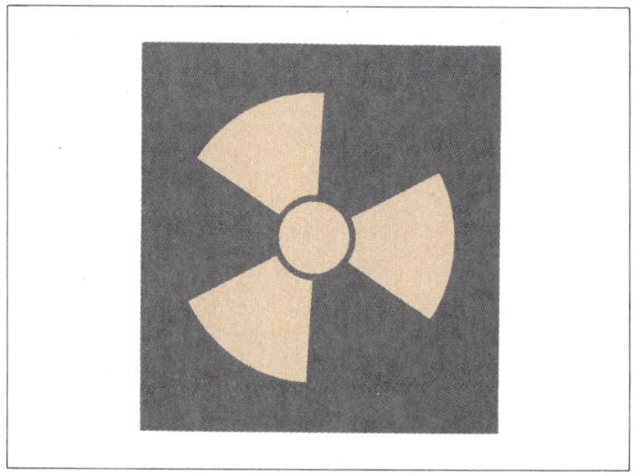

Abb. 47.**14** Internationales Zeichen für Radioaktivität. Originalfarben: Gelb auf schwarzem Grund.

eingehalten werden müssen. In ihr werden u. a. die maximal zulässigen Dosen für beruflich strahlenexponiertes Personal festgelegt. Eine weitere Vorschrift ist die Anwendung des internationalen Zeichens für Radioaktivität (Abb. 47.**14**) an Türen, Gefäßen usw.

Eine *Reduzierung der Strahlenbelastung* für das Personal kann erreicht werden durch

- exakte Beachtung der Strahlenschutzvorschriften sowie durch sorgfältiges und sauberes Arbeiten. Es ist dies die Grundlage für den Strahlenschutz überhaupt.
- Abstand halten! Da die äußere Strahlenbelastung mit dem Quadrat des Abstandsgesetzes abnimmt, sollte man stets von allen Strahlenquellen so weit wie möglich Abstand halten.
- Entsorgung radioaktiver Abfälle sofort in bleiabgeschirmten Behältern.

Überwachung des Röntgenpersonals

Alle beruflich strahlenexponierten Personen müssen Filmdosimeter tragen. Als zusätzliche Kontrolle können Füllhalterdosimeter getragen und regelmäßig abgelesen werden. Bei direktem Umgang mit radioaktiven Stoffen werden Ringdosimeter eingesetzt.

Die *zusammenfassenden Grundsätze* auf S. 1136 gelten auch hier.

47.3. Strahlentherapie

Bei der Strahlentherapie werden Krankheiten mit energiereichen Strahlen behandelt. Ziel einer Strahlentherapie ist es, den Krankheitsherd maximal zu schädigen und andererseits das um-

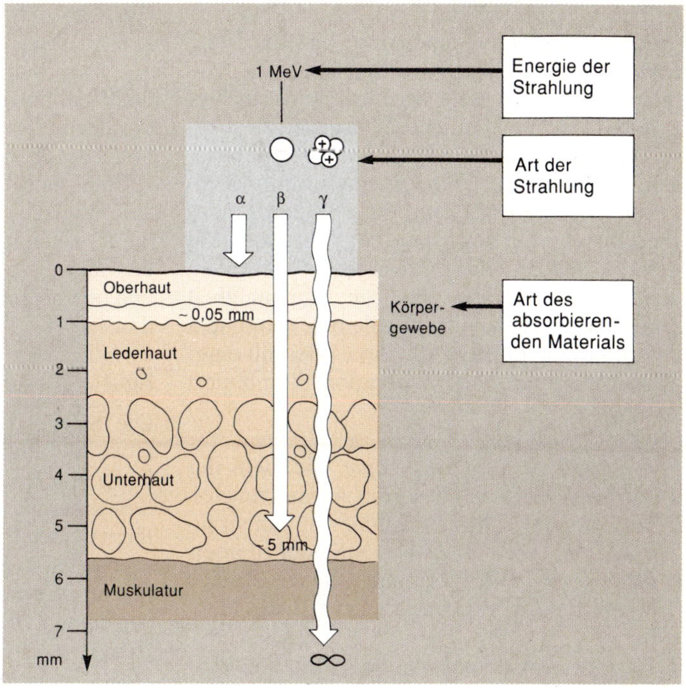

Abb. 47.**15** Eindringtiefe von Strahlen in Gewebe, bedingt durch Energie und Art der Strahlung sowie Art des absorbierenden Materials (nach Frommhold).

gebende gesunde Gewebe möglichst zu schonen. Dies ist möglich, da die Strahlenempfindlichkeit der einzelnen Tumoren und der normalen Gewebe verschieden ist. Um einen malignen Tumor mit hoher Wahrscheinlichkeit vernichten zu können, ist eine bestimmte Dosis erforderlich, die Tumorvernichtungsdosis. Bei jeder Strahlenbehandlung muß auch die Dosis an den bestrahlten gesunden Organen beachtet werden. Um nicht schwerwiegende Schädigungen zu riskieren, darf sie einen bestimmten kritischen Wert, der abhängig ist von der Art des Organs, der Größe des bestrahlten Volumens und der Fraktionierung, nicht überschreiten.

47.3.1. Strahlenwirkung auf biologisches Gewebe

Ionisierende Strahlen verlieren beim Durchtritt durch Materie (Körper) einen Teil ihrer Energie durch Absorption (Abb. 47.**15**). Die Energieabgabe erfolgt durch Anregung (Erhöhung des Energiezustandes des Atoms im durchstrahlten Material) und Ionisation (Erzeugung von Ionen im durchstrahlten Material). Im biologischen Gewebe ist nur die absorbierte Energie der Strahlung wirksam, sie ruft Zellschäden hervor. Treten diese Schäden an lebenswichtigen Biomolekülen der Zelle auf, kann es zu ihrem Absterben kommen. Das Prinzip der Strahlenbehandlung beruht nun darauf, daß sich das Normalgewebe von einer Strahleneinwirkung weitgehend erholen kann, während im Tumorgewebe Reparatursysteme weniger funktionstüchtig sind.

47.3.2. Strahlenbehandlung

Gutartige Erkrankungen. Die Strahlentherapie als Entzündungs- und Reizbehandlung führt zu einer Anregung der Stoffwechselabläufe und zur Beseitigung chronisch entzündlicher Prozesse. Schmerzzustände wie z. B. bei der Periarthritis humeroscapularis, Epikondylitis, Peritendinitis werden gebessert.

Bösartige Erkrankungen. Viele bösartige Erkrankungen können mit einer Strahlentherapie besser als mit anderen Verfahren (z. B. Chemotherapie) geheilt werden *(kurative Strahlentherapie)*. Des weiteren kann eine Strahlentherapie zur symptomatischen Behandlung *(palliative Strahlentherapie)* angewandt werden. Die

palliative Strahlentherapie ist indiziert bei fortgeschrittenen Malignomen ohne kurative Möglichkeiten, bei irreversibel schlechtem Allgemeinzustand oder schweren Organinsuffizienzen (z.B. schmerzhaften Metastasen, drohenden Frakturen infolge von Knochenmetastasen, Einflußstauung infolge eines Mediastinaltumors). Hierdurch kann eine Linderung der Beschwerden erzielt und die Lebensqualität des Erkrankten gebessert werden.
Die Strahlentherapie kann in Abhängigkeit von der Art des Tumors als alleinige tumorspezifische Behandlungsmaßnahme oder mit einer Chemotherapie bzw. Operation kombiniert werden.
Man unterscheidet:

- *Präoperative Strahlentherapie.* Sie dient der Verkleinerung und besseren Abgrenzung eines Tumors, d.h. den Tumor von einem inoperablen in ein operables Stadium zu überführen, sowie der Verminderung des Risikos einer intraoperativen Tumorzellverschleppung.
- *Postoperative Strahlentherapie.* Sie dient dazu, das Wachstum von Lokalrezidiven zu verhindern und Tumorreste, die im Operationsgebiet verblieben sind, zu zerstören.
- *Kombinierte Radiochemotherapie.* Durch Kombination einer Chemotherapie mit einer Strahlentherapie kann das Tumorgewebe durch bestimmte Chemotherapeutika (sog. Radiosensitizer) gegenüber Strahlen sensibilisiert werden.

47.3.3. Bestrahlungsverfahren

Zur Strahlentherapie muß ein Bestrahlungsverfahren gewählt werden, mit dem es gelingt, unter möglichst weitgehender Schonung des normalen Gewebes die erforderliche Dosis in das Tumorgebiet (Zielvolumen) zu bringen.
Hierzu gibt es folgende Möglichkeiten:

- *Perkutane Bestrahlung.* Bestrahlung von außen durch die Haut.
- *Intrakavitäre Bestrahlung.* Hierbei werden strahlende Materialien in natürliche oder künstliche Hohlräume eingebracht.
- *Interstitielle Bestrahlung.* Hierbei wird strahlendes Material in den Tumor implantiert.
- *Kontakttherapie.* Hierbei werden strahlende Materialien direkt auf die Körperoberfläche plaziert.

47.3.4. Pflegerische Konsequenzen

Die Reaktion einzelner Gewebe auf ionisierende Strahlung ist unterschiedlich. Gewebe mit hoher Zellteilungsrate reagieren besonders strahlensensibel. Da bei einer Strahlentherapie eine Vielzahl von **Nebenwirkungen** auftreten kann, sollen hier kurz die wichtigsten beschrieben und die entsprechenden prophylaktischen und pflegerischen Maßnahmen angegeben werden.

Haut

Die Stärke der Hautreaktion hängt von der Dosis und individuellen Gegebenheiten ab. Es kann zum Auftreten einer *akuten Radiodermatitis* kommen, die sich in Hautrötung (Erythem), Schuppung (Desquamation), Ödem und feuchten Epitheliolysen äußern.
Die *chronische Radiodermatitis* besteht aus einer Pigmentverschiebung (bräunliche Hautverfärbung oder Entfärbung des bestrahlten Hautareals, Teleangiektasien, Ulzera und Narben).
Ein *Haarausfall* kann in Abhängigkeit von der Dosis vorübergehend sein oder zeitlebens bestehenbleiben (S. 923).
Prophylaxe:

- Vermeidung mechanischer, thermischer und chemischer Reize wie z.B. Waschen, Bürsten, Sonneneinstrahlung, beengende Kleidungsstücke, Desodorantien und Kosmetika;
- Tragen von Wäsche aus Naturfasern;
- mehrfach tägliches Auftragen von Puder (Azulon-Puder).

Therapie. Eine eigentliche Behandlung wird notwendig, wenn stärkeres Schuppen, Ziehen, Jucken oder Brennen der Haut auftritt. Im folgenden einige Behandlungsvorschläge:
Erythem: mehrmals tägliches Auftragen von Puder (Azulon-Puder).
Epitheliolysen:

- keine Anwendung von Puder wegen Verklumpung;
- Auftupfen corticoidhaltiger Substanzen (Ultralan-Milch) für wenige Tage;
- evtl. lokale reizlose Desinfektion;
- Anwendung wundreinigender und granulationsfördernder Salben (Bepanthen).

Kopf-Hals-Bereich

Die wichtigsten Nebenwirkungen einer Strahlentherapie im Kopf-Hals-Bereich bestehen in einer Schädigung der Mundschleimhaut *(Mukositis)*, die sich in einem Geschmacksverlust, Mundtrockenheit, Verschleimung, schmerzhafter Rötung, Schleimhautdefekten mit Belägen äußern kann. Superinfektion mit Pilzen *(Soor)* sind häufig. Im Normalfall bilden sich die Symptome innerhalb von 2 Wochen nach Bestrahlungsende zurück. Der Geschmack ist nach 3–6 Monaten wieder da. Die Mundtrokkenheit kann jedoch zu einem Dauerproblem werden.

In dem Maße, wie die Speichelproduktion versiegt, leidet auch die Selbstreinigung der Mundhöhle, was zu *Zahnproblemen* führt: Das Zahnfleisch retrahiert, die Zahnhälse liegen frei. Karies und Parodontose treten selbst bei vorher intakten Zähnen auf. Vorbeugend muß der Patient zu *regelmäßiger und gründlicher Mundhygiene und Zahnpflege* angehalten werden (S. 234f.).

Prophylaxe. Um die Reaktionen zu vermindern, werden die Patienten hyperkalorisch ernährt: *per os* – weiche Kost (evtl. halbflüssig), nicht sauer, nur wenig gewürzt – oder mittels *Sonde*. Alkohol und Nikotin sind verboten (sie sind zusätzliche Reizauslöser). Daneben ist *mehrmals täglich* angezeigt:

- Mundspülen mit Bepanthen-Lösung;
- gründliches Zähneputzen, Zahnsanierung und -fluoridierung.

Therapie:

- Spülung mit Bepanthen-Lösung;
- bei Schmerzen Gabe von Analgetika;
- bei Pilzbefall antimykotische Therapie (Ampho-Moronal).

Thoraxbereich

Die wichtigste Nebenwirkung im Bereich des Thorax besteht in einer Strahlenreaktion der Lunge. Sie kann in Form einer *Strahlenpneumonitis* ablaufen, die entweder symptomlos bleibt oder zu Schmerzen beim Atmen, zu Kurzatmigkeit, Husten, Auswurf und Fieber führt. Als Spätfolge kann sich eine *Lungenfibrose* ausbilden.

Prophylaxe. Die Prophylaxe einer Strahlenpneumonitis ist nicht möglich. Durch geeignete Bestrahlungsverfahren ist eine Strahlenbelastung der Lungen und somit das Risiko einer Pneumonitis so gering wie möglich zu halten. Nikotinabstinenz ist zu empfehlen.

Therapie:

- systemische Gabe von Glucocorticoiden;
- bei bakterieller Superinfektion Antibiotikagabe;
- Gabe von Sekretolytika und Expektoranzien (Inhalation);
- Atemgymnastik;
- beim Auftreten während der Strahlentherapie ist eine Bestrahlungspause erforderlich.

Eine weitere Folge einer Bestrahlung im Thoraxbereich kann eine *Schädigung der Ösophagusschleimhaut* sein, die sich durch Schluckbeschwerden (Dysphagie) äußern kann.

Therapie: Gabe von Bepanthen-Lutschtabletten.

Abdominalbereich

Entsprechende strahlenbedingte Veränderungen im Abdominalbereich betreffen vorwiegend die Darmschleimhaut in Form einer Strahlenenteritis (Dünndarmschleimhautentzündung) sowie Strahlenproktitis (Enddarmschleimhautentzündung).

Die **Strahlenenteritis** äußert sich in Übelkeit, Erbrechen, Darmblähungen, Durchfall, Krämpfen, Blut- und Schleimabgängen. *Eine Prophylaxe gibt es nicht.* Es sollte jedoch auf eine leicht verdauliche Kost geachtet werden. Die *Therapie* der Strahlenenteritis ist symptomatisch. So kann bei Übelkeit Paspertin, bei Tenesmen Buscopan und bei Durchfall Imodium gegeben werden.

Die **Strahlenproktitis** äußert sich bei Bestrahlung des kleinen Beckens in häufigen, evtl. schmerzhaften, schleimigen Stuhlentleerungen, welche u.U. mit Blut vermischt sind. Auch hier gibt es *keine Prophylaxe*. Die *Therapie* besteht in der Gabe von glucocorticoidhaltigen Suppositorien (Scheriproct) oder salicylathaltigen Suppositorien (Salofalk). Des weiteren können Spasmolytika (Buscopan) in Kombination mit Analgetika verabreicht werden. In extrem seltenen Fällen ist zur Entlastung der Enddarmschleimhaut die operative Anlage eines Anus praeter erforderlich.

Grundsätze zur Pflege von Bestrahlungspatienten

Strahlenreaktionen sind nicht zu vermeiden.

Der Patient soll entsprechend informiert sein. Je besser seine Kooperation ist, um so besser können Nebenwirkungen erkannt bzw. prophylaktisch (u. U. therapeutisch) angegangen werden.

Notwendige *Kontrollmaßnahmen* allgemeiner Art sind:

- Überwachung der Nahrungsaufnahme und Eßgewohnheiten des Patienten.
- Sorge für hochkalorische und proteinreiche Zwischenmahlzeiten, evtl. durch eine kommerziell hergestellte Formuladiät ergänzen.
- Gewichtskontrolle: Wenn der Gewichtsverlust 5 kg (bzw. 10% des Körpergewichts) in der 3.–4. Behandlungswoche übersteigt, ist Sonderernährung angezeigt. Die tägliche Kalorienzufuhr soll 2000–3000 kcal betragen.
- Regelmäßige Laborkontrollen (nach Arztverordnung).

47.4. Beurteilung von Wissen und Können in der Pflege

Übung

Sie haben sich mit zwei unterschiedlichen Themen auseinandergesetzt:

- *Diagnostische Radiologie.* Benennen Sie die wichtigsten radiologischen Maßnahmen, zeichnen Sie deren Prinzip auf und erstellen Sie einen Standardplan für die Vorbereitungsmaßnahmen z. B. bei einer oralen Magen-Darm-Passage (oder bei einer Cholangiographie, Urographie).
- *Strahlenbehandlung.* Besuchen Sie eine Bestrahlungs- oder Onkologiestation und vergleichen Sie die Informationen, die Sie haben, mit der Praxiswirklichkeit.

Weiterführende Literatur

Braun, B., R. Günter, W. B. Schwerk: Ultraschalldiagnostik, Lehrbuch und Atlas. Ecomed, Landsberg 1983

Felix, R., M. Lüning: Komplexe bildgebende Diagnostik, Abdomen. VEB Thieme, Leipzig 1989

Fritz-Niggli, H.: Strahlengefährdung/Strahlenschutz, 2. Aufl. Huber, Bern 1988

Glaus, A., W.F. Jungi, H.-J. Senn: Onkologie für Krankenpflegeberufe, 3. Aufl. Thieme, Stuttgart 1988

Günther, R., M. Thelen: Interventionelle Radiologie. Thieme, Stuttgart 1988

Hübner, K.H.: Computertomographie des Körperstammes. Thieme, Stuttgart 1981

Kadir, S.: Diagnostic Angiography. Saunders, Philadelphia 1986

Laubenberger, T.: Technik der medizinischen Radiologie. Deutscher Ärzteverlag, Köln 1990

Lissner, J.: Radiologie 1. Enke, Stuttgart 1979

Möller, T. B., K. T. Klose: Rezeptbuch der Radiologie. Springer, Berlin 1989

Schaub, Th.: Nuklearmedizin. Thieme, Stuttgart 1990

Thurn, P., E. Bücheler: Einführung in die Röntgendiagnostik. Thieme, Stuttgart 1982

Anhang

Antworten zu S. 559, Abb. 17.**1**: Atemapparat
1 Schildknorpel
2 Ringknorpel
3 Luftröhre = Trachea
4 rechter Hauptbronchus
5 linker Hauptbronchus
6 Lungenbläschen = Alveolen
7 rechter Oberlappen
8 Mittellappen
9 rechter Unterlappen
10 linker Oberlappen
11 linker Unterlappen
12 Lungenfell = Pleura pulmonalis
13 Brustfell = Pleura parietalis
14 Pleuraspalt
15 Rippen
16 Interkostalmuskeln
17 Zwerchfell

Antworten zu S. 576, Abb. 18.**1**: Blutkreislauf
1 rechte Halsvene
2 rechte Kopfarterie = rechte A. carotis
3 rechte Armarterie = rechte A. subclavia
4 Arm-Kopf-Arterie = Truncus brachiocephalicus
5 rechte Armvene = rechte V. subclavia
6 obere Hohlvene
7 Lungenvenen
8 untere Hohlvene
9 Lebervene
10 Pfortader
11 linke Halsvene
12 linke Kopfarterie = linke A. carotis
13 linke Armvene = linke V. subclavia
14 linke Armarterie = linke A. subclavia
15 Aorta
16 Lungenarterie = A. pulmonalis
17 Leberarterie

Antworten zu S. 590, Abb. 19.**1**: Blutgefäße
1 a Arterie, b Vene.
2 Innenschicht: einschichtiges Plattenepithel, wenig Bindegewebe.
Mittelschicht: glatte Muskulatur, Bindegewebe.
Außenschicht: Bindegewebe.
3 Die Arterienwand ist dicker und kräftiger, weil sie dem Blutdruck standhalten muß.
In der Vene ist der Blutdruck nur noch gering.
4 Arterie: durch den Blutdruck.
Vene: Die Venen werden zusammengedrückt durch die Kontraktion der Muskulatur in der Umgebung und durch die Pulswelle in der Arterie, die neben der Vene verläuft.
5 Arterie: durch den Blutdruck.
Vene: durch die Venenklappen.

Antworten zu S. 625, Abb. 21.**1**: Verdauungsapparat
1 Leber
2 Gallengang = Ductus choledochus
3 Gallenblase
4 Zwölffingerdarm = Duodenum
5 querer Dickdarm = Colon transversum
6 aufsteigender Dickdarm = Colon ascendens
7 Blinddarm = Zäkum
8 Wurmfortsatz = Appendix
9 Leistenband
10 After = Anus
11 Speicheldrüsen
12 Speiseröhre = Ösophagus
13 Zwerchfell
14 Milz
15 Magen
16 Bauchspeicheldrüse = Pankreas
17 oberer Dünndarm = Jejunum
18 absteigender Dickdarm = Colon descendens
19 unterer Dünndarm = Ileum
20 oberer Darmbeinstachel
21 Sigmaschleife
22 Mastdarm = Rektum

Antworten zu S. 653, Abb. 22.**1**: Leber
1 Gallenblase
2 rechter Leberlappen
3 Blasengang = Ductus cysticus
4 Gallengang = Ductus choledochus
5 Vater-Papille (Papilla duodeni major)
6 linker Leberlappen
7 Leberarterie
8 Lebergang
9 Pfortader
10 Pankreasgang

Antworten zu S. 665, Abb. 23.**1**: Pankreasgewebe
1 exokrine Drüsenzelle
2 endokrine Drüsenzelle einer Pankreasinsel
3 Kapillare
4 Pankreasgang

Antworten zu S. 683, Abb. 24.**1**: Endokrine Drüsen und ihre Hormone
a Hypophysenvorderlappen
b Hypophysenhinterlappen
c Schilddrüse
d Nebenschilddrüsen
e Pankreasinseln
f Nebennierenrinde
g Nebennierenmark
h Hoden

1 ACTH = *a*drenocortico*t*ropes *H*ormon
2 Cortison
3 Adrenalin
4 FSH = *f*ollikel*s*timulierendes *H*ormon (regt beim Mann das Wachstum der Samenkanälchen an)
5 LH = *l*uteinisierendes *H*ormon oder ICSH = *i*nterstitielle *Z*ellen *s*timulierendes *H*ormon
6 Testosteron
7 TSH = *t*hyreoidea(Schilddrüse)*s*timulierendes *H*ormon
8 Thyroxin
9 Parathormon
10 STH = *s*oma*t*ropes *H*ormon = Wachstumshormon
11 Prolactin
12 antidiuretisches Hormon
13 Oxytocin
14 Insulin, Glucagon

Antworten zu S. 699, Abb. 25.**1**: Arbeitseinheit der Niere = Nephron
1 Nierenarterie
2 zuführende Arteriole
3 wegführende Arteriole
4 Kapillarnetz
5 Nierenvene
6 Glomerulus
7 Bowman-Kapsel (Capsula glomeruli)
8 Nierenkörperchen
9 gewundene Harnkanälchen (Hauptstück)
10 Henle-Schleife
11 gewundene Harnkanälchen (Zwischenstück)
12 Sammelrohr
13 Nierenbecken

Antworten zu S. 722, Abb. 26.**1**: Innere und äußere Geschlechtsorgane der Frau
1 rechter Eitrichter
2 rechter Eileiter
3 Zervikalkanal
4 Muttermund
5 Klitoris
6 Mündung der Harnröhre
7 Damm
8 After
9 linker Eierstock = linkes Ovar
10 Gebärmutter = Uterus
11 Portio
12 Scheide = Vagina
13 große Schamlippen
14 kleine Schamlippen
15 Mündung der Scheide
16 Jungfernhäutchen = Hymen

Antworten zu S. 736, Abb. 27.**1**: Seitlicher Längsschnitt durch das Kniegelenk
1 Oberschenkelknochen = Femur
2 Gelenkkapsel
3 Meniskus
4 M. quadriceps femoris
5 Kniescheibe = Patella
6 Gelenkspalte mit Gelenkschmiere
7 Patellarsehne
8 Schleimbeutel
9 Schienbein = Tibia

Antworten zu S. 755, Abb. 28.**2**: Mittelschnitt durch das Gehirn
1 linke Großhirnhemisphäre
2 Balken
3 Dach des III. Ventrikels mit Adergeflecht
4 III. Ventrikel
5 Hypophyse
6 Mittelhirn
7 Brücke
8 IV. Ventrikel
9 Kleinhirn
10 verlängertes Mark = Medulla oblongata
11 Rückenmark

Antworten zu S. 793, Abb. 29.**1**: Aufbau der Haut
I Oberhaut = Epidermis (mit Pigmentzellen)
II Lederhaut = Kutis
III Unterhaut = Subkutis

1	Hornschicht	a, b, c, e
2	Epithelzellen	a, c, d
3	Tast- und Druckkörperchen	i
4	Blutgefäße	g
5	Große Schweißdrüse (Duftdrüsen)	
6	Talgdrüse	e
7	Haarzwiebel	
8	Haarmuskel (glatt)	
9	kleine Schweißdrüse	g
10	Kälte- und Wärmekörperchen	i
11	Nervenendigungen für Schmerzempfindung	i → a
12	Bindegewebe	a, c
13	Fettgewebe	a, f, h

Antworten zu S. 814, Abb. 30.**1**: Nasen-, Mund- und Kehlkopfregion

1 Stirnhöhle
2 Keilbeinhöhle
3 Riechregion
4 knorpelige Nasenwand
5 Nasenmuscheln
6 Eingang zur Kieferhöhle
7 Mündung des Tränenkanals
8 Rachenmandeln
9 Eingang zur Ohrtrompete → Verbindung zum lufthaltigen Mittelohr → Druckausgleich zwischen beiden Seiten des Trommelfells
10 harter Gaumen
11 weicher Gaumen
12 Unterkiefer
13 Zungenbein
14 Kehldeckel
15 Schildknorpel
16 Ringknorpel
17 Stimmband
A Nasenhöhle
B Nasenrachen
C Mundrachen
D Kehlrachen
E Trachea
F Mundhöhle
G Ösophagus

Antworten zu S. 835, Abb. 31.**1**: Horizontalschnitt des rechten Auges

1 Vorderkammer
2 Hinterkammer
3 Glaskörper
4 Bindehaut (Konjunktiva)
5 Ziliarkörper mit Ziliarmuskel
6 Aufhängefasern der Linse
7 Iris
8 Hornhaut
9 Linse
10 Lederhaut (Sklera)
11 Aderhaut (Chorioidea)
12 Netzhaut (Retina)
13 gelber Fleck (Stelle des schärfsten Sehens)
14 blinder Fleck (Abgangsstelle des Sehnervs)
15 Sehnerv

Sachverzeichnis

A

B

C

D

G

L

M

O

P

Q

R

S

T

U

V

W

X

Y

Z